Therapielexikon Psychiatrie, Psychosomatik, Psychotherapie

Michael Zaudig
Rolf Dieter Trautmann (Hrsg.)

Therapielexikon Psychiatrie, Psychosomatik, Psychotherapie

Mit 27 Abbildungen und 77 Tabellen

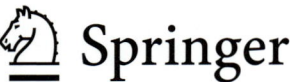 Springer

Prof. Dr. med. Michael Zaudig
Psychosomatische Klinik Windach
Schützenstr. 100
86949 Windach

Dr. med. Dipl. Psych. Rolf Dieter Trautmann
Psychsomatische Klinik Windach
Schützenstr. 100
86949 Windach

ISBN-10 3-540-25606-7 Springer Berlin Heidelberg New York
ISBN-13 978-3-540-25606-9 Springer Berlin Heidelberg New York

Bibliografische Information Der Deutschen Bibliothek
Die Deutsche Bibliothek verzeichnet diese Publikation in der Deutschen Nationalbibliografie; detaillierte bibliografische Daten sind im Internet über http://dnb.ddb.de abrufbar.

Springer ist ein Unternehmen von Springer Science+Business Media

springer.de

© Springer-Verlag Berlin Heidelberg 2006
Printed in Germany

Die Wiedergabe von Gebrauchsnamen, Warenbezeichnungen usw. in diesem Werk berechtigt auch ohne besondere Kennzeichnung nicht zu der Annahme, dass solche Namen im Sinne der Warenzeichen- und Markenschutzgesetzgebung als frei zu betrachten wären und daher von jedermann benutzt werden dürften.

Produkthaftung: Für Angaben über Dosierungsanweisungen und Applikationsformen kann vom Verlag keine Gewähr übernommen werden. Derartige Angaben müssen vom Anwender im Einzelfall anhand anderer Literaturstellen auf ihre Richtigkeit überprüft werden.

Planung: Sandra Fabiani, Heidelberg
Redaktion: Kerstin Kindler, Heidelberg
Technische Redaktion: Frank Krabbes, Heidelberg
Umschlaggestaltung: deblik, Berlin
Satz: LE-TEXJelonek, Schmidt & Vöckler GbR, Leipzig
Gedruckt auf säurefreiem Papier   SPIN 10888874   14/2109fk – 5 4 3 2 1 0

Vorwort

Die Psychiatrie, Psychosomatische Medizin und Psychotherapie hat im letzten Jahrzehnt einen außerordentlichen Wissenszuwachs zu verzeichnen, der an die einzelnen Ärzte, Psychologen und Psychotherapeuten große Anforderungen stellt. Das immer mehr spezialisierte Fachwissen, das zu einem Großteil nur in speziellen Fachzeitschriften vermittelt wird, verlangt einen inzwischen immens hohen Lese- und Fortbildungsaufwand, um auf dem aktuellen Wissensstand zu bleiben. Unter diesem Aspekt schien es den Herausgebern wichtig, dem interessierten Leser einen schnellen Zugriff zu den wichtigsten Methodenbegriffen, Störungsbildern und Definitionen der „Psychofächer" zu ermöglichen, dafür wählten wir die Suchmethodik eines Lexikons. Die Inhalte der Stichworte sind dem Niveau eines guten Lehrbuches gleich, allerdings komprimierter und auf das Wesentliche beschränkt. Das Therapielexikon ersetzt also nicht das fundierte akkumulierte breite Wissen eines Fachbuches, erlaubt aber den schnellen Überblick über die gesamten Fachgebiete auf hohem Niveau. Wie dem Titel „Therapielexikon" zu entnehmen ist, stellt der Praxisbezug zur täglichen Arbeit mit den Patienten einen besonderen Schwerpunkt bei der Auswahl der Stichworte dieses Werkes dar. Ein besonderes Ziel der Herausgeber war es daher:

- Den aktuellen Forschungsstand praxisnah und insbesondere therapierelevant darzustellen. Das Therapielexikon soll anwendungsorientiert sein, d. h. der Fachmann, aber auch Ärzte anderer Fachgebiete sollten in dem Therapielexikon genügend Hinweise und Hilfen für eine effektivere Therapie finden können; darüber hinaus soll das Therapielexikon einen schnellen, unkomplizierten Zugriff auf patientenbezogenes Wissen ermöglichen.
- Das Therapielexikon soll aber auch dem nicht erfahrenen Arzt, Psychologen, Studenten oder Betroffenen eine leicht verständliche, aber aktuelle Einführung sein und ihm helfen sein Wissen zu aktualisieren und zu vertiefen.
- Die multiplen therapeutischen Möglichkeiten – immer unter dem Aspekt der evidence-based-medicine – erforderte eine besonders ausführliche Darstellung der gängigen Therapieverfahren (Psychopharmakotherapie, Verhaltenstherapie, Psychoanalyse, Tiefenpsychologie). Das vorliegende Werk ermöglicht damit einen fundierten Überblick über die gängigen Therapiemethoden in Psychiatrie, Psychosomatischer Medizin und Psychotherapie.

Das Therapielexikon beinhaltet allgemeine wichtige Stichworte, wie z. B. Gedächtnis, Definition von Symptomen, wie z. B. Wahn, ausführliche Darstellung von Krankheitsbildern, wie Schizophrenie, Zwangsstörung oder Persönlichkeitsstörung, Stichworte zu Methoden, wie Psychoanalyse oder Verhaltenstherapie, umfassende Beschreibungen der Wirkweise von gängigen Psychopharmaka (auch unter dem Aspekt der Wechselwirkungen). Die Darstellung der einzelnen Störungsbilder orientiert sich sowohl an ICD-10 als auch DSM-IV-TR, darüber hinaus an dem aktuellsten Forschungsstand bezüglich Diagnostik, Epidemiologie, Ätiopathogenese und Therapie. Ferner werden wichtige Stichworte aus Neurologie, Kinder- und Jugendpsychiatrie, Gerontopsychiatrie, Verhaltensmedizin und Sozialmedizin (z. B. ICF) beschrieben. Das Literaturverzeichnis bezieht sich überwiegend auf aktuelle Übersichtseinträge und Lehrbücher, um die Stichwörter vertiefen zu können.

Insgesamt gibt das Therapielexikon einen Einblick in das Selbstverständnis der modernen Psychiatrie, Psychosomatischen Medizin und Psychotherapie als komplexe diagnostische und therapeutische Fachgebiete mit einem sehr hohen Wissens-, Diagnose- und Therapie-standard. Es war nicht leicht für die Herausgeber, die relevanten Sichtworte auszuwählen und wir sind sicher, dass der eine oder andere geneigte Leser auch ein Stichwort vermissen könnte. Die Auswahl der Stichworte erfolgte unter der Prämisse, dass sie mit unserer täg-lichen Arbeit mit psychisch kranken Menschen zu tun haben müssen. Der Patient steht für uns im Mittelpunkt und all das Fachwissen das benötigt wird um ihm zu helfen, sollte in ei-nem Therapielexikon präsent sein. Ein komplexes Buch wie das vorliegende, in dem es um den Versuch eines Brückenschlages zwischen einem schnellen aktuellen Nachschlagewerk und eines ausführlichen Facharztbuches geht, ist sicher im besonderen Maße fehleranfällig. Für eine aufmerksame Rezeption und Kritik sowie Verbesserungsvorschläge sind wir daher sehr dankbar (an: zaudig@klinik-windach.de).

Allen Autoren, die sich der Mühe unterzogen haben, an diesem Werk mitzuarbeiten, es zu gestalten und durch viele Ideen zu bereichern, sei herzlich für ihr Engagement gedankt. Sie stellten diesem Buch ihre hohe Kompetenz und Erfahrung zur Verfügung und leisteten eine hervorragende Arbeit. Meiner Mitarbeiterin, Frau Andrea Schuh, möchte ich besonders für ihre unermüdliche Sekretariatsarbeit danken. Nicht zuletzt danken möchte die Herausge-ber dem Springer Verlag, namentlich Frau Sandra Fabiani und Frau Kerstin Kindler, die das Wagnis eines Therapielexikons in unseren Fachgebieten nicht gescheut haben. Beiden dan-ken wir darüber hinaus für die exzellente lektorische und kreative Betreuung dieses Werkes.

Windach im Oktober 2005   MICHAEL ZAUDIG
                                                        ROLF-DIETER TRAUTMANN
                                                             PETER JORASCHKY
                                                         HANS-JÜRGEN MÖLLER
                                                            RAINER RUPPRECHT
                                                               HENNING SASS

Autorenverzeichnis

Herausgeber

Prof. Dr. med. MICHAEL ZAUDIG
Psychsomatische Klinik Windach
Schützenstr. 100
86949 Windach
zaudig@klinik-windach.de

Dr. med. Dipl. Psych.
ROLF DIETER TRAUTMANN
Psychsomatische Klinik Windach
Schützenstr. 100
86949 Windach
trautmann@klinik-windach.de

Mitherausgeber

Prof. Dr. med. PETER JORASCHKY
Universitätsklinikum
Carl Gustav Carus Dresden
Klinik für Psychotherapie
und Psychosomatik
Fetscherstr. 74
01307 Dresden
peter.joraschky@mailbox.tu-dresden.de

Prof. Dr. med. HANS-JÜRGEN MÖLLER
Ludwig-Maximilians-Universität
Klinik für Psychiatrie und Psychotherapie
Nussbaumstr. 7
80336 München
hans-juergen.moeller@psy.med.uni-
muenchen.de

Prof. Dr. med. RAINER RUPPRECHT
Ludwig-Maximilians-Universität
Klinik für Psychiatrie und Psychotherapie
Nussbaumstr. 7
80336 München
rainer.rupprecht@med.uni-muenchen.de

Prof. Dr. HENNING SASS
Universitätsklinikum Aachen
Klinik für Psychiatrie und Psychotherapie
Pauwelsstr. 30
52074 Aachen
hsass@ukaachen.de

Autoren

ANDREA BAUER
Psychsomatische Klinik Windach
Schützenstr. 100
86949 Windach

HANS BECHTOLD
Psychsomatische Klinik Windach
Schützenstr. 100
86949 Windach
bechtold@klinik-windach.de

FRANK BEHRMANN
Städt. Krankenhaus Dresden-Friedrichstadt
Klinik für Psychiatrie und Psychotherapie
Friedrichstr. 41
01067 Dresden
uf.behrmann@t-online.de

Dr. med. GÖTZ BERBERICH
Psychsomatische Klinik Windach
Schützenstr. 100
86949 Windach
berberich@klinik-windach.de

Dipl. Psych. KATHRIN BERNARDY
Bliestal Kliniken
Fachklinik für Psychosomatische Medizin
Am Spitzenberg
66440 Blieskastel
k.bernardy@bliestal.mediclin.de

Prof. Dr. med. BRIGITTA BONDY
Ludwig-Maximilians-Universität
Klinik für Psychiatrie und Psychotherapie
Nussbaumstr. 7
80336 München
Brigitta.Bondy@med.uni-muenchen.de

Dipl. Psych. Dr. phil. HERMANN BÖTTCHER
Dresdner Institut für Psychodynamische
Psychotherapie
Borsbergstr. 2
01309 Dresden
dipp_gs@t-online.de

PD Dr. med. habil. RONALD BOTTLENDER
Ludwig-Maximilians-Universität
Klinik für Psychiatrie und Psychotherapie
Nussbaumstr. 7
80336 München
RonaldBottlender@aol.com

Prof. Dr med. THOMAS BRONISCH
Max-Planck-Institut für Psychiatrie
Kraepelinstr. 10
80803 München
bronisch@mpipsykl.mpg.de

Dr. med. Dipl. Psych. CLAUS DERRA
Rehaklinik Taubertal der BfA
Ketterberg 2
97980 Bad Mergentheim
derra@gmx.de

Dr. phil. Dipl. Psych. PETER EISENACK
Psychsomatische Klinik Windach
Schützenstr. 100
86949 Windach

Prof. Dr. med. RALF ERKWOH
HELIOS Klinikum Erfurt
Psychiatrie, Psychotherapie
und Psychosomatik
Nordhäuser Straße 74
99089 Erfurt
rerkwoh@erfurt.helios-kliniken.de

Dr. med. ANNA FORSTHOFF
Ludwig-Maximilians-Universität
Klinik für Psychiatrie und Psychotherapie
Nussbaumstr. 7
80336 München

Dr. med. HEINZ GRUNZE
Ludwig-Maximilians-Universität
Klinik für Psychiatrie und Psychotherapie
Nussbaumstr. 7
80336 München

Dr. med. WOLFGANG GUDDEN
Psychsomatische Klinik Windach
Schützenstr. 100
86949 Windach
gudden@klinik-windach.de

Dr. med. ELMAR HABERMEYER
Universität Rostock
Klinik und Poliklinik
für Psychiatrie und Psychotherapie
Gehlsheimer Str. 20
18147 Rostock
elmar.habermeyer@med.uni-rostock.de

Dipl. Psych. WERNER HAIZMANN
Bliestal Kliniken
Fachklinik für Psychosomatische Medizin
Am Spitzenberg
66440 Blieskastel

Dr. med. HARALD HAMPEL
Ludwig-Maximilians-Universität
Klinik für Psychiatrie und Psychotherapie
Nussbaumstr. 7
80336 München
Hampel@med.uni-muenchen.de

Dr. phil. Dipl. Psych. KLAUS HARTMANN
Psychosomatische Klinik Windach
Schützenstr. 100
86949 Windach
hartmann@klinik-windach.de

Dipl. Psych. WALTER HAUKE
Psychosomatische Klinik Windach
Schützenstr. 100
86949 Windach
hauke@klinik-windach.de

Prof. Dr. med. ULRICH HEGERL
Ludwig-Maximilians-Universität
Klinik für Psychiatrie und Psychotherapie
Nussbaumstr. 7
80336 München
uhegerl@psy.med.uni-muenchen.de

Prof. Dr. med. PETER JORASCHKY
Universitätsklinikum
Carl Gustav Carus Dresden
Klinik für Psychotherapie
und Psychosomatik
Fetscherstr. 74
01307 Dresden
peter.joraschky@mailbox.tu-dresden.de

Prof. Dr. med. VOLKER KÖLLNER
Bliestal Kliniken
Fachklinik für Psychosomatische Medizin
Am Spitzenberg
66440 Blieskastel
koellner@bliestal.mediclin.de

Dr. phil. Dipl. Psych. JÜRGEN KONERMANN
Psychosomatische Klinik Windach
Schützenstr. 100
86949 Windach
konerman@klinik-windach.de

Dr. rer. nat. HANNS-JÜRGEN KUNERT
Universitätsklinikum Aachen
Klinik für Psychiatrie und Psychotherapie
Pauwelsstr. 30
52074 Aachen
hjkunert@ukaachen.de

Dipl. Psych.
MARKUS-MARIA LANGENBAHN
Bliestal Kliniken
Fachklinik für Psychosomatische Medizin
Am Spitzenberg
66440 Blieskastel
langenbahn@web.de

Dr. phil. Dipl. Psych. ERWIN LEMCHE
Universitätsklinikum
Carl Gustav Carus Dresden
Klinik für Psychotherapie
und Psychosomatik
Fetscherstr. 74
01307 Dresden
erwin.lemche@mailbox.tu-dresden.de

Dr. med. ULRIKE LEMKE
Universität Rostock
Klinik und Poliklinik
für Psychiatrie und Psychotherapie
Gehlsheimer Str. 20
18147 Rostock
lemke1@gmx.de

Dr. phil. Dipl. Psych.
WOLFGANG LENNERTS
Psychosomatische Klinik Windach
Schützenstr. 100
86949 Windach
mail@klinik-windach.de

Dipl. Psych. EVA-MARIA MEISER
Bliestal Kliniken
Fachklinik für Psychosomatische Medizin
Am Spitzenberg
66440 Blieskastel
mail@eva-maria-meiser.de

Prof. Dr. med. HANS-JÜRGEN MÖLLER
Ludwig-Maximilians-Universität
Klinik für Psychiatrie und Psychotherapie
Nussbaumstr. 7
80336 München
hans-juergen.moeller@psy.med.uni-
muenchen.de

Dipl. Psych. BIRGIT NEUBÄUMER
Bliestal Kliniken
Fachklinik für Psychosomatische Medizin
Am Spitzenberg
66440 Blieskastel

Dr. med. CHRISTINE NORRA
Universitätsklinikum Aachen
Klinik für Psychiatrie und Psychotherapie
Pauwelsstr. 30
52074 Aachen
cnorra@ukaachen.de

PD Dr. med. FRANK PADBERG
Ludwig-Maximilians-Universität
Klinik für Psychiatrie und Psychotherapie
Nussbaumstr. 7
80336 München
padberg@psy.med.uni-muenchen.de

Dr. med. CHRISTIAN PRÜTER
Westfälisches Zentrum
für Forensische Psychiatrie Lippstadt
Eickelbornstr. 21
59556 Lippstadt
chprueter@yahoo.de

Dr. med. MICHAEL RIEDEL
Ludwig-Maximilians-Universität
Klinik für Psychiatrie und Psychotherapie
Nussbaumstr. 7
80336 München
riedel@med.uni-muenchen.de

PD Dr. med. DAN RUJESCU
Ludwig-Maximilians-Universität
Klinik für Psychiatrie und Psychotherapie
Nussbaumstr. 7
80336 München
dan.rujescu@psy.med.uni-muenchen.de

Dipl. Psych. STEFAN RUPPERT
Psychsomatische Klinik Windach
Schützenstr. 100
86949 Windach

Prof. Dr. med. RAINER RUPPRECHT
Ludwig-Maximilians-Universität
Klinik für Psychiatrie und Psychotherapie
Nussbaumstr. 7
80336 München
rainer.rupprecht@med.uni-muenchen.de

Prof. Dr. HENNING SASS
Universitätsklinikum Aachen
Klinik für Psychiatrie und Psychotherapie
Pauwelsstr. 30
52074 Aachen
hsass@ukaachen.de

Dipl. Psych. ISABEL SASS-HOUBEN
Psychotherapeutische Praxis
Morlaixplatz 27
52146 Würselen
i-sass@t-online.de

Dipl. Psych. WERNER SCHÄFER
Bliestal Kliniken
Fachklinik für Psychosomatische Medizin
Am Spitzenberg
66440 Blieskastel
psychologie@bliestal.mediclin.de

Dipl. Psych. BERNHARD SCHLEHLEIN
Psychsomatische Klinik Windach
Schützenstr. 100
86949 Windach
mail@klinik-windach.de

REINHILD SCHWARTE
RWTH Aachen
Kinder- und Jugendpsychiatrie
Neuenhofer Weg 21
52074 Aachen
rschwarte@ukaachen.de

Dr. med. UTE SIEBEL-JÜRGES
Grevenbergerstr. 1
52146 Würselen
siebel-juerges@t-online.de

Dr. med. THOMAS SIMMICH
Universitätsklinikum
Carl Gustav Carus Dresden
Klinik für Psychotherapie
und Psychosomatik
Fetscherstr. 74
01307 Dresden
simmich@rcs.urz.tu-dresden.de

Dipl. Psych. BRIGITTE SOLNAR-HAPPACH
Psychsomatische Klinik Windach
Schützenstr. 100
86949 Windach

Dipl. Psych. MIRIAM STEIN
Universitätsklinikum Aachen
Klinik für Psychiatrie und Psychotherapie
Pauwelsstr. 30
52074 Aachen

Dr. med. STEFAN TEIPEL
Ludwig-Maximilians-Universität
Klinik für Psychiatrie und Psychotherapie
Nussbaumstr. 7
80336 München
stefan.teipel@med.uni-muenchen.de

Dr. med. IGOR TOMINSCHEK
Psychsomatische Klinik Windach
Schützenstr. 100
86949 Windach
tominschek@klinik-windach.de

Dr. med. Dipl. Psych.
ROLF DIETER TRAUTMANN
Psychsomatische Klinik Windach
Schützenstr. 100
86949 Windach
trautmann@klinik-windach.de

FD Dr. Dipl. Psych. DIETER WÄLTE
Universitätsklinikum Aachen
Klinik für Psychiatrie und Psychotherapie
Pauwelsstr. 30
52074 Aachen
dwaelte@ukaachen.de

Prof. Dr. med. Dipl. Psych.
MICHAEL H. WIEGAND
Psychiatrische Klinik der TU München
Klinikum rechts der Isar
Ismaninger Strasse 22
81675 München
mhwiegand@lrz.tum.de

Dipl. Biologe NORBERT WILDGRUBER
Psychsomatische Klinik Windach
Schützenstr. 100
86949 Windach

Prof. Dr. med. MICHAEL ZAUDIG
Psychsomatische Klinik Windach
Schützenstr. 100
86949 Windach
zaudig@klinik-windach.de

Dr. rer. soz. Dipl. Psych. SABINE ZAUDIG
Elisabeth-Str. 38/II
80796 München

Dr. med. PETER ZWANZGER
Ludwig-Maximilians-Universität
Klinik für Psychiatrie und Psychotherapie
Nussbaumstr. 7
80336 München
zwanzger@med.uni.muenchen.de

Abkürzungsverzeichnis

ACE-Hemmer	Angiotensin- Converting- Enzyme-Hemmer
ADAS	Alzheimer's Disease Assessment Scale
ADH	Antidiuretisches Hormon
ADHD	Attention Deficit Hyperactivity Disorder
AHG	Allgemeine Hospitalgesellschaft AG
AMDP	Arbeitsgemeinschaft Medizinische Dokumentation in der Psychiatrie
APA	American Psychiatric Association
AUDIT	Alcohol Use Disorders Identification Test
AWMF	Arbeitsgemeinschaft der Wissenschaftlichen Medizinischen Fachgesellschaften
BSE	Bovine Spongiforme Enzephalopathie
BTM	Betäubungsmittel
BTMVV	Betäubungsmittel-Verschreibungsverordnung
CAGE	Cut down, Annoyed, Guilty, Eye opener
	(Screening Test zur Identifizierung vor Alkoholabhängigkeit)
cAMP	Zyklisches Adenosinmonophosphat
CRH	Corticotropin Releasing Hormon
CT	Computertomographie
DBT	Dialektische Verhaltenstherapie
DGPPN	Deutsche Gesellschaft für Psychiatrie, Psychotherapie und Nervenheilkunde
DG-Sucht	Deutschen Gesellschaft für Suchtforschung und Suchttherapie
DIB	Diagnostic Interview for Borderlines
DSA	Duales Serotonerges Antidepressivum
EBM	Einheitlicher Bewertungsmaßstab
EbM	Evidence based Medicine
EMDR	Eye Movement Desensitization and Reprocessing
EMG	Elektromyographie
EP	Evozierte Potentiale
EPMS	Extrapyramidal-motorische Störungen
EPS Potential	Exzitatorisch Postsynaptisches Potenzial
fMRT	funktioneller Magnetresonanztomographie
FSH	Follikelstimulierendes Hormon
GABA	Gamma-aminobutyric-acid
HLA	Humane Leukozyten-Antigene
IFA	Interaktionsbezogene Fallarbeit
INR	International Normalized Ratio
LAS	Lymphadenopathiesyndrom

LAST	Lübecker Alkoholabhängigkeits- und Missbrauchs-Screening-Test
LH	Lutenisierendes Hormon
LSD	Lysergsäure-Diäthylamid
MALT	Münchner Alkoholismus Test
MARCKS	Myristiliertes Alanin-reiches C-Kinase Substrat
MDE	Methylendioxiethamphetamin
MDMA	Methylendioxymethamphetamin
MRT	Magnetresonanztomographie
n-BIPAP	Nasal Bilevel Positive Airway Pressure
n-CPAP	Nasal Continous Positive Airway Pressure
NMDA	n-Methyl-D-Aspartat (Glutamat, -R: Rezeptor)
NSRA	Nicht-steroidale Antirheumatika
NYHA	New York Heart Association
OPD	Otopalatodigitales Syndrom
PCE	Phenylcyclohexyl
PSY-BaDo-PTM	Basisdokumentation Psychotherapie Psychotherapeutische Medizin
psychKG	Landesgesetz für psychisch kranke Personen
PTSD	Posttraumatic Stress Disorder
RET	Rational-Emotive-Therapie
RVO	Reichsversicherungsordnung
SEP	Somatosensibel evoziertes Potenzial
SIADH	Syndrom der inadäquaten ADH-Sekretion
SNRI	Selektive Noradrenalin Wiederaufnahme Inhibitoren
SOREM	Fragmentiertes Schlafprofil mit häufigen Schlafstadienwechseln und frühem REM-Schlafbeginn
SSRI	Selektive Serotoin-Wiederaufnahmehemmer
TAS	Toronto-Alexithymie-Skala
TCP	Tricalciumphosphat
T_{max}	Serumkonzentration
TP	Tiefenpsychologisch fundierte Psychotherapie
TSH	Thyroid Stimulating Hormon (Thyrotropin)
TZA	Trizyklischen Antidepressivums
VT	Verhaltenstherapie
WHO	World Health Organistaion
WPW-Syndrom	Wolff-Parkinson-White-Syndrom

Abhängigkeit

▶ Abhängigkeitssyndrom

Abhängigkeitssyndrom

Dr. med. Götz Berberich

ICD-10/DSM-IV-TR-Klassifikation

Die Klassifikationssysteme beschreiben das Abhängigkeitssyndrom unter F1x.2 (ICD-10) bzw. 303.xx ff. (DSM-IV-TR), wobei anstelle der Platzhalter die konsumierte Substanz codiert wird. Die Kriterien für die Diagnose eines Abhängigkeitssyndroms gleichen sich weitgehend in beiden ▶ Klassifikationssystemen, wobei ICD-10 aber deutlicher „ein starkes Verlangen oder eine Art Zwang, die Substanz zu konsumieren", betont. In DSM-IV-TR wird das Vorliegen oder Fehlen einer körperlichen Abhängigkeit besonders erwähnt. In ICD-10 dagegen wird an 6. Stelle ein gegenwärtiger Substanzgebrauch (aktive Abhängigkeit) ohne körperliche Symptome (F1x.240) oder mit körperlichen Symptomen (F1x.241) unterschieden. Der Verlauf wird in ICD-10 an 5. Stelle differenziert in:

- gegenwärtig abstinent (F1x.20);
- gegenwärtig abstinent, aber in beschützender Umgebung (F1x.21);
- gegenwärtige Teilnahme an einem ärztlich überwachten Ersatzdrogenprogramm (F1x.22);
- gegenwärtig abstinent, aber in Behandlung mit aversiven oder antagonistischen Medikamenten (F1x.23);
- gegenwärtiger Substanzgebrauch (F1x.24);
- ständiger Substanzgebrauch (F1x.25);
- episodischer Substanzgebrauch (F1x.26).

Bei F1x 20 „gegenwärtig abstinent" wird an 6. Stelle noch die Art der Remission codiert: frühe Remission (F1x.200), Teil- (F1x.201) oder Vollremission (F1x.202). In DSM-IV-TR stehen dagegen die Verlaufscodierungen früh vollremittiert, früh teilremittiert, anhaltend vollremittiert, anhaltend teilremittiert, bei agonistischer Therapie oder in geschützter Umgebung zur Verfügung.

Synonyme

Abhängigkeit; Substanzabhängigkeit; Sucht

Englischer Begriff

Substance dependence; Addiction; Dependency

Definition

Unter dem Abhängigkeitssyndrom wird ein Muster von körperlichen, kognitiven und Verhaltensphänomenen verstanden, bei dem der Konsum von psychotropen Substanzen einschließlich Alkohol und Tabak oder von Medikamenten Vorrang hat gegenüber anderen, früher höher bewerteten Verhaltensweisen. Dies führt zu einer klinisch bedeutsamen Beeinträchtigung mit mindestens drei der folgenden Kriterien über mindestens einen Monat oder wiederholt innerhalb von zwölf Monaten:

- starker Wunsch oder Zwang, die betreffende Substanz, das Suchtmittel, zu konsumieren;
- verminderte Kontrollfähigkeit bezüglich dieses Konsums;
- Entzugsymptome;
- Toleranzentwicklung;
- erhöhter Aufwand für Beschaffung, Konsum oder Erholung von der Wirkung, Einschränkung anderer Aktivitäten;
- fortgesetzter Konsum trotz dadurch bedingter körperlicher oder psychischer Probleme.

Begriffsgeschichte
Anstatt des Begriffs der ▶ Sucht, welcher in der Allgemeinheit wie in der wissenschaftlichen Literatur fest verwurzelt ist, wurde in ICD-10 und in DSM-IV-TR, einer Forderung der WHO aus dem Jahr 1964 folgend, die Bezeichnung „Abhängigkeit" verwendet. Wesentlichen Einfluss auf die Konzeptualisierung des Abhängigkeitsbegriffs (sowie des Begriffs des Missbrauchs oder schädlichen Gebrauchs) hatten Edwards und Gross 1976.

Klinik
Man unterscheidet die körperliche von der psychischen Abhängigkeit, wobei beide Phänomene eng miteinander verbunden sind. Eine körperliche Abhängigkeit liegt vor, wenn sich nach Beendigung des Suchtmittelkonsums eine typische Entzugssymptomatik einstellt (siehe ▶ Entzug). Meist entwickelt sich auch eine Toleranz höherer Dosen des Suchtmittels. Mit psychischer Abhängigkeit sind kognitive und Verhaltensphänomene gemeint, die sich bei wiederholter und selbstgewählter Substanzzufuhr entwickeln. Dabei sind vor allem

ein unwiderstehliches Verlangen nach dem Konsum des Suchtmittels („Suchtdruck", „▶ Craving") und die Neigung zum ▶ Kontrollverlust, d. h. zum Verlust der Steuerungsfähigkeit bezüglich des Substanzkonsums, von Bedeutung. Das Denken zentriert sich um den Konsum des Suchtmittels. Die Eigenwahrnehmung nimmt ab. Das Ausmaß, die Modalitäten und der Zeitpunkt des Suchtmittelkonsums entsprechen nicht mehr den soziokulturellen Normen und der Konsum wird trotz negativer Konsequenzen fortgesetzt.

Therapie und Sofortmaßnahmen
Siehe ▶ Suchttherapie.

Epidemiologie
Für Deutschland liegen Schätzungen der Zahlen für die Abhängigkeit von folgenden psychotropen Substanzen vor (Thomasius 2000):

- Alkohol 2,5 Millionen,
- ▶ Nikotin 5 Millionen,
- Medikamente 1 Million,
- ▶ Opiate 200.000–300.000,
- ▶ Cannabinoide 1,5 Millionen,
- ▶ Ecstasy und ▶ Amphetamine 500.000.

Allerdings lassen sich nur ca. 5 % der betroffenen Personen nervenärztlich bzw. psychotherapeutisch behandeln, ca. zwei Drittel werden durch den Hausarzt betreut. Mehr als die Hälfte der Betroffenen weist eine Komorbidität mit anderen psychiatrischen Erkrankungen auf.

Verlauf
Es sind alle Verlaufsformen bei einzelnen Suchtformen und -mitteln von der Spontanremission über chronische und chronisch-rezidivierende bis zu rasch progredienten Erkrankungen beschrieben. Die chronische Verlaufsform stellt beim häufigsten Abhängigkeitssyndrom, der ▶ Alkoholabhängigkeit, aber sicher den Hauptanteil.

A

Prognose

Bei Drogenabhängigen findet man nicht selten eine Spontanremission ohne spezifische Therapie. Auch manche Alkoholabhängige können mit alleiniger Unterstützung einer Selbsthilfegruppe abstinent leben. Trotzdem ist in der Regel eine spezifische Suchttherapie indiziert, da sie die höchste Wahrscheinlichkeit einer dauerhaften Abstinenz bietet.

Abnorme, atypische oder komplizierte Trauerreaktion

▶ Trauerreaktion, pathologische

Absence

Dr. med. Christian Prüter

Synonyme
Absencenanfall; Pyknolepsie

Definition
Generalisierter epileptischer Anfallstyp mit plötzlichem Bewusstseinsverlust ohne vorangehende ▶ Aura als Kernsymptom. Starrer Blick und Blinzeln sind häufig. Bei längerer Anfallsdauer Automatismen mit Kauen, Lecken, aber auch Nesteln, Reiben, Vokalisationen, Drehungen der Augen und des Kopfes nach hinten, zur Seite oder nach unten. Dauer meist 1–30 Sekunden mit sofortig wieder einsetzender uneingeschränkter Umgebungswahrnehmung und Reaktion auf externe Reize nach Anfallsende. Gelegentlich prolongiert im Absencenstatus.

Querverweis Krankheit
Absencenanfälle treten auf bei: kindlicher und juveniler Absencenepilepsie, myoklonisch-astatischer Epilepsie, juveniler Myoklonusepilepsie, Lennox-Gastaut-Syndrom, Landau-Kleffner-Syndrom und der Epilepsie mit kontinuierlichen spike-waves im Schlaf.

Absencenanfall

▶ Absence

Abulia

▶ Abulie

Abulie

Prof. Dr. med. Ralf Erkwoh

Synonyme
Abulia; Willensschwäche

Definition
Globale, uneinheitlich definierte Bezeichnung für eine geschwächte oder (selten) fehlende Willensbildung, gelegentlich auch für das Fehlen einer willentlichen Handlung. Ein unkompliziertes Nicht-Wollen bei Eigen- oder Starrsinn ist abzugrenzen. Abulie kann Folge einer Apathie, also dem Daniederliegen des Antriebs, oder auch Resultat gegenläufiger Antriebe, „Quer- und Gegenantriebe" (Bleuler), also Folge einer Ambitendenz sein. Ein Mangel an psychomotorischem Antrieb ist seinerseits ätiologisch vieldeutig, außer Defizienzverfassungen nach Psychosen ist an hirnorganische Störungen zu denken. Es können die einen Willen tragenden Wünsche und Bedürfnisse schwach ausgeprägt sein oder nur sehr flüchtig und instabil auftreten oder, bei ▶ Ambivalenz, widersprüchlich sein. Blockaden werden bei der ▶ histrionischen Persönlichkeitsstörung (ehemals Hysterie) beobachtet. Die einer einheitlichen Willensfassung vorangehende Entscheidung und der zugehörige Entschluss können ausblei-

ben bei primär entscheidungsschwachen Menschen, etwa bei Psychasthenie, oder aufgrund einer Hemmung wie bei der depressiven Denkhemmung oder einer Sperrung, die zu den katatonen Symptomen der ▶ Schizophrenie gehört. Bei Zwangsgedanken können die Alternativen gleichgewichtig durchgespielt werden, so dass ein Entschluss, etwas Bestimmtes zu wollen, verhindert wird. Die Umsetzung eines Willens durch Realisierung einer Tat kann bei ängstlichen, mutlosen Charakteren oder fehlender Kraftleistung, den Willen bis zum Tun anzuspannen und durchzuhalten, ausbleiben. Handlungsunfähigkeit aufgrund von ▶ Akinese, bei ▶ Stupor oder Negativismus dürfte schwer von Abulie zu trennen sein.

Querverweis Krankheit
Vieldeutiges Symptom, kommt bei organischen Psychosyndromen (ICD-10: F00, F07), insbesondere Stirnhirnsyndromen, vor, ebenso wichtig bei schizophrenen und affektiven Störungen, insbesondere beim schizophrenen oder depressiven Stupor, seltener auf affektiver Grundlage bei der histrionischen Persönlichkeitsstörung (veraltet: Emotionsstupor).

Acamprosat

PD Dr. med. Dan Rujescu

Medikamentengruppe
Anticraving-Substanzen

Produktnamen
Campral

In Deutschland zugelassene Indikationen
Zur Unterstützung der Aufrechterhaltung der Abstinenz bei alkoholabhängigen Patienten. Eine Behandlung mit Campral ist nur angezeigt im Rahmen eines therapeutischen Gesamtkonzepts, das auch begleitende psycho- und soziotherapeutische Maßnahmen einschließt. Die Behandlung mit Campral sollte unmittelbar nach der Entgiftung beginnen und darf auch im Falle eines Rezidivs nicht abgebrochen werden. Campral eignet sich nicht zur Behandlung der Symptome des Alkoholentzugs.

Sonstige Anwendungsgebiete
Keine

Pharmakokinetik
Acamprosat wird im Gastrointestinaltrakt mäßig resorbiert, wobei intraindividuell erhebliche Unterschiede bestehen. Steady-state-Plasmaspiegel werden am siebten Tag erreicht. Eine Passage durch die Blut-Hirn-Schranke wird durch eine Azetylierung ermöglicht.

Dosierung
2 g (6 Tabletten) für Männer und 1,5 g (4 Tabletten) für Frauen oder Personen unter 60 kg. Die Verordnungsdauer sollte zwischen sechs und zwölf Monaten liegen. In den ersten Wochen der Medikation besteht die größte Rückfallgefährdung. Eine Verabreichung länger als zwölf Monate ist im Einzelfall grundsätzlich möglich.

Kontraindikationen
Gegenanzeigen für eine Behandlung mit Acamprosat stellen aufgrund des hohen Kalziumanteils eine Niereninsuffizienz (Serumkreatinin > 1,2 mg/dl) und eine schwere Leberinsuffizienz (Child-Pugh-Klasse C) dar. Patienten mit bekanntem Nierensteinleiden sind während einer Acamprosat-Therapie engmaschig zu überwachen.

Nebenwirkungen
Typischerweise wird über Durchfall, Übelkeit, Erbrechen, Bauchschmerzen oder Pruritus geklagt. Es wurden einzelne Fälle von makulopapulösen Erythmen beobachtet. Gelegentlich soll es zur Störung der sexuellen Erregbarkeit kommen. In seltenen Fällen können Verwirrtheit und Schlafstörungen vorkommen. Bei Auftreten von Nebenwirkungen ist eine Dosisreduktion oder eine langsamere Aufdosierung der Medikation meist ausreichend.

Wechselwirkungen

Wechselwirkungen mit anderen Medikamenten oder Alkohol sind nicht zu erwarten. Die gleichzeitige Einnahme von Acamprosat und Alkohol verändert die Pharmakokinetik von Alkohol und Acamprosat nicht. Die Wirkungen von Alkohol werden weder verstärkt noch abgeschwächt. Acamprosat hat keine Auswirkungen auf das psychische Erleben, die Vigilanz oder die Fahrtauglichkeit. Ein Suchtpotential von Acamprosat ist nicht bekannt.

Wirkmechanismus

Alkoholismus führt zur Überregbarkeit glutamaterger NMDA-Rezeptoren. Wenn der alkoholkranke Patient keinen Alkohol zu sich nimmt, kommt es zu den typischen Entzugserscheinungen wie Krampfanfällen, Schweißausbrüchen und Unruhe. Zudem entsteht ein unstillbares Verlangen nach Alkohol (▶ Craving). Acamprosat greift in das Geschehen ein, indem es an NMDA-Rezeptoren bindet, die Glutamatwirkung verringert, den neuronalen Kalziumeinstrom hemmt und so die Übererregbarkeit glutamaterger Neurone verringert. Indirekt erhöht es zudem die GABAerge Neurotransmission an $GABA_A$-Rezeptoren.

Achse

▶ Emotionale Störungen des Kindesalters

Achtsamkeit

▶ Meditation

Achtsamkeitstraining

▶ Wahrnehmungstraining

Adipositas

▶ Übergewicht

Adipositas, Psychotherapie der   A

Dr. phil. Dipl. Psych. Wolfgang Lennerts

Synonyme

Psychotherapie von extremem Übergewicht/Fettleibigkeit

Definition

Unter psychotherapeutischen Maßnahmen im Rahmen einer multimodal anzusetzenden Adipositasbehandlung sind zu nennen:

1. **verhaltenstherapeutische Interventionen** zur Steuerung, d. h. Normalisierung des Ess- und Ernährungsverhaltens, sowie zur Steigerung körperlicher Aktivität (Selbstbeobachtung, Verhaltensanalyse problematischen Essverhaltens, Stimuluskontrolle, Einsetzen von nicht-essensgebundenen Verstärkern bei Zielannäherung);
2. **kognitive Interventionen** zur Identifizierung und Modifizierung dysfunktionaler Einstellungsmuster und Selbstzuschreibungen.

Die Zielsetzungen bestehen dabei kurzfristig in einer Gewichtsreduktion, langfristig in der Aufrechterhaltung der erzielten Gewichtsreduktion. Auf psychischer Ebene ist insbesondere eine Stärkung des Selbstwertgefühls und der sozialen Kompetenzen der Patienten von Bedeutung.

Voraussetzung

Psychotherapeutische Interventionen in der Therapie der Adipositas, die eine Gewichtsreduktion zum Ziel haben, sollten – wie generell therapeutische Beeinflussungsmaßnahmen zur Gewichtsreduktion – erst bei begründeter Behandlungsindikation erfolgen. Neueste Untersuchungen deuten auf ein kontinuierlich ansteigendes Morbiditäts- und Mortalitätsrisiko mit steigendem ▶ Body-Mass-Index (BMI) hin. Differenzierte Behandlungsindikationen ergeben sich durch Ermittlung des Fettverteilungsmusters. So ist bei Übergewicht und einem abdominalen Fettverteilungsmuster aufgrund des damit einhergehenden erhöhten Morbiditäts- und Mortalitätsrisikos eher eine Therapieindikation gegeben als bei einem gynoiden Fettverteilungsmuster. Im Weiteren können sich Therapieindikationen zur Beeinflussung des Gewichts und der Ess- und Ernährungsgewohnheiten aufgrund spezieller Komorbiditäten bereits bei geringem ▶ Übergewicht ergeben (z. B. bei Diabetes mellitus, Hypertonie, koronare Herzkrankheiten). Neben der Gewichtsreduktion können Indikationen zur Psychotherapie bei Adipositas bestehen, d. h. die primären Zielsetzungen bestehen neben einer Verbesserung des Bewegungsverhaltens in einer Minderung der psychosozialen und psychischen Folgeprobleme, unter denen adipöse Menschen zu leiden haben. Typischerweise sind das Maßnahmen zur Verbesserung der Lebensqualität im Allgemeinen, Verbesserung des Selbstwertgefühls und sozial-kommunikativer Kompetenzen.

Ein besonderer Indikationsbereich zur Anwendung psychotherapeutischer Interventionen stellt die präventive Beeinflussung von Übergewicht und Adipositas im Kindes- und Jugendalter dar, da in dieser Altersgruppe die Erfolgsaussichten im Vergleich zu Interventionen bei Erwachsenen deutlich besser sind.

Kontraindikationen

Psychotherapeutische – wie auch allgemein – Interventionen zur Gewichtsreduktion bei Adipositas sollten bei geringem Übergewicht deutlich die Vor- und Nachteile abwägen (s. o.), da willkürliche Einschränkungen des Essverhaltens das Risiko von ▶ Essattacken und die Entwicklung von ▶ Ess-Störungen erhöhen. Bei extrem übergewichtigen Personen (BMI > 40) können zunächst invasive oder chirurgische Verfahren indiziert sein, wobei postoperativ die Bearbeitung psychischer Faktoren weiterhin von Bedeutung bleibt.

Volltext

Psychotherapeutischen Maßnahmen zur Adipositasbehandlung kommen in der Regel im Rahmen multimodaler Behandlungsansätze im Sinne eines ‚Selbstmanagement'-Therapieansatzes zur Anwendung. Diese beinhalten neben psychotherapeutischen Interventionen edukative, diätetische Maßnahmen zur Ernährungsumstellung, Interventionen zur Steigerung der körperlichen Aktivität sowie gegebenenfalls medizinisch-medikamentöse Maßnahmen. Die therapeutischen Interventionen erfolgen optimalerweise durch ein interdisziplinäres Team von Ärzten, Psychologen, Diätberatern und Bewegungstherapeuten. Die Behandlungsangebote umfassen ambulante und stationäre Interventionen, wobei auch Selbsthilfeangebote insbesondere im Hinblick auf die Rückfallprophylaxe und eine langfristige Einbindung der Patienten eine wesentliche Rolle spielen können.

Kritisch ist darauf hinzuweisen, dass bei therapeutischen Bemühungen zur Adipositasbeeinflussung drei Problembereiche beachtet werden müssen: die hohen Abbrecherquoten der Behandlungsprogramme, die oft nur geringen erzielten Gewichtsreduktionen und vor allem die hohe Rückfallquote, d. h. diejenigen Patienten, die im Rahmen von Behandlungsprogrammen abnehmen konnten, nehmen in der Regel nach Abschluss der Interventionen wieder zu.

Affective flattening

▶ Affektverflachung

Affektive Psychose (manisch oder depressiv)

▶ Bipolare Störung

Affektive Psychosen

▶ Affektive Störung

Affektive Störung

Andrea Bauer

ICD-10/DSM-IV-TR-Klassifikation

In ICD-10 werden folgende Untergruppierungen der ▶ affektiven Störung (F3) beschrieben: ▶ manische Episode (F30), ▶ bipolare affektive Störung (F31), ▶ depressive Episode (F32), ▶ rezidivierende depressive Störung (F33), ▶ anhaltende affektive Störung (F34), wie z. B. ▶ Zyklothymia und ▶ Dysthymia, ▶ sonstige affektive Störung (F38), wie z. B. die ▶ rezidivierende kurze depressive Episode, und nicht näher bezeichnete affektive Störung (F39). In DSM-IV-TR dagegen werden beim Kapitel affektive Störungen als zwei große Untergruppen die depressiven Störungen zusammengefasst, wobei hier rezidivierend auftretende Episoden und die Dysthymie innerhalb der Gruppe weiter differenziert werden. Die zweite Großgruppe bilden die bipolaren Störungen. Hier finden sich auch Codierungen für einzelne manische Episoden, die in ICD-10 eine eigene Gruppe bilden. Substanzinduzierte affektive Störungen sowie affektive Störungen aufgrund eines medizinischen Krankheitsfaktors werden in beiden diagnostischen Systemen jeweils in eigenen Untergruppen codiert (ICD-10: F06.3x; F1x.54; F1x.55).

Synonyme
Affektive Psychosen

Englischer Begriff
Affective disorder; Mood disorder

Definition

Begriffsgeschichte
Bereits in der Antike wurden depressive Zustandsbilder beschrieben, wobei hier ein rein somatisches Krankheitsverständnis vorlag, welches im Rahmen der 4-Säfte-Lehre von einer Imbalance der vier Substanzen ausging (z. B. Melancholie: schwarze Galle). Der Begriff ▶ Manie bezeichnete nicht wie heute den Gegenpol zur ▶ Depression, sondern einen Zustand des Außer-sich-Seins. Im weiteren Verlauf schwankte die Bedeutung der genannten Begriffe; es lag jedoch weiterhin ein somatisches Krankheitsverständnis zugrunde. Spätere Krankheitstheorien suchten die Ursache außerhalb des Organismus im Sinne von „Besessenheit" durch die Dämonen, Geister etc. Kraepelin prägte 1913 den Begriff des manisch-depressiven Irreseins, worunter er auch die verschiedenen Formen der ▶ Melancholie als „depressive Zustände" subsummierte. Neben den affektiven Störungen mit mehr oder weniger gut abgrenzbaren Episoden sind früh (Antike, 17. Jahrhundert) in Literatur und Philosophie melancholische depressive Temperamente bzw. Persönlichkeitsstrukturen beschrieben worden.

Klinik
Unter den Oberbegriff affektive Störung oder affektive Psychose fällt eine Vielzahl der Störungen, die nach Verlauf und Schweregrad unterschieden werden. In einer ersten Grobunterteilung werden die biphasischen oder zyklischen von den monopolaren rezidivierenden Störungen unterschieden. Innerhalb dieser Gruppen erfolgt nach DSM-IV-TR und ICD-10 die weitere Differentialdiagnose anhand des Schweregrads (z. B. leichte, mittelgradige oder schwere depressive Episode) sowie anhand der Verlaufsform (einzelne Episode oder rezidivierende Störung). Es handelt sich hierbei um eine rein deskriptive Diagnose und nicht um ein ätiologisches Modell, wie es noch in der zuvor gültigen ICD-9-Klassifikation der Fall war. Dem liegt zugrunde, dass heute

allgemein davon ausgegangen wird, dass multifaktorielle Bedingungen und Ursachen zu den genannten Störungen führen und nicht ein in sich geschlossenes ätiologisches Modell einer bestimmten Störung zugrunde gelegt werden kann.

Den mit Abstand größten Anteil an den affektiven Störungen haben die verschiedenen Formen depressiver Erkrankungen.

Affektive Störung aufgrund eines medizinischen Krankheitsfaktors

▶ Affektive Störung, organische

Affektive Störung, bipolare

Andrea Bauer

ICD-10/DSM-IV-TR-Klassifikation

ICD-10: F31.X; DSM-IV-TR: 196.X
In beiden ▶ Klassifikationssystemen wird diese Codierung verwendet, wenn sich verschiedene gestörte affektive Episoden abwechseln, wobei bereits zwei voneinander abgegrenzte Episoden zur Diagnosestellung ausreichen, wenn sie jeweils die Kriterien für die entsprechende affektive Störung erfüllen. Sowohl das Auftreten von manischen/hypomanischen und ▶ depressiven Episoden als auch das alleinige Auftreten von manischen Episoden wird in beiden Klassifikationen als ▶ bipolare Störung codiert, eine unipolare Manie analog zur unipolaren Depression gibt es demnach nicht. Einzelne depressive Episoden können jedoch so leicht sein, das sie nicht behandelt werden und somit der Diagnostik entgehen. In ICD-10 wird die bipolare Störung mit der aktuellen Episode (also z. B. bipolare Störung, gegenwärtig manische Episode)

codiert, in DSM-IV-TR wird dagegen zusätzlich nach dem Verlauf die Bipolar-I-Störung (manische und depressive Phasen) und die Bipolar-II-Störung (hypomanische und depressive Phasen) unterschieden; zudem kann die Zusatzcodierung „mit rapid cycling" gewählt werden; dies bezeichnet einen schnellen Wechsel der Phasen (mindestens vier im letzten Jahr).

Synonyme
Manisch-depressive Erkrankung; Manisch-depressive Störung

Englischer Begriff
Bipolar disorder; Mania

Definition
Begriffsgeschichte
Manie und ▶ Melancholie wurden bereits in der Antike beschrieben und als ein zusammengehöriges chronisches Krankheitsbild verstanden, wobei man annahm, das die Melancholie sich steigern und dann in die Manie (Tobsucht) umschlagen würde. Ab dem 19. Jahrhundert wurde dieses Modell wieder aufgegriffen; Kraepelin prägte später den Begriff des „manisch-depressiven Irreseins", wobei hier noch nicht zwischen unipolaren und bipolaren Störungen unterschieden wurde.

Klinik
Die Störung ist durch einen Wechsel von depressiven mit manischen oder hypomanischen Episoden gekennzeichnet, in ca. 70 % der Fälle steht am Beginn eine depressive Phase (siehe oben). Insbesondere im Hinblick auf das unterschiedliche Behandlungsregime ist es wichtig, die bipolare Störung möglichst frühzeitig von der unipolaren Depression zu unterscheiden (Hinweise z. B. durch positive Familienanamnese). Eine gemischte Episode bezeichnet das (seltene) gleichzeitige Auftreten von manischen/hypomanischen und depressiven Symptomen. Sowohl manische als auch

depressive Episoden können mit psychotischen Symptomen einhergehen; differentialdiagnostisch wichtig ist hier die Abgrenzung zur ▶ schizoaffektiven Störung. Bezüglich der Ätiologie sind genetische Faktoren zu nennen, ebenso Störungen im Transmittersystem (Serotonin, Katecholamine und GABA). Bei der Sonderform des ▶ rapid cycling wird häufig gleichzeitig eine hypothyreote Stoffwechsellage diagnostiziert. Problematisch für die Behandlung der Störung ist die im Gegensatz zur depressiven Episode bei der manischen Episode oft fehlende ▶ Krankheitseinsicht (▶ Euphorie, gesteigerte Leistungsfähigkeit, Kreativität etc.). Aufgrund der großen Gefahr der ▶ Selbstschädigung durch risikoreiches Verhalten (z. B. riskante Finanzgeschäfte, exzessives Kaufen, riskante sexuelle Kontakte etc.) muss die Behandlung gegebenenfalls gegen den Willen des Patienten erfolgen.

Therapie

pharmakologisch
In der Akuttherapie der depressiven Episode Behandlung mit ▶ Antidepressiva (siehe ▶ Therapie der depressiven Episode). Zur Behandlung einer akuten manischen Phase sind ▶ Lithium und Neuroleptika Mittel der Wahl (siehe ausführlich ▶ bipolare Störung, ▶ manische Episode); ebenso grundsätzliche Bedeutung für die Akuttherapie haben ▶ Lamotrigin, Carbamazepin und ▶ Valproinsäure (Basistherapeutika lt. WHO). Nach der zweiten Phase ist in der Regel der Beginn einer Rezidivprophylaxe indiziert, in erster Linie mit Lithium, Lamotrigin, Carbamazepin, Valproinsäure (siehe ausführlich ▶ bipolare Störung).

psychotherapeutisch
▶ Supportive Psychotherapie, zur Verbesserung der Compliance bezüglich der meist langfristig notwendigen Medikamenteneinnahme auch zwischen den Phasen, möglichst unter Einbeziehung von Familienmitgliedern und Angehörigen, um die bei den oft chronischen Verläufen auftretenden Komplikationen im sozialen und beruflichen Umfeld besser verarbeiten zu können. Zudem bietet eine tragfähige therapeutische Beziehung die Chance der frühzeitigen Erkennung und damit Behandlung einer ▶ Suizidgefährdung. Weiterhin werden interpersonelle und verhaltenstherapeutische Verfahren in der Langzeitbehandlung empfohlen, um bestehende dysfunktionale kognitive Muster zu bearbeiten.

Weitere Therapieverfahren: Bei ▶ Therapieresistenz Einsatz von ▶ Elektrokrampftherapie (EKT) bei schweren Depression möglich und wirksam. Adjuvante Therapien wie Schlafentzug können bei depressiven Episoden angewandt werden, wobei die Gefahr plötzlichen Wechsels in eine manische Episode beim Schlafentzug zu beobachten ist.

Bewertung und Wirksamkeit
Sowohl für Lithium und die Antikonvulsiva als auch für die Antidepressiva liegt eine größere Zahl kontrollierter Studien vor, die die Wirksamkeit sowohl in der akuten Episode als auch in der ▶ Phasenprophylaxe belegen.

Sofortmaßnahmen
In den akuten depressiven Phasen ist neben der Antidepressivagabe wegen des verzögerten Wirkungseintritts (zwei bis vier Wochen) zusätzlich kurzfristig die Gabe von ▶ Benzodiazepinen und/oder ▶ Neuroleptika zur Sedierung insbesondere bei ▶ Suizidalität indiziert. Bei manischen Phasen ist ebenfalls wegen des verzögerten Wirkungseintritts von Lithium und der Antikonvulsiva zu Beginn eine zusätzliche Medikation mit Neuroleptika indiziert; Lithium- oder Antikonvulsivaspiegel müssen regelmäßig kontrolliert werden.

Bei Selbst-/▶ Fremdgefährdung (im Rahmen einer schweren depressiven Episode oder Manie) sofortige Einweisung in stationär-psychiatrische Behandlung, gegebenenfalls gegen den Willen des Patienten auf richterlichen Beschluss.

Epidemiologie

Das Erkrankungsrisiko für die bipolare affektive Störung wird mit 0,3–1,5 % angegeben; unter Einbeziehung der Bipolar-II-Störung liegt die Prävalenz bei ca. 5,5 % (Angst 1995). Die Erstmanifestation liegt zwischen dem 15. und 30. Lebensjahr, in 75 % der Fälle vor dem 25. Lebensjahr, d. h. wesentlich früher (ca. sechs Jahre) als die der unipolaren Depressionen. Die Geschlechtsverteilung ist etwa gleich; von der Rapid-cycling-Form sind jedoch häufiger Frauen betroffen.

Verlauf und Prognose

In ca. 70 % der Fälle beginnt die Erkrankung mit einer depressiven Episode. Das Rezidivrisiko liegt bei deutlich über 50 %; teilweise wurden in Studien Rezidivraten von bis zu 75 % gefunden. Bei ca. 40 % der Erkrankten entwickelt sich ein chronischer Verlauf. Ein großes Risiko stellt die Suizidgefahr dar; zwischen 25 % und 50 % aller Erkrankten unternehmen mindestens einmal einen ▶ Suizidversuch, häufig eher im früheren Stadium der Erkrankung.

Affektive Störung, depressive Episode

Dr. med. Dipl. Psych. Rolf Dieter Trautmann

ICD-10/DSM-IV-TR-Klassifikation

ICD-10: F32.x; DSM-IV-TR: 296.2x.
Beide ▶ Klassifikationssysteme behandeln in einem umfangreichen Kapitel mit der generellen Überschrift „affektive Störungen" eine Vielzahl von Einzelstörungen, deren Hauptmerkmal es ist, dass sie sich durch eine gravierende Veränderung der Stimmungslage auszeichnen. DSM-IV-TR definiert im Gegensatz zu ICD-10 zunächst die Kriterien für einzelne affektive Episoden (Episode einer Major Depression, manische Episode, gemischte Episode und hypomane Episode), die die Grundlage bilden für die Diagnose einer affektiven Störung. In ICD-10 sind dagegen auch die einzelnen Episoden als Störung diagnostizierbar. ICD-10 bleibt hier klarer auf der deskriptiven Ebene als DSM-IV-TR; hier wird beispielsweise davon ausgegangen, dass eine manische Episode durch unterschiedliche Faktoren (z. B. Behandlung mit ▶ Antidepressiva) ausgelöst werden kann, wobei erst diese Kombination aus Erfüllung der Kriterien für eine bestimmte affektive Episode mit eventuellem ätiologischen Faktor die Störung codierbar macht (z. B. Affektive Störung aufgrund eines medizinischen Krankheitsfaktors (293.83)).

Synonyme

Major Depression

Englischer Begriff

Major depression; Depressive episode

Definition

Zentrale Merkmale einer depressiven Episode (s. ausführlich Stichwort ▶ depressive Episode) sind nach ICD-10 eine gedrückte Stimmung, Interessenverlust, Freudlosigkeit und eine Verminderung des Antriebs. Die Verminderung der Energie führt zu erhöhter Ermüdbarkeit und Aktivitätseinschränkung. Deutliche Müdigkeit tritt oft nach nur kleinen Anstrengungen auf. Weitere Symptome kommen häufig hinzu, nämlich: verminderte Konzentration und Aufmerksamkeit, vermindertes ▶ Selbstwertgefühl und Selbstvertrauen, Schuldgefühle und Gefühle von Wertlosigkeit, negative und pessimistische Zukunftsperspektiven, Suizidgedanken, ▶ Schlafstörungen, verminderter Appetit. Die genannten Symptome müssen für mindestens 14 Tage durchgehend bestehen und dürfen durch psychosoziale Situationen wenig beeinflussbar sein.

Begriffsgeschichte

Seit DSM-III (1980) existieren rein deskriptive Einteilungen der Depression nach dem Schweregrad und/oder der Frage, ob es sich um eine einzelne (oder erste) Episode handelt oder ob bei einem Patienten solche Phasen immer wieder (rezidivierend) auftreten. Zuvor waren in der Psychiatrie Einteilungen üblich, die eine Aussage über die Genese der Störung implizierten: endogen vs. neurotisch vs. reaktiv oder primär vs. sekundär.

Die heutigen Klassifikationen berücksichtigen in erster Linie den Schweregrad der Störung, die sich einmal an der Menge der vorhandenen Symptome festmachen lässt, zum anderen am Grad der Funktionsbeeinträchtigung in beruflicher und sozialer Hinsicht. In ICD-10 wird weiterhin danach unterschieden, ob ein somatisches Syndrom (in DSM-IV-TR: mit melancholischen Merkmalen) und/oder psychotische Symptome vorliegen. DSM-IV-TR unterscheidet zusätzlich, ob katatone oder atypische Merkmale vorliegen und ob der Beginn postpartal ist.

Therapie

Es werden drei Behandlungsphasen unterschieden: Akutbehandlung, Erhaltungstherapie und Rezidivprophylaxe.

Als biologische Therapieverfahren stehen die Pharmakotherapie mit Antidepressiva, die Schlafentzugsbehandlung, die ► Lichttherapie, die Elektrokonvulsionstherapie (siehe ► Elektrokrampftherapie) sowie als neuere Therapieversuche die ► Vagusnervstimulation und die transkranielle Magnetresonanztherapie zur Verfügung. Als psychologische Therapieverfahren haben sich vor allem die kognitive Verhaltenstherapie (siehe ► Verhaltenstherapie, kognitive), die interpersonelle Therapie und spezielle Formen der tiefenpsychologischen Therapie bewährt.

Bewertung

Für die Akut- und Erhaltungsphase hat sich in den meisten Studien eine Kombination aus Psychopharmako- und ► Psychotherapie als effektiv erwiesen; zur Rezidivprophylaxe eignet sich ► Lithium oder ein ► Antiepileptikum (Carbamazepin, ► Valproinsäure, ► Lamotrigin).

Sofortmaßnahmen

Die Schwere der depressiven Episode und die ► Suizidalität bestimmen darüber, ob die Behandlung ambulant oder stationär eingeleitet werden sollte. Da diese Entscheidung häufig nicht ganz leicht ist, sollte frühzeitig eine Überweisung zum Facharzt für Psychiatrie und Psychotherapie oder zum Facharzt für Psychosomatische Medizin und Psychotherapie erfolgen.

Die Auswahl des geeigneten ► Antidepressivums sollte insbesondere aufgrund des Nebenwirkungsprofils unter Berücksichtigung von gleichzeitig vorliegenden internistischen oder neurologischen Begleiterkrankungen erfolgen. Aufgrund der Wirklatenz (ca. zwei bis drei Wochen) praktisch aller Antidepressiva muss diese Zeit bei agitierten Patienten oder bei Vorliegen massiver Schlafstörungen eventuell mit ► Benzodiazepinen überbrückt werden.

Da selbst beim ersten Auftreten einer depressiven Phase in einem hohen Prozentsatz mit einem ► Rezidiv gerechnet werden muss, empfiehlt sich frühzeitig die Einleitung einer geeigneten Psychotherapie. Da in der aktuellen gesundheitspolitischen Realität die Patienten meist einige Wochen oder sogar Monate warten müssen, bis ein geeigneter Therapieplatz zur Verfügung steht, muss diese Zeit eventuell durch supportive Gespräche beim Allgemeinarzt überbrückt werden.

Epidemiologie

Die depressive Störung nimmt nach Untersuchungen der WHO unter den 15 Hauptursachen für „verlorene Lebensjahre durch schwerwiegende Behinderung oder Tod" („disability adjusted life years") den 4. Rang ein. Frauen sind von der Störung etwa doppelt so häufig betroffen wie Männer. Die

Prävalenz bei Patienten in Allgemeinarztpraxen liegt bei ca. 10 %, für Patienten mit depressiver Symptomatik, die die Kriterien für eine depressive Episode bzw. eine Episode einer Major Depression nicht vollständig erfüllen, allerdings deutlich höher.

Verlauf
Die Symptome einer depressiven Episode entwickeln sich meist zunehmend über einige Tage bis Wochen. Die Dauer der einzelnen Episode ist sehr variabel (im Durchschnitt ca. vier Monate). In der Mehrzahl remittieren die Symptome vollständig.

Prognose
Bei mindestens 50 % der Patienten mit einer ersten depressiven Episode ist damit zu rechnen, dass es innerhalb der nächsten Jahre zu einem Rezidiv kommt.

Affektive Störung, manische Episode

Andrea Bauer

ICD-10/DSM-IV-TR-Klassifikation
Die Kriterien hinsichtlich Symptomatologie, Schweregrad und Mindestdauer stimmen in ICD-10 und in DSM-IV-TR überein. Gefordert wird eine mindestens einwöchige Phase situationsinadäquater, anhaltend gehobener bis erregter Stimmung mit Selbstüberschätzung, deutlich vermindertem Schlafbedürfnis, Rededrang, Hyperaktivität, Störung von Aufmerksamkeit und Konzentration. Während bei einer hypomanischen Episode die soziale Integration noch vorhanden ist, ist dies bei der manischen Episode nicht mehr der Fall. Sonst übliche soziale Hemmungen fallen weitgehend weg. Risikoverhalten bezüglich Geldausgeben, Sexualität etc. kommt vor. Bei zusätzlich auftretenden Wahnvorstellun-

gen, ▶ Größenideen etc. spricht man von einer manischen Episode mit psychotischen Symptomen. Während nach ICD-10 eine einzelne manische Episode codiert werden kann, ist dies nach DSM-IV-TR nicht der Fall; sie wird immer als ▶ bipolare Störung codiert unter der Annahme, dass es isolierte Manien (monopolar) nicht gibt.

Synonyme
Manie

Englischer Begriff
Mania

Definition
Kardinalsymptome der Störung sind Phasen von situationsunangemessener und/oder für die Person untypisch gehobener oder reizbarer Stimmung mit Steigerung des Antriebs und der Motorik sowie deutlich beschleunigtem Denken (Ideenflucht), was sich auch in einer erhöhten, oft ziellosen Kreativität ausdrücken kann. Zudem besteht eine ausgeprägte Selbstüberschätzung. Reine euphorische Störungen sind eher selten, meist besteht zugleich Reizbarkeit und Aggressivität. Typische Symptome sind auch: Hyperreagibilität, Ablenkbarkeit und ziellose Umtriebigkeit. Die Patienten berichten über ein deutlich vermindertes Schlafbedürfnis; soziale Hemmungen fallen weg, geltende Regeln werden möglicherweise nicht mehr beachtet. Im Rahmen der Selbstüberschätzung und des sehr ausgeprägten Optimismus kann es zu finanziell riskantem Verhalten (z. B. Kauf eines teuren Sportwagens, Glücksspiel etc.) kommen. Geht die Episode mit psychotischen Symptomen einher, dann stehen insbesondere Wahnvorstellungen wie z. B. ▶ Größenwahn im Vordergrund. Gehäuft tritt die Störung zwischen dem 20. und 30. Lebensjahr erstmals auf, meist im Rahmen einer bipolaren Störung. Physiologisch wird von einer Störung im GABA-Stoffwechsel bzw. einer Katecholamin- und

Serotonin-Stoffwechselstörung ausgegangen. Ohne medikamentöse Therapie kommt es bei über 50 % der Erkrankten zu einem Rezidiv innerhalb von zwei Jahren.

Therapie

pharmakologisch

Die Therapie ist in erster Linie pharmakologisch (akut: ▶ atypische Neuroleptika, Benzodiazepine), wobei hier bei langfristiger Therapie insbesondere ▶ Lithium (erst nach einigen Tagen nach Erreichen eines Plasmaspiegels von 0,4–0,8 mmol/l wirksam) sowohl in der akuten manischen Phase als auch im Intervall zur ▶ Phasenprophylaxe zum Einsatz kommt. Gute Ergebnisse erbrachten sowohl akut (mit Wirkungseintritt nach zwei bis vier Tagen), aber insbesondere als ▶ Phasenprophylaxe ▶ Lamotrigin, Carbamazepin und ▶ Valproinsäure.

psychotherapeutisch

Ziele der psychotherapeutischen Maßnahmen sind Aufbau eines stabilen therapeutischen Bündnisses zur Förderung der Compliance bezüglich allgemeiner und medikamentöser Maßnahmen, ▶ Psychoedukation, Erarbeitung von ▶ Bewältigungsstrategien zum Umgang mit der (meist) chronischen Erkrankung sowie die Förderung eines angemessenen Ruhe-/Aktivitätsrhythmus.

Wirksamkeit

Es liegen kontrollierte Therapiestudien zur medikamentösen Therapie vor, die gute Wirksamkeit der genannten Medikamente nachweisen konnten.

Sofortmaßnahmen

Aufgrund der oft nicht vorhandenen ▶ Krankheitseinsicht gestaltet sich die Akutbehandlung einer manischen Phase als ausgesprochen schwierig, dies führt häufiger zu einer Einweisung in eine psychiatrische Klinik gegen den Willen des Patienten (richterlichen Beschluss als letzte Möglichkeit). Die akute pharmakologische Behandlung besteht in der Gabe von rasch wirksamen atypischen Neuroleptika parenteral oder oral unter Beachtung der typischen Nebenwirkungen. Ferner ist bei psychomotorisch erregten Patienten die Gabe von Benzodiazepinen häufig notwendig. Darüber hinaus sollte der Patient möglichst von noch weiter stimulierenden Reizen abgeschirmt werden.

Epidemiologie

Aufgrund der zu erwartenden Dunkelziffer (leichtere Formen, z. B. ▶ Hypomanie, führen wegen der oft fehlenden Krankheitseinsicht nicht zur Behandlung und Diagnose) ist die genauere Einschätzung der Prävalenz schwer; Regier et al. (1993) und Kessler et al. (1994) fanden eine Lebenszeitprävalenz von 1,2–3,1 %, wobei die Geschlechtsverteilung in etwa gleich war. Gehäuft tritt die Störung erstmals zwischen dem 20. und 30. Lebensjahr auf.

Verlauf und Prognose

Die Rezidivwahrscheinlichkeit ohne medikamentöse Prophylaxe beträgt innerhalb von zwei Jahren ca. 50 %.

Affektive Störung mit saisonalem Muster

Prof. Dr. med. Michael Zaudig

ICD-10/DSM-IV-TR-Klassifikation

In ICD-10 wurde diese Diagnose nicht aufgenommen, in DSM-IV-TR liegen explizite Kriterien vor.
Das wesentliche Merkmal nach DSM-IV-TR ist, dass die Episoden einer Major Depression (▶ depressive Episode) zu bestimmten Jahreszeiten auftreten und remittieren. In den meisten Fällen beginnen die Episoden im Herbst oder Winter und remittieren im Frühling. Das Auftreten von rezidivierenden depressiven Episoden im Sommer ist selten. Über einen Zeitraum von zwei Jahren dürfen keine Episoden ohne

jahreszeitlichen Bezug auftreten. Weiterhin muss die Gesamtzahl saisonal depressiver Episoden deutlich über die Gesamtzahl nicht-saisonaler depressiver Episoden im Langzeitverlauf hinausgehen. Vollständige Remissionen (oder ein Wechsel von ▶ Depression zu ▶ Manie oder ▶ Hypomanie) treten ebenfalls zu einer bestimmten Jahreszeit auf (z. B. die Depression remittiert regelmäßig im Frühling). Ausgeschlossen werden von der Diagnose Fälle mit offensichtlichem Einfluss von saisonal bedingten psychosozialen Belastungsfaktoren (z. B. regelmäßige Arbeitslosigkeit im Winter).

Synonyme

Saisonal abhängige affektive Störung; Affektive Störung, saisonal bedingt; Saisonal abhängige Depression; Depression mit saisonalem Muster

Englischer Begriff

Seasonal affective disorder (SAD); Mood disorder with seasonal pattern

Definition

Begriffsgeschichte

Saisonal bedingte Depressionen waren den Griechen schon 400 vor Christus bekannt; griechische und später auch römische Ärzte behandelten Depression und Lethargie durch Exposition mit Sonnenlicht schon seit dem 2. Jahrhundert nach Christus. In der neuen Zeit waren es Psychiater wie Pinel (1806) und Esquirol (1838), aber auch Griesinger (1845), die sich mit dieser Störung befassten. Griesinger sah einen Wechsel von tiefer Schwermut, die im Winter auftritt, im Frühling zur Manie wird, und die dann im Herbst wieder zur ▶ Melancholie herabsinkt. Erst in den 1980er Jahren wurde die Störung durch die Gruppe von Lewy (1982) und Rosenthal (1984) Gegenstand systematischer Untersuchungen. Sie prägten den Begriff „seasonal affective disorder".

Klinik

Eine depressive Episode mit saisonalem Muster ist in der Regel durch folgende Symptome gekennzeichnet (Kasper 1991):

- depressive Stimmungslage, Dysphorie,
- Adynamie, Minderung von Antrieb und Initiative,
- Angst,
- sozialer Rückzug,
- Libidoverlust,
- Hypersomnie,
- vermehrtes Essen,
- Gewichtszunahme,
- Heißhunger auf Süßigkeiten oder Kohlenhydrate (carbohydrate craving).

Leitsymptom dieser Störung ist eher die Adynamie und Antriebsarmut als die depressive Verstimmung. Charakteristisch sind die **atypischen depressiven Symptome** wie Hyperphagie statt Appetitlosigkeit, Hypersomnie statt Hyposomnie, Gewichtszunahme statt Gewichtsabnahme. Besonders typisch sind die Hypersomnie und der Kohlenhydrathunger.

Ätiopathogenetisch liegt der **Melatoninhypothese** der zentrale Einfluss des Hormons Melatonin auf die Regulation saisonaler Rhythmen in der Tierphysiologie zugrunde. Ursprünglich wurde ein Zusammenhang zwischen dem Auftreten der saisonal bedingten affektiven Störung mit einer vermehrten Melatoninsekretion gesehen; dies bestätigte sich allerdings in weiteren Studien nicht. Darüber hinaus gibt es noch die Phasenverschiebungshypothese und die derzeit favorisierte photochemische Hypothese. Letztere beruht auf der Annahme, dass der antidepressive Wirkmechanismus der ▶ Lichttherapie über das Auge und nicht über die Haut erfolgt.

Therapie

Die **Lichttherapie** hat sich bei der Depression mit saisonalem Muster am besten bewährt. Nach Kasper (1993) wird der antidepressive Effekt über das Auge vermittelt. Die Augen des Patienten sollen etwa 90 cm von der Lichtquelle entfernt sein, der Patient soll etwa einmal pro Minute direkt in die Lichtquelle schauen. Die Lichtintensität sollte mindestens 2.500–10.000 Lux betragen. Es sollte Licht verwandt werden, dass das gesamte Spektrum mit Ausnahme des ultravioletten und infraroten Bereichs beinhaltet. Aus praktischer Sicht ist empfehlenswert, mit ca. zwei Stunden Lichttherapie pro Tag, entweder morgens oder abends, zu beginnen und bei unzureichendem Effekt nach drei bis vier Tagen zusätzlich dieselbe Dauer morgens oder abends hinzuzufügen. Der antidepressive Effekt tritt in der Regel nach vier bis zehn Tagen auf. Bei nur teilweisem Ansprechen der Lichttherapie sind ► Serotonin-Wiederaufnahmehemmer empfehlenswert.

Verlauf

Bezüglich des Langzeitverlaufs und -ausgangs gibt es noch keine aussagekräftigen Studien. Die depressiven Episoden beginnen typischerweise in der „dunklen Jahreszeit", d. h. im Oktover/November, bei der Reduzierung des Tageslichts unter zehn Stunden am Tag. Nicht-behandelte saisonal abhängige depressive Episoden remittieren während des Frühlings.

Affektive Störung, organische

Prof. Dr. med. Michael Zaudig

ICD-10/DSM-IV-TR Klassifikation

In ICD-10 findet sich die organisch-affektive Störung im Kapitel F06.3. Diese Störungen sind durch eine Veränderung der Stimmung oder des Affektes charakterisiert. Die notwendige Bedingung einer organisch bedingten affektiven Störung ist der ursächliche Nachweis einer körperlichen Erkrankung, die bereits vor Beginn der affektiven Symptomatik bestand. Nach ICD-10 werden unterschieden: die organisch-manische Störung (F06.30), die organisch-bipolare Störung (F06.31), die organisch-depressive Störung (F06.32) und die organische gemischte affektive Störung (F06.33). Im Unterschied zu ICD-10 sind in DSM-IV-TR die organisch affektiven Krankheiten im Kapitel über affektive Störung als differentialdiagnostisches Kriterium angegeben, z. B. als affektive Störung aufgrund eines medizinischen Krankheitsfaktors oder substanzinduzierte affektive Störung. Organisch affektive Störungen, hervorgerufen durch psychotrope Substanzen (Drogen, Alkohol) sind in ICD-10 unter dem Kapitel F1X.72 zu codieren.

Synonyme

Affektive Störung aufgrund eines medizinischen Krankheitsfaktors; Affektive Störung, substanzinduzierte; Organische Depression

Englischer Begriff

Organic-mood-disorder; Secondary depression; Secondary mania; Organic affective syndroms

Definition

Nach ICD-10 muss der Nachweis einer zerebralen Erkrankung, Verletzung oder Funktionsstörung oder einer systemischen körperlichen Erkrankung vorliegen, von der bekannt ist, dass sie mit einem affektiven Syndrom (► Depression, ► Manie, gemischter Zustand, bipolar) einhergehen kann. Ein zeitlicher Zusammenhang zwischen der zugrunde liegenden organischen Erkrankung und dem Auftreten des affektiven Syndroms muss bestehen. Nach Rückbildung der organischen Ursache erfolgt auch Rückbildung der psychischen Störung. Ausgeschlossen werden muss die Verursachung des affektiven Syndroms durch andere Ursachen wie Kontextfaktoren (Umwelt, Familie, Beziehung, Arbeit). Eine organische affektive Störung wird immer dann diagnostiziert, wenn beispielsweise ein depressives Syndrom als Folge einer organischen Erkrankung auftritt, die direkt das zentrale Nervensystem betrifft. Nach ICD-10 sind neben der organischen Ätiologie die affektiven Syndrome gemäß den anderen Hauptkapiteln, z. B. ► depressiver Episode (F32), definiert. Die häufigste organische affektive Störung ist die organische Depression (F06.32).

Klinik

Bei der organisch-affektiven Störung können alle Syndrome des Kap. F3 der ICD-10 vorkommen (depressive Episode oder manisches Syndrom). Beispielsweise können die Symptome einer **depressiven Episode** (F32 nach ICD-10) vorliegen, darüber hinaus aber auch besonders typische Symptome wie Affektlabilität, ► Reizbarkeit, Beeinträchtigung der Kritikfähigkeit und auffällige Störungen des Kurzzeitgedächtnisses. Dennoch ist es äußerst schwierig, eine primär affektive Störung (z. B. depressive Episode) von einer organischen Depression zu differenzieren. Diagnostische Hinweise auf eine organische affektive Störung geben sich durch Verlaufscharakteristika wie z. B. akuten Beginn, aber auch dies ist kein sicherer Hinweis, da phasisch verlaufende Depressionen sehr wohl auch akut beginnen können. Eine identifizierte organische Ursache reicht bei der Fülle von möglichen Ursachen depressiver organischer Störungen in der Regel nicht aus, da die Wahrscheinlichkeit eines zufälligen Zusammentreffens zweier Erkrankungen hoch ist, beispielsweise können depressive Episoden nicht-organischen Ursprungs sehr wohl durch eine organische Erkrankung getriggert werden. Meist lässt sich die Diagnose nur retrospektiv sicher feststellen, beispielsweise falls eine affektive Störung bei Therapie der körperlichen Erkrankung zeitgleich remittiert.

Ätiologisch gesehen können alle körperlichen Erkrankungen, die eine Funktionsstö-

Affektive Störung, organische. Tab. 1 Häufige organische Erkrankungen als mögliche Ursache einer organisch affektiven Störung.

Degenerative Erkrankungen
Alzheimer-Demenz
Morbus Parkinson
Leichte kognitive Beeinträchtigung im Alter
Chorea Huntington
Hirnschädigungen
Hirntumor
Schädel-Hirn-Trauma
Zerebrovaskuläre Erkrankungen
Subarachnoidalblutung
Intrazerebrale Blutungen/Insulte Hirnstammläsion
Entzündliche Prozesse/Autoimmunerkrankungen
Systemischer Lupus erythematodes
HIV-Infektion
Infektiöse Mononukleose
Syphilitische Erkrankungen des ZNS
Multiple Sklerose
Endokrine Ursachen
Hyperparathyreoidismus
Vitamin-B_{12}-Mangel
Folsäuremangel
Cushing-Syndrom
Hypo-/Hyperthyreose
Hyperkortisolismus
Klimakterium/Menopause
Testosteronmangel
Infektionserkrankungen
Grippe
Chronisch-virale Erkrankungen
Medikamentöse Ursachen
Kortisonpräparate
H_2-Blocker
Gyrasehemmer
Antimalariamittel
Antihypertensiva
Betablocker
L-Dopa

rung des Hirns mitbedingen, als Auslöser in Frage kommen. Darüber hinaus gibt es organische Erkrankungen, von denen eine

Funktionsstörung des Gehirns nicht nachgewiesen ist, die aber bei depressiven Verstimmungen gehäuft auftreten, wie z. B. schwere Infektionskrankheiten, auch wenn sie nicht das Hirn betreffen, sowie Grippe, rheumatische Erkrankungen, Einnahme von Antikonzeptiva.
Tabelle 1 zeigt besonders häufige Ursachen für die Entstehung eines organischen affektiven Syndroms (Depression, seltener Manie) auf.

Therapie
Grundsätzlich gilt für die Therapie die bevorzugte Behandlung der organischen Grunderkrankung, darüber hinaus Behandlung der affektiven Störung, wie sie bei ▶ Depression und ▶ Manie üblich sind (siehe dort). Folgendes ist zu beachten:
- Klärung und Behandlung der somatischen Grunderkrankung, die als ursächlich für das affektive Syndrom angesehen wird. Bei persistierender Symptomatik der affektiven Störung entsprechende Therapie, z. B. ▶ Antidepressiva-Therapie.
- Bei Unklarheit der organischen Verursachung und/oder besonderer Schwierigkeit der Behandlung der organischen Uraschen kann – sofern es keine Kontraindikation gibt – eine entsprechende antidepressive oder antimanische Therapie begonnen werden. Die Pharmakotherapie entspricht den Grundregeln der pharmakologischen Depressions- oder Maniebehandlung.

Grundsätzlich sollte als erstes Antidepressivum kein ▶ trizyklisches Antidepressivum gegeben werden (Cave: anticholinerge Nebenwirkungen), sondern ein ▶ SSRI. Wegen der größeren Gefahr von extrapyramidalen Nebenwirkungen sollte bei Verdacht auf organische Manie die ▶ Neuroleptika-Dosierung initial sehr niedrig dosiert werden.
Behandlung nur durch Facharzt!

Sofortmaßnahmen
pharmakologisch
Je nach Zustandsbild (depressiv oder manisch) empfehlen sich als Sofortmaßnahmen ▶ Tranquilizer oder bei organischer Manie ▶ Neuroleptika.

psychotherapeutisch
Im Vordergrund stehen Klärung der Symptomatik und Entwicklung eines Krankheitsmodells, Beruhigung, Einbeziehung von Angehörigen.

Epidemiologie
Organisch-affektive Störungen werden klinisch als sehr häufig angegeben, es fehlen aber aussagekräftige epidemiologische Untersuchungen. Beispielsweise treten affektive Störungen bei 8 % der Patienten mit terminaler Niereninsuffizienz auf, bei 60 % der Patienten mit einem Cushing-Syndrom und bis zu 40 % bei Insulten.

Verlauf
Der Verlauf ist abhängig von der zugrunde liegenden organischen Ursache.

Affektive Störung, rezidivierende depressive Episode

Dr. med. Dipl. Psych. Rolf Dieter Trautmann

ICD-10/DSM-IV-TR-Klassifikation
ICD-10: F33.x; DSM-IV-TR: 296.3x.
In beiden ▶ Klassifikationssystemen darf diese Diagnose nur dann gestellt werden, wenn niemals im Verlauf manische oder hypomanische Episoden aufgetreten sind, dann hat die Diagnose einer bipolaren affektiven Störung (siehe ▶ affektive Störung, bipolare) Vorrang. ICD-10 führt noch die rezidivierende kurze depressive Störung (F38.10) (siehe ▶ depressive Störung, rezidivierende kurze) auf, bei der die einzelnen Episoden zwar die Symptomkriterien für eine ▶ depressive Episode (egal ob leicht,

mittelgradig oder schwer) erfüllen, aber kürzer als zwei Wochen andauern (typischerweise zwei bis drei Tage). Treten solche depressiven Episoden nur in Zusammenhang mit der Menstruation auf, ist F38.8 (sonstige näher bezeichnete affektive Störungen) zu codieren.

Synonyme
Major Depression, rezidivierend; Monopolare Depression

Englischer Begriff
Major depressive disorder, recurrent (DSM-IV-TR); Depressive disorder, recurrent (ICD-10)

Definition
Störung, die durch wiederholte depressive Episoden charakterisiert ist, zwischen denen mindestens zwei Monate liegen müssen, in denen die Kriterien für eine depressive Episode nicht erfüllt sind. Weiterhin dürfen in der Anamnese keine manischen, hypomanen oder gemischten Episoden aufgetreten sein (dann handelt es sich um eine bipolare affektive Störung).

Begriffsgeschichte
Der antike Begriff der „▶ Melancholie" beschrieb eher eine (biologische) Veranlagung (Temperament) als eine akute Erkrankung. In der (deutschen) Psychiatrie drückte sich diese Auffassung in dem Konzept der „endogenen" Depression aus, bei dem grundsätzlich davon ausgegangen wurde, dass es bei einem Menschen mit einer entsprechenden genetischen Veranlagung im Laufe seines Lebens in der Regel zu mehreren depressiven Episoden kommt. Tellenbach beschrieb mit dem Typus melancholicus eine bestimmte Persönlichkeitsstruktur, die zum rezidivierenden Auftreten depressiver Episoden prädisponiert.

Volltext
Außer aufgrund einer biologischen Disposition (so genannte endogene Depression; siehe ▶ Depression, endogene) kann es auch in Komorbidität mit anderen psychischen Störungen rezidivierend zum Auftreten depressiver Episoden kommen. Dies betrifft insbesondere Störungen, die üblicherweise einen längeren Verlauf aufweisen. Dazu zählen Abhängigkeitserkrankungen, Zwangserkrankungen, die ▶ schizotype Störung, die histrionische und narzisstische sowie die Borderline-Persönlichkeitsstörung, ▶ Anorexie und Bulimie (siehe ▶ Persönlichkeitsstörung, histrionische; ▶ Persönlichkeitsstörung, narzisstische; ▶ Persönlichkeitsstörung, Borderline-Störung; ▶ Anorexia nervosa; ▶ Bulimia nervosa).

Therapie
Zusätzlich zur Behandlung der aktuellen ▶ depressiven Episode (s.d.) ist bei rezidivierenden depressiven Störungen die Durchführung einer ▶ Phasenprophylaxe mit ▶ Lithium oder einem Antiepileptikum (Carbamazepin, ▶ Valproinsäure, ▶ Lamotrigin) zu überlegen. Carbamazepin hat sich insbesondere bei den so genannten ▶ rapid cycling bewährt, ▶ Valproinsäure bei Patienten, die häufiger auch manische oder hypomanische Phasen haben, ▶ Lamotrigin vorwiegend bei Patienten, bei denen die depressive Symptomatik im Vordergrund steht. Bei den oben genannten komorbiden Störungen ist eine entsprechende ▶ Psychotherapie einzuleiten.

Bewertung
Zur Rezidivprophylaxe mit ▶ Antidepressiva (sowohl mit trizyklischen als auch mit SSRI) sowie mit Lithium liegen eine Reihe kontrollierter Studien vor, die deren Wirksamkeit belegen. Dagegen liegen zu den neueren Phasenprophylaktika ausreichend lange Follow-up-Studien noch nicht vor.

Sofortmaßnahmen
Grundsätzlich ist bei jeder depressiven Phase zunächst einzuschätzen, in welchem Rahmen sie behandelt werden kann, stationär psychiatrisch, stationär psychosomatisch, ambulant psychotherapeutisch mit

oder ohne zusätzlicher Pharmakotherapie, durch Facharzt, Psychologischen Psychotherapeuten und/oder Hausarzt. Die Entscheidung, stationär oder ambulant, hängt im Wesentlichen von der ▶ Suizidalität und der Frage ab, inwieweit das soziale System (z. B. Familie, Beruf, Freunde) eher unterstützend (social support) oder eher belastend für den Patienten ist. Weiterhin ist der Schweregrad der depressiven Symptomatik zu berücksichtigen.

Patienten mit einer rezidivierenden depressiven Störung sollten im Verlauf ihre persönlichen Frühwarnsymptome (z. B. typische ▶ Schlafstörungen) kennen, die eine erneute depressive Episode ankündigen, um bereits frühzeitig ein Antidepressivum (vorzugsweise eines, das in der Vergangenheit bei diesem Patienten bereits erfolgreich war) anzusetzen oder ein bereits phasenprophylaktisch eingenommenes eventuell in der Dosis zu erhöhen. Hier sollte in der Regel der Facharzt hinzugezogen werden.

Die Art der psychotherapeutischen Behandlung hängt u. a. davon ab, welche psychotherapeutischen Vorerfahrungen der Patient bereits hat. Bei den komorbiden (Persönlichkeits-)Störungen ist von vornherein eine längerfristige ambulante Psychotherapie einzuleiten, die durch stationäre Aufenthalte, um bestimmte Aspekte intensiver behandeln zu können, ergänzt werden kann. Bei den chronischen Störungen, die rezidivierend zu depressiven Episoden führen können, wie beispielsweise der Borderline-Störung oder auch den ▶ Ess-Störungen ist es aus verhaltenstheoretischer Sicht meist sinnvoll, von Anfang an eine ▶ Intervalltherapie zu planen (d. h. möglichst jedes Mal in der gleichen Klinik beim gleichen Therapeuten), damit die Aufnahme in die Klinik nicht zum Verstärker für depressives Verhalten wird.

Epidemiologie

Die Lebenszeitprävalenz depressiver Störungen liegt bei ca. 15 % mit einem etwa doppelt so hohen Risiko für Frauen.

Verlauf und Prognose

Der Verlauf ist sehr unterschiedlich. Während manche Patienten nach einer ersten Episode einer Major Depression bzw. depressiven Episode jahrelang symptomfrei sein können, zeigen andere zunächst ein gehäuftes Auftreten depressiver Episoden mit späteren symptomfreien Intervallen. Die Anzahl der bisherigen depressiven Episoden ist ein Prädiktor für die Wahrscheinlichkeit des Auftretens einer erneuten Episode. Die Länge des Intervalls zwischen zwei Episoden verkürzt sich mit zunehmender Häufigkeit. Depressive Episoden bei älteren Menschen dauern meist länger.

Ca 10 % der Erkrankungen (vor allem bei älteren Patienten) verlaufen chronisch. Die übrigen Patienten zeigen zwischen den einzelnen Episoden in der Regel eine vollständige Remission. Innerhalb von zwei Jahren sind ca. 80 % der Fälle remittiert.

Affektive Störung, saisonal bedingt

▶ Affektive Störung mit saisonalem Muster

Affektive Störung, sonstige

Andrea Bauer

ICD-10/DSM-IV-TR-Klassifikation

In ICD-10 umfasst diese Kategorie die sonstigen einzelnen affektiven Störungen (F38.0) mit der gemischten affektiven Episode (F38.00), welche durch eine mindestens zweiwöchige Dauer und eine Mischung oder einen raschen Wechsel von hypomanischen, manischen oder depressiven Symptomen charakterisiert ist, sowie die sonstige rezidivierende affektive Störung (F38.1), worunter die rezidivierende kurze depressive Störung (F38.10) fällt (siehe ▶ depressive Störung, rezidivierende kurze). Ebenso fällt die sonstige näher bezeichnete ▶ affektive Störung (F38.8) in diese Kategorie. Somit wird in ICD-10 eine Restkategorie bezeichnet, die die Kriterien für eine andere affektive Störung der Kategorien F30 bis F38.1 nicht erfüllt. Ausdrücklich wird darauf hingewiesen, dass die depressive Symptomatik mit Bezug zum Menstruationszyklus unter diese Kategorie gefasst werden soll. Diese sollen dann als F38.8 und N94.8 codiert werden. In DSM-IV-TR dagegen wird die nicht näher bezeichnete affektive Störung (296.90) als analoge Codierung zu F39 und F38.xx in ICD-10 beschrieben; in DSM-IV-TR erfolgt hier keine weitere Differenzierung. Die nicht näher bezeichnete affektive Störung wird beschrieben als Störung mit affektiven Symptomen, die die Kriterien für eine spezifische affektive Störung nicht erfüllen und bei der keine Entscheidung zwischen nicht näher bezeichneter depressiver Störung und nicht näher bezeichneter bipolarer Störung getroffen werden kann. Als Beispiel wird der akute Erregungszustand angeführt. In DSM-IV-TR gehört die in Bezug zum Menstruationszyklus auftretende depressive Symptomatik nicht in diese Kategorie (siehe auch ▶ Syndrom, prämenstruelles).

Englischer Begriff
Affective disorder, not specified

Definition
Affektive Störungen sind Störungen der Stimmung bzw. des Gefühlslebens, wobei die Stimmung durchgängig oder episodenhaft von einer gedachten „Normalebene" nach oben (▶ Hypomanie oder ▶ Manie) bzw. nach unten (▶ Depression) abweicht (siehe ▶ affektive Störung, F3, sowie unter den einzelnen ▶ affektiven Störungen).

Therapie
pharmakologisch
Je nach Ausprägungsgrad und Art der affektiven Störung (Depression oder Hypo-

manie, Manie, episodischer Verlauf oder durchgehende Störung der Affektivität etc.) kommen ▶ Antidepressiva und/oder Phasenprophylaktika (▶ Lithium, Carbamazepin, ▶ Valproinsäure) zum Einsatz (siehe auch ▶ depressive Störung, rezidivierende kurze und ▶ Syndrom, prämenstruelles).

psychotherapeutisch
Ebenfalls je nach Ausprägungsgrad sollten eher stützende Gespräche im Vordergrund stehen (▶ supportive Psychotherapie) oder aber gezielt spezifische psychotherapeutische Verfahren (wie ▶ Verhaltenstherapie oder ▶ tiefenpsychologisch fundierte Psychotherapie) eingesetzt werden (siehe einzelne Störungsbilder).

Wirksamkeit
Siehe einzelne Störungsbilder.

Sofortmaßnahmen
Eventuell kurzfristiger Einsatz von ▶ Benzodiazepinen und/oder ▶ Neuroleptika zur Sedierung.
Bei Selbst- und/oder ▶ Fremdgefährdung stationäre Einweisung.

Affektive Störung, substanzinduzierte

▶ Affektive Störung, organische

Affektive Störungen, anhaltende

Dr. med. Dipl. Psych. Rolf Dieter Trautmann

ICD-10/DSM-IV-TR-Klassifikation
ICD 10 führt zwei anhaltende affektive Störungen auf, die ▶ Zyklothymia (F34.0) und die ▶ Dysthymia (F34.1); in DSM-IV-TR werden sie als zyklothyme (310.13) bzw. dysthyme Störung (300.4) bezeichnet; die Definitionen sind vergleichbar.

Synonyme
Zyklothymia; Dysthymia

Englischer Begriff
Cyclothymic Disorder; Dysthymic Disorder; Subthreshold depression; Minor depression

Definition
Es handelt sich jeweils um chronische Erkrankungen (Dauer mindestens zwei Jahre). Bei der ▶ Dysthymia besteht während dieser Zeit dauerhaft eine depressive Verstimmung, die jedoch nicht ausreichend schwer ist, um die Diagnosekriterien einer ▶ depressiven Episode zu erfüllen. Bei der ▶ Zyklothymia besteht ebenfalls über einen längeren Zeitraum eine Instabilität der Stimmung mit Schwankungen zwischen depressiver bis zu hypomaner Stimmung, wobei jeweils wiederum die Diagnosekriterien weder für eine depressive noch eine hypomane Episode erreicht werden.

Begriffsgeschichte
Die Dysthymia war früher eng mit dem Begriff der ▶ depressiven Neurose bzw. der neurotischen Depression verknüpft. Da man in den neueren Klassifikationsschemata ätiologische Begriffe (wie neurotisch) vermeiden wollte, wurde diese Wortneuschöpfung notwendig. Es gibt auch Autoren, die lieber von depressiver Persönlichkeitsstörung sprechen würden. Dafür spricht, dass die Symptomatik von den Betroffenen meist als ich-synthon erlebt wird („Ich war schon immer so.", „So bin ich eben!"). Dagegen spricht, dass Familienstudien auf genetische Beziehungen zu den ▶ affektiven Störungen hinweisen und besser auf entsprechende medikamentöse Behandlung ansprechen als ▶ Persönlichkeitsstörungen.

Klinik
Die Patienten leiden bei der ▶ Dysthymia (ausführlich: s. d.) unter einer Reihe von depressiven Symptomen (vor allem vermindertes ▶ Selbstwertgefühl, Antriebsmangel, Mangel an Interesse oder Freude an angenehmen Aktivitäten, ▶ Grübeln über Vergangenheit oder Zukunft, sozialer Rückzug), sind aber die meiste Zeit in der Lage, ihre beruflichen, familiären und sozialen Verpflichtungen zu erfüllen. Bei der Zyklothymia handelt es sich um eine andauernde Instabilität der Stimmung, die schwankt von leichten depressiven Zuständen zu Zuständen deutlich gehobener Stimmung, die aber nicht die Kriterien einer hypomanen Phase erreicht. Entscheidend ist, dass diese Stimmungsschwankungen als nicht-abhängig von bestimmten Lebensereignissen vom Betroffenen erlebt werden.

Therapie
Kontrollierte Studien liegen weder zur Behandlung der Dysthymia noch der Zyklothymia vor. Es ist jedoch anzunehmen, dass prinzipiell die gleichen Therapiemaßnahmen sinnvoll und wirksam sind wie bei depressiven Episoden.

Sofortmaßnahmen
Da es sich um chronische Erkrankungen mit in der Regel mildem Verlauf handelt, ist sofortiges schnelles Handeln selten erforderlich.

Epidemiologie
Die Prävalenzangaben schwanken sehr. Die Lebenszeitprävalenz für die Dysthymia liegt bei ca. 6 %, die Einjahresprävalenz bei ca. 3 %. Für die zyklothyme Störung wird in DSM-IV-TR eine Lebenszeitprävalenz von 0,4–1 % angegeben.

Verlauf und Prognose
Etwa 75 % der Patienten mit einer dysthymen Störung entwickeln innerhalb von fünf Jahren eine Major Depression, umgekehrt erfüllen ca. 40 % der Patienten mit Major Depression gleichzeitig die Kriterien einer Dysthymia (double depression).

Affektive Störung, rapid cycling

▶ Rapid cycling

Affektverflachung

Prof. Dr. med. Ralf Erkwoh

Synonyme
Affective flattening

Definition
Verminderte Auslenkbarkeit der Gefühlsregungen, Einengung der Spielbreite emotionaler Resonanz, reduzierte affektive Reagibilität. Der Betroffene ist nicht mehr in der Lage, im Verhältnis zu seinem sonst gewohnten Ausmaß, sich gefühlsmäßig ansprechen zu lassen. Die Emotionen haben an Intensität, Farbe und Lebendigkeit eingebüßt. Die Extremform heißt Affektstarre. Affektverflachung ist ein das Ausdrucksverhalten beschreibender Terminus; das erlebnismäßige Pendant dazu wäre, dass der Betroffene „gar keine Gefühle" hat, das Leiden unter diesem Zustand wäre das ▶ Gefühl der Gefühllosigkeit. Affektverflachung ist also mehr als Depressivität, weil alle affektiven Reaktions- und Erlebnisweisen betroffen sind. Die depressive Unfähigkeit, Freude zu empfinden, heißt auch ▶ Anhedonie. An die Stelle von Trauer oder Freude treten eher uncharakteristische Unruhe, Unbehagen oder Anspannung. Die Bezeichnung wird typischerweise zur Beschreibung des schizophrenen Residuums verwendet. Wegweisend ist dann eine vorangegangene Episode mit typisch schizophrener Symptomatik. Gegenüber diesen so genannten Plus- oder positiven Symptomen zählt die Affektverflachung zu den so genannten Minus- oder negativen Symptomen. Im Falle des schizophrenen Residuums tritt die affektive Verarmung jedoch kaum je isoliert auf, sondern ist meistens mit anderen defizitären Erscheinungen wie psychomotorischer Verlangsamung, verminderter Spontanaktivität, qualitativer und quantitativer Sprachverarmung, sozialem Rückzug und einer geringeren nonverbalen Kommunikation verknüpft. Affektverflachung ist wie die anderen schizophrenen Negativsymptome meistens länger andauernd und medikamentös schwieriger zu behandeln als Positivsymptomatik, sie trägt wesentlich zur Chronifizierung der Krankheit bei. Ist die vorangegangene schizophrene Symptomatik neuroleptisch behandelt worden, können extrapyramidal-motorische Nebenwirkungen im Sinne eines ▶ Parkinsonoids durch Hypomimie und eingeschränkte Gestik mit einer Affektverflachung verwechselt werden. Es ist auch möglich, dass Affektverflachung ohne vorangegangene schizophrene Episode auftritt und dann mit Auffälligkeiten des Verhaltens, Rückzug und verminderter allgemeiner Leistungsfähigkeit vergesellschaftet ist. Das wäre bei einer seltenen Form der schizophrenen Krankheit, der Schizophrenia simplex möglich.

Querverweis Krankheit
In typischer Form bei dem schizophrenen Residuum anzutreffen.

Aggravation

Prof. Dr. med. Michael Zaudig

Definition
Für die **Aggravation** gibt es je nach Einschätzung des jeweiligen Autors durchaus etwas divergierende Definitionen, während die Begriffsbestimmung der ▶ Simulation unstreitig ist.
Aggravation ist nach Silomon (1993) die Übertreibung von – vorwiegend subjektiven – Krankheitserscheinungen durch den Kranken, um den Arzt und die eigene Umgebung bewusst zu täuschen und um in den Genuss der mit der Krankenrolle verbundenen Vorteile zu gelangen.
Die **ICD-10-Definition** der Aggravation (Entwicklung körperlicher Symptome) aus psychischen Gründen (F68.0) lautet:
- Körperliche Symptome, die ursprünglich durch eine gesicherte körperliche Störung, Krankheit oder Behinderung

bedingt sind, werden aggraviert oder halten länger an, als durch die körperliche Störung selbst erklärt werden kann.

- Es liegen Hinweise für eine psychische Verursachung der übertriebenen Symptome vor (z. B. Behinderung, Tod, mögliche finanzielle Entschädigung).

Nach Bark und Foerster (2004) handelt es sich bei der Aggravation nicht um eine bewusste Falschaussage, sondern um Handlungen oder Unterlassungen, durch die die Schwere der subjektiven und der möglicherweise geringfügigen objektiven Symptome unterstrichen werden soll.

Die drei Definitionen zeigen die unterschiedliche Sichtweise des Phänomens Aggravation durch verschiedene Experten.

Aggravation ist nicht leicht von Simulation zu unterscheiden. Die Einschätzung des Phänomens Aggravation spielt insbesondere in der gutachterlichen Situation eine wichtige Rolle.

Agitiertheit

Dr. med. Christine Norra

Synonyme
Engl.: agitation

Definition
Antriebsstörung mit übermäßiger psychomotorischer Unruhe bzw. Ruhelosigkeit im Sinne einer unkontrollierbaren und unproduktiven Aktivität, mit dem Gefühl der inneren Anspannung einhergehend und meist durch einen ängstlichen Affekt geprägt.

Querverweis Krankheit
Agitierte Depression; Katatone schizophrene Psychose; ▶ Delir

Agoraphobie

Dr. phil. Dipl. Psych. Jürgen Konermann

ICD-10/DSM-IV-TR-Klassifikation
Die Agoraphobie ist in ICD-10 unter der F40.00 bzw. F40.01 aufgeführt. Ersterer bezieht sich auf eine Agoraphobie ohne zusätzliche ▶ Panikstörung, letztere auf eine Agoraphobie mit zusätzlicher Panikstörung. Diese Unterteilung stellt auch das Hauptunterschiedskriterium zwischen ICD-10 und DSM-IV-TR dar. In DSM-IV-TR ist die Agoraphobie der Panikstörung untergeordnet. Dort findet sich die Panikstörung ohne Agoraphobie (300.01), korrespondierend die Panikstörung mit Agoraphobie (300.21) sowie zusätzlich eine Agoraphobie ohne Panikstörung in der Vorgeschichte (300.22) (▶ Angststörungen). Die positiven Leitkriterien in ICD-10 sind beschrieben als anhaltende Furcht vor oder Vermeidung von „Menschenmengen, öffentlichen Plätzen, Alleinreisen, Reisen mit weiter Entfernung von zu Hause" (Kriterium A). Laut Kriterium B müssen mindestens zwei Symptome aus der Liste von Symptomen, die für fast alle Angststörungen maßgeblich ist (vegetative Symptome; Symptome, die Thorax oder Abdomen betreffen; psychische Symptome; allgemeine Symptome, ▶ Angststörungen) vorhanden sein. Kriterium C fordert eine deutliche emotionale Belastung durch die Angstsymptome oder durch Vermeidungsverhalten, und Kriterium D beschreibt die Beschränkung auf bestimmte Situationen oder Gedanken an Situationen.

Synonyme
Multiple Situationsphobie; Platzangst

Englischer Begriff
Agoraphobia

Definition

Begriffsgeschichte

Der Begriff Agoraphobie ist eine Ableitung des griechischen agora (Marktplatz) und phobos (Angst). Er ist seit dem vorletzten Jahrhundert gebräuchlich, erstmals eingeführt vom deutschen Psychiater Gerhard Westphal (1871). In der damaligen Bedeutung meinte der Begriff die „Unmöglichkeit, durch bestimmte Straßen oder über bestimmte Plätze zu gehen", also Platzangst in ihrem ursprünglichen Sinn. Heute ist dieser Begriff mit dem oben beschriebenen umfassenderen Sinngehalt üblich.

Klinik

Agoraphobie bezeichnet panikattackenartige Angstzustände in zahlreichen Situationen und in der Regel die Vermeidung dieser Situationen. Gemeinsames Kennzeichen dieser Situationen ist, dass die Betroffenen sie nicht sofort verlassen können oder glauben, sie nicht sofort verlassen zu können. Typische Situationen sind öffentliche Verkehrsmittel, Veranstaltungen, besonders belebte Orte, Kaufhäuser, dort besonders Schlangestehen, Gaststätten etc. Das Verlassen der Situation führt in der Regel zu rascher Angstreduktion. In manchen Fällen tritt die Angst schon auf, wenn ein im subjektiven Empfinden der Person „sicherer" Ort (zu Hause, Heimatort, eigenes Auto) verlassen wird. Diese Personen sind schwer beeinträchtigt und weisen nur einen sehr beschränkten Aktionsradius auf. Meist wirkt sich die Anwesenheit vertrauter Personen günstig auf das Angstniveau aus. Bei manchen Patienten reicht schon die Vorstellung einer phobischen Situation oder die Erwartung einer Exposition (z. B. einkaufen gehen) aus, um ein subjektiv sehr unangenehmes Erregungsniveau zu provozieren (Erwartungsangst). Die konkreten Befürchtungen, die Betroffene in den phobischen Situationen aufweisen, sind interindividuell recht vielfältig. Es dominieren Befürchtungen vor ernsthaften körperlichen Konsequenzen der vom Patienten gespürten somatischen Affektäquivalente (Herzanfall, Hirnschlag, Ohnmacht), häufig verbunden mit der Vorstellung, dass in einem solchen Fall medizinische Hilfe nicht schnell genug beim Betroffenen eintrifft. Weiterhin können Ängste vor ► Kontrollverlust (Durchdrehen, Verrücktwerden) bestehen. Die Beeinträchtigung durch die Störung wird bestimmt durch die Anzahl und subjektive Wichtigkeit der gefürchteten Situationen, das Ausmaß der Vermeidung und die Stärke der empfundenen Ängste.

Therapie

Voraussetzung für eine erfolgreiche Behandlung ist die saubere Diagnostik. **Auszuschließen** sind mögliche somatische Ursachen und Komplikationen durch einen Facharzt (► Angststörung, organische). In störungsspezifischer Hinsicht ist die **Differentialdiagnostik** insbesondere in Abgrenzung zu anderen Angsterkrankungen wichtig. Die Abgrenzung zur sozialen Phobie (► Phobie, soziale) bedarf der besonderen Aufmerksamkeit. Auch **Komorbiditäten** sind zu berücksichtigen. Die Komorbidität mit depressiven Erkrankungen ist hoch, häufig erfordert dies spezifische Maßnahmen. ► Somatoforme Störungen und ► Persönlichkeitsstörungen sind abzuklären. Der Konsum von beruhigenden Substanzen (Alkohol, Beruhigungsmittel) kann zum Abusus führen, wobei dieser unmittelbar mitbehandelt gehört, da sich eine Reduktion des Konsums beruhigender Substanzen nicht automatisch nach Reduktion der Angstsymptomatik einstellt. Sowohl innerhalb der ► Verhaltenstherapie als auch der psychodynamisch orientierten Therapie gehört die Analyse der Einbettung der Angsterkrankung in den Lebenskontext des Betroffenen zur therapiespezifischen Diagnostik. Innerhalb **verhaltenstherapeutischer Therapien** ist vor jeglicher symptomspezifischer Intervention die so genannte ► Problemanalyse notwendig. Ausgehend von der Sozialisationsgeschichte des Patienten werden

spezifische emotional/kognitive Reaktionsmuster analysiert und in einen funktionalen
Zusammenhang zu der aktuellen störungs-
auslösenden Situation gestellt, sowie die
störungsaufrechterhaltenden Bedingungen
fokussiert. Anhand dessen werden individuelle Therapieziele formuliert und mit verschiedensten Interventionen verfolgt. Eine
besondere Stärke der Verhaltenstherapie
sind zusätzliche, sehr wirksame symptom-
spezifische Interventionen. Nach einer ausführlichen Vorbereitungsphase, in der die
psychophysischen Zusammenhänge von
Angstzuständen, insbesondere die angst-
verstärkende Wirkung unrealistischer Befürchtungen, edukativ vermittelt werden,
erfolgt eine graduierte oder massierte Exposition mit den angstauslösenden Situationen, wobei jeweils so lange in den Situationen verblieben wird, bis die wahrgenommene Angst deutlich abgenommen hat. Dies
stellt für den Patienten eine große Belastung
dar, so dass eine reflexhafte Anwendung
ohne Einbettung in eine Gesamttherapie-
strategie problematisch ist. Häufig kommen
kognitive Techniken zum Einsatz, die die
unrealistischen Bewertungen der wahrgenommenen körperlichen Angstkorrelate
modifizieren. Unterstützend werden auch
Entspannungsmaßnahmen empfohlen, deren Einsatz jedoch kontrovers diskutiert
wird. Exposition *in sensu* (▶ systematische
Desensibilisierung) galt in der Vergangenheit als probates Verfahren, findet heute
jedoch nur noch vereinzelt Verwendung,
die Exposition *in vivo* ist vorzuziehen.
Aus **psychodynamischer Sicht** gilt die
Agoraphobie als Störung, die einen relativ
hohen Grad an Angstbewältigung erkennen
lässt. Deshalb ist auf Patienten mit einer
günstigen Ich-Struktur und Ich-Stärke zu
schließen mit im Vergleich zu unspezifischen Ängsten größeren Möglichkeiten
zur Realitätswahrnehmung, zur angemessenen Abwehr, zur flexiblen Bewältigung,
zur Selbstreflexion und zur Fremdwahrnehmung. Deshalb scheinen die Betroffenen für
eine therapeutische Arbeit, die die Konflikte

und die dabei beteiligten Triebbestrebungen
aufdeckt, in der Regel und selbstverständlich nach gründlicher psychodynamischer
Diagnostik geeignet. Seit einigen Jahren
werden auch fokal orientierte psychoanalytische manualisierte Therapien untersucht.

Bewertung

Leitlinien zur Behandlung einer Agoraphobie
sind publiziert (Dengler u. Selbmann
2000). Es besteht Konsens, dass jede Behandlung konfrontativer Elemente bedarf.
Kein Konsens besteht bezüglich des Verfahrens der ersten Wahl. Verhaltenstherapeutische Behandlungsmaßnahmen weisen
aufgrund der Anzahl der vorliegenden Studien einen höheren Evidenzgrad auf.

Wirksamkeit

Die Wirksamkeit **verhaltenstherapeutischer Therapien** darf als gesichert und gut
belegt gelten, was zahllose kontrollierte
Studien belegen. Der Vergleich einzelner
Bestandteile lässt den Schluss zu, dass für
die Agoraphobie die Anwendung der Ex-
positionsbehandlung die besten Effekte erzielt.
Hinsichtlich **psychodynamischer Therapien** stellt sich das Problem der mangelnden
Anzahl kontrollierter Studien. Auch psychodynamisch orientierte Behandler beziehen zunehmend konfrontative Elemente mit
ein. Ein manualgestütztes fokaltherapeuti-
sches Vorgehen erzielte gute Ergebnisse
(Leichsenring 2003).

Sofortmaßnahmen

In der **Akuttherapie** sind Benzodiazepine
wie Alprazolam, Clonazepam und ▶ Lorazepam erste Wahl, jedoch ist eine Applikation nur bei sehr beeinträchtigten Betroffenen und nur für eine kurze Thera-
piedauer angebracht. Längere Gabe sollte
nur durch einen Facharzt geschehen. Beim
Absetzen besteht ein hohes Risiko für Ent-
zugssymptomatiken und Rebound-Effekte.
Aufgrund geringerer Nebenwirkungen und
fehlender Abhängigkeitsgefahr werden zur
weiteren Behandlung primär ▶ Antidepres-

siva eingesetzt, wobei ▶ Imipramin das in den meisten Studien untersuchte Mittel darstellt. Bei Applikation ist eine Aufklärung über anfängliche paradoxe Effekte und verzögerten Wirkungseintritt notwendig. Aufgrund besserer Tolerierung wegen geringerer Nebenwirkungen werden vermehrt ▶ SSRIs verschrieben, deren positive Wirkung inzwischen als gesichert gelten kann. Erste positive Ergebnisse liegen zum NSRI ▶ Venlafaxin vor.

Das Erkennen einer Angststörung und die Aufklärung darüber sind erste psychotherapeutische Schritte, da dem Patienten eine Einordnung der ihm nicht erklärbaren Symptome ermöglicht wird. Je nach Ausprägung der Ängste und der Beeinträchtigungsschwere dürften therapiemotivierende Maßnahmen der sinnvollste Schritt sein, Selbsthilfeliteratur erweist sich dabei als sehr hilfreich. Edukative Maßnahmen und Verhaltensanweisungen auch an die nächsten Angehörigen können erste Linderungen bewirken.

Epidemiologie

Frauen weisen ein etwa doppelt so großes Erkrankungsrisiko auf. Hinsichtlich der Prävalenzraten ist eine relativ große Streuung über verschiedene Studien hinweg festzustellen. Die Spanne für die Lebenszeitprävalenz beträgt 0,6 % bis 10,8 %, jedoch scheinen Daten, die auf 2 % bis 6 % schließen lassen am wahrscheinlichsten. Jahresprävalenzen bewegen sich in einem Bereich von 1 % bis 4 %. Das Ersterkrankungsalter liegt in der Regel im frühen Erwachsenenalter.

Verlauf

Der Beginn kann über längere Zeit schleichend oder auch abrupt sein. Unbehandelt scheint ein schubförmiger Verlauf mit längeren Phasen der Symptomreduktion typisch. Im vierten bis fünften Lebensjahrzehnt scheinen Spontanremissionen stattzufinden. Ersterkrankungen im höheren Lebensalter sind eher selten.

AIDS

▶ HIV-Erkrankung

AIDS-Demenz-Komplex

▶ Demenz, bei Krankheit durch das Human-Immundefizienz-Virus (HIV)

Akathisie

PD Dr. med. habil. Ronald Bottlender

Synonyme

Sitzunruhe; Tasikinesie; „Marching in place"-Syndrom; Neuroleptikainduzierte akute Akathisie

Definition

Akathisie bezeichnet eine als quälend erlebte innere Unruhe, die mit einem starken Bewegungsdrang und einer Unfähigkeit zu ruhigem Sitzen oder Stehen einhergeht (motorische Unruhe). Typisch ist, dass die Betroffenen ihre Beine ständig in Bewegung halten und beispielsweise auch im Stehen von einem Bein auf das andere trippeln müssen. Man unterscheidet zwischen akuten, chronischen und tardiven Akathisien. Eine motorische Unruhe ohne die subjektive Komponente der Symptomatik wird als Pseudoakathisie bezeichnet. Die Akathisie tritt überwiegend bei Störungen des extrapyramidal-motorischen Systems auf (z. B.: Parkinson-Syndrom; medikamenteninduzierte extrapyramidal-motorische Störungen, insbesondere als Nebenwirkung von ▶ Neuroleptika). Eine standardisierte Erfassung der Akathisie kann beispielsweise mittels der Hillside Akathisia Skala (vergleiche Fleischhacker 1991) oder der Barnes Akathisie Skala (Barnes 1989) erfolgen.

Querverweis Krankheit
Parkinson-Syndrom; ▶ Parkinsonoid; Extrapyramidal-motorische Störungen

Akinese

▶ Schizophrenie

Akoasmen

Prof. Dr. med. Ralf Erkwoh

Synonyme
Elementarhalluzinationen

Definition
Im Gegensatz zu geformten verbalen oder musikalischen akustischen Halluzinationen sind Akoasmen ungeformte, elementare Phoneme. Wahrnehmungen von Geräuschen wie Knallen, Klirren, Klopfen, Schießen, Trommeln, Sausen, Zischen, Bellen, Wiehern kommen vor. Anders als den Verbalhalluzinationen kommt ihnen keine Übertragung von Information zu. Phänomenologisch kann auch der Tinnitus hierhin gezählt werden.

Querverweis Krankheit
Schizophrenie; Alkoholdelir; epileptische Aura

Aktive Imagination

▶ Imaginative Verfahren

Aktivitätsaufbau

▶ Aktivitätstraining

Aktivitätstraining

Dr. med. Dipl. Psych. Rolf Dieter Trautmann

Synonyme
Aktivitätsaufbau

Definition
Maßnahmen, um insbesondere schwer depressive Patienten dazu zu bewegen, aktiver zu werden, um überhaupt die Möglichkeit zu schaffen, dass sie wieder irgendetwas Positives erleben können.

Voraussetzung
Es darf keine völlige Antriebshemmung vorliegen. Die Aufgaben müssen grundsätzlich so gewählt werden, dass sich der Patient nicht erneut überfordert fühlt.

Kontraindikationen
Keine

Durchführung
Es sollte zunächst exploriert werden, was dem Patienten früher Spaß gemacht hat (Hilfe dafür können Listen angenehmer Aktivitäten sein). Es sollten dann gemeinsam mit dem Patienten kleine, leicht durchführbare Aktivitäten geplant werden, die auf größere Ziele hinführen könnten. Für diese kleinen Schritte sollte der Patient unmittelbar verstärkt werden.

Volltext
Die Notwendigkeit eines ▶ Aktivitätstrainings bei depressiven Patienten ergab sich insbesondere aus der verhaltenstheoretischen Depressionstheorie von P.M. Lewinsohn. Danach ist die Entwicklung einer ▶ Depression auf den Mangel an verhaltenskontingenter positiver Verstärkung zurückzuführen, wobei sozialen Verstärkern eine besondere Bedeutung zukommt. Dies resultiert nach Lewinsohn z. T. aus mangelnden sozialen Fertigkeiten der betreffenden Personen, weshalb sich neben oder nach

dem Aktivitätstraining ein Training ▶ sozialer Kompetenzen bei vielen depressiven Patienten bewährt hat.

Aktualneurose

▶ Angstneurose, psychodynamische Sicht

Akute polymorphe psychotische Störung

▶ Psychotische Störungen, akute vorübergehende

Akute schizophrenieforme psychotische Störung

▶ Psychotische Störungen, akute vorübergehende

Akute Symptome

▶ Floride Symptome

Akuter exogener Reaktionstyp

▶ Delir

Akuter Verwirrtheitszustand

▶ Delir

Akutes hirnorganisches Psychosyndrom (HOPS)

▶ Delir, nicht durch psychotrope Substanzen bedingt

Akutes hirnorganisches/ psychoorganisches Syndrom

▶ Delir

Alexithymia

▶ Alexithymie

Alexithymie

Dr. phil. Dipl. Psych. Erwin Lemche
Prof. Dr. med. Michael Zaudig

Synonyme
Alexithymia; Gefühlsblindheit; Nicht-Lesen-Können von Affekten

Definition
In der französischen psychosomatischen Schule ist der Begriff der „pensée opératoire" gebräuchlich, der jedoch nicht vollkommen mit dem Alexithymie-Konstrukt deckungsgleich ist.
Von dem griechisch-kanadischen Arzt Sifneos 1972 eingeführter Neologismus, aus α-Präfix für nicht, $\lambda\varepsilon\xi\iota\varsigma$ für Sprechen, Lesen und $\theta\upsilon\mu\sigma\varsigma$ für Leidenschaft, Gefühl, Emotion, wörtlich die „Unfähigkeit, Gefühle und Emotionen zu lesen und zu beschreiben". Er vermutete als Ursache für die Alexithymie eine Unterbrechung der Verbindung vom limbischen System zum Neokortex. Neuere Untersuchungen mit ▶ PET oder fMRT zeugen hierzu jedoch keine klaren Ergebnisse. Die Forschungsoperationalisierung der Alexithymie umfasst die Unfähigkeit, Emotionen zu erkennen, das Fehlen von sprachlichen Metaphorisierungen und ausgeprägter Denkkonkretheit sowie ein an externalen materiellen Dingen haftendes Denken bei gleichzeitiger Unfähigkeit zur Introspektion. Alexithymie wurde zunächst als ein Grundzug aller

psychosomatischen Erkrankungen ange-sehen, was durch Forschungsbelege nicht gänzlich erhärtet werden konnte. Nach derzeitiger Erkenntnislage handelt es sich bei der Alexithymie um eine persistierende Persönlichkeitsstruktur im Sinn eines Entwicklungsdefizits, wobei die aktuell verfügbaren Belege dafür sprechen, dass dieser durch nicht-hereditäre, intrafamiliale Mechanismen von Eltern an Kinder weitergegeben wird. Das Vorhandensein von Alexithymie ist selbst ein gewichtiger Prädiktor für den Erfolg von ► Psychotherapie, wobei bislang eindeutige Belege fehlen, ob Alexithymie überhaupt durch Psychotherapie mildernd beeinflusst werden kann. Nach derzeitigem Forschungsstand ist allerdings zweifelhaft, ob Alexithymie durch Psychotherapie positiv beeinflusst werden kann; sie ist jedoch ein Negativ-Prädiktor für Psychotherapie-Erfolg. Wirksamkeit dürften vor allem spezifisch abgestimmte Schulungsmaßnahmen und kognitive Interventionsformen entfalten.

Experimentelle Befunde lassen Alexithymie vor allem als Unfähigkeit erscheinen, verbale und nonverbale Emotionssignale zu erkennen, aufzunehmen und zu verarbeiten, sowie diese intrapsychisch zu regulieren (Emotionsregulationsstörung). Gleichzeitig sind die ANS(Autonomens Nervern System)-Korrelate von emotionalen Erregungsprozessen entweder inadäquat erhöht oder erniedrigt. Es scheint daher annehmbar, dass die kognitiven Symbolanteile von Emotionen fehlen und somit nicht der Reflexion zugänglich sind, was zu Fehlregulationen des ANS und der internen Milieuregulation führen muss.

Zur dimensionalen Erfassung des Konstrukts Alexithymie wurde von Taylor et al. die Toronto-Alexithymie-Skala (TAS) entwickelt. Empathire kann als das Gegenteil von Alexithymie angesehen werden, denn die Fähigkeit, sich emotional auf andere Menschen einzustellen, setzt die Fähigkeit zur Selbstwahrnehmung voraus. Das noch übergeordnetere gegensätzliche Konstrukt

wäre die von Salovey (1997) beschriebene „emotionale Intelligenz", die die Fähigkeit beinhaltet, Emotionen korrekt wahrzunehmen, zu bewerten und auszudrücken, die Fähigkeit, Zugang zu seinen Gefühlen zu haben bzw. diese zu entwickeln, um gedankliche Prozesse zu erleichtern, die Fähigkeit, Emotionen zu verstehen und ein emotionales Wissen zu besitzen, und die Fähigkeit, Emotionen zu regulieren und emotionales und intellektuelles Wachstum zu unterstützen. Ein sehr modernerr Begriff, der ebenfalls damit in Zusammenhang steht, ist die ► Achtsamkeit, die einen zentralen Aspekt der emotionalen Intelligenz darstellt.

Querverweis Krankheit

Alexithymie wurde vor allem bei ► Angststörungen, ► Depression, chronischer ► Schmerzstörung, motorisch-funktionellen Störungen, Oligospermie, ► koronarer Herzerkrankung, koronarem Spasmus und einer Reihe von vor allem internistischen Störungen aufgefunden.

Alkoholabhängigkeit

Dr. med. Götz Berberich

ICD-10/DSM-IV-TR-Klassifikation

Die ► Klassifikationssysteme beschreiben die Alkoholabhängigkeit unter F10.2 (ICD-10) bzw. 303.90 (DSM-IV-TR). Die Kriterien für die Diagnose einer Alkoholabhängigkeit gleichen sich weitgehend in beiden Klassifikationssystemen, wobei ICD-10 aber deutlicher „ein starkes Verlangen oder eine Art Zwang", Alkohol zu konsumieren, betont. Es wird jeweils eine Alkoholabhängigkeit „ohne körperliche Symptome" oder „mit körperlichen Symptomen" (ICD-10: F10.240 oder F10.241) bzw. ohne körperliche Abhängigkeit oder mit körperlicher Abhängigkeit (DSM-IV-TR) unterschieden. Der Verlauf wird in ICD-10 an 5. Stelle differenziert in:

- gegenwärtig abstinent (F10.20; mit früher (F10.200), Teil- (F10.201) oder Vollremission (F10.202));
- gegenwärtig abstinent, aber in beschützender Umgebung (F10.21);
- gegenwärtig abstinent, aber in Behandlung mit aversiven oder antagonistischen Medikamenten (F10.23);
- gegenwärtiger Alkoholkonsum (F10.24);
- ständiger Alkoholkonsum (F10.25);
- episodischer Alkoholkonsum (F10.26).

In DSM-IV-TR wird dagegen nur zwischen früh vollremittiert, anhaltend vollremittiert, anhaltend teilremittiert oder in geschützter Umgebung unterschieden.

Synonyme
Alkoholsucht; Alkoholismus; Dipsomanie

Englischer Begriff
Alcoholism; Alcohol dependence; Alcohol dependency; Alcohol addiction

Definition
Unter Alkoholabhängigkeit versteht man ein unangepasstes Muster von Alkoholkonsum, das zu einer klinisch bedeutsamen Beeinträchtigung mit mindestens drei der folgenden Kriterien über mindestens einem Monat oder wiederholt innerhalb von zwölf Monaten führt:

- starker Wunsch oder Zwang, Alkohol zu konsumieren;
- verminderte Kontrollfähigkeit bezüglich des Alkoholkonsums;
- Entzugsymptome;
- Toleranzentwicklung;
- erhöhter Aufwand für Beschaffung, Konsum oder Erholung von der Wirkung, Einschränkung anderer Aktivitäten;
- fortgesetzter Konsum trotz dadurch bedingter körperlicher oder psychischer Probleme.

Begriffsgeschichte
Bereits der englische Arzt Trotter hat gegen Ende des 18. Jahrhunderts das Krankheits-konzept der Alkoholsucht entwickelt. Der Begriff des „Alkoholismus" wurde 1852 von Huss geprägt. 1946 beschrieb Jellinek den ► Kontrollverlust und die körperliche Abhängigkeit als zentrale Kriterien der Alkoholabhängigkeit. In älteren Definitionen, z. B. der WHO von 1952, werden die körperlichen, psychischen und sozioökonomischen Folgeerscheinungen übermäßigen Alkoholkonsums in den Vordergrund gestellt. Nach deutlicher Kritik dieser Konzeption unterschied eine Expertenkommission der WHO (Edwards et al. 1977) zwischen Alkoholabhängigkeit und alkoholbedingten Folgeschäden. In der BRD wurde der ► Alkoholismus erst 1968 als Krankheit mit einer daraus resultierenden Leistungspflicht der Kostenträger anerkannt.

Klinik
Ein starker, oft übermächtiger Wunsch, äthanolhaltige Getränke zu konsumieren, prägt dieses Krankheitsbild. Infolge der wiederholten und übermäßigen Zufuhr von Alkohol entwickelt sich eine körperliche und psychische Abhängigkeit (siehe ► Abhängigkeitssyndrom). Im weiteren Verlauf der Alkoholabhängigkeit können sich zahlreiche körperliche, psychische und soziale Folgen mit zerstörerischer Wirkung auf fast alle Lebensbereiche einstellen.
In einem Modell des Krankheitsverlaufs beschreibt Jellinek (1946) die voralkoholische, die Prodromal-, die kritische und die chronische Phase der Alkoholabhängigkeit. Lange Zeit spielte auch seine Typologie von 1960 eine klinisch bedeutsame Rolle: Er unterschied die nicht-abhängigen Alpha-(Entlastungs-) und Beta-(Gelegenheits-) Trinker von den abhängigen Gamma-Alkoholikern (Kontrollverlusttrinker mit häufigen Räuschen), den Delta-(Spiegel-)Trinkern und den Epsilon-(Quartals-)Trinkern (mit episodischen Trinkexzessen). Eine neuere Typologie (Cloninger et al. 1981) unterscheidet einen Typ 1 mit geringer genetischer Belastung, spätem Krankheitsbeginn, fehlender Geschlechtspräferenz und

relativ günstiger Prognose, von einem Typ 2 mit höherer familiärer Belastung, frühem Beginn (vor dem 25. Lebensjahr), häufigerem Auftreten bei Männern und schlechterer Prognose.

Therapie

Viele Alkoholabhängige suchen den ambulant tätigen Arzt, häufig den Hausarzt, wegen anderer Erkrankungen oder Alkoholfolgeerscheinungen auf. Die Schwierigkeiten liegen hier in der Erkennung der Frühstadien der Alkoholabhängigkeit, in der deutlichen, jedoch nicht vorwürflichen Aufklärung des Patienten und in der Motivation zu einer adäquaten Therapie. Der Hausarztbesuch steht am Anfang der „therapeutischen Kette", die eine Kontakt- und Motivations-, eine Entgiftungs-, Entwöhnungs- und Nachsorgephase umschließt (Küfner u. Feuerlein 1980). Es wird ein Behandlungsplan erstellt, in dem Dauer, Intensität und Ziele der stationären und ambulanten Behandlungsphasen definiert werden. Ziel ist die Abstinenz vom Suchtmittel von Beginn der Therapie an, was im stationären Setting leichter kontrolliert werden kann. Die ▶ Entgiftung, in der auch eine Entzugssymptomatik (siehe ▶ Entzug) nach Beendigung des Substanzkonsums kontrolliert und überwunden wird, kann ambulant durchgeführt werden; häufig empfiehlt sich jedoch der geschützte stationäre Rahmen. An die Maßnahmen der Entgiftung sollte sich bei Vorliegen eines Entzugssyndroms die qualifizierte Entzugsbehandlung anschließen (siehe ▶ Entzug, qualifizierter). Die nachfolgende Entwöhnungstherapie kann stationär, teilstationär oder ambulant durchgeführt werden und mündet in die Nachsorgephase mit längerfristiger, oft supportiver Behandlung. Dabei erscheint die Teilnahme an einer Selbsthilfegruppe äußerst hilfreich. Auch Ansätze zur medikamentösen ▶ Rückfallprophylaxe (▶ Acamprosat, Disulfiram) werden propagiert. Soziotherapeutische Ansätze verfolgen das Ziel der Wiedereingliederung in den Arbeitsprozess und den privaten sozialen Rahmen.

Bewertung

Die Therapieempfehlungen für Alkoholabhängigkeit sind evidenzbasiert und in den Leitlinien der Fachgesellschaften (DG-Sucht, DGPPN) niedergelegt.

Wirksamkeit

Durch verschiedene Behandlungsstrategien – ohne eindeutigen Vorteil einer bestimmten Therapiemodalität – lässt sich eine Abstinenzrate von knapp der Hälfte aller Patienten nach ein bis drei Jahren erzielen.

Sofortmaßnahmen

Die Entgiftung von Alkohol kann medikamentengestützt erfolgen, z. B. unter Einsatz von ▶ Clomethiazol, ▶ Antidepressiva, ▶ Neuroleptika, ▶ Benzodiazepinen, Clonidin u. a.. Bei der Gefahr eines Entzugsdelirs ist eine stationäre Therapie unumgänglich. Dabei kann neben Psychopharmaka auch ▶ Clomethiazol zur Anwendung kommen, zur Prophylaxe eines Entzugskrampfanfalls eignet sich ein Antikonvulsivum wie Carbamazepin.

Die wichtigste psychotherapeutische Sofortmaßnahme bei der Alkoholabhängigkeit besteht in der motivierenden Gesprächsführung: Der Therapeut kann die Veränderungsbereitschaft des Patienten erhöhen, indem er ihn empathisch und zugleich deutlich über die Erkrankung aufklärt, seine Widersprüche, etwa zwischen Abstinenzvorsatz und Konsumwunsch, aufzeigt, ohne sich in Wortgefechte zu verlieren. Vielmehr soll der Therapeut flexibel auf den Widerstand des Patienten reagieren und dessen ▶ Selbstwirksamkeit verstärken.

Epidemiologie

In Deutschland wird die Prävalenz der Alkoholabhängigkeit auf mindestens 2–3 % der Erwachsenen geschätzt. Weitere 5 % betreiben einen schädlichen Gebrauch von Alkohol (siehe ▶ Missbrauch, Alkohol). Männer sind dabei deutlich häufiger betroffen (ca. 70 %) als Frauen. Der Altersgipfel liegt im mittleren Erwachsenenalter (30–49 Jahre). Es besteht eine hohe Komorbidität mit anderen körperlichen und psychischen Erkrankungen, wobei neben den körperlichen Folgeerkrankungen in zahlreichen Organsystemen (z. B. Wernicke-Enzephalopathie, alkoholische Kardiomyopathie, Leberzirrhose, Karzinome des oberen Gastrointestinaltrakts etc.) die ▶ dissoziale Persönlichkeitsstörung (bei ca. 50 % der Männer und ca. 25 % der Frauen mit abhängigem oder missbräuchlichem Alkoholkonsum), ▶ Angststörungen (bei bis zu 44 % der alkoholkranken Frauen, bei Männern ca. 25 %) und ▶ Depressionen (bei bis zu 50 % der alkoholkranken Frauen, bei Männern ca. 25 %) dominieren.

Verlauf

Die Alkoholabhängigkeit ist meist von chronisch-progredientem Siechtum und zahlreichen Folgeerkrankungen gekennzeichnet. Unbehandelt haben Alkoholabhängige eine um ca. 15 Jahre verkürzte Lebenserwartung, wobei etwa 15 % der Abhängigen an einem ▶ Suizid versterben. Nur ein Bruchteil der Alkoholabhängigen (ca. 2,5 %!) kommt zur stationär-psychiatrischen und nur 1 % zur Entwöhnungsbehandlung.

Prognose

Die Prognose der Alkoholabhängigkeit ist insbesondere vom Schweregrad der Abhängigkeit, von der psychischen und somatischen Komorbidität und den personalen und sozialen Ressourcen abhängig. Alkoholabhängige haben eine deutliche Übersterblichkeit aufzuweisen, z. B. 20 Jahre nach Erstbehandlung um den Faktor 3,6. In der Literatur finden sich spontane (d. h. ohne Behandlung) Abstinenzraten von 2–19 % pro Jahr; mit unterschiedlichen Behandlungsformen liegt die Wahrscheinlichkeit einer Abstinenz bei knapp der Hälfte aller Patienten nach ein bis drei Jahren.

Alkoholabstinenz

▶ „Trockenheit"

Alkoholbedingte Hirnschädigung

Dr. med. Götz Berberich

Synonyme

Alkoholtoxische Hirnschädigung; engl.: Alcohol-induced mental disorders

Definition

Alkohol und seine Metaboliten entfalten zahlreiche akute und chronische Wirkungen auf das Zentralnervensystem, die zu vorübergehenden oder bleibenden Schäden des Gehirns – wie auch anderer Organe – führen können. Dabei werden pharmakologisch-biochemische, elektrophysiologische und auch morphologische Veränderungen beobachtet. Diese führen zu psychopathologischen Symptomen unterschiedlicher Ausprägung.

Störungsaspekt

Eine akute Alkoholintoxikation geht mit dem Bild eines einfachen oder eines komplizierten Rausches (alkoholischer Dämmerzustand) einher. Ein chronischer Missbrauch kann zu einer teils irreversiblen Schädigung des Gehirns führen mit folgenden Krankheitsbildern: Alkoholdelir, Alkoholentzugssyndrom, ▶ alkoholbedingtes organisches Psychosyndrom, ▶ Alkoholhalluzinose, Alkoholpsychose, Wernicke-Korsakow-Syndrom, ▶ Alkoholdemenz, alkoholische Kleinhirnatrophie, alkoholischer Tremor und weitere extrapyramidale Störungen, alkoholbedingte zerebrale

Krampfanfälle. Die Einwirkung von Alkohol auf den Fötus kann eine Alkoholembryopathie, u. a. mit statomotorischer und geistiger Retardierung, Hyperaktivität, neurologischen Symptomen bis hin zum Mikrozephalus nach sich ziehen.

Ätiologie

Der Alkohol wirkt überwiegend auf tiefere Hirnabschnitte, v. a. das retikuläre aktivierende System (RAS), so dass dessen integrierende Funktion auf Kortex, Thalamus und Hypothalamus leidet.

Auf **biochemischem Niveau** verändert Alkohol die Freisetzung und Funktion der Neurotransmitter je nach genetisch bedingter Empfindlichkeit unterschiedlich stark und meist in biphasischer Weise: Als Akutwirkung des Alkohols kommt es beispielsweise zu einem erhöhten Umsatz von Noradrenalin in einigen Hirnabschnitten, bei hohen Dosen zu einem verringerten Umsatz. Bei chronischer Einwirkung ist der Noradreanlinumsatz wieder erhöht. Ähnliche Effekte sind auch im Stoffwechsel von Azetylcholin, Serotonin, GABA und Dopamin zu beobachten, wobei die Verstärkung des Dopaminsystems aufgrund seiner Rolle als Belohnungssystem wesentlichen Anteil an der Abhängigkeitsentwicklung hat. Auch die intrazelluläre Signaltransduktion wird durch Veränderung der second messenger (cAMP, cGMP) und des Kalziumstoffwechsels beeinflusst. Die akute Alkoholschädigung ist auch durch eine direkte Veränderung der Lipidstruktur der Zellmembran im Sinne einer Verflüssigung zu erklären. Die Synthese, der Metabolismus, die Freisetzung und die Rezeptorbindung der endogenen Opiate wird durch Alkohol ebenfalls in mehrphasischer Weise modifiziert. Durch alkoholbedingte Schädigung anderer Organsysteme kann das Gehirn indirekt auf biochemischem Wege in Mitleidenschaft gezogen werden, so etwa bei der portosystemischen Enzephalopathie im Rahmen einer parenchymatös dekompensierten Leberzirrhose.

Elektrophysiologische Auswirkungen des Alkohols lassen sich sowohl durch pathologische EEG-Befunde als auch durch eine Verzögerung der evozierten Hirnpotentiale nachweisen. Durch direkte Alkoholeinwirkung auf das Gehirn wie auch durch alkoholbedingte Funktionseinschränkungen anderer Organsysteme mit indirekter Schädigung des Gehirns (etwa bei Durchblutungsstörungen infolge einer Schädigung des Gefäßsystems) kommt es auch zu morphologischen Veränderungen, die sich neuropathologisch sowie mit bildgebenden Verfahren nachweisen lassen. Besondere Empfindlichkeit zeigen dabei das periventrikuläre Grau (um den 3. Ventrikel, den Aquädukt und den Boden des 4. Ventrikels), der frontale Kortex, das Kleinhirn, der Hippokampus und auch die weiße Substanz. Makroskopisch imponiert eine Erweiterung der intra- und extraventrikulären Liquorräume bzw. eine Hirnatrophie.

Klinik

Die **Symptomatik** der alkoholbedingten Hirnschädigung ist vielfältig: Bereits bei geringen Dosen im Rahmen einer akuten Alkoholeinwirkung kann eine erhöhte Ermüdbarkeit auftreten. Gang- und Standsicherheit nehmen ab, die sensorischen Leistungen verschlechtern sich. Insbesondere sind das Dämmerungs- und Tiefenschärfensehen, die binokulare Koordination und die okulomotorischen Leistungen beeinträchtigt. Sprachliche Informationen werden schlechter aufgenommen, es kommt zu einem Lagenystagmus. Die verbalen und nonverbalen intellektuellen Leistungen, die Urteilsfähigkeit, die Reaktionsgeschwindigkeit, die Impulskontrolle und die Affektivität leiden dosisabhängig. Bei einem vorübergehenden Ausfall des Kurzzeitgedächtnisses unter Alkoholeinwirkung kommt es zum „Filmriss" (alkoholischer Palimpsest, „Black-out"). Bei fortschreitender Hirnschädigung nehmen die neurologischen Ausfallserscheinungen zu. Im Rahmen des chronifizierten Alkoholmissbrauchs können die oben erwähnten spezifischen Krankheitsbilder als Ausdruck einer alkoholbedingten, dann z. T. irreversiblen Hirnschädigung auftreten.

Alkoholbedingte organische Wesensveränderung

▶ Alkoholbedingtes organisches Psychosyndrom

Alkoholbedingtes organisches Psychosyndrom

Dr. med. Götz Berberich

Synonyme
Alkoholisches hirnorganisches Psychosyndrom; Alkoholbedingtes psychoorganisches Syndrom; Alkoholbedingte organische Wesensveränderung
Die Begriffe amnestisches oder Korsakow-Syndrom und Alkoholdemenz werden dagegen nicht völlig synonym gebraucht, da sie nur einen Teil der Symptomatik widerspiegeln.

Definition
Der Begriff des ▶ organischen Psychosyndroms geht auf E. Bleuler zurück, findet sich aber in den heutigen Klassifikationssystemen nicht als eigene Kategorie wieder. Das alkoholbedingte organische Psychosyndrom lässt sich in ICD-10 unter F10.71 (Persönlichkeits- und Verhaltensstörung durch Alkohol) sowie unter F10.74 (sonstige anhaltende kognitive Beeinträchtigung durch Alkohol) erfassen; in DSM-IV-TR ist es im Rahmen der alkoholinduzierten Störungen (291.xx) nur unscharf abgebildet. Infolge einer diffusen Schädigung des Gehirns durch eine fortgesetzte Einwirkung von Alkohol kann es zu einem organischen Psychosyndrom kommen, bei dem Störungen der Aufmerksamkeit und Konzentration, des Gedächtnisses, der Wahrnehmung, der Orientierung, des Denkens, der Affekte, des Antriebs und der Psychomotorik auftreten. Im Frühstadium fallen bereits eine erhöhte Ermüdbarkeit, Merk- und Konzentrationsschwäche, Verlangsamung, Umständlichkeit und Weitschweifigkeit sowie Einschränkungen von Kritik- und Urteilsfähigkeit auf. Als recht typisch für das alkoholbedingte organische Psychosyndrom gelten eine erhöhte Reizbarkeit, Rührseligkeit, Affektlabilität, eine euphorische, gelegentlich auch dysphorische Grundstimmung, mangelndes ▶ Selbstwertgefühl und vermehrtes Misstrauen. Bei akutem Verlauf treten Inkohärenz, ▶ Ratlosigkeit und Desorientiertheit auf, soweit es nicht primär zu einer organischen Psychose oder einem ▶ Delir, dem das organische Psychosyndrom häufig vorausgeht oder folgt, kommt. Im fortgeschrittenen Stadium verstärkt sich die Symptomatik, so dass sich die Störung dem Bild anderer schwerer Hirnstörungen angleicht. Persönlichkeitsveränderungen können resultieren. Bei ausgeprägter Störung des Kurz- und Langzeitgedächtnisses, der Abstraktions- und der Urteilsfähigkeit ist das Stadium der ▶ Alkoholdemenz erreicht.
Die psychische Symptomatik korreliert weitgehend, wenn auch nicht vollständig mit den feststellbaren strukturellen Hirnveränderungen im Sinne einer Hirnatrophie. In den Anfangsstadien kann sie sich, völlige Alkoholabstinenz vorausgesetzt, wieder ganz oder teilweise zurückbilden.
Neben anamnestischen Angaben (inklusive Fremdanamnese!) und dem psychopathologischen Befund sichern testpsychologische Untersuchungen und bildgebende Verfahren die Diagnose. Remissionen sind möglich, wenn die Noxe Alkohol nicht mehr zugeführt wird und der Krankheitsverlauf nicht zu weit fortgeschritten ist.

Querverweis Krankheit

Korsakow-Syndrom; Alkoholdemenz; Alkoholbedingte Hirnschädigung; Alkoholabhängigkeit; Alkoholmissbrauch; Sucht

Alkoholbedingtes psychoorganisches Syndrom

▶ Alkoholbedingtes organisches Psychosyndrom

Alkoholdelir

▶ Delirium tremens

Alkoholdemenz

Dr. med. Götz Berberich

ICD-10/DSM-IV-TR-Klassifikation

In ICD-10 wird die Alkoholdemenz unter „Restzustand und verzögert auftretende psychotische Störung" (F10.7) und hierin speziell mit F10.73 codiert. Die Einordnung in das Kapitel F1 „Störungen durch psychotrope Substanzen" gibt die Ätiologie bereits vor, während die Kriterien der Demenz unter F0 aufgeführt werden. Auch in DSM-IV-TR findet sich die persistierende alkoholinduzierte Demenz (291.2) unter den „alkoholinduzierten Störungen" und mithin im Kapitel „Störungen durch Substanzkonsum"; die Kriterien werden aber im Zusammenhang mit Demenzen anderer Ursache beschrieben.

Synonyme

Alkoholische Demenz; Persistierende alkoholinduzierte Demenz

Englischer Begriff

Alcoholic dementia

A

Definition

Die Alkoholdemenz stellt ein Endstadium eines chronischen Alkoholmissbrauchs bzw. einer -abhängigkeit dar. Patienten mit Alkoholdemenz weisen anamnestisch meist einen höheren durchschnittlichen Alkoholkonsum auf als nicht-demente Alkoholabhängige. Für die Diagnose einer Alkoholdemenz müssen nach ICD-10 die allgemeinen Kriterien einer Demenz (siehe F0) erfüllt sein:

- Beeinträchtigung des Gedächtnisses,
- Nachlassen der intellektuellen Fähigkeiten,
- Verschlechterung der emotionalen Kontrolle, des Sozialverhaltens und des Antriebs,
- jeweils ohne Bewusstseinstrübung,
- über mindestens sechs Monate und in einer Ausprägung, die eine Beeinträchtigung im Alltag bewirkt.

Als Besonderheiten der Alkoholdemenz werden emotionale Instabilität, ein Verlust der Sensibilität für Konventionen oder ethische Fragen, eine körperliche Vernachlässigung und begleitend häufig ein Eifersuchtswahn beschrieben. Andere Demenzursachen müssen ausgeschlossen und der kausale Zusammenhang zwischen erheblichem Alkoholkonsum und Demenzentwicklung muss plausibel sein. Insbesondere andere Alkoholfolgekrankheiten wie ▶ Entzugssyndrome oder ein ▶ Korsakow-Syndrom müssen differentialdiagnostisch berücksichtigt werden.

Therapie/Sofortmaßnahmen

Eine weitere Schädigung des Gehirns durch Alkohol oder andere toxische Substanzen ist möglichst zu vermeiden. Darüber hinaus gelten die Therapieprinzipien wie bei den übrigen Demenzen (siehe z. B. ▶ Alzheimer-Demenz, ▶ vaskuläre Demenz).

Bewertung und Wirksamkeit

Kontrollierte Untersuchungen zur Therapie der Alkoholdemenz liegen nicht vor.

Epidemiologie
Die Alkoholdemenz tritt bei etwa 3–10 % der Alkoholabhängigen auf, bei Frauen etwa dreimal häufiger als bei Männern. Der Beginn liegt fast immer jenseits des 35. Lebensjahrs.

Verlauf
Unter fortgesetztem Alkoholkonsum zeigt die Erkrankung einen progredienten Verlauf mit letalem Ausgang, wobei oft auch weitere Folgeerkrankungen der Alkoholabhängigkeit die eigentliche Todesursache darstellen.

Prognose
Eine Alkoholdemenz kann bei völliger Abstinenz manchmal noch eine gewisse Besserungstendenz aufweisen.

Alkoholentzugsdelir

► Delirium tremens

Alkoholhalluzinose

► Halluzination

Alkoholische Demenz

► Alkoholdemenz

Alkoholisches hirnorganisches Psychosyndrom

► Alkoholbedingtes organisches Psychosyndrom

Alkoholismus

► Alkoholabhängigkeit

Alkoholmissbrauch

► Missbrauch, Alkohol

Alkoholsucht

► Alkoholabhängigkeit

Alkoholtoxische Hirnschädigung

► Alkoholbedingte Hirnschädigung

Allgemeine Lese- und Rechtschreibschwäche

Dr. phil. Dipl. Psych. Erwin Lemche

Synonyme
Legasthenie; Lese-, Rechen- und Rechtschreib-Teilleistungsschwächen

Englischer Begriff
Legasthenia; Reading and writing disorder

Definition
Mit der Einführung neuerer psychiatrischer Klassifikationssysteme wie DSM-IV-R und ICD-10 obsolet gewordener Sammelbegriff für perzeptuell-kognitive Verarbeitungsdefizite oder so genannte Teilleistungsschwächen bei angeblich normaler Gesamtintelligenz; von $\lambda\varepsilon\gamma\varepsilon\iota\nu$ lesen, sprechen und $\alpha\sigma\theta\varepsilon\nu\varepsilon\iota\alpha$ Krankheit, Schwäche. Früher wurden unspezifische minimale zerebrale Dysfunktionen und allgemeine Entwicklungsdefizite für Legasthenie verantwortlich gemacht. Aufgrund neuerer Forschungsergebnisse können fast alle Teilleistungsschwächen vor allem als Wechselwirkung genetischer Grundlagen, dysfunktionaler neuronaler Schaltkreise und phasen-

spezifischer kultureller Einflüsse beschrieben werden. Nach dem derzeitigen Forschungsstand zum Legasthenie-Spektrum werden vor allem die Teilleistungsschwächen ▶ Entwicklungsdyslexie, ▶ Entwicklungsdysgraphie und ▶ Entwicklungsdyskalkulie unterschieden (siehe dort).

Epidemiologie
Es liegen ältere epidemiologische Daten vor, nach denen Teilleistungsschwächen vor allem bei männlichen Kindern gefunden werden. Hier wurde eine Prävalenzrate von 6 % angesetzt; diagnostisch relevant erst ab etwa dem achten Lebensjahr.

Prognose
Es werden eine Vielzahl von behavioralen Therapiemaßnahmen, Trainings u. a. propagiert. Spezifisch zugeschnittene Trainigsmaßnahmen beinhalten befriedigende Erfolgsaussichten. Unbehandelt sind sekundäre psychosoziale Probleme sowie Analphabetismus prognostisch zu erwarten.

Alzheimer'sche Demenz

▶ Demenz, bei Alzheimer-Krankheit

Alzheimer'sche Erkrankung

▶ Demenz, bei Alzheimer-Krankheit

Alzheimer-Demenz

▶ Demenz, bei Alzheimer-Krankheit

Ambivalenz

Prof. Dr. med. Ralf Erkwoh

Definition
In einem strengen Sinne ist Ambivalenz das bewusste, gleichzeitige Bestehen von miteinander unvereinbaren angenehmen und unangenehmen Gefühlen und ihrer Äußerungen, die sich etwa in einer zugleich annehmenden und abweisenden Einstellung gegenüber einer Person manifestieren. Am schärfsten sind derartige Gegensätze in Freuds Lehre über die prägenitale Phase beschrieben worden, insofern hier sexuelle und aggressive Triebtendenzen nebeneinander, aber unbewusst bestehen sollen. Psychologisch kann argumentiert werden, dass personale Gefühlsausrichtungen fast nie eindeutig auf bejahend oder ablehnend festzulegen sind, aber die Ungereimtheiten beeinträchtigen den Betroffenen nicht. Bilden dagegen entgegengesetzte emotionale Einstellungen einen Ambivalenzkonflikt aus, kann es nach traditioneller Nomenklatur zur Neurosenbildung kommen. In einem weniger strengen Sinne wird Ambivalenz auch für die Schwierigkeit, sich zu entscheiden, verwendet. E. Bleuler rechnet die Ambivalenz unter die Grundsymptome der ▶ Schizophrenie und wertet sie als direkte Folge der schizophrenen Assoziationsstörung. Von der beschriebenen **affektiven Ambivalenz** unterscheidet er die **Ambitendenz** als Ambivalenz des Willens. Diese zeigt sich im Verhalten, etwas gleichzeitig zu beabsichtigen und zu vermeiden oder etwas und gleichzeitig etwas anderes zu bezwecken. Als **intellektuelle Ambivalenz** bezeichnet E. Bleuler das Äußern gleichzeitig bejahender und verneinender Urteile. Obwohl sich diese drei Formen der Ambivalenz auf unterschiedliche psychische Perspektiven beziehen, stehen sie untereinander in einem wechselseitigen Bedingungsgefüge.

Querverweis Krankheit

Bei ► Schizophrenie als Ambivalenzkonflikt sehr weit verbreitet; auch bei neurotischen Fehlhaltungen anzutreffen.

Amitriptylin

Prof. Dr. med. Ulrich Hegerl

Medikamentengruppe

Trizyklische Antidepressiva

Produktname

Saroten, Amineurin, Novoprotect

In Deutschland zugelassene Indikationen

Depressive Erkrankungen, langfristige Schmerzbehandlung im Rahmen eines therapeutischen Gesamtkonzepts.

Sonstige Anwendungsgebiete

Migräneprophylaxe

Pharmakokinetik

Gute Resorption nach oraler Gabe, hoher First-pass-Effekt (orale Bioverfügbarkeit 30–60 %), Halbwertszeit 10–30 Stunden, wird u. a. zu Nortriptylin (Halbwertszeit 36 Stunden) metabolisiert, Elimination der Metaboliten überwiegend renal als Glukuronid, muttermilchgängig.

Dosierung

Initial zwei- bis dreimal 25 mg oral, nach drei Tagen schrittweise Erhöhung auf 150 mg, bei Nichtansprechen nach drei Wochen bis auf 200 mg/Tag, unter stationären Bedingungen bis zu 300 mg/Tag. Bei supportiver Schmerztherapie und Migräneprophylaxe niedrigere Dosis (25–50 mg/Tag).

Kontraindikationen

Akute Intoxikation mit psychotropen Substanzen, ► Delir, Harnverhalt, Prostatahypertrophie mit Restharnbildung, paralytischer Ileus, Engwinkelglaukom, kardiale Vorschäden mit Erregungsleitungsstörungen.

Nebenwirkungen

Häufig:

- periphere anticholinerge Nebenwirkungen mit Mundtrockenheit, Akkomodationsstörungen, Gefahr der Glaukomprovokation, Obstipation, Miktionsstörung, Tachykardie, sexuelle Funktionsstörungen, orthostatische Hypotonie;
- zentral anticholinerge Nebenwirkungen mit Delir, kognitive Störungen (*Cave:* hirnorganische Vorschädigungen, anticholinerge Begleitmedikation, z. B. mit niedrigpotenten ► Neuroleptika oder Biperiden);
- kardiale Nebenwirkungen bei vorbestehenden kardialen Reizleitungsstörungen (Schenkelblock) durch chinidinartige Wirkung, Gefahr der Arrhythmie und gravierender Erregungsleitungsstörungen (z. B. kompletter AV-Block), Wirkverstärkung von Antiarrhythmika;
- Gewichtszunahme.

Selten:

- dosisabhängig tonisch-klonische Krampfanfälle.

Sehr selten:

- hämatoxische und hepatotoxische Reaktionen.

Wechselwirkungen

Wegen der serotoninagonistischen Wirkung ist eine Kombination mit anderen Serotoninagonisten (► MAO-Hemmer) zu vermeiden, da Gefahr eines ► Serotoninsyndroms.

Wirkmechanismus

Amitriptylin hemmt die Wiederaufnahme von Serotonin und Noradrenalin, der aktive Metabolit Nortriptylin hemmt überwiegend die Wiederaufnahme von Noradrenalin.
Amitriptylin entfaltet die antidepressive Wirkung mit einer Latenzzeit von ein bis zwei Wochen. Die volle antidepressive Wirksamkeit besteht oft erst nach vier bis sechs Wochen. Kommt es bei einer mittleren Dosierung von 150 mg/Tag nach zwei

bis vier Wochen zu keinerlei Befundbesserung, so ist eine Dosiserhöhung und bei weiterer Erfolglosigkeit nach zwei Wochen ein Umsetzen auf ein anderes ▶ Antidepressivum aus einer anderen Wirkstoffgruppe zu empfehlen.

Amnesie

▶ Korsakow-Syndrom/amnestisches Syndrom

Amnestisches Syndrom

Prof. Dr. med. Michael Zaudig

Synonyme
Engl.: amnestic syndrome

Definition
Von einem amnestischen Syndrom spricht man, wenn die Gedächtnisstörung isoliert bzw. im Vordergrund des klinischen Bildes steht, eine Beeinträchtigung von Alltagsfunktionen hervorruft (Schweregrad) und wenn eine konkrete organische Ursache nachgewiesen werden kann.
Das amnestische Syndrom ist aus neuropsychologischer Sicht durch die folgenden Merkmale charakterisiert (Calabrese 2000):
- erhebliche anterograde Amnesie,
- retrograde Amnesie variablen Ausmaßes,
- intaktes nicht-deklaratives Gedächtnis,
- intakte Intelligenzfunktion,
- erhaltenes Kurzzeit- und Arbeitsgedächtnis.

Die anterograde Amnesie bezieht sich auf das episodische Gedächtnis, d. h. auf Ereignisse, die in einen räumlich-zeitlichen Kontext eingebettet sind. Die nicht-deklarativen Gedächtnisanteile (wie z. B. Priming, mo-

torisches Lernen) sowie das semantische Gedächtnis (▶ Langzeitgedächtnis) sind weitestgehend erhalten. Da die kurzfristige Behaltensspanne (▶ Kurzzeitgedächtnis) sowie das Arbeitsgedächtnis ebenfalls erhalten sind, bleibt die intellektuelle Leistungsfähigkeit beim amnestischen Syndrom weitgehend unbeeinträchtigt.

Querverweis Krankheit
Ursachen des amnestischen Syndroms können sein:
- Zustand nach Schädel-Hirn-Trauma,
- Enzephalitis,
- Vitaminmangelkrankheiten,
- Hirntumore,
- Schlaganfall,
- akute oder chronische ▶ Intoxikation,
- Epilepsie,
- degenerative Erkrankungen des zentralen Nervensystems,
- Zustand nach Anoxie oder Hypoxie,
- multiple Sklerose,
- Alkohol,
- Malabsorption,
- tuberkulöse Meningitis,
- Hypoglykämie,
- Zustand nach Elektrokrampfbehandlung,
- Benzodiazepine.

Die Ursachen für das amnestische Syndrom können nochmals unterteilt werden in akut und chronisch, der chronische Verlauf wiederum in einen chronisch progredienten Verlauf und in einen stabilen Verlauf.
Nach **ICD-10** wird unterschieden in ein organisch amnestisches Syndrom, nicht durch Alkohol oder psychotrope Substanzen bedingt (F04), oder ein amnestisches Syndrom, bedingt durch psychotrope Substanzen (F1x.6).
Differentialdiagnostisch muss grundsätzlich unterschieden werden: die normale Altersvergesslichkeit, Gedächtnisstörung bei beginnender ▶ Demenz, psychogene (dissoziative) Amnesie, Gedächtnisstörung bei ▶ Depression.

Amnestisches Syndrom, durch psychotrope Substanzen

▶ Korsakow-Syndrom/amnestisches Syndrom

Amnestisches Syndrom, organisches

Prof. Dr. med. Michael Zaudig

ICD-10/DSM-IV-TR-Klassifikation

Nach ICD-10 wird ein organisches amnestisches Syndrom von einem durch psychotrope Substanzen verursachten ▶ amnestischen Syndrom unterschieden, nicht so im DSM-IV-TR (amnestische Störung aufgrund eines medizinischen Krankheitsfaktors).

In **beiden Klassifikationssystemen** wird die Entwicklung einer Gedächtnisbeeinträchtigung im Sinn einer Einschränkung der Fähigkeit, neue Informationen zu lernen, oder der Unfähigkeit, früher gelernte Informationen abzurufen, definiert. Die Gedächtnisstörung muss in bedeutsamer Weise Beeinträchtigung in sozialen und beruflichen Funktionsbereichen darstellen und stellt eine bedeutsame Verschlechterung gegenüber einem früheren Leistungsniveau dar. Darüber hinaus fordern beide Klassifikationssysteme objektive (organische) Nachweise für die amnestische Störung. Nach DSM-IV-TR wird noch unterschieden in eine vorübergehende amnestische Störung (kürzer als ein Monat) und eine chronische (länger als ein Monat). In DSM-IV-TR wird noch ein spezifischer Typ einer amnestischen Störung definiert: persistierende substanzinduzierte amnestische Störung.

Definition

Organische amnestische Syndrome sind Gedächtnisstörungen, bei denen durch kli-

nische und/oder apparative Diagnostik traumatische, neoplastische, entzündliche, metabolische oder degenerative Ursachen nachzuweisen sind. Während bei chronischen oder permanenten Amnesien das organische Korrelat in der Regel identifizierbar ist, kann die Ursache bei den zeitlich limitierten (akut, episodisch) Amnesien, z. B. transitorische Amnesien, oftmals nur indirekt aus den vorangehenden oder begleitenden Symptomumständen sowie aus der Rückbildungsdynamik geschlossen werden (Calabrese 2000).

Subtypen

Posttraumatische Amnesien (nach Schädel-Hirn-Trauma)

„Diese sind gekennzeichnet durch eine kurze Periode der retrograden Amnesie, einen längeren Abschnitt der anterograden Amnesie und Inseln erhaltenen Gedächtnisses innerhalb der amnestischen Lücke" (Kurz 2002). Die Restitution der Neugedächtnisbildung erfolgt allmählich über Tage bis Wochen. Die retrograde Gedächtnislücke schrumpft ebenfalls bis auf die Periode unmittelbar vor dem Trauma.

Transitorische globale Amnesien

Amnestische Episoden von kurzer Dauer, jedoch ohne manifesten organischen Substanzdefekt finden sich im Rahmen von transitorischen globalen Amnesien (TGA). Es handelt sich dabei um einen vorübergehenden Zustand vollständigen Erinnerungsverlustes mit einer zeitlichen Ausdehnung von weniger als 24 Stunden. Die TGA bildet sich vollständig zurück, hinterlässt aber eine komplette und dauerhafte Erinnerungslücke für den Zeitraum der Episode. Ursächlich werden Faktoren wie körperliche Anstrengung, emotionale Belastung oder akuter Schmerz (▶ Migräne), Schreckreaktionen, abrupte Temperatur- und/oder Blutdruckänderungen als Ursache angesehen.

Transitorische epileptische Amnesien

Diese auch als iktale oder epileptische Amnesie bezeichnete Störung ist durch kurze (meist unter einer Stunde) und in ihrer Frequenz häufigere retro- und anterograde Amnesie gekennzeichnet. In Einzelfällen kann die Gedächtnisstörung sich ausschließlich auf die retrograde Amnesie beschränken.

Persistente/chronische Amnesien
Bei den chronischen oder persistenten Amnesien wird unterschieden in progrediente und stabile Formen.

Progrediente Amnesien
Progrediente Amnesien finden sich auch im Rahmen chronisch progredienter Autoimmunerkrankungen bzw. erworbener Immundefekte, z. B. bei multipler Sklerose. Auch im fortgeschrittenen HIV-Stadium kommt es mit zunehmendem Immundefekt zur AIDS-Enzephalopathie, die ebenfalls mit schweren amnestischen Störungen vergesellschaftet ist, häufig auch in eine Demenz (HIV bedingte) übergeht.

Stabile (nonprogrediente) Amnesien
Schwere nicht-progrediente Amnesien finden sich nach traumatischen (Schädel-Hirn-Trauma), entzündlichen, toxisch-metabolischen Hirnschäden, temporärer Reduktion des zerebralen Stoffwechsels (nach Herzstillstand, ischämisch/anoxischen Ereignissen), bei raumfordernden Prozessen. **Schädel-Hirn-Traumata** können je nach Lokalisation persistente, unterschiedlich gefärbte kognitiv-mnestische Störungen bewirken. Intrakranielle Raumforderungen können ebenfalls in Abhängigkeit von Lokalisation und Ausdehnung spezifische Gedächtnisstörungen verursachen. Beim ▶ Korsakow-Syndrom liegt eine bilaterale Schädigung der medialen dienzephalen Strukturen zugrunde, die meist durch einen nutritiv bedingten Thiaminmangel (Alkohol) hervorgerufen wird. Die zugehörigen Symptome können über eine anterograde und retrograde Amnesie hinausgehen und ▶ Konfabulationen, geringen Informationsgehalt der sprachlichen Mitteilung, Mangel an ▶ Krankheitseinsicht sowie Antriebsdefizit einschließen. Wesentli-

ches Merkmal bei Patienten mit Korsakow-Syndrom ist, dass die Intelligenzleistungen abgesehen von der Gedächtnisstörung weitgehend intakt sind.
Persistierende stabile amnestische Störungen können auch bei der Meningoenzephalitis auftreten; bei der Herpes-simplex-Enzephalitis dominiert psychopathologisch im Langzeitverlauf ein emotional-mnestisches Dysfunktionssyndrom mit emotionaler Labilität, Irritierbarkeit und fluktuierenden Befindlichkeitsstörungen. Im Rahmen von Schädel-Hirn-Traumata sowie nach Enzephalitis mit prädilektivem Befall der frontotemporalen Hirnbasis findet sich selten auch eine fokale retrograde Amnesie. Hier ist gemeint, dass sich eine Gedächtnisstörung nur auf die Erinnerungsfähigkeit und die damit gesamtgespeicherte Information bezieht. Die anterograden Lern- und Gedächtnisleistungen sind hierbei nahezu intakt.

Therapie
Bei amnestischen Syndromen im Rahmen von Schädel-Hirn-Traumata gilt die Dauer der posttraumatischen Amnesie als Gradmesser für die Schwere der diffusen Hirnschädigung. Sie ist ein Prädiktor für die kognitiven, sozialen und psychiatrischen Dauerfolgen. Hinsichtlich der persistierenden Formen ist eine Restitution durch Training und intensive neuropsychologische Maßnahmen kaum möglich, so dass Ersatzstrategien und externe Hilfen die wichtigsten therapeutischen Ansätze darstellen. Je akuter das amnestische Syndrom, desto eher können diese Patienten von neuropsychologischen Trainingsmaßnahmen profitieren.

Amphetamine

Prof. Dr. med. Brigitta Bondy

Medikamentengruppe
Psychostimulantien

Produktnamen

In Deutschland derzeit kein Produkt mit Amphetamin im Handel.

In Deutschland zugelassene Indikationen

Keine

Pharmakokinetik

Oral verabreichtes Amphetamin wird nahezu vollständig resorbiert und sowohl unverändert als auch nach Hydroxylierung und Konjugation mit Glukuronsäure über die Niere ausgeschieden.

Dosierung

Stimulierende Wirkung bei 10–20 mg, exzessive Dosissteigerung bis zu 1 g alle drei Stunden möglich aufgrund der Toleranzentwicklung.

Kontraindikationen

Hypertonie; Thyreotoxikose; koronare Herzerkrankung; Phäochromozytom

Nebenwirkungen

Durch Freisetzung von Noradrenalin Vasokonstriktion und Blutdrucksteigerung, Schwitzen, Tremor, Mundtrockenheit, reflektorische Bradykardie. Gelegentlich Auslösung einer ▶ Psychose, die der produktiven Symptomatik der ▶ Schizophrenie ähnelt. Häufig sind Kopfschmerzen, Palpitationen, Schwindel, Dysphorie, Anspannung.
Cave: Psychostimulantien führen zu schwerer psychischer Abhängigkeit. Toleranzentwicklung führt zu exzessiven Dosissteigerungen.

Wechselwirkungen

Gleichzeitige Gabe von ▶ MAO-Hemmern verstärkt die peripheren sympathomimetischen Effekte.

Wirkmechanismus

Amphetamin ist eines der potentesten sympathomimetischen Amine, die neben den peripheren α- und β-Adrenozeptoren auch im Zentralnervensystem als Stimulans wirken. Als Substrat der Monoamintransporter in der Plasmamembran und in den Speichervesikeln dopaminerge, noradrenerge und serotonerge Freisetzung und Konzentrationen in der Synapse. Zusätzlich stimuliert es das medulläre Atemzentrum. Die psychischen Effekte hängen von der Dosierung und der Persönlichkeit des Individuums ab, die Müdigkeit lässt nach, Aufmerksamkeit und Leistungsbereitschaft nehmen zu, die Atmung wird angeregt, die Motorik verstärkt, der Appetit gedämpft, die Stimmung ist euphorisch, gehoben. Die körperliche Leistungsfähigkeit kann ansteigen, was die Gefahr eines Abusus beinhaltet.
Dopamin wird für die euphorisierende, Noradrenalin für die zentral stimulierende, antriebssteigernde Wirkung und den anorektischen Effekt verantwortlich gemacht. Vorübergehende Leistungssteigerung, Unterdrückung des Hungergefühls und insbesondere eine Zunahme des Wachzustandes mit Unterdrückung von Schlaf und Müdigkeit sind die Folge. Daher werden Amphetaminderivate als „Weckamine" bezeichnet. Längere Einnahme oder hohe Dosen führen häufig zu Depressionen oder Müdigkeit.
Dosissteigerung ist möglich, weil die peripheren sympathomimetischen Effekte nachlassen.
Das Suchtpotential ist geringer als das von ▶ Opiaten und ▶ Kokain.

Analyse von Bedingungen

Dr. phil. Dipl. Psych. Klaus Hartmann

Synonyme

Verhaltensanalyse; Problemanalyse; Bedingungsanalyse

A

Definition
Allgemeine Bezeichnung für Identifikation und Interpretation von Bedingungen, die an der Entstehung und Aufrechterhaltung einer Störung einen therapierelevanten Anteil haben.

Voraussetzung
Tragfähige Arbeitsbeziehung zwischen Patient und Therapeut, ausreichende Therapiemotivation des Patienten, ausreichende sprachliche Verständigungsmöglichkeit, ausreichendes Wissen um kulturellen Hintergrund.

Kontraindikationen
Mangelnde Offenheit und Glaubwürdigkeit, fragliche Therapiemotivation, zu unterschiedlicher kultureller Kontext.

Volltext
Analyse von Bedingungen ist bedeutungsgleich mit Bedingungsanalyse. Die inhaltliche Ausführung wird deshalb unter dem Stichwort ▶ Bedingungsanalyse dargestellt.

Analytische Psychologie

▶ Tiefenpsychologie

Anankasmus

▶ Zwang, psychodynamische Sicht

Änderungsbereiche

Dr. phil. Dipl. Psych. Klaus Hartmann

Synonyme
Ziele; Therapieziele; Target

Definition
Übergeordnete Bezeichnung für diejenigen Lebens- und Verhaltensbereiche, die störungsrelevante Bedingungen enthalten und im Rahmen der Therapie verändert werden sollen. Änderungsbereiche sind beispielsweise berufliche Situation, Partnerbeziehung, Wohnort bzw. soziales Umfeld, ebenso eingefahrene oder automatisierte Verhaltensmuster wie Essverhalten, suchtgefährdendes Verhalten, Vermeidungsverhalten, selbstverletzendes Verhalten etc.

Voraussetzung
Änderungsbereiche können erst festgelegt werden, wenn ausreichende Informationen über die lebensgeschichtliche Entwicklung und die Störungsentwicklung des Patienten exploriert und in einem funktionalen Zusammenhang plausibel dargestellt werden können, die Bedingungs- und ▶ Verhaltensanalyse abgeschlossen ist, das Problemverständnis des Patienten mit dem des Therapeuten kompatibel und die Therapiemotivation bzw. Änderungsbereitschaft abgeklärt worden sind.

Kontraindikationen
Unzureichendes Problemverständnis des Patienten, unzureichende Therapiemotivation.

Durchführung
Änderungsbereiche werden im Rahmen der ▶ Verhaltensdiagnostik identifiziert und stellen eine Art Umgebung dar, in welcher einzelne Verhaltensänderungen (konkrete, operationalisierte Therapieziele) durchzuführen sind. Die Änderungsbereiche werden von Therapeut und Patient gemeinsam und in Übereinstimmung festgelegt.

Volltext
Änderungsbereiche unterscheiden sich von konkreten ▶ Therapiezielen insofern, als sie einmal diese enthalten, zum anderen einen fließenden Übergang von den durch

die Störung beeinträchtigten Verhaltensweisen zum funktionierenden Verhalten (Ressourcen) ermöglichen. Beispielsweise können die berufliche Situation als Änderungsbereich und das Abgrenzen hinsichtlich Überforderung als konkreteres Therapieziel festgelegt sein. Therapeutisch reicht es nicht aus, lediglich das Ablehnen von übermäßigen Anforderungen in einem ▶ Selbstsicherheitstraining zu üben, wenn die Arbeitssituation an sich den Patienten überfordert. In diesem Fall muss auch während der Therapie ein Arbeitsplatz- oder Berufswechsel vorbereitet werden. Andererseits würde ein alleiniger Berufswechsel auf längere Sicht wenig helfen, wenn der Patient nicht gelernt hat, sich frühzeitig und adäquat gegen Überforderung zu wehren. Bei suchtgefährdenden Verhaltensweisen würde beispielsweise das erreichte Therapieziel, auf Alkoholkonsum zu verzichten, längerfristig gefährdet sein, wenn nicht gleichzeitig der Änderungsbereich – hier z. B. „Freizeitverhalten" („um die Häuser ziehen", Discobesuche, Stammtischclique etc.) – in der Therapie mit berücksichtigt wird. Änderungsbereiche stellen quasi den Kontext der operationalisierten Therapieziele dar.

Änderungsmotivation

Dr. phil. Dipl. Psych. Klaus Hartmann

Synonyme
Motivation; Therapiemotivation; Compliance

Definition
Änderungsmotivation, ein innerer psychischer Vorgang, durch den einer Handlung im Hinblick auf ein bestimmtes Veränderungsziel der Antrieb gegeben wird. Der in der Bezeichnung Änderungsmotivation enthaltene Begriff Motivation bezeichnet im Gegensatz zum Motiv einen Prozess, der die Dynamik des Handelns bedingt.

Voraussetzung
Die eigentliche Änderungsmotivation des Patienten kann erst dann richtig eingeschätzt werden, wenn der Patient über ein ausreichendes Problemverständnis verfügt, d. h. er muss wissen, wie und warum seine Störung entstanden ist (Kausalattribution), wie und warum sie aufrechterhalten wurde und schließlich, wie und mit welchem Aufwand die Störung oder Symptomatik verändert werden kann (Kontrollattribution).

Volltext
Änderungsmotivation und Therapiemotivation werden z. B. von Kanfer und Mitarbeitern (1996) in ihrem Buch „Selbstmanagement-Therapie" ausführlich abgehandelt. Zunächst wird zwischen Anlässen, eine Therapie aufzusuchen (Anraten oder Druck des Arztes oder des Partners, Leidensdruck etc.) und der tatsächlichen Therapieerwartung unterschieden (Bestätigung des Leidens; Bestätigung, Opfer der Umstände zu sein, einen Gesprächspartner zu haben; sekundärer Therapiegewinn; Lebenshilfe (life-assistance) oder das störungsbezogene Verhalten zu ändern). Die eigentliche Änderungsmotivation lässt sich nur selten in den ersten Therapiestunden feststellen, da zu Therapiebeginn fast immer eine tiefe Resignation vorherrscht und die Patienten oft über Jahre erfolglos versucht haben, ihre Störung in den Griff zu bekommen. Sie müssen erst lernen, aus ihrer Hilflosigkeit herauszukommen, um erkennen zu können, dass mit Hilfe der Therapie neue Möglichkeiten der Veränderung zu entdecken sind. Verhaltensänderungen sind u. a. deshalb schwierig, weil eingefahrene alte Gewohnheiten aufgegeben und neue Verhaltensweisen mühsam eingeübt werden müssen. Eine Änderungsmotivation ist erst dann ausreichend, wenn sich der Patient vorstellen kann, dass er durch sein eigenes Handeln auch tatsächlich die gewünschte Veränderung erreichen kann (self-efficacy). Bei nicht ausreichender Änderungsmotivation ist zu überprüfen, woran dies liegt. Häu

fig liegen emotionale Blockaden vor, die dem Patienten kaum oder gar nicht bewusst sind. So kann beispielsweise ein Patient aufgrund starker Scham- oder Schuldgefühle seine Störung als gerechte Strafe empfinden, ein anderer könnte seine Symptomatik quasi als „Waffe" verwenden, um eine relevante Bezugsperson an sich zu binden. Auch können schwere depressive Zustände oder extreme Ängste so im Vordergrund stehen, dass zunächst eine diesbezügliche Symptomreduktion erfolgen muss, bevor eigene Verhaltensänderungen überhaupt in Erwägung gezogen werden können. Eine Änderungsmotivation wird erst dann therapierelevant, wenn bloße Änderungsabsichten oder Erwartungen in praktisches Handeln umgesetzt werden.

Angiopathische Demenz

▶ Demenz, vaskuläre

Ängste, frei flottierende

▶ Angststörung, generalisierte

Angsterkrankung

▶ Angststörungen

Angsthysterie

▶ Hysterie

Angstkrankheit

▶ Angstneurose, psychodynamische

Ängstliche (vermeidende) Persönlichkeitsstörung

▶ Persönlichkeitsstörung, ängstlich-vermeidende

Angstneurose

▶ Angststörung, generalisierte

Angstneurose, psychodynamische Sicht

Dr. med. Thomas Simmich

Synonyme
Angststörung; Angstkrankheit
Nur teilweise übereinstimmend: Herzangstneurose; Herzphobie

Definition
Angstneurose ist der wissenschaftshistorisch bedeutsame Terminus zur Kennzeichnung eines nosologisch einheitlich verstandenen Krankheitsbildes einer Neuroseform, deren Leitsymptom die Angst ist. Aus der Perspektive der heute anerkannten deskriptiven Klassifikation (ICD-10; DSM-IV-TR) ist Angstneurose ein diagnostisch heterogener Begriff, der der generalisierten Angststörung und der Panikstörung nahe steht, aber auch phobische Symptombildungen und mehr oder weniger ausgeprägte somatische Angstkorrelate bzw. Angstäquivalente umfasst.

Begriffsgeschichte
Mit dem 1895 eingeführten Begriff der Angstneurose fasste S. Freud neben der ▶ Hypochondrie und der ▶ Neurasthenie eine Gruppe von Neurosen zusammen, die er als Aktualneurosen bezeichnete und auf Aktualkonflikte etwa infolge einer

biologisch-energieökonomisch verstandenen Libidostauung zurückführte und zunächst von den Psychoneurosen abgrenzte, deren Psychogenese und Psychodynamik er in der Wirkung ungelöster intrapsychischer (Infantil-)Konflikte sah. Mit der Revision seiner Theorie der Angstentstehung und Aufgabe der Libidostauungstheorie zugunsten eines Angstverständnisses als Signal psychischer Spannungszustände infolge unbewusster Konflikte verlor die Konzeption der Aktualneurosen zugunsten differenzierterer Auffassungen zur Psychodynamik der Angstneurose an Bedeutung. Deskriptiv nahezu synonym gebraucht, bestimmte vor allem der Begriff der Herzangstneurose bzw. Herzphobie die Theorienprogression im psychodynamischen Verständnis der Angstneurose (Richter u. Beckmann 1969). Menzos schlug vor, besser von einem angstneurotischen Modus der Konfliktverarbeitung zu sprechen (Menzos 1982). Seit den 70er Jahren wird der Begriff – dem allgemeinen Trend zur deskriptiven Diagnostik folgend – durch den der Angststörung ersetzt.

Volltext
Obwohl Freud selbst die ursprünglich zugrunde gelegten psychodynamischen, psychogenetischen und nosologischen Hypothesen bald als spekulativ erkannte und wiederholt korrigierte, erstaunt der bis heute unter psychodynamisch orientierten Psychotherapeuten weiterhin verbreitete Begriffsgebrauch. Es scheint, dass mit der Angstneurose ein Krankheitsbild erfasst wird, das zumindest im Hinblick auf behandlungspraktische Erwägungen homogener ist, als der Terminus quer über mehrere heutige deskriptive Klassifikationen erwarten lässt und einen psychodynamischen Zusammenhang zwischen heute deskriptiv different verstandenen Störungen nahe legt. Während deskriptiv bestimmte Angststörungen, die *per definitionem* eigentlich keine nosologische Qualität für sich beanspruchen, dennoch zunehmend

als Quasikrankheitsbegriffe verwendet werden, was sich etwa in störungsspezifischen Therapiekonzeptionen zeigt, die sich am aktuellen Leitsymptom einer Störung orientieren, zeigen Angstzustände tatsächlich eher ein Kontinuum zwischen diffuser körpernaher psychotischer Angst über die Angst auf dem Niveau der Borderline-Persönlichkeitsorganisation über „reife", neurotische Angst bis hin zu sekundären Angstsyndromen bei schweren körperlichen Erkrankungen und nichtpathologischen konkreten Befürchtungen in emotionalen Belastungssituationen. Diese gehen außerdem häufig mit weiteren, etwa depressiven oder anankastischen Symptombildungen oder Persönlichkeitsakzentuierungen einher, die im Konstrukt Komorbidität scheinbar wie eigenständige Erkrankungen abgebildet werden. Der Angstaffekt wird von somatischen Korrelaten begleitet, die teilweise den Angstaffekt vollständig vertreten können und dann Angstäquivalente genannt werden.

Eine moderne, heuristisch produktive Konzeption der Angstneurose hat der Komplexität ätiologischer Faktoren Rechnung zu tragen und die Frage nach dem Übergang und der Überlappung von im Querschnitt deskriptiv unterscheidbaren Störungsbildern zu beantworten. Ausgehend von einem biologisch verankerten Angstreaktionsmuster (analog der Schmerzreaktion) ist dessen inadäquate Aktivierung und regressive Desintegration von reifer konkreter Furcht hin zu psychogenetisch früher diffuser und somatisierter Angst zu klären. In jüngerer Zeit wurde das psychodynamische Verständnis angstneurotischer Symptombildungen vor allem von Befunden der Bindungsforschung befruchtet. Eine entwicklungspsychologisch orientierte Angsttypologie legt nicht nur ein störungsspezifisches Vorgehen im Hinblick auf das jeweils aktuelle Leitsymptom, sondern vor allem eine strukturbezogene ▶ Psychotherapie des zugrunde liegenden „Angstniveaus" nahe (Rudolf 2004).

Therapie

pharmakologisch

Schwere Angstneurosen mit ausgeprägter Strukturschwäche bzw. regressiver Desintegration machen oft, insbesondere in Episoden akuter Dekompensation, die unterstützende Therapie mit ▶ Psychopharmaka unentbehrlich. Dabei kommen in Abhängigkeit vom Leitsymptom sowohl Anxiolytika, ▶ Antidepressiva sowie ▶ Neuroleptika zum Einsatz. Bei einzelnen Antidepressiva haben durchgeführte Studien zur Zulassung für die Indikation der generalisierten Angststörung geführt. Darüber hinaus sollten Psychopharmaka nur eine vorübergehende Ergänzung der Psychotherapie sein und zurückhaltend eingesetzt werden. Dies gilt insbesondere deshalb, weil die aus psychodynamischer Sicht zum Krankheitsbild gehörende basale Abhängigkeitsproblematik eine besondere Suchtgefährdung nahe legt. Insbesondere die Emanzipation von der letzten Tablette korrespondiert oft mit dem entscheidenden Behandlungsschritt einer kurativen Psychotherapie.

psychotherapeutisch

Eine konfliktaufdeckende tiefenpsychologisch fundierte oder psychoanalytische Psychotherapie kann indiziert sein, wenn Patienten selbst an einem tieferen Verständnis ihrer neurotischen Ängste interessiert sind und das Störungsbild komplexe Züge trägt. Dabei können auch psychodynamische Psychotherapeuten bei Angstneurotikern kaum auf aktive Therapietechniken verzichten und kennen das Problem einer Arretierung

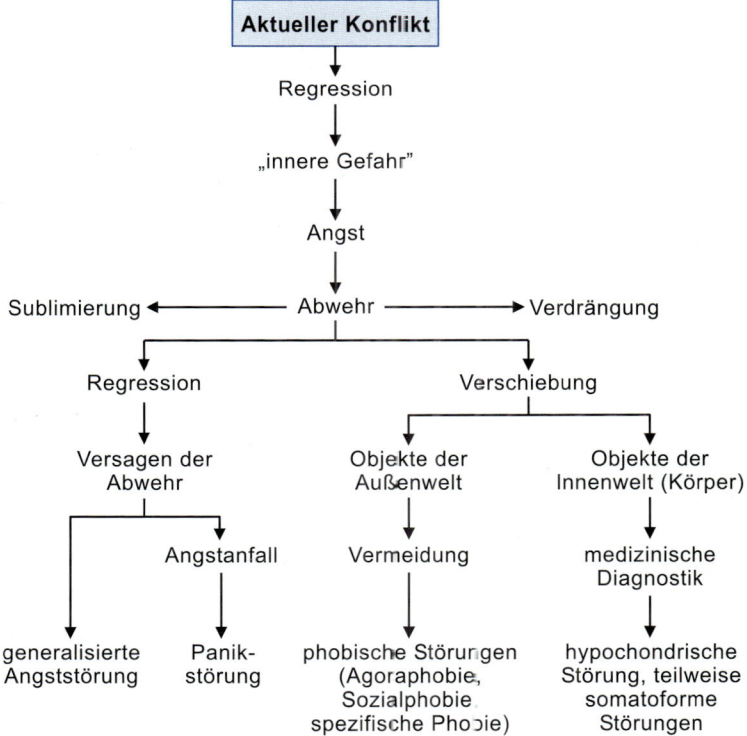

Angstneurose, psychodynamische Sicht. Abb. 1 Modell der Symptombildung bei neurotischen Angststörungen (in Anlehnung an Senf und Broda 1996).

in einer regressiv-anklammernden, aber letztlich nicht mehr hilfreichen Beziehung, während Verhaltenstherapeuten bei komplex gestörten Patienten vorhandene Behandlungsmanuale oft nicht optimal zum Einsatz bringen können.

Im Vordergrund psychodynamischer Therapieansätze steht der Aufbau einer haltgebenden Beziehung, die eine Annäherung an abgewehrte Gefühle und ein Verständnis jener unbewussten Konflikte ermöglicht, die die pathologische Abwehr ausgelöst haben. Untrennbar verbunden hiermit ist die Analyse struktureller Aspekte der Ich-Reife und der Qualität der Objektbeziehungen, um einen psychischen Emanzipationsprozess einzuleiten, der die Abhängigkeit von ambivalenten Beziehungsobjekten und den unbewusst funktionalen Einsatz des Angstsymptoms abmildert. Dabei können aktive Techniken und die Einbeziehung verhaltenstheoretisch begründeter Angstexpositionen Teil einer emotional und kognitiv korrigierenden Neuerfahrung werden. In der stationären Psychotherapie ist bei Angsterkrankungen ein methodenintegrierendes Vorgehen, oft mit einem gruppenpsychotherapeutischen Behandlungsschwerpunkt, inzwischen Standard.

Eine typische Behandlungserfahrung der Therapeuten ist, dass Angstneurotiker eine starke Tendenz zum Haften am Konkreten, äußerlich Festzumachenden, haben und ihre Therapeuten immer wieder zur Beruhigung zu instrumentalisieren versuchen. Dies kann in das therapeutische Dilemma einer zwar stützend-schonenden, aber die Ängste weiter chronifizierenden Beziehung führen, wenn angstmachende starke Gefühle, etwa verdrängte dysfunktionale Aggressionen, gemeinsam vermieden werden und nicht immer wieder die unbewussten Beziehungsarrangements des Patienten konsequent verbalisiert werden.

Epidemiologie

Neurotische Angsterkrankungen sind mit durchschnittlich etwa 10 % der Inanspruchnahmepopulation einer Allgemeinpraxis häufig, Frauen zwischen 20 und 40 Jahren sind mindestens doppelt so oft betroffen wie Männer, dabei überwiegen die ▶ phobischen Störungen.

Verlauf und Prognose

Der Verlauf ist intermittierend mit mehr oder weniger langen Pausen zwischen den Panikattacken oder primär chronisch. Angstneurosen zeigen nur selten eine Spontanheilung. Bei einem Teil der Patienten kommt es zu einem Wechsel der psychischen oder psychosomatischen Symptome. Während die Zunahme von Phobien gelegentlich Ausdruck einer (Fehl-) Anpassung auf reiferem Funktionsniveau mit der Möglichkeit der Angstfreiheit durch konsequente Vermeidung darstellt, dürfte die oft zu beobachtende Entwicklung stärker hypochondrischer Tendenzen auch von den Reaktionen des medizinischen Systems abhängen.

Angststörung

▶ Neurose

Angststörung, generalisierte

Dr. phil. Dipl. Psych. Jürgen Konermann

ICD-10/DSM-IV-TR-Klassifikation

Die generalisierte Angststörung (GAS) ist eine **„Sorgen"-Krankheit**, d. h. sie ist in erster Linie gekennzeichnet durch ein Übermaß an furchtsamer Erwartung und ängstlichen Sorgen, verbunden mit hohem Anspannungsniveau und verschiedenen somatischen Symptomen. In ICD-10 (F41.1) sind dementsprechend Anspannung, Besorgnis und Befürchtungen in Bezug auf alltägliche Ereignisse und Probleme seit mindestens einem Zeitraum von sechs Monaten gefordert (Kriterium A). Neben einem Symptom aus der Liste, die für fast alle ▶ Angststörungen Gültigkeit hat (vegetative Symptome; Symptome, die Thorax und Abdomen betreffen; psychische Symptome; allgemeine Symptome ▶ Angststörungen), sollten drei der folgenden Symptome vorhanden sein: Muskelverspannungen, Ruhelosigkeit, Aufgedrehtsein (Nervosität, psychische Anspannung), Kloßgefühl, übertriebene Schreckreaktionen, Konzentrationsschwierigkeiten, Reizbarkeit, Einschlafstörungen (Kriterium B). Kriterium C schließt die Gleichzeitigkeit mit den Diagnosen ▶ Panikstörung, ▶ phobische Störungen, ▶ Zwangsstörungen und ▶ hypochondrische Störung aus. Neben ähnlichen Diagnosekriterien beschreibt DSM-IV-TR (300.02) zusätzlich die mangelnde Fähigkeit zur Kontrolle der Sorgen und ein klinisch bedeutsames Leiden oder Beeinträchtigungen in verschiedenen Lebensbereichen durch die Symptomatik.

Synonyme
Angstneurose; Ängste, frei flottierende

Englischer Begriff
Generalized anxiety disorder (GAD)

Definition
Begriffsgeschichte
Der Begriff ist relativ neu; 1980 fand er erstmals Eingang in die damals gültige Fassung des DSM (DSM-III). In der Vergangenheit wurde diese Störung als Angstneurose bezeichnet und erstmals von Freud ausführlich beschrieben, der sie von der ▶ Neurasthenie ableitete. Die Validität der Störungsentität ist bis heute umstritten, was sich auch in den zahlreichen diagnostischen Ausschlusskriterien manifestiert.

Klinik
Hauptmerkmal einer GAS sind chronisch anhaltende Ängste aufgrund sorgenvollen Grübelns über alltägliche Dinge. Das Grübeln kann von den Betroffenen nicht oder nur sehr schwer unterbrochen und damit kontrolliert werden. Die Hauptthemen der Sorgen sind: Die eigene körperlicher Unversehrtheit (ich könnte krank werden), die Unversehrtheit naher Angehörigen (diese könnten z. B. einen Unfall erleiden oder krank werden), das eigene Versagen (z. B. im Beruf oder in einer mir wichtiger Rolle) etc. Dabei ist das Denken geprägt durch Katastrophisierungen. Dass vielfältige Aspekte des Lebens zum Fokus der Ängste werden, beschreibt der Begriff „generalisiert". Bei den Betroffenen dominieren permanente Anspannung und Nervosität, so dass auch etwas irreführend von „frei flottierender" Angst gesprochen wird. Die Ängste variieren in ihrer Intensität in Abhängigkeit von Belastungen, können aber auch gerade in Phasen der Ruhe ansteigen. Obwohl die Ängste in der Regel nicht durch äußere Reize ausgelöst werden, können Ängste durch die Konfrontation mit angstmachenden Themen deutlich aktiviert und verstärkt werden. So kann die Wahrnehmung der Sirene eines Rettungswagens zu erheblichen Erregungszuständen führen. Die Patienten vermeiden oft solche Reize, indem keine Zeitungen mit Katastrophenmeldungen gelesen werden, Fernsehsendungen über Krankheiten ausgeschaltet werden etc. Kontrollanrufe bei Angehörigen, um sich deren Wohlergehens zu versichern, sind nicht selten. Die psychosoziale Beeinträchtigung durch GAS ist hoch, vergleichbar in etwa mit der Beeinträchtigung durch eine mittelschwere ▶ depressive Episode. Neuere Konzeptualisierungen fokussieren den Stellenwert so genannter Metasorgen, d. h. die ängstliche Besorgnis über das ja auch von den Betroffenen für nicht normal angesehene Grübelverhalten, und messen diesem Phänomen eine bedeutsam stressende Wirkung bei.

Therapie
Vor der Einleitung therapeutischer Maßnahmen sind mögliche **Komorbiditäten**

zu beachten, da die Komorbiditätsrate beträchtlich ist. Studien, die sich nur nach den positiv formulierten diagnostischen Kriterien richten, berichten übereinstimmend über eine hohe Wahrscheinlichkeit des gemeinsamen Auftretens mit ▶ depressiven Störungen und mit anderen Angststörungen. Nur bei einem Drittel der GAS-Betroffenen dürfte sich ihr Leiden auf eine Diagnose beschränken.

Innerhalb der ▶ Verhaltenstherapie beginnen alle bekannten Therapieansätze mit Edukation über die Störung und deren vermutete Entstehungsbedingungen. ▶ Entspannungsverfahren wie Progressive Muskelrelaxation nach Jacobson (▶ Muskelentspannung, progressive, nach Jacobson) und angewandte Entspannung zur Reduktion der vegetativen Erregung fanden in der Vergangenheit häufige Anwendung und sind bezüglich ihres Wirkungsgrades gut belegt. Ebenfalls relativ bewährt sind Methoden der ▶ kognitiven Umstrukturierung mit dem Fokus auf der Modifikation verzerrter Wahrnehmungen, irrationaler katastrophisierender Erwartungen und grundlegender Schemata. Auch ▶ Expositionen in vivo mit angstaktivierenden Reizen, die von den Betroffenen vermieden werden, werden schon länger propagiert. Mit der vermehrten Verwendung imaginativer Verfahren (▶ Imagination) in der Verhaltenstherapie fand auch die Sorgenkonfrontation in sensu vermehrte Verbreitung. Gerade das Vorgehen der Sorgenkonfrontation, in dem die Patienten dazu angehalten werden, ihre schlimmsten Befürchtungen konsequent „zu Ende" zu phantasieren, stellen eine große Belastung für die Patienten dar und sollten nur von ausgebildeten Fachleuten vorgenommen werden. Neuere Ansätze ergänzen das Instrumentarium noch durch ein ▶ Problemlösetraining, indem angestrebt wird, das Sorgenverhalten durch gezieltes Problemlöseverhalten zu ersetzen. Eine isolierte Anwendung nur einer dieser Methoden ist nicht angebracht, sie werden in so genannten „Angstbewältigungsprogrammen" kombiniert.

Psychodynamisch orientierte Behandler betonen, dass sich die Therapie nicht nur nach den einzelnen diagnostischen Gruppen richten müsse, sondern die spezifische Psychodynamik und das Ausmaß der Gestörtheit der Ich-Funktionen zu berücksichtigen sind. Da es sich bei der GAS um relativ diffuse Ängste handelt, ist davon auszugehen, dass der Anteil strukturell schwerer gestörter Patienten hoch ist. Deshalb sollte „die Stärkung bzw. Nachreifung ihrer defizitären Ich-Funktionen und ihrer mangelhaften Angsttoleranz im Vordergrund des therapeutischen Prozesses stehen"(Dengler u. Selbmann 2000). Bei schwerer gestörten Patienten ist eine konfliktaufdeckende Arbeit zumindest in der Anfangsphase kontraindiziert, Ich-stützende Maßnahmen sind erforderlich, was zur Folge hat, dass der Therapeut aktive und wenn nötig supportive Funktionen erfüllen muss.

Bewertung

Es liegen Leitlinien zur Behandlung der GAS vor (Dengler u. Selbmann 2000). Es besteht kein Konsens hinsichtlich der Therapie der ersten Wahl. Der Evidenzgrad scheint aufgrund der vorliegenden Studien für die Psychopharmakotherapie höher als für Verhaltenstherapie und psychodynamische Verfahren (in dieser Reihenfolge).

Wirksamkeit

Die Konzeptualisierung der Störung sowie die der Behandlungsmaßnahmen befinden sich erst im Entwicklungsstadium. Die Anzahl und das Design der Studien, z. B. Komorbiditätsausschluss, lassen nur begrenzte Aussagen zu. Alle untersuchten psychotherapeutischen Ansätze konnten im Vergleich zu Kontrollgruppen ihre Wirksamkeit belegen. Die **kognitiven Therapien** sowie deren Kombination mit behavioralen Elementen zeigen dabei die deutlichsten und stabilsten Effekte. Die angewandte Entspannung erzielt große und stabile Effekte, ansonsten ist die Anwendung einzelner Methoden nicht zu empfehlen. Insgesamt sind die erzielten Effekte nicht so hoch wie bei anderen Angststörungen.

Ergebnisse mit **psychodynamischen Therapien** sind nach wie vor wenig zahlreich. Kurzfristige Effekte konnten nachgewiesen werden. Jedoch scheint die langfristige Stabilität noch unbefriedigend. Einige Studien jedoch konnten gute Ergebnisse erzielen.

Sofortmaßnahmen

pharmakologisch

▶ Buspiron (ein Azapiron) wird eine relativ hohe Effektivität zugeschrieben. Unter Berücksichtigung fehlender Missbrauchs- und Abhängigkeitsgefährdung sowie geringer Nebenwirkungen scheint diese Substanz das Mittel der ersten Wahl zu sein. Weiterhin können ▶ trizyklische Antidepressiva wie ▶ Imipramin, Amitriptylin und Doxepin auch im Hinblick auf nachgewiesene Effekte empfohlen werden. Auch Paroxetin und ▶ Venlafaxin überzeugten in mehreren Studien. Wie bei allen Angsterkrankungen sind Benzodiazepine kurzfristig wirkungsvoll, jedoch aufgrund ihrer Nebenwirkungen, des Abhängigkeitspotentials und des Reboundeffektes nach Absetzen nur in Ausnahmefällen und für eine kurze Zeitspanne indiziert. Die langfristige pharmakologische Behandlung sollte einem Facharzt überlassen bleiben.

psychotherapeutisch

Die Diagnostik einer GAS ist schwierig, da der Betroffene die entsprechende Symptomatik in der Regel nicht offen präsentiert, sondern von den körperlichen Anspannungs- und Angstkorrelaten berichtet, was zu letztendlich wenig zielführender somatischer Diagnostik und möglicherweise auch zu inadäquaten somatischen Maßnahmen führt. Insofern ist das Erkennen der Störung eminent wichtig. Der nächste Schritt dürfte darin bestehen, Einsicht in die Behandlungswürdigkeit der Störung zu schaffen und zu weitergehenden therapeutischen Maßnahmen zu motivieren.

Epidemiologie

Hinsichtlich der Prävalenzraten ergibt sich aufgrund der Heterogenität der Definitionskriterien eine sehr große Streuung über verschiedene Studien. Die Angaben zu Lebenszeitprävalenzen schwanken von unter 1 % bis über 30 %, die meisten Studien berichten jedoch über Lebenszeitprävalenzen zwischen 4 % und 6 %. Da als psychische Erkrankung häufig unerkannt, frequentieren diese Patienten in größerer Zahl Allgemeinmediziner (bis zu 8 % der Patienten einer Allgemeinarztpraxis). Frauen scheinen häufiger betroffen als Männer.

Während bei den anderen Angststörungen das Erstmanifestationsalter in der Kindheit und Jugend oder im frühen Erwachsenenalter liegt, treten erste GAS-Symptome frühestens im Erwachsenenalter bis ins spätere Erwachsenenalter auf. Somit scheint die GAS eher eine Angststörung des höheren Lebensalters zu sein.

Verlauf

Die Erkrankung setzt in der Regel schleichend ein und bleibt chronisch bestehen, wenn auch gewissen Fluktuationen unterworfen. Hinzu kommen häufig körperliche Probleme aufgrund der permanent vorhandenen und jahrelangen Stressreaktion. Auch das Hinzukommen somatoformer Störungen erscheint nicht selten. Insofern sind GAS-Betroffene in ihrer Lebensführung deutlich eingeschränkt und frequentieren häufig ärztliche Einrichtungen.

Angststörungen

Dr. phil. Dipl. Psych. Jürgen Konermann

ICD-10/DSM-IV-TR-Klassifikation

In der in Deutschland verbindlich gültigen ICD-10 werden die Angststörungen mit anderen Störungen unter der Bezeichnung „Neurotische, Belastungs- und so-

Angststörungen. Tab. 1 Angststörungen nach ICD-10 und DSM-IV-TR (ohne Restkategorien).

Nach ICD-10		Nach DSM-IV-TR	
F40	**Phobische Störungen**	300.01	Panikstörung mit Agoraphobie
F40.00	Agoraphobie	300.21	Panikstörung ohne Agoraphobie
F40.01	Agoraphobie mit Panikstörung	300.22	Agoraphobie ohne Panikstörung in der Vorgeschichte
F40.1	Soziale Phobien	300.29	Spezifische Phobie
F40.2	Spezifische Phobien	300.23	Soziale Phobie
		300.3	Zwangsstörungen
F41	**Andere Angststörungen**	300.81	Posttraumatische Belastungsstörung
F41.0	Panikstörung	308.3	Akute Belastungsreaktion
F41.1	Generalisierte Angststörung	300.89	Generalisierte Angststörung
F41.2	Angst und depressive Störung, gemischt	293.89	Angststörung bei körperlicher Erkrankung; Substanz-induzierte Angststörung

matoforme Störungen" im Kapitel F4 zu-sammengefasst. ICD-10 unterscheidet zwischen „phobischen Störungen" und „anderen Angststörungen", DSM-IV-TR verzichtet auf diese Unterteilung (siehe Tabelle 1). DSM-IV-TR subsumiert, nicht unumstritten, die ► Zwangsstörung und die ► posttraumatische Belastungsstörung mit unter die Angststörungen. Zudem wird der Angststörung organischer Verursachung eine eigene Störungsbeschreibung im Rahmen des Kapitels Angststörungen zugebilligt. Ein weiterer wichtiger Unterschied zwischen den beiden Diagnosesystemen ist die Wertung der Panikattacke (► Panikstörung). Diese besitzt in DSM-IV-TR einen vorrangigen Stellenwert, wobei die Situationsgebundenheit von Ängsten erst in zweiter Linie interessiert. Abgesehen von diesen konzeptionell-theoretischen Unterschieden sind die inhaltlichen Kriterien zur Diagnosestellung ausgesprochen kompatibel.

Synonyme
Angsterkrankung

Englischer Begriff
Anxiety disorders

Definition

Begriffsgeschichte
Das Wort Angst ist auf den lateinischen Begriff „angustia" (Enge, Enge in der Brust) zurückzuführen, womit die somatischen Affektkorrelate bereits gut beschrieben sind. Angst bezeichnet also einen Zustand, der einem die Kehle zuschnürt, der beklemmt, subjektiv ausweglos erscheint. Historische Beschreibungen haben bis heute ihre Gültigkeit nicht verloren. Westphal beschrieb die Agoraphobie bereits 1871 und meinte damit unbegründete Ängste vor öffentlichen Plätzen. Freud grenzte von der ► Neurasthenie einen Symptomenkomplex ab, den er als Angstneurose bezeichnete, dessen Kernsymptomatik er mit frei flottierenden Ängsten angab. Diese Unterteilung in phobische Ängste und ohne Situationsbezug auftretende Ängste wirkt bis heute nach.

Klinik
Angst gehört zu den Grundemotionen eines Menschen (Primäraffekt). Als **biopsychologisches Signal** warnt es vor Bedrohungen und Gefahren, ist unverzichtbar im Hinblick auf die Auseinandersetzung mit der Umwelt und die Gestaltung zwischenmenschlicher

Beziehungen. Das Ausmaß des individuell tolerierten Angstniveaus ist sehr variabel. Angst ist hochgradig verhaltenssteuernd und als normalpsychologisches Phänomen von hohem adaptiven Wert. Psychopathologische Relevanz erhält es lediglich durch ein Zuviel oder Zuwenig. Angststörungen sind gekennzeichnet durch ein deutliches Zuviel an erlebter Angst und beeinträchtigen das Leben des Betroffenen in hohem Maß. Des Weiteren gehören zu den Merkmalen pathologischer Ängste je nach Art der Angststörung in verschieden Kombinationen: – das Fehlen einer realen Bedrohung – die Stärke und Frequenz des Auftretens – ihre lange Dauer – das Vorhandensein belastender körperlicher Symptome – ihre Unkontrollierbarkeit – das Vorhandensein von Erwartungsängsten – die mangelnde Fähigkeit zur Beruhigung – die Vermeidung angstmachender, objektiv ungefährlicher Situationen oder Objekte – das Unterlassen wichtiger Tätigkeiten aufgrund der Ängste.

Die **Symptomatik** ist vielfältig und individuell äußerst variabel. ICD-10 listet folgende typische Symptome auf, deren Existenz abhängig von der Art der Angst zur klassifikatorischen Diagnostik gefordert wird:

- **Vegetative Symptome:** 1. Palpitationen, Herzklopfen oder erhöhte Herzfrequenz. 2. Schweißausbrüche. 3. Fein- oder grobschlägiger Tremor. 4. Mundtrockenheit.
- **Symptome, die Thorax oder Abdomen betreffen:** 5. Atembeschwerden. 6. Beklemmungsgefühl. 7. Thoraxschmerzen oder Missempfindungen. 8. Nausea oder abdominelle Missempfindungen.
- **Psychische Symptome:** 9. Gefühl von Schwindel, Unsicherheit, Schwäche oder Benommenheit. 10. Derealisation oder Depersonalisation. 11. Angst vor Kontrollverlust, verrückt zu werden oder auszuflippen. 12. Angst zu sterben.
- **Allgemeine Symptome:** 13. Hitzewallungen oder Kälteschauer. 14. Gefühllosigkeit oder Kribbelgefühle.

Therapie

Zur Absicherung der positiven Diagnostik sind organische Verursachungen der Ängste auszuschließen (▶ Angststörungen, organische). Bei der Therapieplanung sind die ausgeprägten Komorbiditätsraten bei allen Angststörungen zu berücksichtigen. Ein gleichzeitiges Leiden an einer anderen psychischen Störung ist die Regel, nicht die Ausnahme, 70 % aller Patienten weisen gleichzeitig eine andere psychische Störung auf. Angststörungen sind in erster Linie mit depressiven Störungen assoziiert. Zum Zweiten ist an Abhängigkeiten von beruhigenden Substanzen zu denken, im Vordergrund stehen dabei Alkoholmissbrauch und Benzodiazepinabhängigkeit. Somatoforme Störungen sind ebenfalls häufig vertreten. Da verschiedene Arten von Ängsten eine verbreitete Zusatzdiagnose bei ▶ Persönlichkeitsstörungen darstellt, ist auch an diese zu denken.

Zu allen Angststörungen existieren inzwischen elaborierte und in der Regel gut untersuchte Therapiekonzepte, die sich als hochwirksam erwiesen. Zu den Details siehe unter der spezifischen Störung.

Sofortmaßnahmen

Die zu empfehlenden pharmakologischen und psychotherapeutischen Sofortmaßnahmen differieren von der Art der vorliegenden Angststörung. Dazu siehe unter den spezifischen Subtypen.

Epidemiologie

Angststörungen sind nach depressiven Störungen die in der Bevölkerung am häufigsten vertretenen psychischen Störungen. Für die Obergruppe von Angststörungen ungeachtet ihrer spezifischen Subtypen werden Lebenszeitprävalenzen von 5 % bis knapp 29 % angegeben. Studien aus dem deutschen Sprachraum berichten relativ konsistent von ca. 15 % Lebenszeitprävalenz, die Punktprävalenzraten bewegen sich in einem etwas niedrigeren Range. Frauen haben ein etwa doppelt so hohes Erkrankungsrisiko als Männer. Angststörungen zählen zu den sich früh manifestierenden psychischen Erkrankungen. Patienten berichten vom erstmaligen Auftreten von Angstsymptomen bereits vor Eintritt ins Erwachsenenalter. In mehr als 80 % der Fälle manifestiert sich das Störungsbild bis zum 35. Lebensjahr, jedoch gibt es zwischen den spezifischen Subtypen Unterschiede.

Verlauf

Der Verlauf und die prognostische Einschätzung ist im Hinblick auf die verschiedenen Subtypen der Angststörungen sehr variabel. Generelle Aussagen erscheinen nicht statthaft, zu näheren Informationen siehe unten den entsprechen Subtypen.

Anhaltende somatoforme Schmerzstörung

▶ Schmerzstörung

Anhedonie

Prof. Dr. med. Ralf Erkwoh

Definition

Allgemein das Unvermögen, Vergnügen zu empfinden, aber auch das Fehlen des Bedürfnisses nach Situationen, in denen Vergnügung, Zerstreuung, Entspannung oder Genuss bereitet werden. In einem speziellen Sinne das Fehlen sexueller Lustgefühle. Anhedonie als Unfähigkeit sich zu freuen ist von der ▶ Affektverflachung abzugrenzen, bei der alle emotionalen Qualitäten beeinträchtigt sind. Anhedonie tritt meist gemeinsam mit Apathie und „Avolition" in der skalenbasierten (SANS) Beschreibung der Negativsymptome des schizophrenen Residuums auf. Nach dieser Definition kann der Betroffene diesen Verlust emotionaler Regung selbst nicht mehr als Verlust vergegenwärtigen, im Gegensatz zu solchen

Patienten, die unter dem Verlust leiden:
▶ Gefühl der Gefühllosigkeit.

Querverweis Krankheit

Bei der Depression und im schizophrenen Residuum; bei Menschen nach Extrembelastungen in Verfolgungssituationen; KZ-Syndrom

Anlagebedingt

▶ Endogen

Anorexia nervosa

Dr. phil. Dipl. Psych. Wolfgang Lennerts

ICD-10/DSM-IV-TR-Klassifikation

Nach den im deutschen Sprachraum gängigen Kriterien in ICD-10, wie auch in DSM-IV-TR, findet sich die Anorexia nervosa innerhalb des Oberbegriffes ▶ Ess-Störungen (ICD-10: F50 Kodierungen, DSM-IV: 307.1, 307.51, 307.50). Das Kernmerkmal einer anorektischen Ess-Störung besteht auf körperlicher Ebene in einem deutlichen, selbstherbeigeführten Untergewicht (mindestens 15 % unter dem zu erwartenden Gewicht oder ein ▶ Body-Mass-Index von 17 oder weniger).

ICD-10 differenziert bezüglich der Maßnahmen die zur Gewichtsabnahme bzw. Gewichtskontrolle eingesetzt werden zusätzlich zwischen Patienten, die keine regelmäßigen Essanfälle oder kompensatorische Maßnahmen („purging"-Verhalten) wie v. a. selbstinduziertes Erbrechen und/oder Abführmittelmissbrauch aufweisen („restricters", Diagnose: Anorexia nervosa, restriktiver Typus, F50.00), und solchen, bei denen regelmäßig Essanfälle mit nachfolgendem „purging"-Verhalten zu beobachten sind („bulimics" bzw. „purgers", Diagnose: Anorexia nervosa, „Binge-eating/Purging"-Typus, F50.01).

In DSM-IV-TR findet sich lediglich die Kodierung 307.1. Endokrinologisch äußert sich die Störung bei Patientinnen insbesondere durch eine Amenorrhoe. Auf psychopathologischer Ebene bestehen im Sinne einer Körperschemastörung ausgeprägte Ängste vor Gewichtszunahme oder davor, trotz des bestehenden Untergewichts dick zu werden. Bei den Patientinnen besteht über weite Strecken geringe Krankheitseinsicht, das Untergewicht wird in der Regel als ich-synton erlebt, was in der Therapie einen wesentlichen hemmenden Faktor darstellt.

Für anorektische Störungsbilder, bei denen bei ansonsten typischem klinischen Krankheitsbild ein oder mehrere Kriterien nicht erfüllt sind (wie z. B. Gewichtsverlust nicht bis unterhalb von einem BMI von 17, fehlende Amenorrhoe), sehen ICD-10 die Verschlüsselung F50.1 (atypische Anorexia nervosa) und DSM-IV die deutlich unschärfere Kodierung 307.50 (nicht näher bezeichnete Ess-Störung) vor.

Synonyme
(Pubertäts-)Magersucht

Englischer Begriff
Anorexia nervosa

Definition
Begriffsgeschichte
Erste Beschreibungen des Krankheitsbildes stammen aus dem 17. Jahrhundert (Morton 1694), die Namensgebung erfolgte jedoch 1874 durch den englischen Arzt Gull.

Klinik
Bei einer Anorexia nervosa können sich insbesondere aufgrund des Untergewichts sowie der teilweise drastischen Maßnahmen zur Gewichtskontrolle wie häufiges selbstinduziertes Erbrechen oder erheblicher Abführmittelmissbrauch vielfältige medizinisch-physiologische wie auch psychische Begleit- und Folgesymptome einstellen. Diese sind v. a. endokrinologische Störungen (insbesondere Zyklusstö-

rungen, Schilddrüsenunterfunktion), Störungen im Elektrolythaushalt (v. a. Kaliummangel), verbunden mit Herzrhythmusstörungen sowie vegetative Störungen (Müdigkeit, Schlafstörungen, Libidoverlust). Psychologisch-psychiatrische Begleit- und Folgeerscheinungen sind neben der zentralen Körperschemastörung und der Aufmerksamkeitseinengung auf Figur und Gewicht insbesondere ► affektive Störungen (erhöhte Depressivität, emotionale Labilität), Zwangsymptome (oftmals im Zusammenhang mit der Ess-Störungssymptomatik wie z. B. Kalorienzählen) sowie ein vermindertes ► Selbstwertgefühl. Bezüglich der psychosozialen Entwicklung ergeben sich – insbesondere bei einem chronifizierten Krankheitsverlauf – erhebliche Defizite in den Bereichen Partnerschaft, Ausbildung, Beruf und Freizeitverhalten.

Zur Frage der **Ätiologie der Anorexia nervosa** hat sich in den letzten Jahren ein bio-psycho-sozialer Erklärungsansatz herauskristallisiert, bei dem im Sinne eines Diathese-Stress-Ansatzes ein interaktives Zusammenwirken von prädisponierenden (genetische Faktoren, Lernerfahrungen in der Ursprungsfamilie), soziokulturellen (kulturell vorgegebenes Schlankheitsideal mit Diätverhalten), auslösenden (belastende Lebensereignisse) und aufrechterhaltenden (psycho-biologische und soziale Begleit- und Folgeerscheinungen der Erkrankung) Bedingungen angenommen wird.

Therapie
Je nach Schweregrad der anorektischen Erkrankung bestehen Interventionsmöglichkeiten, die von ambulanten Maßnahmen über teilstationäre, vollstationäre psychosomatische Maßnahmen bis hin zur Behandlung in einer geschlossenen Abteilung einer psychiatrischen Klinik oder Intensivstation bei akut suizidalen oder medizinisch lebensbedrohlichen Komplikationen reichen. Bei der Behandlung anorektischer

Patientinnen steht zunächst eine Normalisierung des Gewichts und des Essverhaltens im Vordergrund, um eine möglichst rasche Rückbildung der oben genannten psycho-biologischen Folgeerscheinungen des Untergewichts zu erreichen. In einem weiteren Schritt sind die Bedingungen der Entstehung und Aufrechterhaltung der Ess-Störung zu bearbeiten. In jedem Fall ist die Behandlung durch auf Ess-Störungen spezialisierte Abteilungen bzw. im ambulanten Bereich durch Fachärzte oder Psychologische Psychotherapeuten mit fundierten Kenntnissen der Ess-Störungstherapie empfehlenswert, insbesondere auch aufgrund der erheblichen Verleugnungstendenzen der Patientinnen bezüglich des Schweregrades ihrer Erkrankung.

Bewertung
Ausgehend von den empirischen Forschungsergebnissen zu den psycho-biologischen Folgen extremen Diätverhaltens einerseits sowie zu den psychologisch-psychiatrischen Defiziten (Problem- und Konfliktlösungsstrategien, Selbstwertproblematik) der Patientinnen andererseits haben sich in der Behandlung anorektischer Ess-Störungen multimodale kognitiv-verhaltenstherapeutische Therapieansätze bewährt, bei denen im Sinne eines „contractmanagments" wesentliche therapeutische Rahmenbedingungen vereinbart werden (z. B. Einwilligung zur Erreichung eines vereinbarten Mindestgewichts, Integration bisher vermiedener Nahrungsmittel in die Ernährung).

Wirksamkeit
In einer Zusammenfassung von 119 Studien zur therapeutischen Beeinflussung einer Anorexia nervosa kommt Steinhausen (2002) zu folgendem Ergebnis: Weniger als 50 % der überlebenden Patientinnen konnten als geheilt betrachtet werden, ein Drittel zeigte Verbesserungen und ca. 20 % blieben chronisch erkrankt. Die Sterblichkeitsraten reichen ca je nach Untersuchung

von 0–22 %. Bezogen auf den deutschen Sprachraum berichten Fichter und Quadflieg (1999) für Patientinnen, die mindestens eine stationäre Therapie durchlaufen hatten, nach sechs Jahren folgende Ergebnisse: 34,7 % zeigten einen positiven, 38,6 % einen mittelmäßigen und 20,8 % einen schlechten Verlauf.

Sofortmaßnahmen
Pharmakologische Sofortmaßnahmen können bei Elektrolytentgleisungen insbesondere in der Substitution von Kalium bestehen.
Psychotherapeutisch steht in Krisensituationen die Stärkung der Therapiemotivierung der Patientin im Vordergrund, verbunden mit der Erarbeitung von Rahmenbedingungen, unter denen eine Therapie nur sinnvoll sein kann (siehe oben).

Epidemiologie
Bei der Anorexia nervosa handelt es sich um ein Krankheitsbild, von dem insbesondere junge Frauen (daher der deutsche Terminus „Pubertätsmagersucht") betroffen sind. Der durchschnittliche Anteil männlicher Patienten liegt bei ca. 10 %. Der Krankheitsbeginn liegt für Mädchen zwischen 14 Jahren und 16 Jahren, Jungen erkranken durchschnittlich fünf Jahre früher. Die Prävalenzrate der Störung liegt bei jungen Frauen bis 30 Jahren zwischen 0,3 % und 1 %.

Verlauf
Über den Spontanverlauf der Erkrankung liegen keine empirischen Untersuchungen vor. Insgesamt zeigt die Anorexia nervosa jedoch häufig einen langwierigen und schwierigen Krankheitsverlauf, verbunden mit vielen Rückfällen und Übergängen zu anderen Ess-Störungen, insbesondere zur ▶ Bulimia nervosa. Patientinnen mit einem Beginn der Erkrankung im Jugendalter scheinen im Vergleich zu Patientinnen mit

einem Beginn im Erwachsenenalter einen eher positiven Verlauf zu zeigen.

Im Vergleich zu anderen Ess-Störungen ist die Anorexia nervosa die eindeutig gefährlichere Erkrankung, bei der ein erhebliches Mortalitäts- und Chronifizierungsrisiko besteht (siehe oben). Zudem sind auch bei einem insgesamt positiven Verlauf (Gewichtsnormalisierung, Wiedereinsetzen der Menstruation) ess-störungsspezifische wie auch weitere psychopathologische Symptome wie Ängste oder Zwänge oftmals weiterhin zu beobachten.

Anpassungsstörung

Dipl. Psych. Bernhard Schlehlein

ICD-10/DSM-IV-TR-Klassifikation

In ICD-10 Kapitel V (F) wird die Anpassungsstörung als Zustand subjektiven Leidens und emotionaler Beeinträchtigung beschrieben, welcher soziale Funktionen und die Leistungsfähigkeit behindert und in der Folge belastender Lebensereignisse auftritt. Die Anzeichen umfassen depressive Stimmung, Angst, Besorgnis, das Gefühl, so nicht mehr zurechtzukommen, und eine Einschränkung bei der Bewältigung der täglichen Routine. Unterschieden werden die kurze depressive Reaktion (F43.20), die längere depressive Reaktion (F43.21), Angst und depressive Reaktion gemischt (F43.22), Anpassungsstörung mit vorwiegender Beeinträchtigung von anderen Gefühlen (F43.23), mit vorwiegender ▶ Störung des Sozialverhaltens (F43.24), mit gemischter Störung von Gefühlen und Sozialverhalten (F43.25) und andere spezifische Anpassungsstörungen (F43.28).

Auch in DSM-IV-TR werden Subtypen unterschieden: mit depressiver Stimmung (309.0), mit Angst (309.24), mit Angst und depressiver Stimmung, gemischt (309.28), mit Störungen des Sozialverhaltens (309.3), mit emotionalen Störungen und Störungen des Sozialverhaltens, gemischt (309.4) und unspezifisch (309.9). Letztgenannte Kategorie entspricht in DSM-IV-TR der unangepasster Reaktion, welche sich nicht einem der spezifischen Subtypen zuordnen lässt. Anders als in ICD kann in DSM-IV-TR durch eine Zusatzcodierung die Dauer der Symptome einer Anpassungsstörung beschrieben werden. Dauern die Symptome weniger als sechs Monate an, kann dies durch die Zusatzcodierung „akut" angezeigt werden, andernfalls kommt die Zusatzcodierung „chronisch" zur Anwendung. Allerdings ist hierbei zu beachten, dass definitionsgemäß die Diagnose einer Anpassungsstörung bei einer längeren Symptomdauer als sechs Monate nur dann zulässig ist, wenn die Erkrankung als Reaktion auf eine chronische Belastung oder auf eine Belastung mit lang anhaltenden Folgen zu verstehen ist.

Sowohl nach ICD-10 als auch nach DSM-IV-TR ist die Anpassungsstörung eine **Ausschlussdiagnose**, d. h. sie darf nur dann gestellt werden, wenn keine andere (Achse I) Diagnose zutrifft (z. B. kann auch eine ▶ depressive Episode reaktiv sein).

Synonyme

Trauerreaktion; Hospitalismus bei Kindern

Englischer Begriff

Adjustment disorder

Definition

Belastungen durch Veränderungen im Leben eines Menschen, z. B. Umzug in eine andere Umgebung, Scheitern einer Beziehung und Verlust eines geliebten Menschen, können bezogen auf das subjektive Erleben eines Individuums so stark sein, dass sich eine Anpassungsstörung entwickelt. Offenbar erhöhen Faktoren wie Selbstunsicherheit und Neigung zu Abhängigkeit die ▶ Vulnerabilität für diese Erkrankung. Zu den belastenden Lebensereignissen sind auch schwere körperliche Erkrankungen zu zählen. Infolge von Trauerfällen oder Trennungserlebnissen kann das soziale Netz betroffen sein oder auch das weitere soziale Umfeld, z. B. bei Emigration oder Flucht. Ein Einzelner kann hierbei ebenso betroffen sein wie eine Gruppe von Menschen. Besonders bei Jugendlichen können aggressives oder dissoziales Verhalten zu dieser Störung gehören. Bei Kindern kann es zu einem erneuten Auftreten von Daumenlutschen, Bettnässen und Babysprache kommen. Solche Verhaltensweisen bei Kindern sind z. B. häufig nach der Scheidung der Eltern anzutreffen. Bei Anpassungsstörungen können Selbstmordgedanken entstehen. **Keines der auftretenden Symptome oder Syndrome darf jedoch so schwer oder markant sein, dass es eine andere Diagnose rechtfertigt.** Beispielsweise muss vor der Diagnose einer depressiven Anpassungsstörung eine ▶ depressive Episode oder andere ▶ affektive Störungen ausgeschlossen sein.

Therapie

Bei der Therapie der Anpassungsstörung geht es vorrangig um die Lösung und Bearbeitung der auslösenden Konfliktsituation. Insofern kommen bevorzugt – wenn überhaupt – Kurztherapieverfahren zum Einsatz. Falls jedoch Persönlichkeitsfaktoren einen wichtigen Einfluss ausüben und gegebenenfalls zu einer Chronifizierung der Symptomatik führen, sollte zusätzlich an Modifikationen auf der entsprechenden Ebene gedacht werden. Sinnvoll sind diesbezüglich ▶ Selbstsicherheitstraining, Training sozialer Kompetenz oder auch ▶ Entspannungsverfahren. Die Differenzierung zwischen normalen und krankhaften Reaktionen und die entsprechende Vermittlung von Informationen sind ebenfalls als wichtiger Bestandteil der psychotherapeutischen Bemühungen in Erwägung zu ziehen. Da die Betroffenen dazu neigen, sich immer mehr aus dem sozialen Leben zurückzuziehen, sind verhaltenstherapeutische Ansätze mit entsprechenden Verhaltensänderungen und einer Verbesse-

rung der Problemlösestrategien von Vorteil. Psychoanalytische Ansätze können den Patienten bei der Mobilisierung eigener Krisenbewältigungsstrategien unterstützen. Familienangehörige oder Freunde des Patienten sollten dann in den Behandlungsprozess miteinbezogen werden, wenn diese unmittelbar in die Problematik involviert sind, oder wenn es darum geht, im systemischen Sinn zu einer gemeinsamen Lösung zu kommen.

Sofortmaßnahmen

Unterstützend gegebenenfalls ▶ Antidepressiva oder kurzfristig Benzodiazepine. Fokal auf den Konflikt zentrierte Kurzpsychotherapie.

Epidemiologie

Die individuelle Disposition oder Vulnerabilität sowie mangelnde Stressbewältigung spielt eine bedeutsame Rolle bei der Frage des Auftretens und der Ausformung des Störungsbilds.

Verlauf und Prognose

Die Störung beginnt im Allgemeinen innerhalb eines Monats nach dem belastenden Ereignis oder der Lebensveränderung. Die Symptome halten meist nicht länger als sechs Monate an, außer bei der längeren depressiven Reaktion.

Anspannung

▶ Stress

Anticholinergika

Prof. Dr. med. Harald Hampel

Synonyme

Parasympatholytika; Vagolytika; Cholinerge Antagonisten; Muskarinrezeptor-

A

Antagonisten; Antimuskarinika; M-Cholinozeptor-Antagonisten

Definition
Bei den Anticholinergika handelt es sich um Stoffe, die die Muskarinrezeptoren an den cholinergen Synapsen postganglionärer parasympathischer Synapsen durch kompetitiven Antagonismus blockieren und somit die muskarinartige Wirkung von Azetylcholin hemmen. Hauptvertreter dieser Substanzgruppe ist Atropin.

Medikamentengruppe
Zu dieser Gruppe gehören die natürlich vorkommenden Belladonnaalkaloide (Atropin und Scopolamin) und die synthetischen Parasympatholytika (Atropin- und Scopolaminderivate, Pirenzepin und weitere synthetische Substanzen wie Oxybutynin und Tolterodin). Außerdem gehören zu dieser Gruppe die Substanzen Biperiden, Metixen und Trihexyphenidyl, die anticholinerg wirken und beim Parkinson-Syndrom eingesetzt werden, um die Symptome des Dopaminmangels auszugleichen.

Produktnamen
- Atropin (verschiedene Präparate, z. B. Atropinum sulfuricum).
- Scopolamin (Scopolaminum hydrobromicum, Boro-Scopol, Scopoderm TTS).
- Homatropinhydrobromid (Homatropin-POS), Tropicamid (Mydrum), Ipratropiumbromid (Atrovent, Itrop).
- Butylscopolaminiumbromid (Buscopan).
- Pirenzepin (Gastrozepin).
- Oxybutynin (Dridase), Tolterodin (Detrusitol).
- Biperiden (Akineton), Metixen (Tremarit), Trihexyphenidyl (Artane).

In Deutschland zugelassene Indikationen
- Bradykarde Herzrhythmusstörungen.
- Prämedikation in der Anästhesie zum Schutz vor reflektorischer Bradykardie/Asystolie, reflektorischem Laryngo-/Bronchospasmus und erhöhter Bronchial-/Speichelsekretion durch Senkung des Vagotonus.
- Alkylphosphatintoxikation.
- Mydriasis in der Augenheilkunde.
- Parkinsonismus, wobei der Stellenwert in den letzten Jahrzehnten seit der Einführung langwirksamer Agonisten und retardierter L-Dopa-Formulierungen sukzessive abgenommen hat. Als mögliche Therapieform dürfen Anticholinergika bei jungen Patienten mit einer Tremordominanz eingesetzt werden. Der Rigor und v. a. die Akinese werden weniger positiv beeinflusst. Positiver Effekt ist die Reduktion des Schwitzens und der Speichelproduktion.

Sonstige Anwendungsgebiete
- Spasmen der glatten Muskulatur des Magen-Darm-Traktes, der Gallen- und ableitenden Harnwege.
- Asthma bronchiale und COPD bei inhalativer Aufnahme aufgrund der Hemmung einer reflektorischen cholinergen Bronchokonstriktion.
- Magen-Darm-Ulzera, Hyperazidität.
- Dranginkontinenz bzw. hyperaktive Blase.

Pharmakokinetik
Atropin ist eine lipophile, tertiäre Stickstoffverbindung, die deshalb fast vollständig resorbiert wird (zu 90 %) und ZNS-gängig ist. Atropin wird zum Teil unverändert renal eliminiert und zum Teil hepatisch metabolisiert. Die Wirkdauer beträgt 4 h (bei bis zu 1 mg bei oraler, s. c.- und i. v.-Applikation; Ausnahme die lokale Applikation in der Augenheilkunde). Scopolamin ist ebenso eine tertiäre Stickstoffverbindung und hat eine ähnliche Pharmakokinetik wie Atropin. Butylscopolaminiumbromid und Ipratropiumbromid dagegen sind hydrophile, quartäre Stickstoffverbindungen und werden zu 10–25 % resorbiert. Sie sind nicht liquorgängig und haben somit keine zentralnervösen Nebenwirkungen. Biperiden

ist ein vorwiegend zentral wirkendes Anticholinergikum. Es besitzt eine periphere Wirkung, die im Vergleich zu Atropin gering ist. Die terminale Plasmaeliminationshalbwertszeit wurde bei einmaliger i. v. Applikation von 4 mg Biperidenlactat mit 24,3 h bestimmt.

Dosierung
- Atropin: unterschiedliche Dosierung je nach Indikationsstellung.
- Biperiden: einschleichende Einstellung mit 2 mg/Tag; individuelle Erhaltungsdosis zwischen 6 mg/Tag und 12 mg/Tag (oral); bei parenteraler Gabe zur Beseitigung medikamentös bedingter extrapyramidaler Symptome 2,5–5 mg i. m. oder langsam i. v.
- Trihexyphenidyl: initial 1 mg täglich; Dosiserhöhung um 1 mg täglich; Erhaltungsdosis zwischen 6 mg und 16 mg täglich; maximale Tagesgesamtdosis 16 mg; Dosierung bei Kombination mit anderen ▶ Anti-Parkinson-Mitteln und bei älteren Patienten erheblich reduzieren.
- Metixen: Tagesdosis 20–30 mg.

Kontraindikationen
Engwinkelglaukom, Prostatahyperplasie, Obstipation und intestinale Stenosen (z. B. Pylorusstenose), Ileus, Megakolon, Tachykardie, Tachyarrhythmie, exogene Psychosen, dementielle Entwicklungen, Myasthenia gravis, Epilepsie, Hyperthyreose/Thyreotoxikose (Gefahr von überschießenden Reaktionen bei Suppression des erhöhten Vagotonus, da die Adrenozeptoren bei Hyperthyreose auf Katecholamine sensibilisiert sind).

Nebenwirkungen
- Negativ psychotrope Effekte (Erregung, Verwirrtheitszustände, Halluzinationen).
- Kognitive Einbuße bis hin zum so genannten zentralen anticholinergen Syndrom (ZAS). Scopolamin verursacht im Gegensatz zu Atropin Sedierung.

- Mundtrockenheit, Hyperthermie, Hautrötung.
- Mydriasis mit Lichtempfindlichkeit und Akkomodationslähmung, Erhöhung des intraokularen Drucks.
- Tachykardie, AV-Überleitungszeit verkürzt.
- Blasenentleerungsstörungen.
- Obstipation.

Atropinvergiftung
Sie kann auftreten durch die Anwendung von Augentropfen bei Kindern, Tollkirschenvergiftung, Stechapfeltee. Die tödliche Dosis beträgt 2 mg bei Kindern, 100 mg bei Erwachsenen. Symptome einer Atropinvergiftung sind Mundtrockenheit, heisere Sprache, Durst, Mydriasis, Photophobie, trockene, heiße Haut, Fieber, Tachykardie, motorische Unruhe, Verwirrtheit, Halluzinationen, später Somnolenz, Atemlähmung.
Antidot ist das Physostigminsalicylat (Anticholium) 1–4 mg i. v.; Diazepam (Valium) zur Sedierung.

Wechselwirkungen
Amantadin, Chinidin, tri- und tetrazyklische ▶ Antidepressiva und ▶ Neuroleptika verstärken die Effekte von anticholinergen Medikamenten. Dopaminantagonisten (z. B. Metoclopramid) schwächen dagegen die Wirkung auf die Motilität des Magen-Darm-Traktes ab.

Anticraving-Substanzen

PD Dr. med. Dan Rujescu

Produktnamen
Campral (▶ Acamprosat); Nemexin (▶ Naltrexon)

In Deutschland zugelassene Indikationen
Campral ist zur Aufrechterhaltung der Alkoholabstinenz zugelassen, während Nemexin noch keine diesbezügliche Zulassung hat.

Sonstige Anwendungsgebiete
Nemexin wird zur medikamentösen Unterstützung bei der psychotherapeutisch geführten Entwöhnungsbehandlung vormals Opiatabhängiger nach erfolgter Opiatentgiftung eingesetzt.

Pharmakokinetik
Für Campral siehe Acamprosat.
Nemexin: Nach oraler Applikation wird Naltrexon rasch und vollständig aus dem Magen-Darm-Trakt absorbiert und unterliegt einem erheblichen First-pass-Metabolismus, wobei als Hauptmetabolit 6-β-Naltrexol entsteht. Die Plasmaeliminationshalbwertszeit von Naltrexon beträgt etwa vier Stunden, jene von 6-β-Naltrexol etwa 13 Stunden, wodurch eine einmalige Gabe am Tag möglich wird. Die Ausscheidung erfolgt hauptsächlich in glukuronidierter Form als 6-β-Naltrexol über die Niere.

Dosierung
Für Campral siehe Acamprosat.
Nemexin: Eine Filmtablette pro Tag (ausreichend, um ca. 25 mg Heroin i. v. für 24 Stunden zu blockieren). Initial am ersten Tag eine halbe Filmtablette; treten nach einer Stunde keine Entzugssymptome auf, kann die restliche halbe Filmtablette verabreicht werden. Variation des Dosierschemas mit Nemexin sind möglich, z. B. zwei Filmtabletten (= 100 mg) auf einmal montags und mittwochs und drei Filmtabletten auf einmal freitags.

Kontraindikationen
Für Campral siehe Acamprosat.
Nemexin: schwere Leberschäden, akute Hepatitis; Patienten, die Opioidanalgetika erhalten; Patienten mit einem positiven Opioidnachweis im Urin; Patienten, die auf Injektion von ▶ Naloxon (Narcanti) mit Entzugserscheinungen reagieren; opioidabhängige Patienten ohne erfolgreichen ▶ Entzug; Patienten mit akuten Opiatentzugssymptomen. Strenge Indikationsstellung während Schwangerschaft und Stillzeit.

Nebenwirkungen
Für Campral siehe Acamprosat.
Nemexin: Erhöhung der Lebertransaminasen; möglicherweise reversible idiopathische thrombozytopenische Purpura (Einzelfall); häufig: ▶ Schlafstörungen, Angstzustände, Nervosität, Bauchschmerzen und -krämpfe, Erbrechen, Übelkeit, Antriebsschwäche, Gelenk- und Muskelschmerzen. Kopfschmerzen; weniger häufig: Appetitlosigkeit, Durchfall, Verstopfung, Durstgefühl, gesteigerte Energie, Niedergeschlagenheit, ▶ Reizbarkeit, Benommenheit, Hautrötung, verzögerte Ejakulation, Potenzstörungen, Schüttelfrost, Thoraxschmerzen, Schweißausbrüche, gesteigerter Tränenfluss. Diese Begleiterscheinungen können auch bei nicht mit Nemexin behandelten Patienten während des Entzugs auftreten. Einzelfälle: Schwäche, Müdigkeit, Unwohlsein; Veränderungen des Blutdrucks, Schwindel, Hitzeflush, Herzklopfen; Hyperkinesie, Tremor, Sehstörung; ▶ Agitiertheit, ▶ Verwirrtheit, ▶ Euphorie, ▶ Halluzination, ▶ Denkstörung, ▶ Depression; Exanthem, Atemnot; Leberfunktionsstörung, Bilirubinanstieg, Hepatitis. Vorsicht bei Patienten mit eingeschränkter Leber- und/oder Nierenfunktion.
Es besteht Lebensgefahr bei der Selbstverabreichung hoher Dosen von ▶ Opiaten. Benötigt der Patient in Notfallsituationen Opioidanalgetika, kann die zur Analgesie erforderliche Dosis höher sein. Die dabei auftretende Atemdepression und andere Symptome können verstärkt sein und länger andauern, so dass der Patient unbedingt überwacht werden muss. Naltrexon kann bei Opiatabhängigen ein Entzugssyndrom auslösen. Vor Beginn der Behandlung mit Nemexin muss sichergestellt sein, dass der Patient seit mindestens sieben bis zehn Tagen opiatfrei ist (Urinkontrolle oder Test mit Naloxon [Narcanti]).

Wechselwirkungen
Für Campral siehe Acamprosat.

Nemexin: Verminderte Wirkung von opioidhaltigen Hustenmitteln, Antidiarrhoika oder Analgetika. Durch die Nemexin-Blockade wird bei Verabreichung kleinerer Mengen Heroin oder anderer Opiate das Auftreten entsprechender Effekte verhindert. Es ist möglich, dass die Ansprechbarkeit auf Opiate nach einer Behandlung mit Nemexin zunimmt. Dies könnte zu einer potentiell lebensbedrohlichen Opiatvergiftung mit Beeinträchtigung von Atmung und Herz/Kreislauf führen.

Wirkmechanismus

Für Campral siehe Acamprosat.
Nemexin hemmt kompetitiv Opioidrezeptoren (überwiegend μ-Rezeptoren). Es wird angenommen, dass dadurch die positive Verstärkerwirkung im Rahmen des Alkoholkonsums, vermittelt über eine erhöhte Endorphinausschüttung, vermindert wird und langfristig zu einer Extinktion des erlernten Trinkverhaltens führt.

Antidementiva

Dr. med. Stefan Teipel

Definition

Antidementiva sind zentralnervös wirksame Substanzen, die das Ziel haben, höhere integrative Gehirnfunktionen (beispielsweise Gedächtnisleistungen, Lernfähigkeit, Denkvermögen, Konzentrationsfähigkeit etc.) positiv zu beeinflussen. Dabei sollen moderne Antidementiva anhand bestimmter Zielkriterien (Mehrebenenkonzept) beurteilt werden: kognitive Ebene (Gedächtnis, Sprache, räumlich-visuelle Fähigkeiten, Orientierung), funktionale Ebene (Aktivitäten des täglichen Lebens), Beurteilungsebene der Belastung von Angehörigen, globale Ebene (klinischer Gesamteindruck durch den Arzt). Unter Antidementiva im engeren, derzeit gebräuchlichen Sinne werden Substanzen verstanden, die in der Indikation „Alzheimer-Demenz"

(AD) anhand dieses Mehrebenenkonzepts geprüft wurden und ihre Wirksamkeit unter Beweis stellen konnten (siehe auch ► Nootropika).

Medikamentengruppe

Cholinesterasehemmer; Glutamatmodulatoren

Produktnamen

Cholinesterasehemmer: Donepezil (Aricept), Rivastigmin (Exelon), Galantamin (Reminyl)
Glutamatmodulatoren: Memantin (Ebixa, Axura)

In Deutschland zugelassene Indikationen

Alzheimer Krankheit (Synonym: ► Demenz bei Alzheimerkrankheit, Morbus Alzheimer). Nach nationalen und internationalen Leitlinien wird die Gruppe der Cholinesterasehemmer als Mittel der ersten Wahl zur Therapie der leicht- bis mittelgradigen AD empfohlen. Memantin wurde als erstes Antidementivum zur Behandlung der schwergradigen AD zugelassen.

Sonstige Anwendungsgebiete

Für den Einsatz von Antidementiva in der Indikation anderer Demenzformen (z. B. vaskuläre Demenz, Demenz mit Lewy bodies) und zur Behandlung der leichten kognitiven Beeinträchtigung (LKB; auch mild cognitive impairment, MCI) liegt bisher keine Zulassung vor.

Pharmakokinetik

Pharmakodynamik und Pharmakokinetik von Antidementiva siehe Tabelle 1.
Donepezil ist ein reversibler Cholinesterasehemmer (ChEH) mit hoher Affinität zur Azetylcholinesterase und zusätzlich mit sehr niedriger Affinität zur Butyrylcholinesterase (AChE > BuChE). Es wird zum größten Teil über das Cytochrom-P 450-System (CYP 2D6 und CYP 3A4) in der Leber metabolisiert. Etwa 15 % von Donepezil wird unverändert im Urin ausgeschieden.

Antidementiva. Tab. 1 Pharmakodynamik und Pharmakokinetik von Antidementiva.

A

Antidementivum	Pharmakodynamik und Pharmakokinetik			
	T_{max}	$t_{1/2}$	Bioverfügbarkeit	PPB
Donepezil	4 h	~80 h	~43 %	>95 %
Rivastigmin	1 h	~1–3 h	~40 %	~40 %
Galantamin	2 h	~5,5 h	nahezu 100 %	~20–30 %
Memantin	6–8 h	60–100 h	nahezu 100 %	~40 %

T_{max}: Zeit bis zum Erreichen der maximalen Plasmakonzentration
$t_{1/2}$: Plasmahalbwertszeit
PPB: Plasmaproteinbindung

Das Präparat unterliegt einem ausgeprägtem First-pass-Metabolismus in der Leber. Der größte Teil der Metaboliten ist im Urin nachzuweisen. Einer der Hauptmetaboliten, 6-O-Desmethyldonepezil, weist eine mit Donepezil vergleichbare pharmakologische Wirksamkeit auf (*Cave:* bei Nieren- und Leberfunktionsstörungen).

Rivastigmin ist ein pseudo-irreversibler ChEH mit hoher Affinität zur Azetylcholinesterase und zur Butyrylcholinesterase, wobei die Bedeutung der Inhibition der Butyrylcholinesterase teilweise noch unklar ist. Die Substanz wird durch die Azetylcholinesterase metabolisiert. Das Enzym wird carbamyliert und innerhalb weniger Stunden wieder hydrolysiert, so dass es ohne Neusynthese regeneriert. Der decarbamylierte Metabolit der Substanz wird nahezu vollständig über die Niere ausgeschieden. Das CYP-System ist fast nicht beteiligt (*Cave:* bei Leber- und Nierenfunktionsstörungen).

Galantamin ist ein reversibler ChEH mit hoher Affinität zur Azetylcholinesterase, geringer Affinität zur Butyrylcholinesterase und modulierender Wirkung auf nikotinerge Azetylcholinrezeptoren. Die Metabolisierung der Substanz erfolgt (wie bei Donepezil) über das Cytochrom-P 450-System (CYP 2D6 und CYP 3A4). Die Metaboliten haben klinisch keine Bedeutung (*Cave:* bei Nieren- und Leberfunktionsstörungen).

Memantin ist ein nicht-kompetitiver niederaffiner N-Methyl-D-Aspartat-(NMDA-)Antagonist mit modulierender Wirkung der glutamatergen Neurotransmission. Die Substanz ist sehr lipophil, wird nahezu vollständig resorbiert und größtenteils über die Niere ausgeschieden. Keiner der Metaboliten wirkt antagonistisch am NMDA-Rezeptor. Eine Metabolisierung durch das Cytochrom-P 450 konnte nicht festgestellt werden, so dass bei Leberfunktionsstörungen keine nachweisbaren pharmakokinetischen Auswirkungen zu erwarten sind (*Cave:* bei Nierenfunktionsstörungen).

Dosierung

Donepezil: einmal täglich 5 mg p. o. (empfohlene Einmalgabe am Abend, generell auch morgens möglich), Dosissteigerung auf 10 mg nach 4–6 Wochen.

Rivastigmin: zweimal täglich 1,5–6 mg p. o., langsam einschleichende Dosierung mit Dosissteigerung um 1,5–3 mg/Tag mit mindestens vierwöchigen Abständen (auch als Lösung erhältlich).

Galantamin: zweimal täglich 4–12 mg p. o., langsam einschleichende Dosierung mit Dosissteigerung um 8 mg/Tag mit mindestens vierwöchigen Abständen (auch als Lösung erhältlich).

Memantin: einschleichende Gabe: 1. Woche bis 5 mg/Tag, 2. Woche bis 10 mg/Tag, 3. Woche bis 15–20 mg/Tag, gegebenenfalls wöchentlich weitere Steigerung bis

30 mg/Tag, ein- bis zweimal täglich, nicht mehr nach 14.00 Uhr.

Kontraindikationen

Donepezil: Magen- oder Duodenalulzera, Überempfindlichkeit gegen Cholinomimetika, Störung der Darmperistaltik oder Sphinkterfunktion, Blasenobstruktion, Krampfanfälle, schwere Leberfunktionsstörung.
Cave: bei Bradykardie, Reiz- bzw. Erregungsleitungsstörungen, Verstärkung des Vagotonus bei Sick-Sinus-Syndrom, Verschlechterung eines Asthma bronchiale.
Rivastigmin: siehe Donepezil.
Galantamin: siehe Donepezil.
Cave: bei Nierenfunktionsstörungen (Kreatinclearance < 9 ml/min).
Memantin: schwere Nierenfunktionsstörungen (Kreatinclearance < 9 ml/min), Epilepsie, schwere Verwirrtheitszustände. Relative Kontraindikation ist die gleichzeitige Gabe von NMDA-Antagonisten (Amantadin, Ketamin, Dextromethorphan).
Cave: keine Gabe an Kinder und Jugendliche unter 18 Jahren (fehlende klinische Erfahrungen).

Nebenwirkungen

Donepezil: v. a. in der Aufdosierungsphase bei etwa 10 % der Patienten cholinerge Begleiteffekte wie Diarrhoe (selten auch Obstipation), Erbrechen, Übelkeit, Bradykardie mit Schwindel, Hypotonie, Muskelkrämpfe, Müdigkeit, Schlaflosigkeit, Kopfschmerz; selten: sinuatrialer und atrioventrikulärer Block, Krampfanfälle; vereinzelt: Leberdysfunktion einschließlich Hepatitis, Halluzinationen, Erregungszustände, aggressives Verhalten, Appetitlosigkeit, Magen- und Zwölffingerdarmgeschwüre, gastrointestinale Blutungen.
Rivastigmin: siehe Donepezil; häufiger Appetitlosigkeit und Anorexie sowie Asthenie und Somnolenz.

Galantamin: siehe Donepezil; häufig Rhinitis.
Memantin: Halluzinationen, Verwirrtheit, Schwindel, innere und motorische Unruhe, Übererregung, Müdigkeit, Kopfdruck und Übelkeit; selten: bei Patienten mit erhöhter Anfallsbereitschaft Absenkung der Krampfschwelle, gesteigerte Libido.
TIPP: Die Mehrzahl der Nebenwirkungen durch Einnahme von Cholinesterasehemmern treten nur in der Titrationsphase auf (meist weniger als eine Woche, häufig nur eine Episode). Hier können die Gabe eines Antiemetikums sowie eine ausreichende Flüssigkeitszufuhr hilfreich sein.

Wechselwirkungen

Donepezil: Störung der Wirkung von Medikamenten mit anticholinergem Wirkmechanismus.
Cave: Hemmung des Abbaus von Donepezil durch Ketoconazol und Chinidin; Serumkonzentrationsminderung durch Rifampicin, Phenytoin, Carbamazepin, Alkohol; Wirkungsverstärkung von Succinylcholin und anderen Mitteln mit neuromuskulärer Blockwirkung, Cholinergika, β-Blockern.
Rivastigmin: Wirkungsverstärkung von anderen Cholinomimetika.
Cave: Kombination mit Muskelrelaxantien vom Succinyltyp.
Galantamin: Störung der Wirkung von Medikamenten mit anticholinergem Wirkmechanismus.
Cave: Wirkungsverstärkung von Muskelrelaxantien vom Succinyltyp; Hemmung des Abbaus von Galantamin durch Inhibitoren der CYP 2D6 (z. B. Chinidin) oder CYP 3A4 (z. B. Ketoconazol) und dadurch Erhöhung der cholinergen Nebenwirkungen.
Memantin: Wirkungsverstärkung bei ► Barbituraten, ► Neuroleptika, ► Anticholinergika, L-Dopa, dopaminergen Agonisten und Amantadin; bei gleichzeitiger Anwendung von Dantrolen oder Baclofen Änderung ihrer Wirkung; eventuell Dosisanpassung.

TIPP: Bei Anzeichen und Symptomen einer deutlichen Überdosierung von Cholinesterasehemmern (entsprechen denen anderer Cholinomimetika) sind zunächst allgemein unterstützende therapeutische Maßnahmen erforderlich. Bei schwerer Überdosierung (Vergiftung) ist die Gabe von Anticholinergika (Atropin) indiziert.

Wirkmechanismus

Der **Hypothese des cholinergen Defizits** bei der AD folgend wurde vermutet, dass eine Verbesserung der cholinergen Neurotransmission durch die Substanzgruppe der Cholinesterasehemmer positive Effekte auf gestörte Lern- und Gedächtnisleistungen haben könnte. Tatsächlich konnten Cholinesterasehemmer durch Hemmung des Abbaus des Azetylcholins im synaptischen Spalt in zahlreichen Studien anhand des Mehrebenenkonzepts (s. o.) ihre Wirkung unter Beweis stellen (Birks et al. 2002): Die drei Präparate Donepezil, Rivastigmin und Galantamin (Cholinesterasehemmer der 2. Generation) zeigten positive Effekte auf der kognitiven Ebene, der funktionalen Ebene, der Ebene der Belastung der Angehörigen und der globalen Ebene (klinische Gesamtbeurteilung durch den Arzt). Ein zusätzlicher Ansatz zur Therapie der AD beruht auf einer spezifischen Modulation der **glutamatergen Neurotransmission**. Glutamat ist im ZNS u. a. an komplexe Funktionsbereiche (Lernen, Gedächtnis, Motorik, Wahrnehmung) mitbeteiligt. Der Glutamatmodulator Memantin blockiert den NMDA-Kanal in „physiologischer Weise", so dass durch Glutamat vermittelte kognitive Leistungen verbessert werden, während neurotoxische Wirkungen durch Glutamat aufgehalten werden. In zahlreichen Studien zeigten sich statistisch signifikante Verbesserungen der kognitiven Funktionen, der Vigilanz, der allgemeinen Leistungsbereitschaft, des Antriebs und der Bewältigung von Alltagsaktivitäten (Areosa u. Sherriff 2003).

Antidepressiva

A

Prof. Dr. med. Ulrich Hegerl
Prof. Dr. med. Michael Zaudig

Eine der wichtigsten Errungenschaften bei der Behandlung der ▶ depressiven Episode/Major Depression war die Entwicklung antidepressiv wirkender Substanzen. Seit der Einführung des ersten trizyklischen Antidepressivums (TZA) ▶ Imipramin im Jahr 1957 sind viele verschiedene Antidepressiva als Erweiterung des pharmakotherapeutischen Repertoires hinzugekommen. Weltweit sind derzeit mindestens 35 verschiedene Antidepressiva verfügbar, jedoch variiert die Verfügbarkeit im Markt der einzelnen Länder beträchtlich. Es gibt keinen signifikanten Unterschied in der antidepressiven Wirksamkeit zwischen den einzelnen antidepressiv wirkenden Medikamenten.
Kriterien zur Auswahl eines Antidepressivums sind:
- Überdosierungssicherheit
- früheres Ansprechen auf das betreffende Medikament,
- Akzeptanz/Präferenz durch Patienten,
- Nebenwirkungsprofil/Patientenrisiken,
- Kontraindikation,
- aktuelles klinisches Bild (Schlafstörung, Unruhe usw.),
- Schweregrad der Erkrankung,
- Präparatekosten.

Eine erfolgreiche Behandlung eines depressiven Patienten mit einem Antidepressivum beinhaltet die Aufklärung des Patienten und seiner Angehörigen über vorhandene Behandlungsmöglichkeiten, die Zeit bis zum sichtbaren Ansprechen auf die Behandlung, früh auftretende Nebenwirkungen und deren Management sowie den zu erwartenden Verlauf der Behandlung. Von großer Bedeutung sind eventuell vorliegende somatische Risikofaktoren, die ebenfalls vor Gabe eines Antidepressivum gut abgeklärt werden müssen.

Medikamentengruppe

Antidepressiva werden zur Behandlung akuter depressiver Symptomatik und auch zur Rückfallverhütung bei rezidivierenden ▸ depressiven Störungen eingesetzt.

Produktnamen

Sie gliedern sich in die Gruppe der trizyklischen und tetrazyklischen Antidepressiva, die ▸ selektiven Serotonin-Wiederaufnahmehemmer (selective serotonine reuptake inhibitors = SSRI), die selektiven ▸ Serotonin-Noradrenalin-Wiederaufnahmehemmer (SNRI) ▸ Venlafaxin und Duloxetin, den **selektiven Noradrenalin-Wiederaufnahmehemmer** (NARI) ▸ Reboxetin, ein Antidepressivum mit indirekter Beeinflussung der serotonergen und noradrenergen Funktion, dem ▸ Mirtazapin. Als weitere Antidepressivagruppe sind die **Monoaminoxydasehemmer** (▸ MAO-Hemmer) zu nennen. In Deutschland ist der **irreversible** Monoaminoxydasehemmer Jatrosom und der **reversible** Hemmer der Monoaminoxydase A Moclobemid auf dem Markt. Eine weitere Substanzgruppe für mittelschwere ▸ Depressionen sind ▸ Johanniskrautpräparate. In Tabelle 1 sind die im Handel befindlichen Antidepressiva zusammengefasst.

In Deutschland zugelassene Indikationen

Ein Teil der Antidepressiva ist neben der Behandlung der Depression auch für die Behandlung von ▸ Zwangsstörungen und ▸ Angststörungen zugelassen.

Sonstige Anwendungsgebiete

Eingesetzt werden Antidepressiva, insbesondere ▸ Amitryptilin, zur Schmerzbehandlung.

Pharmakokinetik

Siehe bei den einzelnen Substanzen.

Dosierung

Ältere Antidepressiva müssen einschleichend dosiert werden, bei den SSRI und anderen Antidepressiva kann zum Teil bereits mit einer therapeutisch wirksamen

Antidepressiva. Tab. 1 Übersichtstabelle der in der Bundesrepublik Deutschland im Handel befindlichen Antidepressiva.

Antidepressiva	Wirkstoff (Präparat)
Trizyklische Antidepressiva	Amitriptylin Amitriptylinoxid Clomipramin Desipramin Dibenzepin Dosulepin Doxepin Imipramin Lofepramin Nortriptylin
Tetrazyklische Antidepressiva	Maprotilin Mianserin
Chemisch andersartige Antidepressiva	Sulpirid Tradozon Viloxazin
Serotonin-selektive Antidepressiva	Citalopram Escitalopram Fluoxetin Fluvoxamin Paroxetin Sertralin
Serotonin-Noradrenalin-selektive Antidepressiva	Duloxetin Mirtazapin Venlafaxin
Noradrenalin-selektive Antidepressiva	Reboxetin
MAO-Hemmer	Moclobemidhfil Tranylcypromin
Pflanzliches Antidepressivum	Johanniskraut

Dosis begonnen werden. Absetzen von Antidepressiva sollte ausschleichend über mehrere Wochen erfolgen, um das Risiko eines depressiven Rückfalls zu reduzieren. Bei Umsetzen sollte ebenfalls über mehrere Tage hinweg ausgeschlichen werden, um Absetzphänomene zu vermeiden. Bei der Behandlung von älteren Menschen ist zu bedenken, dass alle Dosisänderungen langsamer erfolgen sollten. Dies bedeutet zum Teil eine um 50 % reduzierte initiale Dosierung und auch das Absetzen sollte langsamer erfolgen. Die anzustrebende therapeutische Dosierung ist jedoch nicht für jedes Antidepressivum niedriger anzusetzen. Bei einigen Antidepressiva sind die Dosierungen bei älteren Menschen in der gleichen Größenordnung wie die bei jüngeren.

Nach Remission der akuten Depression sollte eine 6–9 Monate dauernde **Erhaltungstherapie** folgen.

Kontraindikationen
Siehe bei den jeweiligen Substanzen.

Nebenwirkungen
Siehe bei den jeweiligen Substanzen.

Wechselwirkungen
Alle zur Zeit verfügbaren Antidepressiva beeinflussen direkt oder indirekt das serotonerge und/oder noradrenerge System. An **pharmakodynamischen** Interaktionen ist die Gefahr der Entwicklung eines subakuten oder akuten ▶ Serotoninsyndroms bei Kombination mehrerer serotoninagonistischer Substanzen und insbesondere bei Kombination von irreversiblen Monoaminoxydasehemmern (Jatrosom) mit serotonergen Antidepressiva wie ▶ Clomipramin oder SSRI zu denken. Für Antidepressiva sind in unterschiedlicher Weise pharmakokinetische Wechselwirkungen über das Cytochrom-P 450-System zu bedenken.

Wirkmechanismus
Bei allen Antidepressiva muss von einer Wirklatenzzeit von ein bis zwei Wochen ausgegangen werden. Die volle antidepressive Wirkung wird oft erst nach vier bis sechs Wochen erreicht. Es kommt bei erfolgreicher Behandlung zum Rückgang aller depressiven Symptome.

Antidepressiva, trizyklische

Prof. Dr. med. Ulrich Hegerl

Medikamentengruppe
Trizyklische Antidepressiva sind die Medikamentengruppe, für die in der Depressionsbehandlung die längste klinische Erfahrung vorliegt. Sie beeinflussen in unterschiedlicher Stärke die Wiederaufnahme von Serotonin und Noradrenalin. Weiter üben sie eine blockierende Wirkung auf eine Reihe von Rezeptoren aus, wodurch ein Großteil der erwünschten und unerwünschten Nebenwirkungen erklärt wird. Die therapeutische Breite ist eher gering.

Produktnamen
Siehe Tabelle 1.

In Deutschland zugelassene Indikationen
Trizyklische Antidepressiva sind in Deutschland für die Behandlung ▶ depres-

Antidepressiva, trizyklische. Tab. 1 Die wichtigsten trizyklischen Antidepressiva.

Tri- und tetrazyklische Anti-depressiva (TZA)	Anfangsdosis (mg/Tag)	Standardtagesdosis (mg/Tag)	Maximaldosis (mg/Tag)
▶ Amitriptylin (z. B. Saroten)	50	150	300
Amitriptylinoxid (z. B. Equilibrin)	60	150	300
▶ Clomipramin (z. B. Anafranil)	50	150	300
Dibenzepin (z. B. Noveril)	120	480	720
▶ Doxepin (z. B. Aponal)	50	150	300
▶ Imipramin (z. B. Tofranil)	50	150	300
Lofepramin (z. B. Gamonil)	70	210	210
Maprotilin (z. B. Ludiomil)	50	150	225
Nortriptylin (z. B. Nortrilen)	50	100	225
▶ Trimipramin (z. B. Stangyl)	50	150	300

siver Störungen zugelassen. **Clomipramin** hat zusätzliche Zulassung für die Behandlung der ▶ Zwangsstörung.

Sonstige Anwendungsgebiete

Einige trizyklische Antidepressiva werden auch im Rahmen der Behandlung chronischer Schmerzen, ▶ Panikstörungen, ▶ Narkolepsie und ▶ Enuresis eingesetzt.

Pharmakokinetik

Gute Resorption nach oraler Gabe, z. T. hoher First-pass-Metabolismus, z. T. aktive Metaboliten, nach Abbau überwiegend in der Leber erfolgt die Ausscheidung zum Großteil renal.

Dosierung

Trizyklische Antidepressiva müssen einschleichend aufdosiert und ausschleichend abgesetzt werden. Hinsichtlich Initialdosis, therapeutischer Dosis und Maximaldosis (siehe Tabelle 1 unter Produktnamen).

Kontraindikationen

Akute Intoxikationen mit psychotropen Substanzen, ▶ Delir, Harnverhalten, Prostatahypertrophie mit Restharnbildung, paralytischer Ileus, Engwinkelglaukom, kardiale Vorschäden mit Erregungsleitungsstörungen.
Kombination mit irreversiblen ▶ MAO-Hemmern ist nur im Ausnahmefall erlaubt. Bei Therapieumstellung Sicherheitsabstände zu MAO-Hemmern beachten.

Nebenwirkungen
Häufig:
- **Periphere anticholinerge Nebenwirkungen** mit Mundtrockenheit, Akkomodationsstörungen, Gefahr der Glaukomprovokation, Obstipation, Miktionsstörungen, Tachykardie, sexuelle Funktionsstörungen, orthostatische Hypotonie.
- **Zentrale anticholinerge Nebenwirkungen** mit Delir, kognitive Störungen (*Cave:* hirnorganische Vorschädigungen, anticholinerge Begleitmedikation

z. B. mit niedrigpotenten ▶ Neuroleptika oder Biperiden).
- **Kardiale Nebenwirkungen** bei vorbestehenden kardialen Reizleitungsstörungen (Schenkelblock) durch chinidinartige Wirkung; Gefahr der Arrhythmie und gravierender Erregungsleitungsstörungen (z. B. kompletter AV-Block), Wirkverstärkung von Antiarrhythmika.
- **Gewichtszunahme.**

Selten:
- Dosisabhängig tonisch-klonische Krampfanfälle.

Sehr selten:
- Hämatotoxische und hepatotoxische Reaktionen.

Wechselwirkungen

Bei trizyklischen Antidepressiva mit dominierender serotoninagonistischer Wirkung ist bei Kombination mit anderen Serotoninagonisten (MAO-Hemmer, Sumatriptan, Tryptophan) die Gefahr der Entwicklung eines Serotonin-Syndroms gegeben. Je nach Substanz sind unterschiedliche pharmakokinetische Wechselwirkungen, vor allem über das Cytochrom-P 450-System zu beachten. Substanzen wie z. B. ▶ Fluoxetin, die das CYP 2D6 und CYP 3A3/4 hemmen, reduzieren die Clearance von trizyklischen Antidepressiva und können einen Anstieg der Plasmakonzentration um das Mehrfache induzieren. Die Wirkung sedierender Substanzen wie Benzodiazepine, Alkohol, ▶ Antihistaminika oder niederpotenter ▶ Neuroleptika kann verstärkt werden; bei Kombination mit anderen anticholinerg wirkenden Substanzen ist mit verstärkten peripheren und zentralen anticholinergen Nebenwirkungen zu rechnen; durch den Enzyminduktor Carbamazepin kann der Plasmaspiegel von trizyklischen Antidepressiva abgesenkt werden; trizyklische Antidepressiva können den Antikoagulantieneffekt verstärken; weitere Wechselwirkungen siehe Fachinformation.

Wirkmechanismus

Die Hauptwirkung der trizyklischen Antidepressiva besteht in einer Hemmung der Wiederaufnahme von Serotonin und/oder Noradrenalin aus dem synaptischen Spalt und damit in einer Verstärkung der serotonergen und/oder noradrenergen Neurotransmission. Zusätzlich entfalten sie eine blockierende Wirkung auf unterschiedliche Rezeptoren, wodurch einen Großteil der erwünschten und unerwünschten Begleitwirkungen der trizyklischen Antidepressiva erklärt wird. Blockiert werden periphere und zentrale cholinerge, histaminerge und adrenerge Rezeptoren. Trizyklische Antidepressiva entfalten zudem einen chinidinartigen Effekt auf die kardiale Erregungsleitung (**QTc-Zeit-Verlängerung**). Trizyklische Antidepressiva entfalten ihre antidepressive Wirkung mit einer Latenz von ein bis zwei Wochen. Die volle antidepressive Wirksamkeit besteht oft erst nach vier bis sechs Wochen. Etwa 50–70 % der Patienten zeigen eine Remission bei Behandlung mit trizyklischen Antidepressiva. Kommt es bei einer mittleren Dosierung nach zwei bis vier Wochen zu keinerlei Befundverbesserung, so ist eine Dosiserhöhung und bei weiterer Non-Response nach zwei Wochen ein Umsetzen auf ein anderes Antidepressivum aus einer anderen Klasse als die der trizyklischen Antidepressiva zu empfehlen.

Antiepileptika

Dr. med. Anna Forsthoff
Dr. med. Heinz Grunze

Medikamentengruppe

Substanzen zur Behandlung und Verhütung epileptischer Anfälle. Nach ihrer chemischen Struktur können sie in vier Hauptgruppen eingeteilt werden: ▶ Barbiturate, Hydantoine, Benzodiazepine und Succinimide. Dazu kommen noch eine Reihe

nicht weiter klassifizierter Einzelsubstanzen.
Einige Präparate haben neben den antikonvulsiven auch andere Eigenschaften und kommen daher teilweise vorrangig bei anderen Indikationen zum Einsatz (z. B. Benzodiazepine und Barbiturate bei ▶ Schlafstörungen, Carbamazepin, ▶ Lamotrigin und ▶ Valproinsäure bei ▶ bipolaren Störungen).

Produktnamen

Orfiril, Tegretal, Lamictal, Diazepam, Frisium, Luminal, Phenhydan, Topamax, Keppra, Neurontin u. v. m.

In Deutschland zugelassene Indikationen

Siehe bei der jeweiligen Einzelsubstanz.
Hauptindikation der Antiepileptika sind die verschiedenen Formen der Epilepsie, die nach der internationalen Klassifikation der Anfallsleiden in verschiedene Gruppen eingeteilt werden:

• generalisierte Epilepsien, hierzu gehören die Petit-mal-Epilepsien des Kindes- und Jugendalters sowie die Grand-mal-Epilepsien;
• partielle (fokale) Epilepsien, die mit so genannten einfachen oder komplexen Anfällen einhergehen.

Zunehmend werden Antiepileptika auch in der Behandlung affektiver, überwiegend bipolarer Erkrankungen eingesetzt. Gabapentin und Carbamazepin werden zudem bei Schmerzsyndromen, Vigabatrin und Gabapentin außerdem bei ▶ Angststörungen eingesetzt.

Sonstige Anwendungsgebiete

Siehe bei der jeweiligen Einzelsubstanz.

Pharmakokinetik

Antiepileptika werden nach oraler Gabe gut und rasch resorbiert; bei einigen Substanzen sind besondere pharmakokinetische Charakteristika zu beachten. Eine kleine Auswahl: So folgt z. B. Phenytoin einer nicht-linearen Kinetik, d. h. im höheren

Dosisbereich steigt die Konzentration bei Dosiserhöhung rascher an als im niederen Bereich. Unter Carbamazepin kommt es durch Autoenzyminduktion bei längerfristiger Gabe zu einem raschen Abbau und damit einem Absinken des Blutspiegels. Interaktionen mit anderen Medikamenten sind aufgrund der enzyminduzierenden Wirkung von Carbamazepin ebenfalls zu beachten. Barbiturate als starke Enzyminduktoren beeinflussen die Kinetik parallel verordneter anderer Wirksubstanzen wie Antikoagulantien und Antikonzeptiva. Valproinsäure kann andere Medikamente, z. B. Warfarin, aus der Plasmaeiweißbindung verdrängen und dadurch zu unerwarteten Wirkspiegelerhöhungen und Blutungsneigung führen.

Dosierung
Siehe bei der jeweiligen Einzelsubstanz.

Kontraindikationen
Siehe bei der jeweiligen Einzelsubstanz.

Nebenwirkungen
Siehe bei der jeweiligen Einzelsubstanz.

Wechselwirkungen
Siehe bei der jeweiligen Einzelsubstanz.

Wirkmechanismus
Die neuronalen Wirkmechanismen der Antiepileptika sind noch nicht vollständig bekannt. Diskutiert werden unter anderem eine Verstärkung der GABA-ergen Inhibition, eine Verringerung der glutamatergen Exzitation, eine Natrium- und Kalziumstromblockade und eine Carboanhydrasehemmung.

Antihistaminika

Dr. med. Peter Zwanzger

Medikamentengruppe
Bei Antihistaminika handelt es sich um eine Gruppe von Medikamenten, die aufgrund ihrer Strukturähnlichkeit als kompetitive Antagonisten von Histaminen agieren. Antihistaminika verdrängen Histamin kompetitiv vom Histaminrezeptor. Die Bildung oder Freisetzung von Histamin wird durch Antihistaminika nicht beeinflusst. In der Psychiatrie werden Antihistaminika im Wesentlichen aufgrund ihrer sedierenden und hypnotischen Eigenschaften eingesetzt, die über eine Blockade des H1-Rezeptors erreicht werden.

Zu den wichtigsten Substanzen gehören das niederpotente ▶ Neuroleptikum ▶ Promethazin sowie die als Schlafmittel freiverkäuflich im Handel befindlichen Substanzen Diphenhydramin, Doxylamin und Meclozin. Diphenhydramin, Doxylamin und Meclozin sind in Deutschland als Schlafmittel zugelassen, Promethazin zur Bekämpfung aller Arten von Unruhe und Erregungszuständen sowie Schlafstörungen bei psychiatrischen Erkrankungen.

Diphenhydramin hat eine Halbwertszeit von ca. sechs Stunden und einen pharmakologisch aktiven Metaboliten. Doxylamin hat eine Halbwertszeit von acht bis zehn Stunden. Meclozin ist wegen einer Wirklatenz von ca. zwei bis vier Stunden allenfalls als Durchschlafmittel geeignet.

Produktnamen
- Promethazin: Atosil u. a..
- Diphenhydramin: z. B. Betadorm, Dolestan, Halbmond-Tabletten, Sedativum-Hevert, Sediat, Sedopretten, Vivinox u. a.
- Doxylamin: Gittalun, Hoggar N, Mereprine, SchlafTabs ratiopharm, Sedaplus.
- Meclozin: Peremesin, Postadoxin, Postafen.

Dosierung
Die Einzeldosis bei Diphenhydramin beträgt 50 mg, bei Doxylamin 25 mg und bei Meclozin 150 mg. Im Vergleich zu den eigentlichen ▶ Hypnotika ist die schlafinduzierende Wirkung der Antihistaminika

nicht so stark ausgeprägt. Zu den generellen **Gegenanzeigen** bei Antihistaminika gehören Blasenentleerungsstörungen sowie das Engwinkelglaukom; zudem werden Asthma, Prostatahypertrophie, Phaeochromozytom, Epilepsie sowie anderweitige Behandlung mit ▶ Psychopharmaka angeführt.

Nebenwirkungen
Zu den häufigsten Nebenwirkungen zählen Überempfindlichkeitsreaktionen der Haut, Sedierung, Schwindel, Sehstörungen, Glaukomauslösung, Mundtrockenheit und andere gastrointestinale Störungen, Blutbildveränderungen, Miktionsstörungen.

Wechselwirkungen
An Wechselwirkungen sind in erster Linie Interaktionen mit anderen zentralnervös wirksamen Substanzen sowie Alkohol zu nennen.

Antimoralische Persönlichkeit („moral insanity")

▶ Persönlichkeitsstörung, dissoziale

Antimuskarinika

▶ Anticholinergika

Anti-Parkinson-Mittel

Dr. med. Stefan Teipel

Medikamentengruppe
Parkinsonmittel; Antiparkinsonica; Antiparkinsonika

Produktnamen
Anticholinerge Substanzen:
- Biperiden (Akineton)
- Trihexyphenidyl (Artane)
- Metixen (Tremarit)

Dopaminrezeptoragonisten:
- Bromocriptin (Pravidel, Bromocrel)
- Lisurid (Dopergin)
- Pergolid (Parkotil)
- Cabergolin (Cabaseril, Dostinex)

Hemmstoffe des Dopaminabbaus:
- Selegilin (Antiparkin, MAOtil, Jutagilin, Movergan, Selegam, Selgimed)
- Entacapon (Comtess)
- Amantadin (PK-Merz)

In Deutschland zugelassene Indikationen
Anticholinerge Substanzen: Behandlung von extrapyramidalen Bewegungsstörungen vom Parkinson-Typ, insbesondere Rigor, Tremor, Akinese; Anwendung in der Psychiatrie vor allem zur Behandlung von neuroleptikainduzierten extrapyramidalen Störungen.
Dopaminerge Substanzen: idiopathischer M. Parkinson, symptomatisches Parkinson-Syndrom.
Im Folgenden werden nur die zentralen anticholinergen Substanzen näher dargestellt, da die dopaminergen Anti-Parkinson-Mittel in der Psychopharmakotherapie keine Rolle spielen.

Sonstige Anwendungsgebiete
Anticholinerge Substanzen: Vergiftungen mit organischen Phosphorverbindungen.
Dopaminagonisten, insbesondere Bromocriptin: konservative Behandlung des Prolaktinoms; Zustände und Erkrankungen, bei denen eine Senkung des Prolaktinspiegels angezeigt ist (z. B. primäres und sekundäres Abstillen aus medizinischen Gründen); Galaktorrhoe-Amenorrhoe-Syndrom; Amenorrhoe und Galaktorrhoe als Folge der Anwendung prolaktinerhöhender Medikamente.

Pharmakokinetik

Zentrale anticholinerge Substanzen hemmen die relative cholinerge Überaktivität im Striatum beim idiopathischen, symptomatischen oder neuroleptikainduzierten Parkinson-Syndrom. Trotz ihrer langen Anwendung sind die Kenntnisse zur Pharmakokinetik der anticholinergen Anti-Parkinson-Mittel noch relativ gering und beruhen im Wesentlichen auf der Untersuchung junger gesunder Probanden (Brocks 1999). Alle anticholinergen Anti-Parkinson-Mittel werden nach oraler Einnahme rasch resorbiert, die maximale Plasmakonzentration von Biperiden wird nach 0,5–2 Stunden erreicht, die Bioverfügbarkeit nach oraler Einnahme liegt bei 33 %. Die Aufnahme in das Gehirn geschieht rasch, innerhalb von 3–10 min nach i. v.-Injektion erreicht Biperiden seine Maximalkonzentration im Gehirn. Die Plasmahalbwertszeit von Biperiden liegt bei 18–24 Stunden. Alle anticholinergen Anti-Parkinson-Mittel werden stark metabolisiert.

Cave: Aufgrund der starken Metabolisierung und der langen Halbwertszeit ist eine Dosisanpassung bei älteren Patienten notwendig.

Dosierung

Biperiden (Akineton):
Frühdyskinesien: 2,5–5 mg langsam i. v., bei Bedarf gleiche Dosis nach 30 min wiederholen.
Neuroleptikainduziertes Parkinsonoid: einschleichende Einstellung mit 2 mg/Tag, individuelle Erhaltungsdosis zwischen 6 mg/Tag und 12 mg/Tag (oral).

Kontraindikationen

Anticholinerge Substanzen

- Engwinkelglaukom.
- Blasenentleerungsstörungen mit Restharnbildung.
- Mechanische Stenosen im Bereich des Magen-Darm-Kanals.
- Tachyarrhythmie.
- Megakolon.
- Akutes Lungenödem.

Nebenwirkungen

Anticholinerge Substanzen

Haut:
- Abnahme der Schweißdrüsensekretion (Wärmestau).
- Hautrötung.

Psyche:
- Zentralnervöse Störungen (z. B. Unruhe, Halluzinationen; vorwiegend bei Überdosierung), ▶ zentrales anticholinerges Syndrom.

Augen:
- Akkommodationsstörungen.
- Glaukomauslösung (Engwinkelglaukom).

Gastrointestinaltrakt:
- Mundtrockenheit.

Herz:
- Tachykardie.

Urogenitaltrakt:
- Miktionsbeschwerden.

Cave: Bei Schizophreniepatienten und bei Patienten mit Polytoxikomanie wurde eine missbräuchliche Einnahme von anticholinergen Anti-Parkinson-Mitteln berichtet, die teilweise den möglichen euphorisierenden Effekten dieser Substanzen zugeschrieben wird.

Anti-Parkinson-Mittel. Abb. 1 Strukturformel von Biperiden.

Anti-Parkinson-Mittel. Tab. 1 Anticholinerge Substanzen.

Amantadin	Verstärkung der anticholinergen Wirkung
Chinidin	Verstärkung der anticholinergen Wirkung
Tri- und tetrazyklische Antidepressiva	Verstärkung der anticholinergen Wirkung
Neuroleptika	Verstärkung der anticholinergen Wirkung
Dopaminantagonisten (z. B. Metoclopramid)	Gegenseitige Abschwächung der Wirkung auf die Motilität des Magen-Darm-Traktes

Wechselwirkungen
Siehe Tabelle 1. Anticholinerge Substanzen.

Wirkmechanismus
Dem **Parkinson-Syndrom** (Trias aus Rigor, Tremor und Akinese) liegt eine dopaminerge Minderaktivität nigrostriataler und nigropallidaler Bahnen zugrunde, entweder aufgrund von primärer Degeneration (M. Parkinson) oder toxischer oder ischämischer Schädigung (symptomatischer Parkinsonismus) der melaninhaltigen dopaminergen Neurone der Substantia nigra oder aufgrund einer Blockade der D_2-Dopaminrezeptoren im Pallidum und Striatum durch Neuroleptika (neuroleptikainduziertes ► Parkinsonoid). Dopamin hat eine hemmende Funktion auf die Neuronenaktivität im Striatum, so dass der Wegfall der dopaminergen Hemmung zu einem Überwiegen cholinerger Aktivität im Striatum führt. Die Akinese wird direkt auf den Dopaminmangel zurückgeführt, Rigor und Tremor auf die relative cholinerge Überaktivität im Striatum.
Die Bedeutung der **Anti-Parkinson-Mittel** in der Psychiatrie liegt zum einen in der Anwendung der anticholinergen Anti-Parkinson-Mittel zur Behandlung von neuroleptikainduzierten extrapyramidalen Störungen (Frühdyskinesien und Par-

kinsonoid). In dieser Indikation kommen im Wesentlichen nur die zentral wirksamen Anticholinergika in Betracht, die das relative Überwiegen der striatalen cholinergen Aktivität mindern. Dopaminerge Anti-Parkinson-Mittel werden demgegenüber nicht eingesetzt, da durch die Aktivierung der Dopaminrezeptoren psychotische Phänomene induziert werden können bzw. die Dopaminrezeptoren durch Neuroleptika blockiert sind, so dass keine ausreichende Wirkung gegeben ist. Spätdyskinesien sprechen demgegenüber auf anticholinerge Substanzen nicht an, es kann sogar zu einer Verschlechterung der Symptomatik kommen.
Eine weitere Bedeutung haben Anti-Parkinson-Mittel in der Psychiatrie durch die Potenz dieser Substanzgruppe, psychotische, depressive oder delirante Syndrome zu induzieren. Kommt es im Rahmen einer Parkinson-Behandlung zum Auftreten psychotischer Phänomene, muss die Anti-Parkinson-Behandlung in der Regel reduziert werden. Dies führt allerdings zur Verschlechterung der motorischen Symptome und wird häufig von den Patienten schlecht toleriert. Symptomatisch kann ein Behandlungsversuch mit Neuroleptika unternommen werden. Hierbei wird der Einsatz ► atypischer Neuroleptika empfohlen, da diese in der Regel wenig Einfluss auf die motorischen Symptome haben. ► Clozapin hat einen sedierenden Effekt, der gerade bei unruhigen Patienten erwünscht sein kann. Die wichtigste Nebenwirkung ist hier die Agranulozytose. ► Risperidon und ► Olanzapin wurden nur von einem Teil der Parkinson-Patienten in klinischen Studien in ausreichender Dosis toleriert, bei vielen Patienten musste die Medikation aufgrund der motorischen Nebenwirkungen abgesetzt werden. ► Quetiapin wurde bisher an 200 Patienten untersucht und in der Mehrzahl der Fälle gut vertragen (Fernandez et al 2003). Erste Fallbeobachtungen zeigen eine Verminderung psychotischer Symptome bei Parkinson-Patienten unter

Behandlung mit Cholinesteraseinhibitoren (Reading et al. 2001).

Antipsychotika

► Neuroleptika

Antipsychotika der 2. Generation, Atypica

► Neuroleptika, atypische

Antisoziale Persönlichkeitsstörung

► Persönlichkeitsstörung, Soziopathie

Antrags- und Genehmigungsverfahren bei der gutachterpflichtigen Kurz- und Langzeittherapie

► Gutachten, psychotherapeutische

Antriebsmangel

► Motivation, Störung der

Antriebsstörung

► Motivation, Störung der

Anxietas tibiarum

► Restless legs

Anxiolytika

► Intoxikation, Benzodiazepine

Appetitzügler

Dr. med. Stefan Teipel

Medikamentengruppe
Anorektika

Produktnamen
Gruppe von Substanzen, die zur Gewichtsreduktion eingesetzt werden. Hierzu zählen vor allem Sympathikomimetika (Norpseudoephedrin, Phenylpropanolamin, Amfepramon), Lipasehemmer (Orlistat [Xenical]) und ein Noradrenalin-Serotoin-Wiederaufnahmehemmer (Sibutramin [Reductil]). Daneben gibt es tierische (lyophilisiertes Kollagen) oder pflanzliche (Konjak) Quellstoffe.

In Deutschland zugelassene Indikationen
Pflanzliche Quellstoffe zur Behandlung des ► Übergewichts und zur Gewichtskontrolle.
Lipasehemmer zur Behandlung der Adipositas (► Adipositas Psychotherapie der) und des Übergewichts (► Body-Mass-Index ≥ 28 kg/m^2) mit begleitenden Risikofaktoren, in Verbindung mit einer leicht kalorienreduzierten Kost.
Sibutramin als unterstützende Therapie im Rahmen eines Gewichtsmanagements bei ernährungsbedingter Adipositas mit einem BMI ≥ 30 kg/m^2 sowie bei ernährungsbedingtem Übergewicht und einem BMI ≥ 27 kg/m^2 und zusätzlichen adipositasbedingten Risikofaktoren wie Diabetes mellitus Typ 2 oder Dyslipidämie.
Sympathikomimetika zur kurzfristigen, bis zu vier Wochen dauernden unterstützenden Behandlung ernährungsbedingten Übergewichts; die Zulassung wurde durch

das Bundesinstitut für Arzneimittel und Medizinprodukte für die Mehrzahl dieser Präparate wiederrufen.

Pharmakokinetik

Sympathikomimetika sind indirekt wirkende Sympathomimetika, deren chemische Struktur formal ableitbar ist von der Struktur des Amphetamins (= Benzedrin; BTM) bzw. des Ephedrins (z. B. Norpseudoephedrin); wirksam durch zentrale Anregung des Stoffwechsels und des Energieverbrauchs, zum Teil auch durch Hemmung des Hunger- und Sättigungszentrums.

Lipasehemmer binden irreversibel an die Pankreaslipase, die dadurch im Lumen des Dünndarms blockiert wird. Etwa 30 % des aufgenommenen Fettes werden damit unverdaut wieder ausgeschieden. Weniger als 1 % der eingenommenen Dosis werden resorbiert. Die Wirkung auf die Fettverdauung beginnt nach ca. zwei Tagen, erreicht ihr Maximum nach vier Tagen und klingt zwei bis drei Tage nach Absetzen ab.

Sibutramin bewirkt Appetitreduktion über zentrale Hemmung der Serotonin- und Noradrenalin-Wiederaufnahme. Enterale Resorption > 80 %, hohe First-pass-Metabolisierung, Halbwertszeit 1,1 h, Halbwertszeit der beiden aktiven Metaboliten 14–16 h, Abbau über CYP 3A4.

Quellstoffe führen zur Unterdrückung des Hungergefühls durch Füllung und Dehnung des Magens. Sie werden nicht oder nur zu einem ganz geringen Anteil resorbiert.

Dosierung

Orlistat 3 × 120 mg täglich, jeweils 30–60 Minuten vor der Nahrungsaufnahme. Sibutramin 10 mg täglich, Einmalgabe morgens.

Kontraindikationen

Orlastatin

- Malabsorptionssysndrom.
- Cholestase.
- Stillzeit, Schwangerschaft.

Sibutramin

- Koronare Herzkrankheit.
- Nicht-eingestellte Hypertonie.
- Ananmese zerebrovaskulärer Erkrankungen.
- Hyperthyreose, Phäochromozytom.
- Engwinkelglaukom, Prostatahyperplasie.
- Lebensalter < 18 Jahre oder > 65 Jahre (keine ausreichende Erfahrung).
- Nicht länger als zwei Wochen zurückliegende Behandlung mit einem ▶ MAO-Hemmer, psychiatrische Erkrankungen.

Nebenwirkungen

Sympathikomimetika

- Aufgrund schwerwiegender Nebenwirkungen (pulmonale Hypertension, Herzklappenfehler, Verwirrtheit, ▶ Halluzinationen) wurde die Zulassung der Mehrzahl der Präparate wiederrufen oder ruht gegenwärtig (siehe unten).

Lipasehemmer

- Verdauungssystem: Durchfälle, Flatulenz mit Stuhlabgang, Stuhldrang, Stuhlinkontinenz, Abgang öligen Sekrets, vermehrte Stühle (fettig, ölig), gelegentlich Bauchschmerzen, Rektumschmerzen.
- Mangel an fettlöslichen Vitamine A, D, E und K sowie an essentiellen Fettsäuren.
- Allgemeinbeschwerden: Kopfschmerzen, Menstruationsbeschwerden, Angstgefühl, Abgeschlagenheit.
- Überempfindlichkeitsreaktionen: Pruritus, Exanthem, Urtikaria, Angioödem, anaphylaktischer Schock, sehr seltene Fälle von bullösem Exanthem.
- Sonstiges: In sehr seltenen Fällen wurde nach der Markteinführung eine Erhöhung der Lebertransaminasen und der alkalischen Phosphatase sowie schwere Hepatitiden gemeldet.

Sibutramin

- Herz-Kreislauf: Tachykardie, Palpitationen, Hypertonie, Flush.

- Verdauungssystem: Obstipation, Übelkeit, Zunahme hämorrhoidaler Beschwerden.
- ZNS: Mundtrockenheit, Schlaflosigkeit, Schwindel, Parästhesien, Kopfschmerzen, Angstgefühle, ▶ Depressionen.
- Sinnesfunktion: Geschmacksstörungen.
- Blut- und lymphatisches System: Thrombozytopenie, Purpura Schoenlein-Henoch.
- Laborwerte: reversibler Anstieg der Leberenzyme.
- Überempfindlichkeitsreaktionen: Urtikaria bis hin zu Angioödem und Anaphylaxie.

Wechselwirkungen
Lipasehemmer (Orlistat)
- Bei gleichzeitiger Verarbreichung von Antikoagulantien verminderte Prothrombinwerte, erhöhtes INR, unausgeglichene Antikoagulantienbehandlung, Veränderung der hämostatischen Parameter.
- Bei gleichzeitiger Verarbreichung von Amiodaron geringfügige Abnahme der Amiodaron-Plasmakonzentration möglich, verstärkte klinische und EKG-Überwachung.

Sibutramin
- Gegenseitige Plasmaspiegelerhöhung bei gleichzeitiger Anwendung mit CYP 3A4-Inhibitoren (z. B. ▶ Fluoxetin, Ketoconazol, Erythromycin).
- Gegenseitige Plasmaspiegelerniedrigung bei gleichzeitiger Anwendung mit CYP 3A4-Induktoren (z. B. Carbamazepin, Phenytoin, Johanniskraut).

Cave: ▶ Serotoninsyndrom bei gleichzeitiger Gabe von ▶ SSRI, Sumatriptan oder ▶ Opiaten.

Wirkmechanismus
Die Anwendung **indirekter Sympathikomimetika** in der Indikation als Appetitzügler ist äußerst kritisch zu sehen. Im

März 2000 hatte das **Bundesinstitut für Arzneimittel und Medizinprodukte (BfArM)** die Zulassungen für Appetitzügler mit Amfepramon, Dexfenfluramin, Fenfluramin, Mefenorex und Norpseudoephedrin (Cathin) widerrufen. Die Maßnahme konnte nicht vollzogen werden, weil einige Zulassungsinhaber Beschlüsse des Gerichts erster Instanz der Europäischen Gemeinschaften erwirkt hatten. Die Beschlüsse wurden im April 2001 in zweiter Instanz aufgehoben. Mit Datum vom 6. Juni 2001 ordnete das BfArM nun den sofortigen Vollzug des Zulassungswiderrufs für Amfepramon-, Mefenorex- und Norpseudoephedrin-haltige Pharmaka an. Die Fertigarzneimittel Antiadipositum X-112 S Dragees und Tropfen, Mirapront N Kapseln, Vita-Schlanktropfen Schuck, Rondirnen Dragees, Regenon Kapseln, Regenon retard 60 mg Retardkapseln und Regenon retard 75 mg Retardtabletten dürfen seither nicht mehr abgegeben werden. Grundlage der Entscheidung ist die mangelnde therapeutische Wirksamkeit und das ungünstige Nutzen-Risiko-Verhältnis: lebensbedrohlicher Lungenhochdruck und bestimmte Herzklappenveränderungen sowie unerwünschte Wirkungen auf das Herz- und Kreislaufsystem (unter anderem Blutdruckerhöhung, Herzrhythmusstörungen) und das Zentralnervensystem (Schlafstörungen, Nervosität, Verwirrtheit, Halluzinationen). Zudem haben die Sympathikomimetika ein unterschiedlich stark ausgeprägtes Potential für die Auslösung einer Abhängigkeit. Diesen Risiken steht kein hinreichender Nutzen bei der Behandlung des ernährungsbedingten Übergewichts gegenüber, wenn die nach heutigem wissenschaftlichen Kenntnisstand geltenden Anforderungen an einen Wirksamkeitsnachweis für Wirkstoffe in diesem Anwendungsgebiet angelegt werden. Das Amfepramonhaltige Fertigarzneimittel Tenuate retard ist von der Anordnung des BfArM ausgenommen, da hier ein entsprechender Beschluss des Gerichts erster Instanz weiterhin in

Kraft ist. Die Zulassungen für Fenfluramin- und Dexfenfluramin-haltige Arzneimittel ruhen auf Antrag der Hersteller seit September 1999 wegen Herzklappenveränderungen, die in Zusammenhang mit der Anwendung dieser Appetitzügler beobachtet worden waren.

Orlistat als einziger bisher zugelassener Lipasehemmer zeigte in Kombination mit einer milden, hypokalorischen Diät (Fettaufnahme < 60 g/Tag) über sechs Monate eine stärkere Gewichtsreduktion im Vergleich zu Placebo; ein Teil der Patienten konnte auch über sechs Monate hinaus das reduzierte Gewicht halten. Diesen Befunden sind die ausgeprägten Nebenwirkungen gegenüberzustellen. Eine alleinige Anwendung von Orlistat ohne begleitende diätische Maßnahmen ist in keinem Fall indiziert. Zur Anwendung von Orlistat zur Behandlung einer medikamenteninduzierten Gewichtszunahme (z. B. Phenothiazine, ▶ Olanzapin, ▶ trizyklische Antidepressiva und ▶ Lithium) liegen bislang keine Daten vor.

Sibutramin zeigte in klinischen Studien eine überlegene Gewichtsreduktion im Vergleich zu Placebo (im Mittel 6 versus 2 kg) über zwölf Monate. Auch zur Anwendung von Sibutramin zur Behandlung einer medikamenteninduzierten Gewichtszunahme liegen bislang keine Daten vor. Auch hier ist eine alleinige Anwendung ohne diätetische Maßnahmen kontraindiziert.

Eine **Metanalyse** von 108 Studien mit einer Behandlungsdauer unter sechs Monaten zeigte nur geringe Effekte für die Mehrzahl der untersuchten Substanzen. Nur Sibutramin und Amphetaminderivate zeigten eine hohe Effektstärke. Die kurze Behandlungsdauer in den untersuchten Studien erlaubt allerdings keine ausreichenden Rückschlüsse auf den langfristigen Nutzen einer Behandlung. Unter dem Aspekt der Langzeitanwendung wurden in einem Cochrane Review von 5/2002 klinische Studien zu insgesamt acht Substanzen untersucht. Dabei zeigte sich, dass nur für Orlistat und Subi-

tramin verwertbare klinische Studien vorlagen, die längerfristige Behandlungseffekte (> sechs Monate) erfassten. Im Vergleich zu Placebo verloren Patienten innerhalb eines Jahres unter Orlistat 2,7 kg (95 %-Konfidenzintervall: 2,3 kg bis 3,1 kg), entsprechend 2,9 % (95 %-Konfidenzintervall: 2,3 % bis 3,4 %), mehr Gewicht; Patienten unter Sibutramin verloren 4,3 kg (95 %-Konfidenzintervall: 3,6 kg bis 4.9 kg), entsprechend 4,6 % (95 %-Konfidenzintervall: 3,8 % bis 5,4 %), mehr Gewicht. Allerdings beendeten 33 % der Patienten unter Orlistat und 43 % der Patienten unter Sibutramin die Studie vorzeitig. Wichtigste Nebenwirkung unter Orlistat waren Verdauungsbeschwerden, unter Sibutramin ein leichter Anstieg von Blutdruck und Herzschlagfrequenz. Die Interpretation der Studienergebnisse ist aufgrund des hohen Anteils von Studienabbrechern eingeschränkt. Zudem fehlen bisher Studien, die neben der Gewichtsreduktion die klinisch relevanteren Endpunkte Mortalität und kardio-vaskuläre Morbidität untersuchen.

Apraxie

Prof. Dr. med. Ralf Erkwoh

Synonyme
Handlungsstörung

Definition
Oberbegriff für Störungen, die die Ausführung von Bewegungen und das zweckmäßige Hantieren mit Gegenständen betreffen. Bei der **ideomotorischen Apraxie** ist die Auswahl der motorischen Elemente, die eine Bewegung konstituieren, oder die räumliche und sequentielle Anordnung dieser Elemente (z. B. mit Daumen und Zeigefinger an das kontralaterale Ohr fassen) beeinträchtigt. Es kommt zu Bewegungsentstellungen (Parapraxien) wie Perseverationen, Substitutionen, Überschussbewegungen oder Auslassungen einzelner

Elemente, es ist nicht das Unterlassen der ganzen Handlung oder eine Ungeschicklichkeit. Es sind erlernte und nicht-erlernte Bewegungen der Gesichtsmuskulatur (bukkofaziale, orale, Gesichtsapraxie) sowie bilaterale, selten nur linksseitige Gliedmaßenaktionen betroffen. Eine Aphasie ist häufig assoziiert, beide Störungen variieren aber unabhängig voneinander. Abzugrenzen sind Störungen von Zielbewegungen, die durch Lähmungen, Ataxie, Dyskinesie, Sensibilitätsstörungen, Beeinträchtigung des Sprachverständnisses oder im Erkennen des Objekts bedingt sind.

Die **ideatorische Apraxie** beschreibt eine Störung der Abfolge von Handlungen an verschiedenen Objekten, deren planvolle Abstimmung aufeinander nicht mehr gelingt (z. B. einen Brief falten, in einen Umschlag stecken, den Umschlag zukleben und frankieren). Vielfach können diese Patienten durchaus korrekt mit einzelnen Objekten umgehen. Abzugrenzen sind eine Bewusstseinseintrübung, grobe Desorientiertheit, schwere Antriebsstörung oder eine Demenz.

Die Existenz einer dritten Variante, der **gliedkinetischen Apraxie**, wird kontrovers diskutiert.

Querverweis Krankheit
Ideomotorische Apraxie bei Läsionen im Gyrus frontalis medius und in der Region des Sulcus interparietalis; ideatorische Apraxie bei herdförmiger Läsion in der Temporoparietalregion der sprachdominanten Hemisphäre

Arbeitsbündnis
► Beziehung, therapeutische

Arbeitsgedächtnis
► Kurzzeitgedächtnis

Arithmasthenie
► Entwicklungsdyskalkulie

Artefakt
► Artifizielle Störungen

Artefaktkrankheit
► Artifizielle Störungen

Arterielle Hypertonie

Prof. Dr. med. Volker Köllner

ICD-10/DSM-IV-TR-Klassifikation
Die essentielle Hypertonie wird in ICD-10 unter I10 codiert. Für psychische Einflüsse auf den Krankheitsverlauf, wie z. B. dysfunktionales Krankheitsverhalten oder pathologische Stressverarbeitung, wird zusätzlich die Kategorie F54 „Psychische Faktoren oder Verhaltensfaktoren bei andernorts klassifizierten Erkrankungen" codiert.

Synonyme
Bluthochdruck

Englischer Begriff
Arterial hypertension

Definition
Dauernde Erhöhung des arteriellen Blutdrucks auf Werte systolisch über 140 mm Hg und diastolisch über 90 mm Hg. Erhöhte Blutdruckwerte führen zu einem stark erhöhten Risiko hinsichtlich Herzerkrankungen, Schlaganfall, Niereninsuffizienz, peripherer arterieller Verschlusskrankheit und Augenerkrankungen. Niedrigere Werte sind nicht pathologisch, sondern gehen mit einem geringen kardiovaskulären Risiko

Arterielle Hypertonie. Tab. 1 WHO-Definition der arteriellen Hypertonie nach der diastolischen Höhe des Blutdrucks.

mm Hg	Form
85–89	Grenzwerthypertonie
90–104	milde Hypertonie
105–114	mittelschwere Hypertonie
> 115	schwere Hypertonie

einher. Unterschieden wird zwischen sekundärer, durch andere Erkrankungen bedingter Hypertonie (< 10 %) und primärer oder essentieller Hypertonie (> 90 %). Die Ausführungen in Tabelle 1 beziehen sich nur auf die essentielle Hypertonie.

Therapie

Neben der Therapie mit antihypertensiven Medikamenten ist für folgende Verhaltensänderungen eine Reduktion der Blutdruckwerte und des damit verbundenen Risikos nachgewiesen:

- Gewichtsreduktion,
- moderates körperliches Ausdauertraining,
- Ernährungsumstellung bzw. Kochsalzreduktion.

Um Patienten bei der Änderung ihres Verhaltens unterstützen und geeignete Interventionen auswählen zu können, ist das ▶ Veränderungsprozessmodell hilfreich. Das Erlernen und die regelmäßige Durchführung eines ▶ Entspannungsverfahrens (PMR oder AT) ist bei arterieller Hypertonie effektiv. Dieser Effekt lässt sich in der Gesamtgruppe der Patienten durch Kombination mit anderen Verfahren (▶ Biofeedback; ▶ Verhaltenstherapie, kognitive) nicht mehr signifikant steigern. Bei Patienten mit problematischer Stressverarbeitung ist individualisierte kognitive Verhaltenstherapie indiziert.

Wirksamkeit

Sowohl für Entspannungsverfahren als auch für individualisierte kognitive Verhaltens-

therapie konnte die Wirksamkeit in Meta-analysen nachgewiesen werden.

Sofortmaßnahmen

Keine psychotherapeutischen oder -pharmakologischen.

Epidemiologie und Verlauf

Die Hypertonieprävalenz in der erwachsenen Bevölkerung in Deutschland liegt bei 12–15 %. Sie ist in den unteren sozialen Schichten erhöht, Einflussgröße ist der Bildungsstand. Etwa 30 % der Betroffenen wissen nicht von ihrer Hypertonie, nur bei etwa 30 % der Hypertoniker erfolgt eine adäquate Behandlung.

Arteriosklerotische Demenz

▶ Demenz, vaskuläre

Artifizielle Störung

▶ Münchhausen-Syndrom

Artifizielle Störungen

Dr. med. Thomas Simmich

ICD-10/DSM-IV-TR-Klassifikation

Als artifizielle Störung nach ICD-10 F68.1 wird das absichtliche Erzeugen oder Vortäuschen von körperlichen oder psychischen Symptomen oder Behinderungen klassifiziert. Manifeste ▶ Psychosen, hirnorganische Primärerkrankungen einschließlich toxischer Zustände und ▶ Demenzen sowie bestimmte körperliche Erkrankungen, die regelhaft mit selbstverletzendem Verhalten als Begleiterscheinung einhergehen, müssen ausgeschlossen werden. Differentialdiagnostisch können offene Selbstverletzungssyndrome (ICD-10 L98.1 Acne excoriée; F63.3 ► Trichotillomanie) und die Vortäuschung von Krankheit mit offensichtlicher Motivation (Z76.8) abgegrenzt werden. DSM-IV-TR klassifiziert unter dem Oberbegriff „Factitious Disorders" vier Subtypen je nach Vorherrschen physischer oder psychischer Symptome.

Synonyme

Artefakt; Artefaktkrankheit (vorgetäuschte Störung)
Sonderformen: Münchhausen-Syndrom; Münchhausen-by-proxy; Offene Selbstbeschädigung
Abgegrenzt werden müssen: Aggravation; Simulation

Englischer Begriff

Factitious disorder

Definition

Gruppe von Körpermissbrauchssyndromen mit Symptombildungen infolge eines manipulativen selbstschädigenden Verhaltens. Abgesehen von der offenen Selbstbeschädigung zeigen die Patienten neben der pathologischen Beziehung zum eigenen Körper auch eine schwer gestörte Beziehung zum Arzt, insofern sie – einem meistens unbewussten Zwang zur Täuschung des Arztes folgend – diesen zu diagnostischen Maßnahmen zwingen, jedoch bei der Aufklärung der Symptomentstehung nicht kooperieren oder diese aktiv behindern.

Volltext

Patienten mit artifiziellen Störungen gelten als „Problempatienten", die für eine psychotherapeutische Behandlung wenig motiviert sind, obwohl eine solche dringend indiziert ist. Komorbidität mit anderen psychischen Störungen (beispielsweise ► Persönlichkeitsstörungen überwiegend vom ► histrionischen oder ► emotionalinstabilen ► Borderline-Typ, ► Störungen der Impulskontrolle, Abhängigkeitserkrankungen, ► depressive Störungen, ► Angststörungen, ► dissoziative Störungen, ► Zwangsstörungen, sexuelle Funk-

tionsstörungen) und Komplikationen komorbider somatischer Erkrankungen (insbesondere Diabetes mellitus, epileptische Anfallsleiden) sind häufig. Biographische Belastungsfaktoren sind gesichert (Kapfhammer et al. 1998, Eckhardt-Henn 1999). Überwiegend psychodynamische ► Krankheitsmodelle legen verschiedene Funktionen des selbstschädigenden Verhaltens nahe.
Funktionen selbstschädigenden Verhaltens können sein:

- Selbstbestrafung,
- Spannungsminderung,
- Abwehr unerträglicher Emotionen,
- Bewältigung von Entfremdung,
- Steigerung des Selbstkontrollerlebens.

Therapie

pharmakologisch

Die Wirksamkeit einer psychopharmakologischen Behandlung ist bei artifiziellen Störungen nicht belegt. Eine symptomatisch orientierte, begleitende Psychopharmakotherapie kann die Minderung von Spannungszuständen oder die Therapie komorbider Depressivität unterstützen. Hierfür kommen niedrig potente ► Neuroleptika und ► Antidepressiva in Frage.

psychotherapeutisch

Ein störungsspezifisches Behandlungsmanual existiert nicht und ist kaum zu erwarten. Die Behandlung ist in der Regel eine längerfristige, teilweise werden Liaisonkonzepte bevorzugt. Entscheidend für die Therapieprognose ist, ob es gelingt, eine hilfreiche und therapeutisch wirksame Beziehung zu gestalten, die es den Patienten ermöglicht, ihren unbewusst agierenden Rückgriff auf die verlässliche soziale Wirkung ihrer Symptomatik aufzugeben und sich auf eine Kommunikation auch verpönter Bewußtseinsinhalte, Wünsche oder Bedürfnisse Bedürfnisse innerhalb einer Beziehung auf der Grundlage von Gegenseitigkeit einzulassen. Als wesentliche Therapeutenvariable gilt die Kontrolle der ► Gegenübertragung zwischen (be-)zwingendem therapeutischem Handlungsdruck und gekränktem Rückzug in eine feindselige Misstrauensatmosphäre detektivisch kriminalistischer Verdächtigungen.

Kognitiv-verhaltenstherapeutische Therapiestrategien beziehen sich auf ▶ Selbstbeobachtung, Verhaltenssteuerung, Selbstbehauptung, aber auch auf informelle, die Compliance stärkende Aspekte, um körperliche, meist diagnostische Eingriffe auf das notwendige Maß zum Ausschluss einer Organerkrankung zu beschränken.

Sofortmaßnahmen
Anhaltende klinische Symptome unklarer Genese, wiederholte ergebnislose Diagnostik, häufige Arztwechsel sollten an das Vorliegen einer artifiziellen Störung denken lassen. Behandler sollten jedoch Patienten bei Begrenzung der Diagnostik auf das medizinisch Notwendige weder zum „Geständnis" zwingen, noch in ihrer Verleugnung bestätigen, sondern in Anerkennung der schweren psychischen Störung zur ▶ Psychotherapie zu motivieren versuchen.

Ärztliche Schweigepflicht

▶ Schweigepflicht

Ärztlicher Psychotherapeut

▶ Vertragspsychotherapeuten

Arzt-Patient-Beziehung

▶ Beziehung, therapeutische

Aspergerscher Autismus

▶ Asperger-Syndrom

A

Asperger-Syndrom

Reinhild Schwarte

ICD-10/DSM-IV-TR-Klassifikation
ICD-10: F84.5; DSM-IV-TR; 299.80: Von der Definition her müsste die Störung zu den ▶ Persönlichkeitsstörungen gerechnet werden. Die derzeit gängigen Klassifikationsschemata rechnen die Störung jedoch zu den „▶ tiefgreifenden Entwicklungsstörungen".

Synonyme
Autistische Psychopathie; Aspergerscher Autismus; Autistische Persönlichkeitsstörung

Englischer Begriff
Asperger's syndrome

Definition
Begriffsgeschichte
1944 verfasste der Wiener Pädiater Hans Asperger ohne Kenntnis der Beschreibung des ▶ frühkindlichen Autismus nach Kanner (1943) einen Bericht unter dem Titel „Die autistischen Psychopathien im Kindesalter". Seine Beschreibungen waren – im Gegensatz zu den Darstellungen Kanners – nicht methodisch abgesichert, sondern Erfahrungsberichte über seine Beobachtungen. Den gewählten Begriff der „autistischen Psychopathie" leitete er aus der Klassifikation von Bleuler ab. Die von Asperger angeführten Merkmale lassen sich allerdings auch im Rahmen von Bindungs- und schizoiden und zwanghaften Störungen verstehen, so dass der Begriff des Autismus im Sinne einer tiefgreifenden Entwicklungsstörung bald kritisiert wurde.

Klinik
Es handelt sich um ein autistisches Syndrom, das etwa ab dem dritten Lebensjahr diagnostiziert wird, also später als der ▶ frühkindliche Autismus.
Kernmerkmale des Asperger-Syndroms sind:

- **Qualitative Beeinträchtigung der sozialen Interaktion** (Auffälligkeiten in nonverbalem Verhalten, Unfähigkeit zur Herstellung zwangloser Beziehungen, sprechen ohne Anpassung an den Zuhörer, Selbstgespräche, sprechen von sich in der dritten Person, bei komplexen Bedeutungen Verstehensprobleme, apathisches Reagieren).
- **Ungewöhnlich ausgeprägte und spezielle Interessen**, außerdem **stereotype Verhaltensmuster** (nahezu ausschließliche Beschäftigung mit umschriebenen Wissensgebieten in außergewöhnlichem Ausmaß, mechanische, autodidaktische Wissensaneignung, Sammelneigung, eingeschränkte, verkrampfte, stereotyp anmutende motorische Koordination).
- Im Gegensatz zum ▶ frühkindlichen Autismus fehlt die wesentliche Verzögerung der kognitiven und der sprachlichen Entwicklung. Häufig lernen die Betroffenen noch vor dem freien Laufen sprechen, die sprachliche Syntax und das Vokabular sind gut ausgeprägt.

Therapie

pharmakologisch
Falls Medikamente angewandt werden, richten sich Art und Dosierung meist nach den Maßgaben für ▶ frühkindlichen Autismus. Für die Behandlung einzelner Symptome, etwa Zwangssymptome oder ritualisierte Handlungen, gibt es positive Berichte in Bezug auf ▶ Clomipramin.

psychotherapeutisch
Den ersten wichtigen Baustein in der psychotherapeutischen Behandlung stellt die ▶ Psychoedukation der Familienmitglieder und sonstigen Bezugspersonen dar. Weiter sind – wie beim ▶ frühkindlichen Autismus – strukturierende Maßnahmen indiziert. Zur Entwicklung ▶ sozialer Kompetenzen werden entsprechende Trainings, optimalerweise in der Gruppe mit gesunden Gleichaltrigen, durchgeführt. Hierbei soll vor allem das Interesse an sozialen

Interaktionen sowie das Verständnis von sozialen Interaktionsregeln gefördert werden. Gezielte Förderprogramme finden in Spieltherapie, Spezialunterricht und heilpädagogischen Horten statt. Weitere therapeutische Interventionen betreffen die Anregung von Lernprozessen zur eigenen Lebensperspektive, Planung entsprechender beruflicher Laufbahnen, Aufbau von vertrauensvollen Beziehungen, Anleitungen zur Analyse der eigenen Denkprozesse oder die Einübung der Bewältigung von Alltagsproblemen.

Wirksamkeit
Für alle oben genannten therapeutischen Methoden wird aktuell eine Wirksamkeit angenommen. Allerdings lassen sich aufgrund des Mangels an entsprechenden Studien wenige endgültige Aussagen treffen.

Epidemiologie
Die wenigen vorliegenden epidemiologischen Studien geben eine Prävalenz in der Allgemeinbevölkerung (7–16 Jahren) zwischen 0,5 % und 1 % an. Vorkommen vor allem bei Jungen.

Verlauf
Ätiologie unklar; hereditäre Faktoren werden ebenso wie Hirnschädigungen und Hirnfunktionsstörungen (etwa prä- oder perinatale Komplikationen) diskutiert.

Prognose
Die wenigen vorhandenen Studien bieten recht unterschiedliche prognostische Aussagen, was auf die unterschiedlichen verwendeten Definitionen und Schweregrade zurückzuführen ist. Insgesamt stimmen die meisten Ergebnisse mit der Annahme Aspergers überein, dass die Langzeitprognose – im Gegensatz zum ▶ frühkindlichen Autismus – relativ gut sei. Die Prognose scheint umso besser zu sein, je größer intellektuelle Begabung und Realitätsbezug sind.

Assertiveness Training Programme

▶ Selbstsicherheitstraining

Assoziation, freie

▶ Psychoanalyse

Asthenische Persönlichkeit

▶ Persönlichkeitsstörung, dependente

Asthma bronchiale

Prof. Dr. med. Volker Köllner

ICD-10/DSM-IV-TR-Klassifikation

Asthma bronchiale wird in ICD-10 mit J45.9 codiert. Für psychische Einflüsse auf den Krankheitsverlauf, wie z. B. dysfunktionales Krankheitsverhalten, wird zusätzlich die Kategorie F54 „Psychische Faktoren oder Verhaltensfaktoren bei andernorts klassifizierten Erkrankungen" codiert. Bei psychischen Symptomen als Folge des Asthmas ist eine ▶ Anpassungsstörung (F43.2) oder, wenn die diagnostischen Kriterien erfüllt sind, eine andere psychische Störung zu codieren, z. B. eine ▶ Panikstörung (F41.0).

Definition

Anfallsweises Auftreten von Atemnot als Folge einer variablen und reversiblen Bronchialverengung durch Entzündung und Hyperreaktivität der Atemwege. Behindert ist vor allem die Ausatmung. Typisch ist eine Trias aus Bronchospasmus, Schleimhautschwellung und Dyskrinie.
Ätiologisch werden folgende Formen unterschieden:

• allergisches Asthma bronchiale,
• infektbedingtes Asthma bronchiale,
• gemischtförmiges Asthma bronchiale,
• analgetikabedingtes Asthma bronchiale (vor allem durch Acetylsalicylsäure),
• anstrengungsbedingtes Asthma bronchiale (kurz nach Ende einer körperlichen Belastung auftretend),
• berufsbedingtes Asthma bronchiale (z. B. Bäckerasthma).

Symptome sind vor allem Dyspnoe, Husten, meist zäher Auswurf und langfristig Abnahme der Atemkapazität. Der Status asthmaticus (andauernder schwerster und therapieresistenter Asthmaanfall) stellt eine lebensbedrohliche Kombination dar.
Frühe **psychoanalytisch** geprägte Forschungsansätze versuchten, die Entstehung des Asthmas bronchiale mit Hilfe von Fallstudien psychologisch zu erklären. Spätere prospektive und epidemiologische Studien konnten diese Befunde nicht bestätigen und zeigten, dass psychische Auffälligkeiten erst als Folge der Erkrankung reaktiv auftreten. Auch Besonderheiten in Familien asthmakranker Kinder sind vor allem als Reaktion auf die Erkrankung zu verstehen.
▶ Stress und emotionale Faktoren können jedoch als Auslöser von Asthmaanfällen wirken. Einen besonderen Stellenwert hat die Angst. Da es sich beim Asthma bronchiale um eine chronische Erkrankung handelt, die von den Betroffenen eine hohe Anpassungsleistung verlangt, sind Krankheitsverarbeitung und -verhalten von entscheidender Bedeutung für Lebenserwartung und -qualität.

Therapie

Da Asthma bronchiale inzwischen nicht mehr als psychogen ausgelöst angesehen werden kann, sind Versuche, die Erkrankung psychotherapeutisch heilen zu wollen, empirisch nicht abgesichert. Auf Grund der Relevanz psychosozialer Faktoren auf den Krankheitsverlauf sind vor allem verhaltensmedizinische und körpertherapeutische Interventionen indiziert. Ziele sind:

- Patientenschulung,
- Verbesserung von Compliance und Krankheitsverhalten,
- angemessener Umgang mit Angst,
- Verbesserung der Körperwahrnehmung und Spannungsregulation.

pharmakologisch
Internistisch bzw. pneumonologisch mit Beta 2-Sympathomimetika, Kortikosteroiden, Parasympatholytika, Theophyllin und Antiallergika lokal als Dosieraerosol oder systemisch. Nichtmedikamentös mit Vermeidung auslösender Noxen, Allergenkarenz und gegebenenfalls auch Hyposensibilisierung.

psychotherapeutisch
Indiziert sind vor allem:
- psychoedukative Programme (besonders im Gruppenformat) für erwachsene Patienten sowie asthmakranke Kinder, eventuell auch mit ihren Familien zur Verbesserung von Compliance und Krankheitsverhalten;
- Verbesserung von Körperwahrnehmung und Spannungsregulation durch körpertherapeutische Ansätze (vor allem Funktionelle Entspannung);
- Einzelverhaltenstherapie bei Anpassungsstörung, dysfunktionalem Krankheitsverhalten und sekundär ausgelöster ▶ Angststörung und Panikstörung.

Multimodale Ansätze, die auch Trainings- und Sporttherapie beinhalten sollten, lassen sich optimal im Rahmen der verhaltensmedizinischen Rehabilitation umsetzen.

Wirksamkeit
Empirisch belegt ist bei Asthma bronchiale vor allem die Wirksamkeit von Schulungsprogrammen für Erwachsene und Familien mit asthmakranken Kindern sowie die Funktionelle Entspannung (nach M. Fuchs) als körpertherapeutisches Verfahren.

Sofortmaßnahmen
Vor allem internistisch und notfallmedizinisch.

Epidemiologie
Eine der häufigsten chronischen Erkrankungen; betroffen sind 4–5 % der Bevölkerung. In Deutschland etwa 6000 Todesfälle jährlich. In den letzten Jahrzehnten ist eine deutliche Zunahme in westlichen Industriegesellschaften zu verzeichnen. Ursachen hierfür ist weniger die Luftverschmutzung als ein Lebensstil in wärmeisolierten Räumen, Zigarettenrauchen und bei Kindern vor allem Passivrauchen. Bei 80–90 % der Todesfälle spielen psychosoziale Faktoren eine Rolle.

Verlauf
Bei Kindern und Jugendlichen häufig Spontanremission, bei Erwachsenen meist chronischer Verlauf mit Gefahr des Übergangs in eine chronisch obstruktive Lungenerkrankung.

Ätiologiemodelle

Dr. phil. Dipl. Psych. Klaus Hartmann

Synonyme
Erklärungsmodell; Krankheitsmodell; Störungsmodell; Plausibles Erklärungsmodell

Definition
Ätiologie (gr. aitia: Ursache), Lehre von den Krankheitsursachen. Die Bezeichnung Ätiologiemodelle wird in der Regel dann gebraucht, wenn die Genese einer Krankheit oder psychischen Störung wissenschaftlich noch nicht vollständig aufgeklärt ist. Mithilfe von Ätiologiemodellen soll zumindest auf Plausibilitätsebene die Entstehung und Aufrechterhaltung einer Störung vorstellbar und nachvollziehbar dargestellt werden.

Störungsaspekt
Ätiologiemodelle spielen bei sämtlichen psychotherapeutischen Schulrichtungen eine bedeutsame Rolle, v. a. im Hinblick auf das bisherige Krankheitsmodell und die Änderungsmotivation der Patienten, zumal die

meisten Patienten sich unter der Bezeichnung „psychisch" kaum etwas Konkretes vorstellen können, vielmehr „psychisch" mit „verrückt" bzw. „nicht normal" verwechseln. Mithilfe von Ätiologiemodellen können übergeordnet Störungskategorien (z. B. ▶ Psychosen, ▶ Persönlichkeitsstörungen, ▶ Angststörungen) plausibel erklärt werden, aber auch Einzelaspekte einer Störung (z. B. kognitiver Leistungsrückgang unter erhöhter Erregung, dissoziative Reaktionsmuster bei posttraumatischen Belastungsstörungen etc.). Ätiologiemodelle werden im Rahmen der ▶ Psychoedukation Patienten vermittelt, auch in Ausbildungsseminaren für Psychotherapeuten werden komplizierte Störungsbilder mithilfe dieser Modelle verständlich gemacht.

Volltext
Ein übergeordnetes Ätiologiemodell im oben genannten Sinne ist beispielsweise **Freuds psychoanalytisches Strukturmodell**, demnach die Psyche aus den Instanzen Ich, Es und Über-Ich besteht und die Bewusstseinsschichten bewusst, unbewusst und vorbewusst umfasst. Konflikte zwischen diesen Instanzen können demnach zu Psychosen, Persönlichkeitsstörungen etc. führen.
Die so genannte **Serotoninmangelhypothese** entspricht ebenfalls einem Ätiologiemodell im oben genannten Sinne, da die Entstehung und Aufrechterhaltung einer Depression auf einen Serotoninmangel zurückgeführt wird. Damit ist nach heutigem Wissensstand eine Depression keinesfalls ausreichend erklärt, das Modell genügt aber, um einen Patienten selbstwertschonend seine Depression zu „erklären" und ihn zur Einnahme von Medikamenten zu motivieren, die den Serotoninspiegel anheben.
Der so genannte **„Teufelskreis der Angst"** von Margraf ist ein Ätiologiemodell für die Entstehung und Aufrechterhaltung einer Angstsymptomatik. Bedeutsam ist hier die Abfolge von Bewertung einer Situation als Gefahr, die physiologische Reaktion darauf mit Adrenalinausschüttung und nachfolgender Erhöhung u. a. der Kreislaufparameter, die daran anschließende Wahrnehmung und die Bewertung dieser Reaktion als Bestätigung der Gefahrenvorstellung etc.
Einbußen der kognitiven Leistungsfähigkeit im Rahmen von Stressbelastungen werden häufig mit dem **„Yerkes-Dodson-Law"** erklärt, das ursprünglich für die Abhängigkeit der Motivationsstärke von Erregung entwickelt wurde, sich jedoch auf andere erregungsabhängige Prozesse plausibel übertragen lässt. Demnach wird auf der y-Achse die Leistungsfähigkeit und auf der x-Achse die Erregungsausprägung aufgetragen. Der Graph ergibt eine umgekehrte u-förmige Kurve, wobei eine niedrige Erregung (z. B. Müdigkeit) links auf der Abszisse liegt und einem niedrigen y-Wert auf der Ordinate zugeordnet wird. Ein mittleres Erregungsniveau auf der x-Achse entspricht dem höchsten Wert auf der y-Achse und bei weiter steigender Erregung sinkt der dazugehörige y-Wert in Richtung null. Mit diesem Modell können z. B. Befürchtungen von Patienten, die glauben, an einer besonderen Konzentrationsstörung zu leiden, entkräftet werden, wenn ihnen gezeigt werden kann, dass z. B. ihre ständige Angst eine Erregungssteigerung hervorruft, die zwangsläufig ihre kognitive Leistungsfähigkeit reduziert. Entsprechend kann eine Motivation, ein Stressbewältigungs- oder ein Entspannungstraining durchzuführen, leichter hergestellt werden.
Bei **komplexen Störungsbildern** wie ▶ dissoziative Störungen, ▶ posttraumatische Belastungsstörung etc. sind plausible Erklärungsmodelle von außerordentlicher Bedeutung, da die Angst dieser Patienten, verrückt zu sein, besonders groß ist, zumal weder sie selbst noch andere ihre Symptome verstehen können. Vor allem die häufig als „psychotisch" interpretierten Intrusionen werden aus diesem Grund anderen, auch den Therapeuten gegenüber,

lange verschwiegen. Wenn diesen Patienten mithilfe von plausiblen Erklärungsmodellen diese Symptomatik in ihrer Entstehung verständlich gemacht werden kann, tritt in den meisten Fällen eine deutliche Entlastung ein und eine Bereitschaft, sich auf die weiteren Therapiemaßnahmen einzulassen. Hier hat sich ein Modell von LeDoux bewährt. Demnach trifft ein Reiz über ein Sinnesorgan auf den Thalamus, wird dort aufgrund der traumatischen Vorerfahrung als extrem gefährlich bewertet und somit direkt in die Amygdala weitergeschaltet, ohne wie bei weniger gefährlich bewerteten Reizen den Weg über den sensorischen und somit bewusstseinsfähigen Kortex zu nehmen. Von der Amygdala (nicht bewusst) wird sofort eine Notfallreaktion gestartet mit entsprechenden physiologischen Reaktionen, die ab einer gewissen Ausprägung vom Patienten als körperliche Sensationen wahrgenommen werden, was wiederum beängstigend wirkt, da der Auslöser (Trigger) in der Regel nicht bewusst wahrgenommen und erkannt wird. Dieses emotionale und physische Wiedererleben der ursprünglich traumatischen Erfahrungskomponenten kann auf diese Weise dem Patienten verstehbar vermittelt werden.

Die Vermittlung von **plausiblen Ätiologiemodellen** ist für eine Therapie psychischer Störungen, bei der Patienten einen aktiven Teil der Bewältigung zu übernehmen haben, ein unverzichtbares Therapieelement.

Atmungsbeschleunigung

▶ Hyperventilation

Atmungsgebundene Schlafstörung

▶ Schlafapnoe

Atmungsvertiefung

▶ Hyperventilation

Atopisches Ekzem

▶ Dermatitis, atopische

Attackenvorläufer

▶ Aura

Attribution

Dipl. Psych. Stefan Ruppert

Synonyme
Ursachenzuschreibung

Definition
Unter Attribution versteht man die Zuschreibung von Gründen, Erklärungen und Ursachen zu bestimmten Ereignissen. Im Rahmen psychologischer Attributionstheorien geht es dabei um die Frage, welche Ursachen Menschen eigenem Handeln und dem Handeln anderer zuschreiben. Attributionen kommt somit die Funktion zu, die Menge der Alltagswahrnehmungen zu strukturieren und zu ordnen. Durch diesen Vorgang der Informationsreduktion wird eigenes und fremdes Verhalten sowohl erklärbar als auch vorhersagbar. In diesem Sinne bilden Attributionen eine wichtige Grundlage der Handlungsplanung eines Individuums. Es können zwei Perspektiven bei der Betrachtung von Attributionen unterschieden werden:

• Die Frage nach der Entstehung von Attributionen fasst diese als abhängige Variable und untersucht die Bedingungen und Mechanismen des Zustandekommens von Attribution. Dieser Ansatz ist Inhalt der so genannten Attributionstheorien;

- Die Frage nach der Auswirkung vorhandener Attributionen auf das Erleben und Verhalten eines Individuums fasst diese als unabhängige Variable und untersucht die Konsequenzen inhaltlich unterschiedlicher Attributionen auf das Verhalten des Individuums. In Abgrenzung zu den Attributionstheorien spricht man hier von den attributionalen Theorien.

Volltext

Ausgangspunkt attributionaler Betrachtungen ist die Annahme des Menschen als „naiver Wissenschaftler" (Heider 1958). Jeder Mensch ist bestrebt, beobachtbare Ereignisse und Handlungen zu erklären, um durch diese Erklärungen sein eigenes Verhalten möglichst adäquat seiner Umwelt anpassen zu können. Kurz gefasst versucht man, sich mit Attributionen die so genannten „Warum-Fragen" zu beantworten. Der Prozess der Ursachenzuschreibung ist dabei in vielen Fällen nicht bewusst. Insbesondere jedoch im Falle von unerwarteten Ereignissen und bei Nichterreichen eines Ziels werden Attributionsprozesse auf die bewusste Verarbeitungsebene verlagert. Da für die Kausalerklärung von Ereignissen theoretisch unendlich viele Ursachen denkbar sind, hat es sich im Rahmen der Attributionsforschung als sinnvoll erwiesen, Attributionen inhaltlich anhand einiger weniger wichtiger **Dimensionen** zu klassifizieren:

- **Personenabhängigkeit:** Auf dieser Dimension wird unterschieden, ob die Ursache eines zu erklärenden Verhaltens ein Merkmal der betreffenden Person ist, oder ob die Ursache in den Umgebungsfaktoren zu suchen ist. Im ersten Fall spricht man auch von **internaler Attribution**, im letzteren von **externaler Attribution**. Begabung und Anstrengung bei einer Aufgabenbewältigung

sind Beispiele für internale Ursachen, Aufgabenschwierigkeit und Zufall für externale Ursachen. Die Lokalität einer Attribution kann unmittelbare Konsequenzen für das eigene Handeln nach sich ziehen: Erlebt ein Mensch z. B. die Ursache eines ihm unangenehmen Ereignisses external, wird er weniger Möglichkeiten einer eigenen Einflussnahme sehen.

- **Zeitstabilität:** Auf dieser Dimension wird unterschieden, ob die angenommenen Ursachen eines Ereignisses über die Zeit hinweg stabil oder variabel sind. Als zeitlich stabile Ursache kann z. B. die eigene Fähigkeit oder Begabung angesehen werden, während das Ausmaß an Anstrengung ein Beispiel für eine zeitlich variable Ursache darstellt. Auch hier wird der Bezug zum eigenen Handeln in Abhängigkeit von der Attribution deutlich: Zeitlich stabile Ursachen erscheinen wenig veränderbar und können somit zu einem Gefühl eingeschränkter Handlungsmöglichkeit führen.

- **Kontrollierbarkeit:** Auf dieser Dimension wird unterschieden, inwieweit eine wahrgenommene und zugeschriebene Ursache eines Ereignisses als kontrollierbar bzw. beeinflussbar durch das beobachtende Individuum angesehen wird.

- **Globalität:** Hier geht es um die Frage, inwieweit ein Individuum die angenommene Ursache als global wirksam sieht, d. h. als Ursache, die zu fast allen anderen Zeitpunkten in fast allen anderen Situationen ebenfalls wirksam ist, oder ob es sich um eine eher spezifische Ursache handelt, die in nur wenigen Situationen bzw. im Extremfall gar nur in einer einzigen Situation wirksam ist.

Insbesondere die ersten drei genannten Dimensionen dienen üblicherweise zur Klassifikation von Attributionen. Durch die Kombination der Extrempole der drei Dimensionen ergeben sich $2 \times 2 \times 2 = 8$ Typen von Attributionen (internal, stabil, kontrollierbar; internal, stabil, unkontrollierbar; internal, variabel, kontrollierbar; ....), durch die die meisten Alltagsereignisse erklärbar werden.

Die von Individuen vorgenommenen Attributionen folgen in den meisten Fällen nicht den eher theoretisch erarbeiteten Theorien zur Attributionsentstehung, wie sie z. B. von Jones und Davis (1965), Kelley (1973) oder Weiner (1986) als idealtypischer Prozess postuliert werden, sondern sie sind zahlreichen Verzerrungsprozessen unterworfen. Viele Attributionen sind also nicht korrekt und stimmen oft nicht mit den tatsächlich gegebenen Realitäten überein. Die wichtigsten Attributionsverzerrungen seien im Folgenden genannt.

- **Unzutreffende und unzureichende Informationen:** Selektive Wahrnehmungsprozesse und fehlender Zugang zu wichtigen Informationen bezüglich des infrage stehenden Ereignisses können zu falschen Kausalattributionen führen.
- **Der fundamentale Attributionsfehler:** Es besteht ein systematischer Unterschied zwischen der Attribution einer handelnden Person und der Attribution einer Person, die die entsprechende Handlung nur beobachtet. Der Handelnde neigt dazu, die Ursachen für seine Handlung eher in der Situation zu sehen, während der Beobachter die Ursachen eher internal in der handelnden Person wahrnimmt (Jones u. Nisbett 1971).
- **Der falsche Konsensuseffekt:** Nicht vorhandene oder falsche Informationen werden vom Individuum ergänzt durch die Ergebnisse eigener Erfahrungen und angeblich allgemein gültiger Normen. So werden subjektive Annahmen fälschlicherweise als Norm betrachtet und führen zu inkorrekter Attribution des Verhaltens anderer (Ross 1977).
- **Erklärungsstile oder Attributionsstile:** Darunter versteht man die verfestigte, situations- und ereignisgeneralisierte Bereitschaft, unterschiedlichste

Ereignisse durch die gleichen Ursachen zu erklären. Attribution ist in diesem Falle also nicht das Ergebnis eines situationsspezifischen Verarbeitungsprozesses, sondern eher Resultat eines dauerhaft wirksamen Persönlichkeitsmerkmals. Von besonderer Relevanz in der klinischen Literatur ist dabei der pessimistische, depressive oder depressiogene Erklärungsstil, bei dem negative Ereignisse vorwiegend auf internale, stabile und globale Ursachen zurückgeführt werden (Buchanan u. Seligman 1995).

Durch ihren Einfluss auf Motivation und Verhalten sind Attributionen auch in der **Therapie** psychischer Störungen von Bedeutung. Sie können zum einen Ziel therapeutischer Interventionen sein und zum anderen als Erklärungsansatz für das Verhalten von Patienten dienen. So kann z. B. die Beachtung von Kausalattributionen eines Patienten im Rahmen der ▶ Verhaltens- und ▶ Problemanalyse hilfreiche Aufschlüsse über grundlegende verhaltenssteuernde Mechanismen des Patienten geben. Als Ziel therapeutischer Maßnahmen stehen Kausalattributionen insbesondere in der Phase der Erarbeitung eines psychosozialen Krankheitsmodells im Fokus. Bei zahlreichen psychischen Störungsbildern (wie z. B. Somatisierungsstörung, ▶ Panikstörung) wird der Einstieg in die Therapie erschwert durch eine somatische, d. h. internale und zumeist auch zeitstabile und unkontrollierbare Kausalattribution der berichteten Symptome und Probleme. Durch psychoedukative Informationsvermittlung und kognitive Umstrukturierung muss daher zunächst eine Veränderung der therapiebehindernden Attributionen des Patienten bewerkstelligt werden.

Atypische Antipsychotika

▶ Neuroleptika, atypische

Aufmerksamkeitsdefizit-Hyperaktivitätsstörung (ADHS)

A

Dr. rer. nat. Hanns-Jürgen Kunert

ICD-10/DSM-IV-TR-Klassifikation
DSM-IV-TR: 314.00, 314.01, 314.9
ICD-10: F90.0, F90.1, F90.8, F90.9, F98.9

Synonyme
Hyperkinetische Störungen (HKS)

Englischer Begriff
Attention-deficit hyperactivity disorder (ADHD)

Definition
Begriffsgeschichte
In den ersten klinischen Beschreibungen um 1900 wurde eine mangelnde moralische Kontrolle oder ein Defekt in der willentlichen Inhibition als Hauptmerkmal der Störung gesehen. In den Jahren zwischen 1940 und 1960 wurde die Theorie der minimalen zerebralen Dysfunktion (MCS) favorisiert, die sich jedoch unter ätiologischen Gesichtspunkten als zu unspezifisch erwies.

Symptomatik und Diagnose
Die ADHS ist durch ein situationsübergreifendes Verhaltensmuster von motorischer Unruhe (Hyperaktivität), Ablenkbarkeit und Impulsivität gekennzeichnet, das mit klinisch bedeutsamen Beeinträchtigungen im sozialen, schulischen oder beruflichen Bereich verbunden ist. Die Symptomatik manifestiert sich früh, in der Regel vor dem siebten Lebensjahr, und kann bis ins Erwachsenenalter überdauern. Die ADHS hat weit reichende Konsequenzen für die Entwicklung des Kindes. Neben Schulschwierigkeiten und Schulversagen können auch soziale Anpassungsprobleme mit dissozialen Entwicklungen und ► Drogenmissbrauch auftreten.

Da die ADHS ein breites Erscheinungsbild aufweist, besteht hinsichtlich der Klassifikation von Subtypen noch keine Einigung. In **DSM-IV-TR** wird eine Einteilung nach folgenden Kriterien vorgenommen:
1. vorherrschend unaufmerksamer Subtyp,
2. vorherrschend hyperaktiv-impulsiver Subtyp und
3. gemischter Subtyp.

Sollten Jugendliche oder Erwachsene nicht mehr alle notwendigen Symptome zeigen, kann die Diagnose durch den Zusatz „in partieller Remission" spezifiziert werden.
ICD-10 macht hingegen die Unterscheidung in
1. einfache Aktivitäts- und Aufmerksamkeitsstörung (F90.0) und
2. ► hyperkinetische Störung des Sozialverhaltens (F90.1).

Der unaufmerksame Subtyp nach DSM-IV-TR kann in ICD-10 nur unter „andere näher bezeichnete Verhaltens- und emotionale Störung mit Beginn in der Kindheit und Jugend" (F98.9) codiert werden.
Da weder DSM-IV-TR noch ICD-10 spezifische Kriterien für das **ADHS im Erwachsenenalter** aufführen, wurden die so genannten Utah-Kriterien entwickelt, wonach Erwachsene Symptome der Aufmerksamkeitsstörung und der Hyperaktivität zusammen mit mindestens zwei weiteren Symptomen aus den Bereichen Affektlabilität, desorganisiertes Verhalten, mangelnde Affektkontrolle, Impulsivität und emotionale Übererregbarkeit aufweisen müssen. Abzugrenzen von der ADHS des Erwachsenenalters sind im Rahmen differentialdiagnostischer Überlegungen ► organische Störungen, ► Schizophrenien, ► Angststörungen und ► affektive Störungen sowie ► Persönlichkeitsstörungen.
50–80 % aller Kinder mit der Diagnose einer ADHS erfüllen zusätzlich die diagnostischen Kriterien für eine weitere psychische Erkrankung. Insbesondere betroffen sind disruptive Verhaltensstörungen. Ca.

30 % der Kinder leiden unter einer komorbiden ► Ticstörung oder einem ► Tourette-Syndrom. Häufig festzustellen sind weiterhin Teilleistungsstörungen, affektive Störungen und Angststörungen. DSM-IV-TR und ICD-10 schlagen unterschiedliche Strategien im Umgang mit diesen komorbiden Störungen vor, was auch auf die Notwendigkeit verweist, neue kategoriale und dimensionale Diagnosesysteme zu entwickeln. Vermutet werden insbesondere ein eher aggressiver und ein eher ängstlicher Subtyp. Zahlreiche empirische Befunde verweisen auch darauf, dass unterschiedliche Cluster von komorbiden Störungen sowohl die klinische Phänomenologie, spezifische neuropsychologische Störungen, den klinischen Verlauf als auch den Behandlungserfolg und damit die weitere Prognose bestimmen.

Die der ADHS zugrunde liegenden **ätiologischen Faktoren** sind aufgrund des heterogenen Störungsbilds sowie der uneinheitlichen Definitionen in den Klassifikationssystemen DSM-IV-TR und ICD noch nicht vollständig geklärt. Neurobiologische Untersuchungsbefunde belegen, dass es nicht ein einziges pathophysiologisches Profil bei der ADHS gibt. Dennoch verweisen zahlreiche Untersuchungsbefunde auf Dysfunktionen in frontosubkortikalen Regelkreisen was mit verhaltensrelevanten Störungen in katecholaminergen Systemen in Verbindung gebracht wird. Neben genetischen Faktoren (die Heredität wird auf ca. 80 % mit einem fünf- bis achtfach erhöhten Risiko für Erstgradangehörige geschätzt) werden zudem auch prä-, peri- und postnatale Komplikationen sowie neurotoxikologische Faktoren (z. B. Blei) für die Ausbildung einer ADHS verantwortlich gemacht. Auf neuropsychologischer Ebene werden vorwiegend Leistungsdefizite in exekutiven Funktionsbereichen beschrieben. Auffallend ist diesbezüglich vor allem eine Beeinträchtigung inhibitorischer Funktionen im Bereich selbstregulativer Steuerungsprozesse. Globale Aufmerksamkeitsminderungen konnten demgegenüber nicht festgestellt werden.

Für die diagnostische Einschätzung und therapeutische Verlaufskontrolle stehen inzwischen spezifische neuropsychologische Untersuchungsverfahren sowie validierte psychometrische Skalen für die Einschätzung der Störungssymptome auf ► Verhaltensebene zur Verfügung.

Therapie
Im Mittelpunkt der Behandlung der ADHS-Kernsymptome steht die Vergabe von ► Stimulantien, wobei auch psychotherapeutische Verfahren von Bedeutung sind, hier insbesondere bei der Therapie komorbider Störungen.

Bewertung
Durch zahlreiche Studien belegt, hat sich die medikamentöse Behandlung mit Stimulantien wie z. B. ► Methylphenidat (Ritalin) bewährt.

Wirksamkeit
In Metaanalysen zeigte sich bei Kindern die Behandlung der ADHS-Kernsymptome mit Stimulantien der ► Psychotherapie überlegen. Da die Lebensqualität und soziale Adaption weiterhin durch komorbide Störungen erheblich beeinträchtigt wird, kommt dieser zusätzlichen Behandlung im Verlauf der Erkrankung ein sehr hoher Stellenwert zu. Die Erfolgsaussichten bei der Behandlung mit Stimulantien im Erwachsenenalter sind mit einer Responder-Rate von ca. 50 % etwas geringer als im Kindesalter. Alternativ werden auch ► Antidepressiva mit einer noradrenergen Wirkkomponente empfohlen. Kontrollierte Untersuchungen mit großer Fallzahl zur Effektivität von Psychotherapie bei der ADHS im Erwachsenenalter liegen noch nicht vor.

Sofortmaßnahmen

pharmakologisch
Nach sorgfältiger diagnostischer Abklärung und Ausschluss anderer Erkrankungsursa-

A

chen ist in der Regel die Behandlung mit Stimulantien angezeigt. Aber auch andere Medikamente zeigen je nach Einzelfall positive Wirkung.

psychotherapeutisch
Im Mittelpunkt stehen zunächst entlastende, aufklärende, im weiteren Verlauf dann gezielte verhaltenstherapeutische Maßnahmen (z. B. Kontingenzprogramme und kognitive Ansätze). Bei Erwachsenen wurden positive Effekte durch ein strukturiertes Fertigkeitstraining in Anlehnung an das Skill-Training bei ▶ Borderline-Persönlichkeitsstörungen nach Linehan gemacht.

Epidemiologie
Die Prävalenz der Aufmerksamkeitsdefizit-Hyperaktivitätsstörung bei Schulkindern wird (mit unterschiedlichem Schweregrad) auf 3–10 % geschätzt und stellt die häufigste psychische Störung im Kindesalter dar. Jungen sind etwa drei- bis achtmal so häufig betroffen wie Mädchen. Verlässliche epidemiologische Daten über die Prävalenzraten bei Erwachsenen liegen derzeit nicht vor, da die ADHS im Erwachsenenalter erst seit einigen Jahren wissenschaftlich untersucht wird. Es wird aufgrund klinischer Erfahrungswerte geschätzt, dass bei einem Drittel bis der Hälfte der betroffenen Kinder die Störungen unter einem Symptomwandel bis ins Erwachsenenalter persistieren.

Verlauf
Viele Eltern beobachten übermäßige motorische Aktivitäten das erste Mal, wenn ihre Kinder noch klein sind und beginnen, sich selbständig fortzubewegen. Es liegen auch Hinweise dafür vor, dass bei einem geringen Teil der Patienten ein Störungsbeginn erst in der Adoleszenz erfolgt. Da die Mehrzahl der überaktiven Kleinkinder keine Aufmerksamkeitsdefizit-Hyperaktivitätsstörung entwickeln, sollte die Diagnosestellung in der frühen Kindheit

nur sehr vorsichtig vorgenommen werden. Üblicherweise wird die Störung zum ersten Mal in der Grundschule diagnostiziert, wenn die schulische Anpassung gefährdet ist. In der Mehrzahl der klinischen Fälle ist die Störung dann bis in die frühe Adoleszenz relativ stabil. Bei den meisten Betroffenen werden die Symptome im Verlauf der späten Adoleszenz oder des Erwachsenenalters schwächer oder ändern ihr Erscheinungsbild in jeweils altersspezifischer Ausprägung. Eine Minderheit zeigt jedoch die Symptome dieser Störung in ihrer vollen Stärke bis zum mittleren Erwachsenenalter. Eine ADHS kann in unterschiedlicher Ausprägung vorhanden sein und erscheint dann nur als Variante normaler Persönlichkeitsmerkmale. Der Verlauf wird häufig nicht durch die Ausprägung der Grundsymptome als vielmehr durch die psychosozialen Folgen und komorbiden Störungen bestimmt.

Prognose
Bei einem Drittel bis der Hälfte der betroffenen Kinder persistieren die Störungen unter einem Symptomwandel bis ins Erwachsenenalter und stellen einen wichtigen Risikofaktor für andere psychische Störungen dar. Psychosoziale Komplikationen ergeben sich häufig aus den Primärsymptomen und sind dann im Erwachsenenalter verlaufs- und therapiebestimmend. Die häufigsten komorbiden Störungen sind: ▶ Substanzenmissbrauch, dissoziale und ▶ emotional instabile Persönlichkeitsstörungen bzw. -akzentuierungen, ▶ affektive Störungen. Weiterhin ist eine deutlich erhöhte Unfallrate bei Patienten mit ADHS auffallend.

Augenbewegungs-Desensibilisierung

▶ Eye movement desensitization and reprocessing (EMDR)

Aura

Dr. med. Wolfgang Gudden

Synonyme
Warnsymptom; Attackenvorläufer

Definition
gr.: Hauch im Sinne von „aufsteigendem lufthaltigen Dampf" (Pilops)
Sammelbegriff für alle einer Migräneattacke oder einem zerebralen Krampfanfall (Epilepsie) unmittelbar oder nach einem freien Intervall vorauslaufenden, subjektiv vom Betroffenen als beeinträchtigend wahrgenommenen Sensationen.

Migränöse Aura
Als vorübergehendes neurologisches Defizit im phasischen Ablauf einer Migräneattacke zwischen der Phase der Vorbotensymptome (Prodromalphase) und der eigentlichen Kopfschmerzphase gelegen, tritt die Aura in ca. 8–15 % aller Migränepatienten auf. Als kürzeste dieser drei Phasen nicht länger als 30–60 Minuten dauernd, wird die länger andauernde Form als

„**prolongierte Aura**" bezeichnet. Es können alle zentralnervösen Strukturen betroffen und damit in quantitativer und/oder qualitativer Ausprägung beobachtbar sein. Wesentliches Differenzierungsmerkmal zu anderen Störungsbildern ist die Verlaufscharakteristik mit „Crescendo-decrescendo"-Verlauf in unmittelbarem zeitlichen Kontext zur Migräne-Kopfschmerz-Symptomatik.
Die am häufigsten dieser von Patienten beschriebenen transienten, fokalen zerebralen Symptome einer migränösen Aura sind **visuelle Wahrnehmungen** (ca. 90 % aller migränösen Auren) in Form von funkelnden oder blitzenden, oft wandernden Lichtern, komplizierten geometrischen Licht- und Farbmustern (z. B. „Fortifikationsspektren") und **Gesichtfeldausfällen** (Skotomen). Daneben gibt es eine Reihe von Sensationen anderer Sinnesmodalitäten, z. B. in Form von dysästhetischen oder parästhetischen Sensibilitätsstörungen, motorische Defizite, z. B. Halbseitenschwäche, vorübergehende neuropsychologische Defizite, z. B. Wortfindungsstörungen und Sprachstörungen. Andere Auraformen können Vigilanz oder Affekt

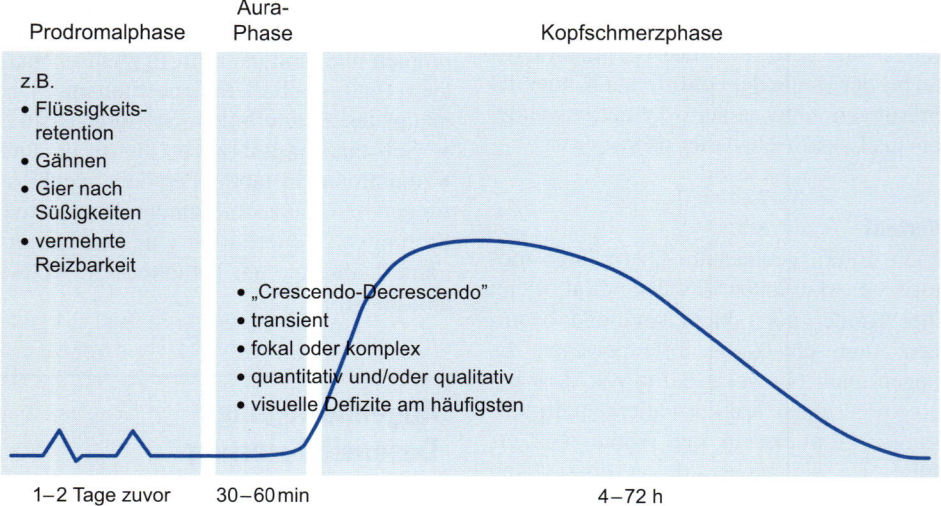

Aura. Abb. 1 Aura im Migräneverlauf.

betreffen; gelegentlich, und durchaus nicht immer identiform ablaufend, sind komplexe Verknüpfungen und zeitliche Variationen multipler und polytoper Defizite möglich. Die in der Aura auftretenden Störungen entsprechen der Funktion der betroffenen Hirnareale und laufen der eigentlichen Attacke ca. 15–60 Minuten voraus. Pathophysiologische Studien lassen an eine „cortical spreading depression" denken mit einer dem klinischen Bild analog verlaufenden „depolarisierenden Welle" kortikaler Neuronenverbände (Bolay et al. 2002). Die resultierende dysfunktionale arterielle Versorgung spezifischer Rindenareale muss sich somit nicht mehr, wie früher postuliert, an die vorgegebene Gefäßbaumversorgung halten. Möglicherweise liegt dem neurovaskulären Erklärungsmodell des Auraphänomens der Migräne ein Kalzium-Ionenkanal-Defekt zugrunde.

Epileptische Aura
Im Rahmen von einfach-fokalen Anfällen ohne Bewusstseinsstörungen entsprechen die subjektiv vom Patienten wahrgenommenen Phänomene den betreffenden zerebralen Arealen. Somit können vegetative, sensible, akustische, visuelle und affektive oder neuropsychologische Wahrnehmungen vom Betroffenen registriert werden, ohne dass es die Umgebung beobachtet oder das Bewusstsein des Patienten initial beeinträchtigt wäre. Diese Phänomene werden als epileptische Aura bezeichnet.

Querverweis Krankheit
Migräne; Epilepsie

Äußerer Krankheitsgewinn

▶ Krankheitsgewinn, sekundärer

Auslösende Bedingungen

▶ Auslöser

Auslöser

Dr. phil. Dipl. Psych. Klaus Hartmann

Synonyme
Auslösende Bedingungen; Diskriminativer Reiz; Reiz; Schlüsselreiz; Stimulus; Trigger

Definition
Inneres (endogenes) oder äußeres (exogenes) Reizmuster, das bestimmte Reaktionen oder Verhaltensweisen auslösen kann.

Störungsaspekt
Auslöser für so genannte einfache ▶ phobische Störungen sind relativ leicht zu erfassen (Anblick einer Spinne bei Spinnenphobie etc.), Gleiches gilt für so **genannte reaktive Störungen**, d. h. inadäquate Reaktionen auf bestimmte Auslöser, etwa Traurigkeit oder depressive Gestimmtheit bei Auslösereizen, die an einen Todesfall erinnern, oder Erregungsmuster und Angstreaktionen bei Konfrontation mit Unfallreizen etc.

Bei so genannten **komplexeren Störungen** (▶ posttraumatische Belastungsstörung, ▶ dissoziative Störung, ▶ somatoforme Störungen, ▶ Persönlichkeitsstörungen), aber auch bei ▶ Zwangsstörungen können die eigentlichen Auslöser oft nicht erkannt werden oder es werden zufällige Zuordnungen oder Ursachenannahmen getroffen. So kann beispielsweise eine Patientin mit einer posttraumatischen Belastungsstörung infolge eines sexuellen Missbrauchs „grundlos" in einen dissoziativen Zustand geraten, etwa Lähmungsempfindung in den Beinen bei gleichzeitiger Atemnot und starker Angst, ohne dass ihr bewusst ist, dass die Körperhaltung und Schrittgeräusche eines zufällig vorbeigehenden Mannes den Trigger darstellten, der diese unangenehmen Reaktionen ausgelöst hat. Insofern stellt die Triggeranalyse einen wesentlichen Bestandteil einer Traumabehandlung dar.

Bei ▶ Persönlichkeitsstörungen können die betroffenen Personen häufig nicht erklären, welches die eigentlichen Auslöser für ihre Schwierigkeiten sind, die sie letztlich zu einer Therapie geführt haben, zumal sie lange Zeit relativ problemlos ihr Leben geführt haben.

Volltext

Der Begriff Auslöser spielt in der **vergleichenden Verhaltensforschung** (Ethologie) eine bedeutsame Rolle. Durch spezielle Auslöser (Schlüsselreize wie Farben, Formen oder Bewegungsmuster) werden bei bestimmten Lebewesen festgelegte, biologisch sinnvolle Reaktionen ausgelöst. Allgemein wird diese Reaktionsfähigkeit als Auslösemechanismus bezeichnet. K. Lorenz führte den Begriff „Angeborener Auslösemechanismus" (AAM) ein, der im Wesentlichen einen neurosensorischen Filtermechanismus darstellt, der angeborenermaßen bei einer spezifischen Reizsituation eine adäquate Verhaltensweise (Erbkoordination) auslöst.

In den **Verhaltenswissenschaften**, v. a. den ▶ Lerntheorien, wurde der Begriff Auslöser durch Stimulus ersetzt und ist seitdem in dem Symbol „S" enthalten und wurde in den so genannten S-R-(Stimulus-Response)-Theorien, bei denen eine Reaktion zunächst ausschließlich von einem Stimulus bestimmt wird, systematisch untersucht und differenziert (z. B. situationaler S von Spence; effektiver S von Hull etc). Da die Wirksamkeit eines Stimulus von den Zuständen des Organismus abhängt (Organismusvariable „O", Kanfer u. Saslow 1969) wurde die strenge Zielsetzung der S-R-Theorien, S als unabhängige Variable einzusetzen, mit der Zeit aufgegeben.

Auslöser im heutigen psychotherapeutischen Verständnis sind alle inneren oder äußeren Vorgänge, die eine störungsrelevante Reaktion bewirken. So werden Auslöser in der ▶ Verhaltensanalyse im Rahmen der störungs- oder symptomauslösenden Bedingungen erfasst und in eine funktionale Beziehung zu den inneren oder äußeren Reaktionen und den darauf folgenden Konsequenzen gebracht. In der Regel werden äußere Auslöser (Vorgänge, Ereignisse, Situationen oder Teile davon) und innere Auslöser (Vorstellungen, emotionale Zustände oder körperliche Reaktionen) bewusst wahrgenommen und können mit der nachfolgenden Reaktion in Verbindung gebracht werden. Auslöser im Sinne von Triggern werden hingegen nicht ohne weiteres erkannt, so dass die von ihnen ausgelöste Reaktion als plötzlich oder grundlos erlebt wird, was zu einer erheblichen Verunsicherung der Betroffenen führt.

Autismus, atypischer

Reinhild Schwarte

ICD-10/DSM-IV-TR-Klassifikation

Nach ICD-10: Tiefgreifende Entwicklungsstörungen, Atypischer Autismus (F84.1); Unterscheidung in Atypisches Erkrankungsalter (F84.10), Atypische Symptomatologie (F84.11) und Atypisches Erkrankungsalter und Atypische Symptomatologie (F84.12). Nach DSM-IV-TR: Autistische Störung (299.00).

Synonyme

Untypischer Autismus

Englischer Begriff

Atypical autism

Definition

Begriffsgeschichte

Das Wort Autismus leitet sich aus dem griechischen Wortstamm $\alpha \upsilon \tau o \zeta$ = „für sich" ab. Im Gegensatz zu Bleulers ursprünglicher Konzeption des Autismus als ein schizophrenes Symptom wird der Autismus heute nach Kanner als eigenständiges Störungsbild betrachtet.

Klinik

Mit **atypischem Autismus** bezeichnet man Entwicklungsstörungen, die dem ▶ frühkindlichen Autismus ähneln, sich jedoch in Bezug auf Alter bei Manifestation und/oder Symptommuster unterscheiden. Muster von Abweichungen liegen insbesondere in den Bereichen der Sprachentwicklung, der sozialen Beziehungen und/oder der motorischen Bewegungsmuster, ähnlich oder entsprechend derer des ▶ frühkindlichen Autismus, vor.

Sammelbecken ätiologisch unterschiedlicher und deskriptiv differenter Krankheitsbilder, die miteinander gemeinsam haben, dass sie „autistisch" anmuten. Sie unterscheiden sich vom frühkindlichen Autismus entweder dadurch, dass die Symptomatik erst nach Vollendung des dritten Lebensjahrs auftritt und/oder nur Teilbereiche der Symptomatik des ▶ frühkindlichen Autismus aufweisen. Häufig leiden diese Kinder unter schweren Sinnesdefekten oder sensorischen Ausfällen und sind entweder infolge einer geistigen Behinderung bzw. schweren ▶ Intelligenzminderung oder dieser defektbedingten Ausfälle kommunikationsunfähig.

Autismus, frühkindlicher

Reinhild Schwarte

ICD-10/DSM-IV-TR-Klassifikation

Nach ICD-10: Tiefgreifende Entwicklungsstörungen; Frühkindlicher Autismus (F84.0).
Nach DSM-IV-TR: Autistische Störung (299.00).

Synonyme

Kanner-Syndrom; Infantiler Autismus; Autistisches Syndrom

Englischer Begriff

Early infantile autism; Childhood autism

Definition

Begriffsgeschichte

Siehe hierzu ▶ Autismus, atypischer.
Kanners gewählte Bezeichnung „frühkindlich" bezieht sich auf das frühe Auftreten der Störung (vor dem Ende des dritten Lebensjahrs).

Klinik

Der frühkindliche Autismus ist eine Form des Autismus, der sich vor dem 30. Lebensmonat manifestiert. Es handelt sich um eine graduell abgestuft auftretende Störung, die von mehreren mehr oder weniger stark auftretenden akzessorischen Symptomen begleitet wird, die auf Beeinträchtigungen der Integration von Wahrnehmungen innerhalb der einzelnen Sinnesbereiche, insbesondere aber zwischen den einzelnen Sinnesbereichen, schließen lassen. Diese sind jedoch für das Stellen einer Diagnose nicht vollständig obligat.

Die Symptome lassen sich größtenteils in die drei übergreifenden Störungsbereiche einordnen:

Sprachentwicklungsstörungen: ▶ Neologismen, abweichende Artikulation, Einwort- und Telegrammsätze, ▶ Echolalie, lautstärkenschwankend, monotone Sprachmelodie, teilweise um Jahre verzögert, etwa 30 % der Betroffenen bleiben stumm;

● **Störung von sozialen Beziehungen:** Kontaktstörungen, Rückzug in die eigene Vorstellungs- und Gedankenwelt sowie Isolation von der Umwelt, Fehlen kooperativen Spiels, hohes Maß an Zeit wird unbeschäftigt verbracht, emotionale Indifferenz, Kommunikationsschwäche (sowohl beim Codieren als auch beim Decodieren von Information), starre Mimik, egozentrisch autonomes Verhalten, keine Bedürfnisse nach Erkennung oder emotionaler Zuwendung, teilweise sogar Ablehnung von Zärtlichkeit und Zuwendung;

- **Störung motorischer Bewegungsmuster:** motorische Stereotypien, Zwangsrituale mit hortendem Verhalten, paroxysmale Erregungszustände.

Die Intelligenz lässt sich mit herkömmlichen Testverfahren nicht eindeutig bestimmen. Sie ist oft eigentümlich ausgebildet mit Betonung von Sonderinteressen und abseitigen Wissensbereichen. Neuere Untersuchungen deuten darauf hin, dass bei 70–80 % der Betroffenen durchaus erhebliche ▶ Intelligenzminderungen vorliegen. Dabei verfügen viele der Betroffenen über auffällig gute Fähigkeiten im Bereich der visuellen Gedächtnisfunktionen, aber auch dem allgemeinem Erinnerungsvermögen.

Therapie

pharmakologisch

Medikamentöse Behandlung hat sich vor allem zur Reduktion von hyperkinetischen Verhaltensweisen (▶ Stimulantien) und aggressivem Verhalten (▶ Neuroleptika) bewährt. In einigen Fällen wurde zur Reduktion von autoaggressiven Verhaltensweisen erfolgreich eine ▶ Lithium-Behandlung angesetzt.

psychotherapeutisch

Insgesamt haben sich **verhaltensorientierte**, direktive und strukturierte **Verfahren** bewährt. Häufig erfolgreich angewendet werden heilpädagogische und verhaltenstherapeutische Verfahren. Hierbei sollte Unter- und Überstimulation vermieden werden, die angebotenen Informationen sollten eindeutig sein. In der Kommunikation sollte auf frühkindliche Kontaktformen zurückgegriffen werden. Zu den Zielen der therapeutischen Behandlung gehören die Förderung und Verstärkung von intermodalen Wahrnehmungsverknüpfungen, die schrittweise Erweiterung der vertrauten Umwelt und der gezielte Aufbau erwünschter bzw. der Abbau unerwünschter Verhaltensweisen. Zum **Aufbau von Fähigkeiten** wie Imitation, Blickkontakt oder Sprachbenutzung,

Sauberkeitsverhalten bzw. zum Abbau von affektiven Ausbrüchen insbesondere aggressivem Verhalten, Überaktivität, Stereotypien oder Zwängen sind operante Techniken die Methode der Wahl. Dabei wird das Verhalten durch konsistente Belohnung und Bestrafung verändert. Das Verfahren sollte unter Betreuung von Fachleuten in gut kontrollierbarer – optimalerweise zunächst in stationärer Umgebung, dann unter Einbezug der häuslichen Umgebung – stattfinden. Wegen der Massivität vieler Symptome wird graduiertes Vorgehen (graded change) bevorzugt. Um die Generalisierung auf das häusliche Umfeld zu ermöglichen, hat sich der Einbezug der Eltern als Co-Therapeuten bewährt. Insbesondere im Hinblick auf die große Spannbreite unterschiedlicher Ausprägungen der Störung ist die Anpassung der Behandlungsprogramme an die individuellen Bedürfnisse und Fähigkeiten der Patienten wichtig für den Erfolg. Um entsprechende Auslösesituationen sowie ▶ Verstärker kontrollieren zu können, sollte eine ausführliche ▶ Bedingungsanalyse vorangehen.
Studien sprechen dafür, dass auch die „Therapie des erzwungenen Festhaltens", bei der die Kontaktaufnahme erzwungen wird, in gewissen Fällen erfolgreich sein kann. In jüngerer Zeit sind bemerkenswerte Einzelfallberichte entstanden, die mit der „gestützten Kommunikation" die Kommunikationsbarrieren durchbrechen konnten.

Epidemiologie

Mit 0,03–0,05 % Prävalenz handelt es sich beim frühkindlichen Autismus um ein seltenes Krankheitsbild. Das Verhältnis Jungen : Mädchen beträgt dabei etwa 3–4 : 1.

Verlauf

Unterschiedliche Schwerpunkte und Schweregrade der Symptomatik bedingen sehr unterschiedliche Verläufe. Während des Verlaufs kommt es zu kontinuierlichen Änderungen der Verhaltensauffälligkeiten.

Prognose

Die Prognose ist insgesamt sehr ungünstig; nur 1–2 % der Betroffenen sind im Erwachsenenalter fast unauffällig; 5–15 % bewegen sich im Grenzbereich zur psychopathologischen Auffälligkeit; 16–25 % sind weiterhin auffällig, lassen sich aber gut führen. Die überwiegende Zahl (etwa 60–75 %) wird später stationär betreut. Zu überraschenden Entwicklungsfortschritten kommt es nur in seltenen Fällen.

Intelligenzquotient und Sprachentwicklung sind die besten Prädiktoren für den weiteren Verlauf: Bei einem gemessenen Mindestintelligenzquotient von 80 im sechsten Lebensjahr besteht eine vergleichsweise günstige Prognose, ebenso für Kinder mit Phänomenen der Echolalie mit zwei oder drei Jahren. Die Prognose für Kinder, die bis zum fünften Lebensjahr nicht sprechen gelernt haben, ist besonders ungünstig.

Autistische Persönlichkeitsstörung

▶ Asperger-Syndrom

Autistisches Syndrom

▶ Autismus, frühkindlicher

Autoaggression

▶ Verhalten, selbstverletzendes

Autoaggressives Verhalten

▶ Verhalten, selbstverletzendes

Autogene Imagination

A

▶ Imaginative Verfahren

Autogenes Training

Dr. med. Dipl. Psych. Claus Derra

Synonyme

Konzentrative Selbstentspannung; Selbsthypnose; Autohypnose

Definition

Das autogene Training (AT) wurde von Johannes Heinrich Schultz aus seinen therapeutischen Erfahrungen mit Hypnose als konzentratives Verfahren der Selbstentspannung entwickelt. Durch formelhafte Autosuggestionen wird in der so genannten Grundstufe über Schwere- und Wärmeempfindungen der Extremitäten eine physiologische Entspannungsreaktion eingeleitet. Die Aufbaustufe führt über die Organübungen der Atmung, des Bauches, des Herzens sowie des Kopfes zu einer vertieften Entspannung und veränderten Körperwahrnehmung. Durch regelmäßiges Eigentraining mehrmals täglich lernt der Übende die Entspannungserlebnisse schnell und zuverlässig herbeizuführen, ähnlich wie eine konditionierte Reaktion (so genannte organismische Umschaltung, Schultz 1932).

Voraussetzung

Selbstverfügbarkeit muss vorhanden sein, d. h. keine psychotischen Störungen, die den Realitätskontakt einschränken; Fähigkeit, eigene Körpervorgänge wahrzunehmen und entsprechende Vorstellungen in Körpergefühle umzusetzen; Fähigkeit und Bereitschaft zum selbständigen und regelmäßigen Üben.

Kontraindikationen

Jegliche Formen von akuten psychotischen Störungen, schwere ▶ Persönlichkeitsstörungen, ausgeprägte ▶ Zwangsstörungen, höhergradige Minderbegabung

Durchführung

Das autogene Training wird überwiegend in Gruppen vermittelt, wobei der Kursleiter oder Therapeut die Übungen anfangs durch das so genannte Begleitsprechen strukturiert vorgibt, ansonsten sich jedoch mit Heterosuggestionen zurückhalten und mehr Anleitungen zum selbständigen Üben geben soll. Der Leiter hat außerdem die Aufgabe, die Wirkung des autogenen Trainings plausibel zu erklären, Hilfestellungen bei Übungsproblemen zu geben und die persönliche Anwendung zu begleiten. Durch eine entspannte Körperhaltung, Augenschluss und die Konzentration auf festgelegte, beruhigende Formeln („Ich bin ganz ruhig.", „Mein rechter Arm ist schwer/warm.") erfolgt die physiologische Entspannungsreaktion beim Übenden vornehmlich autosuggestiv. Das Schließen der Augen und die Körperruhehaltung bewirken eine Reduktion des – sonst aktivierenden – Informationsflusses in das zentrale Nervensystem. Die Schwere- (= Abnahme des Muskeltonus) und Wärmeempfindungen (= Veränderung der Hautdurchblutung) werden im Verlauf der weiteren Übungen von einem Arm zunehmend auf den ganzen Körper generalisiert (siehe Tabelle 1). Die einzelne Übung dauert nicht länger als drei bis vier Minuten und wird mit einer kräftigen kommandoartigen Rücknahme beendet („Arme fest beugen und strecken, tief ein- und ausatmen, Augen auf!"). In den ersten Tagen ist es sinnvoll, die Übung in abgeschirmten, reizarmen Rahmenbedingungen durchzuführen und sich später dann aber zunehmend Alltagssituationen für die Übungen zu suchen, so dass die Entspannung auch in schwieriger Umgebung gelingt. Hierbei spielen Konditionierungsprozesse der physiologischen Entspannungsreaktion eine wesentliche Rolle; diese können sich nur durch regelmäßiges Training entwickeln. Das heutige Verständnis der Wirkung des autogenen Trainings beinhaltet daher eine primär suggestive und sekundär konditionierte Einübung intendierter vegetativer Abläufe (Hoffmann 2004). Unterstützt werden soll das regelmäßige Training durch das Führen eines Entspannungsprotokolls während der ersten drei bis vier Wochen; auch eine regelmäßige Evaluation der Übungsstunden verbessert den Lernerfolg (Krampen 1998).

Während die Ruhe-, Schwere- und Wärmeübung die Konditionierung der Entspannungsreaktion bewirken, wird durch die Einführung der Organübungen (Atmung, Bauchwärme, Herz- und Pulsschlag, Schulterwärme, Nackenwärme, Stirnkühle) die Differenzierung der Körperwahrnehmung

Autogenes Training. Tab. 1 Standardformeln des autogenen Trainings.

Ich bin ganz ruhig. (Formel dient als einleitendes Ruhesignal.)
Der rechte Arm ist schwer, beide Arme sind schwer, Arme und Beine sind schwer.
Der rechte Arm ist warm, beide Arme sind warm, Arme und Beine sind warm.

Nach ca. drei bis vier Wochen erfolgt der Übergang zur so genannten Kurzformel:
Ruhe – Schwere – Wärme.

Organübungen:
Es atmet mich, es atmet in mir, Atmung ist ruhig und gleichmäßig.
Sonnengeflecht und Bauch sind strömend warm.
Herz schlägt ruhig und gleichmäßig, Pulsschlag ist ruhig und gleichmäßig.
Schulter und Nacken sind strömend warm, Stirn ist kühl.

A

Autogenes Training. Tab. 2 Zeitdauer der Übungen im autogenen Training.

Normale Grundübung	drei Minuten
... mit einer Organübung	ca. fünf Minuten
... mit Leitsatz	ca. fünf Minuten
... mit allen Organübungen hintereinander	ca. zehn Minuten
Oberstufenübungen 10–30 Minuten	

gezielt gefördert und zunehmend auf das Körperinnere zentriert.

Wenn die Standardübungen gut etabliert sind und der Übende von der Wirksamkeit überzeugt ist, können **individuelle Varianten** weiterentwickelt werden, um das autogene Training gezielt zum persönlichen Nutzen einzusetzen. Dazu können nach bestimmten Regeln eigene Formeln, so genannte Leitsätze und formelhafte Vorsatzbildungen erarbeitet werden. Dies ist zumeist ein anspruchsvolleres Vorgehen und geschieht in der Regel zusammen mit einem Therapeuten. Die jeweiligen Weiterentwicklungen verändern den Zeitumfang der einzelnen Übungen; eine Übersicht gibt Tabelle 2.

Die Anwendungsmöglichkeiten des autogenen Trainings sind sehr breit gefächert, das **Indikationsspektrum** ist sehr umfangreich und die klinische Wirksamkeit für verschiedene Störungen ist inzwischen gut belegt (Stetter u. Kupper 2002). Neben den systematischen Studien gibt es eine Fülle von Kasuistiken aus den verschiedensten Bereichen körperlicher und seelischer Erkrankungen, so dass ein großer klinischer Erfahrungshintergrund besteht (siehe Tabelle 3). Da die klinische Anwendung im Einzelfall oft Modifikationen notwendig macht (Übungsdauer, Übungsschwerpunkte, besondere Hilfestellungen, Auswahl von Organübungen, Entwicklung von Leitsätzen) gehört die Durchführung bei Patienten auf jeden Fall in die Hände eines Therapeuten. Präventivkurse mit unspezifischen Anwendungen des autogenen Trainings (z. B. zur Streßbewältigung) können jedoch auch ausgebildete Kursleiter aus anderen geeigneten Berufen durchführen.

Autogenes Training. Tab. 3 Klinische Indikationen des autogenen Trainings (Metaanalyse, Stetter u. Kupper 2002).

Wirksamkeit in mehreren kontrollierten Studien belegt:
Milde bis mäßige essentielle Hypertonie
Koronare Herzkrankheit
Sekundärprävention des Herzinfarkts
Asthma bronchiale
Funktionelle Darmerkrankungen
Spannungskopfschmerz, ▶ Migräne
Raynaudsche Erkrankung
Geburtsvorbereitung
Leichte bis mittelschwere ▶ Depression
Funktionelle ▶ Schlafstörungen
▶ Angststörungen

Wirksamkeit durch eine kontrollierte Studie belegt:
Neurodermitis
Infertilität
Epilepsie
▶ Fibromyalgie
Glaukom

Eine eindeutig therapeutische Anwendung ist die so genannte Oberstufe des autogenen Trainings. Es handelt sich dabei um eine selbständige Methode zur Wahrnehmung und Erfahrung eigener, vorher nicht bewusster Persönlichkeitsanteile. Der autogene Entspannungszustand wird dabei über eine Art meditativen Wachtraum zur Selbsterfahrung und tieferen Einsicht in die eigene Persönlichkeit genutzt. Vorbedingung ist, dass das autogene Training zuverlässig gelernt wurde und die Konzentration über längere Zeit zwischen Wachsein und Schlaf gehalten werden kann (Hoffmann 2004). Die Übungen müssen unter

Anleitung durchgeführt werden und bauen in den Motiven aufeinander auf, so dass sich eine Kursform ergibt (Farbe, Eigenfarbe, Formen, bewegte Formen, Objekte, Differenzierung von Bildern, Filmstreifenwahrnehmen, Filmstreifen mit aktiver Selbstbeteiligung).

Volltext
Der Berliner Psychiater und Neurologe Johannes Heinrich Schultz (1884–1970) entwickelte das autogene Training zwischen 1910 und 1930 als eigenständiges Psychotherapieverfahren, das nicht zuletzt aufgrund der relativ einfachen Durchführung zu dem in Deutschland allgemein bevorzugten und sehr verbreiteten ▶ Entspannungsverfahren sowohl im präventiven wie auch im therapeutischen Bereich wurde. Im Gegensatz zu den eher körperbezogenen Entspannungstechniken wie beispielsweise die progressive Relaxation wird die Entspannung beim autogenen Training vorwiegend über die psychische Konzentration auf Entspannungsformeln und entsprechende Vorstellungen erreicht („konzentrative Selbstentspannung", Schultz 1932). Das autogene Training basiert im Wesentlichen auf dem Verständnis von E. Cou'e („Selbstbemeisterung durch bewusste Autosuggestion"), dass jede Suggestion eigentlich nur wirksam werden könne, wenn sie als Autosuggestion übernommen wird (Hoffmann 2004). Während Schultz selbst wenig Grundlagenforschung betrieb, sondern seinen Schwerpunkt in der Evaluation der klinischen Anwendung sah, belegte gerade Jacobson durch seine Laboruntersuchungen zur Korrelation zwischen mentalen Prozessen und muskulären Veränderungen die Wirksamkeit des autogenen Trainings, ohne dies gezielt zu beabsichtigen (Jacobson 1938).

Autohypnose

▶ Autogenes Training

Automutilation

▶ Verhalten, selbstverletzendes

Autonome Funktionsstörung, somatoforme

▶ Somatoforme autonome Funktionsstörung

Balintgruppe

Prof. Dr. med. Volker Köllner

Definition

Die Balintgruppe ist eine Methode zur **themenzentrierten Selbsterfahrung** im Rahmen der ärztlichen Fort- und Weiterbildung. Eine möglichst konstante Gruppe von 8–12 Ärzten arbeitet hierbei über einen längeren Zeitraum (länger als sechs Monate) unter Leitung eines in der Leitung von Balintgruppen ausgebildeten Psychotherapeuten zusammen. In jeder Sitzung berichten ein oder zwei der Teilnehmer über einen Patienten, bei dem die Arzt-Patient-Beziehung als problematisch erlebt wird. Ziel des anschließenden Gruppengesprächs ist es, solche Störungen in der Arzt-Patient-Beziehung mit Hilfe der Analyse von Übertragungs- und Gegenübertragungsprozessen besser zu verstehen, um so zu einer Beziehungsdiagnose zu kommen. Im kollegialen Gespräch sowie mit freier Assoziation und Phantasie entsteht ein erweitertes Bild der problematischen Beziehung, welches in der Praxis häufig neue Lösungsansätze ermöglicht.

Volltext

Das Konzept wurde von Michael Balint (1896–1970), einem ungarischen Arzt und Psychoanalytiker, ab 1950 in England entwickelt. Ziel Balints, der als Sohn eines praktischen Arztes früh mit der Allgemeinmedizin in Berührung kam, war es, „eine Pharmakologie der Droge Arzt zu entwickeln". Ziel der Gruppenarbeit ist es, zu einer Gesamtdiagnose zu kommen, die die Symptomatik im Rahmen der gesamten Lebenssituation und in ihrer Bedeutung und Funktion für den Patienten versteht. Eine wesentliche Grundannahme ist hierbei, dass der Patient in der Beziehung zum Arzt seine Probleme auch inszeniert, und diese szenische Intervention über den Bericht des vorstellenden Arztes an die Gruppe weitervermittelt wird, wo sie wiederum emotionale Reaktionen und Assoziationen bei den Teilnehmern auslöst. Im Rahmen einer kontinuierlichen Teilnahme an einer Balintgruppe kommt es zu einer Einstellungsänderung bei den Teilnehmern hin zu einer besseren Fähigkeit zur Selbstbeobachtung und Selbstreflexion in der Arzt-Patient-Beziehung. Die Balintgruppe ist Bestandteil der Ausbildung in psychosomatischer Grundkompetenz, Grundversorgung und ärztlicher Psychotherapie (tiefenpsychologisch fundiert). Sie trägt somit wesentlich zur Sicherung der Versorgungsqualität bei der Therapie psychischer und psychosomatischer Störungen im Rahmen der psychosomatischen Grundversorgung bei.

Barbiturate

Dr. med. Peter Zwanzger

Definition

Barbiturate wurden in der Psychiatrie lange Zeit als Schlaf- und Beruhigungsmittel sowie auch als ▶ Anxiolytika eingesetzt. Barbiturate wirken am $GABA_A$-/Benzodiazepin-Rezeptorkomplex. Barbiturate entfalten ihre Wirkung zum einen durch Erhöhung der Bindung von GABA an den Rezeptor, zum anderen durch Verlängerung der Öffnungsdauer der einzelnen Chloridionenkanäle. Bis zur Einführung der Benzodiazepinhypnotika waren die Barbiturate die am häufigsten verwendeten Schlafmittel. Da sie allerdings den Benzodiazepinen im Hinblick auf Nebenwirkungen, therapeutischer Breite, Schwere von Vergiftungserscheinungen, Toleranzentwicklung sowie Missbrauch und Abhängigkeitspotential deutlich unterlegen sind, wurden sie in den letzten Jahren zunehmend weniger in der Behandlung von ▶ Schlafstörungen eingesetzt. Barbiturate sind heute in der Behandlung von Schlafstörungen obsolet! Vom Bundesamt für Arzneimittel wurde inzwischen eine Negativmonographie erstellt.

- Die **Wirkung** der Barbiturate ist zunächst sedierend, später hypnotisch und schließlich narkotisch. Je nach klinischer Struktur weisen unterschiedliche Barbiturate verschiedene pharmakologische Eigenschaften auf. Weiterhin eingesetzt werden Barbiturate in der Anaesthesie oder auch als Antikonvulsiva (z. B. Phenobarbital).
- **Nebenwirkungen** sind bei höheren Dosen typischerweise Schläfrigkeit, Gleichgewichtsstörungen, Ataxie und eingeschränktes Urteilsvermögen. Typisch ist der durch Kumulationsphänomene einer regelmäßigen Einnahme verursachte „hangover"-Effekt mit morgendlichem Erschöpftsein, Schwindelgefühl und Lethargie, besonders nach der Einnahme lang wirksamer Barbiturate. Zudem sind bei älteren Menschen gastrointestinale Beschwerden sowie Hautreaktionen beobachtet worden.
- Barbiturate weisen darüber hinaus eine hohe Gefahr der **Gewöhnung** und damit der **Abhängigkeit** auf. Nach Missbrauch entstehen Entzugssymptome bereits innerhalb von 24 Stunden und erreichen einen Gipfelpunkt nach zwei bis drei Tagen.
- Eine **Entzugsbehandlung** dauert mindestens vier bis sechs Wochen. Bei plötzlichem Entzug können ängstliche Unruheanfälle und delirante Zustände auftreten.

BASIC-ID

Dr. med. Dipl. Psych. Rolf Dieter Trautmann

Synonyme
Multimodale Verhaltenstherapie

Definition
Von Arnold Lazarus konstruiertes Akronym, um die einzelnen Elemente, die in einer **multimodalen** Verhaltenstherapie berücksichtigt werden sollten, zu kennzeichnen.
1. = **B**ehavior, Verhalten.
2. = **A**ffect, Gefühle.
3. = **S**ensation, Körperempfinden.
4. = **I**deation, Vorstellung, Imagination.
5. = **C**ognition, Gedanken, Einstellungen.
6. = **I**nterpersonell, soziale Beziehungen.
7. = **D**rugs, Medikamente, Drogen.

Voraussetzung
Keine

Kontraindikationen
Keine

Durchführung
Jede ausführliche ▶ Verhaltensanalyse sollte die genannten sieben Ebenen berücksichtigen.
A. Lazarus hat damit bereits Anfang der 70er Jahre deutlich gemacht, dass sich ▶ Verhaltenstherapie nicht nur mit dem beobachtbaren Verhalten beschäftigt, sondern eben auch mit Gefühlen, Kognitionen und interpersonellem Verhalten.

Basisdokumentation

Dr. phil. Dipl. Psych. Jürgen Konermann

Dr. phil. Dipl. Psych. Jürgen Konermann

Synonyme

Psychotherapiedokumentation; Verlaufsdokumentation; Therapieergebnisdokumentation

Definition

Unter Basisdokumentation in der Psychiatrie, Psychotherapie und der Psychosomatik wird ein standardisiertes System zur Erfassung grundlegender Daten über die Patienten, die durchgeführten Behandlungen und die Therapieergebnisse verstanden, die systematisch von allen Behandlungen einer ambulanten, stationären oder teilstationären Einrichtung erhoben werden und regelmäßig statistisch ausgewertet werden können.

Volltext

Die **Dokumentation** von psychotherapeutischen Behandlungen von Patienten gehört zu den Berufspflichten eines jeden Arztes und Psychotherapeuten und ist gesetzlich festgelegt. Sie dient im Rahmen der Qualitätssicherung als Qualitätsstandard zur Erfassung der Prozess- und Ergebnisqualität von Psychotherapie und wird sowohl zur sog. internen (Rückmeldung an den Behandler) als auch zur externen (vergleichende Rückmeldung an die Institution, Praxis) Qualitätssicherung benötigt. Dabei sind die Inhalte, Strukturen und das Erfassungsprozedere einer Basisdokumentation von dem jeweiligen Qualitätssicherungskonzept abhängig, welches in der Regel konsensuell von in den meisten Fällen einer Gruppe von Autoren (Kliniken, Kostenträgern, Berufsverbänden, Fachgesellschaften etc) erstellt wurde.

Die bisherige Entwicklung in Deutschland brachte mehrere Systeme hervor, die von verschiedenen Institutionen nach Maßgabe ihrer Vorstellungen und Interessen formuliert wurden. Die Dokumentationssysteme für den **stationären Bereich**, die

überregionale Verbreitung gefunden haben, sind aufeinander abgestimmt, was zu einer zumindest partiellen Vergleichbarkeit der Ergebnisse führte. Im **ambulanten Bereich** mangelt es noch an Vereinheitlichung. Eine einheitliche Dokumentation über alle Felder, Professionen und Modalitäten psychotherapeutischer Behandlungen hinweg ist noch nicht existent, obwohl das Bemühen erkennbar ist, zumindest therapieschulenübergreifende Systeme zu schaffen. Der interessierte Praktiker sollte aus Gründen der Vergleichbarkeit und Systematik auf Dokumentationssysteme zurückgreifen, die breite Anerkennung gefunden haben. Exemplarisch für den Bereich Psychosomatik und Psychotherapie sind die AHG-Basisdokumentation (Zielke 1993), die DKPM-Basisdokumentation (Broda et al 1993), die Basisdokumentation Psychotherapie (PSY-BaDo) (Heuft u. Senf 1998) sowie die an die Letztgenannte angelehnte PSY-BaDo-PTM (von Heymann et al 2003). Für den Bereich der (teil-)stationären psychiatrischen Behandlung existiert seit Mitte der 90er Jahre eine spezifische Basisdokumentation, die vom Referat Qualitätssicherung der DGPPN konzipiert wurde (Cording et al 1995).

Die **Inhalte** erfassen in unterschiedlicher Ausführlichkeit und Schwerpunktsetzung Aufnahmedaten (Behandlungsbeginn, Zu-/Einweiser, Kostenträger etc.), Personendaten (Alter, Geschlecht, Nationalität etc.), sozialanamnestische Daten (Familienstand, Wohnsituation, Kinder etc), schul- und berufsbezogene Informationen und störungsanamnestische Angaben (Krankheitsdauer, Vorbehandlungen, AU-Dauer etc.). Breiteren Raum nehmen in der Regel diagnostische Angaben ein (ICD-10-Diagnosen, Einschätzungen der Schwere der Beeinträchtigung, Symptomfragebogen, Motivation etc.). Zu den Therapieverlaufs- und -abschlussdaten gehören in der Regel die Art und Anzahl der Behandlungsleistungen, Medikamentenapplikationen, Behandlungsdauer, die Art der Beendigung, die Weiterbehandlungsempfehlungen etc. Schließlich werden z. T. umfangreichere Informationen zum Therapieergebnis erhoben (Symptomfragebogen, Beeinträchtigungseinschätzungen, Arbeitsfähigkeitsbeurteilung etc.). Die Ausnahme bilden (noch) Zielerreichungsskalen und mehr therapieprozessorientierte Erhebungen. Auch die Erhebung von Katamnesedaten sind selten Bestandteil der bestehenden Basisdokumentationssysteme.

Beckenbodenschmerz, chronisch-unspezifischer

▶ Somatoforme autonome Funktionsstörung des urogenitalen Systems

Bedingungen, aufrechterhaltende

Dr. phil. Dipl. Psych. Klaus Hartmann

Synonyme

Operante Verstärker; Reinforcer; Konditionen; Conditio

Definition

Innere oder äußere Faktoren, die an der Aufrechterhaltung einer Störung oder einzelner Symptome entscheidend beteiligt sind, d. h. eine symptomverstärkende Wirkung haben. In der Philosophie versteht man unter Bedingung „Dasjenige" (das Bedingende), von dem etwas „Anderes" (das Bedingte) in seiner Existenz oder seiner Bedeutung abhängig ist. In der Logik (die Lehre von den Prinzipien des richtigen, d. h. schlüssigen Denkens und Beweisführens) wird die Bedingung als Grund und das logisch Bedingte als Folge bezeichnet; im allgemeinen Verständnis wird die reale Bedingung als die Ursache, das real Bedingte als die Wirkung betrachtet. Wissenschaftlich gilt die Untersuchung eines Abhängigkeitsverhältnisses

bzw. eines kausalen Zusammenhangs mit dem Nachweis der notwendigen Bedingung (conditio sine qua non) und der hinreichenden Bedingung (conditio per quam) als abgeschlossen.

Störungsaspekt

Aufrechterhaltende Bedingungen können innerhalb der Person und in äußeren Situationen oder Faktoren liegen.
Innere aufrechterhaltende Bedingungen können sein:
1. unbewusst (beispielsweise gelernte Hilflosigkeit bei depressiven Störungen oder – etwas schwieriger zu erkennen – z. T. dissoziierte Vermeidungsmuster bei posttraumatischen Belastungsstörungen);
2. ich-synton (verhaltenssteuernde Schemata bei Persönlichkeitsstörungen);
3. automatisiert (physiologisch manifestierte strukturelle Veränderungen, beispielsweise aufgrund von Medikamenten oder Drogen bei Abhängigkeitserkrankungen).

Äußere aufrechterhaltende Bedingungen können durch Verhaltensweisen und Reaktionen anderer Personen gegeben sein, beispielsweise Zuwendung und Schonung bei geäußerten Symptomen (Klagen, Schmerzen, Ängsten etc.); sie können auch durch soziale oder finanzielle Vorteile bedingt werden, beispielsweise entlastende Krankenhausaufenthalte, arbeitsbezogene Entlastung, Abnahme von Verantwortung oder Tagegeld, Rente oder Entschädigungen.

Volltext

In der Psychotherapie sind mit Bedingungen die Faktoren aus den Lebens- und Erfahrungsbereichen des Patienten gemeint, die so auf ihn eingewirkt haben oder noch einwirken, dass sie sein Verhalten (Denken, Empfinden, Handeln) weitgehend steuern. Im Rahmen der ▶ Verhaltensdiagnostik werden an **erster Stelle** die Bedingungen der Verhaltensweisen betont, die von dem Patienten selbst und oder von anderen als gestört oder problematisch bewertet werden. An **zweiter Stelle** folgen die Bedingungen, die erwünschtes und zufriedenstellendes Verhalten bewirken. Bedingungen liegen einmal in Form von äußeren Situationen und Gegebenheiten (z. B. Beruf, Familie, Sozialkontakte, Wohnung) vor, zum anderen erfüllen auch individuelle oder innere Reaktionen die Funktion von Bedingungen (z. B. psychische Bedingungen wie Denken, Bewertungen, Erwartungen, Emotionen etc., körperliche Bedingungen wie Schmerzen, Funktionsstörungen, physiologische Veränderungen etc. und verhaltensbezogene Bedingungen wie abweichendes, unangemessenes oder ineffektives Verhalten). Aufrechterhaltende Bedingungen werden im Rahmen der **Verhaltensdiagnostik** (► Verhaltensanalyse, ► Bedingungsanalyse) im Hinblick auf die vorliegende Störung und die diesbezügliche Therapieplanung (Therapie- bzw. Veränderungsziele) erfasst und sollen im nachfolgenden Therapieprozess verändert werden. Den aufrechterhaltenden Bedingungen wird eine **Verstärkerfunktion** (negative bzw. positive Verstärkung im Sinne des operanten Konditionierens) zugeschrieben. Aufrechterhaltende Bedingungen können aber auch im Sinne der **respondenten Konditionierung** vorliegen, wenn situative Auslöser, die immer wieder eine störungsrelevante Reaktion hervorrufen, als solche nicht erkannt und damit nicht vermieden oder verändert werden. Bei Abhängigkeitserkrankungen kann beispielsweise das Verweilen im Kneipen- oder Drogenmilieu eine stärkere Aufrechterhaltungsfunktion haben als die dem Drogenkonsum folgende innere Entspannung. Bei ► posttraumatischen Belastungsstörungen infolge sexuellen Missbrauchs kann das Verbleiben im Täterumfeld durch ständige Triggerwirkung die Aufrechterhaltung der Symptomatik entscheidend mitbedingen. In beiden Fällen wäre ein Milieuwechsel die Voraussetzung für die eigentliche Problembehandlung.

Bedingungen, funktionale

Dr. phil. Dipl. Psych. Klaus Hartmann

Synonyme
Bedingungszusammenhang; Funktionale Bedingungsanalyse

Definition
Bedingungen werden dann als funktional bezeichnet, wenn sie in einem kausalen Wirkungszusammenhang mit einer Störung (Symptome, Reaktionen) stehen.

Volltext
Funktionale Bedingungen beinhalten sowohl die auslösenden (► Auslöser) als auch die ► aufrechterhaltenden Bedingungen einer Störung. Sie werden im Rahmen der ► Verhaltensdiagnostik (Verhaltensanalyse, Bedingungsanalyse, Triggeranalyse etc.) erfasst und in einen funktionalen Kausalzusammenhang mit der Störung und den damit verbundenen Symptomen und dysfunktionalen Reaktionsmustern gebracht.
Im Gegensatz zu funktionalen Bedingungen stehen **Rahmenbedingungen**, die nicht unbedingt einen direkten Einfluss auf die Entstehung oder Aufrechterhaltung einer Störung haben, sondern eher einen katalysatorischen Effekt aufweisen. Beispielsweise kann eine pathologische Trauerreaktion nach Verlust eines Kindes ungünstiger verlaufen, wenn dieses das einzige Kind war. Die gleiche Trauerreaktion könnte aber bei günstigeren Rahmenbedingungen, etwa wenn weitere Kinder in der Familie sind, moderater ausgeprägt sein.

Bedingungen, von Verhalten

Dr. phil. Dipl. Psych. Klaus Hartmann

Synonyme
Verhaltensbedingungen; Kontextbedingungen

Definition

Unter diesem Aspekt sind Bedingungen nicht nur auf ein Störungsverhalten bezogen, sie umfassen jegliches Verhalten, auch das unproblematische, im Hinblick auf Entstehung und Aufrechterhaltung. Die Bedingungen liegen auf verschiedenen Beobachtungsebenen vor, d. h. auf der situativen, der kognitiven, der emotionalen, der physiologischen und der behavioralen Ebene.

Volltext

Die Erfassung und therapeutische Berücksichtigung von Verhaltensbedingungen dienen dem umfangreichen **Verstehen des Patienten** mit seinem gesamten Verhaltensrepertoire, um sozusagen die Welt aus der Sicht des Patienten zu sehen. Diese Gesamtsicht beinhaltet neben dem Störungsverhalten auch die so genannten Verhaltensaktiva oder Ressourcen des Patienten. Patienten mit psychischen Störungen neigen dazu, ihr Selbstbild zunehmend aus den symptomatischen Verhaltens- und Reaktionsweisen aufzubauen. Bei depressiven Patienten sind beispielsweise die so genannten kognitiven Verzerrungen (Übergeneralisierung, dichotomes Denken etc.) bekannt, während die funktionierenden Verhaltensmuster weniger wahrgenommen werden. Patienten mit Zwangserkrankungen sind so von ihren zwanghaften Impulsen okkupiert, dass sie alternative Tätigkeiten zunehmend unberücksichtigt lassen. Bei vielen Angstpatienten dreht sich ihre Aufmerksamkeit fast nur noch auf das Aufspüren und Vermeiden von entsprechenden Angstauslösern.

Im Rahmen einer effektiven Therapie wird neben der symptombezogenen ► Bewältigungsstrategie auch die Nutzung der so genannten **Ressourcen** (sportliche Aktivitäten, Teilnahme an kreativen Maßnahmen etc.) eingesetzt. Dadurch wird in der Regel eine Relativierung der subjektiven Belastung durch die Störung erreicht. Aus diesen Gründen werden in den heutigen ► Verhaltensanalysen auch die Situationen und Bedingungen erfasst, in welchen die anstehenden Symptome weniger oder gar nicht auftreten. Therapeutisch werden beispielsweise in der ► Verhaltenstherapie so genannte ► Selbstbeobachtungsbögen verwendet, die aus einer Matrix mit Spalten und Zeilen formiert sind. Die Spalten sind mit „Situation", „Kognitive Reaktion" (was denke ich), „Emotionale Reaktion" (was fühle ich), „Physiologische Reaktion" (was spüre ich) und „Behaviorale Reaktion" (was tue ich) überschrieben. In den Zeilen werden nacheinander zu den verschiedenen Situationen die entsprechenden Reaktionen protokolliert. Dabei werden die Patienten instruiert, nicht nur in problematischen, sondern auch in unproblematischen bzw. alltäglichen Situationen ihre jeweiligen Reaktionen zu beobachten und zu registrieren.

Bedingungsanalyse

Dr. phil. Dipl. Psych. Klaus Hartmann

Synonyme

Analyse von Bedingungen; Bedingungsmodell; Funktionales Bedingungsmodell; Kontextuelle Verhaltensanalyse; Makro-Analyse; Situative Verhaltensanalyse

Definition

Ein verhaltensdiagnostisches Instrument, mit dem möglichst viele störungsrelevante Bedingungen hinsichtlich ihrer steuernden Funktion für die Entstehung und Aufrechterhaltung einer Störung oder eines problematischen Verhaltens erfasst und bezüglich ihrer Wirkfunktion überprüft werden.

Voraussetzung

Ausreichendes Sprachverständnis; Offenheit und Glaubwürdigkeit der Patienten

Volltext

In der verhaltenstherapeutischen Literatur werden die definitionsähnlichen Beschrei-

B

bungen der einzelnen Begriffe wenig stringent und unterschiedlich verwendet. In den letzten Jahren wurden eine Reihe neuer Begriffe eingeführt, die z. T. synonym zu früheren Bezeichnungen verwendet werden (siehe Synonyme). Bei der praktischen Anwendung ergeben sich deshalb gelegentlich Schwierigkeiten, die unterschiedlichen Definitionen in den Lehrbüchern zu differenzieren.

Ziel der Bedingungsanalyse ist es, einen therapieführenden Überblick über die oft redundanten und unsystematischen oder verzerrten Problemschilderungen der Patienten zu erhalten. Hierzu werden die Informationen und Erkenntnisse aus den Lebens- und Erfahrungsbereichen des Patienten erfasst, die so auf ihn eingewirkt haben oder noch einwirken, dass sie sein Verhalten (Denken, Empfinden, Handeln) weitgehend steuern. Als hilfreich hat sich ein strukturiertes Format erwiesen, das vier thematisch gegliederte Bedingungsbereiche enthält:

Medizinisch-biologische Bedingungen: Auffällige organische Befunde (Krankheiten), körperliche Handikaps, psychiatrische Befunde, Medikamente, Einnahme biologisch schädlicher Substanzen etc.

Umweltbedingungen: Wohnsituation (Wohnung, Haus, Dorf, Stadt, alleine, bei Eltern, beengt etc.), Familiensituation (verheiratet, geschieden, Pflege von Angehörigen, Streit etc.), Berufssituation (Rivalität, arbeitslos, überfordert, unzufrieden, finanzielle Not etc.), Freizeit/Kontakte (isoliert, Langeweile, extreme Hobbys, Stammtisch etc.).

Lern- und Erfahrungsbedingungen:

- Allgemeine Lernerfahrungen: Modell Mutter, Vater, relevante Bezugspersonen, soziales Lernen (Familie, Schule, Beruf etc.), Umgang mit Emotionen, Leistung etc.
- Störungsbezogene Lernerfahrungen: Situationen auslösend für die Störung (S); Reaktionsmuster (z. B. Angst, Vermeiden, Symptombildung) (R); Konsequenzen (z. B. Zuwendung, Schonung,

Aufrechterhaltung) (C); Situationen, die keine oder deutlich weniger Symptome auslösen; Ressourcen; effektives Verhalten; bisherige Therapieerfahrungen; Health-belief-Model.

Programmbedingungen und Persönlichkeitsvariablen: Kulturspezifische und religiöse Normen und Werthaltungen; Familienregeln; übergeordnete Einstellungen; kognitive, emotionale, interaktionelle und behaviorale Schemata; Selbstbild; Weltbild sowie Persönlichkeitsstile.

Die Informationen aus den vier Bedingungsbereichen bilden zusammen mit dem Störungswissen des Therapeuten den Rahmen für die Erstellung von Hypothesen über die Entstehung und Aufrechterhaltung des Problems. Mit Fortschreiten des Therapieprozesses kann diese Übersicht durch neue Informationen oder Fakten ergänzt und präzisiert werden.

Bedingungsmodell

▶ Bedingungsanalyse

Bedingungsmodell, hypothetisches

Dr. phil. Dipl. Psych. Klaus Hartmann

Synonyme

Funktionsmodell; Funktionale Analyse; Hypothetisches Modell

Definition

Ein hypothetisches und funktionales Modell, mit dem die bislang angenommenen (hypothetischen) Beziehungen zwischen den problematischen Verhaltensweisen und den inneren sowie äußeren verhaltenssteuernden Bedingungen im früheren und im jetzigen Lebenskontext abgebildet werden. Dieses Modell enthält eine plausible und nachvollziehbare Beschreibung der chronologischen Entwicklung und der funktionalen Zusammenhänge der Störung des Patienten.

Voraussetzung

Ausgewertete Bedingungs- und Verhaltensanalyse

Volltext

Das hypothetische Bedingungsmodell ist ein **synoptisches Ergebnis** aus vorangegangener ► Bedingungsanalyse und ► Verhaltenanalyse. Dieses Modell enthält somit vorläufige, d. h. mehr oder weniger gut gestützte Annahmen über den Zusammenhang eines Problemverhaltens mit den vorausgehenden oder nachfolgenden Bedingungen. Die jeweils angenommenen Entstehungs- und Aufrechterhaltungsbedingungen werden im Sinne psychologischer Gesetzmäßigkeiten so formuliert, dass die typischen Auslösesituationen und die problematischen Verhaltensreaktionen des Patienten, ebenso wie die Auswirkungen dieser Reaktionen auf ihn selbst und auf seine soziale Umwelt, stimmig nachzuvollziehen sind. In diesem Kontext sollen auch die situativen und verhaltensbezogenen Bereiche berücksichtigt werden, bei denen die nicht oder weniger gestörten Fähigkeiten (so genannte „positiven Ressourcen" oder „Verhaltensaktiva") des Patienten vorhanden sind. Das hypothetische Bedingungsmodell sollte somit die bislang angenommenen (hypothetischen) Beziehungen zwischen den problematischen Verhaltensweisen und den inneren sowie äußeren verhaltenssteuernden Bedingungen im früheren und im jetzigen Lebenskontext abbilden und plausibel und ausreichend erklären können, warum ein Patient gerade die bei ihm vorliegende Störung entwickelt hat, welchen Verlauf diese genommen hat, warum diese aufrechterhalten blieb und welche Funktionen die jeweiligen Kontexte dabei hatten. Die im hypothetischen Bedingungsmodell angenommenen verursachenden Faktoren der Störung bilden für den Verhaltenstherapeuten mögliche Ansatzpunkte und Änderungsbereiche, die im Laufe einer Intervention im Einzelfall zu verändern sind. Die Annahme dabei ist, dass sich eine Veränderung des Verhaltens durch eine Veränderung dieser Bedingungen erreichen lässt. Der Bereich dieser Bedingungen schließt soziale und physikalische Ereignisse ebenso mit ein wie biologisch-physiologische, emotionale und kognitive Prozesse (siehe Kanfer et al. 1996, Reinecker 1989).

Bedingungszusammenhang

► Bedingungen, funktionale

Beeinflussung

► Suggestion und suggestive Verfahren

Beeinflussungserleben

► Beeinflussungswahn

Beeinflussungsgefühl

► Beeinflussungswahn

Beeinflussungswahn

Dr. med. Christian Prüter

Synonyme

Beeinflussungsgefühl; Beeinflussungserleben; Delusion of being influenced

Definition

In der Tradition der deutschen Psychopathologie zu den Ich-Störungen gerechnet, im angloamerikanischen Raum den inhaltlichen ▶ Denkstörungen, also dem ▶ Wahn, zugeordnet. Der Patient hat das Gefühl, sein Denken oder Handeln werde von außen beeinflusst, alles was er erfahre oder seine Handlungen würden von anderen gemacht oder gesteuert.

Querverweis Krankheit

Es handelt sich um eine für die ▶ Schizophrenie typische Ich-Störung.

Beeinträchtigungswahn

▶ Verfolgungswahn

Befehlsautomatismus

Prof. Dr. med. Ralf Erkwoh

Synonyme

Echopraxie

Definition

Wiederholtes Nachahmen und Nachstellen von Bewegungen, Handlungen oder Posen und Haltungen des Gegenübers, ohne dass der Betroffene dazu aufgefordert wird. Wirkt die erstmalige Kopie noch wie eine Verulkung, fällt bei der Wiederholung das Schablonenhafte, fast Mechanische auf. Befehlsautomatismus gehört zur Gruppe der Echophänomene. Verwandt mit der ▶ Echopraxie ist die ▶ Echolalie, das Wiederholen von Sätzen, isolierten Worten oder Wortbruchstücken des Gegenübers. Es liegt eine abnorm erleichterte Übernahmebereitschaft, eine Nachgiebigkeit gegenüber Außenanregungen, vor.

Querverweis Krankheit

Schizophrenie (katatones Syndrom); Enzephalitis

Befund

▶ Befund, psychopathologischer

Befund, psychischer

Dr. med. Ulrike Lemke

Synonyme

Psychopathologischer Befund

Volltext

Die Begriffe psychischer und psychopathologischer Befund werden im klinischen Alltag synonym verwandt, obgleich der Begriff „psychischer Befund" keine krankhaften Auffälligkeiten impliziert, der Begriff „psychopathologisch" Krankheitsaspekte im Befund voraussetzt.
Siehe ausführlich auch ▶ Befund, psychopathologischer.

Befund, psychopathologischer

Dr. med. Ulrike Lemke

Synonyme

Psychischer Befund; Befund; Befunderhebung

Definition

Der psychopathologische Befund ist durch die umfassende Beschreibung psychopathologischer Phänomene die wesentliche Grundlage psychiatrischer Diagnostik und Therapieplanung.

Voraussetzung

Kenntnisse der Psychopathologie und der Anamneseerhebung.

Durchführung

Der psychopathologische Befund wird mittels der Aussagen des Patienten und der Beobachtungen des Untersuchers während des Gesprächs erhoben. Ergänzend können die Angaben von Angehörigen bzw. vorbehandelnden Ärzten in den Befund einfließen. Das Gespräch basiert auf einer empathischen Grundhaltung und wird zumeist mit offenen Fragen zur psychischen Befindlichkeit begonnen. Im Verlauf sollten auch konkrete Fragestellungen seitens des Untersuchers angesprochen werden, vor allem zu tabuisierten oder schambesetzten Themen wie ▶ Suizidalität oder psychotischen Wahrnehmungsstörungen.

Volltext

Der psychopathologische Befund ist das Kernstück der psychiatrischen Untersuchung des Patienten und essentiell für die Diagnosestellung und Therapieplanung. Es handelt sich um eine deskriptive, beschreibende Darstellung der psychopathologischen Phänomene, die für Dritte nachvollziehbar abzubilden sind. Ätiologische Überlegungen während der Befunderhebung können zu einseitigen Betrachtungen und Wertungen führen und sollten daher separat dokumentiert werden, um eine unvoreingenommene Beurteilung der individuellen Psychopathologie zu erlauben.

Prinzipiell sind zwei Quellen der Symptomerhebung gegeben: die ▶ Selbstbeobachtung und die **Fremdbeobachtung** durch den Untersucher. Der Befund beinhaltet die Interpretation des vom Untersucher Erlebten und die auf der Schilderung des Patienten basierenden Symptome; somit ist der Befund auch subjektiven Faktoren unterworfen. Zur Validierung sind strukturierte Interviewleitfäden entwickelt worden, z. B. zum AMDP-System.

Im Befund nach AMDP ist einzugehen auf das äußere Erscheinungsbild, das Verhalten bei der Untersuchung, Sprache und Kontaktverhalten, Bewusstsein und Orientierung, Aufmerksamkeit und ▶ Gedächtnis,

Antrieb, Psychomotorik, Affektivität sowie auf formales und inhaltliches Denken, Sinnestäuschungen, Ich-Störungen, somatische Störungen und aggressive Tendenzen. Obligat sind Aussagen zur ▶ Suizidalität. Der psychopathologische Befund ergibt mit der vollständigen Anamneseerhebung und dem somatischen Untersuchungsbefund die Grundlage für die Erstdiagnose; darauf basierend werden weitere Diagnoseschritte und Behandlungsoptionen festgelegt.

Befunderhebung

▶ Befund, psychopathologischer

Begutachtung

▶ Gutachten, forensische

Behavioral analysis

▶ Verhaltensanalyse

Behavioral change

▶ Verhaltensänderung

Behinderung

PD Dr. Dipl. Psych. Dieter Wälte
Dipl. Psych. Miriam Stein
Prof. Dr. med. Michael Zaudig

Synonyme

Engl.: handicap

B

Definition
Personale und soziale Beeinträchtigungen infolge einer Schädigung.
Nach **§ 2 des SGB IX** (Sozialgesetzbuch) wird Behinderung wie folgt definiert:
„§ 2 Behinderung
1. Menschen sind behindert, wenn ihre körperliche Funktion, geistige Fähigkeit oder seelische Gesundheit mit hoher Wahrscheinlichkeit länger als sechs Monate von dem für das Lebensalter typischen Zustand abweichen und daher ihre Teilhabe am Leben in der Gesellschaft beeinträchtigt ist. Sie sind von Behinderung bedroht, wenn die Beeinträchtigung zu erwarten ist.
2. Menschen sind i. S. des Teils 2 schwerbehindert, wenn bei ihnen ein Grad der Behinderung von wenigstens 50 % vorliegt und sie ihren Wohnsitz, ihren gewöhnlichen Aufenthalt oder ihre Beschäftigung auf einem Arbeitsplatz i. S. des § 73 rechtmäßig im Geltungsbereich dieses Gesetzbuches haben.
3. Schwerbehinderten Menschen gleichgestellt werden sollen behinderte Menschen mit einem Grad der Behinderung von weniger als 50 %, aber wenigstens 30 %, bei denen die übrigen Voraussetzungen des Abs. 2 vorliegen, wenn sie infolge ihrer Behinderung ohne die Gleichstellung einen geeigneten Arbeitsplatz i. S. des § 73 nicht erlangen oder nicht behalten können (gleichgestellte behinderte Menschen)."

Zusammenfassend gesehen liegt eine Behinderung dann vor, wenn die körperliche Funktion, die geistige Fähigkeit oder die psychische Gesundheit einer Person aufgrund einer Schädigung für immer, zumindest aber für einen längeren Zeitraum (in der Regel länger als sechs Monate) von dem für das Lebensalter und das Geschlecht typischen Zustand abweicht und daher die Teilhabe an einem oder mehreren Lebensbereichen beeinträchtigt ist.

Behinderung als **abstrakter Oberbegriff** lässt sich nach Schädigungsarten, nach Gebieten der Behinderung und nach Schweregrad differenzieren. Die gesundheitliche Schädigung ist die Abweichung einer Person von funktionalen oder körperlichen Normen; mögliche Ursachen sind angeborene Störungen, Folgen von Krankheit oder Alter, Unfall- bzw. Verletzungsfolgen.
Als **Gebiete des Behindertseins** lassen sich unterscheiden: Körperbehinderungen, Dauerschädigungen innerer Organe, Sinnesschädigungen, Sprachbehinderungen, geistige Behinderungen, psychische Behinderungen und soziale Behinderungen. Die Übergänge sind fließend, Mehrfachbehinderungen sind nicht selten.
Der **Grad der Behinderung** (GdB) nach dem Schwerbehindertengesetz (SchwbG) wird definiert als Auswirkung der Funktionseinschränkung; bei **Schwerbehinderten** beträgt der GdB mindestens 50 % (§ 3 Abs. 2 und 3 SchwbG in Verbindung mit § 30 BVG). Der GdB ist häufig jedoch nur wenig aussagekräftig hinsichtlich des Gesamtbilds einer Behinderung im Einzelfall. In den verschiedenen gesellschaftlichen Bereichen werden unterschiedliche Schwerpunkte in den Definitionen von Behinderung gesetzt. Behinderte im Sinn des § 19 SGB III sind körperlich, geistig oder seelisch beeinträchtigte Personen, deren Aussichten, beruflich eingegliedert zu werden oder zu bleiben, wegen Art oder Schwere der Behinderung nicht nur vorübergehend wesentlich gemindert sind und deshalb Hilfe zur beruflichen Eingliederung benötigen.
Die 1980 von der Weltgesundheitsorganisation WHO vorgeschlagene Differenzierung zwischen Schaden, Funktionseinschränkung und sozialer Beeinträchtigung ist 2001 in einer Revision durch die Begriffe **Körperfunktionen und Körperstrukturen** sowie **Aktivitäten und Teilhabe bzw. Partizipation** unter den Gesichtspunkten des Körpers, des Individuums und der Gesellschaft ersetzt worden. ICD-10 wird somit um die ▶ Internationale Klassifikation der

Funktionsfähigkeit, Behinderung und Gesundheit (ICF) erweitert, um zusätzliche Informationen zur Funktionsfähigkeit, d. h. auch die Beschreibung positiver Erfahrung, zu ermöglichen. Die Funktionsfähigkeit umfasst dabei alle Körperfunktionen sowie Aktivitäten und Teilhabe; im Gegensatz dazu dient Behinderung als Oberbegriff für Schädigungen und Beeinträchtigungen von Aktivität und Partizipation (Frieboes, Zaudig, Nosper 2005).

Im Jahr 2003 waren nach Angaben des Statistischen Bundesamtes in Deutschland 8,4 Millionen Menschen von Behinderung betroffen.

Bekräftigung

► Verstärkung

Belastungserprobung

► Intervalltherapie

Belastungsreaktion, akute

Andrea Bauer

ICD-10/DSM-IV-TR-Klassifikation

In ICD-10 unter F43.0 beschrieben als vorübergehende Störung von beträchtlichem Schweregrad, die sich als Reaktion auf eine außergewöhnliche körperliche oder seelische Belastung auch bei einem psychisch nicht manifest gestörten Menschen entwickelt. Hervorgehoben wird die polymorphe Art der Symptome, insbesondere aber Angst und ► Depression. Entscheidend ist, dass keines der Symptome über längere Zeit vorhält und insgesamt ein Abklingen innerhalb von wenigen Tagen zu beobachten ist. Demgegenüber wird in DSM-IV-TR die dissoziative Reaktion sowie vorübergehende

Symptome der ► posttraumatischen Belastungsstörung (PTSD) betont. Auch hier müssen die Symptome vorübergehend sein; angegeben wird eine Dauer von mindestens zwei Tagen und höchstens vier Wochen; die Symptomatik muss innerhalb von vier Wochen nach dem traumatischen Ereignis auftreten.

Synonyme

Belastungsstörung, akute; Belastungsreaktion, akute posttraumatische

Englischer Begriff

Acute stress disorder

Definition

Begriffsgeschichte

Die akute posttraumatische Belastungsstörung, auch „peritraumatische Reaktion" (Mama et al. 1974) oder akute katastrophische Stressreaktion (Horowitz 1986), wird dahingehend kontrovers diskutiert, ob es sich um eine psychische Störung im eigentlichen Sinne oder um eine vorübergehende normalpsychologische Reaktion handelt. Liegen nur wenige empirische Daten vor (Solomon et al. 1996), zeigen diese jedoch, dass die akute Belastungsreaktion als unabhängige psychische Erkrankung aufzufassen ist. Die Beschreibung der genannten Symptomatik liegt insbesondere in Zusammenhang mit verschiedenen Kriegen, aber auch technischen Katastrophen und Naturkatastrophen vor.

Klinik

In der ICD-10-Klassifikation wird die Auslösesituation als außergewöhnliche körperliche oder seelische Belastung beschrieben. Genauer wird in DSM-IV-TR formuliert: Erleben, beobachten oder konfrontiert sein mit einem oder mehreren Ereignissen, die den tatsächlichen oder drohenden Tod oder eine ernsthafte Verletzung oder Gefahr der körperlichen Unversehrtheit der eigenen Person oder anderer Personen beinhalten.

Wichtige Symptome, die während oder kurz nach dem belastenden Ereignis auftreten können, sind nach ICD-10 und DSM-IV-TR mit Bewusstseinseinengung sowie Unfähigkeit, Reize zu verarbeiten, bis hin zu dissoziativem ▶ Stupor. Die anfängliche Betäubung kann jedoch auch in einen Ruhe- und Überaktivitätszustand (Fluchtreaktion) übergehen. Physiologische Angstkorrelate treten häufig auf. Im kurzen Verlauf der Störung kann es zu PTSD-ähnlichen Symptomen (Intrusionen, Vermeidung von Reizen, Hyperarousal, ▶ Depression etc.) kommen, im Gegensatz zur posttraumatischen Belastungsstörung (PTSD) halten diese Symptome jedoch definitionsgemäß nur ca. drei Tage (ICD-10) bzw. höchstens vier Wochen (DSM-IV-TR) an. Aus einer akuten Belastungsreaktion kann sich eine posttraumatische Belastungsstörung entwickeln.

Therapie
Während der akuten Belastungsreaktion ist ein konfrontatives Vorgehen (Konfrontation mit der traumatisierenden Reaktion) kontraindiziert; vielmehr sollten dem Patienten emotionale Unterstützung und externe Kontrolle durch die Helfer angeboten werden (▶ supportive Psychotherapie). In Verbindung mit den genannten Maßnahmen kann eine vorübergehende medikamentöse Dämpfung, beispielsweise mittels ▶ Benzodiazepinen, sinnvoll sein. In der Mehrzahl der Fälle klingen die genannten Symptome innerhalb des beschriebenen Zeitrahmens wieder ab. Bei Persistenz der Symptomatik und Übergang in eine posttraumatische Belastungsstörung sollte dringend längerfristige ambulante und/oder ▶ stationäre Psychotherapie bei einem entsprechend ausgebildeten Therapeuten erfolgen.

Sofortmaßnahmen
Gegebenenfalls Sedierung, z. B. kurzfristig mit Benzodiazepinen; ▶ Krisenintervention.

Belastungsstörung

▶ Neurose

Belastungsstörung, akute

▶ Belastungsreaktion, akute

Belastungsreaktion, akute posttraumatische

▶ Belastungsreaktion, akute

Belastungsstörung, posttraumatische (PTSD/PTBS)

Dr. phil. Dipl. Psych. Klaus Hartmann

ICD-10/DSM-IV-TR-Klassifikation
Die Einordnung der posttraumatische Belastungsstörung in mögliche Hauptgruppen ist in beiden Klassifikationssystemen nicht einheitlich, beispielsweise wird sie in DSM-IV-TR den „Angststörungen" und in ICD-10 den „Belastungsstörungen" untergeordnet. Auch hat sich die Zuordnung einzelner Symptome zu den jeweiligen Clustern innerhalb der jeweils nachfolgenden DSM-Auflagen und zwischen DSM und ICD verändert.
So wird z. B. die „Amnesie"(...Unfähigkeit, einen wichtigen Teil des Traumas zu erinnern...) in DSM-IV-TR den Vermeidungssymptomen zugeschrieben, in ICD-10 wird sie nicht aufgeführt, sondern findet sich dort bei den „dissoziativen Störungen", in den Forschungskriterien der ICD-10 hingegen im Cluster der Übererregungssymptome (...teilweise oder vollständige Unfähigkeit, einige wichtige Aspekte der Belastung zu erinnern...).

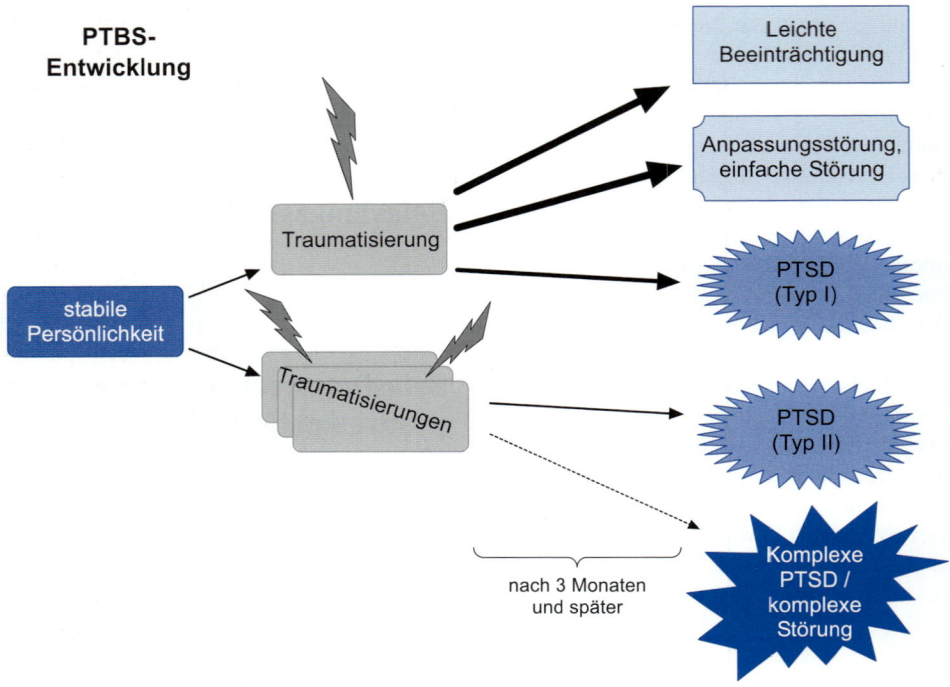

Belastungsstörung, posttraumatische (PTSD/PTBS). Abb. 1

Die therapeutisch hoch relevante Unterscheidung zwischen menschlich verursachten Traumata (z. B. Folter, sexueller Missbrauch in der Kindheit, Naturkatastrophen) oder die Differenzierung zwischen kurz dauernden, einmaligen Traumata (Typ-I) und lang andauernden, mehrfachen Traumata (Typ-II) fand in den existierenden Klassifikationsschemata bislang keine Berücksichtigung (1).

Um den z. T. extrem unterschiedlichen Ausprägungen dieser Störung gerecht zu werden, wurden die Begriffe „komplexe posttraumatische Belastungsstörung" von J. Herman (1992) und „disorders of extreme stress not otherwise specified" (DESNOS) von Davidson und Foa (1991) vorgeschlagen und in DSM-IV-TR in einem eigenen Abschnitt als „assoziierte Merkmale und Störungen" aufgenommen. In ICD-10 führten ähnliche Überlegungen zu der Kategorie

„andauernde Persönlichkeitsveränderung nach Extrembelastung" (F62.0), die dort allerdings den Persönlichkeitsstörungen untergeordnet ist. Zusammenfassend muss festgestellt werden, dass das Spektrum der traumabedingten Störungen derzeit weder in ICD-10 noch in DSM-IV-TR ausreichend abgedeckt wird (1).

Synonyme
Posttraumatische Belastungsstörung; PTBS; Posttraumatic Stress Disorder; PTSD

Englischer Begriff
Posttraumatic Stress Disorder (PTSD)

Definition
Eine mögliche Folgereaktion eines oder mehrerer traumatischer Ereignisse (wie z. B. Erleben von körperlicher und sexualisierter Gewalt, auch in der Kindheit (so

genannter sexueller Missbrauch), Vergewaltigung, gewalttätige Angriffe auf die eigene Person, Entführung, Geiselnahme, Terroranschlag, Krieg, Kriegsgefangenschaft, politische Haft, Folterung, Gefangenschaft in einem Konzentrationslager, Natur- oder durch Menschen verursachte Katastrophen, Unfälle oder die Diagnose einer lebensbedrohlichen Krankheit), die an der eigenen Person, aber auch an fremden Personen erlebt werden können. In vielen Fällen kommt es zum Gefühl der Hilflosigkeit und durch das traumatische Erleben zu einer Erschütterung des Selbst- und Weltverständnisses. Das syndromale Störungsbild ist geprägt durch

- sich aufdrängende, belastende Gedanken und Erinnerungen an das Trauma (Intrusionen) oder Erinnerungslücken (Bilder, Alpträume, Flashbacks, partielle Amnesie);
- Übererregungssymptome (Schlafstörungen, Schreckhaftigkeit, vermehrte Reizbarkeit, Affektintoleranz, Konzentrationsstörungen);
- Vermeidungsverhalten (Vermeidung traumaassoziierter Stimuli);
- emotionale Taubheit (allgemeiner Rückzug, Interessenverlust, innere Teilnahmslosigkeit);
- im Kindesalter teilweise veränderte Symptomausprägungen (z. B. wiederholtes Durchspielen des traumatischen Erlebens).

Die Symptomatik kann unmittelbar (akute PTBS) oder auch mit (z. T. mehrjähriger) Verzögerung nach dem traumatischen Geschehen (late-onset-PTSD) auftreten (Flatten et al. 2001).

Begriffsgeschichte
Die Diagnose „posttraumatische Belastungsstörung" wurde erst 1980 mit dem Erscheinen der dritten Ausgabe des Diagnostischen und Statistischen Manuals Psychischer Störungen (DSM-III) eingeführt. In einer früheren Auflage, dem DSM-I

(1952), wurde eine ähnliche Diagnose, die schwere Belastungsreaktion (bezogen auf Kriegserfahrungen und zivile Katastrophen), erstmals aufgenommen, allerdings verschwand sie wieder im nachfolgenden DSM-II (1967).

Die Vorstellung, dass ▶ Stress (Belastung, Trauma) psychiatrische Krankheiten bei normalen Menschen auslöst, hat jedoch viel frühere Wurzeln. Beispielsweise hatte der Chirurg John Eric Erichsen (1882) viele Unfallopfer, die durch Eisenbahnunfälle verletzt wurden, untersucht und bei ihnen eine chronische Myelitis festgestellt, die sich aufgrund heftiger Rückenmarksirritationen als Folge von Stoßverletzungen auf die Gehirnhäute ausgedehnt hatte. Herbert Page (1885), ebenfalls Chirurg in London, sah dagegen bei Zugunglücksopfern nervöse Symptome ohne Organveränderungen, d. h. eine „traumatische Hysterie", woraus de la Tourette (1894) folgerte, der Geisteszustand traumatisierter Personen gleiche dem Geisteszustand der Hypnotisierten. Putnam (1881) und Walton (1883) schlossen sich der Sichtweise von Page an und schlugen vor, nicht mehr von „railway spine", sondern von „railway brain" zu sprechen, um auch die allgemein nervösen Störungen und psychischen Veränderungen (▶ Neurasthenie und ▶ Hysterie) zu erfassen. Darauf aufbauend vertrat der Neurologe Hermann Oppenheim (1898) die Ansicht, dass Schreck- und Schockerlebnisse im Rahmen von Unfällen molekulare Störungen im zentralen Nervensystem verursachen können, die dann zu „traumatischen Neurosen" führen. Später prägte er den Begriff der „Unfallneurose", bei der psychische Erschütterungen eine wesentliche Rolle spielen. Nachdem in Deutschland 1884 die gesetzliche Unfallversicherung eingeführt wurde, kam eine weitere Sichtweise hinsichtlich der Unfallneurosen hinzu; z. B. vermutete Schultze (1889) neben der Organogenese auch eine spezielle Psychogenese bei den traumatischen Neurosen, nämlich die Simulation, d. h. den versuchten Versicherungsbetrug.

In Frankreich veröffentlichte Janet (1889) seine Beobachtungen zu dissoziativen Reaktionen, die einer Exposition auf Traumafolgen. Freud (1893) hatte vor seiner Libido-Theorie der Neurosen zunächst die Theorie entwickelt, dass Hysterie einen traumatischen Ursprung hat; damit war eindeutig der sexuelle Missbrauch durch den Vater gemeint. Anschließend, nach 1896, verwarf Freud diese Idee zugunsten seiner Triebtheorie, wonach die psychosomatischen Störungen (Hysterie) auf angeborene sexuelle Konstitution – „Perversionskeime" – zurückzuführen sei. Oppenheim (1989) konzipierte die „traumatische Neurose" als Folge von letztlich industriell bedingten Belastungen bei Industriearbeitern. Kardiner (1941) beschrieb die „Physioneurosen" im Rahmen traumatisch bedingter Kriegsneurosen. Niederland (1968) untersuchte die psychischen Folgen bei Überlebenden von Konzentrationslagern. Andreasen (1972) forschte über die psychologischen Konsequenzen nach Brandverletzungen. Letztlich waren es aber die furchtbaren Kriegsfolgen bei den Veteranen des Vietnamkrieges und die Aktivitäten der Frauenbewegung (Kampf gegen familiäre Gewalt und sexuellen Missbrauch) in den USA der 70er Jahre, die die Forschung der PTSD vorantrieben und schließlich zur Akzeptanz dieser Diagnose führten.

Therapie

Die Behandlung posttraumatischer Belastungsstörungen erfordert einen hohen therapeutischen Kompetenzgrad und einen z. T. enormen Therapieaufwand. Gründe hierfür liegen in der Vielschichtigkeit der Symptomatik auf den kognitiven, biologischen, emotionalen und sozialen Ebenen. Des Weiteren erfordern die Art der Traumata, die Schwere der Störung und der soziale Kontext der Traumatisierten eine störungsspezifische, kulturspezifische und personenbezogene Anpassung der Behandlung. Folgende therapeutische Verfahren kommen in der Traumatherapie zur Anwendung:

Psychodynamische Therapieverfahren: Das Ziel der ▶ Psychotherapie ist nach Horowitz, die traumatische Erfahrung aufzuarbeiten, in dem sich die traumatisierte Person schrittweise dem Wiedererleben des traumatischen Ereignisses und seinen Auswirkungen auf beherrschbarem Niveau aussetzt. Hintergrund ist die Annahme, dass traumatische Erinnerungen als unzureichender Bewältigungsversuch vergessen, verdrängt oder abgespalten werden. Durch therapeutisch gestützte Wiedererinnerung soll ein Überwinden der traumatischen Erfahrung und ihre Integration in die Persönlichkeit und eine Herstellung einer biographischen Kontinuität erreicht werden.

Imaginative Verfahren: In den meisten traumabearbeitenden Behandlungen kommen imaginative Techniken (▶ Imagination) zur Anwendung, weil traumatische Ereignisse dazu neigen, in sensorischen Eindrücken und Bildern fixiert zu bleiben, ohne einen sprachlichen Zugang zu haben. So wird beispielsweise in der ▶ Verhaltenstherapie die Konfrontation in sensu oder eine Desensibilisierung in sensu (Screen-Technik) eingesetzt, die „geführte Imagination" wird bei Ressourcenaktivierung und Konfrontation angewendet. Das EMDR (▶ eye movement desensitization and reprocessing) benutzt imaginative Reaktivierung zur Traumabearbeitung; imaginative Ressourcenaktivierung ermöglicht in der Stabilisierung eine Verankerung in frühere sichere Erfahrung und Bilder (gute innere Objektrepräsentanzen). Ein spezielles Behandlungsverfahren, „psychodynamische imaginative Traumatherapie" (PITT), wurde von Reddemann und Sachsse (2000) entwickelt.

Kognitiv-behaviorale Therapieverfahren: Verhaltenstherapeutische Ansätze zielen darauf ab, über optimale Informationsvermittlung (▶ Psychoedukation) und spezielle Übungen die Entscheidungs- und Handlungskompetenz hinsichtlich eines autonomeren Umgangs mit traumabedingten Beeinträchtigungen zu verbessern. Über ge-

B

stufte (Desensibilisierung) oder massierte (Flooding) Reizkonfrontation in sensu oder in vivo wird versucht, eine Habituation an das traumatische Erleben bzw. Wiedererleben zu erreichen, Vermeidungsverhalten abzubauen und Angststrukturen zu verändern. Des Weiteren werden ▶ Entspannungsverfahren (Jacobson), ▶ Stressimpfungstraining (Meichenbaum), ▶ kognitive Umstrukturierung (Beck) sowie Atem- und Ablenkungstechniken empfohlen (Foa et al. 1989, Foa 1995). Kognitive Techniken beabsichtigen eine Neubewertung der traumabezogenen dysfunktionalen Kognitionen der Selbst- und Fremdwahrnehmung und werden zusammen mit Entspannungs- und körpertherapieorientierten Techniken zur Reduktion der Übererregungssymptome und zur Steuerung des veränderten traumainduzierten Körpererlebens eingesetzt.

EMDR (eye movement desensitization and reprocessing): Diese Methode wurde von Shapiro 1989 beschrieben und basiert auf der Erfahrung, dass mithilfe von sakkadischen Augenbewegungen traumatische Erinnerungen auf entlastende Weise verändert werden. Anstelle der Augenbewegungen (die Augen folgen den nach beiden Seiten hin- und herbewegten Finger des Therapeuten) können auch alternierende akustische oder taktile Reize verwendet werden. Die anfänglich isolierte Methode ist im Rahmen der verbreiteten Anwendung bei Traumabehandlung weiterentwickelt worden und integriert eine Reihe von psychodynamischen, imaginativen und kognitiv-behavioralen Therapieelementen (Hofmann 1996).

Hypnotherapeutische Techniken: Ende des 19. und zu Beginn des 20. Jahrhunderts war die ▶ Hypnose ein eingeführtes Verfahren zur Behandlung von traumabedingten Störungen. Der heutige Einsatz gründet zum einen auf der Nähe des hypnotischen Zustandes zu posttraumatischen Dissoziationsprozessen, zum anderen auf der geringeren Gefahr einer affektiven Überflutung bei Traumabearbeitung. Bei der Bearbeitung der intrusiven Symptomatik konnte eine gute Wirksamkeit nachgewiesen werden (Brom et al. 1989).

Pharmakotherapie: Aufgrund der vielfältigen neurobiologischen und psychophysiologischen Symptome bei PTBS-Patienten und der Komorbidität zu depressiven und ▶ Angststörungen werden tricyclische Antidepressiva, ▶ MAO-Hemmer, SSRIs, ▶ Tranquilizer und ▶ Beta-Rezeptorenblocker eingesetzt. Pharmakologische Intervention ist bei zusätzlichen psychiatrischen Störungsbildern und chronisch therapierefraktärem Verlauf grundsätzlich angezeigt, aber auch bei starkem Hyperarousal und bei Intrusionen (Kapfhammer 1999).

Körper- und kunsttherapeutische Verfahren: Bei traumatisierten Patienten liegt fast immer eine Veränderung des Körperempfindens und der Gefühlswahrnehmung in belastender Weise (Ausgrenzung traumatisierter Körperregion, Somatisierung, dissoziative Bewegungsstörung) vor. Für diese Problematik, vergesellschaftet mit der häufig zu findenden „Sprachlosigkeit", hat sich die Arbeit an der Körper- und Gefühlswahrnehmung in der Praxis als hilfreich erwiesen. Positive Erfahrungen über den zusätzlichen Einsatz der konzentrativen Bewegungstherapie (KBT) bei der Behandlung von Traumapatienten liegen im stationären Bereich vor (Peichl u. Schmitz 2000).

Gruppentherapie: Ein gruppentherapeutisches Vorgehen muss sorgfältig überlegt werden. Ist die Indikation hierfür gegeben, z. B. erreichte Stabilisierung und Distanzierungsfähigkeit zum Trauma, dann kann aufgrund der Art (sexueller Missbrauch, Kriegstrauma, Großunfälle, Naturkatastrophen etc.) eine kollektive Bearbeitung innerhalb einer Gruppe gleichartig Betroffener hilfreich sein. Ein analytisches Gruppensetting wird wegen der Gefahr einer affektiven Überflutung mit dem Risiko einer Retraumatisierung kritisch diskutiert. Kognitiv-behaviorale Gruppentherapien mit präventiver und psychoedukativer Orientierung haben sich als nützlich herausgestellt (Glodish u. Allen 1998). Die in der Literatur beschriebenen Gruppensettings beziehen sich meist auf die Behandlung akuter traumatischer Reaktionen (Resick u. Schnicke 1992; Zlotnick et al. 1997).

Trotz aller Unterschiede der einzelnen traumabearbeitenden Therapien gibt es eine weitgehende Übereinstimmung einer **Therapiestrukturierung**. Alle Behandlungen von traumatisierten Menschen müssen sowohl an das Ausmaß der unwillkürlichen Intrusionen als auch an die individuelle Fähigkeit, mit intensiven Emotionen umzugehen, angepasst werden. Effektive Therapien müssen phasenweise vorgehen. Dabei sollten nach Expertenempfehlung (z. B. van der Hart et al. 1989; van der Hart et al 1993; Herman 1992) folgende Schwerpunkte berücksichtigt werden:

1. Stabilisierung einschließlich Edukation und Identifikation von Gefühlen über Verbalisation somatischer Zustände.
2. Dekonditionierung traumatischer Erinnerungen und Reaktionen.
3. Rekonstruktion der persönlichen traumatischen Schemata.
4. Wiederherstellung von sicheren sozialen Verbindungen und sozialem Umgang.
5. Aufbau von tragfähigen emotionalen Erfahrungen.

Vor dem Einsatz der speziellen Traumabearbeitung bzw. Traumaexposition müssen nach U. Sachsse (1998) folgende Vorbereitungen abgeschlossen sein:

Information: Schulung (Aufklärung) zu den Themen Trauma, Traumafolgen, Traumabewältigung, Dissoziation, körperliche Veränderungen durch Traumatisierungen, imaginative Techniken, kognitive Verhaltenstherapie, Hypnotherapie usw.

Symptomkontrolle: Patienten müssen ihre körperlichen und psychischen Reaktionsmuster kennen und wissen, wie sie damit umgehen (Selbstkontrolle, Hilfe holen, Medikamente).

Triggeranalyse: Vor der Exposition müssen die Patienten die wesentlichen externen und internen Trigger identifiziert haben und einigermaßen wissen, welche Reaktionen sie bei ihnen auslösen.

Stabilisierung: „Safety first", h. h. ausreichende Sicherheit vorbereiten, Achtsamkeitsübungen, „innere Helfer", „sicherer Ort" etc., äußere Sicherheit vorbereiten, Distanz zum Täter, Kontrolle aufrechterhaltender Faktoren.

Affekttoleranz: Vermitteln, dass Traumaexposition erst durchlebt werden muss, bevor eine Besserung stattfinden kann, d. h. dass es den Patienten zunächst schlechter geht als bislang. Stopp-Signal für Expositionsabbruch vereinbaren.

Bewertung

Kognitiv-behaviorale Techniken (Evidenzgrad II); EMDR (Evidenzgrad II); weitere imaginative Expositionsverfahren (Evidenzgrad III); psychodynamische Traumatherapie (Evidenzgrad III); Pharmakotherapie (Evidenzgrad II); psychosoziale Intervention zur Stabilisierung (Evidenzgrad III).

Wirksamkeit

Man kann davon ausgehen, dass alle hier genannten Therapieansätze wirksame Behandlungselemente enthalten; dennoch liegen zu wenig gut kontrollierte Studien vor, die differenziert Auskunft über die einzelnen aktiven Wirkfaktoren geben. Insgesamt kann die Wirksamkeit von psychotherapeutischer Behandlung bei PTBS bestätigt werden.

Sofortmaßnahmen

pharmakologisch

Der Einsatz von Psychopharmaka muss individuell je nach Situation entschieden werden; grundsätzlich kommen die Substanzklassen Sedativa, ► Hypnotika, niedrigpotente ► Neuroleptika, ► trizyklische Antidepressiva mit akut sedierendem Effekt infrage, z. B. zur Dämpfung akuter Er-

Belastungsstörung, posttraumatische (PTSD/PTBS).
Tab. 1 Überblick über die Lebenszeitprävalenz nach spezifischen Traumata.

Art	Lebenszeitprävalenz nach Trauma in %
Vergewaltigung	50,0
Sexueller Missbrauch in der Kindheit	30,6
Andere Gewaltverbrechen	25,0
Kriegsopfer	20,0
Verkehrsunfälle	15,0
Zeuge von Unfällen, Gewalt	2,4
Körperliche Gewalt	1,7
Allgemeinbevölkerung	1–7

regungszustände, Abschirmung gegenüber überwältigendem emotionalen Erleben.

psychotherapeutisch

Stabilisierung und Schutz (z. B. Verhinderung von Täterkontakt, Herstellen von äußerer Sicherheit, sichere Unterkunft, sichere Bezugs- oder Betreuungspersonen, Klärung von Aufenthaltsbedingungen bei Asylanten, eventuell stationäre Aufnahme); Organisation eines psychosozialen Helfersystems; Informationsvermittlung bezüglich traumatypischer Symptome und Verläufe; frühe Einbeziehung eines traumaerfahrenen Psychotherapeuten.

Epidemiologie

Die Ergebnisse epidemiologischer Untersuchungen sind nur eingeschränkt vergleich- und generalisierbar, da die Untersuchungsmethodik (Fragebogen, Schwere des Traumas, Cut-off-Wert für positive Diagnose, Population) und die zugrunde liegenden theoretischen Konzepte erheblich variieren. Tabelle 1 gibt einen ungefähren Überblick über die Lebenszeitprävalenz nach spezifischen Traumata aus unterschiedlichen Quellen (z. B. Perkonnig u. Wittchen 1997; Maercker 1996; PTBS – Leitlinien und Quellentext 2001).

Verlauf

Therapieverläufe gestalten sich individuell sehr unterschiedlich und sind abhängig von Art des Traumas, Beginn, Dauer und Umstände der Traumatisierung, Art und Umfang des damaligen sozialen Supports, Latenz zwischen Traumatisierung und adäquater Behandlung, Art und Umfang der komorbiden Störungen, Komplexität der Störung (z. B. zusätzliche ▶ Borderline-Störung, Suchtverhalten, ▶ selbstverletzendes Verhalten, Beschaffenheit der aktuellen sozialen Kontextvariablen etc.).

Belohnung

▶ Verstärkung

Benigne epidemische myalgische Enzephalomyelitis

▶ Chronic-fatigue-Syndrom (CFS)

Benommenheit

▶ Somnolenz

Benperidol

Dr. med. Michael Riedel

Medikamentengruppe

Antipsychotika; Typisches Neuroleptikum; Hochpotentes Neuroleptikum; Butyrophenone

Benperidol gehört zur Gruppe der typischen (d. h. klassischen, konventionellen) ▶ Antipsychotika. Hinsichtlich der Einteilung bezüglich der neuroleptischen Potenz mit dem Chlorpromazin als Mittelpunkt besitzt Benperidol von allen im Handel befindlichen Antipsychotika die höchste Affinität zu den Dopamin-D 2-Rezeptoren (hochpotentes ▶ Neuroleptikum).

Seit 1966 ist Benperidol zur Behandlung schizophrener Psychosen zugelassen.

Produktnamen

Benperidol   (Benperidol-neuraxpharm),
Glianimon

In Deutschland zugelassene Indikationen

Vor allem zur Therapie (hoch-)akuter psychotischer Patienten und in höherer Dosierung zur Sedierung bei psychomotorischen Erregungszuständen. In der Langzeitbehandlung schizophrener Psychosen ist die Anwendung aufgrund des Nebenwirkungsspektrums (siehe (typische) ► Neuroleptika) limitiert.

Pharmakokinetik

Benperidol besitzt eine hohe Affinität zu Dopamin-D 2-Rezeptoren. Neben dem Dopaminantagonismus führt Benperidol auch zu einer Blockade serotonerger 5-HT 2-Rezeptoren. Antiadrenerge Alpha 1- und antihistaminerge H 1-Eigenschaften sind nur schwach ausgeprägt. Keine Affinität scheint zu den muskarinischen Rezptoren zu bestehen.
Bei Applikation in Tropfenform wird die höchste Serumkonzentration (T_{max}) nach etwa einer Stunde erreicht, bei Tablettengabe nach drei Stunden. Die Eliminationshalbwertszeit ($t_{1/2}$) beträgt ca. fünf Stunden. Die Bioverfügbarkeit für Benperidol liegt bei ca. 40–50 % bei einer Plasmaproteinbindung von mehr als 90 %.

Dosierung

Bei empfohlenem optimalem Dosisspektrum von 3–20 mg/Tag beträgt die tägliche orale Erhaltungsdosis 1,5–6 mg. Die Medikation sollte in zwei bis vier Einzeldosen verabreicht werden mit der Hauptdosis zur Nacht. Eine parenterale Gabe in Akutsituationen ist möglich (ein- bis dreimal täglich 0,5–4 mg i. m. oder i. v.).

Kontraindikationen

Als Kontraindikation gelten Intoxikationen mit Alkohol, Schlafmittel, Analgetika und Psychopharmaka. Des Weiteren Erkrankungen des hämatopoetischen Systems, z. B. Leukopenie. Aufgrund der D2-Rezeptorblockade stellt die Diagnose eines Morbus Parkinson eine Kontraindikation dar. Relative Kontraindikationen stellen Leber- und Nierenschäden, kardiale Vorschädigung, Epilepsie (Senkung der Krampfschwelle möglich), prolaktinabhängige Tumore dar.

Nebenwirkungen

Vergleichsweise häufiges Auftreten dosisabhängiger extrapyramidal-motorischer Störungen und Sedierung aufgrund der Verabreichung von Benperidol vor allem in schweren Akutphasen und in hoher Dosierung. Selten kann zu Beginn der Therapie eine orthostatische Hypotonie auftreten. Im weiteren Therapieverlauf können u. a. bedingt durch einen Prolaktinanstieg sexuelle Dysfunktionen, Galaktorrhoe, Gynäkomastie und Amenorrhoe beobachtet werden. Ferner kann ein passagerer Lebertransaminasenanstieg, Leukopenie oder Gewichtszunahme induziert werden.

Wechselwirkungen

Die Metabolisierung von Benperidol erfolgt über das Cytochrom-P-450-System der Leber, so dass Interaktionen auf pharmakokinetischer Ebene möglich sind. Eine Erniedrigung der Benperidolplasmakonzentration beispielsweise durch Carbamazepin, Phenobarbital, Phenytoin, Rifampizin sowie durch Rauchen ist möglich.
Bei Antihypertensiva, vor allem aus der Gruppe der Alpha-1-Adrenozeptorantagonisten kann es zu einer Wirkungsverstärkung kommen. Ferner ist in der Kombination mit Polypeptidantibiotika (z. B. Capreomycin, Colistin, Polymyxin B) eine Verstärkung atemdepressiver Eigenschaften dieser Substanzen möglich.

Beobachtungsebenen

► Verhaltensebenen

B

Beschäftigungs- und Arbeitstherapie

► Ergotherapie

Beschäftigungstherapie

► Ergotherapie

Beta-Rezeptorenblocker

Dr. med. Peter Zwanzger

Medikamentengruppe

Beta-Blocker sind N-alkylierte Phenoxy-propanolaminderivate, die wegen der fehlenden Katecholaminstruktur keine sympathomimetische Wirkung besitzen. Beta-Blocker sind kompetitive Hemmstoffe für Beta-Sympathomimetika und binden mit oder ohne intrinsische Eigenaktivität an die körpereigenen Beta-Adrenorezeptoren. Während Beta 2-Rezeptoren in zahlreichen unterschiedlichen Organen des Körpers repräsentiert sind, sind Beta 1-Rezeptoren nur am Herzen zu finden. Dementsprechend unterscheidet man Beta 1-kardioselektive Beta-Blocker von nicht-selektiven Beta-Blockern.

Produktnamen

Eine Vielzahl von Beta-Blockern unterschiedlicher Selektivität und Aktivität sind derzeit auf dem Markt erhältlich. Zu den bekanntesten Vertretern zählt u. a. Propranolol (Dociton). Beta-Blocker finden ihr Anwendungsgebiet zunächst in erster Linie im Bereich internistischer Erkrankungen wie z. B. arterielle Hypertonie, koronare Herzkrankheit, Herzrhythmusstörungen etc.

In Deutschland zugelassene Indikationen

In der Psychiatrie werden Beta-Blocker zur Behandlung der ► Akathisie sowie bei Tremor und Entzugssyndromen eingesetzt. In der Angstbehandlung gilt der Einsatz von Beta-Blockern im allgemeinen als obsolet. Lediglich in einigen Fällen von situationsgebundenen Ängste (z. B. isolierte Sprechangst) kann der Einsatz von Beta-Blockern nützlich sein. Dies gilt insbesondere dann, wenn in den Angstzuständen funktionelle kardiovaskuläre Symptome, Schwitzen und Tremor im Vordergrund stehen.

Dosierung

Akathisie: In der Behandlung der Akathisie sind häufig bereits nicht-kreislaufwirksame Dosen von ca. 3 × 10 mg Propranolol ausreichend. Eine Dosissteigerung ist möglich. In der Behandlung von situativen Ängsten wird ein Dosisbereich von 30–120 mg empfohlen, gegebenenfalls kann bis auf 320 mg aufdosiert werden.

Entzugsbehandlungen: Die Erfahrungen mit Beta-Rezeptorenblockern in der Behandlung von Alkoholentzugssyndromen sind begrenzt. Daher existieren derzeit keine Empfehlungen für die weitere klinische Anwendung. Zur Bekämpfung der somatischen Entzugssymptome bei Benzodiazepinentzug werden Dosierungen von 40–120 mg Propranolol empfohlen. Jedoch liegen auch in diesem Fall nur wenige Erfahrungen vor. Ähnliches gilt für den Opiatentzug.

Tremor: Bei medikamenteninduziertem Tremor, z. B. Lithiumtremor, kann ein Therapieversuch mit Beta-Blockern, z. B. Propranolol, gemacht werden. Die Dosis liegt bei 3 × 10 mg bis 3 × 40 mg täglich oral. Eine Dauermedikation sollte möglichst nicht erfolgen.

Kontraindikationen

Zu den **Gegenanzeigen** bei Beta-Blockern zählen im Allgemeinen die Herzinsuffizienz, NYHA Grad III und IV, AV-Block 2. und 3. Grades, SA-Block, Sinusknotensyndrom, kardiogener Schock, Bradykardie < 50/min, ausgeprägte Hypotonie, obstruktive Bronchialerkrankungen, Asthma bronchiale, Spätstadien peripherer Durchblutungsstörungen, metabolische Azidose, i. v.-Applikation von Verapamil und Diltiazem.

Anwendungsbeschränkungen bei Diabetes mellitus mit stark schwankenden Blutzuckerwerten, strengem Fasten, schweren Überempfindlichkeitsreaktionen in der Anamnese, Patienten unter Desensibilisierungstherapie, Phaeochromozytom, Psoriasis in der Anamnese sowie Leber- und Nierenfunktionsstörungen. Strenge Indikationsstellung in Schwangerschaft und Stillzeit.

Nebenwirkungen

Zu den beschriebenen Nebenwirkungen bei Beta-Blockern gehören psoriatiforme Exantheme oder Verschlechterung einer Psoriasis, Muskelkrämpfe, Lupus-erythematodes-like-Syndrom, zentralnervöse Störungen (Müdigkeit, Kopfschmerzen, Benommenheit, Schwitzen, Schwindel), Schlafstörungen, depressive Verstimmungen, Konjunktivitis, Mundtrockenheit, gastrointestinale Störungen, Verschlechterung einer diabetischen Stoffwechsellage, Verstärkung einer Herzinsuffizienz, Bradykardie, AV-Überleitungsstörung, unerwünschte Blutdrucksenkung, Paraesthesien, obstruktive Ventilationsstörungen, Potenzstörungen, Überempfindlichkeitsreaktionen.

Wechselwirkungen

Wechselwirkungen können bestehen mit Narkosemitteln und Antiarrhythmika (Verstärkung der kardiodepressiven Effektes), Kalziumantagonisten vom Verapamil- und Dilziatem-Typ (ebenfalls Verstärkung der kardiodepressiven Effektes), Insulin und Sulfonylharnstoffe (Hypoglykämie durch Hemmung der Gegenregulation verstärkt und verlängert), blutdrucksenkenden Pharmaka (Verstärkung der blutdrucksenkenden Wirkung), Cimetidin (erhöhte Beta-Blockerplasmaspiegel bei lipophilen Substanzen mit ausgeprägtem First-pass-Effekt), Herzglykosiden (chronotope und dromotope Wirkung verstärkt), Mutterkornalkaloiden (Gefahr peripherer Durchblutungsstörungen erhöht).

Betreuungsrecht

Dr. med. Elmar Habermeyer

Synonyme

Keine; gelegentlich wird die „Betreuung" zu Unrecht mit der „Vormundschaft" gleichgesetzt. Letztere greift nach Reform des Betreuungsgesetzes jedoch nur bei Minderjährigen.

Definition

Das ▶ Betreuungsrecht ist in §§ 1896 ff. BGB geregelt und seit dem 1.1.1992 in Kraft. Die lediglich für Volljährige gültigen Bestimmungen des Betreuungsrechts greifen bei „psychischer Krankheit" oder „körperlicher, geistiger oder seelischer Behinderung". Darüber hinaus sollen diese Voraussetzungen dazu geführt haben, dass Betroffene ihre Angelegenheiten (in der Regel die Sorge um die Gesundheit, Vermögenssorge oder Aufenthaltsbestimmung) ganz oder teilweise nicht mehr besorgen können.

Störungsaspekt

Die vorgenannten diagnostischen Eingangsvoraussetzungen der Betreuung umfassen den gesamten Bereich psychischer Störungen, z. B. endogene Psychosen (Kapitel F2, F3 nach ICD-10), exogene Psychosen (F06 nach ICD-10), ▶ Abhängigkeitserkrankungen (Kapitel F1 nach ICD-10), aber auch ▶ Persönlichkeitsstörungen (Kapitel F6 nach ICD-10) oder ▶ Neurosen.

B

Volltext

Das Rechtsinstitut der Betreuung hat die Vormundschaft abgelöst und insgesamt zu einer Stärkung der Rechte der unter Betreuung stehenden Personen geführt. So hat die Betreuung, auch wenn sie den Bereich der „Vermögenssorge" betrifft, keinen Einfluss auf die ▶ Geschäftsfähigkeit Betroffener. Die Betreuung dient ausschließlich dem Schutz des Betreuten, dessen Interessen der gesetzliche Betreuer bei seinen Entscheidungen zu berücksichtigen hat. Die Feststellung der Betreuungsbedürftigkeit und die Bestellung des Betreuers obliegt dem Vormundschaftsgericht, das von Amts wegen oder auf Antrag des Betroffenen zu entscheiden hat. Im Verfahren ist ein ▶ psychiatrisches Gutachten einzuholen. Darin muss Stellung zu der Frage genommen werden, ob der Betroffene aufgrund einer der in der Definition aufgeführten Eingangsvoraussetzungen seine eigenen Angelegenheiten nicht mehr besorgen kann. Beide Voraussetzungen müssen gegeben sein und in direkter Beziehung zueinander stehen. Die alleinige Feststellung einer Diagnose reicht also nicht aus. Nachfolgend ist der Aufgabenbereich, für den die Betreuung wirksam werden soll, zu benennen. Abschließend muss Stellung zur voraussichtlichen Dauer der Maßnahme genommen werden.

Bewältigungsstrategien

Dr. med. Dipl. Psych. Rolf Dieter Trautmann

Synonyme

Coping-Strategien; Coping-Techniken

Definition

Der Begriff „coping" wurde von Richard S. Lazarus in die psychologische Literatur eingeführt. Es ging ihm dabei darum, im Gegensatz zum Stresskonzept von Selye deutlich zu machen, dass das Erleben von ▶ Stress nicht nur – bzw. nicht in erster Linie – davon abhängig ist, ob belastende Situationsbedingungen vorliegen oder nicht, sondern ob die Person über entsprechende Mechanismen und Ressourcen verfügt, um diese Belastung bewältigen zu können. Entsprechend dieser Stresstheorie hängt auch das Erleben von subjektivem Stress nicht so sehr von den objektiven Bedingungen ab, sondern davon, was die Person subjektiv als belastend erlebt.

Seither ist es ein zentrales Anliegen im Rahmen der ▶ Verhaltenstherapie, nicht so sehr danach zu forschen, warum eine Person eine bestimmte Situation als Belastung erlebt, sondern ihr Bewältigungsfertigkeiten beizubringen, um mit solchen Situationen besser umgehen zu können.

Voraussetzung

Ein Training von Bewältigungsfertigkeiten setzt eine genaue ▶ Problemanalyse voraus, aus der hervorgeht, welche Verhaltensweisen ein Patient genau erlernen muss, um mit der entsprechenden Belastungssituation besser umgehen zu können.

Kontraindikationen

In Situationen, die den Patienten aufgrund früherer Traumatisierungen überfordern, kann es sinnvoller sein, dem Patienten die Erlaubnis zu geben, solche Situationen zu vermeiden, als zu lernen, sie besser zu bewältigen.

Durchführung

Bei vielen Bewältigungsfertigkeiten handelt es sich um Fähigkeiten aus dem Bereich der sozialen Kompetenz, so dass in vielen Fällen ein strukturiertes Gruppenprogramm zum Erlernen ▶ sozial kompetenten Verhaltens (▶ soziale Kompetenz) eine sinnvolle Maßnahme darstellt. Ansonsten muss aufgrund der individuellen Problemanalyse mit dem Patienten gemeinsam festgelegt werden, welche Fertigkeiten er erlernen müsste, um mit dem betreffenden Problem besser umgehen zu können.

Volltext

Bewältigungsstrategien können sich auf einen weiten Bereich von Fähigkeiten erstrecken. Es kann sich um kognitive Fähigkeiten handeln (realistischere Einschätzung von Situationen und eigenen Bewältigungsmöglichkeiten), um Fähigkeiten auf der physiologischen Ebene (z. B. Erlernen von ▶ Entspannungsverfahren) als auch um konkrete Verhaltensfertigkeiten z. B. in sozialen Interaktionen (Training sozialer Kompetenzen). Bewältigungsstrategien umfassen aber auch externe Ressourcen wie Verbesserung der beruflichen (finanziellen) Situation, der Wohnsituation oder des sozialen Unterstützungssystems (▶ social support).

Bewegungstherapie, kommunikative

Prof. Dr. med. Volker Köllner

Definition

Die kommunikative Bewegungstherapie ist ein körpertherapeutisches Gruppenverfahren und benutzt Bewegung, um Patienten mit psychischen Störungen einen Rahmen für Handlungserfahrungen zu bieten.

Voraussetzung

Indikationen sind psychische und psychosomatische Krankheitsbilder. Die kommunikative Bewegungstherapie wird meist als Bestandteil einer multimodalen stationären ▶ Psychotherapie durchgeführt. Voraussetzungen sind eine entsprechende Ausbildung des Gruppenleiters (meist Physiotherapeut) sowie ein geeigneter Gruppenraum mit entsprechenden Arbeitsmaterialien.

Kontraindikationen

Akute schizophrene Psychosen, manische Episoden oder schwere ▶ depressive Episoden, Krisensituationen.

Volltext

Die kommunikative Bewegungstherapie wurde von A. Wilda-Kiesel in Leipzig entwickelt und wird im Rahmen einer multimodalen stationären Psychotherapie in psychosomatischen und psychiatrischen Kliniken eingesetzt. Mit etwa zehn thematisch aufeinander aufbauenden Aufgabenstellungen zur Schulung der sozialen Wahrnehmungsfähigkeit (z. B. Auseinandersetzungsfähigkeit, Entscheidungs- und Vertrauensfähigkeit) ist das Verfahren angesichts zunehmend begrenzter Aufenthaltsdauern in Kliniken besonders für das stationäre Setting geeignet, so dass eine breitere Rezeption zu erwarten ist.

Gegenstand der Therapie sind Erleben und Verhalten des Patienten in Bezug auf sich selbst und die anderen Gruppenmitglieder. Unter Leitung eines Gruppentherapeuten werden Beziehungen untereinander aufgenommen und gestaltet. Dies geschieht über Bewegungen, Mimik, Gestik sowie gemeinsames Handeln und Lösen von Aufgaben. Die Gruppen werden in der Regel von hierfür ausgebildeten Physiotherapeuten geleitet. Im Zentrum der Gruppenarbeit steht das individuelle und gemeinsame Erleben. So wird ein Erfahrungsraum geschaffen, der gegebenenfalls im Rahmen verbal orientierter Therapien reflektiert werden kann.

Beziehung, therapeutische

Frank Behrmann

Die therapeutische Beziehung ist unter den jeweiligen therapeutischen Vorgaben und praxeologischen Vorgehensweisen der verschiedenen Psychotherapie-Schulen zu sehen. Praktisch ist sie in unterschiedlicher Weise und Bedeutung für den Therapieprozess zu formieren und zu nutzen.

Definition

In den **psychoanalytischen und psychodynamischen Methoden** ist die therapeutische Beziehung als Arbeitsbündnis und Beziehung von ► Übertragung-► Gegenübertragung das wesentliche Element (Medium) des therapeutischen Prozesses. Hier erleben Patient und Therapeut in den Sphären von Erinnerung und Wiederholung früherer bzw. frühkindlicher Objektbeziehungsmuster interpersonell und intrapersonell den Rahmen und die Bühne therapeutischer Veränderung und Entwicklung im Hier und Jetzt als therapeutische Arbeit.

Die **Verhaltenstherapie** hat die therapeutische Beziehung später und nach und nach in der ihr eigenen versachlichten und konkreten Weise entdeckt und formuliert. Insgesamt war die Bemessung des Therapieerfolgs wichtiger und eine Vernachlässigung des Therapieprozesses gegeben. Entsprechend wenig war in der Literatur zur Bedeutung der therapeutischen Beziehung zu finden; neueren Datums ist die Befassung mit Möglichkeiten der Verbesserung der therapeutischen Beziehung durch überzeugende Erklärungsmodelle von Störung und entsprechenden Interventionen, Vorarbeit zu den therapeutischen Übungen, soziale Verstärkung, Zusammenfassung der Bearbeitungen und Rückmeldungen, komplementäre Beziehungsangebote. Auch der Umgang mit dem verhaltenstherapeutisch formulierten Widerstand (gegen Therapieziele, gegen Beeinflussung an sich) und mit dem interaktionellen Widerstand wird die prinzipielle, aber sekundäre Wichtigkeit für die (kognitive) Verhaltenstherapie deutlich. Das Arbeitsbündnis ist als Rahmenbedingung, Verabredung im Sinne von Vertraglichkeit mit formalen und dynamischen Inhalten, Finanzen, Zeitraum für den Therapieverlauf zur Erreichung eines Ziels zu sehen. Das Arbeitsbündnis ist nicht immer leicht bzw. unproblematisch zu trennen von der beschriebenen Beziehung von Übertragung-Gegenübertragung, die gleich zu Beginn des Therapieprozesses besteht und darüber hinaus weiter entwickelt und bearbeitet wird und insbesondere durch Klärung, Konfrontation, Interpre-

tation und Deutung den Therapieprozess bewegt.

Volltext

Unter psychodynamischen Aspekten stellt die therapeutische Beziehung als Rahmen für den Entwicklungs- und Veränderungsprozess des Patienten die Beziehung zwischen ihm und dem Therapeuten unter theoretische und systematische Anforderungen: Die reflektierte Aktivität des Therapeuten besteht in der Strukturierung des Therapieprozesses vom Beginn der Begegnung der Beteiligten über die Problemstellung (Indikation) bis zur Therapiezielformulierung. Die Gestaltung der therapeutischen Beziehung in dem festgelegten Rahmen (Arbeitsbündnis, Regeln) entwickelt sich unter der Deutungsägide des Therapeuten unter Berücksichtigung von Übertragung und Gegenübertragung. Die Erarbeitung des Grundkonflikts des Patienten steht mit der Fokusbildung in enger Beziehung. So gestaltet sich das therapeutische Arbeiten anhand von Beziehungserinnerungen in laufenden Wiederholungen und zentral im konflikthaften Beziehungserleben dem Therapeuten gegenüber. Widerstandsphänomene sind die erinnernden Wiederholungen des Patienten, ohne dass die verändernde Deutungsarbeit des Therapeuten erfolgreich wirkt.

Die so genannte **„gleichschwebende Aufmerksamkeit"** des Therapeuten dient der Vermeidung von einseitigen Festlegungen im therapeutischen Denken, gibt der Affektwahrnehmung und Phantasieentwicklung des Therapeuten Raum und fördert somit Übertragung und Gegenübertragung. Die Interventionen des Therapeuten steuern bzw. formieren die therapeutische Beziehung. Abhängig von der Struktur bzw. dem Strukturniveau des Patienten wird der Therapeut der Ich-Schwäche bzw. Ich-Stärke einerseits und der Konfliktdynamik des Patienten andererseits Rechnung tragen. Strukturschwächere und persönlichkeitsgestörte Patienten bedürfen mehr der direktiven, antwortenden, strukturierenden und supportiven Arbeitsweise des Therapeuten als ich-stärkere (neurotische) Patienten, die mehr von Deutungen in der tendenziellen therapeutischen Abstinenz profitieren.

Beziehungsstörung

▶ Sozialverhaltensstörungen

Beziehungswahn, sensitiver

Dr. med. Christian Prüter

Synonyme
Sensitivparanoia; Sensitive paranoische Reaktion

Definition
Von E. Kretschmer (1918) geprägter Begriff für eine paranoide Entwicklung. Kretschmer postulierte einen Zusammenhang zwischen Persönlichkeit und Wahnentwicklung. Danach sollen besonders sensitiv-asthenische Persönlichkeiten mit depressiven und pessimistischen Merkmalen, die leicht narzisstisch kränkbar seien, dazu neigen, paranoid zu werden, wenn ein zumeist moralisch beschämendes Schlüsselereignis in ihrem Leben auftrete. Auch Leonhard betont die Bedeutung der prämorbiden Persönlichkeitsstörung im Sinne der von ihm so bezeichneten „übernachhaltigen Wesensart" für die paranoide Entwicklung. Die Kranken sind der Überzeugung, andere wüssten um ihre Verfehlungen und verbreiten üble Gerüchte über den „Gewissenskranken".

Querverweis Krankheit
Vor allem bei der ▶ anhaltenden wahnhaften Störung.

Bindungstheorie

Prof. Dr. med. Peter Joraschky

Synonyme
Engl.: attachment theory

Definition
Bowlby definierte als Bindungsverhalten ein **angeborenes Verhaltenssystem**, dessen Aufgabe darin besteht, bei allen nach der Geburt noch nicht selbst lebensfähigen Arten (Nesthockern) durch die Herstellung von Nähe Sicherheit gegen äußere Gefahr zu schaffen (Bowlby 1983). Als Bindungsverhalten werden alle Verhaltensweisen bezeichnet, die dazu dienen, die Nähe zu einer Bindungsperson, in der Regel der Mutter, herzustellen oder aufrechtzuerhalten. Beim Menschen gehören hierzu in den ersten Lebensmonaten Verhaltensweisen wie Saugen, Anklammern, Weinen und Lächeln. Das Bindungssystem wird aktiviert, sobald sich ein Individuum von einer äußeren oder inneren Gefahr (z. B. Verlust, Krankheit, Müdigkeit) bedroht fühlt, die es aus eigenem Vermögen nicht beheben kann. Es sucht dann Schutz bei einer Bindungsperson. In der Mitte des ersten Lebensjahrs hat ein Kind die Fähigkeit entwickelt, seine Bindungsperson zu vermissen und nach ihr zu suchen.

Volltext
Auf die kindlichen Bindungsbedürfnisse reagieren Eltern in der Regel intuitiv mit feinfühliger Zuwendung. Das Erleben von **Nähe**, **Zuverlässigkeit** und **Vorhersagbarkeit** ermöglicht dem Kind, ein Sicherheitsgefühl zu entwickeln, was dem Kind eine sichere Basis schafft. Das durch **Trennungsangst** aktivierte Bindungssystem wird durch Zuwendung deaktiviert, so dass das etwa einjährige Kind sich der Umgebung zuwenden kann und das Erkundungssystem aktiviert wird. Am Ende des ersten

B

Lebensjahrs zeigen Kleinkinder bei der Reaktion auf Trennung von der Bindungsperson bereits eine große Variationsbreite unterschiedlicher Verhaltensweisen. Im Lauf der Entwicklung werden dann gesammelte frühe Beziehungserfahrungen verinnerlicht und im inneren Arbeitsmodell abgespeichert.

Durch das innere Arbeitsmodell kann das Kind eine Organisationsstruktur von sich selbst, der Bindungsperson und der Beziehung zu dieser repräsentieren. Durch **negative Bindungserfahrungen** mit der Mutter wird Bindungsunsicherheit hervorgerufen. Mary Ainsworth konnte anhand von Mutter-Kind-Trennungsszenen (Fremde-Situation) unsicher-gebundene Kinder in unsicher-vermeidend und unsicher-ambivalent differenzieren. Unsicher-vermeidende Kinder zeigen während der Trennung wenig offen sichtbare Zeichen der Beunruhigung, vermeiden aber Nähe und Kontakt zur zurückkehrenden Mutter. Sie verhalten sich gegenüber einer fremden Person wie bei der eigenen Mutter. Unsicher-ambivalente Kinder sind während der Trennung sehr verängstigt und lassen sich nur langsam durch die zurückkehrende Mutter beruhigen. Sie wechseln zwischen Suche nach Nähe und aggressiver Ablehnung des Kontakts, dabei verfolgen sie ihr Spiel oder andere Aktivitäten nicht mehr. Sicher-gebundene Kinder hingegen sind während der Trennung von der Mutter nicht zu beunruhigen, wenden sich ihr bei ihrer Rückkehr unmittelbar zu, halten sich in ihrer Nähe auf und widmen sich von dieser sicheren Basis aus ihrem Spiel und ihrer Umgebung.

Nach Bowlby sind Bindungserfahrungen, die im inneren Arbeitsmodell gespeichert werden, relativ stabil über die Zeit. So besitzen sicher-gebundene Kinder auf der Basis ihrer Erfahrungen eine emotional gut regulierte Beziehung zur Bindungsperson und können daher positive Erfahrungen hinsichtlich ihrer eigenen Kompetenz sammeln. Dadurch haben diese Kinder gute Voraussetzungen, Belastungen zu bewälti-

gen, innerhalb der Beziehung zu kommunizieren, und somit ein geringeres Entwicklungsrisiko. Unsicher-gebundene Kinder hingegen konnten keine stabile Beziehung zur Bezugsperson erfahren und daher keine Kompetenzen aufbauen. Für diese Kinder postuliert Bowlby ein höheres Entwicklungsrisiko im Rahmen seines Erklärungsmodells für psychische Störungen, welches auch empirisch belegt werden konnte.

Bindungsorganisation und Psychopathologie

Die Bindungsorganisation stellt damit einen Risiko- bzw. Schutzfaktor dar. Sie gibt Aufschluss über die Art wie mit Krankheit umgegangen wird, wie die damit verbundenen negativen Emotionen reguliert werden. Es muss jedoch zusammenfassend festgestellt werden, dass klinisch lediglich eine Häufung unsicherer Bindungsorganisationen vorliegt, die nicht spezifischen Störungsbildern zugeordnet werden kann. Sichere Bindungsorganisation schützt nicht grundsätzlich vor psychischen Erkrankungen, stellt jedoch eine günstige Voraussetzung dar, auch um unterstützende Beziehungen und professionelle Hilfe aufsuchen zu können. Bei Häufung unsicher-verwickelter Bindungsrepräsentation finden sich in empirischen Untersuchungen folgende Störungen: ▶ depressive Störungen, ▶ Angststörungen, ▶ Ess-Störungen. Eine unsicher-distanzierte Bindungsrepräsentation findet sich bei erhöhten Delinquenzraten, Drogenmissbrauch und einer Gruppe von Ess-Störungen. Eine desorganisierte, desorientierte Bindung liegt bei ▶ dissoziativen Störungen, erhöhter ▶ Suizidalität, Borderline-Persönlichkeitsstörungen (siehe ▶ Persönlichkeitsstörung, Borderline-Störung) vor.

Die Bedeutung der Bindungstheorie für Psychotherapie

Nach Bowlby gibt es **vier konkrete Aufgaben** des Psychotherapeuten aus der Sicht der Bindungstheorie:

- Schaffung einer sicheren Basis zwischen Patient und Therapeut.

- Die Motivation, die Bedeutung von Erwartungen und die Art der Beziehungsgestaltung für das eigene Verhalten und im Umgang mit anderen zu überprüfen. Dabei dient die Patient-Therapeut-Beziehung als Ort der ▶ Übertragung, in der der schutzsuchende Patient sein spezifisches Bindungsverhalten aktiviert.
- Zurückführung gegenwärtiger Wahrnehmung auf frühere Erfahrungen.
- Erarbeitung neuer Bilder und Modelle von sich selbst und anderen, die für Gegenwart und Zukunft adäquat erscheinen.

Binge eating disorder

Dr. phil. Dipl. Psych. Wolfgang Lennerts

ICD-10/DSM-IV-TR-Klassifikation

In ICD-10, wie auch in DSM-IV-TR, finden sich keine gesonderten Kodierungen für diese zu den „▶ Ess-Störungen" (ICD-10: F50-Kodierungen, DSM-IV-TR: 307.1, 307.51, 307.50) zählende Störung des Essverhaltens. Die Patienten erhalten die Restkategorie F50.9 bzw. 307.50 („nicht näher bezeichnete Ess-Störung") oder F50.4 („Essattacken bei anderen psychischen Störungen"), wobei einschränkend zu sagen ist, dass diese Diagnose erfordert, dass die Essattacken als Reaktion auf belastende Ereignisse auftreten. In DSM-IV-TR sind jedoch im Anhang spezifische Forschungskriterien definiert. Danach wird die Störung durch das Auftreten von „Fressanfällen" charakterisiert, die von den Betroffenen als nicht kontrollierbar erlebt werden. Es muss ein „deutliches Leiden" wegen der Fressanfälle bestehen, die im Durchschnitt an mindestens zwei Tagen in der Woche über sechs Monate aufgetreten sein müssen. Im Unterschied zur ▶ Anorexia nervosa oder ▶ Bulimia nervosa setzt die betroffene Person keinerlei einer Gewichtszunahme entgegen wirkende kompensatorische Maßnahmen

(wie Fasten, exzessive körperliche Aktivität, „purging"-Verhalten, z. B. Erbrechen, Abführmittelmissbrauch) ein.

Synonyme
Binge-eating-Störung; Ess-Sucht; Störung mit Essanfällen

Englischer Begriff
Binge eating disorder

Definition
In den oben genannten Forschungskriterien des DSM-IV-TR zur binge eating disorder sind die wesentlichen Merkmale dieser Ess-Störung benannt: Auftreten von subjektiv nicht kontrollierbaren Essanfällen und das Fehlen kompensatorischer Maßnahmen, was diese Ess-Störung von den Ess-Störungen Anorexia nervosa und Bulimia nervosa unterscheidet. Auch scheint hinsichtlich der Ätiologie der Störung der Zusammenhang zwischen gezügeltem Essverhalten und dem Auftreten von Essanfällen schwächer zu sein als bei der Bulimia nervosa (de Zwaan 2002). Vielmehr scheinen die Essanfälle im Zusammenhang mit der Regulation negativer emotionaler Zustände zu stehen, was auch für die Therapie von Bedeutung ist. Da die meisten Personen übergewichtig sind, ergeben sich deutliche Überschneidungen zur ▶ Adipositas und der damit einhergehenden möglichen körperlichen und psychischen Symptome. Allerdings wiesen Patienten mit einer binge eating disorder insgesamt eine gegenüber dieser Personengruppe deutlich erhöhte psychiatrische Komorbidität, insbesondere hinsichtlich ▶ affektiver Störungen auf (Mitchell u. Mussell 1995).

Therapie
Bei der binge eating disorder bestehen primär folgende Zielsetzungen: Reduktion der Essanfälle, Normalisierung des Ess- und des Ernährungsverhaltens mit gegebenenfalls damit einhergehender Gewichtsreduktion oder -stabilisierung sowie Besserung essstörungsspezifischer (z. B. Überbewertung

von Gewicht und Figur für das Selbstbild) und allgemein-psychopathologischer Symptome (z. B. ▶ Depression, Ängste) sowie Verbesserung der Affektregulation.

Kognitiv-verhaltenstherapeutische Interventionen, die sich bereits bei der Behandlung der Bulimia nervosa und der Adipositas hinsichtlich oben genannter Zielsetzungen als effektiv erwiesen haben, finden in modifizierter Form auch bei der Therapie der binge eating disorder Anwendung, wobei insbesondere die Integration regelmäßiger sportlicher Aktivität einen erheblichen zusätzlichen positiven Effekt aufweist (Pendleton et al. 2002). In der Regel werden ambulante Maßnahmen in Einzel- oder Gruppentherapieform über einen mehrwöchigen Zeitraum durchgeführt.

Psychopharmakologisch können mittel- und langfristig ▶ Antidepressiva eingesetzt werden, insbesondere auch als Therapieversuch bei Patienten, die von kognitiv-verhaltenstherapeutischen Maßnahmen nicht ausreichend profitieren konnten oder für die solche nicht verfügbar waren (siehe z. B. de Zwaan 2002). Allerdings sind die Abbruchsraten höher als bei psychotherapeutischen Interventionen.

Auch **Selbsthilfeansätze** haben sich – insbesondere als „niederschwelliger" therapeutischer Einstieg – als effektiv erwiesen.

Bewertung
Es liegen speziell für die Behandlung der binge eating disorder keine kontrollierten Therapiestudien vor, wohl aber für die ▶ Bulimia nervosa, in denen Effekte von Psychotherapie, Pharmakotherapie und deren Kombination untersucht wurden.

Wirksamkeit
Durch die zumeist in der Praxis zur Anwendung kommenden kognitiv-verhaltenstherapeutischen Interventionen können bei über 50 % der Patienten kurzfristig deutliche Reduktionen der Essanfälle und Abstinenzraten sowie eine signifikante Verringerung begleitender psychopathologischer Symptome erzielt werden. In Katamnesestudien zeigte sich zwar ein Wiederanstieg der Symptomatik, doch konnte bei den meisten Patienten ein anhaltender Therapieerfolg festgestellt werden (de Zwaan 2002).

Sofortmaßnahmen
Psychotherapeutisch steht in Krisensituationen die Stabilisierung der Patienten, verbunden mit der Stärkung der Therapiemotivierung im Vordergrund.
Es existiert keine spezifische pharmakologische Therapie im Sinne einer Sofortmaßnahme.

Epidemiologie
Die meisten Patienten mit einer binge eating disorder sind übergewichtig. Die Prävalenz in der Allgemeinbevölkerung liegt bei 2 %, Frauen sind 1,5-mal häufiger betroffen als Männer. Bei übergewichtigen Personen, die an einem Gewichtsreduktionsprogramm teilnehmen, liegt die Prävalenz mit 30 % erheblich höher (de Zwaan 2002)

Verlauf
Über den Spontanverlauf der Erkrankung liegt eine empirische Untersuchungen von Fairburn et al. (2000) vor. Danach erfüllten nach 15 Monaten nur noch 24 % der Patienten die diagnostischen Kriterien für eine binge eating disorder. Insgesamt scheint die binge eating disorder einen wesentlich günstigeren Verlauf als die Ess-Störungen Anorexia nervosa und Bulimia nervosa zu zeigen. Bei den Patienten, die sich in Therapie befunden haben (Fichter et al. 1998), ergibt sich bei der Mehrheit ein positiver Verlauf (siehe oben). Einige zeigen jedoch chronische Krankheitsverläufe, am ehesten ergibt sich ein Übergang in ▶ Bulimia nervosa oder anderen nicht-klassifizierten ▶ Ess-Störungen.

Binge-eating-Störung

▶ Binge eating disorder

Biofeedback

Dr. phil. Dipl. Psych. Klaus Hartmann

Synonyme
Biologische Rückmeldung; Biologische Rückkopplung

Definition
Eine wissenschaftliche Methode und ein Trainingsprozess, durch den Menschen willentliche Kontrolle über bestimmte physiologische Funktionen erlernen können. Über Sensoren werden bioelektrische Impulse von Körperfunktionen, die normalerweise nur wenig oder nicht bewusst wahrgenommen und beeinflusst werden können, registriert. Durch elektronische Verstärkung und Umwandlung dieser Impulse und deren audiovisuelle Rückmeldung (Feedback) werden die entsprechenden physiologischen Funktionen (z. B. Pulsfrequenz, Hautwiderstand, Muskeltonus, Atemfrequenz, Pulsvolumen etc.) der bewussten Wahrnehmung zugänglich gemacht. Damit ist eine wesentliche Voraussetzung erfüllt, diese Körperfunktionen auch gezielt zu beeinflussen. Ziel des Biofeedbacktrainings ist es, eine gewisse Steuerungsfunktion über die jeweiligen Körperfunktionen zu erlangen und diese Kontrollfähigkeit zur Symptomreduktion einzusetzen.

Durchführung
Während einer Biofeedbacksitzung sitzt der Patient z. B. in einem bequemen Stuhl und ist an die Biofeedbackapparatur mittels Sensoren, die auf der Haut angebracht werden, angeschlossen (z. B. auf den Schultern, an den Fingern, am Kopf oder am Rücken). Elektrische Impulse aus den Arealen unterhalb der Sensoren werden von diesen aufgenommen, umgewandelt (Analog-digital-Wandler), verstärkt und in bewegter Form (als Graphik, Meteranzeige u. Ä.) auf einem Monitor gezeigt und mittels Musiktönen hörbar gemacht.

Vor Beginn der eigentlichen Trainingsdurchläufe (trials) wird bei dem Patienten ohne Einsatz des Feedbacks eine so genannte „Basislinie" (physiologische Ausgangslage) gemessen, die einen Indikator für einen entsprechenden physiologischen Zustand (Höhe seines gegenwärtigen Blutdrucks, Muskelspannung etc.) darstellt.
Danach beginnt der **Trainingsdurchlauf**, der je nach Zielsetzung unterschiedlich aussehen kann (z. B. Entspannungsphase). Wichtig ist, dass der Patient eine kontinuierliche Rückmeldung über Veränderungen seines Zustandes erhält (durch direktes optisches Feedback auf dem Monitor und durch Tonsignale). Eine Sitzung kann z. B. erst drei Minuten mit geschlossenen Augen, dann drei Minuten mit geöffneten Augen, zehn Minuten im Stressinterview oder sonstiger Belastung und zum Schluss noch einmal fünf Minuten mit geschlossenen Augen durchgeführt werden, bis eine Entspannung bzw. eine Veränderung der physiologischen Basislinie erreicht ist (z. B. eine Senkung oder eine Erhöhung der Herzrate oder eine Reduktion der Muskelanspannung).
Aufgrund der **Ergebnisse** kann überprüft werden, welche Art von Rückmeldung (optisch oder akustisch) für den Patienten die geeignetste Form darstellt. Durch Austesten (welcher physiologische Parameter und welches Rückmeldesignal reagieren am besten) kann ein individuell angepasstes Trainingsprogramm für den Patienten entwickelt werden. Die Ziele sind zum einen, die Kontrolle über unwillkürlich ablaufende spezifische Körperprozesse zu erhöhen, zum anderen, die allgemeine Selbststeuerungskompetenz und das Verständnis über die psycho-physiologischen Zusammenhänge zu verbessern.

Volltext
Die Geschichte des Biofeedbacks begann in den späten 60er Jahren, als N. E. Miller und L. V. DiCara herausfanden, dass die bis dahin als ausschließlich autonom verstandenen vegetativen Funktionen wie Puls

oder Darmtätigkeit zu beeinflussen waren. Ihre Erfolge im Tierexperiment wurden rasch in den Humanbereich übertragen. Hier zeigte sich, dass die einfache und sofortige Rückmeldung einer unbewussten Körperfunktion ihre willentliche Beeinflussung ermöglicht. Nach einer ersten euphorischen Phase erlebte das Biofeedback aber auch Rückschläge. Nicht alle Erwartungen, die anfangs heraufbeschworen wurden, konnten erfüllt werden. Inzwischen ist durch die immer raffiniertere und komfortablere Computertechnologie die Effizienz von Biofeedback optimiert worden und hat ihren Stellenwert als wirksames und gleichzeitig nebenwirkungsfreies Instrument in der ▶ Verhaltenstherapie bzw. ▶ Verhaltensmedizin bestätigt (z. B. Rief u. Birbaumer 2000; Zeier 1997). Die Biofeedbacktherapie zählt zu den wirksamsten Behandlungsformen bei Inkontinenz und Obstipation, ▶ Migräne, Spannungskopfschmerzen, Rückenschmerzen, ▶ Angststörungen, ▶ Panikattacken, ▶ Phobien und somatoformen Störungen. Weitere klinische Anwendungsbereiche umfassen die Schmerzbehandlung (Muskelspannung), das Gebiet der neuromuskulären Re-Edukation, die Behandlung von vaskulären Störungen und das große Gebiet der stressbezogenen Erkrankungen. Im Wesentlichen werden folgende Biofeedbackmodule eingesetzt:

Atmung (ATM)

Brust- und/oder Bauchatmung oder Nasenatmung werden mit Atemgürtel (Dehnungsmesselement) bzw. Thermistor (Ausatmungstemperatur) abgetastet und als visuelles oder akustisches Signal dem Patienten synchron zurückgemeldet. Der Patient erlernt anhand einer vorgegebenen Idealkurve eine ökonomisch richtige Atmung. Der Computer analysiert das aktuelle Atemmuster und gibt dem Patienten die ideale Atemkurve vor. Aus dem Vergleich von Idealkurve und gemessener Atemkurve lernt der Patient sein Atemverhalten zu optimieren. Anwendungsmöglichkeiten u. a. bei

Entspannungstraining, essentieller Hypertonie (bei vielen Patienten ist eine Verkürzung der Ausatmung zu beobachten).

Hautleitfähigkeit (EDA = elektrodermale Aktivität)

Der Sensor wird auf der Fingerbeere angebracht; durch die Rückmeldung der Hautleitfähigkeit in Form einer sich zeitlich ausbreitenden Kurve wird der habituelle Erregungszustand bzw. die Sympathikusaktivität abgebildet und somit ein Indikator für den emotionalen Zustand abgebildet. Einsetzbar u. a. bei Entspannungstraining, Einüben von ▶ Selbstinstruktionen bei Stressbewältigung, Identifizierung und Bewältigung (Habituation, Gegenkonditionierung) von Triggerreizen bei ▶ posttraumatischen Belastungsstörungen und ▶ Angststörungen etc.

Muskelspannung (EMG = Elektromyographie)

Zwei Flächenelektroden und eine Referenzelektrode werden auf den relevanten Muskel angebracht. Verschiedene Trainingprozeduren sind möglich: Beispielsweise kann bei Muskelentspannungsaufgaben die abgeleitete EMG-Kurve durch „passives Wollen" einer Ziellinie angenähert werden. Bei neuromuskulärer Rehabilitation oder neuromuskulärem Training kann der Patient durch Kontraktion entsprechender Muskelgruppen mit seiner abgeleiteten EMG-Kurve einer vorgegebenen Kurve folgen. Das führt einerseits zu einer Erhöhung der Kontrollfähigkeit, andererseits kann damit gezielt Muskelmasse aufgebaut werden. Das EMG-Biofeedback wird u. a. bei der Behandlung von schlaffen Lähmungen, bei Erkrankungen des Bewegungsapparates (Rehabilitationsmaßnahme), bei Schiefhals und bei radikulärem Kopfschmerz eingesetzt. Bei der Behandlung von Rückenschmerzen können z. B. zwei EMG-Kanäle verwendet werden. Die Elektroden werden links und rechts der Wirbelsäule in Höhe der muskulären Verspannung bzw. der Schmerzen positioniert. Neben der Messwertreduktion sollte auch eine Minimierung der Differenz zwischen beiden EMG-Kanälen angestrebt werden. Auch kann man den Patienten verschiedene Arbeitshaltungen einnehmen lassen, diese durch Marker kennzeichnen und anschließend in der Sitzungsbesprechung näher analysieren. Weitere Anwendungsmöglichkeiten bei:

- **Inkontinenz:** z. B. EMG der Beckenbodenmuskulatur mittels Vaginalelektrode.
- **Zervikalsyndrom:** z. B. EMG des M. trapezius und/oder die Verringerung der Differenz zwischen dem Tonus der linken und dem der rechten Seite.
- **Spannungskopfschmerz:** z. B. EMG-Ableitung am M. frontalis (Stirn).
- **Tinnitus:** Je nach Ausgangsdiagnostik und Lokalisation der Beschwerden sollten M. masseter, M. trapezius bzw. M. sternocleidomastoideus abgeleitet werden; eine Kombination mit progressiver Muskelrelaxation ist günstig, um eine Generalisierung der Entspannung zu gewährleisten.
- **Bruxismus:** EMG-Entspannungstraining mittels Linienfeedback oder EMG-Feedback mit Schwellenwerttraining. Das Biofeedbackgerät zeichnet während des Schlafens die Muskelpotentiale am M. masseter auf. Übersteigen die Werte eine voreingestellte Schwelle, gibt der Computer ein akustisches Signal ab und weckt den Patienten.

Durchblutung (PPG = Pulsplethysmographie)
Die Veränderung des peripheren Blutvolumens wird durch die sympathische Erregung der vasokonstriktorischen Fasern der Blutgefäße gesteuert. Die Rückmeldung kann entweder über den Temperatursensor (TEM) oder über Pulssensoren erfolgen. Die Pulssensoren bilden die Pulsvolumenamplitude (Differenz zwischen maximalem und minimalem Blutvolumen innerhalb eines Herzzyklus) ab. Diese Differenz ist bei erweiterten Gefäßen größer als bei kontrahierten. Anwendungsmöglichkeiten sind beispielsweise:

- **Morbus Raynaud:** Ursachen sind durch Kältereize und/oder emotionale Belastungen verursachte Hyperaktivität und Vasospasmen. Nach einem normalen Handerwärmungstraining sollte der Klient versuchen, auch unter symptomauslösenden Temperaturbedingungen die vasomotorische Kontrolle aufrechtzuerhalten, da der periphere Vasospasmus zumeist bei niedriger Umgebungstemperatur auftritt.
- **Migräne:** Mittels Temperaturfeedback der nicht-dominanten Hand oder PPG an der A. temporalis superficialis soll der Klient Kontrolle über seine vasomotorische Aktivität erlangen. Neben der genauen Protokollierung der Anfälle ist eine Kombination aus Temperaturfeedback und Entspannungstraining besonders wirksam.
- **Essentielle Hypertonie:** Ziel ist eine Reduktion der Sympathikusaktivierung. Ein guter Indikator für körperliche Entspannung sind Wärmesensationen in den Händen. Diese sind wiederum eine Folge einer Vasodilatation (Gefäßerweiterung) in den Extremitäten, die zur Reduktion des Blutdrucks führt. Neben dem klassischen Handerwärmungstraining empfiehlt sich der Einsatz von Entspannungstraining, Atemtraining sowie eine Reduktion des Ruhepulses.

Hauttemperatur (TEM = Temperaturmessung)
Der Temperatursensor misst die aktuelle Hauttemperatur an einer Extremität (z. B. Hand). Ein sicheres Zeichen für körperliche Entspannung sind Wärmesensationen in den Händen. Der Patient soll instruiert werden, seine Hände z. B. mittels imaginativer Techniken zu erwärmen.

Herzrate (HRV = Herzratenvariabilität)
In der Herzratenvariabilität spiegelt sich das momentane Gleichgewicht zwischen dem auf Ruhe und Entspannung gerichteten Parasympathikus und dem auf Aktivierung abzielenden Sympathikus wider. Dieser Zusammenhang lässt sich nutzen, um

Rückmeldungen über unseren momentanen Spannungs- bzw. Entspannungszustand zu erhalten. Die entsprechende Feedbackinformation z. B. in Form einer in der Höhe variierenden Säule, der Verlaufskurve oder eines sich laufend verändernden Zahlenwerts soll willentlich (nicht durch Pressen oder Veränderung der Atmung) in die gewünschte Richtung oder auf eine Referenzgröße hin verändert werden. Anwendung z. B. bei stressbedingten Störungen, Angststörungen (so genannte Herzphobie), Bluthochdruck sowie zur Entspannung.

Augenmuskeltraining
(EOG = Elektrookulographie)
Die Einbeziehung der Augenbewegungen in das Biofeedback geht von der Annahme aus, dass eine neue Konfiguration physiologischer Zustände und Reaktionen die früheren Assoziationen zur stresserzeugenden Erfahrung überlagert. Eine Anwendung ist z. B. die Auflösung der durch die traumatischen Erinnerungen aktivierten komplexen habituellen und physiologischen Reaktionen. Das Funktionsprinzip ist an das EMDR-Modell (▶ Eye movement desensitization and reprocessing (EMDR))angelehnt. Des Weiteren wird das EOG in der psychologischen Schmerztherapie eingesetzt, beispielsweise im Rahmen eines psychotherapeutischen Gesamtkonzepts zur begleitenden Behandlung folgender chronischer Schmerzsyndrome: Gesichtsneuralgie wie Trigeminusneuralgie und atypischer Gesichtsschmerz, Spannungskopfschmerz mit muskulärer Beteiligung sowie weitere Schmerzsyndrome, bei denen ein erhöhter Muskeltonus als aufrechterhaltende Bedingung des Schmerzerlebens identifiziert ist.

Hirnstromaktivität
(EEG = Elektroenzephalogramm)
Bei diesem Verfahren ist zu entscheiden, ob die Methodik in der Rückmeldung von Parametern bestimmter Frequenzbänder des EEGs oder der langsamen Potentiale (engl.: slow cortical potential, SCP) besteht. Bei-

spielsweise wird in den USA ausnahmslos ein Theta-/Alpha-/Beta-Feedback verwendet, während man in Europa eher die langsamen Potentiale bevorzugt, was auf der Anwendung der langsamen Potentiale zur Therapie für Menschen mit Epilepsien beruht. Ein weiterer Einsatzbereich des EEG-Feedbacks ist die Behandlung von ADHD (attention deficit hyperactivity disorder), um das Erregungsniveau des Gehirns selbst zu kontrollieren.

Anwendung
Eine sinnvolle Anwendung der einzelnen Biofeedbacktechniken erfolgt innerhalb eines umfassenden verhaltenstherapeutischen und/oder verhaltensmedizinischen Konzepts. Ein Vorteil der Therapie liegt in der aktiven Mitwirkung des Patienten an seiner Therapie, d. h. der Patient muss sich aktiv mit sich und seinen Beschwerden auseinandersetzen, wobei das Biofeedbackgerät nur für die Dauer des Erlernens notwendig ist. Das Ziel ist es, schon durch eine sehr kurze Visualisierung die beabsichtigte physiologische Veränderung herbeizuführen. Biofeedback ist somit ein Lernen von Körperwahrnehmung, Selbstkontrolle und Selbstheilung und gleichzeitig ein nebenwirkungsfreies Instrument für die ▶ Verhaltenstherapie, mit dem Therapieeffekte erreicht und Konditionierungen psychobiologischer Funktionen und Dekonditionierungen von funktionellen Störungen bewirkt werden können.

Biologische Rückkoppelung

▶ Biofeedback

Biologische Rückmeldung

▶ Biofeedback

Biologisch-physiologische Ebene

▶ Verhaltensebene, physiologische

Biopsychosozialer Ansatz

Prof. Dr. med. Volker Köllner

Synonyme
Biopsychosoziales Modell

Definition
Der biopsychosoziale Ansatz besagt, dass Krankheiten stets eine biologische, eine psychische und eine soziale Dimension haben, die je nach Art der Erkrankung und betroffenem Patient unterschiedlich ausgeprägt sein können.

Volltext
Der biopsychosoziale Ansatz wurde von G. Engel in den 40er Jahren entwickelt und durch Th. v. Uexküll und R. Adler im deutschsprachigen Raum eingeführt. Er geht von dem Grundgedanken aus, dass Krankheiten stets eine biologische, eine psychologische und eine soziale Dimension haben. Diese Dimensionen haben bei jedem Patienten und bei jeder Erkrankung einen unterschiedlichen Einfluss auf Pathogenese und Heilung. Im ärztlichen Gespräch und in der Therapie müssen daher alle drei Dimensionen betrachtet werden, um einen Reduktionismus allein auf somatische oder psychologische Variablen zu vermeiden. Wechselwirkungen zwischen diesen drei Ebenen können sowohl über lineare Kausalität und Regelkreise als auch über Zeichenprozesse und Bedeutungserteilungen (Situationskreismodell Th. v. Uexkülls) vermittelt werden. Eine Analogie zum biopsychosozialen Modell der ▶ Psychosomatik stellt die ▶ Verhaltensanalyse auf den drei Ebenen α = biologische Ebene, β = Emotion und γ = Kognition in der ▶ Verhaltenstherapie dar (Kaufer et al. 2000).

Biopsychosoziales Modell

▶ Biopsychosozialer Ansatz

Bipolare affektive Störung

▶ Bipolare Störung

Bipolare Störung

Dr. med. Christine Norra

ICD-10/DSM-IV-TR-Klassifikation
Es handelt sich um eine Form der affektiven Psychose mit rezidivierendem Auftreten depressiver und/oder manischer Phasen.
Nach ICD-10 werden eine bipolare affektive Störung (F31) mit gegenwärtig hypomanischer Episode (F31.0), ohne (F31.1) oder mit (F31.2) psychotischen Symptomen, einer gegenwärtig mittelgradigen oder leichten (F31.3) von einer schweren ▶ depressiven Episode (F31.4) und einer gegenwärtig schweren depressiven Episode mit psychotischen Symptomen (F31.5) voneinander unterschieden. Für affektive Mischzustände mit depressiven und manischen Symptomen gleichzeitig oder im raschen Wechsel steht als Kategorie eine gegenwärtig schwere gemischte Episode mit psychotischen Symptomen (F31.6) zur Verfügung. Im Weiteren können unterschieden werden: bipolare affektive Störung, gegenwärtig remittiert (F31.7), andere bipolare affektive Störung (F31.8).
Dagegen wird in DSM-IV-TR die Bipolar-I-Störung (296.0) mit Manischen, Hypomanischen und Depressiven Episoden im Verlauf

B

(296.00 Unspezifisch, 296.40 Bipolar-I-Störung letzte Episode Manisch oder Hypoman, 296.45 Bipolar-I-Störung letzte Episode Depressiv, 296.46 Bipolar-I-Störung letzte Episode Gemischt, 296.47 Bipolar-I-Störung letzte Episode Unspezifisch) von der Bipolar-II-Störung (296.8) unterschieden.

Die Bipolar-II-Störung (296.89) nach DSM-IV-TR fasst Rezidivierende Episoden einer Major Depression mit (mindestens einer) Hypomanen Episode zusammen. Zusatzcodierungen werden eingesetzt für die Beschreibung der aktuellen Episode oder Verlaufsmuster (296.x1 Leicht, 296.x2 Mittelschwer, 296.x3 Schwer ohne Psychotische Merkmale, 296.x4 Schwer mit Psychotischen Merkmalen, 296.x5 Teilremittiert, 296.x5 Vollremittiert; mit Melancholischen Merkmalen, mit Saisonalem Muster oder ▶ Rapid Cycling.

Synonyme

Bipolare affektive Störung; Manisch-depressive Erkrankung oder Affektive Psychose (manisch oder depressiv)

Englischer Begriff

Bipolar disorder

Definition

Begriffsgeschichte

Bipolare Verlaufsform affektiver ▶ Psychosen mit depressiven und manischen Episoden im Krankheitsverlauf.

Der kontinuierliche Zyklus von ▶ Depression und ▶ Manie wurde als Entität unter dem Namen zirkuläres Irresein („folie circulaire", Falret 1851; „folie à double forme", Baillarger 1854) von Kahlbaum 1863 zusammengeführt, dann im Gegensatz zur ▶ Dementia praecox im Begriff des „Manisch-Depressiven Irreseins" (Kraepelin 1899) als eine einzige Verlaufsform der depressiven Manie zusammengepresst. Nach differenzierterer Betrachtung verschiedener Verlaufsformen (Wernicke, Kleist, Leonhard) finden sich gegenüber

unipolaren affektiven Formen bei Leonhard (1957) als Synonym vielgestaltiger phasischer Psychosen der manisch-depressiven Krankheit die ▶ zykloiden Psychosen (siehe ▶ Psychose, zykloide). Weiterführende Arbeiten zur Thematik der „falschen Unipolarität" und Sicherung der bipolaren Form affektiver Erkrankungen finden sich bei Angst (1966, 1978), Perris (1966) und Mareros (1991). Der Begriff des manisch-depressiven Irreseins (Kraepelin 1899), der ursprünglich auch für Patienten mit ausschließlich auftretenden Depressionen verwendet wurde, wird heutzutage nur noch als Synonym für die bipolare Störung benutzt.

Klinik

Es handelt sich nach ICD-10 um wiederholte (d. h. mindestens zwei) Episoden mit Störung von Stimmung und Aktivitätsniveau, in denen entweder eine situationsinadäquat gehobene Stimmung und vermehrter Antrieb (▶ Manie, ▶ Hypomanie) oder eine Stimmungssenkung mit Minderung von Antrieb und Aktivität (▶ Depression) vorliegen.

Weiterhin werden in DSM-IV-TR die ▶ Bipolar-I-Störung, bei der mindestens eine ▶ manische Episode oder gemischte affektive Episoden (häufig auch Episoden einer Major Depression in der Vorgeschichte) auftreten, abgegrenzt von der **Bipolar-II-Störung**, bei der neben einer oder mehreren ▶ depressiven Episoden/▶ Major Depression nur hypomanische Episoden auftreten dürfen, d. h. ohne Vorliegen einer ▶ manischen Episode mit Beeinträchtigung von sozialen, beruflichen oder persönlichen Funktionsbereichen und weiteren Unterformen. Medikamenteninduziert bei antidepressiver Therapie können auf eine depressive Episode hypomane „Nachschwankungen" folgen (**Bipolar-IV-Störung**). Mehrjährig anhaltende instabile Stimmungsbilder mit periodisch wechselnden hypomanen und subdepressiven Episoden werden bei der ▶ Zyklothymia (**Bipolar-III-Störung**) beobachtet.

Patienten mit **ausschließlich** manischen Episoden werden als bipolar klassifiziert, da sie den Patienten, die auch depressive Episoden erleben, in Familienanamnese, prämorbider Persönlichkeit, bei Krankheitsbeginn und in der langfristigen Prognose ähneln. Die bipolare Depression jedoch ist rein phänomenologisch nicht von der unipolaren Depression zu unterscheiden. Werden ▶ Wahn oder ▶ Halluzinationen beobachtet, liegt eine Depression mit psychotischen Symptomen vor.

Gemischte affektive Zustandsbilder stellen wie zusätzlich vorhandene psychotische Symptome komplexe Syndrome dar, die bei der Therapie besonderer Berücksichtigung bedürfen.

Therapie

pharmakologisch

Die Akutbehandlung der bipolaren Störung erfolgt entsprechend der vorliegenden Zielsymptomatik oder -konstellation (unipolare ▶ Manie, unipolare ▶ Depression, affektives Mischbild).

Zur **Akutbehandlung** der **leicht bis mittelschweren** manischen Episode bzw. Manie ohne hohe Erregung ist eine rasche Aufdosierung mit ▶ Lithium (0,6–1,0 mmol/l) oder anderen Stimmungsstabilisatoren anzustreben. Carbamazepin wird bei akut manischen und anderen bipolare Episoden mit Erregung eingesetzt; Studien belegen bessere Wirksamkeit von ▶ Valproinsäure oder ▶ Lamotrigin als Lithium und Carbamazepin bei schwer behandelbaren Formen, vor allem erregten manischen Episoden, gemischt-bipolaren Episoden und rapid cycling. Alternativ werden Olanzapin oder andere atypische Neuroleptika eingesetzt.

Zur **akuten Intervention** bei **schweren oder psychotischen** Zustandsbildern wird neben Lithium bei Manien, rapid cycling und gemischt-bipolaren Störungen alternativ – oder meist in Kombination mit Lithium oder Valprocit – symptomatisch mit ▶ Neuroleptika behandelt. Sedierende typische Neuroleptika (▶ Haloperidol, ▶ Benperi-

dol, Zuclopenthixol oder Phenothiazine) finden Anwendung bei akut erregten Bildern mit Eigen- oder ▶ Fremdgefährdung. Grundsätzlich werden aufgrund der extrapyramidalen Nebenwirkungen und der „Depressiogenität" jedoch ▶ atypische Neuroleptika (siehe ▶ Neuroleptika, atypische) bevorzugt, die zum Teil auch affektstabilisierende Effekte aufweisen. Die meisten Studien beziehen sich auf atypische Neuroleptika, zugelassen sind ▶ Olanzapin, Quetapin, ▶ Risperidon.

Dagegen werden ▶ Antidepressiva im Rahmen bipolarer Störungen, insbesondere bei rapid cycling, gemischt-bipolaren Episoden und pseudounipolaren Episoden, weitgehend vermieden, da (vor allem bei Trizyklika) die Gefahr eines Wechsels („switch") in ein manisches Zustandsbild besteht: Als erste Wahl gelten sie nur bei depressiven Episoden mit schwerer Ausprägung einschließlich ▶ Therapieresistenz, schweren wahnhaften Depressionen oder nicht-beherrschbarer ▶ Suizidalität, dann meist in Kombination mit Stimmungsstabilisatoren Lithium oder Antikonvulsiva. Bevorzugt werden selektive Substanzen (SSRI, NSRA, SNRI, DSA).

Bei **ausgeprägtem Erregungszustand** (z. B. „gereizter Manie"), ängstlich agitierten Bildern oder Suizidalität sowie depressiv-agitierten Bildern sind intermittierend adjuvant Sedativa, insbesondere Benzodiazepine sowie ▶ Neuroleptika indiziert.

Bei **schwerster Ausprägung** manischer oder therapieresistenter depressiver Episoden, gemischt-bipolaren und Rapid-cycling-Formen, gegebenenfalls auch Suizidalität, stellt die ▶ Elektrokrampftherapie die effektivste Therapiemethode dar.

Ziel der **Langzeittherapie bzw.** ▶ Phasenprophylaxe ist, die Manifestation erneuter Episoden, aber auch anhaltende subklinische Symptome zu verhindern oder abzuschwächen: Sofern kein rapid cycling vorliegt, wird weiterhin Lithium als das Medikament der ersten Wahl für die Bipolar-I- und Bipolar-II-Störung angesehen. Bei rapid cycling spricht die Studienlage für eine Kombination von Lithium mit Valproat oder Carbamazepin (Bipolar-I-Störung) oder eine Monotherapie mit Lamotrigin (Bipolar-II-Störung). Olanzapin ist in Deutschland für die Langzeittherapie bipolarer Störungen zugelassen. Neuere Antikonvulsiva (Gabapentin, Topiramat) werden geprüft. Darüber hinaus liegen Hinweise vor, dass der Kalziumantagonist Nimodipin in der Prophylaxe des rapid cycling erfolgreich ist. Bei Überwiegen schwerer depressiver Symptomatik ist auch eine Langzeittherapie mit einem Stimmungsstabilisierer und einem Antidepressivum zu befürworten; ansonsten werden Antidepressiva nur in der Phasenprophylaxe der unipolaren Depression gegeben.

psychotherapeutisch
Bei manischen Patienten oft sehr schwierig („talking down"). Meist ist nur ► Psychoedukation möglich (auch der Angehörigen), supportive Gesprächstherapie, kognitive Therapie oder ► Verhaltenstherapie, aber auch interpersonelle Therapie und ► tiefenpsychologische Verfahren werden empfohlen.

Epidemiologie
35 % aller affektiven Psychosen, 10–15 % aller Heranwachsenden entwickeln bei einer rezidivierenden Major Depression eine Bipolar-I-Störung. 40–50 % der antidepressiv behandelten Patienten entwickeln antidepressivainduzierte manische oder hypomanische Episoden. 60–70 % hypomaner Episoden bei einer Bipolar-II-Störung werden unmittelbar vor oder nach einer Episode einer Major Depression beobachtet. Lebenszeitprävalenz in der Allgemeinbevölkerung für die Bipolar-I-Störung 0,4–1,6 %, für die Bipolar-II-Störung 0,5 % und für die Bipolar-IV-Störung bis 10 %.

Verlauf
Unbehandelte manische Episoden dauern ein bis sechs Monate und besitzen ein hohes Rezidivrisiko (ca. zehn Rückfälle/Lebenszeit). 80–90 % der manischen Patienten entwickeln nach Abklingen der Manie eine voll ausgeprägte depressive Episode. Mindestens 15–20 % der Patienten mit bipolaren Störungen weisen vier oder mehr affektive Episoden im Jahr auf (► rapid cycling).

Prognose
Günstig: 15 % heilen vollständig aus, 50–60 % teilweise (mehrere Rückfälle mit gut erhaltener Leistungsfähigkeit zwischen den Episoden), ein Drittel entwickelt chronische Symptomatik mit sozialem Abstieg. 45 % der manischen Episoden rezidivieren. 10–15 % der bipolaren Störungen münden in einen vollendeten ► Suizid.

Blasenneurose

► Somatoforme autonome Funktionsstörung des urogenitalen Systems

Blutalkoholgehalt

► Blutalkoholkonzentration

Blutalkoholkonzentration

PD Dr. med. Frank Padberg

Synonyme
Blutalkoholgehalt; Blutalkoholspiegel

Definition
Die Blutalkoholkonzentration (BAK) ist der durch verschiedene Testverfahren zu ermittelnde Gehalt an Äthanol (Äthylalkohol) im Blut nach Alkoholgenuss und wird (aus historischen Gründen) üblicherweise in Promille (‰), d. h. in g/kg Vollblut, angegeben.

Blutalkoholkonzentration. Tab. 1 Zu erwartende Blutalkoholkonzentration.

Körpergewicht [kg]	Reduktionsgewicht [kg]	Zugeführte Alkoholmenge [g]				Stündlicher Alkoholabbau
50	35	3,5	10,5	14	28	5,5
55	38,5	3,8	11,4	15	30	6
60	42	4,2	12,6	17	34	6,6
65	45,5	4,5	13,5	18	36	7,1
70	49	4,9	14,1	19,5	40	7,7
75	52,5	5,2	15,6	21	42	8,2
80	56	5,6	16,8	22,5	45	8,8
85	59,5	5,9	17,9	23,5	47	9,3
90	63	6,3	18,6	25	50	9,9
95	66,5	6,6	20	26,6	53	10,5
100	70	7,0	21	28	56	11
Resultierende Blutalkoholkonzentration [‰]		0,1	0,3	0,4	0,8	

Volltext

Muskulatur und Gehirn nehmen relativ viel, Fettgewebe und Knochen nur sehr wenig Alkohol auf. Für die Berechnung der Beziehungen von aufgenommener Alkoholmenge zu Körpergewicht (Näherungswert) muss deshalb das Körpergewicht mit dem Faktor 0,7 multipliziert werden, um das so genannte **Reduktionsgewicht** zu erhalten, das letztlich das Verteilungsvolumen (des Alkohols im Körper) berücksichtigt. Die Division von getrunkener Alkoholmenge [g] durch das Reduktionsgewicht [kg] ergibt die Blutalkoholkonzentration in ‰. Das gilt annähernd für die Nüchternresorption. Umgekehrt kann auch aus dem Reduktionsgewicht und dem Promillewert die dafür notwendige Alkoholmenge [g] errechnet werden. Die **Blutalkoholkonzentration** ist abhängig von Menge und Alkoholgehalt des Getränks, der Trinkgeschwindigkeit, den konstitutionellen und gesundheitlichen Voraussetzungen sowie dem Zeitraum, der nach dem Genuss verstrichen ist. Die BAK-Höchstwerte werden etwa ein bis zwei Stunden nach dem Genuss erreicht. Unter der Voraussetzung, dass eine normale Leberfunktion vorliegt und keine Medikamente aufgenommen werden, ist mit einer durchschnittlichen stündlichen Alkoholabbaurate von ca. 0,1 g pro kg Körpergewicht (bzw. 0,15 g pro kg Reduktionsgewicht) zu rechnen, so dass auch die ungefähre Errechnung der BAK zu einem bestimmten Zeitpunkt vor dem Test möglich ist (siehe Tabelle 1).

Bei der **Interpretation** von mit den **gängigen Testverfahren** (enzymatische Bestimmung, Gaschromatographie, Interferometrie) gewonnenen Befunden ist zu berücksichtigen, dass die gemessene Alkoholkonzentration in g/l erhalten wird, und dass sowohl Serum, Plasma als auch Vollblut eingesetzt werden können. Für die Umrechnung in die üblicherweise benutzte Einheit Promille (siehe oben) sind die spezifischen Dichten von Vollblut (1,057 kg/l) und von Serum bzw. Plasma (1,026 kg/l) und der so genannte Wasserverteilungskoeffizient Serum (bzw. Plasma) / Vollblut von 1,2 einzusetzen.

Die **Blutalkoholkonzentration im Vollblut in Promille** errechnet sich dann aus den folgenden Formeln:

BAK [‰] = Äthanolkonzentration im Vollblut [g/l] / 1,057 [kg/l]

oder

BAK [‰] = Äthanolkonzentration im Serum bzw. Plasma [g/l] / (1,026 [kg/l] × 1,2).

Blutalkoholkonzentration. Tab. 2 Klinische Symptome in Abhängigkeit von der Blutalkoholkonzentration.

Blutalkohol-konzen-tration [‰]	Symptome
0,3	erste Gangstörungen
0,4	erste Minderung der Vigilanz, Gesichtsfeldeinschränkungen
0,5	Zielbewegungen gestört (Fingerfolgeversuch), Auffälligkeit im Romberg-Test, Grenze der Fahr- und Verkehrstüchtigkeit
0,6	Verlängerung der Reaktionszeit, Sprachstörungen
0,7	leichter Nystagmus
1,0	mäßiger Rauschzustand
1,4	kräftiger Rausch, Grenze für koordinierte Reaktionen
2,0	Bewusstsein stark einge-trübt, Erinnerungsvermögen aufgehoben
4,0–5,0	tödliche Grenzkonzentration

Die Wirkung von Äthanol auf das **zentrale Nervensystem** ist dosisabhängig und sehr charakteristisch. Werden 1,5 bis 2,5 g Alkohol/kg Körpergewicht nüchtern innerhalb von einer halben Stunde getrunken (so genannte Trinkwetten) und ohne Erbrechen resorbiert, so kann dies den Tod zur Folge haben (Letaldosis). Klinische Zeichen und Symptome in Korrelation zur Blutalkoholkonzentration in Promille sind in Tabelle 2 zusammengefasst.

Blutalkoholspiegel

▶ Blutalkoholkonzentration

Bluthochdruck

▶ Arterielle Hypertonie

Blutspiegel; Plasmakonzentration

▶ Plasmaspiegel

Body-Mass-Index (BMI)

Dr. phil. Dipl. Psych. Wolfgang Lennerts

Synonyme
Body-Mass-Indices; Quetelets Index; Körper-Massen-Index

Definition
Index zur Beschreibung des relativen Körpergewichts, d. h. des auf die Körpergröße bezogenen Körpergewichts. Die Bestimmung des Body-Mass-Index nach Quetelets erfolgt durch folgende Formel:
BMI = Körpergewicht in Kilogramm (kg)/ [Körpergröße in Meter (m)]^2.

Volltext
Der Body-Mass-Index hat sich in den letzten Jahren zur Bestimmung des relativen Gewichts einer Person in der wissenschaftlichen Literatur, insbesondere gegenüber dem Broca-Index (Körpergewicht (kg)/Körpergröße (cm) – 100), international durchgesetzt. Durch diesen ist vor allem eine Beurteilung sehr großer oder kleiner Personen nur unzureichend möglich. Der Body-Mass-Index weist insgesamt als Vorzüge eine geringe Korrelation zur Körpergröße, eine hohe Korrelation zur Fettmasse, Einfachheit der Berechnung und Populationsunabhängigkeit auf. Insbesondere bei der Klassifikation des ▶ Übergewichts und der ▶ Adipositas hat der Body-Mass-Index in den letzten Jahren auch im deutschsprachigen Raum zunehmend Verwendung gefunden.

Body-Mass-Indices

▶ Body-Mass-Index (BMI)

Bodyscan

Dipl. Biologe Norbert Wildgruber

Synonyme
„Stück-für-Stück"-Meditation; Vipassana-Meditation

Definition
Der „Bodyscan" ist ein systematisches inneres Erspüren und Kennenlernen von Empfindungen im gesamten Körper. Dadurch wird bei regelmäßiger Übung ein bewusstes, nicht-bewertendes Wahrnehmen der eigenen Gefühle möglich. Weiterhin werden dabei trainiert: Konzentrationsfähigkeit, Akzeptanz gegenwärtiger Realität, Erkennen impulsiver, „automatischer" Reaktionsmuster, Fähigkeit zum „Loslassen", Stärkung des Immunsystems.
Das Auflösen tief sitzender, oft unbewusster emotionaler Blockaden im therapeutischen Prozess wird unterstützt.

Voraussetzung
• Bereitschaft, die eigenen Gefühle genauer kennen zu lernen,
• keine gravierenden Konzentrationsschwierigkeiten,
• Bereitschaft, Zeit und Energie für regelmäßiges Üben (ca. 30 Minuten täglich) aufzubringen,
• mindestens 20 Minuten stillsitzen oder liegen können,
• mindestens durchschnittliche Intelligenz und Reflexionsvermögen.

Kontraindikationen
Akute ▶ Psychosen.

Durchführung
Der „Bodyscan" kann einzeln oder in (auch größeren) Gruppen geübt werden. Es empfiehlt sich, die ersten Termine in Anwesenheit eines erfahrenen Trainers durchzuführen, da häufig wichtige Fragen oder Unklarheiten aus dem eigenen Erleben der Teilnehmer entstehen. Im weiteren Verlauf ist es sinnvoll, zum selbständigen Üben CDs oder Audiokassetten mit detaillierter Anleitung zu Verfügung zu stellen, so dass es möglich ist, mit und ohne Trainer zu praktizieren. Es hat sich bewährt, Versionen von unterschiedlicher Länge kennen zu lernen (z. B. ca. 45 min, 30 min, 20 min, 10 min).
Der „Bodyscan" beginnt mit einer kurzen Vergegenwärtigung eines „erdenden" Berührungskontakts (z. B. Fußsohlen, Gesäß) und einiger Atemzüge (günstig dafür ist die Bauchdeckenbewegung im Zusammenhang mit der Zwerchfellatmung). Danach wird die Achtsamkeit auf die Kopfspitze (höchste Stelle des Kopfes) gelenkt, von wo aus man systematisch Stelle nach Stelle von oben nach unten durch den ganzen Körper hindurch erspürt, bis hin zu den Zehenspitzen. Die Körperempfindungen werden sozusagen wie mit einem Scanner innerlich abgetastet. Von den Zehenspitzen ausgehend, kann man zum Schluß unangenehme Empfindungen und Emotionen als Imagination, eventuell mithilfe des Atems in die Erde abfließen lassen.
Es ist auch möglich, den „Bodyscan" in umgekehrter Reihenfolge, von den Zehen bis hin zum Kopf, durchzuführen. Diese Richtung empfiehlt sich z. B. beim Schmerzbewältigungs-Training in liegender Position.
Das Üben sollte vorzugsweise im Sitzen, auf einem Kissen oder Stuhl, oder im Liegen erfolgen. In den ersten Terminen bietet der Anleitende mehrmals Empfindungsmöglichkeiten (z. B. Druck, Stechen, Kribbeln, Anspannung, Härte, Weichheit, Kälte, Hitze, eng, weit, vibrieren usw.) an, um die Wahrnehmung zu erleichtern.

Volltext

Es ist wichtig, frühzeitig darauf hinzuweisen, dass der „Bodyscan" nur teilweise ein ▶ Entspannungsverfahren ist. Das Hauptziel besteht darin, sich selbst in „nichtbewertender Weise" realistisch kennen zu lernen. Neben der Gefühlsebene werden auch Gedanken- und Erwartungsmuster immer klarer, da sie beim Üben als „Störfaktoren" erlebt werden und nicht verdrängt, sondern erkannt und immer wieder losgelassen werden. Durch das eigene Erleben erschließen sich tiefer gehende und nachhaltigere positive Veränderungsmöglichkeiten als durch intellektuelles Erkennen.

Die Überlegenheit dieser Technik gegenüber herkömmlichen Entspannungsverfahren wie progressive Muskelrelaxation (siehe ▶ Muskelentspannung, progressive, nach Jacobson) oder ▶ autogenes Training wird in Begleitstudien zum MBSR-Training (Mindfulness Based Stress Reduction) nach Kabat-Zinn (USA) bestätigt. Außerdem hat sie sich als Hauptelement des „Wahrnehmungstrainings" seit 1995 in der Psychosomatischen Klinik Windach und als praxisorientierte buddhistische ▶ Meditationsmethode und damit als weit verbreitete Lebenshilfe seit vielen Jahrhunderten empirisch bewährt. Bei regelmäßigem selbständigen Weiterüben, auch nach den ersten ca. fünf angeleiteten Trainingsterminen, stellt sich im Allgemeinen bald eine größere Stabilität im Alltagsleben ein.

Borderline-Störung

▶ Hysterie

Bouffée d'elirante

▶ Psychotische Störungen, akute vorübergehende

Boxerdemenz

▶ Dementia pugilistica

Broadcasting of thought

▶ Gedankenausbreitung

Bulimarexie

▶ Bulimia nervosa

Bulimia nervosa

Dr. phil. Dipl. Psych. Wolfgang Lennerts

ICD-10/DSM-IV-TR-Klassifikation

Nach den im deutschen Sprachraum gängigen Kriterien in ICD-10 wie auch in DSM-IV-TR findet sich die Bulimia nervosa innerhalb des Oberbegriffs ‚▶ Ess-Störungen' (ICD-10: F50 Codierungen, DSM-IV-TR: 307.1, 307.51, 307.50). Das Kernmerkmal einer bulimischen Ess-Störung besteht im Auftreten von subjektiv als nicht kontrollierbar wahrgenommenen ▶ Essattacken, auf die ein oder mehrere kompensatorische Verhaltensweisen folgen, um eine Gewichtszunahme zu verhindern (vor allem selbstinduziertes Erbrechen).

Auf psychopathologischer Ebene bestehen wie bei der ▶ Anorexia nervosa im Sinne einer Körperschemastörung ausgeprägte Ängste vor Gewichtszunahme oder davor dick zu werden.

Für bulimische Störungsbilder, bei denen bei ansonsten typischem klinischen Krankheitsbild eine oder mehrere Kriterien nicht erfüllt sind (wie z. B. Normal- oder ▶ Übergewicht (ICD-10); geringere Häufigkeit der Essanfälle und der kompensatorischen Maßnahmen (DSM-IV-TR)), sehen ICD-10 die Verschlüsselung F50.3 (atypische Bulimia nervosa) und DSM-IV-TR die deutlich unschärfere Codierung 307.50 (Nicht näher bezeichnete Ess-Störung) vor. Weiterhin sieht DSM-IV-TR für Patienten mit Essanfällen, aber fehlenden kompensatorischen Maßnahmen, die Diagnose einer so genannten ▶ Binge-eating-Störung (siehe ▶ binge eating disorder) innerhalb der Codierung 307.50 vor, für die aber im Anhang diagnostische Kriterien formuliert sind.

Synonyme
Bulimie; Ess-Brechsucht; Bulimarexie

Englischer Begriff
Bulimia nervosa

Definition
Begriffsgeschichte
Der Terminus „Bulimia" leitet sich aus den griechischen Wörtern bous = „Ochse" und limos = „Hunger" ab und bedeutet somit dem Wortsinn nach „Ochsenhunger".
Russell (1979) formulierte für die Bulimia nervosa als erster Kriterien zur Diagnosestellung, die auch teilweise bis heute Verwendung finden; 1980 wurde „Bulimie" erstmals als eigenständige Diagnose in das DSM-III aufgenommen.

Klinik
Zwischen der Bulimia nervosa und der ▶ Anorexia nervosa bestehen Überschneidungen in wesentlichen Bereichen. Oftmals erfolgt zeitlich ein Übergang von der Anorexia nervosa zur Bulimia nervosa. Soziodemographisch ist beiden Ess-Störungen gemein, dass sie vor allem bei jungen Frauen auftreten. Der Erkrankungsbeginn liegt bei der Bulimia nervosa in der Regel später, was oftmals dadurch bedingt ist, dass eine anorektische Ess-Störung in eine bulimische Ess-Störung übergeht.
Die Patienten versuchen auf der ▶ Verhaltensebene ein **restriktives Ernährungsverhalten** einzuhalten (restraint eating), auf der psychopathologischen Ebene zeigen sie eine übermäßig große Beschäftigung mit und Bewertung von Figur und Gewicht, verbunden mit dem Wunsch bzw. Drang, an

Gewicht abzunehmen, oder sich selbst gesetzte „magische Gewichtsgrenzen" nicht zu überschreiten.
Hinsichtlich psychopathologischer **Komorbidität** zeigen die Patienten ein erhöhtes Auftreten insbesondere ▶ depressiver Störungen wie auch ▶ Angststörungen und zwanghaft-perfektionistische Einstellungs- und Verhaltensmuster (vor allem Essrituale, Wunsch nach Ordnung und Symmetrie). Sie sind insbesondere bei einer Anorexia nervosa zu beobachten, finden sich aber auch bei Patienten mit Bulimia nervosa, werden durch die Ess-Störung verstärkt, bleiben aber auch nach Überwindung der akuten Erkrankungsphase häufig weiter bestehen.
Bezüglich **psychosozialer Faktoren** (Ausbildungs-, Arbeitssituation, Fähigkeit zum Eingehen sozialer und insbesondere partnerschaftlicher Beziehungen, Freizeitverhalten) weisen die Patienten oft erhebliche Defizite und im Verlauf der Erkrankungen ein zunehmendes soziales Rückzugsverhalten auf.
Im Gegensatz zu Patienten mit einer Anorexia nervosa, die ihre Erkrankung eher verleugnen, deren Verzerrung der Körperwahrnehmung ausgeprägter ist und die perfektionistischer und introvertierter sind, zeigen Patienten mit einer Bulimia nervosa eher ▶ Krankheitseinsicht und auch einen Leidensdruck mit dem Wunsch nach therapeutischer Hilfe und sind eher extravertiert, stimmungslabil und impulsiver.
Obwohl Patienten mit Bulimia nervosa – schon definitionsgemäß durch die diagnostischen Kriterien in Abgrenzung zur Anorexia nervosa – zumeist normalgewichtig sind, können sich im Verlauf der Erkrankung aufgrund des oftmals extrem gezügelten Essverhaltens und der dadurch bedingten Mangelernährung sowie der teilweise drastischen Maßnahmen zur Gewichtskontrolle vielfältige medizinisch-physiologische wie auch psychologisch-psychiatrische Begleit- und Folgesymptome einstellen. Diese veränderten physiologisch-psychologischen Prozesse können nun wiederum im Sinne

eines Circulus vitiosus zur Aufrechterhaltung der Ess-Störung beitragen. Der Kliniker wird jedoch im Alltag mit den schwerwiegenderen Komplikationen nur selten konfrontiert. Klinisch bedeutsam sind insbesondere der Elektrolytstatus und Herzfunktionsstörungen der Patienten, bedingt durch extremes „Purging"-Verhalten.

Zur Frage der **Ätiologie** der Bulimia nervosa hat sich in den letzten Jahren ein bio-psychosozialer Erklärungsansatz herauskristallisiert, bei dem im Sinne eines Diathese-Stress-Ansatzes ein interaktives Zusammenwirken von prädisponierenden (genetische Faktoren, Lernerfahrungen in der Ursprungsfamilie), sozio-kulturellen (kulturell vorgegebenes Schlankheitsideal mit Diätverhalten), auslösenden (belastende Lebensereignisse) und aufrechterhaltenden (psychobiologische und soziale Begleit- und Folgeerscheinungen der Erkrankung) Bedingungen angenommen wird.

Therapie

Je nach Schweregrad der bulimischen Erkrankung bestehen Interventionsmöglichkeiten, die von ambulanten Maßnahmen über teilstationäre, vollstationäre psychosomatische Maßnahmen bis hin zur Behandlung in einer geschlossenen Abteilung einer psychiatrischen Klinik oder Intensivstation bei akut suizidalen oder medizinisch lebensbedrohlichen Komplikationen reichen.

Psychotherapeutisch steht bei der Behandlung bulimischer Patienten zunächst eine Normalisierung des Essverhaltens im Sinne eines „Ernährungsmanagements" (siehe z. B. Lennerts 1991) sowie eine Durchbrechung des Kreislaufs von Essanfällen und kompensatorischen Maßnahmen (in der Regel Erbrechen) im Vordergrund („Reaktionsverhinderung"). In einem weiteren Schritt sind die Bedingungen der Entstehung und Aufrechterhaltung der Ess-Störung zu bearbeiten. Zielsetzung bilden hier schwerpunktmäßig die Verbesserung von Stress- und Problembewältigungsstrategien, die Besserung ess-

störungsspezifischer (z. B. Überbewertung von Gewicht und Figur für das Selbstbild) und allgemein-psychopathologischer Symptome (z. B. ► Depression, Ängste) sowie eine Verbesserung der Affektregulation.

Psychopharmakologisch werden positive Behandlungsergebnisse für ► selektive Serotonin-Wiederaufnahmehemmer (SSRI) und ► trizyklische Antidepressiva berichtet (z. B. Fichter 1993), welche insbesondere eine Verbesserung der oftmals die Ess-Störung begleitenden erheblichen depressiven Verstimmungen bewirken sollen. In jedem Fall ist die Behandlung durch auf Ess-Störungen spezialisierten Abteilungen bzw. im ambulanten Bereich durch Fachärzte oder psychologische Psychotherapeuten mit fundierten Kenntnissen der Ess-Störungstherapie empfehlenswert.

Wirksamkeit

Ausgehend von den empirischen Forschungsergebnissen zu den psychobiologischen Folgen extremen Diätverhaltens einerseits sowie zu den psychologisch-psychiatrischen Defiziten (Problem- und Konfliktlösungsstrategien, Selbstwertproblematik) der Patienten andererseits haben sich in der Behandlung bulimischer Ess-Störungen multimodale kognitiv-verhaltenstherapeutische Therapieansätze bewährt, bei denen im Sinne eines „contract managments" wesentliche therapeutische Rahmenbedingungen vereinbart werden (z. B. Einwilligung zu Maßnahmen der Symptomunterbrechung („response prevention"), Normalisierung des Essverhaltens mit Integration bisher vermiedener Nahrungsmittel in die Ernährung).

Quadflieg und Fichter (2003) berichten in ihrem Übersichtsartikel zum Verlauf bulimischer Ess-Störungen über eine erhebliche Spannweite der Ergebnisse, aus denen sich kein klares Bild zu ergeben scheint. Zusammenfassend urteilen die Autoren sehr vorsichtig, dass sich therapeutisch kurzfristig zwar gute Behandlungsergebnisse erzielen lassen, der langfristige Verlauf jedoch durch ein erhebliches Ausmaß an Rückfällen und Chronifizierung gekennzeichnet ist. Nach ungefähr zehn Jahren wiesen zwischen zwei Drittel und drei Viertel der untersuchten Patienten zumindest teilweise eine Besserung auf, ca. ein Viertel der Patienten litten nach einem Beobachtungszeitraum von zehn Jahren weiterhin an Bulimia nervosa. Hinsichtlich der unmittelbar auf eine bulimische Störung zurückgehenden Mortalität ergeben sich in neueren Studien niedrige Werte. Allerdings zeigten sich erstaunlich hohe Werte bezüglich ▶ Suizid und Verkehrsunfällen als Todesursache. Neben der rein störungsspezifischen Remission zeigen die Daten zur weiteren psychosozialen Entwicklung der Patienten, dass diese zwar im Mittel Verbesserungen zeigten, dennoch weiterhin deutlich mehr Probleme in den Bereichen Sozialverhalten und vor allem Sexualität aufwiesen als Vergleichsgruppen.

Sofortmaßnahmen

Pharmakologische Sofortmaßnahmen können bei Elektrolytentgleisungen aufgrund eines erheblichen „Purging"-Verhalten insbesondere in der Substitution von Kalium bestehen. Bei extremen Angst- und/oder Erregungszuständen kann eine kurzfristige Gabe einer sedierenden Medikation indiziert sein.

Psychotherapeutisch stehen in Krisensituationen gegebenenfalls insbesondere bei Patienten mit einer erheblichen ▶ Impulskontrollstörung Interventionen zur Stabilisierung im Vordergrund. Allgemein gilt es, die ▶ Therapiemotivation den Patienten zu stärken, verbunden mit der Erarbeitung von Rahmenbedingungen, unter denen eine Therapie nur sinnvoll sein kann (siehe oben, z. B. Einwilligung in Maßnahmen zur Symptomunterbindung).

Epidemiologie

Die Prävalenzraten für Bulimia nervosa liegen für das Altersspektrum von Frauen zwischen 18 und 30 Jahren im angloamerikanischen Raum zwischen 1 % und 3 %. Westenhöfer (2001) berichtet für den deutschen Sprachraum eine Prävalenzrate von 1,1 %.

Verlauf

Der Beginn der bulimischen Symptomatik liegt mit durchschnittlich 16–18 Jahren ca. zwei bis drei Jahre später als bei der Anorexia nervosa (Stice et al. 1998). Allerdings ist es meist schwierig, einen konkreten Zeitpunkt als Erkrankungsbeginn festzustellen, da oftmals ein gleitender Übergang von in der Allgemeinbevölkerung weit verbreiteten ess-störungsspezifischen Symptomen, wie übermäßige Sorge um Figur und Gewicht sowie Diätverhalten, hin zum manifesten Erscheinungsbild einer bulimischen Ess-Störung zu beobachten ist.

Wie bei der Anorexia nervosa handelt es sich auch bei bulimischen Ess-Störungen um oftmals chronische Krankheitsverläufe mit häufigen Rückfällen und Übergängen der Störungen untereinander sowie auch zu nicht näher bezeichneten Ess-Störungen oder zur ▶ binge eating disorder.

Prognose

Hinsichtlich möglicher prognostischer Faktoren fanden Quadflieg und Fichter (2003) keine eindeutigen Ergebnisse. Die relativ stärksten Zusammenhänge eines negativen Krankheitsverlaufs mit „Krankheitsdauer", „niedrigem Körpergewicht" und „vorausgegangenen Behandlungen" scheinen sich nach Ansicht der Autoren bei einer Subgruppe von Patienten zu zeigen, die sich durch ein hohes Maß an Chronifizierung auszeichnet, die aber prognostische Aussagen über den Verlauf einer bulimischen Ess-Störung im Allgemeinen aber nicht zulässt.

Bulimie

▶ Bulimia nervosa

Burn-out

▶ Helfersyndrom

Buspiron

Dr. med. Peter Zwanzger

Medikamentengruppe

Buspiron ist ein Pyrimidinylpiperazinderivat aus der Stoffklasse der Azapirone.

Produktnamen

Bespar

In Deutschland zugelassene Indikationen

Behandlung von Angstzuständen leichter bis mittelstarker Ausprägung, innerer Unruhe. Klar belegt ist für Buspiron bisher die Wirksamkeit bei der ▶ generalisierten Angststörung. Für andere Angststörungen konnte bisher kein Wirksamkeitsnachweis erbracht werden.

Pharmakokinetik

Die Halbwertszeit von Buspiron, welches relativ rasch resorbiert wird, beträgt zwei bis drei Stunden. Buspiron wird zu mehreren hydroxylierten Metaboliten und durch oxidative Spaltung zu 1-Pyrimidinyl-Piperazin abgebaut, das etwa 25 % der pharmakologischen Aktivität der Muttersubstanz aufweist.

Dosierung

Der Dosisbereich liegt bei 15–30 mg Buspiron täglich. Bis zu 60 mg/Tag können im Einzelfall verordnet werden. Es wird empfohlen, die Dosis langsam zu steigern. Wirkeffekte sind frühestens nach 14 Tagen zu erwarten. Bei eingeschränkter Leber- und Nierenfunktion wird eine Dosisreduktion empfohlen. Ebenso sollten Einzeldosen von 30 mg nicht überschritten werden.

Kontraindikationen

Schwere Leber- und Nierenerkrankungen, akutes Engwinkelglaukom, Myasthe-

nia gravis, akute Alkohol-, Schlafmittel-, Analgetika- und Psychopharmakaintoxikationen. Während der Schwangerschaft und Stillzeit sollte Buspiron nicht verordnet werden.

Nebenwirkungen

Am häufigsten wurden Schwindel, Magenbeschwerden, Übelkeit, Durchfall, Kopfschmerzen, Nervosität, Erregung, Schlaflosigkeit und Benommenheit berichtet. Bei höheren Einzeldosen ab 20 mg kann dosisabhängig eine Dysphorie auftreten.

Wechselwirkungen

Buspiron wird hauptsächlich über die ▶ Cytochrom-P 450-Monooxygenase CYP 3A4 metabolisiert. Daher können stark wirksame Inhibitoren dieses Enzyms wie Nefazodon, Erythromycin, Itraconazole, Diltiazem, Cimetidin, Ketoconazol und Ritonavir die Bioverfügbarkeit steigern. CYP 3A4-induzierende Arzneimittel wie Rifampicin, Dexamethason, Phenytoin, Phenobarbital oder Carbamazepin können die Metabolisierungsrate von Buspiron erhöhen. Nahrungsmittel steigern die Bioverfügbarkeit von Buspiron, Grapefruitsaft erhöht die Plasmaspiegel.

Wirkmechanismus

Die Substanz wirkt als partieller Agonist an den 5-HT1A-Rezeptoren.
Buspiron wirkt anxiolytisch. Sedierende Eigenschaften bestehen nicht. Die Substanz hat zudem keine muskelrelaxierenden oder antikonvulsiven Eigenschaften. Derzeit liegen keine Daten vor, nach denen Buspiron zu einer Einschränkung der kognitiven Leistungsfähigkeit und Reaktionsbereitschaft führt. Eine Entwicklung von Toleranz, Missbrauch und Abhängigkeit wurden nicht beobachtet. Obwohl das Präparat gute Wirksamkeit in der Behandlung der generalisierten Angststörung zeigt, muss klar herausgestellt werden, dass sich die Substanz zur Sedierung von Unruhezuständen, zur Behandlung bei ▶ Panikattacken oder psychotischen Angstzuständen nicht eignet.

Cannabinoide

Prof. Dr. med. Harald Hampel

Synonyme
THC; Ugs.: Gras, Hasch, Kif, Pot

Definition
Komplexe Mischung psychoaktiver Substanzen aus den abgesonderten Substanzen der weiblichen Pflanze der Spezies Cannabis sativa variatio indica (Indischer Hanf).

Störungsaspekt
Cannabinoide sind im Allgemeinen gut verträglich.
Akute unerwünschte Wirkungen sind Tachykardie, Hypotonie, Mundtrockenheit und Bindehautreizung, selten und v. a. in hoher Dosierung auch Übelkeit und Erbrechen.
Die Substanz kann **akute psychische Nebenwirkungen** auslösen: Euphorie, Enthemmung, Wahrnehmungsstörungen, zeitliche Desorientierung, Angst- und Panikreaktionen.
Für folgende Personengruppen ist der Genuss von Cannabis **kontraindiziert**: Schwangere, stillende Mütter, Kinder vor der Pubertät, Patienten mit Herzleiden und ▶ Psychosen.
Cannabinoide nehmen **Einfluss auf Verhalten** und **kognitive Fähigkeiten** und schränken somit die Fähigkeit, am Straßenverkehr teilzunehmen, stark ein.

Regelmäßiger Konsum geht einher mit einem erhöhten Risiko für chronische Bronchitiden, verbunden mit einem erhöhten pulmonalen Krebsrisiko.
Für Konsumenten besteht bei **familiärer Vorbelastung** ein erhöhtes Risiko, eine Psychose zu entwickeln. Zudem ist die Entwicklung einer Toleranz möglich.

Volltext
Circa 70 verschiedene Verbindungen zählen zur Gruppe der Cannabinoide, von denen nicht alle pharmakologisch und strukturell bekannt sind. Ihnen gemeinsam ist das Cannabinol-Grundskelett. Es enthält Wasserstoff-, Sauerstoff- und mindestens 21 Kohlenstoffatome. Bei der Nomenklatur werden die C-Atome durchnummeriert. Ein vorangestelltes Δ vor der eigentlichen Stoffbezeichnung weist auf eine Doppelbindung an dieser Stelle hin (Beispiel: Δ-8-THC zeigt eine Doppelbindung am 8. C-Atom an). Hauptverantwortlich für die psychoaktive Wirkung ist das Δ-9-THC (Delta-9-Tetrahydrocannabinol). Andere Cannabis-Arten enthalten zusätzlich Δ-9-THCV (Tetrahydrocannabivarin). In der Pflanze liegt der größte Teil des Wirkstoffs als Carbonsäure des THC vor (THC-Säure oder THCA). Bei THCA unterscheidet man 2 Typen. Je nach Position der angehefteten Carboxylgruppe (-COOH) gibt es THCA-A und THCA-B. Aus THCA entsteht beim Erhitzen (Rauchen oder Backen) durch Decarboxylierung THC, die psychoaktiv wirksame Substanz. Für den Geruch von Cannabis sind die in den Blättern und im Harz

enthaltenen ätherischen Öle verantwortlich. Da das genaue Cannabinoid-Profil, also das Mengenverhältnis der verschiedenen Cannabinoide zueinander, das sich während des Wachstums dauernd ändert, für die Wirkung von Cannabis verantwortlich ist, ist auch die Wirkung durch die Wahl des Erntezeitpunkts beeinflusst.

Cannabinoide werden in aller Regel geraucht, können aber auch oral oder intravenös appliziert werden. THC ist fettlöslich und kann sich daher in Fettgewebe anreichern. Es hat eine Halbwertszeit von 7–8 Tagen und wird vornehmlich über den Urin ausgeschieden. Cannabis gehört zur Gruppe der Rauschmittel. Derzeit werden Cannabinoide bei der Behandlung von Appetitlosigkeit und Abmagerung, chronischen Schmerzen, Übelkeit und Erbrechen eingesetzt. Gemäß Betäubungsmittelgesetz ist derzeit in Deutschland der Besitz von Pflanzenteilen und Saatgut von Cannabis strafbar. Gerade in der Diskussion um die Legalisierung des Cannabiskonsums wird das Gefährdungspotenzial und die Folgen für die Gesundheit bei Langzeitmissbrauch deutlich. Unstrittig ist, dass der Konsum von Cannabis unmittelbar zu Leistungseinbußen in der Wahrnehmung, Aufmerksamkeit und Reaktionsfähigkeit führt und somit die Fahr- und Flugtauglichkeit erheblich einschränkt. Der chronische Konsum von THC führt nach allgemeiner Ansicht nicht zu einer körperlichen Abhängigkeit mit Entzugserscheinungen, wohl aber zu einer psychischen Habituation mit starkem Verlangen nach der Droge.

Cannabis

Prof. Dr. med. Harald Hampel

Synonyme

Übergeordneter Begriff für Produkte des (indischen) Hanfs wie Haschisch (in der Drogensprache auch „Dope", „Piece", „Kanten", „Kraut"), Haschischöl, Haschöl, Hemp, Marihuana, Marijuana (in der Drogensprache auch „Gras", „Weed", „Ganja")

Definition

Cannabis ist der Oberbegriff für aus indischem Hanf (Cannabis sativa L., Cannabis indica) hergestellte Produkte wie Haschisch, Marihuana und Haschöl.

Haschisch ist eine gepresste, harzreiche Form (Cannabisharz), bestehend v. a. aus den Blüten der weiblichen Hanfpflanzen.

Marihuana ist ein Produkt aus den getrockneten und zerkleinerten Pflanzenteilen, insbesondere der weiblichen Blüten.

Haschöl ist ein klebriger und sehr dickflüssiger Harzauszug aus Teilen der Hanfpflanze. Während die beiden erstgenannten Produkte weit verbreitete Handelsformen darstellen, ist das Haschöl ein eher selteneres Produkt.

Cannabis gehört zur Gruppe der Rauschmittel. Die berauschende Wirkung geht insbesondere von den so genannten ► Cannabinoiden aus. Hauptwirkstoff ist Tetrahydrocannabinol (THC), das bestimmte Rezeptoren (THC-/Anandamid-Rezeptoren) in der Großhirnrinde stimuliert. Der THC-Anteil der Produkte Haschisch, Marihuana und Haschöl ist unterschiedlich (Haschisch ∼ 4–8 %, Marihuana ∼ 2–4 %, Haschöl bis 50 %), die Wirkungsweise von Cannabis variiert also je nach Produkt und zusätzlich auch je nach Applikationsart (inhalativ: rauchen, Aerosolspray, vaporisieren; oral: essen, trinken).

Störungsaspekt

Cannabis gehört zur Gruppe der Rauschmittel. Gemäß **Betäubungsmittelgesetz** (BTMB) ist derzeit in Deutschland der Besitz von Pflanzenteilen und Saatgut von Cannabis strafbar. Gerade in der Diskussion um die Legalisierung des Cannabiskonsums wird das Gefährdungspotential und die Folgen für die Gesundheit bei Langzeitmissbrauch deutlich.

Psychoaktive Substanz der Cannabisprodukte ist das **THC**, welches über den Blutweg ins Gehirn gelangt. Dort entfaltet es über bestimmte Rezeptoren (THC-/Anandamid-Rezeptoren) seine Wirkung (Entspannung, milde Euphorie, Verstärkung von Sinneswahrnehmungen, Beeinflussung von Bewegungskoordination und Gedächtnisfunktionen). THC-/Anandamid-Rezeptoren sind v. a. im Kleinhirn und im Bereich der Basalganglien lokalisiert. Hier kommt es durch THC-Wirkung zu Störungen von Bewegungsabläufen und der Feinmotorik. Darüber hinaus findet man THC-/Anandamid-Rezeptoren im Bereich des Hippocampus (wichtiger Ort des Gefühlszentrums) und der frontotemporalen Großhirnrinde (Hirnbereiche des Bewusstseins und von Gedächtnisfunktionen). Die euphorisierende Wirkung und die Intensivierung von Sinneseindrücken durch Cannabiskonsum wird durch die Wirkung von THC in diesen Bereichen herbeigeführt. Im Hirnstamm, der lebenswichtige Vitalfunktionen wie beispielsweise die Atmung steuert, finden sich kaum THC-/Anandamid-Rezeptoren.

Wird Cannabis in **oraler Form** aufgenommen (essen: z. B. in Verbindung mit Gebäck, Schokolade, Butter; trinken: z. B. in Verbindung mit Tees, Kakao, alkoholischen Extrakten), wird THC v. a. über den oberen Gastrointestinaltrakt absorbiert und über den Blutweg in die Leber transportiert, wo es größtenteils in seinen Hauptmetaboliten (11-Hydroxy-THC) metabolisiert wird, der wiederum über den Blutweg ins Gehirn transportiert wird.

Bei **inhalativer Applikationsform** von Cannabis gelangt das THC über das Kapillarsystem der Lunge direkt (unter Umgehung des Leberkreislaufes) über den Blutweg ins Gehirn.

Die Wirkung von THC und 11-Hydroxy-THC am Rezeptor ist ähnlich, allerdings ergeben sich je nach Konsumform Unterschiede im Wirkungseintritt, der Wirkungsdauer und der Wirkintensität (Wirkungseintritt: inhalativ → ~ 1–10 Minuten, oral → ~ 45–120 Minuten; Wirkungsdauer: inhalativ → ~ 2–5 Stunden, oral → ~ 5–10, teils bis 48 Stunden; stärkere Intensität des Erlebten bei oraler Aufnahme, schwierigere Dosierbarkeit bei oraler Aufnahme).

Volltext

Cannabis wird als Droge aus Hanf gewonnen und in unterschiedlichen Formen benutzt. Es besitzt sedierende und euphorisierende, in hohen Dosen auch halluzinogene Eigenschaften. Therapeutisch kann die antiemetische und analgetische Wirkung von Cannabis genutzt werden, v.a. in den USA sind mehrere THC-artige Präparate erhältlich. Die Nebenwirkungen des Cannabiskonsums beinhalten die Beeinträchtigung kognitiver Funktionen, die Einschränkung der Fahrtüchtigkeit und schwerwiegendere Folgen bei chronischem Konsum, reichend von Bronchialreizungen bis zum so genannten „**Amotivationssyndrom**" und das Auftreten psychotischer Symptome. Der chronische Konsum von THC führt nicht zu einer körperlichen, wohl aber zu einer psychischen Habituation mit starkem Verlangen nach der Droge.

CBT (cognitive behavior therapy)

▶ Verhaltenstherapie, kognitive

Cerebropathie

▶ Enzephalopathie

Charakterneurose

▶ Persönlichkeitsstörung

Chemophobie

▶ Multiple chemische Sensibilität (MCS)

Chloralhydrat

Dr. med. Stefan Teipel

Medikamentengruppe
Hypnotika

Produktnamen
Chloraldurat

In Deutschland zugelassene Indikationen
Durchschlafstörungen; zur Beruhigung bei Erregungszuständen organischer und/oder psychischer Genese

Sonstige Anwendungsgebiete
Prämedikation bei Kindern vor lokalchirurgischen Eingriffen.
Cave: In dieser Anwendung in deutlich niedrigerer Dosierung (siehe unten)!

Pharmakokinetik
Chloralhydrat ruft vermutlich über eine Inhibierung der Aldehyddehydrogenase eine Verminderung der Bindung von freiem Azetylcholin hervor, wodurch eine Funktionseinschränkung des Zentralnervensystems eintritt. Zudem wird ein Angriffspunkt am $GABA_A$-Rezeptorkomplex und am NMDA-Rezeptor diskutiert. Die Erregbarkeit dopaminerger Neurone in der Pars reticulata des Hypothalamus soll verringert werden. In schlafpolygraphischen Untersuchungen an gesunden Probanden und Patienten in verschiedenen Altersklassen fanden sich eine Verlängerung der Schlafzeit, eine Verringerung der Wachphasen und eine Zunahme des Tiefschlafs. Der ▶ REM-Schlaf war unbeeinflusst. Rasche Resorption (30 min) und Reduktion durch Alkoholdehydrogenase in Leber und Niere zum eigentlich aktiven Metaboliten Trichloräthanol (HWZ 7–9 h). Trichloräthanol wird nach Glukuronidierung renal eliminiert sowie zu der hypnotisch unwirksamen Trichloressigsäure (HWZ 4 Tage) weitermetabolisiert. Elimination durch Hämoperfusion möglich.

Dosierung
Bei Schlafstörungen 500–1000 mg 1/2 Stunde vor dem Schlafengehen; zur Beruhigung bei Erregungszuständen ein- bis dreimal täglich 250 mg; Einmaldosis von 1 g und Tagesdosis von 2 g sollten nicht überschritten werden.
Cave: Bei Kindern Tagesdosen von 25–50 mg/kg KG nicht überschreiten!

Kontraindikationen
Kinder unter sechs Jahren, Cumarinkoagulantientherapie, bestehende Gastritis, Atemstörungen, Schlafapnoesyndrom, schwere Leberfunktionsstörungen, Niereninsuffizienz (Kumulationsgefahr), Herzinsuffizienz (NYHA III u. IV), Herzrhythmusstörungen

Nebenwirkungen
Nervensystem: zentralnervöse Störungen in Form von Müdigkeit, Verwirrtheitszuständen, Ängstlichkeit, Unruhe, Kopfschmerzen.
Gastrointestinaltrakt: Übelkeit; Schleimhautreizung (selten, nur bei rektaler Anwendung).
Kardial: Arrhythmien.
Sonstiges: Überempfindlichkeitsreaktionen (selten: z. B. Hautreaktionen).
Toxische Erscheinungen ab einer Tagesdosis von 4 g; führende Symptome sind Kopfschmerz, Verminderung der Aufmerksamkeit, verwaschene Sprache und Verwirrtheit sowie kardiale Erregungsleitungsstörungen.
Letale Dosis: 6–10 g.
Chronische Einnahme in hohen Dosen über mehrere Jahre kann zu schleimig-blutigen Durchfällen führen.
Cave: deutliche Gefahr von Toleranz- und Abhängigkeitsentwicklung.

Cave: schleimhautreizende Wirkung, daher bei oraler Appplikation mit viel Flüssigkeit einnehmen.

Wechselwirkungen
Siehe Tabelle 1.

Chloralhydrat. Tab. 1 Wechselwirkungen.

Komedikation	Art der Wechselwirkung
Cumarinantikoagulation (Warfarin, Phenprocoumon)	Verstärkung der antikoagulierenden Wirkung
SSRI (Fluoxetin, Fluvoxamin)	Verstärkte Sedierung und verstärkte Nebenwirkungen durch Chloralhydrat
Zentraldämpfenden Pharmaka (Benzodiazepine, Barbiturate u. a.)	Gegenseitige Wirkungsverstärkung
Alkohol	Gegenseitige Wirkungsverstärkung
Antidiabetika (Sulfonylharnstoffe)	Verstärkung der Antidiabetikawirkung möglich (Verdrängung aus der Plasmaeiweißbindung)

Wirkmechanismus
Chloralhydrat wurde erstmals 1832 von dem Chemiker Justus von Liebig dargestellt und 1869 in Deutschland als Schlafmittel eingeführt. Chloralhydrat verkürzt die Einschlafzeit und verlängert die Schlafdauer, hat aber insgesamt nur eine geringe hypnotische Potenz, die durch Enzyminduktion bereits nach einigen Tagen Anwendung weiter abnimmt. Die Wirkdauer beträgt ca. 5 h. REM- und Tiefschlaf sollen in Dosen bis 1 g nicht supprimiert werden. Bei der Insomniebehandlung spielt Chloralhydrat keine bedeutsame Rolle mehr, wird von einigen Autoren allerdings zur Behandlung von Schlafstörungen im Alter empfohlen, da hier die Verträglichkeit besser sei als die von ► Benzodiazepinen oder andern Hypnotika, insbesondere da es

seltener zum Auftreten paradoxer Reaktionen und zu Überhangphänomenen komme (Gündel 1999). Diese Einschätzung ist allerdings umstritten (Clarenbach et al. 1995). Obwohl Chloralhydrat seit über 130 Jahren als Hypnotikum eingesetzt wird, ist die Datenlage aus kontrollierten Studien zur Beurteilung des Einsatzes als Hypnotikum und als Tagessedativum im Alter nicht ausreichend. Der Einsatz von Chlorahydrat als Einmalgabe zur Prämedikation bei Kindern ist umstritten.

Cholinerge Antagonisten

► Anticholinergika

Chorioretinopathia centralis serosa

Prof. Dr. med. Volker Köllner

ICD-10/DSM-IV-TR-Klassifikation
Das Krankheitsbild wird in ICD-10 mit H35.7 verschlüsselt. Wenn die Symptomatik in einem deutlichen Zusammenhang mit Stressbelastung steht, sollte F54 (Psychische Faktoren oder Verhaltensfaktoren bei andernorts klassifizierten Erkrankungen) als Ergänzung codiert werden.

Synonyme
Retinopathia centralis serosa; Retinitis centralis serosa

Definition
Makulopathie als Folge subretinaler Flüssigkeitsansammlung. Leitsymptom ist ein plötzlich einsetzender mäßiger Rückgang der Sehschärfe mit zentralem Skotom. Die Ursache ist noch unklar, vermutet wird eine kurzdauernde vaskuläre Fehlregulation auf der Ebene der Chorioidea. Da diese ausgeprägt autonom innerviert ist, liegt der Gedanke an eine vegetative Störung nahe.

Dem entspricht die klinische Erfahrung, dass es zur Erstmanifestation und zu Rezidiven gehäuft in Lebensphasen besonderer Stressbelastung kommt und dass eine entsprechende Verhaltensänderung die Genesung beschleunigt.

Therapie

Eine medikamentöse Therapie ist nicht bekannt; augenärztlich gegebenenfalls Laserkoagulation.
Beratung hinsichtlich der eher günstigen Prognose und der psychosomatischen Zusammenhänge des Krankheitsbildes. Bei nachgewiesenem Zusammenhang mit Stressbelastung Vermitteln eines ► Entspannungsverfahrens, Stressbewältigungstraining.

Wirksamkeit

Evidenzbasierte Therapiestrategien liegen noch nicht vor. In Kasuistiken gutes Ansprechen auf Stressbewältigung, vor allem zur Sekundärprophylaxe. Kontrollierte Studien sind wünschenswert, auch weil sie zum besseren Verständnis dieser Störung beitragen könnten.

Epidemiologie

Betroffen sind vor allem Männer zwischen dem 20. und 45. Lebensjahr.

Verlauf

Spontanheilung mit Wiederherstellung der ursprünglichen Sehschärfe innerhalb eines Monats bis sechs Monaten in 80–90 % der Fälle, aber hohe Rezidivrate (ca. 40 %) mit der Gefahr der Bildung von Narben.

Chronic-fatigue-Syndrom (CFS)

Prof. Dr. med. Michael Zaudig

ICD-10/DSM-IV-TR-Klassifikation

Weder nach ICD-10 noch nach DSM-IV-TR gibt es Diagnosekriterien für das Chronic-fatigue-Syndrom (CFS). Allerdings gibt es eine auffallend hohe Ähnlichkeit auf der deskriptiven Ebene mit der ICD-10-Diagnose der ► Neurasthenie (ICD-10: F48.0).

Synonyme

Neurasthenie; Chronisches Müdigkeitssyndrom; Postvirales Müdigkeitssyndrom; Neuromyasthenie; Benigne epidemische myalgische Enzephalomyelitis; Chronisches Epstein-Barr-Virus-Syndrom

Englischer Begriff

Chronic fatigue syndrome; Lake Tahoe Disease; Myalgic encephalomyelitis; Neurasthenia

Definition

Begriffsgeschichte

Im Jahr 1984 kam es zu einer bis heute noch ungeklärten Epidemie am kalifornischen **Lake Tahoe**, bei der als Leitsymptom eine ausgeprägte Mattigkeit, Müdigkeit, Schlappheit imponierte und auf die Epstein-Barr-Virus-Infektion zurückgeführt wurde. Später wurde das Herpesvirus Typ 6 für diese Epidemie verantwortlich gemacht und entsprechend „Lake-Tahoe-Virus" genannt. Das Müdigkeitssyndrom wurde Gegenstand heftiger wissenschaftlicher Kontroversen (hauptsächlich Virologen und Infektionsforscher). Es ergab sich jedoch keine statistisch aussagekräftige Korrelation zwischen den Epidemien mit chronischer Müdigkeit und den Befunden einer Epstein-Barr-Virus-Infektion. Forscher des US-amerikanischen Center of Disease Control (CDC) schlugen vor, für dieses Müdigkeitssyndrom nicht mehr den Begriff Epstein-Barr-Virus-Infektion zu verwenden, sondern durch den Begriff „Chronic Fatigue Syndrome" zu ersetzen. Das **chronische Müdigkeitssyndrom** ist eine Erkrankung, die durch eine chronische und stark beeinträchtigende Müdigkeit sowie einer bunten Vielfalt an Symptomen gekennzeichnet ist, für die sich bislang weder eine einheitliche Ursache noch spezifische Laborparameter nachweisen ließen. Die rein deskriptive Syndromdiagnose stellt somit immer eine Ausschlussdiagnose dar. 1988 wurden **Forschungskriterien** für das Chronic-fatigue-Syndrom – die CDC-Kriterien – publiziert. Für die CFS-Syndromdiagnose müssen folgende Kriterien erfüllt sein: Das Neuauftreten einer anhaltenden oder wiederkehrenden, deutlich beeinträchtigenden Müdigkeit (Leitsymptom), die sich unter Bettruhe nicht bessert, die die psychosoziale Aktivität um mindestens 50 % reduziert und die nicht auf irgend eine bekannte medizinische/psychiatrische Ursache zurückzuführen ist. Die „International Chronic Fatigue Syndrome Study Group" (Fukuda et al 1994) aktualisierte die CDC-Kriterien und schlug die in Tabelle 1 genannten Diagnosekriterien vor.

Leider besteht bis auf das Kriterium einer ausgeprägten und anhaltenden Müdigkeit international wenig Übereinstimmung.

Chronic-fatigue-Syndrom (CFS). Tab. 1 Die Diagnosekriterien des Chronic-fatigue-Syndroms (CFS) (nach Fukuda et al. 1994).

Hauptkriterien: persistierende Müdigkeit oder leichte Ermüdbarkeit
mindestens sechs Monate andauernd
neu aufgetreten
nicht durch eine andere Erkrankung erklärbar
nicht Folge einer chronischen Belastungssituation
durch Bettruhe nicht deutlich zu beheben
deutliche Reduktion der Leistungsfähigkeit
Nebenkriterien: (mindestens vier Nebenkriterien müssen vorhanden sein)
Halsschmerzen
schmerzhafte zervikale oder axilläre Lymphknoten
Muskelschmerzen
Arthralgien
neu aufgetretene Kopfschmerzen
Konzentrations- und Gedächtnisstörungen
fehlende Erholung durch den Schlaf
verlängerte, mehr als 24 Stunden dauernde Müdigkeit nach früher tolerierten Beanspruchungen

Klinik

Symptomatik

Typischerweise lässt der Beginn des Chronic-fatigue-Syndroms an das Vorliegen eines akuten grippalen Infekts denken, die Beschwerden sind dafür aber deutlich länger als es bei einem Infekt zu erwarten wäre. Häufig finden sich Muskel- und Gelenkschmerzen, Lymphknotenschwellungen, die schmerzhaft sein können, ▶ Schlafstörungen, Muskel- und Gelenkschmerzen, subfebrile Temperaturen. Verständlicherweise führen diese Symptome zu einer deutlichen Verminderung der privaten und beruflichen Aktivitäten bis hin zum sozialen Rückzug. Die Patienten können sich nicht vorstellen, dass diese Symptomatik eventuell mit einer psychogenen Ursache zusammenhängt.

War CFS ursprünglich eine Domäne der Internisten und Virologen, so fand CFS zunehmend das Interesse der Psychiater und Psychosomatiker. Ausgangspunkt war die Erkenntnis, dass CFS der Neurasthenie sehr ähnelt. Inzwischen betonen viele Autoren aus dem psychiatrischen und psychosomatischen Bereich die Gemeinsamkeit von CFS und Neurasthenie (siehe Tabelle 2). Darüber hinaus finden sich bei diesen Patienten auffällig oft ▶ depressive Störungen,

Chronic-fatigue-Syndrom (CFS). Tab. 2 Vergleich der Diagnosekriterien für Neurasthenie und Chronic-fatigue-Syndrom (CFS).

Neurasthenie F48.0 (ICD-10) CFS-Kriterien (nach CDC 1988)	
Müdigkeit	+
Körperliche Schwäche	+
Konzentrationsstörungen	+
Muskelschmerzen	+
Kopfschmerzen	+
Schwindel	–
Reizbarkeit	+
Dyspepsie	–
Schlafstörungen	+
Depressionen	+
Angst	+

▶ Angststörungen und ▶ Persönlichkeits-störungen, die von weit verbreiteten unspezifischen Symptomen wie Heuschnupfen oder Infektionen der oberen Luftwege begleitet werden.

Ätiopathogenese

Unter Virologen und Infektiologen wurde und wird CFS weiterhin überwiegend als postvirales Syndrom aufgefasst. Neben dem Epstein-Barr-Virus und dem Herpesvirus Typ 6 wurden auch Enteroviren (insbesondere Coxsackieviren) als Ursache diskutiert sowie bei Vertretern der Alternativmedizin eine Verbindung mit einer intestinalen Candida-albicans-Besiedlung. Diese letztgenannte Hypothese konnte in der Schulmedizin wenig Anklang finden. Eine andere internistische Säule bei der Suche nach der Ätiologie dieses Syndroms stellen immunologische Untersuchungen dar. In einer Gewichtung aller bislang innerhalb der Inneren Medizin, Virologie, Infektiologie und Immunologie erhobenen Befunde kamen Schmitz et al. (1994) zu der Auffassung, dass CFS überwiegend als vorläufige „Arbeitsdefinition" imponiert. Ein wissenschaftlich überzeugendes pathogenetisches Konzept gäbe es nicht.

Diagnostik/Differentialdiagnostik

Die entscheidenden diagnostischen CFS-Kennzeichen (Leitsymptome) sind Ermüdbarkeit, Schwächegefühl sowie die Sorge der Patienten, in geistiger und körperlicher Hinsicht vermindert leistungsfähig zu sein. Diese Beschwerden führen im weiteren Verlauf dazu, dass der Patient immer mehr davon überzeugt ist, an einer organischen Erkrankung zu leiden. Bevor die Diagnose eines Chronic-fatigue-Syndroms bzw. auch einer Neurasthenie gestellt werden kann, sind körperliche Erkrankungen, die mit gesteigerter Ermüdbarkeit einhergehen (z. B. Infekte, Schilddrüsenerkrankungen usw.) auszuschließen.
Die wichtigsten Differentialdiagnosen sind:
● körperliche Erkrankungen, die mit gesteigerter Erschöpfbarkeit einhergehen

(z. B. Autoimmunerkrankungen, Infekte, Malignome, endokrine Erkrankungen);
● eine postenzephalitische oder andere hirnorganisch begründete Erschöpfung;
● vorübergehende Befindlichkeitsstörung mit Erschöpfung (z. B. postviral);
● Schlafstörungen;
● Angststörungen;
● depressive Störungen;
● Erschöpfung bei Persönlichkeitsstörungen;
● ▶ Psychosen;
● Medikamentennebenwirkungen.

Bei dieser ätiologisch uneinheitlichen und in ihrer Symptomatik vielgestaltigen Erkrankung muss sich die Diagnose primär auf den Ausschluss einer organisch fassbaren Ursache stützen (Hausotter 2005).

Therapie

Aufgrund einer fehlenden klaren klinischen Definition, fehlender objektiver Marker und der klinischen Heterogenität der in Therapiestudien eingeschlossenen Patienten ist der Aussagekraft therapeutischer Empfehlungen stark eingeschränkt.

pharmakologisch

Immer wieder wird von einzelnen Autoren als medikamentöse Therapie die Gabe von ▶ Antidepressiva, insbesondere von Trizyklika und SSRI empfohlen, aber auch des reversiblen MAO-A-Hemmers Moclobemid. Kontrollierte Studien liegen jedoch nicht vor oder konnten die Wirksamkeit nicht belegen.

psychotheraputische

Psychodynamische oder analytische Gesichtspunkte standen bisher nicht im Mittelpunkt der therapeutischen und wissenschaftlichen Beschäftigung mit dem Chronic-fatigue-Syndrom.
Die **kognitive Verhaltenstherapie** (siehe ▶ Verhaltenstherapie, kognitive) hat sich zumindest bei einigen Untergruppen der CFS-Patienten als therapeutisch hilfreich

erwiesen. Grundhypothese der verhaltenstherapeutischen Ansätze sind: unangepasstes Krankheitsverständnis, krankheitsbezogene dysfunktionale Kognitionen, ineffektive Bewältigungsstrategien, Stressfaktoren, die die Symptomatik aufrechterhalten. Wichtigstes Therapieziel ist die Einstellung zur Erkrankung als auch die Krankheitsattribution positiv zu beeinflussen. Weitere wichtige Bestandteile sind Aufklärung über die Ursachen der Beschwerden, ▶ Entspannungsverfahren und Einübung veränderter Verhaltensmuster.

Als schwierig erweist sich bei den meisten CFS-Patienten die Fixierung auf eine somatische Erkrankungsursache, so dass die Patienten einer ▶ Psychotherapie erfahrungsgemäß grundsätzlich abgeneigt sind. Ansonsten besteht übereinstimmend die Empfehlung, sich trotz der subjektiven Erschöpfung körperlich zu betätigen. Die Ermunterung zur körperlichen Aktivität gilt als Kernstück einer soliden klinischen Behandlung. Als therapeutisch relevant gilt auch die Vermeidung eines sozialen Rückzugs.

Epidemiologie

Die Epidemiologie und die Prävalenzrate des Chronic-fatigue-Syndroms hängen stark von den verwendeten Diagnosekriterien ab. Entsprechend heterogen ist die Datenlage. Die Bevölkerungsprävalenz wird auf 0,04–1 % geschätzt. Obwohl die Symptombilder von Neurasthenie und CFS nahezu identisch sind, fallen die erheblichen Unterschiede der in der Literatur berichteten Prävalenzraten für die beiden Krankheitsbilder auf.

Verlauf

Der Beginn der Erkrankung ist überwiegend akut, wobei die Initialsymptomatik häufig an einen gravierenden grippalen Infekt denken lässt. Ein schleichender Beginn ist eher selten. Längsschnitt und Follow-up-Untersuchungen zeigen, dass das Chronic-fatigue-Syndrom keine progressive Erkrankung ist; bekannt sind persistierende Verläufe ebenso wie unregelmäßig oder regelmäßig in kurzen Abständen rezidivierende Verläufe. Als prognostisch ungünstige Faktoren erwiesen sich begleitende somatische oder psychiatrische Erkrankungen sowie die feste Überzeugung der Patienten, dass den Symptomen eine somatische Erkrankung zugrunde liegt.

Chronisch unspezifische/ abakterielle Prostatitis

▶ Somatoforme autonome Funktionsstörung des urogenitalen Systems

Chronisch unspezifische/abakterielle/interstitielle Zystitis

▶ Somatoforme autonome Funktionsstörung des urogenitalen Systems

Chronische Schmerzstörung

▶ Schmerzstörung

Chronische Ticstörung

▶ Ticstörungen

Chronische zerebrovaskuläre Insuffizienz

▶ Demenz, vaskuläre

Chronischer Beckenboden-schmerz des Mannes

▶ Somatoforme autonome Funktionsstörung des urogenitalen Systems

Chronisches Epstein-Barr-Virus-Syndrom

▶ Chronic-fatigue-Syndrom (CFS)

Chronisches Krankheitsverhalten

Prof. Dr. med. Volker Köllner

Synonyme

Krankheitsverhalten, chronisches

Definition

Chronisches Krankheitsverhalten bezeichnet ein verhaltensmäßiges, emotionales und kognitives Reaktionsmuster auf eine Erkrankung, das mit Rückzug, Schonung, Ängsten und einer passiven Erwartungshaltung an das Gesundheitswesen einhergeht. Chronisches Krankheitsverhalten ist mit einer schlechten Prognose hinsichtlich Lebensqualität und sozialer Integration verknüpft.

Störungsaspekt

Chronisches Krankheitsverhalten kann sowohl im Zusammenhang mit körperlichen als auch mit psychischen Erkrankungen auftreten.

Volltext

Um zu erklären, warum bei chronischen Erkrankungen subjektives Befinden und objektive Befunde häufig weit auseinander klaffen, wurde in der zweiten Hälfte des letzten Jahrhunderts der Begriff des chronischen Krankheitsverhaltens geprägt und von Zielke und Sturm 1994 insbesondere für den Bereich der Rehabilitation im deutschen Sprachraum etabliert. Patienten mit chronischem Krankheitsverhalten zeichnen sich durch folgende Merkmale aus:

- zunehmende Passivität und Hilflosigkeit,
- Verlust an Selbsthilfemöglichkeiten,
- zunehmende Inanspruchnahme medizinisch-diagnostischer Maßnahmen,
- Verlust an Vertrauen in die Funktionsfähigkeit des eigenen Körpers,
- Verlust an Vertrauen in die eigene psychische Funktionsfähigkeit,
- körperliches Schonverhalten – körperlicher Trainingsmangel,
- psychisches und soziales Schonverhalten – sozialer Trainingsmangel,
- Einschränkung passiver Entspannungsmöglichkeiten,
- Stabilisierung sozialer Beziehungen durch die Krankenrolle,
- Missbrauch von Medikamenten bzw. Abhängigkeitsgefährdung,
- zunehmende Abhängigkeit vom medizinischen Versorgungssystem.

Zur Prävention ist die Etablierung verhaltensmedizinischer Konzepte in Akutbehandlung und ▶ Rehabilitation sinnvoll. Ausgeprägtes chronisches Krankheitsverhalten führt häufig zu psychischen Störungen wie ▶ Anpassungsstörungen, ▶ Depression oder ▶ Angststörungen oder geht mit diesen einher. In diesem Fall ist die Anwendung der bei den jeweiligen Störungsbildern beschriebenen therapeutischen Strategien indiziert. Wenn bei zusätzlich bestehender körperlicher Grunderkrankung komplexe Therapieprogramme mit Sport- bzw. Trainingstherapie und Integrationshilfen zur Erwerbstätigkeit notwendig sind, ist dies häufig nur stationär oder teilstationär im Rahmen der verhaltensmedizinischen Rehabilitation möglich.

C

Chronisches Müdigkeitssyndrom

▶ Chronic-fatigue-Syndrom (CFS)

Circadianer Schlafrhythmus

▶ Schlaf-Wach-Rhythmus

Citalopram

Prof. Dr. med. Ulrich Hegerl

Medikamentengruppe
Selektive Serotonin-Wiederaufnahmehemmer

Produktname
Cipramil, Sepram

In Deutschland zugelassene Indikationen
Episode einer ▶ depressiven Störung.

Sonstige Anwendungsgebiete
▶ Panikstörung, ▶ Zwangsstörung

Pharmakokinetik
Überwiegend hepatischer Metabolismus, Halbwertszeit ca. 36 Stunden, aktive Metaboliten.
Die hemmende Wirkung von Citalopram auf CYP 2D6 ist von vernachlässigbarer klinischer Relevanz.

Dosierung
Beginn mit 20 mg als morgendliche Einmalgabe; bei fehlendem Ansprechen nach zwei Wochen auch Dosissteigerungen bis 60 mg pro Tag möglich; niedriger dosieren bei Lebererkrankungen und höherem Lebensalter.

Kontraindikationen
Kombination mit ▶ MAO-Hemmern; durch initiale Antriebssteigerung ohne ausreichende Stimmungsaufhellung oder initiale Nebenwirkungen kann vereinzelt Suizidalität verstarkt werden (initial enge klinische Überwachung, eventuell initial Kombination mit Benzodiazepinen).

Nebenwirkungen
Initial häufig Übelkeit und Kopfschmerzen. Weitere Nebenwirkungen sind Ejakulationsstörungen, vereinzelt Störung der Sekretion des antidiuretischen Hormons mit Hyponacriämie, innere Unruhe, Agitiertheit, Mundtrockenheit, ▶ Schlafstörung, vereinzelt auch extrapyramidal-motorische Symptomatik.

Wechselwirkungen
Pharmakodynamische Wechselwirkungen mit anderen Serotoninagonisten (MAO-Hemmer, Sumatriptan, Tryptophan) mit Gefahr eines ▶ Serotoninsyndroms.
Vorteilhaft ist das weitgehende Fehlen klinisch relevanter pharmakokinetischer Interaktionen.
Bei Gabe oraler Antikoagulantien ist mit einer Verstärkung der Gerinnungshemmung zu rechnen.

Wirkmechanismus
Erhöhung der zentralen serotonergen Neurotransmission durch selektive Hemmung der Wiederaufnahme von Serotonin in das präsynaptische Neuron nach Freisetzung in den synaptischen Spalt. Citalopram entfaltet seine antidepressive Wirkung mit einer Latenzzeit von ein bis zwei Wochen. Die volle antidepressive Wirksamkeit besteht oft erst nach vier bis sechs Wochen. Etwa 50–70 % der Patienten zeigen eine Remission. Kommt es nach zweiwöchiger Behandlung mit der Initialdosis zu keiner klinischen Besserung, ist eine Dosiserhöhung und bei Erfolglosigkeit nach weiteren zwei Wochen eine Umsetzung auf ein ▶ Antidepressivum aus einer anderen Wirkstoffgruppe zu empfehlen.

Clomethiazol

PD Dr. med. Dan Rujescu

Medikamentengruppe
Entgiftungsmittel; Sedativum/Hypnotikum; Antikonvulsivum

Produktnamen
Distraneurin

In Deutschland zugelassene Indikationen
- Schlafstörungen im höheren Lebensalter; Verwirrtheits-, Erregungs- und Unruhezustände im Rahmen einer ▸ Demenz oder hirnorganischen Psychosyndroms bei Patienten im höheren Lebensalter.
- Akute Entzugserscheinungen nach chronischer Alkoholabhängigkeit, Prädelir und ▸ Delirium tremens (bei stationärer Behandlung).
- Unruhe- und Krampfzustände bei Präeklampsie und Eklampsie.
- Status epilepticus.
- Narkotikum in Kombination mit Sauerstoff-Lachgas oder Regionalanästhesie.

Sonstige Anwendungsgebiete
Keine

Pharmakokinetik
Nach oraler Verabreichung wird Clomethiazol normalerweise rasch resorbiert. Die maximale Plasmakonzentration wird nach Einnahme der Kapseln innerhalb von 90 Minuten und innerhalb von 60 Minuten nach Einnahme der Mixtur erreicht. Die **Bioverfügbarkeit** von oralem Clomethiazol ist niedrig und sehr variabel (bei gesunden Erwachsenen und gesunden älteren Probanden beträgt die Bioverfügbarkeit nach Einnahme von zwei Kapseln 5–60 %; bei höheren Dosen und bei Einnahme der Mixtur kann die Bioverfügbarkeit erhöht sein). Eine beachtliche Erhöhung der Bioverfügbarkeit wurde auch bei Patienten mit einer schweren alkoholbedingten Leberzirrhose beobachtet. Das Verteilungsvolumen liegt im Bereich von 9 l/kg bei gesunden Erwachsenen und bei ca. 13 l/kg bei gesunden älteren Probanden. Bevor Clomethiazol den systemischen Kreislauf erreicht, unterliegt es in der Leber einer hohen Metabolisierungsrate. Clomethiazol wird extensiv metabolisiert durch die Isoenzyme CYP 2A6, CYP 3A4/5 und in geringerem Ausmaß durch CYP 2B6, CYP 1A1 und CYP 2C19. Die Halbwertszeit von Clomethiazol beträgt bei jungen Probanden in der Eliminationsphase ca. vier Stunden. Weniger als 1 % der verabreichten Dosis wird unverändert durch den Urin ausgeschieden. Nach intravenöser Infusion verfügt Clomethiazol über eine Plasmaclearance von 2 l/min.

Dosierung
Dosierung bei **Schlafstörungen** und Störungen des Schlaf-Wach-Rhythmus im höheren Lebensalter: als Anfangsdosis zwei Kapseln (bzw. 10 ml Mixtur) vor dem Schlafengehen. Wenn nötig, können nach 30–60 min weitere zwei Kapseln (bzw. 5–10 ml Mixtur) verabreicht werden.
Dosierung bei **Verwirrtheits-, Erregungs- und Unruhezuständen** sowie Verhaltensstörungen im Rahmen der Demenz und des hirnorganischen Psychosyndroms bei Patienten im höheren Lebensalter: dreimal ein bis zwei Kapseln (bzw. 5–10 ml Mixtur) über den Tag verteilt. In den meisten Fällen wird ein optimaler Effekt nach 10–14 Tagen erreicht. Danach ist oft eine Dosisreduzierung möglich.
Dosierung bei **akuten Entzugserscheinungen** nach chronischem Alkoholabusus, Prädelir und Delirium tremens: zwei bis vier Kapseln oder 10–20 ml Mixtur. Wenn die Sedierung nicht in 30–60 min erreicht wird, können zusätzlich zwei Kapseln oder 10 ml Mixtur gegeben werden. Tritt der gewünschte Effekt (Sedierung bzw. Schlaf) nicht ein, kann diese Dosis nochmals verabreicht werden. Es sollte jedoch die Gabe von sechs bis acht Kapseln. oder 30–40 ml Mixtur in einem Zeitraum von zwei Stunden nicht überschritten werden. Die Behand-

lung sollte unter ausschleichender Dosierung in 10–14 Tagen abgeschlossen sein.

Kontraindikationen
Verdacht auf Schlafapnoesyndrom, zentral verursachte Atemstörungen, akute Intoxikation und vorbestehende Abhängigkeit von Alkohol u. a. psychotropen Substanzen. **Anwendungsbeschränkungen:** eingeschränkte Leber- und Nierenfunktion, portokavaler Shunt, restriktive und obstruktive Ventilationsstörungen, akute Bronchial- oder Lungenerkrankungen, dauerhaft geschwächte Leistung der Atmung. Dosisreduktion bei gleichzeitiger Anwendung von Medikamenten, die dämpfend auf das ZNS wirken, einschließlich Alkohol und ▶ Benzodiazepinen. Wirkungsverstärkung und kardiorespiratorischer Kollaps ist möglich bei Patienten, die während der Behandlung mit Clomethiazol den Alkoholmissbrauch fortsetzen (kann Leberzirrhose oder Atemdepression mit Todesfolge bewirken). Mittelstarke alkoholbedingte Lebererkrankungen schließen die Behandlung mit Clomethiazol nicht aus (erhöhte Verfügbarkeit und verringerte Ausscheidung berücksichtigen), bei Patienten mit schwerer Leberstörungen und eingeschränkter Leberfunktion kann eine Sedierung das Eintreten eines Leberkomas verschleiern. Bei älteren Patienten ist eine regelmäßige Kontrolle notwendig.

Nebenwirkungen
In seltenen Fällen Niesreiz und Tränen, Brennen in Hals und Nase, Magenschmerzen oder Sodbrennen. Diese Nebenwirkungen klingen im Laufe der Behandlung ab. Bei höheren Dosen kann es bei Patienten mit obstruktiven Lungenerkrankungen zu einer weiteren Beeinträchtigung der Atmung kommen. Bei diesen Patienten sollte vorsichtig dosiert werden. Wirkung auf die Atemfrequenz (sowohl Ab- als auch Zunahme), geringe Tachykardie sowie vereinzelte Fälle von Zyanose und Erythem wurden beobachtet. Eine ernste Atmungs- und Kreislaufdepression kann in seltenen Fällen, insbesondere bei Patienten mit bereits bestehender respiratorischer Insuffizienz, auftreten. Bei solchen Patienten ist die Dosis zu reduzieren. Dauerüberwachung von Kreislauf und Atmung muss gewährleistet sein. Guedel-Tubus, Absauggerät und Möglichkeit zur künstlichen Beatmung sind bereitzuhalten.

Wechselwirkungen
Gleichzeitig mit Clomethiazol sollen keine ▶ Psychopharmaka oder andere beruhigende Substanzen verabreicht werden, da mit einer nicht abschätzbaren Wirkungsverstärkung zu rechnen ist. Bei gleichzeitigen Gabe von Cimetidin kann es zu einer Wirkungsverstärkung bzw. Wirkungsverlängerung kommen, so dass die Distraneurin-Dosis eventuell reduziert werden muss. Die gleichzeitige Einnahme von Alkohol kann lebensbedrohliche Auswirkungen haben.

Wirkmechanismus
Clomethiazol ist ein kurz wirksames Sedativum/Hypnotikum und Antikonvulsivum. Es hemmt Konvulsionen, die experimentell durch verschiedene chemokonvulsive Substanzen ausgelöst wurden. Clomethiazol potenziert die elektrophysiologische Wirkung der hemmenden Neurotransmitter GABA und Glyzin. Eine Potenzierung von GABA wird wahrscheinlich durch die Interaktion mit einer Assoziationsstelle des Chlorid-Ionen-Kanals am GABA$_A$-Rezeptor erreicht. Zusätzlich hat Clomethiazol eine direkte Wirkung auf den Chloridkanal. Clomethiazol hat keinen Einfluss auf die elektrophysiologische Wirkung exzitatorischer Aminosäuren.

Clomipramin

Prof. Dr. med. Ulrich Hegerl

Medikamentengruppe
Trizyklisches Antidepressivum

Produktname
Anafranil

In Deutschland zugelassene Indikationen
Depressive Syndrome, unabhängig von ihrer nosologischen Zuordnung, ▶ Zwangsstörungen, ▶ Phobien, ▶ Panikstörungen, Schlaflähmung, ▶ Kataplexie, hypnagoge Halluzinationen (siehe ▶ Halluzination, hypnagoge) bei ▶ Narkolepsie, langfristige Schmerzbehandlung.

Pharmakokinetik
Vollständige orale Resorption, First-pass-Metabolismus, Halbwertszeit 20–26 Stunden, Aktivmetaboliten mit zum Teil längerer Halbwertszeit, Elimination zu zwei Drittel renal.

Dosierung
Initial z. B. eine halbe Retardtablette à 75 mg abends oral; nach drei Tagen schrittweise Erhöhung auf 150 mg pro Tag. In Einzelfällen bis 225 mg pro Tag. Bei Zwangsstörungen Wirkungseintritt oft erst unter höheren Dosen (bis 300 mg pro Tag) und nach längerer Behandlung (zwei bis drei Monate). Bei Panikstörungen initial 10–20 mg pro Tag oral.

Kontraindikationen
Akute Intoxikation mit psychotropen Substanzen, ▶ Delir, Harnverhalt, Prostatahypertrophie mit Restharnbildung, paralytischer Ileus, Engwinkelglaukom, kardiale Vorschäden mit Erregungsleitungsstörungen.

Nebenwirkungen
Häufig:
- periphere anticholinerge Nebenwirkungen mit Mundtrockenheit, Akkomodationsstörungen, Gefahr der Glaukomprovokation, Obstipation, Miktionsstörungen, Tachykardie, sexuelle Funktionsstörungen, orthostatische Hypotonie;
- zentrale anticholinerge Nebenwirkungen mit Delir, kognitive Störungen (*Cave:*

hirnorganische Vorschädigungen, anticholinerge Begleitmedikation, z. B. mit niedrigpotenten ▶ Neuroleptika oder Biperiden);
- kardiale Nebenwirkungen bei vorbestehenden kardialen Reizleitungsstörungen (Schenkelblock) durch chinidinartige Wirkung, Gefahr der Arrhythmie und gravierender Erregungsleitungsstörungen (z. B. kompletter AV-Block), Wirkverstärkung von Antiarrhythmika;
- Gewichtszunahme.

Selten:
- dosisabhängig tonisch-klonische Krampfanfälle.

Sehr selten:
- hämatoxische und hepatotoxische Reaktionen.

Wechselwirkungen
Wegen der ausgeprägten serotoninagonistischen Wirkung ist insbesondere eine Kombination mit anderen Serotoninagonisten zu vermeiden.
Clomipramin wird wie auch die anderen trizyklischen Antidepressiva über die Cytochrom-P-450-Isoenzyme abgebaut. Bei Gabe von Hemmern dieser Isoenzyme (z. B. ▶ Fluoxetin, Paroxetin) kann es zu deutlichen Plasmaspiegelerhöhungen kommen, so dass bei derartigen Kombinationen Plasmaspiegelkontrollen und eine Dosisreduktion des Clomipramins nötig sind. Durch Enzyminduktoren wie Carbamazepin kann es dagegen zu einem Abfall der Plasmaspiegel und damit zu einem Verlust der klinischen Wirksamkeit kommen, so dass eventuell eine Dosiserhöhung notwendig sein kann.

Wirkmechanismus
Clomipramin hemmt überwiegend die Wiederaufnahme von Serotonin, der aktive Metabolit hemmt zusätzlich die Noradrenalinwiederaufnahme.

Clomipramin entfaltet die antidepressive Wirkung mit einer Latenzzeit von ein bis zwei Wochen. Die volle antidepressive Wirksamkeit besteht oft erst nach vier bis sechs Wochen. Kommt es bei einer mittleren Dosierung von 150 mg pro Tag nach zwei bis vier Wochen zu keinerlei Befundbesserung, so ist eine Dosiserhöhung und bei weiterer Erfolglosigkeit nach zwei Wochen ein Umsetzen auf ein anderes ▶ Antidepressivum aus einer anderen Wirkstoffgruppe zu empfehlen.

Clozapin

Dr. med. Michael Riedel

Medikamentengruppe
Atypisches Antipsychotikum; Trizyklisches Antipsychotikum; Antipsychotikum der zweiten Generation
Stoffgruppe: Dibenzodiazepinderivat

Produktnamen
Clozapin Hexal, Clozapin-neuraxpharm, Elcrit, Leponex

In Deutschland zugelassene Indikationen
Akut- und Langzeittherapie schizophrener Störungen. Bei Therapieresistenz besteht Überlegenheit gegenüber klassischen, aber auch atypischen Antipsychotika. Hinweise auf Besserung von ▶ Spätdyskinesien und/oder andere therapierefraktäre extrapyramidal-motorischer Störungen. Obwohl Clozapin auch Vorzüge bei der Behandlung von ▶ Manien, schizoaffektiven Psychosen, psychotischen Depressionen, ▶ Insommnien, bei psychotischen Symptomen im Rahmen einer ▶ Lewy-Körper-Demenz und ▶ Psychosen bei Parkinsonpatienten hat, ist es für diese Indikationen nicht vom Bundesinstitut für Arzneimittel und Medizinprodukte (BfArM) zugelassen.

Behandlungshinweise
- Ein Behandlungsversuch sollte mindestens über sechs bis acht Wochen unternommen werden; von einem sicheren Nichtansprechen bei ausreichender Dosierung von Clozapin kann erst nach sechs Monaten ausgegangen werden.
- Bei der Umstellung auf ein anderes ▶ atypisches Neuroleptikum, ist ein sehr langsames Umsetzen über ca. acht Wochen bis sechs Monate zu empfehlen.
- Wegen kontrollierter Anwendung aufgrund des Agranulozytoserisikos erhebliche Einschränkung in der Verwendung. Verordner von Clozapin müssen Kenntnisnahme der durchzuführenden Kontrolluntersuchungen mit Unterschrift beim Hersteller bestätigen.
- Wöchentliche Kontrollen der Leukozytenzahl in den ersten 18 Wochen, danach mindestens einmal im Monat.
- Vor Beginn der Behandlung: Leukozyten $> 3500/\mu l$ bei normalen Differentialblutbild.
- Clozapin muss abgesetzt werden, wenn Leukozyten auf $< 3000/\mu l$ und/oder neutrophile Granulozyten auf $< 1500/\mu l$ absinken.

Pharmakokinetik
Clozapin, ein Dibenzodiazepin, zeigt keine katalepzogene Wirkung und besitzt nur ein geringes Potential, extrapyramidale Störungen zu induzieren. Clozapin zeigt hinsichtlich seiner Affinität zu Rezeptoren ein weites Spektrum und ist deswegen einer der Prototypen der „dirty drug": Der therapeutische Effekt kann nicht der Blockade einer bestimmten – selektiven – Rezeptorgruppe zugeordnet werden. Möglicherweise ist gerade die Wirkung auf unterschiedliche Neurotransmittersysteme – das serotonerge, adrenerge, dopaminerge und cholinerge System – wichtig für das charakteristische Wirkprofil. Clozapin blockiert neben D 1-, D 3- und D 4-Rezeptoren auch 5-HT 2-, H 1-, Alpha 1- und mACh-Rezeptoren. Es besitzt geringe Affinität zu D 2-Rezeptoren.

Die spezielle Wirkung des Clozapins könnte aber auch durch die selektive Blockade von Dopaminstrukturen erklärt werden: Für die antipsychotische Wirkung ist die Blockade der Dopaminneuronen des mesolimbisch-mesokortikalen Systems zuständig (A 10-System); der Blockade des nigrostrialen Systems (A 9) werden die extrapyramidalen Nebenwirkungen zugeschrieben. Clozapin blockiert die A 10-Bahnen stärker als die A 9-Bahnen.

Es erfolgt eine fast vollständige Resorption bei oraler Applikation. Die Bioverfügbarkeit liegt bei 50–60 %. Die höchste Serumkonzentration (T_{max}) wird nach etwa zwei bis vier Stunden erreicht; die Eliminationshalbwertszeit ($t_{1/2}$) beträgt ca. 12–16 Stunden. Fast ausschließliche hepatische Verstoffwechselung über das Cytochrom-P 450-System (CYP 1A2, CYP 3A4 und CYP 2D6) mit zwei Hauptmetaboliten N-Desmethyl-Clozapin und Clozapin-N-oxid. Steady-state-Bedingungen werden nach sechs bis zehn Tagen erreicht.

Dosierung
- Einschleichender Beginn mit einer Testdosis von 12,5 mg/Tag oral, dann Steigerung um höchstens 25 mg/Tag.
- Erhaltungsdosis 100–400 mg; Höchstdosis 600 mg, in Ausnahmefällen stationär auch höher.
- Angestrebte Plasmakonzentration: 350–600 ng/ml.

Kontraindikationen
- Früher aufgetretene Blutbildschädigungen: Erkrankungen des Blutes oder des blutbildenden Systems (insbesondere wenn die weißen Blutkörperchen betroffen sind); Patienten mit einer anamnestisch bekannten primärere Knochenmarkserkrankung; Patienten, die wegen einer ethnisch bedingten benignen Neutropenie verminderte Leukozytenwerte aufweisen.
- Akute Vergiftung mit zentralwirksamen Mitteln, wie z. B. Alkohol, ▶ Hypnotika, Analgetika, Psychopharmaka.
- Patienten mit medikamentös ungenügend kontrollierter Epilepsie, Kreislaufkollaps und/oder ZNS-Depression, vergiftungsbedingte Psychosen und Bewusstseinstrübungen, postenzephalitische Zustände.
- Schwere Erkrankungen des Herzens, der abführenden Gallenwege und der Niere; aktive Lebererkrankungen, die mit Übelkeit, Appetitlosigkeit oder Ikterus einhergehen; progressive Lebererkrankungen, Leberversagen, Darmatonie.
- Engwinkelglaukom (Überwachung des Augeninnendrucks).
- Kinder und Jugendliche unter 16 Jahre, ältere Patienten in schlechtem Allgemeinzustand.
- Klinisch manifeste Nierenerkrankungen, Prostatavergrößerung, Neigung zu Arzneimittelallergien.
- Eine Anwendung in der Schwangerschaft und Stillzeit sollte nicht erfolgen, da ausreichende Erfahrungen nicht vorliegen.

Nebenwirkungen
- Agranulozytose (in Einzelfällen kann eine Agranulozytose zu Sepsis und Tod führen), Eosinophilie (kann Vorbote einer Agranulozytose oder Zeichen einer Begleitpankreatitis sein), Thrombozytopenie, Leukozytose.
- Veränderungen des Kurvenverlaufs im EEG, Erhöhung der epileptischen Krampfbereitschaft, myoklonische Zuckungen und/oder generalisierte Krampfanfälle.
- Kopfschmerzen, Müdigkeit, Muskelschwäche, Schwindelgefühl, delirante Zustände, Reaktionsvermögen kann beeinträchtigt sein.
- Neurologische Begleiteffekt wie z. B. Tremor, Myoklonien.
- Vegetative Begleiterscheinungen, wie z. B. Hypersalivation (vor allem nachts),

veränderte Schweißsekretion, Akkommodationsstörung, Tachykardie, orthostatische Hypotonie mit oder ohne Bewusstlosigkeit.

- Hypertonie, Arrhythmien, Perikarditis, Kardiomyopathie, Myokarditis (mit oder ohne Eosinophilie) zum Teil mit tödlichem Ausgang (Eine Myokarditis kann sich in unspezifischen grippeähnlichen Symptomen oder durch Symptome einer Herzinsuffizienz, Ruhetachykardie, Arrhythmie, Dyspnoe, Symptome eines Herzinfarkts oder einer Perikarditis äußern.), Thromboembolien, Blutdruckabfall, Kreislaufkollaps begleitet von Herzstillstand und/oder Atemstillstand.
- Magen-Darm-Störungen (z. B. Übelkeit, Erbrechen, Obstipation, Ileus), asymptomatische Erhöhung der Leberwerte durch Enzyminduktion, Hepatitis, Cholestase, fulminante Lebernekrose, Dysphagie (mögliche Ursache von Aspiration), akute Pankreatitis, Schwellung der Glandula parotis, Störung der Blasenfunktion (Harninkontinenz, Harnverhalten), Priapismus, akute interstitielle Nephritis.
- Allergische Hautreaktionen.
- Gewichtszunahme; diese sowie eine auftretende Sedation können das Risiko einer Thromboembolie erhöhen (Immobilisation vermeiden).
- Schwere Hyperglykämie mit Symptomen, wie z. B. Polydipsie, Polyurie, Polyphagie, Verschlechterung des Allgemeinbefindens bis zur Ketoazidose und zum hyperosmolaren Koma.

Wechselwirkungen

Mit ▶ Lithium erhöhte „Neurotoxizität" möglich; erhöhtes Risiko für ein ▶ malignes neuroleptisches Syndrom.
Möglichst keine Kombination mit:
- Präparaten, welche die Krampfschwelle erniedrigen;
- trizyklischen Depotantipsychotika;
- sedierenden Medikamenten, insbesondere ▶ Benzodiazepinen (Blutdruck-

abfall, Bewusstlosigkeit, Herzstillstand und/oder Atemstillstand) und anderen zentralwirksamen Mitteln (z. B. Psychopharmaka, Alkohol, Hypnotika, Analgetika, Sedativa, ▶ Antihistaminika, Narkosemittel, ▶ MAO-Hemmer): gegenseitige Wirkungsverstärkung;
- anticholinerg wirkenden und respiratorisch dämpfenden Mitteln wegen möglicher Wirkungsverstärkung (Kollapsgefahr mit möglichem Atemstillstand);
- Arzneimitteln, die Blutbildungsstörungen hervorrufen können (insbesondere Carbamazepin).

Die Wirkung blutdrucksenkender Arzneimittel kann verstärkt oder abgeschwächt werden. Noradrenalin, andere vorwiegend alpha-adrenerge Wirkstoffe: Reduktion des blutdrucksteigernden Effekts. Adrenalin: Umkehrung des blutdrucksteigernden Effekts.
Konkurrenz um Plasma-Eiweiß-Bindung (z. B. andere Anitpsychotika, ▶ Antidepressiva) mit gegenseitiger Zunahme der Nebenwirkungsrate durch erhöhte „freie" Verfügbarkeit.
Phenytoin und Rifampizin als Enzyminduktoren: Absinken der Clozapinkonzentration möglich.
Substanzen, die ebenfalls an die Isoenzyme CYP 1A2 und CYP 3A4 binden: Absinken oder Anstieg der Plasmaspiegel von Clozapin und/oder der gleichzeitig verabreichten Substanz.
Induktoren des CYP 3A4 (z. B. Carbamazepin, Phenytoin, Rifampicin): Erniedrigung des Clozapinplasmaspiegels, zum Teil Wiederauftreten psychotischer Symptome.
CYP 1A2-induzierende Arzneimittel (z. B. Omeprazol und ▶ Nikotin): Absinken des Clozapinplasmaspiegels.
Unterbrechung des Rauchens: Anstieg des Clozapinplasmaspiegels. ▶ SSRI wie Paroxetin, ▶ Sertralin, ▶ Fluoxetin: Erhöhung des Clozapinplasmaspiegels.
Inhibitoren des CYP 3A4 (Azol-Antimykotika und Proteaseinhibitoren, Cimetidin

oder Erythromycin): Erhöhung des Clozapinplasmaspiegels.
Koffein (CYP 1A2-Inhibitor): Erhöhung des Clozapinplasmaspiegels.

Wirkmechanismus
Die gute antipsychotische Wirksamkeit von Clozapin wurde in einer Vielzahl klinischer Studien erwiesen und steht heute außer Zweifel. Es zeigte sich, dass Clozapin u. a. besonders für die Behandlung von Patienten geeignet ist, die auf die Gabe von klassischen ▶ Neuroleptika mit extrapyramidalen Störungen reagieren, unter klassischen Neuroleptika keine Verbesserung ihrer Symptomatik zeigen oder an einer schizophrenen Negativsymptomatik leiden. Darüber hinaus gibt es Hinweise auf eine günstige Beeinflussung neuroleptisch bedingter tardiver Dyskinesien. Limitiert wird die Anwendung zum einem durch die in höheren Dosierungen von Clozapin hervorgerufene starke Sedierung und Kreislaufdepression, zum anderen durch die bei ca. 0,6 % der mit Clozapin behandelten Patienten auftretenden Agranulozytose und die aufgrund dieses Risikos regelmäßig erforderlichen Blutbildkontrollen.

Coenästhesien

Prof. Dr. med. Ralf Erkwoh

Synonyme
Störung des Leibempfindens; Leibgefühlsstörung; Leibliche Missempfindung; Qualitativ eigenartige Leibgefühle; Zoenästhesien
Engl.: coenesthesia; cenesthesia

Definition
Coenästhesien sind eigenartige Störungen des Leibgefühls ohne das Kriterium des Gemachten (siehe Symptome 1. Ranges nach Kurt Schneider). Coenästhesien sind durch die fast unübersehbare Mannigfaltigkeit, den raschen zeitlichen Wechsel, den häufig paroxysmalen oder phasenhaften Charakter ihres Auftretens, die subjektive Neu- und Andersartigkeit, den fremdartigen, seltsamen, zum Teil bizarren Charakter und die schwere Beschreibbarkeit gekennzeichnet. Es handelt sich um qualitativ abnorme, neu- und fremdartige sowie häufig negativ getönte Leibsensationen. Sie sind von den Patienten oft schwer oder nur mit bizarren Vergleichen beschreibbar. Sie können gleichförmig und streng umschrieben, aber auch häufig wechselnd in Qualität und Ausdehnung sein. Wenn das Kriterium des Gemachten erfüllt ist, ist auch an das entsprechende Symptom 1. Ranges zu denken (AMDP 1995).

Huber (1974) unterscheidet zwölf Prägnanztypen u. a.:
- Taubheits-, Steifigkeits- und Fremdheitsempfindungen bis zu Entfremdungserlebnissen am eigenen Körper, z. B. das Hirn wird gespürt, habe sich vergrößert, der Magen schrumpft, dehnt sich, usw.
- Sensationen motorischer Schwäche.
- Umschriebene Schmerzsensationen paroxysmal oder langsam an- und abschwellend, von bohrendem, reißendem und brennendem Charakter, z. B. eigenartige Kopfschmerzen, die mit bekannten Krankheitsbildern nichts zu tun haben.
- Wandersensationen, z. B. unbestimmt fluktuierende, ziehende, kreisende, steigende Leibgefühle.
- Elektrisierungs- und thermische Sensationen (Hitze- und Kälteempfindungen), diffus oder eng umschrieben, z. B. als ob elektrischer Strom durch den Körper fließt, der Magen glüht.
- Bewegungs-, Zug- und Druckempfindungen im Körperinneren und an der Körperoberfläche.
- Erlebnisse abnormer Schwere oder Leichtigkeit oder Erlebnisse der Verkleinerung und Schrumpfung, des Sich-Zusammenziehens oder der Vergrößerung und Ausdehnung.

- Kinaesthetische Sensationen (z. B. Schein-Bewegungserlebnisse im Bereich der Gliedmaßen).
- Vestibuläre Sensationen wie z. B. die Empfindung, wie auf Wellen, auf Kork, auf Watte zu laufen.
- Sensorisch, affektiv oder sensibel ausgelöste Dysästhesien (z. B. durch Lärm ausgelöste Kribbelempfindungen im Gesicht).
- Dysästhetische Krisen mit abnormem Herz- oder Lungenbezug versehene vegetative Symptome (Herzrasen, Atemnot) in Verbindung mit Sterbeangst, die oft suizidale Motivation abgeben können.

Wesentlich ist der organische **Ausschluss anderer körperlicher Ursachen**. Im weitesten Sinn handelt es sich bei Coenästhesien um Sinnestäuschungen oder Störungen der Wahrnehmung.
Die psychopathologische **Begleitsymptomatik** ist anfangs noch durch einen lebhaften Affekt, dann aber durch Angst, vitale Verstimmung und abnorme Erschöpfung gekennzeichnet.
Für die Diagnose der Coenästhesien ist wichtig, dass die Empfindungen nicht als durch Außeneinfluss bewirkt erlebt werden, sonst wäre von leiblichen Beeinflussungserlebnissen (Symptome 1. Ranges) oder leiblichen ▶ Halluzinationen zu sprechen; sie können aber an Punkten besonderer Intensität in leibliche Beeinflussungserlebnisse übergehen. Einige Erkrankungsfälle bestehen ausschließlich aus diesen Phänomenen und konstituieren damit den coenästhetischen Typ der ▶ Schizophrenie, der bei Unkenntnis dieser Phänomengruppe leicht für ▶ Hypochondrie und damit für eine ▶ Neurose gehalten werden kann.

Querverweis Krankheit
Am häufigsten tauchen Coenästhesien im Rahmen der Schizophrenie oder auch als Prodromalsymptome der Schizophrenie auf. Differentialdiagnostisch müssen organische Ursachen ausgeschlossen werden, darüber hinaus insbesondere ▶ somatoforme Störungen, ▶ Depressionen, Hypochondrie und die ▶ körperdysmorphe Störung

Cognitive behavior therapy

▶ Verhaltenstherapie, kognitive

Colitis mucosa

▶ Somatoforme autonome Funktionsstörung des unteren Gastrointestinaltraktes

Colitis ulcerosa

Dipl. Psych. Markus-Maria Langenbahn

ICD-10/DSM-IV-TR-Klassifikation
Colitis ulcerosa wird in ICD-10 unter K51 codiert. Für psychische Einflüsse auf das Krankheitserleben, wie z. B. dysfunktionales Krankheitsverhalten, wird zusätzlich die Kategorie F54 „Psychische Faktoren oder Verhaltensfaktoren bei anderorts klassifizierten Erkrankungen" codiert. Analog hierzu die Codierung in DSM-IV-TR 316 „Psychologischer Faktor, der einen Medizinischen Krankheitsfaktor beeinflusst."

Englischer Begriff
Ulcerative colitis

Definition
Lange Zeit galt dieses Störungsbild in der psychoanalytischen Tradition (F. Alexander, 1950) als eine rein psychosomatische Erkrankung. Psychodynamische Erklärungsmodelle ließen sich empirisch allerdings nicht beweisen. Bei der Colitis ulcerosa handelt es sich um eine chronisch entzündliche Darmerkrankung. Sie ist auf den Dickdarm

beschränkt und es kommt zu Entzündungen der Dickdarmschleimhaut in Form von flächigen Geschwüren (zumeist vom Rektum ausgehend). Die Geschwüre erfassen die Schleimhaut und es kommt zu blutigen Veränderungen und einer erhöhten Verletzlichkeit der Darmwand. Bei einer Krankheitsdauer von über zehn Jahren steigt das Risiko für ein Kolonkarzinom deutlich an.

Therapie

Da die Ätiologie letztlich ungeklärt ist, ist eine kausale Therapie noch nicht möglich. Ein chirurgisches Eingreifen kann bei Vorliegen eines therapierefraktären Verlaufs oder bei Auftreten von Komplikationen notwendig werden. Insgesamt ist man bei der chirurgischen Therapie bemüht, so viel Darm wie möglich zu erhalten. Bei der Colitis ulcerosa kann im Einzelfall, z. B. bei einer extrem hohen Rezidivneigung oder einem unkontrollierbaren entzündlichen Geschehen, u. U. eine totale Kolektomie durchgeführt werden. Das Auftreten eines erneuten Schubs ist damit ausgeschlossen. In der Folge operativer Maßnahmen kommt es in aller Regel, entweder kurz- oder langfristig, zur Anlage eines Anus praeter. Dieser Umstand ist für viele Patienten mit großen Ängsten verbunden und muss deshalb eingehend mit diesen diskutiert werden.

pharmakologisch

Die schwere akute Colitis ulcerosa wird parenteral mit Kortikosteroiden behandelt. Falls keine Verbesserung erreicht wird, können vor einer chirurgischen Intervention Ciclosporin A, Azathioprin oder 6-Mercaptopurin eingesetzt werden. Bei fehlendem Ansprechen der medikamentösen Therapie ist die Kolektomie zu erwägen. Die 5-Aminosalizylsäure-Präparate (5-ASA; Mesalazin) wirken kontrainflammatorisch beim akuten Schub und sind vor allem bei der mäßig schweren Colitis ulcerosa oral oder rektal indiziert. Ist damit alleine keine Besserung zu erreichen, werden Steroide als Tabletten oder als lokal wirk-

same Schäume oder Suspensionen rektal verordnet. Zur Remissionserhaltung dient 5-ASA in einer Dosierung von 3 g/Tag, je nach Wirkung und Verlauf auch über Jahre hinweg. Für Salazosulfapyridin (SASP) besteht heute noch bei gleichzeitigem Gelenkbefall eine Indikation.

psychotherapeutisch

Da die Patienten unter erheblichen psychischen Belastungen stehen und subjektive Beeinträchtigung ihrer Lebensqualität wahrnehmen, dient die ▶ Psychotherapie in erster Linie der Krankheitsbewältigung und der psychischen Stabilisierung.
Wichtig ist das Herstellen einer tragfähigen, vertrauensvollen Patient-Therapeut-Beziehung. Dem Patienten werden Informationen zu seiner Krankheit vermittelt. Weitere Bestandteile der Therapie sind: ▶ Entspannungsverfahren, Stressinformationsvermittlung, soziales Kompetenztraining (▶ Selbstsicherheitstraining), Selbstkontrollmanagement (trägt auch zur Verbesserung der Patient-Therapeut-Beziehung bei), Aktivierungsprogramme (z. B. aktives Problemlösemanagement und Integration in eine Selbsthilfegruppe).

Wirksamkeit

Die Kombination einer pharmakologischen mit einer psychotherapeutischen Behandlung stellt die wirksamste Therapie dar. Dies wurde in etlichen Untersuchungen gezeigt.

Epidemiologie

Inzidenz und Prävalenz variieren je nach geographischer Region. In der nördlichen Hemisphäre ist die Erkrankung um 40 % höher als in den südlichen Zentren (Portugal, Griechenland). Die jährliche Erkrankungsrate (Inzidenz) im Zeitraum 1958–1992 betrug in Westeuropa 6,4–15,1 pro 100.000 Einwohner. Die Prävalenzrate liegt bei 40 Fällen pro 100.000 Einwohner. Die Inzidenz der Colitis ulcerosa zwischen 1980 und 1995 betrug in einer deutschen Großstadtregion 3,0 pro 105 Personen. Männer und Frauen sind etwa gleich häufig betrof-

C

fen. Erstmanifestation überwiegend zwischen dem zweiten bis vierten Lebensjahrzehnt.

Colon irritabile

▶ Somatoforme autonome Funktionsstörung des unteren Gastrointestinaltraktes

Colon spasticum

▶ Somatoforme autonome Funktionsstörung des unteren Gastrointestinaltraktes

Compliance

▶ Änderungsmotivation

Compulsions

▶ Zwangshandlungen

Conditio

▶ Bedingungen, aufrechterhaltende

Confit

▶ Konflikt, psychischer

Conflict

▶ Konflikt, psychischer

Contre-transfert

▶ Gegenübertragung

Coping-Strategien

▶ Bewältigungsstrategien

Coping-Techniken

▶ Bewältigungsstrategien

Cotard-Syndrom

▶ Nihilistischer Wahn

Countertransference

▶ Gegenübertragung

Crack

▶ Intoxikation, Kokain

Craving

Dr. rer. nat. Hanns-Jürgen Kunert

Synonyme
Suchtmittelverlangen, Suchtdruck

Definition
Mit Craving wird der motivationale Spannungszustand bezeichnet, der für das drängende Verlangen nach einem Suchtmittel beim Süchtigen verantwortlich ist.
Craving wird eine kognitive, behaviorale und somatoviszerale Erlebnis- bzw. Vorstellungsebene zugesprochen. Es existieren derzeit unterschiedliche Annahmen darüber, wie es zum Craving kommt bzw. welche Mechanismen ihm zugrunde liegen. Kognitive Modellannahmen postulieren beispielsweise, dass das Konsumverhalten bei Süchtigen automatisiert, stereotyp

und stimulusabhängig abläuft. Da der kognitive Aufwand (z. B. auch im Sinn von Steuerungsprozessen) hierbei nur gering ausfalle, sei diese Verhaltenskette auch nur schwer zu stoppen. Diese automatisierten Prozesse würden, so eine weitere Modellannahme, im ▶ Langzeitgedächtnis in Form von Handlungsschemata gespeichert, die die spezifischen Informationen zur Initiierung und Koordination des Suchtverhaltens beinhalten. Drogenkonsum wird somit als Endpunkt einer komplexen Verhaltenssequenz aufgefasst. Gegenläufige Regulationsprozesse sollen nur mit kognitivem Aufwand im Rahmen alternativer, d. h. häufig noch einzuübender Handlungsschemata zur Wirkung kommen. Hier könnte dann auch, und zwar nicht nur theoretisch, die Unterscheidung zwischen entzugsbasierten und anreizbasierten Stimuli von Bedeutung sein.

Im Rahmen **neurobiologischer Modellannahmen** wird davon ausgegangen, dass ein regelmäßiger Drogenkonsum mit komplexen Anpassungs- und Gegenregulationsprozessen im Zentralnervensystem assoziiert ist. Diesen neurobiologischen Prozessen wird, obwohl im Detail und in den komplexen Zusammenhängen noch nicht vollständig verstanden, eine wesentliche Bedeutung bei der Entstehung von Entzugssymptomen und Craving sowie der Entwicklung eines biologischen Suchtgedächtnisses zugeschrieben. Theorien über die entsprechenden Zusammenhänge stammen überwiegend aus Tierversuchen. Im Mittelpunkt dieser neurobiologischen Sichtweise steht vor allem das **dopaminerge Belohnungssystem** einschließlich seiner afferenten und efferenten Verbindungen. Es ist Bestandteil des mesokortikolimbischen Systems im Mittelhirn, dessen Zellkerne nach kranial in den Nucleus accumbens projizieren. In Tierversuchen konnte gezeigt werden, dass Tiere, denen die Möglichkeit gegeben wird, diese Strukturen elektrisch zu stimulieren oder aber dorthin Suchtmittel zu injizieren, darüber alle anderen Aktivitäten – einschließlich der Nahrungsaufnahme – vernachlässigten. Diesem Belohnungssystem wird auch deshalb eine große Bedeutung zugemessen, da es aufgrund seiner neuronalen Verschaltungen eine wichtige Schnittstelle zwischen Informationsverarbeitung, Lern- und Gedächtnisprozessen sowie der Regulation innerer Befindlichkeiten darstellt. Was die neurobiologischen Grundlagen der Disposition zur Entwicklung eines Abhängigkeitsverhaltens betrifft, ist die Befundlage derzeit widersprüchlich. Auf der Basis tierexperimenteller Untersuchungen wird beispielsweise sowohl eine Über- wie auch eine Untererregbarkeit des Belohnungssystems infolge von Dopaminmangel bzw. Dopaminüberschuss diskutiert.

Probleme bei der Craving-Forschung betreffen Fragen der Konzeptualisierung und der Messung dieses Konstrukts. Einige Autoren gehen davon aus, dass Craving unterschiedliche Dimensionen aufweise. Unterschieden wird beispielsweise zwischen einem „relief“, einem „reward“ und einem „obsessive“ Craving. Die Verhaltensmessung erfolgt in der Regel über Selbstberichte, meist mit Fragebögen, deren Validität und Reliabilität aber häufig nicht geklärt sind.

Fraglich ist letztlich, in welcher Beziehung Craving zum **Rückfall** steht. Derzeit wird angenommen, dass Craving eine Hauptursache für Rückfälle und für das Aufrechterhalten der Abhängigkeit sei. Deshalb erhofft man sich von einer Anti-Craving-Strategie, die im Idealfall in die oben genannten Craving-Prozesse eingreift, bessere Resultate bei der Drogentherapie.

Zum Einsatz können medikamentöse und psychotherapeutische, insbesondere aber strukturierende verhaltenstherapeutische Verfahren kommen. Von Bedeutung ist in diesem Zusammenhang auch die Unterscheidung zwischen einer physischen und einer psychischen Abhängigkeit. Bei physisch abhängigen Personen entwickelt sich Toleranz gegenüber den Wirkungen der

Droge, und bei Absetzen der Substanz treten die typischen Entzugserscheinungen auf. Psychische Abhängigkeit entsteht aus den Erfahrungen des Konsumenten mit den verstärkenden Eigenschaften der Droge, sich die Droge zu verabreichen, um in den Genuss der angenehmen Effekte zu gelangen und die negativen Effekte zu vermeiden. Mittlerweile gilt die psychische Abhängigkeit als ein wichtiger Faktor bei der Aufrechterhaltung des Substanzmittelmissbrauchs. Da Craving nun ein wichtiger Bestandteil der psychischen Abhängigkeit darstellt, kann es auch nach jahrelanger Drogenabstinenz zum Rückfall kommen. Als besonders problematisch wird dabei der häufige Konsum kleiner Drogenmengen angesehen, dem ein Bahnungseffekt für stärkeres Suchtmittelverlangen zugesprochen wird.

Querverweis Krankheit
▶ Abhängigkeitssyndrom nach ICD 10 oder DSM-IV-TR.

Cyclothymia

▶ Zyklothymia

Cystitis, interstitielle

▶ Somatoforme autonome Funktionsstörung des urogenitalen Systems

C

Cytochrom

Prof. Dr. med. Brigitta Bondy

Synonyme
Cytochrom-P 450-Monooxygenasen

Definition
Die Familie der Cytochrome sind wichtige Katalysatoren von Reaktionen in der Biotransformation von Arzneimitteln, Chemikalien sowie Lebensmitteltoxinen.

Störungsaspekt
Cytochrom-P 450-Monooxygenasen (CYPs) zeigen unterschiedliche, aber auch überlappende Substratspezifität; ihre Aktivität kann durch zahlreiche andere Psychopharmaka oder Internistika, durch Lebensgewohnheiten, Nahrungsmittel (wie z. B. Grapefruitsaft) oder Genussmittel (wie z. B. Nikotin) gehemmt oder induziert werden (eine Übersicht wichtiger CYPs, ihre Substrate, Inhibitoren oder Induktoren sind in Tabelle 1 zusammengefasst; Poolsup et

Cytochrom. Tab. 1 Wichtige Cytochrom-P 450-Isoenzyme (CYP), ihre Substrate, Enzyminhibitoren und -induktoren (nach Poolsup et al. 2000).

Enzyme	Substrate	Inhibitoren	Induktoren
CYP 1A2	TCAs, Clozapin, Haloperidol, Fluvoxamin, Mirtazapin, Olanzapin	Fluvoxamin, Grapefruitsaft	Carbamazepin, Hyperforin, Nikotin
CYP 2D6	TCAs, SSRI, Haloperidol, Mirtazapin Zuclopenthixol, Venlafaxin, Sertralin etc.	Bupropion, Fluoxetin, Fluvoxamin, Fluphenazin, Moclobemid, Propranolol	
CYP 2C19	TCAs, Mephenytoin, Diazepam, Moclobemid, Venlafaxin etc.	Fluoxetin, Valproinsäure, Fluvoxamin,	Modafinil
CYP 3A4	TCAs, Risperidon, Carbamazepin, Benzodiazepine, Haloperidol, Fluoxetin, Mirtazapin, Reboxetin, Venlafaxin etc.	Fluoxetin, Fluvoxamin, Olanzapin, Grapefruitsaft	Hyperforin, Modafinil, Phenytoin

TCAs = ▶ trizyklische Antidepressiva, SSRI = ▶ selektive Serotonin-Wiederaufnahmehemmer

al. 2000). So führt zum Beispiel eine Kombination ▶ trizyklischer Antidepressiva oder auch einiger ▶ Neuroleptika mit Carbamazepin über eine Enzyminduktion zur gesteigerten Metabolisierungsrate und damit zur Verminderung der Plasmaspiegel. Auch ▶ Johanniskraut zeigt ähnliche Effekte, da es über die Induktion von CYP 3A4 und CYP 2D6 deren Aktivität um bis zu 50 % steigern kann, was eine erhöhte Metabolisierung nicht nur vieler Psychopharmaka, sondern auch zahlreicher Internistika mit geringer therapeutischer Breite (Digoxin, Antikoagulantien) zur Folge hat. Im Grunde kann es durch Induktion oder Inhibition der CYP-Enzyme im Rahmen von Kombinationsbehandlungen zu subtherapeutischen oder toxischen Substanzkonzentrationen im Serum und am Wirkort kommen.

Bis heute wurden **mehr als 50 CYP-Gene** im menschlichen Genom identifiziert, allerdings sind nur etwa zehn von ihnen von klinischer Relevanz. Zahlreiche allelische Varianten in CYP-Enzymen haben keine funktionellen Konsequenzen; es handelt sich um so genannte stille Mutationen; jedoch führen einige Polymorphismen zu einer Veränderung in der Enzymaktivität, welche die drei klassischen Phänotypen zur Folge haben können: die so genannten poor (PM), normal (NM) und extensive Metabolisierer (EM). Bei den PMs wird aufgrund einer inaktivierenden allelischen Variante keine aktive Form des Enzyms exprimiert, NMs haben zumindest eine Kopie des aktiven Gens und EMs besitzen duplizierte oder vervielfachte Genkopien. Daraus ergeben sich entweder erhöhte, eventuell toxische, oder verminderte, eher ineffektive Konzentrationen der jeweiligen Substanzen (Oscarson 2003). Die überwiegende Mehrzahl der bisher in der Psychiatrie durchgeführten Untersuchungen betrifft das **CYP 2D6-Isoenzym**. Über 70 allelische Varianten wurden identifiziert, aber nur wenige von ihnen sind auch klinisch relevant wie die Varianten CYP 2D6*3A, CYP 2D6*4B und CYP 2D6*5, die alle den Phänotyp eines PM

zur Folge haben. Zu beachten ist auch, dass es erhebliche ethnische Unterschiede in den Frequenzen dieser CYP 2D6-Mutationen gibt, die sich bei der kaukasischen und afrikanischen Bevölkerung häufiger beobachten lassen (jeweils etwa 7 %) als in der asiatischen Population (etwa 1 %) (Cichon et al. 2000). Im Gegensatz dazu zeigte sich die Inzidenz von PMs durch Polymorphismen im CYP 2C19 häufiger in Asien (15–30 %) (Poolsup et al. 2000).

Volltext

Die Cytochrom-P 450-Monooxygenasen (CYP) sind wichtige **Katalysatoren** in der Biotransformation von Arzneimitteln. Es handelt sich dabei um hämhaltige Membranproteine, die im glatten endoplasmatischen Retikulum zahlreicher Zellen und Gewebe zu finden sind und eng mit der NADPH-Cytochrom-Reduktase assoziiert sind. Aufgrund ihrer doppelten Funktion, Oxydation des Substrats und Reduktion von Sauerstoff, werden sie vielfach als mischfunktionelle Oxygenasen bezeichnet.

Im Lauf der Evolution hat sich dieses Enzymsystem vielfältig entwickelt, und es sind zahlreiche Formen entstanden, die jeweils in einer Superfamilie zusammengefasst werden. Bislang sind 17 Cytochrom-P 450-Genfamilien identifiziert worden, die durch etwa 50 Gene festgelegt sind, und oft existiert eine Reihe von unterschiedlichen Formen von ihnen in einer einzigen Zelle. Die Klassifikation basiert auf der Ähnlichkeit in den Aminosäuresequenzen, und Mitglieder einer bestimmten Familie besitzen eine Übereinstimmung von > 40 %. Die Cytochrom-1-, 2- und 3-Familien (CYP 1, CYP 2, CYP 3) kodieren die Enzyme, die an der Mehrzahl aller Biotransformationsreaktionen von Arzneimitteln beteiligt sind (Phase-I-Reaktionen: Oxydation, Reduktion, Hydrolyse), während die Genprodukte der übrigen Cytochrom-P 450-Familien für die Metabolisierung von endogenen Verbindungen wie z. B. Steroiden und Fettsäuren von Bedeutung sind.

Infolge der relativ niedrigen Substratspezifität der CYP können zwei oder mehr Enzyme oft dieselbe Biotransformation katalysieren. Zu den für die Psychiatrie wichtigen CYP-Enzymen gehören vor allem das CYP 3A, das etwa 50 % aller psychotropen Substanzen metabolisiert, gefolgt von CYP 2D6, CYP 2C19, CYP 1A2 und CYP 2C9 (Lindpaintner 2003).

Cytochrom-P 450-Monooxygenasen

► Cytochrom

C

DaCosta-Syndrom

▶ Somatoforme autonome Funktionsstörung des kardiovaskulären Systems

DBT

▶ Verhaltenstherapie, dialektische

Debilität

▶ Intelligenzminderung

De-Clérambault-Syndrom

▶ Liebeswahn

Defekt

▶ Residualzustand

Defektschizophrenie

▶ Residualzustand

Defizitsyndrom

▶ Residualzustand

Deklaratives Gedächtnis

▶ Langzeitgedächtnis

Delir

Dr. med. Ulrike Lemke

Synonyme
Delirium; Akuter Verwirrtheitszustand; Exogene Psychose; Akuter exogener Reaktionstyp; Durchgangssyndrom; Akutes hirnorganisches/psychoorganisches Syndrom

Definition
Das Delir ist eine reversible Störung, die ätiologisch verschiedene, aber psychopathologisch ähnliche Bilder mit gleichzeitiger Störung von Bewusstsein und Aufmerksamkeit, Wahrnehmung und Kognition, Psychomotorik, Emotionalität und ▶ Schlaf-Wach-Rhythmus umfasst. Typischerweise handelt es sich um eine akut einsetzende, fluktuierende Symptomatik, die sich zumeist nachts akzentuiert. Die Bewusstseinstrübung kann in raschem Wechsel alle Schweregrade zeigen, die Wahrnehmungsstörung ist durch illusionäre Verkennungen und optische, teils auch akustische

▶ Halluzinationen in Verbindung mit flüchtigen Wahnideen gekennzeichnet. Der Gedankengang ist zerfahren bis inkohärent. Bei relativer Intaktheit des Langzeitgedächtnisses findet sich eine Beeinträchtigung des Immediat- und Kurzzeitgedächtnisses sowie Desorientiertheit. Die Psychomotorik ist durch einen wechselhaften Verlauf zwischen Hypo- und Hyperaktivität geprägt. Die affektiven Symptome können vielgestaltig sein, oft sind Angst, ▶ Reizbarkeit oder auch ▶ Ratlosigkeit und Depressivität dominierend. Insbesondere bei Alkohol- und Benzodiazepinentzugsdeliren kommt es neben den charakteristischen psychopathologischen Veränderungen zu adrenerg-sympathikotoner Übererregtheit mit Tremor, Hyperhidrosis, Pulsanstieg und Hypertonie.

Ursächlich kommen in erster Linie ▶ Intoxikationen mit zentral wirksamen Substanzen bzw. deren ▶ Entzug in Frage; weiterhin ZNS-Erkrankungen (z. B. ▶ Demenzen, Infarkt, Trauma, Infektion, Tumore) und systemische Erkrankungen wie Infektionen oder kardiale Störungen

Querverweis Krankheit

Delir; Entzugssyndrom mit Delir (F 1x.4); Delir, nicht durch psychotrope Substanzen bedingt (F 05); Delirium tremens; Intoxikation

Delir, Entzugssyndrom mit

Dr. med. Ulrike Lemke

ICD-10/DSM-IV-TR-Klassifikation

Das Entzugssyndrom mit Delir wird in ICD-10 unter F 1x.4 verschlüsselt, es handelt sich um ein komplexes Störungsbild, das beim ▶ Entzug nach regelmäßiger Einnahme einer psychotropen Substanz auftreten und mit einer Beeinträchtigung des Bewusstseins und der Wahrnehmung, mit globalen Störungen der Kognition, Wahrnehmungsstörungen, psychomotorischen Störungen

sowie mit Störungen des ▶ Schlaf-Wach-Rhythmus und ▶ affektiven Störungen einhergehen kann. Die dritte Stelle codiert dabei die Substanz, die vierte Stelle das klinische Erscheinungsbild als Delir. Die Störung muss in ursächlichem Zusammenhang mit der Einnahme einer oder mehrerer psychotroper Substanzen stehen und die Kriterien des Entzugssyndroms (F 1x.3) sollten erfüllt sein. Bei Intoxikationsdeliren ist die Zuordnung zu F 1x.03, bei Vorliegen einer organischen Ursache des Delirs die Klassifizierung unter F 05 zu wählen.

Nach DSM-IV-TR, Achse I, zählen zur Symptomatik: die Bewusstseinsstörung, die Veränderung der kognitiven Funktionen sowie die Entwicklung des Störungsbilds innerhalb einer kurzen Zeitspanne unter Fluktuation im Tagesverlauf. Die Symptomatik bildet sich während oder kurz nach einem Entzugssyndrom heraus. Es wird im Text, jedoch nicht in der Codierung zwischen Substanzintoxikations- und Substanzentzugsdelir unterschieden. Spezifische Substanzentzugsdelire werden unter 291.0 (Alkohol), 292.81 (Sedativum, Hypnotikum, Anxiolytikum bzw. andere oder unbekannte Substanz) verschlüsselt.

Synonyme

Entzugsdelir

Englischer Begriff

Delirium

Definition

Zur Symptomatik siehe ▶ Delir.
Bei dem Entzugsdelir handelt es sich vor allem um Delire, die nach dem plötzlichen Absetzen von Alkohol oder von psychotropen Medikamenten, in erster Linie ▶ Barbituraten und ▶ Benzodiazepinen, auftreten können. Zum Alkoholentzugsdelir siehe ▶ Delirium tremens. Delire im Benzodiazepinentzug sind sehr selten und treten eher bei der „high dose dependency" auf. Die Sedativa- und Hypnotikaentzugsdelire sind in der Symptomatik ähnlich wie das

Delirium tremens; auch hier zeigen sich neben den spezifischen psychopathologischen Auffälligkeiten die vegetativen Entzugssymptome wie Hyperhidrosis, Tremor, Tachykardie und Hypertonie. Die Intoxikationsdelire, die bei vielen psychotropen Substanzen, u. a. bei den illegalen Drogen, auftreten können, werden an anderer Stelle besprochen (▶ Delir).

Therapie
Krankenhausaufnahme zur Überwachung und Differentialdiagnostik sowie symptomorientierte Medikation.

Wirksamkeit
Die Delire nach Hypnotika- und Sedativaentzug verlaufen meist schwer und sind medikamentös schlecht zu beeinflussen. Größere Studien zur Therapiewirksamkeit existieren nicht.

Sofortmaßnahmen
Die Pharmakotherapie ist entsprechend der Behandlung des ▶ Delirium tremens möglich. Bei Vorherrschen von ▶ Halluzinationen können ▶ Neuroleptika gegeben werden. Es kann versucht werden, die delirinduzierende Substanz wieder anzusetzen und langsam in der Dosis zu reduzieren; dabei sollte im hohen Dosisbereich zügig, im unteren Dosisbereich langsam reduziert werden. Bei abklingendem Delir ist in der weiteren Entzugsbehandlung rasch auf Substanzen ohne Abhängigkeitspotential umstellen, wie z. B. Carbamazepin oder Doxepin.
In der Delirbehandlung ist aufgrund der Bewusstseinsstörung keine ▶ Psychotherapie möglich; nachfolgend ist eine Motivationsbehandlung zur Rezidivprophylaxe indiziert. Siehe auch ▶ Entzug, qualifizierter.

Epidemiologie
Bei hoher Barbituratdosis entwickelt sich im unbehandelten Entzug in zwei Drittel der Fälle ein Delir. Zu anderen Substanzen wie z. B. den Benzodiazepinen fehlen aufgrund der Seltenheit des Krankheitsbilds epidemiologische Angaben.

Verlauf
Delire bei Hypnotika- oder Sedativaentzug treten in der Regel nach drei bis acht Tagen auf. Sie verlaufen individuell unterschiedlich, wobei die Schwere und Dauer des Delirs von der auslösenden Substanz, der Dosis und der Zeitdauer der Einnahme abhängt.

Prognose
Siehe auch Delirium tremens. Die langfristige Prognose hängt eng von der Behandlung der zugrunde liegenden ▶ Sucht ab.

Delir, nicht durch psychotrope Substanzen bedingt

Dr. med. Ulrike Lemke

ICD-10/DSM-IV-TR-Klassifikation
In ICD-10 ist ein ▶ Delir, das nicht durch Alkohol oder andere psychotrope Substanzen bedingt ist, unter F 05 zu verschlüsseln (Delire aufgrund ärztlicher Medikation z B. Antiparkinsonmedikamente oder Antidepressiva bei Älteren sind jedoch hier – F05.0 – zu kodieren). Es ist definiert als Störung des Bewusstseins und der Wahrnehmung, mit globalen Störungen der Kognition, Wahrnehmungsstörungen, mit psychomotorischen Störungen sowie Störungen des ▶ Schlaf-Wach-Rhythmus und ▶ affektiven Störungen. Die Unterscheidung in ein Delir ohne ▶ Demenz (F 05.0) bzw. mit Demenz (F 05.1) ist möglich.
In DSM-IV-TR wird das Delir unter 293.0 (Delir aufgrund von ...(Krankheitsfaktor ist zu benennen)) definiert durch eine Bewusstseinsstörung und eine Veränderung der kognitiven Funktionen. Gefordert ist die Entwicklung des Störungsbilds innerhalb einer kurzen Zeitspanne und unter Fluktuation im Tagesverlauf. Anamnese,

körperliche Untersuchung oder Laborbe-
funde weisen auf die Verursachung durch
einen medizinischen Krankheitsfaktor hin
(z. B. virale Enzephalitis). Dieser Krankheitsfaktor ist auf Achse III zu codieren.
780.09 codiert ein nicht näher bezeichnetes
Delir.
Delire bei Demenz werden unter ▶ Demenz
verschlüsselt.

Synonyme
Akuter Verwirrtheitszustand; Durchgangssyndrom; Akutes hirnorganisches Psychosyndrom (HOPS); Akuter exogener Reaktionstyp

Englischer Begriff
Delirium

Definition
Begriffsgeschichte
Lat. delirare = „irrsinnig sein". Die deutsche
Psychiatrietradition verstand unter Delir in
erster Linie das Alkoholentzugsdelir. Erst
während der letzten Jahrzehnte erfolgte
die Erweiterung des Delirbegriffs auch auf
akute Psychosyndrome unterschiedlicher
Genese.

Klinik
Zur Symptomatik siehe ▶ Delir.
Es handelt sich um eine heterogene Störungsgruppe, bei der delirante Syndrome
unterschiedlicher Genese bestehen. Ätiologisch kann es sich um ein delirantes Syndrom bei schweren somatischen Allgemeinerkrankungen oder bei primär zerebralen
Erkrankungen handeln. Zu letzteren zählen die Demenzen, Schädel-Hirn-Traumen,
Tumore sowie epi- und subdurale Häma-
tome. Allgemeinerkrankungen wie Infektionen, metabolische und Elektrolytstörungen, Dehydration oder Herz-Kreislauf-
Erkrankungen können mit einer deliranten
Symptomatik einhergehen. Insbesondere
bei älteren Menschen ist oft durch allgemeine Maßnahmen (siehe unten) eine wirksame Behandlung möglich.

Therapie
Krankenhausaufnahme zur Überwachung
und Differentialdiagnostik, symptomorientierte Medikation und Behandlung der somatischen Grunderkrankung.

Bewertung
Trotz der Häufigkeit der Erkrankung gibt es
kaum EBM-Daten.

Wirksamkeit
Die Wirksamkeit der therapeutischen Maßnahmen ist je nach Ätiologie verschieden;
bei schnellstmöglicher und kausaler Therapie ist die Wirksamkeit entsprechend hoch.

Sofortmaßnahmen
- **Symptomorientierte Psychopharmakatherapie.** Bei ▶ Halluzinationen,
  ▶ Wahn, ▶ Agitiertheit und Aggressivität
  kann ▶ Haloperidol, 2–5 mg p. o., gegebenenfalls i. v. oder i. m. gegeben werden.
  ▶ Atypische Neuroleptika in niedriger
  Dosierung, beispielsweise ▶ Risperidon,
  1–2 mg, oder niedrigpotente ▶ Neuroleptika wie Pipamperon, 20–40 mg, sind
  günstige Alternativen. Bei Verdacht auf
  ▶ Lewy-Körper-Demenz sind konventionelle Neuroleptika aufgrund der Gefahr von schweren extrapyramidalmotorischen Störungen **kontraindiziert**; die
  Gabe von ▶ Clozapin, 12,5 mg/Tag initial
  bis 37,5–75 mg/Tag, bzw. ▶ Olanzapin,
  2,5–10 mg/Tag, ist möglich.
- **Behandlung der somatischen Grunderkrankung.** Besonders bei älteren Menschen können mit allgemeinen Maßnahmen wie Normalisierung des Was-
  serhaushalts durch Flüssigkeitszufuhr,
  Blutdruckstabilisierung, Antibiose bei
  infektinduziertem Delir oder Digitali-
  sierung (bei Herzinsuffizienz) gute Resultate erreicht werden.

Außerdem ist die Schaffung einer reizarmen Umgebung mit übersichtlichen festen
Strukturen und die Betreuung durch ge-
schultes Pflegepersonal in der Akuttherapie
eines Delirs sinnvoll.

Es sollte differentialdiagnostisch immer an ein ▶ Delir, bedingt durch psychotrope Substanzen, gedacht werden. Bei Multimorbidität und Mehrfachmedikation ist ein delirantes Syndrom durch anticholinerg wirksame Substanzen häufig.

Epidemiologie
Manifestation ist in jedem Alter möglich, jedoch mit Abstand am häufigsten jenseits des 60. Lebensjahrs.

Verlauf
Es handelt sich um ein akutes Krankheitsbild, das plötzlich einsetzt und über Tage, maximal wenige Wochen, anhält. Je nach Grunderkrankung und deren Therapie ist ein vollständiges Abklingen oder ein Übergang in ein chronisches Psychosyndrom möglich.

Prognose
Vor allem bei älteren und postoperativen Patienten ist die Mortalität hoch; so liegt die Sterblichkeit in dieser Gruppe drei bis vier Monate nach Manifestation eines Delirs bei 25 %.

Delirantes Syndrom

▶ Verwirrtheit

Delirium

▶ Delir

Delirium alcoholicum

▶ Delirium tremens

Delirium ebriosorum

▶ Delirium tremens

Delirium potatorum

▶ Delirium tremens

Delirium tremens

D

Dr. med. Ulrike Lemke

ICD-10/DSM-IV-TR-Klassifikation
Das Delirium tremens (Alkoholentzugsdelir) ist in ICD-10 unter F 10.4 zu verschlüsseln, als ▶ Entzugssyndrom mit Delir und als Störung durch Alkohol. Es handelt sich um eine Störung des Bewusstseins und der Wahrnehmung, um globale Störungen der Kognition, Wahrnehmungsstörungen, psychomotorische Störungen sowie Störungen des ▶ Schlaf-Wach-Rhythmus und ▶ affektive Störungen. Die Symptomatik entwickelt sich im Rahmen eines Entzugssyndroms bei ▶ Alkoholabhängigkeit, sie kann ohne (F 10.40) bzw. in Verbindung mit Krampfanfällen (F 10.41) auftreten.
Nach DSM-IV-TR, Achse I, bezeichnet 291.0 das substanzinduzierte Delir durch Alkohol. Zur Symptomatik zählen hier die Bewusstseinsstörung, die Veränderung der kognitiven Funktionen sowie die Entwicklung des Störungsbilds innerhalb einer kurzen Zeitspanne unter Fluktuation im Tagesverlauf. Die Symptomatik bildet sich während oder kurz nach einem Entzugssyndrom heraus. Es wird im Text, jedoch nicht in der Codierung zwischen Substanzintoxikations- und Substanzentzugsdelir unterschieden.

Synonyme
Delirium alcoholicum; Delirium ebriosorum; Delirium potatorum; Alkoholdelir; Alkoholentzugsdelir

Englischer Begriff
Delirium tremens

Definition

Begriffsgeschichte

Lat. delirare = „irrsinnig sein" und lat. tremo = „zittern". In der deutschen Psychiatrietradition spezifisches Syndrom mit situativen und illusionären Verkennungen sowie szenischen ▸ Halluzinationen, als Bezeichnung für das Alkoholentzugsdelir.

Klinik

Zur Symptomatik des Deliriums, siehe ▸ Delir.

Typische Prodromi des Delirium tremens sind Schlaflosigkeit, Tremor und Angst. Vorausgehend treten bei etwa 50 % Entzugskrämpfe auf. Neben der allgemeinen Symptomatik eines Delirs kommt es beim Alkoholentzugsdelir zu adrenerg-sympathikotoner Übererregtheit mit Tremor, Hyperhidrosis, Pulsanstieg und Hypertonie. Die klassische Symptomatik beinhaltet eine Bewusstseinstrübung und ▸ Verwirrtheit, lebhafte Halluzinationen oder Illusionen jeglicher Wahrnehmungsqualität, besonders optischen, und ausgeprägten Tremor, oft auch Nesteln. Wahnvorstellungen, Unruhe, Schlaflosigkeit und Umkehr des Schlaf-Wach-Rhythmus sind häufig zu finden.

Gewöhnlich ist das Delirium tremens Folge des absoluten oder relativen Entzugs bei stark abhängigen Trinkern mit langer Krankheitsgeschichte. Die Symptomatik entwickelt sich innerhalb von Stunden oder wenigen Tagen und ist von einem schweren vegetativen ▸ Entzugssyndrom durch die zusätzliche Störung des Bewusstseins, der Orientierung und der Wahrnehmung zu unterscheiden. Es handelt sich um einen lebensbedrohlichen Zustand, der in der Regel eine intensivmedizinische Betreuung erfordert. Für die Zeitdauer des Delirs besteht eine Amnesie.

Die Pathogenese ist nicht vollständig geklärt; wesentliche Faktoren sind in der Modulation verschiedener Neurotransmittersysteme durch chronische Äthanolwirkung zu sehen, die bei Äthanolentzug gegenregu-lieren. Es kommt dabei in erster Linie zur Überaktivität im glutamatergen System, Reduktion der GABA-ergen Hemmung, Reduktion der Alpha 2- Rezeptoren mit sympathischer Überaktivität und Vermehrung der dopaminergen Rezeptoren.

Therapie

Krankenhausaufnahme zur Überwachung und Differentialdiagnostik, symptomorientierte Medikation.

Bewertung

Es finden sich bisher keine umfangreichen EBM-Studien zum Thema, ein Cochrane-Protokoll ist in Arbeit.

Wirksamkeit

Durch therapeutische Interventionen kann die Mortalität von ca. 15 % auf 2–5 % gesenkt werden.

Sofortmaßnahmen

Bei Halluzinationen, ▸ Wahn, ▸ Agitiertheit und Aggressivität kann ▸ Haloperidol, 5–10 mg/Tag i. m., p. o. oder i. v. bis max. 30 mg/Tag appliziert werden.

Es kann bei hochgradiger Unruhe und Angst die kurzzeitige und kontrollierte Gabe von ▸ Benzodiazepinen, z. B. Diazepam, 5–10 mg/Tag, max. 60 mg/Tag in Kombination mit Haloperidol, oder die Gabe von ▸ Clomethiazol in Einzeldosen bis 1 g p. o., max. 10 g/Tag indiziert sein.

Cave: Benzodiazepine oder Clomethiazol (Distraneurin) sind bei **intoxikierten Patienten** streng kontraindiziert!

Die parenterale Gabe von Clomethiazol ist aufgrund der atemdepressiven Wirkung nur unter intensivmedizinischen Bedingungen möglich.

Zusätzlich ist an die Mitbehandlung von somatischen Störungen, beispielsweise Entgleisungen im Wasser- und Elektrolythaushalt zu denken. Zur Neuroprotektion (Gefahr der Wernicke-Enzephalopathie) und vor der Infusion glukosehaltiger Lösungen sollte Vitamin B (Vitamin B1 50–100 mg i. m.) verabreicht werden.

Neuere Ansätze in der Delirbehandlung führten zur Entwicklung von Therapieschemata, die an Rating-Skalen gekoppelt sind und je nach Ausprägung und Schwere der einzelnen psychopathologischen Phänomene psychopharmakologische Therapieoptionen bieten.

Psychotherapeutische Verfahren im engeren Sinne können, solange die Bewusstseinsstörungen anhalten, nicht angewandt werden. Nach Abklingen des Delirs sollten zeitnah Interventionen zur Motivationsbehandlung im Rahmen eines ▶ qualifizierten Entzugs erfolgen, da die rein körperliche Entzugsbehandlung hohe Rückfallquoten aufweist.

Epidemiologie
5 % (3–15 %) der Alkoholabhängigen erkranken an einem Delir, 12–23 % der Delirkranken wiederum erleiden Rezidive.

Verlauf
Das Alkoholentzugsdelir klingt (auch unbehandelt) in der Regel nach zwei bis fünf Tagen ab, kann jedoch in eine ▶ Demenz (▶ Korsakow-Syndrom) übergehen.

Prognose
Bei unbehandeltem Delir sterben etwa 15–20 %, bei adäquater Therapie weniger als 5 %. Vor allem bei älteren und postoperativen Patienten ist die Mortalität hoch.

Delta-9-Tetra-Hydrocannabinol

▶ Intoxikation, Cannabis

Delusion of being influenced

▶ Beeinflussungswahn

Dementia praecox

PD Dr. med. habil. Ronald Bottlender

Synonyme
Veraltete Bezeichnung für die Schizophrenie

Definition
Der Begriff „dementia praecox" (= vorzeitig einsetzende ▶ Demenz) wurde von Benedict Morel (1809–1873) und Emil Kraepelin (1865–1926) in die Psychiatrie eingeführt und kann im weitesten Sinne als Synonym für den heute gebräuchlicheren Begriff ▶ Schizophrenie verstanden werden.

Volltext
Emil Kraepelin grenzte in seiner psychiatrischen Krankheitslehre die Dementia praecox von dem „manisch-depressive Irresein" ab. Hierbei vertrat Kraepelin die Auffassung, dass das „manisch-depressive Irresein" in nahezu jedem Lebensalter des Erwachsenen auftreten könne und einen episodischen (phasenhaften) und insgesamt betrachtet günstigen Verlauf einnehme. Kontrastierend hierzu trete die Dementia praecox vor allem im zweiten und dritten Lebensjahrzehnt auf und nehme in der Regel einen progredienten und ungünstigen Verlauf, den Kraepelin mit einem vorzeitigen dementiellen Abbau verglich. Die Kraepelinsche Krankheitslehre hat die Psychiatrie des 20. Jahrhunderts maßgeblich beeinflusst.

Dementia pugilistica

Dr. med. Götz Berberich

ICD-10/DSM-IV-TR-Klassifikation
Weder in ICD-10 noch in DSM-IV-TR ist die Dementia pugilistica gesondert aufge-

führt. Sie wird vielmehr in Restkategorien verschlüsselt (ICD-10: Demenz bei sonstigen, näher bezeichneten, andernorts klassifizierten Krankheiten, F02.8; DSM-IV-TR: Demenz aufgrund anderer medizinischer Krankheitsfaktoren, 294.1x), wobei das zugrunde liegende ätiologische Moment, die wiederholte Hirnverletzung, gesondert codiert werden soll.

Synonyme
Boxerdemenz

Englischer Begriff
Boxer's dementia

Definition
Bei der Dementia pugilistica handelt es sich um eine chronische Störung der Hirnfunktionen, welche nach häufigen traumatischen Einwirkungen auf den Kopf auftritt, so z. B. bei Boxern, die vielen Schlägen auf den Kopf ausgesetzt waren. Es entwickelt sich ein dementielles Zustandsbild (siehe ▶ Demenz), welches in vielen Aspekten einem postenzephalitischen Parkinson-Syndrom gleicht. Begleitend können auch neurologische Symptome auftreten.

Therapie/Sofortmaßnahmen
Erneute Schädel-Hirn-Traumata sind möglichst zu vermeiden. Darüber hinaus gelten die Therapieprinzipien wie bei den übrigen Demenzen (siehe z. B. ▶ Alzheimer-Demenz, ▶ vaskuläre Demenz).

Bewertung und Wirksamkeit
Kontrollierte Untersuchungen zur Therapie der Dementia pugilistica liegen nicht vor.

Epidemiologie
Insgesamt dürfte es sich eher um ein seltenes Krankheitsbild handeln, wenngleich sichere epidemiologische Daten nicht vorliegen.

Verlauf
Es handelt sich um einen chronischen Krankheitsprozess mit langsamer Verschlechterung.

Prognose
Die Prognose ist ungünstig, eine Besserung kaum zu erwarten. Umso wichtiger erscheint die Prophylaxe, z. B. Helmschutz bei gefährdenden Sportarten.

Dementielles Syndrom

▶ Demenzsyndrom

Demenz

Prof. Dr. med. Michael Zaudig

Synonyme
Demenzsyndrom; Erworbene Minderbegabung; Intellektueller Abbau im Alter

Definition
Die Bezeichnung Demenz lässt sich vom lateinischen dementia herleiten und bedeutet so viel wie Unvernunft. Demenz ist gekennzeichnet durch die Störung mehrerer kognitiver Funktionsbereiche (Gedächtnisstörungen allein genügen nicht), durch eine daraus resultierende Beeinträchtigung der Alltagsaktivitäten und ist erworben im Gegensatz zu einer seit Geburt bestehenden Minderbegabung (ausführlich ▶ Demenzsyndrom).

Querverweis Krankheit
Es gibt die unterschiedlichsten Ätiologien für die Entstehung einer Demenz: potentiell reversible Demenzen und zum anderen die degenerativen dementiellen Erkrankungen. Die **degenerativen dementiellen Erkrankungen** sind in erster Linie die ▶ Alzheimer-Demenz, die Pick-Demenz, die ▶ Lewy-Körper-Demenz, die ▶ Creutzfeldt-Jakob-Demenz, die Chorea Huntington. Die **potentiell reversiblen Demenzen** weisen multiple Ätiologien auf: die ▶ vaskuläre Demenz, Demenzen aufgrund chronischer Infektionen wie z. B. Borreliose, Lues, HIV,

D

Tuberkulose, Neoplasien und andere Raumforderungen, endokrine Störungen und Vitaminmangel wie z. B. Hypothyreose, B$_{12}$-/Folsäuremangel, Thiaminmangel, Nebenniereninsuffizienz, Cushing-Syndrom, Hypo-/Hyperparathyreoidismus, chronische Hypoglykämie. Toxisch bedingte Demenzen sind v. a. dem langjährigen chronischen Alkoholmissbrauch bzw. der ► Alkoholabhängigkeit (► Alkoholdemenz) sowie Schwermetallintoxikationen zuzuschreiben.

Demenz aufgrund einer HIV-Erkrankung

► Demenz, bei Krankheit durch das Human-Immundefizienz-Virus (HIV)

Demenz, bei Alzheimer-Krankheit

Prof. Dr. med. Michael Zaudig

ICD-10/DSM-IV-TR-Klassifikation

Nach ICD-10 müssen bei der Demenz bei Alzheimer-Krankheit die allgemeinen Demenzkriterien erfüllt sein. Darüber hinaus wird unterschieden zwischen frühem Beginn (Erkrankungsbeginn vor dem 65. Lebensjahr) und spätem Beginn (Krankheitsbeginn 65 Jahre und darüber).
Für die Demenz bei Alzheimer-Krankheit mit frühem Beginn werden neben den allgemeinen Demenzkriterien mindestens eines der folgenden Kriterien gefordert:
- Nachweis eines relativ plötzlichen Beginns und einer raschen Progredienz,
- zusätzlich zur Gedächtnisstörung eine amnestische oder sensorische Aphasie, Agraphie, Alexie, Akalkulie oder ► Apraxie (als Hinweis auf das Vorliegen einer temporalen, parietalen und/oder frontalen Beteiligung).

Bei der Demenz bei Alzheimer-Krankheit mit spätem Beginn müssen neben den Allgemeinkriterien für Demenz mindestens einer der folgenden Bedingungen erfüllt sein:
- Nachweis eines sehr langsamen Beginns und einer allmählichen Progredienz (die Geschwindigkeit der letzteren wird nur retrospektiv nach einem Verlauf von drei oder mehr Jahren deutlich),
- Vorherrschen der Gedächtnisstörung gegenüber der intellektuellen Beeinträchtigung.

Darüber hinaus wird nach ICD-10 die atypische oder gemischte Form der Demenz bei Alzheimer-Krankheit knapp beschrieben (F00.2). Diese Diagnose sollte gestellt werden, falls die oben genannten Kriterien nur annähernd erfüllt sind. Auch gemischte Demenzen, d. h. Alzheimer-Demenz und vaskuläre Demenz gemischt, sollten hier verschlüsselt werden.
Nach DSM-IV-TR wird für die Demenz vom Alzheimer-Typ eine Gedächtnisbeeinträchtigung sowie eine der folgenden kognitiven Störungen gefordert:
- Aphasie (Störung der Sprache),
- Apraxie (beeinträchtigte Fähigkeit, motorische Aktivitäten auszuführen trotz intakter Motorik),
- Agnosie (Unfähigkeit, Gegenstände wiederzuerkennen oder zu identifizieren trotz intakter sensorischer Funktion),
- Störung der Exekutivfunktion (d. h. Planen, Organisieren, Einhalten einer Reihenfolge, Abstrahieren).

Der **Verlauf** ist durch einen schleichenden Beginn und fortgesetztem kognitiven Abbau charakterisiert und alle anderen spezifischen Demenzerkrankungen müssen ausgeschlossen werden. Ebenso wie in ICD-10 besteht die Möglichkeit einer Codierung mit frühem Beginn und mit spätem Beginn, wobei hier anders als in ICD-10 der frühe und späte Beginn klinisch nicht näher charakterisiert ist. Darüber hinaus ist in DSM-IV-TR-Kriterien für die Demenz vom Alzheimer-Typ eine Zusatzcodierung mit und ohne Verhaltensstörung möglich.

Synonyme

Alzheimer'sche Erkrankung; Alzheimer-Demenz; Primär degenerative Demenz bei Alzheimer-Erkrankung; Alzheimer'sche Demenz

Englischer Begriff

Alzheimer's disease; Primary degenerative dementia of the Alzheimer's type; Dementia in Alzheimer's disease

Definition

Begriffsgeschichte

Alois Alzheimer beschrieb 1906, 1907 und 1911 eine Form von Demenz, die um das 50. Lebensjahr beginne und histologisch charakterisiert sei durch das Auftreten von neurofibrillären Bündeln in der Hirnrinde. Er beschrieb eine 51-jährige Patientin, bei der sich neben paranoiden Denkinhalten eine zunehmende Gedächtnisschwäche mit Störungen der räumlichen Orientierung sowie eine hochgradige ▶ Ratlosigkeit entwickelte. Im Laufe der nächsten viereinhalb Jahre stellten sich aphasische, agraphische und apraktische Erscheinungen ein. Zusätzlich verschlechterte sich das Auffassungsvermögen deutlich und nach viereinhalb Jahren starb die Patientin in einem Zustand schwersten geistigen Abbaus. Kraepelin erwähnte diese Erkrankung in der 8. Auflage seines Lehrbuchs unter der Bezeichnung Alzheimer-Erkrankung.

Klinik

Gelegentlich beginnt die Krankheit zwischen dem 50. und 60. Lebensjahr (Frühform), meist aber erst über dem 65. Lebensjahr hinaus (späte Form). Der Alzheimer-Krankheit liegt ein über Jahrzehnte langsam fortschreitender subtiler Untergang von Nervenzellen zugrunde, der beginnend im limbischen System (insbesondere die Hippocampus-Formation) später die Temporal- und Parietallappen in beiden Hirnhemisphären befällt.

Beginn der Erkrankung: Grundsätzlich beginnt die Alzheimer-Erkrankung schleichend, langsam progredient. Frühzeichen sind Aufmerksamkeitsstörungen, Vergesslichkeit, „Schusseligkeit", Störungen des ▶ Kurzzeitgedächtnisses sowie räumliche ▶ Orientierungsstörungen. In dieser Phase der Erkrankung muss noch kein ausgeprägtes Demenzsyndrom im Sinne von ICD-10 bestehen, in der Regel handelt es sich um die leichte kognitive Beeinträchtigung im Alter. Die gestörte Raumauffassung kann sich als optisch-räumliche Konstruktionsschwäche äußern; aphasische, apraktische und agnostische Störungen sowie Beeinträchtigungen der Urteilsfähigkeit und Abstraktionsfähigkeit treten deutlich später im Verlauf der Erkrankung auf. Verlust des Antriebs und der Initiative treten beim Übergang der leichten zur mittelschweren Alzheimer-Demenz auf. Bei auftretenden Wortfindungsstörungen und Gedächtnislücken hilft sich der Patient mit Phrasen und Umschreibungen. In den ersten Jahren ist die Stimmung häufig unsicher, depressiv, ängstlich.

Die Entwicklung der Demenz vom Alzheimer-Typ wird üblicherweise in drei Stadien unterteilt: leichte, mittlere und schwere Demenz. Als Faustregel kann gelten, dass jedes Stadium durchschnittlich drei Jahre dauert, jedoch mit erheblicher Schwankungsbreite.

Frühstadium: Hier dominieren Störungen des Kurzzeitgedächtnisses, Aufmerksamkeitsstörungen, Schusseligkeit, Vergesslichkeit, häufig wird auch das Nachlassen des Namensgedächtnisses beklagt. Erste leichte Wortfindungsstörungen treten auf. An nicht-kognitiven Syndromen finden sich häufiger depressive Verstimmungen, Nervosität, Unruhe. Die psychosoziale Funktionsfähigkeit ist nur sehr leicht eingeschränkt. Die Patienten können sich in der Regel noch selbständig versorgen, auch wenn erste Probleme in der Kommunikation auftreten.

Mittleres Stadium: Das Kurzzeitgedächtnis ist deutlich beeinträchtigt mit allmählichem Übergreifen der Störung auf das langfristige Behalten (▶ Langzeitgedächtnis). Das Denk- und Urteilsvermögen ist deutlicher eingeschränkt, einfache Zusammenhänge werden oft nicht mehr erkannt, die Meinungsbildung verflacht, die ▶ Desorientierung zu Ort und Zeit wird deutlich, verstärkte Reduktion des verfügbaren Wortschatzes, Wortverwechslungen, Silbenverdrehungen, Para-/Agrammatismen, Störungen des Sprachverständnisses treten auf, ebenso die Werkzeugstörungen wie Apraxie, Agnosie, Aphasie. Verstärkt treten an nicht-kognitiven Symptomen auf: ▶ Wahn, Unruhezustände, ▶ Halluzinationen, Aggressivität, Depressivität, Apathie, Weinen, ▶ Agitiertheit.

Schweres Stadium: Alle kognitiven Fähigkeiten sind auf das Schwerste gestört. Sprachlich dominieren ▶ Echolalie, Palilalie oder ▶ Mutismus, Verbigerationen, Silbenstammeln. Im Vordergrund des klinischen Bildes stehen ausgeprägte Verhaltensstörungen: Apathie oder Agitiertheit, Aggressivität, Unruhe, Störung des Tag-Nacht-Rhythmus. Neurologisch gibt es eine Reihe von Symptomen wie Gangstörung, Sturzneigung, parkinsonähnliche Symptomatik, Kau- und Schluckstörungen, epileptische Anfälle, Blasen- und Darminkontinenz. Durch die Immobilität in diesem Stadium kommt es zu einer vermehrten Anfälligkeit für Infektionen, wobei die häufigste Todesursache die Lungenentzündung oder eine aufsteigende Harnwegsinfektion darstellt.

Genetik

Etwa 90 % der Alzheimer-Patienten leiden an einer „sporadischen" Form der Alzheimer-Demenz, d. h. einer Erkrankung ohne familiäre Häufung, aber mit starker Altersassoziation. Über 30 möglicherweise relevante Genloki wurden beschrieben: u. a. das Apolipoprotein-E-(Apo-E-)Gen auf Chromosom 19, das Alpha-1-Antichymotrypsin-Gen, das PS-1-Gen, das mitochondriale Cytochrom-c-Oxidase-Gen, das Alpha-2-Makroglobulin-Gen und das Interleukin-6-

(IL-6-)Gen. Die oben genannten Gene werden als Vulnerabilitätsgene bezeichnet, d. h. sie erhöhen das Risiko für eine Alzheimer-Demenz, führen aber nicht in jedem Fall zu dieser Erkrankung. Das Apo-E-Gen ist das bisher am besten untersuchte Gen. Der Untertyp, die Apo-E-ε-4-Variante, ist bei Patienten mit sporadischer Alzheimer-Demenz häufiger als in der Allgemeinbevölkerung zu finden und wurde als genereller Risikofaktor für die Entwicklung einer Alzheimer-Demenz beschrieben und ist zugleich mit einem früheren Krankheitsbeginn assoziiert.

Bei etwa 5–10 % aller Alzheimer-Patienten mit frühem oder spätem Erkrankungsbeginn finden sich mehr als zwei erstgradig verwandte Angehörige, die ebenfalls eine Alzheimer-Demenz haben. Eine sehr kleine Untergruppe der familiären Alzheimer-Demenz (FAD) von etwa 1–3 % weist eine Mutation des APP-Gens (Amyloid-Precursor-Protein) auf Chromosom 21 auf. Die Mehrheit, etwa 70 %, zeigen Mutationen eines autosomal dominant vererbten Gens auf Chromosom 14 (Präsenilin-1-Gen). Andere, noch seltenere Mutationen zeigen Mutationen auf Chromosom 1 (Präsenilin-2-Gen). Die sporadische Form der Alzheimer-Demenz weist Mutationen auf Chromosom 19 auf.

Histopathologie

Die zentralen histopathologischen Läsionen der Alzheimer-Demenz sind die senilen Plaques (bereits von Alzheimer beschrieben). Es handelt sich dabei um verdichtete Proteinablagerungen mit der Proteinhauptkomponente Peptid-A-Beta. Bestimmte A-Beta-Peptide werden als essentiell für die amyloidvermittelten neurotoxischen Effekte sowohl in vitro als auch in vivo angesehen. Das zweite wesentliche Merkmal der Alzheimer-Pathologie sind die neurofibrillären Bündel (new fibrillary tangles [NFT]). Das Ausmaß der neurofibrillären Pathologie reflektiert den Grad der kognitiven Beeinträchtigung der Patienten. Zusätzlich zur Ablagerung von Amyloid in diffusen und neuritischen Plaques findet sich Amyloid auch in der Wand leptomeningealer und kortikaler Arteriolen entsprechend der so genannten zerebralen Amyloidangiopathie. Darüber hinaus finden sich in der Randzone der frühen diffusen Plaques Astrozyten, die unter bestimmten Bedingungen als antigenpräsentierende Zellen fungieren können. Die immunologischen Befunde sprechen für eine zentrale Beteiligung der glialen Reaktion an der Entwicklung der Alzheimer-Pathologie. Derzeit ist die Rolle von Astrozyten und Mikroglia bei der Neurodegeneration noch unklar.

Testung

Eine Klassifizierung der psychometrischen Verfahren ist aufgrund der Vielfalt der Testmöglichkeiten notwendig geworden.

- Ein Verfahren zur Quantifizierung kognitiver Leistungseinbußen ist z. B. der Mini Mental Status Exam (MMSE).
- Ein Verfahren zur Quantifizierung von Verhaltensauffälligkeiten bei Demenzen ist z. B. das Neuro Psychiatric Inventory (NPI).
- Verfahren zur Quantifizierung von Alltagskompetenz und Funktionsfähigkeit bei Demenzen sind so genannte ADL- und IADL-Skalen (Instrumental Activities Of Daily Living).
- Skalen zur Quantifizierung des Schweregrades sind die Global Deteriorations Scale (GDS) sowie die Clinical Dementia Rating Scale (CDR); ein kombiniertes Verfahren zur Quantifizierung kognitiver und nicht-kognitiver Funktionen ist z. B. das Nürnberger Altersinventar sowie die Alzheimer's Disease Assessment Scale (ADAS).
- Ein Verfahren zur diagnostischen Abschätzung nach ICD-10 und DSM-IV-TR mit integrierten MMSE und einer ADL-Skala sowie einem freien Interview ist das SIDAM: Strukturiertes Interview zur Diagnose von Demenzen vom Alzheimer-Typ, vaskulären Demenzen und Demenzen anderer Ätiologie nach ICD-10 und DSM-IV-TR.

Therapie

Behandlungsprinzipien für die Pharmakotherapie gerontopsychiatrischer und insbesondere dementer Patienten sind:

- grundsätzlich niedrige Anfangsdosierungen und allmähliche Dosissteigerung (start low and go slow),
- grundsätzlich niedrigere Erhaltungsdosierungen als bei jüngeren Patienten,
- größere Intervalle bei Umstellung der Medikation,
- Vermeidung polypharmakologischer Behandlung (zu hohes nicht einschätzbares Pharmakointeraktionsrisiko).

Den gegenwärtig verfügbaren oder potentiellen antidementiven Behandlungsansätzen, die insbesondere für die Behandlung der Alzheimer-Demenz entwickelt wurden, liegen verschiedene Konzepte zugrunde:

- **Krankheitsprävention**: Östrogensubstitution nach der Menopause oder die Behandlung mit nichtsterioidalen, antiinflammatorischen Substanzen.
- **Neuroprotektion**: Verlangsamung der neuronalen Degeneration soll durch den Einsatz von Antioxidantien, Kalziumantagonisten, NMDA-Rezeptor-Antagonisten erreicht werden.
- **Neuroregeneration**: Neurotrophe Substanzen sollen die Ausbildung intakter Synapsen bzw. differenzierter Nervenzellen in Arealen neuronalen Untergangs bewirken.
- **Transmittersubstitution**: Durch neuronale Degeneration entstandene Defizite werden durch Substitution der entsprechenden Neurotransmitter kompensiert. Beispiel hierfür sind cholinerge und monoaminerge Strategien.

Gegenwärtig stehen zur Behandlung einer leichten bis mittelgradigen Alzheimer-Demenz verschiedene ▶ Antidementiva

zur Verfügung, insbesondere die Cholinesterasehemmer (z. B. Donepezil, Galantamin, Rivastigmin), Glutamatmodulatoren
(z. B. Memantin) und Kalziumantagonisten
(z. B.Nimodipin). Darüber hinaus gibt es
die Gruppe der ▶ Nootropika, die im engeren Sinne über lange Zeit als unzureichend
wirksam angesehen wurden. Diese Kritik
muss heutzutage angesichts der erheblichen methodischen Fortschritte in der Arz-
neimittelprüfung differenzierter betrachtet
werden, da mittlerweile für etliche Nootropika die therapeutische Wirksamkeit belegt
ist. Die klinische Wirksamkeit von Pira-
zetam, Nimodipin, Nicergolin, Pyritinol,
Ginkgo-biloba-Extrakt (Egb761) und Dihydroergotoxin bei der Alzheimer-Demenz ist
belegt.

Sofortmaßnahmen
Insbesondere bei Verhaltensstörungen empfehlen sich atypische Antipsychotika (Unruhezustände, Aggressivität, Störung des
Tag-Nacht-Rhythmus, Wahn, Halluzinationen) wie z. B. ▶ Risperidon, ▶ Olanzapin,
▶ Quetiapin oder Ziprasidon.

Epidemiologie
Etwa 40–60 % aller Demenzen sind nach
klinisch-neuropathologischen Untersuchungen der Alzheimer-Krankheit zuzuordnen, weitere 15–20 % der vaskulären
Demenz sowie 10–15 % den Mischformen,
darüber hinaus etwa 10 % der ▶ Lewy-
Körper-Demenz. An der Alzheimer-Demenz leiden in Deutschland derzeit etwa
800.000 Menschen. Nur etwa 10 % der Erkrankten sind jünger als 75 Jahre, weniger
als 3 % sind unter 65 Jahre alt. Soziodemographische Schätzungen prognostizieren
in den nächsten 20 Jahren eine deutliche
Zunahme. Unter Einbezug auch der leichten Stadien beläuft sich die Prävalenz der
in der über 65 Jahre alten Bevölkerung auf
etwa 8–10 %. Bedeutend häufiger in der
alten Bevölkerung sind leichte kognitive
Beeinträchtigungen (etwa 15 %).

Die Prävalenz der Alzheimer-Demenz zeigt
eine deutliche Altersabhängigkeit. Die
Prävalenzrate liegt in der Gruppe der 65- bis
74-Jährigen bei 0,9 % und steigt auf über
6,6 % bei den 75- bis 84-Jährigen und auf
23,1 % bei den über 85-Jährigen.

Verlauf und Prognose
Der Verlauf ist chronisch-progredient; vom
Zeitpunkt der Diagnosestellung an gerechnet besteht eine durchschnittliche Überle-
bensdauer von sechs bis acht Jahren bei
Männern und von sieben bis neun Jahren
bei Frauen.

Demenz, bei Creutzfeldt-Jacob-Krankheit

Dr. med. Wolfgang Gudden

ICD-10/DSM-IV-TR-Klassifikation
Im ICD-10 als F02.1 codiert; in DSM-IV-
TR als 290.1x „Demenz aufgrund einer
Creutzfeldt-Jacobschen Erkrankung" codiert. Beiden Klassifikationen gemeinsam
ist der Verweis auf die Verursachung der
Demenz durch „spezifische neuropatholo-
gische Veränderungen" bzw. „direkte pathophysiologische Folge" der zugrunde
liegenden Prion-Erkrankung.

Englischer Begriff
Dementia in Creutzfeld-Jacob disease

Definition
Begriffsgeschichte
Der dementiellen Entwicklung zugrunde
liegt eine seltene Prion-Erkrankung, die
diagnostisch derzeit nur histologisch gesichert werden kann.

Volltext
Bei der Creutzfeldt-Jacob-Erkrankung (CJ)
handelt es sich um eine seltene (1–2 :
1.000.000) prionvermittelte Krankheit des
ZNS. Erstbeschreiber waren der Hambur-
ger Neurologe Alfons Jacob (1921) und der
Kieler Neurologe Hans Creutzfeld (1920).

Sie beschrieben disseminierte pseudosklerotische Degenerationsherde des Cortex cerebri, des Kleinhirns, der Stammganglien, der Medulla oblongata und des Rückenmarks. Die damalige klinische Darstellung umfasste neben der Muskelstarre eine dysarthrische Sprache, Hyperkinesien, Pyramidensymptome, Intelligenzdefekte und Verwirrtheitszustände.

Neben der spontanen CJ mit ca. 90 % der Fälle werden die familiäre Form, die iatrogen übertragene und die so genannte neue Variante unterschieden. Für diese Form wird eine kausale Verknüpfung zu BSE postuliert. Die Klinik zeigt frühzeitig einsetzende Auffälligkeiten überwiegend jüngerer Patienten, gleichzeitig ataktisches Gangbild und protrahierten Verlauf.

Der Häufigkeitsgipfel der spontanen CJ-Erkrankung liegt bei ca. 60 Jahren, die Lebenserwartung beträgt dann noch ca. ein halbes Jahr. Als Symptomentrias wird das Auftreten von dementieller Entwicklung, Myokloni und periodischer EEG-Aktivität beschrieben. Das Erscheinungsbild kann jedoch erheblich divergieren

Therapie
Derzeit keine wirksame Beeinflussung möglich.

Sofortmaßnahmen
Keine Sofortmaßnahmen möglich.

Demenz, bei Krankheit durch das Human-Immundefizienz-Virus (HIV)

Prof. Dr. med. Michael Zaudig

ICD-10/DSM-IV-TR-Klassifikation
Nach ICD-10 wird diese Sonderform der ▶ Demenz unter F02.4 codiert, nach DSM-IV-TR (Demenz aufgrund einer HIV-Erkrankung) unter 294.1. ICD-10 fordert für die Diagnose einer HIV-Demenz die Erfüllung der allgemeinen Kriterien für eine Demenz, die Diagnose einer HIV-Infektion und den Ausschluss anderer spezifischer Demenzen. Etwas ausführlicher ist die Beschreibung in DSM-IV-TR, insbesondere mit einer genauen Beschreibung der Symptomatik.

Synonyme
HIV-Demenz; Demenz aufgrund einer HIV-Erkrankung; AIDS-Demenz-Komplex; HIV-Enzephalopathie

Englischer Begriff
HIV dementia; HIV-associated dementia

Definition
Die HIV-Infektion verursacht kognitive Funktionsstörungen, die von subtilen kognitiven Defiziten bis zu schweren dementiellen Syndromen reichen. Die HIV-Infektion bedingt eine diffuse multifokale Schädigung der weißen Substanz und subkortikaler Strukturen. Eine Demenz im Zusammenhang mit einer direkten HIV-Infektion des zentralen Nervensystems zeigt typische Merkmale:

- Neben typischen Demenzmerkmalen, wie Gedächtnisstörung, Beeinträchtigung des Intellekts, fallen vor allem die **extreme kognitive Verlangsamung** auf. Ferner bestehen Schwierigkeiten bei der Problemlösung; sehr häufig finden sich Apathie und sozialer Rückzug, gelegentlich auch ▶ Wahn, ▶ Delir, ▶ Halluzination, Ataxie, Hypertonie, generalisierte Hyperreflexie. Selten sind Anzeichen einer frontalen ▶ Enthemmung.
- Auch **Kinder** können eine HIV-Demenz entwickeln, die sich typischerweise durch Entwicklungsverzögerung, Mikrozephalie und Verkalkungen in den Basalganglien zeigt.
- **Differentialdiagnostisch** müssen eine Demenz in Verbindung mit einer HIV-

D

Erkrankung, z. B. durch begleitende Tumore des ZNS (primäres Lymphom des ZNS), oder opportunistische Infektionen (Toxoplasmose, Zytomegalie, Kryptokokken, Tuberkulose, Lues) unterschieden werden.

Therapie
Die neuen hochwirksamen antiretroviralen Substanzen haben die Inzidenz der HIV-Demenz reduziert. Eine spezifische Therapie hinsichtlich der HIV-Demenz ist nicht bekannt.

Demenz, bei Morbus Pick

▶ Demenz, frontotemporale

Demenz, bei Parkinson-Krankheit

Dr. med. Wolfgang Gudden

ICD-10/DSM-IV-TR-Klassifikation
Im ICD-10 unter F02.3, in DSM-IV-TR unter 294.1x codiert.
Die Allgemeinkriterien einer ▶ Demenz nach ICD-10 müssen erfüllt sein, darüber hinaus die typischen Merkmale einer Parkinson-Krankheit (siehe unten).

Englischer Begriff
Dementia in Parkinson's disease

Definition
Unter dem Parkinson-Syndrom wird eine Bewegungsstörung verstanden, die durch die **Symptomtrias**: ▶ Akinese, **Rigor** und **Tremor** gekennzeichnet ist. Daneben existieren, insbesondere im Krankheitsverlauf, eine Vielzahl zusätzlicher Symptome. Das **idiopathische Parkinson-Syndrom** (IPS) als „eigentliche" Parkinson-Krankheit stellt eine sporadische neurodegenerative Erkrankung unbekannter Genese dar, bei der

es zum Untergang dopaminerger Neuronenverbände der Substantia nigra und – mit Ausnahmen – zum Nachweis von Lewy-Körpern kommt.
Daneben kommt es durch ätiologisch gut identifizierbare Erkrankungen zu **sekundären Parkinson-Syndromen**. Andere neurodegenerative Störungen können das Bild eines Parkinson-Syndroms zeigen, insbesondere die progressive supranukleäre Blickparese, die kortikobasale Degeneration, die Multisystematrophie und die ▶ Lewy-Körper-Demenz.
Von den bislang 9 genetisch identifizierten primären hereditären Parkinson-Syndromen führen allein drei zu einer dementiellen Entwicklung, alle assoziiert mit dem histologischen Nachweis von Lewy-Körpern. Letztere lassen natürlich an eine Demenz mit Lewy-Körpern (DLK) denken, so dass anhand von klinischen Verlaufskriterien eine Unterscheidung getroffen werden muss. Gegen die DLK und für ein idiopathisches Parkinson-Syndrom spricht:
- Fehlen von spontanen rezidivierenden visuellen ▶ Halluzinationen,
- Fehlen auffälliger Fluktuationen von Aufmerksamkeit und Wachheit,
- keine synkopal anmutenden Stürze,
- keine erhöhte Sensitivität auf ▶ Neuroleptika.

Am eindrücklichsten dürfte gegen die Annahme einer DLK und für die Demenz im Rahmen eines idiopathischen Parkinson-Syndroms der spätere Beginn der dementiellen Entwicklung beim IPS sein (später als ein Jahr nach Beginn der motorischen Störung).
Das Risiko, eine Demenz bei IPS zu entwickeln, steigt mit dem Erkrankungsalter und ist deutlich erhöht bei über 65 Jahren. Insgesamt entwickeln ca. 30 % der IPS-Patienten eine Demenz, wobei auch eine frühzeitige medikamentöse Behandlung des IPS keine sichere antidementive Wirkung zeigt.
Zusätzlich sind demenzartige Syndrome bei IPS-Betroffenen durch anticholinerg indu-

zierte Zustände zu beobachten, die differentialdiagnostisch Schwierigkeiten bereiten können.

Therapie
Behandlung der Grunderkrankung.

Demenz, bei Pickscher Erkrankung

► Demenz, frontotemporale

Demenz, frontotemporale

Prof. Dr. med. Michael Zaudig

ICD-10/DSM-IV-TR-Klassifikation
Sowohl ICD-10 als auch DSM-IV-TR benutzen anstelle des inzwischen etablierten Begriffs der frontotemporalen Demenz immer noch den Begriff der ► Demenz bei Pick-Krankheit. Die Beschreibung und Definition sowohl in ICD-10 als auch in DSM-IV-TR sind nahezu identisch. Die frontotemporale Demenz (Demenz bei Pick-Krankheit) wird nach ICD-10 unter F02.0 codiert, nach DSM-IV-TR unter 290.1 als Demenz aufgrund einer Pick Erkrankung.

Synonyme
Pick Erkrankung; Pick-Komplex; Pick-Krankheit; Semantische Demenz; Primär progressive Aphasie; Morbus Pick

Englischer Begriff
Frontotemporal dementia; Pick's disease; Pick complex; Frontal lobe dementia; Frontotemporal degeneration; Primary progressive aphasia

Definition
1892 beschrieb Arnold Pick das Auftreten einer progressiven Aphasie und Persönlichkeitsänderung als die häufigste klinische Manifestation frontotemporaler Atrophien. Im klinischen Alltag wurde für diese Form der dementiellen Erkrankung die Bezeichnung Morbus Pick (durch seinen Schüler Ganz) 1922 eingeführt. Seit den grundlegenden Arbeiten von Brun (1987), Gustafson (1987) und von Neary et al. (1988) ist bekannt, dass unter dem klinischen Terminus Morbus Pick eine heterogene Gruppe an Erkrankungen zusammengefasst wird, die sich histopathologisch und wohl auch ätiologisch voneinander unterscheiden. Nach den Lund- und Manchester-Diagnosekriterien (Neary et al 1998) kann eine Degeneration des Frontal- und/oder Temporallappens (frontotemporal lobar degeneration – FTLD) zu drei spezifischen klinischen Syndromen führen:
- frontotemporale Demenz (FTD),
- semantische Demenz (SD),
- primär progressive Aphasie (PPA).

Anders als bei der frontotemporalen Demenz bestehen bei der **semantischen Demenz** und der primär progressiven Aphasie ganz überwiegend unilaterale fokalkortikale Atrophiezonen im frontalen und temporalen Bereich, die zentrale Sprachregionen einschließen, so dass Sprachstörungen im Vordergrund stehen, wobei andere kognitive Leistungen und die Persönlichkeit vergleichsweise gut erhalten bleiben.

Bei der **primär progressiven Aphasie (PPA)** sind Störungen der Sprachexpression die Hauptsymptomatik bei Krankheitsbeginn und auch während des Krankheitsverlaufs. Andere Aspekte der Kognition sind nicht beeinträchtigt oder relativ gut erhalten. Typisch ist die zögerliche mühsame Spontansprache mit Agrammatismus, phonematischen Paraphrasien und Anomie, Sprach- und Sprechstörungen wie Stottern oder orale ► Apraxie, Unfähigkeit zu Wiederholen, Alexie, Agraphie. Erst später entwickeln sich die bei der FTD typischen sozialen Enthemmungsphänomene und sonstige kognitive Beeinträchtigungen.

D

Die semantische Demenz (SD) ist bei Krankheitsbeginn und während des Krankheitsverlaufs gekennzeichnet von Störungen des Bedeutungsinhalts der Sprache (Semantik). Auffällig ist dabei das gestörte Verständnis des Wortsinns (semantische Aphasie) und/oder das gestörte Wissen um Objekte (assoziative Agnosie). Andere Bereiche der Kognition einschließlich des autobiographischen Gedächtnisses sind nicht beeinträchtigt und relativ gut erhalten. Der Beginn der Erkrankung ist wie bei der progressiven Aphasie oder FTD schleichend und allmählich progredient; es bestehen Sprachstörungen charakterisiert durch flüssige inhaltsarme Sprache, Verlust des Wortsinns, manifestiert durch Störungen im Benennen und Verstehen, semantische Paraphrasien (z. B. Benennen von Tier statt Kamel), auch Wahrnehmungsstörungen wie z. B. Prosopagnosie (beeinträchtigtes Erkennen bekannter Gesichter), assoziative Agnosie (beeinträchtigtes Erkennen von Objekten).

Diese beiden speziellen, vergleichsweise seltenen Demenzformen (SD und PPA) sind aufgrund ihrer linguistischen Besonderheiten relativ gut voneinander und auch von der FTD abzugrenzen.

Typischerweise wird die Symptomatik der **frontotemporalen Demenz (FTD)** oder Demenz bei Pick-Krankheit (nach ICD-10) wie folgt beschrieben:

„Eine progrediente Demenz mit Beginn im mittleren Lebensalter, charakterisiert durch frühe, langsam fortschreitende Persönlichkeitsänderung und Verlust sozialer Fähigkeiten. Die Krankheit ist gefolgt von Beeinträchtigung von Intellekt, Gedächtnis und Sprachfunktionen mit Apathie, ▶ Euphorie und gelegentlich auch extrapyramidalen Phänomenen (ICD-10-Leitlinien)."

Nach den Lund-Manchester-Kriterien (Miri et al. 1998) wird die frontotemporale Demenz wie folgt definiert (siehe Tabelle 1):

Differentialdiagnose

Es gibt eine Reihe organischer Hirnerkrankungen mit „frontaler Symptomatik", wobei die wichtigste Abgrenzung zur ▶ Alzheimer-Demenz mit frontaler Betonung vorgenommen werden muss, ferner zur subkorti-

Demenz, frontotemporale. Tab. 1 Frontotemporale Demenz nach den Lund-Manchester-Kriterien (Miri et al. 1998).

Persönlichkeitsveränderung und gestörtes Sozialverhalten sind die Hauptsymptome bei Krankheitsbeginn und während des Krankheitsverlaufs.	
Wahrnehmung, optisch-räumliche Fähigkeiten, praktische Leistungen und Gedächtnis sind nicht beeinträchtigt oder relativ gut erhalten.	
I) Kernsymptome (müssen sämtlich für die Diagnose erfüllt sein):	a) Schleichender Beginn und allmähliche Procredienz.
	b) Früh im Krankheitsverlauf: Vernachlässigung sozialer Konventionen (Verlust des Taktgefühls, Begehen von Delikten wie z. B. Ladendiebstahl).
	c) Früh im Krankheitsverlauf: Verlust der Selbstregulation (von Passivität bis Überaktivität).
	d) Früh im Krankheitsverlauf: emotionales Abstumpfen.
	e) Früh im Krankheitsverlauf: Verlust der Einsichtsfähigkeit.
II) Symptome, die die Diagnose unterstützen:	a) Verhalten: Nachlassen der Körperhygiene, geistige Starrheit und Inflexibilität, Ablenkbarkeit und Unbeständigkeit, Hyperoralität und Änderung der Essgewohnheiten (z. B. übermäßige Nahrungs- und Alkoholaufnahme sowie Rauchen, orale Exploration von Gegenständen im Sinne eines Klüver-Bucy-Syndroms), Stereotypien und ▶ Perseverationen, sinnlose Aktivitäten.
	b) Sprache und Sprechen: Veränderung der Sprachproduktion, Stereotypien, ▶ Echolalie, Perseveration, ▶ Mutismus.
	c) Auffälligkeiten bei der körperlichen Untersuchung: Primitivreflexe, Inkontinenz, ▶ Akinese, Rigor, Tremor, niedriger und labiler Blutdruck.

kalen vaskulären Enzephalopathie, zur progressiven supranukleären Parese, zur ▶ vaskulären Demenz mit frontaler Betonung, zur alkoholbedingten Demenz und zur Neurosyphilis.

Therapie
Eine spezifische Therapie der frontotemporalen Demenzen existiert bisher nicht. Therapeutische Bemühungen beziehen sich meist auf symptomatische Behandlung (Gabe von ▶ atypischen Neuroleptika bei formalen ▶ Denkstörungen oder Aggression und Agitation oder Gabe von ▶ Antidepressiva bei depressiver Ausgestaltung der dementiellen Symptomatik).

Epidemiologie und Verlauf
Die frontotemporale Demenz ist nach der **Alzheimer-Demenz**, der **vaskulären Demenz** und der ▶ Lewy-Körper-Demenz die vierthäufigste Demenzursache. Das Erkrankungsalter liegt meist in der fünften bis sechsten Dekade. Die Krankheitsdauer wird mit 4–17 Jahren angegeben.

Demenz mit Lewy-Körperchen

▶ Lewy-Körper-Demenz

Demenz, vaskuläre

Dr. med. Götz Berberich

ICD-10/DSM-IV-TR-Klassifikation
In ICD-10 wird die vaskuläre Demenz im Kapitel F0: Organische, einschließlich symptomatischer psychischer Störungen unter F01 codiert. In DSM-IV-TR findet sie sich unter 290.4x. In beiden ▶ Klassifikationssystemen werden über die allgemeinen Kriterien einer ▶ Demenz hinaus der Nachweis einer zerebrovaskulären Krankheit als deren wahrscheinliche Ursache sowie neurologische Fokalzeichen vorausgesetzt. In ICD-10 wird zudem eine ungleiche Verteilung

der Defizite höherer kognitiver Funktionen gefordert.
Vier Unterformen werden in ICD-10 unterschieden:
- F01.0: Bei der vaskulären Demenz mit akutem Beginn entwickelt sich die Symptomatik plötzlich (innerhalb von einem bis maximal drei Monaten) nach mehreren Schlaganfällen oder einem großen Hirninfarkt.
- F01.1: Die Multiinfarktdemenz entwickelt sich allmählich (in drei bis sechs Monaten) nach mehreren kleinen ischämischen Episoden.
- F01.2: Die subkortikale vaskuläre Demenz entsteht aufgrund (nachgewiesener) vaskulär bedingter Marklagerläsionen ohne kortikale Beteiligung und weist eine arterielle Hypertonie in der Anamnese auf.
- F01.3: Bei der gemischten vaskulären Demenz werden kortikale und subkortikale Läsionen vermutet.

Synonyme
Arteriosklerotische Demenz; Angiopathische Demenz; Chronische zerebrovaskuläre Insuffizienz; Zerebralsklerose

Englischer Begriff
Vascular dementia

Definition
Die vaskuläre Demenz entwickelt sich aus einer fokalen, meist multifokalen Zerstörung der Hirnsubstanz im Gefolge vaskulärer Prozesse.

Begriffsgeschichte
Im Bereich der vaskulären Demenz herrschte früher eine Begriffsverwirrung mit zahlreichen unscharf definierten Bezeichnungen (siehe obige Synonyme). Lange Zeit wurde sie auch als Multiinfarktdemenz bezeichnet, was heute einem Subtyp vorbehalten bleibt. Der Begriff „vaskuläre Demenz" hat sich inzwischen in der wissenschaftlichen Literatur durchgesetzt (Zaudig u. Berberich 2001).

Klinik

Typischerweise beginnt die vaskuläre Demenz akut, verläuft schrittweise fort und weist einen über den Tag fluktuierenden Verlauf auf. Vor dem Beginn kognitiver Ausfälle besteht häufig eine Phase mit unspezifischen körperlichen und seelischen Symptomen wie Kopfschmerzen, Benommenheit, aber auch ► Reizbarkeit, Ängstlichkeit und Depressivität. Manifeste kognitive Einbußen treten gewöhnlich erst nach wiederholten Insulten auf. Charakteristischerweise gibt es graduelle Rückbildungen, allerdings ohne restitutio ad integrum. Für die **Diagnose** müssen die allgemeinen Kriterien einer ► Demenz nach ICD-10 erfüllt sein: Beeinträchtigung des Gedächtnisses, Nachlassen der intellektuellen Fähigkeiten, Verschlechterung der emotionalen Kontrolle, des Sozialverhaltens und des Antriebs, jeweils ohne Bewusstseinstrübung, über mindestens sechs Monate und in einer Ausprägung, die eine Beeinträchtigung im Alltag bewirkt. Zusätzlich sind bei der vaskulären Demenz die Defizite höherer kognitiver Funktionen wie des Gedächtnisses, des Urteilsvermögens, des Denkens oder der Informationsverarbeitung ungleich ausgeprägt. Eine fokale Hirnschädigung muss durch eine einseitige spastische Hemiparese, einseitig gesteigerte Muskeleigenreflexe, einen positiven Babinski-Reflex oder eine Pseudobulbärparalyse nachgewiesen sein. Durch anamnestische Angaben (z. B. Insultanamnese) oder durch Untersuchungen oder Tests (z. B. Nachweis einer zerebralen Infarzierung durch bildgebende Verfahren) muss eine zerebrovaskuläre Erkrankung belegt werden.

Eine weitere Operationalisierung der Diagnosekriterien für die vaskuläre Demenz für wissenschaftliche Fragestellungen wurde von der NINDS-AIREN (Neuroepidemiology Branch of the National Institute of Neurological Disorders and Stroke – Association Internationale pour la Recherche et l'Enseignement en Neurosciences) 1993 vorgelegt. Sie unterscheidet eine mögliche oder wahrscheinliche von einer sicheren Diagnose (Roman et al. 1993).

Die Risikofaktoren für das Zustandekommen einer vaskulären Demenz gleichen im Wesentlichen den Risikofaktoren für eine allgemeine vaskuläre Atherosklerose:

- metabolisches Syndrom mit arterieller Hypertonie, Diabetes mellitus bzw. Insulinresistenz, Hypertriglyzeridämie, erhöhte Konzentration von Lipoprotein (a), Übergewicht;
- Vorhofflimmern;
- Nikotinkonsum.

Therapie

Ein wesentliches Behandlungsziel besteht darin, kognitive und nicht-kognitive Fähigkeiten möglichst lange zu erhalten. Dazu sind neben der Behandlung mit ► Antidementiva gerade bei der vaskulären Demenz intensive Anstrengungen zur Kontrolle der atherogenen Risikofaktoren angebracht. Für die Behandlung der arteriellen Hypertonie eignen sich besonders (je nach Komorbidität): Beta-Blocker, Kalziumantagonisten vom Dihydropyridin-Typ (z. B. Nitrendipin), ACE-Hemmer und Diuretika. Bei der Therapie eines Diabetes mellitus ist darauf zu achten, dass einer Hyperinsulinämie entgegengewirkt werden soll, so dass sich neben Diät- und Bewegungstherapie und Gewichtsreduktion vor allem Biguanide und Glitazone anbieten. Selbstverständlich muss eine Hyperlipoproteinämie effektiv behandelt werden, in der Regel mit Statinen. Das ► Übergewicht sollte reduziert und der Nikotinkonsum beendet werden. Darüber hinaus ist bei Vorhofflimmern eine Antikoagulation zu erwägen. Im fortgeschrittenen Stadium verschiebt sich der therapeutische Schwerpunkt mehr auf die Kontrolle der psychiatrischen Symptome und Verhaltensauffälligkeiten, z. B. mittels ► atypischer Neuroleptika, auf soziotherapeutische Belange wie die Regelung der Rechtsvertretung und die pflegerische Betreuung.

Bewertung

Eine differentielle Indikation der Antidementiva ist derzeitig wissenschaftlich nicht gesichert, wohl aber die Wirksamkeit einiger Antidementiva sowie der Behandlung der Risikofaktoren (vor allem arterielle Hypertonie und Diabetes mellitus).

Wirksamkeit

Die Behandlung der Risikofaktoren ist wirksam im Sinne einer Primär- und Sekundärprophylaxe der vaskulären Demenz. Durch Antidementiva kann das Fortschreiten des kognitiven Abbaus vorübergehend (bis zu einem Jahr) aufgehalten bzw. verlangsamt werden. Die Überlebenszeit wird dadurch nicht verändert. ▶ Selektive Serotonin-Wiederaufnahmehemmer und atypische Neuroleptika sind wirksam bei der Besserung psychiatrischer Symptome und von Verhaltensauffälligkeiten. Ein verhaltenstherapeutisches Training kann kognitive und Verhaltensdefizite nur mäßig und nicht längerfristig beeinflussen.

Sofortmaßnahmen

Im fortgeschrittenen Stadium können aufgrund psychiatrischer Symptome (z. B. ▶ Wahn, ▶ Halluzinationen) oder von Verhaltensauffälligkeiten (z. B. aggressives Verhalten) sofortige pharmakologische Interventionen nötig werden, wobei sich insbesondere ▶ Neuroleptika bewährt haben. Aufgrund des günstigeren Profils unerwünschter Arzneimittelwirkungen werden atypische Neuroleptika empfohlen.

Nach der Aufklärung über die Diagnose und während der Auseinandersetzung des Patienten mit seiner Erkrankung können psychotherapeutische Sofortmaßnahmen helfen, eine ▶ Anpassungsstörung, etwa mit depressiver Symptomatik, abzumildern und den Prozess der Krankheitsverarbeitung bzw. des Coping zu unterstützen.

Epidemiologie

Die Erstmanifestation liegt selten vor dem 50. Lebensjahr. Mit zunehmendem Alter steigt die Inzidenz. Bei einem Alter über 85 Jahren liegt die Prävalenz bei über 4 %. Der Anteil der vaskulären Demenz an allen Demenzformen wird in der Literatur mit 10–25 % angegeben.

Verlauf

Die vaskuläre Demenz beginnt abrupt mit leichter nachfolgender Besserung, die aber nicht wieder zum Ausgangsniveau führt. Eine Verschlechterung tritt mit jedem neuen vaskulären Ereignis auf.

Prognose

Die Erkrankung endet nach einem Verlauf von 1–20 Jahren (im Mittel fünf bis acht Jahre) letal.

Demenzsyndrom

Prof. Dr. med. Michael Zaudig

Synonyme

Demenz; Hirnleistungsstörung; Hirnorganisches Psychosyndrom

Definition

Für die Definition des Demenzsyndroms müssen nach ICD-10 folgende Kriterien erfüllt sein: Beeinträchtigung des Kurz- und Langzeitgedächtnisses sowie eine Beeinträchtigung der intellektuellen Fähigkeiten. Die Gedächtnisstörung und die intellektuellen Fähigkeiten sollten eine objektiv nachweisbare Beeinträchtigung der alltäglichen Aktivitäten nach sich ziehen. Ferner muss eine Bewusstseinstrübung ausgeschlossen werden und nachweisbar eine Verschlechterung der emotionalen Kontrolle, des Sozialverhaltens oder des Antriebs/der Motivation vorliegen. Die oben genannten Kriterien sollten mindestens seit sechs Monaten bestehen, um eine sichere Diagnose des Demenzsyndroms stellen zu können.

Im Vergleich zu ICD-10 wird im DSM-IV-TR-Klassifikationssystem ebenfalls eine

Gedächtnisbeeinträchtigung gefordert, darüber hinaus mindestens eine der folgenden kognitiven Störungen (Werkzeugstörungen) wie Aphasie, ▶ Apraxie, Agnosie oder Störung der Exekutivfunktion. Die kognitiven Defizite verursachen in signifikanter Weise Beeinträchtigungen in psychosozialen und beruflichen Bereichen. Unterschiedlich zu ICD-10 werden in DSM-IV-TR keine Störungen des Verhaltens gefordert. Die Verhaltensstörungen im Rahmen des Demenzsyndroms werden im Englischen als Behavioral and Psychological Symptoms of Dementia (BPSD) bezeichnet.

Die Diagnosekriterien sind allgemeine Erkennungsmerkmale für das Demenzsyndrom, das je nach zugrunde liegender Ursache ein unterschiedliches Erscheinungsbild haben kann. Zur Klärung der Diagnose des dementiellen Syndroms sollten nach Möglichkeit standardisierte oder normierte Tests (wie z. B. der MMSE oder das SIDAM, Zaudig 2001) herangezogen werden, ferner unbedingt das Gespräch mit einer Bezugsperson und der psychopathologische Befund. Das Demenzsyndrom muss differentialdiagnostisch von anderen Syndromen wie ▶ Delir, ▶ amnestisches Syndrom oder leichter kognitiver Beeinträchtigung abgegrenzt werden. Die objektive Feststellung eines dementiellen Syndroms stellt immer einen ersten Schritt im Rahmen des diagnostischen Prozesses dar. Der zweite Schritt wäre die Klärung der Ursachen (Ätiologie) des Demenzsyndroms, z. B. vaskuläre Ursachen.

Querverweis Krankheit

Die Ursachen des dementiellen Syndroms sind vielfältig. Bezüglich der Ätiologie wird unterschieden in **primär degenerative Demenzen**, wie ▶ Alzheimer-Demenz, Mischtyp von Alzheimer Demenz und ▶ vaskulärer Demenz, ▶ Demenz bei Morbus Parkinson, Morbus Pick, Demenz bei Chorea Huntington, ▶ Lewy-Körper-Demenz, Creutzfeldt-Jakob-Krankheit.

Zum anderen gibt es **sekundäre oder symptomatische Demenzen** wie die vaskulär bedingten Demenzen, Hypo-/Hyperthyreose, Hypo-/Hyperparathyreoidismus, chronische Hypoxie bei kardiologischen, pulmonologischen und hämatologischen Erkrankungen, chronische Lebererkrankungen wie z. B. Morbus Wilson, chronische Nierenerkrankungen. Ferner spielen die chronischen ▶ Intoxikationen eine Rolle wie z. B. durch Alkohol, Medikamente, Industriegifte (z. B. Blei). Im Bereich der Infektionen können HIV oder Lues zu dementiellen Syndromen führen, außerdem Vitaminmangelkrankheiten wie Folsäuremangel, B$_{12}$-Mangel (perniziöse Anämie), Elektrolytstörungen wie Hyponatriämie oder Hypernatriämie, vaskuläre Erkrankungen wie Lupus erythematodes, Riesenzellarteriitis, Multiinfarkte, Morbus Binswanger, Hirntumore oder chronisches subdurales Hämatom, Normaldruckhydrozephalus und Enzephalitiden wie progressive Paralyse, tuberkulöse Meningoenzephalitis und Toxoplasmose.

Denkstörung

Prof. Dr. med. Ralf Erkwoh

Synonyme
Thought disorder

Definition
Hauptsächlich ist damit die formale Denkstörung gemeint, auf die die Beurteilung des Gedankenablaufs zielt; für die Beurteilung inhaltlicher Denkstörungen bedarf es der Bewertung des Realitätsbezugs. Das formale Denken wird anhand von Eigenschaften der Sprache beurteilt.
Zu den formalen Denkstörungen gehören:
- Das **gehemmte Denken**, das wie gebremst, unregelmäßig, schleppend, mühsam, wie gegen einen Widerstand abläuft, obwohl sich der Betroffene abmüht.

- Bei der Perseveration dreht sich das Denken immer um ein und denselben Gesichtspunkt.
- **Gedankensperrungen** und ▶ Gedankenabreißen sind an der stockenden Sprache erkennbar; der Betroffene erlebt eine Unterbrechung des verfügbaren Gedankenflusses, „verliert den Faden" und greift den Gedanken möglicherweise später an anderer Stelle wieder auf. Führt der Betroffene dieses Phänomen auf einen Einfluss von Außen (fremde Mächte, Maschinen, der Nachbar) zurück, handelt es sich um ▶ Gedankenentzug.
- Das **verlangsamte Denken** ist ähnlich dem gehemmten Denken verzögert und zäh, mit Pausen zwischen Fragen und Antworten, aber die subjektive Mühegabe wird vermisst.
- Vom **beschleunigten Denken** mit erleichterten Assoziationen (Logorrhoe, Tachyphasie) ist die **Ideenflucht** abzugrenzen, bei der für den Zuhörer eine bindende Zielvorgabe eines Gedankens (die „determinierende Tendenz") verloren gegangen ist. Vielmehr scheinen wechselnde Ziele, die durch aufgegriffene Außeneindrücke angestoßen werden, den Denkablauf zu bestimmen. Der Betroffene erscheint hochgradig ablenkbar.
- Als **eingeengtes Denken** wird eine Einschränkung des Denkumfangs auf wenige thematische Gesichtspunkte bezeichnet, von denen sich der Betroffene dann auch schwer lösen kann. Die Einengung ist vom Konkretismus zu unterscheiden, bei dem ein Mangel an Abstraktionsvermögen (z. B. Übergang von einer wörtlichen zu einer sprichwörtlichen Bedeutung) vorliegt.
- **Umständliches Denken** imponiert als weitschweifig, verliert sich in Details, kommt „vom Hundertsten ins Tausendste".
- Verwandt damit ist das **unklare Denken**, in dem Vordergrund und Hintergrund des Sachverhalts, Haupt- und Nebensache nicht klar geschieden werden, ohne dass Ideenflucht oder ▶ Zerfahrenheit vorliegen.
- Unter dem Begriff des **paralogischen Denkens** kommen einige Subtypen der Assoziationsstörungen E. Bleulers zu stehen, wenn heterogene Sachverhalte miteinander vermengt werden (Kontamination), unterschiedliche Bilder oder Ideen zusammengelegt werden (Verdichtung), geläufige durch eigenwillige Begriffe ersetzt werden (Substitution) oder von der gedanklichen Hauptlinie auf Nebenlinien abgeglitten wird (Entgleisung).
- Beim **inkohärenten Denken** verliert der formale Gedankengang seinen logischen oder gefühlsmäßig nachvollziehbaren Zusammenhalt.
- Seine Extremform ist die **Zerfahrenheit**, in der bisweilen auch der grammatisch korrekte Aufbau eines Satzes nicht mehr gelingt (Paragrammatismus, Parasyntax), es kann unverständlicher „Wortsalat" resultieren.
- E. Bleuler kennt ein **autistisch-undiszipliniertes Denken** oder **dereierendes Denken**, das Wunschdenken und Tagträume mit einschließt und somit einen Übergang zu inhaltlichen Denkstörungen darstellt.
- Die **inhaltlichen Denkstörungen** stehen für Wahnphänomene. Hier werden der eingliedrige Wahneinfall ohne thematische Ableitung aus dem Vorhergehenden, der Wahngedanken mit einer vorausgehenden Entwicklung aus einem Wahnthema und die mehrgliedrige Wahnwahrnehmung als ansatzlose wahnhafte Bedeutungszumessung zu einer korrekten, neutralen Wahrnehmung unterschieden.

Querverweis Krankheit

Bei Demenz und organischen Psychosyndromen, Schizophrenie, Depression.

Denkstörungen, formale

Prof. Dr. med. Michael Zaudig

Definition

Störungen des Denkens sind den Beschreibern von Geisteskrankheiten schon sehr früh aufgefallen. Der Versuch, die Denkstörungen systematisch zu beschreiben und innerhalb dieser voneinander unterscheidbare Gruppen abzugrenzen, geht im Wesentlichen auf den Franzosen Esquirol (1801) zurück, der klinischen Beschreibungen gegenüber Theoriebildung und abstrakten Klassifikationen den Vorzug gab. Er beschrieb, dass es Patienten mit völlig verwirrtem Denken gäbe und andererseits solche, bei welchen das Denken trotz Verrücktheit ganz klar bleibe. Im deutschsprachigen Raum war es Griesinger (1871), der den „Anomalien des Denkens" erhöhte Aufmerksamkeit widmete. Er unterschied zwischen einem „krankhaften Verhalten des Vorstellens in formaler Beziehung" und einer „Abnormität der Vorstellung in Bezug auf ihren falschen Inhalt". Andere deutsche Psychiater wie Kahlbaum und Kraepelin unterschieden zwischen Veränderungen der äußeren Sprache (wechselnde Geschwindigkeit, Monotonie usw.) und solchen der inneren Sprache (Paraphrasie, zu der Verschmelzungen und Neologismen gerechnet werden).

- Formale Denkstörungen spielen in der **Querschnittsdiagnostik** eine wichtige hinweisende Rolle auf bestimmte Krankheitsbilder wie z. B. ▶ Schizophrenie, ▶ Demenz, ▶ Depression und Manie.
- Denken heißt sich offen halten für Fragen, Auffassen, Vergegenwärtigen; Sinngebendes, Bedeutungen verstehendes, auch ursächlich erklärendes Verbinden und handlungsvorbereitendes Überlegen, Entscheiden, Urteilen – kurz das Ordnen der (materiellen und immateri-

ellen) Gegebenheiten unseres Selbst und unserer Welt (Scharfetter 2002).
- Formale Denkstörungen: Unter dieser Bezeichnung werden einige häufige Störungen des Gedankenablaufs und des Inhaltsreichtums bzw. der Inhaltsarmut genannt. Sie sind vielfach nosologisch unspezifisch. Der Begriff „inhaltliche Denkstörung" sollte vermieden werden, sinngemäß werden darunter ▶ Wahn oder ▶ Zwangsgedanken verstanden.

Formale Denkstörungen im engeren Sinn (Scharfetter 2002) sind:
- verlangsamtes Denken,
- gehemmtes Denken,
- Gedankenarmut, -leere,
- umständliches Denken,
- eingeengtes Denken,
- Perseveration des Denkens,
- beschleunigtes oder ideenflüchtiges Denken,
- Gedankensperrungen,
- ▶ Gedankenabreißen,
- zerfahrenes oder inkohärentes Denken (▶ Zerfahrenheit),
- unklares Denken,
- paralogisches Denken (Alogie).

Denkstörungen in Zusammenhang mit Ich-Erlebnisstörungen sind ▶ Gedankenausbreitung, ▶ Gedankenentzug, ▶ Gedankeneingebung (siehe auch Symptome 1. Ranges nach Kurt Schneider).

Querverweis Krankheit

Für die Diagnose einer ▶ Schizophrenie, ▶ Manie, ▶ Depression und auch der ▶ Demenz stellen formale Denkstörungen wichtige Hinweise dar.
Ausführliche Definitionen der formalen Denkstörungen finden sich u. a. im Manual des AMDP-Systems (Arbeitsgemeinschaft Medizinische Dokumentation in der Psychiatrie 1995) und bei Scharfetter (2002).

Depersonalisation

Dr. med. Dipl. Psych. Rolf Dieter Trautmann

Synonyme
Entfremdungserleben

Definition
Die Betroffenen klagen über ein Gefühl von entfernt sein, von „nicht richtig hier" sein. Weiterhin wird darüber berichtet, dass die eigenen Empfindungen, Gefühle und das Selbstgefühl losgelöst, fremd, als unangenehm verloren erlebt werden.

Querverweis Krankheit
Depersonalisation kann prinzipiell bei allen Störungen auftreten, die mit massiver Angst verbunden sind, insbesondere bei posttraumatischen Belastungsstörungen (siehe
▶ Belastungsstörung, posttraumatische),
▶ Phobien, ▶ Panikstörung, ▶ Depression,
▶ Zwangsstörungen, ▶ Schizophrenie. Das Phänomen kann auch bei Gesunden auftreten bei starker Müdigkeit, sensorischer
▶ Deprivation, ▶ Meditation, Trance oder durch halluzinogene Drogen ausgelöst werden. Auch im Rahmen einer ▶ Aura oder postiktal bei einer Temporallappenepilepsie kann es auftreten.
In **ICD-10** wird unter F48.1 im Kapitel „Sonstige neurotische Störungen" ein Depersonalisations-/Derealisationssyndrom beschrieben, da Depersonalisation und
▶ Derealisation häufig gemeinsam auftreten: „Eine Störung, bei der die Patienten beklagen, dass ihre geistige Aktivität, ihr Körper oder die Umgebung sich in ihrer Qualität verändert haben und unwirklich, wie in weiter Ferne oder automatisiert erlebt werden. Sie können das Gefühl haben, nicht länger ihr eigenes Denken, ihre eigenen Vorstellungen oder Erinnerungen zu erleben; dass ihre Bewegungen und ihr Verhalten irgendwie nicht ihre eigenen seien; dass ihr Körper leblos, losgelöst oder sonst

anormal sei; dass die Umgebung ohne Farbe und das Leben künstlich oder wie auf einer Bühne erscheint, auf der Menschen erfundene Rollen spielen. In einigen Fällen fühlen sich die Betroffenen, als ob sie sich mit Abstand selbst zuschauen, oder als ob sie tot seien. Am häufigsten ist bei diesen unterschiedlichen Phänomenen die Klage über den Gefühlsverlust."
In **DSM-IV-TR** (300.6) findet sich die Depersonalisationsstörung im Kapitel „Dissoziative Störungen". Hier wird gegenüber ICD-10 zusätzlich betont, dass Personen mit einer Depersonalisationsstörung eine intakte Realitätsprüfung aufrechterhalten (z. B. das Bewusstsein darüber, dass es sich nur um ein Gefühl handelt und dass sie nicht wirklich ein Roboter sind).
Als isolierte Störung ist sie äußerst selten, kurze Episoden von Depersonalisation kennen dagegen ca. 50 % der Bevölkerung. Sie treten meist im Zusammenhang mit massiven (eventuell lebensbedrohlichen) Belastungen auf.

Depressio sine depressio

▶ Depression, larvierte

Depression

Dr. med. Dipl. Psych. Rolf Dieter Trautmann

ICD-10/DSM-IV-TR-Klassifikation
In ICD10 taucht der Begriff „Depression" im Index in verschiedenen Kombinationen auf, in denen überwiegend bisher gebräuchliche Begriffskombinationen der deutschen Psychiatrie den jetzt gültigen offiziellen Kategorien zugeordnet werden. Beispielsweise erscheinen die Begriffe „agitierte" und „vitale" Depression als „dazugehö-

rige Begriffe" bei der schweren ▶ depressiven Episode ohne psychotische Symptome (F32.2), der Begriff „ängstliche Depression" bei „Angst und depressive Störung, gemischt" (F41.2), während der Begriff „anhaltende ängstliche Depression" sowie „neurotische Depression" der ▶ Dysthymia (F34.1) zugeordnet wird. Die atypische bzw. „larvierte" Depression wird unter „sonstige depressive Episoden" (F32.8) codiert. Zur Kategorie „▶ rezidivierende depressive Störung" (F33) werden als dazugehörige Begriffe aufgeführt: rezidivierende Episoden der depressiven Reaktion, psychogenen Depression, reaktiven Depression, saisonalen depressiven Störung, depressiven Psychose, endogenen Depression, Major Depression, majoren Depression, manisch-depressiven Psychose, depressiver Typ, psychogenen oder reaktiven depressiven Psychose, psychotischen Depression, vitalen Depression. Die postnatale bzw. postpartum Depression wird dann, wenn die Kriterien für eine affektive Störung nicht ausreichen, einer eigenen Kategorie, „leichte psychische und Verhaltensstörungen im Wochenbett, nicht anderenorts klassifizierbar" (F53.0) zugeordnet. Seltsam ist dabei, dass auch die „Puerperalpsychose", die eigentlich immer die Kriterien für eine ▶ affektive Störung erfüllen müsste, hier extra codiert werden muss als „schwere psychische und Verhaltensstörungen im Wochenbett, nicht anderenorts klassifizierbar" (F53.1). Eine spezifische Form der Depression findet sich in Kapitel F2, die „postschizophrene Depression" (F20.4). Der hier als Synonym für Depression aufgeführte Begriff der Melancholie findet sich in ICD-10 nur im Zusammenhang mit der schweren depressiven Episode.

Synonyme
Melancholie

Englischer Begriff
(Major) Depression; Melancholia

Definition
Mit dem Begriff Depression (s. depressive Episode) werden umgangssprachlich zum Teil normale depressive Verstimmungen beschrieben, die bei jedem Menschen im Laufe des Lebens auftreten können, wenn belastende Ereignisse, insbesondere Verlusterlebnisse, eintreten. In der Psychiatrie/Psychotherapeutischen Medizin wird der Begriff entweder im Sinne eines depressiven Syndroms verstanden oder als spezifische depressive Störung, die sich als einzelne depressive Episode oder als rezidivierende depressive Störung zeigen kann.

Therapie
Siehe ▶ depressive Episode.

Sofortmaßnahmen
Siehe ▶ depressive Episode.

Epidemiologie
Siehe ▶ depressive Episode.

Verlauf
Siehe ▶ depressive Episode.

Depression, endogene

Dr. med. Christine Norra

ICD-10/DSM-IV-TR-Klassifikation
ICD-10: F32.x, F33.x, F38.x, F39 (ICD-9: 296.1)
DSM-IV-TR: 296

Synonyme
Melancholie; Vitale Depression; Zyklothyme Depression; Major Depression

Englischer Begriff
Endogenous depression; Melancholia; Manic-depressive psychosis, Depressive type; Major depression

Definition

Begriffsgeschichte

Konzept der deutschen Psychiatrie: Im älteren Sprachgebrauch wird die endogene Depression nur für von innen heraus, d. h. aus unbekannter genetisch-körperlicher Ursache entstandene depressive Erkrankungen mit charakteristischem klinischen Bild der vitalen Traurigkeit und gewissenhaften ordnungsliebenden Primärpersönlichkeit, und (im Gegensatz zur davon unterschiedenen reaktiven Depression) ohne Einwirken äußerer Lebensereignisse und Erlebnisse verwendet. Seit den 70er und 80er Jahren, vor allem auch aufgrund der Erkenntnisse erlebnisreaktiver Einflüsse aus der Life-event-Forschung wird der Begriff der endogenen Depression weitgehend als obsolet angesehen. Wenn er verwendet wird, dann eher um eine typische phänomenologische Konstellation unabhängig von Kausalfaktoren zu beschreiben. Dieser Paradigmenwechsel fand Niederschlag beim Übergang von ICD-9 mit einer Kategorie der endogenen Depression zu ICD-10 mit 13 Kategorien mit differenziertem Schweregrad, Vorhandensein somatischer oder psychotischer Symptome und verschiedenen Verlaufsaspekten (siehe oben).

Klinik

Das ehemals beschriebene Vollbild der endogenen Depression umfasst eine ohne äußeren Anlass oder bekannte organische Ursache aufgetretene traurige Grundstimmung mit charakteristischen Begleitsymptomen wie Hoffnungslosigkeit, Interessenverlust, ▶ Anhedonie, Früherwachen, Denk- und Antriebshemmung, Konzentrationsstörung, Tagesschwankungen etc.

Therapie

Nicht-medikamentöse Verfahren wie Schlafentzug oder ▶ Lichttherapie.

pharmakologisch

Antidepressive Psychopharmakotherapie (siehe ▶ depressive Episode).

psychotherapeutisch

Siehe ▶ Psychoedukation, Gesprächstherapie, kognitive Therapie.

Epidemiologie

Siehe ▶ depressive Störung.

Verlauf

Wenige Wochen bis Monate, gelegentlich über Jahre bzw. Entwicklung residualer Zustandsbilder.

Prognose

Prognose über Dauer der Episode ist nicht möglich.

Depression, im Wochenbett

▶ Depression, postnatale

Depression, larvierte

Dr. med. Christine Norra

ICD-10/DSM-IV-TR-Klassifikation

ICD-10: F32.8 andere ▶ depressive Episode (DSM-IV-TR: 311)

Synonyme

Maskierte Depression; Depresio sine depresio; Vegetative Depression; Vitale Depression

Englischer Begriff

Larvate depression; Masked depression

Definition

Begriffsgeschichte

Bei der larvierten Depression (Kielholz 1973) stehen uncharakteristische körperliche Symptome der ▶ Depression, vor allem chronische Schmerzzustände, gegenüber den wenig ausgeprägten psychopathologischen depressiven Symptomen wie Verstimmung und Denk- und Antriebshemmung im Vordergrund der Störung: daher auch „Depression ohne Depression" (Weitbrecht 1972). Die endogene Symptomatik bleibt hinter der „Larve" körperlicher Symptome verborgen. Vielfach auch als ein Subtyp der atypischen Depression aufgefasst.

Klinik
Patienten klagen überwiegend über ▶ Vitalstörungen mit Kopfschmerzen oder Müdigkeit, im Weiteren andere Schmerzzustände, Obstipation, Durchfall, Magenkrämpfe, Herzklopfen, Schweißausbrüche, Schwindel, die dem diagnostischen Gesamteindruck der Schilderung nach aber depressiver Natur sind und keine organische Ursache haben. Erst durch die gezielte Anamnese lassen sich über die leibnah erlebte Traurigkeit „typischere" Symptome einer Depression, oft aber auch nur sorgenvolle Anspannung oder Verzweiflung aufdecken.

Therapie
pharmakologisch
Siehe antidepressive Medikation.

psychotherapeutisch
▶ Psychoedukation, gegebenenfalls supportive Gesprächstherapie oder ▶ Verhaltenstherapie, z. B. bei Entwicklung von sozialen oder anderen Phobien.

Epidemiologie
Bei ca.10 % der Patienten mit ▶ depressiver Episode. Häufigeres Auftreten auch im Liason- und Konsiliardienst von Allgemeinkrankenhäusern.
Es wird diskutiert, inwieweit es sich möglicherweise um Prodromi oder Frühstadien des Vollbilds einer uni- oder ▶ bipolaren Störung handeln könnte.

Verlauf
Die Patienten empfinden sich nicht als seelisch, sondern körperlich krank und wenden sich daher häufiger an Allgemeinärzte, Internisten, Orthopäden, Gynäkologen, Uro-

logen, wo oft eine zunächst eine organisch orientierte bis hin zu komplexer Differentialdiagnostik erfolgt, was den Behandlungsbeginn der Depression verzögert.

Prognose
Gutes therapeutisches Ansprechen auf antidepressive Medikation, aber bei Ausbleiben einer solchen auch Tendenz zur Chronifizierung.

D

Depression mit saisonalem Muster

▶ Affektive Störung mit saisonalem Muster

Depression, postnatale

Dr. med. Christine Norra

ICD-10/DSM-IV-TR-Klassifikation
ICD-10: Psychische oder Verhaltensstörung im Wochenbett (F53.0); nicht andernorts klassifizierbar – sofern nicht Kriterien für F3 (auch in Kombination mit psychischen Krankheiten und Erkrankungen des Nervensystems, die zu Komplikationen im Wochenbett führen) erfüllt sind
DSM-IV-TR: Zusatzcodierung „Mit Postpartalem Beginn", möglich bei depressiver oder ▶ bipolarer Störung, wenn die Episode innerhalb von vier Wochen nach Entbindung auftritt.

Synonyme
Postpartale Depression; Puerperale Depression; Depression im Wochenbett

Englischer Begriff
Postnatal depression (PND)

Definition
Begriffsgeschichte
Seit Hippocrates liegen Beschreibungen über agitiert depressive oder maniforme

Verstimmungszustände nach der Entbindung und im Wochenbett vor. Die später so genannten „Heultage" („baby blues") umfassen eine sehr heterogene Gruppe von nach der Entbindung einsetzenden affektiven Verstimmungsbilder. Ohne dass die Terminologie einheitlich durchgehalten wird, können ► depressive Episoden im Wochenbett, weiterhin leichtere postnatale depressive Zustandsbilder während der ersten Wochen nach Entbindung im Gegensatz zur „major postpartal depression" ab dem 20. Tag mit Höhepunkt um die fünfte bis sechste Woche post partum abgegrenzt werden (Hamilton 1989).

Klinik
Aufgrund des massiven Abfalls der Hormonproduktion (Progesteron/Östrogen) innerhalb der ersten 24 Stunden nach Entbindung gilt der Zusammenhang mit nach 72 Stunden auftretenden ersten psychopathologischen Auffälligkeiten als relativ gesichert. Weiterhin sollen Konzentrationsänderungen von Kortison und Neurotransmittern, soziale Faktoren (Stress der Schwangerschaft, Entbindung und Mutterschaft, Mutter-Kind- und Partnerbeziehung) sowie die individuelle Vorgeschichte und Familienanamnese mitentscheidend für die Entwicklung einer postnatalen Depression sein. „Heultage" setzen in der Regel zwischen dem dritten und zehnten Tag nach Entbindung ein. Die behandlungsbedürftige depressive Verstimmung junger Mütter nach Entbindung geht einher mit grundloser Weinerlichkeit, Insuffizienzerleben, ► Vitalstörungen, ► Schlaf- und Konzentrationsstörungen.

Therapie
Multimodale Therapie, meist auch Empfehlung des Abstillens.

pharmakologisch
Antidepressive Psychopharmakotherapie, eventuell Hormonsubstitution; ► Phasenprophylaxe; frühzeitig ► Elektrokrampftherapie bei ausgeprägten (z. B. wahnhaften) Depressionen.

psychotherapeutisch
► Psychoedukation, ► psychosoziale Behandlungsansätze (z. B. Mutter-Kind-Einheiten, Haushaltshilfen, Selbsthilfegruppen), gegebenenfalls ► Psychotherapie (Einzel-/► Paartherapie), z. B. ► interpersonelle Psychotherapie.

Epidemiologie
Höchstes Erkrankungsrisiko für depressive Zustandsbilder für die Frau während des gesamten Lebenszyklus. „Heultage" bei bis zu 50 % der Mütter. Für mittelschwere depressive Episoden ohne psychotische Symptome beträgt die Inzidenz 10–15 %, jedoch führen postnatale depressive Zustandsbilder nicht regelhaft zur fachspezifischen Behandlung, so dass die Dunkelziffer höher einzuschätzen ist (Brockington 1996). Stabile Morbidität postnataler Depressionen seit dem 19. Jahrhundert, unabhängig von Kulturkreis und medizinisch-technischem Fortschritt (Hamilton 1989).

Verlauf
„Heultage" setzen in der Regel zwischen dem dritten und zehnten Tag nach Entbindung ein und dauern meist nur einige Tage an. Postnatale depressive Episoden entwickeln sich schleichend innerhalb der ersten Wochen (im engeren Sinn: innerhalb von vier Wochen nach Entbindung „postpartal", drei bis 12 Monaten „postnatal"), zum Teil erst nach vielen Monaten, meist aber innerhalb des ersten Jahrs nach der Entbindung.

Prognose
Heultage münden bei 20 % der Frauen in postnatale depressive Episoden. Meist Vollremission der postnatalen Depression, in Einzelfällen jedoch erst nach ein bis zwei Jahren. Erhöhtes Rezidivrisiko (ca. 25 %) bei erneuter Schwangerschaft, bei zusätzlichen psychotischen Merkmalen deutlich höher (30–50 %).

Depressive Episode

Dr. med. Dipl. Psych. Rolf Dieter Trautmann

ICD-10/DSM-IV-TR-Klassifikation

ICD-10: F32; DSM-IV-TR: 296.
ICD-10 nimmt eine Unterteilung in **Schweregrade** (leicht, mittelgradig, schwer) der depressiven Episode in Abhängigkeit von der Anzahl der vorhandenen typischen Symptome und der Ausprägung der sozialen Funktionseinschränkung vor.
In ICD-10 werden insgesamt **zehn typische Symptome** aufgelistet:

- depressive Stimmung, in einem für die Betroffenen deutlich ungewöhnlichen Ausmaß, die meiste Zeit des Tages, fast jeden Tag, im Wesentlichen unbeeinflusst von den Umständen und mindestens zwei Wochen anhaltend,
- Verlust von Interesse oder Freude an Aktivitäten, die normalerweise angenehm waren,
- verminderter Antrieb oder gesteigerte Ermüdbarkeit,
- Verlust des Selbstvertrauens oder des ▶ Selbstwertgefühls,
- unbegründete Selbstvorwürfe oder ausgeprägte unangemessene Schuldgefühle,
- wiederkehrende Gedanken an den Tod oder an ▶ Suizid, suizidales Verhalten,
- Klagen über oder Nachweis eines verminderten Denk- oder Konzentrationsvermögens, Unschlüssigkeit oder Unentschlossenheit,
- psychomotorische Agitiertheit oder Hemmung (subjektiv oder objektiv),
- ▶ Schlafstörungen jeder Art,
- Appetitverlust oder gesteigerter Appetit mit entsprechender Gewichtsveränderung.

Bei der **schweren depressiven Episode** wird darüber hinaus beurteilt, ob **psychotische Symptome** (synthym, parathym) vorhanden sind oder nicht. Bei jedem Schweregrad kann angegeben werden, ob mit oder ohne somatisches Syndrom.

Die Begriffe sind leider sehr missverständlich gewählt: Die Kennzeichnung **„leichte depressive Episode"** erweckt den Eindruck, als würde es sich auch im umgangssprachlichen Sinn um eine „leichte" Störung handeln; dies ist jedoch nicht der Fall. Denn um diese Diagnose stellen zu können, müssen die grundsätzlichen Kriterien für das Vorliegen einer depressiven Episode erfüllt sein, was u. a. bedeutet, dass Symptome wie depressive Stimmung, Verlust von Interesse oder Freude und erhöhte Ermüdbarkeit für mindestens zwei Wochen bestanden haben müssen und wenig auf die jeweiligen Lebensumstände reagieren. Weiterhin haben bereits Patienten mit einer „leichten depressiven Episode" Schwierigkeiten, ihre normale Berufstätigkeit und sozialen Aktivitäten fortzusetzen, auch wenn sie diese nicht vollständig aufgeben.

Der Begriff **„somatisches Syndrom"** (in der ersten deutschsprachigen ICD-10-Auflage stand sogar „somatische Symptome") legt es leider nahe zu glauben, dass hiermit körperliche Symptome des Patienten codiert werden sollen. Tatsächlich ist das somatische Syndrom aber durch folgende Merkmale exakt charakterisiert:

- **deutlicher** Interessenverlust oder Verlust der Freude an normalerweise angenehmen Aktivitäten,
- mangelnde Fähigkeit, auf eine freundliche Umgebung oder freudige Ereignisse emotional zu reagieren,
- frühmorgendliches Erwachen, zwei oder mehr Stunden vor der gewohnten Zeit,
- Morgentief,
- der objektive Befund einer psychomotorischen Hemmung oder ▶ Agitiertheit,
- **deutlicher** Appetitverlust,
- Gewichtsverlust, häufig mehr als 5 % des Körpergewichts im vergangenen Monat,
- **deutlicher** Libidoverlust.

Von diesen acht Symptomen müssen mindestens vier vorliegen, um ein „somatisches Syndrom" zu diagnostizieren.

Sowohl in ICD-10 als auch in DSM-IV-TR werden die depressive Verstimmung und der Verlust von Freude oder Interesse als die **Kardinalsymptome** angesehen. Nach DSM-IV-TR reicht es jedoch aus, wenn eines dieser beiden Kardinalsymptome in Kombination mit vier weiteren typischen Symptomen einer **Major Depression** vorliegt, während ICD-10 schon bei der leichten depressiven Episode verlangt, dass beide Symptome vorhanden sein müssen oder eines von beiden in Kombination mit einer erhöhten Ermüdbarkeit; darüber hinaus müssen zwei weitere typische Symptome einer depressiven Episode vorhanden sein.

Synonyme
Depressive Phase; Episode einer Major Depression (DSM-IV-TR)

Englischer Begriff
Major depression

Definition
Unter einer depressiven Episode versteht man eine mindestens zwei Wochen andauernde Phase mit bestimmten emotionalen, kognitiven, motivationalen und körperlichen Symptomen. Dabei imponieren auf der **emotionalen Ebene** eine niedergedrückte, deprimierte Stimmung, auf der **kognitiven Ebene** eine **negative Sicht der eigenen Person, der Umgebung und der Zukunft** (kognitive Triade nach Beck), auf der **motivationalen Ebene** meist ein Antriebsdefizit und auf der **körperlichen Ebene** unspezifische Symptome wie Druck auf der Brust, Kopf- oder Rückenschmerzen u. Ä. Diese körperlichen Symptome dürfen nicht verwechselt werden mit dem so genannten somatischen Syndrom laut ICD-10 bzw. mit der melancholischen Depression nach DSM-IV-TR. Das Kriterium „mit melancholischen Merkmalen" nach DSM-IV-TR unterscheidet sich lediglich in drei Punkten

vom „somatischen Syndrom" nach ICD-10: Libidoverlust zählt nicht zu den Merkmalen des melancholischen Syndroms, dafür aber übermäßige oder unangebrachte Schuldgefühle und die Qualität der depressiven Verstimmung, die deutlich unterschiedlich erlebt werden muss von der Trauer über den Verlust einer geliebten Person.

Begriffsgeschichte
In ICD-9 wurde noch unterschieden zwischen endogener und neurotischer bzw. reaktiver Depression, in der englischsprachigen Psychiatrie häufiger zwischen primärer und sekundärer Depression. In den neueren ▶ Klassifikationssystemen ICD-10 und DSM-IV-TR hat man sich darauf geeinigt, auf diese eine bestimmte Ätiologie unterstellenden Aussagen zu verzichten und stattdessen auf der rein deskriptiven Ebene (siehe ▶ Diagnostik, operationalisierte psychodynamische) lediglich eine Unterteilung in die Schweregrade leichte, mittelgradige und schwere depressive Episode (siehe oben) vorzunehmen. Über Jahrhunderte zuvor war der Begriff „▶ Melancholie" gebräuchlich.

Eine biopsychosoziale Konzeption der Depression erfolgte bereits durch die beiden französischen Reformpsychiater Pinel und Esquirol Anfang des 19. Jahrhunderts. Seither geht man davon aus, dass depressive Episoden auftreten können aufgrund einer genetischen Veranlagung, bestimmter Lernerfahrungen in der Kindheit (die entweder psychodynamisch oder lerntheoretisch konzeptualisiert werden) und aufgrund von belastenden Lebensereignissen (life events) bzw. einer Kombination von solchen Faktoren.

Therapie
Entsprechend beinhaltet auch die Therapie in der Regel bio-psycho-soziale Maßnahmen.

- Auf der **biologischen Ebene** stehen Maßnahmen wie ▶ Antidepressiva (s. ausführlich ▶ depressive Störung),

Schlafentzug (siehe ► Schlafentzugstherapie), ► Lichttherapie und ► Elektrokrampftherapie zur Verfügung.

- Auf der Seite der **psychotherapeutischen Maßnahmen** haben sich empirisch in erster Linie **kognitiv-verhaltenstherapeutische Therapiemaßnahmen** (siehe ► Verhaltenstherapie, kognitive) bewährt. Aber auch die **interpersonelle Therapie** nach Klerman (siehe
► Psychotherapie, interpersonelle) zeigt
empirisch ähnlich gute Ergebnisse. Auch
psychoanalytisch orientierte Therapieverfahren (z. B. nach Davanloo) können
hilfreich sein. Im Hinblick auf das Risiko von Rezidiven hat sich insbesondere
die Kombination von einem dieser psychotherapeutischen Verfahren mit einer
längerfristigen Behandlung mit Antidepressiva als hilfreich erwiesen. Bei
den meisten depressiven Störungen sind
auch Interventionen erforderlich, die an
den **sozialen** Auslösebedingungen (z. B.
Arbeitslosigkeit) etwas verändern können.

Bewertung

Siehe Leitlinien Depression der AWMF
(www.awmf-leitlinien.de).

Sofortmaßnahmen

Viele depressive Episoden sind durch eine
aktuelle Belastungssituation ausgelöst, so
dass es sinnvoll ist, die betreffende Person zunächst aus dem belastenden Umfeld
durch Einweisung in eine psychiatrische
oder psychosomatische Klinik herauszu-
nehmen. Bei leichter Ausprägung kann aber
auch die Behandlung mit einem Antidepressivum ausreichend sein, jedoch sollte damit
in der Regel die Überweisung in eine psychotherapeutische Behandlung und/oder
zum Facharzt verbunden sein.

Epidemiologie

Die Lebenszeitprävalenz depressiver Störungen liegt bei ca. 15 % mit einem etwa
doppelt so hohen Risiko für Frauen.

Verlauf

Die meisten depressiven Episoden remittieren vollständig (allerdings kann die einzelne depressive Episode unterschiedlich
lang andauern, z. B. Wochen bis Monate).
In bis zu 10 % der Fälle kann eine depressive
Episode aber auch zwei Jahre oder länger
dauern. Der Verlauf hängt wahrscheinlich
auch davon ab, ob frühzeitig spezifische
therapeutische Maßnahmen ergriffen werden. Die Art der Maßnahme (pharmakologisch, verhaltenstherapeutisch, interpersonell, tiefenpsychologisch) scheint, wie
viele empirische Untersuchungen zeigen,
dabei weniger von Bedeutung zu sein.

Prognose

Die Prognose bezüglich einer einzelnen depressiven Episode ist gut, so dass dem Patienten realistisch Hoffnung gemacht werden
kann, dass jede depressive Episode in abseh-
barer Zeit auch wieder zu Ende ist. Ca 10 %
der Erkrankungen (vor allem bei älteren Patienten) verlaufen chronisch.

Depressive Neurose

Dr. med. Thomas Simmich

ICD-10/DSM-IV-TR-Klassifikation

Deskriptive Typisierung nach Schwere
und Verlauf entsprechend ICD-10 F34.1
(► Dysthymie, mindestens zwei Jahre)
oder F32 (► depressive Episode, leicht –
mittelgradig – schwer, gegebenenfalls F33,
wenn rezidivierende Episoden vorliegen),
in DSM-IV-TR werden entsprechend Schweregrad und Verlauf (bei nicht mit ICD-10
übereinstimmenden Beschreibungsmerk-
malen) eine Major Depression und eine
Dysthymic Disorder voneinander abgegrenzt.

Synonyme

Nur teilweise übereinstimmend:
Neurotische Depression; Depressive neurotische Störung; Psychogene Depression;

Psychoreaktive Depression; Reaktive Depression

Definition

Im Unterschied zur deskriptiven Klassifikation depressiver Störungen in ICD-10 und DSM-IV-TR stellt die Konzeptualisierung der depressiven Neurose den Versuch dar, aus einem Teilbereich depressiver Symptombildungen eine einheitliche ▶ Nosologie herauszuarbeiten, bei der Annahmen über biographisch-ätiologische Entstehungfaktoren und eine davon ausgehende spezifische Verarbeitung im unbewussten Kräftespiel der Persönlichkeit die Symptomentstehung erklären. Die depressive Neurose ist ein klinisches Syndrom, das neben einer depressiven Symptomatologie typischerweise auch andere Beschwerden umfasst, während unter neurotischer Depression die Teilmenge jener depressiven Störungsbilder verstanden wird, die überwiegend lebensreaktiv-neurotisch ausgelöst wird.

Begriffsgeschichte

Als Organstörung ohne Läsion der Organstruktur entsprach der vorpsychoanalytische Neurosebegriff weitgehend dem heutigen einer psychosomatischen Erkrankung. Die frühe ▶ Psychoanalyse differenzierte psychodynamisch verschiedene Formen der Neurose, wobei grundlegende Arbeiten zur depressiven Neurose von Abraham (1911, 1916), Freud (1917) und Rado (1927) vorgelegt wurden.

Während die ▶ depressive Störung der deskriptive Oberbegriff zur Bezeichnung aller Depressionsformen ist, hat der bereits im Altertum gebräuchliche Begriff der ▶ Melancholie einen Bedeutungswandel durchgemacht hin zur Kennzeichnung psychotischer Depressionsformen.

Volltext

Während Abraham die Depressivität auf die Mobilisierung einer frühkindlichen Urverstimmung durch enttäuschte Liebeswünsche zurückführte und mit Schuldgefühlen und unbewussten Zerstörungswünschen gegen das enttäuschende Liebesobjekt in Verbindung brachte, sah Freud in der ▶ Depression einen misslungenen Identifizierungsprozess durch Rückzug primär objektgerichteter Beziehungswünsche auf einen Teil des Ich, dem fortan auch alle, ursprünglich dem „verlorenen" Beziehungsobjekt geltenden ambivalenten Gefühlsregungen entgegengebracht werden. Rado erweiterte die intrapsychische Betrachtungsperspektive des unbewussten Kräftespiels durch die Beschreibung persönlichkeits(struktur-)prägender Verinnerlichungsprozesse sozialer Erfahrungen der frühen Mutter-Kind-Beziehung.

Obwohl sich die psychodynamischen Annahmen von Abraham und Freud zunächst auf alle Depressionsformen bezogen, lag durch die Einbeziehung struktureller Aspekte der Persönlichkeit seit den Untersuchungen von Rado der Schwerpunkt der psychodynamischen Theorienprogression zur Depression auf dem Verständnis spezifisch neurotischer Depressionsformen. Später wurden die an systematisierten Einzelfallstudien gewonnenen psychodynamischen Annahmen empirisch geprüft, teilweise modifiziert und gerieten zeitweise in eine Konkurrenz zu lerntheoretischen und biologisch-psychiatrischen Positionen.

Der Perspektivenwechsel hin zu deskriptiven diagnostischen Klassifikationen und die Unspezifität vieler ätiologischer Einzelfaktoren befördern in den letzten Jahren die Hinwendung zu ätiologisch-multifaktoriellen, komplexen Modellannahmen zur Depression unter Einbeziehung psychodynamischer, lerntheoretisch und kognitiv begründeter, genetischer und biologisch-psychiatrischer Entstehungsfaktoren.

Übereinstimmend ist die Anerkennung der Ubiquität depressiver Symptombildungen als Verarbeitungsmodus aktueller Belastungen und grundlegender Konfliktmuster in Abhängigkeit von Strukturniveau und Art der Persönlichkeitsorganisation. Jenseits erbgenetischer Dispositionen je unterschiedlichen Ausmaßes lassen sich frühe biographische Belastungsfaktoren finden, die im Modell der gestörten Beziehung, der gestörten Bindung, der gestörten Emotionsregulation, der gestörten Strukturentwicklung der Persönlichkeit, dem Modell daraus resultierender Beziehungskonflikte und Verarbeitungen deprimierender Beziehungserfahrungen konzeptualisiert werden können.

Im **Modell des depressiven Grundkonflikts** (Rudolf 1991, 2003) werden konflikthafte Beziehungserfahrungen und Aspekte struktureller ▶ Vulnerabilität innerhalb der vorangestellten Dimensionen integriert. Der Depressionsausbruch wird als eine Form scheiternder Bewältigung von Verarbeitungsstilen eines depressiven Grundkonflikts verstanden, sobald Veränderungen

in der Lebenssituation die Aufrechterhaltung des vorherrschenden Bewältigungsmusters verunmöglichen. Eine besondere Vulnerabilität im Hinblick auf depressives Reagieren kann besonders von einem überwiegend altruistisch-pflichtorientierten Bewältigungsstil ausgehen (siehe Tabelle 1).

D

Therapie
pharmakologisch
Obwohl die Therapie der Wahl einer depressiven Neurose die ▶ Psychotherapie ist, kann unterstützend eine antidepressive Pharmakotherapie indiziert sein. Das geeignete ▶ Antidepressivum wird durch Leitsymptom, Schweregrad und Spektrum der Nebenwirkungen bestimmt. Der unterstützende Einsatz eines Medikaments sollte psychotherapeutisch reflektiert wer-

Depressive Neurose. Tab. 1 Grundkonflikt, Bewältigungsmuster und Symptombildung.

Bewältigungsmuster				
offen dependent	altruistisch	narzisstisch autonom	schizoid	regressiv
ängstlich-anklammernd, sich unterordnend, selbstquälerisch	sich aufopfernd, unaggressiv, geben statt fordern, selbstlos pflichtorientiert	Selbstaufwertung durch überkompensatorisches Bemühen, niemanden brauchen	affektvermeidend, sozialer Rückzug, Sachbezug	reale Welt nicht ertragend, heile Welt suchend
Bewusst erlebte Objektausrichtung				
Objektbedürftigkeit	Objektgebundenheit	Objektunabhängigkeit	Objektlosigkeit	Objektverschmelzung
Unbewusste Beziehungseinstellungen des depressiven Grundkonflikts				
Erlösungswunsch, Appell an das gute Objekt, Anklage an das negative Objekt, Entwertung/Zerstörung des negativen Objekts, Strukturelle Einschränkungen des Selbsterlebens und Objekterlebens				
Symptombildung bei scheiternder Bewältigung				
ängstlich depressiv	depressiv	somatisierend	sozial eingeschränkt	süchtig
Ängstlichkeit, Verlorenheit, Selbstentwertung	Erschöpfung, Entleerung, Resignation	Schmerz, Selbstschädigung	soziale Isolierung	Entspannung/Belebung durch Suchtmittel

den. ▶ Tranquilizer und ▶ Hypnotika sind nur zeitlich eng befristet einzusetzen.

psychotherapeutisch

Eine an der Psychodynamik der depressiven Entwicklung orientierte psychotherapeutische Behandlung hat sich besonders auf die ambivalente Sehnsucht nach positiven Beziehungen bei fortwährendem Beharren auf negativen Beziehungsphantasien einzustellen und muss eine Beziehungserfahrung zwischen fortwährender hoffnungsvoller Versuchung und Beziehungsenttäuschung mit Selbstentwertung und Rückzug meistern.

Depressive Neurosen werden in Abhängigkeit von Schwere und Akuität, Komplexität der Störung, Komorbidität mit ▶ Persönlichkeitsstörungen und Behandlungsmotivation in vielfältigen Behandlungsformen stationär, tagesklinisch oder ambulant im Einzel- oder Gruppensetting behandelt. Hierfür stehen einzelfallbezogene psychodynamische Therapieverfahren gleichermaßen wie Behandlungsmanuale zur Verfügung (z. B. interpersonale Therapie der Depression). Auf der Grundlage verstärkungstheoretischer und kognitionspsychologischer Hypothesen stellt auch die kognitive Verhaltenstherapie ein Behandlungsinstrumentarium zur Behandlung des mit dem Begriff depressive Neurose bezeichneten Störungsbildes zur Verfügung. Während für psychodynamische Psychotherapieverfahren der empirische Nachweis der Wirksamkeit vorliegt, wurde die Wirksamkeit der kognitiven Verhaltenstherapie in gut kontrollierten Studien auch im speziellen Fall einer Anwendung zur Therapie depressiver Störungsbilder untersucht und belegt. Im Hinblick auf die Alternative einer antidepressiven Pharmakotherapie stehen Wirksamkeitsvergleiche und Kombinationsbehandlungen im Fokus klinischer Studien, wobei in neueren Studien klinisch relevante Besserungen durch Psychotherapie längerfristig den bewährten Antidepressiva eher überlegen scheinen.

Epidemiologie

Depressive Störungen stehen im Hinblick auf Dauer und Schwere der Beeinträchtigungen weltweit an vorderer Stelle. Sie kommen sehr häufig als komorbide Störung mit anderen psychischen und psychosomatischen Symptombildungen, aber auch bei einem großen Spektrum von somatischen Störungsbildern vor.

Verlauf und Prognose

Depressive neurotische Störungen beginnen in allen Lebensaltern und haben einen chronisch-intermittierenden Spontanverlauf, der nur am Anfang vom psychosozialen Kontext, im weiteren Verlauf immer mehr von innerseelischen Faktoren (neurotische Konfliktpathologie und Strukturdynamik) bestimmt wird. Die Prognose zeigt große Unterschiede und kann insbesondere durch soziale Folgen und eine erhöhte ▶ Suizidalität ausgesprochen schlecht sein.

Depressive neurotische Störung

▶ Depressive Neurose

Depressive Phase

▶ Depressive Episode

Depressive Störung

Dr. med. Christine Norra

ICD-10/DSM-IV-TR-Klassifikation

ICD-10: F32.x ▶ Depressive Episode, ICD-10: F33.x Rezidivierende Depressive Episode

DSM IV: 296 Major Depression mit Melancholischen Merkmalen

Synonyme

Depressive Episode; Unipolare Depression; Unipolare Störung; Major Depression

Englischer Begriff

Depressive disorder; Unipolar depressive disorder; Major depression

Definition

Begriffsgeschichte

Sammelbezeichnung für ▶ depressive Episode und ▶ rezidivierende depressive Störungen (beide ICD-10) bzw. Major Depression (DSM-IV-TR), siehe auch ▶ Depression, endogene.

Klinik

Es handelt sich um eine ausgeprägte, d. h. klinisch relevante episodisch auftretende Senkung der Stimmung mit/ohne Angst, in Verbindung mit einer Minderung des allgemeinen körperlichen und physischen Aktivitätsniveaus von durchgehend mindestens zwei Wochen. **Ätiopathogenetisch biologische Faktoren:** Neurotransmitterdysbalance des adrenerg-cholinergen Systems mit Reduktion der biogenen Amine (Serotonin, Noradrenalin, Dopamin), Überfunktion der hypothalamisch-hypophysär-adrenergen Achse mit vermehrter Kortisolausschüttung (Dexamethason-Hemmtest) und Reduktion des TSH, SH, FSH, LH und Testosteron sowie Schilddrüsendysfunktion, veränderte Immunfunktionen, verändertes Schlafprofil, genetische Marker, defizitäre Muster in psychophysiologischen sowie bildgebenden Studien.

Weiterhin psychologische Faktoren: psychosoziale Stressoren, psychodynamisch-psychoanalytische Modellannahmen (Verlust des Liebesobjekts mit ▶ Ambivalenz, orale Fixierung) sowie lernpsychologische Modelle (z. B. kognitive Triade, dysfunktionale Kognitionen, „gelernte Hilflosigkeit", Verstärkerverlust, fehlende ▶ Bewältigungsstrategie, Störung der Selbstwahrnehmung und Selbstbewertung), Einfluss von Persönlichkeitsfaktoren wie: „Typus

melancholicus", orale Charakterstruktur, dependente Charakterstruktur oder anale Charakterstruktur.

Bei einer typischen depressive Episode leidet der Patient (gemäß ICD-10) unter gedrückter Stimmung, verliert Interesse, Freude und Antrieb, ist auch nach jeder kleineren Anstrengung leichter ermüdbar. Konzentration und Aufmerksamkeit sind vermindert. Der Schlaf ist gestört und der Appetit gemindert. ▶ Selbstwertgefühl und Selbstvertrauen weichen; es können auch bei leichteren Formen Schuldgefühle oder solche eigener Wertlosigkeit auftreten mit negativer Zukunftsperspektive bis hin zu Selbstverletzungen oder suizidalen Gedanken/Handlungen. Die Stimmung ändert sich über den Tag wenig, kann aber eine charakteristische Tagesschwankung aufweisen.

Diagnostische Leitlinien nach ICD-10 sehen eine Differenzierung in Schweregrade vor, d. h. einer leichten, mittelgradigen und schwergradigen depressiven Episode über mindestens zwei Wochen mit Gequältsein, eingeschränkten normalen beruflichen und sozialen Tätigkeiten bis hin zu deutlicher Beeinträchtigung. Weitere Subtypisierung bei leicht- und mittelgradigen depressiven Episoden bezüglich Vorhandensein oder Abwesenheit „somatischer Symptome" (Interessenverlust, mangelnde affektive Reagibilität, Früherwachen, Morgentief, psychomotorische Hemmung oder ▶ Agitiertheit, Appetit- und Gewichtsverlust, Libidoverlust) und bei der schweren depressiven Episode bezüglich Vorhandensein oder Abwesenheit psychotischer Symptome (▶ Wahn, ▶ Halluzinationen, ▶ Stupor).

Gelegentlich stehen auch Angst, motorische Unruhe, zwanghafte oder hypochondrische Grübeleien im Vordergrund der Symptomatik und verdecken die depressive Verstimmung: syndromale Subtypen (agitierte Depression, hypochondrische Depression, ▶ larvierte Depression, wahnhafte Depression, anankastische Depression) oder Sonderformen der ▶ Depression (saisonale

Depression, postpartale Depression, atypische Depression, Spätdepression). Bei beeinträchtigten kognitiv-intellektuellen Funktionen: Pseudodemenz.

Therapie

pharmakologisch

Antidepressive Psychopharmakotherapie ist bei der Major Depression nahezu immer indiziert, z. B. initial mit SSRI, NRSI oder ► tri-/tetrazyklischen Antidepressiva; üblicher Wirkungseintritt innerhalb der ersten zwei bis vier Wochen bei ca. 60 % der Patienten. Bei fehlendem Wirkungseintritt Wechsel auf jeweils andere Substanzklasse, auch ► MAO-Hemmer und andere Augmentierungsstrategien (Schilddrüsenhormone, nicht-medikamentöse Verfahren wie ► Schlafentzug oder ► Lichttherapie), bei schweren oder therapieresistenten Depressionen auch Indikation zur ► Elektrokrampftherapie prüfen. Längerfristig: medikamentöse Erhaltungstherapie, ► Phasenprophylaxe (► Lithium, Antikonvulsiva).

psychotherapeutisch

Grundsätzlich ► Psychoedukation; Soziotherapie; Kombination medikamentöser und psychotherapeutischer Maßnahmen (► Gesprächspsychotherapie, kognitive Therapie, ► Verhaltenstherapie, ► interpersonelle Psychotherapie (IPT), ► tiefenpsychologisch fundierte Psychotherapie, ► supportive Psychotherapie, ► Gruppenpsychotherapie, ► Familientherapie) wirksamer als beide Behandlungsansätze allein.

Epidemiologie

Inzidenz: 1 % bei Männern, 3 % bei Frauen. Lebenszeitprävalenz: 10 % der Männer, 20 % der Frauen. Geschlechtsverhältnis Frauen : Männer = 2 : 1. Monopolare Verlaufsform der affektiven ► Psychosen (60 %). Erkrankungsalter im Mittel 40. Lebensjahr. Gipfel im Jugendalter sowie 50 % vor Erreichen des 40. Lebensjahrs, 10 % nach dem 60. Lebensjahr.

Verlauf

Mittlere Dauer der unbehandelten depressiven Episode ungefähr zehn Monate. Mittlere Anzahl depressiver Episoden in der Lebenszeit eines Patienten liegt bei fünf.

Prognose

50 % Vollremission, 30 % Teilremission, 20 % chronische Verläufe. 15 % der depressiven Patienten begehen ► Suizid.

Depressive Störung, postschizophrene

Dr. med. Christine Norra

ICD-10/DSM-IV-TR-Klassifikation

ICD-10: F20.4
DSM-IV-TR: „Nicht näher bezeichnete depressive Störung" für postpsychotische depressive Störung der ► Schizophrenie im Sinne einer die Residualphase überlagernden Depression.

Synonyme

Postpsychotische Depression

Englischer Begriff

postpsychotic depression; postschizophrenic depression

Definition

Begriffsgeschichte

Postpsychotische Basisstadien bzw. Defektsyndrome

Volltext

Im Anschluss an eine (innerhalb von zwölf Monaten) vorangegangenen ► Schizophrenie auftretende anhaltende ► depressive Episode, wobei einige schizophrene Symptome noch vorhanden sind, jedoch quälend erlebte depressiven Symptome seit mindestens über zwei Wochen im Vordergrund stehen. Differentialdiagnostisch sind hier die depressiven Symptome oft nur schwer von ► Negativsymptomen der ► Schizophrenie, vor allem Antriebshemmung oder

▶ Affektverflachung sowie depressiogenen Nebenwirkungen der ▶ Neuroleptika (pharmakogene Depression) abgrenzbar.

Therapie
Gegebenenfalls nicht-medikamentöse Verfahren wie ▶ Schlafentzug oder ▶ Lichttherapie.

pharmakologisch
Antidepressive Psychopharmakotherapie.

psychotherapeutisch
▶ Psychoedukation, kognitive Verfahren.

Epidemiologie
12 % der Patienten weisen nach der Erstmanifestation einer schizophrenen Psychose eine abgrenzbare ▶ depressive Episode auf und 22 % im Gesamtverlauf (Bonn-Studie, Gross u. Huber). Depressive Symptome und Syndrome überhaupt werden bei 60 % der schizophren erkrankten Patienten im Verlauf beobachtet.

Verlauf
Bei der Mehrzahl schizophrener Patienten auftretend, siehe oben.

Prognose
Es besteht ein erhöhtes Suizidrisiko.

Depressive Störung, rezidivierende kurze

Andrea Bauer

ICD-10/DSM-IV-TR-Klassifikation
In ICD-10 wird die Störung unter F38.1 „Sonstige rezidivierende affektive Störungen" mit F38.10 codiert, in DSM-IV-TR wird die Störung ebenfalls in der Gruppe der nicht näher bezeichneten depressiven Störungen beschrieben.
In beiden Systemen wird die Störung übereinstimmend beschrieben als im Schweregrad einer ▶ depressiven Episode vergleichbar, wobei aber das Zeitkriterium nicht er-

füllt werde. Die Dauer wird in DSM-IV-TR mit zwei Tagen bis zwei Wochen, in ICD-10 mit zwei bis drei Tagen (kürzer als zwei Wochen) angegeben. In beiden Klassifikationen wird betont, dass kein Bezug zum Menstruationszyklus bestehen darf.

Englischer Begriff
Recurrent brief depression (RBD)

Definition
Die Störung wird in beiden ▶ Klassifikationssystemen erst in den letzten Jahren diskutiert, eine Nähe zur ▶ Dysthymia wird beschrieben. Merkmal der Störung ist ein wiederholtes Auftreten kurzer Episoden, die den Schweregrad einer depressiven Episode (leicht, mittel, schwer), nicht aber das Zeitkriterium von mindestens zwei Wochen erfüllen. Häufig dauern diese Episoden nur ca. zwei bis vier Tage, müssen aber mindestens einmal im Monat und über den Zeitraum eines Jahres regelmäßig aufgetreten sein. Sie dürfen nicht im Sinne eines prämenstruellen Syndroms mit dem Menstruationszyklus in direktem Zusammenhang stehen. Entscheidend ist nach DSM-IV-TR auch, dass in der Vorgeschichte nie eine sonstige manifeste ▶ affektive Störung oder ▶ schizoaffektive Störung oder ▶ Psychose bestand.

Therapie
pharmakologisch
Als ▶ Phasenprophylaxe wird die Behandlung mit ▶ Lithium empfohlen, aber auch andere Phasenprophylaktika (▶ Valproinsäure, Carbamazepin) können zum Einsatz kommen.

psychotherapeutisch
▶ Supportive Psychotherapie zur Erarbeitung von ▶ Bewältigungsstrategien im Umgang mit der Störung und eventuell auch kognitive Verfahren sollten dringend erfolgen und können im Einzelfall auch ohne medikamentöse Therapie ausreichend wirksam sein.

Bewertung und Wirksamkeit
Es liegen keine kontrollierten Therapiestudien vor.

Sofortmaßnahmen
Eventuell kurzfristig Gabe von ▶ Benzodiazepinen, wobei aufgrund der Häufigkeit der Episoden auf die Gefahr einer Abhängigkeit hingewiesen werden muss.
Bei kurzer schwerer Episode Einschätzung von ▶ Suizidgefährdung und Einleitung entsprechender Maßnahmen (siehe ▶ Suizidalität).

Deprivation

PD Dr. Dipl. Psych. Dieter Wälte
Dipl. Psych. Miriam Stein

Synonyme
Engl.: deprivation

Definition
Mangel, Entzug, Verlust von Sinnes- oder Umgebungsreizen.

Volltext
Es können verschiedene Formen der Deprivation unterschieden werden. Die **soziale** Deprivation bezeichnet das Fehlen von sozialen Kontakten (soziale Isolation). Die **sensorische** Deprivation beinhaltet den Mangel sinnlich wahrnehmbarer Reize, der organisch oder situativ bedingt sein kann. Als typisches Beispiel organisch bedingter sensorischer Deprivation gilt das Charles-Bonnet-Syndrom (siehe ▶ Halluzination), bei dem als Folge eines oft altersbedingten Verlustes der Sehkraft komplexe visuelle ▶ Halluzinationen auftreten. Zur experimentellen Unterdrückung von Sinneseindrücken beim Menschen kann die Versuchsperson beispielsweise mit einer Augenmaske in ein stark salzhaltiges Wasserbad von 34,5°C gelegt werden. Die Folgen sind der starke Wunsch nach Sinnesreizen und

Körperbewegungen, kognitive Funktionsstörungen, depressive Stimmung, in einzelnen Fällen Halluzinationen. Diese Wirkung entspricht den frühen Berichten einsamer Segler über die Folgen ihrer situativ bedingten sensorischen Deprivation. Bei der **emotionalen** Deprivation steht der Mangel an Zuwendung eines Kindes durch die wichtigste Bezugsperson im Vordergrund, der zu einem Entwicklungsrückstand des Kindes führen kann (▶ Hospitalismus).

Deprivationssyndrom

▶ Hospitalismus

Derealisation

Dr. med. Dipl. Psych. Rolf Dieter Trautmann

Synonyme
Unwirklichkeitsgefühl

Definition
Gefühl, als ob die Umgebung fremd oder unwirklich sei („wie im Film"). Die betroffene Person kann eine ihr unheimlich erscheinende Veränderung der Größe oder Form von Objekten wahrnehmen (Makropsie oder Mikropsie), andere Leute können unvertraut oder roboterhaft erscheinen.

Querverweis Krankheit
Siehe ▶ Depersonalisation, Angststörung, Depression, PTSD.

Dermatitis, atopische

Prof. Dr. med. Volker Köllner

ICD-10/DSM-IV-TR-Klassifikation
Die atopische Dermatitis wird in ICD-10 mit L20.8 codiert. Für psychische Einflüsse

auf den Krankheitsverlauf, wie z. B. dysfunktionales Krankheitsverhalten, wird zusätzlich die Kategorie F54 „Psychische Faktoren oder Verhaltensfaktoren bei andernorts klassifizierten Erkrankungen" codiert. Bei psychischen Symptomen als Folge der Hauterkrankungen ist eine ▶ Anpassungsstörung (F43.2) oder, wenn die diagnostischen Kriterien erfüllt sind, eine andere psychische Störung zu codieren, z. B. eine soziale Phobie (F40.1).

Synonyme
Neurodermitis; Neurodermitis atopica; Atopisches Ekzem; Endogenes Ekzem

Englischer Begriff
Atopic eczema

Definition
Die atopische Dermatitis ist eine chronische, meist in Schüben verlaufende Hauterkrankung, die in der Regel entweder im frühen Kleinkindalter oder im frühen Erwachsenenalter beginnt. Ätiologisch spielen vor allem genetische und immunologische sowie Umweltfaktoren (Allergene, Verschlechterung in Winter und Frühjahr) eine Rolle. Bei einem Teil der Patienten erfolgt die Schubauslösung durch Stressbelastung und andere psychosoziale Faktoren. Typische Symptome sind Juckreiz sowie Rötung und Schuppung der Haut. Betroffen sind bei Erwachsenen vor allem die Gelenkbeugen, Gesicht, Hals, Nacken und Schulterregion. Die Haut ist glanzlos und trocken, das Oberflächenrelief vergröbert. Als Komplikation können virale und bakterielle Superinfektionen auftreten. Häufig in Kombination mit anderen atopischen Krankheitsbildern (exogen-allergisches Asthma, allergische Rhinitis und Konjunktivitis).

Therapie
Im Vordergrund steht zunächst die dermatologische Behandlung, deren Grundlage die Hautpflege mit halbfettenden und fettenden Externa darstellt. Hinzu kommen teer- und gegebenenfalls glukokortikoidhaltige Salben, Öl- und Teerbäder, Klimatherapie sowie symptomatische Therapie mit ▶ Antihistaminika und Kortikoiden. Bei v. a. auf Allergie: Austestung und ggf. Meiden entsprechender Substanzen (z. B. bestimmte Nahrungsmittel).

Aufgrund des chronischen Krankheitsverlaufs und der sowohl durch Juckreiz als auch durch äußerliche Beeinträchtigung hohen psychosozialen Belastung kann eine Indikation zur psychotherapeutischen Mitbehandlung bestehen. Schwerpunkte sind hierbei:

- Unterstützung bei der Krankheitsverarbeitung und der Compliance bei der in der Regel langwierigen dermatologischen Behandlung.
- Abbau dysfunktionalen Krankheitsverhaltens (F54), z. B. Juckreiz-Kratz-Teufelskreis.
- Behandlung reaktiver Störungen, wie z. B. Anpassungsstörung mit sozialem Rückzug (F43.23) oder sekundäre soziale Phobie (F40.1).
- Nicht selten kommt es sekundär zu Substanzmissbrauch oder -abhängigkeit (Selbstmedikation des Juckreizes mit Alkohol oder Benzodiazepinen).

pharmakologisch
Vor allem dermatologische Behandlung mit Antihistaminika und Glukokortikoiden.

psychotherapeutisch
Als ▶ Entspannungsverfahren ist vor allem die progressive Muskelrelaxation (siehe ▶ Muskelentspannung, progressive, nach Jacobson) zur Verbesserung der Symptomkontrolle geeignet. Beim ▶ autogenen Training kann die Wärmeübung zur Symptomverschlechterung führen und sollte ausgelassen bzw. modifiziert werden.

Indiziert sind insbesondere kognitiv-verhaltenstherapeutische Methoden. Nach einer individuellen ▶ Verhaltensanalyse können u. a. folgende Techniken symptom- und störungsspezifisch eingesetzt werden:

- ▶ Psychoedukation zur Förderung von angemessenen Therapieerwartungen und Veränderungsmotivation,
- Stressbewältigungstraining bei stressbedingter Symptomverschlechterung,
- soziales Kompetenz- und Kommunikationstraining,
- Expositionstraining bei sozialer Phobie,
- Selbstkontrolltechniken zur Reduktion von Kratzverhalten.

Für die atopische Dermatitis wurden darüber hinaus multimodale verhaltensmedizinische Gruppenprogramme entwickelt und evaluiert, die die dermatologische Schulung und die oben genannten Therapieelemente kombinieren.

Wirksamkeit
Bisher wurden nur multimodale Gruppenprogramme in kontrollierten randomisierten Studien untersucht. Es zeigte sich eine deutliche Überlegenheit gegenüber dermatologischer Standardbehandlung und Patientenschulung ohne psychologische Komponenten. Als besonders wirkungsvoll zeigten sich innerhalb der multimodalen Programme das Vermitteln eines Entspannungsverfahrens und das Kratz-Kontrolltraining.

Sofortmaßnahmen
Allenfalls medikamentöse Sedierung oder ▶ Hypnose bei extremem Juckreiz.

Epidemiologie
Häufigste Hauterkrankung, betroffen sind 5–10 % der Erwachsenen und bis zu 15 % der Schulkinder. In prospektiven Studien zeigten sich bei 15–30 % der Betroffenen relevante psychische Einflussfaktoren auf den Krankheitsverlauf sowie bei etwa 30 % Anpassungsstörungen als Folge der Hautkrankheit.

Verlauf
Chronisch rezidivierend in Krankheitsschüben, spontane Besserung häufig bereits in der Kindheit oder jenseits des 40. Lebensjahres. Gutes Ansprechen der psychischen Begleitsymptomatik auf ▶ Verhaltenstherapie belegt.

Desensibilisierung, systematische

Dr. rer. soz. Dipl. Psych. Sabine Zaudig

Definition
Verfahren, mit dem isolierte, angstauslösende Reize von Angstreaktionen entkoppelt werden. Durch eine hierarchisch abgestufte, mehrfache (gedankliche) Darbietung einzelner angstauslösender Reize (Angsthierarchie) soll eine Abnahme der Angstreaktion erfolgen (▶ Habituation), die durch gleichzeitige Entspannung unterstützt werden kann.

Voraussetzung
Angsthierarchie. Mittels Entspannungstraining (▶ PMR) wird körperliche und mentale Entspannung erzielt.

Indikation
Generell, wenn Konfrontation *in vivo* mit angstauslösenden Reizen im Rahmen der Therapie schwer zu simulieren ist; Prüfungsängste, sexuelle Funktionsstörungen, bestimmte ▶ spezifische Phobien und ▶ posttraumatische Belastungsstörungen.

Kontraindikationen
- Als **relative Kontraindikationen** gelten medizinische Kontraindikationen (z. B. Herzinsuffizienz), geringe Kontrollmöglichkeiten des Therapeuten über die Übungssituationen, Ablehnung massierter Reizkonfrontation durch den Patienten.
- **Absolute Kontraindikationen** sind bisher nicht bekannt.

Durchführung

Der Subjektive Erregungsgrad jedes isolierten angstauslösenden Reizes (Angstitem) wird vom Patienten auf einer Skala zwischen 0 und 100 eingestuft. Nach der Aufforderung sich zu entspannen, wird der Patient gebeten, sich den am wenigsten angstauslösenden Reizen in einer sehr plastisch und in Ich-Form formulierten Szene vorzustellen. Die Darbietung erfolgt so lange bzw. so häufig, bis mehrmals nacheinander eine angstfreie Vorstellung der Szene möglich ist; dann erst erfolgt die Darbietung der nächsten stärker angstauslösenden Szene in der Angsthierarchie. Tritt vegetative Erregung oder Anspannung auf, signalisiert dies der Patient dem Therapeuten durch ein Fingerzeichen. Der Patient wird daraufhin aufgefordert, die Vorstellung der Szene abzubrechen und sich zu entspannen. Dann erfolgt eine erneute Darbietung der gleichen Szene oder einer weniger angstauslösenden Szene. Bei der Umsetzung des in der Vorstellung vollzogenen Verhaltens in tatsächliches Handeln in der Realität im Verlauf oder am Ende der Desensibilisierungssitzungen sind die oben beschriebenen Prinzipien zu beachten.

Eine Variante ist die ▶ systematische Desensibilisierung in vivo, bei der statt ▶ Imagination eine Konfrontation mit dem konkreten, angstauslösenden Reiz in der Realität erfolgt. Eine weitere Variante ist die Anwendung der systematischen Desensibilisierung in Gruppen.

Volltext

Erstes in der Verhaltenstherapie detailliert entwickeltes, elaboriertes und am besten erforschtes Therapieverfahren, welches Basis für alle anderen Ansätze zur Angstbehandlung darstellt.

Das Verfahren wurde von Wolpe (1958) entwickelt. Die experimentellen Grundlagen gehen auf Wolpes Beobachtung der angstantagonisierenden „Behandlung" zuvor künstlich traumatisierter Tiere zurück. Erklärt wurde der Angstabbau in der sys-

tematischen Desensibilisierung ursprünglich mit dem neurologischen Prinzip der reziproken Hemmung. Die theoretischen Grundlagen werden mittlerweile und kontrovers diskutiert. Neben dem Prozess der Gegenkonditionierung lässt sich die Wirkung der systematischen Desensibilisierung auch alternativ mit ▶ Habituation bzw. Löschung erklären. Darüber hinaus stellen soziale ▶ Verstärkung und kognitive Modelle weitere Aspekte der Wirksamkeit des komplexen Prozesses der systematischen Desensibilisierung dar.

Auch wenn die praktische Bedeutung der systematischen Desensibilisierung abgenommen hat, wurden eine Reihe von Alternativen (Konfrontation = ▶ Exposition und Reaktionsverhinderung) zu ihr entwickelt.

Designerdrogen

PD Dr. med. Dan Rujescu

Medikamentengruppe
Designerdrogen

Produktnamen

Unter den Begriff „Designerdrogen" fallen Drogen, die vollsynthetisch im Labor hergestellt werden. Die Molekularstruktur einiger dieser Drogen wird und wurde nach Bedarf geändert, um ein neues legales Produkt herzustellen. Dadurch kommen immer wieder neue Verbindungen auf den Markt. Die meisten der heute gebräuchlichen synthetischen Drogen gehören zur Klasse der β-Phenylalkylamine, zu denen auch ▶ Amphetamine und MDMA zu rechnen sind. Einige andere, darunter das synthetische LSD, gehören der Klasse der Tryptamine an (siehe Tabelle 1).

In Deutschland zugelassene Indikationen

Es handelt sich um nicht-verschreibungs- und -verkehrsfähige Betäubungsmittel nach dem Betäubungsmittelgesetz (BtMG).

Designerdrogen. Tab. 1 Straßenbezeichnung der am häufigsten eingenommenen Designerdrogen.

Amphetamin	A, Amph(e), Pep, Peppen, Speed, Schnelles
MDMA	Ecstasy, Adam, Bonbons, E, Emphaty, Love-Drug, Pillen, XTC
Ketamin	K, Ket, Ketanest, Special K, Vitamin K
LSD	Acid, Blotter, Liquid, Micro, Paper, Pappe, Säure, Trip, Ticket
Metamphetamin	Crystal (Power), ICE, Glas, Meth, Methamphe, Speed
PCP	Angel dust, Crystal, Killer joint, Tank, Hog

Wirkmechanismus

Den Designerdrogen gemeinsam ist, dass sie häufig antriebssteigernd und euphorisierend sind und ▶ Halluzinationen erzeugen können.

Desinhibition

▶ Enthemmung

Desorganisiserte Schizophrenie

▶ Schizophrenie, hebephrene

Desorientierung

Dr. rer. nat. Hanns-Jürgen Kunert

Synonyme

Örtliche, räumliche, zeitliche, situative und autopsychische Orientierung

Definition

Eine Desorientierung (engl.: disorientation) liegt vor, wenn die Fähigkeit zur Orientierung im örtlichen, räumlichen, zeitlichen, situativen oder personalen (autopsychischen) Bereich aufgehoben ist. Sie kommt in erster Linie als Symptom von körperlich begründbaren Psychosen vor, daneben auch bei mittelgradig bis schweren ▶ Demenzen, dem ▶ Korsakow-Syndrom, in Zuständen eines ausgeprägten psychotischen Erlebens, wahnhafter oder halluzinatorischer Situationsverkennungen, hysterischer Dämmerzustände, oder bei schweren aphasischen Störungen.

Querverweis Krankheit

Eine Desorientierung in einzelnen Bereichen kann bei unterschiedlichen Erkrankungen auftreten, z. B. beim ▶ Korsakow-Syndrom, ▶ Delirium tremens, bei ▶ Psychosen, ▶ Hysterie, Aphasien.

Diagnosekategorien

▶ Klassifikationssysteme

Diagnosesysteme

▶ Klassifikationssysteme

Diagnostik

▶ Diagnostik, Klassifikation
▶ Diagnostischer Prozess, allgemein

Diagnostik, kategoriale

▶ Diagnostik, Klassifikation

Diagnostik, Klassifikation

Prof. Dr. med. Michael Zaudig

Synonyme

Nosologische Diagnose; Diagnostische Kategorie; Dimensionale Diagnostik; Operationalisierte Diagnostik; Kategoriale Diagnostik; Diagnostischer Prozess; Syndromdiagnose

Definition

Die Erkenntnisse, die einer Diagnose zugeordnet werden, entspringen dem Erfahrungswissen (und dem Forschungsstand) um die wesentlichen Merkmale der diagnostizierten Krankheit, setzen also voraus, dass der betreffende Krankheitsbegriff wohl definiert ist und sich zudem nicht bloß – wie ein Syndrombegriff – auf ein typisches Zustandsbild, sondern auch auf dessen Ätiologie sowie auf den Verlauf und das Ansprechen der Symptome (klinische Erscheinungen) auf therapeutische Maßnahmen bezieht (von Zerssen 1986).

Diagnose heißt Erkennung einer Krankheit und beinhaltet immer einen Erkenntniszuwachs und erlaubt prospektive bzw. retrospektive Schlüsse. Diagnose ist das Ergebnis der Zuordnung von krankhaften Normabweichungen (die bei einem Individuum festgestellt wurden) zu Krankheitsbegriffen und damit ihre Einordnung als „ein Fall von ..." in ein nosologisches System (von Zerssen 1986).

Volltext

In der Literatur werden verschiedene Modelle zur Klassifikation und damit zur Diagnose „Psychische Störungen" diskutiert. Die zentrale Kontroverse betrifft die Unterscheidung dimensionaler und kategorialer diagnostischer Modelle.

Dimensionale Modelle versuchen, die psychische Störung (Diagnose) anhand weniger Dimensionen zu beschreiben und zu quantifizieren. Obwohl derzeit die kategorialen Modelle im Vordergrund der Diagnostik stehen, etablieren sich dimensionale Modelle mehr und mehr, insbesondere bezogen auf Schweregradbeschreibungen (Quantifizierung) oder Messung subsyndromaler Störungsbilder, die durchaus dimensional aufgefasst werden. Eine ▶ Depression kann beispielsweise anhand der Dimension Schweregrad (z. B. ausgedrückt durch die Häufung und Art der Symptome) dimensional dargestellt und damit auch gemessen werden.

Kategoriale Modelle nehmen an, dass die Zuordnung eines Patienten zu einer diagnostischen Kategorie bereits die wesentlichen Informationen über den Patienten enthält. Der Begriff der Kategorie definiert und grenzt andere psychische Störungen durch spezifische Ein- und Ausschlusskriterien ab. Kategorien können unterteilt werden in Klassen, d. h. Teilpopulationen vom Patienten, die sich durch bestimmte Ähnlichkeit in bestimmten Merkmalen oder Kriterien auszeichnen. Typenbildung ist ein weiterer zentraler Begriff in Bezug auf kategoriale Modelle. Typen sind nach von Zerssen (1977) Idealkonfigurationen, fiktive Gebilde, die all jene Merkmale, die zwischen ihnen bestehenden Relationen, auf denen die beobachtete Ähnlichkeit basieren, in vollkommener Repräsentation in sich vereinigen. Eine Typenbildung erfolgt beispielsweise im Bereich der ▶ Persönlichkeitsstörung.

Ob kategoriale oder dimensionale Einordnung eines Falls – immer handelt es sich bei der Diagnose um die letzte Etappe eines komplexen Geschehens, das als diagnostischer Prozess bezeichnet wird.

Der **diagnostische Prozess** beinhaltet alle relevanten Informationen über den betroffenen Menschen (Abbildung 1):

Ausgangspunkt eines jeden Gesprächs ist die **Beobachtung** eines bestimmten Verhaltens, das Auftreten des Patienten, sein Äußeres, sein hygienischer Zustand. Andererseits **berichtet** der Patient über Be-

D

Diagnostischer Prozess

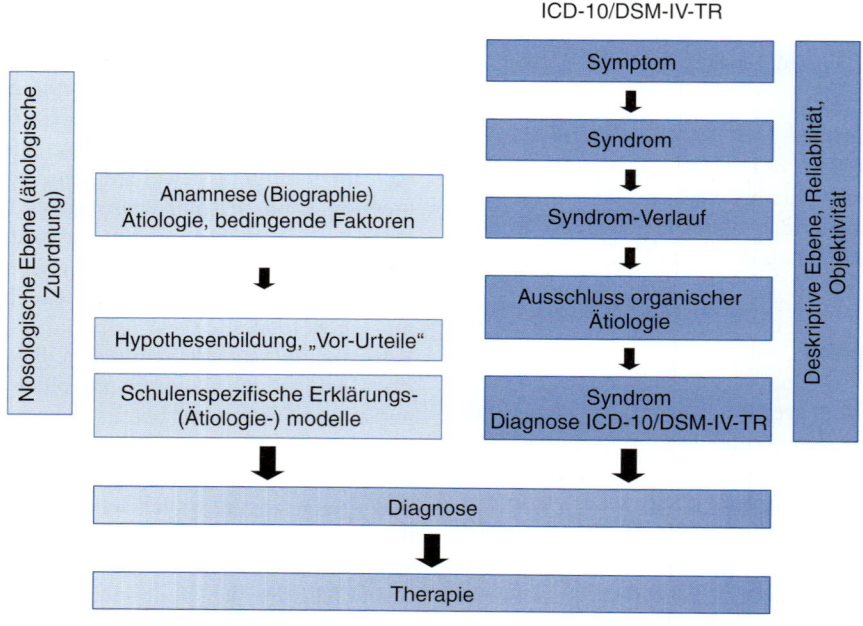

Diagnostik, Klassifikation. Abb. 1 Diagnostischer Prozess.

schwerden, Probleme und Auffälligkeiten. Die Sammlung dieser Symptome und Zeichen wird in der Psychiatrie als psychischer oder psychopathologischer Befund definiert, und die Gesamtheit aller möglichen Symptome ist definiert im AMDP-System (Arbeitsgemeinschaft für Methodik und Dokumentation in der Psychiatrie).

Ein weiterer Schritt der Beschreibung der Symptomatik ist die Zusammenfassung der Symptome in spezifische **Syndrome**, die Beschreibung des Verlaufs der Syndrome, medizinische Untersuchungen (Ausschluss organischer Ätiologie) und eine ausführliche Anamnese und Fremdanamnese.

Dies führt in der Regel den Untersucher zur Hypothesenbildung, „Vor-Urteile" entstehen, schulspezifische Erklärungsmodelle werden angedacht. Erst die Gesamtheit dieser Information führt zu einer handlungsleitenden bzw. therapieleitenden Diagnose (siehe Abbildung 1).

Einen Sonderfall bildet die **Syndromdiagnose** nach ICD-10 und DSM-IV-TR: Es handelt sich um eine syndromatisch-deskriptive und nicht nosologische Klassifikation. Im Rahmen des diagnostischen Prozesses verzichtet die **syndromatisch-deskriptive Position** auf ätiologische Grundannahmen (atheoretisch) und geht phänomenologisch-deskriptiv vor, beschreibt Syndrome und deren Verläufe und schließt medizinische Ursachen für diese Syndrome aus. Demgegenüber steht die oben genannte **nosologische Position**, die Ursachen zumindest postuliert (multifaktorielle Ätiologie). Erst aufgrund ätiologischer Annahmen können Therapieindikation und Prognosen gezielter eingeschätzt werden. Die klinische Realität erfordert beides: einerseits die explizite deskriptive Darstellung der Syndrome und deren Verlauf, andererseits die Klärung der Ursachen für die Entstehung derartiger psychischer Störungsbilder.

Der **diagnostische Prozess nach ICD-10/DSM-IV-TR** beinhaltet die Beschreibung und Festlegung der relevanten Zeichen und Symptome (psychischer Befund), die Festlegung relevanter Syndrome (Syndrome), den Verlaufsaspekt der Syndrome und Ausschluss organischer Ursachen. Dies führt zu einer Syndromdiagnose nach ICD-10 oder DSM-IV-TR. Parallel wird der Untersucher aufgrund der Lebensgeschichte (Anamnese) des Patienten, der Klärung der Lern- und Programmbedingungen, der organischen Ursachen, der Persönlichkeit und genetischen ▶ Vulnerabilität sowie den pathogenen Kontextfaktoren laufend ätiologische Hypothesen überprüfen und mit der zusätzlich gestellten Syndromdiagnose zu therapeutischen (ätiologisch basierten) Indikationen gelangen. Für die Behandlung eines Patienten ist es wesentlich, den diagnostischen Prozess in seiner Gesamtheit durchzuführen. Nur dann ist es auch möglich, mit dem Patienten plausible Erklärungsmodelle für die Entstehung seiner Störung zu erarbeiten. Leider ist ein weit verbreiteter Irrtum, sich nur auf den Teil des diagnostischen Prozesses, den ICD-10/DSM-IV-TR beinhaltet, zu beziehen. Syndromdiagnosen sind nur ein Teil des gesamten diagnostischen Prozesses (siehe Abbildung 1) und entbinden den Therapeuten nicht, sich eigene Gedanken um die Entstehung derartiger Syndrome zu machen und daraus auch therapeutische Entscheidungen abzuleiten.

In diesem Zusammenhang sollte der Begriff der **operationalisierten Diagnostik** definiert werden. Darunter wird die explizite Vorgabe psychopathologischer Symptome und Beschwerdekriterien (Ein- und Ausschlusskriterien), die in Zusammenhang mit Zeitvergaben und dem sich ergebenden Verlauf kombiniert werden, verstanden. Ferner werden diagnostische Entscheidungs- und Verknüpfungsregeln (so genannte Algorithmen) für die diagnostischen Kriterien festgelegt.

Auf Symptomebene handelt es sich in der Regel um einen polithischen Ansatz (Millon 1996). Darunter versteht man eine Vorgehensweise, bei der zur Diagnosestellung nur folgender allgemeiner Algorithmus zugrunde gelegt wird: Es müssen nicht alle Merkmale einer Kategorie vorliegen, d. h. eine definierte Mindestzahl reicht aus. Beispielsweise bei der ▶ depressiven Episode nach ICD-10 müssen mindestens vier von zehn Symptomen vorliegen. Wäre gefordert, dass alle zehn Symptome vorliegen müssten, spricht man vom nomothetischen Ansatz.

Die Zeit- und Verlaufskriterien in ICD-10 sind heterogen; sie reichen beispielsweise von unbestimmten Dauerangaben (z. B. einige Tage) bis hin zu exakten Zeitangaben (z B. zwei Wochen) bei der depressiven Episode. Typische Verlaufskriterien sind z. B. Begriffe wie wechselhaft, reversibel, mindestens ein Jahr, mehrmals täglich, fast jeden Tag, oder auch komplexer z. B. wenigstens zwei Episoden von mindestens zwei Wochen Dauer.

So wichtig die Diagnosestellung auch ist, darf sie nicht zum Selbstzweck werden. Keinesfalls sollte man sich auf eine Diagnose festlegen, wenn Unklarheit vorherrscht. Die Stellung einer Diagnose sollte sinnhaft sein, zu therapeutischen Konsequenzen für den Patienten führen. Eine unklare oder falsche Diagnose ist schädlich und nicht vertretbar, ferner verletzt sie den ärztlichen Grundsatz des „nil nocere". Unter diesen Umständen muss immer überdacht werden, ob nicht auf eine Diagnose verzichtet werden kann, nicht nur im Sinne einer Fehletikettierung (labeling), sondern weil sie vor allem eine Entscheidungshilfe für therapeutische und soziale Maßnahmen sowie für Auskünfte und Ratschläge sein soll. Nur wenn der Therapeut die jeweiligen Besonderheiten des Falls im Sinne einer Individualdiagnose im Auge behält, kann die nosologische Diagnose ihm ein tiefer dringendes Verständnis des krankhaften Geschehens und der mit ihm verbundenen Risiken ermöglichen und ihn dadurch instand setzen, den Kranken in angemessener Weise zu helfen (von Zerssen 1986).

Diagnostik, operationalisierte

▶ Diagnostik, Klassifikation

Diagnostik, operationalisierte psychodynamische (OPD)

Prof. Dr. med. Peter Joraschky

Synonyme
Engl.: operationalized psychodynamic diagnostics

Definition
In Ergänzung zu den multiaxialen Ansätzen in ICD-10 und DSM-IV-TR hat eine Arbeitsgruppe (Sprecher: S. O. Hoffmann) die operationalisierte psychodynamische Diagnostik mit einem gegenwärtig fünf Achsen umfassenden multiaxialen System entwickelt. Die einzelnen Dimensionen werden in einem Manual definiert und die Schweregradeinteilung mit Beispielen verankert. Die operationalisierte Diagnostik hat das Ziel, für die psychodynamische Therapie reliable Dimensionen zu entwickeln, die relevante Variablen psychodynamischer Therapie zu erfassen erlauben. In diesem Sinn ergänzt sie die rein symptomatologische psychopathologische Diagnostik.

Volltext
Mit der **Achse I** der OPD werden verschiedene Dimensionen des Krankheitserlebens und der Behandlungsvoraussetzungen erfasst, die für die differentielle Indikationsstellung zur ▶ Psychotherapie von Bedeutung sind, u. a. Beeinträchtigung des Selbsterlebens, sekundärer Krankheitsgewinn (siehe ▶ Krankheitsgewinn, sekundärer), Behandlungserwartungen, Ein-

sichtsfähigkeit, Psychotherapiemotivation, Compliance, psychosoziale Integration, soziale Ressourcen und Unterstützung. **Achse II** erfasst typische Beziehungsmuster, **Achse III** Konflikte, Achse IV das Persönlichkeitsstrukturniveau und **Achse V** die syndromale Diagnostik nach ICD-10.

Die Beziehungsachse II wird in die zwei bipolaren Dimensionen Kontrolle (dominant-kontrollierend vs. subversiv-unterwürfig) und Affiliation (liebevoll-zugewandt vs. feindselig-distanziert) eingestuft. Auf der Konfliktebene werden überdauernde Konflikte wie z. B. Abhängigkeit vs. Autonomie, Versorgung vs. Autarkie, Selbstwertkonflikte, Identitätskonflikte erfasst. Die Einschätzung der Struktur (**Achse IV**) erfolgt anhand von sechs wesentlichen beobachtbaren Funktionen: 1. Fähigkeit zur Selbstwahrnehmung, 2. Fähigkeit zur Selbststeuerung, 3. Fähigkeit zur Abwehr 4. Fähigkeit zur Objektwahrnehmung, 5. Fähigkeit zur Kommunikation und 6. Fähigkeit zur Bindung. Das Integrationsniveau der Struktur wird auf den Ebenen gut integriert, mäßig integriert, gering integriert und desintegriert eingestuft.

Diagnostik, therapiebegleitende

Dr. rer. soz. Dipl. Psych. Sabine Zaudig

Synonyme
Evaluation

Definition
Therapiebegleitende Diagnostik ist die Evaluation psychotherapeutischer Interventionen in der Anwendung bei einzelnen Patienten im Verlauf der Behandlung. Therapiebegleitende Diagnostik im Sinne der Evaluation stellt neben Beschreibung, Klassifikation, Erklärung und Prognose eine Funktion der klinisch-psychologischen Diagnostik dar.

Durchführung

Im Wesentlichen kommen in der ▶ Verhaltenstherapie folgende Methoden zum Einsatz:
Selbst- und Fremdbeurteilungsverfahren (Fragebogen und Ratingskalen) (▶ Selbstbeobachtung) und Selbstprotokollierung mithilfe von teilweise standardisierten Verhaltenstagebüchern, Verhaltenstests und psychophysiologische Messungen.

Volltext

Manche Informationen über Schwierigkeiten des Patienten wird der Therapeut erst im Verlauf der Therapie erhalten. Der Therapeut sollte demnach fortlaufend diagnostisch aktiv sein: Die bereits erzielten Veränderungen müssen erfasst werden (Ergebnisevaluation), das Basisverhalten des Patienten ist fortlaufend zu registrieren (Prozessevaluation) und er sollte gegebenenfalls weitere, neue Informationen über Schwierigkeiten und Auffälligkeiten des Patienten erfassen. Dies kann zu neuen und veränderten Teilproblemen führen. Identifikation und Analyse sind ein Prozess, der sich über den ganzen Therapieverlauf erstreckt. Neben der Notwendigkeit im Rahmen der Therapieplanung und Evaluation von spezifischen Interventionen besteht auch durch die seit 1988 im Sozialgesetzbuch V (SGB V) verankerte Qualitätssicherung im Gesundheitswesen und seit 2000 eine gesetzliche Verpflichtung zur Anwendung qualitätssichernder Maßnahmen im Verlauf der Psychotherapie.

Diagnostik, Verhaltens-

Dr. phil. Dipl. Psych. Klaus Hartmann

Synonyme

Verhaltensanalyse; Bedingungsanalyse; Problemanalyse

Definition

Die Verhaltensdiagnostik orientiert sich an dem Ziel, funktionale Beziehungen zwischen einzelnen Verhaltensbereichen und relevante Wechselwirkungen mit Kontextvariablen zu erfassen, um interventionsvorbereitende, therapiebegleitende und therapiekontrollierende Aufgaben zu erfüllen. Damit stellt die Verhaltensdiagnostik einen Prozess und keine einmalige kriteriendefinierte kategoriale Zuordnung zu einem Störungsbild dar; sie unterscheidet sich somit von der so genannten „traditionellen Diagnostik" (Zuordnung bestimmter Merkmale zu einer Diagnose anhand festgelegter Kriterien einer Störungskategorie) und dem sog. „medizinischen Krankheitsmodell".

Volltext

Die Verhaltensdiagnostik beginnt mit einer umfassenden Informationserhebung, u. a. über verhaltensanalytische Interviews, Fragebogen und Testverfahren, mit dem Ziel der Identifizierung und Hypothesengewinnung hinsichtlich änderungsrelevanter Erlebnis- und Verhaltensweisen, der Klärung der Rahmenbedingungen für die Entstehung und Aufrechterhaltung der Störung und der Auswahl möglicher Interventionsmethoden. Die erhobenen Informationen und Daten werden mit verschiedenen verhaltensanalytischen Verfahren (▶ Bedingungsanalyse, ▶ Verhaltensanalyse, Triggeranalyse etc.) nach chronologischen, thematischen und funktionalen Ordnungs- und Gesichtspunkten strukturiert und dann in einem ▶ hypothetischen Bedingungsmodell (Funktionsmodell) therapieführend zusammengefasst. Nach Abschluss der Verhaltensdiagnostik wird, ebenso wie in der traditionellen Diagnostik, für das vorliegende Störungsbild anhand der meist gut operationalisierten Beschreibungs- und Zuordnungskriterien der gegenwärtigen Klassifikationsmanuale die entsprechende formale Diagnose gestellt. Der kritische Unterschied zwischen kategorieller Diagnostik (ICD-10, DSM-IV-TR) und der Verhaltensdiagnostik liegt darin, dass erstere die ätiologischen Aspekte nur in geringem Umfang berücksichtigt, während die Verhaltensdiagnostik gerade die verursachenden Entstehungs- und Aufrechterhaltungsbedingungen fokussiert.

Bei jeder Therapie sollen im Rahmen der Verhaltensdiagnostik folgende **Fragenbereiche** geklärt werden:

- Welche speziellen Verhaltensmuster sollen hinsichtlich Auftrittshäufigkeit, Intensität, Dauer und Auftretensbedingungen verändert werden?
- Welches sind die relevanten Bedingungen, unter denen dieses Verhalten erworben wurde, und welches sind die aufrechterhaltenden Faktoren?
- Welches sind die erfolgversprechenden Methoden, um die erwünschten Veränderungen (z. B. Umgebung, Verhalten, Einstellungen) bei dem Betroffenen zu erzielen?

Im Selbstmanagementansatz (Kanfer et al. 2000) werden beispielsweise sieben Grundsätze für den diagnostischen Prozess vorgeschlagen:

- Notwendigkeit einer **individuellen Problemanalyse**: Die individuelle Analyse der Beschwerden eines Betroffenen ist deshalb bedeutsam, weil selbst phänomenologisch ähnliche Zustandsbilder keine generellen Annahmen über die Entstehung, den Verlauf und die Aufrechterhaltung von Problemen und Symptomen erlauben.
- **Funktionale Betrachtungsweise**: Es ist zu klären, von welchen Bedingungen ein problematisches bzw. symptomatisches Verhalten abhängt, ob und welche kovariierende Variablen mit aufrechterhaltend wirken. Hierbei werden nicht nur die dem problematischen Verhalten vorangehenden und nachfolgenden Reizbedingungen untersucht (so genannte horizontale Verhaltensanalyse), sondern auch die verhaltenssteuernden Einstel-

lungen, Erwartungen oder Pläne (sog. vertikale Verhaltensanalyse).

- Inhaltliche Nähe von **Diagnostik** und **Intervention**: Die diagnostischen Maßnahmen stellen ebenso wenig einen Selbstzweck (z. B. um eine formale Diagnose zu stellen) dar, wie die Interventionen (z. B. was macht man bei der Diagnose „mittelgradig depressive Episode"?), sondern dienen immer der optimalen Auswahl von Interventionsmöglichkeiten. So kann beispielsweise bei einem Patienten eine Änderung des dichotomen Denkens anstehen, bei einem anderen dagegen die Loslösung vom dominierenden Vater.
- **Diagnostik als zeitlicher Verlaufsprozess**: In der Verhaltensdiagnostik sind die diagnostischen Bemühungen nicht mit der Zuordnung des Patienten zu einer diagnostischen Kategorie abgeschlossen, sondern verlaufen kontinuierlich und dynamisch in einem Rückkoppelungsprozess, d. h. Veränderung von Bedingungsannahmen aufgrund empirischer Einzelfallprüfungen oder neuer Befunde.
- **Aktive Rolle des Patienten** im Diagnostikprozess: Der Patient wird unter Anleitung des Therapeuten sowohl an der ► Problemanalyse als auch an der Zielbestimmung aktiv beteiligt. Damit wird neben einer Verbesserung seines bisherigen Problemverständnisses auch seine Eigenverantwortung und Therapiemotivation (compliance) aktiv gefördert.
- **Ökonomie der Informationssammlung**: Die Strukturierung der verhaltensdiagnostischen Instrumente erleichtert das Herausfiltern therapierelevanter Daten aus der oft unstrukturierten anekdotenhaften Informationsmenge, die der Patient häufig automatisiert äußert und schränkt ein aus persönlicher Neugier motiviertes Fragen des Therapeuten ein.
- **Hypothesenleitung und ergebnisorientiertes Optimieren**: Hypothesenleitung meint, dass sich der Therapeut

ständig aufgrund der vorliegenden Informationen und seiner therapeutischen Kompetenz Hypothesen bildet und sie nachfolgend zu verifizieren oder zu falsifizieren sucht, indem er die Hypothesen an konkreten Kriterien überprüft. Der zweite Aspekt sagt aus, dass die jeweiligen Überprüfungsergebnisse wieder sofortige Rückwirkungen auf die vorher formulierten Hypothesen haben, so dass eine ständige Grob- und Feinregelung des Therapieverlaufs möglich wird.

Diagnostische Kategorie

▶ Diagnostik, Klassifikation

Diagnostischer Prozess

▶ Diagnostik, Klassifikation

Diagnostischer Prozess, allgemein

Dr. rer. nat. Hanns-Jürgen Kunert

Synonyme
Kontrollierte Praxis; Diagnostik

Definition
Als ▶ diagnostischer Prozess wird eine aufgrund rationaler Kriterien hergeleitete Sequenz von Maßnahmen zur Erhebung diagnoserelevanter Informationen bezeichnet. Ziel dieses Prozesses ist eine nach wissenschaftlichen Kriterien überprüfbare diagnostische Urteilsbildung (z. B. ICD-10) bzw. Entscheidungsfindung, auf die sich dann im Idealfall auch spezifische therapeutische Interventionsmaßnahmen stützen können.

Störungsaspekt
Die theoretischen Modellannahmen zu den Grundlagen der diagnostischen Urteilsbildung sind für jede Form der Diagnostik von Bedeutung.

Volltext
Damit die diagnostische Urteilsbildung von Experten (z. B. Pädagogen, Psychiatern, Psychologen, Therapeuten) aufgrund ihrer Konsequenzen für die jeweils betroffenen Individuen (z. B. im Bereich der Berufseignungs- und Leistungsdiagnostik, der klinisch-therapeutischen Diagnostik sowie bei forensischen Fragestellungen) überprüfbar, nachvollziehbar und damit kontrollierbar ist, muss sie in Anlehnung an die Prinzipien wissenschaftlicher Experimente bestimmte Kriterien erfüllen (z. B. Herleitung und Formulierung der Untersuchungs- und Alternativhypothesen, Kontrolle der Untersuchungsbedingungen, Explikation der Entscheidungsregeln, Überprüfung der Prognosegenauigkeit, Einschätzung der Validität der Diagnose sowie im Einzelfall begründete Annahmen darüber, durch welche Interventionsmaßnahmen ein problematischer Ist-Zustand in einen erwünschten Soll-Zustand überführt werden kann).
Zu Beginn steht die Frage, wie die Untersuchungs- und Alternativhypothesen formuliert werden sollen und mithilfe welcher (technischer) Verfahren (z. B. ▶ Exploration, Verhaltensbeobachtung, Fragebögen und sonstige Messinstrumente) die inhaltlichen Ziele erreicht werden können. Angesprochen wird hier vor allem die theoretische und praktische Kompetenz des Diagnostikers. Rückmeldungen über Erfolg oder Misserfolg des diagnostischen Urteils ermöglichen weiterhin eine Korrektur oder Modifikation der Untersuchungstechniken. Im Hinblick auf das Zustandekommen des diagnostischen Urteils lassen sich zwei gegensätzliche Strategien unterscheiden, eine statistische und eine klinische Form.
Kennzeichen der **statistischen Urteilsbildung** ist, dass die Datenintegration mithilfe

D

statistischer Gleichungen (z. B. Regressions- oder Diskriminanzfunktionen), die zuvor bei größeren Gruppenvergleichen ermittelt wurden, vorgenommen wird.

Im Rahmen der **klinischen Urteilsbildung** kombiniert der Diagnostiker die Einzeldaten aufgrund seiner Erfahrungen und seines Vorwissens zu einem diagnostischen Urteil. Es konnte im Rahmen psychologischer Studien gezeigt werden, dass sich die statistischen Verfahren der Datenintegration der klinischen Urteilsbildung in der Prognosegenauigkeit überlegen zeigen. Da aber nur für wenige praktische Fragestellungen statistische Entscheidungsregeln vorliegen, ist diese Methode für den Praktiker im klinischen Alltag nur von geringer Bedeutung. Unklar bleibt allerdings trotz intensiver Forschung auf diesem Gebiet noch immer, aufgrund welcher Entscheidungsregeln Diagnosen im Bereich der klinischen Urteilsbildung gebildet werden. Durch eine Explikation von Entscheidungsregeln wird Diagnostik zwar nicht valider, dafür aber überprüf- und korrigierbar. Für Praktiker, die den Anspruch erheben, eine wissenschaftlich fundierte Diagnostik anhand der oben aufgezeigten Kriterien zu betreiben, hat sich zwischenzeitlich der Begriff der kontrollierten Praxis etabliert.

Diagnostisches Gespräch

▶ Interview, diagnostisch-klinisches

Dialectical behavior therapy

▶ Verhaltenstherapie, dialektische

Dimensionale Diagnostik

▶ Diagnostik, Klassifikation

Dipsomanie

▶ Alkoholabhängigkeit

Diskriminativer Reiz

▶ Auslöser

Dissoziale Persönlichkeitsstörung

▶ Persönlichkeitsstörung, Soziopathie

Dissoziation

Dr. med. Christian Prüter

Definition
Uneinheitlich gebrauchter Begriff, der zum einen normalpsychologische Phänomene, wie z. B. das Nichtwahrnehmen automatisierter motorischer Handlungen, zum anderen pathologische Phänomene beschreibt. Bei Letzteren kommt es zu einem teilweisen oder vollständigen Verlust der integrativen Funktionen des Bewusstseins, des Gedächtnisses, der personalen Identität sowie der Selbstwahrnehmung, der Körperwahrnehmung und der Wahrnehmung der Umwelt.

Querverweis Krankheit
Dissoziative Symptome können bei einer Reihe psychischer Erkrankungen auftreten, so bei der ▶ Schizophrenie, der ▶ emotional instabilen Persönlichkeitsstörung, der Konversionsstörung und der ▶ Posttraumatischen Belastungsstörung. Sie sind die Kernsymptomatik der ▶ dissoziativen Störungen (Kapitel F44 nach ICD-10).

D

Dissoziative Störung

Dr. med. Christian Prüter

ICD-10/DSM-IV-TR-Klassifikation
ICD-10: F 44; DSM-IV-TR: 300.1

Englischer Begriff
Dissociative disorders

Definition
Begriffsgeschichte
Das Konzept der ▶ Dissoziation ist eng mit dem Begriff der ▶ Hysterie verbunden. Es wurde 1859 von Briquet in die psychiatrische Krankheitslehre eingeführt und in der Folgezeit von Charcot, Janet und Freud modifiziert. Das Konzept wurde in der Suche nach Erklärungsmodellen für die so genannten „hysterischen Phänomene" wie psychogene Störungen des Bewusstseins, der Motorik und des Sensoriums entwickelt. Janet beschrieb 1907 als entscheidenden Pathomechanismus die Abspaltung bestimmter Erlebnisanteile aus dem Bewusstsein. Die dissoziierten Vorstellungs- und Funktionssysteme entziehen sich der willkürlichen Kontrolle, bleiben jedoch weiterhin aktiv und verursachen die dissoziativen Symptome. Freud sah hingegen den Konversionsprozess als zentralen Mechanismus der Hysterie an. Unter dem Einfluss des triebtheoretischen psychoanalytischen Konversionsmodells geriet der Dissoziationsbegriff lange in Vergessenheit und fand erst mit Einführung der operationalisierten Diagnosesysteme eine Reaktualisierung. Während in DSM-IV-TR nur die dissoziativen Phänomene auf psychischem Niveau (▶ Amnesie, Trance, Besessenheit, Dämmerzustand, ▶ Fugue, multiple Persönlichkeit) subsumiert wurden, fasste ICD-10 die dissoziativen und Konversionsstörungen als eine Gruppe dissoziativer Störungen zusammen.

Klinik
Unter die dissoziativen Störungen werden eine Gruppe von spezifischen Störungen subsumiert, deren Kernsymptomatik die ▶ Dissoziation bildet, mit einem teilweisen oder vollständigen Verlust der integrativen Funktionen des Bewusstseins, des Gedächtnisses, der personalen Identität sowie der Selbst- und Körperwahrnehmung und der Wahrnehmung der Umwelt. Auf symptomatologischem Niveau lassen sich Unterscheidungen treffen hinsichtlich der Bereiche ▶ Amnesie, Tendenz zu imaginativen Erlebnisweisen, pseudoneurologischen Phänomenen sowie ▶ Depersonalisation/▶ Derealisation.

Therapie
pharmakologisch
Empirische Hinweise für eine Wirksamkeit von psychopharmakologischen Interventionen liegen bisher nicht vor. Insbesondere vor dem Einsatz von ▶ Benzodiazepinen ist zu warnen, da diese Substanzen in der Regel dissoziative Phänomene verstärken. Wenn insbesondere bei traumatisierten Patienten im Rahmen der Therapie Wiedererinnerungen an Auslöseereignisse auftreten und es zu heftigen affektiven, Angst- oder Symptomen einer gestörten Impulskontrolle kommt, kann eine Pharmakotherapie indiziert sein; hier liegen einzelne positive Erfahrungen mit ▶ selektiven Serotonin-Wiederaufnahmehemmern vor. Vor allem im angloamerikanischen Raum werden ▶ Hypnoseverfahren eingebettet in den Kontext multimodaler Ansätze relativ breit eingesetzt.

psychotherapeutisch
Patienten mit dissoziativen Störungen, vor allem mit pseudoneurologischer Symptomatik, werden zu einem beträchtlichen Teil in der Neurologie und nicht in der Psychiatrie/Psychosomatik ambulant oder stationär erstbehandelt. Die Patienten weisen häufig ein somatisches Krankheitskonzept

auf, das durch ein umfangreiches diagnostisches Prozedere nicht selten iatrogen weiter fixiert wird. Vor diesem Hintergrund ist es am Beginn einer Behandlung notwendig, den durch die Symptomatik ausgedrückten Beschwerdedruck zu respektieren und nicht durch vorschnelle Konfrontation einen Beziehungskonflikt auszulösen. Am Anfang sollte eine sorgfältige Analyse des Krankheitskonzepts, der Behandlungsbereitschaft, symptomauslösender und aufrechterhaltender Faktoren sowie der Introspektionsfähigkeit und Psychotherapiemotivation stehen. Konfrontative Schritte sollten sorgfältig geplant und in einen Gesamtbehandlungsplan integriert angewandt werden. Teilweise wird es notwendig sein, den Patienten im Rahmen eines Konsultation-Liaison-Angebots über einen längeren Zeitraum in der Neurologie zu betreuen, um Aspekte eines psychischen Krankheitskonzepts und eine Psychotherapiemotivation zu erarbeiten. Generell empfiehlt sich folgendes Vorgehen:

- Aufklärung des Patienten (▶ Psychoedukation) über die hohe Wahrscheinlichkeit, dass psychische Geschehnisse und Konflikte einen verlaufsmodifizierenden, teilursächlichen oder ursächlichen Einfluss auf die derzeitige Symptomatik haben. Weiterhin sollte die Akzeptanz des Leidensdrucks des Patienten kontinuierlich vermittelt werden.
- Einleitung einer symptomorientierten Therapie, die die Symptomrepräsentation respektiert, z. B. Krankengymnastik bei motorischen Störungen, logopädische Therapie bei Sprach- und Sprechstörungen, kognitive Verfahren bei Amnesien.
- Angebot suggestiv-hypnotherapeutischer Verfahren (▶ autogenes Training, ▶ progressive Muskelrelaxation), die in ein supportiv-psychotherapeutisches Angebot eingebettet sein sollte, um dem Patienten initial einen eher passiv-rezeptiven Zugang zu gestatten.

Auf der Grundlage der hierdurch gewonnenen Behandlungserfahrung kann die differentielle Indikation einer konfliktbearbeitenden bzw. verhaltenstherapeutischen Therapie gestellt werden.

Im Allgemeinen kann die Behandlung ambulant durchgeführt werden. Eine **Indikation** zu einer ▶ stationären Psychotherapie ist bei laufender Behandlung gegeben, wenn:

- die Symptomatik eine ambulante Behandlung nicht zulässt (z. B. dissoziative Halbseitenlähmung, rezidivierende dissoziative Krampfanfälle),
- eine ▶ Therapieresistenz im ambulanten Setting über einen Zeitraum von mehr als sechs Monaten vorliegt,
- eine Komorbidität mit anderen psychischen Störungen vorliegt,
- Symptomverschiebungen und Komplikationen im therapeutischen Prozess auftreten.

Vor allem gruppentherapeutische Angebote sind angezeigt, da hier dissoziative Abwehrprozesse offenbar besser identifiziert und korrigiert werden können als im einzeltherapeutischen Setting.

Bewertung
Systematische kontrollierte Therapiestudien liegen bislang nicht vor.

Wirksamkeit
Entsprechend der bisherigen Publikationen können verhaltenstherapeutische Verfahren und ▶ Biofeedback bei pseudoneurologischen dissoziativen Störungen als möglicherweise wirksam angesehen werden. Wenn sich eine individuelle Konfliktdynamik nicht herausarbeiten lässt, aus intellektuellen oder kognitiven Gründen eine konfliktbearbeitende Therapie nicht möglich ist oder angesichts eines hohen Chronifizierungsgrads die ▶ Therapieziele vor allem auf symptomatologischem Niveau anzusiedeln sind, bzw. wenn die unmittelbare und direkte Beeinflussung der Symptomatik im Vordergrund steht, sind verhaltenstherapeu-

D

tische Interventionen sinnvoll. Nach bisher vorliegenden unkontrollierten Therapiestudien scheinen Patienten mit dissoziativen Störungen vor allem von gruppenpsychotherapeutischen Ansätzen zu profitieren.

Sofortmaßnahmen
Es liegen keine empirischen Hinweise für die Wirksamkeit pharmakologischer Interventionen vor.

In der Akutsituation kann eine beruhigende, verstehende Gesprächsführung die Behandlungsmotivation fördern, hier sollten ▶ supportive psychotherapeutische Methoden angewandt werden.

Epidemiologie
Die Prävalenzraten sind uneinheitlich aufgrund der methodischen Schwierigkeiten bei der Erfassung sowie der Abhängigkeit von kulturellen Einflüssen. In der Allgemeinbevölkerung ist von einer Prävalenz von 1,4–4,6 % auszugehen, wobei die Frauen im Geschlechterverhältnis mit 3 : 1 überwiegen. Auch pseudoneurologische dissoziative Störungen werden bei Frauen häufiger diagnostiziert (Verhältnis 3 : 1). Sie finden sich im stationären neurologischen Bereich bei ca. 8–9 %, im stationären psychiatrisch-psychotherapeutischen Bereich bei ca. 6–8 %.

Verlauf
Obwohl umfassendere Verlaufsstudien fehlen, kann man davon ausgehen, dass klinisch relevante dissoziative Störungen den Gipfel des Krankheitsbeginns vor Beginn bzw. am Anfang des dritten Lebensjahrzehnts haben. Dissoziative Störungen mit einem hohen Ausmaß an Desintegration psychischer Funktionen, wie dissoziative Krampfanfälle, ▶ Fugue oder eine dissoziative Identitätsstörung, weisen bei isoliertem Vorkommen eher einen chronischen Verlauf auf. Dissoziative Amnesie, Bewegungs-, Sensibilitäts- und Empfindungsstörungen zeigen bei isoliertem Vorkommen eher einen episodenhaften Verlauf. Patienten mit dissoziativen Störungen weisen allerdings eine hohe Komorbidität mit ▶ Persönlichkeitsstörungen (ca. 30 %), ▶ Angststörungen (ca. 15–25 %) und somatoformen Störungen (ca. 15 %) auf, was mit einer ungünstigeren Prognose verbunden ist.

Prognose
Monosymptomatische dissoziative Störungen ohne größere Desintegration psychischer Funktionen haben eine gute Prognose, polysymptomatische Formen, lange Erkrankungsdauer und Komorbidität mit anderen psychischen Störungen neigen eher zur Chronifizierung.

Dissoziative Trancezustände

Dr. med. Christian Prüter

Definition
Diese Zustände gehen mit einem zeitweiligen, vollständigen oder teilweisen Verlust des persönlichen Identitätsgefühls und der Umgebungswahrnehmung einher, die zusätzlich oft mit stereotypen Verhaltensweisen und Bewegungsmustern einhergehen. Nach dem Trancezustand besteht meist eine vollständige oder teilweise Amnesie. Kulturell sanktionierte und ritualisierte Trancezustände sollen entsprechend einer ethnopsychiatrischen Relativierung durch ▶ DSM-IV-TR und ▶ ICD-10 nicht als ▶ dissoziative Störungen konzeptualisiert werden, auch wenn ihnen dissoziative Mechanismen zugrunde liegen.

Querverweis Krankheit
▶ Dissoziative Trancestörung als Subgruppe der ▶ dissoziativen Störungen (F44.3 nach ICD-10).

Dorsalgie

▶ Rückenschmerz, chronisch-unspezifischer

Dorsopathie

▶ Rückenschmerz, chronisch-unspezifischer

Down-Syndrom

Reinhild Schwarte

ICD-10/DSM-IV-TR-Klassifikation
Je nach Schweregrad F70.9/317 (leichte), F71.9/318.0 (mittelschwere), F72.9/318.1 (schwere) oder F73.9/318.2 (schwerste geistige Behinderung).

Synonyme
Morbus Lengdon-Down; Trisomie 21; Numerische autosomale Chromosomenaberration; Mongolismus; Trisomaler dysmorpher Schwachsinn

Englischer Begriff
Down's syndrom; Mongolism

Definition
Begriffsgeschichte
Benannt nach John L. H. Down, Londoner Arzt, 1828–1896.
Klinik
Es handelt sich um eine geistig-körperliche Entwicklungsstörung durch Chromosomopathie, bedingt durch ein dreifaches Chromosom 21, d. h. dass sich ein zusätzliches Chromosom bzw. ein Teil davon an ein anderes Autosomenpaar anheftet. Dies führt zu intra- und extrauterinen Fehlentwicklungen: Fast sämtliche Gewebe und Organe wachsen verlangsamt, bleiben unreif, altern schneller oder weisen Fehlbildungen auf. Neben den körperlichen Anomalien entstehen meist erhebliche, individuelle, aber stark differierende entwicklungsfähige geistige Behinderungen.

Therapie
Da es sich um eine bleibende Form der Behinderung handelt, die in ihrer Symptomatik und Schwere stark individuell variiert, müssen Therapiemaßnahmen auf die jeweiligen Fehlentwicklungen angepasst werden.

Wirksamkeit
Im Gegensatz zu früher kann heute durch fortschrittliche medizinische, soziotherapeutische und psychotherapeutische Maßnahmen zumeist eine gute soziale Anpassung erreicht werden.

Sofortmaßnahmen
Pharmakologische Sofortmaßnahmen hängen im Einzelfall von den gegebenen Symptomen ab und sind generell nur im Fall besonderer Komplikationen vorgesehen. Wegen der häufig auftretenden Herzfehler sind entsprechende Präparate vonnöten, aufgrund der hohen Infektanfälligkeit häufig antibiotische Therapie.
Möglichst frühe, optimal von Geburt an spezialisierte psychotherapeutische, pädagogische, soziotherapeutische, ergotherapeutische, logo- und motopädische Maßnahmen, um Entwicklungsdefizite weitgehend aufzufangen und soziale Integration zu ermöglichen.

Epidemiologie
Die Inzidenz korreliert mit dem Alter der Mutter; bezogen auf alle Altersklassen 1 : 700 Lebendgeborene (bei 35- bis 40-jährigen Müttern 0,5–1,3 %, bei 40- bis 45-jährigen Müttern 1,3–4,4 %).

Verlauf
Die Behinderung wird häufig schon pränatal, spätestens aber bei der Geburt diagnostiziert. Besonders auffällig im Erscheinungsbild ist von Geburt an die unterschiedlich ausgeprägte **Dysmorphie** (breite Nasenwurzel, Schrägstellung der Lidspalten, tiefsitzende Ohren, meist offenstehender Mund mit vermehrter Speichelsekretion, große, gefurchte Zunge, Muskelhypotonie, dadurch bedingt überstreckbare Gelenke,

tiefstehender Nabel, Vierfingerfurche in den Handflächen, Fußdeformation (so genannte Sandalenlücke), Unterentwicklung von Kiefer und Zähnen, rundlicher Minderwuchs bei gesteigertem Appetit). Bei 40–60 % der Patienten treten Herzfehler (meist Atrioventrikularkanal) auf; ebenfalls häufig ist eine Neigung zu Schilddrüsenmangelerscheinungen.

Das **psychopathologische Erscheinungsbild** ist vor allem von einer erheblichen ▶ Intelligenzminderung geprägt. Im Extremfall wird nie ein Intelligenzalter von etwa zwei Jahren (Intelligenzquotient von 20) überschritten. Charakterlich zeichnen sich die Patienten zumeist durch Gutmütigkeit und lustiges, häufig clowneskes Verhalten aus.

Prognose
Früher starben etwa 75 % der Patienten vor der Pubertät; heute erreichen 80 % das 30. Lebensjahr. Bei gezielter Förderung ist eine gute soziale Integration zu erreichen.

Doxepin

Prof. Dr. med. Ulrich Hegerl

Medikamentengruppe
Trizyklische Antidepressiva

Produktname
Aponal, Sinquan

In Deutschland zugelassene Indikationen
▶ Depressive Störungen, vor allem, wenn Sedierung erwünscht.
Entzugssyndrom bei Alkohol-, Medikamenten- und Drogenabhängigkeit.

Pharmakokinetik
Gute Resorption nach oraler Gabe, hoher First-pass-Effekt (orale Bioverfügbarkeit 25 %), Halbwertszeit 17 Stunden (aktiver Hauptmetabolit Methyldoxepin ca. 51 Stunden), vollständige Metabolisierung, Elimination überwiegend renal als Glukurorid, plazenta- und muttermilchgängig.

Dosierung
Initial 25 mg abends, unter stationären Bedingungen auch Beginn mit 75 mg, nach drei Tagen schrittweise Erhöhung auf 150–225 mg/Tag, in Einzelfällen bis 300 mg/Tag.

Kontraindikationen
Akute Intoxikationen mit psychotropen Substanzen, ▶ Delir, Harnverhalt, Prostatahypertrophie mit Restharnbildung, paralytischer Ileus, Engwinkelglaukom, kardiale Vorschäden mit Erregungsleitungsstörungen.

Nebenwirkungen
Häufig:
- periphere anticholinerge Nebenwirkungen mit Mundtrockenheit, Akkomodationsstörungen, Gefahr der Glaukomprovokation, Obstipation, Miktionsstörung, Tachykardie, sexuelle Funktionsstörungen, orthostatische Hypotonie;
- zentral anticholinerge Nebenwirkungen mit Delir, kognitive Störungen (*Cave:* hirnorganische Vorschädigungen, anticholinerge Begleitmedikation, z. B. mit niedrigpotenten ▶ Neuroleptika oder Biperiden);
- kardiale Nebenwirkungen bei vorbestehenden kardialen Reizleitungsstörungen (Schenkelblock) durch chinidinartige Wirkung, Gefahr der Arrhythmie und gravierender Erregungsleitungsstörungen (z. B. kompletter AV-Block), Wirkverstärkung von Antiarrhythmika;
- Gewichtszunahme.

Selten:
- dosisabhängig tonisch-klonische Krampfanfälle.

Sehr selten:
- hämatoxische und hepatotoxische Reaktionen.

Wechselwirkungen

Kombination mit ▶ Fluvoxamin erhöht die Plasmaspiegel von Doxepin, Vorsicht bei Kombination mit ▶ MAO-Hemmern wegen der Gefahr eines ▶ Serotoninsyndroms.

Wirkmechanismus

Doxepin hemmt die Noradrenalinrückaufnahme und etwas geringer die Serotoninrückaufnahme.

Doxepin entfaltet die antidepressive Wirkung mit einer Latenzzeit von ein bis zwei Wochen. Die volle antidepressive Wirksamkeit besteht oft erst nach vier bis sechs Wochen. Kommt es bei einer mittleren Dosierung von 150 mg/Tag nach zwei bis vier Wochen zu keinerlei Befundbesserung, ist eine Dosiserhöhung und bei weiterer Erfolgsigkeit nach zwei Wochen ein Umsetzen auf ein anderes ▶ Antidepressivum aus einer anderen Wirkstoffgruppe zu empfehlen.

Doxepin hat eine starke antihistaminerge Wirkung, wodurch die sedierenden Eigenschaften erklärt werden.

Dranghafte Hyperkinese

▶ Hyperkinetische Störung

Drogenersatztherapie

▶ Substitution

Drogenmissbrauch

▶ Missbrauch, Drogen

Druck

▶ Stress

DSM-IV

Dipl. Psych. Isabel Saß-Houben

Synonyme

Diagnostisches und Statistisches Manual Psychischer Störungen, 4. Version, 1994 (deutsch 1996); Diagnostic and Statistical Manual of Mental Disorders, 4th Edition; Operationalisierte Klassifikationssysteme

Definition

Vierte Ausgabe des von der Amerikanischen Psychiatrischen Vereinigung (APA) herausgegebenen Handbuchs zur Klassifikation psychischer Störungen.

Volltext

Das Diagnostische und Statistische Manual Psychischer Störungen (DSM) wurde 1952 durch die Amerikanische Psychiatrische Vereinigung (APA) zu medizin-statistischen Zwecken entwickelt, wobei auf verschiedene bis dahin veröffentlichte ▶ Klassifikationen zurückgegriffen wurde, die sich teilweise auf die Prinzipien Kraepelins stützten. 1968 erschien DSM-II, das gegenüber der ersten Version wenig Neuerungen brachte. Das im Jahre 1980 erschienene DSM-III unterschied sich jedoch grundlegend von allen bis dahin veröffentlichten psychiatrischen Klassifikationen, da es erstmals explizite, möglichst objektiv zu erfassende, d. h. am beobachtbaren Verhalten zu erkennende Kriterien für die Vergabe einer Diagnose umfasste. Nach DSM-III-R (1987) erschien 1994 DSM-IV. Das DSM-IV ist ein operationalisiertes Klassifikationssystem, das Beschreibungen und Kriterienlisten zu etwa 400 psychischen Störungen in 16 Störungskategorien umfasst. Die Kriterienlisten geben beobachtbare Beschreibungsmerkmale und Regeln zur Diagnosestellung vor. Der jeweilige Begleittext enthält auf Forschungsdaten basierte Angaben zu Haupt- und Nebenmerkmalen, begleitenden Befunden, Alters- und

Geschlechtsmerkmalen, Prävalenz, Verlauf und Differentialdiagnose. Das **multiaxiale Beurteilungssystem** des DSM-IV sieht neben der psychischen Störung auf Achse I die Erfassung diagnostisch relevanter Informationen über ▶ Persönlichkeitsstörungen bzw. -auffälligkeiten sowie geistige Behinderung auf Achse II, körperliche Erkrankungen auf Achse III, psychosoziale Probleme auf Achse IV und eine Gesamtbeurteilung des Funktionsniveaus auf Achse V vor.

DSM-IV-TR

Dipl. Psych. Isabel Saß-Houben

Synonyme
Diagnostisches und Statistisches Manual Psychischer Störungen, 4. Version mit revidiertem Text, 2000 (deutsch 2003); Klassifikationssysteme; Diagnostic and Statistical Manual of Mental Disorders – Text Revision

Definition
Textrevidierte vierte Ausgabe des von der Amerikanischen Psychiatrischen Vereinigung (APA) herausgegebenen Handbuchs zur Klassifikation psychischer Störungen.

Volltext
In der Textrevision des ▶ DSM-IV wurde eine Aktualisierung der in den Begleittexten zu den einzelnen Störungen enthaltenen empirischen Daten sowie eine Anpassung der Merkmalsbeschreibungen an neuere Forschungsergebnisse vorgenommen.

Durcharbeiten

▶ Psychoanalyse

Durchgangssyndrom

▶ Delir

Dysfunktionale Einstellungen

D

▶ Einstellungen, irrationale

Dyskinesie

▶ Schizophrenie

Dysmorphophobie

▶ Körperdysmorphe Störung

Dysthyme Störung

▶ Dysthymia

Dysthymia

Dipl. Psych. Bernhard Schlehlein

ICD-10/DSM-IV-TR-Klassifikation
Entsprechend dem Wortlaut der ICD-10 handelt es sich bei der Dysthymia (s. a. Stichwort „Affektive Störungen, anhaltende") um ein chronisches, mindestens zwei Jahre andauerndes spezifisches depressives Syndrom, das weder besonders schwer noch hinsichtlich einzelner Perioden anhaltend genug ist, um die Kriterien einer schweren, mittelgradigen oder leichten rezidivierenden ▶ depressiven Episode (F33.-) zu erfüllen. In DSM-IV-TR wird – bezogen auf denselben Zeitraum (bei Kindern ein Jahr) – das Vorliegen von wenigstens zwei

der folgenden Symptome gefordert: Appetitlosigkeit oder übermäßiges Bedürfnis zu essen, Schlaflosigkeit oder übermäßiges Schlafbedürfnis, Energiemangel oder Erschöpfung, geringes ▸ Selbstwertgefühl, Konzentrationsstörungen oder Entscheidungserschwernis, Gefühl der Hoffnungslosigkeit. Ferner darf in dem Zweijahreszeitraum keine länger als zwei Monate andauernde Phase ohne die beschriebenen Symptome auftreten und das Krankheitsbild darf nicht auf eine zuvor vorliegende Major Depression/depressive Episode zurückzuführen sein. Eine manische, gemischte oder hypomane Episode darf ebenso wenig aufgetreten sein wie das ausschließliche Vorkommen während einer chronischen psychotischen Störung. Auszuschließen sind darüber hinaus Substanzeinwirkungen oder medizinische Krankheitsfaktoren.

Synonyme
Dysthymie; Dysthyme Störung; Neurotische Depression; Neurose, depressive

Englischer Begriff
Dysthymic disorder

Definition
Begriffsgeschichte
Der Begriff geht zurück auf die griechischen Wortwurzeln dys = gestört, thymos = Stimmung. Früher wurde die Dysthymia auch nervöse, anhaltend ängstliche oder gar hysterische Depression genannt, in manchen Fällen wurde von einer depressiven Persönlichkeitsstörung oder depressiven Persönlichkeit gesprochen. Im 19. Jahrhundert wurde der Begriff Dysthymie zunächst gleichbedeutend für Depression bzw. für den Wechsel zwischen Depression und Manie verwendet. Der Psychiater Ernst Kretschmer hat in Anlehnung an die Typenlehre Anfang des 20. Jahrhunderts den Körperbau mit psychischen Erkrankungen in Verbindung gebracht. Nach Kretschmer war die Dysthymie ein angeborenes Temperament, das eine

Veranlagung für Depression darstellt. Der Begriff neurotische Depression erschien erstmalig 1930 in der Literatur.

Klinik
Die Dysthymia gehört zu den ausschließlich seelisch verursachten (psychogenen) Depressionen und ist einer der häufigsten depressiven Zustände. Neben der ▸ Zyklothymia stellt sie die zweite Untergruppe der anhaltenden affektiven Störungen in ICD-10 dar. Als Auslöser kommen Situationen in Betracht, welche thematisch mit Überforderung, Prüfung oder Enttäuschung zusammenhängen. Die nosologische Stellung ist umstritten. Vorschläge reichen von einer systematischen Einordnung als heterogene Gruppe, subklinischen Verlaufsformen entsprechender affektiver Störungen bis hin zu Persönlichkeitsstörungen. Die Dysthymia kann insbesondere in Verbindung mit der ▸ Borderline-Persönlichkeitsstörung, der ▸ histrionischen, ▸ narzisstischen, vermeidend-selbstunsicheren oder der ▸ dependenten Persönlichkeitsstörung auftreten. Bei Kindern kann die Dysthymia mit einer Aufmerksamkeitsdefizit-/Hyperaktivitätsstörung, einer ▸ Störung des Sozialverhaltens, ▸ Angststörungen, Lernstörungen oder geistiger Behinderung verbunden sein. Aus tiefenpsychologischer Sicht wird die Dysthymia durch einen aktuellen Konflikt, der einem lange zurückliegenden, nie verarbeiteten Konflikt vergleichbar ist, ausgelöst. Die Polarität zwischen Anklammerungswünschen und Ablösungstendenzen kommt dabei als zentraler Konflikt in Betracht.

Therapie
Für die psychotherapeutische Behandlung der Dysthymia kommen die gleichen Behandlungsrichtlinien wie für depressive Erkrankungen im Allgemeinen zur Anwendung. Der kombinierte Einsatz von ▸ Antidepressiva und gleichzeitig stützender oder spezifischer ▸ Psychotherapie hat sich bei der Dysthymia ebenso wie bei allen anderen Depressionsformen bewährt. Wegen

der häufig sehr langen Erkrankungsdauer spielt bei der pharmakologischen Therapie die Verträglichkeit des Medikaments eine besondere Rolle.

Verhaltenstherapeutische Konzepte bauen auf den Ansätzen von Seligmann, Beck und Lewinsohn auf. Ein typisches verhaltenstherapeutisches Behandlungskonzept umfasst folgende Bausteine: Umgang mit Medikamenten und Alkohol, Förderung des Aktivitätsniveaus und Aufbau positiver Aktivitäten, Veränderung von Kognitionen (z. B. dysfunktionaler Gedanken), Verbesserung sozialer Fertigkeiten, Umgang mit körperlichen Erkrankungen mit Bezug zur Depression, Behandlung von körperlichen Erkrankungen, Verbesserung der körperlichen Belastbarkeit, der Körperwahrnehmung und der Beweglichkeit, sozialmedizinische Maßnahmen und Rückfallprophylaxe.

Psychodynamische Therapieansätze gehen davon aus, dass die Dysthymia als Folge unbewusster Konflikte, die durch Verdrängung negativer oder unangenehmer Erfahrungen und/oder Erlebnisse in der Entwicklungsgeschichte entstanden sind, zu betrachten ist und durch aktuelle Konflikte, welche mit den unbewussten Konflikten verwandt sind, ausgelöst wird. Der Begriff Brückensymptome bezeichnet in diesem Zusammenhang die Verbindung aktueller und zurückliegender Konflikte. Ziel der Therapie ist es, diese Konflikte bewusst zu machen und durch wiederholtes Erinnern und Durchleben der entsprechenden Erfahrungen aufzulösen.

Bewertung

Kontrollierte und randomisierte Studien liegen für depressive Erkrankungen wie depressive Episode oder Major Depression vor, nur wenige Studien für die Dysthymie. Der Nutzen folgender Verfahren ist partiell belegt: kognitive Psychotherapie, ► interpersonelle Psychotherapie, ► selektive Serotonin-Wiederaufnahmehemmer (SSRI).

Wirksamkeit

Von den Psychotherapieverfahren zur Behandlung depressiver Erkrankungen ist die Wirksamkeit der ► kognitiven Verhaltenstherapie, der ► Psychoanalyse und ► tiefenpsychologisch fundierten Psychotherapie und der ► interpersonalen Psychotherapie durch methodisch sorgfältige wissenschaftliche Untersuchungen belegt. Als besonders verträglich und in kontrollierten Studien nachgewiesenermaßen wirksam erwiesen haben sich ► selektive Serotonin-Wiederaufnahmehemmer (SSRI). Während bei den klassischen Depressionsformen allerdings nach zwei bis drei Wochen erste positive Wirkungen der medikamentösen Therapie beobachtbar sind, kann dies bei der Behandlung der Dysthymie vier Wochen bis vier Monate dauern.

Sofortmaßnahmen

Vorübergehende Behandlung mit einem ► Tranquilizer (Sedierung) und einem Schlafmittel, auch Behandlungsversuche mit ► Neuroleptika (Sedierung) sind möglich. Der längere Einsatz von Tranquilizern oder Neuroleptika ist aber zu vermeiden, da die Gefahr besteht, dass die zu bearbeitenden Konflikte zugedeckt und der für die Psychotherapiemotivation erforderliche Leidensdruck zu niedrig ist.

Wichtig ist die Herstellung einer stabilen Therapeut-Patient-Beziehung als Grundlage für die psychotherapeutische Bearbeitung der zugrunde liegenden Konfliktthemen.

Epidemiologie

Die Einjahresprävalenz beträgt 3 %, die Lebenszeitprävalenz 6 %. Bei Kindern scheint die Dysthymia bei beiden Geschlechtern gleich häufig aufzutreten, bei Erwachsenen tritt sie bei Frauen zwei- bis dreimal so häufig auf als bei Männern. Die Erstmanifestation liegt zumeist im Jugend- bzw. frühen Erwachsenenalter. Bei Beginn im höheren Lebensalter tritt die Störung häufig nach einer abgrenzbaren depressiven Episode

(F32.-), einem Trauererlebnis oder infolge eines anderen situativen Belastungsfaktors auf.

Verlauf

Kennzeichnend ist der langdauernde Verlauf, gewöhnlich mehrere Jahre, manchmal auch lebenslang. Es besteht die Neigung zu einem wellenförmigen (Perioden), chronifizierten Verlauf mit Rezidiven. Zeitweise kann sich die Symptomatik verstärken, so dass zusätzlich eine depressive Episode besteht („double depression"). Die Lebenserwartung ist aufgrund des erhöhten Suizidrisikos bei den betroffenen Menschen verkürzt. Die Häufigkeit von Spontanremissionen beträgt pro Jahr 10 %.

Prognose

Bis zu 75 % der Patienten mit einer Dysthymia entwickeln innerhalb von fünf Jahren eine Major Depression oder eine ▶ depressive Episode. Der Verlauf unter Behandlung gleicht dem einer Major Depression.

Dysthymie

▶ Dysthymia

Echoerscheinungen

▶ Echolalie

Echokinese

▶ Echopraxie

Echolalie

Dr. med. Christian Prüter

Synonyme
Echoerscheinungen; Echophänomene;
Echophrasie; Echosprache

Definition
Unbewusstes, echoartiges Wiederholen
von vorgesprochenen Wörtern oder kurzen Sätzen. Als physiologische Echolalie
bezeichnet man die Stufe kindlicher Sprachentwicklung, in der vorgesprochene Wörter
vom Kind ohne Verständnis wiederholt werden (neunter bis zwölfter Lebensmonat).

Querverweis Krankheit
Dieses Symptom kann bei der Enzephalitis, der ▶ Schizophrenie, hier vor allem bei
der katatonen Form auftreten, aber auch
bei ▶ Demenz und anderen organischen
psychischen Störungen.

Echophänomene

▶ Echolalie

Echophrasie

▶ Echolalie

Echopraxie

Dr. med. Christian Prüter

Synonyme
Echoerscheinungen; Echokinese; Echophänomene

Definition
Der Patient ahmt automatenhaft, echoar-
tig, vorgezeigte Bewegungen insbesondere
der Gliedmaßen nach. Im Rahmen von Ich-
Störungen erfährt der Patient sich nicht
mehr selbst als intentional handelnd und
neigt daher dazu, die Bewegungen anderer
nachzuahmen

Querverweis Krankheit
Dieses Symptom ist am ehesten bei der Enzephalitis und der ▶ Schizophrenie, hier vor
allem bei der katatonen Form, zu beobachten.

Echopsychosen

▶ Nachhallzustände (Flashbacks)

Echosprache

▶ Echolalie

Ecstasy

PD Dr. med. Dan Rujescu

Medikamentengruppe
Designerdrogen (s. dort)

In Deutschland zugelassene Indikationen
Es handelt sich um nicht-verschreibungs-
und -verkehrsfähige Betäubungsmittel nach
dem Betäubungsmittelgesetz (BtMG)

Sonstige Anwendungsgebiete
Ecstasy wird insbesondere als „Partydroge" illegal gehandelt. Es sind eine Vielzahl
von Varianten auf dem Markt, die sich in
ihrer Zusammensetzung mehr oder weniger stark unterscheiden. Chemisch gesehen handelt es sich dabei um ▶ Amphet-
aminabkömmlinge, bei denen die Grund-
struktur des Amphetamin erhalten ist. Zu
diesen zählen verschiedene Stoffe, die unter den Abkürzungen DOB, MBDB, MDA,
MDE, MDEA und MDMA (Methylendi-
oxymethylamphetamin) bekannt geworden
sind.

Pharmakokinetik
MDMA wird meist oral aufgenommen,
wobei etwa ein Drittel den Blutkreislauf
erreicht. Die Wirkung setzt nach ca. 30 Minuten ein. Die Wirkdauer beträgt (bei einem Wirkstoffgehalt von 500–100 mg) ca.
4–6 Stunden, wobei die höchste Plasmakonzentration nach ca. einer Stunde eintritt. Die
Halbwertzeit von MDMA beträgt ca. bis 11
Stunden.

Kontraindikationen
Es handelt sich um nicht-verschreibungs-
und -verkehrsfähige Betäubungsmittel nach
dem Betäubungsmittelgesetz (BtMG)

Nebenwirkungen
Häufige Nebenwirkungen sind Unruhe,
Nervosität und Gereiztheit. Es wird über
Einschlafstörungen, Kopfschmerzen und
Übelkeit berichtet. Unter Ecstasy kann es
zu Hypertension und Tachykardie kommen. Die Selbstwahrnehmung kann dahingehend verändert sein, dass eine Kreislaufdysregulation nicht rechtzeitig erkannt
wird. Der extreme Flüssigkeitsverlust (z. B.
durch Tanzen) kann zur Entgleisung des
Elektrolyt- und Flüssigkeitshaushalts führen. Die Körpertemperatur kann bis auf
über 41 °C ansteigen. Durch Stoffwechsel-
abbauprodukte (Rhabdomyolyse) kann es
zu Nieren- und Leberfunktionsstörungen
bis zu Nieren- oder Leberversagen kommen. ▶ Halluzinationen im Sinne von „Horrortrips", wie sie nach der Einnahme von
LSD erlebt werden können, können vorkommen. Weitere Nebenwirkungen sind
u. a. Panikattacken, depressives Erschöpfungssyndrom, drogeninduzierte Psychose,
Konvulsionen, Nystagmus, Hyperreflexie,
Gangunsicherheit, Nausea, Mydriasis, zerebrovaskulärer Infarkt, Subarachnoidalblutung, Sinusvenenthrombose, Arrhythmien, Kammerflimmern, Muskelkrämpfe,
Appetit- und Gewichtsverlust und nicht-
infektiöse Hepatitis.

Wechselwirkungen
Über die pharmakologischen Wechselwirkungen unterschiedlicher Drogen liegen
nur wenige medizinisch fundierte Erkenntnisse vor; theoretisch können sie jedoch
ganz erheblich sein. Bei gleichzeitigem
Konsum mit Alkohol wird die Wirkung der
Amphetaminderivate reduziert, die Nebenwirkungen nehmen jedoch zu.

Wirkmechanismus

Ecstasy-Präparate wirken aufputschend und stimulierend/anregend. Sie vermitteln ein Gefühl verstärkter Energie, setzen das Schlafbedürfnis herab und wirken euphorisierend. Es wird über ein gesteigertes, offeneres Mitteilungsbedürfnis, eine größere Kommunikationsfähigkeit und ein gesteigertes Selbstbewusstsein berichtet.

Effort-Syndrom

▶ Somatoforme autonome Funktionsstörung des kardiovaskulären Systems

Einfache Phobie

▶ Phobie, spezifische

Einstellungen, irrationale

Dr. med. Dipl. Psych. Rolf Dieter Trautmann

Synonyme

Irrational beliefs; Dysfunktionale Einstellungen; Grundannahmen

Definition

Begriff aus der rational-emotiven bzw. kognitiven ▶ Verhaltenstherapie. Veränderungen auf der emotionalen und ▶ Verhaltensebene sollen durch eine Veränderung solcher irrationaler Einstellungen (beliefs) erreicht werden. Irrationale Einstellungen können verändert werden mithilfe kognitiver Techniken (sokratischer Dialog, Realitätstestung), Imaginationsübungen oder konkreten Verhaltensaufgaben.

A. Ellis, der diesen Begriff eingeführt hat, ging ursprünglich davon aus, dass psychische Störungen („Neurosen") durch irrationale Einstellungen „verursacht" werden. Wissenschaftlich ließ sich jedoch keine Klärung herbeiführen, ob zuerst irrationale Kognitionen vorhanden sind und daraus belastende Emotionen und problematische Verhaltensweisen entstehen oder ob sie lediglich mit diesen zusammen auftreten. Dagegen hat sich in einer Vielzahl von Studien gezeigt, dass eine Veränderung von solchen Kognitionen tatsächlich zu einer Veränderung von emotionalen und behavioralen Problemen führt (z. B. bei ▶ Zwangsstörungen, ▶ Phobien.

In der rational-emotiven Verhaltenstherapie wird dem Patienten als **plausibles Erklärungsmodell** vermittelt, dass es nicht so sehr an bestimmten auslösenden Bedingungen (A) hängt, ob jemand problematische emotionale oder behaviorale Konsequenzen (C) erlebt, sondern von den Bewertungen bzw. „beliefs" (B) abhängig ist (so genanntes A-B-C-Modell der RET), d. h. davon was der Betreffende über die jeweilige Situation denkt. Entsprechend ist es möglich, anders auf Situationen zu reagieren, wenn man anders („rationaler") über sie denkt. Im Gegensatz zur rational-emotiven Therapie betont die kognitive Verhaltenstherapie nach Beck, dass es sich bei solchen Kognitionen nicht um „irrationale" handeln muss, sondern dass hauptsächlich ihre ungünstige Funktion (deshalb „dysfunktionale" Einstellungen) im Vordergrund steht. Es geht daher bei dieser Therapieform (z. B. mit depressiven Patienten) nicht so sehr darum zu überprüfen, ob die Einstellungen rational oder irrational sind, sondern ob sie eine günstige oder eher ungünstige Funktion im Hinblick auf das emotionale und behaviorale Funktionieren des Betroffenen haben.

Elektrokonvulsionstherapie

▶ Elektrokrampftherapie

Elektrokrampftherapie

Dr. med. Anna Forsthoff
Dr. med. Heinz Grunze

Synonyme
Elektrokonvulsionstherapie

Definition
Bei der Elektrokrampftherapie handelt es sich um eine elektrische Auslösung eines generalisierten Krampfanfalls aus therapeutischen Gründen.

Voraussetzung
Vorraussetzung für die Durchführung der Elektrokrampftherapie ist eine sorgfältige Indikationsstellung und die Abwägung der Risiken von Erkrankung und Behandlung. **Indikation** für eine Elektrokonvulsionstherapie sind nach engeren Kriterien: endogene ▶ Psychosen, ▶ endogene Depression, ▶ Schizophrenie, ▶ Manie und ihre Mischformen.
Vor der Behandlung muss eine ausführliche Aufklärung des Patienten über das Verfahren und die Risiken erfolgen. Die Vorbereitung eines Patienten auf die Elektrokrampftherapie beinhaltet neben der Aufklärung durch den Psychiater auch eine Aufklärung durch die Anästhesie sowie den Ausschluss von Kontraindikationen und die Überprüfung des allgemeinen medizinischen Gesundheitszustandes des Patienten. In der Regel sollte eine EKG-Ableitung, Blutkontrollen, vor allem Gerinnungsparameter, sowie eine Röntgenuntersuchung der Wirbelsäule zum Ausschluss (instabiler) Frakturen oder fortgeschrittener Osteoporose mit Frakturrisiko erfolgen.

Kontraindikationen
Absolute oder relative Kontraindikationen stehen im Zusammenhang mit dem im Rahmen der Elektrokrampftherapie möglichen Blutdruckanstieg. Entscheidend ist eine sorgfältige Risiko-Nutzen-Abwägung zwischen psychiatrischer Erkrankung und Risiken einer etwaigen Psychopharmakobehandlung sowie zusätzlich bestehender Risikoerkrankungen wie koronarer Herzerkrankung, schwere arterielle Hypertonie, pulmonale Erkrankungen oder zerebraler Insult. Als Kontraindikationen gelten in der Regel ein kürzlich aufgetretener Herzinfarkt, eine zerebrales oder aortales Aneurysma, ein zerebrales Angiom, erhöhter Hirndruck und Risiko von Wirbelfrakturen unter der Elektrokrampftherapie.

Durchführung
Jede einzelne Elektrokrampftherapie wird im Beisein des Anästhesisten von einem Psychiater nach Aufklärung und Einverständniserklärung des Patienten durchgeführt. In der Regel erfolgt eine Kurznarkose mit Maskenbeatmung. Als Prämedikation wird zur Vermeidung von Bradykardien Atropin appliziert, zur Narkose werden Kurznarkotika verwendet, eine Muskelrelaxation kann durch Succinylcholin herbeigeführt werden. Die Behandlung erfolgt unter EKG- und EEG-Monitor-Kontrolle. Die elektrische Stimulation wird über eine Dauer von 0,5 Sekunden (Einzelimpuls) bis 8 Sekunden (Impulsserie) auf der nicht-dominanten Hemisphäre durchgeführt. Die Stimulationselektroden werden dabei am Schädel parasagittal bzw. temporobasal aufgesetzt. Bei nicht-hinreichendem Ansprechen auf die Behandlung kann eine bilaterale Stimulation noch einen Effekt erzielen, ist aber mit mehr Nebenwirkungen verbunden.
Man unterscheidet zwischen unilateraler, bitemporaler, bifrontaler und linksanterior, rechtstemporaler Stimulationsart. Die Stimulationsenergie kann nach dem Alter des Patienten festgelegt werden, zu Beginn einer Elektrokrampftherapie-Behandlung kann eine Dosistitration zur Ermittlung der individuellen Krampfschwelle sinnvoll sein. Auch Fixdosisstimulationen werden angewandt. Stimuliert wird dann mit bipolaren Rechteckimpulsen von 0,5–1 ms Dauer (Kurzpulsstimulation).

Die zur Auslösung des Krampfanfalls benötigte Energie wird für jeden einzelnen Patienten festgelegt. Die Behandlungsdauer richtet sich nach dem klinischen Bild; im Allgemeinen werden sechs bis zehn Behandlungen durchgeführt. Die Behandlungsdauer sollte ca. drei Behandlungen nach Remission (auch ohne weitere klinische Besserung) einschließen. Nach erfolgreicher Elektrokrampftherapie muss eine Rezidivprophylaxe erfolgen, bei depressiven Patienten zum Beispiel ein ▶ Antidepressivum und ▶ Lithium.

Elementarhalluzinationen

▶ Akoasmen

Emotional instabile Persönlichkeitsstörung

Dr. Rolf Dieter Trautmann-Sponsel

ICD-10/DSM-IV-TR-Klassifikation
In ICD-10 wird diese Störung unterteilt in den impulsiven Typus (F60.30) und den Borderline Typus (F60.31). Eine Entsprechung in DSM-IV-TR gibt es nicht.

Synonyme
Borderline-Störung

Definition
Laut ICD-10 handelt es sich um „eine Persönlichkeitsstörung mit deutlicher Tendenz, impulsiv zu handeln ohne Berücksichtigung von Konsequenzen, und mit wechselnder, instabiler Stimmung. Die Fähigkeit, vorauszuplanen, ist gering und Ausbrüche intensiven Ärgers können zu oft gewalttätigem und explosiblem Verhalten führen; dieses Verhalten wird oft ausgelöst, wenn impulsive Handlungen von anderen kritisiert oder behindert werden."

Volltext
Als Gemeinsamkeit beider Störungen wird eine Impulsivität und mangelnde Selbstkontrolle gesehen ohne Berücksichtigung von Konsequenzen. F60.30 zeigt Ähnlichkeit zur „reizbaren (explosiblen) Persönlichkeit" bei K. Schneider. Es gibt in der Literatur praktisch keine theoretischen Überlegungen dazu, was eine „emotional instabile Persönlichkeitsstörung" ist; man konzentriert sich überwiegend auf den (nach ICD-10) Subtypus der Borderline-Störung. Entsprechend findet sich auch keine empirische Forschung zur emotional instabilen Persönlichkeitsstörung.

Therapie
Zur Therapie der ▶ Borderline-Störung siehe dort. Eine spezifische Therapie des impulsiven Typus ist nicht bekannt. Entsprechend liegen auch keine empirischen Studien zur Epidemiologie etc. vor.

Sofortmaßnahmen
Es muss in erster Linie entschieden werden, ob der Patient durch sein aktuelles Verhalten seine Probleme eher noch vergrößert als verkleinert, und ob entsprechend eine Herausnahme aus seinem sozialen Umfeld in Form einer stationären Therapie indiziert ist oder nicht.

pharmakologisch
Die niedrigdosierte Gabe eines (neueren) Neuroleptikums ist oft wirksamer als eine antidepressive oder anxiolytische Medikation.

psychotherapeutisch
Eine langfristige Psychotherapie ist bei dieser Störung in den allermeisten Fällen erforderlich. Die Sofortmaßnahme besteht daher insbesondere darin, den Patienten für eine solche langfristige Maßnahme zu motivieren.

Emotionale Ebene

▶ Verhaltensebene, emotionale

E

Emotionale Störungen des Kindesalters

Dr. phil. Dipl. Psych. Erwin Lemche

Synonyme
Achse-I- und Achse-II-Störungen des Zero-To-Three-Diagnosemanuals (ZTT)

Englischer Begriff
Emotional disorder

Definition
Da in der frühen Kindheit psychische Symptome in ihrer späteren Erscheinungsform noch nicht manifest werden können, werden diese mit Einführung des ZTT-Manuals entweder als Regulations- oder als Beziehungsstörungen klassifiziert, wobei emotionale Momente in beiden Kategorien zum Tragen kommen. Da im ersten Lebensjahr die Basisemotionen und im zweiten bis dritten Lebensjahr die Sozialemotionen erst durch Interaktionserfahrungen differenziert werden, und im dritten bis sechsten Lebensjahr die interpersonale Emotionsregulation internalisiert wird, können schlechte Entwicklungsbedingungen auf allen Niveaus bleibende Schäden hervorrufen. Regulationsstörungen sind funktionelle Syndrome, die auf Beeinträchtigungen chronobiologisch-biozyklischer Regelkreise beruhen, z. B. Basaler Ruhe-Aktivität-Zyklus, Wach-Schlaf-Zyklus, Schreizyklus, in der Regel durch Wechselwirkung mit Interaktionskontexten hervorgerufen. In Regulationsstörungen ist die Unfähigkeit gegeben, im Rahmen der Selbstregulation auf physiologischer und emotionaler Ebene homöostatische Zustände einschließende Oszillationen einzuhalten, wobei meist maladaptive Ausschläge in eine Erregungsrichtung vorherrschen.
Beziehungsstörungen sind gravierende Störungen der **Interaktion** meist mit den pflegerischen Hauptbezugspersonen, die von Blickaversion über körperlich-aversive,

dismissive, disruptive zu oppositionellen Verhaltensweisen reichen können. In Beziehungsstörungen kommt meist das Spektrum negativer Emotionssignale im Verbund mit erhöhter Aktivität des sympathischen ANS-Zweigs zum Ausdruck. In der Praxis ist die Unterscheidung zwischen Regulations- und Beziehungsstörungen nicht exakt ausgeprägt. Beziehungsstörungen gehen in der Regel mit desorganisierter Bindung (Fehlen eines organisierten Bindungsmusters) einher. Mit dem Eintritt in die mittlere Kindheit kann bereits das gesamte Spektrum funktioneller und psychosomatischer Symptome, wie es auch für das Erwachsenenalter charakteristisch ist, in Erscheinung treten. Die emotionalen Störungen des Kindesalters sind von autistischen Störungen, Aufmerksamkeitsdefizit-Hyperaktivitätsstörungen, und ▶ Psychosen, z. B. frühkindlich-symbiotischer ▶ Schizophrenie, abzugrenzen.

Epidemiologie
Es liegen noch keine repräsentativen epidemiologischen Untersuchungen vor.

Prognose
Auch wenn die meisten der frühkindlichen Symptome nicht persistent sind und völlig verschwinden können, tauchen solche Emotionsstörungen fast immer als Vorläufer späterer psychischer Syndrome in der sorgfältigen Anamneseerhebung auf.

Emotionspsychosen

▶ Psychose, zykloide

Emotionsvariable

▶ Verhaltensebene, emotionale

Endogen

Dr. med. Christine Norra

Synonyme
Endomorph; Idiopathisch; Kryptogen (verborgenen Ursprungs); Anlagebedingt
Engl.: endogenetic; endogenic; endogenous

Definition
Phänomenologische Konstellation einer aus dem Innen, dem Organismus, heraus und auf unbekannte Weise, d. h. ohne erkennbare körperliche oder psychische Kausalfaktoren, entstandenen psychischen Störung (K. Schneider: „Körperlich noch nicht begründbar"). Begriffsgeschichtliche Gegenüberstellung von exogen, psychogen.

Querverweis Krankheit
► Psychose, endogene; ► Depression, endogene; ► Zyklothymie; ► Melancholie; Major Depression; ► Schizophrenie

Endogenes Ekzem

► Dermatitis, atopische

Endokrine Enzephalopathie

► Endokrines Psychosyndrom

Endokrines Psychosyndrom

Prof. Dr. med. Ralf Erkwoh

Synonyme
Endokrinopathie; Endokrine Enzephalopathie

Definition
Historischer Begriff; inzwischen nicht mehr gebräuchlich.
Erkrankungen der endokrinen Systeme beeinträchtigen über peripher-metabolische Prozesse die zerebralen Funktionen in der Regel auf unspezifische, uncharakteristische Weise, so dass nach Manfred Bleuler (1951) meist reversible, affektive Durchgangssyndrome dominieren, bei ausbleibender Substitution oder Behandlung, aber auch irreversible organische Persönlichkeitsveränderungen können die Folge sein. Am häufigsten sind depressive und ängstliche Syndrome, die als „Nervosität" geschildert werden (Hyper-, Hypothyreose, Cushing-Syndrom, Hyperkalziämie bei Hyperparathyreoidismus, Menopause oder Testosteronmangel beim Mann), aber auch Antriebsmangel und Apathie bei Hypothyreose, ► Demenz, (wenn nicht behandelt) erscheinungsbildlich typische ► Melancholien, selten maniforme Bilder beim Cushing-Syndrom, neurasthenische Zustände bei Morbus Addison, Panikattacken bei Phäochromozytom, pseudohysterische Syndrome bei akuter intermittierender Porphyrie. Bei krisenhafter Entgleisung können ► Delirien hinzukommen.

Querverweis Krankheit
Funktionsstörungen der Schilddrüsen, Nebenschilddrüsen, Hypophyse, Gonaden, Nebenniere

Endokrinopathie

► Endokrines Psychosyndrom

Endomorph

► Endogen

Enkopresis

Reinhild Schwarte

Synonyme
Psychosomatisches Einkoten

Definition
Entwicklungsstörung, die sich durch Entleerung des Mastdarminhalts an dafür nicht vorgesehenen Stellen (z. B. Kleidung, Bett, Wohnräume) ohne organische Ursache auszeichnet. Nach ICD-10 (F98.1) wird die Diagnose gestellt, wenn das tatsächliche Entwicklungsalter vier Jahre übertrifft und die Symptomatik mindestens einmal pro Monat und mindestens über einen Zeitraum von sechs Monaten auftritt. Man unterscheidet zwischen primärer (vor abgeschlossener Sauberkeitserziehung) und sekundärer Enkopresis (mehr als ein Jahr nach abgeschlossener Sauberkeitserziehung); weitere Unterscheidungen werden getroffen zwischen retentiver (unwillkürliches Überlaufeinkoten) und nicht-retentiver (willkürlich herbeigeführt) Enkopresis. Als zusätzliches Symptom findet sich bei der nicht-retentiven Enkopresis das Verschmieren des Kots. Ursächlich kommen neben allgemeinen Entwicklungsverzögerungen auch regressive Reaktionen auf Konfliktsituationen infrage.

Querverweis Krankheit
Enkopresis tritt häufig gemeinsam mit ▶ Enuresis auf; beide Symptome treten häufig gemeinsam mit Bindungsstörungen, emotionalen Störungen, hyperkinetischem Syndrom, ▶ Störungen des Sozialverhaltens sowie bei Beeinträchtigungen der geistigen Entwicklung, etwa im Rahmen von geistiger Behinderung, auf.

Entertitis regionalis Crohn

▶ Morbus Crohn

Entfremdungserleben

▶ Depersonalisation

Entgiftung

Dr. med. Götz Berberich

Synonyme
Entgiftungsbehandlung; Entzugsbehandlung

Definition
Ziel der Entgiftungsbehandlung ist die Beseitigung der körperlichen Intoxikation und die Suchtmittelfreiheit. Die Kontrolle der Entzugssymptome (siehe ▶ Entzug) steht im Vordergrund.
In der Literatur wird der Begriff Entzugsbehandlung z. T. synonym verwendet, gelegentlich schließt sie jedoch neben der körperlichen Entgiftung auch die Behandlung der psychischen Abhängigkeit mit ein.

Voraussetzung
Aufseiten der Behandler setzt die Entgiftung ausreichende Überwachungsmöglichkeiten der Entzugssymptomatik bis hin zu intensivmedizinischen Maßnahmen voraus, weshalb sie häufig in internistischen oder psychiatrischen Klinikabteilungen durchgeführt wird. Daneben sollten ausreichende Kenntnisse im ▶ qualifizierten Entzug vorhanden sein.

Kontraindikationen
Eine fehlende Einwilligung in eine anschließende Entwöhnungsbehandlung ist nicht mehr eine Kontraindikation für eine Entgiftung, da ein niederschwelliger Zugang von Suchtkranken zur Behandlung angestrebt wird. Kontraindikationen gegen einzelne Medikamente, etwa bei komorbiden psychischen oder physischen Störungen (z. B. Herzerkrankungen oder ▶ Psychosen bei Anwendung von Clonidin), sind streng zu beachten.

Durchführung

Die Entgiftung kann ambulant durchgeführt werden, häufig empfiehlt sich jedoch der geschützte stationäre Rahmen.

Bei der Entgiftung von ▶ Opiaten unterscheidet man den „kalten" Entzug ohne pharmakologische Unterstützung vom „warmen" Entzug mit Hilfe von Opioiden (Methadon, Kodein). Auch die Entgiftung von anderen Substanzen kann medikamentengestützt erfolgen, z. B. unter Einsatz von ▶ Antidepressiva, ▶ Neuroleptika, ▶ Benzodiazepinen, Clonidin u. a. Sie kann fraktioniert oder teilweise (mit Beibehaltung einer Substitution) durchgeführt werden.

Bei der Gefahr eines Entzugsdelirs kann neben ▶ Psychopharmaka auch ▶ Clomethiazol zur Anwendung kommen, zur Prophylaxe eines Entzugskrampfanfalls eignen sich Antikonvulsiva wie z. B. Carbamazepin.

Volltext

Die Behandlungsdauer liegt bei Alkoholabhängigen im Durchschnitt bei zehn, bei Drogenabhängigen bei zwölf Tagen.

Beim qualifizierten Entzug wird versucht, den Suchtkranken nicht nur vom Suchtmittel zu entgiften, sondern durch weitere Behandlungsmaßnahmen den gesamten Prozess der Abhängigkeitserkrankung zu erfassen und einer fundierten Behandlung zuzuführen.

Aufgrund der Komplexität ist eine Mitbehandlung durch den Facharzt empfehlenswert.

Entgiftungs- und Motivationsbehandlung

▶ Entzug, qualifizierter

Entgiftungsbehandlung

▶ Entgiftung

Enthemmung

Prof. Dr. med. Ralf Erkwoh

Synonyme

Desinhibition

Definition

Fortfall ordnender, bremsender mentaler Steuerungseinflüsse auf verschiedene seelische, meist affektive Funktionen. Im Besonderen Niederlegen der sexuellen Schamgrenzen bei der manischen Enthemmung, Schwächung oder Aufhebung der Aggressionshemmung bei der alkoholischen oder einer anderen drogeninduzierten Enthemmung. Das Essen von Ungenießbarem bei Dementen kann besser als Kritikschwäche denn als orale Enthemmung gelten. Nach der an Anfallskranken entwickelten Theorie von H. Jackson hemmen „höhere" Nervenzentren die Funktionen von einfacheren, „niederen" Zentren. Eine Erkrankung der übergeordneten Systeme soll nach dieser Auffassung zu einer Enthemmung der nachgeordneten Systeme mit der Folge von ▶ Halluzinationen oder ▶ Delirien führen. Die Bezeichnung wurde früher für Öffnungsphänomene in psychotherapeutischen Verfahren („Psychokatharsis") verwendet.

Querverweis Krankheit

Alkoholintoxikation, manische affektive Störung, Frontalhirnsyndrome, Demenz.

Entspannung, Funktionelle

Prof. Dr. med. Volker Köllner

Definition

Die Funktionelle Entspannung ist den Methoden der ▶ Körpertherapie zuzuordnen und wurde von M. Fuchs auf einem tiefenpsychologischen Verständnismodell aufbauend entwickelt.

E

Voraussetzung

Die Funktionelle Entspannung kann sowohl im Einzel- als auch im Gruppensetting angewendet werden. Ambulante Behandlung ist ebenso möglich wie die Einbindung in ein stationäres Therapiekonzept. Voraussetzung ist eine entsprechende Weiterbildung und Selbsterfahrung des Therapeuten. Weitergebildet werden nicht nur Ärzte und Psychologen, sondern auch Physiotherapeuten, Sporttherapeuten und Berufsgruppen mit einem entsprechenden Erfahrungshintergrund.

Indikationen sind im Besonderen ▶ somatoforme Störungen, chronische Schmerzsyndrome und somatoforme autonome Funktionsstörungen. Für diese Indikationsbereiche liegen auch erste positive empirische Befunde vor. Weitere Indikationen sind andere psychosomatische und psychische Krankheitsbilder, gegebenenfalls in Kombination oder als Element einer ▶ tiefenpsychologisch fundierten Psychotherapie oder einer ▶ Verhaltenstherapie. Zudem ist von einer präventiven und gesundheitsfördernden Wirkung einer verbesserten Fähigkeit zur Körperwahrnehmung und Spannungsregulation auszugehen.

Kontraindikationen

Schizophrene Psychosen, ▶ manische Episoden oder schwere ▶ depressive Episoden, Krisensituationen.

Durchführung

Im therapeutischen Dialog werden Fehlverhalten und Fehlhaltungen, die zu neurovegetativen Fehlsteuerungen führen, im therapeutisch-dialogischen Umgang mit dem Körpererleben erspürt. Dies gelingt vor allem durch kleine Bewegungsreize, die an den autonomen Atemrhythmus gebunden sind. Veränderungen im Körpererleben werden zunächst durch sprachlichen Austausch in der Therapie, später dann durch einen „inneren Dialog" bewusst gemacht. Die Funktionelle Entspannung wird im weiteren Verlauf vom Patienten weniger wie ein ▶ Entspannungsverfahren episodisch eingesetzt, sondern sie vermittelt vielmehr eine Grundhaltung der Achtsamkeit dem eigenen lebendigen Körper gegenüber.

Entspannung, Konzentrative (KoE)

Prof. Dr. med. Volker Köllner

Definition

Die Konzentrative Entspannung ist als übendes ▶ Entspannungsverfahren einzuordnen. Im Vergleich zu reinen Entspannungsverfahren (▶ Autogenes Training, ▶ Progressive Muskelentspannung) schult die KoE zusätzlich Körperwahrnehmung, Bewusstmachen und Verbalisieren von Körperempfindungen und die Differenzierung von An- und Entspannungssituationen.

Voraussetzung

Die KoE wird als Gruppentherapie sowohl im ambulanten als auch im stationären Setting unter Anleitung eines speziell ausgebildeten Therapeuten (Physiotherapeut, Psychologe, Arzt) erlernt und nach Sätzen zum selbständigen Üben zur Prophylaxe und Therapie vor allem funktioneller und psychosomatischer Störungen selbständig durchgeführt.

Indikationen zur KoE als eigenständige Therapie sind leichte chronische Schmerzsyndrome, Spannungszustände und ▶ somatoforme Störungen ohne schwere Psychopathologie, darüber hinaus andere psychosomatische und psychische Krankheitsbilder in Kombination oder als Element einer ▶ tiefenpsychologisch fundierten Psychotherapie oder einer ▶ Verhaltenstherapie. Zudem ist von einer präventiven und gesundheitsfördernden Wirkung einer verbesserten Fähigkeit zur Körperwahrnehmung und Spannungsregulation auszugehen.

Kontraindikationen

Schizophrene Psychosen, manische Episoden oder schwere ▶ depressive Episoden, Krisensituationen.

Volltext

Die Konzentrative Entspannung verbindet Elemente der ▶ Körpertherapie und der ▶ Entspannungsverfahren. Sie wurde in den 70er Jahren von A. Wilda-Kiesel in Leipzig entwickelt und in den folgenden Jahren gemeinsam mit B. Böttcher etabliert. Im Gegensatz zu reinen Entspannungsverfahren werden zusätzlich Körperwahrnehmung, Bewusstmachen und Verbalisieren von Körperzuständen und Spannungsregulation geschult.

Ziele sind:

- Verbesserung der Körperwahrnehmung,
- aktive Einflussnahme auf den Spannungszustand der Muskulatur,
- bewusste Lösung verspannter Muskelgruppen auch unter angespannten Umgebungsbedingungen und unter psychischer Belastung (psychophysiologische Spannungsregulation),
- Verbesserung der Wahrnehmungsfähigkeit hinsichtlich der Beziehung zur gegenständlichen Umwelt (Differenzierung der Sinneswahrnehmung).

Entspannungstechniken

▶ Entspannungsverfahren

Entspannungsverfahren

Dr. med. Dipl. Psych. Claus Derra

Synonyme

Entspannungstechniken

Definition

Entspannungsverfahren sind zunächst einmal bestimmte Techniken oder (Induktions-)Methoden, mit denen eine Entspannungsreaktion in Gang gesetzt werden kann. Durch regelmäßiges Üben wird dann die Entspannungsreaktion gebahnt und stabilisiert, so dass diese Reaktion durch das Abrufen der Entspannungsinstruktion (z. B. Entspannungsformel, Muskelanspannung/-entspannung, Atemrhythmus) wie eine konditionierte Reaktion schnell und in den verschiedensten Situationen zuverlässig hervorgerufen werden kann.

Die beiden am systematischsten aufgebauten sowie wissenschaftlich am besten untersuchten Verfahren sind das ▶ autogene Training (AT) und die progressive Relaxation (PR).

Voraussetzung

Fähigkeit zur Körperwahrnehmung, Selbstverfügbarkeit, Motivation zum regelmäßigen eigenständigen Üben.

Kontraindikationen

Generell akute ▶ Psychosen und andere schwere psychischen Störungen, bei denen der Kontakt zur Realität und die Fähigkeit der adäquaten Wahrnehmung wesentlich eingeschränkt oder verändert sind. Darüber hinaus gibt es spezifische Kontraindikationen für die einzelnen Verfahren (z. B. Muskelkrankheiten bei der progressiven Relaxation).

Volltext

Entspannungsverfahren unterscheiden sich durch die Vorgehensweise, wie der Entspannungszustand eingeleitet wird (Induktionsform), sowie den jeweiligen physiologischen oder mentalen Schwerpunkt, auf den die Aufmerksamkeit gelenkt wird.

Das **autogene Training** erreicht die Entspannungsreaktion durch Konzentration auf ein allgemeines Entspannungssignal (Ruhe) sowie auf allgemeine Muskelentspannung (Schwere) und Erweiterung der peripheren Blutgefäße (Wärme). Die Organübungen (Atmung, Bauch, Herz, Kopf) dienen zusätzlich zur Differenzierung der Körperwahrnehmung, Zentrierung nach innen und Vertiefung der Entspannung.

Die **progressive Relaxation** fokussiert zunächst ausschließlich auf Entspannung der quergestreiften Muskulatur, lässt aber andere Erlebnisqualitäten als entspannende Nebenerscheinungen zu.

Die ▶ Biofeedback**verfahren** setzen bei der Induktion noch spezifischer vorher genau ausgewählte physiologische Parameter ein (z. B. Hautleitfähigkeit, Hautwärme, Atmung, Muskeltonus), die der Übende auf eine von ihm selbstgewählte Art und Weise beeinflussen soll, wobei eine akustische oder optische Rückmeldung des Entspannungszustandes durch ein Gerät erfolgt.

Im Gegensatz dazu fokussieren ▶ Meditations**verfahren** primär auf mentale Veränderungen und nutzen physiologische Prozesse allenfalls begleitend, z. B. bestimmte Körperhaltung oder Atmung.

Das **Yoga** hingegen stellt Körperübungen und Atmung in den Mittelpunkt der Aufmerksamkeit.

Imaginative Verfahren verwenden im Wesentlichen gezielt bildhafte Vorstellungen.

Die **Entspannungshypnose** schließlich nutzt in einem Interaktionsprozess zwischen Therapeut und Patient die physiologischen oder mentalen Parameter, die der Hypnotiseur wahrnimmt und in seiner Vorgehensweise jeweils am überzeugendsten im Sinne der Entspannung verstärken kann. Entspannung wird als ein spezifischer psychophysiologischer Prozess verstanden, der sich auf dem Kontinuum von Aktiviertheit-Desaktiviertheit zum Pol eines fiktiven Basalwerts hin bewegt, und gekennzeichnet ist durch Gefühle des Wohlbefindens, der Ruhe und Gelöstheit. Sie ist kein Sonderzustand, sondern ein Reaktionsmuster, das biologisch angelegt ist, zum natürlichen Verhaltensrepertoire des Menschen gehört und unter günstigen Bedingungen leicht hervorzurufen ist (Vaitl 2000a). Diese Ent-

Entspannungsverfahren. Tab. 1 Physiologische Veränderungen bei einer Entspannungsreaktion.

Abnahme des Muskeltonus
Periphere Vasodilatation
Abnahme der Hautleitfähigkeit
Verlangsamung des Herzschlags
Senkung des arteriellen Blutdrucks
Abnahme der Atemfrequenz
Gastrointestinale Veränderungen
Zentralnervöse Veränderungen (EEG)

spannungsreaktion ist physiologisch gekennzeichnet durch einen Wechsel vom aktivierenden Sympathikotonus zu einem trophotropen, parasympathikotonen Zustand mit messbaren Veränderungen im vegetativen Nervensystem (siehe Tabelle 1), von Schultz als organismische Umschaltung beim autogenen Training bezeichnet (Hoffmann 2004).

Im Grunde kann die Entspannungsreaktion vereinfacht als Gegenpol zur Alarmreaktion angesehen werden, wobei letztere Reaktion als angeborenes biologisches Muster in Sekundenbruchteilen ausgelöst werden kann. Ein vergleichbar schnelles Abrufen der Entspannung ist dem Organismus im Normalfall nicht möglich, wird aber durch ein gut eintrainiertes Entspannungsverfahren zumindest teilweise erreichbar. Es muss jedoch ergänzt werden, dass die Dichotomisierung der Entspannungsabläufe in Sympathikus und Parasympathikus sich heute wissenschaftlich nicht mehr aufrechterhalten lässt, sondern Entspannung ein wesentlich komplexerer Vorgang ist, als die „Väter" der Entspannungsverfahren ahnten (Derra 2003).

Alle Entspannungsverfahren haben in der Entspannungsreaktion einen gemeinsamen Wirkmechanismus, der längerfristig zu verschiedenen weiteren Effekten führt (siehe Abb. 1). Die Langzeiteffekte erschließen sich jedoch erst nach einigen Wochen regelmäßiger (täglicher) Übung und können sehr unterschiedlich ausgeprägt sein. Während die Entspannungsreaktion die somatischen

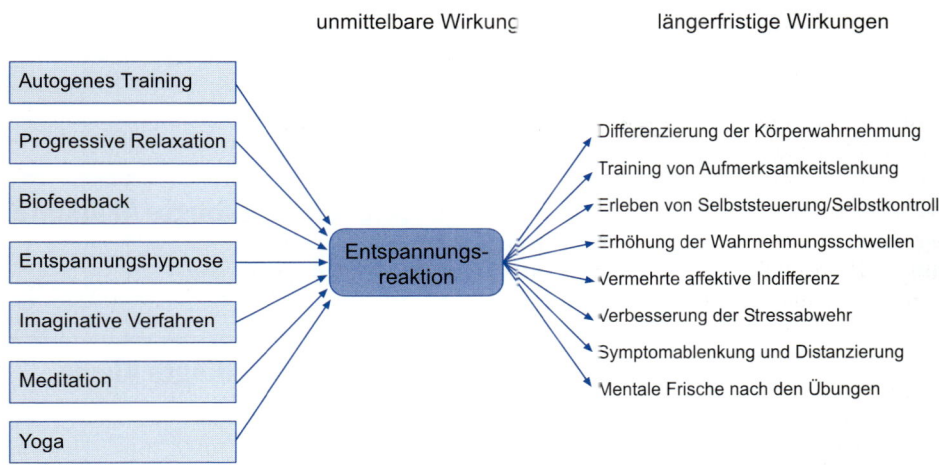

unmittelbare Wirkung   längerfristige Wirkungen

Autogenes Training

Progressive Relaxation

Biofeedback

Entspannungshypnose → Entspannungs-reaktion

Imaginative Verfahren

Meditation

Yoga

Differenzierung der Körperwahrnehmung
Training von Aufmerksamkeitslenkung
Erleben von Selbststeuerung/Selbstkontrolle
Erhöhung der Wahrnehmungsschwellen
Vermehrte affektive Indifferenz
Verbesserung der Stressabwehr
Symptomablenkung und Distanzierung
Mentale Frische nach den Übungen

Entspannungsverfahren. Abb. 1 Wirkungen von Entspannungsverfahren (in Anlehnung an Vaitl 2000).

physiologischen Veränderungen fokussiert, sind die längerfristigen Effekte mit psychologischen Abläufen verbunden. Therapeutisch nutzbar gemacht werden kann die Lenkung der Aufmerksamkeit auf innere Prozesse (Interozeption) sowie die Aktivierung von Vorstellungen (▶ Imagination) (Vaitl 2000b).

Aufgrund der umfassenden Wirksamkeit, der geringen Nebenwirkungen sowie der leichten Erlernbarkeit ergibt sich ein breites **Indikationsspektrum** sowohl im präventiven wie auch im eigentlichen therapeutischen Bereich (siehe Tabelle 2), so dass Entspannungsverfahren zu Recht auch als ein „Basispsychotherapeutikum" bezeichnet werden können.

Diese Bezeichnung macht gleichzeitig deutlich, dass es sich lediglich um ein adjuvantes Vorgehen handelt, wenn Entspannungsverfahren zur Behandlung von psychischen oder psychosomatischen Störungen eingesetzt werden. Hierbei ist dann eine differenzierte Diagnostik, Indikationsstellung und Berücksichtigung von Kontraindikationen wichtig. Auch müssen die Vorgehensweisen an die spezifischen Bedürfnisse der jeweiligen Störung angepasst werden und realistische ▶ Therapieziele ins Auge gefasst werden. Dies beginnt schon mit der

Auswahl des Entspannungsverfahrens. Verschiedene Untersuchungen haben gezeigt, dass nicht in erster Linie die wissenschaftliche Studienlage zur Differentialindikation, sondern vor allen Dingen die Vorerfahrungen und der Wunsch des Patienten berücksichtigt werden sollten (Hoffmann 2004). Grundsätzlich hat sich zum Erlernen von Entspannung bzw. zum Training der Entspannungsreaktion die progressive Relaxation als Einstiegsverfahren sehr bewährt, da durch das eher aktive Vorgehen Sicherheit entsteht, Veränderungen leichter spürbar sind, und es somit subjektiv oft zu schnel-

Entspannungsverfahren. Tab. 2 Mögliche Indikationen von Entspannungsverfahren.

Stressimmunisierung
Verringerung von Angst und Spannung
Verbesserung der Erholungsfähigkeit
Verbesserung der Schlaffähigkeit
Verringerung der Schmerzwahrnehmung
Verbesserung der Durchblutung
Verbesserung der Muskelleistung
Verbesserung der Lernfähigkeit
Verbesserung der Gedächtnisleistung
Adjuvant bei psychischen und psychosomatischen Störungen (Symptomkontrolle, Selbststeuerung, Verhaltensänderung)

leren Erfolgserlebnissen kommt. Bestehen weitergehende Therapieziele, wird man die Möglichkeiten anderer Entspannungsverfahren nutzen. Wesentlicher Prüfstein für die Motivation zur längerfristigen Anwendung bleibt bei allen Verfahren jedoch die Möglichkeit zum Transfer in den Alltag. Eine alltagsnahe Form der Entspannung sollte eine einfache Induktion, kurze Übungsdauer (nicht länger als zwei bis drei Minuten), anwendbar im Sitzen oder Stehen und ohne Vorbereitung oder Hilfsmittel beinhalten.

Bei der Vermittlung eines Entspannungsverfahrens hat der Therapeut vorwiegend eine pädagogische Aufgabe (Payne 1998). Die therapeutische Anwendung verlangt jedoch in jedem Fall eine entsprechende Ausbildung und psychotherapeutische Kompetenz. Werden Entspannungsübungen in Gruppen durchgeführt, sind Erfahrungen mit gruppendynamischen Abläufen notwendig, um die verschiedenen Aufgaben als Entspannungstrainer ausreichend professionell erfüllen zu können.

Aufgaben des Therapeuten beim Vermitteln eines Entspannungsverfahrens:

- Setting festlegen, Gruppenrahmen abstecken,
- Vermittlung plausibler und überzeugender psychophysiologischer Modellvorstellungen der Entspannung,
- Etablieren einer positiven Arbeitsbeziehung (Therapeut als Modell),
- Betonen der Eigenständigkeit bei der Durchführung der Übungen,
- Anleitung des Übungsablaufs,
- Aufforderung zur Körperwahrnehmung,
- Fokussierung der Wahrnehmung auf positive entspannungsfördernde Erlebnisse,
- Motivieren zum regelmäßigen Üben.

Entstehungsbedingungen

▶ Problemverhalten, Entwicklung

Entwicklungsbedingte Agraphie

▶ Entwicklungsdysgraphie

Entwicklungsbedingte Akalkulie

▶ Entwicklungsdyskalkulie

Entwicklungsbedingte Alexie

▶ Entwicklungsdyslexie

Entwicklungsbehinderung

▶ Entwicklungsstörung, tiefgreifende

Entwicklungsdysgraphie

Dr. phil. Dipl. Psych. Erwin Lemche

Synonyme
Schreib-Teilleistungsschwäche; Entwicklungsbedingte Agraphie

Englischer Begriff
Developmental dysgraphia; Writing disorder; Developmental coordination disorder

Definition
Seit der Jahrtausendwende (wieder) gebräuchlicher Neologismus, aus $\delta\upsilon\varsigma$- (gr.) Präfix für schlecht, und $\gamma\rho\alpha\varphi\epsilon\iota\nu$ Ritzen, Malen, Schreiben. Derzeit wird angenommen, dass die Ursachen der Störung der Schreibkoordination sowie anderer feinmotorischer Fertigkeiten in der eingeschränkten erfahrungsabhängigen Plastizität der frühkindlich-transienten neuronalen Verbindungen im neuromotorischen Bereich zu suchen sind, die phasenunspezifisch bis in die späte Kindheit persistieren. Der betreffende neuronale Regelkreis besteht

aus linksseitigen thalamischen Relaiskernen, Bahnungen im Corpus callosum, dem olivopontozerebellären System und dem linken inferioren Parietalkortex. Sowohl aufgrund von Morbus Alzheimer, Epilepsie und Läsionsfolgen können ebenso wie bei der Entwicklungsdysgraphie in diesen Strukturen Gewebedefizite, Atrophien oder Infarzierungen auftreten. Für die Altersspezifik der Kompensation gelten ähnliche Einschränkungen wie bei der allgemeinen neuropsychologischen ▶ Rehabilitation des Sprachgebrauchs.

Epidemiologie

Es liegen keine epidemiologischen Daten vor (siehe ▶ allgemeine Lese- und Rechtschreibschwäche).

Prognose

Durch spezifisch abgestimmte neuromotorische Förderprogramme zum Teil befriedigende Prognose. Positive Ergebnisse wurden auch nach bildgeleiteten Umerziehungsprozessen berichtet.

Entwicklungsdyskalkulie

Dr. phil. Dipl. Psych. Erwin Lemche

Synonyme

Rechen-Teilleistungsschwäche; Arithmasthenie; Entwicklungsbedingte Akalkulie

Englischer Begriff

Developmental dyscalculia; Calculation disorder

Definition

Seit der Jahrtausendwende (wieder) gebräuchlicher Neologismus, aus $\delta \upsilon \varsigma$- (gr.) Präfix für schlecht, calculus (lat.) der Kalk- bzw. Rechenstein, die Rechnung. Schwierigkeiten, selbst einfachste Zahlen zu lesen sowie simple Rechenoperationen zu erken-

nen und durchzuführen. Neuropsychologisch ist das Erkennen und die Verarbeitung von Zahlensymbolen beeinträchtigt bei sonst angeblich intakter Gesamtintelligenz. In struktureller Entsprechung zu diesen perzeptuell-kognitiven Beeinträchtigungen wurden Alterationen im linkshemisphärischen Sulcus intraparietalis wiederholt histologisch und neuroradiologisch nachgewiesen. Als genetisch bedingte Verursachung ist eine pathologische Hemmung der Ausschüttung der SNAP-25 Antisense-Oligonukleotide beschrieben worden. Entwicklungsdyskalkulie kann auch als Symptom des Turner-Syndroms auftreten, und die entsprechende Diagnose sollte daher ein vorsorgliches Karyogramm zur Ausschluss-Sicherung nach sich ziehen.

Epidemiologie

Es liegen keine epidemiologischen Daten vor (siehe ▶ allgemeine Lese- und Rechtschreibschwäche).

Prognose

Durch spezifisch angepasste Trainingsmaßnahmen eingeschränkt positive, aber befriedigende Prognose.

Entwicklungsdyslexie

Dr. phil. Dipl. Psych. Erwin Lemche

Synonyme

Lese-Teilleistungsschwäche; Entwicklungsbedingte Alexie

Englischer Begriff

Developmental dyslexia; Reading disorder; Specific reading retardation

Definition

Seit der Jahrtausendwende (wieder) gebräuchlicher Neologismus, aus $\delta \upsilon \varsigma$- (gr.)

Präfix für schlecht, und λεξις Sprechen, Lesen. Kennzeichnend für die Entwicklungsdyslexie sind visuelle Wahrnehmungsdefizite im Bereich der Sequenzierung rascher Objektabfolgen, abnormaler Erweiterungen des peripheren Visus, zeitlicher Verarbeitungsabnormalitäten und unspezifische phonologische Wort-Gedächtnis-Einschränkungen. Diese koinzidieren mit herabgesetzten elektrophysiologischen Modulationen im Vergleich zu gesunden Kindern. In der Regel ist eine auditorische Verarbeitungsstörung für Lautsequenzen komorbid zur Lese-Teilleistungsstörung, ebenso wie herabgesetzte Aufmerksamkeitsfokussierung. Es werden deshalb die Unterformen „Oberflächendyslexie" mit unzureichender Wortidentifikation und „phonologische Dyslexie" mit defizienter Lautsequenzerkennung unterschieden. Als genetische Loci wurden Chromosomenaberrationen in 2p11, 6p21, 7q32, 11p15.5, 15q15, sowie weitere, noch unbekannte hereditäre Einflüsse mit familiärer Häufung nachgewiesen. Wie das weitgehende Fehlen der Entwicklungsdyslexie in Kulturen mit piktographischen Schriftzeichen belegt, müssen die nachgewiesenen biologischen Abnormalitäten erst durch kulturelle Einflüsse in eine pathologische Richtung geformt werden. Unzureichende Instruktion ist deshalb als Umgebungsfaktor in der Verursachung wissenschaftlich unstrittig anerkannt. Neuronale Differenzierungsdefizite wurden in den Pulvinarkernen des Thalamus, in vermindertem Volumen des Corpus callosum, in herabgesetzter Graumassedichte der heteromodalen Temporallappenregionen und zerebellärer Regionen sowie in defekter struktureller Konnektivität in den magnozellulären Bahnungen des Dorsalzweigs des visuellen kortikalen Informationsstroms nachgewiesen.

Epidemiologie
Es liegen neuere epidemiologische Daten vor, nach welchen zwischen 4 % und 7 % aller Kinder Leseretardierungen zwischen 18 und 24 Monate gegenüber dem Erwartungswert ausweisen.

Prognose
Durch spezifische Trainingsprogramme ermutigende Prognosestellung möglich. Unbehandelt kommt es jedoch zur zunehmenden altersbedingten ► Aggravation. Bestehende neuronale Defizite können jedoch fast immer durch angeleitete Verhaltensbeeinflussung verbessert werden. Erwachsene kompensierte Dyslexiker zeigen in funktioneller Bildgebung im Vergleich geringere Beanspruchungen von Broca- und Wernicke-Regionen bei verstärkter Koaktivierung parietaler Regionen. Die meisten Interventionen können heutzutage erfolgreich computergestützt durchgeführt werden.

Entwicklungspsychopathologisches Defizitsyndrom

► Entwicklungsstörungen, allgemeine

Entwicklungsstörung, tiefgreifende

Dr. phil. Dipl. Psych. Erwin Lemche

Synonyme
Entwicklungsbehinderung

Englischer Begriff
Pervasive developmental impairment; Pervasive developmental deficit

Definition
Siehe auch ► Entwicklungsstörungen, allgemeine. Bei tiefgreifenden Entwicklungsstörungen handelt es sich in der Regel um Defizitsyndrome, deren Ursachen in länger dauernden Einflüssen in der frühesten Kindheit gelegen haben, und die durch massivste ► Deprivation, z. B. von essentiellem

Sozialkontakt, solche Lücken in der neuronalen zerebralen Entwicklung hinterlassen
haben, etwa in Sprach- oder motorischer
Entwicklung, dass diese auch durch heilpädagogischen Maßnahmen nicht mehr
endgültig reversibel gemacht werden können. Innerhalb des ersten Lebensjahrs führen sensorische oder soziale Deprivation
in der Regel zu ▶ Stupor („anaklitische
Depression"), Marasmus und Tod. Spätere schwere Deprivationen können sich in
motorischen   Wiederholungshandlungen,
▶ Selbstschädigung oder ▶ Trichotillomanie manifestieren. Tiefgreifende Entwick-
lungsbehinderungen sind in ihren Folgen
geistigen Behinderungen u. U. gleichzuset-
zen, erfordern in der Regel sonderpädago-
gische Beschulung und bedürfen ähnlicher
beschützender Bewahrungs- und Betreuungsmaßnahmen wie diese.

Epidemiologie
Über die Störung liegen keine spezifischen
epidemiologischen Daten vor.

Prognose
Die Prognose ist unterschiedlicher Art, zum
Teil infaust im Säuglingsalter. Erste Erkenntnisse aus Längsschnittuntersuchun-
gen transkultureller Adoptionen weisen
eher negative spätere Entwicklungsver-
läufe aus, auch bei später optimalem Umfeld.

Entwicklungsstörungen, allgemeine

Dr. phil. Dipl. Psych. Erwin Lemche

Synonyme
Entwicklungspsychopathologisches Defizitsyndrom

Englischer Begriff
Developmental impairment

Definition
Endprodukt eines Entwicklungsverlaufs
(engl. „trajectory"), in welchem altersadäquate Zufuhr an Umwelteinflüssen unter-
blieben ist bei resultierender Unfähigkeit,
ein spezifisches Entwicklungsziel zu erreichen.
Spezifische Ursachen solcher Verläufe
können in Mangelernährung, toxisch-noxi-
schen Umweltbedingungen, Unterbindung
der Reichhaltigkeit sensorischen Inputs,
▶ Deprivation von emotionalen und sozialen Einflüssen, chronisch-maligner sozialer
Beeinflussung, schwersten ökonomischen
Nachteilen u. a. liegen, die möglichen kompensatorischen Mechanismen unterlegen
sein können.
Die Herausbildung von Entwicklungsstörungen wird heute vor allem als Wechselwirkung von **Verwundbarkeit** (engl.
„vulnerability") und Widerstandsfähigkeit (engl „resilience") in dem etablierten Wissenschaftszweig Entwicklungspsy-
chopathologie untersucht. ▶ Vulnerabilität
wird vor allem für spezifische „sensible
Phasen" oder so genannte diskontinuierli-
che Perioden des physischen und psychischen Wachstums, die aufgrund von ZNS-
Reorganisationsvorgängen   erfahrungser-
wartender oder erfahrungsabhängiger Plastizität eintreten, angenommen. Resilienz ist
wiederum die Fähigkeit, trotz aversiver bis
maligner Umweltbedingungen kompensatorische Mechanismen zu mobilisieren, die
es erlauben, entscheidende phasen- oder
lebensalterssspezifische Entwicklungsziele
zu erreichen.
Eine Entwicklungsstörung tritt generell
dann auf, wenn ein Entwicklungshinder-
nis bestehen bleibt, aufgrund dessen ein
Entwicklungsziel nicht erreicht wird und
hierfür keine ausgleichenden Kompensationsmechanismen entwickelt werden können.
In klinischer Hinsicht sind Entwicklungsstörungen wesentlich durch die Abwesenheit von für andere Erkrankungen patho-
gnomonischen Symptomen gekennzeich-

E

net. Entwicklungsdefizitsyndrome höheren Funktionsniveaus sind ▶ Persönlichkeitsstörungen vergleichbar, weisen jedoch Strukturdefizite in mentalen Repräsentationen aus, die eher als undifferenzierte Mangelformen denn als Produkte maligner Spaltungsvorgänge auffindbar sind.

Epidemiologie
Allgemeingültige epidemiologische Daten liegen nicht vor.

Prognose
Der psychotherapeutische Erfolg hängt von Dauer, Schweregrad und genereller Behandelbarkeit der Störung ab. Generell ist die „Nachholbarkeit" von Defiziterfahrungen in psychotherapeutischem Kontext limitiert. Als optimal indiziert wurden ▶ Gruppenpsychotherapien beschrieben. Sozial angepasste Patienten mit Defizitsyndromen verbringen oft extrem lange Behandlungsdauern in psychotherapeutischem Kontext bei insgesamt gesehen fraglicher Prognose.

Entzug

▶ Entzugssyndrom

Entzug, qualifizierter

Dr. med. Götz Berberich

Synonyme
Qualifizierte Entzugsbehandlung; Qualifizierte Entgiftung; Erweiterter Entzug; Entgiftungs- und Motivationsbehandlung

Definition
Im Rahmen flexibilisierter Behandlungsstrategien von Suchterkrankungen (siehe ▶ Suchttherapie) wird durch den qualifizierten Entzug versucht, den Suchtkranken nicht nur vom Suchtmittel zu entgiften, sondern durch weitere Behandlungsmaßnahmen den gesamten Prozess der Abhängigkeitserkrankung zu erfassen und einer fundierten Behandlung zuzuführen (Schmidt et al. 2002).

Voraussetzung
Die Therapie bedarf der Zusammenarbeit unterschiedlicher Berufsgruppen in einem multidisziplinären Team.

Kontraindikationen
Vital bedrohliche körperliche Folgeerkrankungen des Alkoholkonsums müssen ausgeschlossen sein bzw. haben in der Behandlung Priorität.

Durchführung
Neben der Diagnostik und Therapie der akuten Entzugserscheinungen werden körperliche und psychische Folgeerkrankungen und die psychiatrische Komorbidität diagnostiziert und soweit möglich behandelt. Die Abhängigkeitsproblematik wird in ihren emotionalen und psychosozialen Dimensionen erfasst. Es schließt sich unmittelbar eine Motivationstherapie an mit dem Ziel, die Bereitschaft zur Abstinenz, zu einer weiteren intensivierten Therapie und zu bedeutsamen Veränderungen des Verhaltens und der psychosozialen Bedingungen zu fördern.

Volltext
Der qualifizierte Entzug umfasst die Behandlung des akuten Entzugssyndroms, die Förderung der Wiederherstellung neuropsychologischer und kognitiver Fähigkeiten und der emotionalen Stabilität sowie die Therapie der Begleiterkrankungen. Den psychosozialen Belastungen des Patienten muss Rechnung getragen werden. Der Behandlungsumfang und -plan muss den Fähigkeiten und Bedürfnissen des Patienten angepasst werden. So sind ambulante, teil- oder vollstationäre Behandlungsorte, Wohngruppen etc. variabel, eventuell auch

E

konsekutiv zu nutzen. Ziele der psychiatrischen und psychotherapeutischen Interventionen sind die Herstellung einer Änderungsbereitschaft und Änderungskompetenz des Patienten. Neben psychoedukativen Verfahren stehen Techniken zur Rückfallvermeidung und -bewältigung, die Verstärkung der Abstinenz und die Stärkung der Kompetenz der Person auf verschiedenen Ebenen im Vordergrund. Der qualifizierte Entzug ist nach EBM-Kriterien als wirksam nachgewiesen.

Aufgrund der Komplexität und der Gefahr der Chronifizierung des ▶ Abhängigkeitssyndroms ist eine Mitbehandlung durch den Facharzt empfehlenswert.

Entzugsbehandlung

▶ Entgiftung

Entzugsdelir

▶ Delir, Entzugssyndrom mit

Entzugssyndrom

Dr. med. Götz Berberich

Synonyme
Entzug; engl.: withdrawal syndrome

Definition
Bei Vorliegen einer körperlichen Abhängigkeit (im Rahmen eines ▶ Abhängigkeitssyndroms) stellt sich nach Beendigung oder drastischer Reduktion des Suchtmittelkonsums ein Entzugssyndrom ein. Die Art der Entzugssymptomatik ist substanzabhängig. Typische Symptome des Entzugssyndroms sind: innere Unruhe, ▶ Schlafstörungen, deutliche Verstimmungen, Angst, Schreckhaftigkeit, gesteigerte Suggestibilität, vermehrtes Schwitzen, feinschlägiger Tremor

vor allem der Hände, der Zunge und der Augenlider, Artikulationsstörungen, Parästhesien, Nystagmus, Muskel- und Kopfschmerzen, Erhöhung der Herzfrequenz und des arteriellen Blutdrucks, Erbrechen, Durchfälle, abdominelle Schmerzen, Hypoglykämien und Elektrolytveränderungen. Häufig kommt es zu zerebralen Krampfanfällen („Entzugskrampf"). Steigert sich die Symptomatik über die psychomotorische und vegetative Erregung hinaus noch weiter zu zeitlichen, im fortgeschrittenen Stadium auch zu örtlichen und situativen ▶ Orientierungsstörungen, ▶ Verwirrtheit, optischen ▶ Halluzinationen (in der Regel in Form kleiner Lebewesen oder Gegenstände, die sich an Grenzflächen bewegen) und Bewusstseinstrübung, so handelt es sich um ein ▶ Delir.

Bei diesem potentiell lebensbedrohliche Zustand ist eine fachärztliche Behandlung dringend empfehlenswert.

Gelegentlich wird der Begriff Entzug auch synonym zu Entzugsbehandlung oder ▶ Entgiftung gebraucht.

Querverweis Krankheit
Abhängigkeitssyndrom; Abhängigkeit von verschiedenen Substanzen

Enuresis

Reinhild Schwarte

Synonyme
Psychosomatisches Einnässen; Psychosomatische Harninkontinenz

Definition
Entwicklungsstörung, die sich durch unwillkürlichen Urinabgang ohne organische Ursache (etwa Harnwegsinfekte, Diabetes, neurologische Erkrankungen, epileptische Anfälle, Anomalien der Harnwege) auszeichnet. Nach ICD-10 (F98.0) wird die Diagnose gestellt, wenn das tatsächliche Entwicklungsalter fünf Jahre übertrifft

und die Symptomatik mindestens einmal pro Woche auftritt. Man unterscheidet zwischen primärer oder persistierender (vor abgeschlossener Sauberkeitserziehung) und sekundärer oder reaktiver Enuresis (mehr als sechs Monate nach abgeschlossener Sauberkeitserziehung, tritt meist zwischen dem sechsten und achten Lebensjahr auf); weitere Unterscheidungen insbesondere der sekundären Enuresis werden getroffen zwischen Enuresis nocturna (häufiger vorkommendes Einnässen nahezu ausschließlich nachts) und diurna (Einnässen tagsüber, nur 20 % aller Fälle), wobei es bei der Enuresis diurna bei mindestens der Hälfte der Kinder auch zu nächtlichem Einnässen kommt. Ursächlich kommen neben genetischen Faktoren (familiäre Häufung), allgemeinen Entwicklungsverzögerungen auch regressive Reaktionen auf Konfliktreaktionen infrage.

Querverweis Krankheit

Enuresis tritt häufig gemeinsam mit ▶ Enkopresis auf; beide Symptome treten häufig gemeinsam mit Bindungsstörungen, emotionalen Störungen, hyperkinetischem Syndrom, ▶ Störungen des Sozialverhaltens sowie bei Beeinträchtigungen der geistigen Entwicklung, etwa im Rahmen von geistiger Behinderung, auf.

Enzephalopathie

Dr. med. Ulrike Lemke

Synonyme

Hirnschaden; Cerebropathie; Enzephalose

Definition

Allgemeiner, diagnostisch unscharfer Begriff für Hirnerkrankungen unterschiedlicher Genese und Klassifikation. Die Symptomatik ist ebenfalls uneinheitlich, beinhaltet variable neurologische und/oder psychische Symptome. Der Begriff wird meist für chronische bzw. chronisch progrediente

und irreversible Hirnerkrankungen verwandt. Ursächlich kommen vor allem internistische (metabolische) und infektiöse Krankheiten sowie perinatale Hirnschädigungen infrage. Auch ▶ Intoxikationen oder rezidivierende Traumata (Friedmann-Syndrom der Boxer), können eine Enzephalopathie verursachen.

Querverweis Krankheit

BSE (bovine spongiforme Enzephalopathie); Binswanger-Enzephalopathie (subkortikale progressive Enzephalopathie); Traumatische Enzephalopathie; Hepatische Enzephalopathie; Metabolische Enzephalopathie

Enzephalose

▶ Enzephalopathie

Epilepsie, limbische

Dr. med. Wolfgang Gudden

ICD-10/DSM-IV-Klassifikation

Der Begriff als solcher ist nicht definiert. In ICD-10 als G 40.1 für lokalisationsbezogene (fokale) (partielle) symptomatische Epilepsie und epileptische Syndrome mit einfachen fokalen Anfällen, alternativ entsprechend dem klinischen Erscheinungsbild unter G 40.2 lokalisationsbezogene (fokale) (partielle) symptomatische Epilepsie und epileptische Syndrome mit komplexen fokalen Anfällen codiert. Beim einfachen fokalen Anfall ist das Bewusstsein nicht gestört, beim komplexen fokalen Anfall kommt es zur Störung des Bewusstseins.

Synonyme

Mediale Temporallappenepilepsie; Temporallappenepilepsie

Englischer Begriff

Complex partial epilepsy; Temporal lobe epilepsy

Definition

Volltext

Unter **Epilepsie** wird ein wiederholtes Anfallsgeschehen verstanden, das durch plötzlich auftretende, zeitlich definierte und rhythmisch-synchrone elektrische Aktivitäten neuronaler Zellverbände charakterisiert ist. Das Anfallsgeschehen kann sich auf den ursprünglichen genuinen Zellverband beschränken und, lokal sich erschöpfend, „auslaufen" (einfach-partiell oder fokal) ohne Beeinträchtigung des Bewusstseins oder aber als komplex-partieller Anfall mit einer Bewusstseinsstörung einhergehen, wobei letztere zu Beginn des Anfalls oder im Verlauf auftreten kann. Darüber hinaus kann der strukturelle Epilepsieherd Zentrum einer pathophysiologischen Ausbreitung der synchronen Entladungsmuster sein (partiell oder fokal) und zu einer sekundären Generalisierung des Anfallsgeschehens führen.

Da neuronale Zellverbände betroffen sein können, die im (ungestörten) Regelzustand definierte und häufig beobachtbare umschriebene physiologische Funktionen erfüllen, lässt sich aus dem (pathologischen) Anfallsmuster auf die betreffende Hirnregion schließen. Im Fall der **limbischen Epilepsie** oder medialen Temporallappenepilepsie wird ein komplexes und ausgedehntes neuropsychophysiologisches Funktionssystem durch die synchron ablaufenden neuronalen Entladungsmuster betroffen, das entsprechend dem spezifischen Aufgabenspektrum dieser Hirnregion nach Art und Umfang des Fokus ein außerordentlich heterogenes Symptombild produzieren kann.

Nach dem lateinischen Begriff „limbus" für Grenze bezeichnet das limbische System eine **phylogenetisch** außerordentlich bedeutsame Übergangsregion zwischen – entwicklungsgeschichtlich „alten" dienzephalen (und tiefer gelegenen mesenzephalen, metenzephalen und myelenzephalen) Gehirnanteilen und telenzephalen „jungen" zerebralen Anteilen. Anatomisch gruppiert sich das limbische System nahe der Mittellinie um den Thalamus. Folgerichtig ist das limbische System ein „Konglomerat" aus den beiden phylogenetisch verschiedenen neuroanatomischen Strukturen, die sich wie folgt zusammensetzen:

- kortikal (telenzephal): Hippocampus, Gyri parahippocampalis und cinguli, Septum, Fornix;
- subkortikal (dienzephal): Corpora mamillaria und amygdala, Nuclei septi und thalami anterior.

Mehrere der aufgeführten Strukturen besitzen eine „Zwitterstellung" sowohl anatomisch als auch funktionell; beispielsweise erfüllt die **Amygdala** Aufgaben sowohl im limbischen als auch im System der Basalganglien.

Obwohl der **Hippocampus** am unteren medialen temporalen Kortexrand liegt und sich in den Temporallappen „zurückfaltet", gehört er nicht zum Neokortex, besitzt er doch nur drei Zellschichten gegenüber den ansonsten sechsschichtigen neokortikalen Regionen.

Funktionell kommt diesem komplexen System eine Integration von viszeral-internalen, affektiv-triebsteuernden und damit auf das Überleben des Individuums gerichteten Aufgaben zu (Auslösung von Flucht, Essen, Trinken, Kampf und Sexualität).

Das **limbische System** steuert und vermittelt angeborenes und damit über tausende von Generationen weitergegebenes Verhalten und erlerntes oder erworbenes („erfahrenes") Wissen. Damit „verwaltet" es auch unsere Triebe, Gefühle, Befindlichkeiten und unsere Motivation. Speziell die hippocampale Region ist fähig, einströmende Informationen im Rahmen eines neokortikalen Assoziationsfeldes mit Erfahrungen des Kurzzeitgedächtnisses zu vergleichen. Die Corpora amygdalae sind mehrkernig, besitzen Rezeptorareale für cholinerge, dopaminerge, adrenerge und endorphinerge Transmitter. Verbindungen zu sensorischen Feldern erlauben Lernprozesse für emotionale und motivationale Zustände einschließlich deren Bewertung. Direkte Verbindungen bestehen u. a. zu Hypothalamus und Bulbus olfactorius.

Die **mediale Temporallappenepilepsie** stellt das häufigste lokalisationsbezogene Epilepsiesyndrom überhaupt dar. Gleichzeitig haben drei Viertel dieser Patienten eine Aura mit Anteilen von Déjà-vu, unspezifischer Angst und vom Magen her aufsteigender Übelkeit. Zusätzlich kommen vegetative Zeichen, affektive und neuropsychologische Symptome vor. Im Anfall zeigen die Patienten starre Haltung und Mimik (Arrest), abgelöst von gesichtsbezogenen Automatismen (z. B. Schmatzen), gefolgt von solchen der Extremitäten (z. B. Nesteln). Nach einer halben bis ca. eineinhalb Minuten erfolgen bei Lokalisation in der sprachdominanten Hemisphäre Sistieren des Sprechens, eventuell unverständliche Laute. Für die Dauer des Anfalls kommt es zur meist kompletten Beeinträchtigung des Bewusstseins, postiktual sind Dämmerzustände bis zu Stunden möglich. Die Hälfte der Patienten ist resistent gegenüber medikamentösen Beeinflussungsversuchen.

Therapie

Wie bei allen Formen von Epilepsie wäre Anfallsfreiheit das wichtigste Ziel, wobei in der Praxis gerade bei hartnäckigen Krankheitsverläufen eine „Güterabwägung" zwischen angestrebter Verbesserung und unerwünschten Arzneimittelwirkungen (Langzeitbehandlung!) außerordentlich schwierig ist. In solchen Fällen ist gerade bei der limbischen Epilepsie (in 75 % der Fälle) ein epilepsiechirurgischer Eingriff zu erwägen nach entsprechend sorgfältiger prächirurgischer Diagnostik und Identifikation des epileptogenen Herdes (Noachtar et al. 2003). Neben der lateralen temporalen Resektion kommen die „En-bloc"-Resektion, die basale temporale Resektion und als selektive

Eingriffe die superselektive Amygdalohippocampektomie oder gemeinsam mit der Resektion von Gyrus parahippocampalis und Gyrus fusiformis infrage.

Nach wiederholten Anfällen und eingehender Diagnostik zunächst Versuch einer antikonvulsiv wirksamen Einstellung auf ein Medikament der ersten Wahl, bei fokaler Epilepsie Carbamazepin, ▶ Valproinsäure, ▶ Lamotrigin, Topiramat.

Einstellung und Überwachung (Spiegel) durch den Facharzt!

Begleitende psychotherapeutische Maßnahmen sind sinnvoll (unspezifisch).

Wirksamkeit

Antikonvulsiva sind in 50 % der Fälle unwirksam, zeigen nach epilepsiechirurgischem Eingriff bezüglich Anfallsfreiheit gute Ergebnisse.

Sofortmaßnahmen

Im Notfall eines primär fokalen temporalen Anfalls, der sekundär generalisierend als Grand-Mal-Anfall imponiert, Versuch der rektalen Gabe von 10 mg Diazepam oder über 5 min i. v., wahlweise Clonazepam 1 mg über 5 min.

Episode einer Major Depression (DSM-IV-TR)

▶ Depressive Episode

Episode, schizophrene

▶ Schizophrenie

Episodisch paroxysmale Angst

▶ Panik, Panikstörung

Ergotherapie

Dipl. Psych. Brigitte Solnar-Happach

Synonyme
Beschäftigungstherapie; Beschäftigungs-
und Arbeitstherapie

Definition
Die Ergotherapie ist eine Heilmaßnahme,
deren Ziel es ist, Defizite in der Hand-
lungsfähigkeit zu vermindern und so nach
Krankheit, Verletzung oder bei Behinde-
rung wieder größtmögliche Autonomie im
Alltags- und Berufsleben zu erreichen. Im
Vordergrund steht also die Reduzierung
von Disabilities und Handicaps nach einem
Impairment.

Grundlagen
Die Berufsbezeichnung Ergotherapie (gr.:
to ergon = Werk, Tat, Unternehmung, Kunst-
werk) ist seit dem 1.1.1999 gesetzlich geschützt; vorher lautete die offizielle Berufsbezeichnung Beschäftigungs- und Arbeitstherapie. Es handelt sich um einen Medi-
zinalfachberuf, vergleichbar mit Physiotherapie oder Logopädie. Ergotherapeuten
stellen keine Primärdiagnosen; sie werden
nach ärztlicher Verordnung tätig.
In einem handlungs- und alltagsorientier-
ten Behandlungskonzept werden störungsspezifisch sinnvolle Tätigkeiten, Medien
und Mittel eingesetzt: lebensnahe oder
alltagspraktische Trainingsprogramme,
handwerkliche Aktivitäten, gestalterische
Prozesse, Bewegung und Spiel, Arbeit.
Ergotherapeuten sind für Handlungspro-
bleme in den Bereichen Heim und Familie,
Schule und Arbeit, Hobby und Freizeit zuständig und arbeiten mit Menschen jeden
Alters.
Die Behandlungsschwerpunkte können je
nach Ausfällen und Behandlungsformen
mehr auf motorischer, mentaler oder psychischer Ebene liegen.
Grundlegende Behandlungsformen der Ergotherapie sind motorisch-funktionelle,
neurophysiologische, neuropsychologische, psychosoziale, arbeitstherapeutische
und adaptierende Verfahren.

Erklärungsmodell

▶ Ätiologiemodelle

Erotomanie

▶ Liebeswahn

Erregungsirresein

▶ Katatonie

Erweiterter Entzug

▶ Entzug, qualifizierter

Erworbene Minderbegabung

▶ Demenz

Erythrophobie

▶ Phobie, soziale

Essanfall

▶ Essattacke, psychogen

Essattacke, psychogen

Dr. phil. Dipl. Psych. Wolfgang Lennerts

ICD-10/DSM-IV-TR-Klassifikation
Mit der Diagnose „F50.4 Essattacken bei
anderen psychischen Störungen" innerhalb

des Oberbegriffs „Ess-Störungen" der international gängigen Diagnostik nach ICD-10 soll „übermäßiges Essen codiert werden, das eine Reaktion auf belastende Ereignisse ist und zu ► Übergewicht geführt hat". „Übergewicht als Ursache einer psychischen Störung soll hier nicht klassifiziert werden". In DSM-IV-TR fehlt zwar eine ICD-10-entsprechende diagnostische Kategorie, doch ergeben sich deutliche Parallelen zur ► Binge-eating-Störung (binge eating disorder), für die im Anhang spezifische Forschungskriterien definiert sind und die unter der Restkategorie 307.50 „Nicht näher bezeichnete Ess-Störung" eingeordnet ist.

Synonyme
Essanfall; Heißhungeranfall/-attacke; Fressanfall; Fressattacke

Englischer Begriff
Binge (eating)

Definition
Das Auftreten von Essanfällen gehört zu den Kernsymptomen einer bulimischen Essstörung (► Bulimia nervosa) und der ► Binge-eating-Störung, tritt aber auch bei Patientinnen mit einer ► Anorexia nervosa auf und ist auch bei übergewichtigen und vor allem adipösen Patienten schon in den 50er Jahren beschrieben worden (Stunkard et al. 1955). Im Zuge der Forschungsarbeiten zum Entstehen gestörten Essverhaltens hat sich in den letzten Jahren zunehmend ein psychobiologischer Erklärungsansatz herauskristallisiert, der das Auftreten von Essattacken auf der Basis eines gezügelten oder einseitigen Essverhaltens (Diätverhalten) beschreibt, welches zu einer erhöhten Störbarkeit des Essverhaltens führt, durch die situativ bedingte negative Emotionen wie Angst, Ärger oder depressive Verstimmungen zu psychischen Auslösern von Essattacken werden.

Therapie
Die therapeutischen Interventionen zur Behandlung von Essattacken decken sich größtenteils mit denen unter der ► Binge-eating-Störung beschriebenen: einerseits Maßnahmen zur Regulierung bzw. Normalisierung des Ess- und Ernährungsverhalten zur Beeinflussung eines möglicherweise vorliegenden restriktiven oder einseitigen Essverhaltens, welches als Risikofaktor für das Auftreten von Essattacken anzusehen ist (siehe oben) sowie andererseits Verbesserung der Kompetenzen zur Problemlösung und Affektregulation.

pharmakologisch
Psychopharmakologisch können mittel- und langfristig ► Antidepressiva (insbesondere SSRI's) nicht nur zur Stimmungsaufhellung eingesetzt werden, sondern auch als Therapieversuch bei Patienten, die von kognitiv-verhaltenstherapeutischen Maßnahmen nicht ausreichend profitieren konnten oder für die solche nicht verfügbar sind.

psychotherapeutisch
Kognitiv-verhaltenstherapeutische Interventionen, die sich bereits bei der Behandlung der Bulimia nervosa und der Adipositas hinsichtlich oben genannter Zielsetzungen als effektiv erwiesen haben, finden in modifizierter Form auch bei der Therapie der binge eating disorder und somit auch bei der Behandlung von Essattacken Anwendung.

Bewertung
Es liegen speziell für die Behandlung von Essattacken keine kontrollierten Therapiestudien vor, wohl aber für die Beeinflussbarkeit des Essverhaltens und damit des Auftretens von Essattacken im Rahmen der Behandlung einer ► Bulimia nervosa.

Wirksamkeit
Es liegen keine kontrollierten Therapiestudien zur selektiven Beeinflussung von Essattacken vor (siehe oben).

Sofortmaßnahmen
pharmakologisch
Es existiert keine spezifische pharmakologische Therapie im Sinne einer Sofortmaßnahme.

psychotherapeutisch

Psychotherapeutisch steht in Krisensituationen die Stabilisierung der Patienten, verbunden mit der Stärkung der Therapiemotivierung im Vordergrund.

Epidemiologie

Formen gestörten Essverhaltens sind in der Allgemeinbevölkerung häufig. Laut Westenhöfer (1991) gaben 8 % aller Frauen an, mindesten einmal pro Woche eine Essattacke erlebt zu haben. Die Prävalenz heftiger Essattacken mit einer Häufigkeit von zweimal wöchentlich und mehr war laut einer neueren Untersuchung für die erwachsene Allgemeinbevölkerung leicht rückläufig (Westenhöfer 2001). Bei übergewichtigen Personen, die an einem Gewichtsreduktionsprogramm teilnehmen, liegt die Prävalenz des Auftretens von Essattacken im Sinne einer Binge-eating-Störung mit 30 % jedoch erheblich höher (de Zwaan 2002).

Ess-Brechsucht

▶ Bulimia nervosa

Ess-Störungen

Dr. phil. Dipl. Psych. Wolfgang Lennerts

ICD-10/DSM-IV-TR-Klassifikation

Unter dem Oberbegriff „Ess-Störungen" werden innerhalb der international gängigen Diagnostik nach ICD-10 und DSM-IV-TR in erster Linie ▶ Anorexia nervosa (dt.: Magersucht; ICD-10: F50.0; DSM-IV-TR: 307.1) und ▶ Bulimia nervosa (ICD-10: F50.2; DSM-IV-TR: 307.51) sowie deren atypische Varianten (atypische Anorexia nervosa (F50.1), atypische Bulimia nervosa (F50.3)) verstanden, die in DSM-IV-TR unter die Restkategorie 307.50 (Nicht näher bezeichnete Ess-Störung) fallen.

In ICD-10 wie auch in DSM-IV-TR sind bei der **Anorexia nervosa** die Unterkategorien **„Restriktiver Typus"** (ICD-10: F50.00) oder **„Binge-eating-/Purging-Typus"** (ICD-10: F50.01) zu bestimmen. DSM-IV-TR sieht hierfür jedoch keine Codierung vor. In DSM-IV-TR wird dagegen auch bei der **Bulimia nervosa** die Bestimmung eines Untertypus gefordert (Purging-Typus versus Nicht-Purging-Typus), ohne dass hierfür eine gesonderte Codierungsmöglichkeit vorliegt.

In ICD-10 werden als weitere Ess-Störungscodierungen genannt: F50.4 „Essattacken bei anderen psychischen Störungen", F50.5 „Erbrechen bei anderen psychischen Störungen" sowie die Restkategorien F50.8 „Andere Ess-Störungen", wozu psychogener Appetitverlust und Pica bei Erwachsenen zählen, und F50.9 „Nicht näher bezeichnete Ess-Störung".

In DSM-IV-TR findet sich unter der Restkategorie 307.50 „Nicht näher bezeichnete Ess-Störung" die so genannte „▶ Binge-eating-Störung" für die im Anhang spezifische Forschungskriterien definiert sind.

In ICD-10 und DSM-IV-TR werden zusätzlich zu den oben genannten Ess-Störungen, die sich typischerweise erst ab dem Jungend- oder Erwachsenenalter zeigen, solche genannt und codiert, die im Säuglings- oder Kleinkindalter auftreten. Dazu zählen „Pica" (ICD-10: F98.3; DSM-IV-TR: 307.52), „Ruminationsstörung" (ICD-10: F98.2; DSM-IV-TR: 307.53) und „Fütterungsstörung im Säuglings- oder Kleinkindalter" (ICD-10: F98.2; DSM-IV-TR: 307.59).

▶ Übergewicht oder ▶ Adipositas stellen in ICD-10 und DSM-IV-TR keine psychischen Störungen dar. Allerdings gehen der Adipositas häufig erhebliche Störungen des Essverhaltens voraus und erhalten sie aufrecht und auch vorausgehende und begleitende psychische und soziale Probleme sind häufig (insbesondere bei adipösen Personen mit einer binge eating disorder nach DSM-IV-TR).

Synonyme

Für Störungen, die im Säuglings- oder Kleinkindalter auftreten, findet auch der Begriff „Fütterungsstörung" Anwendung.

Englischer Begriff

Eating disorders; „Dieting disorders" (für Anorexia nervosa und Bulimia nervosa)

Definition

Klinik

Den Ess-Störungen wie auch der Adipositas ist gemeinsam, dass schwerwiegende Beeinträchtigungen der Patienten auf körperlicher, psychischer und sozialer Ebene zu beobachten sind, und dass es sich um Störungsbilder mit erheblicher Chronizität, Komorbidität und – im Falle schwerwiegender anorektischer Erkrankungen und schwer ausgeprägter Adipositas – auch deutlich erhöhter Mortalität handelt. In der Altersgruppe junger Frauen zwischen der Adoleszenz und dem jungen Erwachsenenalter folgen die Ess-Störungen Anorexia und Bulimia nervosa auf Platz vier hinter ▶ depressiven Störungen, substanzbedingten Störungen und ▶ bipolaren Störungen als Ursache für gesundheitliche Funktionseinschränkungen (disability-adjusted life years, DALYS). Auch unter dem Aspekt gesundheitlicher Funktionseinschränkungen über die gesamte Lebensspanne rangieren Ess-Störungen unter den 20 bedeutsamsten Erkrankungen.

Oftmals bestehen Überlappungen zwischen den Störungsbildern, und im zeitlichen Ablauf sind Übergänge, z. B. von der Anorexia nervosa zur Bulimia nervosa, häufig.

Therapie

Die therapeutischen Interventionen sind ausführlich unter den jeweiligen Störungsbildern ▶ Anorexia nervosa, ▶ Bulimia nervosa, ▶ binge eating disorder und ▶ Adipositas dargestellt. Generell steht eine Normalisierung des Ess- und Ernährungsverhaltens im Vordergrund. Nach einer Stabilisierung auf Verhaltensebene ist es dann möglich, die

auslösenden und aufrechterhaltenden Bedingungen der Ess-Störung zu erarbeiten. Hinsichtlich der strukturellen Therapiebedingungen bestehen je nach Schweregrad der Ess-Störung gestufte Interventionsmöglichkeiten, die von ambulanten Maßnahmen über teilstationäre, vollstationäre psychosomatische Maßnahmen bis hin zur Behandlung in einer geschlossenen Abteilung einer psychiatrischen Klinik oder Intensivstation bei akut suizidalen oder medizinisch lebensbedrohlichen Komplikationen reichen. Die Behandlung von Ess-Störungen sollte durch auf die Erkrankungen spezialisierte Abteilungen bzw. im ambulanten Bereich durch Fachärzte oder psychologische Psychotherapeuten mit fundierten Kenntnissen der Ess-Störungstherapie erfolgen.

Bewertung

Zur Therapie der wichtigsten Ess-Störungen ▶ Anorexia nervosa und ▶ Bulimia nervosa sowie zur Behandlung der ▶ Adipositas liegt mittlerweile ein umfangreiches Datenmaterial vor. Die Ergebnisse dazu werden detailliert unter den jeweiligen Störungsbildern dargestellt.

Wirksamkeit

In der Behandlung der Ess-Störungen Anorexia und Bulimia nervosa haben sich im Licht der Psychotherapieforschung der letzten Jahre kognitiv-verhaltenstherapeutische Interventionen als wirkungsvoll erwiesen. Die Ergebnisse zur psychotherapeutischen Beeinflussbarkeit der Adipositas im Sinne einer auch langfristig zu erzielenden Gewichtsreduktion sind eher enttäuschend. Im Zentrum der Maßnahmen stehen daher vor allem Steigerung der Aktivität sowie Verbesserung der Lebensqualität der Patienten durch Veränderung psychischer und sozialer Folgeprobleme der Adipositas.

Sofortmaßnahmen

pharmakologisch

Insbesondere bei den Ess-Störungen Anorexia und Bulimia nervosa können bei erheblichem Purging-Verhalten medizinische Sofortmaßnahmen bei Elektrolytentgleisungen notwendig sein, insbesondere bezüglich einer Substitution von Kalium. Weitere spezifische pharmakologische Sofortmaßnahmen existieren nicht. Ess-Störungen können zu erheblichen depressiven Verstimmungen führen, die – gegebenenfalls insbesondere zu Beginn einer Behandlung – psychopharmakologisch beeinflusst werden können (Fichter 1993).

psychotherapeutisch

Psychotherapeutisch steht in Krisensituationen die Stärkung der Therapiemotivation der Patienten im Vordergrund, verbunden mit der Erarbeitung von Rahmenbedingungen, unter denen therapeutische Interventionen je nach Störungsbild sinnvoll sein können (siehe oben).

Ess-Sucht

▶ Binge eating disorder

Euphorie

Dr. med. Christine Norra

Synonyme

Engl.: euphoria

Definition

Außergewöhnliches Gefühl emotionalen oder körperlichen Wohlbefindens mit abnormer Heiterkeit, Zuversicht und gesteigerten Vitalgefühlen. Meist psychischen Ursprungs, aber auch bei Funktionsstörungen des Gehirns, bei drogeninduzierten oder anderen veränderten Bewusstseinszuständen. Als „reine Euphorie" unterscheidet Leonhardt die seltene, ausschließlich affektive Erkrankung im Gegensatz zur ▶ Manie mit primärer Beeinträchtigung auch anderer Funktionen wie des Denkens und des Wollens.

Querverweis Krankheit

▶ Demenz; Organisch bedingte psychischen Störungen; Multiple Sklerose; ▶ Manie (vor allem im amerikanischen Sprachgebrauch)

Evaluation

▶ Diagnostik, therapiebegleitende

Evidence based Medicine (EbM)

▶ Evidenzbasierte Medizin (EBM)

Evidenzbasierte Medizin (EBM)

Prof. Dr. med. Michael Zaudig

Synonyme

Evidence based Medicine (EbM)

Definition

„Evidenzbasierte Medizin ist der gewissenhafte und vernünftige Gebrauch der gegenwärtig besten externen wissenschaftlichen Evidenz für Entscheidungen in der Versorgung individueller Patienten. Evidenzbasierte Medizin bedeutet die Integration individueller klinischer Expertise mit der bestmöglichen externen Evidenz aus systematischer Forschung. Expertise spiegelt sich auch in der Berücksichtigung der besonderen Situation, der Rechte und Präferenzen von Patienten, wider" (Sackett 1996).
Im Mittelpunkt der EBM steht die Optimierung der individuellen Patientenversorgung unter Erwerb einer Methode der effektiven individuellen Fortbildung. Entscheidend hierfür ist die Fähigkeit, relevante Information in der Fachliteratur zu finden, sie kritisch zu bewerten (critical appraisal) und auf den individuellen Fall anzuwenden.

Die Formulierung der Ausgangsfrage ist der **erste Schritt** im Konzept der EBM und schafft die Voraussetzung für eine gezielte Informationssuche und Bewertung. Häufig ist genau dieser Schritt aufgrund der komplexen klinischen Situation nicht einfach. Es empfiehlt sich daher, den Aufbau der Frage an folgenden vier Kategorien auszurichten:

- Beschreibung des Patienten inklusive seiner relevanten Charakteristika,
- Darstellung der vorgesehenen medizinischen, psychiatrischen, psychologischen Intervention,
- Darstellung der Alternativen für die vorgesehene Behandlung,
- Auflistung der patientenrelevanten Zielgrößen, an denen der Behandlungserfolg gemessen werden soll.

Erst danach ist der **zweite Schritt** – die Suche nach der für die Beantwortung der Frage erforderlichen Information – sinnvoll. Für die strukturierte Informationsbeschaffung kommen im Wesentlichen drei Wege in Frage:

- Rückgriff auf Primärliteratur (z. B. mithilfe elektronischer Datenbanken wie Psych-lit, Med-line, embase),
- Rückgriff auf Sekundärliteratur,
- Rückgriff auf Zusammenfassung klinischer Studien (systematische Übersichtsarbeiten z. B. mit Hilfe der Cochrane Liberary).

Die bei der Literaturrecherche gefundene Information sollte als nächstes (**dritter Schritt**) kritisch bewertet werden, d. h. welche der vorliegenden Informationen gibt den Stand der Wissenschaft am zuverlässigsten wider. Hierbei muss unterschieden werden, ob es sich um eine systematische Übersichtsarbeit, klinische Studie, Konsenskonferenz usw. handelt. Um einen individuellen Bias oder systematische Verzerrungen im Wissenstransfer zu vermeiden, ist es aufgrund der Vielzahl an Information nötig, zu entscheiden, was wichtig, valide,

Evidenzbasierte Medizin (EBM). Tab. 1

Evidenzgrad	Evidenztyp
I-a	Evidenz aufgrund von Metaanalysen randomisierter kontrollierter Studien in systematischen Übersichtsarbeiten
I-b	Evidenz aufgrund einer randomisierten kontrollierten Studie
II-a	Evidenz auf mindestens einer gut angelegten Studie ohne Randomisierung
II-b	Evidenz aufgrund mindestens einer gut angelegten, quasi-experimentellen Studie
III	Evidenz aufgrund gut angelegter, nicht-experimenteller deskriptiver Studien (z. B. Fallkontrollstudien)
IV	Evidenz aufgrund von Berichten/Meinungen von Expertenkreisen, Konsensuskonferenzen und/oder klinischer Erfahrung anerkannter Autoritäten ohne transparenten Beleg

glaubwürdig ist, d. h. welche Evidenz die jeweilige Studie oder Literaturangabe zur Beantwortung des individuellen Problems hat. Daraus resultiert eine hierarchische Einteilung der gefundenen Evidenz, deren Stufen auf der Suche nach verwertbaren Erkenntnissen von oben nach unten durchlaufen werden sollten (siehe Tabelle 1). Die höchste Stufe der Evidenz wird von systematischen Übersichtsarbeiten gebildet, die auf der Basis randomisierter klinischer Studien erstellt wurden und quantitative Zusammenfassung der Studienergebnisse in Form von so genannten Metaanalysen enthalten können (I-a). Am unteren Teil der Tabelle ist die niedrigste Stufe der Information, so genannte Expertenaussagen und Konsensuskonferenzen angesiedelt (IV). Für die **Einstufung** von **Leitlinienempfehlungen** sind die EBM-Kriterien ebenfalls sehr wichtig und nützlich. Die Qualität von störungsbezogenen Leitlinien ist natürlich umso höher und glaubwürdiger, je mehr Untersuchungen und Resultate zu den Evidenzgraden I und II vorliegen. Auf der Basis der Ergebnisse der jeweiligen Studien können Interventionen uneingeschränkt oder mit Einschränkungen empfohlen bzw. abgelehnt werden.

Es wird immer deutlicher, dass ohne methodisch hochwertige, regelmäßige aktualisierte Zusammenfassungen medizinischer Publikationen ein Rückgriff auf externe Evidenz und damit EBM nur partiell funktioniert. Die Cochrane-Collaboration, ein internationales Wissenschaftlernetzwerk, hat sich daher zum Ziel gesetzt, systematische Übersichtsarbeiten zu therapeutischen Fragestellungen in der Medizin auf der Basis randomisierter klinischer Studien zu erstellen, zu aktualisieren und zu verbreiten (Deutsches Cochrane-Zentrum: www.cochrane.de).

Exhibitionismus

Dr. med. Elmar Habermeyer

ICD-10/DSM-IV-TR-Klassifikation

Eine Störung der Sexualpräferenz bzw. Paraphilie, bei der laut DSM-IV-TR über einen Zeitraum von mindestens sechs Monaten sexuelle Impulse, Handlungen oder Phantasien das Entblößen des eigenen Geschlechts gegenüber nichtsahnenden Fremden beinhalten. Die Symptomatik soll klinisch bedeutsam sein, also zu Leiden und Beeinträchtigung in sozialen, beruflichen oder anderen wichtigen Funktionsbereichen geführt haben. In der ICD-10-Klassifikation (F65.2) definiert als wiederholte oder ständige Neigung, das Genitale vor Fremden (meist des anderen Geschlechts) zu entblößen, ohne damit einen Kontaktwunsch oder eine Aufforderung zum Geschlechtsverkehr zu verbinden. Auch hier ist eine zeitliche Mindestdauer von sechs Monaten gefordert.

Englischer Begriff

Exhibitionism

Definition

Begriffsgeschichte

Der Begriff wurde 1877 von Lasègue eingeführt.

Volltext

Bei Exhibitionisten handelt es sich nahezu ausschließlich um Männer jüngeren oder mittleren Alters. Das Präsentieren des erigierten Genitals vor Frauen, Mädchen oder Kindern dient meist dem Erschrecken oder dem Verlangen nach einer bewundernden Reaktion des Opfers. Die subjektive Befriedigung ist an das Erreichen dieses Ziels gebunden. Übergänge in aggressive sexuelle Übergriffe sind selten. Typische Täter sollen sozial integriert, aber eher gehemmt-schüchtern sein. Exhibitionistische Handlungen können mit Geld- oder Freiheitsstrafe bis zu einem Jahr geahndet werden.

Therapie

pharmakologisch

Medikamentöse Behandlungsansätze sind von nachrangiger Bedeutung. Sie betreffen zum einen die Behandlung mit ▶ selektiven Serotonin-Wiederaufnahmehemmern (SSRI), andererseits können bei schwerwiegenden Verlaufsformen auch Testosteronantagonisten wie Cyproteronacetat zum Einsatz kommen.

psychotherapeutisch

Die Verhaltenstherapie gilt als Intervention der ersten Wahl. Schwerpunkte der Behandlung sind die verdeckte Sensibilisierung (intensive gedankliche Beschäftigung mit der paraphilen Aktivität, gefolgt von einer aversiven Vorstellung), masturbatorische Sättigung (Masturbation bis zum Orgasmus mit nichtdevianter Phantasie, danach weitere Masturbation mit exhibitionistischen Phantasien) und die Erarbeitung effektiver Stimulus- und Selbstkontrollmethoden (Analyse von Auslösesituationen, Training von Verhaltensalternativen). Parallel dazu sollen nicht-deviante sexuelle Verhaltensweisen durch z. B. „orgasmic reconditioning" (Masturbation mit exhibitionistischer Phantasie, kurz vor dem Orgasmus Wechsel zu nicht-devianter Phantasie) auf- bzw. ausgebaut werden. Außerdem gilt es, die sozialen Fertigkeiten Betroffener zu fördern.

Bewertung
Die Wirksamkeit von medikamentösen Behandlungsansätzen wurde bislang nicht empirisch belegt.

Wirksamkeit
Psychotherapeutische Maßnahmen können als wirksam eingeschätzt werden, wurden bislang aber abseits von Straftäterpopulationen kaum kontrolliert untersucht. Medikamentöse Behandlungsansätze gelten als ergänzende bzw. unterstützende Maßnahmen.

Sofortmaßnahmen
Alle oben aufgeführten medikamentösen Behandlungsmaßnahmen sind langfristig ausgerichtet und müssen psychotherapeutisch ergänzt werden, um erfolgversprechend zu sein.
Die oben aufgeführten psychotherapeutischen Behandlungsmaßnahmen sind langfristig ausgerichtet.

Epidemiologie
Exhibitionistische Verhaltensweisen machen ein Fünftel der Sexualdelikte aus. Verlässliche Daten zur Epidemiologie fehlen.

Verlauf
Die Störung soll im Jugend- bzw. jungen Erwachsenenalter einsetzen. Die Tatsache, dass es nur selten zu Festnahmen von über 40-Jährigen kommt, lässt auf einen Rückgang exhibitionistischer Aktivitäten in der fünften Lebensdekade schließen.

Prognose
Im Gegensatz zu den allgemein eher günstigen Verläufen typischer Täter zeigen Täter mit hirnorganischen Beeinträchtigungen, ▶ Alkoholabhängigkeit oder ▶ dissozialer Persönlichkeitsstörung Verlaufsformen mit

überdauernder paraphiler Verhaltensbereitschaft und einer Tendenz zu übergriffigem Verhalten. Für diese atypische Tätergruppe besteht also eine schlechtere Prognose.

Exogene Psychose

▶ Delir

Expert testimony

▶ Gutachten, forensische

Explizites Gedächtnis

▶ Langzeitgedächtnis

Exploration

▶ Interview, diagnostisch-klinisches

Exposition

Dr. rer. soz. Dipl. Psych. Sabine Zaudig

Synonyme
Reizkonfrontation; Flooding

Definition
Exposition ist ein verhaltenstherapeutisches Standardverfahren, in dem der Patient direkt mit einer realen oder imaginierten Darbietung eines (sub-)maximal aversiven oder angstauslösenden Reizes konfrontiert wird.

Kontraindikationen
Organische Erkrankungen, insbesondere des Herz-Kreislauf-Systems.

Schizophrene Störungen (auch in der Vorgeschichte).

Relative Kontraindikation: gleichzeitige Einnahme von ▶ Anxiolytika (vor allem Benzodiazepine).

Durchführung

Folgende **Grundprinzipien** werden verfolgt:

- direkte Konfrontation mit den symptomauslösenden Reizen (physikalische Reize, Gedanken, somatisch-physiologische Prozesse oder deren Kombination),
- langdauernde Exposition und
- gleichzeitige Reaktionsverhinderung (Verhinderung des Flucht-/Vermeidungsverhaltens).

Die Exposition kann als zeitlich massierte Behandlung an fünf bis zehn aufeinanderfolgenden Tagen mehrere Stunden täglich (massiertes Vorgehen) oder in zeitlich verteilten Behandlungseinheiten (graduiertes Vorgehen) durchgeführt werden. Exposition wird auch häufig in Gruppen durchgeführt. Nach therapeutisch geleiteter Exposition ist die eigenverantwortliche und häufige Durchführung der Exposition durch den Patienten selbst (Selbstkontrollphase) entscheidend für Generalisierung und Stabilisierung des Angstabbaus. Gelegentlich sind nach Abschluss der Therapie sog. „Booster-Sitzungen" erforderlich.

Expositionsübungen zum Abbau von Vermeidungsverhalten, einhergehend mit einer Reduktion der negativen kognitiv-emotionalen Reaktionen auf bestimmte Reize, gehören zu den hilfreichsten wie auch potentiell gefährlichsten Verfahren in der ▶ Verhaltenstherapie. Grundsätzlich ist bei der Indikationsstellung zu unterscheiden, ob eine Behandlung eher eine Exposition nach dem Desensibilisierungsprinzip oder nach der Expositions-Reaktionsverhinderungs-Methode angezeigt ist. Ersteres scheint indiziert bei Patienten mit ängstlich-vermeidender Persönlichkeitsstörung und ausgeprägter Distressintoleranz, bei Patienten mit zwanghaft-rigider Persönlichkeitsentwicklung, bei Patienten mit situationsbezogenen Ängsten im Rahmen einer generalisierten Angststörung sowie bei Patienten mit einer leistungsbezogenen, zuwendungsarmen Sozialisation.

Volltext

Unter Exposition wird eine große und heterogene Gruppe verhaltenstherapeutischer Verfahren zusammengefasst. Hauptsächlich wird Exposition angewandt bei Angst-/ ▶ Zwangsstörungen, ▶ posttraumatischer Belastungsstörung, aber auch bei ▶ Ess-Störungen und somatoformen Störungen und Abhängigkeiten. Die theoretische Erklärung der Wirkungsprinzipien der Exposition bezieht sich, ausgehend vom Zwei-Faktoren-Modell von Mowrer (1947), auf die Löschung von Angst- und Vermeidungsverhalten durch das konkrete Erleben der Ungefährlichkeit des angstauslösenden Reizes. Die Exposition ist insbesondere bei Angst-/▶ Zwangsstörungen ein ausgesprochen effektives Verfahren (Evidenzgrad I a) und kann als Methode der Wahl bezeichnet werden. 80–85 % massiv beeinträchtigter Patienten zeigen eine lang anhaltende Verbesserung, wobei der gleichzeitige Aufbau von neuem adäquaten Alternativverhalten wesentlich ist.

Wegen seiner aktiveren Konnotation wird die Verwendung des Begriffs der ▶ Konfrontation inzwischen bevorzugt, da eine aktive Teilnahme des Patienten aus motivationalen und therapeutischen Gesichtspunkten wesentlich ist.

E

Expressed Emotions (EE)

PD Dr. Dipl. Psych. Dieter Wälte
Dipl. Psych. Miriam Stein

Definition

Maß für Einstellungen und Verhaltensweisen Angehöriger gegenüber dem Patienten;

emotionales Klima in der Familie des Patienten.

Volltext

Das Expressed-Emotions-Konzept wurde in den 1960er Jahren im Zusammenhang mit einer Untersuchung von Brown (Brown et al. 1968) entwickelt, nach der eine emotional aufwühlende Atmosphäre in der Familie an ▶ Schizophrenie Erkrankter, ▶ Stress für den Patienten verursacht und so die Rückfallgefahr innerhalb der darauffolgenden neun Monate erhöht.

Die Einschätzung der Familien nach Expressed Emotions geschieht in der Regel anhand des Camberwell Family Interviews (CFI; Vaughn u. Leff 1976) auf den Variablen Häufigkeit kritischer Kommentare in der Familie bezüglich Verhaltensweisen und Persönlichkeitsmerkmalen des Patienten, allgemeine Feindseligkeit und emotionales Überengagement (hierunter fallen auch stark kontrollierende Verhaltensweisen). Die positive Korrelation zwischen hohen Expressed-Emotions-Werten und der Rezidivrate konte in zahlreichen Verlaufsstudien repliziert werden, auch bei medizierten Patienten, hier jedoch in geringerem Maß. Ein Zusammenhang zur Erstmanifestation schizophrener Erkrankungen konnte nicht nachgewiesen werden.

Die **High-EE-Verhaltensweisen** sind den betroffenen Familien häufig nicht bewusst und werden in vielen Fällen auch von Außenstehenden nicht wahrgenommen. Suboptimale familiäre Interaktionsmuster und der psychopathologische Zustand des Patienten können als sich wechselseitig bedingende Variablen in einem Teufelskreis verstanden werden. Psychotherapeutische Interventionen bzw. Programme zur psychoedukativen Familienbetreuung zielen u. a. auf eine Reduzierung des Niveaus an Expressed Emotions ab.

Das EE-Konzept ist nicht nur bei Schizophrenie (siehe dort) relevant.

Extraartikuläres Rheuma

▶ Fibromyalgie

Eye movement desensitization and reprocessing (EMDR)

Dr. phil. Dipl. Psych. Klaus Hartmann

Synonyme

Eye Movement Desensitization (EMD); Augenbewegungs-Desensibilisierung (erste frühe Bezeichnung von F. Shapiro)

Definition

Eine im engeren Sinne visuell-konfrontative, entspannende und stark unterstützende Therapiemethode mit bilateral wechselnder Sinnesreizung (induzierte Augenbewegungen, Antippen der Hände, Schnippen mit den Händen), die mit dem Ziel durchgeführt wird, die Verarbeitung und Integration traumatischer Erfahrungen neu zu orientieren. Im weiteren Sinne ein umfassenderes Therapiekonzept, das neben der eigentlichen EMDR-Technik psychodynamisch und behaviorale Behandlungsmethoden vereint. Die Verarbeitung belastender Gedächtnisinhalte und dysfunktionaler Überzeugungen im Selbstkonzept geschieht durch therapeutisch angeleitete Konzentration auf die innere Wahrnehmung.

Voraussetzung

Spezielle EMDR-Ausbildung der Ärzte und Psychologen, die das Verfahren einsetzen möchten.

Kontraindikationen

Unzureichende emotionale Belastbarkeit (körperlich, psychiatrisch), instabiler Lebenskontext

Durchführung

Der Therapeut bittet den Patienten, sich an die Gefühle der traumatischen Situation zu erinnern. Diese werden auf einer Skala von null bis zehn als wenig oder sehr belastend eingestuft. Anschließend, während der Patient sich diese Situation vorstellt, folgt er mit den Augen den Handbewegungen des Therapeuten; dabei sitzt der Therapeut seitlich versetzt zum Klienten und bewegt seine Hand mit einer Frequenz von etwa einem Hertz horizontal ca. 25–35 cm vor dessen Gesicht und zwar von der rechten zur linken Begrenzung des Gesichtsfelds und wieder zurück. Eine Reizserie beinhaltet ungefähr 24 Wiederholungen. Der Patient soll dabei alles, was im Hinblick auf das Ausgangsbild bzw. die negative Situation an Bildern, Gedanken und Körperempfindungen hervortritt, wie „aus einem fahrenden Zugabteil betrachten". Nach jeder Serie soll der Klient über entsprechende Veränderungen berichten, wobei jede geäußerte Assoziation als neues Ziel bei der Verarbeitung des Traumas wichtig sein kann. Jede Reizserie endet mit der Aufforderung, das Bild loszulassen und tief durchzuatmen.

Volltext

EMDR ist eine von Francine Shapiro 1987–1991 entwickelte Behandlungstechnik, die inzwischen weiter ausgestaltet als Psychotherapiekonzept zur Behandlung psychisch und/oder physisch traumatisierter Personen weitverbreitet eingesetzt wird. Das Spezielle bei dem grundsätzlich fokussierten Vorgehen während der Traumabearbeitung ist bei dieser Methode der Einsatz von bilateraler Stimulation (z. B. Augenbewegungen, Fingerberührungen oder akustische Signale) während des Prozesses des Wiedererinnerns. Das heute angewandte **Behandlungskonzept** beinhaltet acht umschriebene Phasen, die eine Erweiterung des üblichen phasenbezogenen Vorgehens bei psychisch Traumatisierten (Stabilisierung, Traumabearbeitung, Neuorientierung) darstellen:

- **Anamnese und Behandlungsplan** (Belastbarkeit des Patienten und Stabilität seiner Lebensumstände, klinisches Gesamtbild, Zielklärung): Anamneseerhebung und Klärung der Behandlungsindikation sowie Erstellung eines Therapieplans unterscheiden sich kaum von anderen traumabezogenen Therapieansätzen.
- **Vorbereitung** (Beziehungsklärung, Information über EMDR-Theorie und Anwendung, Entspannungstechniken, Visualisierungsübungen): Wichtige vorbereitende Bestandteile dieses Verfahrens sind u. a. der „sichere Ort", das „Stoppsignal" und die „Verankerung". Die während der EMDR-Behandlung entstehenden emotionalen und vegetativen Belastungen sollten neben diversen Entspannungsverfahren mit der Visualisierung eines „sicheren Orts" (Bild oder ein Erlebnis, welches für den Patienten beruhigend und als sicher empfunden wird) reduziert werden können. Während der Arbeit mit EMDR können erneut Affekte und Körperreaktionen (ähnlich dener der traumatischen Situation) ausgelöst werden. Darauf muss der Klient vorbereitet werden, um eine Überwältigung zu verhindern und die Durchführung der Therapie nicht zu gefährden.
- **Bewertung** (Festlegung, an welchen Bildern gearbeitet werden soll, Auswahl diesbezüglich dysfunktionaler Selbstbeurteilung und negativer Kognitionen, Auswahl positiver Kognitionen und Selbstbewertung für Verankerung): Der Patient wird aufgefordert, sich ein traumatypisches, schmerzvolles Bild (Situation) vorzustellen und dabei auftretende negative Kognitionen (z. B. negative Ansichten über sich selbst) zu verbalisieren. Anschließend wird nach einer positiven Kognition (wie sich der Patient rückbezüglich in der Situation heute sehen würde) gefragt. Diese positive Kognition wird auf einer Glaubwürdigkeitsskala (VoC-Skala = Validity of Cognition) ein-

E

geschätzt. Der Patient wird anschließend aufgefordert, sich nochmalig das Bild und die negative Kognition vorzustellen und gleichzeitig darauf zu achten, welche Emotion (und später auch welches Körpergefühl) dadurch ausgelöst wird. Diese Emotion wird auf einer SUD-Skala (Subjective Units of Disturbance) hinsichtlich ihres Belastungsgrads bewertet (dient als Ausgangswert, um die Verringerung des Belastungsgefühls durch die Reprozessierung zu dokumentieren).

- **Desensibilisierung bzw. Reprocessing** (umfasst alle Reaktionen inklusive negative Affekte während der bilateralen Stimulation): Die Desensibilisierung beinhaltet eine Aktivierung des Informationsverarbeitungssystems mittels einer bifokalen Stimulation (optisch, akustisch oder taktil); dabei konzentriert sich der Patient gleichzeitig auf zwei verschiedene Inhalte: das innerliche Vorstellungsbild mit der dazugehörigen Selbsteinschätzung und die äußerlichen Reize, die beide Hirnhemisphären stimulieren sollen. Nun erfolgen die oben beschriebenen (siehe Durchführung) EMDR-Sitzungen, wobei meist 10–15 Serien pro Sitzung durchgeführt werden. Eine Reizserie kann dann beendet werden, wenn keine weitere Veränderung eintritt, die Belastung kontinuierlich zurückgeht oder die Assoziationen einen plausiblen Abschluss gefunden haben. Nach der Reizserie wird vom Patienten erneut der Belastungsgrad seiner Emotionen eingeschätzt (SUD), der in der Regel niedriger sein sollte als zu Beginn der Behandlung.
- **Verankerung bzw. Installation** (Ersetzung der negativen Kognitionen durch positive): In der Verankerungsphase soll der Patient die positive Kognition in das ursprüngliche negative Bild integrieren und erneut eine Einschätzung auf der

VoC-Skala vornehmen (dieser Glaubwürdigkeitswert sollte sich jetzt gegenüber der ersten Messung erhöht haben). Der Patient soll sich nun wieder auf das Ausgangsbild und die positive Kognition konzentrieren; gleichzeitig wird noch einmal eine Augenbewegungsserie durchgeführt (Verankerung).

- **Körpertest** bzw. **body-scan** (positive Kognition halten und gleichzeitig mental die Körperempfindungen abtasten): Abschließend wird nachgefragt, ob eventuell Körperempfindungen aufgetreten sind, die Hinweise auf noch zu bearbeitendes traumatisches Material liefern können. Die entsprechenden Körperempfindungen können über erneute Reizserien abgeschwächt werden.
- **Abschluss** (emotionales Gleichgewicht nach jeder Sitzung anstreben, Tagebuchprotokoll für auftretende Reaktionen zwischen den Sitzungen, Entspannungs- und Visualisierungstechniken zur Gegensteuerung): Ist der Patient zum Ende der Sitzung zu stark erregt, werden Entspannungsverfahren sowie die Visualisierungstechnik des „sicheren Orts" eingesetzt.
- **Überprüfen** bzw. **Re-Evaluation** (vor jeder Sitzung zu wiederholen, überprüfen, ob Ziel erreicht wurde, Besprechung der Tagebuchnotizen): Die Sitzung endet mit einer Nachbesprechung und Hausaufgaben für den Klienten (z. B. ein Tagebuch schreiben, Erfahrungen mit Visualisierungstechniken etc.).

Eye Movement Desensitization (EMD)

▶ Eye movement desensitization and reprocessing (EMDR)

Familienaufstellung

▶ Familienskulptur

Familienskulptur

Dr. med. Igor Tominschek

Synonyme
Familienaufstellung; Skulpturarbeit

Definition
Psychotherapeutische Technik, die in der ▶ systemischen Psychotherapie verwendet wird, um zwischenmenschliche Beziehungen bildlich darzustellen. Es handelt sich dabei um die rein subjektive Sichtweise eines Systemmitglieds (z. B. eines Familienmitglieds). Durch die Familienskulptur wird deutlich, wie dieses Systemmitglied sein System (z. B. seine Familie) erlebt. Da eine Familienskulptur nicht primär an die Sprache gebunden ist, kann sie weitgehend unabhängig vom Alter, der Schichtzugehörigkeit und den damit verbundenen Sprachschwierigkeiten eingesetzt werden.

Voraussetzung
Da durch eine Familienskulptur häufig intensive Gefühle ausgelöst werden, sollte der Therapeut geschult sein, diese aufzufangen und zu bearbeiten. Er sollte bei seiner Arbeit auch die Grundhaltungen der Neutralität, Zirkularität, Ressourcenorientierung und Kundenorientierung einnehmen, die für die ▶ systemische Psychotherapie kennzeichnend sind. Aus dieser Haltung heraus ergibt sich, dass er nicht vorschnell Lösungen anbietet, sondern die Konfliktspannung einer problematischen Skulptur erst einmal aushält Eine systemische Ausbildung ist hierzu empfehlenswert.

Kontraindikationen
Es bestehen prinzipiell Kontraindikationen bei akuter Psychose, Demenz, schweren affektiven Störungen und Posttraumatischer Belastungsstörung. Allerdings sollte die Technik der Familienskulptur nur im Kontext einer ambulanten oder stationären Psychotherapie durchgeführt werden. Dadurch soll gewährleistet sein, dass durch die Familienskulptur mobilisierte Emotionen und Erkenntnisse mit dem Bezugstherapeuten nachbearbeitet werden können. **Eine Familienskulptur als isolierte psychotherapeutische Intervention kann u. U. zu psychischen Krisen und Suizidalität führen!** Daher immer eine gründliche Diagnostik vor der beabsichtigten Intervention.

Durchführung
Es gibt unterschiedliche Möglichkeiten, eine Familienskulptur durchzuführen, je nachdem in welchem Kontext gearbeitet wird:
An **Familienberatungsstellen** oder im Rahmen einer ▶ Familientherapie kann ein Familienmitglied, das nicht im Zentrum der Konflikte steht, aufgefordert werden,

seine subjektive Sichtweise der familiären Beziehungen vorzustellen. Dabei geht dieses Familienmitglied wie ein „Bildhauer" vor, der die anderen Familienmitglieder in eine bestimmte (körperliche) Position zueinander bringt. Durch Mimik, Gestik, Körperhaltung und Distanz zueinander können Machtverhältnisse, Abhängigkeiten, gegenseitige Unterstützung oder Entwertung symbolisiert werden. Es kann verdeutlicht werden, wer als isoliert bzw. integriert erlebt wird, und es können Koalitionen dargestellt werden. Hat der „Bildhauer" alle Familienmitglieder in Position gebracht, so wird die Familie aufgefordert, für einige Minuten in dieser Position zu verharren und die dabei hochkommenden Emotionen auf sich wirken zu lassen. Im Anschluss werden die einzelnen Familienmitglieder dann der Reihe nach befragt, was sie in der ihnen zugewiesenen Position erlebt haben. Die Intensität der Methode kann manchmal noch gesteigert werden, indem der „Bildhauer" jedem Familienmitglied einen kurzen Satz vorgibt, der für das Familienmitglied kennzeichnend sein sollte. Die vorgegebenen Sätze werden dann nacheinander in einer vorbestimmten Reihenfolge mehrmals wiederholt.

Im **stationären psychotherapeutischen Kontext** kann die Familienskulptur im Rahmen einer Gruppentherapie durchgeführt werden. Hierzu wählt ein Patient Gruppenmitglieder aus, die in die Rolle seiner Familienmitglieder schlüpfen. Hierzu erzählt der Patient zuerst, wie seine Familienmitglieder in der Lebensphase, die aufgestellt werden soll, zueinander stehen bzw. standen. Danach bringt er die Akteure wie oben beschrieben in Position und vergibt eventuell noch charakteristische Sätze. Nach Beendigung der Skulptur diskutieren die Gruppenmitglieder über das Erlebte. Der Patient, der die Familienskulptur gestellt hat, kann hierbei die Rolle eines Zuhörers einnehmen, indem er außerhalb des Diskussionskreises sitzt und zuhört, was die anderen über sein System erzählen.

Auch in der **Einzeltherapie** kann die Familienskulptur durchgeführt werden. So können leere Stühle stellvertretend für Familienmitglieder aufgestellt werden. Dadurch kann dem Patienten das familiäre Beziehungsgeflecht verdeutlicht werden und es können Entwicklungen antizipiert bzw. durchgespielt werden. Außerdem kann sich der Patient auf die leeren Stühle setzen und versuchen, auf diese Weise die Perspektive der anderen Familienmitglieder nachzuvollziehen.

Familientherapie

Dr. med. Igor Tominschek

Synonyme
Systemische Familientherapie; Systemische Therapie; Systemische Psychotherapie

Definition
Die Familientherapie gehört zu den **systemischen Therapieformen**. Sie untersucht das Erleben und Verhalten der einzelnen Familienmitglieder und ihre Kommunikation untereinander. Hierzu bedient sie sich unterschiedlicher Interventionsformen, die sich seit den 40er Jahren des letzten Jahrhunderts aus den verschiedenen Familientherapieschulen entwickelt haben.

Volltext
Die Familientherapie ergänzte seit den 40er Jahren des letzten Jahrhunderts die in der nordamerikanischen Psychiatrie vorherrschende intrapsychische Perspektive um systemische Aspekte (▶ systemische Psychotherapie). Starke Impulse gingen damals von sozialtherapeutisch engagierten Psychiatern, Psychologen und Sozialtherapeuten aus, die das soziale Umfeld ihrer Patienten in die Therapie einbezogen. Seit den 50er Jahren entwickelten Satir und Whitaker die erlebnisorientierte Familientherapie. Diese

versucht, das ► Selbstwertgefühl der einzelnen Familienmitglieder durch Wertschätzung zu stärken und die Kommunikation untereinander diesbezüglich zu verändern. Zentrale Methoden sind das ► Reframing und die **Skulpturarbeit** (► Familienskulptur).

Haley's **strategische Familientherapie** versteht die Familie als kybernetischen Regelkreis, in dem jedes einzelne Familienmitglied Einfluss auf die anderen hat und umgekehrt. Sie arbeitet mit Paradoxien und Hausaufgaben und hinterfragt die Rolle des Therapeuten innerhalb der verschiedenen Familiensysteme.

Boszormeny-Nagi kommt aus der psychoanalytischen Therapierichtung und begründete das **Mehrgenerationenmodell**. Er versteht das Verhalten, Erleben und auch die Symptome einzelner Familienmitglieder als Resultat von ungelösten Aufgaben und Konflikten früherer Generationen, die bis in die Gegenwart wirken. Ziel ist es, die Vermächtnisse und „Konten" der Vorfahren zu erkennen und zu klären.

In den 70er Jahren entwickelte Minuchin die **strukturelle Familientherapie** und Selvini Palazzoli das so genannte Mailänder Modell. Die strukturelle Familientherapie betont die Bedeutung von Grenzen, Strukturen und Hierarchien innerhalb der Familie. Sie untersucht z. B. wie die Rollen in einer Familie verteilt sind und problematisiert diffuse und starre Grenzen.

Das **Mailänder Modell** hatte für die Entwicklung der systemischen Therapie eine enorme Bedeutung, da es die systemischen Prinzipien des Hypothetisierens, der Zirkularität und der Neutralität formulierte (► systemische Psychotherapie). Methodisch wurde mit positiver Konnotation aller Verhaltensweisen, paradoxer Verschreibung und der Identifikation bzw. Formulierung von Familienritualen gearbeitet. Außerdem wurden ausgedehnte Abstände zwischen den Sitzungen etabliert.

Die ersten deutschen familientherapeutischen Modelle wurden von Richter, Sperling, Bauriedl und Stierlin begründet und standen in der Tradition psychoanalytischen Denkens.

Feindseligkeit

► Typ-A-Verhalten, ► Psychokardiologie

Feldenkrais-Methode

Prof. Dr. med. Volker Köllner

Definition

Bei der Feldenkrais-Methode handelt es sich um eine Lernmethode, bei der mit Hilfe bewusster Wahrnehmung eher kleiner und mit geringem Aufwand ausgeführter Bewegungen an das kindliche Bewegungsinteresse und Bewegungslernen angeknüpft wird, um so ein sicheres Gefühl für angenehme und leichte Bewegungsqualität, neue Bewegungsmuster und ein angemesseneres Körperbild zu entwickeln.

Voraussetzung und Durchführung

Die Methode setzt die Instruktion durch einen hierfür ausgebildeten Feldenkrais-Pädagogen voraus. Sie wird sowohl im Einzel- als auch im Gruppenformat durchgeführt. Sie hat ihren Stellenwert ebenso in der stationären ► Psychotherapie und der psychosomatischen Rehabilitation wie auch im ambulanten Bereich. Da sich die Feldenkrais-Methode mehr als pädagogisches Verfahren denn als Therapie versteht, wird sie ambulant häufig auch zur Selbsterfahrung und Prävention eingesetzt. Hier eignet sie sich besonders für Berufsgruppen, die ein gutes Körpergefühl benötigen und/oder häufig Zwangshaltungen ausgesetzt sind (z. B. Berufsmusiker).

Kontraindikationen

Akute ► Psychosen, Krisensituationen, nicht kooperationsfähige oder -willige Patienten.

Volltext

Die Methode wurde von dem israelischen Physiker M. Feldenkrais (1904–1984) entwickelt und hat inzwischen internationale Verbreitung gefunden. Klinkenberg weist darauf hin, dass diese Methode mit ihren deutlichen Bezügen auf die Lerntheorie der Verhaltenstherapie nahe steht, und hat in diesem Zusammenhang den Begriff „Körper-Verhaltenstherapie" geprägt. Kasuistiken und Videodokumentationen weisen auf eine Wirksamkeit der Methode bei chronischen Schmerzpatienten, ▶ Ess-Störungen sowie neurologischen Krankheitsbildern (z. B. multiple Sklerose) hin. Neben den Körpersymptomen scheinen Selbstsicherheit, ▶ Selbstwertgefühl und Ich-Gefühl positiv beeinflusst zu werden. Eine weitere empirische Absicherung der Methode ist jedoch zu fordern.

Fetischismus

PD Dr. Dipl. Psych. Dieter Wälte
Dipl. Psych. Miriam Stein

ICD-10/DSM-IV-TR-Klassifikation

ICD-10: F 65.0; DSM-IV-TR: 302.81.

Englischer Begriff

Fetishism

Definition

Sexuelle Erregung und Befriedigung durch den Gebrauch von unbelebten Objekten als Fetisch (z. B. weibliche Unterwäsche).

In letzter Zeit wird diskutiert, ob es sich beim Fetischismus tatsächlich um eine psychische Störung oder um eine Variante normalen sexuellen Verhaltens handelt. Beim bisher angenommenen Übergang von Normalität zur möglichen Paraphilie wird der Fetischismus zunehmend zur zwanghaften Handlung, bei der der Fetisch zur Voraussetzung sexueller Befriedigung wird.

Zur **Behandlung** des Fetischismus liegen bisher nur wenige Studien vor. Eine ▶ Psychotherapie wird meist nur aufgesucht bzw. ist dann indiziert, wenn der Betroffene selbst oder der Partner unter der Störung leidet, oder wenn der Betroffene – durch Diebstähle, die selbst bereits zur sexuellen Erregung beitragen können – wiederholt mit dem Gesetz in Konflikt gerät.

Die Therapie sexueller Deviationen allgemein besteht in erster Linie – neben beratenden Gesprächen, die häufig bereits als Intervention ausreichen – in integrativen Psychotherapieprogrammen mit psychodynamischen und verhaltenstherapeutischen Konzepten. Verhaltenstherapeutische Behandlungsansätze umfassen Bausteine zur Reduktion sexuell devianten Verhaltens, zur Entwicklung üblichen Sexualverhaltens, zum Aufbau sozialer Fertigkeiten und zur Rückfallprävention. Eine medikamentöse Zusatzbehandlung zur Dämpfung der sexuellen Appetenz ist in der Regel lediglich zu Beginn einer Psychotherapie oder bei Vorliegen einer ▶ Intelligenzminderung indiziert.

Fibromyalgie

Dr. med. Wolfgang Gudden

ICD-10/DSM-IV-TR-Klassifikation

Als M 79.0 im Kapitel „Krankheiten des Muskel-Skelett-Systems und des Bindegewebes" der ICD-10 beschrieben, bei einem notwendigen psychotherapeutisch/psychosomatisch strukturierten Aufenthalt in entsprechenden Einrichtungen (ambulant/teilstationär/stationär) sinnvollerweise in Kombination zu codieren mit F54 „Psychologische Faktoren oder Verhaltensfaktoren bei anderenorts definierten Erkrankungen", wobei im Verlauf der Therapie streng zu prüfen ist, ob nicht die Bedingungen einer „anhaltenden somatoformen

Schmerzstörung" (F45.4) erfüllt sind. Im letzteren Fall würde nach DSM-IV-TR zu codieren sein: 307.89 „Schmerzstörung in Verbindung mit sowohl Psychischen Faktoren wie einem Medizinischen Krankheitsfaktor, chronisch".

Synonyme
Generalisierte Tendomyopathie; Generalisierter Weichteilrheumatismus; Fibrositis-Syndrom; Extraartikuläres Rheuma

Englischer Begriff
Fibromyalgia

Definition
Begriffsgeschichte
Unter dem Begriff „Fibrositis" erstmals von William Gowers (1845–1915) 1904 beschrieben. Im Laufe der letzten ca. 40 Jahre abwechselnd als „generalisierte Tendomyopathie" (Müller 1971), polytope Insertionstendopathie (Mathies 1975) und „Weichteilrheumatismus", schließlich mit dem aus dem Amerikanischen Sprachgebrauch stammenden Begriff „Fibromyalgie" (ACR 1990) bezeichnet.
Es bestehen deutliche Zweifel an einer Krankheitsentität, da bezüglich Ätiologie und Therapie bislang unklare und teils erheblich divergierende Ansichten bestehen. Tatsächlich wirft das Störungsbild im Behandlungsalltag oft mehr Fragen auf, als dass klar definierte und einheitlich anerkannte Behandlungsrichtlinien existierten, was therapeutische Verunsicherung und Hilflosigkeit der Betroffenen- und Behandlerseite zur Konsequenz hat.

Klinik
Die Betroffenen berichten über chronische Schmerzen in Muskeln, Bindegewebe und gelenknahen Knochen des gesamten Bewegungsapparates, zusätzlich über chronische Müdigkeit, Morgensteifigkeit, Schlafstörungen und Verschiebung der Stimmung zum negativen Pol.
Die autochthon auftretende Erkrankung wird als primäre Fibromyalgie bezeich-

net, die Folgesymptomatik anderer, z. B. rheumatischer, viraler oder bakterieller Infektionserkrankungen als sekundäre Fibromyalgie
Ein anderer Einteilungsvorschlag bezieht sich auf die in der Praxis immer wieder gemachte Beobachtung, dass es neben der (großen) Gruppe der mit „life-events" befrachteten Patienten auch die von solchen persönlichen Katastrophen unbeeinträchtigten gibt.
Nicht der Fibromyalgie zugerechnet werden die myofasziale Schmerzsyndrome (palpable lokale Muskelverhärtung am Ort der Schmerzwahrnehmung kennzeichnend!), die definitionsgemäß ihren Ursprung außerhalb der Gelenkkapsel und des Periosts haben, sowie Schmerzsyndrome, die einer Muskelerkrankung im Sinne einer rheumatisch-entzündlichen oder neuromuskulären Systemerkrankung zuzurechnen sind.
Nicht wenige der Fibromyalgiepatienten hatten im Vorfeld der Krankheitsentwicklung isolierte Störungen oder Verletzungen des Bewegungsapparates, z. B. in Form von Radikulopathien (dreimal so viele operative Eingriffe wie in der Normalbevölkerung!) oder traumatischen Wirbelsäulenverletzungen. Ein schub- oder wellenförmiger Verlauf, gelegentlich jahreszeitliche Betonung in Frühjahr und Herbst werden nicht selten angegeben. Eine Auslösung bzw. Schmerzverstärkung kann beispielsweise durch (berufsbedingte) Veränderung des Schlaf- und Wachrhythmus (Schichtdienst!), Prüfungssituationen oder andere Formen „subjektiven Stresses", wie auch Reisen in oder aus unterschiedlichen Klimazonen in Gang kommen.
Beim Fehlen weiterführender klinischer, laborchemischer-(z. B. Lyme-Borreliose!) oder bildgebender Befunde handelt es sich somit bei der Diagnose einer Fibromyalgie um eine Ausschlussdiagnose.
Das „American College of Rheumatology" (ACR) hat 1990 versucht eindeutige **Kriterien zur Diagnostik der Fibromy-**

algie aufzustellen. Die große Schwierigkeit bestand darin, ein, für den betroffen Patienten deutlich im Vordergrund stehendes, subjektiv wahrgenommenes und bewertetes Symptomgebilde, nach klinischen Gesichtpunkten ausgerichtetes Klassifizierungsschema zu entwickeln. Die ACR berücksichtigte in ihrer Definition alleine das Symptom „Schmerz" (Wolfe et al. 1990):

- Schmerzen in mindestens drei (rechts und/oder links) Körperregionen.
- Dauer der Schmerzen über mindestens drei Monate.
- Elf von insgesamt 18 vorgegebenen so genannten „tender-points" (nicht „Triggerpunkte"!) müssen schmerzhaft tastbar sein.

Letztere wurden von kranial nach kaudal wie folgt festgelegt:
- Beidseits okzipital.
- HWS beidseits in Höhe HWK 5–7.
- Musculus trapezius beidseits.
- Musculus supraspinatus beidseits.
- Zweite Rippe beidseits.
- Epicondylus humeri lateralis beidseits.
- Crista iliaca beidseits.
- Trochanter major beidseits.
- Knie beidseits.

Die Prüfung der „**tender-points**" bei der körperlichen Untersuchung sollte mit einem gleichbleibenden Druck von 4 kp/cm^2, idealerweise mit einem „Druckdolorimeter" (starke interindividuelle Messunsicherheiten bei Fingerdruck!) erfolgen. Es wird deutlich, dass zur Diagnosestellung eine eingehende Schmerzanamnese und -analyse zwingend notwendig sind. Die Erhebung eines psychopathologischen Befunds vor dem Hintergrund der Lebensgeschichte (Lernerfahrungen!) gehört ebenso dazu wie der Ausschluss einer durch Zusatzuntersuchungen zu fassenden Erkrankung. **Differentialdiagnostisch** kämen in Betracht:
- Chronisch entzündliche, z. B. rheumatische Krankheiten.

- Virale Infektionen.
- Degenerative Wirbelsäulenerkrankungen mit radikulärer Symptomatik.
- Muskuläre systemische Erkrankungen.
- Myositiden.
- Kollagenosen.
- Somatoforme Störungen.

Gerade der Übergang zur letzten Gruppe erscheint fließend; einige Autoren sehen durchaus einen erheblichen Prozentsatz (bis zu 35 %) der Fibromyalgiepatienten als Patienten mit einer „anhaltenden somatoformen Schmerzstörung". Enge Verbindungen zum „▶ Burn-out-Syndrom" und „▶ Chronic-fatigue-Syndrom" werden wiederholt postuliert.
Die strenge Beschränkung der ACR-Definition auf das Symptom „chronischer Schmerz" berücksichtigt bei der Fibromyalgie nur unzureichend eine Vielzahl von heterogenen und im klinischen Alltag häufig zu beobachtenden **„assoziierten" Symptomen**, die sich teilweise erst im Verlauf der Erkrankung entwickeln und an Intensität und Anzahl zunehmen können:

Gruppe der vegetativen Symptome
Z. B. Mundtrockenheit, Schweißausbrüche, Hautrötung, Übelkeit, kalte Finger und Zehen, Stuhlgangbeeinträchtigung (ca. 30 % der Betroffenen), kardiale Rhythmusstörungen, Palpitationen, Dysmenorrhoe, Dysurie, funktionelle Atembeschwerden, roter Dermographismus, orthostatische Beschwerden.

Gruppe der neurologischen Symptome
Z. B. Kopfschmerzen (ca. 50 % der Betroffenen), Parästhesien (ca. 60 % der Betroffenen), Tremor.
Die von einigen Autoren beschriebene Nähe einer nächtlichen kombinierten Unruhe- und Schmerzsymptomatik von Fibromyalgiepatienten zum gut abgrenzbaren „Restless-legs-Syndrom" sollte eher an Muskelkrämpfe, myalgieforme Schmerzen u. Ä. denken lassen.

F

Gruppe der neuro-psychiatrischen Symptome

Z. B. Konzentrationsschwäche, Erschöpfung, Leistungseinbußen, Gewichtsveränderungen, Globusgefühl, Schlafstörungen (in der Regel im Sinne von Insomnien mit Klagen über Durchschlafstörungen oder schlechter Schlafqualität, weniger Einschlafstörungen), Bruxismus, Befürchtungen und Ängste, Depressionen.

In der Summe kann nicht selten zusätzlich beobachtet werden eine:

„Gruppe der progredienten beeinträchtigenden sozialen Folgen"

Partner- und familiäre Konflikte, Bedrohung oder Verlust von Arbeitsplatz, Verstärkung der Schmerzsymptomatik bei fehlenden Bewältigungsstrategien und reaktiver Überkompensation, drohender sozialer Abstieg.

Bezüglich der Persönlichkeitsstruktur wurde von verschiedenen Autoren auf zwanghafte, depressive, hypochondrische und histrionische Züge hingewiesen. Etliche der Betroffenen besäßen Ehrgeiz, ausgeprägtes Gerechtigkeitsgefühl sowie bei hohem sozialen Engagement gering entwickeltes Selbstwertgefühl. In einem psychophysiologischen Erklärungsmodell eines Konflikts zwischen Selbst- und Fremdbeherrschung auf der einen und einer dienendaufopfernden Haltung auf der anderen Seite wird die Entstehung einer gehemmten Aggressivität mit der Folge eines ständig erhöhten Muskeltonus (entsprechend dem Bild eines dauerhaft „stressinduzierten" Sympathikotonus) entwickelt.

In den letzten Jahren wurden große Anstrengungen unternommen, im Rahmen der Erarbeitung valider physiologischer Stressverarbeitungsmodelle tragfähige Hypothesen für so heterogen erscheinende, „ausufernde" pathologische Störungsbilder wie das der Fibromyalgie zu entwickeln. Der Kern bisheriger Erkenntnisse besagt, dass frühe (und biologisch gesehen wohl existentiell bedrohliche) Stresserfahrungen (katastrophal und/oder rezidivierend) den physiologischen Reifungsprozess von adäquaten Reaktionsmustern auf Stress (im „sozialnormalen" Alltag) unmöglich macht, insbesondere im Sinne einer angemessenen Schmerzverarbeitung (Egle et al. 2004).

Die in dieser Hinsicht „unwissenden" Patenten (da nie erlernt!) reagieren auf der körperlichen Ebene automatisiert mit einer gegenüber „normal" reduzierten Wahrnehmungsschwelle für Schmerz und werden immer wieder neu durch nachfolgende „Überlastungssituationen" verstärkt („getriggert"). Dieses dysfunktionale Verhalten einer inadäquaten Schmerzverarbeitung kann Gegenwart und Zukunft lebenslang qualitativ negativ beeinträchtigen (vergleiche das ätiopathogenetische Modell zur ▶ PTSD).

Therapie

Die weitaus überwiegende Mehrzahl der oben beschriebenen Patienten hat eine Fülle von teils umfangreichen diagnostischen und therapeutischen, nicht selten invasiven Maßnahmen vor sich, wenn sie sich erstmals mit der zunächst „einfachen" Schmerzsymptomatik in ärztliche Behandlung begeben. Ein hoher Prozentsatz der Betroffenen attribuiert stark somatisch, lehnt zunächst, mittelfristig oder langfristig psychische Komponenten oder gar Auslöser für das Beschwerdebild häufig ab. Nicht selten führt das vergebliche Suchen nach einer subjektiv akzeptablen (und befriedigend behandelbaren!) Diagnose noch zur Verstärkung. Obwohl dies erwartet, oft gefordert und von vielen Ärzten auch versucht wird, sind vergleichsweise nur wenige Patienten eindeutig positiv mit pharmakologischen Mitteln zu beeinflussen, je nach Wirkung mit unterschiedlichen und wechselnden Medikamenten und Dosierungen. Damit wird nicht selten im Zuge eines polypragmatischen Therapieversuchs die Gefahr eines entgleitenden Analgetikagebrauchs erhöht. Physikalische Maßnahmen lassen sich nicht schematisch festlegen, Wärme kann im einen Fall lindernd wirken, führt im anderen zur Schmerzverstärkung. Gleiches gilt für Kälteanwendung bis hin zur „Kältekammer" und für die Qualität „trocken" oder „feucht".

Zahlreiche andere Behandlungsmethoden können immer wieder auch spektakuläre Erfolge bringen, was angesichts der diskutierten Pathogenesemodelle nicht verwundert.

Nahezu alle Empfehlungen laufen auf ein **multimodales Therapieangebot** hinaus (AWMF-Leitlinien-Register: Fibromyalgie, Nr. 038/006), wobei einer körperorientierten, die Eigenwahrnehmung und aktive Konfliktlösungsstrategie fördernden Form ebenso Gewicht zukommt wie einer psychotherapeutischen Führung (Lebensgeschichte, schmerzauslösende und -unterhaltende Bedingungen, Negativerfahrungen in Kindheit und Jugend) und z. B. der Einbindung in eine (Vertrauen und Stabilität fördernde) Selbsthilfegruppe. Themen von Gruppensitzungen und Selbsthilfegruppen könnten sein:

- Schwierigkeiten, Konflikte in anderen Bereichen als dem des (eigenen) Schmerzes sehen zu können.
- Bestreben, es allen recht machen zu wollen.
- Schwierigkeiten, genießen zu können.
- Unfähigkeit/Schwierigkeit, negativ bewertete Gefühle wahrnehmen zu können.
- Befürchtung, mühsam errungene Selbständigkeit zu verlieren.
- Bemühen, ein psychophysiologisches Erklärungsmodell anstelle einer (ausschließlich) somatischen Attribution annehmen zu können.

Die Möglichkeit, mit anderen Betroffenen gemeinsam schmerzdistanzierende Bewältigungsverfahren erlernen zu können, wird von etlichen Patienten als autonomiefördernd und hilflosigkeitreduzierend berichtet. Hierzu gehört auch die Teilnahme an sportlichen Gemeinschaftsaktivitäten. Im Gegensatz zur weitverbreiteten Ansicht werden viele Patienten mit diesem Störungsbild von Entspannungsverfahren zunächst nicht profitieren können, da sie subjektiv „sichere" Bedingungen benötigen, um sich auf das „Abenteuer der Abgabe von Kontrolle" (was ja „Entspannen" bedeutet!) einlassen zu können. Umgekehrt signalisiert die Bereitschaft des Fibromyalgiepatienten, sich auf eine Entspannungstechnik einzulassen, Vertrauen in die therapeutische Beziehung, was psychotherapeutisch z. B. validierend für die Entwicklung eines psychophysiologischen plausiblen Genesemodells der Störung und nachfolgend für Verhaltensmodifikationen in der Schmerzwahrnehmung und -bewältigung genutzt werden kann.

Bewertung und Wirksamkeit

Wie aus den obigen Ausführungen ersichtlich gibt es keine evidenzbasierten Therapieempfehlungen, obwohl gerade angesichts der teilweise überaus komplexen Störungsbilder klare Bewertungsmaßstäbe wünschenswert wären. Im Zuge einer zunehmenden Restriktion unseres Gesundheitssystems drohen gerade Betroffene mit diesem Krankheitsbild lange im „Irrgarten von Diagnostik und Therapieversuchen" zu chronifizieren und unangemessene Behandlungen zu erwarten und zu bekommen. Hierzu gehört auch die unzureichende oder fehlinterpretierte Erhebung der Lebensgeschichte, als dem vielleicht wichtigsten Prädiktor eine Fibromyalgie in Betracht zu ziehen. Durch die manchmal schier nicht zu leistende Aufgabe, somatische von psychischen Anteilen zu trennen, werden den Patienten durch jede neue diagnostische Maßnahme beständig „Doppelbotschaften" (häufig lebensgeschichtlich vertraut und daher selten kritisch reflektiert) präsentiert („Lassen Sie uns doch noch da nachschauen!"). Vermutlich besteht in stationären Einrichtungen mit Erfahrung in der Behandlung dieser Patienten am ehesten die Chance, den oben genannten Teufelskreis zu durchbrechen, wobei die Herausnahme aus dem sozialen Kontextgefüge und räumliche Distanz zum familiären Umfeld für die Dauer des stationären Aufenthalts im Sinne einer Validierungsmöglichkeit bisheriger lebensgeschichtlicher Erfahrungen sich noch zusätzlich positiv auswirken dürfte.

Sofortmaßnahmen

Keine eindeutig als wirksam belegten pharmakologischen Therapieempfehlungen! Wohl Erfolge (vorübergehend) in Einzelfällen mit lokalanästhetischen Infiltrationen, ▶ trizyklischen Antidepressiva, ▶ SSRI, zentral wirksamen Analgetika. Nicht sinnvoll: Kortikosteroide, Benzodiazepine (Muskelrelaxation!), operative Eingriffe an der Wirbelsäule.

Epidemiologie

Die Angabe der Zahlen schwankt zwischen 1 und 3 % der Betroffenen der Gesamtbevölkerung; Frauen sind deutlich mehr betroffen (ca. 7 : 1), nicht selten mehrere Frauen innerhalb einer Familie. Krankheitsbeginn zwischen dem 30. und dem 40. Lebensjahr, kontinuierliche Verstärkung der Beschwerden im Verlauf.

Verlauf

Wie aus den obigen Ausführungen ersichtlich häufig chronische Verläufe, nicht selten „Doctor-shopping", Invalidisierung nicht selten.

Als **prognostisch günstig** können für eine multimodale Therapie der Fibromyalgie gelten (Hausotter 2002):
- Hohe Motivation in die Therapie.
- Frühe Sensibilität für psychosomatische Wirkzusammenhänge in der Krankheitsentwicklung.
- Keine psychiatrische Komorbidität.
- Auslösung und Aufrechterhaltung der Symptome durch negative Verstärker.
- Weitgehend intaktes soziales Umfeld.
- Fähigkeit, den Therapiebedingungen vertrauen zu können.
- Gesicherte wirtschaftliche Bedingungen.

Als **prognostisch ungünstig** müssen angesehen werden:
- Passive oder resignative Erwartungshaltung.
- Angst vor Veränderung.
- Komorbidität psychiatrischer Erkrankungen.
- Ungesicherte oder gefährdete wirtschaftliche Existenz.
- Krankheitsgewinn.
- Auslösung und Aufrechterhaltung der Symptome durch positive Verstärker.
- gestörtes oder bestrafendes soziales Umfeld.

Auffallend erscheint bei vielen dieser Patienten die „subjektive Gewissheit" einer **Arbeits- und/oder Erwerbsunfähigkeit**, insbesondere, wenn z. B. nach einer Fülle somatischer Behandlungsversuche die Betroffenen in eine psychosomatische Klinik, möglichst bei laufendem (oder vielleicht schon einmal oder mehrfach abgelehntem) Rentenverfahren geschickt werden. Es erweist sich als immer wieder außerordentlich schwierig, im Rahmen einer Umattribuierung Neugier und damit Motivation bei den Patienten für die eigene Lebens- (und damit vielfach Leidens-)geschichte und somit Interesse an einem „neurobiopsychosozialen" Krankheitsmodell zu erwecken. Die an diesem Punkt vielfach zu beobachtende hemmende und abwehrend-misstrauische Grundhaltung („Die wollen mir auch nicht abnehmen, dass ich wegen meiner Fibromyalgie nicht mehr arbeiten kann und deswegen die Rente beantrage!") kann vielleicht dadurch beeinflusst werden, dass eine genaue Exploration der psychisch auslösenden Bedingungen einer – dann „chronischen Schmerzerkrankung" – sehr wohl zur Möglichkeit einer Leistungsminderung im rentenrechtlichen Sinne führen kann. Nur dann könnte die „Beweislast" vom Patienten abfallen und ihm erlauben, sich auf, einer weiteren Chronifizierung entgegenwirkenden, Verhaltensänderungen einzulassen.

F

Fibrositis-Syndrom

▶ Fibromyalgie

First rank symptoms

▶ Symptome 1. Ranges

Flashbacks

▶ Nachhallzustände (Flashbacks)

Flooding

▶ Exposition

Floride Symptomatik

▶ Positivsymptome

Floride Symptome

Dr. med. Ute Siebel-Jürges

Synonyme
Produktive Symptome; Akute Symptome

Definition
Allgemeine Bezeichnung für eine auffallende, auffällige („blühende") Symptomatik einer psychotischen Störung. Hiermit werden in erster Linie produktive psychotische Symptome bezeichnet wie z. B. ▶ Wahn oder ▶ Halluzinationen, die man auch als Positivsymptomatik einer schizophrenen Störung beschreibt.

Querverweis Krankheit
Schizophrenie; Schizoaffektive Störung; Akute psychotische Störung; Organische Halluzinose; Organische wahnhafte Störung; Anhaltende wahnhafte Störung

Fluoxetin

Prof. Dr. med. Ulrich Hegerl

Medikamentengruppe
Selektive Serotonin-Wiederaufnahmehemmer

Produktnamen
Fluctin

In Deutschland zugelassene Indikationen
Depressive Erkrankungen unterschiedlicher Genese; ▶ Zwangsstörungen

Sonstige Anwendungsgebiete
Bulimie

Pharmakokinetik
Überwiegend hepatischer Metabolismus, Halbwertszeit ca. zwei bis sieben Tage, aktiver Metabolit Norfluoxetin mit Halbwertszeit von 4–15 Tagen.

Dosierung
Beginn mit 20 mg als morgendliche Einmalgabe, bei fehlendem Ansprechen nach vier Wochen auch Dosissteigerungen bis 60 mg pro Tag möglich. Niederer dosieren bei Lebererkrankungen und höherem Lebensalter.

Kontraindikationen
Kombination mit ▶ MAO-Hemmern; bei ▶ Suizidalität ist initiale Antriebssteigerung ohne ausreichende Stimmungsaufhellung möglich (eventuell Kombination mit ▶ Benzodiazepinen). Bei Diabetikern Gefahr der Hypoglykämie (Dosisanpassung bei oralen Antidiabetika oder Insulin); selten allergi-

sche Hautveränderungen, z. T. im Rahmen von systemischer Reaktion.

Nebenwirkungen
Initial häufig Übelkeit und Kopfschmerzen. Weitere Nebenwirkungen sind Ejakulationsstörungen, vereinzelt Störung der Sekretion des antidiurethischen Hormons mit Hyponatriämie, innere Unruhe, Agitiertheit, Mundtrockenheit, Schlafstörung, vereinzelt auch extrapyramidal-motorische Symptomatik.

Wechselwirkungen
Pharmakodynamische Wechselwirkungen mit anderen Serotoninagonisten (MAO-Hemmer, Sumatriptan, Tryptophan) mit Gefahr eines ▶ Serotoninsyndroms. Bei Umstellung von Fluoxetin auf MAO-Hemmer fünfwöchige Auswaschphase.
Bei Gabe oraler Antikoagulantien ist mit einer Verstärkung der Gerinnungshemmung zu rechnen.
Verzögerte Ausscheidung und erhöhte Plasmakonzentration von ▶ trizyklischen Antidepressiva, ▶ Neuroleptika, ▶ Benzodiazepinen, Phenytoin, Carbamazepin; weitere Wechselwirkungen sind möglich.

Wirkmechanismus
Erhöhung der zentralen serotonergen Neurotransmission durch selektive Hemmung der Wiederaufnahme von Serotonin in das präsynaptische Neuron nach Freisetzung in den synaptischen Spalt. Fluoxetin entfaltet seine antidepressive Wirkung mit einer Latenz von zwei bis vier Wochen. Die volle antidepressive Wirksamkeit besteht oft erst nach vier bis sechs Wochen. Etwa 50–70 % der Patienten zeigen eine Remission. Kommt es nach vierwöchiger Behandlung mit der Initialdosis zu keiner klinischen Besserung, ist eine Dosiserhöhung und bei Erfolglosigkeit nach weiteren zwei Wochen eine Umsetzung auf ein Antidepressivum aus einer anderen Wirkstoffgruppe zu empfehlen.

Fluvoxamin

Prof. Dr. med. Ulrich Hegerl

Medikamentengruppe
Selektive Serotonin-Wiederaufnahmehemmer

Produktname
Fevarin

In Deutschland zugelassene Indikationen
Depressive Erkankungen; ▶ Zwangsstörungen

Pharmakokinetik
Überwiegend hepatischer Metabolismus, Halbwertszeit ca. 17–22 Stunden, Hauptmetaboliten ohne pharmakologische Aktivität.
Fluvoxamin ist ein starker Hemmer von CYP 1A2 und CYP 2C19, die für die Metabolisierung einer Reihe von ▶ Psychopharmaka verantwortlich sind.

Dosierung
Beginn mit 50 mg pro Tag, Erhöhung nach einer Woche auf 100 mg pro Tag möglich; bei Zwangsstörungen bis zu 300 mg pro Tag.

Kontraindikationen
Kombination mit ▶ MAO-Hemmern; bei ▶ Suizidalität ist initiale Antriebssteigerung ohne ausreichende Stimmungsaufhellung möglich (eventuell Kombination mit Benzodiazepinen).

Nebenwirkungen
Initial häufig Übelkeit und Kopfschmerzen. Weitere Nebenwirkungen sind Ejakulationsstörungen, vereinzelt Störung der Sekretion des antidiuretischen Hormons mit Hyponatriämie, innere Unruhe, ▶ Agitiertheit, Mundtrockenheit, ▶ Schlafstörung,

vereinzelt auch extrapyramidal-motorische Symptomatik.

Wechselwirkungen

Da Fluvoxamin die Isoenzyme CYP 1A2 und CYP 2C19 hemmt, wird der Abbau einiger Psychopharmaka gehemmt (z. B. ▶ trizyklische Antidepressiva, ▶ Clozapin, ▶ Olanzapin). Dies kann zu deutlichen Spiegelerhöhungen dieser Psychopharmaka führen, was in Anbetracht der relativ geringen therapeutischen Breite dieser Psychopharmaka und möglicher kardialer Nebenwirkungen problematisch ist. Eine Kombination sollte deshalb unter Plasmaspiegelkontrolle und bei reduzierter Dosierung erfolgen. Die gezielte Nutzung der hemmenden Wirkung von Fluvoxamin auf die Isoenzyme zur Erhöhung der Plasmaspiegel z. B. von Clozapin, wie dies vereinzelt propagiert worden ist, erscheint insgesamt problematisch und risikobehaftet.

Pharmakodynamische Wechselwirkungen mit anderen Serotoninagonisten (MAO-Hemmer, Sumatriptan, Tryptophan) mit Gefahr eines ▶ Serotoninsyndroms. Weitere Wechselwirkungen siehe Fachinformation.

Wirkmechanismus

Erhöhung der zentralen serotonergen Neurotransmission durch selektive Hemmung der Wiederaufnahme von Serotonin in das präsynaptische Neuron nach Freisetzung in den synaptischen Spalt. Fluvoxamin entfaltet seine antidepressive Wirkung mit einer Latenzzeit von ein bis zwei Wochen. Die volle antidepressive Wirksamkeit besteht oft erst nach vier bis sechs Wochen. Etwa 50–70 % der Patienten zeigen eine Remission. Kommt es nach zweiwöchiger Behandlung mit der Initialdosis zu keiner klinischen Besserung, ist eine Dosiserhöhung und bei Erfolglosigkeit nach weiteren zwei Wochen eine Umsetzung auf ein ▶ Antidepressivum aus einer anderen Wirkstoffgruppe zu empfehlen.

Focal psychotherapy

▶ Fokaltherapie, psychoanalytische

Fokaltherapie, psychoanalytische

Dipl. Psych. Dr. phil. Hermann Böttcher

Synonyme

Focal psychotherapy; Psychoanalytische Kurztherapie

Definition

Psychoanalytische Fokaltherapie ist eine Form der **Kurzpsychotherapie**, die sich als aktive Behandlungstechnik kürzer als die klassische ▶ Psychoanalyse auf einen definierten neurotischen Hauptkonflikt, den Fokus, konzentriert.

Ziel der therapeutischen Arbeit mit dem Fokus ist es, den inneren unbewussten Konflikt zu erkennen und dem Patienten schrittweise deutend aufzuzeigen (Lachauer 2004).

Voraussetzung

Der Fokus ist eine vom Therapeuten **speziell herausgearbeitete Hypothese** über die unbewussten Hintergründe der aktuellen Symptomatik des Patienten, um die Kurzpsychotherapie auf diesen Schwerpunkt zu richten. Mittel zur Fokusformulierung für den Therapeuten ist der **„Fokalsatz"**, der aus zwei Teilen besteht: Benennung oder Beschreibung der Symptomatik sowie eine psychodynamische Hypothese über die unbewussten Motivationen der Symptomatik; beide Teile werden mit „weil" verbunden, um die Frage nach dem Sinn der Symptomatik zu beantworten.

Beispiel: „Ich muss mich immer passiv verhalten und meine echten Gefühle verbergen, weil ich glaube, nur so die Erwartungen anderer zu erfüllen, und merke nicht, dass ich genau dadurch, so wie früher von meiner

Mutter, zurückgewiesen werde." (Lachauer, 1999)

Eine Formulierung als „einfühlende Arbeitshypothese" sollte in der Sprache des Patienten erfolgen, um sein inneres Erleben mit seinen Konflikten, Ängsten, Zwängen und seinem Leid zu erfassen.

Volltext

Der Fokus ist von einer Deutung zu unterscheiden, obwohl er wie eine Deutung formuliert ist; eine Mitteilung an den Patienten ist nicht vordergründig beabsichtigt. Der Fokus ist vielmehr Arbeitshypothese und Leitlinie der Behandlung für den Therapeuten (Fokus als „Deutung auf Vorrat", Klüwer 2004).

Um den aktuellen Stand der Therapie zu reflektieren, wurde die Heidelberger Umstrukturierungsskala entwickelt (Grande et al. 2001). Sie enthält in sieben Stufen differenzierte diagnostische Beschreibungen der psychischen Situation des Patienten von der Nichtwahrnehmung eines offensichtlich vorhandenen Fokus über Anerkennung und Erkundung des Fokus bis zur Neuordnung des Fokusbereichs und die Auflösung des Fokus.

An der Entwicklung der Fokaltherapie, die Ergebnis eines Forschungsprojekts der Tavistock-Klinik in London ist, sind viele Psychoanalytiker bis zur Gegenwart beteiligt. Balint (1973) beschreibt in der bekannt gewordenen Kranken- und Behandlungsgeschichte von Mr. Baker den Fokus und die Fokaltherapie mit einer die Behandlung kreativ begleitenden Arbeitsgruppe von Psychoanalytikern bis zur Auflösung des unbewussten Konflikts seines Patienten. Klüwer realisierte dieses Arbeitsprinzip als Fokalkonferenz seit 1965 am Sigmund-Freud-Institut Frankfurt. 1963 erschien die „Psychoanalytische Kurztherapie" von Malan.

Vergleichbare Konzeptionen sind u. a. die analytischen Kurzpsychotherapien, von Strupp (1984) als „Zyklisches Fehlanpassungsmuster" (CMP) und von Luborsky (1978) als „Zentrales Beziehungskonfliktthema" (ZBKT) bezeichnet.

Folie à deux

Dr. med. Christian Prüter

Synonyme

Induzierter Wahn (F24 nach ICD-10); Symbiontischer Wahn

Definition

Diese Form des ▶ Wahns entsteht durch Übernahme der Wahnvorstellungen eines in enger Lebensgemeinschaft wohnenden wahnhaften Kranken, zu dem meist eine enge emotionale Beziehung besteht. Die Wahnvorstellungen des primär Kranken werden kritiklos akzeptiert und weiter ausgebaut. Beide Partner verstärken sich wechselseitig in ihrem ▶ Wahn. Sowohl beim dominierenden Partner als auch bei der induzierten Person sind die Wahnphänomene in der Regel chronisch und entweder ▶ Verfolgungs- oder ▶ Größenwahn. Fast stets leben die beiden betroffenen Personen in einer ungewöhnlichen Beziehung und sind durch Sprache und Kultur von anderen isoliert, wobei die induzierte Person meist abhängig und unterwürfig gegenüber dem Partner mit der genuinen ▶ Psychose ist.

Querverweis Krankheit

Während die dominierende Person im Allgemeinen an einer ▶ Schizophrenie leidet, wird die wahnhafte Symptomatik bei der induzierten Person diagnostisch zumeist unter die ▶ anhaltende wahnhafte Störung subsumiert.

Folie à trois

▶ Wahn, induzierter

Forensic psychiatry

► Forensische Psychiatrie

Forensik

► Forensische Psychiatrie

Forensische Psychiatrie

Dr. med. Elmar Habermeyer

Synonyme
Gerichtspsychiatrie; Forensik; Forensic psychiatry

Definition
Teilbereich der Psychiatrie, in dem sich Psychiater als Gutachter mit der Darstellung juristisch relevanter Auswirkungen psychischer Störungen, aber auch mit der Behandlung strafrechtlich in Erscheinung getretener psychisch gestörter Personen beschäftigen.

Störungsaspekt
Im Rahmen von Begutachtungen setzt sich der forensische Psychiater mit unterschiedlichsten Störungen auseinander.

Volltext
Die forensische Psychiatrie operiert im Grenzgebiet zwischen Psychiatrie und Recht. Sie steht, wie schon die Abstammung des Begriffs Forensik vom lateinischen forum = „Markt" (begründet in der früheren Rechtsprechung auf öffentlichen Plätzen) verdeutlicht, in der Öffentlichkeit. Es ergibt sich ein Spagat zwischen psychiatrischer Expertise, die unabhängig, objektiv und für den medizinischen Laien verständlich und nachvollziehbar zu erstatten ist, und juristischen Sachverhalten (► psychiatrische Gutachtenerstellung). Für den Bereich der Therapie im forensisch-psychiatrischen

Maßregelvollzug ergibt sich die Schwierigkeit, fachpsychiatrische Therapieüberlegungen mit den rechtlichen Rahmenbedingungen und den Sicherheitsinteressen der Allgemeinheit in Einklang zu bringen. Der Deutschen Gesellschaft für Psychiatrie, Psychotherapie und Nervenheilkunde ist es mittlerweile gelungen, Kriterien zur Qualifikation für eine Zertifizierung Forensische Psychiatrie vorzulegen, die Grundlage für eine Zusatzbezeichnung des psychiatrischen Fachgebiets werden sollten.

Freitod

► Suizid

Fremdgefährdung

Dr. med. Elmar Habermeyer

Definition
Die durch Symptome einer psychischen Störung hervorgerufene akute Gefährdung der Gesundheit fremder Personen, wobei hier prinzipiell jede Person, außer der des Kranken, gemeint ist.

Störungsaspekt
Die Fremdgefährdung ist nicht auf bestimmte Störungsbilder beschränkt und wird in der öffentlichen Wahrnehmung auch oft überschätzt. Dennoch besteht insbesondere für das nähere familiäre Umfeld und die Behandler von Wahnkranken und Süchtigen ein erhöhtes Risiko, Opfer von störungsbedingten Aggressionen zu werden.

Volltext
Die krankheitsbedingte akute Fremdgefährdung rechtfertigt gemäß der Bestimmungen der Ländergesetze zum Schutz von Psychisch Kranken (psychKG) die stationäre Unterbringung Betroffener. Im Kontext des ► Betreuungsrechts kommt die Fremdgefährdung nicht zum Tragen, da die dortigen

Bestimmungen ausschließlich zum Schutz des Betroffenen dienen.

Fressanfall

▶ Essattacke, psychogen

Fressattacke

▶ Essattacke, psychogen

Frotteurismus

PD Dr. Dipl. Psych. Dieter Wälte
Dipl. Psych. Miriam Stein

ICD-10/DSM-TR-IV-Klassifikation
ICD-10: F65.8; DSM-IV-TR: 302.89.

Englischer Begriff
Frotteurism

Definition
Sexuelle Erregung durch Berühren oder Sich-Reiben an einer unbekannten, nicht einwilligenden Person oder entsprechende Gedanken über einen längeren Zeitraum hinweg. Frotteuristen sind meist Männer, die Orte mit Menschenansammlungen wie öffentliche Verkehrsmittel oder Aufzüge aufsuchen. Die Handlungen bleiben fast immer juristisch ungeahndet, da die Opfer in der Regel unmittelbar körperliche Distanz herstellen.

Therapie
Der Frotteurismus gehört zu den Paraphilien (sexuellen Deviationen) und wird diagnostiziert, wenn über einen Zeitraum von mindestens sechs Monaten für die sexuelle Erregung und zur sexuellen Befriedigung das Berühren oder Sich-Reiben an unbekannten Personen oder entsprechende Gedanken vorliegen. Zur Behandlung des Frotteurismus liegen bisher nur wenige Studien vor.

Die Therapie sexueller Deviationen allgemein besteht in erster Linie – neben beratenden Gesprächen, die häufig bereits als Intervention ausreichen – in integrativen **Psychotherapieprogrammen** mit psychodynamischen und verhaltenstherapeutischen Konzepten. Verhaltenstherapeutische Behandlungsansätze umfassen Bausteine zur Reduktion sexuell devianten Verhaltens, zur Entwicklung üblichen Sexualverhaltens, zum Aufbau sozialer Fertigkeiten und zur Rückfallprävention. Eine **medikamentöse Zusatzbehandlung** zur Dämpfung der sexuellen Appetenz ist in der Regel lediglich zu Beginn einer ▶ Psychotherapie oder bei Vorliegen einer ▶ Intelligenzminderung indiziert.

Sofortmaßnahmen
Sofortmaßnahmen sind in der Regel nicht notwendig. Falls der Betroffene allerdings mit anderen Personen wegen seines Verhaltens in Konflikt gerät, kann es zu dekompensierten Reaktionen kommen. Dann sind psychoedukative Interventionen (siehe ▶ Psychoedukation) und entlastende Gespräche indiziert.

Frühkindlicher Hirnschaden

▶ Minimale zerebrale Dysfunktion (MZD)

Frühverwahrlosung

▶ Hospitalismus

Fugue, dissoziative

Dr. med. Christian Prüter

ICD-10/DSM-IV-TR-Klassifikation
ICD-10: F 44.1; DSM-IV-TR: 300.13

Englischer Begriff
Dissociative fugue

Definition

Begriffsgeschichte
Frz. fugue = „Flucht". Klassische Erstbeschreibung von W. James über den Reverend Ansel Bourne. Im Weiteren siehe ▶ dissoziative Störungen.

Klinik
Die Störung ist durch ein plötzliches und unerwartetes Verlassen der häuslichen Umgebung gekennzeichnet, wobei der Betroffene sich dessen nicht bewusst ist. An einem fremden Ort angetroffen ist der Kranke nicht in der Lage, zur persönlichen Vergangenheit Angaben zu machen. Das persönliche Identitätserleben ist gestört, der Patient nimmt häufig während der Episode eine neue Identität als Person an. Der Identitätswechsel ist aber nicht obligat; pathognomonisch ist vielmehr der Verlust der bisherigen personalen Identität. Für den Zeitraum der Fugue besteht zumeist eine dissoziative ▶ Amnesie. Außenstehenden erscheint das Verhalten durchaus geordnet und zielgerichtet, die Betroffenen bewegen sich in der sozialen Umgebung meist völlig integriert und angepasst. Wichtig ist die differentialdiagnostische Abgrenzung zu den postiktal auftretenden ziellosen Wanderzuständen bei komplex-partiellen epileptischen Anfällen mit retrograder Amnesie und Desorientiertheit, sowie Drogen- oder alkoholinduzierte Fugues.

Therapie
Siehe ▶ dissoziative Störungen.

Sofortmaßnahmen
Da die Patienten sich im Allgemeinen erst nach Abklingen des Syndroms an einen Psychiater wenden oder vorgestellt werden, sind Sofortmaßnahmen selten angezeigt; im Wesentlichen gilt das bei den ▶ dissoziativen Störungen beschriebene Vorgehen.

Epidemiologie
Es existieren kaum verlässliche epidemiologische Studien, so dass Angaben zur Prävalenz in der Allgemeinbevölkerung nicht möglich sind. Es besteht Einigkeit darin, dass die dissoziative Fugue im Vergleich z. B. zur dissoziativen Amnesie wesentlich seltener auftritt, aber im Krieg, nach Naturkatastrophen oder Gewalteinwirkungen häufiger zu sein scheint.

Verlauf
In der Regel ist sowohl der Beginn wie das Ende einer dissoziativen Fugue plötzlich. Nicht selten erfolgt die Remission nach einem vorausgegangenen Schlaf.

Prognose
Wiederholungen von Episoden bei derselben Person sind möglich, ebenso auch das Hinzutreten anderer dissoziativer Syndrome. Die Prognose ist meist als günstig einzustufen.

Funktionale Analyse

▶ Bedingungsmodell, hypothetisches

Funktionale Bedingungsanalyse

▶ Bedingungen, funktionale

Funktionales Bedingungsmodell

▶ Bedingungsanalyse

Funktionelle Diarrhoe

▶ Somatoforme autonome Funktionsstörung des unteren Gastrointestinaltraktes

Funktionelle Dyspepsie

▶ Somatoforme autonome Funktionsstörung des oberen Gastrointestinaltraktes

Funktionelle Dysphagie

▶ Somatoforme autonome Funktionsstörung des oberen Gastrointestinaltraktes

Funktionelle Obstipation

▶ Somatoforme autonome Funktionsstörung des unteren Gastrointestinaltraktes

Funktionelle Störung

▶ Somatoforme autonome Funktionsstörung

Funktionsmodell

▶ Bedingungsmodell, hypothetisches

Fütterungsstörung

▶ Ess-Störungen

Funktionsstörung, somatoforme autonome

▶ Somatoforme autonome Funktionsstörung

F

Ganserscher Symptomenkomplex

▶ Ganser-Syndrom

Ganser-Syndrom

Dr. med. Christian Prüter

Synonyme
Ganserscher Symptomenkomplex; Gefängnispsychose; Pseudodementes Syndrom

Definition
Der Betroffene zeigt eine Tendenz, auf Fragen entweder durch ein systematisches knappes Verfehlen des Gefragten zu antworten, in den Antwortintentionen aber den richtigen Kern zu demonstrieren, oder aber völlig unsinnige Antworten zu geben. Zusätzlich können visuelle und akustische ▶ Pseudohalluzinationen, eine fluktuierende Bewusstseinsstörung und pseudoneurologische dissoziative Symptome auftreten (z. B. Analgesie).

Querverweis Krankheit
Der nosologische Status des Syndroms war umstritten und umfasste organische, endogene, psychogene ▶ Psychosen, die Pseudodemenz, die hysterische ▶ Neurose, die Haftpsychose und eine psychopathische Simulationshaltung. In der heutigen Klassifikation wird es den ▶ dissoziativen Störungen (F44.80 nach ICD-10) zugerechnet, wobei zugleich auf den sehr häufigen Zusammenhang mit hirnorganischen Störungen hingewiesen wird.

Gedächtnis

Prof. Dr. med. Michael Zaudig

Synonyme
Engl.: memory

Definition
Gedächtnis bezeichnet die Fähigkeit, individuell erworbene Informationen abrufbar zu speichern. Dies geschieht durch Informationsaufnahme aus der Umwelt mittels Sinnesorganen, Auswahl (Filterung) von Informationen, Informationsspeicherung (Engramm), entweder vorübergehend oder dauerhaft, parallele Verknüpfung der Informationen mit anderen Informationen, Reaktivierung (Ekphorie) der Informationen (Erinnerung). Gedächtnisleistungen umfassen also das Einprägen von Erfahrungen, des Behaltens, des Wiedererkennens und des Erinnerns. Das Gedächtnis setzt sich aus unterschiedlichen Formen zusammen, die wichtigste Unterscheidung ist die zwischen ▶ Kurzzeitgedächtnis und ▶ Langzeitgedächtnis.

Volltext
Ob Mensch oder Tier: Erst ein Gedächtnis ermöglicht es, aus früheren Erfahrungen

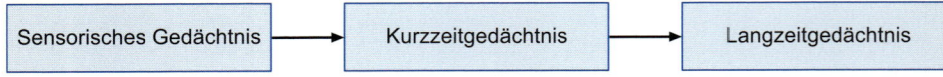

Gedächtnis. Abb. 1 Gedächtnisstruktur.

klug zu werden und die vielfältigen Anforderungen der Umwelt zu bewältigen. Darauf fußt ein breites Spektrum von Fähigkeiten: vom einfachen konditionierten Reflex über die Erinnerung an zurückliegende Erlebnisse bis hin zur planerischen, gedanklichen Vorwegnahme von Ereignissen – kurzum auch intelligentes Verhalten. **Drei Grundfunktionen des Gedächtnisses** sind hierfür zuständig: **Erwerb**, **Speicherung** und **Abruf von Informationen**. Lernen und Gedächtnis sind untrennbar miteinander verbunden. Mit schätzungsweise 100 Milliarden Nervenzellen, vernetzt über mehrere 100 Billionen Kontaktstellen, ist unser Gehirn ein hochkomplexes Universum. Und irgendwo darin verbergen sich unser Wissen, unsere Erfahrung. Unsere geistige Aktivität mit ihren informationsverarbeitenden Prozessen, kurz unsere Kognition wie auch Intelligenz sind ohne ein Gedächtnis nicht denkbar. Ein Gedächtnissystem besteht aus einer abgrenzbaren Gruppe von Hirnarealen, die auf Speicherung und Wiedergabe ganz bestimmter Informationen spezialisiert sind. Die aufzunehmende Information in die einzelnen Systeme wird seriell codiert und encodiert: Sie wird zeitlich, d. h. in der Reihenfolge ihres Eintreffens verschlüsselt. Gespeichert wird in der Regel parallel, das bedeutet, dass die Information gleichzeitig in mehreren Systemen abgelegt werden kann. Es gibt mindestens zwei unterschiedliche Gedächtnisarten: Das **Kurzzeitgedächtnis** und das **Langzeitgedächtnis**. Diese beiden Begriffe beinhalten eine Eingliederung aufgrund der Dauer des Behaltens von Gedächtnisinhalten, stellen damit ein Stufenmodell der Gedächtnisprozesse dar (siehe Abbildung 1). Nach diesem Modell steht am Anfang

- ein **sensorischer Speicher**, von dem aus – unter geeigneten Bedingungen – die Information in
- das **Kurzzeitgedächtnis** gelangt, um schließlich wiederum beim Vorliegen günstiger Bedingungen in
- das **Langzeitgedächtnis** übertragen zu werden.

Unter **Encodierung** versteht man die erste mentale Repräsentation eines Reizes, nachdem er von einem Sinnesorgan registriert wurde. Die **Speicherung** beinhaltet die Aufbewahrung des vorher encodierten Materials über längere oder kürzere Zeiträume. Unter dem **Abruf** ist der Zugang und das Verfügbarmachen der vorher gespeicherten Information zu verstehen. Es gibt eine Reihe neurologischer und psychischer Erkrankungen, die mit Gedächtnisstörungen einhergehen, z. B. ► Demenzen unterschiedlicher Ätiologie wie ► Alzheimer-Demenz, ► vaskuläre Demenz usw., aber auch Unfallschädigungen des Hirns, Schädigung durch Alkohol (► Korsakow-Syndrom/► amnestisches Syndrom), Schädigung durch Drogen (z. B. Inhalantien), Schwermetalle, HIV-Infektion und viele andere mehr.

Gedankenabreißen

Prof. Dr. med. Ralf Erkwoh

Synonyme
Gedankenblockierung

Definition

Gehört zu den kognitiven Basisstörungen der ▶ Schizophrenie. Der eingeschlagene Gedankengang kann nicht zu Ende gebracht werden, weil plötzlich eine Gedankenleere eintritt, der Gedanke einfach abbricht und „der Faden verloren" geht. Davon zu trennen ist das allmähliche Verblassen, Verschwinden des Gedankens („fading"). Blockade, Abriss und Schwund der Gedanken können auch dadurch auftreten, dass andere Gedankengänge, die thematisch nicht dazugehören, den einmal eingeschlagenen Gedankengang kreuzen und mit ihm interferieren (Gedankeninterferenz). Das Phänomen kann völlig im Subjektiven bleiben, d. h. nur der Betroffene bemerkt es und schildert es als Konzentrationsstörung; es kann sich aber auch in einer stockenden, zaudernden Sprache zeigen. Es handelt sich ähnlich wie das ▶ Gedankendrängen um einen Aspekt des Verlustes der Leitbarkeit der Denkvorgänge.

Querverweis Krankheit

Schizophrenie – charakteristisches Basissymptom.

Gedankenausbreitung

Prof. Dr. med. Ralf Erkwoh

Synonyme

Broadcasting of thought

Definition

Mit Evidenz erlebte Überzeugung, dass die eigenen Gedanken im Vollzug ihres Gedachtwerdens von anderen mitgedacht, mitgewusst werden. Es sollte sich um die Überzeugung, nicht nur um eine Anmutung, Ahnung oder Möglichkeit handeln. Nach strenger Anwendung des Evidenzbegriffs sollte außerdem diese Überzeugung sich bei dem Betroffenen ohne nachvollziehbare Ableitung einstellen; sie sollte nicht aus einer Beobachtung einer Reaktion der Mimik oder Gestik des anderen oder einer besonders engen emotionalen Beziehung zum anderen deduziert werden. Der Betroffene „weiß einfach", dass seine Gedanken nicht bei ihm bleiben, sondern auch von anderen „empfangen" werden. Er glaubt, der andere könne seine Gedanken lesen (▶ Gedankenlesen). Typisch ist das begleitende Angstgefühl, nichts mehr „für sich" behalten zu können. Die Betroffenen können in Schweigen verfallen im vermeintlichen Wissen, der andere weiß ohnehin schon alles. Sich ausbreitende Gedanken stammen aus und bleiben in der Autorenschaft des Betroffenen, gehen aber außerdem von dem Betroffenen aus in den gedanklichen Besitz anderer über. Die Richtung ist ein Nachaußen. Im Gegensatz dazu wird beim ▶ Gedankenentzug in die gedanklichen Abläufe des Betroffenen eingegriffen und der andere eignet sich die Gedanken an. Dieser Eingriff geschieht von außen. Eine Modellvorstellung besagt, dass die Ich-Umwelt-Schranke durchlässig geworden ist. Das Phänomen wird nach K. Schneider zu den ▶ Symptomen 1. Ranges der ▶ Schizophrenie gezählt. In einem weiteren Sinne würde es als positives oder Plussymptom gewertet werden. Einige Autoren beschreiben das Phänomen auch bei manischen Verfassungen.

Querverweis Krankheit

Gedankenausbreitung kommt fast nur bei Schizophrenie vor, ist aber nicht sehr verbreitet und oft nur für kurze Zeit fassbar.

Gedankenblockierung

▶ Gedankenabreißen

Gedankendrängen

Prof. Dr. med. Ralf Erkwoh

Synonyme
Gedankenjagen

Definition
Gehört zu den schon relativ charakteristischen kognitiven Basissymptomen der ▶ Schizophrenie. Zahlreiche Gedanken oder Vorstellungen mit unterschiedlichen Inhalten schießen in raschem Wechsel ein und drängen sich dem Betroffenen auf, der darauf keinen Einfluss hat und das Auftauchen und Verschwinden immer wieder neuer und anderer Bewusstseinsinhalte nicht steuern oder unterdrücken kann. Das Phänomen kann subjektiv als Konzentrationsstörung erlebt werden. Es handelt sich ähnlich wie das ▶ Gedankenabreißen um einen Aspekt des Verlustes der Leitbarkeit der Denkvorgänge.

Querverweis Krankheit
Relativ charakteristisches Basissymptom der Schizophrenie.

Gedankeneingebung

Prof. Dr. med. Ralf Erkwoh

Synonyme
Thought insertion

Definition
Mit Evidenz erlebte Überzeugung, dass im Vollzug eigener Gedanken sich Gedanken von anderen eingeschaltet haben. Es sollte sich um die Überzeugung, nicht nur um eine Anmutung, Ahnung oder Möglichkeit handeln. Das Gefühl der eigenen Autorenschaft der Gedanken ist gegenüber als eingegeben erlebten Gedanken verloren gegangen und die Herkunft dieser Gedanken wird eindeutig jemand anderem zugeschrieben. Es

ist ein passives Empfangen dieser Gedanken, ein Gemachtwerden, nicht ein eigenes Hervorbringen, Erzeugen oder Machen von Gedanken damit verbunden. Die Richtung ist ein von außen nach innen. Eine Modellvorstellung besagt, dass die Ich-Umwelt-Schranke durchlässig geworden ist. Das Phänomen wird nach K. Schneider zu den ▶ Symptomen 1. Ranges der ▶ Schizophrenie gezählt. Abzugrenzen ist ein Entfremdungserleben gegenüber den eigenen Gedanken (autopsychische ▶ Depersonalisation), bei dem es nicht zu einer Fremdzuschreibung kommt. Als eingegeben erlebte Gedanken können mit den eigenen gedanklichen Prozessen interferieren. Auch bei dieser Gedankeninterferenz muss die Einflussnahme von außen miterlebt werden. Eine häufig anzutreffende Erklärung seitens der Betroffenen ist, dass es sich um „Telepathie" handelt.

Querverweis Krankheit
Symptom 1. Ranges bei der Schizophrenie.

Gedankenenteignung

▶ Gedankenentzug

Gedankenentzug

Prof. Dr. med. Ralf Erkwoh

Synonyme
Thought withdrawal; Gedankenenteignung

Definition
Mit Evidenz erlebte Überzeugung, dass aus dem Vollzug eigener Gedanken einige Gedanken von anderen weggenommen, abgezogen werden. Es sollte sich um die Überzeugung, nicht nur um eine Anmutung, Ahnung oder Möglichkeit handeln.

Am Anfang einer Entwicklung von Gedankenentzugserlebnissen stehen oft ein ▶ Gedankenabreißen, ein Gedankenabbruch oder auch ein Gedankenschwund. Beim Gedankenentzug bleibt es aber nicht dabei, sondern einem anderen wird die Rolle eines aktiven Eingreifens in die eigene gedankliche Tätigkeit zugeschrieben. Der Gedankenentzug wird gemacht. Ähnlich wie bei der ▶ Gedankenausbreitung ist es aufseiten des Betroffenen ein passives Verlieren, gegen das er nichts ausrichten kann. Die Richtung des Eingriffs ist ein Von-außen-nach-innen, die Bewegung der Gedanken aber ein Von-innen-nach-außen. Oft wird eine weitere konkrete Erklärung vom Betroffenen angeboten, warum ein Gedankenentzug stattfindet (sekundärer Wahn). Eine Modellvorstellung besagt, dass die Ich-Umwelt-Schranke durchlässig geworden ist. Das Phänomen wird nach K. Schneider zu den ▶ Symptomen 1. Ranges der ▶ Schizophrenie gezählt.

Querverweis Krankheit
Symptom 1. Ranges bei der Schizophrenie.

Gedankenjagen

▶ Gedankendrängen

Gedankenlautwerden

Prof. Dr. med. Ralf Erkwoh

Synonyme
Thought getting aloud

Definition
Abnormes Erlebnis eines Psychosekranken, dessen Gedanken für ihn eindeutig zu hören sind; Form der akustischen ▶ Halluzination, ▶ Symptom 1. Ranges nach Kurt Schneider. Abzugrenzen ist die „innere Sprache", mit der oft die eigene gedankliche Tätigkeit

vorbereitet, begleitet und kontrolliert wird; sie ist ein präverbales Sprechen und nicht für den Betroffenen zu vernehmen. An laut gewordenen Gedanken kann der Betroffene seine eigene oder auch die Stimme eines anderen erkennen.

Querverweis Krankheit
Symptom 1. Ranges bei der Schizophrenie.

G

Gedankenlesen

Prof. Dr. med. Ralf Erkwoh

Synonyme
„Telepathie"

Definition
Kann das Erlebnis der ▶ Gedankeneingebung eines schizophrenen Patienten beinhalten, das er auf einen anderen Menschen bezieht, dessen Gedanken er deswegen lesen zu können glaubt. Im Fall der ▶ Gedankenausbreitung kann der Betroffene glauben, andere könnten seine Gedanken lesen. In geeigneten Situationen können zwei Menschen sehr ähnliche Gedankengänge verfolgen, die, wenn einer von beiden sie ausspricht, vom anderen als Ausdruck des ▶ Gedankenlesens aufgefasst werden können. Dem Phänomen wird auch in parapsychologischen Experimenten Interesse entgegengebracht.

Querverweis Krankheit
Als Interpretation der Gedankeneingebung und Gedankenausbreitung bei Schizophrenie anzutreffen.

Gedankenzwänge

▶ Zwangsgedanken

Gefängnispsychose

▶ Ganser-Syndrom

Gefühl der Gefühllosigkeit

Prof. Dr. med. Ralf Erkwoh

Definition
Extreme Ausprägung der ▶ affektiven Störungen einer schweren ▶ depressiven Episode. Die Betroffenen erscheinen mimisch erstarrt, gefühlsmäßig nicht anregbar, fühlen sich innerlich wie abgestorben, leer, und sie klagen über diesen quälenden Zustand. Ist die ▶ Anhedonie die Unfähigkeit, Freude zu empfinden, so ist das Gefühl der Gefühllosigkeit das Leiden darunter.

Querverweis Krankheit
▶ Depression

Gefühl des Gemachten

Prof. Dr. med. Ralf Erkwoh

Definition
Das Gefühl des Gemachten kann auftreten als Fremdheitsgefühl. Die Entfremdung kann sich einstellen gegenüber den eigenen seelischen Vorgängen, Vorstellungen, Gefühlen und Handlungen (autopsychische ▶ Depersonalisation), dem eigenen Körper und seinen Teilen (somatopsychische Depersonalisation) oder auch gegenüber den Gegenständen der Wahrnehmung, die wie gestellt, wie künstlich wirken (▶ Derealisation). Davon zu unterscheiden ist die Überzeugung des Gemachten, d. h. die Attribuierung der Entstehung eines seelischen Aktes durch Außeneinfluss (durch Technik, durch andere Menschen), wie bei gemachten Gedanken (▶ Gedankeneingebung), beim ▶ Gedankenentzug, bei den leiblichen Beeinflussungserlebnissen (leibliche

▶ Halluzinationen) oder bei der Willensbeeinflussung.

Querverweis Krankheit
Bei neurotischen Fehlhaltungen, bei der ▶ posttraumatischen Belastungsstörung und bei ▶ Schizophrenie.

Gefühlsblindheit

▶ Alexithymie

Gefühlswahrnehmung

▶ Wahrnehmungstraining

Gegenübertragung

Dipl. Psych. Dr. phil. Hermann Böttcher

Synonyme
Countertransference; Contre-transfert

Definition
Gegenübertragung ist das Synonym für alle bewussten und unbewussten affektiven und kognitiven Prozesse im Therapeuten dem Patienten gegenüber, die seine Wahrnehmung, Einstellung und sein Verhalten in der psychoanalytischen Therapie bestimmen, d. h. es ist die Übertragung des Therapeuten auf den Patienten im therapeutischen Prozess.

Volltext
Der gut ausgebildete Psychotherapeut hat in seiner Selbsterfahrung Zugang zu eigenen konflikthaften Beziehungswünschen seiner Kindheit und Gegenwart gefunden und kann dadurch die Übertragungswünsche des Patienten in seiner Gegenübertragung

besser kritisch reflektierend wahrnehmen (Geyer 2000).

Sie werden zum Gegenstand der Übertragungsanalyse als ein zentrales therapeutisches Geschehen in der psychoanalytischen Therapie, in der dem Patienten unbewusste Motivationen und pathogene Überzeugungen als Folgen kindlicher Traumatisierungen bewusst werden (Weiss 1994).

Gegenwärtig findet in der ► Psychoanalyse ein tiefgreifender Paradigmenwechsel von der Zweipersonenpsychologie zur Mehrpersonenpsychologie statt. Intersubjektivität als Erfahrungsgrundlage und Bifokalität der Übertragung kennzeichnen eine neue Sichtweise: Die therapeutische Begegnung zwischen Patient und Therapeut hat immer einen Bezug zu einem Dritten, das ist z. B. die Einfühlung des Therapeuten in den Patienten bei gleichzeitigem Festhalten an der eigenen Sicht (das Dritte). Nur durch Bestätigung der verschiedenen Sichten ist eine Auseinandersetzung mit der eigenen und der fremden Sicht möglich (Realitätsprüfung) mit einer Verständigung darüber, was wahr und was falsch ist. Der Therapeut kann den Patienten an seiner Gegenübertragung teilhaben lassen („self-disclosure"), aber nicht im Sinne einer direkten Selbstenthüllung, sondern als eine Partizipation am Fühlen, Denken und Handeln des Psychoanalytikers, soweit dies zum Funktions- und Gestaltkreis des Patienten gehört (Thomä 2001). Auf diese Weise bleibt der Patient nicht blind dafür, wie sich sein Verhalten auf den Therapeuten und die Mitmenschen auswirkt.

Das Misslingen der Übertragungsanalyse bedeutet für den Patienten eine Wiederholung und Verfestigung seiner früheren pathogen wirksamen Beziehungserfahrungen.

Geistestraining

► Meditation

Geistige Behinderung

► Intelligenzminderung

Geistige Retardierung

► Intelligenzminderung

Gemütskrankheit

► Melancholie

Generalisierte Tendomyopathie

► Fibromyalgie

Generalisierter Weichteilrheumatismus

► Fibromyalgie

Generalisierung

Dr. rer. soz. Dipl. Psych. Sabine Zaudig

Definition

Das Phänomen Reizgeneralisierung wurde experimentell von Pawlow belegt: Er konditionierte Hunde, auf einen Ton bestimmter Frequenz Speichel abzusondern. Auf Töne mit abweichender Frequenz reagierten die Hunde ebenfalls mit Speichelfluss, allerdings in geringerer Stärke.

Die Reaktionsstärke hängt ab von der Ähnlichkeit mit dem konditionierten Reiz (physikalische Dimension), beim Menschen aber auch von der symbolischen Bedeutung.

Beispiel: Eine spezifische Angstreaktion (Schwindel, Atemnot, Gedanken wie „ich falle gleich in Ohnmacht") erfolgt nicht mehr nur in einer angstauslösenden Situation (z. B. Auto), sondern tritt auch in zunehmend unähnlicheren Reizbedingungen auf (Fahrstuhl, Kino, Kasse im Supermarkt).

Darüber hinaus bedeutet Generalisierung auch eine Übertragung der im Rahmen der Therapie neu erworbenen Verhaltensweisen auf die jeweilige Lebenssituation (Familie, Arbeit) außerhalb der Therapie. Diese Generalisierung ermöglicht eine Stabilisierung des Therapieergebnisses in der natürlichen Umgebung des Patienten.

Volltext

Neben Reizgeneralisierung kann auch Reaktionsgeneralisierung auftreten. Ein spezifischer Angststimulus (z. B. einen Vortrag halten) löst zunächst nur wenige physiologische Reaktionen aus (Schwitzen, leichtes Zittern), dann zunehmend mehr und andere körperliche Reaktionen wie Herzklopfen, Mundtrockenheit, weiche Knie, Harndrang usw.

Reaktionsgeneralisierung kann simultan oder sukzessive auf allen Verhaltensebenen stattfinden.

Der zur Reiz-/Reaktionsgeneralisierung entgegengesetzte Prozess nennt man Diskrimination (oder Differenzierung).

Genese

▶ Problemverhalten, Entwicklung

Genetische Marker

▶ Marker, biologische

Genitalneurose

▶ Somatoforme autonome Funktionsstörung des urogenitalen Systems

Gerichtsgutachten

▶ Gutachten, forensische

Gerichtspsychiatrie

▶ Forensische Psychiatrie

Gerontopsychiatrie

Prof. Dr. med. Michael Zaudig

Definition

Psychische Störungen alter Menschen sind ein zentrales Thema der Psychiatrie und Nervenheilkunde, aber auch vermehrt in der ▶ Psychosomatik. Gerontopsychiatrie ist jener Zweig der Medizin, der sich mit den psychologischen, psychiatrischen, sozialen, präventiven, klinischen und therapeutischen Belangen der Älteren (d. h. Patienten über 65 Jahre mit psychischen Störungen) befasst.

Als Lehre von den Altersvorgängen ist die Gerontologie der Oberbegriff im Hinblick auf die Geriatrie und dem Spezialfall der Gerontopsychiatrie als Teil der Geriatrie.

Die häufigsten und wichtigsten Störungsbilder der Gerontopsychiatrie sind dementielle Erkrankungen, ▶ affektive Störungen und ▶ Schizophrenie im Alter.

Geschäftsfähigkeit

Dr. med. Elmar Habermeyer

Synonyme

Engl.: Mental competence

Definition

Fähigkeit, rechtswirksam Geschäfte abzuschließen oder Handlungen vorzunehmen. Geschäftsfähigkeit wird im BGB nicht näher definiert, sondern bei gesunden Personen über 18 Jahren vorausgesetzt. Gesetzlich geregelt (§ 104 BGB) sind die Voraussetzungen der Geschäftsunfähigkeit: Demnach muss eine überdauernde „krankhafte Störung der Geistestätigkeit" bestehen, die zum Zeitpunkt des Rechtsgeschäfts zur Aufhebung der Fähigkeit zur freien Willensbestimmung geführt hat.

Störungsaspekt

Der juristische Begriff der „krankhaften Störung der Geistestätigkeit" umfasst prinzipiell das gesamte Spektrum psychischer Störungen. Jedoch sollte beachtet werden, dass die infrage kommenden Störungen aus juristischer Sicht die gesamte Persönlichkeit Betroffener entscheidend beeinflussen sollen, was die Verwertbarkeit des Begriffs, z. B. für den Bereich neurotischer- oder ▶ Anpassungsstörungen, einschränkt.

Volltext

Bis zum Beweis des Gegenteils gelten Personen über 18 Jahre – unabhängig von ihrer psychischen und insbesondere intellektuellen Konstitution – als voll geschäftsfähig. Eine Abstufung der Geschäftsfähigkeit nach der Intelligenz oder nach Durchschaubarkeit bzw. Komplexität eines Rechtsgeschäfts wird nicht vorgenommen.

Als geschäftsunfähig gilt lediglich derjenige Erwachsene, der sich in einem die freie Willensbestimmung ausschließenden Zustand krankhafter Störung der Geistestätigkeit befindet. Die Fähigkeit zur Willensbestimmung muss aufgehoben sein, d. h. eine Beeinflussung oder Beeinträchtigung reicht zur Feststellung der Geschäftsunfähigkeit nicht aus. Darüber hinaus ist unter Ziffer 2 § 104 BGB gefordert, dass der die Willensbestimmung ausschließende Zustand krankhafter Störung der Geistestätigkeit nicht vorübergehend sein darf. Die von einem Geschäftsunfähigen eingegangenen Geschäfte sind unabhängig davon, ob sie ihm Vor- oder Nachteile bringen, nichtig.

Ebenfalls nichtig sind nach § 105 BGB Willenserklärungen, die im Zustand der Bewusstlosigkeit oder einer **vorübergehenden Störung** der Geistestätigkeit abgegeben wurden. Die Anwendung dieses Paragraphen bedingt jedoch keine Geschäftsunfähigkeit.

Die **Feststellung einer Geschäftsunfähigkeit** obliegt dem Gericht, das zur Prüfung der Geschäftsunfähigkeit oftmals ▶ psychiatrische Gutachten einholt. Diese sollen Stellung zu den gesetzlichen Voraussetzungen nehmen. Dabei ist zu bedenken, dass sowohl die Diagnose als auch deren Auswirkungen auf die Willensbestimmung mit an Sicherheit grenzender Wahrscheinlichkeit vorgelegen haben müssen, um von Geschäftsunfähigkeit sprechen zu können. Hierbei kommt ein gewichtiges Problem zum Tragen: Es geht nämlich darum, retrospektiv einen psychopathologischen Funktionszustand zu erfassen und zu bewerten. Neben den Angaben des zu Begutachtenden muss dabei auf Zeugenaussagen bzw. ärztliche Befundberichte zurückgegriffen werden. Im Zweifelsfall ist von der Gültigkeit der abgegebenen Willenserklärung auszugehen.

Geschlechtsidentität

Frank Behrmann

Definition

Als Geschlechtsidentität wird eine konsistente Weise des Selbsterlebens hinsichtlich des Geschlechts und der eigenen Identität angenommen.

Nach Meinung mancher Autoren kann – definitionsgemäß – der Einfluss von Hormonen und Genetik gar nicht angenommen werden, da es sich bezüglich der Kategorien von Identität und Selbsterleben um psychische, soziale und kulturell bedingte Verhältnisse handelt. Förderlich erscheint Arbeit und Geduld am Begriff und Zusammenhang von Somato-Psychosomatik, Neuropsychologie und Biologie und somit zu erhaltener Forschungs- und Erkenntnisoffenheit. Inwieweit die Entwicklung von den frühesten Objektbeziehungen und den phantasiegetragenen Interaktionen mit den Eltern über die Geschlechtlichkeit ihres Kindes, mit Identifizierungen, Konflikten, Selbstbewertung, gesellschaftlichen Rastern eine konsistente Geschlechtsidentität erlangen lässt – immer geht es um das Wechselspiel von psychosozialer Ausformung und biologischer Entwicklung des Prozesses der Selbst-Objekt-Differenzierung (psychosexuelle Entwicklung).

Nicht zu lösen vom Begriff der Geschlechtsidentität ist der der Geschlechtsdifferenz im Sinne von Sigmund Freuds Diskussionen über die „psychischen Folgen der anatomischen Geschlechtsunterschiede" (1925) und natürlich von neueren Auffassungen zur geschlechtsspezifischen Bewältigung des männlich-weiblichen. „Sex" und „Gender" können nach angloamerikanischem Muster grob als biologische und psychologische Geschlechtsformierung unterschieden werden.

Störungsaspekt

Geschlechtsidentitätsstörung im Kindesalter (als Junge im Denken, Fühlen und Handeln wie ein Mädchen oder umgekehrt sein zu wollen), Transsexualität und Transvestismus werden in ICD-10 präziser tituliert als in DSM-IV-TR und von den sexuellen Perversionen (Paraphilien) abgegrenzt. Hinweisend sind die vier Kriterien des **DSM-IV-TR**.

- Vorliegen muss ein starkes und andauerndes Zugehörigkeitsgefühl zum anderen Geschlecht (**Kriterium A**).
- Beim Betreffenden muss auch ein andauerndes Unbehagen im Geburtsgeschlecht oder die Überzeugung, dass die Geschlechtsrolle dieses Geschlechts für ihn nicht die zutreffende ist, gegeben sein – somit bedeutet das Zugehörigkeitsgefühl zum anderen Geschlecht nicht lediglich ein Verlangen nach psychosozialen bzw. kulturellen Vorteilen in Verbindung mit dem anderen Geschlecht (**Kriterium B**).
- Das **Kriterium C** bedeutet: Keine Diagnosestellung im Falle, dass die Person gleichzeitig ein körperliches Intersexsyndrom bietet (partielles Androgenresistenzsyndrom oder adrenogenitales Syndrom).
- Weiterhin muss der Nachweis erbracht sein, dass in klinisch relevanter Weise Beeinträchtigungen im sozialen, beruflichen und anderen wichtigen Funktionsbereichen des Patienten bestehen und somit in klinisch bedeutsamer Weise Leiden verursacht werden (**Kriterium D**).

Diagnostik und Therapie stellen hohe Anforderungen an therapeutische Kompetenz und Erfahrung, einschließlich ideologiekritischer Kompetenzen.

Volltext

Eine konsistente Weise des Selbsterlebens meint die subjektive und individuelle, somit persönliche Seite bezüglich Körper, Geschlechtsdifferenz und Selbstverständnis – die Ich-syntone – durchgängige und ungefährdete Eigensicht(-Wahrnehmung) kann vordergründig und tiefenpsychologisch (psychoanalytisch) beschrieben und analysiert werden. Störungen der Geschlechtsidentität lassen sich ätiopathogenetisch differenziert anhand der psychodynamischen Theorie ableiten und verstehen. Theoriebezogen leistet die Lern- und Kognitionspsychologie ihr Entsprechendes. Daraus abgeleitet wird die Therapie der Geschlechtsidentitätsstörungen bezüglich des einzelnen Patienten unterschiedlich oder integrativ sein.

Die psychoanalytischen Therapien in ihrer Entwicklung haben zur Theorie der Störung beigetragen, ebenso die daraus abgeleitete Entwicklungspsychologie, wobei diese durch die neuere Säuglingsforschung ergänzt und modifiziert wurde.

Ausgehend von der Unterscheidung zwischen biologischem (Sex) und sozialem (Gender) Geschlecht wird eine konfliktfreie Entwicklung der Kern-Geschlechtsidentität in den ersten beiden Lebensjahren angenommen. Diese führt hin zur Dynamik der symbolisierten Geschlechtsrollenidentität (gender role identity). Natürlich sind die Begriffsentwicklung, Theorie und therapeutische Praxis nicht unbeeinflusst von den sozialen, ideologischen und politischen Verhältnissen: Die Auflösung des traditionellen Männlichkeits- und Weiblichkeitsverständnisses einschließlich der so genannten „sexuellen Liberalisierung" und entsprechender Lebenspraxis führten über das Allgemeine hinaus zur verstärkten Auseinandersetzung mit Geschlechtsidentitäts- und Geschlechtsdifferenzfragen (z. B. Gleichberechtigung, Dominanz- und Emanzipationsthemen). Von der Infragestellung des „Kastrationskomplexes" und „Penisneides" (S. Freud), der Bedeutung des Vaters, der Bedeutung der elterlichen Phantasien und Zuschreibungen, Unzufriedenheiten mit der zugemessenen Geschlechtsrolle, ungelösten Konflikten in der Familiendynamik bis hin zu Modepräferenzen reichen die die Geschlechtsidentität beeinflussenden Faktoren.

Geschlechtsidentitätsstörung

▶ Transsexualität

Gesichtsschmerz, atypischer

Dipl. Psych. Eva-Maria Meiser

ICD-10/DSM-IV-TR-Klassifikation
ICD-10: G50.1

Englischer Begriff
Atypical facial pain

Definition
Der atypische Gesichtsschmerz gilt als diagnostischer Sammelbegriff für anderweitig nicht klassifizierbare primär einseitige Schmerzsyndrome im Gesichtsbereich. Die International Headache Society definiert den atypischen Gesichtsschmerz als persistierenden orofazialen Schmerz ohne ersichtliche organische Ursachen und ohne neuralgieformen Charakter. Die atypische „Odontalgie" und die „Glossodynie" sind Unterformen des atypischen Gesichtsschmerzes.

G

Klinik
Das **klinische Bild** beschreibt einen mittelgradigen Dauerschmerz mit tageszeitlichen Intensitätsschwankungen und intermittierenden Exazerbationen. Die Patienten sind meist noch voll im Haushalt und Beruf tätig. Dennoch werden die Schmerzen häufig als „nicht erträglich, bohrend, brennend und pulsierend" beschrieben. Meistens tritt der Schmerz periorbital, in der Wange oder infraorbital im Bereich der Nasolabialfalte, in zwei Drittel der Fälle einseitig, in ein Drittel der Fälle beidseitig mit möglichem Seitenwechsel auf. Es finden sich keine Triggerpunkte, keine Zuordnung zum Versorgungsgebiet eines peripheren Nerven oder einer Spinalwurzel, keine Provokationsmechanismen und keine neurologischen Defizite im Bereich der Hirnnerven. Der Schmerz unterbricht den Schlaf nur selten. Fast immer besteht ein kontinuierlicher Dauerschmerz von wechselnder Intensität. In der **Vorgeschichte** können zahlreiche zahnärztliche, HNO-ärztliche oder auch kieferchirurgische bzw. neurochirurgische Eingriffe durchgeführt worden sein. Häufig wird das klinische Bild durch Sekundärschädigungen dieser vorangegangenen Eingriffe verschleiert.

Differentialdiagnostisch sollten folgende Erkrankungen ausgeschlossen werden:

- Anästhesia dolorosa: sensibles Defizit nach vorangegangenem neurochirurgischen Eingriff.
- Myofaziales Syndrom (Costen-Syndrom, temporomandibulares Syndrom): umschriebene Triggerpunkte der Kau- und Gesichtsmuskulatur, Dysfunktion des Kiefergelenks.
- Trigeminusneuropathie: abgeschwächter Kornealreflex, Denervierungszeichen der Muskulatur im EMG, Trigeminus-SEP pathologisch.

Zusätzliche Diagnostik zum Ausschluss symptomatischer Ursachen (immer interdisziplinär):
- Zahnärztliches, HNO-ärztliches, augenärztliches, psychiatrisches Konsil.
- Labordiagnostik: immunologische Marker, Borrelien-, Lues-, Toxoplasmose-, HIV-Titer, ACE, Vitamin B_{12}, Liquoruntersuchung.
- Elektrophysiologie: Trigeminus-EP.
- Bildgebung: CT und MRT des Schädels.

Therapie
Nicht-medikamentös: transkutane elektrische Nervenstimulation (TENS).
Invasiv: Blockade des Ganglion cervicale superius und des Ganglion cervicale medium mit Opioid bzw. Lokalanästhetikum ist nur in wenigen Fällen indiziert und nicht als Langzeitbehandlung geeignet.

pharmakologisch
Psychopharmaka: Amitriptylin (z. B. Saroten) 50–75 mg, oder ▸ Clomipramin (Anafranil, off label use), 100–150 mg, oder Versuch mit ▸ Thioridazin (Melleril, off label use).
Antikonvulsiva: Carbamazepin (Tegretal, Timonil) bis zur Verträglichkeitsgrenze oder Phenytoin (Phenhydan), 3–4 × 100 mg; es bestehen positive Fallberichte über Gabapentin (Neurontin, off label use), 900–1800 mg/Tag.
Muskelrelaxantien: Baclofen (Lioresal, off label use) einschleichend (5- bis 10-mg-Schritte bis 80 mg).

psychotherapeutisch
▸ Verhaltenstherapie allein oder in Kombination mit ▸ Antidepressiva stellt derzeit die effektivste Behandlungsform des atypischen Gesichtsschmerzes dar. Durch die Therapie kann eine Linderung erreicht werden. Eine Heilung ist die Ausnahme. Es gilt daher in der Therapie, die Patienten in ihrer Arbeitsfähigkeit zu bestärken und ihnen zu verdeutlichen, dass der Schmerz zwar real ist, ihm aber keine bedrohliche organische Erkrankung zugrunde liegt.
Die Therapie des atypischen Gesichtsschmerzes erfordert eine genaue Analyse und bestmögliche Veränderung der krankheitsverstärkenden Bedingungen. In verhaltensmedizinischen Behandlungsprogrammen kommen folgende Bausteine bei Bedarf zum Einsatz:

- ▸ Psychoedukation: Der Patient bekommt Informationen über das bio-psycho-soziale Krankheitsverständnis, psychologische Schmerzmodelle, Krankheitsmanagement und Behandlungsmöglichkeiten.
- ▸ Selbstbeobachtung: Der Patient lernt, über Aufzeichnungen in einem Schmerztagebuch, die dem Schmerz vorausgehenden und nachfolgenden Bedingungen zu erkennen. Die Schmerzintensität soll zu bestimmten Stunden auf einer Schmerzskala eingeschätzt werden.
- ▸ Verhaltensanalyse: Die schmerzauslösenden und schmerzverstärkenden Faktoren sollen genau erfasst werden. Aus den Erkenntnissen werden Zusammenhänge zwischen den jeweiligen Situationen, Kognitionen, Emotionen und Verhaltensweisen gewonnen. Mögliche Veränderungen der beteiligten Faktoren werden mit dem Patienten besprochen. Der Einsatz von ▸ Biofeedback kann helfen, auslösende Situationen und dysfunktionale Kognitionen zu identifizieren.
- ▸ Entspannungsverfahren: ▸ progressive Muskelentspannung nach Jacobson, ▸ autogenes Training, Biofeedback-

Training zur Reduktion der muskulären Verspannung.

- **Aufmerksamkeitslenkung**: Durch externale Aufmerksamkeitslenkung wird die Aufmerksamkeit auf äußere Reize gelenkt, die vom Schmerz ablenken. Durch internale Aufmerksamkeitslenkung setzt man Vorstellungsübungen zur Überlagerung des Schmerzerlebens ein (z. B. Phantasiereisen).
- **Schmerzfokussierung**: Die Aufmerksamkeit wird hier bewusst auf den Schmerz gelenkt, um mit dem Schmerz arbeiten zu können. Der Patient lernt, den Schmerz zu aktivieren, wieder einzugrenzen und auszublenden. Die Technik stärkt das Kontrollerleben des Patienten.
- ▶ Kognitive Therapie: Spezifische Überzeugungen bezüglich des Schmerzgeschehens des Patienten werden herausgearbeitet und modifiziert.
- **Aktivitätsaufbau und Genusstraining**.
- Problemlöse- und ▶ Stressbewältigungstraining
- **Partner- und familienbezogene Interventionen** dienen bei Bedarf zur Bearbeitung möglicher an der Aufrechterhaltung beteiligter Konfliktsituationen.
- **Bearbeitung** eventuell relevanter **traumatischer Erlebnisse**.

Aufgrund der Chronifizierungsgefahr ist eine Mitbehandlung durch einen Facharzt nötig.

Wirksamkeit
Gerade der atypische Gesichtsschmerz hat die schlechteste Prognose unter den Gesichtsschmerzen. Bei chronifizierten Schmerzen führt das psychotherapeutische Behandlungsprogramm gewöhnlich nicht zur Heilung. Sie sollte daher auch nicht versprochen werden. Behandlungsziele können vielmehr die Stärkung der Eigenverantwortlichkeit und Autonomie, Besserung der Lebensqualität und Entlastung der Bezugspersonen sein.

Epidemiologie
In 90 % der Fälle sind Frauen im Alter von 30–60 Jahren betroffen.
Psychische Störungen (▶ Depression, ▶ Persönlichkeitsstörung, ▶ Psychose) treten begleitend bei zwei Drittel der Patienten auf.

Verlauf
Der Verlauf ist individuell nicht vorhersehbar. Der Therapieerfolg ist stark von der Compliance des Patienten abhängig. In 50 % der Fälle treten symptomfreie Phasen entweder spontan oder unter Behandlung auf und halten Wochen bis Monate an. Da die Patienten meist auf Zahnbehandlungen, operative Eingriffe im HNO-Bereich, Injektionstherapie etc. drängen, wird das klinische Bild durch die hierdurch bedingten Folgeschäden kompliziert und chronifiziert.

Gesprächspsychotherapie

Dipl. Psych. Werner Haizmann

Synonyme
Klientenzentrierte Psychotherapie; Nondirektive Gesprächspsychotherapie; Personenzentrierte Psychotherapie

Definition
Bei der Gesprächspsychotherapie (GT) handelt es sich um ein wissenschaftlich anerkanntes und überprüftes Therapieverfahren aus dem Bereich der Humanistischen Psychologie. Der ihr zugrunde liegende klientenzentrierte bzw. personenzentrierte Ansatz geht auf den amerikanischen Psychologen Carl Rogers zurück. Er hat seinen Ursprung in den 40er Jahren und wurde in Deutschland seit den 60er Jahren vor allem durch R. Tausch bekannt. Heute zählt die Gesprächspsychotherapie neben der ▶ Psychoanalyse und der ▶ Verhaltenstherapie zu den drei fest etablierten Psychotherapieformen.

Voraussetzung

Wichtigste Voraussetzung für den Erfolg der Gesprächspsychotherapie ist eine vertrauensvolle Beziehung zwischen Klient und Therapeut. Diese entsteht durch ein spezifisches Beziehungsangebot seitens des Therapeuten. Folgende Merkmale sind wesentlich: einfühlendes Verständnis, unbedingte Wertschätzung und Echtheit (Selbstkongruenz).

Die Wirksamkeit ist erhöht bei Patienten, die über Ressourcen verfügen, auf die zurückgegriffen werden kann, um die Selbstheilungskräfte zu aktivieren. Größere Erfolge zeigen sich auch bei solchen Patienten, die mehr Selbstverantwortung im therapeutischen Prozess übernehmen und über ein gutes „Beziehungsrepertoire" verfügen.

Kontraindikationen

Zuverlässige Angaben über Risiken und Kontraindikationen können nicht gemacht werden, da trotz vieler Studien zur Wirksamkeit der Gesprächspsychotherapie entsprechende Untersuchungen nicht vorliegen. Einige Befunde sprechen dafür, dass die Wirkung der GT bei stationärer Therapie und bei psychiatrischen Patienten geringer als bei ambulanter Durchführung und anderen Patientengruppen ist. Weniger geeignet erscheint die GT bei ▶ Angststörungen, bei Beziehungsstörungen mit stark selbstunsicherer Problematik und bei ▶ Psychosen.

Durchführung

Gesprächspsychotherapie wird als Einzel-, ▶ Paar- und Gruppentherapie und bei Kindern in Form von Spieltherapien durchgeführt. Sie wird angewandt in medizinischen Einrichtungen und psychotherapeutischen Praxen, im stationären Bereich vorwiegend in psychiatrischen und psychosomatischen Kliniken. Ferner ist sie verbreitet in psychosozialen Beratungsstellen, in der ▶ Suchttherapie und -beratung, in der Jugendhilfe und Sozialarbeit, in der Seelsorge, etc.

Volltext

Die Gesprächspsychotherapie ist eine systematische, selektive und qualifizierte Form verbaler und nonverbaler Kommunikation zwischen Therapeut und Klient mit dem Ziel, eine Verminderung der vom Klienten erlebten psychischen Beeinträchtigung zu erreichen. Dem klientenzentrierten Ansatz liegt die Überzeugung zugrunde, dass der Mensch in einem andauernden Prozess der Veränderung steht und über ein ihm innewohnendes Streben nach Selbstverwirklichung („Selbstaktualisierungstendenz") verfügt. Die Aktualisierungstendenz ist die wichtigste Triebfeder menschlichen Erlebens und Verhaltens. Sie bewirkt, dass der Mensch nach Weiterentwicklung, Wachstum und Autonomie strebt. Psychische Störungen entstehen durch eine Hemmung oder Unterdrückung dieser Wachstumsbedürfnisse. In der Therapie soll die ursprüngliche Fähigkeit zur Selbstverwirklichung wiederhergestellt werden. Entscheidend für den Therapieerfolg ist das Entstehen einer förderlichen Beziehung zwischen Patient und Therapeut, die es dem Patienten ermöglicht, sich selbst besser zu verstehen und zu akzeptieren. Voraussetzung dafür ist die klientenzentrierte Grundhaltung, die durch drei Variablen gekennzeichnet ist:

Empathie (einfühlendes Verstehen): Der Therapeut versucht, sich in die Gefühlswelt des Klienten hineinzuversetzen und seine Gedanken und sein Bezugssystem nachzuvollziehen.

Akzeptanz (unbedingte Wertschätzung): Der Therapeut begegnet dem Klienten mit emotionaler Wärme und positiver Wertschätzung.

Kongruenz (Echtheit): Der Therapeut bemüht sich um Aufrichtigkeit, verstellt sich nicht hinter seiner Expertenrolle und bringt seine eigenen Gefühle und Gedanken mit ein.

Der Klient bestimmt die Gesprächsinhalte, während der Therapeut auf diese Inhalte eingeht und ihn in seiner Selbstexploration unterstützt. Es werden Anregungen, aber keine Ratschläge gegeben. Interpretationen und Wertungen sind ebenso wenig angemessen. Neuere Entwicklungen beziehen ein stärker strukturierendes Vorgehen des Therapeuten mit ein. Ebenso werden Techniken und Elemente aus anderen Therapierichtungen, die nicht ausschließlich auf Gesprächen beruhen, z. B. körperorientierte Verfahren, in das klientenzentrierte Konzept integriert.

Die Wirksamkeit der GT ist durch wissenschaftliche Untersuchungen belegt. Erfolge zeigen sich vor allem bei ▶ Krisenintervention, bei Partnerschaftskonflikten, in der Suchttherapie, bei psychosomatischen Störungen, Neurosen und ▶ Persönlichkeitsstörungen.

Gestalt Therapy

▶ Gestalttherapie

Gestalttherapie

Dipl. Psych. Birgit Neubäumer

Synonyme
Gestalt Therapy (unter diesem Namen von F. und L. Perls und P. Goodmann in den USA gegründet); Integrative Therapie (H. Petzold)

Definition
Die Gestalttherapie ist ein tiefenpsychologisches Psychotherapieverfahren aus dem Bereich der humanistischen Psychologie, das integrativ aus der Gestalttheorie, der ▶ Psychoanalyse, der körperorientierten Therapie von W. Reich sowie aus Elementen von Expressionismus, ▶ Kunsttherapie, Theater und Tanz entwickelt wurde. Ziel der Methode ist die Heilung von Neurosen und Psychosomatosen durch Reaktivierung

vorher unterdrückter Gefühle und Reintegration in die Gesamtpersönlichkeit im zwischenmenschlichen Kontakt in Einzel- und Gruppentherapie.

Voraussetzung
Die von Perls et al. entwickelte Gestalttherapie hat als Voraussetzung eine gewisse Stabilität der Klienten und ist daher vorwiegend zur Behandlung von Neurosen und Psychosomatosen geeignet.

Kontraindikationen
Kontraindikationen sind im gesamten Bereich der frühen Störungen und der ▶ Psychosen zu finden. Die von H. Petzold et al. zur integrativen Therapie erweiterte Methode ist durch die Hinzufügung ressourcenorientierter und pädagogischer Elemente auch zur Therapie früher Störungen geeignet. Als Kontraindikation bleibt noch fehlende Motivation der Klienten.

Durchführung
Die Gestalttherapie wird als Einzel- und Gruppenverfahren durchgeführt und in Kliniken, Praxen, Beratungsstellen sowie im pädagogischen und psychosozialen Bereich eingesetzt.

Volltext
Gestalttherapie ist ein tiefenpsychologisches Verfahren aus dem Bereich der humanistischen Psychologie, das auf psychischer, leiblicher und sozialer Ebene am dialogischen Kontakt zwischen Klient und Therapeut arbeitet sowie in der Gruppentherapie an den Interaktionen der Gruppenmitglieder. So stellt sich der Therapeut als emotionaler Verstärker und gleichzeitig als Stütze und Ressource zur Verfügung, während die Gruppe idealtypischerweise sowohl als soziales Netz zur Ermöglichung korrigierender Erfahrungen als auch als Spiegel und Resonanzboden fungiert. Durch Zentrierung sowohl auf leibliches und emotionales Erleben als auch auf kognitive Einsichtsprozesse soll ein integriertes Selbst erhalten, entwickelt und wieder

hergestellt werden. Dies geschieht neben der oben beschriebenen Nutzung von Interaktionen durch Einbeziehung vielfältiger kreativer Medien von Rollenspielen sowie durch Arbeit an Träumen und Körperarbeit. Eine Grundannahme der Gestalttherapie ist, dass die Unterdrückung von Gefühlen seelisch und körperlich krankheitsfördernd und ihre Reaktivierung heilsam ist. Daher ist die Gestalttherapie in Bereichen, wo Gefühlsaktivierung sinnvoll ist, besonders effektiv. Damit kann die Gestalttherapie weder ihre Wurzeln aus Psychoanalyse und Humanismus noch ihren Einfluss auf neuere Traumatherorien verleugnen.

Die Wirksamkeit der Gestalttherapie wurde durch wissenschaftliche Studien am Fritz-Perls-Institut belegt, besonders bei ► Depressionen, funktionellen Herzstörungen und Schmerzsymptomatik.

Gestaltungstherapie

► Kunsttherapie

Gestelztheit

► Manieriertheit

Gewahrsein

► Meditation

Gewöhnung

► Habituation

Globusgefühl

► Somatoforme autonome Funktionsstörung des oberen Gastrointestinaltraktes

Grenzbereich der intellektuellen Leistungsfähigkeit

► Intelligenzminderung

Größenideen

Dr. med. Christine Norra

Synonyme
Engl.: ideas of grandeur

Definition
Gesteigerte Vorstellung oder Anmutung mit Selbstüberschätzung bezüglich der eigenen Vitalität, Fähigkeiten, Macht, Bedeutung. Abgrenzung zu Größen► wahn.

Querverweis Krankheit
Progressive Paralyse; ► Hypomanie; ► Manie; ► Schizophrenie, paranoide; ► Persönlichkeitsstörung, narzisstische (unrealistisches Größenselbst – nicht wahnhaft)

Größenwahn

Dr. med. Christine Norra

Synonyme
Megalomanie Größenideen (nach ► DSM-IV-TR)
Engl.: delusion of grandeur, expansive delusion, megalomania, delusional (paranoid) disorder, grandiose type (DSM-IV-TR)

Definition
► Wahnerkrankung mit ausgeprägter Selbstüberschätzung bezüglich der eigenen Vitalität, Fähigkeiten, Macht, Bedeutung etc., meist in Form eines geschlossenen logischen Systems.
Das Erleben wird vollständig durch die z. B. manisch-expansive Stimmungslage dominiert, etwa eine besondere Persönlichkeit

darzustellen oder in besonderer Beziehung zu einer Gottheit oder berühmten Person zu stehen.

Querverweis Krankheit
Progressive Paralyse; ▶ Manie; ▶ Schizophrenie; ▶ Wahnhafte Störung

Group psychotherapy

▶ Gruppenpsychotherapie

Grübeln

Dr. med. Christine Norra

Synonyme
Engl.: rumination (ständige Wiederkehr von Gedanken)

Definition
Fortgesetzte Beschäftigung („Kreisdenken") mit bestimmten, meist unangenehmen Gedankengängen, die nicht als fremd erlebt werden und meist im Zusammenhang mit der aktuellen Lebenssituation stehen, z. B. mit einer fehlenden Zukunftsperspektive. Die negativen Gedanken kreisen, werden nicht zu Ende gedacht.

Querverweis Krankheit
▶ Depressive Störung; ▶ Zwangsgedanken

Grundannahmen

▶ Einstellungen, irrationale

Grundregel, psychoanalytische

▶ Psychoanalyse

Gruppenpsychotherapie

Dr. med. Thomas Simmich

Synonyme
Gruppentherapie; engl.: group psychotherapy

Definition
Die Gruppenpsychotherapie ist im Unterschied zur Zweipersonensituation in der Einzelpsychotherapie ein psychotherapeutisches Behandlungsverfahren, bei dem unter der Leitung eines Gruppenpsychotherapeuten ein Gruppenprozess in Gang gesetzt wird, der den Gruppenteilnehmern therapeutisch wirksame Erfahrungen ermöglicht, die innerhalb eines sozialen Beziehungssystems gemacht werden können.

Volltext
Erste behandlungspraktische Erfahrungen von Patientenbehandlungen in Gruppen mit psychoedukativer oder entspannungsfördernder Zielstellung (Pratt 1906) setzten zunächst auf Information und ärztliche Vorbildwirkung, bald aber auch darauf – indirekt die Sozialstruktur einer Gruppe ausnutzend –, ein vorgegebenes psychotherapeutisches Behandlungsziel zu erreichen (▶ autogenes Training, anonyme Alkoholiker).

Soziologische und sozialpsychologische Untersuchungen zur Beziehungsdynamik in Gruppen (Lewin 1948; Schindler 1957) mit der Entdeckung, dass sich innerhalb von Gruppen eine typische Sozialstruktur herausbildet, die hierarchisch gegliedert ist und eine relative soziale Rollenstabilität zur Folge hat (Gruppendynamik), weckten das Interesse der ▶ Psychoanalyse am Gruppenprozess als einem Modell psychischer und sozialer Entwicklung.

So bildete sich im Umfeld der **Psychoanalyse** seit den 40er Jahren des 20. Jahrhunderts die Gruppenpsychotherapie als ein auf unbewusste Prozesse ausgerichtetes therapeutisches Handeln in der Gruppensituation heraus, das als relativ eigenständiges psychotherapeutisches Behandlungsverfahren auf psychodynamischer Grundlage Bedeutung erlangte und immer weiter elaboriert wurde (Bion 1943; Foulkes 1948; Yalom 1970). Der mehr oder weniger spontan sich entfaltende Gruppenprozess wurde als Beziehungslabor verstanden, an dem Therapeuten teilhaben und die Möglichkeit haben, Aspekte der klassischen psychoanalytischen Theoriebegründung wie Triebschicksal, ▶ Übertragung und ▶ Gegenübertragung, ▶ Widerstand und Konflikt zu beobachten und deutend zu beeinflussen. Die Gruppenteilnehmer sind gleichermaßen den Gruppenprozess Gestaltende wie vom therapeutischen Prozess Miterfasste und Betroffene. Unterschiede im therapeutischen Umgang mit dem Gruppengeschehen bestehen in der unterschiedlichen Handhabung der Einstellungsperspektive auf die Gruppe als Ganzes und in der Steuerung der Regression (König u. Lindner 1991).

Als Sonderform einer Gruppenpsychotherapie liegt dem ▶ Psychodrama der Gedanke zugrunde, dass neurotische Konflikte auch im Ausleben (acting-out) gelöst werden können (Moreno 1964).

Gruppenpsychotherapie auf **psychodynamischer Grundlage** wird heute je nach Integrationsniveau der Ich-Struktur (im Sinne der OPD) differenziert (Heigl-Evers u. Heigl 1973) und unter verschiedenen Settingbedingungen angewendet (offene/halboffene/geschlossene Gruppe, Gruppenpsychotherapie als ambulante Psychotherapieform oder als Bestandteil einer tagesklinischen bzw. stationären Psychotherapie). Die Wirksamkeit der Gruppenpsychotherapie konnte in zahlreichen gut kontrollierten klinischen Studien empirisch belegt werden.

Seit den 70er Jahren des 20. Jahrhunderts begann auch die ▶ kognitive Verhaltenstherapie, Psychotherapieformen im Gruppensetting zu entwickeln. Im Vordergrund stehen psychoedukative Aspekte im Dienst der Problem- bzw. Symptombewältigung (z. B. ▶ Schmerzstörungen, ▶ Ess-Störungen) oder ein bewältigungsorientiertes Lernen im Dienst der Rückfallprophylaxe. Auch werden verschiedene Gruppentherapieprotokolle in teilweise manualisierter Form zum Training kognitiver oder sozialer Fähigkeiten angewendet (Fiedler 1995).

Gruppentherapie

▶ Gruppenpsychotherapie

Guided imagery

▶ Imaginative Verfahren

Gutachten, forensische

Dr. med. Elmar Habermeyer

Synonyme
Begutachtung; Gerichtsgutachten; Engl.: Expert testimony

Definition
In enger Auslegung bezeichnet der Begriff die Gutachtenerstattung im strafrechtlichen Kontext; gemeinhin werden jedoch auch Fragestellungen des Zivil- bzw. Sozialrechts miteinbezogen.

Voraussetzung
Wer Gutachtenaufträge annimmt, sollte die rechtlichen Grundlagen der zu bearbeitenden Fragestellung kennen und sich über die Rolle des Gutachters im Gerichtsverfahren klar sein.

Kontraindikationen

Zwischen Gutachter und Proband sollte keine enge persönliche Beziehung, insbesondere kein Verwandtschaftsverhältnis, bestehen. Die Pflicht zur Unparteilichkeit schließt nach Ansicht des Verfassers auch die forensische Begutachtung von eigenen Patienten aus. Hier sollte man eine Aussage als sachverständiger Zeuge anbieten.

Durchführung

Der Gutachter stellt dem Gericht seine fachliche Expertise zur Verfügung und fungiert als Berater des Gerichts. Er ist kein Ermittlungsorgan und muss das Gutachten nach bestem Wissen und unparteiisch erstatten.

Volltext

Die Tätigkeit als Gutachter unterscheidet sich von der ärztlichen bzw. psychotherapeutischen Arbeit nicht nur durch die Aufhebung der Schweigepflicht, auf die zu Beginn der Untersuchung hingewiesen werden sollte. Während in der Beziehung zum Patienten durchaus auch Parteinahme möglich und sinnvoll sein kann, herrscht im forensischen Kontext der Zwang zur Unparteilichkeit. Abweichendes Vorgehen kann zum Verdacht der Befangenheit führen und das erstattete Gutachten wertlos machen. Es ist daher sinnvoll, die Darstellung der Erkenntnisgrundlagen (z. B. Aktenlage und Untersuchung) von den diagnostischen Überlegungen und auf die Fragestellung bezogenen Schlussfolgerungen zu trennen. Zur Qualifikation des Gerichtsgutachters gehört nicht nur die fachliche Expertise, sondern auch das Wissen um die rechtlichen Rahmenbedingungen. Bei der forensischen Begutachtung müssen psychiatrische Begriffe in juristische Termini übersetzt werden. Dabei ist zu beachten, dass eine psychiatrische Diagnose (z. B. ▶ Persönlichkeitsstörung) oftmals nicht mit juristischen Begriffen (z. B. der schweren anderen seelischen Abartigkeit der Schuldfähigkeitsparagraphen) gleichgesetzt werden kann. Außerdem wird vom Gesetzgeber

in der Regel nicht nur die Feststellung einer Diagnose, sondern eine gutachterliche Aussage über deren Schweregrad bzw. ihre Auswirkungen auf bestimmte Fähigkeiten Betroffener (z. B. Einsichts- oder Steuerungsfähigkeit) gefordert. Das Gutachten hat sich dabei an den individuellen Gegebenheiten des zugrunde liegenden Falles auszurichten; diese sind mit den gesetzlichen Vorgaben in Beziehung zu setzen. Generalisierende Rückschlüsse von z. B. der Diagnose ▶ Schizophrenie auf die Schuldfähigkeit sind dabei nicht zulässig. Die konkreten Auswirkungen der Störung auf den gerichtsrelevanten Sachverhalt müssen für den medizinischen Laien verständlich und nachvollziehbar dargestellt werden. Auch bei guter fachlicher Fundierung eines Gutachtens wird dessen Aussagekraft erheblich geschmälert, wenn das Gutachten für den juristischen Laien unverständlich bleibt oder nicht auf die rechtlichen Vorgaben abgestimmt wird. Dabei muss jedoch beachtet werden, dass nur das Gericht die normativen Schlussfolgerungen, z. B. über Schuld- oder Geschäftsfähigkeit, treffen kann. Das Gutachten dient hierbei lediglich als Entscheidungsgrundlage bzw. soll den fachfremden Juristen in die Lage versetzen, vor dem Hintergrund des aktuellen Sachstandes ein angemessenes Urteil zu fällen.

Gutachten, psychiatrische

Dr. med. Elmar Habermeyer

Synonyme

Psychiatrisches Sachverständigengutachten; Psychiatrische Expertise; Engl.: Psychiatric expert testimony

Definition

Psychiatrische Gutachten werden in vielen Bereichen des Sozial-, Zivil- und Strafrechts eingeholt. Näheres hierzu unter ▶ forensische Gutachten. Im klinischen Alltag sind das ▸ Betreuungsrecht und gutachterliche Stellungnahmen zu den Voraussetzungen der Unterbringungsgesetze bedeutsam.

Voraussetzung
Wer Gutachtenaufträge annimmt, sollte die rechtlichen Grundlagen der zu bearbeitenden Fragestellung kennen und sich über die Rolle des Gutachters im Gerichtsverfahren klar sein. Im psychiatrischen Gutachten soll kein Urteil gefällt werden, vielmehr soll die psychiatrische Expertise dem Gericht bei der Urteilsfindung helfen. Dazu muss das Gutachten fachlich fundiert und unparteiisch erstattet werden.

Kontraindikationen
Zwischen Gutachter und Proband sollte keine enge persönliche Beziehung, insbesondere kein Verwandtschaftsverhältnis, bestehen. Die Pflicht zur Unparteilichkeit schließt nach Ansicht des Verfassers auch die forensische Begutachtung von eigenen Patienten aus. Hier sollte man eine Aussage als sachverständiger Zeuge anbieten.

Durchführung
Die psychiatrische Begutachtung hat sachgerecht und unparteiisch zu erfolgen.

Volltext
Siehe ▸ forensische Gutachten.

Gutachten, psychotherapeutische

Dr. rer. soz. Dipl. Psych. Sabine Zaudig

Synonyme
Psychotherapeutische Stellungnahme; Antrags- und Genehmigungsverfahren bei der gutachterpflichtigen Kurz- und Langzeittherapie; Kassenantrag

Definition
Im Rahmen unterschiedlichster Fragestellungen kann ein Gutachten eines psychotherapeutischen Sachverständigen erstellt werden.
Vor Beginn einer psychotherapeutischen Kurz- bzw. Langzeittherapie stellt ein psychotherapeutisches Gutachten die Grundlage der Kostenübernahme durch den Kostenträger dar.

Voraussetzung
Approbation als medizinischer oder psychologischer Psychotherapeut nach dem ▸ Psychotherapeutengesetz (PsychTh).
Zum Gutachter im Rahmen des Begutachtungsprozesses der gesetzlichen Krankenkassen bestellt die Kassenärztliche Bundesvereinigung (KBV). Zurzeit gibt es in der BRD insgesamt etwa 120 solcher psychotherapeutischer Gutachter, etwa zur Hälfte verhaltenstherapeutisch bzw. tiefenpsychologisch oder psychoanalytisch orientiert. Weiter bestimmen die privaten Krankenkassen eigene Gutachter. Die Anträge an den Gutachter werden von approbierten psychologischen Psychotherapeuten oder von Ausbildungskandidaten unter ▸ Supervision gestellt.

Volltext
Approbierte Psychotherapeuten werden von unterschiedlichen Auftraggebern (z. B. der Krankenkasse, dem Rententräger, dem Gericht) zu unterschiedlichen Fragestellungen (z. B. Arbeitsfähigkeit, Studierfähigkeit, Erwerbsfähigkeit, Schuldfähigkeit, ▸ Geschäftsfähigkeit) als Sachverständige befragt.
Die in den probatorischen Sitzungen einer ▸ Psychotherapie gewonnenen Informationen fließen in einen drei- bis vierseitigen Behandlungsantrag ein. Dieser wird nach einem vorgegebenen Schema erstellt und muss stets Angaben zur Symptomatik, lebensgeschichtlichen Entwicklung, Krankheitsanamnese, zum psychischen Befund einschließlich testpsychologischer

Befunde, zum somatischen Befund einschließlich konsiliarischer Stellungnahmen, zu Diagnosen, zum Erklärungs- und Bedingungsmodell, zu ► Therapiezielen und zur Prognose sowie einen Behandlungsplan enthalten. Abhängig vom beantragten Therapieverfahren sind zur Genehmigung einer ► Verhaltenstherapie eine verhaltenstherapeutische Problemdefinition und zur Genehmigung einer tiefenpsychologisch fundierten bzw. analytischen Psychotherapie Angaben zur Psychodynamik der neurotischen Entwicklung gefordert. Der so erstellte Antrag wird von einem vom Kostenträger bestellten Gutachter im Hinblick auf drei Kriterien geprüft, zu denen im Gutachten an den Kostenträger Stellung genommen wird:

1. Vorliegen einer krankheitswertigen Störung im Sinne des SGB V (5. Sozialgesetzbuch),
2. Vorliegen eines zweckmäßigen Behandlungskonzepts und
3. Wirtschaftlichkeit der Behandlung.

Wird einer dieser drei Punkte nicht erfüllt, wird die Kostenübernahme für die therapeutische Behandlung abgelehnt. In diesem Fall kann die Einholung eines Obergutachtens gefordert werden. Zusätzlich enthält das Gutachten gegebenenfalls Hinweise oder Änderungsvorschläge für das therapeutische Konzept.

Gutachten, sozialgerichtliche

Dr. med. Elmar Habermeyer

Synonyme
Sozialrechtliches Gutachten

Definition
Die psychiatrische und psychosomatische Begutachtung im Auftrag des Sozialgerichts. Typische Fragestellungen sind diejenigen nach Arbeits-, Berufs-, Erwerbsunfähigkeit, wobei Ersteres in den Bereich

der gesetzlichen Krankenversicherung, die letztgenannten Fragestellungen in den der gesetzlichen Rentenversicherung fallen. Die Dienstunfähigkeit von Beamten ist nach den Richtlinien des Bundesbeamtengesetzes zu prüfen. Darüber hinaus kann Gegenstand eines sozialgerichtlichen Gutachtens auch die Abklärung der Folgen von Arbeitsunfällen gemäß der Grundlagen der gesetzlichen Unfallversicherung, des Grads der Behinderung nach den Bestimmungen des Schwerbehindertengesetzes und von Maßnahmen nach dem sozialen Entschädigungsrecht sein.

Voraussetzung
Wer Gutachtenaufträge annimmt, sollte die rechtlichen Grundlagen der zu bearbeitenden Fragestellung kennen und sich über die Rolle des Gutachters im Gerichtsverfahren klar sein (► psychiatrische Gutachten).

Kontraindikationen
Zwischen Gutachter und Proband sollte keine enge persönliche Beziehung, insbesondere kein Verwandtschaftsverhältnis, bestehen. Die Pflicht zur Unparteilichkeit schließt nach Ansicht des Verfassers auch die forensische Begutachtung von eigenen Patienten aus. Hier sollte man eine Aussage als sachverständiger Zeuge anbieten.

Durchführung
Das Sozialrecht fächert sich in unterschiedliche Bereiche auf, deren oftmals voneinander abweichende Vorschriften bei der Begutachtung differenziert zu berücksichtigen sind.

Volltext
In der Regel gilt es, mögliche Zusammenhänge zwischen einem bestimmten Ereignis und zumeist komplexen psychopathologischen Symptomenbildern zu erörtern und resultierende Leistungseinbußen bzw. bestehende Therapiemöglichkeiten zu benennen. Daraus resultierende Probleme lassen sich für den Bereich der ► Persönlichkeitsstörungen, Somatisierungsstörungen und

▶ Belastungsreaktionen beispielhaft verdeutlichen. Während für die letztgenannte Diagnose zumindest der Nachweis eines auslösenden Ereignisses geführt werden kann, können Persönlichkeits- bzw. Somatisierungsstörungen nicht auf einen umschriebenen Auslöser zurückgeführt werden. Ganz davon abgesehen, ist die z. B. zur Feststellung der Erwerbsunfähigkeit geforderte Unüberwindbarkeit der Störung bei den vorab genannten Störungsbildern nur unter größten Schwierigkeiten genau und wertfrei zu bestimmen. Bei der Begutachtung muss daher auf die komplexen Entstehungsbedingungen psychischer Störungen eingegangen werden. Hierbei ist zu berücksichtigen, dass psychosoziale Belastungen bzw. traumatische Ereignisse eine vorab bestehende subklinische Symptomatik verstärken bzw. die persönliche ▶ Vulnerabilität Betroffener zum Ausdruck bringen können.

Gutartige Altersvergesslichkeit

▶ Leichte kognitive Beeinträchtigung im Alter

Haarrupfsucht

▶ Trichotillomanie

Haarausreißen

▶ Trichotillomanie

Habituation

Dr. rer. soz. Dipl. Psych. Sabine Zaudig

Synonyme
Gewöhnung

Definition
Habituation bezeichnet die zeitweilige und umkehrbare Verminderung der Reaktionsstärke als Folge einer wiederholten Darbietung eines Stimulus.

Volltext
Habituation wird durch mehrere Faktoren beeinflusst: erstens durch die angeborene Habituationsfähigkeit (d. h. unterschiedliche Fähigkeit eines Organismus, auf einen Reiz hin die Erregung wieder abzubauen), zweitens durch das aktuelle Erregungsniveau (Habituation wird dann beschleunigt, wenn das Aktivierungsniveau niedrig ist und umgekehrt), drittens durch die Reizstärke und viertens durch die subjektive Bedeutsamkeit des Reizes.
Siehe Abb. 1. (S. 72 Margraf Bd 1.)

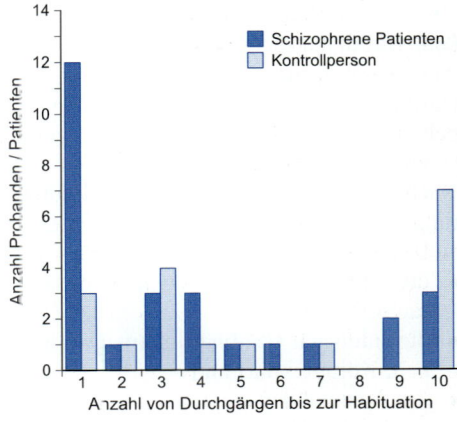

Habituation. Abb. 1 Anzahl der Durchgänge (Tonpräsentationen) bis zur Habituation der elektrodermalen Reaktion. Nach Daten von Straube & Öhmann, 1990. (Aus Margraf J (2000) Lehrbuch der Verhaltenstherapie. Bd. 1. Grundlagen – Diagnostik – Verfahren, 2. Auflage. Springer, Berlin Heidelberg New York, S 93).

Halbseitenkopfschmerz

▶ Migräne

Halluzination

Prof. Dr. med. Michael Zaudig

Synonyme
Trugwahrnehmung; Sinnestäuschung
Engl.: hallucination

Definition

Halluzinationen sind für objektiv möglich gehaltene Sinneseindrücke ohne entsprechenden gleichzeitigen äußeren Sinnesreiz. Viele Definitionen der Halluzination lassen sich auf die vereinfachte Formel bringen: „Sinneseindruck ohne äußeren Sinnesreiz" oder „Wahrnehmung ohne reales Objekt". Weitere Merkmale der Halluzination sind: Klarheit und Intensität, die zwar variieren können, aber doch viel ausgeprägter sind als bei bloßen Vorstellungen oder Gedanken. Halluzinationen werden meist in die Außenwelt projiziert.

Halluzinationen kommen auf allen Sinnesgebieten vor, auch auf mehreren gleichzeitig (kombinierte Halluzinationen).

Nach AMDP (1995) sind bei der Graduierung von Sinnestäuschungen drei Kriterien zu beachten:
- die Häufigkeit im Beobachtungszeitraum,
- die Intensität (Leibhaftigkeit, Deutlichkeit, Komplexität) und
- das Ausmaß der subjektiven Beeinträchtigung (Leiden und Handlungsrelevanz).

Der **Schweregrad** wird jeweils durch das Kriterium mit der stärksten Ausprägung bestimmt. Darüber hinaus können Halluzinationen zwischen klar umrissenen und strukturierten Gestalten und schemenhaften zerfließenden Gebilden (wie Wolken, Nebel, Rauch) schwanken.

Das **Realitätsurteil** kann schwanken zwischen „wirklich" vorhanden über „zweifelhaft" bis „nicht wirklich" in der ▶ Pseudohalluzination. Es können einfache **elementare** Halluzinationen (amorphe Geräusche, Blitze, Lichter, u. Ä.) und **komplexe** oder **szenische** Halluzinationen (Bilder, Theaterstücke, Musikstücke usw.) unterschieden werden.

Akustische Halluzinationen

Stimmenhören: Bei dieser Form akustischer Halluzination nimmt der Patient Stimmen wahr, ohne dass dafür eine entsprechende Reizquelle vorhanden wäre. Besonderes Gewicht, z. B. für die Diagnose einer ▶ Schizophrenie, kommt bestimmten Formen des Stimmenhörens (▶ Symptome 1. Ranges) nach Kurt Schneider) zu:
- Hören der eigenen Gedanken (▶ Gedankenlautwerden),
- Stimmen in Form von Rede und Gegenrede (dialogische Stimmen),
- Stimmen, die die eigenen Handlungen mit Bemerkungen begleiten (kommentierende Stimmen),
- auch Stimmen, die dem Patienten Anweisungen oder Befehle geben (imperative Stimmen).

Andere akustische Halluzinationen: Dabei handelt es sich um halluzinierte Geräusche oder andere akustische Sinneseindrücke außer dem Stimmenhören. Diese Wahrnehmungen werden auch als ▶ Akoasmen bezeichnet.

Optische Halluzinationen

Zumeist werden von den Patienten nicht alltägliche oder auch befremdliche Bilder geschildert wie Fratzen, Figuren, Gestalten, Szenen, kleine bewegliche Gegenstände, Tiere (z. B. Mäuse, Käfer usw.).

Olfaktorische und gustatorische Halluzinationen (Geruchs- und Geschmackshalluzination)

Nicht selten gehen diese erlebnismäßig ineinander über. Wahnkranke mit Verfolgungs- und Vergiftungsängsten können Gift riechen oder schmecken und nehmen spezifische eigenartige Gerüche wahr (z. B. Geruch des Teufels, Fäulnisgeruch, Leichengeruch).

Taktile (optische) Halluzinationen

Sinnestäuschungen, die auf die Körperoberfläche projiziert werden, insbesondere Trugwahrnehmung kleiner Lebewesen (z. B. Insekten, Käfer), die auf der Haut herumkrabbeln.

Kinaesthetische Halluzinationen

Körperteile oder der ganze Körper werden als bewegt empfunden. Von außen gemachte Bewegungen des Arms werden erlebt trotz objektiver Unbewegtheit, die Sitzfläche scheint hin- und herzuschwanken.

Vestibuläre Halluzinationen

Empfindungen des Schwebens, Fliegens, Fallens, Gleitens, Schwankens, Rotierens.

Extrakampine Halluzinationen

Trugwahrnehmungen werden außerhalb des zuständigen Sinnesfelds projiziert. Der Kranke sieht ohne den Kopf zu wenden eine Fratze, die sich hinter seinem Hinterkopf befindet, ertastet ein Mauseloch, das in einer mehrere Meter weit entfernten Zimmerecke lokalisiert wird, Stimmen werden nicht mit dem Ohr, sondern mittels der Hand „gehört" usw.

Hypnagoge Halluzinationen
(siehe ▶ Halluzination, hypnagoge)

Beim Gesunden in oberflächlichen Schlafstadien (z. B. beim Einschlafen) auftretende optische Sinneseindrücke (Figuren, bruchstückhafte oder komplette Bilder, szenische Vorgänge) oder akustische Phänomene (Geräusche, Töne, Melodien, Wortfetzen oder ganze Unterhaltungen). Diese Halluzinationen werden vom Betroffenen mit Befremden beobachtet, der Trugcharakter wird wahrgenommen (in diesem Fall sollte besser von Pseudohalluzination gesprochen werden).

Heautoskopie

Es handelt sich um das Sehen der eigenen Gestalt im Sinn einer Halluzination, d. h. um den Anblick des eigenen Doppelgängers.

Hypnopompe Halluzinationen
(siehe ▶ Halluzination, hypnopompe)

Im Erwachen entstehender Zustand, in dem Halluzinationen aufstehen können (siehe hypnagoge Halluzinationen).

Illusionen

Verfälschte wirkliche Wahrnehmung. Bei der Illusion liegt eine gegenständliche Reizquelle vor, jedoch eine reduzierte oder vorübergehende fehlende Realitätskontrolle.

Diese kann nachträglich korrigierend wirksam werden. Beispielsweise verkennt ein Fußgänger die Buschgruppe als Tier oder Mensch, eine Zimmerpflanze wird als Ungeheuer wahrgenommen, ein Kerzenhalter als Schwert verkannt, usw. Illusionäre Verkennungen werden durch erschwerte Wahrnehmungsbedingungen aufseiten des Wahrnehmungsgegenstands (z. B. Dämmerung, Stimmengewirr) und/oder aufseiten des Wahrnehmenden (Bewusstseinstrübung, Ermüdung, Anspannung) begünstigt. Nicht selten bestehen Übergänge zur Halluzination, zur Pseudohalluzination oder auch zur ▶ Wahnwahrnehmung.

Eidetische Bilder

Diese sind von optischen Halluzinationen meist ohne besondere Schwierigkeit abzugrenzen. Es handelt sich um optisches Erinnerungsmaterial, das in Form eines subjektiven Anschauungsbilds in sehr großer sinnlicher Klarheit und Differenziertheit reproduziert wird und bis zu einem gewissen Grad subjektiv steuerbar ist. Typischerweise kommen eidetische Bilder in der Kindheit relativ häufig vor (sechstes bis siebtes Lebensjahr). Bei Erwachsenen eher selten.

Visionen

Leuchtende, oft farbenprächtige und detailreiche Bilder, meist mit religiösen bzw. mythologischen oder allegorischen Darstellungen. Entweder unbewegt oder szenisch veränderlich, jedoch weniger rasch wechselnd als die Halluzination beim ▶ Delir.

Querverweis Krankheit

Bei **Schizophrenie** treten akustische Halluzinationen etwa bei 50 % der Fälle auf, visuelle Halluzination bei 15 % und taktile Halluzinationen bei 5 %. Die allerhäufigste Halluzinationsart ist das Stimmenhören. Darüber hinaus Halluzinationen jeglicher Art bei ▶ Intoxikationen, Entzugsdeliren, Drogeneinnahme (z. B. bei der Gruppe der ▶ Halluzinogene), Enzephalitis, Tumoren in der Area olfactoria oder im basalen Temporallappen, bei ▶ Demenz, Epilepsie, ▶ Depression.

Sonderform einer chronischen ▶ Halluzinose ist die **Alkoholhalluzinose**. Bei dieser Krankheit kommt es zu chronischen Sinnestäuschungen, meist Hören von beschimpfenden und drohenden Stimmen, die wenig beachtet werden, an die der Patient sich gewöhnt hat. Wird geschildert wie etwa eine Begleitmusik. Andererseits können sich die Halluzinierenden öfter auch belästigt fühlen; sie reagieren dann mit heftigen Gegenbeschimpfungen, kehren aber dann sofort in ihre reale Umwelt zurück, als wäre nichts geschehen.

Eine andere Form der chronischen Halluzinose ist die taktile Halluzinose, speziell der **Dermatozoenwahn**. Taktile Trugwahrnehmung kleiner Lebewesen (Käfer, Insekten), die auf der Haut herumkrabbeln. Häufig ist die Kombination mit optischen Halluzinationen, die Tiere werden nicht nur gespürt, sondern auch gesehen, können konkret beschrieben werden. Das Vorkommen ist vorzugsweise im vorgerückten Lebensalter; Genese ungeklärt.

Halluzinationen bei ▶ Migräne werden in der Literatur meist als Photome oder Photopsien beschrieben, d. h. mit Termini, die einfache Halluzination in der optischen Modalität bezeichnen. Typisch sind Flimmerskotome, Blitze, Kreise, gezackte Linien.

▶ Narkolepsie: Hypnagoge Halluzinationen sind neben dem Schlafanfall, der ▶ Kataplexie (affektiver Tonusverlust) und dem Wachanfall eines der vier narkoleptischen Phänomene. Die oft lebhaft beschriebenen optischen und akustischen Halluzinationen gehen mit einer starken affektiven Beteiligung einher.

Pedunkuläre Halluzination: Es handelt sich um szenenhafte optische Halluzinationen ohne oder mit nur geringen Störungen des Bewusstseins bei Läsionen im Bereich des Hirnstamms. Typischerweise handelt es sich um geometrische Muster, Tiere, Blumen, Personen.

Das **Charles-Bonnet-Syndrom:** Es handelt sich um optische Halluzinationen bei älteren Menschen mit Augenerkrankungen. Häufig sind szenische Halluzinationen (Menschen, Vögel, Häuser, Gruppen von Menschen, geometrische Figuren, singende Gesellschaft, singende Kinder).

Halluzinationen können auch als **Nebenwirkung von Medikamenten** auftreten, wie z. B. Anti-Parkinson-Mittel, H2-Blockern, Digitalis.

Halluzinationen, hypnagoge

Dr. med. Christine Norra

Synonyme
Engl.: hypnagogic hallucinations

Definition
Während des **Einschlafens** entstehender Zustand von Halbschlaf mit akustischen oder optischen ▶ Halluzinationen; auch bei Gesunden.

Querverweis Krankheit
▶ Halluzinationen; ▶ Narkolepsie

Halluzinationen, hypnopompe

Dr. med. Christine Norra

Synonyme
Engl.: hypnopompic hallucinations

Definition
Während des **Erwachens** entstehender Zustand von Halbschlaf mit akustischen oder optischen ▶ Halluzinationen; auch bei Gesunden.

Querverweis Krankheit
▶ Halluzinationen

Halluzinogene

PD Dr. med. Dan Rujescu

Medikamentengruppe

Halluzinogene; Psychedelische Drogen; Beispiele: Meskalin, Psilocybin und LSD (Lysergsäurediäthylamid)

In Deutschland zugelassene Indikationen

Es handelt sich um nicht-verschreibungs- und -verkehrsfähige Betäubungsmittel nach dem Betäubungsmittelgesetz (BtMG).

Sonstige Anwendungsgebiete

Halluzinogene werden von Konsumenten zur „Bewusstseinserweiterung" eingenommen. Höhepunkt der Einnahme Ende der 60er und in den 70er Jahren. Halluzinogene können als Beiprodukt in ▶ Ecstasy vorkommen.

Pharmakokinetik

Unterschiedlich je nach Stoff

Dosierung

Unterschiedlich je nach Stoff

Kontraindikationen

Es handelt sich um nicht-verschreibungs- und -verkehrsfähige Betäubungsmittel nach dem Betäubungsmittelgesetz (BtMG).

Nebenwirkungen

Je nach Substanz und Dosis können diese sehr ausgeprägt sein. Besonders in Kombination mit irreversiblen ▶ MAO-Hemmern (Monoaminooxidase-) kann es zu einem gefährlichen Anstieg des Blutdrucks kommen. Bei Personen mit erhöhter Vulnerabilität kann es schon bei einmaligem Gebrauch zur Entwicklung einer drogeninduzierten Psychose kommen.

Wechselwirkungen

Über die pharmakologischen Wechselwirkungen unterschiedlicher Drogen liegen nicht ausreichende medizinisch fundierte Erkenntnisse vor; theoretisch können sie jedoch erheblich sein.

Wirkmechanismus

Allen Halluzinogenen ist die „bewusstseinserweiternde" Komponente gemeinsam. Typisch für Halluzinogene ist das Auftreten von Synästhesien, d. h. von Verknüpfungen von Sinneseindrücken unterschiedlicher Modalität. So können z. B. Töne in Form von Mustern und Farben oder Farben als Geschmack oder Geruch wahrgenommen werden. Weiterhin typisch sind ▶ Pseudohalluzinationen.

Halluzinose

PD Dr. med. habil. Ronald Bottlender

Definition

Eine Halluzinose bezeichnet ein psychopathologisches Zustandsbild mit im Vordergrund stehendem halluzinatorischem Erleben. Bei einer organischen Halluzinose finden sich ständige oder immer wieder auftretende, meist optische oder akustische ▶ Halluzinationen. Das Bewusstsein und die Orientierung sind in der Regel ungestört. Der Trugcharakter der Halluzinationen kann von den Patienten erkannt werden („▶ Pseudohalluzinationen"); die Halluzinationen können jedoch auch wahnhaft verarbeitet werden, wobei der ▶ Wahn das klinische Bild nicht dominiert. Tritt die Halluzinose im Kontext eines chronischen Alkoholismus auf, sind die Sinnestäuschungen meistens akustischer Art („Stimmenhören") und werden oft als beschimpfend und bedrohlich erlebt. Vegetative Symptome sind deutlich schwächer ausgeprägt als beispielsweise im Fall eines ▶ Delirium tremens. Die Halluzinose verläuft akut, kann aber Wochen bis Monate andauern. Bei einer Dauer von über einem halben Jahr spricht man von einer chronischen Halluzinose. Eine Sonderform der Halluzinose stellt die chronische taktile Halluzinose dar, die kennzeichnender Bestandteil eines Dermatozoenwahns ist. Die häufigsten Ursachen einer Halluzinose stellen Drogenkonsum und chronischer Alkoholismus sowie hirnorganische Funktionsstörungen dar.

Querverweis Krankheit

Organische Halluzinose (ICD-10: F06.0); Alkoholhalluzinose (ICD-10: F10.5)

Haloperidol

Dr. med. Michael Riedel

Medikamentengruppe

Antipsychotika; Typisches Neuroleptikum; Hochpotentes Neuroleptikum; Butyrophenone
Haloperidol wurde 1959 entwickelt und gehört zur Gruppe der typischen (d. h. klassischen, konventionellen) Antipsychotika. Hinsichtlich der Einteilung bezüglich der neuroleptischen Potenz mit dem Chlorpromazin als Mittelpunkt kann Haloperidol unter den hochpotenten ▶ Neuroleptika eingeordnet werden. Es dürfte weltweit das am häufigsten verwendete Neuroleptikum darstellen.

Produktnamen

Haldol-Janssen, Haldol-Janssen Decanoat, Haloperidol-ratiopharm, Haloperidol Desitin, Haloperidol Stada, Haloperidol-GRY, Haloperidol-neuraxpharm, Haloneural, Buteridol

In Deutschland zugelassene Indikationen

Ein Vorteil von Haloperidol besteht in seiner großen therapeutischen Breite, da eine hohe Dosierung nicht durch vegetative Begleiterscheinungen eingeschränkt wird. Daraus ergibt sich ein breites Indikationsfeld: Akutbehandlung schizophrener Psychosen und maniformer Zustandsbilder. Des Weiteren zur Sedierung bei psychomotorischen Erregungszuständen, im Notfall auch bei Alkohol- oder Schlafmittelintoxikationen. Ferner zur Behandlung organischer Psychosen, dyskinetischer Syndrome, ▶ Gilles-de-la-Tourette-Syndrom, ▶ Persönlichkeitsstörungen. In der Depotform eignet sich die Substanz für die Langzeitbehandlung bzw. Langzeitprophylaxe chronischer Psychosen

Pharmakokinetik

Haloperidol führt zu einer relativ starken Dopamin-D_2-Rezeptorblockade. Weniger stark sind die Affinitäten zu den serotonergen und adrenergen Alpha 1-Rezeptoren ausgeprägt. Erst in höheren Dosierungen spielen die Affinitäten zu den muskarinergen und histaminergen Rezeptoren klinisch eine Rolle.
Nach oraler Gabe erreicht Haloperidol die höchste Serumkonzentration (T_{max}) nach 1,5–3,5 Stunden, intramuskulär verabreicht nach 20–40 Minuten und nach intravenöser Gabe sofort. Bei der Depotform variiert T_{max} zwischen einem Tag und sieben Tagen. Abhängig von der Darreichungsform liegt die Eliminationshalbwertszeit ($t_{1/2}$) bei 12–36 Stunden, die der Depotform bei ca. drei Wochen. Die Bioverfügbarkeit für Haloperidol beträgt etwa 60 % und die Plasmaproteinbindung 92 %.
Die Metbolisierung erfolgt über die Isoenzyme CYP 2D6 und CYP 3A4 des Cytochrom-P 450-Systems.

Dosierung

An Darreichungsformen sind neben Tabletten auch eine Lösung, i. m.-/i. v.-Injektion und Depotform (Decanoat) verfügbar.
Aufgrund der hohen therapeutischen Breite ist eine den Bedürfnissen des Patienten angepasste Dosierung notwendig, so dass in

Abhängigkeit von Schwere und Dauer der Erkrankung die Dosis zwischen 1 mg und 100 mg pro Tag variieren kann. In der Regel beträgt die Erhaltungsdosis 5 mg bis 15 mg pro Tag, wobei unter stationären Bedingungen bis zu 40 mg verabreicht werden können. Bei unproblematischen akuten schizophrenen Episoden kann als obere Dosierungsgrenze 7,5 mg Haloperidol pro Tag angesehen werden. Bei Erregungszuständen können 5–10 mg i. m. oder i. v. injiziert werden. Für weiterführende orale Gabe kann die ca. 1–1,5-fache i. m.-Dosis als orale Dosis veranschlagt werden. In Fällen höchster Akuität können innerhalb von 24 Stunden bis zu 50 mg parenteral bzw. 100 mg oral verabreicht werden, dabei ist jedoch eine intensive Überwachung (kardiovaskuläres Risiko) notwendig.

Sollten in Ausnahmefällen noch höhere Dosierungen notwendig sein, ist eine intensivmedizinische Überwachung anzuraten. Bei der Applikation der Depotform sollte zur Symptomsuppression 100–200 mg i. m. alle vier Wochen bzw. zur Rezidivprophylaxe 25–150 mg alle vier Wochen zur Anwendung kommen. Die benötigte Depotdosis für ein vierwöchiges Injektionsintervall kann mit der Faustregel „10(–15)-mal der oralen Dosis pro Tag" errechnet werden.

Kontraindikationen

Relative Kontraindikationen sind kardiovaskuläre Erkrankungen, Morbus Parkinson und prolaktinabhängige Tumore.

Nebenwirkungen

Häufig treten extrapyramidal-motorische Störungen auf, im Vergleich zu den trizyklischen (klassischen) Antipsychotika jedoch seltener vegetative Nebenwirkungen (z. B. Hypotonie vor allem nach parenteraler Gabe). In seltenen Fällen können kardiale Nebenwirkungen, vor allem QTc-Zeit-Verlängerungen beobachtet werden.

Wechselwirkungen

Aufgrund der Metbolisierung über die Isoenzyme CYP 2D6 und CYP 3A3/3A4 des Cytochromm-P 450-Systems können pharmakokinetische Interaktionen mit Substraten, Inhibitoren und Induktoren dieser Isoenzyme auftreten.

Bei Kombination mit ▶ Antihistaminika (Terfenandin, Astemizol) ist eine QTc-Zeit-Verlängerung mit Gefahr von Rhythmusstörungen möglich.

H

Handlungsstörung

▶ Apraxie

Haschisch

▶ Intoxikation, Cannabis

Hausaufgaben, therapeutische

Dr. phil. Dipl. Psych. Klaus Hartmann

Synonyme

Verhaltensübungen;   Trainingsaufgaben; Selbstbeobachtung; Realitätstraining

Definition

Ein individuell abgestimmtes, in fast allen Psychotherapierichtungen eingesetztes Verfahren, bei dem der Patient bestimmte mit dem Therapeuten vereinbarte Maßnahmen außerhalb der therapeutischen Sitzungen mit dem Ziel durchführt, selbstverantwortlich und eigenständig neue symptomreduzierende bzw. bewältigungsorientierte Verhaltensweisen zu optimieren.

Voraussetzung

Ausreichendes Problemverständnis und hinreichende Motivation des Patienten.

Durchführung

Abhängig von der Problemsituation und Störung des Patienten, dem Ziel und dem Inhalt der jeweiligen Aufgabe. Gemeinsam ist allen Hausaufgaben, dass sie eindeutig formuliert und gut strukturiert werden müssen. Die Schwierigkeitsstufe der Aufgaben sollte immer so eingestellt sein, dass sie vom Patienten mit hoher Wahrscheinlichkeit bewältigt werden kann. Sinnvoll ist eine Protokollierung der Vorgehensweise und der erzielten Ergebnisse, aber auch der aufgetretenen Schwierigkeiten, damit eine möglichst konkrete und konstruktive Hausaufgabenbesprechung in der nächsten Therapiesitzung erfolgen kann.

Volltext

Therapeutische Hausaufgaben werden nahezu von allen Therapieschulrichtungen eingesetzt, vor allem aber gehören sie zum Standardrepertoire der verhaltenstherapeutischen Selbstmanagement-Therapie (Kanfer et al. 1996). Dieser und andere Ansätze haben u. a. zum Ziel, dass der Patient selbst die Verantwortung für den Veränderungsprozess übernimmt. Wichtig dabei ist, dass die Veränderungen nicht nur im ambulanten oder stationären therapeutischen Setting stattfinden, sondern im Alltagsleben des Patienten. Insofern sind die Veränderungen und Aktivitäten des Patienten zwischen den Therapiestunden bedeutsamer als die beobachtbaren Veränderungen während der Sitzung.

Hausaufgaben sind auf jeder Stufe des Therapieverlaufs sinnvoll einzusetzen. Bereits in der **Diagnostikphase** können ▶ Selbstbeobachtungsaufgaben gestellt werden, beispielsweise in der Form, dass der Patient beauftragt wird, sein Verhalten in unterschiedlichen Situationen hinsichtlich seiner emotionalen, kognitiven, physiologischen und verhaltensmäßigen Reaktionen zu protokollieren.

In einer **fortgeschritteneren** Therapiephase kann ein Patient z. B. die Aufgabe bekommen, die in der Therapiestunde ein-

geübte Entspannungstechnik in vorher festgelegten realitätsnahen Situationen allein anzuwenden und seine diesbezüglichen Reaktionen danach zu protokollieren.

Später können die Hausaufgaben mehr die Funktion einer Aufrechterhaltung bereits erreichter Fortschritte übernehmen und der Generalisierung auf ähnliche und neue Situationen dienen.

Im Gegensatz zum schulischen oder pädagogischen Bereich bei Schülern werden den verschiedenen Patienten nicht die gleichen Hausaufgaben gestellt, sondern jeder Patient bekommt entsprechend seinen aktuellen Möglichkeiten und Bedingungen darauf abgestimmte Aufgaben. In diesem Zusammenhang spielt auch die Kompetenz und Kreativität des Therapeuten und die Art der Störung eine wichtige Rolle. Familientherapeuten werden ihren Patienten andere Hausaufgaben für die Zeit zwischen den Sitzungen geben als Verhaltenstherapeuten ihren Angstpatienten, die Aufgaben für Patienten mit ▶ Ess-Störungen sind anderer Art als die von depressiven Patienten. Trotz aller Unterschiedlichkeiten ergeben sich durch die Anwendung therapeutischer Hausaufgaben diagnostisch wie therapeutisch folgende generelle Effekte:

- Den Patienten wird dadurch vermittelt, dass sie auch zwischen den Sitzungen etwas tun müssen, damit die Therapie erfolgreich wird.
- Den Patienten wird deutlich, dass sie die während der Therapiesitzung gewonnenen Einsichten letztlich in ihrer natürlichen Umgebung umsetzen können und müssen.
- Die Patienten können ihre Selbstwahrnehmung und Symptomkontrolle bzw. Problembewältigung schrittweise und mit abnehmender Hilfestellung des Therapeuten verbessern.
- Durch die strukturierenden Erfahrungen aufgrund wiederholter Hausaufgaben verbessert sich nicht nur das Verständnis der Patienten für die funktionalen Zusammenhänge ihrer aktuellen Situa-

tion, sondern auch ihr retrospektives Verständnis über die Entstehung und Entwicklung ihrer Störung.

- Mit der „Strategie der kleinen Schritte" hinsichtlich der abgestuften Schwierigkeitsgrade der Aufgaben kann der Therapeut durch entsprechende Verstärkung die ▶ Selbstwirksamkeit (self-efficacy) des Patienten erhöhen.
- Nicht zuletzt kann durch therapeutische Hausaufgaben die Eigenaktivität und die Autonomie des Patienten verstärkt und die hilflose Passivität verringert werden.

Es ist offensichtlich, dass therapeutische Hausaufgaben im **ambulanten** Bereich ein wichtiges Therapieinstrument darstellen. Im stationären Bereich wird gelegentlich der Einsatz von Hausaufgaben unterschätzt oder vergessen, vor allem dann, wenn ein umfangreiches Therapieangebot (mehrere Einzel- und Gruppentermine pro Woche) besteht. Dennoch gilt auch hier, dass die therapiefreie Zeit genutzt werden sollte, auch wenn das kliniknahe Lebensumfeld nicht das gleiche ist wie die Alltagsrealität. Ein weiterer Aspekt therapeutischer Hausaufgaben ergibt sich beispielsweise bei ▶ Intervalltherapien, etwa bei ▶ Zwangsstörungen, Ess-Störungen, ▶ posttraumatischen Belastungsstörungen. Hier ist es besonders wichtig, mit den Patienten klare Aufgaben für die Zeit bis zum nächsten Intervall zu vereinbaren. Ähnliches gilt für Patienten, die nach einem Vorgespräch zur Abklärung der stationären Behandlungsindikation eine gewisse Wartezeit bis zur endgültigen Aufnahme überbrücken müssen. In diesen Fällen beinhalten die Hausaufgaben oft konkrete Bedingungen, die diese Patienten zu erfüllen haben. Beispielsweise müssen sie eine gewisse Vorleistung bringen, um aufgenommen oder wiederaufgenommen zu werden, etwa eine bestimmte Gewichtsreduktion, Kontaktabbruch zu einem Täter, Terminvereinbarung bezüglich einer Nachbehandlung, Trennung von einem Partner, Entzug oder Reduktion von Medikamenten etc.

Allen Hausaufgabenvarianten ist gemeinsam, dass sie die Eigenbeteiligung und die Selbstverantwortung hinsichtlich der Problembewältigung steigern, den Trainingseffekt bezüglich der hierzu notwendigen Einstellungs- und Verhaltensmuster erhöhen und den Transfer des im Therapiesetting Gelernten auf die Alltagssituation fördern.

Health-belief-model

H

▶ Krankheitsüberzeugung, Health-Belief-Modell (HBM)

Hebephrene Schizophrenie

▶ Hebephrenie

Hebephrenie

Dr. med. Ute Siebel-Jürges

ICD-10/DSM-IV-TR-Klassifikation
F20.1: Hebephrene Schizophrenie; 295.10: Schizophrenie, desorganisierter Typus

Synonyme
Hebephrene Schizophrenie; Jugendirresein; Läppische Verblödung

Englischer Begriff
Hebephrenia; Adolescent insanity

Definition

Begriffsgeschichte

Erste Beschreibung der Hebephrenie 1871 von Ewald Hecker (1843–1909) in seinem Aufsatz „Die Hebephrenie" unter Berücksichtigung der klinischen Beschreibungen von Karl Kahlbaum (1828–1899). Kraepelin nahm den Hebephreniebegriff 1896 in sein Konzept der ▶ Dementia praecox mit auf; er beschrieb dort neben einer milden und einer schweren Form der Dementia praecox die Hebephrenie, die bis heute zu den Subtypen der ▶ Schizophrenie gehört. So bezeichnet in ICD-10 die Hebephrenie einen Subtypus der Schizophrenie, dagegen wird in der DSM-IV-TR-Klassifikation für diesen Subtypus die Bezeichnung „desorganisierte Schizophrenie" verwandt.

Klinik

Jugendliche Form der ▶ Schizophrenie mit meist schleichendem Beginn im Pubertätsalter oder selten auch früher. Im Vordergrund stehen Affekt-, Denk- und Antriebsstörungen. Typische Symptome sind ein läppisch-albernes Verhalten, Gemütsverflachung, zunehmende Antriebsverarmung, Denkzerfahrenheit und desorganisiertes Verhalten. Psychomotorische Erregung, ▶ Wahn und Sinnestäuschung fehlen meist oder sind nur in akuteren Stadien vorhanden. Die Störung verläuft häufig chronisch oder in wenigen Schüben in Richtung auf einen ausgeprägten Defekt mit hochgradiger Persönlichkeitszerstörung.

Therapie

pharmakologisch

Im Vordergrund der Behandlung schizophrener Patienten steht die neuroleptische Medikation, die in der Regel als Monotherapie durchgeführt wird. Da bei der Hebephrenie die Zielsymptomatik eher durch ▶ Negativsymptome gekennzeichnet ist, sind ▶ atypische Neuroleptika Mittel der ersten Wahl. Die Dosierung sollte so gewählt werden, dass eine ausreichende antipsychotische Wirkung und möglichst wenig Nebenwirkungen auftreten. Bei der Auswahl der geeigneten neuroleptischen Substanz ist insbesondere die individuelle Disposition des Patienten zu Nebenwirkungen zu berücksichtigen. Eine Kombination mehrerer Neuroleptika kann erforderlich sein, wenn zusätzlich eine Sedierung erwünscht ist. Hierfür sind niederpotente ▶ Neuroleptika wie z. B. Phenothiazine geeignet. Alternativ ist aber auch die Sedierung durch Benzodiazepine zu empfehlen.

psychotherapeutisch

Psychotherapeutische Maßnahmen werden in der Regel als supportive psychotherapeutische Behandlungen (siehe ▶ Psychotherapie, supportive) durchgeführt. Hierbei müssen auf der einen Seite die Gefahr der Überstimulation, die zu Rezidiven führen kann, und auf der anderen Seite die Problematik der Unterstimulation mit Verbleib in der Negativsymptomatik berücksichtigt werden. Bevorzugt angewandt werden verhaltenstherapeutisch orientierte Ansätze (z. B. Integriertes Psychologisches Therapieprogramm, IPT), bei denen die Patienten soziale Fertigkeiten, ▶ Stressbewältigung und kognitive Fertigkeiten einüben. Außerdem nimmt die ▶ Psychoedukation mit Aufklärung über Frühsymptome, Behandlungsmöglichkeiten und Rezidivprophylaxe einen wichtigen Stellenwert ein. Ein weiterer wichtiger psychotherapeutischer Behandlungsansatz ist die Einbeziehung von Angehörigen in die Therapie.

Soziotherapeutische Maßnahmen sind grundsätzlich bei der Behandlung von hebephren erkrankten Patienten zu berücksichtigen, weil nicht selten eine Hospitalisierungsneigung bei anregungsarmer Umgebung besteht und ein beträchtliches Risiko für die Ausbildung eines Residualsyndroms vorliegt. Zur Soziotherapie gehören die Strukturierung des Tagesablaufs, die Gestaltung von Umgebungsfaktoren mit Förderung von sozialen Kontakten, die Arbeits- und Beschäftigungstherapie sowie weitere berufsrehabilitative Maßnahmen.

Wichtig ist hierbei das Prinzip der individuell zu gestaltenden stufenweisen Förderung des Patienten.

Bewertung
Publizierte Cochrane-Reviews haben die überlegene Wirksamkeit von Chlorpromazin und ▶ Haloperidol gegenüber ▶ Placebo eindeutig bestätigt; auch die atypischen Antipsychotika sind Placebo eindeutig überlegen (Evidenzstufe 1a).
Durch die Anwendung von Psychoedukation im Rahmen der ▶ Psychotherapie lassen sich Rückfall- und Rehospitalisierungsraten erwiesenermaßen senken (Evidenzstufe 1a); ebenso ist die Wirksamkeit von sozialen Fertigkeitstrainings und Einbezug der Familien in die Therapie erwiesen.

Sofortmaßnahmen
Neuroleptische Behandlung; am ehesten sind atypische Neuroleptika indiziert. Falls im Akutstadium eine Sedierung erforderlich ist, können niederpotente Neuroleptika oder auch vorübergehend Benzodiazepine eingesetzt werden.
In der Akutsituation sollte eine reizabgeschirmte Atmosphäre geschaffen werden. Unterstützende akzeptierende Gespräche können hilfreich sein; allerdings sollte auch das Bedürfnis des Patienten nach Rückzug in der Akutsituation akzeptiert werden.

Epidemiologie
Die Prävalenz von schizophrenen Erkrankungen liegt nach verschiedenen Untersuchungen in unterschiedlichen Ländern weltweit bei 1,4–3,9/1000 Einwohner. Verlaufsuntersuchungen haben gezeigt, dass die diagnostizierten Subtypen im Verlauf nicht immer stabil sind, was auf eine gewisse Heterogenität der schizophrenen Subtypen hinweist.
Huber hat in seinen Untersuchungen bei 11 % aller Ersterkrankten die Dominanz eines hebephrenen Syndroms festgestellt.

Verlauf
Die Hebephrenie verläuft häufig chronisch oder in wenigen Schüben. Oft entwickelt sich rasch eine Negativsymptomatik mit Antriebsverlust und ▶ Affektverflachung.

Prognose
Die Prognose ist bei frühem Beginn, schwerer psychopathologischer Störung und sozialer Beeinträchtigung in der Regel ungünstig.

Heißhungeranfall/-attacke

▶ Essattacke, psychogen

Helfersyndrom

Dipl. Psych. Eva-Maria Meiser

Synonyme
Dazugehörige Begriffe: Burn-out

Definition
Von Wolfgang Schmidtbauer (1977) eingeführter Begriff für die Tendenz vieler professioneller Helfer (Sozialarbeiter, Psychologe, Arzt, Krankenschwester), die Konfrontation mit der eigenen Hilfsbedürftigkeit dadurch zu vermeiden, dass vor allem im beruflichen Umfeld hochfrequent Beziehungen mit besonders hilfsbedürftigen Beziehungspartnern gesucht werden, um so von eigenen Schwächen und Problemen abzulenken. Es wird das Bild eines nicht-bedürftigen Selbst aufrechterhalten. Zusätzlich können dadurch enge, auf Gegenseitigkeit gegründete Beziehungen außerhalb des Arbeitsfelds vermieden werden.

H

Volltext

Die Wahl des Helferberufs dient nach Schmidtbauers Modell zur Abwehr eigener Ängste vor Abhängigkeit. Der Helfer versucht, für die betreuten Personen der in der eigenen Kindheit oft schmerzlich vermisste ideale Elternteil zu sein. Später erweitert Schmidtbauer sein Modell und geht von einer fortlaufenden Entwicklung der Motive des Helfers aus, in der die in der Kindheit gelegten Grundlagen durch spätere „Identifizierungen" und Modelle verstärkt oder abgeschwächt werden.

Bei einer überstarken Ausprägung des Helfersyndroms kann es zum Burn-out-Syndrom, zu ▶ Depressionen oder Erholungsunfähigkeit kommen.

Typische Merkmale des Helfersyndrom-Helfers sind:

- starre Werthaltungen,
- Störungen im Erleben von Aggression,
- unersättliches Verlangen nach Bestätigung,
- Vermeidung der Gegenseitigkeit,
- Unfähigkeit mit Kritik umzugehen.

Hilfsmöglichkeiten können sein:

- die kollegiale Austauschgruppe,
- Qualitätszirkel,
- Supervision,
- Coaching,
- gegebenenfalls Therapie.

Möglichkeiten zur **Prophylaxe**:

- aktive Mitgestaltung des Berufsalltags,
- kritischer Umgang mit unnötigen Belastungen,
- Erhalt von Anerkennung,
- Weiterbildung,
- Bezug des Selbstgefühls nicht allein aus dem Beruf.

Hemikranie

▶ Migräne

Hemikranieller Kopfschmerz

▶ Migräne

Herzangstneurose

▶ Angstneurose, psychodynamische Sicht

Herzangstsyndrom

▶ Angstneurose, psychodynamische Sicht

Herzhypochondrie

▶ Angstneurose, psychodynamische Sicht

Herzneurose

▶ Somatoforme autonome Funktionsstörung des kardiovaskulären Systems

Herzphobie

▶ Angstneurose, psychodynamische

Herztransplantation

▶ Organtransplantation

Heterosuggestion

▶ Hypnose

Hilfesysteme

▶ Versorgungsstrukturen

Hirnleistungsstörung

▶ Demenzsyndrom

Hirnorganisches Psychosyndrom

▶ Demenzsyndrom

Hirnschaden

▶ Enzephalopathie

Histrionisch

▶ Hysterie

Histrionische Persönlichkeitsstörung

▶ Hysterie

HIV-Demenz

▶ Demenz, bei Krankheit durch das Human-Immundefizienz-Virus (HIV)

HIV-Enzephalopathie

▶ Demenz, bei Krankheit durch das Human-Immundefizienz-Virus (HIV)

HIV-Erkrankung

Prof. Dr. med. Volker Köllner

ICD-10/DSM-IV-TR-Klassifikation

HIV-assoziierte Erkrankungen werden in ICD-10 unter B20–B24 codiert. Für psychische Einflüsse auf den Krankheitsverlauf, wie z. B. dysfunktionales Krankheitsverhalten, wird zusätzlich die Kategorie F54 „Psychische Faktoren oder Verhaltensfaktoren bei andernorts klassifizierten Erkrankungen" codiert. Bei psychischen Symptomen als Folge der HIV-Infektion ist eine ▶ Anpassungsstörung (F43.2) oder, wenn die diagnostischen Kriterien erfüllt sind, eine entsprechende psychische Störung zu codieren, z. B. eine ▶ Panikstörung (F41.0). Wenn psychopathologische Symptome aufgrund eines ZNS-Befalls auftreten, so ist z. B. eine ▶ Demenz, bei Krankheit durch das Human-Immundefizienz-Virus (HIV) (F0.24/B22) oder eine organische ▶ Psychose (F06) zu klassifizieren.

Synonyme
HIV-Infektion; AIDS

Englischer Begriff
HIV disease

Definition
Unter diesem Begriff werden Erkrankungen zusammengefasst, die durch eine Infektion mit HIV-1 oder HIV-2 (human immunodeficiency virus) ausgelöst werden. Bei einem Teil der Infizierten kommt es nach zwei bis sechs Wochen zu einer mononukleoseartig verlaufenden Symptomatik. Danach verläuft die Erkrankung in drei Stadien (klinische Einteilung nach Center of Disease Control, Atlanta, CDC):

- **Asymptomatische HIV-Infektion:** In dieser Phase, die sechs Monate bis etwa zehn Jahre betragen kann, sind die Patienten klinisch erscheinungsfrei (Ausnahme: generalisierte Lymphadenopathie, LAS) und gut belastbar. Eine Einschränkung der Lebensqualität kommt in diesem Stadium vor allem durch das Wissen zustande, HIV-infiziert zu sein. Die Art der Krankheitsverarbeitung hat deshalb eine entscheidende Bedeutung für die Lebensqualität. Ein Teil der Betroffenen bleibt lebenslang im Stadium 1.

- Auftreten von Erkrankungen, die auf eine Störung der zellulären Immunität hinweisen (z. B. rezidivierende Pilzinfektionen, Tuberkulose, Herpes zoster, Polyneuropathien).
- **AIDS** (acquired immunodeficiency syndrome): In dieses Stadium gehören u. a. Pneumocystis-carinii-Pneumonie, Kaposi-Sarkom und andere Malignome sowie die HIV-Enzephalopathie. Da HIV nicht nur ein lympho-, sondern auch ein neurotrophes Virus ist, muss in diesem Stadium differentialdiagnostisch auch an ein hirnorganisches Psychosyndrom gedacht werden.

Die unterschiedlichen Phasen der Infektion bzw. der Erkrankung erfordern differenzierte Formen der Intervention:

- Zur **Prävention** der Erkrankung haben sich psychologische und verhaltensmedizinische Edukationsprogramme als effektiv erwiesen.
- Die **Diagnosestellung** kann eine Krisenreaktion mit akuten Ängsten, Depression bis zur ▶ Suizidalität oder eine posttraumatischen Belastungsstörung (siehe ▶ Belastungsstörung, posttraumatische) auslösen. Ein Problem ist hierbei immer noch die soziale Stigmatisierung der Erkrankung, die es den Betroffenen erschwert, soziale Unterstützung zu suchen. Bei negativem HIV-Test kann sich als psychische Störung eine AIDS-Phobie (▶ Hypochondrie) entwickeln.
- Da inzwischen zumindest in den Industrienationen effektive Behandlungsmaßnahmen finanziert werden können, bleibt ein Großteil der Infizierten über viele Jahre in der Phase der asymptomati-

schen HIV-Infektion bzw. lassen sich HIV-assoziierte Erkrankungen noch beherrschen. In dieser Phase wirken sich erhöhte Depressivität negativ und hohe soziale Unterstützung hingegen positiv auf Immunstatus und Krankheitsverlauf aus. Die heute zur Verfügung stehenden antiviralen Medikamente und Behandlungen zur Prävention und Therapie opportunistischer Infektionen sind zwar effektiv, erfordern aber eine hohe Compliance.

- Beim **Vollbild** von AIDS ist die psychische Ausgangslage ähnlich wie bei anderen terminalen Krankheitsbildern, z. B. in der Onkologie. Hinzu kommen gegebenenfalls zusätzliche Beeinträchtigungen durch eine Beteiligung des Zentralnervensystems.

Therapie

Ein erheblicher Teil der HIV-Infizierten verfügt über ausreichende Bewältigungsressourcen und benötigt keine spezifische psychotherapeutische oder psychiatrische Behandlung. Hierzu trägt auch ein entsprechendes Angebot von Selbsthilfegruppen und Beratungsstellen bei, auf das die Patienten gegebenenfalls hingewiesen werden sollten. Psychotherapeutische Interventionen werden häufig als Beratungs- oder Krisengespräch z. B. im Rahmen der ▶ Konsil- und Liaisonpsychosomatik in Anspruch genommen. Häufig geschieht dies z. B. zur Begleitung in der Phase der Diagnosestellung, um Patienten dabei zu unterstützen, ein der neuen Situation angepasstes Lebenskonzept zu entwickeln. Psychotherapeutische Gruppenprogramme fördern die soziale Unterstützung und haben sich zur Prävention und Therapie von ▶ Depression und Compliance-Störungen bewährt.
Wenn psychische Störungen wie ▶ depressive Episoden, ▶ Panikstörung, hypochondrische Ängste, posttraumatische Belastungsstörungen oder hirnorganische Störungen auftreten, sollte die jeweilige spezifische bei den entsprechenden Stö-

rungsbildern auch sonst indizierte Therapie angewendet werden. Hierzu gehören die entsprechende medikamentöse Therapie ebenso wie psychotherapeutische Interventionen.

Sofortmaßnahmen
Sofortmaßnahmen können vor allem bei Krisen im Rahmen der Diagnosemitteilung notwendig sein. In der Regel sind Gespräche (talk down, Aufbau einer therapeutischen Beziehung) oder der Einsatz von Tranquilizern ausreichend, um die akute Situation zu entschärfen und den Weg zu einer therapeutisch unterstützten Auseinandersetzung mit der Infektion zu bahnen.

Epidemiologie
Erste Erkrankungsfälle wurden 1981 in den USA bei homosexuellen Männern, i. v.-Drogenabhängigen und Hämophiliepatienten beschrieben. Weltweit wurde die Zahl der HIV-Infizierten Ende 2000 bereits mit 47 Millionen weltweit und 37.000 in Deutschland angegeben, wobei die Ausbreitung inzwischen weit über die oben genannten Risikogruppen hinausgeht. Nachdem zunächst die Hoffnung bestand, die Infektion mit präventiven Maßnahmen einzudämmen zu können, ist in den letzten Jahren wieder ein Ansteigen der Infektionsrate zu beobachten.

Verlauf
Die HIV-Erkrankung hat einen sehr individuell variablen Verlauf und kann wenige Monate bis viele Jahre im asymptomatischen Stadium verbleiben. Einige Patienten bleiben zeitlebens asymptomatisch, die Ursache hierfür ist noch unklar. Der Ausbruch von AIDS kann inzwischen durch konsequente medikamentöse Therapie hinausgeschoben werden. Auch für psychotherapeutische Interventionen konnte ein positiver Effekt auf die Immunfunktion nachgewiesen werden. Die Prognose hängt auch von der prämorbiden Immunfunktion ab. Eine

entscheidende Einflussgröße ist der sozioökonomische Status, da hierdurch sowohl der Gesundheitszustand zum Zeitpunkt der Infektion als auch der Zugang zu therapeutischen Ressourcen abhängen.

HIV-Infektion

▶ HIV-Erkrankung

Horrortrip

▶ Verhaltensstörung, psychische und durch psychotrope Substanzen

Hospitalismus

Reinhild Schwarte

Synonyme
Deprivationssyndrom; Verkümmerungssyndrom; Frühverwahrlosung; Verlassenheitssyndrom

Definition
In der ursprünglichen Bedeutung zusammenfassende Bezeichnung für alle durch bzw. während einen/s längeren Aufenthalt/s in einem Heim oder Krankenhaus auftretende körperliche und seelische Störungen, vor allem bei Kindern. Später wurde zwischen infektiösen und psychischen Hospitalismus unterschieden. Heute versteht man unter dem Begriff das Zustandsbild, das ursächlich aufgrund von ▶ Deprivation durch Trennung von einer engen Bezugsperson bzw. durch Vernachlässigung zwischen dem dritten und 30. Lebensmonat herrührt.

Volltext

Nach der Trennung von der Bezugsperson treten zunächst Angst, Unruhe, häufiges Schreien, ▶ Ess- und Verdauungsstörungen mit Gewichtsverlust, und anaklitische Depressionen auf. Nach ca. drei Monaten tritt dann ein Stadium der Apathie und Abstumpfung ein, in dem die Kinder mit weit geöffnetem Mund sitzen oder liegen und wenig psychomotorische Bewegung zeigen. Im weiteren Verlauf treten motorische Bewegungsstereotypien, vor allem Dreh- und Schüttelbewegungen des Kopfes und des Rumpfes auf.

Je früher sich die Entfernung von der Bezugsperson ereignet, desto ausgeprägter entwickeln sich die Störungen. Wird nach längerer Phase der Trennung wieder eine Bindung zu einer Bezugsperson hergestellt, können entstandene Entwicklungsverzögerungen wieder aufgeholt werden. Bei fortbestehender Trennung und Vernachlässigung können dauerhafte Entwicklungsstörungen in unterschiedlichen Bereichen bleiben, etwa psychomotorische und somatische Retardierung, vermindertes Wachstum, spätes und unvollkommenes Sprechen, gestörtes Kontaktverhalten (distanzgemindert oder sehr distanziert) und eine Minderung der intellektuellen Fähigkeiten.

Hospitalismus bei Kindern

▶ Anpassungsstörung

Hostility

▶ Typ-A-Verhalten, ▶ Psychokardiologie

Human psychotherapy

▶ Psychotherapie, humanistische

Hyperaktivität

▶ Hyperkinetische Störung

Hyperkinesie

▶ Hyperkinetische Störung

Hyperkinetische Störung

Reinhild Schwarte

ICD-10/DSM-IV-TR-Klassifikation

Nach ICD-10 Unterscheidung in zwei Haupttypen: Einfache Aktivitäts- und Aufmerksamkeitsstörung (F90.0) und Hyperkinetische Störung des Sozialverhaltens (F90.1).

Nach DSM-IV-TR: ▶ Aufmerksamkeitsdefizit-Hyperaktivitätsstörung (314.01); Unterscheidung in vorwiegend hyperaktiv-impulsiven Typus sowie Mischtypus, davon abgegrenzt der vorwiegend unaufmerksame Typus (314.00).

Synonyme

Hyperkinesie; Hyperaktivität; Dranghafte Hyperkinese; Aufmerksamkeitsdefizit-Hyperaktivitätsstörung (ADHS)

Englische Begriffe

Hyperkinetic syndrom; Hyperkinesia; Hyperactivity; Hyperkinetic disorder; Attention deficit hyperactivity disorder (ADHD)

Definition

Begriffsgeschichte

Der Begriff Hyperaktivität/Hyperkinese berücksichtigt im eigentlichen Wortsinn lediglich den auf der ▶ Verhaltensebene eindeutigen und eindruckvollen Teil der Symptomatik des hier definierten Störungsmusters. Mit „hyperkinetischer Störung" werden heute die Unterformen der Aufmerksamkeitsdefizit-Hyperaktivitätsstörung bezeichnet, die sich durch vorwiegend hypermotorische Phänomene auszeichnen. Die zusätzliche Bezeichnung Aufmerksamkeitsdefizit hebt das wesentliche Element hervor, durch das sich die Störung von anderen hyperaktiven Erscheinungsformen abgrenzen lässt.

Klinik
Die hyperkinetische Störung zeichnet sich durch eine Kombination aus Aufmerksamkeitsschwäche, Impulsivität und Überaktivität aus, die situationsübergreifend und andauernd und nicht im Rahmen von anderen Störungen (z. B. Autismus oder ▶ affektiven Störungen) auftreten. Die Störung ist von hyperaktivem Verhalten im Rahmen anderer Störungen, etwa der ▶ tiefgreifenden Entwicklungsstörung, affektiven Störungen, Erkrankungen und Schädigungen des ZNS, Bindungsstörungen mit ▶ Enthemmung, sowie als Folge akuter psychischer Belastung zu unterscheiden.
Als physiologische Korrelate der Störung finden sich Funktionsschwächen im ZNS unterschiedlicher Entstehungsweise, häufig durch mangelhafte Anregung zentralnervöser Funktionen, jedoch in einer Untergruppe auch durch vermehrte Aktivierung.
Bezüglich der Entstehung wird nach dem gegenwärtigen Forschungsstand von einem multifaktoriellen Geschehen ausgegangen, bei dem biologische und konstitutionelle Faktoren bei der Genese und soziale Faktoren bei der Aufrechterhaltung der Störung eine wesentliche Rolle spielen.

Therapie
Die Störung erfordert eine multimodale, individuell angepasste, langfristige Behandlung. Die „Academy of Child and Adolescent Psychiatry" empfiehlt in ihren Richtlinien eine Kombination aus ▶ Psychotherapie, psychosozialen Maßnahmen und Pharmakotherapie.

pharmakologisch
Bei der Medikation mit zentralstimulierenden Substanzen ist aufgrund der kurzen Halbwertszeit zunächst ▶ Methylphenidat (Ritalin) der Wirkstoff der Wahl. Weiter haben sich D-L-▶ Amphetamin sowie Pemolin gut bewährt. Deren Einsatz sollte aufgrund der unterschiedlichen biochemischen Wirkung bei Nichtansprechen auf Ritalin erwogen werden. Die Verordnung erfordert beständige Wirkungskontrolle und Beachtung der Dosierungsobergrenzen. Weiter haben sich ▶ trizyklische Antidepressiva und selektive Monoaminooxidase-A-Hemmer (Moclobemid) als effektiv erwiesen.

psychotherapeutisch
Ein essentieller Bestandteil der psychotherapeutischen Behandlung ist die ▶ Psychoedukation der Eltern, der wichtigsten Bezugspersonen, und des Kindes. Allen Betroffenen sollte ausführlich das Störungsmuster erklärt und somit zu einer Entlastung beigetragen werden. Weitere Möglichkeiten der Entlastung stellen die Befreiung von Konflikttherden, wie etwa den Hausaufgaben, bis hin zu zeitweiliger Suspendierung aus der schulischen Umgebung dar. Ein relevanter Bestandteil der hauptsächlich verhaltenstherapeutisch orientierten Behandlungsprogramme ist das Erlernen von ▶ Entspannungsverfahren.
Für den Bereich der Schulkinder wurden in den 90er Jahren ausführliche **verhaltenstherapeutische Programme** entwickelt. Das handlungsorganisierende ▶ Selbstinstruktionstraining nach Lauth und Schlottke (1995), das auch die Zusammenarbeit mit den Lehrern vorsieht, hat sich sehr bewährt, ebenso der familienzentrierte Ansatz von Döpfner und Lehmkuhl (1995), der an aufrechterhaltenden Bedingungen insbesondere im sozialen Umfeld des betroffenen Kindes ansetzt. Bei weitreichenden Störungen in der Eltern-Kind-Interaktion ist ▶ systemische Therapie oder ▶ Familientherapie indiziert.
Für jüngere Kinder ist die **strukturierte Spieltherapie** die Methode der Wahl. In den letzten Jahren wurden für diese Altersklasse

einige verhaltenstherapeutische Methoden entwickelt, die sich mit dem spieltherapeutischen Ansatz gut kombinieren lassen.

Wirksamkeit

Bei 60–70 % der Betroffen lässt sich mit zentralstimulierenden Substanzen die Symptomatik entscheidend verbessern. Die Wirkung der ▶ Stimulantien ist jedoch lediglich eine kompensierende, weshalb zusätzliche therapeutische Maßnahmen indiziert sind. Besonders günstig erscheint eine Kombination aus kommunikativer und medikamentöser Einflussnahme.

Epidemiologie

Die eindeutige Diagnose der Störung lässt sich bei etwa 1–4 % der Schulkinder stellen, bei Jungen wesentlich häufiger als bei Mädchen (in Studien wurden Verhältnisse von 3 : 1 bis hin zu 9 : 1 berichtet). Epidemiologische Angaben über die Häufigkeit „hyperaktiven Verhaltens" reichen bis zu 15 %.

Verlauf

Hyperkinetische Störungen fallen meistens schon im Kleinkindalter, immer aber vor dem siebten Lebensjahr auf. Da die Verhaltensprobleme jedoch im Rahmen der schulischen Anforderungen prägnant in den Vordergrund treten, wird die Störung zumeist mit Schulbeginn diagnostiziert. Die Auffälligkeiten halten während der Schulzeit an und nehmen in der Adoleszenz einen unterschiedlichen Verlauf, bei dem zumeist das Aufmerksamkeitsdefizit fortbesteht, hyperaktives Verhalten und Impulsivität jedoch zurückgehen. Während der Entwicklungsphasen des Kindes treten unterschiedliche Kernsymptomatiken auf. Dazu gehören häufiges Weinen und ▶ Schlafstörungen in der frühkindlichen Phase ebenso wie geringe Frustrationstoleranz, Wutausbrüche, Rechthaberei, Widersetzen gegen Regeln oder kaserndes, albernes Verhalten.
Betroffene Kinder geraten häufig in soziale Isolation. Es können sich sekundär Selbstwertprobleme, Lerndefizite, emotionale Störungen sowie reaktive Störungen des Sozialverhaltens einstellen.

Prognose

Bei zwei Dritteln der Betroffen ist die Störung mit anderen Störungen verbunden. Handelt es sich dabei um ausgeprägte ▶ Störungen des Sozialverhaltens, so lässt dies einen eher ungünstigen Verlauf befürchten. Sind hyperkinetische Störungen mit Teilleistungsschwächen und/oder neurophysiologisch feststellbaren Symptomen verbunden, lässt sich die Prognose von diesen Störungen ableiten. Längsschnittstudien haben ergeben, dass ca. 50 % der betroffenen Kinder mit zunehmendem Alter die Störung verlieren, während bei dem anderen Teil – zumindest die Aufmerksamkeitssymptomatik – bis in das Erwachsenenalter persistiert. Etwa 30–50 % nehmen einen chronischen Verlauf.

Hyperkinetische Störungen (HKS)

▶   Aufmerksamkeitsdefizit-Hyperaktivitätsstörung (ADHS)

Hyperkinetisches Herzsyndrom

▶ Somatoforme autonome Funktionsstörung des kardiovaskulären Systems

Hypersomnie

Dr. med. Christine Norra

Synonyme

(Exzessive) Schläfrigkeit

Definition

Hauptmerkmale dieser Störung mit Klage über übermäßige Schlafdauer und/oder Tagesmüdigkeit sind

- exzessive Schläfrigkeit während des Tages,
- Schlafattacken (nicht durch mangelnde Nachtschlafdauer erklärbar) und
- selten auch verlängerte Übergangszeiten vom Aufwachen bis zur völligen Wachheit (Schlaftrunkenheit) über mindestens einen Monat, nahezu täglich oder episodisch über einen längeren Zeitraum mit Beeinträchtigung der beruflichen Leistungsfähigkeit oder Einschränkung der sozialen Aktivitäten.

Die Hypersomnie wird in eine rezidivierende, eine idiopathische und eine posttraumatische Form aufgeteilt entsprechend der internationalen Klassifikation der ► Schlafstörungen (ICSD).

Querverweis Krankheit

Die nicht-organische Hypersomnie (ICD-10: F51.1 oder primäre Hypersomnie, DSM-IV-TR: 307.44) ist von der Hypersomnie bei psychischen Störungen, z. B. bei ► depressiven Episoden, sowie der organischen Hypersomnie bei ► Schlafapnoe und anderen organischen Hypersomnien (z. B. bei Enzephalitis, Hirntumoren, zerebrovaskulären Läsionen, ► Narkolepsie, multipler Sklerose, Kleine-Levin-Syndrom u. a.) zu unterscheiden.

Hyperthermie

► Temperatursteigerung bei Psychopharmakatherapie

Hyperventilation

Dipl. Psych. Bernhard Schlehlein

Synonyme

Hyperventilationssyndrom; Atmungsbeschleunigung; Atmungsvertiefung

Definition

Hyperventilation steht für die über den Körperbedarf hinausgehende willentliche oder unwillentliche Beschleunigung und/oder Vertiefung der Atmung. Dadurch kommt es kaum zu einer Mehraufnahme von Sauerstoff, da die Aufnahmefähigkeit des Bluts für Sauerstoff schon bei normaler Atmung fast ausgeschöpft ist. Die Fehlatmung führt jedoch zu einer vermehrten Abatmung des im Stoffwechselprozess abfallenden Kohlendioxids, wodurch eine Verschiebung des Gleichgewichts zwischen Kohlensäure und Kalzium (Säure-Base-Gleichgewicht, respiratorische Alkalose) im Blut entsteht. Es kann daraufhin zu **Tetaniesymptomen** in Form von Parästhesien (Taubheitsgefühl und Kribbeln in Armen und Gesicht), starken Angstgefühlen, Schmerzempfindungen in der Herzgegend, Krämpfen im Bauchraum, „Pfötchenstellung" der Hände (Beugung der Hand- und Fingergrundgelenke bei gestreckten Fingern) und zu Verkrampfungen der Mundmuskulatur („Karpfenmaul") sowie zu Schwindelgefühlen kommen. Die Symptome treten innerhalb einer Minute nach Beginn der Hyperventilation auf. Diesem Vorgang kann entgegengewirkt werden, indem die ausgeatmete Luft in eine Plastiktüte geblasen und nochmals eingeatmet wird. Der Körper kann so das abgeatmete Kohlendioxid wieder aufnehmen, die Symptome gehen zurück.

Querverweis Krankheit

Hyperventilation kann **körperliche Ursachen** haben (Kaliummangel oder -überschuss, Magnesiummangel, Kalziummangel, metabolische Azidose oder Alkalose, Gehirnerkrankungen, Schilddrüsenüberfunktion), ist aber in über 95 % der Fälle psychisch bedingt.

Die **psychogen bedingte Hyperventilation** kommt gehäuft bei Mädchen und jungen Frauen vor. Am häufigsten tritt das Hyperventilationssyndrom in Zusammenhang mit einer ► Panikstörung, mit ► Phobien oder mit sonstigen Angsterkrankungen auf.

Aber auch wenn Menschen mit Allergien, Asthma oder Atemwegserkrankungen bevorzugt durch den Mund atmen, begünstigt dies das Auftreten von Hyperventilation bei Angst, Aufregung oder Stress. Auch chronische Muskelverspannungen im Brustkorb erhöhen die Auftretenswahrscheinlichkeit von Hyperventilation. Andererseits werden durch die falsche Atmung die Rippenmuskeln überdehnt, was Schmerzen oder Ziehen im Brustkorb bedingen kann. Hyperventilation führt zwar wegen häufig auftretenden Erstickungs- und Todesängsten meist zu Panikattacken, diese sind aber nicht ausschließlich als Folge der Hyperventilation zu verstehen, da es auch Panikattacken ohne Hyperventilationssyndrom gibt.

Hyperventilationssyndrom

▶ Hyperventilation

Hypnoid

▶ Hypnose

Hypnose

Dr. med. Dipl. Psych. Claus Derra

Synonyme
Trance; Hypnoid; Heterosuggestion; Klassische Hypnose; Milton-Erickson-Hypnose; Hypnotherapie; Hypnosetherapie; Neurolinguistisches Programmieren, Entspannungsverfahren

Definition
Der Begriff „Hypnose" bezeichnet zunächst einen veränderten Bewusstseinszustand (hypnotische Trance), der sich von Wachbewusstsein, Schlaf oder Entspannung in spezifischer Weise unterscheidet. Gleichzeitig beschreibt der Begriff „Hypnose" das (psychotherapeutische) Vorgehen zur Einleitung dieses Bewusstseinszustandes durch die systematische Anwendung direkter und indirekter fremdsuggestiver Techniken. Im hypnotischen Zustand sind Teile der Wahrnehmung, des Denkens, der Gefühle und des Verhaltens so beeinflussbar, dass dies therapeutisch zur Veränderung von Symptomen und Problemen genutzt werden kann. Unter Hypnosetherapie oder „Hypnotherapie" versteht man daher die Anwendung hypnotischer Trance, um psychotherapeutische Veränderungen hervorzurufen.

Voraussetzung
Vonseiten des Patienten sind keine spezifischen Voraussetzungen notwendig; wesentlich für das Gelingen der Hypnose sind die situativen Faktoren sowie die Qualität der Beziehung zwischen Patient und Therapeut. Es ist jedoch eine Vordiagnostik zumindest zur Abklärung von Indikationen und Kontraindikationen notwendig.
Zur Klärung der Suggestibilität und Verbesserung der therapeutischen Beziehung können entsprechende Tests oder eine Probehypnose durchgeführt werden.

Kontraindikationen
Schwere Störungen des Realitätsbezugs, produktiv psychotische Symptomatik, ▶ wahnhafte Störungen, mittelgradige bis schwere ▶ Intelligenzminderung.
Relative Kontraindikation bei schweren ▶ Persönlichkeitsstörungen mit pathologischer Regression oder Neigung zu paranoider Verarbeitung sowie bei fehlender Einwilligung des Patienten.

Durchführung
Die „klassische" Hypnose (früher auch „ärztliche Hypnose" genannt) erfolgt in der Regel im Liegen oder bequem angelehnten Sitzen. Der Therapeut leitet den Trancezustand durch gezielte direkte Suggestionen ein, die eine Einengung der Aufmerksamkeit bewirken sollen. Zu den gebräuchlichs-

ten Induktionsformen zählen die Faszinationsmethode (z. B. Augenfixation) sowie reine Verbalsuggestion. Bei allen Induktionsmethoden ist begleitend das einfühlsame Eingehen auf physiologische Zeichen des Patienten (z. B. Veränderung der Atmung) nützlich zur Vertiefung des hypnotischen Zustandes. Die weitere Stabilisierung erfolgt häufig über die Suggestion einer Katalepsie bzw. einer Armlevitation.

Die so genannte **„moderne" Hypnose** nach Milton H. Erickson arbeitet vornehmlich mit verbalen und indirekten Induktionen. Dabei werden die gewohnten Denkschemata und Überzeugungssysteme der Persönlichkeit durch Verwirrung, Ablenkung, Überraschung oder andere Vorgehensweisen, die die gewohnten Bezugsformen des Patienten außer Kraft setzen, in einer Weise beeinflusst, dass weniger durch Suggestionen sondern vielmehr im Dialog durch „folgen" und „führen" (pacing and leading) ein hypnotischer Zustand erreicht wird. Entsprechend rückt hier die besondere Beziehung zwischen Therapeut und Patient mehr in den Vordergrund. Erickson arbeitete oft mit Metaphern und strukturierte die Situation so, dass die im Verlauf der Hypnose eintretenden Veränderungen in der gewünschten Weise und Richtung so nutzbar gemacht werden (Utilisation), dass sie mit den Wünschen und Intentionen des Patienten kongruent sind.

Trancerituale wurden schon in der Frühzeit des Menschen zu Heilzwecken eingesetzt, in der Antike bestand zumeist eine enge Verbindung mit religiösen Zeremonien. Die jahrtausendalte Erfahrung von Priestern, Schamanen und Medizinmännern und die vielen beeindruckenden Fallberichte von Ärzten und Therapeuten dürfen jedoch nicht darüber hinwegtäuschen, dass es bisher nicht gelungen ist, die Abläufe und Wirkungen der Hypnose durch eine umfassende Theorie zu erklären, nicht einmal eine einheitliche Definition ist in den Standardwerken zur Hypnose (Revenstorf u. Peter 2001) zu finden.

Das zurzeit wissenschaftlich (EEG, evozierte Potentiale, Messung zerebraler Durchblutung, ▸ PET-Studien) am besten belegte **Dissoziations- bzw. Neodissoziationsmodell** definiert Hypnose als einen besonderen Bewusstseinszustand, der sich hirnphysiologisch insbesondere durch eine veränderte Form der Reizverarbeitung (allgemeine Diskonnektivität der involvierten Hirnareale, dissoziative Phänomene, vermehrte Imagination) vom Alltagsbewusstsein, von Entspannung oder Schlaf unterscheidet (so genannte Zustandstheorie).

Anhänger eines **sozialpsychologischen Ansatzes** vertreten dagegen die Theorie, dass hypnotische Phänomene nichts Eigenständiges seien; das Verhalten des Hypnotisierten stelle lediglich eine besondere Form sozialer Interaktion dar und sei besonders geprägt durch den situativen Aufforderungscharakter, Erwartungen und Einstellungen einer Person sowie deren Bereitschaft zum ▸ Rollenspiel. Wenn der Hypnotisierte über seine Tranceerfahrungen berichte, entspreche dies durchaus seinem Erleben; es sei jedoch nicht notwendigerweise auf besondere kognitive oder physiologische Veränderungen zurückzuführen.

Für beide Erklärungsansätze gibt es wissenschaftliche Belege, wobei in den letzten Jahren mehr die physiologischen Befunde in den Mittelpunkt rückten (siehe Tabelle 1). Man kann heute annehmen, dass die scheinbare Kontroverse zwischen Zustandstheorie und sozialpsychologischem Ansatz lediglich eine unterschiedliche Fokussierung auf verschiedene Wirkmechanismen der Hypnose beinhaltet, die mit den Begriffen Trance (veränderter Bewusstseinszustand) und Rapport (besondere Beziehungssituation) verbunden sind. Beide Aspekte fließen daher auch in die Definition von Erickson ein, der Hypnose beschreibt als einen temporären Zustand einer mehr oder weniger tiefen Absenkung des Bewusstseins (Trance), während dessen die Beschränkungen der eigenen gewohnten Bezugsrahmen und Überzeugungen vorübergehend auf-

Hypnose. Tab. 1 Physiologische Veränderungen durch Hypnose.

Hirnphysiologische Veränderungen
Zunahme der Theta-Aktivität im Spontan-EEG
Zunahme der regionalen Hirndurchblutung im anterioren zingulären Kortex, frontalen Kortex, okzipital und im Hirnstamm
Veränderungen evozierter Potentiale z. B. bei der Analgesie
Zerfall der Kommunikation der Untereinheiten zerebraler Netzwerke
Vegetative Veränderungen
Dämpfung des sympathischen Erregungsniveaus
Herzrate und Blutdruck
Vasokonstriktion, Vasodilatation
Thermoregulation
Endokrinologische Veränderungen
Abnahme von Katecholaminen
Abnahme von Kortisol
Hämatologisch-immunologische Veränderungen
Zunahme der Leukozytenadhäsion am Gefäßendothel
Verschiebung im Differentialblutbild, Zunahme von Lymphozyten
Verzögerung allergischer Reaktionen der Haut
Veränderung der Immunkompetenz, IgA-Anstieg

Hypnose. Tab. 2 Vordiagnostik.

Symptom- und Problemanamnese
Erwartungen des Patienten
Biographische Entwicklung
Persönlichkeitsstruktur
Suggestibilität
Therapeutische Beziehung
Zielklärung

gehoben werden, so dass ein Proband für diese Zeit vorübergehend für andere Assoziationsmuster und psychische Funktionsweisen empfänglich ist, die ihn einer Problemlösung näher bringen. Die Induktion der Trance durch Lenkung und Einengung der Aufmerksamkeit findet im Rahmen einer besonderen therapeutischen Beziehung (Rapport) statt.

Die Durchführung einer Hypnose setzt neben der Klärung von Indikationen und Kontraindikationen üblicherweise eine differenzierte **Vordiagnostik** voraus, die je nach Problemstellung sogar mehrere Therapiesitzungen umfassen kann (siehe Tabelle 2). Dies bedeutet, dass nicht nur die Hypnotherapie im engeren Sinne sondern auch die so genannte Ruhe- oder Leerhypnose (vertiefte Entspannung) sowie die Durchführung von Gruppenhypnosen (z. B. ▶ imaginative Verfahren) in die Hände eines fundiert ausgebildeten Therapeuten gehören. Wird dies nicht berücksichtigt, sind bei nicht-professionellem Vorgehen (z. B. bei Showhypnosen) schwere psychische Traumatisierungen möglich.

Die beeindruckende Wirksamkeit von Hypnose liegt in der Unmittelbarkeit und subjektiven Echtheit der erlebten Veränderungen im Trancezustand (siehe Tabelle 3). Ein Kennzeichen von Trancephänomenen ist, dass sie unwillkürlich und autonom ablaufen; damit besteht eine Ähnlichkeit zu psychopathologischen Abläufen. Der Unterschied liegt im Wesentlichen darin, dass hypnotische Phänomene kontrollierbar sind, d. h. sie können verstärkt, abgeschwächt, verändert oder beendet werden. So werden parallel zur alltäglichen Wirklichkeit durch Loslassen der bewussten Kontrolle über Visualisierungen, Imaginationen, Bewusstwerden von Erinnerungen und phantasierte Problemlösungen zusammen mit dem Therapeuten ganz lebensnah alternative Vorstellungen zur bisherigen Erlebniswelt konstruiert. Teile der Wahrnehmung, des Denkens, der Gefühle und des Verhaltens sollen so verändert und wieder in die Alltagswirklichkeit implementiert werden, dass dies zu neuen, adaptiven Verhaltensmöglichkeiten der Person führt (siehe Tabelle 4; Revenstorf 2003).

Üblicherweise unterscheidet man im **Ablauf** einer Hypnose **vier Phasen**:

- Die **„Induktionsphase"** dient der Einleitung eines veränderten Bewusstseins-

Hypnose. Tab. 3 Therapeutisch relevante Trancephänomene (in Anlehnung an Revenstorf 2003).

Sensorische Phänomene
verändertes Körperempfinden
erhöhte Imaginationsfähigkeit
positive und negative ▶ Halluzinationen
Analgesie, Anästhesie, Hyperästhesie
Kognitive Phänomene
Zeitverzerrung (Ausdehnung, Verdichtung)
primär prozesshaftes Denken (Trancelogik)
Hypermnesie, ▶ Amnesie
Regression (Vergangenes), Progression (Zukünftiges)
posthypnotische Suggestion
Motorische Phänomene
Immobilität (Katalepsie)
Levitation (von Hand oder Arm)
unwillkürliche Bewegungen
wächserne Biegsamkeit
Physiologische Phänomene
Vasodilatation (Wärme), Vasokonstriktion (Kühle)
Veränderungen des Muskeltonus
immunologische und endokrine Reaktionen
EEG-Veränderungen

Hypnose. Tab. 4 Potentielle Ziele der Hypnotherapie.

Physiologische Prozesse verändern (z. B. Kreislauf, Muskeltonus)
Veränderung von Wahrnehmungen (z. B. Schmerz)
Gewohnte Schemata unterbrechen (z. B. Rauchen)
Unproduktive Einstellungen und Haltungen korrigieren
Störende und überwertige Affekte beeinflussen (z. B. soziale Ängste)
Aufdeckung und Klärung konflikthafter Hintergründe von Problemen
Bisher nicht zugängliche (dissoziierte) Gefühle reintegrieren
Suchprozesse und kreatives Denken anregen
Zugang zu eigenen Ressourcen verbessern
Verhaltensänderungen ermöglichen

zustandes und dem Etablieren des Rapports. Es können direkte und indirekte Induktionsformen angewendet werden, wobei in der Praxis Übergänge und Kombinationen üblich sind. Motorische Induktionen fokussieren die Aufmerksamkeit auf Bewegungssequenzen, die Faszinationsmethode verwendet Augenfixation auf einen Stift, Zeigefinger oder eine Farbkontrasttafel, imaginative Induktionen nutzen bildhafte Vorstellungen, und verbale Induktionen schließlich wirken lediglich über die Sprache.

- In der **Phase der „Vertiefung und Stabilisierung"** wird üblicherweise durch das einfühlsame Eingehen auf physiologische Parameter des Patienten (z. B. Veränderung der Atmung, Hauterwärmung, unwillkürliche Bewegungen) der Trancezustand zuverlässig und für den Patienten überzeugend vertieft. Dabei wird die Aufmerksamkeit mehr und mehr fokussiert, wobei auch Zustände von Katalepsie oder die Armlevitation genutzt werden können.

- Die **Phase der „Utilisation"** ist die eigentliche Arbeits- oder Veränderungsphase. Hier ist das Vorgehen individuell sehr unterschiedlich; es gibt eine Fülle von Interventionsstrategien mit direkten, indirekten, unspezifischen, spezifischen, sensorischen oder kognitiven Suggestionen. Die möglichen ▶ Therapieziele können symptomorientiert (hypnotische Symptomkontrolle durch direkte Suggestion, z. B. Schmerzbeeinflussung) oder problemorientiert erreicht werden (der veränderte Bewusstseinszustand wird genutzt, um Lösungen für Probleme zu erarbeiten, die ein Symptom aufrechterhalten oder ein Verhalten behindern).

- Vor der „Beendigung" der Hypnose wird das erarbeitete Ergebnis zumeist in Form eines posthypnotischen Auftrags verdichtet und somit der Transfer in den realen Alltag ermöglicht. Bei der Realitätsrückorientierung muss die Erlebniswelt der Trance in ihren verschiedenen

H

Wahrnehmungsqualitäten zuverlässig beendet werden (gegebenenfalls auch mit Amnesiesuggestionen), damit keine Störungen der Alltagsfunktionen (z. B. Fahrtauglichkeit) nach den Sitzungen auftreten. Die Rücknahme der Trance erfolgt in der Regel direktiv und in Form eines vorher eingeübten Rituals. Nach jeder Hypnose sollte genug Zeit für ein Nachgespräch sein zur bewussten Verarbeitung des gerade Erlebten sowie zur Vorbereitung der nächsten Sitzung.

- **Induktions- und Beendigungsphase** sind obligater Bestandteil jeder Hypnose, während sich die beiden Phasen dazwischen je nach Problematik des Patienten und Zielsetzung sehr unterschiedlich gestalten können. Dies ist ein Grund, warum Studien mit klinischen Populationen hinsichtlich der Standardisierungsmöglichkeit an Grenzen stoßen.

Für die Anwendung von Hypnose gibt es ein umfangreiches **Indikationsspektrum**, das früher eher durch Kasuistiken, heute aber zunehmend durch Studien belegt ist (Bongartz et al. 2002). Die beste Wirksamkeit zeigte sich bei somatischen Beschwerden (Asthma, Warzen, Ulcus duodeni, ▶ Migräne), zur Unterstützung medizinischer Maßnahmen (Analgesie bei Eingriffen, Geburtsvorbereitung, perioperative Angst, postoperative Krankheitsbewältigung, Übelkeit und Erbrechen bei Chemotherapie), bei ▶ Angststörungen, somatoformen Störungen (Reizdarm, Schmerzsyndrome), ▶ Schlafstörungen sowie Suchtverhalten (insbesondere Rauchen). In den letzten Jahren hat sich die Anwendung von Hypnose besonders auch im zahnärztlichen Bereich zur Analgesie und Angstminderung etabliert.

Bei der **Planung einer Hypnotherapie** wird man sehr zielorientiert vorgehen und Aufwand und Nutzen abwägen. Die Hypnosedauer liegt üblicherweise bei 15–20 Minuten bei leichteren Störungen bis hin zu 40 Minuten bei problemorientiertem Vor-

gehen. Es ist in der Regel wenigstens eine Sitzung (Vorgespräch, Hypnose, Nachgespräch) pro Woche notwendig. Die Gesamtbehandlungsdauer kann zwischen 5 und 50 Sitzungen liegen.

Ein wesentlicher Faktor für die Behandlungsdauer bei **chronischen Störungen** ist der Übergang von Hetero- zur Selbsthypnose. Nur wenn der Patient lernt, die in Trance erarbeiteten Strategien und Erkenntnisse in seinen individuellen Alltag zu übertragen, ist eine sinnvolle Effektivität gewährleistet. Dazu wird er angeleitet, bei Bedarf unmittelbar und schnell (möglicherweise sogar mit offenen Augen) in eine kurze oder längere Trance zu gehen, um die hypnotisch erlebten und erarbeiteten Vorstellungsbilder, Problemlösungen, Möglichkeiten von Symptomveränderung und Selbstkontrolle etc. eigenständig anzuwenden; ansonsten würde er in einer regressiven Abhängigkeit zum Hypnotiseur verbleiben.

Hypnotherapie

▶ Hypnose

Hypnosetherapie

▶ Hypnose

Hypnotika

▶ Intoxikation, Benzodiazepine

Hypochondrie

Frank Behrmann

ICD-10/DSM-IV-TR-Klassifikation

In DSM-IV-TR findet sich die „Hypochondrie" als 300.7 unter dem Haupttitel „somatoforme Störungen" bzw. ist auch differentialdiagnostisch im Feld von Somatisierungsstörung, undifferenzierter somatoformer Störung, Konversionsstörung, Schmerzstörung und körperdysmorpher Störung zu sehen. In ICD-10 wird die Hypochondrie als „hypochondrische Störung" (F45.2) mit der (undifferenzierten) Somatisierungsstörung, somatoformen autonomen Funktionsstörung, anhaltenden somatoformen Schmerzstörung, sonstigen und nicht näher bezeichneten somatoformen Schmerzstörung geführt.

Englischer Begriff
Hypochondria

Definition
Überzeugung und Angst an einer – zumeist schweren – Erkrankung zu leiden, für die sich kein körperlicher krankhafter Befund finden lässt. Physiologische Abweichungen werden schon als Symptom gravierender Erkrankungen angesehen. Beide Verhaltensweisen bzw. Gefühle lassen sich auch nicht durch wiederholte Untersuchungen oder Argumente widerlegen und oft kaum oder nur kurzfristig reduzieren.
Der Begriff Hypochondrie ist abgeleitet von „Hypochondrium", anatomisch wird damit der Bereich unter (distal) dem Rippenbogen beschrieben, wo sich die inneren Organe konzentriert befinden.

Klinik
Die Hypochondrie ist ein eher allgemein und übergreifend, von alters her bemühter Begriff (ähnlich dem der „Melancholie"), ohne eine nosologische und ätiopathogenetische Entität darzustellen. Hypochondrisches Denken, Fühlen, Leiden und Handeln können Symptome einer Depression, einer Angststörung, einer Persönlichkeitsstörung und einer Wahnstörung bzw. Psychose sein. Betroffen sein kann jedes Organ bzw. jeder Gesundheitsaspekt; die entsprechenden Symptome können in Ausdruck, Ausprägung und Verlauf sehr variieren. Die Beschreibung von Patienten

ist tendenziell oft unbestimmt, wenn nicht unklar.
Die Hypochondrie steht in enger Beziehung zu somatoformen Störungen und zur Depression. Die wissenschaftliche, epidemiologische und therapeutische Befassung mit ihr ist eher gering ausgeprägt.
Als sekundäre Hypochondrie wird die Hypochondrie während bzw. bei bestehender körperlicher Erkrankung bezeichnet.

Therapie
pharmakologisch
Siehe ► hypochondrische Störung.

psychotherapeutisch
Therapeutisch und theoretisch befassen sich die psychodynamischen und verhaltenstherapeutischen Methoden mit der Hypochondrie. Die Verhaltenstherapiekonzeption dringt nicht sehr tief in die oft fixierte und chronische Störung ein, während die tiefenpsychologischen Methoden und Verzweigungen oft (noch) unschlüssig und kompliziert wirken. Beide Methoden bewerten sowohl theoretisch wie therapeutisch die Störung unterschiedlich bezüglich der Vordergründigkeit des Symptoms bzw. der Störung der Patientenpersönlichkeit. Entsprechend des atheoretischen Ansatzes der Diagnoseschlüssel gibt es dort den Begriff der hypochondrischen Neurose (Psychoanalyse) nicht mehr.

Hypochondrische Störung

Frank Behrmann

ICD-10/DSM-IV-TR-Klassifikation
Mit dieser Formulierung findet sich diese Diagnose in ICD-10 als F45.2. Entsprechend bzw. ähnlich der DSM-IV-TR-Diagnose „► Hypochondrie" ist die hypochondrische Störung unter der Überschrift „somatoforme Störung" im Kanon der Somatisierungsstörung, der undifferenzierten und autonomen somatoformen Störung, der

Konversionsstörung, der ▶ Schmerzstörung sowie der körperdysmorphen Störung eingereiht. Als Kriterien zeigen hypochondrische Patienten ausgeprägtere Ängste vor einer Erkrankung, dem Sterben und Älterwerden und eine insgesamt deutlich vermehrte Besorgnis um körperliche Integrität. Sie beschäftigen sich wiederholt mit körperlichen Symptomen, insbesondere Schmerzwahrnehmung und sind häufig im nicht zu verändernden Glauben, von Ärzten fehlbehandelt worden zu sein. Oft isolieren die Patienten sich sozial mit Vermeidungsverhalten und zeigen sich selbstbemitleidend und resignativ. Diagnostisch steht die Angst vor einer **spezifischen** Erkrankung (z. B. Herzinfarkt, Tumor) im Vordergrund; ein hypochondrischer Patient kann die somatische Erkrankung konkret benennen.

Definition
Die ängstliche Sorge um und die inadäquate Befassung mit dem eigenen Körper (oder einzelnen Körperteilen oder dem gesamten Organismus und dessen Funktionen) sind in einem weiten Spektrum angesiedelt (Normalbevölkerung, Medizinstudenten, ärztliches Personal, Angehörige von Kranken und anderes mehr); nicht immer weiten sich Wahrnehmung und Befürchtung um krankhafte Störung von Dauer aus.
Aus Krankheitsfurcht kann aber im pathologischen Verlauf die Überzeugung und Gewissheit an einer bestimmten Erkrankung zu leiden entstehen. Entsprechend werden die Aufmerksamkeit auf den eigenen Körper intensiver und die Wahrnehmung der Umwelt reduziert, der psychosoziale Umgang eingeengt – bis hin zum Rückzug. Der Krankheitswert ist unterschiedlich groß und verändert den selbstverständlichen Umgang mit dem Körper und seinen Funktionen durch vermehrte Selbstbetrachtung, ein entsprechendes Krankheitsverhalten und Selbstbeschränkungen.
Psychodynamisch lässt sich unter symptomtheoretischem Aspekt (wie entsteht ein Symptom bzw. wie wird es aufrechterhalten) die Hypochondrie zweidimensional verstehen. Die Hypochondrie erhält in ihrer Dynamik die Selbstkohärenz der Persönlichkeit wie eine „narzisstische Plombe" oder gestaltet mit dem Körper als Objekt einen Dialog.
Im ersten Fall wird der Fragmentierung oder Verwischung der Körpergrenzen entgegengewirkt, indem eine Zentrierung auf den eigenen Körper stattfindet. Im zweiten Fall entwickeln sich Beziehungserfahrungen zwischen Selbst und Körper (als Objekt) als Ersatz für nicht-praktikable Objektbeziehungen (Personen außerhalb) in der Vergangenheit.
Der Patient geht mit seinem Körper um, wie es für ihn hätte in früheren Beziehungserfahrungen sein sollen, als hilfloses, schutzloses und betreuungsbedürftiges Selbst, das von seinen Bezugs- und Erziehungspersonen zu wenig beobachtet wird (wurde), oder der Körper dient als ständiger Begleiter, der frühere Trennungserfahrungen mit früheren Bezugspersonen kompensiert. Dies verweist oft auf selbst kranke Eltern, von denen Entfernung und Trennung nicht gelang.
Während wie beschrieben der Körper eher positiv besetzt ist, kann auch eine negative Besetzung erfolgen: Die hypochondrische Selbstbesetzung oder -einschränkung lindert die Schuldgefühle, die durch aggressive Einstellungen und Affekte gegen frühere Bezugspersonen entstanden wären. Die Beobachtung des eigenen Körpers entspricht der eines internen Feindes als Ersatz für den äußeren Feind, so dass der eigene Körper ständig Angreifer und Schädiger darstellt.

Therapie
pharmakologisch
Die medikamentöse Therapie der Hypochondrie und hypochondrischen Störung erfolgt unspezifisch bzw. anhand der gegebenen psychischen und somatischen Symptomatik. Die neuen ▶ atypischen Neuroleptika (z. B. ▶ Quetiapin, ▶ Olanzapin,

▶ Risperidon) können in ausgeprägteren Fällen von Angst, Unruhe, zwanghaften und erregungsnahen wie psychosenahen Zuständen integrieren, distanzierend und beruhigend wirken. Der ängstlichen und depressiven Stimmung können ▶ Antidepressiva aller Typologie entgegenwirken. Benzodiazepine sind nur zeitlich begrenzt (bis ca. 21 Tage) als Krisenmedikation indiziert. Bei Wahnsymptomatik und entsprechend zur Psychose tendierender Symptomatik sollten Neuroleptika (insbesondere der neueren atypischen Form) gegeben werden. Bei depressiver Störung mit Wahnbildung ist eine grundlegende antidepressive/antipsychotische Medikation notwendig.

psychotherapeutisch

Viele Patienten finden keine Behandlung, weil diese schwierig ist, zumal ▶ Psychotherapie für den hypochondrischen Patienten primär nicht in Frage kommt, d. h. ihm nicht in den Sinn kommt und kein Behandlungswunsch entstanden ist. Dem Empfinden, körperlich krank sein zu können widerspricht die Seelenbehandlung als Beleidigung und Zurückweisung („eingebildeter Kranker"). Mit Sensibilität den Patienten ernst nehmen, ihn annehmen, ohne auf wiederholte oder schädliche Interventions- und Behandlungswünsche zu verfallen, und versuchen, die unbewussten Botschaften des Patienten zu verstehen – dies ist die oberste Devise.

Der ▶ Therapieprozess geschieht langsam, ständig von Behandlungsabbrüchen bedroht.

Die psychische Energie ist auf das körperliche Geschehen gerichtet – Introspektion, sprachliche Ausdrucksfähigkeit und Gefühlshaftigkeit sind reduziert. Der Psychotherapeut als Beziehungspartner und Alter Ego muss erst zur Geltung entwickelt werden, stabil präsent in seiner haltenden Funktion sein.

Risiko ist, dass der Patient bei seinen ständigen Entwertungen, seiner einseitigen soma-

tischen Klage und „Uneinsichtigkeit" aus der Therapie entlassen wird. Das Setting zu halten ist wichtig trotz negativer Gegenübertragungsgefühle des Therapeuten. Die ▶ Gegenübertragung kann hinweisen auf die Art und Weise, wie sich der Patient mit seinen früheren Bezugspersonen gefühlt hat (komplementäre Gegenübertragung) oder wie andere – so auch der Therapeut – sich mit ihm fühlen.

Gelingt die therapeutische Beziehung bzw. das Arbeitsbündnis, kann sich eine reichhaltige weiterführende und befindensverbessernde Therapiedynamik eröffnen: Die Interpretation und Übersetzung des oben beschriebenen Körperdialogs im Dialog zwischen Therapeut und Patient werden dem Patienten konstruktivere Selbsterfahrungen im Sinne einer Desomatisierung, einer förderlichen oder weniger einschränkenden Entwicklung bescheren können. Dazu trägt das Erkennen des ausgeprägten Hilflosigkeits- und Abhängigkeitsgefühls des Patienten bei und dass sich Angst vor Fragmentierung und Objektverlust mildern kann.

Epidemiologie

Es liegen wenige Studien vor, vor allem alte, z. B. aus den 50er Jahren. Immer wieder wird eine Prävalenz von 1 % berichtet. Das hauptsächliche Erkrankungsalter liegt zwischen 30 und 40 Jahren bei Männern und zwischen 40 und 50 Jahren bei Frauen.

Verlauf

Nicht selten ist der Verlauf schon chronifiziert, weil die Patienten zu spät in eine kompetente psychotherapeutische Behandlung kommen. Die Symptomatik ist deutlich therapieresistenter; je schwerer der Persönlichkeitsstörungsaspekt wiegt, desto weniger ist ein Behandlungserfolg wahrscheinlich. Symptomatische Besserungen sind oft sehr vordergründige Anpassungsleistungen ohne sehr dauerhaften Erfolg.

Hypomanie

Dr. med. Christine Norra
Prof. Dr. med. Michael Zaudig

ICD-10/DSM-IV-TR-Klassifikation

ICD-10: F30.0 Hypomanie; DSM-IV-TR: Hypomane Episode (über mindestens vier Tage).

Die Hypomanie ist häufig nicht leicht zu diagnostizieren und schwer abzugrenzen von besonders guter Stimmung.

Nach ICD-10 sollte die Stimmung in einem für die Betroffen deutlich abnormen Ausmaß an mindestens vier aufeinanderfolgenden Tagen gehoben oder gereizt sein. Mindestens drei der folgenden Merkmale müssen vorhanden sein und die persönliche Lebensführung beeinträchtigen:

- gesteigerte Aktivität oder motorische Ruhelosigkeit,
- gesteigerte Gesprächigkeit,
- Konzentrationsschwierigkeiten oder Ablenkbarkeit,
- vermindertes Schlafbedürfnis,
- gesteigerte Libido,
- übertriebene Einkäufe oder andere Arten von leichtsinnigem oder verantwortungslosem Verhalten,
- gesteigerte Gesselligkeit oder übermäßige Vertraulichkeit.

Auszuschließen sind andere ▶ affektive Störungen, Missbrauch psychotroper Substanzen sowie organisch-psychische Störungen. In DSM-IV-TR wird die Abgrenzung von Normalverhalten noch verstärkt akzentuiert. Stimmungsveränderung und Funktionsbeeinträchtigung sollten auch für andere beobachtbar sein, und es sollten für den Betroffenen uncharakteristische Veränderungen im Verhalten vorliegen.

Synonyme

Submanie; Sorglose Heiterkeit

Englischer Begriff

Hypomania

Definition

Begriffsgeschichte

Auf Hippocrates zurückgehender Begriff der Hypomanie als ▶ Manie in geringerer abortiver Entwicklung von Mendel (1881), der von Kraepelin (1913) zur Kennzeichnung für „leichte manische Zustände" übernommen wurde. Gegenwärtig als leichtere Form der ▶ Manie, nur mit geringerer Ausprägung und Umfang und ohne psychotische oder katatone Symptome (APA 1994), verstanden.

Klinik

Mindestens einige Tage anhaltende abnorm gehobene oder gereizte Stimmung, gesteigerter Antrieb oder motorische Ruhelosigkeit sowie auffallend gesteigertes Wohlbefinden und körperliche und seelische Leistungsfähigkeit. Gemäß ICD-10 ist das Vollbild gekennzeichnet durch Aktivitätssteigerung mit gesteigerter Geselligkeit, Gesprächigkeit und Vertraulichkeit, gesteigerter Libido, vermindertes Schlafbedürfnis sowie beeinträchtigte Konzentration und Aufmerksamkeit, einhergehend mit erhöhter Ablenkbarkeit, Interesse an ganz neuen Unternehmungen, übertriebenen Geldausgaben oder anderen leichtsinnigen oder verantwortungslosen Verhaltensweisen. Es kann gelegentlich zu einer deutlichen Zunahme von Leistungsfähigkeit, Fertigkeiten und Kreativität kommen, jedoch häufiger auch zu leichten Beeinträchtigungen (aber nicht Abbruch wie bei Vollbild der ▶ Manie) im sozialen oder beruflichen Umfeld.

Therapie

pharmakologisch

Hypomanien sind nicht immer behandlungsbedürftig, falls doch, am ehesten mit ▶ Valproinsäure oder anderen Stimmungsstabilisatoren, alternativ mit ▶ atypischen Neuroleptika (siehe ▶ Neuroleptika, atypische) in niedriger Dosierung.

psychotherapeutisch

▶ Psychoedukation, Stabilisierung des Tag-Nacht- und des Lebensrhythmus.

Epidemiologie

Siehe ▶ bipolare Störung, ▶ Manie, ▶ Zyklothymia, ▶ Schlafentzug, ▶ saisonale affektive Störung (siehe affektive Störung, saisonale).

Verlauf

Rascher Beginn mit Eskalation innerhalb von ein oder zwei Tagen. Dauer einige Tage bis mehrere Wochen.

Prognose

Bei 5–15 % der Betroffenen ist im späteren Verlauf eine ▶ manische Episode zu beobachten.

Hypomane Zustandsbilder ohne Ausprägung einer manischen Episode charakterisieren im Wechsel mit depressiven Episoden die ▶ Bipolar-II-Störung. Eine hypomane „Nachschwankung" kann medikamenteninduziert bei antidepressiver Therapie auf eine depressive Episode folgen (Bipolar-IV-Störung). Mehrjährig anhaltende instabile Stimmungsbilder mit periodisch wechselnden hypomanen und subdepressiven Episoden werden bei der Zyklothymia (Bipolar-III-Störung) beobachtet.

Hypothetisches Modell

▶ Bedingungsmodell, hypothetisches

Hysterie

Dr. med. Thomas Simmich

Synonyme

Nur Teilaspekte der Hysterie kennzeichnend: Konversionshysterie; Konversionsneurose; Angsthysterie; Hysterischer Charakter; Hysterische Charakterneurose; Borderline-Störung; histrionisch; histrionische Persönlichkeitsstörung

Definition

Obwohl die Hysterie ein Krankheitsbegriff mit langer Tradition ist, der als scheinbar einheitliches Beschreibungsinstrument Symptombildungen zusammenfasst, die sich durch bestimmte Charakterzüge, Konversionserscheinungen oder neurotische Ängste auszeichnen, wurde der Begriff aufgrund seiner großen Heterogenität und pejorativen Akzentuierung mit der Neukonzeptualisierung reliabler psychiatrischer Krankheitsbilder in ICD-10 und DSM-IV-TR fallen gelassen bzw. unter dem Begriff histrionische Persönlichkeitsstörung neu etabliert (siehe ▶ Persönlichkeitsstörung, histrionische).

Gemeinsames Merkmal aller **hysterischen Erscheinungsbilder** ist die unbewusste Inszenierung einer veränderten Selbstdarstellung, die psychoanalytisch als neurotische Scheinlösung eines innerseelischen Trieb-Abwehr-Konflikts verstanden wird und sich in charakteristischen Symptombildungen oder Charakterzügen manifestieren kann.

Als ihrem klassischen Forschungsobjekt wurde am Studium der Hysterie die ▶ Psychoanalyse als Behandlungsmethode wie auch in Grundzügen die psychoanalytische Theorie entwickelt. Die hysterische Symptomatik wird psychoanalytisch als Manifestation einer pathologischen Kompromissbildung verstanden, die aus einer inneren unbewussten Spannung (Konflikt) zwischen Wünschen nach Halt und Sicherheit bei gleichzeitigen Ängsten vor Festlegung und Konsequenz resultiert, die einer unaufgelösten Gefühlsbindung (Fixierung) an das trianguläre Beziehungsspiel zwischen abgewehrten inzestuösen Objektwünschen gegenüber dem gegengeschlechtlichen Elternteil und einer feindseeligen Haltung gegenüber dem gleichgeschlechtlichen Elternteil (Ödipuskomplex) entstammt.

▶ Psychotherapien auf psychodynamischer Grundlage haben bei der Hysterie das Ziel, zugrunde liegende konfliktäre Spannungen im Zusammenhang mit der eigenen Geschlechtlichkeit bewusst und einer Steuerung durch das Ich zugänglich zu machen. Eine psychoanalytische Behandlung ermöglicht, die im hysterischen Symptom verborgene sinnhafte Botschaft eines unerfüllten Begehrens in der ▶ Übertragung zu erleben, um eine größere Souveränität im Umgang mit bisher ungelebten Potentialen zu erlangen.

Querverweis Krankheit
Als diagnostische Nachfolgekategorien, die Teilbereiche beschreiben, stehen heute häufig einzelne Symptombildungen des alten Hysteriekonzepts im Fokus psychotherapeutischer Theorienprogression und Behandlungskonzeptionen: etwa psychosomatische Reaktionsbildungen, Ängste oder Störungen der Persönlichkeit.
Aus der historisch zunächst einheitlich konzeptualisierten Hysterie wurde zuerst als eigenständige Erkrankung die Angsthysterie (Stekel 1908) ausgegliedert, heute terminologisch ersetzt durch den Begriff der Phobie. Aus der hysterischen Neurose gingen schließlich insgesamt vier phänomenologisch distinkte Untertypen hervor: der Konversionstyp, der dissoziative Typ, ein polysymptomatischer Typ und die hysterische Persönlichkeit. Die hiermit erfasste Symptomatik hat als somatoforme und als ▶ dissoziative Störung bzw. Konversionsstörung, die ▶ phobische Störung als Teilbereich der

▶ Angststörungen Eingang gefunden in die heutigen deskriptiven Diagnostikglossare. Die heutige Behandlungspraxis der aus dem alten Hysteriekonzept hervorgegangenen Nachfolgediagnosen ist gekennzeichnet durch ein Nebeneinanderbestehen von sowohl psychodynamisch-psychoanalytischer wie kognitiv-verhaltenstherapeutischer Behandlungsformen, letztere teilweise auch in manualisierter Form.

Hysterische Charakterneurose
▶ Hysterie

Hysterische Hyperventilation
▶ Somatoforme autonome Funktionsstörung des respiratorischen Systems

Hysterische Persönlichkeit(sstörung)
▶ Persönlichkeitsstörung, histrionische

Hysterischer Charakter
▶ Hysterie

I- und Achse

▶ Emotionale Störungen des Kindesalters

ICD-10

Dipl. Psych. Isabel Saß-Houben

Synonyme
Internationale Klassifikation der Krankheiten; Klassifikationssysteme; International Classification of Diseases

Definition
10. Revision der von der Internationalen Gesundheitsorganisation (WHO) herausgegebenen internationalen statistischen Klassifikation der Krankheiten und verwandter Gesundheitsprobleme, 1992/94 (deutsch 1994/95)

Volltext
1853 begannen in England und in der Schweiz erste Bemühungen, für medizinstatistische Zwecke eine „in allen Ländern anwendbare, einheitliche Nomenklatur für Todesursachen" zu schaffen, die zur ersten Ausgabe der Internationalen ▶ Klassifikation der Krankheiten führten. Mit Gründung der WHO 1948 übernahm diese ab ICD-6 die in etwa zehnjährigen Abständen erfolgenden Überarbeitungen. Die derzeit vorliegende ICD-10 enthält 21 (I–XXI)

nach ätiologischen, topographischen, morphologischen und altersbezogenen Klassifikationsprinzipien aufgebaute Kapitel. Bei der alphanumerischen Verschlüsselung der einzelnen Diagnosen gibt ein Buchstabe (A–Z) das Hauptkapitel an (z. B. Kapitel G für Krankheiten des Nervensystems), das jeweilige Unterkapitel wird durch einen zweistelligen Zifferncode bezeichnet (z. B. G30 Alzheimer-Krankheit), weitere Spezifizierungen lassen sich auf der 3. und der 4. Stelle codieren (z. B. G30.1 Alzheimer-Krankheit mit spätem Beginn). In der Bundesrepublik ist gemäß §§ 295 und 301 SGB V seit 1.1.2000 die Verschlüsselung der Diagnosen nach ICD-10 in der stationären und in der vertragsärztlichen Versorgung obligatorisch. Seit 1.1.2004 ist im ambulanten vertragsärztlichen Bereich zusätzlich die Diagnosensicherheit zu verschlüsseln. Aktuell ist die ICD-10 GM (German Modification) herausgegeben vom Deutschen Institut für Medizinische Dokumentation und Information-DIMDI gültig.

ICD-10, Kap. V (F): Psychische und Verhaltensstörungen

Dipl. Psych. Isabel Saß-Houben

Synonyme
Internationale Klassifikation der Krankheiten, Kapitel V (F) Psychische und Verhaltensstörungen; International Classification

of Diseases, Mental and Behavioural Disorders; ICD-10; Klassifikationssysteme

Definition

Kapitel V (Psychische und Verhaltensstörungen) der 10. Revision der von der Internationalen Gesundheitsorganisation (WHO) herausgegebenen internationalen Klassifikation der Krankheiten und verwandter Gesundheitsprobleme, 1992/94 (deutsch 1991/1992/1993/1994).

Das Kapitel V (F) unterscheidet sich von allen anderen Kapiteln der ICD-10 durch eine exakte Definition jedes Krankheitsbildes.

Volltext

Das von der WHO herausgegebene Kapitel V (F) der ICD-10 als Internationale ▶ Klassifikation der psychischen und Verhaltensstörungen ordnet die psychiatrischen Störungsbilder zehn Hauptkategorien zu, wobei sich die Einteilung eher nach phänomenologischen Ähnlichkeiten richtet und ätiologische Schlussfolgerungen weitgehend vermieden wurden. Im Vergleich zu den Vorgängerversionen (ICD-8 und ICD-9) ermöglicht das Kapitel V der ICD-10 erstmals eine **operationalisierte Diagnostik**, indem definitorische Beschreibungen sowie diagnostische Ein- und Ausschlusskriterien mit Bezug auf Art, Schweregrad und Verlauf der Symptome und diagnostische Algorithmen zur Verknüpfung dieser Kriterien vorgegeben werden. Aus diesen **klinisch-diagnostischen Leitlinien** wurde für wissenschaftliche Anwendungsbereiche eine Version mit **Forschungskriterien** entwickelt, die explizitere Angaben zu Anzahl und Dauer der Symptome enthalten, um die Rekrutierung möglichst homogener Patientengruppen für Studien zu ermöglichen. Das Kapitel V der ICD-10 enthält zudem erstmals ein **multiaxiales Diagnosesystem**, mit dem zusätzlich zu psychiatrischen und körperlichen Diagnosen auf Achse I auch das Ausmaß der sozialen Beeinträchtigung (Achse II) sowie situations- und umgebungsbedingte Ereignisse und Probleme der Lebensführung (Achse III) erfasst werden können.

Ich-stützende Psychotherapie

▶ Psychotherapie, supportive

Idiopathisch

▶ Endogen

Idiopathische Umweltintoleranz

▶ Umweltassoziierte Erkrankungen

Idiotie

▶ Intelligenzminderung

IFA-Gruppe

▶ Interaktionsbezogene Fallarbeit

II-Störungen des Zero-To-Three-Diagnosemanuals (ZTT)

▶ Emotionale Störungen des Kindesalters

Ileitis terminalis

▶ Morbus Crohn

Illusionen

▶ Verkennung, illusionäre

Imagination

Dr. med. Dipl. Psych. Rolf Dieter Trautmann

Synonyme
Vorstellungsübungen
Es gibt eine Reihe von Therapieverfahren, die mit Imagination arbeiten: ▶ autogenes Training, ▶ Hypnose, ▶ katathymes Bilderleben, ▶ Verhaltenstherapie insbesondere bei den Techniken der rational-emotiven Imagination und der ▶ systematischen Desensibilisierung (siehe ▶ Desensibilisierung, systematische).

Definition
Imagination bedeutet das Vorstellen von inneren Bildern oder Phantasien. Diese können spontan entstehen oder mithilfe verschiedener Verfahren (siehe oben) geleitet werden.
Voraussetzung: Manchen Menschen gelingt es leichter als anderen, lebhafte innere Bilder zu entwickeln. Vor der Durchführung von imaginativen Verfahren sollte eine stabile therapeutische Beziehung entwickelt sein, da nicht immer vorhersehbar ist, ob die Patienten eventuell in traumatische Bilder abgleiten.

Kontraindikationen
Siehe bei den einzelnen spezifischen Verfahren.

Durchführung
Je nachdem, in welche Grundtherapie (siehe dort) das Imaginationsverfahren eingebettet ist.

Volltext
Bereits seit langem ist bekannt, dass innere Bilder (z. B. in Form des episodischen Gedächtnisses im Gegensatz zum semantischen Gedächtnis) emotional bedeutsamer sind als verbale Kognitionen. Entsprechend wurden eine Reihe von Therapieverfahren

entwickelt, die sich die emotionale Wirkung von unbewussten wie bewusst herbeigeführten Vorstellungen zur Beeinflussung emotionaler Prozesse zunutze machen. Insbesondere in der Behandlung von ▶ posttraumatischen Belastungsstörungen kommt imaginativen Verfahren eine große Bedeutung zu (Reddemann 2001).

Imaginative Verfahren

Dr. med. Dipl. Psych. Claus Derra

Synonyme
Wachtraumverfahren; Oberstufe Autogenes Training; Katathym-imaginative Psychotherapie; Aktive Imagination; Autogene Imagination; Guided imagery; Visualisierung

Definition
Bei imaginativen Verfahren handelt es sich um eine therapeutische, kontrollierte Herstellung und Veränderung bestimmter Vorstellungen. Die Vorstellungen enthalten Komponenten der Wahrnehmung, der Motorik, der Kognitionen und der Affekte. Imaginative Verfahren unterscheiden sich im Stellenwert, den sie den Vorstellungen im Rahmen des therapeutischen Vorgehens zuschreiben. Bildhafte Vorstellungen werden besonders systematisch genutzt von der so genannten Oberstufe des Autogenen Trainings nach Schultz und der Katathym-imaginativen Psychotherapie nach Leuner. In der ▶ Verhaltenstherapie spielten imaginative Elemente schon immer eine wichtige Rolle, angefangen bei der ▶ systematischen Desensibilisierung bis zu den heutigen Vorgehensweisen der ▶ kognitiven Verhaltenstherapie. In der Traumatherapie werden imaginative Übungen sehr erfolgreich besonders zur Entwicklung von Ressourcen und Selbstheilungskräften eingesetzt.

Voraussetzung

Vonseiten des Patienten sind keine spezifischen Voraussetzungen notwendig. Da in unterschiedlicher Intensität heterosuggestive Elemente genutzt werden, ist ähnlich wie bei der ▶ Hypnose ein ausführliches Vorgespräch zur Abklärung von Indikationen und Kontraindikationen notwendig. Dabei muss im Rahmen einer genauen Aufklärung ein Konsens über das Vorgehen erzielt werden. Aufseiten des Therapeuten ist eine qualifizierte Ausbildung erforderlich.

Kontraindikationen

Schwere Störungen des Realitätsbezugs, produktiv psychotische Symptomatik, ▶ wahnhafte Störungen, mittelgradige bis schwere ▶ Intelligenzminderung.
Relative Kontraindikation bei schweren ▶ Persönlichkeitsstörungen mit pathologischer Regression oder Neigung zu paranoider Verarbeitung sowie bei fehlender Einwilligung des Patienten.

Durchführung

In einem **vorbereitenden Gespräch** werden mit dem Patienten zunächst bisherige Erfahrungen mit der eigenen Innenwahrnehmung, z. B. mit Träumen oder mit ▶ Entspannungsverfahren besprochen. Darüber hinaus müssen Möglichkeiten und Grenzen einer Arbeit mit Imaginationen so erläutert werden, dass das Vorgehen für den Patienten so transparent und nachvollziehbar ist, dass er realistische Erwartungen und Ziele entwickeln kann. In diesem Vorgespräch gewinnt der Therapeut auch einen Einblick, welche Sinnesmodalitäten oder inneren Erlebnisqualitäten einen guten Einstieg in die imaginative Übung bieten könnten. Vor der eigentlichen imaginativen Übung hat es sich bewährt, dem Patienten durch eine Vorübung (z. B. Körperwahrnehmungsübungen, Zitronenübung, siehe Beispiel) den Einstieg zu erleichtern und ihn an das Setting mit geschlossenen Augen und das spontane Entstehen von Bildern zu gewöhnen.

Die eigentliche Übung wird in der Regel mit einer **Entspannungsinstruktion** eingeleitet; manche Autoren sehen einen entspannten Zustand als unabdingbare Voraussetzung für Imaginationen an.
In der **Arbeitsphase** unterscheiden sich dann die Vorgehensweisen bei den einzelnen Verfahren (siehe unten). Therapeuten haben hier sehr kreativ verschiedenste Techniken und Themen entwickelt. In dieser Phase wird üblicherweise sehr individuell gearbeitet.
In der **Phase der Beendigung** müssen zunächst die Bilder langsam zurückgenommen werden, dann wird der Entspannungszustand durch eine körperliche Aktivierung beendet.
Besonders wichtig und oft leider vernachlässigt ist das **Nachgespräch**, das ein Ergebnis der Übung festhalten sollte und den Alltagstransfer von erarbeiteten Strategien vorbereitet. Der Therapeut muss sich auch vergewissern, dass der Patient wieder völlig in die Realität zurückgekehrt ist.

Beispiel: Die Zitronenübung

Stellen Sie sich vor, auf einem Tisch vor Ihnen liegt eine gelbe, reife, saftige Zitrone. Versuchen Sie sich ganz auf dieses Bild einzustellen und beobachten Sie gleichzeitig, was sie körperlich fühlen und was Sie denken. Teilen Sie nun diese Zitrone in zwei Hälften und schauen Sie zu, wie der Saft aus der reifen Zitrone spritzt. Nehmen Sie nun eine Zitronenhälfte und riechen Sie daran. Achten Sie dabei immer wieder auf Ihre körperlichen Reaktionen und auf Ihre Gedanken. Führen Sie nun die Zitronenhälfte zu Ihren Lippen und schmecken Sie ein wenig an der saftigen Zitrone, benutzen Sie dazu auch Ihre Zungenspitze. Dann öffnen Sie leicht den Mund und beißen etwas in die Zitrone hinein, der Saft spritzt heraus; achten Sie auf das, was Sie spüren. Ihr Mund öffnet sich weiter und Sie beißen kräftig in die Zitronenhälfte hinein. Achten Sie auf Ihre Empfindungen. Dann lassen Sie das Bild der Zitrone wieder verschwinden

... strecken sich ein wenig ... und öffnen wieder die Augen.

Volltext

Zum Zeitpunkt der Geburt verfügt jedes Kind schon über einen beträchtlichen Schatz an inneren Bildern. Die so genannten inneren Repräsentanzen beziehen sich zunächst auf den eigenen Körper und werden dann durch die Wahrnehmung der äußeren Welt in ständig neuen Verschaltungen ausdifferenziert, bis sich schließlich komplexe und teilweise symbolisch hochverdichtete Objektrepräsentanzen entwickeln. Letztere bilden die wesentliche Grundlage für die Beziehungsgestaltung zu anderen Menschen, ihre Bedeutung für die ▶ Psychotherapie ist damit evident. Grundsätzlich wirkt vermutlich jede Form von psychotherapeutischer Intervention durch eine gezielte Herstellung und Veränderung bestimmter Vorstellungen und Erlebnisse. Unser Verständnis für diese Zusammenhänge wurde durch die Grundlagenforschung der Neurobiologie in den letzten Jahren wesentlich erweitert (Hüther 2004). Dennoch gibt es bisher nur wenig systematische Forschung und kaum kontrollierte Studien zur klinischen Anwendung imaginativer Verfahren. Das Ausmaß, in dem imaginative Elemente in den verschiedenen Formen von Psychotherapie genutzt werden, variiert erheblich. Die **Oberstufe des Autogenen Trainings** fundiert auf tiefenpsychologischen Konzepten und verwendet symbolhafte vornehmlich visuelle Vorstellungen, die in einer systematischen Reihenfolge im entspannten Zustand des autogenen Trainings imaginiert werden (z. B. Farbe, bestimmte Objekte, Weg auf eine Berghöhe, existentielle und spirituelle Werte, Bild eines anderen Menschen, Fragen an das Unbewusste). Diese Vorgehensweise nannte Schultz die „gehobenen Aufgaben des Autogenen Trainings", und es wird dabei deutlich, dass es ihm weniger um Therapie, sondern eher um ein meditatives Element im Sinne von Selbsterfahrung ging. Die Oberstufe wird üblicherweise in Gruppen durchgeführt, mit mehr oder weniger heterosuggestiver Begleitung durch den Kursleiter.

Eine eher auch therapeutisch nutzbare Weiterentwicklung der Oberstufe ist die so genannte **Autogene Imagination**. Hier werden keine bestimmten Motive vorgegeben, sondern die Teilnehmer malen zunächst ein Bild zur aktuellen Stimmung und entwerfen dazu einen entsprechenden Text. In der anschließenden Übung, die den Charakter eines Wachtraums hat, sollen im Zustand der Entspannung spontane bildhafte Erlebnisse zugelassen werden, die in der Gruppe im Hinblick auf ihre Bedeutung dann weiterverarbeitet werden. Der Kursleiter wirkt dabei eher Assoziationen fördernd und vermeidet eigene Deutungen.

Die **Katathym-imaginative Psychotherapie** (KIP, früher auch katathymes Bilderleben genannt) wird üblicherweise im Einzelsetting durchgeführt und ist eines der wenigen systematisierten (Unter-, Mittelund Oberstufe) und theoretisch gut fundierten imaginativen Therapieverfahren (Leuner 1994). Im Unterschied zu anderen Verfahren bleibt der Patient hier während der ganzen Übung im Dialog mit dem anwesenden Therapeuten, so dass dieser auf das imaginative Geschehen direkt einwirken kann. In der Unterstufe wird der Patient durch eine klar strukturierte Anleitung in einen möglichst entspannten Zustand versetzt und imaginiert bestimmte Bildmotive, die in einer festgelegten Reihenfolge (Wiese, Bach, Berg, Haus, Waldrand) jeweils wenigstens eine Sitzung bestimmen. Die Mittelstufe beschäftigt sich imaginativ mit Beziehungen, die Oberstufe mehr mit Motiven, die ins Unterbewusste führen können (z. B. Höhle, Sumpfloch). Ziel ist nach Leuner (Leuner 1994, Seite 23) „die Entwicklung der reifen, selbständigen Anteile des Ich des Patienten und die Förderung seiner Ablösung von den Elternimagines". Heute wird die KIP besonders auch zur Behandlung psychischer

I

und psychosomatischer Störungen eingesetzt.

Im Gegensatz zu den auf Wirkung von Symbolen und Metaphern im Sinne einer Verarbeitung bzw. eines Reifungsprozesses aufbauenden Verfahren verwendet die **Verhaltenstherapie** Imaginationen als bewusste und willentliche Erzeugung von mentalen Sinneseindrücken, um sich zu verändern (Payne 1998). Dabei hat sich der Kontext der Anwendung etwas verändert. Heute wird statt der imaginativen Reizkonfrontation eher die Realexposition bevorzugt und imaginative Verfahren werden üblicherweise Ressourcen aktivierend und zielorientiert eingesetzt, z. B. um ein Ergebnis leichter zu erreichen. Aufgaben, die für schwierig gehalten werden, können einen Teil ihrer Bedrohlichkeit verlieren, wenn sie mit einem erfolgreichen Ergebnis visualisiert werden. Wenn der Patient sich imaginativ mit einer gefürchteten Situation vertraut macht und in der Vorstellung dann sein Ziel erreicht, steigert das das Vertrauen in die eigenen Fähigkeiten und führt zu schnellerer Zufriedenheit. Die verschiedenen Strategien, die hier therapeutisch eingesetzt werden, haben eine wesentliche Gemeinsamkeit: Sie sind auf die Perspektive in die Zukunft bezogen und sollen die persönlichen ▶ Bewältigungsstrategien verbessern. Studien einer holländischen Arbeitsgruppe zur Krankheitsbewältigung bei Spannungskopfschmerz durch future oriented hypnotic imagery ergaben, dass die Patienten besonders von Imaginationen profitierten, die eine höhere Suggestibilität für visuelle Eindrücke aufwiesen und schon über Copingstrategien verfügten, die imaginativ gebahnt werden konnten (Ter Kuile 1995). Es scheint sinnvoll, sich mehr der Untersuchung solcher Prädiktoren zu widmen, um im Voraus klarer einschätzen zu können, wer profitieren wird.

Da es imaginativ leichter möglich ist, sich belastenden Situationen anzunähern und auch angstfreier verschiedene Bewältigungsstrategien ausprobiert werden können, haben sich **imaginative Übungen in der Traumatherapie** sehr bewährt. Vor allem in der ersten Phase der Stabilisierung sowie später bei der Traumakonfrontation gibt es eine ganze Reihe von imaginativen Vorgehensweisen mit beeindruckenden individuellen Ergebnissen (Reddemann 2003). Auch das ▶ eye movement desensitization and reprocessing (▶ EMDR) als spezielle Methode der Konfrontation mit dem ▶ Trauma arbeitet im Wesentlichen mit intensiven Imaginationen.

Das so genannte **Simonton-Verfahren** setzt bei der Behandlung Krebskranker neben anderen Elementen Imagination in der Form ein, dass der Patient auf der Vorstellungsebene Kontakt mit seinem Tumor aufnimmt. Im Sinne einer geleiteten Imagination (auf Tonbandkassette) werden Heilungsvisualisierungen entwickelt und täglich geübt. Man geht davon aus, dass die „heilenden" Bilder das Immunsystem des Patienten aktivieren (Simonton 2001).

Die Vielfalt der imaginativen Verfahren macht auch ein Problem deutlich: Es ist schwierig Standards zu entwickeln, da dadurch die Kreativität der individuellen Therapeut-Patient-Interaktion eingeschränkt wird. Gleichzeitig besteht immer auch die Gefahr, dass imaginative Verfahren in eine Hypnose münden. Dies ist insbesondere in Gruppen ein kaum lösbares Problem, so dass man den Patienten in der Gruppe ausdrücklich auf das heterosuggestive Vorgehen hinweisen muss; sonst wird er ohne Vorbereitung hypnotisiert, mit allen Problemen und Gefahren, die damit verbunden sind. Imaginative Verfahren sollten daher nur von erfahrenen Psychotherapeuten eingesetzt werden.

Imbezillität

▶ Intelligenzminderung

Imipramin

Prof. Dr. med. Ulrich Hegerl

Medikamentengruppe
Trizyklisches Antidepressivum

Produktnamen
Tofranil

In Deutschland zugelassene Indikationen
Depressive Syndrome, unabhängig von ihrer nosologischen Zuordnung; Enuresis; Pavor nocturnus; Schmerzbehandlung

Pharmakokinetik
Gute Resorption nach oraler Gabe, hoher First-pass-Metabolismus, Halbwertszeit ca. 20 Stunden, wird u. a. zu Desipramin metabolisiert (Halbwertszeit ca. 20–30 Stunden), Elimination überwiegend renal.

Dosierung
Bei schwerer depressiver Episode:
Initial ein- bis dreimal 25 mg, innerhalb einer Woche Aufdosierung auf 150 mg pro Tag; bei Nichtansprechen nach zwei Wochen 200 mg pro Tag, in Einzelfällen unter Überwachung bis zu 300 mg pro Tag; bei Panikstörungen initial 10 mg pro Tag.

Kontraindikationen
Akute Intoxikation mit psychotropen Substanzen, ▶ Delir, Harnverhalt, Prostatahypertrophie mit Restharnbildung, paralytischer Ileus, Engwinkelglaukom, kardiale Vorschäden mit Erregungsleitungsstörungen.

Nebenwirkungen
Häufig:
- Periphere anticholinerge Nebenwirkungen mit Mundtrockenheit, Akkomodationsstörungen, Gefahr der Glaukomprovokation, Obstipation, Miktionsstörungen, Tachykardie, sexuelle Funktionsstörungen, orthostatische Hypotonie.
- Zentrale anticholinerge Nebenwirkungen mit Delir, kognitive Störungen (*Cave:* hirnorganische Vorschädigungen, anticholinerge Begleitmedikation z. B. mit niedrigpotenten ▶ Neuroleptika oder Biperiden).
- Kardiale Nebenwirkungen bei vorbestehenden kardialen Reizleitungsstörungen (Schenkelblock) durch chinidinartige Wirkung; Gefahr der Arrhythmie und gravierender Erregungsleitungsstörungen (z. B. kompletter AV-Block), Wirkverstärkung von Antiarrhythmika.
- Gewichtszunahme.

Selten:
- Dosisabhängig tonisch-klonische Krampfanfälle.

Sehr selten:
- Hämatotoxische und hepatotoxische Reaktionen.

Wechselwirkungen
Substanzen wie z. B. ▶ Fluoxetin, die das CYP 2D6 und CYP 3A3/4 hemmen, reduzieren die Clearance von Imipramin und können einen Anstieg der Plasmakonzentration um das Mehrfache induzieren. Die Wirkung sedierender Substanzen wie Benzodiazepine, Alkohol, ▶ Antihistaminika oder niederpotenter Neuroleptika kann verstärkt werden; bei Kombination mit anderen anticholinerg wirkenden Substanzen ist mit verstärkten peripheren und zentralen anticholinergen Nebenwirkungen zu rechnen; durch den Enzyminduktor Carbamazepin kann der Plasmaspiegel von Imipramin abgesenkt werden; Imipramin kann den Antikoagulantieneffekt verstärken; weitere Wechselwirkungen siehe Fachinformation.

Wirkmechanismus
Die Hauptwirkung des Imipramin besteht in einer Hemmung der Wiederaufnahme von Serotonin und Noradrenalin aus dem synaptischen Spalt und damit in einer Verstärkung

I

der serotonergen und noradrenergen Neurotransmission. Der Metabolit Desipramin hemmt vor allem die noradrenerge Wiederaufnahme und verstärkt so insbesondere die noradrenerge Neurotransmission. Zusätzlich entfaltet Imipramin eine blockierende Wirkung auf unterschiedliche Rezeptoren, wodurch ein Großteil der erwünschten und unerwünschten Begleitwirkungen erklärt wird. Blockiert werden periphere und zentrale cholinerge, histaminerge und adrenerge Rezeptoren. Imipramin entfaltet zudem einen chinidinartigen Effekt auf die kardiale Erregungsleitung (**QTc-Zeit-Verlängerung**). Imipramin entfaltet seine antidepressive Wirkung mit einer Latenz von ein bis zwei Wochen. Die volle antidepressive Wirksamkeit besteht oft erst nach vier bis sechs Wochen. Etwa 50–70 % der Patienten zeigen eine Remission bei Behandlung mit Imipramin. Kommt es bei einer mittleren Dosierung nach zwei bis vier Wochen zu keinerlei Befundverbesserung, so ist eine Dosiserhöhung und bei weiterer Non-Response nach zwei Wochen ein Umsetzen auf ein anderes Antidepressivum aus einer anderen Klasse als die der trizyklischen Antidepressiva zu empfehlen.

Impaired judgement

▶ Urteilsschwäche

Implizites Gedächtnis

▶ Langzeitgedächtnis

Impulskontrollstörung

PD Dr. Dipl. Psych. Dieter Wälte
Dipl. Psych. Miriam Stein

ICD-10/DSM-IV-TR-Klassifikation
ICD-10: F63; DSM-IV-TR: 312.30.

Synonyme
Störung der Impulskontrolle

Englischer Begriff
Impulse-control disorder

Definition
Heterogene Gruppe verschiedener, nicht an anderer Stelle klassifizierbarer Verhaltensstörungen, bei denen unkontrollierbare, die eigene Person oder andere Personen schädigende Impulse auftreten.

Zu den „abnormen Gewohnheiten und Störungen der Impulskontrolle" gehören das pathologische Spielen (Glücksspiel), das pathologische Brandstiften (▶ Pyromanie), das pathologische Stehlen (▶ Kleptomanie) und die ▶ Trichotillomanie. Darüber hinaus werden in ICD-10 auch die Störungen mit intermittierend auftretender Reizbarkeit (in DSM-IV-TR als eigenständige Diagnose geführt), das pathologische (impulsive) Kaufen und impulsive Selbstverletzungen klassifiziert. Seit einiger Zeit wird diskutiert, ob zudem der exzessive Internetgebrauch, exzessives Fernsehen oder Arbeiten zu den Impulskontrollstörungen gezählt werden kann.

Die **Handlungsimpulse** sind verbunden mit einer zunehmenden Anspannung und Erregung vor der Handlung sowie mit Gefühlen der Erleichterung und ▶ Euphorie bis hin zu Lustempfinden beim Ablauf der Handlung (DSM-IV-TR) bzw. nach Beendigung der Handlung (ICD-10). Die zwanghafte innere Unruhe steigt bei Unterdrückung des Verhaltens an und kann in der Regel nur durch wiederholtes Ausüben der Handlung reduziert werden. Das Ergebnis der Tätigkeit ist dabei irrelevant, das Verhalten ist nicht durch einen für andere Personen nachvollziehbaren Nutzen erklärbar.

Obwohl die meisten der in ICD-10 als Impulskontrollstörung klassifizierten Syndrome bereits im 19. Jahrhundert beschrieben wurden, liegt bis heute kein verbindendes ▶ Krankheitsmodell vor; auch ist die konzeptionelle Zusammenfassung der

Störungen in eine Kategorie unzureichend empirisch abgesichert. Da die genannten Syndrome lediglich durch die Merkmale der unkontrollierbaren, für die eigene Person oder für andere schädliche Handlungsimpulse und das Fehlen einer vernünftigen Motivation (zusätzlich in ICD-10) verbunden sind, die jedoch auch bei zahlreichen anderen psychischen Störungen auftreten, wird nach wie vor diskutiert, ob es sich bei den Störungen der Impulskontrolle tatsächlich um eine eigenständige Störungsgruppe handelt oder um Erkrankungen aus dem affektiven Spektrum, Zwangserkrankungen oder auch um nicht-stoffgebundene Süchte. Die Diagnose der Impulskontrollstörungen ist rein deskriptiv und beinhaltet keine krankheitsbedingte Einschränkung der Steuerungsfähigkeit im forensischen Sinn. Die Diagnose sollte nur vergeben werden, wenn die Impulskontrollstörung nicht im Rahmen einer anderen psychiatrischen Erkrankung auftritt, d. h. alle anderen psychischen Störungen sind bei der Diagnosestellung vorzuziehen.

Modelle zur **Ätiologie** umfassen lerntheoretische Konzepte (insbesondere für das pathologische Spielen), Modelle aus der Suchttheorie und Befunde hinsichtlich einer verminderten Aktivität des Serotonin- und des Dopaminsystems sowie einer Dysfunktion frontaler Hirnareale.

Therapie

Sowohl zur Epidemiologie, zum Störungsverlauf als auch zur Behandlung der Impulskontrollstörungen liegen bisher nur wenige empirische Untersuchungen vor. Wirksam zum Abbau impulsiven Verhaltens erscheinen verhaltenstherapeutische Techniken (z. B. die Identifikation auslösender Stimuli und dysfunktionaler Gedanken, Aufbau alternativer Verhaltensweisen, Skills zur Reduktion der Erregung und Anspannung vor dem Kontrollverlust) im Rahmen einer multimodalen Psychotherapie sowie unterstützend die Gabe hochdosierter ▶ selektiver Serotonin-Wiederaufnahmehemmer.

Sofortmaßnahmen

Unter Umständen kann die Ausprägung der Impulskontrollstörung (z. B. pathologisches Spielen) ein Ausmaß erlangen, dass erhebliche soziale und materielle Konsequenzen (z. B. erhebliche Schulden) zu befürchten sind. Dann kann es notwendig werden, rasch verhaltenstherapeutische Maßnahmen der Umweltkontrolle (Sperrung des Kontos) einzuleiten. Zur Entlastung und zur Beschleunigung des ▶ Therapieprozesses wäre auch an eine stationäre Psychotherapie (siehe ▶ Psychotherapie, stationäre) zu denken. Bei ▶ Fremdgefährdung (Pyromanie) ist aus therapeutischer Sicht auch eine Unterbringung auf einer geschützten Station zu erwägen.

Inadäquate Gefühlsreaktion

▶ Parathymie

Inadäquater Affekt

▶ Parathymie

Individualpsychologie

▶ Tiefenpsychologie

Induzierter Wahn

▶ Folie à deux

Infantile Persönlichkeit(sstörung)

▶ Persönlichkeitsstörung, histrionische

Infantiler Autismus

▶ Autismus, frühkindlicher

Inkohärenz

Prof. Dr. med. Ralf Erkwoh

Synonyme
Zerfahrenheit; Verworrenheit

Definition
Für den Zuhörer ist ein strenger Zusammenhang eines geäußerten Gedankens mit dem Vorhergehenden nicht mehr nachvollziehbar, aber es kommt auf den Schweregrad der Störung, manchmal auch auf die Interpretationsfreude des Zuhörers an. Wenig verbindlich wird in Anlehnung an E. Bleuler oft von „assoziativer Lockerung" gesprochen. Für eine präzisere Beschreibung wäre die Prüfung auf paralogische Elemente (▶ Denkstörung) hilfreich, wenn der vom Kontext geforderte Wortsinn durch Kontamination, Verdichtung oder Substitution verzerrt wird. Süllwold beschrieb das kognitive Gleiten, bei dem ein Gedanke deswegen nicht zu Ende geführt wird, weil sich beständig Nebenassoziationen melden, denen dann auf Kosten des zentralen Fokus nachgegangen wird (Entgleisung, derailment). Es wird eine Störung der kognitiven selektiven Aufmerksamkeit vermutet. Bei stärkerer Ausprägung wird zusammenhanglos von Thema zu Thema, von Wort zu Wort gesprungen, der Betroffene scheint zu faseln. Missverständnisse bei der verwendeten Terminologie werden vermieden, wenn an die Tradition erinnert wird, nach der Inkohärenz und Verwirrtheit der Beschreibung schwerer psychoorganischer Störungen vorbehalten sind, wenn nämlich schwere Gedächtnisstörungen einen gedanklichen Ductus verhindern. Zerfahrenheit wird dagegen traditionell den schizophrenen formalen Denkstörungen reserviert. Dafür spricht, dass sich hier Auflösungserscheinungen der Syntax (Paragrammatismus) und Wörter mit neuen oder ungebräuchlichen Bedeutungen (Neologismen) antreffen lassen. Einige Autoren behalten sich die Verwendung des Terminus ▶ Zerfahrenheit für den Fall vor, dass die Sätze selbst und nicht nur ihr Kontext unverständlich werden, dann spricht man auch von Wortsalat oder Schizophasie. Hingegen wurde auch bei der ▶ Manie im Fall des Verlusts der Leitideen von verworrener Manie gesprochen.

Querverweis Krankheit
Stark traditionsabhängige Terminologie, danach Vorkommen beim organischen Psychosyndrom, Demenz, Schizophrenie, Manie.

Innerer Krankheitsgewinn

▶ Krankheitsgewinn

Innerer Monolog

▶ Selbstinstruktion

Insight

▶ Krankheitseinsicht

Insomnie, nicht-organische

Dipl. Psych. Stefan Ruppert

ICD-10/DSM-IV-TR-Klassifikation

Wird in ICD-10 unter F51.0 klassifiziert unter den Nicht-organischen ▶ Schlafstörungen, die unterschieden werden von den Schlafstörungen organischen Ursprungs und von Schlafstörungen als Symptom einer anderen psychischen Erkrankung. In DSM-IV-TR erfolgt die Klassifikation als Primäre Insomnie (307.42) unter der Gruppe der Dyssomnien, die zusammen mit den Parasomnien zu den Primären Schlafstörungen zusammengefasst werden. Davon abgegrenzt werden in DSM-IV-TR Schlafstörungen im Zusammenhang mit einer anderen psychischen Störung, Schlafstörungen aufgrund eines medizinischen Krankheitsfaktors sowie Substanzinduzierte Schlafstörungen.

Synonyme

Schlaflosigkeit

Englischer Begriff

Insomnia; Chronic insomnia

Definition

In der Internationalen Klassifikation der Schlafstörungen (ICSD) der American Sleep Disorders Association wird die nichtorganische Insomnie den intrinsischen Schlafstörungen zugeordnet, d. h. durch interne Mechanismen verursachte Störungen. Dabei werden **drei Typen** unterschieden:

- **Psychophysiologische Insomnie**: Schlafstörungen, die mit objektiven Methoden (▶ Polysomnographie, PSG) erfasst werden können. Als ursächlich wird dabei vor allem ein erhöhtes Erregungsniveau angenommen, das physiologischer, kognitiver oder emotionaler Natur sein kann. Daneben spielt auch gelerntes Fehlverhalten wie z. B. Abendaktivitäten, die mit Schlaf inkompatibel sind, eine Rolle.

- **Fehlbeurteilung des Schlafs**: Patienten, deren Beschwerden mit objektiven Methoden (PSG) nicht nachgewiesen werden können. Bei diesen Patienten kommt es zu einer starken Fehleinschätzung der Schlaflatenz, der Gesamtschlafdauer sowie der nächtlichen Aufwachphasen.

- **Idiopathische Insomnie**: Sie ähnelt in ihrer Symptomatologie der psychophysiologischen Insomnie, wobei jedoch der Krankheitsbeginn in der Kindheit angesiedelt ist.

Hauptmerkmal der nicht-organischen Insomnie sind Beschwerden über Einschlaf- und/oder Durchschlafstörungen sowie über nicht-erholsamen Schlaf. Klinisch bedeutsam werden diese Symptome jedoch erst dann, wenn sich dadurch eine erhebliche Beeinträchtigung der Befindlichkeit und Leistungsfähigkeit am Tag ergibt. Bei länger andauernder Insomnie kann es zu Angst vor weiteren Schlafstörungen kommen, was letztlich einen Circulus vitiosus etabliert, der zur Chronifizierung der Problematik führt. Vor einer Therapie müssen organische Ursachen sowie andere psychische Störungen (z. B. Depression) ausgeschlossen werden.

Therapie

Zur Behandlung von Insomnie stehen mehrere verhaltenstherapeutische Ansätze zur Verfügung. Neben der in jedem Fall wichtigen Aufklärung über die Natur des Schlafs sind derzeit folgende Verfahren am erfolgversprechendsten:

- ▶ Entspannungsverfahren: Da Insomnien in den meisten Fällen durch ein erhöhtes psychophysisches Arousal aufrechterhalten werden, erscheint der Einsatz von Entspannungsverfahren, die diesem erhöhten Erregungsniveau entgegenwirken, angezeigt. Die gängigsten Methoden dabei sind ▶ progressive Muskelrelaxation, ▶ autogenes Training, ▶ Biofeedback, ▶ Meditationsverfahren.

- **Stimuluskontrolle** (Bootzin 1972; Bootzin et al. 1991): Die Methode der Stimuluskontrolle hat zum Ziel, Fehlkonditionierungen, durch die das Bett und dessen Umgebung mit schlafinkompatiblen Aktivitäten verbunden ist, aufzulösen. Schlafzimmer und Bett sollen wieder als Hinweisreize für Schlafen fungieren können, und ihre Funktion als Hinweisreiz für schlafstörende Aktivitäten soll abgeschwächt werden. Dabei werden sechs Regeln vorgegeben:
  - Sich nur zum Schlafen hinlegen, wenn man müde ist.
  - Das Bett nur zum Schlafen benutzen, zu keiner sonstigen Tätigkeit.
  - Falls man nicht einschlafen kann, nach spätestens zehn Minuten das Bett und das Schlafzimmer verlassen; erst dann wieder ins Bett zurückkehren, wenn man glaubt, nun einschlafen zu können.
  - Kann man immer noch nicht einschlafen, wird Schritt drei beliebig oft wiederholt.
  - Wecker stellen und jeden Morgen um die gleiche Zeit aufstehen, unabhängig von Qualität und Menge des Nachtschlafs.
  - Tagsüber keine Nickerchen machen.

Bei dieser sehr wirksamen Methode ist vor allem auf mögliche Probleme mit der Compliance zu achten. Eine ausführliche Besprechung der Regeln mit dem Patienten ist daher unerlässlich.

- **Schlafrestriktionstherapie**: Dieses Vorgehen basiert auf der Wirkung einer therapeutisch hergestellten Schlafdeprivation. Durch eine kontrollierte Schlafdeprivation werden in der Folge der Erholungswert des Schlafs höher, während die Einschlaflatenz, Wachdauer in der Nacht und Aufwachhäufigkeit abnehmen. Ziel ist vor allem die Verbesserung der Schlafkontinuität und der wahrgenommenen Erholsamkeit des Schlafs, nicht jedoch eine Erhöhung der objektiven Schlafdauer. Folgende Regeln fassen das Vorgehen der Schlafrestriktionstherapie zusammen:
  - Die Aufenthaltsdauer im Bett auf die Zeit begrenzen, die der Patient glaubt, in den letzten Nächten wirklich geschlafen zu haben. Er darf aber wenigstens viereinhalb Stunden schlafen.
  - Tagesschlaf ist verboten. Zu Beginn des Verfahrens nehmen deshalb Müdigkeit und Schlafdruck zunächst deutlich zu.
  - In Abhängigkeit von dem Index der Schlafeffizienz ((genaue Schlafzeit/genaue Bettzeit) × 100 %) der vergangenen Woche wird die Bettzeit wochenweise entweder um 15 Minuten verlängert (wenn die Schlafeffizienz über 85 % ist) oder verkürzt (wenn die Schlafeffizienz unter 85 % ist).
  - Wenn der Patient über mehrere Nächte in der Woche zumindest 85 % seiner im Bett verbrachten Zeit schläft, darf er 15 Minuten länger im Bett verbleiben. Es wird so lange fortgefahren, bis die individuell richtige Schlafzeit erreicht ist.

Auch bei dieser Methode ist auf die Compliance des Patienten zu achten, insbesondere da es bei diesem Vorgehen zumindest initial zu einer deutlich erhöhten Tagesmüdigkeit kommen kann.

- **Kognitive Verfahren**: Da die meisten schlafgestörten Patienten deutliche kognitive Fehlinterpretationen zeigen, bieten sich zu deren Bearbeitung folgende Verfahren an:
  - **Paradoxe Intention**: Anweisung, ins Bett zu gehen, und versuchen, nicht zu schlafen.
  - **Kognitive Umstrukturierung**: Angewandt vor allem bei Katastrophenbefürchtungen bezüglich kurzer Schlafdauer, die von der Angst vor Nervenzusammenbrüchen bis hin zur

Angst vor Verlust des Arbeitsplatzes gehen können.

- **Gedankenstop**: Diese Verfahren wird eingesetzt bei zwanghaftem ▶ Grübeln in der Einschlafphase.
- **Ablenkung durch subvokale Artikulation**: Ein kurzes, neutrales Wort wird in Gedanken drei- bis viermal in der Sekunde wiederholt, bis der Schlaf eintritt.

Aus der Auflistung der möglichen Vorgehensweisen wird schon ersichtlich, dass in den meisten Fällen nicht nur eine einzige Methode zum Einsatz kommt, sondern es empfiehlt sich ein Vorgehen, bei dem mehrere Methoden kombiniert werden.

Bewertung

Metaanalysen zur Langzeiteffektivität und Wirksamkeit der Behandlung bei chronischen Insomnien belegen, dass grundsätzlich psychotherapeutische Behandlung bei Insomniepatienten zu einer Verbesserung führt im Vergleich zu nicht-behandelten Kontrollgruppen. Die Dauer der therapeutischen Effekte hielten an bis zur Katamnese nach sechs Monaten. Im Schnitt wurde die durchschnittliche Einschlafzeit von 64 Minuten auf 36 Minuten reduziert. Die durchschnittlichen Wachzeiten sanken durchschnittlich von 70 Minuten auf 37 Minuten. Bezüglich des Vergleichs verschiedener Methoden ergab sich eine Überlegenheit der Methode der Stimuluskontrolle und der Schlafrestriktion. Erwähnenswert erscheint weiterhin, dass die besten Erfolge bei Patienten erzielt wurden, die zuvor nicht regelmäßig mit Schlafmitteln behandelt wurden.

Sofortmaßnahmen

Bei der **medikamentösen Behandlung** gelten derzeit nach wie vor Benzodiazepine als Mittel der Wahl. Sie führen zu Verkürzung der Einschlafzeit sowie zu kürzeren nächtlichen Aufwachphasen. Allerdings sind bei längerer Einnahme die Möglichkeit der Abhängigkeitsbildung aufgrund von Toleranzentwicklung sowie Hangover-Effekte am Tag zu beachten. Als Alternative mit weniger Risiken als die klassischen Benzodiazepine sind Zopiclon und Zolpidem zu nennen. Auch ▶ Antidepressiva (z.B. tri- und tetrazyklische Antidepressiva) und niederpotente ▶ Neuroleptika kommen gelegentlich zum Einsatz, wobei auch hier bei längerer Einnahme auf die bekannten Nebenwirkungen zu achten ist.

Bevor man eine länger andauernde **psychotherapeutische Behandlungen** von Insomnien ins Auge fasst, kann es für viele Patienten schon hilfreich sein, eine **Beratung** und **Aufklärung** über die Natur des Schlafs zu erhalten und erste Hinweise zur Schlafhygiene an die Hand zu bekommen, die in kurzer Zeit und ohne viel Mühe umsetzbar sind. Informationen über den ▶ Schlaf-Wach-Rhythmus, die Menge des erforderlichen Schlafs sowie Regeln zum gesunden Schlaf können schon schnell erste Erleichterung schaffen.

Instrumentell

▶ Operant

Integrative Therapie

▶ Gestalttherapie

Intellektueller Abbau im Alter

▶ Demenz

Intelligenzdefekt

▶ Intelligenzminderung

Intelligenzminderung

Dr. rer. nat. Hanns-Jürgen Kunert

ICD-10/DSM-IV-TR-Klassifikation
F70-F79/317–319, V62.89

Synonyme
Intelligenzstörungen;   Intelligenzdefekt;
Grenzbereich der intellektuellen Leistungsfähigkeit; Geistige Behinderung; Geistige Retardierung; sowie in Abhängigkeit
vom Schweregrad: Oligophrenie; Debilität;
Schwachsinn; Imbezillität; Idiotie

Englischer Begriff
Mental retardation; Mental deficiency

Definition

Begriffsgeschichte
Die diagnostische Bezeichnung Intelligenzminderung entstammt der in Zusammenarbeit mit der Weltgesundheitsorganisation
(WHO) entstandenen Internationalen Klassifikation psychischer Störungen. Als Intelligenzminderung wird hier eine sich in der
Entwicklung manifestierende, stehen ge-
bliebene oder unvollständige Entwicklung
der geistigen Fähigkeiten (kognitive Fertigkeiten, Sprache, motorische und soziale
Fertigkeiten) verstanden. Im deutschsprachigen Raum wurden bzw. werden folgende
Begriffe synonym verwandt bzw. verwendet: geistige Behinderung oder Retardierung, Oligophrenie, Debilität, Schwachsinn, Imbezillität, Idiotie. DSM-IV-TR behandelt die Intelligenzminderung unter der
Kategorie „Geistige Behinderung" (317–
319).

Volltext
Der Begriff Intelligenz (lat. intelligentia)
kennzeichnet die vorwiegend mit dem Verstand verbundenen geistigen Fähigkeiten
und wird als eine angeborene Fähigkeit
zu geistiger Leistung angesehen. Obwohl
Intelligenz unterschiedlich definiert wird,
kann als gemeinsames Merkmal die Fähigkeit angesehen werden, sich in neuen
Situationen aufgrund von Einsichten zurechtzufinden oder Aufgaben im Rahmen
von Denkprozessen zu lösen, ohne dass
hierfür die Erfahrung als vielmehr die Erfassung von Beziehungen das Wesentliche
ist. Intelligenz baut sich aus einer Reihe verschiedener Faktoren auf (z. B. kausalanaly-
tisches Denkvermögen, Problemlösefähig-
keit, visuell-räumliche Vorstellungskraft,
sprachlogische Abstraktionsfähigkeit) und
wird mit standardisierten und normierten
Intelligenztests geprüft. Als Maß für die intellektuelle Leistungsfähigkeit einer Person
gilt der Intelligenzquotient (IQ). Er gibt die
relative Stellung der Leistung eines Probanden in der Verteilung der Leistung seiner
(Alters)Gruppe an. Als Durchschnittswert
wird ein Quotient in Höhe von 100 angesehen. Es existieren jedoch auch andere
Maßbezeichnungen (z. B. Standardwert,
Wertpunkt, Centilwert, Stanine), die linear
ineinander überführbar sind.
In **ICD-10** wird zwischen einer leichten
(F70: IQ-Bereich zwischen 50 und 69),
mittelgradigen (F71: IQ-Bereich zwischen
35 und 49) und schweren Intelligenzminderung (F73: IQ unter 20) unterschieden, wobei diese Grenzwerte eine willkürliche Einteilung eines breiten Kontinuums darstellen
und nicht immer klar voneinander abgegrenzt werden können. DSM-IV-TR weist
eine geringfügig abweichende Einteilung
des Schweregrads anhand der IQ-Werte
auf. Die Einteilungen der Intelligenzminderung sind auch deshalb von Bedeutung,
da sie nicht nur bestehende Fertigkeiten und
Fähigkeiten definieren, sondern auch den
Grad der Versorgung einbeziehen, der im
alltäglichen Leben notwendig ist.

Bei der **testpsychologischen Einschätzung** steht eine umfassende Einschätzung der intellektuellen Fähigkeiten im Mittelpunkt; die Prüfung spezifischer intellektueller Fertigkeiten ist hierfür von geringerer Bedeutung. Geprüft wird die Intelligenz mit etablierten, d. h. standardisierten und normierten Intelligenztests (bei Kindern z. B. mit dem Hamburg-Wechsler-Intelligenztest für Kinder-Revision, oder der Kaufman Assessment Battery for Children).

Eine Intelligenzminderung kann allein oder auch mit anderen **psychischen oder körperlichen Erkrankungen** auftreten, wobei bei geistig behinderten Personen vermehrt psychische und organische Erkrankungen auftreten. Bei ca. 20 % der Kinder mit einer Intelligenzminderung besteht eine Zerebralparese, die oft mit sensorischen Funktionsstörungen kombiniert ist. Weiterhin sind bei intelligenzgeminderten Personen Anfallsleiden mit einer Lebenszeitprävalenz von 31 % sehr häufig. Neben einer im Einzelfall durchaus deutlichen Verminderung der muskulären Leistungsfähigkeit zeigt sich auch eine 100fach erhöhte Prävalenz von Sehstörungen. Eine Intelligenzminderung ohne körperliche Begleiterkrankungen wird in der Regel durch eine verzögerte psychomotorische und sprachliche Entwicklung bis zum dritten Lebensjahr diagnostiziert. Kinder mit leichteren Formen werden erst im Kindergarten oder sogar erst in der Schule aufgrund der erhöhten Anforderungen an die geistige Leistungsfähigkeit auffällig. Bei zusätzlichen psychischen oder körperlichen Erkrankungen können Alltagsfertigkeiten besonders drastisch reduziert sein. Zusätzliche Behinderungen wie Sprachprobleme, Einschränkungen des Seh- oder Hörvermögens sind ebenfalls im Hinblick auf therapeutische Maßnahmen zu berücksichtigen. Die Prävalenzrate für psychische Störungen ist bei einer Intelligenzminderung drei- bis viermal so hoch wie in der Allgemeinbevölkerung. Die Ausprägung dieser psychischen Beeinträchtigungen steht auch in einem engen Zusammenhang zum Grad der Intelligenzminderung. Weiterhin zeigt sich die Persönlichkeit von geistig Behinderten vielfach nur wenig differenziert, wobei auch leichte Intelligenzminderungen mit Persönlichkeitsstörungen einhergehen können. Trotz der vorhandenen Klassifikationssysteme bleibt die Differenzierung der geistigen Behinderungen aufgrund ihrer vielfältigen Erscheinungsformen deutlich hinter denjenigen psychischer Erkrankungen zurück.

Bei 50–70 % der schweren Intelligenzminderungen sind die ätiologischen Faktoren bekannt; bei den leichteren Formen jedoch nur 30–50 %. Im Einzelfall ist die ätiologische Zuordnung aufgrund einer multifaktoriellen Pathogenese nicht immer zweifelsfrei möglich. Unter Berücksichtigung hereditärer Ursachen kann die Vererbung autosomal-dominant, autosomal-rezessiv und X-gebunden-rezessiv erfolgen. Eine besondere Gruppe stellen hier die angeborenen Stoffwechselstörungen dar (z. B. Morbus Wilson, Lipidosen und Leukodystrophien, Phenylketonurie). Als weitere Ursachen sind perinatale Ursachen (z. B. Geburtskomplikationen, Sauerstoffmangel, intrazerebrale Blutungen) und postnatale Ursachen (z. B. entzündliche Erkrankungen des zentralen Nervensystems, hypoxische Mangelversorgungen, Metallvergiftungen bzw. -belastungen, Schädel-Hirn-Traumen) zu nennen.

Abzugrenzen ist die Intelligenzminderung vom Grenzbereich der „Intellektuellen Leistungsfähigkeit" (DSM-IV-TR: V62.89). Diese diagnostische Kategorie soll verwendet werden, wenn die im Vordergrund stehende klinische Auffälligkeit mit einem Grenzbereich der intellektuellen Leistungsfähigkeit (IQ 71–84) zu sehen ist. Die Differentialdiagnose zwischen dem „Grenzbereich der intellektuellen Leistungsfähigkeit" und „Geistige Behinderung" (IQ kleiner oder gleich 70) ist besonders schwierig, wenn gleichzeitig psychische Störungen vorliegen.

Therapie

Eine kausale Therapie der Intelligenzminderung ist nicht möglich. Vielmehr stellen die berufliche und soziale Rehabilitation die zentralen Ziele in der Behandlung und Betreuung geistig Behinderter dar. Hier sind gestufte multimodale Behandlungskonzepte von Vorteil, da dadurch unterschiedliche Aspekte der Behinderung gezielt behandelt werden können (z. B. im Rahmen eines Kommunikations- oder Verhaltenstrainings, im Erwerb von alltagspraktischen und beruflichen Fähigkeiten und Fertigkeiten). Sollten zusätzlich auch psychiatrische oder andere organische Erkrankungen vorhanden sein, werden diese gemäß den üblichen psychiatrischen Therapiestandards behandelt. Alle therapeutischen Interventionen sollten sich allerdings nach den kognitiven Fähigkeiten der Betroffenen richten, wobei verhaltenstherapeutische und (heil)pädagogische Maßnahmen die klassischen psychiatrischen Behandlungskonzepte ergänzen können.

Bewertung

Die Behandlung und Betreuung intelligenzgeminderter Personen hat sich nach dem Grad der individuellen Behinderung zu richten und erfordert differenzierte Behandlungskonzepte. Eine kausale Therapie der Intelligenzminderung ist nicht möglich.

Wirksamkeit

Auf den Einzelfall abgestufte multimodale Behandlungskonzepte zeigen den größten Erfolg hinsichtlich der beruflichen Rehabilitation und sozialen Re-Integration sowie in Bezug auf die Behandlung psychischer Störungen.

Sofortmaßnahmen

pharmakologisch

Psychiatrische Erkrankungen sind häufig bei intelligenzgeminderten Personen anzutreffen. Die entsprechenden psychiatrischen Behandlungen haben sich nach den üblichen Behandlungsstandards zu richten.

psychotherapeutisch

Psychotherapeutische Verfahren (insbesondere verhaltenstherapeutische), verbunden mit einem Kommunikationstraining, sollten in einem multimodalen Behandlungskonzept eingebunden sein und haben sich nach den kognitiven Fähigkeiten der Betroffenen zu richten. Verhaltenstherapeutische Interventionen können den Einsatz von ▶ Psychopharmaka reduzieren.

Epidemiologie

In Deutschland leben ca. 400.000 (0,5 %) geistig behinderte Personen. Intelligenzminderungen unterschiedlicher Schweregrade kommen sogar bei 9–10 % der Gesamtbevölkerung vor. Epidemiologische Untersuchungen konnten zeigen, dass die Prävalenzraten altersabhängig bis zum 20. Lebensjahr eine steigende Tendenz aufweisen. Dies wird darauf zurückgeführt, dass eine Intelligenzminderung erst durch erhöhte Umweltanforderungen in Schuloder anderen Ausbildungsinstitutionen evident und diagnostiziert werden. Bei Erwachsenen sinken demgegenüber die Prävalenzzahlen auf ca. 0,4 % ab, da sie sich nicht mehr so häufig in diesen Ausbildungseinrichtungen aufhalten. Da weiterhin bei den schweren Intelligenzminderungen nur ca. 70 % der Betroffenen das 20. Lebensjahr erreichen, führt die erhöhte Mortalität in dieser Gruppe bei den über 30-Jährigen zu einer stark verminderten Totalprävalenz. Angaben zur Geschlechtsverteilung sind je nach Untersuchung unterschiedlich. Nach dem zwölften Lebensjahr scheinen sich Geschlechtsunterschiede bei allen Formen der geistigen Behinderung auszugleichen.

Verlauf

Prognose und Verlauf sind von der Art und dem Ausmaß der intellektuellen Beeinträchtigungen, von organischen und psychischen Begleiterkrankungen sowie von den spezifischen Förderbedingungen abhängig.

Intelligenzstörungen

▶ Intelligenzminderung

Interaktionsbezogene Fallarbeit

Prof. Dr. med. Volker Köllner

Synonyme
IFA-Gruppe

Definition
Ziel der interaktionsbezogenen Fallarbeit ist die themenzentrierte Selbsterfahrung im Rahmen der Ausbildung in ▶ Verhaltenstherapie für Ärzte. Eine möglichst konstante Gruppe von 8–12 Ärzten arbeitet hierbei über einen längeren Zeitraum (länger als sechs Monate) unter Leitung eines in der Leitung von IFA-Gruppen ausgebildeten verhaltenstherapeutischen Supervisors zusammen. In jeder Sitzung berichten ein oder zwei der Teilnehmer über einen Patienten, bei dem die therapeutische Beziehung als problematisch erlebt wird. Der Prozess implizierter Gestaltung der Patient-Therapeut-Beziehung mit seinen Auswirkungen auf den Therapieprozess wird erfahrbar gemacht. Hierbei werden Techniken der Plan- und Schemaanalyse ebenso eingesetzt wie das Analysieren von Videosequenzen aus dem ▶ Therapieverlauf. Im Gegensatz zur ▶ Balintgruppe, dem Pendant in der tiefenpsychologisch fundierten Therapieausbildung, spielt der Gruppenprozess hierbei eine geringere Rolle.

Volltext
Die IFA-Gruppe wurde als Pendant zur Balintgruppe für die verhaltenstherapeutische Ausbildung entwickelt, als die Bedeutung der Patient-Therapeut-Beziehung für den Therapieverlauf und -erfolg in der Verhaltenstherapie stärkere Beachtung fand. In der Folge wurden nicht nur originäre ver-haltenstherapeutische Konzepte zur Beschreibung der therapeutischen Beziehung erarbeitet, sondern mit der IFA-Gruppe auch ein didaktisches Konzept zum Training der Beziehungsanalyse und -gestaltung entwickelt. Primär für die verhaltenstherapeutische Weiterbildung konzipiert, kommen IFA-Gruppen inzwischen auch in der verhaltensmedizinisch ausgerichteten Weiterbildung in psychosozialer Grundkompetenz und -versorgung zur Anwendung.

International Classification of Diseases

▶ ICD-10, Kap. V (F): Psychische und Verhaltensstörungen

Internationale Klassifikation der Funktionsfähigkeit, Behinderung und Gesundheit (ICF)

Prof. Dr. med. Michael Zaudig

Englischer Begriff
International classification of functioning, disability and health (ICF)

Definition
Alle modernen Definitionen des Begriffs der ▶ Rehabilitation basieren auf der ICF (Schuntermann 2001). Die Wiederherstellung oder wesentliche Besserung der funktionalen Gesundheit (insbesondere Aktivitäten, Teilhabe) bei drohender oder bestehender Teilhabestörung ist zentrale Aufgabe der Rehabilitation. Daher ist die ICF für die Rehabilitation, bei der Feststellung des Rehabilitationsbedarfs, bei der funktionalen Diagnostik, beim Rehabilitationsmanagement und bei der Interventionsplanung und Evaluation rehabilitativer Maßnahmen nutzbar. Mit der ICF können

das positive und negative Funktions- und Strukturbild sowie das Aktivitätsbild und Teilhabebild einschließlich der relevanten Kontextfaktoren beschrieben werden. ICF liefert eine wissenschaftliche und praktische Hilfe für die Beschreibung und das Verständnis, die Feststellung und Begutachtung von Zuständen der Funktionsfähigkeit.

Die Internationale Klassifikation der Funktionsfähigkeit, Behinderung und Gesundheit (ICF) wurde nach einem mehrjährigen Entwicklungsprozess von der 54. WHO-Vollversammlung verabschiedet und der Internationalen Klassifikation der Krankheiten und verwandter Gesundheitsprobleme (ICD-10) gleichberechtigt und ergänzend an die Seite gestellt. ICF löst damit ihre Vorgängerin, die Internationale Klassifikation der Schädigungen, Fähigkeitsstörungen und sozialen Beeinträchtigung (ICIDH, International Classification of Impairments, Disabilities and Handicaps) aus dem Jahr 1980 ab.

In Deutschland wurden mit dem 9. Buch des Sozialgesetzbuchs (SGB IX) – Rehabilitation und Teilhabe behinderter Menschen – wesentliche ICF-Aspekte unter Berücksichtigung der historisch gewachsenen und anerkannten Besonderheiten aufgenommen.

Die deutsche ICF-Fassung ist vom Bundesministerium für Gesundheit und soziale Sicherheit zur Veröffentlichung freigegeben. Die Internetfassung kann derzeit (2005) unter www.dimdi.de kostenlos heruntergeladen werden (Schuntermann 2005).

Allgemeines Ziel der ICF-Klassifikation ist, in einheitlicher und standardisierter Form eine Sprache und einen Rahmen zur Beschreibung von Gesundheits- und mit Gesundheit zusammenhängenden Zuständen zur Verfügung zu stellen. Der wichtigste ICF-Grundbegriff ist der Begriff der **funktionalen Gesundheit**. Er ist wie alle wissenschaftlichen Grundbegriffe (z. B. Krankheit) nicht allgemein gültig definiert. Allerdings muss beschrieben werden, was

es heißt, dass eine Person funktional gesund ist.

Eine Person gilt nach ICF als funktional gesund, wenn – vor ihrem gesamten Lebenshintergrund (Konzept der Kontextfaktoren) –

- ihre **körperlichen Funktionen** (einschließlich des geistigen und seelischen Bereichs) und ihre **Körperstrukturen** allgemein anerkannten (statistischen) Normen entsprechen (Konzepte der Körperfunktion und -strukturen);
- sie all das tut oder tun kann, was von einem Menschen ohne Gesundheitsproblem (Gesundheitsproblem im Sinn von ICD-10) erwartet wird – **Konzept der Aktivität** –, und
- sie zu allen Lebensbereichen, die ihr wichtig sind, Zugang hat, und sie sich in diesem Lebensbereich in der Weise und dem Umfang entfalten kann, wie es von einem Menschen ohne Beeinträchtigung der Körperfunktion oder -strukturen oder der Aktivitäten erwartet wird – **Konzept der Teilhabe** an Lebensbereichen.

Mit der Definition des Begriffs der funktionalen Gesundheit wird die rein **biomedizinische** Betrachtungsweise zugunsten einer **biopsychosozialen** Betrachtungsweise verlassen.

Der allgemeine **Behinderungsbegriff** nach ICF umfasst jede Beeinträchtigung der funktionalen Gesundheit im Sinn des negativen Ergebnisses der Wechselwirkung einer Person mit einem Gesundheitsproblem (nach ICD-10) und ihren Kontextfaktoren. Der spezielle Behinderungsbegriff nach ICF bezieht sich auf Beeinträchtigung der Teilhabe an Lebensbereichen. Beide Behinderungsbegriffe unterscheiden sich von dem Behinderungsbegriff in SGB IV.

In **Zusammenhang mit Gesundheit** gelten folgende Begriffsdefinitionen:

- **Körperfunktionen** sind die physiologischen Funktionen von Körpersystemen (einschließlich psychologischer Funktionen).

- **Körperstrukturen** sind anatomische Teile des Körpers wie Organe, Gliedmaßen und ihre Bestandteile.
- **Schädigungen** sind Beeinträchtigungen einer Körperfunktion oder einer Körperstruktur, wie z. B. eine wesentliche Abweichung oder ein Verlust.
- Eine **Aktivität** bezeichnet die Durchführung einer Aufgabe oder Handlung (Aktion) durch einen Menschen.
- **Beeinträchtigungen der Aktivität** sind Schwierigkeiten, die ein Mensch bei der Durchführung einer Aktivität haben kann.
- **Partizipation/Teilhabe** ist das Einbezogensein in eine Lebenssituation.
- **Beeinträchtigungen der Partizipation/Teilnahme** sind Probleme, die ein Mensch beim Einbezogensein in eine Lebenssituation erlebt.
- **Umweltfaktoren** bilden die materielle, soziale und einstellungsbezogene Umwelt ab, in der Menschen leben und ihr Dasein entfalten.
- **Personenbezogene Faktoren** sind der besondere Hintergrund des Lebens und der Lebensführung einer Person (ihre Eigenschaften und Attribute) und umfassen Gegebenheiten des Individuums, die nicht Teil ihres Gesundheitsproblems oder Zustands sind.
- **Kontextfaktoren:** Es handelt sich hier um den Oberbegriff für Umweltfaktoren und personenbezogene Faktoren. In ICF sind nur die Umweltfaktoren klassifiziert (siehe Tabelle 1).
- **Förderfaktoren:** Durch die Einbeziehung der Kontextfaktoren in die Betrachtung der funktionalen Gesundheit der Personen kann untersucht werden, welche dieser Kontextfaktoren als Förderfaktoren (sich auf die funktionale Gesundheit, insbesondere die Teilhabe, positiv auswirkende Kontextfaktoren) bzw. als Barrieren (sich auf die funktionale Gesundheit, insbesondere die Teilhabe, negativ auswirkende Kontextfaktoren) wirken, um diese Ergebnisse

Internationale Klassifikation der Funktionsfähigkeit, Behinderung und Gesundheit (ICF). Tab. 1 Kontextfaktoren nach ICF.

Umweltfaktoren
Kapitel der Klassifikation der Umweltfaktoren
Produkte und Technologien (z. B. Hilfsmittel, Medikamente)
natürliche und vom Menschen veränderte Umwelt (z. B. Bauten, Straßen, Fußwege)
Unterstützung und Beziehungen (z. B. Familie, Freunde, Arbeitgeber, Fachleute des Gesundheits- und Sozialsystems)
Einstellungen, Werte und Überzeugungen anderer Personen und der Gesellschaft (z. B. Einstellung der Wirtschaft zu Teilzeitarbeitsplätzen)
Dienste, Systeme und Handlungsgrundsätze (z. B. Gesundheits- und Sozialsystem mit seinen Leistungen und Diensten, Rechtsvorschriften)

Personenbezogene Faktoren (nicht klassifiziert), Beispiele
Alter
Geschlecht
Charakter, Lebensstil, Coping
sozialer Hintergrund
Bildung/Ausbildung
Beruf
Erfahrung
Motivation
Handlungswille
Mut
genetische Prädisposition

in die rehabilitativen Aktivitäten einzubeziehen. Förderfaktoren stellen also bestimmte Ressourcen dar (▶ Salutogenese).

Das biopsychosoziale Modell nach ICF definiert Gesundheitsprobleme durch die Komponenten der **Körperfunktionen** und **Körperstrukturen**, **Aktivitäten** und **Teil-**

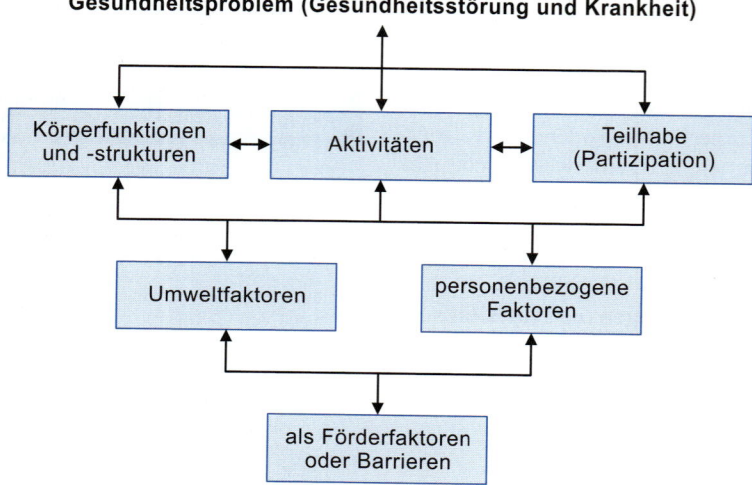

Internationale Klassifikation der Funktionsfähigkeit, Behinderung und Gesundheit (ICF). Abb. 1 Biopsychosoziales Modell nach ICF.

habe eines Menschen unter Berücksichtigung der **Kontextfaktoren** (1) (Umweltfaktoren, personenbezogene Faktoren). Zwischen den einzelnen Komponenten können Wechselwirkungen bestehen, beispielsweise kann eine Langzeitarbeitslosigkeit (Beeinträchtigung der Teilhabe) eine Beeinträchtigung des Selbstvertrauens (Körperfunktionsstörung) oder sozialen Rückzug (Beeinträchtigung der Teilhabe) nach sich ziehen (siehe Abbildung 1).

Die Gliederung der einzelnen ICF-Komponenten ist in Abbildung 2 dargestellt.

Die Wiederherstellung oder wesentliche Besserung der funktionalen Gesundheit (insbesondere Aktivitäten, Teilhabe) bei drohender oder bestehender Teilhabestörung ist zentrale Aufgabe der Rehabilitation. Daher ist die ICF für die Rehabilitation bei der Feststellung des Rehabilitationsbedarfs, bei der funktionalen Diagnostik, beim Rehabilitationsmanagement und bei der Interventionsplanung und Evaluation rehabilitativer Maßnahmen nutzbar. Dies ist auch für den kurativen Bereich der Medizin möglich (Frieboes, Zaudig, Nosper 2005).

Mit der ICF kann das positive und negative Funktions- und Strukturbild sowie das Aktivitäts- und Teilhabebild einschließlich der relevanten Kontextfaktoren beschrieben werden. Auch eine genau Codierung ist möglich. Die vier ICF-Komponenten (siehe Abbildung 2) werden zum Zweck der Codierung mit kleinen Buchstaben abgekürzt:

- b = für Körperfunktion,
- s = für Körperstrukturen,
- d = für Aktivitäten und Partizipation,
- e = für Umweltfaktoren.

Den Buchstaben b, s, d und e folgt ein numerischer Code mit der Nummer des Kapitels und beginnt (eine Ziffer) gefolgt von der zweiten Ebene (zwei Ziffern), dritten und vierten Ebene (jeweils zusätzlich eine Ziffer).

Zum Beispiel gibt es in der Klassifikation der Komponente Körperfunktion folgende Codiermöglichkeiten für den Bereich Sinnesfunktion und Schmerz:

- b2: Kapitelüberschrift: Sensorische Funktion (Item der ersten Ebene),
- b210: Funktionen des Sehens (Item der zweiten Ebene),
- b2102: Qualität des Sehvermögens (Item der dritten Ebene),

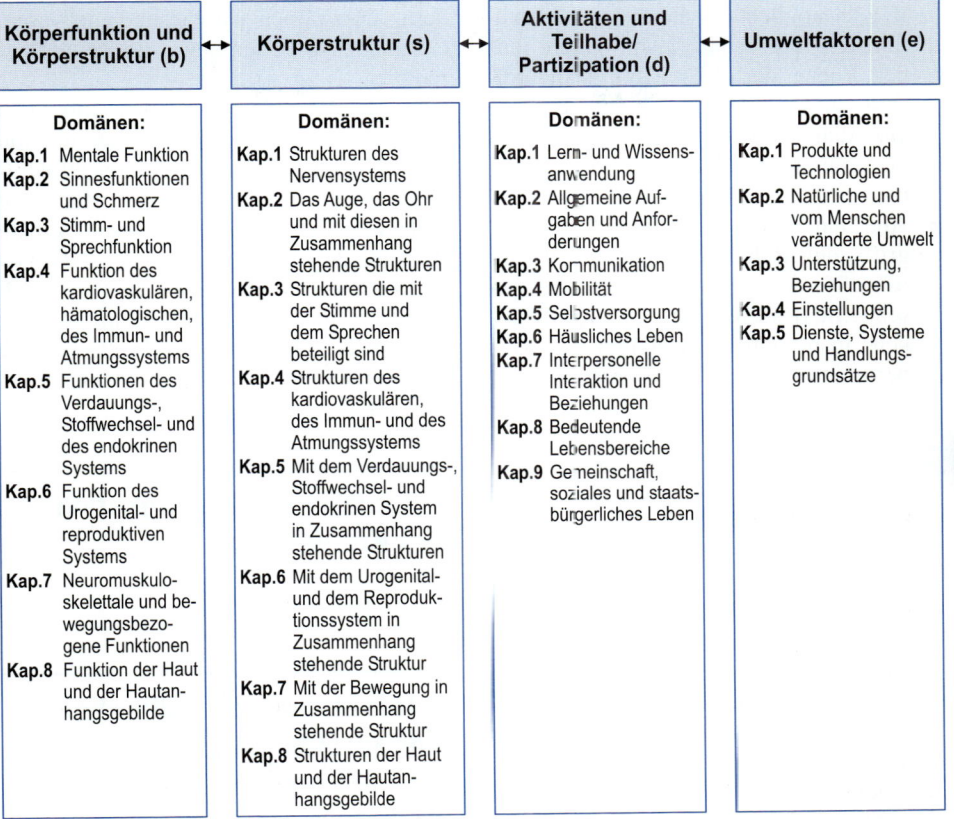

Körperfunktion und Körperstruktur (b)	Körperstruktur (s)	Aktivitäten und Teilhabe/ Partizipation (d)	Umweltfaktoren (e)
Domänen:	**Domänen:**	**Domänen:**	**Domänen:**
Kap.1 Mentale Funktion	**Kap.1** Strukturen des Nervensystems	**Kap.1** Lern- und Wissens-anwendung	**Kap.1** Produkte und Technologien
Kap.2 Sinnesfunktionen und Schmerz	**Kap.2** Das Auge, das Ohr und mit diesen in Zusammenhang stehende Strukturen	**Kap.2** Allgemeine Auf-gaben und Anfor-derungen	**Kap.2** Natürliche und vom Menschen veränderte Umwelt
Kap.3 Stimm- und Sprechfunktion		**Kap.3** Kommunikation	**Kap.3** Unterstützung, Beziehungen
Kap.4 Funktion des kardiovaskulären, hämatologischen, des Immun- und Atmungssystems	**Kap.3** Strukturen die mit der Stimme und dem Sprechen beteiligt sind	**Kap.4** Mobilität	**Kap.4** Einstellungen
		Kap.5 Selbstversorgung	**Kap.5** Dienste, Systeme und Handlungs-grundsätze
	Kap.4 Strukturen des kardiovaskulären, des Immun- und des Atmungssystems	**Kap.6** Häusliches Leben	
Kap.5 Funktionen des Verdauungs-, Stoffwechsel- und des endokrinen Systems		**Kap.7** Interpersonelle Interaktion und Beziehungen	
	Kap.5 Mit dem Verdauungs-, Stoffwechsel- und endokrinen System in Zusammenhang stehende Strukturen	**Kap.8** Bedeutende Lebensbereiche	
Kap.6 Funktion des Urogenital- und reproduktiven Systems		**Kap.9** Gemeinschaft, soziales und staats-bürgerliches Leben	
	Kap.6 Mit dem Urogenital- und dem Reproduk-tionssystem in Zusammenhang stehende Struktur		
Kap.7 Neuromuskulo-skelettale und be-wegungsbezo-gene Funktionen			
	Kap.7 Mit der Bewegung in Zusammenhang stehende Struktur		
Kap.8 Funktion der Haut und der Hautan-hangsgebilde	**Kap.8** Strukturen der Haut und der Hautan-hangsgebilde		

Internationale Klassifikation der Funktionsfähigkeit, Behinderung und Gesundheit (ICF). Abb. 2 ICF-Komponenten.

- b21022: Kontrastempfindung (Item der vierten Ebene).

Bedeutung, Ziele und Grenzen von ICF

Die ICF ist eine Klassifikation, mit welcher der Zustand der funktionalen Gesundheit einer Person beschrieben werden kann. Ins-besondere ermöglicht sie es, das positive und negative funktionale Bild einer Person in den Bereichen der

- Funktionen und Strukturen des mensch-lichen Organismus,
- Tätigkeiten (Aktivitäten) aller Art einer Person und
- Teilhabe an Lebensbereichen

vor dem Hintergrund möglicher Förder-faktoren und Barrieren standardisiert zu dokumentieren. Daher ist ICF für Interven-tionen (kurativer, rehabilitativer Bereich), bei der Feststellung des Interventionsbe-darfs, bei der Diagnostik der funktionalen Gesundheit, bei Interventionsplanung, dem Interventionsmanagement und der Evalua-tion derartiger Maßnahmen nutzbar.

Die Bedeutung der ICF für die kurative Versorgung, Rehabilitation, sozialmedizi-nische Begutachtung und Prävention lässt sich wie folgt darstellen:

- Funktionale Problematiken werden auch in der kurativen Versorgung angegangen.

ICF ermöglicht es hierbei, die funktionalen Probleme, insbesondere auf der Ebene der Aktivitäten standardisiert zu beschreiben, um nach dieser Grundlage gezielte Behandlungsprogramme auszuwählen und durchzuführen.

- Alle modernen Definitionen des Begriffs der Rehabilitation basieren auf ICF. Die Wiederherstellung oder wesentliche Besserung der Funktionsfähigkeit, insbesondere bezüglich der Körperfunktionen und Körperstrukturen, Leistungsfähigkeit und Leistung in Lebensbereichen einer Person bei dauernder bestehender Beeinträchtigung ist eine zentrale Aufgabe der Rehabilitation. Dies wird in SGB IX definiert.
- Der Abbau von Barrieren in der Gesellschaft und materiellen Umwelt, welche die Leistung oder Teilhabe erschweren oder unmöglich machen, und der Ausbau von Förderfaktoren, welche die Leistung oder Teilhabe trotz erheblicher gesundheitlicher Beeinträchtigung wiederherstellen und unterstützen, sind wichtige Aufgaben der Gesundheits- und Sozialpolitik.
- Epidemiologische Untersuchungen zur funktionalen Gesundheit in der Bevölkerung können dazu dienen, allgemeine und spezifische Präventionsprogramme für die funktionale Gesundheit zu entwickeln.

Das **wichtigste Ziel** ist, eine gemeinsame Sprache für die Beschreibung der funktionalen Gesundheit zur Verfügung zu stellen, um die Kommunikation zwischen Fachleuten im Gesundheits- und Sozialwesen, insbesondere in der Rehabilitation sowie mit Menschen mit Beeinträchtigungen ihrer Funktionsfähigkeit zu verbessern.

Darüber hinaus stellt die ICF ein systematisches Verschlüsselungssystem für Gesundheitsinformationssysteme bereit, und es werden Datenvergleiche zwischen Ländern, Disziplinen im Gesundheitswesen, Gesundheitsdiensten sowie im Zeitverlauf möglich.

Gesundheitsprobleme werden innerhalb der internationalen WHO-Klassifikation (ICD-10) klassifiziert, die einen ätiologischen Rahmen liefert. Funktionsfähigkeit und Behinderung, verbunden mit einem Gesundheitsproblem, sind in der ICF klassifiziert. Deshalb ergänzen ICD-10 und ICF einander, und Anwender sind aufgerufen, beide Klassifikationen der WHO-Familie der internationalen Klassifikationen zu verwenden.

Internationale Klassifikation der Krankheiten

▶ ICD-10

Internationale Klassifikation der Krankheiten, Kapitel V (F) Psychische und Verhaltensstörungen

▶ ICD-10, Kap. V (F): Psychische und Verhaltensstörungen

Interpersonale Kompetenz

▶ Soziale Kompetenz

Inter-Rollenkonflikt

▶ Rollenkonflikt

Intervallbehandlung

▶ Intervalltherapie

Intervalltherapie

Dr. phil. Dipl. Psych. Klaus Hartmann

Synonyme
Intervallbehandlung; Therapieunterbrechung; Therapeutische Beurlaubung; Belastungserprobung

Definition
Behandlung, bei der die einzelnen therapeutischen Anwendungen in zeitlichen Abständen von Anwendungspausen im Rahmen einer geplanten und therapeutisch begründeten Unterbrechung einer stationären oder ambulanten Therapie getrennt werden.

Voraussetzung
Ausreichendes ätiologisches und symptomatisches Verständnis über die zugrunde liegende Störung und deren auslösenden bzw. aufrechterhaltenden internen und externen Bedingungen sowie ausreichende Compliance auf Seiten des Patienten.

Kontraindikationen
Bei psychischen Störungen besteht die Kontraindikation vor allem in unsicheren, d. h. symptomverstärkenden oder symptomauslösenden, psychosozialen Kontextbedingungen (z. B. Täterzugriff bei Patienten mit ▶ posttraumatischer Belastungsstörung (PTBS), Szenendruck bei suchtgefährdeten Borderline-Patienten).

Durchführung
Die therapeutisch begründete Unterbrechung einer stattfindenden Therapie und die geplante Wiederaufnahme der Therapie müssen sowohl mit dem Patienten als auch mit den Kostenträgern besprochen worden sein; im gegebenen Fall müssen auch die relevanten Bezugspersonen ausreichend informiert werden.

Volltext
Eine Intervalltherapie kann grundsätzlich in allen medizinischen Fachdisziplinen indiziert sein. Beispielsweise bei komplexen bzw. chronischen Störungsbildern (z. B.
▶ posttraumatische Belastungsstörung,
▶ Borderline-Persönlichkeitsstörung) oder bei der störungsbedingten Abfolge einer Pharmakotherapie bei phasenhaft verlaufenden organischen (z. B. multiple Sklerose, Epilepsie, HIV), psychiatrischen (z. B. schizophrenieforme, rezidivierende und ▶ bipolare affektive Störungen) und bei psychosomatisch mitbedingten Krankheiten (z. B. M. Crohn, ▶ Migräne, ▶ Fibromyalgie).
Die Intervalltherapie muss heute unter **zwei grundsätzlich unterschiedlichen Aspekten** betrachtet werden: Zum einen steuern störungsbedingte Kriterien die Behandlungsintervalle (z. B. komplexe Störungen, phasenhaft verlaufende Krankheiten), zum anderen erfordern die derzeitigen Veränderungen im Gesundheitssystem (Kostendruck, DRGs (Diagnostic Related Groups)) eine strukturelle Anpassung bislang üblicher Behandlungskonzepte:
Bei phasenhaft verlaufenden psychiatrischen, organischen und psychosomatischen Störungen bestimmt vor allem die Symptomatik die Wiederaufnahme der jeweiligen Intervention. Bei einer Reihe von psychischen Störungen (z. B. ▶ Borderline-Störung, ▶ PTBS, ▶ Ess-Störungen) bestimmen zwei therapeutische Gesichtspunkte die Therapieintervalle:
Zum einen erfordert die ▶ Krisenintervention bei Symptomverschlechterung die Wiederaufnahme einer ambulanten oder stationären Behandlung, wobei hier überwiegend auslösende Bedingungen im psychosozialen Kontext (Trigger, Täterkontakte, ▶ Stress-Situationen etc.) und Compliance-Probleme der Patienten die entscheidende Rolle spielen.
Zum anderen werden verschiedene Therapieintervalle bei der Behandlung von ▶ komplexeren Störungen von vornherein im Behandlungskonzept festgelegt. So

kann beispielsweise bei der Behandlung von Ess-Störungen das Erreichen eines bestimmten ▶ Body-Mass-Index eine festgelegte Belastungserprobung im häuslichen Umfeld mit anschließender Wiederaufnahme zur Bearbeitung der aufgetretenen Probleme oder zu weiterer Stabilisierung einleiten. Oder, im Rahmen der Behandlung von PTBS-Patienten kann z. B. der erste Therapieaufenthalt der Stabilisierung, d. h. der aktuellen Entlastung, der Symptomkontrolle (Umgang mit Erregungs- und Angstsymptomen sowie mit flashbacks oder dissoziativen Reaktionen etc.) und der Triggeranalyse, dienen. Die anschließende und zeitlich begrenzte Unterbrechung kann zum Ziel haben, bislang aufrechterhaltende Bedingungen (Nähe zu Tätern, ungünstiges Milieu, Trennung vom Partner etc.) vor Ort zu verändern, um dann bei der Wiederaufnahme die eigentliche Traumabehandlung durchführen zu können. Anschließend kann ebenfalls wieder eine Belastungserprobung mit gezielter Wiederaufnahme therapeutisch angezeigt sein. Die Gestaltung der Intervalltherapie kann bei gleicher Diagnose von Fall zu Fall unterschiedlich sein, d. h. ausschlaggebend sind nicht die Diagnosen an sich, sondern die steuernden Auslöse- und Aufrechterhaltungsbedingungen der Störung, die sich aufgrund einer ausführlichen ▶ Verhaltensdiagnostik eruieren lassen.

Der **zweite Aspekt** (Gesundheitsstrukturreform, DRGs, d. h. letztlich der Kostenfaktor) spielt in letzter Zeit zunehmend eine therapiestrukturierende Rolle. So müssen therapeutische Phasenmodelle (ambulant, stationär, teilstationär, ambulant etc.) und das Konzept der „Integrativen Versorgung" weiter ausgebaut und abgestimmt werden, um diesen Rahmenbedingungen Rechnung zu tragen, ohne dass die Qualität der Behandlung zu Lasten des Patienten Schaden leidet. Hierbei treten allerdings häufig Problem mit der Zuständigkeit und Kostenübernahme durch die Krankenkassen bzw. Rentenversicherungsträger auf; eine diesbezügliche rechtzeitige Klärung ist hier dringend anzuraten.

Interview, diagnostisch-klinisches

Dipl. Psych. Bernhard Schlehlein

Synonyme
Exploration; Diagnostisches Gespräch

Definition
Das diagnostisch-klinische Interview dient der objektivierenden Feststellung von Krankheitsprozessen. Vier Hauptformen werden entsprechend ihrem Grad an Standardisierung bzw. Strukturierung unterschieden:

- Beim **standardisierten Interview** wird die Befragung anhand eines ausformulierten Katalogs von Fragen durchgeführt, die Antwortmöglichkeiten sind festgelegt oder vorgegebenen Kategorien zugeordnet (z. B. das Composite International Diagnostic Interview – CIDI).

- Das **halbstandardisierte oder strukturierte Interview** basiert ebenfalls auf vorformulierten Fragen, ermöglicht aber dem Interviewer an einzelnen Stellen ein freies Befragen (z. B. Strukturiertes Klinisches Interview für DSM-IV – SKID).

- Beim **Checklistenansatz** ist die Gesprächsführung zwar frei, zur Entscheidungshilfe bei der Diagnosestellung wird aber auf einen strukturierten Leitfaden Bezug genommen (Internationale Diagnosen Checklisten – IDCL). Die Checklisten basieren auf ICD-10 oder DSM-IV.

- Das **freie klinische Gespräch** basiert auf der Erfahrung des Interviewers und ist daher mehr oder weniger strukturiert bezüglich der Diagnostik. Die Äußerungen der Befragten sollen hierbei so wenig wie möglich beeinflusst werden, um unverfälschte Antworten zu erhalten.

Die Auswertung klinischer Interviews für Forschungszwecke ist am aufwändigsten bei dem freien klinischen Gespräch, da die erforderlichen Dimensionen und Kategorien im Nachhinein konstruiert werden müssen.

Voraussetzung

Es sollte genügend Eigenmotivation für eine Behandlung und damit zur Diagnostik, z. B. durch einen entsprechenden Leidensdruck, bestehen, da sonst die Gefahr besteht, dass der Patient unoffen ist oder die Fragen nicht richtig beantwortet. Im Falle eines offenen Gesprächs sollte kein Zeitdruck erzeugt werden; der Patient sollte das Gefühl entwickeln können, vom Therapeuten verstanden zu werden, und dass dieser auf seine individuellen Probleme eingeht.

Kontraindikationen

Kontraindikationen bestehen nicht grundsätzlich, da die Exploration eines Patienten im Sinne eines klinischen Interviews basale Voraussetzung für den Beginn einer Behandlung ist. Allerdings gilt es im Falle eines sehr strukturierten Vorgehens zu überprüfen, ob ausreichend kognitive Fähigkeiten vorhanden sind und ob das verwendete Interview der vorliegenden Symptomatik gerecht wird.

Durchführung

Ziel eines jeden diagnostischen Gesprächs sollte es sein, zusammen mit dem Patienten ein Verständnis für die vorliegende Störung zu entwickeln und daraus die Behandlungsmöglichkeiten abzuleiten. Dabei sollte es die vorrangige Aufgabe des Therapeuten sein, ein Klima zu schaffen, in dem sich der Patient mitteilen kann. Dem Zuhören aufseiten des Therapeuten kommt dabei häufig eine wichtigere Bedeutung zu als dem Fragenstellen (Balint). Durchführungsrichtlinien für standardisierte oder halbstandardisierte Interviews sowie Hinweise zur Auswertung sind den jeweiligen Manualen zu entnehmen.

Volltext

Strukturierte klinische Interviews sind Instrumente zur Klassifikation oder Diagnosestellung psychischer Störungen. Zu den bekanntesten und am besten erprobten strukturierten klinischen Interviews gehören SKID (Strukturiertes Klinisches Interview für DSM-IV; Wittchen et al. 1996) und DIPS (Diagnostisches Interview bei Psychischen Störungen; Margraf et al. 1994). Als Beispiele für einen Checklistenansatz sind der auf das AMDP bezogene Leitfaden zur Erfassung des psychopathologischen Befundes (Fähndrich u. Stieglitz 1998) sowie die IDCL (Internationale Diagnosen Checklisten für ICD-10 und DSM-IV; Hiller, et al. 1997) zu nennen. Richtlinien für die Durchführung offener, qualitativer Interviews sind gefärbt durch die jeweiligen Grundannahmen der verschiedenen Therapieansätze. In psychodynamischen Ansätzen beispielsweise wird größeres Augenmerk auf die eigene emotionale Reaktion auf den Patienten (► Gegenübertragung) gelegt. In verhaltenstherapeutischen Selbstmanagementansätzen soll die Art der Fragestellung von Beginn des Gesprächs an beim Patienten eine selbstreflektorische Grundhaltung fördern. Ausführliche Leitlinien sind in den entsprechenden Lehrbüchern zu finden.

Intoxikation

PD Dr. med. Frank Padberg

Synonyme

Vergiftung; Toxische Überdosierung

Definition

Schädigung der Gesundheit durch die akute oder chronische Wirkung toxischer Mengen exogener Stoffe (Chemikalien, Arzneimittel, pflanzliche und tierische Gifte u. a.). Unterschieden werden akute und chronische Vergiftungen.

Intoxikation. Tab. 1 Diagnostische Kriterien für die akute Intoxikation nach ICD-10.

G1.	Deutlicher Nachweis des kürzlich erfolgten Konsums einer oder mehrerer psychotroper Substanzen in einer für die vorliegende Intoxikation ausreichend hohen Dosis.
G2.	Symptome oder Anzeichen für eine Intoxikation, vereinbar mit den unten näher ausgeführten bekannten Wirkungen der infrage kommenden Substanz (oder Substanzen) und von ausreichendem Schweregrad, um Störungen von klinischer Relevanz des Bewusstseins, der Kognition, der Wahrnehmung, der Affekte oder des Verhaltens zu verursachen.
G3.	Die Symptome und Anzeichen sind nicht erklärbar durch eine vom Substanzgebrauch unabhängige körperliche Krankheit, sie sind nicht besser erklärbar durch eine andere psychische oder Verhaltensstörung.

Volltext

Die **akuten Vergiftungen** entstehen vor allem durch die akzidentelle oder intendierte (z. B. im Rahmen eines ▶ Suizidversuchs) Aufnahme von Arzneimitteln, Haushalts- und Arbeitsstoffen sowie pflanzlichen oder tierischen Giften. Pro Jahr ereignen sich in der Bundesrepublik Deutschland nach Schätzung der Senatskommission für klinisch-toxikologische Analytik der Deutschen Forschungsgemeinschaft 200.000 behandlungsbedürftige Vergiftungen; davon werden etwa 80.000 Vergiftungsfälle stationär behandelt. Die Zahl tödlicher Vergiftungen im Jahr 1993 betrug 3602. Mehr als die Hälfte aller Vergiftungen treten bei Kindern und Jugendlichen bis zum 15. Lebensjahr auf.

Nur in wenigen Fällen kann man aus den klinischen Symptomen einer Vergiftung auf den Giftstoff schließen. Grund dafür ist, dass einerseits viele Symptome nicht spezifisch für eine Substanzgruppe sind, andererseits die Symptome vom Schweregrad der Intoxikation abhängen und auch bei internistischen oder neurologischen Krankheiten auftreten können.

Zur Beurteilung einer Intoxikation sind neben den Angaben zur Symptomatik folgende Informationen wichtig: Grad und Menge des Giftstoffs, Alter und Vorerkrankung des Patienten, Form der Aufnahme, Zeit und Dauer der Exposition.

Tabelle 1 fasst die diagnostischen Kriterien für akute Intoxikationen mit psychotropen Substanzen nach ICD-10 zusammen.

Akute Intoxikationen treten auch bei Personen auf, die zusätzlich weitere Alkohol- oder substanzbedingte Probleme haben.

Therapieziele bei akuten Intoxikationen sind:

die Aufrechterhaltung der Vitalfunktionen, die Verhütung einer weiteren Aufnahme des Giftstoffs,

die Beschleunigung der Elimination und soweit möglich spezifische pharmakologische Interventionen (Antidot).

Chronische Intoxikationen entstehen vor allem durch langdauernde Exposition gegenüber Umweltchemikalien oder Nahrungsgiften bzw. durch chronische Überdosierung von Medikamenten. Sowohl die Kumulation des Fremdstoffs (oder toxischen Metaboliten) im Organismus als auch die Summierung toxischer Einzelereignisse (Wirkungskumulation, Summationsgifte) können hierbei zu einer chronischen Schädigung führen. Substanzkumulation tritt auf, wenn pro Zeiteinheit mehr Substanz zugeführt wird, als eliminiert werden kann. Bei Einwirkung von Summationsgiften ergibt sich eine Dosis-Zeit-Beziehung, bei der die Wirkung des Stoffs mit der aufgenommenen Gesamtdosis korreliert.

Querverweis Krankheit

Im Rahmen von akuten, aber auch chronischen Intoxikationen kann eine Vielzahl psychiatrischer Symptome auftreten, die zum Teil unspezifisch sind (kognitive Störungen, ▶ Delir u. a.). Auf spezifische und unspezifische Symptome wird bei den

Einzelstichwörtern zu speziellen Intoxikationen (Benzodiazepine, Cannabis, Ecstasy/Eve, Halluzinogene/LSD, Koffein, Kokain, Lithium, Neuroleptika, Nikotin, Opiate) eingegangen.

Intoxikation, Benzodiazepine

PD Dr. med. Frank Padberg

ICD-10/DSM-IV-TR-Klassifikation
In der ICD-10-Klassifikation werden Benzodiazepin-Intoxikationen unter F13.0 (akute Sedativa- oder Hypnotika-Intoxikation) verschlüsselt, in DSM-IV-TR unter 292.89.

Synonyme
Vergiftung, Sedativa (Hypnotika; Anxiolytika)

Englischer Begriff
Intoxication with sedatives (hypnotics; anxiolytics)

Definition
Benzodiazepine haben eine große therapeutische Breite. Eine vitale Gefährdung besteht hauptsächlich bei Intoxikationen mit sehr hohen Dosen beziehungsweise Mischintoxikationen in Verbindung mit anderen sedierenden Substanzen (Alkohol, ▶ Opiate). Insbesondere die Kombination mit Äthanol ist wegen der möglichen Atemdepression gefährlich.
Wesentliche Symptome der akuten Benzodiazepin-Intoxikation sind eine Bewusstseinstrübung (▶ Somnolenz bis Koma), Hypo- bis Areflexie, eine muskuläre Schwäche, Dysarthrie, Ataxie, Nystagmus, gelegentlich Doppelbilder sowie Schwindelzustände, Übelkeit und Kopfschmerzen. Darüber hinaus kann es zu Ateminsuffizienz, Hypotension und (Reflex-)Tachykardien kommen.
Die diagnostischen ICD-10-Kriterien sind in Tabelle 1 dargestellt.

Intoxikation, Benzodiazepine. Tab. 1 Diagnostische Kriterien der akuten Sedativa- oder Hypnotika-Intoxikation nach ICD-10 (F13.0).

A	Die allgemeinen Kriterien für eine akute Intoxikation (F1x.0) sind erfüllt.
B	Funktionsgestörtes Verhalten, deutlich an mindestens einem der folgenden Merkmale:
	1. ▶ Euphorie und ▶ Enthemmung,
	2. Apathie und Sedierung,
	3. beleidigendes Verhalten oder Aggressivität,
	4. ▶ Affektlabilität,
	5. Aufmerksamkeitsstörung,
	6. anterograde Amnesie,
	7. gestörte Psychomotorik,
	8. beeinträchtigte persönliche Leistungsfähigkeit.
C	Mindestens eine der folgenden Anzeichen:
	1. Gangunsicherheit,
	2. Standunsicherheit,
	3. verwaschene Sprache,
	4. Nystagmus,
	5. Bewusstseinsminderung (z. B. ▶ Stupor, Koma),
	6. erythematöse Hautschädigung oder Blasen.

Da Benzodiazepine die Plazentaschranke leicht überwinden und auch leicht in die Muttermilch übergehen können, muss während der Geburt und bei stillenden Müttern an die Gefährdung des Kindes gedacht werden. Insbesondere kann es beim Kind zu Hypothermie sowie Muskelerschlaffung mit Atem- und Saugstörungen kommen („Floppy-infant-Syndrom").
Insgesamt sind Mischintoxikationen mit Alkohol häufig. Die Diagnosesicherung sollte gegebenenfalls mittels eines Drogenscreenings im Blut und/oder im Urin erfolgen.

Therapie
Primäre Detoxifikation
Maßnahmen wie Induktion von Erbrechen, Magenspülung und die Gabe von Carbo me-

dicinalis richten sich nach Dosis und Zeitpunkt der Aufnahme bzw. der aktuellen Bewusstseinslage.

Symptomatische Therapie
Sicherung und Überwachung der Vitalfunktion insbesondere der respiratorischen Funktion, gegebenenfalls Intubation und Beatmung.

Antidot
In kritischen Situationen kann die Gabe von Flumazenil (Anexate), einem kompetitiven Antagonisten am Benzodiazepinrezeptor, erforderlich sein. Dies gilt insbesondere für Situationen mit vital bedrohlicher Atemdepression. Initial werden langsam 0,2 mg Flumazenil i. v. appliziert und bei Ansprechen 0,1–0,3 mg/min bis maximal insgesamt 1–2 mg gegeben; danach ist auch eine Applikation über Perfusor möglich. Bei Intoxikation mit langwirkenden Benzodiazepinen ist zu beachten, dass die Eliminationshalbwertzeit von Flumazenil nur etwa eine Stunde beträgt. Auch zur Differentialdiagnose und Therapie von komatösen Intoxikationen, bei denen der Verdacht auf eine Beteiligung von Benzodiazepinen besteht, kann Flumazenil gegeben werden. Bei einer Überdosierung der Substanz können Angstgefühle auftreten. Bei Abhängigen kann es zu Krampfanfällen und einem Entzugsdelir kommen.

Sekundäre Detoxifikation
Auf Maßnahmen zur sekundären Detoxifikation kann verzichtet werden.

Verlauf
Bei langdauernder Einnahme von Benzodiazepinen kann es zu kognitiven Leistungseinbußen, affektiver Verflachung und Adynamie kommen. Darüber hinaus sind neurologische Störungen wie eine verwaschene Sprache, Schwindel, Ataxie und Muskelschwäche zu beobachten. Die Muskelschwäche kann dabei extrem und mit einem Reflexverlust verbunden sein.

Intoxikation, Cannabis

PD Dr. med. Frank Padberg

ICD-10/DSM-IV-TR-Klassifikation
In der ICD-10-Klassifikation werden Cannabis-Intoxikationen unter F12.0 (akute Cannabinoid-Intoxikation) verschlüsselt, in DSM-IV-TR unter 292.89.

Synonyme
Vergiftung, Delta-9-Tetra-Hydrocannabinol (THC; Cannabinoide; Haschisch; Marihuana)

Englischer Begriff
Intoxication with cannabis (cannabinoids; marijuana; hash; pot)

Definition
Cannabis besitzt insgesamt eine geringe Toxizität, so dass hier bisher keine Todesfälle beschrieben wurden. An psychischen Symptomen sind initial ein stimulierender Effekt mit einer milden ▶ Euphorie, manchmal auch ängstlicher Unruhe oder aggressiver Gereiztheit zu beobachten. Später können auch Sedierung und depressive Verstimmungen auftreten. Das Denken ist assoziationsreich mit intensiveren akustischen und optischen Sinneswahrnehmungen. Farben gewinnen an Leuchtkraft und Intensität. Es besteht eine veränderte Zeitwahrnehmung. Nach Rauchen von 5–7 mg Delta-9-THC überwiegt die sedierende Komponente, während nach einer höheren Dosierung von 15 mg und darüber eine Erregung im Vordergrund steht. Diese kann sich zu psychotischen Bildern mit ▶ Halluzinationen sowie zu Angstzuständen steigern. Auch epileptische Anfälle und „Flashbacks" sind beschrieben. An vegetativen Symptomen werden regelmäßig eine verstärkte konjunktivale Durchblutung (rotes Auge), eine leichte Tachykardie (in hohen Dosen Bradykardie) sowie zunächst Hyper-, später Hypotension beobachtet. Darüber hinaus

Intoxikation, Cannabis. Tab. 1 Diagnostische Kriterien der akuten Cannabinoid-Intoxikation (F12.0).

A	Die allgemeinen Kriterien für eine akute Intoxikation (F1x.0) sind erfüllt.
B	Funktionsgestörtes Verhalten oder Wahrnehmungsstörungen, deutlich an mindestens einem der folgenden Merkmale: 1. Euphorie und ▶ Enthemmung, 2. Angst oder ▶ Agitiertheit, 3. Misstrauen oder paranoide Vorstellungen, 4. verlangsamtes Zeiterleben (Gefühl, die Zeit vergeht sehr langsam, oder Gefühl des Gedankenrasens), 5. Einschränkung der Urteilsfähigkeit, 6. Aufmerksamkeitsstörung, 7. Beeinträchtigung der Reaktionszeit, 8. akustische, optische oder taktile Illusionen, 9. Halluzinationen bei erhaltener Orientierung, 10. ▶ Depersonalisation, 11. ▶ Derealisation, 12. beeinträchtigte persönliche Leistungsfähigkeit.
C	Mindestens eins der folgenden Anzeichen: 1. Appetitsteigerung, 2. Mundtrockenheit, 3. konjunktivale Injektion, 4. Tachykardie.

können Pharyngitis, Bronchitis und in extrem hohen Dosen eine Atemdepression auftreten. Hunger- und Durstgefühl mit Mundtrockenheit bzw. Übelkeit und Erbrechen sind beschrieben.

Die diagnostischen Kriterien der Cannabinoid-Intoxikation nach ICD-10 sind in Tabelle 1 dargestellt.

Therapie

Primäre Detoxifikation
Da Cannabis eine geringe orale Bioverfügbarkeit hat, sind Schritte zur primäre Detoxifikation nicht sinnvoll.

Symptomatische Therapie
Bei Erregung und psychotischen Zuständen bzw. Angstsymptomen sind gegebenenfalls eine Sedierung bzw. eine antipsychotische Medikation (z. B. ▶ Haloperidol, 5–10 mg

i. v.) sinnvoll. Bei einer ausgeprägten Hypotonie sollten antihypotensive Maßnahmen ergriffen werden.

Sekundäre Detoxifikation
Wegen der relativ kurzen Wirkdauer der Substanz ist eine sekundäre Detoxifikation nicht notwendig.

Verlauf
Ein chronischer Cannabiskonsum kann bei Rauchen der Substanz (auch ohne Tabakkomponente) zu pulmonalen Symptomen wie einer chronischen Bronchitis führen. Darüber hinaus gibt es Hinweise, dass Karzinome von Lunge, Mundhöhle, Rachen und Speiseröhre vermehrt auftreten können. Langjähriger hochdosierter Abusus kann zu kognitiven Einbußen führen. Diskrete kognitive Leistungseinbußen sind auch bei Kindern von Müttern zu beobachten, die während der Schwangerschaft chronisch Cannabis konsumiert haben. Weitere mögliche Langzeitwirkungen können die Steigerung der Intensität schizophrener Episoden bei Patienten mit einer manifesten Erkrankung bzw. die Auslösung psychotischer Episoden bei vulnerablen Personen sein. Darüber hinaus kann sich bei chronischer Cannabiseinnahme eine amotivationale Symptomatik, u. U. mit einer Veränderung der Persönlichkeit, entwickeln, die durch einen zunehmenden Verlust von Aktivitäten und zielstrebigem Handeln charakterisiert ist.

Intoxikation, Ecstasy

PD Dr. med. Frank Padberg

ICD-10/DSM-IV-TR-Klassifikation
In der ICD-10-Klassifikation können Ecstasy-Intoxikationen unter F16.0 (akute Halluzinogenintoxikation) verschlüsselt werden, da Ecstasy trotz seiner eigenständigen Bedeutung am ehesten als ▶ Halluzinogen klassifiziert werden kann (in DSM-IV-TR unter 292.89).

Synonyme

Vergiftung, 3,4-Methylendioxymetham-phetamin (MDMA)

Englischer Begriff

Intoxication with MDMA (ecstasy; XTC; E; Adam; MDM; „drug of love")

Definition

MDMA (Ecstasy) dürfte die verbreitetste Modedroge der letzten zwei Jahrzehnte sein. Insgesamt kann die MDMA-Intoxikation dabei als eigenständiges Syndrom betrachtet werden. Die umfangreiche allgemein-toxikologische Literatur zu MDMA ergibt eine eher niedrige Toxizität der Substanz; Todesfälle (vor allem durch Leberversagen) sind jedoch beschrieben worden. Ursache für die toxischen Effekte sind serotonerge und dopaminerge sowie zentrale und periphere sympathomimetische Wirkungen.

Hinsichtlich des **toxischen Dosisbereichs** besteht eine hohe individuelle Varianz. Der übliche Dosisbereich beim Menschen liegt für MDMA bei 75–150 mg. In dieser Dosierung wird die Substanz meist gut vertragen. Der psychostimulierende Effekt tritt ca. 20–60 Minuten nach Einnahme auf und hält ca. zwei bis vier Stunden an. Es können dabei leichte Blutdruck- und Herzfrequenzsteigerungen und vereinzelt Tremor, Schwitzen, leichter Schwindel und Akkommodationsstörungen beobachtet werden. An Nacheffekten wird oft ein katerähnliches Gefühl mit Abgeschlagenheit, Verstimmung und leichten Kopfschmerzen mit einer Dauer von bis zu vier Tagen beschrieben.

An **Herz-Kreislauf-Wirkungen** sind Palpitationen, Sinustachykardien, eine erhöhte ektope Erregungsbildung mit Gefahr ventrikulärer Tachyarrhythmien (insbesondere bei kardialer Vorschädigung, z. B. WPW-Syndrom) sowie häufig ein arterieller Hypertonus zu beobachten. Darüber hinaus wurden Hyperthermie, Elektrolytentgleisung (Syndrom der inadäquaten ADH-Sekretion – SIADH), zerebrale Krampfanfälle, Gerinnungsstörungen bis zur disseminierten intravasalen Gerinnung, Rhabdomyolyse, Nephropathien, ein akutes Nierenversagen sowie Einzelfälle von aplastischer Anämie beschrieben.

An **psychiatrischen Symptomen** können psychotische Symptome und akute Angstzustände auftreten, die u. U. auch im Sinne von „Nacheffekten" einige Tage nach der letzten MDMA-Einnahme vorkommen.

Das **klinische Bild** der **MDMA-assoziierten Hepatopathien** entspricht dem einer subakuten toxischen oder viralen Hepatitis. Typischerweise entwickeln die Patienten Symptome wenige Tage nach der letzten Ecstasy-Einnahme. Hierbei kann es zu Cholestasezeichen, Transaminaseerhöhungen sowie einer Lebersynthesestörung bis zum fulminanten Leberversagen mit fatalem Ausgang kommen. Tabelle 1 gibt einen Überblick über die Symptomatik.

Die Diagnosesicherung sollte gegebenenfalls mittels eines Drogenscreenings im Blut und/oder im Urin erfolgen.

Intoxikation, Ecstasy. Tab. 1 Symptomatik bei MDMA-Einnahme.

Dosierung	Symptome
Einmalige Dosis (75–150 mg)	Tachykardie, Hypertonie, Appetitminderung, Trismus, Bruxismus, Übelkeit, Kopfschmerzen, Schlaflosigkeit, Tremor, Schwitzen
Wiederholte Einnahme	Erbrechen, Ataxie, Nystagmus, optische Halluzinationen, Paresen, Parästhesisen, vermehrte Kälteempfindlichkeit
Überdosierung	Herzrhythmusstörungen, Tachykardie, Palpitationen, Hypertonie und nachfolgend Hypotonie, Hyperthermie, erhöhter Muskeltonus, optische ▶ Halluzinationen, hepatotoxische Effekte, akutes Nierenversagen, disseminierte intravasale Gerinnung, Rhabdomyolyse

Therapie

Primäre Detoxifikation

Maßnahmen wie Magenspülung, Gabe von Carbo medicinalis sowie eine forcierte Diarrhoe richten sich nach Zeitpunkt und Dosis der MDMA-Einnahme.

Symptomatische Therapie

Die Plasmahalbwertszeit von MDMA beträgt 7,6 Stunden. Ca. sechs bis acht Halbwertszeiten sind für eine vollständige Elimination der Substanz erforderlich. Die intensive Überwachung des Patienten sollte daher in Rücksprache mit der Toxikologie über einen ausreichend langen Zeitraum (mindestens 24 Stunden) erfolgen und nicht zu früh beendet werden. Je nach psychiatrischer Symptomatik kann eine Sedierung beziehungsweise die Gabe einer antipsychotischen Medikation (▶ Haloperidol, 5–10 mg i. v. *Cave:* Herabsetzung der Krampfschwelle, daher zusätzliche Gabe von ▶ Benzodiazepinen, z. B. Diazepam, 10 mg i. v.) erforderlich sein. Bei Hypertonie sind blutdrucksenkende Maßnahmen nötig sowie die spezifische Behandlung von Herzrhythmusstörungen, des Weiteren je nach Symptomatik die Gabe von Antikonvulsiva und ein adäquater Flüssigkeits-, Elektrolyt- und Azidoseausgleich.

Sekundäre Detoxifikation

Bei diuretikaresistentem akuten Nierenversagen kann eine Hämodialyse erforderlich werden.

Verlauf

Sowohl aus tierexperimentellen Untersuchungen als auch aus Beobachtungen am Menschen ergeben sich gute Hinweise für neurotoxische Effekte einer chronischen Ecstasyeinnahme. Dabei kann es zu einer Beeinträchtigung kognitiver Funktionen sowie zu ängstlichen Verstimmungen, Störungen der Impulskontrolle, von Appetit und ▶ Schlaf sowie ▶ Sexualstörungen kommen.

Intoxikation, „Eve"

PD Dr. med. Frank Padberg

ICD-10/DSM-IV-TR-Klassifikation

In der ICD-10-Klassifikation können Intoxikationen mit 3,4-Methylendioxiethamphetamin (MDE, Straßennahme „Eve") unter F16.0 (akute Halluzinogenintoxikation) verschlüsselt werden, da MDE trotz seiner eigenständigen Bedeutung am ehesten als ▶ Halluzinogen klassifiziert werden kann (in DSM-IV-TR unter 292.89).

Synonyme

Vergiftung, Eve (MDE)

Englischer Begriff

Intoxication with MDE

Definition

Nach dem Verbot von ▶ Ecstasy (MDMA) erschien auf dem illegalen Markt als Ersatzstoff das Methyl-Homologe 3,4-Methylendioxyethamphetamin (MDE, Straßennahme „Eve") mit kaum von MDMA unterscheidbaren psychotropen Wirkungen. MDE ist daher eine echte ▶ Designerdroge, während diese Definition für MDMA im engeren Sinne nicht zutrifft. Inzwischen gehört MDE ebenfalls zu den gesetzlich erfassten illegalen Drogen.

Die psychischen Effekte von MDE sind von denen des MDMA kaum zu unterscheiden, auf der anderen Seite konnten bei MDE im Gegensatz zu MDMA bislang keine langfristigen neurotoxischen Effekte in Tierexperimenten nachgewiesen werden. Die übliche Einzeldosierung bei Menschen liegt für MDE bei 100–150 mg.

Die Effekte einer akuten Überdosierung sind für MDE weniger gut im Vergleich zu MDMA untersucht, jedoch ist aufgrund der pharmakologischen Ähnlichkeit davon auszugehen, dass das klinische Bild sehr ähnlich ist. Ausführliche Symptomatik siehe unter ▶ Intoxikation, Ecstasy.

Die Diagnosesicherung sollte gegebenenfalls mittels eines Drogenscreenings im Blut und/oder im Urin erfolgen.

Therapie

Primäre Detoxifikation, symptomatische Therapie und sekundäre Detoxifikation werden aus den bei MDMA-Intoxikation gebotenen Maßnahmen abgeleitet (siehe ▶ Intoxikation, Ecstasy).

Verlauf

Die Auswirkungen einer chronischen MDE-Intoxikation sind bisher wenig untersucht. Möglicherweise sind die neurotoxischen Effekte von MDE geringer als die von MDMA.

Intoxikation, Halluzinogene

PD Dr. med. Frank Padberg

ICD-10/DSM-IV-TR-Klassifikation

In der ICD-10-Klassifikation werden Halluzinogen-Intoxikationen unter F16.0 (akute Halluzinogen-Intoxikation) verschlüsselt, in DSM-IV-TR unter 292.89.

Synonyme

Vergiftung, Psychedelika (Psychotomimetika)

Englischer Begriff

Intoxication with hallucinogens (hallucinogenic drugs)

Definition

Die Substanzklasse der Halluzinogene, zu der Tryptaminderivate, z. B. Lysergsäurediethylamid (▶ LSD) und ▶ Psilocybin („Magic Mushrooms"), Phenylethylamine (das aus Kakteen gewonnene ▶ Meskalin) und einige Phenylisopropylamine (2,5-Dimethoxy-4-methylamphetamin – DOM) gehören, werden unter dem Stichwort ▶ Halluzinogene näher beschrieben.
Aufgrund der vorwiegend zentral serotonergen Wirkmechanismen kommen periphere Intoxikationserscheinungen zumeist erst bei sehr hohen Dosierungen vor.

Im Vordergrund der akuten Intoxikation steht die psychiatrisch-neurologische Symptomatik mit psychotischen Symptomen (Angst- und Erregungszuständen, „Horrortrips") sowie optischen und akustischen ▶ Halluzinationen. Es können Vigilanzstörungen bis hin zum Koma auftreten. Ebenso sind zerebrale Krampfanfälle, Hyperreflexie, Mydriasis, Anisokorie und „Flashbacks" zu beobachten.

An psychovegetativen Symptomen können Tachykardie, Hypertonie, Tachypnoe, in hohen Dosierungen eventuell auch Atemdepression, des Weiteren Übelkeit und Erbrechen auftreten. Darüber hinaus kann es zur Piloerektion, Flush, Hyperthermie und Gerinnungsstörungen kommen.

Die diagnostischen Kriterien der Halluzinogen-Intoxikation nach ICD-10 sind in Tabelle 1 dargestellt.

Die Diagnosesicherung sollte gegebenenfalls mittels eines Drogenscreenings im Blut und/oder im Urin erfolgen.

Therapie

Primäre Detoxifikation

Nach oraler Aufnahme toxischer Mengen kann eine Magenspülung bzw. die Gabe von Carbo medicinalis indiziert sein.

Symptomatische Therapie

Abhängig von der im Vordergrund stehenden Symptomatik ist die Gabe von Antihypertensiva, Antikonvulsiva, eine antipsychotische Behandlung (z. B. mit ▶ Haloperidol, 5–10 mg p. o. oder i. v.) sowie bei Hyperthermie Kühlung und Ausgleich einer Azidose erforderlich.

Sekundäre Detoxifikation

Diese wird nicht empfohlen.

Verlauf

Bei chronischem Gebrauch des prototypischen LSD entwickelt sich sehr schnell (innerhalb von drei bis vier Tagen) eine Toleranz. Physische Abhängigkeit kommt nicht

Intoxikation, Halluzinogene. Tab. 1 Diagnostische Kriterien der akuten Halluzinogen-Intoxikation nach ICD-10 (F16.0).

A	Die allgemeinen Kriterien für eine akute Intoxikation (F1x.0) sind erfüllt.
B	Funktionsgestörtes Verhalten oder Wahrnehmungsstörungen, deutlich an mindestens einem der folgenden Merkmale:
	1. Angst und Furchtsamkeit,
	2. akustische, optische oder taktile Illusionen oder Halluzinationen bei vollerhaltener Wachheit und gesteigerter Aufmerksamkeit,
	3. ► Depersonalisation,
	4. ► Derealisation,
	5. paranoide Vorstellungen,
	6. Beziehungsideen,
	7. ► Affektlabilität,
	8. Hyperaktivität,
	9. Impulshandlungen,
	10. Aufmerksamkeitsstörung,
	11. beeinträchtigte persönliche Leistungsfähigkeit.
C	Mindestens zwei der folgenden Anzeichen:
	1. Tachykardie,
	2. Palpitationen,
	3. Schweißausbrüche und Kälteschauer,
	4. Tremor,
	5. Verschwommensehen,
	6. Pupillenerweiterung,
	7. mangelnde Koordination.

vor, nur selten ist psychische Abhängigkeit zu beobachten. Ob der häufige Gebrauch von Substanzen wie LSD in großen Mengen oder über eine längere Zeit zu erkennbaren Veränderungen des Gehirns führt, ist nicht bekannt.

Intoxikation, Koffein

PD Dr. med. Frank Padberg

ICD-10/DSM-IV-TR-Klassifikation
In der ICD-10-Klassifikation werden Koffein-Intoxikationen unter F15.0 (akute In-

toxikation durch andere Stimulantien einschließlich Koffein) verschlüsselt, in DSM-IV-TR unter 305.90.

Synonyme
Vergiftung, Koffein (Kaffee; Tee)

Englischer Begriff
Intoxication with caffeine

Definition
Koffein gehört zusammen mit Theophyllin und Theobromin zu den Methylxanthinen. Koffein ist sowohl in Kaffee (ca. 100 mg pro Tasse) als auch in Tee (ca. 50 mg pro Tasse), Kakao (ca. 10 mg pro Tasse) und Coca Cola (ca. 40 mg pro Glas) enthalten. Koffein und Theophyllin sind ► Psychostimulantien, deren Wirkung vor allem auf der Blockade von Adenosin A_{A1}- und A_{2A}-Rezeptoren beruht. Koffein führt initial zu einer Abnahme der Müdigkeit und zu einer Steigerung der Aufmerksamkeit und Leistungsbereitschaft. Bereits in Dosen von 100–300 mg können erste Zeichen einer Intoxikation auftreten.

Die jährliche Inzidenz von Koffein-Intoxikationen wird auf ca 10 % geschätzt.

Zeichen einer **akuten Intoxikation** treten üblicherweise erst bei Mengen von mehr als 200–300 mg Koffein auf. Psychische Zeichen einer Intoxikation umfassen Angstzustände, psychomotorische Erregung, Dysphorie, Unruhe, Irritabilität und ► Schlafstörungen. Daneben stehen psychovegetative Symptome mit Gesichtsröte, vermehrtem Schwitzen sowie Übelkeit und andere gastrointestinale Beschwerden im Vordergrund. Neurologischerseits finden sich Muskelkrämpfe, Tremor sowie Parästhesien in Fingern und Zehen. Bei einer Einnahme von mehr als 1 g Koffein kann es zu Verwirrtheitszuständen, akuter Erregung sowie Tinnitus und Phosphenen (Lichtblitzen) kommen, und es können Herzrhythmusstörungen auftreten. Mehr als 10 g Koffein können generalisierte tonisch-klonische Anfälle und Atemstillstand be-

Intoxikation, Koffein. Tab. 1 Kriterien für die akute Intoxikation durch andere Stimulantien (einschließlich Koffein) nach ICD10 (F15.0).

A	Die allgemeinen Kriterien für eine akute Intoxikation (F1x.0) sind erfüllt.
B	Funktionsgestörtes Verhalten oder Wahrnehmungsstörungen, deutlich an mindestens einem der folgenden Merkmale:
	1. ▶ Euphorie und Gefühl von gesteigerter Energie,
	2. erhöhte Vigilanz,
	3. grandiose Überzeugungen oder Aktionen,
	4. beleidigendes Verhalten oder Aggressivität,
	5. Streitlust,
	6. ▶ Affektlabilität,
	7. repetitives, stereotypes Verhalten,
	8. akustische, optische oder taktile Illusionen,
	9. ▶ Halluzinationen, gewöhnlich bei erhaltener Orientierung,
	10. paranoide Vorstellungen,
	11. beeinträchtigte persönliche Lebensumstände.
C	Mindestens zwei der folgenden Anzeichen:
	1. Tachykardie (manchmal Bradykardie),
	2. kardiale Arrhythmie,
	3. Hypertonie, manchmal Hypotonie,
	4. Schweißausbrüche und Kälteschauer,
	5. Übelkeit oder Erbrechen,
	6. Gewichtsverlust,
	7. Pupillenerweiterung,
	8. psychomotorische Unruhe (manchmal Verlangsamung),
	9. Muskelschwäche,
	10. Schmerzen in der Brust,
	11. Krampfanfälle.

wirken. Die Eliminationshalbwertszeit von Koffein beträgt fünf Stunden.

Die diagnostischen Kriterien der Koffein-Intoxikation nach ICD-10 sind in Tabelle 1 dargestellt.

Therapie
Im Vordergrund steht die symptomatische Behandlung der Komplikationen, gegebenenfalls mit intensivmedizinischer Überwachung und Sicherung der vitalen Funktionen. Eine primäre oder sekundäre Detoxifikation erscheint nicht sinnvoll.

Intoxikation, Kokain

PD Dr. med. Frank Padberg

ICD-10/DSM-IV-TR-Klassifikation
In der ICD-10-Klassifikation werden Kokain-Intoxikationen unter F14.0 (akute Kokain-Intoxikation) verschlüsselt, in DSM-IV-TR unter 292.89.

Synonyme
Vergiftung, Kokain (Koks; Crack)

Englischer Begriff
Intoxication with cocaine

Definition
Eine akute Kokain-Intoxikation liegt bei schätzungsweise 1–2 mg/kg Körpergewicht vor. 70–150 mg Kokain sind somit als toxische Einzeldosis für einen Normalgewichtigen anzusehen. Da Kokain zu einer zentralen Sympathikusstimulation führt, sind starke sympathoadrenerge vegetative und zentrale Effekte zu beobachten.

In der Regel zeigt die **klinische Symptomatik** der akuten Kokain-Intoxikation einen biphasischen Verlauf. **Initial** treten ▶ Euphorie, Unruhe, ▶ Reizbarkeit, allgemeine Agitation, epileptische Anfälle und psychotische Zustandsbilder zum Teil mit ▶ Halluzinationen auf. Erregung und epileptische Anfälle sind die Folgen einer Blockade des Natriumkanals vor allem inhibitorischer Neurone. Im **weiteren Verlauf** stellen sich dann depressive Symptome, Kopfschmerzen, ▶ Insomnie, ▶ Verwirrtheit, Verlangsamung, Hyporeflexie, ▶ Anhedonie, gelegentlich mit ▶ Suizidalität und ▶ Anorexie ein. Bei **besonders schweren Vergiftungen** kann sofort eine generelle zentrale Lähmung (narkoseähnlicher Zustand) ohne vorausgehendes Erregungsstadium eintreten. Dieser sogenannte „Kokain-Schock" stellt eine akut lebensbedrohliche Komplikation dar (mit Hypotonie, Bradykardie, einer extremen Hautblässe und einer Bewusstseinstrübung), die bis zum Koma reichen kann.

Internistische Komplikationen sind zum einen Ischämien, die aufgrund der ausgeprägten Vasokonstriktion auftreten und zum akuten Myokardinfakt, zu Nekrosen an den Extremitäten, Hirn-, Mesenterial-, Niereninfarkten oder zu einem Zentralarterienverschluss der Retina führen können. Des Weiteren kann es zur respiratorischen Insuffizienz und zu gastrointestinalen Symptomen mit Übelkeit und Erbrechen kommen. Kokain führt zu hypertensiven Reaktionen mit entsprechenden Komplikationen: intrakranielle Blutungen, ventrikuläre und (tachykarde) supraventrikuläre Herzrhythmusstörungen. Zudem sind metabolische Wirkungen aufgrund der Katecholaminfreisetzung mit Hyperglykämie, Hyperthermie und Laktatazidose zu berücksichtigen. Es kann zu Rhabdomyolyse, Lebernekrosen, einer eosinophilen Myokarditis sowie zu Gerinnungsstörungen bis zur disseminierten intravasalen Gerinnung kommen.

Bei Verdacht auf eine Kokain-Intoxikation sollte ein Drogenscreening durchgeführt werden: Kokain selbst ist aufgrund seiner kurzen Halbwertszeit nur über wenige Stunden, der Hauptmetabolit Benzoylecgonin ist jedoch über drei Tage nachweisbar.

Die diagnostischen Kriterien der Halluzinogen-Intoxikation nach ICD-10 sind in Tabelle 1 dargestellt.

Therapie

Primäre Detoxifikation

Die primäre Detoxifikation besteht in Magenspülung und der Gabe von Carbo medicinalis. Falls aufgrund der Agitiertheit diese Maßnahmen nicht ohne weiteres durchführbar sind, sollten sie keinesfalls erzwungen werden.

Intoxikation, Kokain. Tab. 1 Diagnostische Kriterien der akuten Kokain-Intoxikation nach ICD 10 (F14.0).

A	Die allgemeinen Kriterien für eine akute Intoxikation (F1x.0) sind erfüllt.
B	Funktionsgestörtes Verhalten oder Wahrnehmungsstörungen, deutlich an mindestens einem der folgenden Merkmale:
	1. ► Euphorie und Gefühl von gesteigerter Energie,
	2. erhöhte Vigilanz,
	3. grandiose Überzeugungen oder Aktionen,
	4. beleidigendes Verhalten oder Aggressivität,
	5. Streitlust,
	6. ► Affektlabilität,
	7. repetitives, stereotypes Verhalten,
	8. akustische, optische oder taktile Illusionen,
	9. ► Halluzinationen, gewöhnlich bei erhaltener Orientierung,
	10. paranoide Vorstellungen,
	11. beeinträchtigte persönliche Leistungsfähigkeit.
C	Mindestens zwei der folgenden Anzeichen:
	1. Tachykardie (manchmal Bradykardie),
	2. kardiale Arrhythmie,
	3. Hypertonie (manchmal Hypotonie),
	4. Schweißausbrüche und Kälteschauer,
	5. Übelkeit oder Erbrechen,
	6. Gewichtsverlust,
	7. Pupillenerweiterung,
	8. psychomotorische Unruhe (manchmal Verlangsamung),
	9. Muskelschwäche,
	10. Schmerzen in der Brust,
	11. Krampfanfälle.

Symptomatische Therapie

Aufgrund der psychiatrischen Symptome kann eine Sedierung bzw. die Gabe einer antipsychotischen Medikation (z. B. ► Haloperidol, 5–10 mg i. v. Cave: Herabsetzung der Krampfschwelle, daher adjuvante Gabe von ► Benzodiazepinen) erforderlich sein. Darüber hinaus kann eine intensivmedizinische Überwachung notwendig werden. Bei Vasospasmen bzw. Hypertonie sollten Kalziumantagonisten (z. B. Nifedipin) oder Nitropräparate (s. l. oder i. v. als Perfusorapplikation) eingesetzt werden. Je nach Symptomatik sollte eine Behandlung mit Antiarrhythmika, Antikonvulsiva, Flüssigkeits-, Elektrolyt- und Azidoseausgleich sowie kühlenden Maßnahmen erfolgen. Intensivmedizinisch behandlungsbedürftig ist der Kokain-Schock: Hierbei sollten akut Adrenalin, 0,5–1,0 mg verdünnt i. v., sowie 500–1000 mg Prednisolon i. v. gegeben werden. Darüber hinaus ist eine ausreichende Sauerstoffzufuhr zu gewährleisten; gegebenenfalls muss der Patient intubiert und beatmet werden.

Sekundäre Detoxifikation
Diese gilt als ineffektiv und wird nicht empfohlen.

Verlauf
Bei Kokaineinnahme über einen längeren Zeitraum wurde eine erhöhte Arterioskleroserate bei jungen Kokainkonsumenten beschrieben. Darüber hinaus sind insbesondere die psychotropen Wirkungen bei stärkerem Konsum relevant, die zu persistierenden psychotischen Syndromen (schizophrenieähnlich) führen können. Ebenfalls treten bei chronischen Konsumenten körperliche Folgeschäden in Abhängigkeit von der Applikationsart (Schniefen, Rauchen oder i. v.) auf. Bei längerer Einnahme von Kokain ist eine gründliche klinisch-körperliche Untersuchung mit Labor, Röntgenaufnahme des Thorax und Oberbauchsonographie gegebenenfalls auch weitere neurologische Diagnostik erforderlich.

Intoxikation, Lithium

PD Dr. med. Frank Padberg

ICD-10/DSM-IV-TR-Klassifikation
In der ICD-10-Klassifikation sollten Lithium-Intoxikationen unter T43.8 (Vergiftung durch Lithium) und F0x (organische, einschließlich symptomatischer psychischer Störungen) sowie je nach Ätiologie **zusätzlich** unter X49.9 (akzidentielle Vergiftung), Y57.9 (unerwünschte Nebenwirkung bei Indikationsgerechter Anwendung) oder X84.9 (vorsätzliche Selbstbeschädigung) kodiert werden; in DSM-IV-TR unter 293.x bzw. 294.x verschlüsselt werden.

Synonyme
Vergiftung, Lithium (Lithiumacetat; Lithiumaspartat; Lithiumcarbonat; Lithiumsulfat)

Englischer Begriff
Intoxication with lithium

Definition
Lithium besitzt nur eine **geringe therapeutische Breite**. Die Schwelle für Intoxikationszeichen ist individuell sehr verschieden. Im Einzelfall können erste Symptome bei Lithiumserumkonzentrationen unter 1,5 mmol/l auftreten. Auch über Anzeichen einer Intoxikation bei normalen therapeutischen Lithiumkonzentrationen (0,6–0,8 mmol/l) wurde berichtet.
Ursachen für eine Lithium-Intoxikation können eine Überdosierung (akzidentiell oder suizidal), Kalium- oder Kochsalzmangel (natriumarme Diät), Kombination mit Diuretika (vor allem Thiaziddiuretika und kaliumsparende Diuretika wie Amilorid und Triamteren, in geringerem Umfang Schleifendiuretika wie Furosemid und Etacrynsäure), starkes Schwitzen, internistische Erkrankungen (insbesondere Nierenfunktionsstörungen), Elektrolytverschiebungen, sonstige Flüssigkeitsverluste sowie eine Verminderung der renalen Lithiumclearance durch nicht-steroidale Antiphlogistika oder ACE-Hemmer sein.
Eine Lithium-Intoxikation kann **lebensbedrohlich** sein und irreversible Organschäden zur Folge haben. Eine mäßige Intoxikation tritt bei Lithiumspiegeln von

Intoxikation, Lithium. Tab. 1 Symptome einer Lithium-Intoxikation.

Organsysteme	Symptome
Neuromuskulär	Faszikulationen, Muskelschwäche
Zentralnervös	Bewusstseinstrübung, grob-schlägiger Tremor der Hände, Nystagmus, Dysarthrie, Ataxie, ▶ Verwirrtheit, Desorientiertheit, ▶ Delir, epileptische Anfälle
Extrapyramidal	▶ Parkinsonoid, choreatiforme Bewegungsstörung
Gastrointestinal	Übelkeit, Erbrechen, Durchfall, Meteorismus
Kardiovaskulär	Herzrhythmusstörungen, Kreislaufkollaps
Renal	ausgeprägte Polydipsie, Polyurie, Lithiumretention, akutes Nie-renversagen, renaler Diabetes insipidus

1,5–2,5 mmol/l auf, eine schwere Intoxikation im Bereich von 2,5–3,0 mmol/l. Während gastrointestinale Symptome, Tremor, Schwindel, Dysarthrie und Ataxie bereits bei leichter Intoxikation auftreten, stehen bei schweren Intoxikationen Hyperreflexie, Faszikulationen, zerebrale Krampfanfälle, Schock sowie die Bewusstseinstrübung bis hin zum Koma und die Gefahr eines Herz-Kreislauf-Stillstandes im Vordergrund. Die Symptome der Lithium-Intoxikation sind in Tabelle 1 zusammengefasst.

Therapie

Primäre Detoxifikation
Die einzige effektive Maßnahme ist eine Magenspülung, da weder eine Absorption an Aktivkohle erfolgt, noch aufgrund der entsprechenden Eigenwirkung von Lithium keine laxierende bzw. erbrecheninduzierende Maßnahmen notwendig sind. Eine Magenspülung sollte nur bei Überdosierung erfolgen, die weniger als eine Stunde zurückliegt.

Symptomatische Behandlung
Je nach klinischer Symptomatik sind antihypertensive Maßnahmen, die Gabe von Antiarrhythmika und Antikonvulsiva sowie häufig ein Flüssigkeits-, Azidose- und Elektrolytausgleich (Natriuminfusion) erforderlich.

Sekundäre Detoxifikation
Bei schwerer Intoxikation oder komatösen Patienten ist u. U. eine Hämodialyse (effektivstes Verfahren), alternativ eine Hämofiltration erforderlich. Weitere Maßnahmen zur sekundären Detoxifikation sind die Infusion isotoner Kochsalzlösung und die Gabe von Carboanhydrasehemmern (z. B. Acetazolamid) zur Steigerung der renalen Clearance. Eine forcierte Diurese wird nicht mehr empfohlen.

Verlauf
Entscheidend für die Vermeidung von Lithium-Intoxikationen ist, dass sowohl der Patient als auch der behandelnde Arzt über die in diesem Zusammenhang relevanten Maßnahmen informiert sind.
Maßnahmen zur Vermeidung einer Lithium-Intoxikation:
- regelmäßige Lithiumserumkontrollen,
- Überwachung der Nierenfunktionen,
- Vermeidung von Schwankungen der Natriumbilanz,
- EEG- und EKG-Kontrollen,
- Information von Patienten und Angehörigen über Frühsymptome einer Intoxikation.

Die langfristige Einnahme von Lithium kann zu Nierenfunktionsstörungen (verminderte Konzentrationsleistung, renaler Diabetes insipidus), einer Glomulerulonephritis (Minimal-change-Typ), zu Schilddrüsenfunktionsstörungen (Struma, TSH-Anstieg oder Hypothyreose), zu einem Hyperparathyreoidismus, zu Repolarisationsveränderungen im EKG und Arrhythmien sowie zu Leukozytosen führen. Diese Langzeitfolgen sind jedoch immer gegenüber dem therapeutischen Nutzen, den die

Lithiumeinnahme im Einzelfall besitzt, abzuwägen. Gegebenenfalls kann daher auch eine Behandlung der Folgestörung (z. B. Substitution mit Schilddrüsenhormonen, endokrinologische Behandlung) durchgeführt werden, ohne dass Lithium abgesetzt werden muss.

Intoxikation, LSD

PD Dr. med. Frank Padberg

ICD-10/DSM-IV-TR-Klassifikation
In der ICD-10-Klassifikation werden LSD-Intoxikationen unter F16.0 (akute Halluzinogen-Intoxikation) verschlüsselt, in DSM-IV-TR unter 292.89.

Synonyme
Vergiftung, Lysergsäurediäthylamid (Tryptaminderivate)

Englischer Begriff
Intoxication with LSD

Definition
LSD (Lysergsäurediäthylamid) zählt zusammen mit ▶ Psilocybin und ▶ Meskalin zu den ▶ Halluzinogenen. Die Stoffe dieser Gruppe charakterisiert eine vorwiegend serotonerge Wirksamkeit, da die Substanzen als partielle Agonisten an 5-HT-2A-Rezeptoren wirken.
Bei LSD-Einnahme kann es bereits nach sehr geringen Dosen (75 μg) zur Manifestation psychotischer Symptome mit Veränderung von Stimmung, Denken, Wahrnehmung, Ich-Erleben sowie Zeit- und Raumerleben kommen. Bei höheren Dosierungen kann es dabei zum Verschwinden der Grenze zwischen Rausch und Realität und zum psychotischen Rauschverlauf mit

zusätzlich auftretender starker Angst und ▶ Agitiertheit (bad trip, ▶ Horrortrip) kommen. Für die Ausgestaltung des Rauschzustandes sind dabei neben Art, Dosierung und Applikation vor allem Umgebungsfaktoren (setting) bedeutsam. Als weitere Symptome bei LSD-Intoxikation können zerebrale Krampfanfälle, Hyperreflexie, Mydriasis, Anisokorie sowie Tachykardie, Hypertonie, Tachypnoe und Atemdepression beobachtet werden. Übelkeit, Erbrechen, Piloerektion, Flush, Hyperthermie und Gerinnungsstörungen können ebenfalls auftreten (siehe auch ▶ Intoxikationen, Halluzinogene).

Therapie
Primäre Detoxifikation
Nach oraler Aufnahme toxischer Mengen kann eine Magenspülung bzw. die Gabe von *Carbo medicinalis* indiziert sein. Falls aufgrund der Agitiertheit diese Maßnahmen nicht ohne weiteres durchführbar sind, sollten sie keinesfalls erzwungen werden.

Symptomatische Therapie
Abhängig von der im Vordergrund stehenden Symptomatik sind die Gabe von Antihypertensiva und Antikonvulsiva, eine antipsychotische Behandlung (z. B. mit ▶ Haloperidol, 5–10 mg p. o. oder i. v.) sowie bei Hyperthermie Kühlung und Ausgleich einer Azidose erforderlich. Bei agitierten Patienten ist neben dem talking down (beruhigendes Gespräch) die Behandlung mit ▶ Benzodiazepinen (z. B. ▶ Lorazepam oder Valium) indiziert.

Sekundäre Detoxifikation
Diese wird nicht empfohlen.

Verlauf
Bei chronischem Konsum steigt das Risiko für länger dauernde, substanzinduzierte Psychosen, die diagnostisch von komorbiden Schizophrenien abgegrenzt werden müssen.

Intoxikation, Neuroleptika

PD Dr. med. Frank Padberg

ICD-10/DSM-IV-TR-Klassifikation

In der ICD-10-Klassifikation sollten Neuroleptika-Intoxikationen unter T 43.3, T43.4 oder T43.5 sowie F0x (organische, einschließlich symptomatischer psychischer Störungen), in DSM-IV-TR unter 293.x, bzw. 294.x verschlüsselt werden.

Synonyme

Vergiftung, Antipsychotika

Englischer Begriff

Intoxication with neuroleptics (antipsychotics)

Definition

Die toxischen Effekte und die Symptomatik bei Neuroleptika-Intoxikationen richten sich nach den jeweiligen Einzelsubstanzen bzw. Substanzklassen (Beschreibung der Substanzen siehe ▶ Neuroleptika und ▶ Neuroleptika, atypische). Vorrangig ist daher die Ermittlung der Substanz und der eingenommenen Dosis, die eigen- und fremdanamnestisch (Angehörige, Hausarzt und behandelnder Psychiater) erfolgen sollte. Im Zweifelsfall müssen Plasmaspiegelbestimmungen zur Ermittlung der Substanz und Abschätzung der Dosis durchgeführt werden.

Butyrophenone und Phenothiazine

Insgesamt besitzen Butyrophenone und Phenothiazine eine relativ große therapeutische Breite, und letale Verläufe nach Intoxikation mit diesen Substanzen sind eher selten.

Bei akuten Intoxikationen mit **Butyrophenonen** finden sich ausgeprägte extrapyramidal-motorische Symptome, Sedierung und hypotensive Regulationsstörungen. **Phenothiazine** wirken in toxischen Dosen stark sedierend und führen zu ausgeprägten vegetativen Symptomen. Zentrale und periphere anticholinerge Wirkungen sind bei Phenothiazinderivaten stärker, bei Butyrophenonen geringer ausgeprägt.

An weiteren Symptomen können quantitative Bewusstseinsstörungen (▶ Somnolenz bis Koma) oder auch Erregungszustände auftreten. Insbesondere aufgrund der **anticholinergen Wirkkomponente** kann es auch zu deliranten Zustandsbildern kommen. Darüber hinaus können Tremor und zerebrale Krampfanfälle aufgrund einer die individuelle Krampfschwelle senkenden Wirkung der meisten Substanzen auftreten. An kardiovaskulären Symptomen sind Hypotension (Alpha-Rezeptorblockade, zentrale Dämpfung des Vasomotorenzentrums), Herzrhythmusstörungen (chinidinartiger, membranstabilisierender Effekt, QTc-Zeit-Verlängerung mit entsprechenden Risiken) zu nennen. Darüber hinaus kann es zu zentralen und peripheren Temperaturregulationsstörungen, zu Ateminsuffizienz, Lungenödem und Miktionsstörungen kommen. Bei Butyrophenonen kann sich laborchemisch eine Hypoglykämie finden.

Clozapin

▶ Clozapin besitzt ausgeprägte **anticholinerge Effekte**, die sich zentral (delirante Symptomatik, Bewusstseinsstörung mit Somnolenz bis Koma) sowie peripher (Miktionsstörungen, Obstipation bis zum paralytischen Ileus, Akkomodationsstörungen) äußern können und bei toxischen Dosen ein Hauptproblem darstellen. Die anticholinergen Effekte können sich jedoch auch bereits in therapeutischer Dosierung zeigen. An weiteren Symptomen sind epileptische Anfälle aufgrund der Senkung der Krampfschwelle sowie Ataxie, Dysarthrie und Tremor zu nennen. An kardiovaskulären Symptomen bei Intoxikationen finden sich eine hypotone Kreislaufdysregulation, tachy- und bradykarde Herzrhythmusstörungen (Reizleitungsstörungen aufgrund starker anticholinerger Eigenschaften, ventrikuläre Arrhythmien, QTc-Zeit-Verlängerung) und

I

Intoxikation, Neuroleptika. Tab. 1 Plasmahalbwertszeiten der verschiedenen Neuroleptika.

Substanz	Plasmahalbwertszeit (HWZ)	Kommentar
Amisulprid	12–20 Stunden	keine aktiven Metaboliten
Aripiprazol	60–80 Stunden	
Benperidol	ca. 5 Stunden	reduziertes Benperidol klinisch vermutlich ohne Bedeutung
Chlorprothixen	15 Stunden	
Clozapin	12–16 Stunden	HWZ bei Metaboliten bis 25 Stunden
Flupentixol	20–40 Stunden	HWZ bei oraler Einnahme, keine pharmakologisch aktiven Metaboliten
Fluphenazin	15–20 Stunden	bei oraler Einnahme
Fluspirilen	ca. 1 Woche (bei i. m.-Gabe)	
► Haloperidol	12–36 Stunden	reduziertes Haloperidol als Hauptmetabolit
Levomepromazin	ca. 24 Stunden	
Melperon	4–6 Stunden	
Olanzapin	30–60 Stunden	bei älteren Patienten verlängert
Perazin	ca. 35 Stunden	
Perphenazin	8–12 Stunden	
Pimozid	55 Stunden	HWZ bei Metaboliten 12–96 Stunden
Pipamperon	< 4 Stunden	
Prothipendyl	2,5 Stunden	sehr große therapeutische Breite bis 1000 mg/Tag
Quetiapin	ca. 7 Stunden	bei älteren Patienten verlängert, 7-OH-Quetiapin als möglicher aktiver Metabolit
Risperidon	ca. 3 Stunden	bei extensiver Metabolisierung, bei schwacher Metabolisierung ca. 19 Stunden, HWZ des pharmakologisch aktiven Metaboliten 24 Stunden
Sulpirid	ca. 8 Stunden	
Thioridazin	7–13 Stunden	
Ziprasidon	ca. 6 Stunden	
Zotepin	13–16 Stunden	teilweise pharmakologisch aktive Abbauprodukte
Zuclopenthixol	15–25 Stunden	

unter Umständen auch eine akute Linksherzdekompensation. Darüber hinaus kann es zu einer respiratorischen Insuffizienz bis hin zum Atemstillstand sowie zu massiver Hypersalivation und Hyperthermie kommen.
Die Letalität infolge einer Überdosierung von Clozapin (> 2000 mg) ist mit 12 % hoch.

Atypische Antipsychotika (außer Clozapin)
Die neueren atypischen Antipsychotika verfügen über ein eher geringes toxisches Potential. Bislang wurden keine Berichte über Monointoxikationen mit Amisulprid, ► Olanzapin, ► Quetiapin, ► Risperidon und Ziprasidon mit letalem Ausgang veröffentlicht. Bei Intoxikation mit den verschiedenen Substanzen findet sich im Allgemeinen

Intoxikation, Neuroleptika. Tab. 2 Behandlung von Intoxikationen mit Neuroleptika.

Entgiftung	Magenspülung nur in früh erkannten Fällen (schnelle Resorption!), Gabe von Aktivkohle, forcierte Diurese oder Dialyse wenig hilfreich, Erbrechen durch antiemetische Wirkung der Neuroleptika erschwert
Extrapyramidale Symptome	Biperiden, bei Schlundkrampf vor Intubation Suxamethonium
Bedrohliche Hypotonie	Noradrenalininfusion, Angiotensinamid; keine adrenalinhaltigen Mittel (Adrenalin-Umkehr!), bei Clozapin-Intoxikation kein Noradrenalin, Plasmaexpander, Albumin, Dopamin
Epileptische Anfälle	Diazepam, Clonazepam oder Diphenylhydantoin (*Cave:* Atemdepression!); keine langwirkenden Barbiturate
Anticholinerge Symptome	in schweren Fällen Physostigmin (Monitorkontrolle)
Oligo- oder Anurie	Hämodialyse
Herzrhythmusstörungen	Digitalis, Natriumbicarbonat bzw. Kaliumsubstitution, nicht Chinidin oder Procainamid

eine Akzentuierung der in therapeutischen Dosierungen auftretenden Nebenwirkungen, die von Sedierung bis zu Hypotonie und Tachykardie reichen und für die einzelnen Substanzen unterschiedlich ausgeprägt sind. Eine größere Gefahr besteht bei Mischintoxikationen mit anderen Substanzen aufgrund additiver Effekte (z. B. Summation sedierender Effekte).

Therapie

Vor Behandlung sollten genaue Informationen zu den Intoxikationssubstanzen eingeholt und in Rücksprache mit der jeweils zuständigen toxikologischen Beratungsstelle (Gift-Notruf) das weitere Prozedere besprochen werden. Entscheidend für die Dauer der stationären Überwachung des Patienten ist dabei vor allem die Plasmahalbwertszeit der einzelnen Substanzen (siehe Tabelle 1). Wesentliche Maßnahmen zur Behandlung von Intoxikationen mit Neuroleptika sind in Tabelle 2 zusammengefasst und werden auch kurz differenziert nach einzelnen Substanzgruppen beschrieben.

Butyrophenone und Phenothiazine

Zur primären Detoxifikation sollte die Gabe von *Carbo medicinalis* erfolgen. Bei hohen Dosierungen kann eine Magenspülung durchgeführt werden. Aufgrund der anti-

emetischen Wirkung beider Substanzgruppen ist die Induktion von Erbrechen nicht zu empfehlen.

Darüber hinaus sollte eine symptomatische Behandlung mit antihypotensiven, antiarrhythmischen und antikonvulsiven Maßnahmen erfolgen. Eine extrapyramidalmotorische Symptomatik mit Rigor und Dyskinesien kann mit Biperiden, 2,5–5 mg i. v., behandelt. werden Bei einem zentralen anticholinergen Syndrom kann Physostigmin, 2–6 mg i. v. (eventuell 1–4 mg/h über Perfusor), gegeben werden, wobei eine intensivmedizinische Überwachung gewährleistet sein sollte. Eine sekundäre Detoxifikation ist wahrscheinlich ineffektiv.

Clozapin

Eine primäre Detoxifikation ist aufgrund der langen Resorptionszeit und der anticholinergen Wirkung (lange Verweildauer im Verdauungstrakt) sinnvoll. Hierzu sollte man *Carbo medicinalis* und Glaubersalz einsetzen. Eventuell können auch bei Darmparalyse hohe Darmeinläufe durchgeführt werden. Die symptomatische Behandlung besteht in erster Linie in Kühlung, der Gabe von Antikonvulsiva sowie in antihypotensiven und antiarrhythmischen Maßnahmen. Gegebenenfalls muss ein Azidoseausgleich durchgeführt werden sowie eine Intubation und Beatmung bei respiratorischer Insuffizienz erfolgen. Ein zentrales anticholinerges Syndrom sollte ähnlich wie bei Butyrophenonen und Phenothiazinen behandelt werden. Wegen der hohen Plasmaeiweißbindung ist eine sekundäre Detoxifikation nicht effektiv.

Atypische Antipsychotika (außer Clozapin)
Die primäre Detoxifikation besteht bei hohen Dosierungen in der Gabe von Carbo medicinalis sowie der Durchführung einer Magenspülung. Zur symptomatischen Behandlung können die Gabe von Antiarrhythmika und Antikonvulsiva sowie Volumenersatz und die Behandlung einer Schocksituation erforderlich werden. Zur Effektivität der sekundären Detoxifikation liegen bislang keine sicheren Daten vor.

Verlauf
Bei Intoxikationen aus suizidaler Absicht oder bei entsprechenden Zweifelsfällen sollte immer ein Psychiater konsiliarisch hinzugezogen werden.

Intoxikation, Nikotin

PD Dr. med. Frank Padberg

ICD-10/DSM-IV-TR-Klassifikation
In der ICD-10-Klassifikation werden Nikotin-Intoxikationen unter F17.0 (akute Nikotin-Intoxikation) verschlüsselt, in DSM-IV-TR unter 292.89.

Synonyme
Vergiftung, Nikotin (Tabak)

Englischer Begriff
Intoxication with nicotine (tobacco)

Definition
Der psychotrope Hauptwirkstoff im Tabak ist Nikotin, das seine zentralen Effekte durch die Wirkung als Agonist am nikotinergen Azetylcholinrezeptor entfaltet. Nikotin ist eine **hochtoxische Substanz**. Dosen von

60 mg können zu einer Atemlähmung führen – zum Vergleich werden pro Zigarette ca. 0,5 mg Nikotin aufgenommen.

Die **Resorption** von Nikotin verläuft qualitativ und quantitativ bei unterschiedlichen Formen des Tabakgenusses sehr unterschiedlich. Beim Schnupfen werden große Mengen langsam über die Nasenschleimhaut, beim Kauen gleichermaßen über Mundhöhle und Magen aufgenommen. Beim Paffen von Zigarren oder Pfeifenrauch erfolgt eine je nach Verweildauer in Mund und Nase unterschiedliche, vollständige Aufnahme über die Schleimhäute. Aus inhaliertem Zigarettenrauch wird praktisch das gesamte Nikotin vor allem über die Alveolarwände resorbiert. Etwa 25 % des inhalierten Nikotins erreicht das Blut und von dort das Gehirn innerhalb von 15 Sekunden. Nikotin wird im Organismus rasch oxidativ abgebaut und die Halbwertszeit beträgt ca. zwei Stunden.

In **niedrigen Dosierungen** umfassen die Symptome der Nikotin-Intoxikation psychiatrischerseits Konzentrationsstörungen, Verwirrtheitszustände und Störungen der Wahrnehmung sowie Schwindel, Kopfschmerzen und Tremor als neurologische Symptome. Darüber hinaus stehen gastrointestinale Symptome mit Übelkeit, Erbrechen, abdominellen Schmerzen (aufgrund einer Zunahme der Peristaltik) und Durchfall im Vordergrund. Zudem können Blässe und Blutdruckspitzen (aufgrund der peripheren Vasokonstriktion), Tachykardie und Kaltschweißigkeit auftreten. Bei **schweren Intoxikationen** kann es zu Kreislaufversagen und respiratorischer Insuffizienz mit Atemlähmung sowie epileptischen Anfällen kommen. Die diagnostischen ICD-10-Kriterien sind in Tabelle 1 dargestellt.

Therapie
Im Vordergrund steht bei Intoxikationen die Überwachung des Patienten mit symptomatischer Behandlung der Intoxikationszeichen. Gegebenenfalls sind auch intensivmedizinische Maßnahmen zur Aufrecht-

Intoxikation, Nikotin. Tab. 1 Diagnostische Kriterien der akuten Nikotin-Intoxikation (Tabak) nach ICD 10 (F17.0).

A	Die allgemeinen Kriterien für eine akute Intoxikation (F1X.0) sind erfüllt.
B	Funktionsgestörtes Verhalten oder Wahrnehmungsstörungen, deutlich an mindestens einem der folgenden Merkmale:
	1. ▶ Insomnie,
	2. bizarre Träume,
	3. ▶ Affektlabilität,
	4. ▶ Derealisation,
	5. beeinträchtigte persönliche Leistungsfähigkeit.
C	Mindestens eins der folgenden Anzeichen:
	1. Übelkeit oder Erbrechen,
	2. Schweißausbrüche,
	3. Tachykardie,
	4. kardiale Arrhythmien.

erhaltung der Vitalfunktionen erforderlich. Eine primäre oder sekundäre Detoxifikation ist nicht sinnvoll.

Verlauf

Die Effekte einer chronischen Nikotin-Intoxikation sind nicht auf eine Akkumulation des Wirkstoffs, sondern vielmehr auf eine Addition der akut ausgelösten Primärveränderungen bzw. deren Folgen zurückzuführen.

Die sich ergebenden Gesundheitsschäden lassen sich daher aus den bei **chronischem Nikotinkonsum** auftretenden Schädigungen herleiten:

- Schädigung des Herz-Kreislauf-Systems,
- arterielle Erkrankungen,
- Bronchialkarzinome sowie Tumoren des oberen Respirationstrakts und des Ösophagus,
- Anhebung des Grundumsatzes mit Verringerung des Körpergewichts (bis hin zur „Raucherkachexie"),

- Steigerung der Magensaftsekretion sowie der Motilität von Magen und Darm,
- Schädigung des Geruchs- und Geschmacksvermögens,
- chronische Stomatitis, Pharyngitis, Laryngitis und vor allem Bronchitis,
- Retinadegeneration oder Katarakt.

Intoxikation, Opiate

PD Dr. med. Frank Padberg

ICD-10/DSM-IV-TR-Klassifikation

In der ICD-10-Klassifikation werden Opiat-Intoxikationen unter F11.0 (akute Opioid-Intoxikation) verschlüsselt, in DSM-IV-TR unter 292.89.

Synonyme

Vergiftung, Opiate (Opioide)

Englischer Begriff

Intoxication with opiates (opioids)

Definition

Die Opioid-Intoxikation ist durch eine vegetative Dysregulation mit überwiegender Aktivität des zentralen Parasympathikus gegenüber dem Sympathikus gekennzeichnet. Die toxische Dosis bei Heroin liegt bei etwa 5 mg und für Morphium bei 50 mg i. v. Dosen von über 50 mg Heroin bzw. 100 mg Morphium sind lebensbedrohlich. Eine besondere Gefahr geht von einem oft bestehenden zusätzlichen Substanzkonsum aus.

Nach **intravenöser Gabe** entwickelt sich eine Intoxikation bei hohen Dosen typischerweise innerhalb von zwei bis fünf Minuten, bei **oralem Konsum** oder **Rauchen** (Heroin) dagegen mit deutlich größerer Latenz.

Initial kann eine ▶ Euphorie mit Symptomen wie Gesichtsrötung, Hautjucken, Miosis und Benommenheit auftreten. Im weiteren Verlauf kann es dann zu Bewusst-seinsverlust, Hypotonie, Bradykardie, Hy-poreflexie und Hypothermie kommen. Die Hypothermie ist dabei auf eine periphere Vasodilatation und Histaminfreisetzung zu-rückzuführen. Darüber hinaus können (vor-nehmlich bradykarde) Herzrhythmusstö-rungen auftreten. Weiteres typisches Sym-ptom neben Miosis und Bewusstlosigkeit ist die Atemdepression, da sich die Emp-findlichkeit des Atemzentrums gegenüber einem erhöhten CO_2-Gehalt im Blut verrin-gert. Als Folge der Hypoxämie können sich ein Lungenödem und eine Aspirationspneu-monie entwickeln. Auch eine Rhabdomyo-lyse mit Nierenversagen wurde beschrie-ben. An gastrointestinalen Symptomen sind Übelkeit, Erbrechen sowie Obstipation bis hin zum paralytischen Ileus zu beobachten. Aufgrund des antidiuretischen Effekts von Opiaten findet sich häufig eine Oligurie. Die für die Opiat-Intoxikation typische Miosis kann bei Intoxikationen mit Pethidin, Mor-phin, Dextrosporpoxyphen und Pentazocin, bei einer Hypoxie oder beim Beigebrauch anderer anticholinerg oder sympathomi-metisch wirkender Substanzen fehlen. Die diagnostischen ICD-10-Kriterien sind in Tabelle 1 dargestellt.

Insgesamt sind Mischintoxikationen mit Tranquilizern und Alkohol häufig. Die Diagnosesicherung sollte gegebenenfalls mittels eines Drogenscreenings im Blut und/oder im Urin erfolgen.

Therapie

Primäre Detoxifikation

Die primäre Detoxifikation spielt aufgrund der seltenen oralen Opiatapplikation (Aus-nahmen: Methadon, Codeinderivate) und der Verfügbarkeit eines Antidots eine un-tergeordnete Rolle.

Symptomatische Therapie

Mit Opioiden intoxikierte Patienten sollten zunächst intensivmedizinisch (vor allem be-züglich der respiratorischen Funktion) über-wacht werden. Die Dauer der erforderlichen

Intoxikation, Opiate. Tab. 1 Diagnostische Kriterien der akuten Opioid-Intoxikation nach ICD-10 (F11.0).

A	Die allgemeinen Kriterien für eine akute Intoxikation (F1x.0) sind erfüllt.
B	Funktionsgestörtes Verhalten, deutlich an mindestens einem der folgenden Merkmale:
	1. Apathie und Sedierung,
	2. ► Enthemmung,
	3. psychomotorische Verlangsamung,
	4. Aufmerksamkeitsstörung,
	5. Einschränkung der Urteilsfähigkeit,
	6. Beeinträchtigung der persönlichen Leistungsfähigkeit.
C	Mindestens eins der folgenden Anzeichen:
	1. Schläfrigkeit,
	2. verwaschene Sprache,
	3. Miosis (jedoch Pupillenerweiterung bei Anoxie nach schwerer Überdosierung),
	4. Bewusstseinsminderung (z. B. ► Stupor, Koma).

intensivmedizinischen Überwachung kann von drei Stunden bis zu mehreren Tagen rei-chen.

Antidot

Die medikamentöse Behandlung besteht in der Gabe des Opioidantagonisten ► Na-loxon, der initial je nach klinischer Sym-ptomatik in 0,2-mg-Schritten bis 2 mg i. v. gegeben werden kann. Die Injektionen kön-nen, falls nötig, alle zwei bis fünf Minuten wiederholt werden. Auch eine Gabe i. m., s. l. oder s. c. ist möglich, aber weniger schnell wirksam. Hierbei ist zu beachten, dass bei zu schneller oder hochdosierter Gabe ein akutes schweres Entzugssyndrom mit Erregungszuständen ausgelöst werden kann. Aufgrund der geringen Halbwertszeit von Naloxon sind häufige Nachinjektionen erforderlich. Die kardiotoxischen Effekte einer Opioid-Intoxikation wie AV-Block, andere Erregungsüberleitungsstörungen, ST-Wellen-Abnormität und ventrikuläre

Extrasystolen sind mit Naloxon kaum antagonisierbar.

Darüber hinaus sollte eine symptomatische Behandlung mit Sauerstoffapplikation, antihypotensiven Maßnahmen, einer antiarrhythmischen Behandlung, der Gabe von Antikonvulsiva (Cave: Diazepam im Hinblick auf die zusätzlich atemdepressive Wirkung), Flüssigkeitsbilanzierung (auf ausreichende Diurese achten, eventuell Beschleunigung der renalen Elimination durch Ansäuern des Urins mit Ammoniumchlorid), Schutz vor Auskühlung und Azidoseausgleich erfolgen.

Sekundäre Detoxifikation

Die sekundäre Detoxifikation spielt ebenfalls aufgrund der Verfügbarkeit eines Antidots eine untergeordnete Rolle.

Verlauf

Bei chronischer Opioid-/Opiatzufuhr sind Toleranzentwicklung sowie die starke psychische und physische Abhängigkeit die wichtigsten unerwünschten Wirkungen. Die Toleranzentwicklung betrifft alle Opioideffekte bis auf Obstipation und Miosis. Die gesundheitlichen Risiken der Opioidabhängigkeit liegen weniger in den Nebenwirkungen der Substanzen selbst als in den Komplikationen der wiederholten Verabreichung (vor allem bei parenteraler Applikation, z. B. bei Heroin). Die häufigste Todesursache ist dabei eine unbeabsichtigte Überdosierung infolge des stark variieren-

den Heroingehalts der illegal erworbenen Drogen. Häufig sind vor allem Infektionen (Hepatitis C, Pneumonien, HIV) durch unsaubees Injektionsbesteck. Aufgrund von Verunreinigungen des Heroins kann es daneben zu akuten anaphylaktischen Reaktionen kommen.

Intra-Rollenkonflikt

► Rollenkonflikt

Introspektion

► Selbstbeobachtung

Irrational beliefs

► Einstellungen, irrationale

Ischämische Herzerkrankung

► Koronare Herzkrankheit (KHK)

Isolierte Phobie

► Phobie, spezifische

Jacobson-Entspannung

▶ Muskelentspannung, progressive, nach Jacobson

Johanniskraut (Hypericum perforatum)

Prof. Dr. med. Brigitta Bondy

Medikamentengruppe
Antidepressiva; Phytopharmaka

Produktnamen
In der Roten Liste werden derzeit 46 verschiedene reine Johanniskraut-Präparate aufgelistet, z. B. Jarsin 300, Jarsin 450 mg/750 mg, Hyperforat, Hypericum-Stada, Hyperimerck, Neuroplant.

In Deutschland zugelassene Indikationen
Leichte, vorübergehende depressive Störungen.

Sonstige Anwendungsgebiete
Psychovegetative Störungen, nervöse Unruhezustände.

Pharmakokinetik
Systematische pharmakokinetische Untersuchungen mit dem Extrakt liegen nicht vor. Bisher wurden vor allem die Konzentration von Hypericin und Pseudohypericin nach Einzel- und Mehrfachdosen untersucht. Dabei zeigte sich für beide Substanzen eine lineare Pharmakokinetik, eine systemische Verfügbarkeit von etwa 20 % sowie eine Halbwertszeit zwischen 30 Stunden (Pseudohypericin) und 40 Stunden (Hypericin). Außerdem lassen sich beide Substanzen nicht im Urin nachweisen und scheinen ausschließlich hepatisch-biliär eliminiert zu werden (Brockmoller et al. 1998).

Dosierung
Die durchschnittliche Tagesdosis liegt zwischen 750 mg und 900 mg Extrakt, entweder verteilt oder als Einzeldosis verabreicht.

Kontraindikationen
Bekannte Lichtüberempfindlichkeit der Haut. Gleichzeitige Gabe von Cyclosporin oder Proteaseinhibitoren in der Anti-HIV-Behandlung, oder insgesamt Medikamenten mit geringer therapeutischer Breite.

Nebenwirkungen
Photosensibilisierung, besonders bei hellen Hauttypen möglich, seltener gastrointestinale Beschwerden oder Unruhe.

Wechselwirkungen
Cave: Mögliche Interaktion mit einigen Arzneimitteln mit geringer therapeutischer Breite. Durch Induktion von Cytochrom-P450-Monooxygenasen, überwiegend CYP 3A4, kommt es zur veränderten Metabolisierung, zur Verminderung der therapeutischen Konzentration und damit zur möglicher Wirkungsverminderung zahlreicher Substanzen. Betroffen sind vor allem Antikoagulantien vom Cumarin-Typ, Cyclosporin, Digoxin, Proteinaseinhibitoren in

der Anti-HIV-Behandlung, Amitryptilin, Theophyllin und eventuell auch orale Kontrazeptiva.

Wirkmechanismus

Johanniskrautextrakte enthalten eine Vielzahl von Stoffen, vor allem Hyperforin, Hypericin und Pseudohypericin sowie Flavinoide. Da die Inhaltsstoffe unterschiedlich in Blüten, Blättern oder Stengel der Pflanzen akkumuliert werden, ist die jeweilige Drogenmenge in den einzelnen Präparationen variabel. Obwohl immer noch nicht ganz geklärt ist, welche dieser Naturstoffe letztendlich für die antidepressive Wirkung verantwortlich sind, scheint dem Hyperforin, das auch mengenmäßig am meisten vorhanden ist, eine wichtige Bedeutung zuzukommen (Müller et al. 1998), denn gerade in verhaltenspharmakologischen Modellen konnte gezeigt werden, dass die Wirksamkeit in Abhängigkeit mit der Hyperforinkonzentration zu- bzw. abnimmt. Dies schließt allerdings nicht aus, dass auch andere Inhaltsstoffe, wie die Flavinoide und auch Hypericin, über andere biochemische Wirkungsmechanismen deutlich zur antidepressiven Wirkung von Johanniskrautextrakten beitragen. Daher sind nur Präparate, die den Gesamtextrakt enthalten, für die Behandlung von leichten depressiven Störungen zu empfehlen.

Hinsichtlich des möglichen **Wirkmechanismus** ging man früher von einer deutlichen Hemmwirkung von Johanniskraut auf das Enyzm Monoaminoxydase aus, was sich in neueren Studien nicht zu bestätigen scheint. Vielmehr zeigten In-vitro-Untersuchungen mit Hypericumextrakt, dass, in ähnlicher Weise wie bei klassischen ▶ Antidepressiva oder bei den ▶ selektiven Serotonin-Wiederaufnahmehemmern, eine relativ starke Hemmung der synaptosomalen Aufnahme von Serotonin, Dopamin und Noradrenalin sowie zusätzlich auch der Aminosäurentransmitter (Aminobuttersäure und L-Glutamat) zu beobachten ist. Die Tatsache, dass mehrere Neurotransmittersysteme beeinflusst werden, könnte die Ursache dafür sein, dass Hypericum trotz seiner starken pharmakologischen Effekte relativ gut verträglich ist. In Analogie zu diesen In-vitro-Befunden hatten eine Reihe von Arbeitsgruppen zeigen können, dass unter akuter bzw. chronischer Gabe von Johanniskrautextrakt auch Veränderungen in den gesamten bzw. extraneuronalen Konzentrationen dieser Neurotransmitter im Gehirn erreicht werden kann. Damit ist zumindest auch eine In-vivo-Beeinflussung dieser Transmittersysteme als wirkungsrelevant für Johanniskrautextrakt anzusehen. Zusätzlich kommt es noch zu adaptiven Veränderungen im Bereich der Rezeptoren, wie zu einer Abnahme kortikaler β-Adrenozeptoren und einer Zunahme kortikaler 5-HT2-Rezeptoren, sowie im Bereich der GABA-ergen und glutamatergen Neurotransmission (Müller et al. 1998).

Juckreiz

▶ Pruritus

Jugendirresein

▶ Hebephrenie

Kanner-Syndrom

► Autismus, frühkindlicher

Kassenantrag

► Gutachten, psychotherapeutische

Kataplektischer Anfall

► Kataplexie

Kataplexie

Dr. med. Christine Norra

Synonyme
„Lachschlag"; Schrecklähmung; Tonusver-
lustsyndrom; Kataplektischer Anfall
Engl.: cataplexia

Definition
Plötzlicher affektiver Tonusverlust, vor allem der Haltungsmuskulatur (fokal, partiell, global) – ausgelöst durch unerwartete
Gemütsbewegungen wie Freude, Schreck,
Angst, Erwartungsdruck – ohne Auftreten
von Bewusstseinsverlust, Einschlafen oder
Trauminhalten, bis zu 60 Sekunden Dauer
anhaltend mit unmittelbarer Erholung.

Querverweis Krankheit
Neben dem imperativen Schlafdrang zweites Kardinalsymptom der ► Narkolepsie.

Katathymes Bilderleben

Dipl. Psych. Werner Schäfer

Synonyme
Katathym-imaginative   Psychotherapie;
Symboldrama; Tagtraumtechnik

Definition
Das katathyme Bilderleben ist ein anerkanntes tiefenpsychologisch fundiertes Verfahren, bei dem Vorstellungen und innere Bilder in der ► Imagination nutzbar gemacht
werden, um die Ziele jeglicher ► Psychotherapie zu erreichen, nämlich bestehende
Symptome und Leidenszustände zu mindern oder zu beseitigen und die Reifung,
Entwicklung und Gesundheit der Persönlichkeit zu fördern. Es ist eng verbunden
mit dem Namen Hanscarl Leuner, der mit
der von ihm ins Leben gerufenen AGKB
(Arbeitsgemeinschaft für Katathymes Bilderleben) seit den 50er Jahren als Begründer
der Methode gelten kann.

Voraussetzung
Das katathyme Bilderleben ist einsetzbar
bei Problemen wie Angstzuständen, ► Depressionen, psychosomatischen Erkrankungen, Lebenskrisen, Beziehungsproblemen,
verschiedenen Formen der ► Sucht, ► Ess-

Störungen, bei der Bewältigung von körperlichen Erkrankungen sowie bei Persönlichkeitsentwicklung und Selbstverwirklichung. Es kann für Erwachsene, Senioren, Kinder und Jugendliche als Einzel-, ► Paar- oder Gruppentherapie angeboten werden. Der Einsatz kann in Kurz- und Langzeitpsychotherapie erfolgen, ebenso wie im Rahmen von ► Kriseninterventionen.

Kontraindikationen
Kontraindikationen sind nach Leuner mangelnde ► Therapiemotivation des Patienten, intellektuelle Minderbegabung sowie Patienten mit schwerer psychosenaher, hysterischer oder schizoider Symptomatik sowie hirnorganischen Störungen.

Durchführung
Nach einer Entspannungsinduktion wird der Patient durch den Therapeuten ermuntert, innere Bilder entstehen zu lassen, die durch die verbale Beschreibung durch den Patienten und gezieltes Nachfragen sowie Anregungen des Therapeuten gemeinsam weiterentwickelt werden. In der Unter-, Mittel- und Oberstufe werden Anregungen zu Bildern angeboten, Vorrang haben jedoch die vom Patienten spontan imaginierten Motive und Szenen.
Das katathyme Bilderleben kann sowohl als eigenständige Therapie als auch als ein Element in einer ansonsten konventionell durchgeführten Psychotherapie eingesetzt werden. Seine Stärke hat das Verfahren insbesondere in Situationen, wo die Therapie z. B. durch einen intellektualisierenden Gesprächsstil oder langes Schweigen des Patienten blockiert wird. Das Verfahren eignet sich auch gut zur Selbsterfahrung im Rahmen der psychotherapeutischen Ausbildung.

Volltext
Mithilfe des katathymen Bilderlebens können sowohl aktuelle Probleme als auch die Aufarbeitung von Ereignissen aus der Lebensgeschichte erfolgreich behandelt werden. Unter therapeutischer Anleitung begibt sich der Patient in einen Zustand, der das Aufsteigen innerer Bilder begünstigt. Es entstehen ganze Szenen, an denen Erinnerungen, Gefühle, Gedanken, körperliche Reaktionen und Wahrnehmungen sowie Einfälle persönlicher oder überpersönlicher Art, vergleichbar Träumen, beteiligt sind, die vom Patienten mithilfe des Therapeuten aktuell gestaltet und anschließend im Gespräch verdeutlicht werden. Diese Imaginationen werden als Ausdruck unbewusster Konflikte, Probleme, Wünsche und Entwicklungskonstellationen verstanden, die dem Patienten neue Möglichkeiten des Wahrnehmens, Fühlens oder Handelns ermöglichen. Diese Ausflüge in die inneren Bilderwelten helfen bisher unbekannte Zusammenhänge zu verstehen, aus gelernten Beschränkungen herauszuwachsen und innere Potentiale zu erschließen.

Katathym-imaginative Psychotherapie

► Imaginative Verfahren

Katatone Störung

Dr. med. Ute Siebel-Jürges

ICD-10/DSM-IV-TR-Klassifikation
F20.2 Katatone Schizophrenie; 295.20 Schizophrenie, katatoner Typus

Synonyme
Katatonie; Katatones Syndrom; Spannungsirresein

Englischer Begriff
Katatonia; catatony

Definition
Begriffsgeschichte
Erstmalig beschrieb Kahlbaum 1874 die ► Katatonie als eigenständige Erkrankung.

Später ordnete Kraepelin die Katatonie der ► Dementia praecox als eine Unterform zu.

Volltext

Die katatone Störung stellt eine Unterform der ► Schizophrenie dar, die gekennzeichnet ist durch eine ausgeprägte Störung der Psychomotorik, die oft zwischen zwei Extremen schwankt. Dies kann wechseln zwischen der Erregung auf der einen Seite und dem ► Stupor auf der anderen Seite. Darüber hinaus kann es zu ► Befehlsautomatismus einerseits und Negativismus andererseits kommen. Weitere typische Merkmale sind Haltungsstereotypien, Rigidität, wächserne Biegsamkeit, Manierismen und mutistisches Verhalten.

Bei der **perniziösen Katatonie** treten neben den katatonen Symptomen hohes Fieber (ohne nachweisbare Infektion), Kreislaufstörungen (Tachykardien), Exsikkose, Elektrolytstörungen und Zyanose auf. Dieser schwere potentiell tödliche Verlauf tritt nur noch sehr selten auf.

Therapie

pharmakologisch

Die medikamentöse Behandlung der Katatonie ist von großer Bedeutung nicht zuletzt wegen den gravierenden Konsequenzen bei fehlender Nahrungs- und Flüssigkeitsaufnahme sowie bei immobilitätsbedingten körperlichen Folgen. Darüber hinaus besteht die Gefahr des Auftretens einer perniziösen Katatonie mit Hyperthermie, Exsikkose, Elektrolytentgleisung, Hypertonus und Tachykardie.

Die ► katatone Schizophrenie wird neuroleptisch behandelt, wobei in der Regel hochpotente ► Neuroleptika, z. B. Butyrophenone, in ausreichend hoher Dosierung eingesetzt werden. Ein langsames Aufdosieren ist aufgrund des Zeitverlusts und der Gefahr einer perniziösen Katatonie nicht zu vertreten. Bei katatonen Erregungszuständen sowie auch stuporösen Zustandsbildern ist eine zusätzliche Gabe von ► Benzodiazepinen, z. B. ► Lorazepam, indiziert, alternativ

ist die Gabe von sedierenden trizyklischen Neuroleptika möglich. Kommt es auch nach höherer Dosierung und Wechsel des Neuroleptikums nicht zu einer ausreichenden Besserung des Zustandsbilds, so sollte die Durchführung einer ► Elektrokrampftherapie angestrebt werden. Insbesondere bei der lebensgefährlichen perniziösen Katatonie stellt die Elektrokrampftherapie aufgrund ihrer raschen Wirksamkeit die Methode der ersten Wahl dar.

psychotherapeutisch

Psychotherapeutische Maßnahmen werden nach Abklingen der akuten Symptomatik in der Regel als supportive psychotherapeutische Behandlungen (siehe ► Psychotherapie, supportive) durchgeführt. Hierbei müssen auf der einen Seite die Gefahr der Überstimulation, die zu Rezidiven führen kann, und auf der anderen Seite die Problematik der Unterstimulation mit Verbleib in der Negativsymptomatik berücksichtigt werden. Bevorzugt angewandt werden verhaltenstherapeutisch orientierte Ansätze (z. B. Integriertes Psychologisches Therapieprogramm, IPT), bei denen die Patienten soziale Fertigkeiten, Stressbewältigung und kognitive Fertigkeiten einüben.

Außerdem nimmt die ► Psychoedukation mit Aufklärung über Frühsymptome, Behandlungsmöglichkeiten und Rezidivprophylaxe einen wichtigen Stellenwert ein. Ein weiterer wichtiger psychotherapeutischer Behandlungsansatz ist die Einbeziehung von Angehörigen in die Therapie.

Soziotherapeutische Maßnahmen sind grundsätzlich bei der Behandlung von kataton schizophrenen Patienten zu berücksichtigen. Zur Soziotherapie gehören die Strukturierung des Tagesablaufs, die Gestaltung von Umgebungsfaktoren mit Förderung von sozialen Kontakten, die Arbeits- und Beschäftigungstherapie sowie weitere berufsrehabilitative Maßnahmen. Wichtig ist hierbei das Prinzip der individuell zu gestaltenden stufenweisen Förderung des

K

Patienten unter Einbeziehung der unterschiedlichen Behandlungsbereiche.

Bewertung
Publizierte Cochrane-Reviews haben für die psychopharmakologische Behandlung die überlegene Wirksamkeit von Chlorpromazin und ▶ Haloperidol gegenüber Placebo eindeutig bestätigt. (Evidenzstufe 1a). Für die Anwendung von Elektrokrampfbehandlungen erbrachte ein Cochrane-Review eine begrenzte Evidenz (Evidenzstufe Ia).
Durch die Anwendung von Psychoedukation im Rahmen der ▶ Psychotherapie lassen sich Rückfall- und Rehospitalisierungsraten erwiesenermaßen senken (Evidenzstufe Ia); ebenso ist die Wirksamkeit von sozialen Fertigkeitstrainings und Einbezug der Familien in die Therapie erwiesen.

Sofortmaßnahmen
Neuroleptische Behandlung; am ehesten sind hochpotente Neuroleptika indiziert. Falls im Akutstadium eine Sedierung erforderlich ist, können niederpotente Neuroleptika oder auch vorübergehend Benzodiazepine eingesetzt werden.
In der Akutsituation sollte eine reizabgeschirmte Atmosphäre geschaffen werden. Unterstützende akzeptierende Gespräche können hilfreich sein; allerdings sollte auch das Bedürfnis des Patienten nach Rückzug in der Akutsituation akzeptiert werden.

Epidemiologie
Die Prävalenz von schizophrenen Erkrankungen liegt nach verschiedenen Untersuchungen in unterschiedlichen Ländern weltweit zwischen 1,4–3,9/1000 Einwohner. Verlaufsuntersuchungen haben gezeigt, dass die diagnostizierten Subtypen im Verlauf nicht immer stabil sind, was auf eine gewisse Heterogenität der schizophrenen Subtypen hinweist. In etwa 5 % der Erstmanifestation einer Schizophrenie liegt ein katatones Zustandsbild vor. Das Auftreten der katatonen Verlaufsform der Schizophrenie ist seltener geworden; ob dafür die

besseren Behandlungsverfahren ursächlich sind, ist noch unklar.

Verlauf
Der Verlauf erfolgt in der Regel schubweise.

Prognose
Die Prognose ist im Vergleich zu anderen Schizophrenieformen eher günstig einzuschätzen; chronifizierte Verläufe sind jedoch nicht selten.

Katatone Symptome

▶ Stupor

Katatones Syndrom

▶ Katatone Störung

Katatonie

Prof. Dr. med. Ralf Erkwoh

Synonyme
Erregungsirresein

Definition
Unterform der schizophrenen Erkrankung, die in akuten Manifestationen psychomotorischer Hyperkinese (Erregung) oder Hypokinese (▶ Stupor) mit symptomfreien Intervallen verläuft.
Unter die hyperkinetischen Symptome werden außer der Erregung gezählt: Bewegungs- und Sprachstereotypien, Manierismen, ▶ Befehlsautomatismen, motorische Schablonen und Grimassieren. Als hypokinetische Symptome gelten: Stupor, Sperrung, ▶ Mutismus, Negativismus, Katalepsie, Flexibilitas cerea und Haltungsstereotypien. Andere Symptome wie ▶ Wahn,

▶ Halluzinationen, Denk- und ▶ Affekt-störungen kommen während der jeweiligen Exazerbation auch vor, treten aber erscheinungsbildlich in den Hintergrund. Die früher sehr gefürchtete perniziöse Katatonie mit potentiell letalem Ausgang wird heute kaum mehr gefunden. Wichtig ist die Abgrenzung gegen das ▶ maligne neuroleptische Syndrom.

Querverweis Krankheit
Selten gewordene Unterform der ▶ Schizophrenie; Enzephalitis.

Kategoriale Diagnostik

▶ Diagnostik, Klassifikation

Kernneurose

▶ Persönlichkeitsstörung

Kinder- und Jugendlichen-Psychotherapeut

▶ Vertragspsychotherapeuten

Klassifikationssysteme

Dipl. Psych. Isabel Saß-Houben

Synonyme
Diagnosesysteme; Diagnosekategorien; Nomenklaturen; Psychiatrische Klassifikationssysteme; Operationalisierte Klassifikationssysteme

Definition
Klassifikationssysteme sind Zusammenstellungen von Krankheitsbildern, die aufgrund gemeinsamer Merkmale bestimmten Kategorien zugeordnet werden.

Volltext
Durch eine medizinische Diagnose werden Krankheitsbilder mit ähnlichen Symptomen voneinander unterschieden. Sie ist mit ätiologischen Annahmen verbunden (siehe ▶ Nosologie), leitet die Entscheidungen über die Wahl der Therapie und ermöglicht eine Verlaufsprognose. Diagnosen werden für klinische, forschungsrelevante und administrative Zwecke in Nomenklaturen aufgelistet, die dann als Klassifikationssysteme bezeichnet werden, wenn die Krankheitsbilder aufgrund bestimmter Ordnungsprinzipien, z. B. Gemeinsamkeiten in Symptomatik, Pathogenese oder Verlauf, gruppiert sind. In der Psychiatrie ist es aufgrund der Komplexität psychischer Prozesse und des geringen Wissens über die Ätiopathogenese psychischer Erkrankungen vergleichsweise schwierig, einzelne Krankheitseinheiten aufgrund bestimmter Merkmale zu definieren und mit übereinstimmenden diagnostischen Begriffen zu bezeichnen. Daher entwickelten sich unterschiedliche psychopathologische Traditionen und Schulen mit jeweils eigenständigen Begrifflichkeiten und Ordnungsprinzipien für die beobachteten psychischen Symptomenbilder. Die damit verbundene Heterogenität psychiatrischer Diagnostik geriet in die Kritik, als sich nach Gründung der WHO 1947 der wissenschaftliche Austausch zunehmend internationaler ausrichtete und die Entwicklung wirksamer pharmakologischer Substanzen differenziertere Indikationsstellungen notwendig machte. Im Rahmen einer von der WHO in Auftrag gegebenen Vergleichsstudie unterschiedlicher psychiatrischer Klassifikationen kam der britische Psychiater Stengel 1959 zu der Empfehlung, zur Erhöhung der Reliabilität psychiatrischer Diagnosen operationale Definitionen, explizite Ein- und Ausschlusskriterien und Algorithmen zu deren Verknüpfung aufzustellen und auf ätiologische Annahmen zu verzichten. Für das Gesamtgebiet der psychiatrischen Diagnosen wurden diese Anforderungen erstmals mit der Einführung

der dritten Ausgabe des Diagnostischen und Statistischen Manuals Psychischer Störungen (DSM-III 1980, deutsch 1984) durch die Amerikanische Psychiatrische Vereinigung erfüllt. Die WHO setzte die Empfehlungen Stengels mit der Einführung des Kapitels V (F) in ▶ ICD-10 (1992/1994, deutsch 1994/1995) um. Trotz anfänglicher Kritik, die sich insbesondere gegen die kochbuchartige Kriterienanwendung, die Vernachlässigung ätiologischer Fragen und die Gefahr der Vereinfachung bei der Betrachtung des individuellen psychischen Geschehens richtete, erfuhren operationalisierte Klassifikationssysteme in den vergangenen 25 Jahren weltweite Verbreitung. Die Vereinheitlichung der psychiatrischen Terminologie und die weitaus höhere Diagnosereliabilität erwiesen sich für die psychopathologische, die ätiopathogenetische und die Therapieforschung als äußerst fruchtbar.

Klassische Hypnose

▶ Hypnose

Klaustrophobie

Dr. phil. Dipl. Psych. Jürgen Konermann

Definition
Unter Klaustrophobie versteht man die Angst vor engen Räumen. Sie manifestiert sich in Erregungszuständen bis zum Ausmaß einer manifesten Panikattacke, sobald sich die betroffene Person in einen kleinen Raum begibt. In besonderer Weise werden die Betroffenen geängstigt, wenn der Verschluss von Türen oder Fenstern nicht ihrer direkten Kontrolle unterliegt, wie es z. B. bei Fahrstühlen der Fall ist. In vielen Fällen berichten die Betroffenen von Atemnot und der Angst ersticken zu müssen.

Querverweis Krankheit
Als isoliertes Phänomen fällt die Klaustrophobie unter die ▶ spezifischen Phobien. Sehr häufig auch als ein Symptom im Rahmen einer ▶ Agoraphobie zu beobachten.

Kleptomanie

Dr. med. Elmar Habermeyer

ICD-10/DSM-IV-TR-Klassifikation
In den aktuellen Klassifikationen psychischer Störungen wird die Kleptomanie unter den ▶ Störungen der Impulskontrolle geführt. Die ▶ ICD-10-Forschungskriterien (F63.2) fordern zur Diagnosestellung zwei oder mehr Diebstähle ohne das erkennbare Motiv, sich selbst oder andere zu bereichern. Die Handlungen sollen von einem intensiven Drang zum Stehlen, einem Gefühl von Spannung vor dem Diebstahl und Erleichterung danach begleitet sein. Die ▶ DSM-IV-TR-Kriterien sprechen von einem wiederholten Versagen, dem Impuls zum Stehlen von Gegenständen zu widerstehen. Die gestohlenen Gegenstände sollen weder zum persönlichen Gebrauch noch wegen ihres Geldwerts benötigt werden. Auch hier wird eine zunehmende Anspannung unmittelbar vor Beginn des Diebstahls und Gefühle von Vergnügen, Befriedigung oder Entspannung bei Begehen des Diebstahls gefordert. Die Symptomatik soll klinisch bedeutsam sein, also zu Leiden und Beeinträchtigung in sozialen, beruflichen oder anderen wichtigen Funktionsbereichen geführt haben. Wiederholte Stehlhandlungen sollen nicht aus Wut, Rache oder unter dem Einfluss von Wahnphänomenen bzw. ▶ Halluzinationen begangen werden. Als Ausschlusskriterien werden ▶ Störungen des Sozialverhaltens, manische Episoden oder antisoziale ▶ Persönlichkeitsstörungen genannt.

Synonyme
Pathologisches Stehlen; Stehlsucht; Triebhaftes Stehlen; Stehlen ohne Bereicherungstendenz

Englischer Begriff
Kleptomania

Definition
Begriffsgeschichte
Der Begriff wurde 1840 von dem französischen Psychiater Marc eingeführt. Die Kleptomanie unterlag wechselnden Deutungen und Erklärungsansätzen, die – in Abhängigkeit vom vorherrschenden Zeitgeist – von organischen Deutungen der Ende des 19. Jahrhunderts populären Degenerationslehre über tiefenpsychologische Vorstellungen von Kleptomanie als sexueller Ersatzhandlung bzw. Mittel zur Kompensation von Minderwertigkeitsgefühlen reichten. Den kleptomanen Handlungen soll dabei ein gewisser Suchtcharakter zukommen.

Klinik
Die Diagnose einer Kleptomanie gründet auf diagnostischen Kriterien, die eine isolierte Verhaltensauffälligkeit beschreiben. Mögliche Verstehenshintergründe oder hirnorganische Ursachen werden in ICD-10 und in DSM-IV-TR vernachlässigt. Kleptomane Verhaltensweisen treten aber selten isoliert, sondern zumeist in Verbindung mit ▶ Abhängigkeitserkrankungen, subaffektiven bzw. ▶ affektiven Störungen, ▶ Zwangsstörungen, ▶ Persönlichkeitsstörungen, aber auch psychosozialen Konflikten auf. Um eine differenzierte medikamentöse und/oder psychotherapeutische Behandlung möglich zu machen, müssen die zugrunde liegenden organischen und psychosozialen Faktoren, aber auch mögliche Begleiterkrankungen sorgfältig abgeklärt werden.
Insbesondere bei Begutachtung der Schuldfähigkeit ist, neben der Analyse von typischen Aspekten der Stehlhandlungen, auf begleitende psychopathologische Auffälligkeiten zu achten. Erst auf dieser Basis können Einbußen der Einsichtsfähigkeit und Steuerungsfähigkeit angemessen beurteilt werden. Die forensische Relevanz der „reinen Kleptomanie" könnte aus Symptomprogredienz, nachlassender Befriedigung und Leidensdruck resultieren. Insgesamt muss die forensische Aussagekraft dieser Störung jedoch in Zweifel gezogen werden.

Therapie
Auf die Annahme, dass ▶ Störungen der Impulskontrolle auf einer reduzierten zentralen Serotoninaktivität beruhen, gründen sich aktuelle pharmakologische Therapieansätze der Kleptomanie. Hierbei wird z. B. mit ▶ selektiven Serotonin-Wiederaufnahmehemmern (SSRI) behandelt. Alternativ wird neuerdings auch der Opiatrezeptorantagonist ▶ Naltrexon eingesetzt. Dieses Präparat hat eine regulierende Wirkung auf dopaminerge Funktionen des verhaltensstabilisierenden zerebralen Belohnungssystems.

Bewertung
Das Ansprechen kleptomaner Patienten auf die Behandlung mit SSRI spricht jedoch keineswegs dafür, dass das eingesetzte Präparat spezifisch die Kleptomanie behandeln konnte. Schließlich besteht bekanntermaßen gerade bei den oftmals komorbid auftretenden ▶ affektiven Störungen, ▶ Zwangsstörungen und ▶ Persönlichkeitsstörungen mit mangelnder Impulskontrolle eine hohe Wirksamkeit dieser Substanzklasse.

Wirksamkeit
Evidenzbasierte Behandlungsdaten fehlen.

Sofortmaßnahmen
Keine spezifischen pharmakologischen Sofortmaßnahmen. Allerdings könnte die Gabe von Sedativa bei der dem Stehlakt üblicherweise vorausgehenden Anspannung hilfreich und eventuell auch präventiv wirksam sein, indem der inadäquate Entlastungsversuch des Stehlens über die Befundberuhigung überflüssig gemacht wird.

K

Epidemiologie
Die Störung ist selten, überwiegend sollen Frauen betroffen sein.

Verlauf
Der Beginn der Symptomatik soll üblicherweise vor dem 20. Lebensjahr liegen. Zwei intermittierende Verlaufsformen unterscheiden sich in Länge bzw. Kürze der symptomfreien Intervalle, während die chronische Verlaufsform eine fluktuierende Intensität der Symptomatik zeigt.

Prognose
Siehe Verlauf, genauere Daten fehlen.

Klientenzentrierte Psychotherapie

► Gesprächspsychotherapie

Klinisches Ökologiesyndrom

► Multiple chemische Sensibilität (MCS)

Knochenmarktransplantation

► Organtransplantation

KoE

► Entspannung, Konzentrative (KoE)

Kognitive Ebene

► Verhaltensebene, kognitive

Kognitive Therapie

► Verhaltenstherapie, kognitive

Kognitive Umstrukturierung

► Kognitives Umstrukturieren

Kognitive Variable

► Verhaltensebene, kognitive

Kognitive Verhaltenstherapie

► Verhaltenstherapie, rational-emotive

Kognitives Neubenennen

► Kognitives Umstrukturieren

Kognitives Umstrukturieren

Dr. rer. soz. Dipl. Psych. Sabine Zaudig

Synonyme
Kognitive Umstrukturierung; Uminterpretation; Umattribution; Reattribuierung; Kognitives Neubenennen; (cognitive) restructuring

Definition
Verfahren der ► kognitiven Therapie, bei dem versucht wird, die Ansichten und Gedanken des Patienten über sich selbst, die Umwelt und die Zukunft (kognitive Triade) zu verändern und damit auch sein offenes Verhalten zu beeinflussen.

Indikation
Klinische und empirische Erfahrungen liegen bei zahlreichen Störungsbildern vor. Die am besten empirisch abgesicherten Indikationsbereiche sind ► affektive Störungen, ► Angststörungen, ► somatoforme Störungen, ► Ess-Störungen und ► Persönlichkeitsstörungen.

Kontraindikationen

Kontraindikationen: psychiatrische Störungen, akute Krisenreaktionen.

Durchführung

Im Therapieverlauf werden zunächst **automatische Gedanken** bearbeitet und verändert, bevor man zur Identifikation und Beeinflussung von Grundannahmen übergeht. Zunächst erfolgt die Sammlung automatischer Gedanken durch den Patienten (z. B. Tagesprotokoll automatischer Gedanken), dann die Auseinandersetzung mit den Gedanken mittels der Zwei-Spalten-Technik. Mittels **sokratischer Gesprächsführung** sollen Patienten in die Lage versetzt werden, selbst zu entdecken, dass ihre gewohnte Art zu denken nur eine mögliche Form ist und dass es für die Erklärung eines bestimmten Ereignisses viele andere Interpretationen gibt, die gleichberechtigt bzw. sogar realitätsgerechter sind.

Schließlich wird das **Austesten von Kognitionen** mittels verschiedener Strategien angeregt: Z. B. wird der Patient angeregt, seine schlimmsten Befürchtungen gedanklich durchzuspielen, um zu einer Neueinschätzung der befürchteten Ereignisse zu gelangen (Entkatastrophisieren), oder er wird darin trainiert, Gedanken und Fakten zu unterscheiden, in dem er aufgefordert wird, diese Gedanken in der Realität konkret zu überprüfen (Realitätstesten). Somit stellt das Austesten von Kognitionen eine Kombination kognitiver und verhaltensorientierter Strategien dar.

Volltext

Kognitive Grundannahmen (für eine Person typische Überzeugungen und Regeln) und **automatische Gedanken** (fehlerhafte, verzerrte, unangepasste Bewertungen eines Ereignisses, welche unangenehme Gefühle auslösen) werden in der kognitiven VT als Ursache für die Entstehung und Aufrechterhaltung der ► Depression und anderer so genannter neurotischer Störungen gesehen (Beck 1976, Beck et al. 2000). Die kogni-

tive Umstrukturierung als eine Technik der kognitiven Therapie wurde ursprünglich bei der Behandlung ► depressiver Störungen und mittlerweile bei zahlreichen anderen Störungen mit beachtlichem Erfolg umgesetzt. Da mit dem Begriff der kognitiven Therapie viele unterschiedliche therapeutische Strategien gemeint sind, scheint es für die weitere Überprüfung von deren Wirksamkeit wesentlich die Anwendung spezieller kognitiver Techniken bei spezifischen Störungsbildern differenziert zu beschreiben, da wahrscheinlich eine höchst individualisierte, störungsspezifische Anwendung deren Effekt entscheidend beeinflusst.

Kokain

K

PD Dr. med. Dan Rujescu

Medikamentengruppe

Lokalanästhetikum; Sympathomimetikum

In Deutschland zugelassene Indikationen

Kokain ist das älteste bekannte Lokalanästhetikum. Wegen der hohen Suchtgefahr und der ausgeprägten Toxizität wird es heute so gut wie nicht mehr eingesetzt. Kokain diente aber als Leitsubstanz für viele synthetische Lokalanästhetika wie z. B. Lidocain oder Scandicain.

Sonstige Anwendungsgebiete

Die erste Rezeptur von Coca-Cola enthielt bis 1903 einen Extrakt aus Cocablättern, so dass ein Liter Coca-Cola rund 250 mg Kokain beinhaltete, welches später durch Koffein ersetzt wurde. Der Kokainmissbrauch war im letzten Drittel des 19. Jahrhunderts weit verbreitet und die Gefährlichkeit dieser Substanz wurde nur langsam erkannt.

Pharmakokinetik

Kokain hemmt die Wiederaufnahme von Noradrenalin und Dopamin aus dem synaptischen Spalt in die Neurone und erhöht dadurch die Verfügbarkeit dieser Neurotransmitter im synaptischen Spalt. In höheren Dosen blockiert es zusätzlich spannungsabhängige Natriumkanäle und wirkt dadurch lokalanästhetisch. Die Halbwertszeit der psychischen Wirkung beträgt ca. eine Stunde, die der somatischen ca. fünf bis sechs Stunden. Im Blut ist Kokain für bis zu zwölf Stunden nachweisbar. Die beiden Hauptmetaboliten, Benzylecgonin und Methylecgoninester, können bis zu vier bis sechs Tage nachweisbar sein.

Dosierung

Die i. v.-Dosis liegt bei ca. 15 mg, nasal werden ca. 10–35 mg eingenommen. Es kommt jedoch zu einer raschen Toleranzentwicklung mit zum Teil massiver Dosissteigerung. Zur Lokalanästhesie bei Eingriffen im Kopfbereich sieht die BTMVV Lösungen mit einem Kokaingehalt bis zu 20 % oder Salben mit einem Gehalt bis zu 2 % Kokain vor.

Kontraindikationen

Nicht zutreffend, da illegale Droge.

Nebenwirkungen

Als **unerwünschte Wirkungen** stehen Kopfschmerzen, Hypertonus, Tachykardie und Mydriasis im Vordergrund. Schon bei relativ niedriger Dosierung kann Kokain zu weiten, lichtstarren Pupillen führen. Hypertonie und Tachykardie sind dosisabhängig. Wenn die Hypertonie sehr ausgeprägt ist, kann eine Reflexbradykardie auftreten. Durch den extrem gesteigerten Sympathikotonus kann die arterielle Hypertonie zu intrazerebralen Blutungen und zur Aortendissektion führen. Es sind Myokard-, aber auch Darmischämien und Nierenversagen mit anschließender Dialysepflicht beschrieben worden. Neurologisch sind generalisierte, tonisch-klonische Krampfanfälle,

Bewusstseinsstörung bis hin zu Koma sowie Kopfschmerzen zu beobachten. Leztere können erstes Symptom einer intrazerebralen Blutung sein, die als Folge der extremen Hypertonie auftreten kann. **Psychiatrische Nebenwirkungen** sind Angst, ▶ Agitiertheit, paranoide Symptome, insbesondere aber auch depressive Verstimmung mit stark erhöhter ▶ Suizidalität. Als dauerhafte Folgen eines Gebrauchs von Kokain können die optischen, akustischen oder taktilen ▶ Halluzinationen bestehen bleiben und in eine drogeninduzierte ▶ Psychose übergehen. Der Entzug ist durch depressive Verstimmung, auch mit Suizidgedanken, gekennzeichnet.

Wechselwirkungen

Über die möglichen Wechselwirkungen zwischen Kokain und anderen Drogen oder Medikamenten liegen nur wenig fundierte Erkenntnisse vor. Bei gleichzeitiger Einnahme von Kokain und ▶ MAO-Hemmern kann es zu Erregung, Blutdruckanstieg und Tachykardien mit möglicherweise tödlichem Ausgang durch Kammerflimmern oder Myokardinfarkt kommen. Die Gefahr hypertensiver Krisen besteht auch bei gleichzeitiger Einnahme von Kokain und anderer Sympathomimetika sowie ▶ Antidepressiva.

Wirkmechanismus

Allgemeines Wohlbefinden, Euphorie, gesteigerte Vigilanz, Antriebssteigerung, überhöhtes Selbstvertrauen bis zur Selbstüberschätzung, Angstabbau, Libidosteigerung. Es kann eine verminderte Impulskontrolle, verbunden mit erhöhter Aggressivität, vorkommen. Zusätzlich ist eine lokalanästhetische Wirkung zu beobachten.

Koks

▶ Intoxikation, Kokain

Kolonneurose

▶ Somatoforme autonome Funktionsstörung des unteren Gastrointestinaltraktes

Komorbidität psychischer Störungen

Prof. Dr. med. Michael Zaudig

Definition

Typisch für die neuen ▶ Klassifikationssysteme ICD-10 und DSM-IV-TR ist die Einführung bzw. die Etablierung des Komorbiditätsprinzips.

Komorbidität lässt sich definieren als das Auftreten von mehr als einer spezifisch diagnostizierbaren psychischen Störung bei einer Person in einem definierten Zeitintervall. Als Komorbidität wird das gemeinsame Auftreten verschiedener psychischer Störungen bei einer Person verstanden.

Das Auftreten psychischer Störungen gemeinsam mit körperlichen Erkrankungen wird als Multimorbidität definiert.

Volltext

Wichtig ist auch die Unterscheidung zwischen **Querschnittskomorbidität** und **Längsschnittkomorbidität**. Diese Unterscheidung spielt eine besondere Rolle in epidemiologischen Studien oder Follow-up-Studien. Querschnittskomorbidität meint das simultane Vorkommen verschiedener psychischer Störungen zu einem definierten Zeitpunkt. Längsschnittkomorbidität bedeutet, dass alle relevanten psychischen Störungen während des Lebens benannt werden.

Nach ICD-10 und DSM-IV-TR sind so viele Diagnosen zu verschlüsseln, wie für die Beschreibung des klinischen Krankheitsbildes notwendig sind. Bei mehr als einer Diagnose muss zwischen Haupt- und Nebendiagnosen unterschieden werden, wobei

der Diagnose die Priorität (Hauptdiagnose) zukommt, die die größte klinische Bedeutung hat, d. h. den größten therapeutischen Aufwand bedeutet. Andererseits kann der unmittelbare Anlass für eine Konsultation ebenfalls als Hauptdiagnose definiert werden.

Die **Hauptdiagnose** ist derjenige Zustand, der am Ende der Behandlung als Diagnose feststeht und der Hauptanlass für die Behandlung und Untersuchung des Patienten war. Ist mehr als eine Störung oder Erkrankung präsent, ist diejenige auszuwählen, die den größten Aufwand an Mitteln erforderte. Andererseits kann die Hauptdiagnose auch die Diagnose sein, die rückblickend betrachtet hauptsächlich für den Aufenthalt im Krankenhaus ursächlich war.

Als **Nebendiagnose** sollte jede Bedingung gelten, die eine zusätzliche Behandlung (z. B. unveränderte Weiterführung der hausärztlichen Medikation wie z. B. einer Hypertonie), eine diagnostische Maßnahme (z. B. Stellung von Ausschlussdiagnosen) oder einen erhöhten Pflegeüberwachungs- oder Mobilisationsaufwand erfordert. Im Rahmen der Komorbidität kommt den Nebendiagnosen die Bedeutung verlaufsmodifizierender Variablen und globaler Schweregradindikatoren zu.

Klinisch und insbesondere therapeutisch weisen mehrfache psychische Diagnosen bei ein und demselben Patienten auf eine höhere **Komplexität** und Schwierigkeit der Behandlung hin.

Das Komorbiditätsprinzip erlaubt einerseits Diagnosen aus verschiedenen Klassen (z. B. Angst und Depressionsbereich, nach ICD-10 F3 und F4) und andererseits Diagnosen innerhalb einer diagnostischen Klasse (z. B. ▶ Persönlichkeitsstörungen nach ICD-10 F60). In Störungsklassen wie etwa den Persönlichkeitsstörungen kommt es durch sich zum Teil überschneidende oder gemeinsame diagnostische Kriterien zu einer artifiziellen Häufung von Persönlichkeitsstörungsdiagnosen, so dass beispielsweise in DSM-IV-TR Clus-

K

terlösungen (ABC-Cluster) etabliert wurden.

Die **Bedeutung der Komorbidität** ist vielfältig. Beispielsweise sind Patienten mit komorbiden Störungen in der Regel schwerer krank, die Behandlung ist häufig schwieriger, die Prognose ungünstiger und es bedarf häufig spezifischer individueller Behandlungsstrategien.

Eine besondere Bedeutung bezüglich der Komorbidität haben die Erfassungsstrategien: Die Beurteilung der Komorbidität mittels klinisch gestellter Diagnosen führt meist zur **Unterschätzung von Komorbiditätsraten**, da typischerweise verstärkt auf den aktuellen Querschnitt geachtet wird und häufig (intuitiv) hierarchische Prinzipien favorisiert werden. Andererseits ergeben strukturierte und standardisierte Interviews eine höhere Rate an Komorbidität, d. h. diese führen eher zu einer **Überschätzung der Häufigkeit** psychischer Störungen.

Komplexe posttraumatische Belastungsstörung

▶ Komplexe Störungen

Komplexe Störungen

Dr. phil. Dipl. Psych. Klaus Hartmann

ICD-10/DSM-IV-TR-Klassifikation

Die Bezeichnung „Komplexe Störungen" ist kein offizieller Begriff weder in ICD-10 noch in DSM-IV-TR; sie wird als inoffizieller Orientierungsbegriff für eine Gruppe psychischer Störungen vorgeschlagen, mit welchen Patienten diagnostiziert werden, die an Folgen extremer Traumatisierungen (z. B. längerer und wiederholter ▶ sexueller Missbrauch in der Kindheit, Folter und sexueller Missbrauch, extreme Vernachlässigung und Gewalt in der Kindheit etc.)

leiden. Die therapeutisch hoch relevante Unterscheidung zwischen von Menschen verursachten Traumata oder die Differenzierung zwischen kurz dauernden, einmaligen Traumata (Typ-I) und lang andauernden, mehrfachen Traumata (Typ-II) fand in den existierenden Klassifikationsschemata bislang keine Berücksichtigung. Zu den „Komplexen Störungen" gehören die Begriffe „Komplexe posttraumatische Belastungsstörung" von J. Herman (1992) und „disorders of extreme stress not otherwise specified" (DESNOS) von Davidson und Foa (1991), die von diesen und anderen Autoren vorgeschlagen und in DSM-IV-TR in einem eigenen Abschnitt als „Assoziierte Merkmale und Störungen" aufgenommen wurden, aber keine eigene Diagnose darstellen. In ICD-10 führten ähnliche Überlegungen zu der Kategorie „Andauernde Persönlichkeitsveränderung nach Extrembelastung" und ist dort mit F62.0 allerdings den ▶ Persönlichkeitsstörungen untergeordnet.

Synonyme
Komplexe posttraumatische Belastungsstörung

Englischer Begriff
Disorders of extreme stress not otherwise specified (DESNOS)

Definition
Eine komplexe Störung liegt dann vor, wenn eine Person aufgrund von **extremen Traumatisierungen** in vielen Empfindungs-, Verhaltens- und Beziehungsbereichen so stark beeinträchtigt ist, dass sie ihre Lebensqualität als deutlich eingeschränkt erlebt. Solche Patienten erfüllen gleichzeitig die offiziellen Kriterien einer ▶ Posttraumatischen Belastungsstörung, voll oder zum großen Teil die Kriterien einer ▶ Borderline-Persönlichkeitsstörung, die Kriterien mindestens einer Störung der Kategorie ▶ Dissoziative Störungen sowie die Kriterien einer oder mehrerer Störungen der Kate-

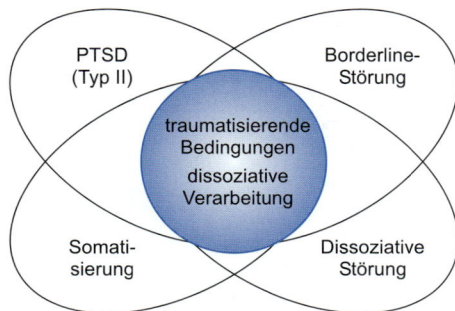

Komplexe Störungen. Abb. 1 Gemeinsamer Nenner.

gorie ▶ Somatoforme Störungen. In der Regel treten als Vordergrundsymptomatik die Symptome von ▶ depressiven Störungen, ▶ Angststörungen, ▶ Substanzenmissbrauch und zum Teil auch von ▶ Zwangsund ▶ Ess-Störungen auf. Entscheidend ist, dass all den Störungsvarianten, die zusammen eine komplexe Störung bilden, die gleiche Ätiologie und Pathogenese zugrunde liegt (Abb. 1).
Spätestens zu Beginn der 90er Jahre wurde die Kritik an dem zu eng gefassten Konzept der Posttraumatischen Belastungsstörung (PTBS) (englische Abkürzung: PTSD) – sowohl in ICD-10 als auch in DSM-IV-TR – geübt. Das Ausmaß und die Vielfältigkeit der Symptomatik und der Langzeitfolgen von schwer traumatisierten Patienten geht weit über die bislang in ▶ Klassifikationssysteme definierte Symptomatik hinaus.
So weisen eine Reihe von PTBS-Forschern darauf hin, dass neben den posttraumatischen Symptomclustern dissoziative Störungen von dissoziativer Amnesie bis zur dissoziativen Identitätsstörung, Somatisierungsstörung und somatoforme Schmerzstörung, posttraumatische Depressionen, Angsterkrankungen einschließlich ▶ Panikstörungen, Ess-Störungen, Substanzenmissbrauch sowie Borderline-Persönlichkeitsstörungen mehr oder weniger stark ausgeprägt mit zum Erscheinungsbild dieser Störung gehören.
Typische, die gesamte Persönlichkeit betreffende, Langzeitfolgen sind ein schwer

gestörtes ▶ Selbstwertgefühl, eine verzerrte Selbstwahrnehmung, eine niedrige Selbstwirksamkeitserwartung (self-efficacy) und häufig zu findende Störungen der Affekt- und Impulskontrolle. Damit ist fast zwangsläufig eine starke Beeinträchtigung der Bindungs- und Beziehungsfähigkeit verbunden, was wiederum die Teilnahme und Integration in sozialen Bereichen sowohl in beruflicher als auch in privater Hinsicht massiv erschwert und den Betroffenen nicht selten – wenn sie sich in Therapie begeben – auf der so genannten Achse II die Diagnose einer ▶ Persönlichkeitsstörung einbringt. Das Selbst- und Weltbild dieser Patienten ist auf schwere Weise erschüttert, so dass ein ausreichend stabiles und kontinuierliches „Funktionieren" auf dieser Basis in der Gesellschaft kaum noch möglich ist.
Dem Komplex der Beeinträchtigungen im Rahmen einer komplexen Störung entsprechen im Wesentlichen die Kriterien der „Störungen durch extremen Stress, die nicht anderweitig spezifiziert sind (DESNOS)":
Störungen der Regulierung des affektiven Erregungsniveaus:
- chronische Affektdysregulation;
- Schwierigkeit, Ärger zu modulieren;
- selbstdestruktives und suizidales Verhalten,
- Schwierigkeiten im Bereich des sexuellen Erlebens, vor allem der Hingabefähigkeit;
- impulsive und risikoreiche Verhaltensweisen.

Störungen der Aufmerksamkeit und des Bewusstseins:
- Amnesie;
- ▶ Dissoziation.

Somatisierung.
Chronische Persönlichkeitsveränderungen:
- Änderung in der Selbstwahrnehmung: chronische Schuldgefühle; Selbstvorwürfe; Gefühle, nichts bewirken zu können; Gefühle, fortgesetzt geschädigt zu

K

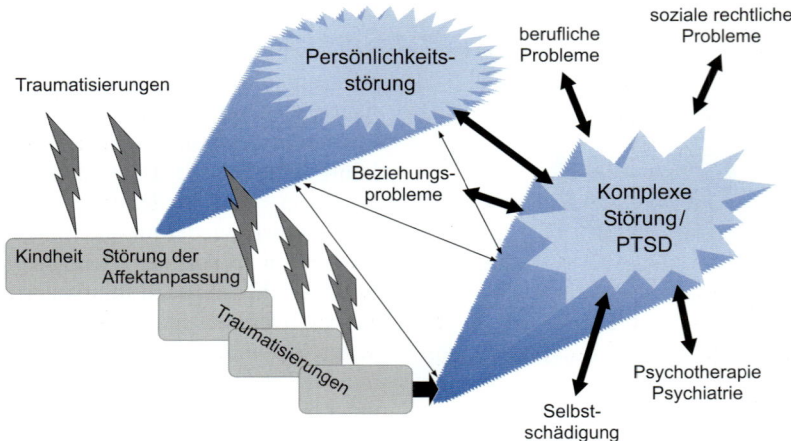

Komplexe Störungen. Abb. 2 Ausschlaggebend für die Ausprägung und Charakteristik einer komplexen Störung sind prä-, peri- und post-traumatische Bedingungen, Art der Traumata, Wechselwirkungen mit Kontextvariablen sowie dysfunktionale interaktionelle, emotionale, kognitive und behaviorale Schemata.

werden;

- Änderungen in der Wahrnehmung des Schädigers: verzerrte Sichtweisen und Idealisierungen des Schädigers;
- Veränderung der Beziehung zu anderen Menschen:
  - Unfähigkeit zu vertrauen und Beziehungen mit anderen aufrechtzuerhalten;
  - die Tendenz, erneut Opfer zu werden;
  - die Tendenz, andere zu Opfern zu machen.

Veränderungen in Bedeutungssystemen:
- Verzweiflung und Hoffnungslosigkeit;
- Verlust der bisherigen Lebensüberzeugungen.

Therapie
Die Behandlung komplexer Störungen erfordert einen **hohen therapeutischen Kompetenzgrad** und einen zum Teil enormen Therapieaufwand, der neben den klassischen psychotherapeutischen Maßnahmen die Einbeziehung weiterer psychosozialer Einrichtungen erfordert. Gründe hierfür liegen in der Vielschichtigkeit der Symptomatik auf den kognitiven, biologischen, emotionalen und sozialen Ebenen.

Des Weiteren erfordern die Art und die Dauer der Traumatisierungen, die Schwere der Störung und der soziale Kontext der Betroffenen eine störungsspezifische, kulturspezifische und personenbezogene Anpassung der Behandlung.
Im Wesentlichen kommen die therapeutischen Verfahren – soweit es die traumabezogenen Aspekte im engeren Sinne betrifft – zur Anwendung, die bei der „► Posttraumatischen Belastungsstörung" angeführt sind, d. h.: psychodynamische Therapieverfahren, imaginative Verfahren, kognitiv-behaviorale Therapieverfahren, ► EMDR bzw. hypnotherapeutische Techniken, Pharmakotherapie, körper- und kunsttherapeutische Verfahren und Gruppentherapie. Allerdings müssen die einzelnen Schwerpunkte der Traumabehandlung sehr sorgfältig auf die jeweils individuell vorliegende Symptom- und Persönlichkeitskonstellation angepasst werden, vor allem dann, wenn eine Borderline-Symptomatik stärker vorhanden ist. Falls eine spezielle Traumabearbeitung angezeigt ist, müssen, wie bei der PTBS auch, vor der Traumaexposition folgende Vorbereitungen (siehe ► PTBS) abgeschlossen sein: Information (Schulung,

Aufklärung), Symptomkontrolle, Trigger-analyse, Stabilisierung und Affekttoleranz. Im Vergleich zur Behandlung einer „einfachen PTBS" kommt bei komplexen Störungen erschwerend hinzu, dass zum Teil **verschiedene Traumaarten** einzeln berücksichtigt werden müssen, dass bei längeren und wiederholten Traumatisierungen während der Kindheit die Beziehungs- und Verhaltensschemata sowie die emotionalen Schemata sich quasi von Anfang an für die damalige Situation notfallmäßig funktional, aber für die Jetztsituation dysfunktional entwickelt haben. Dies bedeutet, dass viele der störungsrelevanten inneren Bedingungen ich-synton sind und stärker als bei Erwachsenen Auswirkungen auf die Persönlichkeitsentwicklung haben. Dadurch beeinflussen die traumatischen Erfahrungen häufig in extremer Weise das Gefühl der persönlichen Sicherheit und Integrität, das Beziehungsmuster zu anderen und prägen das Verhalten zur sozialen Umwelt in intellektueller, emotionaler, behavioraler und biologisch-somatischer Hinsicht. So haben beispielsweise Patientinnen mit frühen sexuellen Gewalterfahrungen eine vierfach erhöhte Morbidität an psychischen Erkrankungen und ein dreifaches Risiko für Alkohol- und Drogenmissbrauch.

Auf dieser Basis wird deutlich, dass Patienten, die eine komplexe Störung haben, ein ebenfalls **komplexes Therapieangebot** benötigen. Eine besondere Schwierigkeit liegt darin, dass die notwendigen therapeutischen und stabilisierenden Maßnahmen in verschiedenen Behandlungsebenen konzeptuell zwar geplant werden können, in der Praxis aber häufig aufgrund unzureichender Koordination und Kompatibilität der Behandlungskonzepte und unklarer Zuständigkeit der beteiligten sozialen Einrichtungen erheblich beeinträchtigt werden. Die immer kürzer werdende Verweildauer für stationäre Aufenthalte, die strenger begrenzte Anzahl von genehmigten Therapiestunden im ambulanten Bereich, der Mangel an teilstationären Einrichtungen

und die Einschränkungen bei sozialen Einrichtungen (therapeutische Wohngemeinschaften, berufliche Umschulung, fehlende Arbeitsplätze etc.) stellen für die Betroffenen und für die Behandler nicht selten rückfallprovozierende Kontextbedingungen dar. Nicht zuletzt aus diesen Gründen wäre eine Berücksichtigung komplexer Störungen in Form einer diagnostischen Kategorie ein Vorteil, da für Betroffene, die unter diesen Störungsbildern leiden, ein großzügigerer Therapieaufwand zugestanden werden könnte, und sie nicht Gefahr laufen, additiv mit einzelnen Diagnosen versehen zu werden, die jeweils mit einem geringeren Schweregrad eingeschätzt werden.

Sofortmaßnahmen

Der Einsatz von Psychopharmaka muss individuell je nach Situation entschieden werden; grundsätzlich kommen die Substanzklassen Sedativa, ▶ Hypnotika, ▶ Neuroleptika, ▶ trizyklische Antidepressiva mit akut sedierendem Effekt infrage, z. B. zur Dämpfung akuter Erregungszustände, Abschirmung gegenüber überwältigendem emotionalen Erleben.

Bei **akuter Dekompensation** (z. B. suizidale Krise oder Selbstverletzung) stationäre Krisenintervention; Stabilisierung und Schutz (z. B. Verhinderung von Täterkontakt, Herstellen von äußerer Sicherheit, sichere Unterkunft, sichere Bezugs- oder Betreuungspersonen, Klärung von Aufenthaltsbedingungen bei Asylanten, eventuell stationäre Aufnahme); schnelle Organisation eines psychosozialen Helfersystems; Informationsvermittlung bezüglich traumatypischer Symptome und Verläufe; frühe Einbeziehung eines traumaerfahrenen Psychotherapeuten.

Verlauf

Therapieverläufe gestalten sich individuell sehr unterschiedlich, sind abhängig von Diagnosestellung, Art der Traumata, Beginn, Dauer und Umstände der Traumatisierung, Art und Umfang des damaligen

K

sozialen Supports, Latenz zwischen Traumatisierung und adäquater Behandlung, Art und Umfang der komorbiden Störungen, Komplexität der Störung (z. B. zusätzliche Borderline-Störung, Suchtverhalten, ▶ selbstverletzendes Verhalten, Beschaffenheit der aktuellen sozialen Kontextvariablen etc.).

Konditionen

▶ Bedingungen, aufrechterhaltende

Konfabulation

Dr. med. Christian Prüter

Definition
Erfundene, aber vom Patienten nicht als solche erkannte, sondern für Erinnerungen gehaltene, Berichte, mit denen Erinnerungslücken ausgefüllt werden. Auf mehrmaliges Nachfragen werden wechselnde Inhalte angeboten, die jeweils aber mit starker subjektiver Gewissheit vertreten werden.

Querverweis Krankheit
Konfabulationen können bei einer Reihe organisch psychischer Störungen auftreten, regelhaft sind sie beim ▶ amnestischen oder ▶ Korsakow-Syndrom zu beobachten.

Konflikt, psychischer

Dipl. Psych. Dr. phil. Hermann Böttcher

Synonyme
Conflict; Confit

Definition
Der psychische Konflikt bezeichnet einen seelischen Zustand des inneren Widerstreits von Motiven, Wünschen, Bedürfnissen, Werten und Vorstellungen, die in gegensätzlicher, unvereinbarer Position gegenüberstehen.

Volltext
Eine Unterscheidung von äußeren (interpersonalen) und inneren (intrapsychischen) Konflikten sowie eine Gliederung nach dem Grad der Bewusstheit der Konflikte in bewusste, teilbewusste und unbewusste Konflikte ermöglicht eine Orientierung in den zur „Natur des Menschen" (Rank) gehörigen Phänomenen.

Die Konfliktforschung der empirisch-experimentellen Psychologie hat sich über viele Jahrzehnte um eine Konfliktdefinition bemüht, in der Appetenz und Aversion als gegensätzliche Zielrichtungen unterschieden und als Gradienten bestimmbarer Steilheit eine Konflikttheorie der Frustration begründen.

Die Ergebnisse fanden Anwendung im **Konfliktmanagement** mit dem Ziel, in verschiedenen sozialen Konstellationen (z. B. Berufsgruppe und Betrieb, Ehe und Familie, Freizeitgruppe und politische Partei) Konfliktlösungen auszuhandeln, die für alle Beteiligten vorteilhaft sind, indem mit kooperativen Strategien gegenseitiger Unterstützung beim Finden gemeinsamer Ziele Veränderungsprozesse in Gang gesetzt werden.

Die **tiefenpsychologische Orientierung** in klinischer Psychologie, Neurosenlehre und ▶ Psychotherapie postuliert ein psychodynamisches Konfliktverständnis: Intrapsychische unbewusste Konflikte bilden den zentralen pathogenen Wirkmechanismus der Neurose. Es sind nicht-erlebbare Gegensätzlichkeiten und Problembereiche des Erlebens und Handelns, die zeitlich überdauernd bestehen, ohne dass bisher eine zufriedenstellende Bewältigung möglich war (OPD-Arbeitskreis 1998). Sie manifestieren sich in allen wesentlichen Lebensbereichen des Menschen: Partnerwahl, Bindungsverhalten, Familienleben, Beruf, Besitz- und Krankheitsverhalten.

Eine zentrale ubiquitäre Konfliktkonstellation (intrapsychischer Konflikt) aller Menschen (schon von Hegel und Fichte beschrieben) besteht zwischen der Tendenz zur Individualisierung einerseits und zur Verschmelzung und dem Aufgeben der Individualität andererseits (**Autonomie-Abhängigkeit-Konflikt**), gleichzeitig basaler Grundkonflikt der Neurosenpsychologie. Dabei ist die Bipolarität keineswegs ausreichend, um diesen Grundkonflikt zu charakterisieren. Entscheidend für das Entstehen der Konfliktspannung ist, dass die Erfüllung des Wunsches nach Autonomie, z. B. mit der Entwicklung eigener Wertvorstellungen, die sich von denen der Eltern unterscheiden, die Angst vor dem Verlust von Zugehörigkeit, Sicherheit und Geborgenheit in der Beziehung zu den Eltern entsteht. So ist der Konflikt eine ▶ Ambivalenz zwischen zwei unterschiedlichen Beziehungswünschen mit der Gefahr, durch die Erfüllung des einen Wunsches den Verlust der anderen wichtigen Beziehung erleiden zu müssen.

In allen Konflikten kontrastieren elementare Wünsche mit elementaren Ängsten; ihre Bewältigung erfordert seelische Abwehroperationen, die sich in der gesamten Entwicklung des Menschen von der Kindheit bis zum Erwachsenenalter differenziert herausbilden und über Verdrängung der bedrohenden Ängste das seelische Gleichgewicht zu erhalten suchen.

Im Inventar zur **Operationalen Psychodynamischen Diagnostik (OPD)** werden folgende Konflikte unterschieden und individuell beim Patienten bestimmt:

- Abhängigkeit versus Autonomie,
- Kontrolle versus Unterwerfung,
- Versorgung versus Autarkie,
- Selbstwertkonflikte (Selbstwert versus Objektwert),
- Über-Ich- und Schuldkonflikte,
- Ödipale und sexuelle Konflikte,
- Identitätskonflikte,
- fehlende Konflikt- und Gefühlswahrnehmung.

Da diese Konflikte ihrerseits nicht unabhängig voneinander sind, sondern in einer bestimmten Beziehung zueinander stehen, hat es sich bewährt, eine Neurosenpsychologie mit vier Grundkonflikten der individuellen Psychodiagnostik zugrunde zu legen. Das sind der Grundkonflikt der Nähe, der depressive Grundkonflikt, der Grundkonflikt der Autonomie und der Grundkonflikt der Identität.

Während früher die Triebtheorie der ▶ Psychoanalyse den Ödipuskonflikt als zentralen Konflikt jeder Neurose ansah, begründen in der gegenwärtigen Psychoanalyse neue theoretische Konzepte, wie z. B. die Objektbeziehungstheorie, einen Zusammenhang zwischen der Verinnerlichung in der Kindheit erlebter interpersoneller Beziehungen von emotionaler Vernachlässigung, Misshandlung, Nichterfüllung kindlicher Grundbedürfnisse und der Herausbildung psychischer Strukturen der Persönlichkeit. Konflikte werden in dieser Sicht als verinnerlichte Beziehungskonflikte verstanden.

Konfrontation

▶ Exposition

Konsequenzen, externe, interne, kurz- und langfristige

Dr. rer. soz. Dipl. Psych. Sabine Zaudig

Definition

Externe Konsequenzen sind Folgen eines (operanten) Verhaltens, die in der äußeren

Umgebung/Umwelt wirksam werden (z. B. Fremdverstärkung). Davon zu unterscheiden sind interne Konsequenzen, die sich auf nicht offen beobachtbare Verhaltensfolgen (z. B. Gedanken, Selbstbewertungen, (neuro-)physiologische Bedingungen) beziehen.

Volltext

Operantes Verhalten wird häufig durch multiple Konsequenzen bestimmt; dabei spielt neben der Kontiguität, d. h. der zeitlich-räumliche Abstand zwischen Verhalten und Folgen (kurz- bzw. langfristige Konsequenzen), auch die Bilanz aus positiven, neutralen und negativen Konsequenzen eine Rolle. Ferner ist der Verstärkerplan, der das Kontingenzverhältnis (konstant versus intermittierend) zwischen einer Reaktion und deren Konsequenzen beschreibt, relevant für die Wirksamkeit von Verhaltenskonsequenzen auf die zukünftige Auftretenswahrscheinlichkeit des Verhaltens.

Empirisch belegt sind kurzfristige Konsequenzen verhaltenswirksamer als langfristige.

So wird z. B. zwanghaftes Händewaschen durch die kurzfristig einsetzende Spannungsreduktion wirksamer (negativ) verstärkt, als dass die langfristig aversive Konsequenz der eingeschränkten Lebensqualität und Hauttrockenheit bestrafend wirkt.

Konsil- und Liaisonpsychosomatik

Prof. Dr. med. Volker Köllner

Synonyme

Konsildienst; Liaisondienst; Psychosomatischer Konsil- und Liaisondienst

Definition

Psychosomatische Medizin kann über Konsil- und/oder Liaisonmodelle in die Organmedizin integriert sein. Im Vergleich zum traditionellen Konsiliarmodell findet im Liaisondienst eine stärkere Integration über gemeinsame Visiten und Sprechstunden statt (Tabelle 1).

Volltext

In Europa werden die psychosomatische Medizin und ▶ Psychotherapie über unterschiedliche Modelle des Konsiliar- und Liaisondienstes (K/L-Dienstes) integriert. In Deutschland gibt es für die psychosomatische Medizin im stationären und ambulanten Bereich zwei unterschiedliche Modelle der Integration. Im Konsiliarsystem werden die Patienten in der Psychosomatik vorgestellt; dort wird dann die entsprechende Diagnostik und Therapie durchgeführt. Im Liaisonsystem arbeiten beide Fachrichtungen unter einem Dach; die Patienten werden auch vom Psychotherapeuten in der

Konsil- und Liaisonpsychosomatik. Tab. 1 Merkmale des Konsil- und des Liaisondienstes nach Köhle et al. (1996).

Merkmal	Konsiliardienst	Liaisonsystem
Erstkontakt zum Patienten	durch den psychotherapeutischen Konsiliarius	gemeinsam oder durch den somatischen Arzt
Ort	bei ambulanten Patienten meist in der psychosomatischen Abteilung	in der somatischen Abteilung
Kommunikation untereinander	Arztbriefe, Fallkonferenzen	regelmäßiger Austausch, flexible kurze Besprechungen
Supervision	nicht vorgesehen	wechselseitige kollegiale oder externe Supervision des gesamten Teams in größeren Abständen

ihnen vertrauten Umgebung der somatischen Klinik gesehen. Häufig erfolgt die Betreuung auch vollständig durch den somatischen Arzt, der von seinem psychotherapeutischen Fachkollegen entsprechende Beratung und ▶ Supervision erhält. Hinzu kommen gemeinsame Gespräche mit dem Patienten sowie regelmäßige Teambesprechungen und gemeinsame Supervisionen. Liaisonpsychosomatik hat die Vorteile einer intensiven Schulung der somatischen Kollegen und einer besseren Akzeptanz durch die Patienten.

Konsildienst

▶ Konsil- und Liaisonpsychosomatik

Kontextbedingungen

▶ Bedingungen, von Verhalten

Kontextuelle Verhaltensanalyse

▶ Mikroanalyse

Kontrollierte Praxis

▶ Diagnostischer Prozess, allgemein

Kontrollierter Alkoholkonsum

▶ Trinken, kontrolliertes

Kontrollverlust

Dipl. Psych. Kathrin Bernardy

Synonyme
Verlust der Selbst-Impulssteuerung; Selbstkontrollverlust; Impulskontrollstörung

Definition
Das Konzept der (Selbst-)Kontrolle bzw. Selbststeuerung beschreibt vor allem die Fähigkeit, steuernd mit den eigenen Impulsen, Affekten und dem ▶ Selbstwertgefühl umzugehen. Resultat ist die Fähigkeit, sich selbst verantwortlich als Urheber eigenen Handelns erleben zu können.
Beim Verlust oder Einschränkung dieser Fähigkeit kommt es zu impulsivem Verhalten, das heftige aggressive Durchbrüche bis zur psychotischen Erregung beinhalten kann. Dieses Verhalten kann vom Betroffenen selbst als dyston, überwältigend und leidvoll erlebt werden und wird von der Umwelt als feindselig und inadäquat zurückgewiesen. Triebwünsche können nicht sozial adäquat und gemäß eigener Wertvorstellungen erfüllt, aufgeschoben oder verlagert werden. Das impulsive Verhalten wird oft durch unangenehme Affekte ausgelöst, die intrapsychisch nicht verkraftet werden können (Arbeitskreis OPD 1998).

Querverweis Krankheit
Traditionelle Störungen der Impulskontrolle sind die ▶ Kleptomanie, ▶ Pyromanie, die Spielsucht und die Poriomanie. Einschränkung oder Verlust der Kontrolle können bei vielen Erkrankungen vorkommen, insbesondere bei organisch psychiatrischen Syndromen, psychotischen Erkrankungen, hyperkinetischen Störungen, ▶ affektiven Störungen und ▶ Persönlichkeitsstörungen. In der psychoanalytischen Theorie sind Störungen der Kontrolle Hinweise auf das Vorliegen einer strukturellen Pathologie.

K

Konversion

▶ Psychosomatik, psychosomatische Krankheit

Konversionshysterie

▶ Hysterie

Konversionsneurose

▶ Hysterie

Konzentration

▶ Meditation

Konzentrative Selbstentspannung

▶ Autogenes Training

Kopfschmerz vom Spannungstyp

▶ Spannungskopfschmerz

Koronare Herzerkrankung

▶ Koronare Herzkrankheit (KHK)

Koronare Herzkrankheit (KHK)

Prof. Dr. med. Volker Köllner

ICD-10/DSM-IV-TR-Klassifikation

Die koronare Herzkrankheit mit ihren unterschiedlichen Manifestationen wird in ICD-10 mit I20–I25 codiert. Für psychische Einflüsse auf den Krankheitsverlauf, wie z. B. dysfunktionales Krankheitsverhalten oder pathologische Stressverarbeitung, wird zusätzlich die Kategorie F54 „Psychische Faktoren oder Verhaltensfaktoren bei andernorts klassifizierten Erkrankungen" codiert. Bei psychischen Symptomen als Folge der KHK ist eine ▶ Anpassungsstörung (F43.2) oder, wenn die diagnostischen Kriterien erfüllt sind, eine andere psychische Störung zu codieren, z. B. eine ▶ depressive Episode.

Synonyme

Stenosierende Koronarsklerose; Koronare Herzerkrankung; Ischämische Herzerkrankung

Englischer Begriff

Coronary heart disease; Coronary artery disease; Ischemic heart disease

Definition

Primäre Koronarinsuffizienz: Häufigste Ursache ist eine Arteriosklerose der großen Herzkranzgefäße oder eine Mikroangiopathie der kleinen Koronararterienäste. Die Erkrankung verläuft meist chronisch und kann über lange Zeit trotz ausgeprägter morphologischer Veränderungen asymptomatisch bleiben (stumme Ischämie). Klinische Manifestationen sind vor allem Angina pectoris, Myokardinfarkt, Linksherzinsuffizienz, Herzrhythmusstörungen und der plötzliche Herztod. In den verschiedenen Stadien der Erkrankung spielen unterschiedliche psychosoziale Faktoren eine Rolle:

- Als Risikofaktoren für die Entstehung einer KHK spielen verhaltensbezogene Risikofaktoren (Lifestyle-Variablen) wie Rauchen, cholesterinreiche Ernährung und Bewegungsmangel eine entscheidende Rolle. Groß angelegte epidemiologische Studien zeigten, dass auch eine ▶ Depression oder negative Emotionalität (Kombination aus Depressivität, Feindseligkeit, Ängstlichkeit und Müdigkeit) mit einem erhöhten Herzinfarktrisiko einhergeht, während eine optimistische Grundhaltung und soziale Unterstützung einen protektiven Effekt haben.
- Psychosoziale Risikofaktoren wie Depressivität, ▶ Typ-D-Persönlichkeit, Feindseligkeit, Ärger sowie akuter und chronischer ▶ Stress scheinen zu beeinflussen, wann eine lange Jahre blande verlaufende KHK in die akute Phase eintritt, also wann es zum Infarkt oder plötzlichen Herztod kommt.
- Nach einem kardialen Ereignis kann es reaktiv zu psychischen Störungen wie einer depressiven Episode, einer ▶ Angststörung oder einer posttraumatischen Belastungsstörung (siehe ▶ Belastungsstörung, posttraumatische) kommen. Die Depression ist hierbei mit einer signifikant erhöhten kardialen Mortalität verknüpft.

Therapie

pharmakologisch

Im Falle einer komorbiden Depression sollten wegen der geringeren kardialen Nebenwirkungen und der besseren Steuerbarkeit SSRI-▶ Antidepressiva eingesetzt werden (Cave: QTc Zeit).

psychotherapeutisch

Multimodale verhaltensmedizinische Therapieprogramme sind gut zur Sekundär- und Tertiärprävention (Reduktion verhaltensbezogener und psychosozialer Risikofaktoren) geeignet. Von besonderer Bedeutung sind hier zusätzlich Koronarsportgruppen, die die positiven Effekte von körperlichem Training und sozialer Unterstützung miteinander verbinden. Auf eine Weiterbildung der Gruppenleiter hinsichtlich psychosozialer Aspekte der KHK und ▶ Entspannungsverfahren ist hierbei zu achten. Bei ausgeprägter Risikopersönlichkeit und entsprechender ▶ Therapiemotivation kann auch eine psychodynamische Psychotherapie (siehe ▶ Psychotherapie, psychodynamische) indiziert sein.

Psychische Störungen nach einem kardialen Ereignis sollten therapiert werden wie entsprechende Erkrankungen ohne kardiale Komorbidität. Bei Expositionsverfahren sollte Rücksprache mit dem behandelnden Kardiologen genommen werden, eine Kontraindikation ergibt sich aber nur bei schwerer Herzinsuffizienz oder bei Herzrhythmusstörungen.

Wirksamkeit

Die Wirksamkeit multimodaler verhaltensmedizinischer Interventionen ist gut belegt. Darüber, ob sich mit einer psychotherapeutischen oder -pharmakologischen Therapie depressiver Koronarpatienten deren erhöhtes Mortalitätsrisiko senken lässt, ist noch keine definitive Aussage möglich; bisherige Befunde waren eher enttäuschend.

Sofortmaßnahmen

Bei akutem Myokardinfarkt können Benzodiazepine indiziert sein, da ausgeprägte Angst in der Frühphase nach einem Myokardinfarkt zu einer erhöhten Mortalität beiträgt

Epidemiologie und Verlauf

Depressionen sind nach einem Herzinfarkt ausgesprochen häufig (16–30 %), werden aber selten erkannt oder adäquat behandelt. Bei Patienten nach invasiven medizinischen Behandlungsmaßnahmen oder Reanimation fand sich gehäuft eine posttraumatische Belastungsstörung.

K

Körperdysmorphe Störung

Prof. Dr. med. Michael Zaudig

ICD-10/DSM-IV-TR-Klassifikation

Während DSM-IV-TR die körperdysmorphe Störung als eine eigenständige Kategorie der somatoformen Störungen behandelt, wird sie in ICD-10 als eine Variante der ▶ hypochondrischen Störung gesehen. Zur Diagnosestellung der körperdysmorphen Störung ist eine Orientierung an DSM-IV-TR schlüssiger und angemessener.

Die DSM-IV-TR-Kriterien verlangen eine Einengung auf eine nicht-wahnhafte, jedoch überwertige Beschäftigung mit einem vermeintlichen, objektiv nicht existierenden oder allenfalls geringfügigen Defekt des körperlichen Erscheinungsbilds. Darüber hinaus muss die Störung ein hohes subjektives Leiden und eine bedeutsame Behinderung in diversen psychosozialen Bereichen verursachen, andere psychische Störungen müssen ausgeschlossen sein. Patienten mit einer körperdysmorphen Störung können zusätzlich die Diagnose einer ▶ wahnhaften Störung mit körperbezogenem ▶ Wahn bekommen, wenn ihre Beschäftigung mit einem vermeintlichen Defekt im Aussehen wahnhaftes Ausmaß annimmt.

Synonyme

Dysmorphophobie

Englischer Begriff

Bodydysmorphic Disorder; Dysmorphophobia

Definition

Begriffsgeschichte

Bereits 1886 beschrieb Morselli die „Missgestaltsfurcht" als eine überwertige oder gar wahnhafte Überzeugung, dass ein Körperteil verunstaltet sei, obwohl er objektiv als normal erschien. Die intensiv durch die Medien vermittelten Schönheitsideale geben das Muster vor, der eigene Körper ist verfügbar, veränderbar geworden, und der Jugendwahn hat dazu geführt, dass US-Teenager sich schon mit 15 Jahren die Nase operieren lassen oder sich zum Highschool-Abschluss eine Brustvergrößerung wünschen. Täglich wird von perfekten sportlichen Körpern berichtet; eigene Zeitschriften existieren, um ein perektes body-styling anzupreisen. Bereits die Kinder werden durch körperideale Puppen auf die Notwendigkeit einer einwandfreien, in der Natur kaum vorkommenden Körperoberfläche geprägt. Die ästhetisch-plastische Chirurgie boomt. Das „Sein" wird zunehmend vom „Design" bestimmt. Wen verwundert es da, dass körperdysmorphe Störungen offenbar zunehmend ein medizinisch-therapeutisches Problem darstellen. Gesundheitsmarkt und Beauty-Zentren gaukeln vor, ein perfektes Äußeres biete auch ein psychisch stabiles Ich an. Schon aufgrund der „Body-Culture" ist häufiger schwer zu entscheiden, ob es sich um eine normale (kulturabhängige) Beschäftigung mit der äußeren Erscheinung handelt oder um ein spezifisches Krankheitsbild.

Klinik

Im Gegensatz zu einer üblichen oder normalen Beschäftigung mit der äußeren Erscheinung nimmt das Eingenommensein von Gedanken über das eigene Aussehen bei der körperdysmorphen Störung übermäßig viel Zeit in Anspruch und führt zu starken Leiden oder deutlichen Beeinträchtigungen in sozialen, beruflichen oder anderen wichtigen Funktionsbereichen. Subjektiv besteht das Gefühl, hässlich zu sein, einen ästhetischen Mangel im äußeren, körperlichen Erscheinungsbild zu zeigen, der in den Augen der anderen zur Zielscheibe von Spott, Beachtung und Beschämung werde. Syndromal imponiert also eine Störung des Körperbilds in seinen subjektiven und interpersonalen Dimensionen.

Die **Beschwerden** können sich auf die Größe oder Asymmetrie von Körperteilen, insbesondere Nase, Augen, Ohren, Brust, aber auch Oberkörper, Armlänge, Beinlänge usw. beziehen. Andere Klagen sind angebliche oder eingebildete Schönheitsfehler von Gesicht oder Kopf, wie z. B. Haarausfall, Akne, Falten, Narben, Gefäßzeichnungen, Blässe oder Rötung der Haut, Schwellungen, Gesichtsasymmetrien oder Disproportionalität oder starke Gesichtsbehaarung. Größe oder Form von Nase, Augen, Augenlidern, Augenbrauen, Ohren, Mund, Lippen, Zähnen, Kiefer, Kinn, Wangen oder Kopf, von Genitalien, Brüste, Gesäß, Bauch, Hände, Füße, Hüften können beklagt werden.

Übermäßige Beschäftigung kann **mehrere Körperteile** gleichzeitig betreffen. Die Sorgen der Betroffenen sind ihnen oft selbst peinlich, daher vermeiden sie es, ihre „Entstellung" detailliert zu beschreiben, und beziehen sich stattdessen eher auf ihre generelle Hässlichkeit. Die vermeintliche Deformierung wird als äußerst schmerzlich, quälend oder vernichtend bezeichnet. Auffällig ist auch, dass Versuche unternommen werden, den angenommenen Defekt zu überdecken (z. B. mit Make-up, zwanghafte Kontrollrituale, insbesondere vor dem Spiegel, oft drei bis fünf Stunden täglich), so genannte „safety behaviours" zur Vermeidung von Aufmerksamkeit durch andere (Helligkeit meiden, sozialer Rückzug aus Situationen, in denen andere den vermeintlichen Makel wahrnehmen könnten). Häufiges (oft auch ritualisiertes) Überprüfen der vermeintlichen Entstellung und übermäßiges Pflegeverhalten können auftreten, wie z. B. exzessives Kämmen der Haare, Haarentfernung, ritualisiertes Auftragen von Make-up oder Abzupfen von Hautresten. Obwohl das Überprüfen und das Pflegen ausgeführt werden, um Angst zu reduzieren, intensivieren diese Verhaltensweisen die Besorgnis eher noch und erhöhen die damit verbundene Angst.

Differentialdiagnostisch sind die körperdysmorphen Beschwerden von einer Reihe ähnlicher psychopathologischer Zustandsbilder abzugrenzen:

Beim **hypochondrischen Syndrom** steht im Gegensatz zur körperdysmorphen Störung die körperliche Gesundheit insgesamt oder eine vermeintlich krankhaft veränderte Körperfunktion im Zentrum der Befürchtung und nicht der schamvoll erlebte vermeintliche ästhetische Körpermangel.

Beim **anorektischen Verhalten** rücken der Körper insgesamt, die globale Erscheinungsform, das Körpergewicht und insbesondere die Körperschemastörung in den Vordergrund.

Die **Erythrophobie** teilt mit dem körperdysmorphen Syndrom ähnliche Grundzüge: Die Beschämung des betroffenen Individuums ist im ersteren Fall als interpersonales Affektsignal in sozialen Situationen unverkennbar, bei der körperdysmorphen Störung hingegen meist ein sehr privates, sozial abgeschirmtes Erleben.

Personen mit einer vermeidenden, selbstunsicheren ► Persönlichkeitsstörung oder einer sozialen Phobie machen sich häufig Sorgen über einen peinlich wirkenden Mangel in der äußeren Erscheinung. Diese Sorge steht jedoch meistens nicht im Mittelpunkt, nimmt nicht übermäßig viel Zeit in Anspruch und verursacht weniger Leiden und Beeinträchtigung.

Betroffene mit einer körperdysmorphen Störung haben zwar häufig ► Zwangsgedanken über ihr Äußeres und eventuell damit zusammenhängende ► Zwangshandlungen (z. B. Überprüfen im Spiegel), die separate Diagnose einer ► Zwangsstörung wird jedoch nur dann gestellt, wenn sich die Zwangsgedanken oder Zwangshandlungen nicht nur auf Sorgen um das Aussehen beschränken.

Bei der ► Trichotillomanie steht nicht die Besorgnis um das eigene Aussehen im Vordergrund, im Gegenteil, hier entstellen sich die Betroffenen im extremen Ausmaß.

Eine **wahnhaft körperdysmorphe Störung** liegt dann vor, wenn die Beschäftigung mit einem vermeintlichen Defekt im Aussehen wahnhaftes Ausmaß annimmt.

Therapie

Im Kontext konsiliarischer Tätigkeit, insbesondere bei Dermatologen und plastischen Chirurgen ist die Differentialdiagnostik äußerst wichtig, ferner das Ausmaß der Krankheitsüberzeugung abzuklären, das objektive Ausmaß der beklagten Deformität zu erfassen.

pharmakologisch

▶ Neuroleptika scheinen dann erfolgreich zu sein, wenn die körperdysmorphen Beschwerden wahnhaften Charakter besitzen. Diesbezüglich liegen nur wenige unkontrollierte Studien vor. ▶ Selektive Serotonin-Wiederaufnahmehemmer scheinen zu wirken; auch hier liegen nur wenige Erfahrungsberichte vor.

psychotherapeutisch

Verhaltenstherapeutische Ansätze konzentrieren sich in erster Linie auf die Reduktion sozialer Ängste, den Abbau von Vermeidungsverhalten und bemühen sich um ein adäquateres Coping. Kognitiv-verhaltenstherapeutische Verfahren sind vor allen Dingen im Gruppensetting wirksam; es liegen einige kontrollierte Therapiestudien vor.

Epidemiologie

Schätzungen der Prävalenz sind inkonsistent. Die Häufigkeit in der Allgemeinbevölkerung dürfte unter 1 % liegen. Patienten mit dieser Störung stellen sich selten in psychiatrischen oder psychosomatischen Praxen oder Kliniken vor, eher in der Dermatologie, HNO oder plastischen Chirurgie. Etwa 6 % der Patienten einer plastisch-kosmetischen chirurgischen Abteilung erfüllten die diagnostischen Kriterien für eine körperdysmorphe Störung, 18 % wiesen unterschwellige körperdysmorphe Beschwerden auf.

Verlauf

Typischerweise beginnen körperdysmorphe Beschwerden in der Adoleszenz. Die körperdysmorphe Störung besitzt eine starke Neigung zur Chronizität; die immer gleichen Klagen persistieren unverändert über Jahre hinweg, fluktuieren aber in ihrer Intensität. Nicht selten ist ein Übergang in eine wahnhafte Störung zu beobachten. Eine ausgeprägte Komorbidität mit ▶ depressiver Episode kann den Verlauf zusätzlich komplizieren.

Körperdysmorphe Störung, nicht-wahnhafte

▶ Körperdysmorphe Störung

Körperliche Misshandlung

▶ Misshandlung

Körperliche Vernachlässigung

▶ Misshandlung

Körper-Massen-Index

▶ Body-Mass-Index (BMI)

Körperpsychotherapie

▶ Körpertherapie

Körperschemastörung

Dipl. Psych. Eva-Maria Meiser

Definition

Die Körperschemastörung ist ein Kernsymptom der ▶ Anorexia nervosa und partiell der ▶ Bulimia nervosa. Es handelt sich um eine Störung der Körperwahrnehmung, die besonders bei anorektischen Patientinnen auftritt. Es imponiert die Überschätzung des eigenen Körperumfangs, besonders bestimmter körperlicher Bereiche, wie z. B. Bauch, Oberschenkel und Hüften. Die Patientinnen halten sich trotz Untergewicht für zu dick. Es besteht ein übertriebener Einfluss des Körpergewichts oder der Figur auf die Selbstbewertung. Die Angst zuzunehmen, besteht als tiefverwurzelte überbewertete Idee. Die Körperschemastörung steht in direktem Zusammenhang mit dem gestörten Essverhalten. Deshalb wird insbesondere in der ▶ stationären Psychotherapie versucht, das gestörte Körpererleben mittels ▶ Körpertherapie zu modifizieren.

Querverweis Krankheit

Anorexia nervosa; Bulimia nervosa

Körpertherapie

Dipl. Psych. Walter Hauke

Synonyme

Körperpsychotherapie; Leibtherapie

Definition

Körpertherapien intendieren eine Veränderung von Verhalten und Erleben zu therapeutischen Zwecken unter Einsatz nonverbaler Interventionen wie z. B. willkürliche Atemveränderungen, Druck auf definierte Muskelpartien, Ausführen von Bewegungsübungen etc. Sie nutzen dabei den Effekt, dass emotionale Erlebnisse in kör-

perlichen Strukturen abgespeichert werden können (sogenanntes „Körpergedächtnis"). Man unterscheidet zwei große Gruppen von Verfahren

- die konfliktzentriert-aufdeckenden (z. B. neo-reichianische Ansätze) und
- die funktional-übenden Verfahren (z. B. Feldenkrais),

wobei letztere auch eine gewisse Verwandtschaft mit traditionellen fernöstlichen Verfahren wie z. B. Tai-Chi haben.

Voraussetzung

Körpertherapien können bei einer Vielzahl von psychosomatischen Störungen eingesetzt werden, insbesondere bei ▶ Persönlichkeitsstörungen, somatoformen Störungen, ▶ Zwangsstörungen und Symptombildern mit Tonusanomalien.
Sie bieten sich im Rahmen dieser Problembilder insbesondere an bei übermäßiger kognitiver Dominanz der betreffenden Person, bei sehr basalen Kommunikationsdefiziten und bei Problemen der differenzierten Wahrnehmung von Emotionen.
Bei den Voraussetzungen von Seiten des Behandlers ist die persönliche Eignung wichtig, da der Therapeut das ausschlaggebende Medium für diese Art von therapeutischer Intervention ist. Insbesondere muss er bezüglich der Kontaktgestaltung über ein sehr weites Spektrum von klarer Grenzsetzung bis hin zu beständiger Zuwendung auch in starken Krisensituationen verfügen. Von den allgemeinen Settingbedingungen her ist die momentane Belastbarkeit des Patienten genau zu verifizieren und im Zweifelsfall dem stationären Setting der Vorzug zu geben.

Kontraindikationen

Körpertherapien sind kontraindiziert bei Personen mit psychotischer ▶ Vulnerabilität, da emotionale Inhalte freigesetzt werden könnten, welche aktuell nicht integrierbar sind, so dass ein psychotischer

K

Schub die Folge sein könnte. Die Indikation ist ferner mit großer Vorsicht zu prüfen bei ▶ posttraumatischen Belastungsstörungen, da durch die Berührungen die Gefahr einer Retraumatisierung gegeben sein könnte, ebenso bei histrionisch strukturierten Personen, da massives Agieren die Folge sein könnte.

Durchführung

Bei den **konfliktzentrierten Verfahren** wird das psychische Ausgangsproblem, mit welchem der Patient kommt, als Ausdruck früh verdrängter, weil unerträglicher Gefühle gesehen, welche dabei auch zur körperlichen Veränderung geführt haben (z. B. Muskelverspannungen, Atemverhaltung etc.). Damit ist die gesunde Selbstregulation und Entwicklungsfähigkeit des Organismus blockiert. Der Therapeut versucht nun Bewusstheit („awareness") zu fördern, indem bezüglich Sprache, Gestik, Wahrnehmungen, Körperhaltungen und Muskelbeschaffenheit Besonderheiten des Patienten im Ausdrucksgehalt herausgearbeitet werden, um bislang unakzeptable Impulse bewusst und integrierbar zu machen. Nach dem Abschluss dieses Prozesses, der für den Patienten üblicherweise mit beträchtlicher temporärer Irritation einhergeht, muss keine Energie mehr für die Abspaltung problematischer Empfindungen aufrechterhalten werden; diese steht somit für die gesunde Entwicklung des Betroffenen zur Verfügung, wodurch auch die Symptome verschwinden. Die verschiedenen Ansätze unterscheiden sich darin, wie dieses einheitliche Ziel verfolgt wird, z. B. die eher klassisch-reichianisch orientierten mit dem Vorgeben bestimmter Körperübungen (z. B. „Stresspositionen" oder taktile Intervention), die gestaltorientierten, z. B. durch Personifizierung der oben genannten Verhaltensfragmente (Technik des „hot chair" etc.).

Die **funktional-übenden Verfahren** unterscheiden sich markant von der ersten Gruppe durch fehlende Annahme eines zentralen Konflikts, welcher die persönliche Entwicklung hemmt. Vielmehr ist es auch hier das Ziel, die Reife zu fördern und damit entsprechende Defizite auszugleichen. Repräsentativ für die zahlreichen Ansätze seien im Folgenden zwei angeführt:

- Bei der **Atemarbeit nach Middendorf** wird ein idealer, unblockierter Atemrhythmus mit Hilfe von Druckpunktübungen, Dehnungen, Vokalraumübungen etc. angestrebt, durch welchen unbewusste Inhalte offen gelegt und bislang nicht ausgenutzte Kräfte frei werden.

- Bei der **Psychotonik-Arbeit nach Glaser** werden in Orientierung an sechs archaischen Grundthemen des Verhaltens, welche in ihrer muskulären Dominanz den sechs Hauptmeridianen der chinesischen Akupunktur entsprechen, mit Hilfe von Bezugsübungen zu Gegenständen, vor allem aber zu anderen Personen Verbesserungen der kommunikativen Fähigkeiten und damit zugleich ein ausgeglichenes, gesundheitsförderndes Gesamtspannungsverhalten der Person („Eutonie") angestrebt.

Volltext

Körpertherapien kommen als alleiniges oder ergänzendes Verfahren (typischerweise im stationären Setting in der Psychosomatik) zum Einsatz, wenn mit kognitiv-verbalen Methoden kein ausreichender Problemzugang gewährleistet ist. Körpertherapien haben eine lange Tradition: Bei den konfliktzentriert-aufdeckenden Verfahren leistete Wilhelm Reich in den USA in Anlehnung an Freuds Konzept des Widerstands Pionierarbeit mit dem Konstrukt der „Charakterpanzerung"; seine Schüler Pearls und Lowen und später auch Janov modifizierten seine Ideen zu eigenen Ansätzen, wobei durchaus Kombinationen existieren und in der Gegenwart zu einer schwer überblickbaren Vielzahl von Behandlungsansätzen geführt haben. Zur selben Zeit, also in den 30er Jahren, entwickelten sich in Deutschland die ersten funktional-übenden

Therapieschulen, beginnend mit den experimentellen Arbeiten Glasers, wobei der Oberbegriff „Atemtherapien" gebräuchlich war. Es entstand auch hier eine Vielzahl von Ansätzen, wobei neben Glaser die von Middendorf, Feldenkrais, Fuchs, Alexander und Schlaffhorst-Andersen die bekanntesten sind. Schließlich müssen in diesem Themenfeld auch die alten traditionellen fernöstlichen Verfahren erwähnt werden, welche vor einem anderen theoretischen Hintergrund zur Verfolgung ähnlicher Zielsetzungen geeignet sind, wie z. B. Yoga, Tai-Chi u. a. Eine Verbindung von konfliktzentrierten und funktionalen Verfahren existiert in Petzolds Ansatz der „Thymopraktik". Allgemein gilt für die körpertherapeutischen Verfahren unterschiedlichster Spielart, dass ihre klinische Wirksamkeit unter Experten außer Frage steht – was eine konsistente Theorie zwingend voraussetzt –, dass aber kaum empirische Überprüfungen ihrer Wirksamkeit vorliegen.

Korsakow-Psychose

► Korsakow-Syndrom/amnestisches Syndrom

Korsakow-Syndrom/ amnestisches Syndrom

Dr. med. Götz Berberich

ICD-10/DSM-IV-TR-Klassifikation

ICD-10 unterscheidet ein „organisches amnestisches Syndrom, nicht durch Alkohol oder sonstige psychotrope Substanzen bedingt" (F04) und das „► amnestische Syndrom" im Kapitel F1 „Störungen durch psychotrope Substanzen" (F1x.6). Als Synonyme werden jeweils das „nicht-

alkoholbedingte" bzw. das „durch Alkohol oder sonstige psychotrope Substanzen bedingte" Korsakow-Syndrom (oder Korsakow-Psychose) aufgeführt. Als diagnostische Leitlinien werden bei beiden Kategorien genannt:

- Störungen des ► Kurzzeitgedächtnisses und des Zeitgefühls,
- Fehlen einer Störung des Immediatgedächtnisses, des Wachbewusstseins und fehlende allgemeine Beeinträchtigung kognitiver Funktionen.

Beim organischen ► amnestischen Syndrom kommt als Kriterium ein anamnestischer oder objektiver Nachweis eines Insults oder einer Hirnerkrankung hinzu, beim amnestischen Syndrom durch psychotrope Substanzen anamnestische oder objektive Beweise für einen chronischen und besonders hochdosierten Missbrauch von Alkohol oder anderen psychotropen Substanzen.

DSM-IV-TR führt das Korsakow-Syndrom nicht gesondert auf. Es unterscheidet eine „amnestische Störung aufgrund eines medizinischen Krankheitsfaktors" (294.0), eine „persistierende substanzinduzierte amnestische Störung" durch Alkohol (291.1) bzw. durch Sedativa, Hypnotika, Anxiolytika oder andere Substanzen (292.83) und eine „nicht näher bezeichnete" amnestische Störung (294.8). Über die ICD-10-Kriterien hinaus fordert DSM-IV-TR auch eine bedeutsame Beeinträchtigung in sozialen und beruflichen Funktionsbereichen und eine Verschlechterung gegenüber einem früheren Leistungsniveau.

Synonyme
Wernicke-Korsakow-Syndrom; Korsakow-Psychose; Amnestisches Syndrom

Englischer Begriff
Wernicke-Korsakoff syndrome; Alcohol amnestic syndrome; Amnestic confabulatory syndrome

K

Definition

Begriffsgeschichte

Wernicke beschrieb die Polioencephalitis haemorrhagica superior etwa zur gleichen Zeit (Ende des 19. Jahrhunderts) wie Korsakow das amnestische Syndrom. Beide Krankheitsbilder stellen nach heutiger Auffassung aber verschiedene Schattierungen und Stadien der gleichen Krankheit dar.

Klinik

Es handelt sich um eine neuropsychiatrische Erkrankung, welche auf neurologischem Gebiet häufig zuerst durch Augenmuskellähmungen, konjugierte Blicklähmungen, Pupillenstörungen, Nystagmus, Gang- und Standataxie sowie Zeichen einer Polyneuritis auffällt. Auch die psychische Symptomatik setzt früh ein mit leichten deliranten Symptomen und Apathie. Nach dieser akuten Wernicke-Enzephalopathie tritt häufig die eigentliche Korsakow-Psychose auf – der Begriff wurde in der Vergangenheit uneinheitlich, heute aber synonym zu dem des amnestischen Syndroms gebraucht. Das Korsakow-Syndrom ist durch eine ausgeprägte Störung des Kurzzeitgedächtnisses gekennzeichnet, wobei das Immediatgedächtnis erhalten und das ▶ Langzeitgedächtnis nur manchmal beeinträchtigt sind. Neben den im Vordergrund stehenden amnestischen Störungen finden sich auch eine Verschlechterung der Wahrnehmungs- und Auffassungsgabe, der Konzentrationsfähigkeit, der räumlichen Orientierung und der visuellen und verbalen Abstraktionsfähigkeit. Meist tritt eine deutliche Störung des Zeitgefühls und des Zeitgitters auf. Die als typisch bekannten ▶ Konfabulationen können im Rahmen eines Durchgangssyndroms oder in der chronische Phase auftreten, sind aber keineswegs regelhaft vorhanden.

In 50 % findet sich im Liquor eine erhöhte Eiweißkonzentration; das EEG ist meist verändert und zeigt eine Verlangsamung; der Sauerstoff- und Glukoseverbrauch des Gehirns ist reduziert. Histologisch findet sich eine Vakuolisierung in zahlreichen Hirnarealen mit reaktiven Gliaveränderungen. Die Läsionen betreffen typischerweise hauptsächlich das hypothalamischdienzephale System oder den Hippocampus.

Der Mangel an B-Vitaminen, insbesondere von Thiamin, stellt den wichtigsten pathogenetischen Faktor dar. Bei der ▶ Alkoholabhängigkeit liegt häufig eine Mangelernährung vor, wobei die Metabolisierung des Alkohols zusätzlich Vitamin B verbraucht. Aber auch bei anderen bilateralen Schädigungen bestimmter Hirnareale nach Traumen, Hypoxie, Infektionen oder toxischen Einwirkungen kann es zum Korsakow-Syndrom kommen.

Therapie

Neben einer Alkoholkarenz besteht die wichtigste Therapie in der Substitution der B-Vitamine. In der Regel ist eine Hospitalisierung und die Behandlung aller relevanten alkoholbedingten Begleiterkrankungen (insbesondere bezüglich des Stoffwechsels) nötig.

Bewertung

Die Besserung der Gedächtnisstörungen unter Thiamingabe konnte durch Studien untermauert werden.

Wirksamkeit

Insgesamt sind die therapeutischen Möglichkeiten beim Korsakow-Syndrom begrenzt. Die Symptome des Wernicke-Syndroms, insbesondere die Augenstörungen, lassen sich relativ gut therapeutisch beeinflussen

Sofortmaßnahmen

Die Gabe von Vitamin-B-Komplex muss umgehend nach Diagnosestellung erfolgen, um die ohnehin begrenzten therapeutischen Möglichkeiten beim Korsakow-Syndrom auszuschöpfen.

Psychotherapeutische Maßnahmen sind nicht bekannt

Epidemiologie
Etwa 3–10 % der Alkoholkranken leiden meist im fortgeschrittenen Alter (50–70 Jahre) unter dieser Erkrankung.

Verlauf
Nach einem schleichenden oder (selten) raschen Beginn kann sich der Zustand unter Therapie stabilisieren und es tritt als Durchgangssyndrom gelegentlich ein amnestisch-konfabulatorischer Zustand auf. Das amnestische Syndrom kann im ungünstigen Fall mit oder ohne Konfabulationen persistieren.

Prognose
Die Prognose des Korsakow-Syndroms ist schlecht. Maximal 20 % der Patienten kommt zu einer vollständigen Restitution, ca. 60 % behalten einen Residualzustand und 20 % bleiben ungebessert. Die Symptome des Wernicke-Syndroms, insbesondere die Augenstörungen, lassen sich relativ gut mit den oben genannten Therapiemaßnahmen beeinflussen.

Krankenhauspsychotherapie

► Psychotherapie, stationäre

Krankheitsbewusstsein

► Krankheitseinsicht

Krankheitseinsicht

Dr. med. Elmar Habermeyer

Synonyme
Krankheitsbewusstsein; Störungsbewusstsein; Problembewusstsein; Engl.: Insight

Definition
Einsicht in das Bestehen einer Krankheit, in breiterer Auslegung auch in die Notwendigkeit ihrer Behandlung.

Querverweis Krankheit
Die Krankheitseinsicht kann bei vielen psychischen Störungen, im Besonderen aber bei ► Psychosen, fehlen. Sie stellt eine wesentliche Grundlage für eine erfolgreiche Behandlung dar, weshalb die Krankheitsaufklärung und Schärfung der Krankheitseinsicht, z. B. im Rahmen der ► Psychoedukation, als wichtige therapeutische Maßnahme anzusehen ist. Allerdings ist hierbei auch auf die Grenzen des Betroffenen zu achten. Es empfiehlt sich, offen, aber behutsam vorzugehen, da durch die Ablehnung des Krankheitscharakters bestimmter Symptome auch Gefühle von Hilflosigkeit oder des Ausgeliefertseins an das medizinische System abgewehrt werden können. Große Bedeutung kommt der Krankheitseinsicht im Gefolge von ► Abhängigkeitserkrankungen zu. Die Herstellung einer tragfähigen Krankheitseinsicht kann hier das Resultat der ► Motivationsbehandlung sein und die Basis weiterführender therapeutischer Maßnahmen darstellen. Die durch eine Hirnschädigung hervorgerufene völlige Unfähigkeit, eine eigene Erkrankung und die dadurch verursachten Funktionseinschränkungen wahrzunehmen, wird Anosognosie genannt.

Krankheitsgewinn

Dipl. Psych. Kathrin Bernardy

Synonyme
Primärer Krankheitsgewinn; Sekundärer Krankheitsgewinn; Tertiärer Krankheitsgewinn; Äußerer Krankheitsgewinn; Innerer Krankheitsgewinn

K

Definition

Der Krankheitsgewinn ist der Vorteil und der Nutzen, den ein Erkrankter aus der Tatsache und der Art der Erkrankung ziehen kann, z. B. durch Zuwendung und Anteilnahme, durch die Möglichkeit zur Abwehr von Schuldgefühlen, durch Entlastung von alltäglichen Pflichten oder durch die Gewährung sozialer und ökonomischer Vorteile.

Störungsaspekt

Ein Krankheitsgewinn ist kein Phänomen einer spezifischen Erkrankung.

Volltext

Während der ▶ primäre Krankheitsgewinn nach psychoanalytischer Theorie u. U. mit der Entstehung der Symptomatik selbst verbunden ist, ist der ▶ sekundäre Krankheitsgewinn der Vorteil, den der Erkrankte aus den bereits bestehenden Symptomen ziehen kann. Der tertiäre Krankheitsgewinn meint den Nutzen, den Dritte aus den Symptomen des Erkrankten ziehen können.

Krankheitsgewinn, primärer

Dipl. Psych. Kathrin Bernardy

Synonyme

Innerer Krankheitsgewinn

Definition

Das Konzept des primären Krankheitsgewinns geht auf S. Freud zurück und bezeichnet den inneren Vorteil, den der Erkrankte aus seinen Symptomen ziehen kann. Das Krankwerden erspart erst einmal eine psychische Leistung und ergibt sich als die ökonomischste und bequemste Lösung bei Vorliegen eines psychischen Konflikts (Flucht in die Krankheit).

Volltext

Der primäre Krankheitsgewinn ist nach psychoanalytischer Theorie u. U. mit der Entstehung der Symptomatik selbst verbunden. Das Symptom hat nach dieser Vorstellung einen inneren Sinn, eine Bedeutung und Wirkung, stellt eine unbewusste Konfliktlösung und damit Stabilisierung dar, und ist deswegen schwer verzichtbar. So kann ein Symptom z. B. von unbewussten Schuldgefühlen entlasten oder an die Stelle eines inneren Defizits treten.

Krankheitsgewinn, sekundärer

Dipl. Psych. Kathrin Bernardy

Synonyme

Äußerer Krankheitsgewinn

Definition

Das Konzept des sekundären Krankheitsgewinns geht auf S. Freud zurück und bezeichnet die äußeren Vorteile, den der Erkrankte aus seinen Symptomen ziehen kann, insbesondere die soziale Verstärkung (Partnerbeziehung, Renten).

Störungsaspekt

Ein sekundärer Krankheitsgewinn ist kein Phänomen einer spezifischen Erkrankung.

Volltext

Der sekundäre Krankheitsgewinn ist ein wichtiger Chronifizierungsfaktor. Die chronifizierende Rolle sozialer Faktoren ist insbesondere von Verhaltenstheoretikern betont worden. Symptome bzw. Verhalten können durch operantes Konditionieren gelernt oder aufrechterhalten werden, indem sie durch Zuwendung und Aufmerksamkeit direkt positiv verstärkt werden, oder indem sie zur Vermeidung unangenehmer Aktivitäten eingesetzt werden (negative Verstärkung) (Hoffmann u. Franke 2003). Zur Ermittlung des „sekundären Krankheitsgewinns" sind ▶ Selbstbeobachtungen

z. B. in Form eines Schmerz- oder Aktivitätentagebuchs und Verhaltensbeobachtungen geeignet, welche dann Grundlage einer individuellen ▶ Verhaltensanalyse zur Diagnostik und Therapieplanung sind.

Für den Erfolg einer Therapie ist es wesentlich, verstärkende Bedingungen einer Erkrankung zu ermitteln und zu ändern bzw. zu löschen oder zu überschreiben. Unerwünschtes Verhalten kann durch den Fortfall der Verstärkung gelöscht werden und inkompatibles verstärkt werden. Gerade bei Bestehen von ausgeprägter sozialer Verstärkung ist der Einbezug der primären Bezugspersonen in die Therapie oft unerlässlich.

Krankheitslehre

▶ Nosologie

Krankheitsmodell

Dr. phil. Dipl. Psych. Klaus Hartmann

Synonyme

Erklärungsmodell; Krankheitsverständnis; Krankheitsüberzeugung

Definition

Erklärungsmuster und Bewertungen von Krankheit an sich. Entsprechend den unterschiedlichen Auffassungen verschiedener theoretischer Schulen, ergeben sich voneinander abweichende Interpretationen und Erklärungen von Krankheit, die danach differenziert werden können, welchen gesellschaftlichen Interessen sie dienen, welche historischen Implikationen sie enthalten, welche Folgen sie für das betroffene Individuum haben und wie weit sie von den gesundheitspolitischen Institutionen und Strukturen gestützt werden.

Das medizinische Krankheitsmodell

Das medizinische Modell gilt noch immer als das verbreitetste Erklärungsmodell von Krankheit. **Historisch** hat es sich gegen Ende des Mittelalters (Erscheinen des Ärztestandes, Beginn der wissenschaftlichen Ausbildung der Ärzte) entwickelt. Die Krankheit wurde zunehmend in den Zuständigkeitsbereich des Arztes gelegt und weniger als eine Angelegenheit der Kirche, Seelsorge oder der Familie betrachtet. Mit den wissenschaftlichen Erfolgen der Medizin bei der Bekämpfung der Infektionskrankheiten im 19. Jahrhundert setzte sich das medizinische Krankheitsmodell bis in die 70er Jahre des 20. Jahrhunderts in den westlichen Industrienationen fast konkurrenzlos durch.

Das **medizinische Erklärungsmodell** geht davon aus, dass für jede Erkrankung eine bestimmte und erkennbare Ursache zugrunde liegt. Diese führt zu einer Schädigung von Zellen oder Gewebe oder zu einer Dysregulation von mechanischen oder biochemischen Vorgängen, wodurch äußere Anzeichen (Symptome) einer Krankheit hervorgerufen werden. Anhand der Symptome stellen Ärzte eine Diagnose mit entsprechender Therapieempfehlung. Krankheitsverläufe, die sich ohne medizinische Intervention verschlimmern, werden als beschreib- und vorhersagbar betrachtet. Die Therapien bestehen überwiegend in Maßnahmen der orthopädischen und chirurgischen Korrektur, strahlentechnischer Intervention, biochemischer Bekämpfung von Erregern, der Substitution von körpereigenen Stoffen und der Beeinflussung des Stoffwechselgeschehens durch bestimmte Pharmaka.

Kritik an diesem Erklärungsmodell von Krankheit wurde spätestens ab Mitte der 60er Jahre (Zunahme so genannter Zivilisationskrankheiten, chronischer Erkrankungen in Industrienationen, Verknüpfung

K

der „Schulmedizin" mit der Pharma- und medizinischen Geräteindustrie etc.) geäußert und motivierte zu konzeptuellen Umorientierungen z. B. im Sinne von Alternativmedizin, Ganzheitsmedizin etc. Im Einzelnen wird dem traditionellen medizinischen Krankheitsmodell eine eingeschränkte Sichtweise der Krankheitsursachen vorgehalten, vor allem hinsichtlich der Übertragung dieses Modells auf funktionelle und psychische Störungen sowie chronische Zivilisationskrankheiten (Arthrose, Herz-Kreislauf-Erkrankungen, Krebs usw.), die nur teilweise erklärt und behandelt werden können. Ebenso bleiben psychosoziale Einflussfaktoren auf den Verlauf von Krankheiten, auf Gesundung und ▶ Rehabilitation unzureichend berücksichtigt, ebenso die Möglichkeiten der Prävention; d. h. die medizinische Intervention wird erst dann als notwendig erachtet, wenn eine Erkrankung bereits manifest geworden ist. Sozialkritisch wird dem medizinischen Modell vorgeworfen, dass es die Dominanz der Ärzte im Gesundheitswesen festigt und andere Gesundheitsberufe weisungsabhängig macht oder verdrängt. Außerdem führt es zur Medikalisierung sozialer und gesellschaftlicher Probleme und zur Ausblendung und Inkaufnahme vielfältiger Nebenwirkungen von medizinischen Maßnahmen und mitverursacht über seine durch Institutionalisierung und Legitimierung geschaffenen Verhältnisse die unbeherrschbare Kostenexplosion im Gesundheitswesen.

Das psychosomatische Erklärungsmodell von Krankheit

Verschiedene psychosomatische (vorwiegend psychoanalytische) Schulen unterscheiden sich zwar in den Konzepten, wie sich psychische Faktoren in organische Beschwerden umsetzen (z. B. Konversion), nehmen jedoch übereinstimmend seelische Konflikte als Ursachen für körperliche Erkrankungen des Menschen an. Obwohl sich die **analytisch** orientierte ▶ Psychosomatik

ursprünglich vor allem mit den so genannten klassischen psychosomatischen Krankheiten (z. B. Ulcus duodeni, bestimmte Hauterkrankungen, Bluthochdruck, Asthma usw.) befasste („Heilige Sieben", „Chicago Sieben" nach Franz Alexander 1950), besteht inzwischen der Anspruch, diesen Erklärungsansatz auf alle Erkrankungen (z. B. im Rahmen der Onkologie, Immunologie etc.) anwenden zu können. Heute werden **schulenübergreifend** als Ursachen für psychosomatische Erkrankungen vor allem unbewältigte Konflikte, Kindheitstraumata und aktuelle Belastungen durch bedrohliche und existentielle Erfahrungen angenommen. Entsprechend umfassen die Therapienformen die gesamte Bandbreite der psychotherapeutisch begründeten Interventionen.

Dem psychosomatischen Krankheitsmodell wird kritisch vorgehalten, dass es wie das medizinische Krankheitsmodell auch auf der Annahme einer Ursache-Wirkung-Beziehung beruht. D. h. es wird lediglich die äußere Einwirkung oder physische Fehlregulation durch eine psychische Variable wie psychischer Konflikt oder unbewältigtes Trauma ersetzt. So bleibt das Modell überwiegend individualistisch orientiert und lässt soziale Zusammenhänge außer Acht. Es besteht die Gefahr einer Überbewertung der psychischen Einflussfaktoren. Hinsichtlich der Effizienz wird kritisiert, dass die meisten Therapieformen sehr aufwendig und zeitintensiv sind und auch sprachlich eine deutliche Mittelschichtorientierung aufweisen.

Das Stress-coping-Krankheitsmodell

Dieses Modell ist zwischen dem psychosomatischen und dem soziologischen Krankheitsmodell angesiedelt. Der organische Krankheitsverlauf wird mit sozialen und umweltbezogenen Faktoren in Verbindung gebracht, wodurch auch soziale, psychische und umweltbedingte Stressoren als Krankheitsursache akzeptiert werden. Zu diesen zählen z. B. schichtspezifische Benachteiligungen, langandauernde Belastungen und Konflikte sowie akute Belastungen und so genannte life events. In diesem Modell spielen die individuellen (stress-coping) und kollektiven Bewältigungsmöglichkeiten (sozialer Support durch Partner, Familie, Freunde, soziale Einrichtungen etc.) eine wichtige Rolle für die Ausprägung des somatischen Geschehens; sie bestimmen beispielsweise Entstehungszeitpunkt, Verlauf und Heilungschancen von Erkrankungen. Die symptombezogenen Therapieformen selbst orientieren sich an denen des medizinischen und psychosomatischen Modells.

Trotz zunehmender Akzeptanz auch durch die „Schulmedizin" werden folgende Schwachpunkte kritisiert: Körperliche Umwelteinwirkungen z. B. durch Lärm, Schadstoffe usw. werden kaum erfasst; die im Forschungslabor gewonnenen Testergebnisse zum Einfluss von Stressoren sind nicht ohne weiteres auf Lebenssituationen übertragbar; der physiologische Zusammenhang zwischen sozialer Situation, Stress und Krankheit ist nicht eindeutig nachweisbar; die entsprechenden Interventionen überschreiten den Bereich der medizinischen Maßnahmen und gehören zu anderen sozialen Einrichtungen, wobei der notwendige Erkenntnistransfer kaum stattfindet.

Das Risikofaktorenmodell der Erkrankung

Das Risikomodell entwickelte sich im Rahmen der Zunahme der durch eine zivilisationstypische Lebensweise bedingten so genannten Zivilisationskrankheiten (vermehrt auftretende Erkrankungen wie Herzinfarkt, bestimmte Krebsarten, wie z. B. Lungenkarzinom, und bestimmte Vorerkrankungen). Als Risikofaktoren wurden vor allem Rauchen, Alkoholkonsum, Bewegungsmangel, ▶ Übergewicht, aber auch vermehrter ▶ Stress identifiziert. Die gesellschaftlich bedingte Dimension von Krankheit tritt in diesem Modell deutlicher hervor, während der Einzelne, der sich gesellschaftskonform

verhält, zum Risikoträger wird. Der Wirkzusammenhang von Gesundheitsrisiko und ungesunder Lebensweise wird inzwischen gesundheitspolitisch akzeptiert und konzeptuell berücksichtigt, z. B. in der ▶ Rehabilitation nach speziellen Erkrankungen. Auch hat die zunehmende Darstellung dieser Problematik in den Medien mit dazu beigetragen, dass sich eine gesundheitsförderliche „Bewegungskultur" (Jogging, Walking, Biking, Fitnesstraining etc.) immer weiter durchsetzt.

An dem Risikofaktorenmodell wird kritisiert, dass sich der lediglich statistische Zusammenhang zwischen einer bestimmten Lebensweise und einer Erkrankung nicht für die Prognose im Einzelfall eignet und das Modell letztlich das Auftreten oder Ausbleiben von Krankheiten beim einzelnen Menschen nicht erklärt. Somit ist auch der Versuch der Krankenversicherungen, Risikoträger mit höheren Beiträgen zu belasten, mit diesem Modell nur bedingt zu rechtfertigen. Des Weiteren hat eine Analyse von Risikoverhalten eine Reihe von Faktoren zu berücksichtigen (z. B. high-risk-behavior bei Borderline- und Traumapatienten, sportlich aktiver Raucher, der sich gesund ernährt), die das Risikofaktorenmodell nicht berücksichtigt.

Das multifaktorielle Erklärungsmodell von Krankheit

In den letzten Jahren hat sich die Erkenntnis verstärkt, dass ein einfaches Verständnis von Krankheit nicht ausreicht, um Ursachen, Verläufe und Heilungsbedingungen zu erklären. So wurden verschiedene Ansätze zur Krankheitsdefinition und -beschreibung miteinander kombiniert und Erkenntnisse der Stress-coping-Forschung und des Risikofaktorenmodells, aber auch Teile des psychosomatischen Krankheitsmodells in das medizinische Modell integriert und zu einer Art multifaktoriellem Krankheitsmodell (bio-psycho-sozial) mit folgenden Annahmen zusammengefügt:

K

Eine Krankheit manifestiert sich im Zusammenwirken genetisch vorgegebener („**Vulnerabilität**") und umweltbezogener Kontextbedingungen. Als Krankheitsauslöser müssen innerhalb von diesem Kontext psychosomatische Faktoren, Stressfaktoren, Risikoverhalten und Belastungsreaktionen aufgrund von life events berücksichtigt werden. Das Auftreten oder die Ausprägung einer Erkrankung ist u. a. abhängig von individuellen und kollektiven Coping-Bedingungen.

Die kritischen Aspekte hinsichtlich des multifaktoriellen Krankheitsmodells gelten weniger dem Modell an sich, sondern betreffen dessen praktische Umsetzung. So enthält dieses Modell zwar wesentliche Elemente einer ganzheitlichen Sicht von Krankheit, dennoch ergibt sich diese im Wesentlichen additiv und im Kern bleibt das Paradigma des „medizinischen Modells" erhalten. Eine Berücksichtigung einer Addition der Bedingungsfaktoren (sowohl bezüglich der Pathogenese als auch der entsprechenden Therapie bzw. Interventionen) im Rahmen des bestehenden Gesundheitssystems stößt an die Grenzen des Finanzierbaren. Außerdem ist die Vielzahl von Faktoren in keiner entwickelten einheitlichen Diagnostik berücksichtigt (siehe ▶ komplexe Störungen). Die angesprochenen medizinischen und sozialen Teilbereiche (Kostenträger, Arbeitsmarkt, Bildung, Sozialsystem, Wirtschaft usw.) sind nicht kompatibel vernetzt, als dass eine abgestimmte Handlungsstrategie entwickelt werden könnte. Hierzu wäre eine Fallsteuerung (case management) vonnöten, wie man sie bereits in Teilbereichen der Rehabilitation und beruflichen Wiedereingliederung umzusetzen versucht.

Krankheitsüberzeugung

▶ Krankheitsmodell

Krankheitsüberzeugung, Health-Belief-Modell (HBM)

Dr. phil. Dipl. Psych. Klaus Hartmann

Synonyme
Krankheitsmodell; Problemverständnis; health-belief-model

Definition
Subjektive Annahmen (Gedanken, Überzeugungen) des Patienten über Entstehung, Verlauf und Veränderbarkeit seiner Erkrankung bzw. Störung.

Volltext
Die subjektive Krankheitsüberzeugung reflektiert das Wissen des Patienten über Art, Entstehung und Aufrechterhaltung bzw. Veränderbarkeit seiner Störung und die Gefahren (Risiken, Nachteile), die ihm aus dieser Problematik erwachsen. Das HBM eines Patienten enthält auch mehr oder weniger richtige Annahmen (beliefs) über die Wirksamkeit und den ihn erwartenden Aufwand einer möglichen (psychotherapeutischen) Intervention. Vor dem Einsatz therapeutischer Maßnahmen ist im Rahmen der Verhaltensdiagnostik die Erfassung und Modifikation der aktuellen – meist unzureichenden – Krankheitsüberzeugung des Patienten notwendig, um eine ausreichende Compliance herzustellen. Zur Analyse des subjektiven ▶ Krankheitsmodells sollte der Therapeut folgende Fragen klären:

- Welche Vermutungen hat der Patient über die „Ursache" seines Problems (**Kausalattribution**)?
- Welche Vermutungen hat der Patient hinsichtlich der Kontrollmöglichkeiten (Änderung, Bewältigung) seiner Problematik (**Kontrollattribution**)?
- Welche **Schlussfolgerungen** zieht der Patient aus seinem „Health-Belief-

Modell" (z. B. Selbständerungsversuch, Kontrollverlust, Aufgabe oder Resignation bezüglich eigener Bewältigungsversuche, Delegation der Verantwortung an andere)?

Ergibt diese Analyse, dass die geäußerten Annahmen des Patienten falsch und unrealistisch sind, ist eine Korrektur seines Krankheitsmodells unbedingt notwendig. Hierbei sollte dem Patienten stattdessen ein ausreichend plausibles Erklärungsmodell für die Entstehung, Aufrechterhaltung und Veränderbarkeit seiner Störung vermittelt werden. Eine Klärung der Problematik, eine verständliche Vermittlung der funktionalen Analyse des Problems und seiner Bedingungen liefern dem Patienten bereits eine gewisse kognitive Orientierung und damit erste Veränderungsmöglichkeiten hinsichtlich seiner Störung. Beispielsweise macht es für die therapeutisch angestrebte Aktivierung eines depressiven Patienten einen Unterschied, ob dieser seinen depressiven Zustand als Folge erlernter Hilflosigkeit oder als erblich bedingt sieht.

Krankheitsverhalten, chronisches

▶ Chronisches Krankheitsverhalten

Krankheitsverständnis

▶ Krankheitsmodell

Kreuzschmerz

▶ Rückenschmerz, chronisch-unspezifischer

Krise, psychische

Dr. med. Thomas Simmich

Synonyme
Engl.: crisis

Definition
Unter psychischen Krisen (siehe auch ▶ Krisenintervention) werden bedrohliche, kritische Lebenssituationen verstanden, die durch äußere Belastungsfaktoren entstehen oder durch subjektive Interpretation als bedrohlich erlebt werden. Diese können im Rahmen der bisherigen individuellen Problembewältigungsstrategien nicht gelöst werden und führen daher zu einer erhöhten psychischen Labilität und somatischen Reaktionsbereitschaft bis hin zu manifesten psychopathologischen Symptomen.

Volltext
Obwohl Menschen im Allgemeinen eine Vorstellung damit verbinden, sind die konkreten Vorstellungsinhalte, die Menschen mit dem Begriff psychische Krise verbinden, recht heterogen. Oft wird fälschlicherweise – ähnlich wie bei ▶ Suizidalität oder psychiatrischem Notfall – wie von einer psychischen Erkrankung gesprochen. Es kann jedoch im Sinne eines ▶ Vulnerabilität-▶ Stress-Modells allenfalls von einer besonderen Anfälligkeit psychosomatisch oder psychiatrisch vorerkrankter Personen für psychische Krisenreaktionen ausgegangen werden, in denen dann neben krisenhaften Reaktionsweisen auch die typischen Besonderheiten der Vorerkrankung eindrucksvoll hervortreten können. Psychisch krisenhaft reagieren zu können kann als Ausdruck eines allgemeinen Verhaltensrepertoires des Menschen in der Auseinandersetzung mit besonderen Lebensumständen angesehen werden, das grundsätzlich auch Menschen ohne psychische Störungsbil-

K

der eigen ist. Ältere klinische Einteilungen, etwa die Unterscheidung zwischen Lebensveränderungskrisen und traumatischen Krisen, geben davon Kunde.

Der Begriff der psychischen Krise wird uneinheitlich gebraucht. Eine Metaanalyse aller bisher in der Literatur bekannt gemachten Krisenmodelle legt nahe, Krisenmodelle in systemtheoretischer Hinsicht zwei Kategorien zuzuordnen: den „homöostatischen" Modellen, in denen die Krise als pathologisches Zeichen einer Systemdysfunktion gilt, und den „evolutionären" Modellen, die nicht-prognostizierbare Veränderungen hin zu einem reiferen Gleichgewichtszustand offen lassen. Neben deskriptiv-handlungstheoretisch verfassten Definitionen (Reiter u. Strotzka 1977) gibt es Bemühungen, psychische Krisen auch anhand von Bestimmungsmerkmalen aus tiefenpsychologischer Sicht zu konzeptualisieren, etwa als Ich-Regression, in deren Rahmen das Gleichgewicht zwischen regulierenden Ich-Funktionen einerseits und andrängenden Handlungsimpulsen und Emotionen andererseits drastisch gestört ist (Rudolf 1993).

Als typische Kennzeichen für eine psychische Krise gelten ihr überraschender Beginn mit dem Charakter des Bedrohlichen, die psychische Labilisierung und Destabilisierung der sozialen Einbettung, eine erhöhte Suggestibilität, weitreichende Wirkungen kleiner Ursachen in Phasen der Labilisierung und die Gleichzeitigkeit von Gefahr und Chance. Darüber hinaus können die nachfolgenden medizinischen und psychiatrischen Erscheinungsmerkmale beobachtet werden: erhöhte Spannung, Nervosität, Unsicherheit, Aufregung, innere Unruhe, Ängstlichkeit oder Autoaggressivität, Depressivität, affektiv-kognitive ▶ Verwirrtheit, zunehmend inadäquates Verhalten bis hin zu psychotischen Symptomen, somatische Begleitsymptome wie Störungen im Respirationstrakt, im Herz-Kreislauf-System, im Verdauungssystem, im Urogenitalsystem, dermatologische Symptome, muskuläre und neurologische Störungen, Schmerzen oder Störungen des Immun- und Hormonsystems.

Der Konzeption psychischer Krisen diagnostisch am nächsten stehend sind die akute Belastungsreaktion (siehe ▶ Belastungsreaktion, akute) bei psychisch nicht manifest gestörten Menschen nach ICD-10 F43.0 bzw. die ▶ Anpassungsstörung auf entscheidende Lebensveränderungen bei größerer Bedeutung von individueller Disposition bzw. Vulnerabilität nach ICD-10 F43.2.

Psychische Krisen sind zeitlich begrenzt (von wenigen Stunden bis einige Wochen) und laufen typischerweise in Phasen ab. Die Annahme eines regelhaften Ablaufs von psychischen Krisen in prognostizierbaren Prozessphasen ist jedoch umstritten. Die Theorie psychischer Krisen legt nahe, hierin ein Bindeglied zwischen der Lebensereignisforschung und vielfältigen neurotischen, psychosomatischen oder psychiatrischen Symptombildungen zu sehen, insofern sie zu erklären versucht, wann belastende Lebensereignisse zu einer psychischen Störung führen. Krisen bilden dabei den „Wendepunkt" zwischen auslösenden Faktoren und einer neuen Stabilisierung, bergen aber immer auch – über eine psychische Belastung oder entwicklungshemmende Herausforderungssituation hinausgehend – die Gefahr eines potentiell katastrophalen Ausgangs.

Krisenintervention

Prof. Dr med. Thomas Bronisch

Definition

Unter Krisen werden bedrohliche kritische Lebenssituationen verstanden, die durch akute Belastungen entstehen. Diese können im Rahmen der bisherigen individuellen Problemlösungsstrategien nicht gelöst werden und führen daher zu einer erhöhten psychischen Labilität und somatischen Reaktionsbereitschaft bis hin zu manifesten psychopathologischen Symptomen.

Akute Krisen sind zeitlich begrenzt (von wenigen Stunden bis einigen Wochen) und laufen typischerweise in Phasen ab:

- Schockreaktion auf den Krisenanlass mit Versagen gewohnter Problembewältigungsstrategien.
- Vergebliche Mobilisierung zusätzlicher Ressourcen.
- Psychische Labilisierung und Symptomentstehung.
- Abklingen der Krise.

Es sind zwei Formen des Ausgangs einer Krise möglich:

- Lösung im Sinne einer sekundären Bewältigung der Belastung und Neuorientierung jenseits der bisher erfolglos beschrittenen Wege.
- Symptomatische Lösung in Form einer anwachsenden Verängstigung, Depressivität, Hoffnungslosigkeit und Verzweiflung mit akuter Suizidgefährdung oder eine längerfristige Fehlanpassung mit psychischer Stabilisierung in persistierender Symptomatik (z. B. neurotisch, dissozial, süchtig).

Voraussetzung

Therapeutische Ziele der psychodynamischen und der ▶ Verhaltenstherapie in Hinblick auf Krisenintervention setzen ein Verständnis der beiden Therapieformen voraus. In Tabelle 1 sind die psychodynamischen und Verhaltenstherapien in Bezug auf ihre wesentlichen – unterscheidenden – Charakteristika gegenübergestellt.

Die Indikation für die unterschiedlichen psychotherapeutischen Ansätze hängt nicht nur von den Krankheitsbildern der Patienten ab, sondern ganz wesentlich von dem lebensgeschichtlichen Hintergrund, dem Persönlichkeitstyp des Therapeuten und daraus folgend seinem Ausbildungsschwerpunkt.

In der psychotherapeutischen Praxis finden sich erhebliche Überschneidungen, die sich in einem verhaltenstherapeutischen aktiven Herangehen an die Symptome bei gerade psychodynamisch orientierten Therapeuten und umgekehrt als interpersonell orientiertes Vorgehen bei verhaltenstherapeutisch orientierten Therapeuten zeigen. Bei psychotherapeutischer Krisenintervention schließlich verwischen sich die Grenzen zunehmend mit der Notwendigkeit einer Bearbeitung des auslösenden Konfliktes

Krisenintervention. Tab. 1 Unterschiede psychodynamischer Therapien (PT) versus Verhaltenstherapien (VT) (Bronisch et al. 2002).

	Psychodynamische Therapien PT	Verhaltenstherapien VT
Philosophische Basis	Idealismus, Subjektivität, Introspektion	Realität, Objektivität, Extraspektion
Methodisches Vorgehen	analytisch	synthetisch
Interpersonelle Dimension	Angriffspunkt ist Patient-Therapeut-Beziehung	Patient-Therapeut-Beziehung Mittel zum Zweck
Verhalten Kognitionen Affekte	vorwiegend affektives Erleben	vorwiegend Kognitionen und Verhalten
Persönlichkeitszüge Symptome, Verhalten Affekte	Angriffspunkt sind vorwiegend Persönlichkeitszüge, Affekte	Angriffspunkt sind vorwiegend Symptome, Verhalten
Realität Phantasie Traum	Arbeit vorwiegend mit Phantasie – Traum	Arbeit vorwiegend mit Realität – Phantasie
Bewusstes – Unbewusstes	Unbewusstes vorwiegend	Bewusstes vorwiegend

bzw. Traumas und einem symptomorientierten Vorgehen.

Kontraindikationen
Keine

Durchführung
Folgende diagnostische Maßnahmen sind bei jeder Krisenintervention notwendig:
- **Anamnese:** psychische Erkrankungen, Biographie.
- **Exploration:** Erkennen von psychischen Erkrankungen, Verhalten des Patienten während der Exploration, Interaktion Patient – Therapeut, Gegenübertragung des Therapeuten.
- **Körperliche Untersuchung:** Hinweise auf suizidale, selbstverletzende Handlungen, Folgeerscheinungen von Suchterkrankungen, allgemeine medizinische Anamnese.
- **Fremdanamnese:** Ergänzung und Überprüfung der Angaben des Patienten (mit Einverständnis des Patienten, nur in Notfällen ohne Einverständnis des Patienten).

Die dargestellten diagnostischen Schritte sind im ersten Augenblick recht umfangreich und zeitaufwendig, aber durch gezieltes Befragen ist auch in kurzer Zeit eine ausreichende diagnostische Abklärung möglich.

Die Krisenintervention per se beinhaltet folgende therapeutische Schritte:
- Akzeptieren des gefährdeten oder gefährlichen Verhaltens als Notsignal.
- Verstehen der Bedeutung und subjektiven Notwendigkeit dieses Notsignals.
- Bearbeitung der gescheiterten Bewältigungsversuche.
- Aufbau einer tragfähigen Beziehung.
- Wiederherstellen der wichtigsten Beziehungen.
- Gemeinsame Entwicklung alternativer Problemlösungen für die aktuelle Krise.
- Gemeinsame Entwicklung alternativer Problemlösungen für künftige Krisen.

- Kontaktangebote als Hilfe zur Selbsthilfe.
- Einbeziehung von Angehörigen (unter Berücksichtigung der individuellen Situation).

Volltext
Die Zugangswege zur Krisenintervention sollten möglichst niedrigschwellig für alle Menschen in Krisen gestaltet sein. Die Behandlungsdauer sollte zeitlich begrenzt werden. Sie orientiert sich an einer realistischen Perspektive der aktuellen Notlage mit dem Ziel einer raschen Verminderung von Symptomen. Personen des unmittelbaren sozialen Umfeldes sollen frühzeitig in die Krisenintervention einbezogen werden.

Psychotherapeutische Krisenintervention ist durch eine aktive Grundhaltung der Therapeuten gekennzeichnet. Dies zeigt sich in:
- einer ausführlichen Information mit dem Ziel einer Entängstigung und Aufklärung über Krisensymptome und Krisenverlauf,
- der Prüfung einer eventuell erforderlichen psychopharmakologischen Begleitmedikation,
- der selektiven Aufmerksamkeit gegenüber anamnestischen Angaben im Hinblick auf krisenrelevante Aspekte,
- der bewussten Verständigung auf einen begrenzten Behandlungsschwerpunkt,
- der aktiven Formulierung von Hausaufgaben,
- beratenden Hilfestellungen,
- einer von vornherein festgelegten zeitlichen Begrenzung der Behandlung.

Psychotherapeutische Krisenintervention orientiert sich an den Ressourcen der betroffenen Person, d. h. unter therapeutischer Hilfestellung sollen kurzfristig Fähigkeiten wiedererlangt werden, künftig allein mit der zur Krise führenden Belastungssituation fertig werden zu können (Hilfe zur Selbsthilfe).

Kritikschwäche

▶ Urteilsschwäche

Kryptogen
(verborgenen Ursprungs)

▶ Endogen

Kunst- und Gestaltungstherapie

▶ Gestaltungstherapie

Kunsttherapie

Dipl. Psych. Brigitte Solnar-Happach

Synonyme
Gestaltungstherapie; Kunst- und Gestaltungstherapie

Definition
Kunsttherapie ist ein erlebnisorientiertes Psychotherapieverfahren, das mit dem Potential spontaner Bildnereien arbeitet. Im Mittelpunkt steht der schöpferische Prozess, der auf einen authentischen persönlichen Ausdruck abzielt. Als nonverbale Möglichkeiten, mit sich und anderen zu kommunizieren, werden gestalterische Ausdrucksmittel wie Zeichnen, Malen, Plastizieren, Collagieren usw. genutzt.
Der Grad der Prozessorientierung, die Funktion der eingesetzten Materialien, die Arbeitsweisen und der Umgang mit dem Gestalteten variieren je nach dem kunsttherapeutischen Ansatz, dem Arbeitsfeld und den Indikationen.

Grundlagen
Kunsttherapie integriert verschiedene psychotherapeutische sowie künstlerische Ansätze. Ursprünglich tiefenpsychologisch fundiert arbeitet sie heute mit entsprechend modifizierten Konzepten im Rahmen unterschiedlicher Behandlungsansätze (▶ Psychoanalyse, ▶ Verhaltenstherapie, ▶ systemische Therapie, ▶ Gestalttherapie, ▶ Körpertherapie).
Ein wichtiges Ziel der Kunsttherapie ist es, die Fähigkeit zur Symbolbildung verfügbar zu machen. Das Vorsprachliche des gestalterischen Ausdrucks kann in lebensgeschichtlich sehr frühe Zeiten führen. Der innerpsychische Formbildungs- und Selbstgestaltungsvorgang spiegelt sich in Formniveau und -dynamik des entstandenen Ausdrucks. Symbolisches Handeln ermöglicht Übungs- und Erkenntnisschritte, Strukturbildung und Integration.
Je nach Indikation kann problemfokussierend oder stabilisierend gearbeitet werden. Der Gestaltungsprozess und die Arbeit an den entstandenen Bildnereien eröffnen einen unmittelbaren – oft überraschenden – Zugang zu Problembereichen, zu Ressourcen, Lösungen, Zielen, Distanzierungs- und Stabilisierungsmöglichkeiten, zur eigenen Phantasie und Kompetenz. Die Erlebnisfähigkeit, die Wahrnehmung und der Ausdruck von Gefühlen, die Selbst- und Fremdwahrnehmung werden vertieft und erweitert. Gewohnte Denk- und Handlungsmuster, Kontaktmuster, innere Bilder und Vorstellungen können angeschaut, erkannt, kommuniziert und verändert werden.
Nach dem Gestalten findet in den meisten kunsttherapeutischen Ansätzen ein Reflexions- oder Bearbeitungsprozess statt, der dazu beiträgt, bewusst zu machen und zu integrieren, was sich bildnerisch oder gestalterisch zeigt.
Kunsttherapeuten arbeiten mit Menschen jeder Altersstufe in präventiv, pädagogisch, heilpädagogisch, rehabilitativ, neurologisch, psychosomatisch und psychiatrisch

K

orientierten Praxisfeldern, stationär und ambulant.

Spezielle Formen der Kunsttherapie sind z. B. die Anthroposophische Kunsttherapie, die sich um 1920 im Kontext der anthroposophischen Medizin aufgrund der Menschenlehre Rudolf Steiners entwickelte, oder die Malateliers nach Arno Stern, der postuliert, dass die Bild-„Formulation" per se heilsam wirkt. Eine erweiterte Definition von Kunsttherapie schlägt Petzold vor; er spricht von „Therapie mit künstlerischen Methoden und kreativen Medien" und bezieht nicht nur bildnerisches Gestalten, sondern auch Musik, Theater, Tanz und Poesie mit ein.

Einen tiefenpsychologischen Ansatz der Kunst- und Gestaltungstherapie, der sich zum Teil mit anderen (verhaltens-, familien- und systemtherapeutischen) Ansätzen liiert, vertreten z. B. Schmeer und Menzen.

Kurzzeitgedächtnis

Prof. Dr. med. Michael Zaudig

Synonyme

Unmittelbares Gedächtnis; Primäres Gedächtnis; Sensorisches Gedächtnis; Ultrakurzzeitgedächtnis; Arbeitsgedächtnis; engl.: short-time memory

Definition

Das Kurzzeitgedächtnis wirkt maximal wenige Minuten; sein Inhalt wird überwiegend wieder vergessen, ein geringer Teil wird aber ins ▶ Langzeitgedächtnis überführt (Konsolidierung). Es werden zwei Hauptkomponenten des Kurzzeitgedächtnisses unterschieden: das unmittelbare, sensorische, primäre oder Ultrakurzzeitgedächtnis und andererseits das Arbeitsgedächtnis.

Das **unmittelbare Gedächtnis** enthält die gerade wahrgenommenen Informationen und die im Fokus der Aufmerksamkeit stehenden, d. h. die bewusst sind. Gewöhnlich

können 7 ± 2 Teileinheiten (chunks) erinnert werden z. B. Ziffern, Objekte, Namen usw. Wenn seine Inhalte nicht ständig wiederholt werden (rehearsal), sind sie meist binnen 30 Sekunden vergessen. Die zeitliche Ausdehnung des unmittelbaren Gedächtnisses ist das **Arbeitsgedächtnis**. In ihm wird die aktuell verfügbare Menge von Information und Such-, Entscheidungs- bzw. Lösungsstrategien während der Beschäftigung mit einer Aufgabe bis zu einer Stunde bereitgehalten. Für das Arbeitsgedächtnis sind insbesondere neuronale Aktivitäten im Frontallappen relevant.

Volltext

Dem Kurzzeitgedächtnis ist ein **sensorisches** oder **Ultrakurzzeitgedächtnis** vorgeschaltet, das die Information für das Kurzzeitgedächtnis aufarbeitet. Neuropsychologische Experimente weisen auf die Existenz eines sensorischen Speichers mit großer Speicherkapazität in den primären Sinnessystemen hin, der die sensorischen Reize für Sekunden und Sekundenbruchteile stabil hält, um die Codierung und die Merkmalsextraktion sowie die Anregung von Aufmerksamkeitssystemen zu ermöglichen. Alle ankommenden Reizmuster werden nicht bewusst und äußerst schnell (in Millisekunden) auf einige wichtige Elemente (z. B. bedrohlich – neutral) analysiert, bevor selektive Aufmerksamkeitssysteme aktiviert werden. Dieses schnelle perzeptive Repräsentationssystem fasst gleichzeitig auftretende Merkmale zusammen und ermöglicht damit bereits auf vorbewusster Ebene die Bildung von Gestalten und von Bedeutungsinhalten (Birbaumer u. Schmidt 2003). Merkmalsextraktion, Erkennen und Identifikation des Reizes, Muster erkennen und benennen sind die wichtigsten Encodierungsaufgaben des sensorischen Gedächtnisses. Im visuellen System wird es als ikonisches, im akustischen System als echoisches Gedächtnis bezeichnet. Die Umformung oder Entschlüsselung der Information in unverwechselbare zeitli-

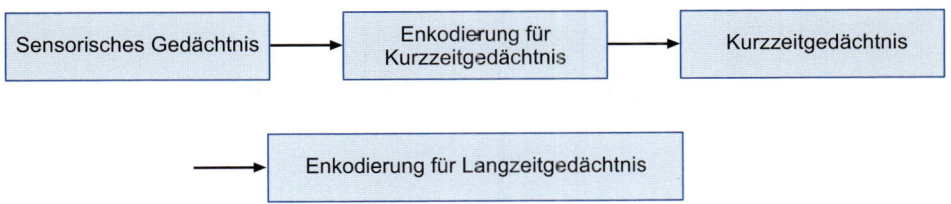

Kurzzeitgedächtnis. Abb. 1

che Sequenzen, räumliche Konfigurationen oder semantische Beziehungen wird als Encodierung bezeichnet.

Die Inhalte des sensorischen Gedächtnisses werden für das **Kurzzeitgedächtnis** encodiert, allerdings sind die Inhalte des Kurzzeitgedächtnisses nicht wie im sensorischen Gedächtnis „roh" den ankommenden Reizen entsprechend und kaum bewertet, sondern sie werden auf einer Art Werkbank wiederholt, zu Einheiten verkettet und geordnet. Auf dieser Werkbank des Kurzzeitgedächtnisses werden also neue Inhalte erzeugt, die so nicht in der Umgebung vorhanden waren. Diese Arbeit benötigt Aufmerksamkeitsressourcen, die sich als bewusste kontrollierte Verarbeitung äußert. Ohne Training können maximal sieben bis neun Zahlen oder Einheiten wiedergegeben werden. Durch die Organisation von Elementen in Teileinheiten (Verknüpfungen, Gruppierungen; chunks) können sehr viel größere Informationsmengen auch ohne Wiederholung (rehearsal) im Kurzzeitgedächtnis aufgenommen werden. Wiederholung und Konsolidierung sind die wesentlichen Funktionen des Kurzzeitgedächtnisses, wobei nach jedem Memorierungsdurchgang eine Teileinheit (chunk) des verfügbaren Materials in das Langzeitgedächtnis übertragen wird (siehe Abbildung 1).

%

„Lachschlag"

► Kataplexie

Lamotrigin

Dr. med. Anna Forsthoff
Dr. med. Heinz Grunze

Medikamentengruppe
Antikonvulsivum; Phasenprophylaxe der affektiven Störung

Produktnamen
Lamictal, Elmendos

In Deutschland zugelassene Indikationen
Monotherapie der Epilepsien bei Erwachsenen und Kindern ab 12 Jahren; Zusatzbehandlung bei therapierefraktären Epilepsien bei Erwachsenen und Kindern ab 12 Jahren; Zusatztherapie bei therapierefraktären Epilepsien sowie des therapierefraktären Lennox-Gastaut-Syndroms bei Kindern.
Vorbeugende Behandlung der ► depressiven Episoden bei Patienten mit ► bipolaren Störungen.

Pharmakokinetik
Lamotrigin wird nach oraler Gabe schnell und vollständig resorbiert. Die mittlere Dauer bis zur maximalen Plasmakonzentration liegt unabhängig von der Dosis bei etwa 2,5 Stunden. Lamotrigin ist zu etwa 55 % an Plasmaproteine gebunden und wird überwiegend durch Glukuronsäurekonjugation verstoffwechselt. Etwa 10 % einer Dosis werden als unverändertes Lamotrigin ausgeschieden. Eine enzymhemmende oder -induzierende Wirkung von Lamotrigin ist nicht bekannt.
Bei der Verabreichung von Einzeldosen von 50 bis 400 mg an gesunde Probanden und oralen Einzeldosen von 120 bis 480 mg an Patienten mit Epilepsie oder bei Dauerverabreichung von 50 bis 350 mg zweimal täglich zeigte Lamotrigin eine lineare Pharmakokinetik.

Dosierung
Die empfohlene Tagesdosis für die Vorbeugung von depressiven Episoden bei Erwachsenen liegt bei 200 mg, der empfohlene Dosisbereich liegt zwischen 100 mg/Tag und 400 mg/Tag, sofern keine anderen Arzneimittel verabreicht werden, die klinisch relevante pharmakokinetische Wechselwirkungen mit Lamotrigin zeigen.
Bei der Einleitung der Lamotrigin-Therapie sollte die Dosis über einen Zeitraum von sechs Wochen bis zur Zieldosis erhöht werden. Die Anfangsdosis beträgt in den ersten beiden Wochen 25 mg Lamotrigin einmal täglich. Anschließend kann in vierzehntägigen Abständen die Dosis verdoppelt werden.

Kontraindikationen
Überempfindlichkeit gegenüber Lamotrigin oder gegenüber Carbamazepin und Phenytoin.

Nebenwirkungen

In den ersten Jahren nach der Einführung von Lamotrigin wurden bei bis zu 10 % der behandelten Patienten allergische Hautreaktionen beobachtet. Seitdem jedoch von einem langsamen Eindosierungsschema Gebrauch gemacht wird, ist diese Anzahl deutlich gesunken. Nur noch in seltensten Fällen wird ein akut lebensbedrohliches Stevens-Johnson-Syndrom oder Lyell-Syndrom beschrieben, dabei häufiger in Kombination mit anderen Medikamenten wie z. B. ▶ Valproinsäure oder Carbamazepin. Bei bis zu 5 % der Patienten kann unter der Aufdosierung noch eine leichte Hautreaktion beobachtet werden, die im Regelfall jedoch nach wenigen Tagen wieder abklingt. Hier sollte im Zweifelsfall ein Dermatologe mit hinzugezogen werden.

In einzelnen Fällen wurde auch unter Lamotrigin eine Leukopenie, Thrombopenie sowie ein Transaminasenanstieg berichtet; entsprechend sollten vor und nach Therapiebeginn Blutbild und Leberwerte kontrolliert werden.

Mögliche subjektiv belastende und weniger gefährliche Nebenwirkungen sind Kopfschmerzen, initiale Müdigkeit, Schwindel und Asthenie. Insgesamt wird jedoch Lamotrigin von allen Stimmungsstabilisierern von Seiten der Patienten als die am besten verträgliche Substanz eingestuft.

Wechselwirkungen

Lamotrigin kann mit enzymhemmenden und -aktivierenden ▶ Antiepileptika interagieren. Daher ist eine Dosisanpassung erforderlich. Lamotrigin sollte bei Patienten mit gestörter Nieren- oder Leberfunktion mit Vorsicht angewendet und die Dosis sollte gemäß Fachinformation angepasst werden.

Wirkmechanismus

Der Wirkmechanismus von Lamotrigin bei der bipolaren Störung ist nicht bekannt. Pharmakologische Studien zeigen, dass Lamotrigin aktivitäts- und spannungsab-

hängige Natriumkanäle blockiert. Diese Wirkung steht im Zusammenhang mit einer Reduktion der neuronalen Erregbarkeit. Lamotrigin blockiert auch aktivitäts- und spannungsabhängig die Freisetzung der exzitatorischen Aminosäure und Neurotransmitters Glutamat und hemmt die durch Glutamat stimulierte neuronale Aktivität. Ähnlich der Wirkung von Lamotrigin auf die Natriumkanäle führt dessen glutamaterge Wirkung zu einer reduzierten neuronalen Erregbarkeit.

Längsschnittdiagnostik

▶ Verlaufsdiagnostik, psychiatrisch

Langzeitgedächtnis

Prof. Dr. med. Michael Zaudig

Synonyme

Deklaratives Gedächtnis; Relationales Gedächtnis; Explizites Gedächtnis; Semantisches Gedächtnis; Prozedurales Gedächtnis; Implizites Gedächtnis; engl.: long-term memory

Definition

Das Langzeitgedächtnis – unterteilt in explizites/deklaratives Gedächtnis und implizites/prozedurales Gedächtnis – ist die längerfristige Speicherung von Informationen über Stunden, Tage, Monate oder ein ganzes Leben. Im Gegensatz zum ▶ Kurzzeitgedächtnis ist das Langzeitgedächtnis kein Temporär-, sondern ein Permanentspeicher. Es ist viel weniger störanfällig als das Kurzzeitgedächtnis.

Volltext

Durch die Organisation von Wissenselementen in Teileinheiten (chunks) können große Informationsmengen im Kurzzeitgedächtnis gespeichert werden; die Übertragung ins Langzeitgedächtnis erfordert elaboriertes Memorieren, d. h. Wiederholung (rehearsal) und Konsolidierung (dabei wird nach jedem Memorierungsdurchgang eine Teileinheit des verfügbaren Materials in das Langzeitgedächtnis übertragen). Im Langzeitgedächtnis ist die Information nach ihrer Bedeutung und im Kontext gespeichert; zur Wiedergabe muss das Gedächtnismaterial aus dem Langzeitspeicher in das Kurzzeitgedächtnis gebracht werden. Beim Transport der Information vom Kurzzeit- zum Langzeitgedächtnis spielt die Hippocampusformation eine entscheidende Rolle. Allerdings ist sie nur eine von verschiedenen wichtigen Strukturen im Bereich des medialen Temporallappens, die unterschiedliche Aufgaben im Zusammenhang mit Gedächtnisleistungen wahrnehmen. Der Hippocampus verfügt über reziproke Verbindungen zu allen Assoziationskortizes, die als Langzeitspeicherorte gelten. Außerdem besitzt er aufgrund von Langzeitpotenzierung die Fähigkeit, Informationen über kürzere oder länger Zeiträume – Stunden bis Wochen – zwischenzuspeichern. Die Speicher des Langzeitgedächtnisses sind vor allem in den verschiedenen Assoziationsarealen des Neokortex lokalisiert.

Es werden zwei große Langzeitgedächtnissysteme unterschieden, die weitgehend unabhängig voneinander sind (siehe Abbildung 1):

Das **deklarative, relationale oder explizite Gedächtnis** speichert einerseits Fakten und Wortbedeutungen (semantisches Gedächtnis), Bilder und Töne. Andererseits bewahrt es Erinnerungen an Ereignisse (episodisches Gedächtnis), die zur Grundlage der persönlichen, bewussten Entwicklung werden, d. h. der individuellen raumzeitlichen Geschichte. Dazu gehört auch das Quellengedächtnis (lexikalisches Gedächtnis), das exakte Informationen darüber enthält, wann und wo bestimmte Informationen erworben wurden. Das semantische Gedächtnis ist zum Teil unabhängig vom episodischen Gedächtnis. Die Inhalte des expliziten Gedächtnisses sind prinzipiell erklärbar (deklarierbar), unmittelbar bewusst, schnell und flexibel, aber nicht immer verfügbar. Bei der Encodierung episodischen Materials ist die Hippocampusformation beteiligt. Beim willentlichen Abruf von episodischen Gedächtnisinhalten hat man Aktivierung im rechten dorsolateralen und medialen Frontalkortex beobachtet. Für das semantische Gedächtnis sind vermutlich unterschiedliche Regionen im Temporallappenbereich ausschlaggebend.

Das **nicht-deklarative, prozedurale oder implizite Gedächtnis** ist unbewusst. Es speichert motorische Fertigkeiten, Gewohnheiten und unbewusste Lernvorgänge,

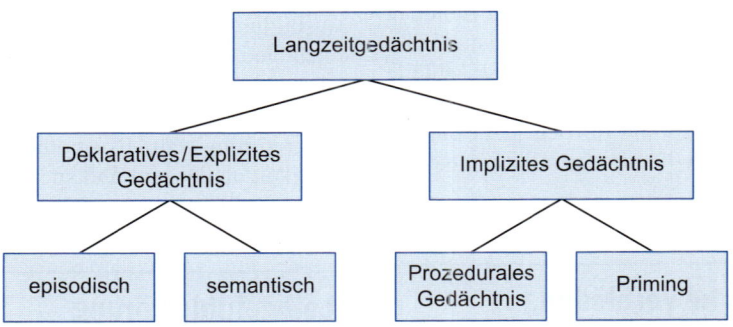

Langzeitgedächtnis. Abb. 1 Langzeitgedächtnissysteme.

also einen Großteil dessen, was unsere Persönlichkeit ausmacht. Im Gegensatz zum deklarativen Gedächtnis ist der Inhalt des implizierten Speichers nicht bewusst. Dafür zeigt das implizite Gedächtnis keine Lücken: Können wir Fahrrad fahren, können wir es immer. Beim expliziten/deklarativen Gedächtnis hingegen können Abrufschwierigkeiten entstehen, wir erinnern uns dann kurzfristig nicht an den Namen unseres „Mathelehrers" oder an einen selten gebrauchten Fachausdruck. Das implizite Gedächtnis umfasst Fertigkeiten, Gewohnheiten, Konditionierungen und Priming. Priming bedeutet, bestimmte Aufgaben schneller zu lösen, wenn ein entsprechender Kontext schon vorbereitet ist. Zum Beispiel wird das Wort Münze in einer Wortliste rascher gefunden, wenn zuvor Geld genannt wurde. Fertigkeiten („Wissen wie" im Gegensatz zu „Wissen dass") meint sensomotorische, perzeptuelle oder kognitive Prozeduren wie etwa die Fähigkeit Spiegelschrift zu lesen. Das implizite Gedächtnis macht einen wichtigen Teil der Persönlichkeit aus und beeinflusst das Verhalten, ohne dass man sich in der Regel darüber im Klaren ist. Es ist an andere anatomische Strukturen gebunden als das deklarative Gedächtnis, beispielsweise an das Kleinhirn, Corpus striatum, Putamen. Bei Anforderungen an das prozedurale Gedächtnis werden die Basalganglien, das Kleinhirn und Teile des motorischen Kortex aktiviert. Bei Wahrnehmungslernen (z. B. Spiegelschrift lesen) sind die Basalganglien und vielleicht auch das Striatum involviert. Es ist bei diesem Aufgabentyp eine Interaktionsschleife Striatum-Thalamus-Neokortex anzunehmen. Beim Priming dürften insbesondere der Temporal- und/oder Okzipitalkortex beteiligt sein.

Läppische Verblödung

► Hebephrenie

Lebendspende

► Organtransplantation

Lebertransplantation

► Organtransplantation

Legasthenie

► Allgemeine Lese- und Rechtschreibschwäche

Lehrtherapeut

PD Dr. Dipl. Psych. Dieter Wälte
Dipl. Psych. Miriam Stein

Definition
Lehrtherapeuten bilden angehende ärztliche und psychologische Therapeuten aus, z. B. im Bereich ► Psychotherapie.

Volltext
Je nach Art des zu erlernenden Psychotherapieverfahrens können die Aufgabenbereiche des Lehrtherapeuten (Ärzte, Psychologen) im Abhalten von Seminaren, in der Durchführung von ► Supervision und in der Anleitung der Selbsterfahrung der Ausbildungskandidaten bestehen. Voraussetzungen für die Ernennung zum Lehrtherapeuten sind meist neben pädagogischer und persönlicher Eignung mehrjährige Berufserfahrung (als Psychotherapeut), die Tätigkeit als Dozent und spezielle Fortbildungen.

Leibgefühlsstörung

► Coenästhesien

Leibhalluzination

▶ Halluzination

Leibliche Missempfindung

▶ Coenästhesien

Leibtherapie

▶ Körpertherapie

Leichte Hirnfunktionsstörung

▶ Minimale zerebrale Dysfunktion (MZD)

Leichte kognitive Beeinträchtigung im Alter/ Mild Cognitive Impairment

Prof. Dr. med. Michael Zaudig

ICD-10/DSM IV-TR-Klassifikation

Die Kategorie „Leichte kognitive Beeinträchtigung" wird in ICD-10 unter F07.8b (klinische Leitlinien) angedeutet und zwar als „Leichte kognitive Störungen, die noch nicht das Ausmaß einer ▶ Demenz bei kontinuierlich fortschreitenden Störungen wie Alzheimer-Krankheit erreicht haben". „Die Diagnose ist zu ändern, wenn die Kriterien für ▶ Demenz erfüllt sind". Diese Kategorie ist nicht zu verwechseln mit der ICD-10-Kategorie „Leichte kognitive Störung" (F06.7). Hier handelt es sich um eine eindeutig reversible Störung mit eindeutigen organischen Ursachen und anders als bei

der leichten kognitiven Beeinträchtigung ist diese Art der Störung nicht auf das Alter beschränkt.
Nach DSM-IV-TR ist das Pendant die Experimentalkategorie „Leichte neurokognitive Störung".

Synonyme

Vorzeitiger Versagenszustand im Alter; Leichte Vergesslichkeit im Alter; Gutartige Altersvergesslichkeit; Hirnorganisches Psychosyndrom; Hirnleistungsstörung; Mild Cognitive Impairment

Englischer Begriff

Benign senescent forgetfulness; Limited dementia; Questionable dementia; Mild cognitive decline; Mild cognitive impairment (MCI); Age associated memory impairment (AAMI); Aging associated cognitive decline (AACD)

Definition

Die leichte kognitive Beeinträchtigung (LKB) – im Englischen hat sich inzwischen der Terminus **mild cognitive impairment (MCI)** eingebürgert – stellt den Übergang zwischen normalem kognitiven Altern und Demenz dar. Im Vordergrund stehen kognitive Störungen, insbesondere Gedächtnisstörungen, über die die Patienten klagen, ohne dass sich dies in besonderer Weise in einer Beeinträchtigung der psychosozialen Kompetenz zeigt. Spezifische organische oder psychiatrische Störungen müssen ausgeschlossen werden, insbesondere eine Demenz. Die leichte kognitive Beeinträchtigung wird zum einen unterschieden von altersassoziierten und damit normalen kognitiven Beeinträchtigungen und andererseits von der Demenz. In der Regel entwickeln Patienten mit einer LKB innerhalb von vier bis fünf Jahren eine Progredienz in Richtung Demenz.

Begriffsgeschichte

Versuche, die Grenze zwischen normaler kognitiver Alterung und Demenz bzw. diesen Übergangsbereich zu beschreiben, finden in der Literatur viele Bezeichnungen. Bereits 1913 beschrieb **Kraepelin** in der 8. Auflage seines Lehrbuchs, dass „das normale Altern regelmäßig zu einer Abnahme der Aufnahmefähigkeit und Merkfähigkeit führt, zu einer Erstarrung der Gedankengänge, der Einengung der Gefühlsbeziehungen, zum Erlahmen der Tatkraft und der Ausbildung störrischer Unlenksamkeit. Normales Altern ist ebenfalls verbunden mit einer Verlangsamung der gesamten psychischen Leistungen und insbesondere der freien Assoziationstätigkeit. Deutlich ist eine Verlängerung der Reaktionszeiten".

Eugen Bleuler definierte 1916 das psychoorganische Syndrom im höheren Alter, der Beginn sei schleichend mit leichter Charakterveränderung und leichten Gedächtnisstörungen. Aus dem psychoorganischen Syndrom Eugen Bleulers wurde im Lauf der Zeit ein organisches Psychosyndrom (Manfred Bleuler 1949). Auch er beschreibt den Beginn der Erkrankung als leichte Wesensänderung, schleichend, langsam progredient in Richtung Dementia senilis.

1962 prägte **Kral** den Terminus „benign senescent forgetfulness" (gutartige Altersvergesslichkeit). Für ihn handelt es sich um eine stabile, d. h. nicht-progrediente kognitive Beeinträchtigung, die sich nicht zur Demenz weiterentwickelt. In den 80er Jahren erfolgten viele Definitionsversuche (Übersicht: Zaudig 1995; Zaudig u. Berberich 2001). Aktuell am meisten diskutiert wird die Definition von Ron Petersen (1999) – mild cognitive impairment.

Klinik

Pathologisch wird altersassoziiertes Nachlassen kognitiver Leistungen erst dann, wenn die Beeinträchtigung der psychosozialen Funktionsfähigkeit deutlich wird. Die Beziehung von altersgemäßen Veränderungen kognitiver Leistungen zu denjenigen bei Demenzerkrankungen ist im fortgeschrittenen Alter nur wenig untersucht. Differentialdiagnostisch kommt es

im hohen Alter zu besonderen Problemen, da sowohl das Altern als auch die Demenz kognitive Defizite mit sich bringen. Von besonderer Wichtigkeit erscheinen daher die Fragen: Führt jede kognitive Veränderung im Alter unweigerlich zur Demenz? Ist die Demenz, insbesondere die ▶ Alzheimer-Demenz der Endpunkt eines Kontinuums von normaler Kognition im Alter bis hin zur Alzheimer-Demenz? Oder gibt es unterschiedliche, voneinander unabhängige Erkrankungen mit kognitiver Störung als Hauptmerkmal?

Subjektiv erleben diese Patienten häufig schleichend eine Veränderung bzw. Verschlechterung ihrer Gedächtnisleistung, unwichtige Ereignisse werden zunächst nicht wiedererinnert, häufig gar nicht erst gespeichert. Von Angehörigen und Freunden wird bemängelt, dass der Betroffene weniger aufmerksam sei, nicht mehr richtig zuhören könne usw. Vom Patienten wird Schusseligkeit beklagt; viele Patienten erleben sich auch als ungeduldiger, aufbrausender, unkontrollierter, stimmungslabiler, öfter auch depressiver als in früheren Episoden ihres Lebens. Konzentrations- und Aufmerksamkeitsstörungen sind deutlich häufiger. Die Symptomatik manifestiert sich besonders bei anspruchsvoller Tätigkeit und im gesellschaftlichen Rahmen. Im Hinblick auf die Abgrenzung zur Demenz ist die psychosoziale Funktionsfähigkeit entscheidend. Wichtig ist, ob der Schweregrad vereinbar ist mit einer noch einigermaßen intakten psychosozialen Funktionsfähigkeit.

Hinweise einer Reihe von Studien deuten darauf hin, dass die leichte kognitive Beeinträchtigung das **Vorstadium** einer später sich entwickelnden Alzheimer-Demenz ist. **Differentialdiagnostisch** ist allerdings zu klären, ob die leichte kognitive Beeinträchtigung eine vorübergehende Störung bei manifester medizinischer Krankheit darstellt. In diesem Fall müsste die Diagnose nach ICD-10 einer leichten kognitiven Störung (F06.7) gegeben werden, da eine Reversibilität vorherzusehen ist. Andererseits sollte für die leichte kognitive Beeinträchtigung in jedem Fall das Vorliegen einer ▶ Depression ausgeschlossen werden. Darüber hinaus ist auch zu klären (auszuschließen), ob es sich bei der kognitiven Beeinträchtigung um mangelnde Bildung oder niedere Intelligenz handelt.

Therapie

pharmakologisch
Die Pharmakotherapie der leichten kognitiven Beeinträchtigung im eigentlichen Sinne (d. h. wissenschaftlich gesichert) existiert noch nicht. Diskutiert wird derzeit die Gabe von ▶ Antidementiva unter der Maßgabe, dass es sich um ein Vorstadium einer Demenz handelt.

psychotherapeutisch
Verhaltenstherapeutisch ist im Prinzip das ganze Spektrum der verhaltenstherapeutischen Methodik einsetzbar, wie z. B. Realitätsorientierungstraining, Erinnerungstherapie und Validation. Psychotherapieverfahren sollten sich bewusst und gezielt nicht nur auf den kognitiven Anteil beziehen, sondern auch auf Emotionalität und Förderung der Kreativität der Patienten mit LKB. ▶ Musik- und ▶ Kunsttherapie sowie Entspannungstechniken sind zu empfehlen. Leider gibt es in diesem Bereich wenig oder keine kontrollierten Untersuchungen. Es handelt sich in der Regel um kasuistische Mitteilungen. Zusammenfassend kann hier gesagt werden, dass Interventionseffekte sich nicht nur auf gedächtnisbezogenes Training beziehen sollten, sondern das gesamte Umfeld des Patienten miteinbeziehen muss im Sinne von ▶ Bewältigungsstrategien, ▶ Entspannungsverfahren und emotional aktivierenden Verfahren. Dies scheint den besten prophylaktischen Effekt zu gewähren.

Epidemiologie
Inzwischen gibt es eine Reihe von Studien, die die Prävalenz der leichten kognitiven Beeinträchtigung bei Patienten über 65 Jahren untersucht haben; die Prävalenzdaten liegen je nach Definition der LKB durchschnittlich zwischen 10 % und 15 % (im Vergleich dazu weisen 5,3 % der Patienten über 65 Jahren eine mittlere oder schwere Demenz auf). Die Patienten mit LKB haben im Vergleich zu kognitiv unauffälligen Patienten vergleichbaren Alters eine kürzere Lebenserwartung. Die LKB ist der beste Prädiktor für das Auftreten einer Demenz innerhalb der folgenden zwei bis fünf Jahre.

Verlauf
Typischerweise verschlechtern sich Patienten mit bereits bestehender leichter kognitiver Beeinträchtigung in den Bereichen Orientierung, Kurz- und ▶ Langzeitgedächtnis, verbalen und rechnerischen Fähigkeiten, Konzentrationsfähigkeit und Aphasie, ▶ Apraxie. Diese Patienten haben ein hohes Risiko, eine Demenz zu entwickeln; die meisten Follow-up-Studien der letzten Jahre zeigen, dass sich die Patienten mit LKB innerhalb von zwei bis fünf Jahren in Richtung Demenz verändern.

Prognose
Die Prognose bezüglich der Entwicklung einer Demenz ist ungünstig.

Leichte Vergesslichkeit im Alter

▶ Leichte kognitive Beeinträchtigung im Alter

Lerngeschichte

Dr. med. Dipl. Psych. Rolf Dieter Trautmann

Synonyme
Spezifische verhaltenstherapeutische Anamnese

Definition

Im Rahmen der ▶ Verhaltenstherapie muss zur Erklärung aktuell vorliegenden problematischen Verhaltens die Lerngeschichte des Patienten herangezogen werden. Hierbei geht es insbesondere darum zu klären, ob das problematische Verhalten durch klassische oder operante Konditionierung bzw. durch Modell-Lernen entstanden sein könnte.

Im Rahmen der M-U-L-P-Analyse (**M**edizinische Bedingungen, **U**mweltbedingungen, **L**ernbedingungen, **P**rogrammbedingungen) sollte die Lerngeschichte bei jedem Patienten erhoben werden. Vor allem wenn die Diagnose einer ▶ Persönlichkeitsstörung gestellt wird, muss überprüft werden, ob die spezifische Lerngeschichte zur vermuteten Persönlichkeitsstörung passt. Hier ist also mit Lerngeschichte mehr gemeint als oben in der Definition angegeben, nämlich die grundsätzliche Atmosphäre in der Herkunftsfamilie des Patienten, die mit spezifischen Überlebensregeln in Zusammenhang steht, die jeweils spezifisch für bestimmte Persönlichkeitsstörungen sind.

Typisch für viele Patienten mit Persönlichkeitsstörungen ist, dass sie aus einem sozial und/oder emotional völlig desolaten Elternhaus kommen mit physischem und/oder ▶ sexuellem Missbrauch und/oder emotionalem Neglect. Hier können häufig keine einzelnen konkreten Auslöser oder Verstärkungsbedingungen für problematisches Verhalten eruiert werden, sondern hier müssen die emotionalen Grunderfahrungen, die jemand in einer solchen Atmosphäre gemacht hat, als Lerngeschichte angesehen werden.

Lerntheoretisch orientierte Psychotherapie

▶ Verhaltenstherapie

Lerntheorie

Dr. med. Dipl. Psych. Rolf Dieter Trautmann

Synonyme

Theories of behavior

Definition

Die Lerntheorien entwickelten sich zunächst mithilfe von Tierversuchen im Labor. Die älteste dieser Theorien wurde von Thorndike Ende des 19. Jahrhunderts entwickelt (Lernen am Erfolg, „law of effect"). In den 20er Jahren entdeckte Pawlow in den UdSSR das so genannte **klassische Konditionieren** und in diesem Zusammenhang auch die so genannte experimentelle Neurose. Ungefähr zur gleichen Zeit fand das berühmte Experiment von Watson und Rayner mit dem kleinen Albert statt, in dem gezeigt wurde, dass das klassische Konditionieren auch bei Kindern funktioniert und vor allem dass diese klassisch konditionierten Reaktionen auch wieder verlernt werden können. Später entwickelte Skinner die Prinzipien des instrumentellen und operanten Konditionierens. Schließlich formulierten ab Ende der 50er Jahre u. a. Rotter, Mischel, Bandura die so genannte soziale Lerntheorie, bei der kognitiven Prozessen eine größere Rolle eingeräumt wurde.

Mithilfe allgemeiner Lerntheorien sollten spezifische Verhaltensstörungen bei Patienten erklärbar sein. Grundannahme der frühen ▶ Verhaltenstherapie war, dass gelerntes Verhalten auch wieder verlernt werden kann möglichst mithilfe ähnlicher Mechanismen. Wenn beispielsweise ein Verhalten durch operante positive Verstärkung aufrechterhalten wird, dann sollte es dadurch verändert werden können, indem man diese Verstärkungsbedingungen verändert (statt positive Verstärkung Löschung). Dieses Vorgehen funktioniert allerdings nur dort, wo der Therapeut tatsächlich absolute Kontrolle über die Verstärkungsbedingungen ausüben kann, was in der therapeutischen Realität kaum jemals der Fall ist.

Im Tier- oder allgemein Laborexperiment lassen sich sowohl die Bedingungen des Erlernens von bestimmten Verhaltensweisen als auch deren (therapeutische) Veränderung kontrollieren und entsprechend konnte im Prinzip die Wirksamkeit der oben genannten Lernmechanismen nachgewiesen werden. In der therapeutischen Realität scheitert eine 1 : 1-► Übertragung dieser Prinzipien aber häufig daran, dass der Therapeut die Bedingungen nicht ausreichend kontrollieren kann.

Lese-, Rechen- und Rechtschreib-Teilleistungsschwächen

► Allgemeine Lese- und Rechtschreibschwäche

Lese-Teilleistungsschwäche

► Entwicklungsdyslexie

Lewy-Body-Demenz

► Lewy-Körper-Demenz

Lewy-Körperchen-Demenz

► Lewy-Körper-Demenz

Lewy-Körper-Demenz/Lewy-Body-Demenz

Prof. Dr. med. Michael Zaudig

ICD-10/DSM-IV-TR-Klassifikation

In beiden ► Klassifikationssystemen (ICD-10/DSM-IV-TR) werden keine expliziten Kriterien für die Lewy-Body-Demenz (LBD) vorgegeben. Nach ICD-10 muss die LBD unter F02.8 codiert werden, wobei die allgemeinen Kriterien für eine ► Demenz und darüber hinaus spezifische Diagnosekriterien (z. B. nach McKeith et al. 2004) erfüllt sein müssen. Nach DSM-IV-TR wird die Lewy-Body-Demenz unter Demenz aufgrund anderer medizinischer Krankheitsfaktoren (294.1) definiert. Ebenfalls müssen die spezifischen Demenzkriterien sowie spezifische Kriterien für die LBD erfüllt sein.

Synonyme

Lewy-Körperchen-Demenz; Demenz mit Lewy-Körperchen; Lewy-Body-Demenz

Englischer Begriff

Lewy body dementia

Definition

Das Syndrom der Lewy-Body-Demenz (LBD) beschreibt ein neuropsychiatrisches Bild, das typischerweise durch fluktuierende kognitive Defizite, Vigilanzschwankungen und ausgestaltete visuelle ► Halluzinationen gekennzeichnet ist. Schon früh entwickeln LBD-Patienten ein Parkinson-Syndrom. Darüber hinaus muss nach ICD-10 oder DSM-IV-TR zusätzlich ein allgemeines ► Demenzsyndrom vorliegen.

Diagnosekriterien für eine Lewy-Body-Demenz (nach McKeith et al. 2004):

Demenzsyndrom nach ICD-10/DSM-IV-TR mit besonderer Ausprägung der Auf-

merksamkeitsstörungen, Defiziten im visuell-räumlichen Bereich und mindestens eines der folgenden Symptome:
- fluktuierende kognitive Leistungen, vor allem der Aufmerksamkeit,
- wiederkehrende visuelle Halluzinationen, vor allem ausgeformt wie beispielsweise beim Charles-Bonnet-Syndrom,
- motorische Parkinson-Zeichen zwölf Monate nach Auftreten der Demenz.

Weitere unterstützende Kriterien (Nebenkriterien):
- wiederholte Stürze,
- Synkopen,
- vorübergehende Bewusstseinsstörung,
- Neuroleptika-Überempfindlichkeit,
- systematisierte Wahnideen,
- ► REM-Schlaf-Störung,
- akustische, taktile Halluzinationen,
- ► Depression.

Die **Lewy-Körper** sind das histopathologische Merkmal des Morbus Parkinson. Wiederholt konnte nachgewiesen werden, dass sich die Lewy-Körper systematisch von tiefer gelegenen pigmentierten Kerngebieten des Hirnstamms über die dopaminerge Substantia nigra und den cholinergen Nucleus basalis (Meynert-Kern) zum Neokortex ausbreiten. Klinische Symptome sind korreliert mit den dopaminergen (Hypokinese, Rigor), dem serotonergen und adrenergen (Depressivität) und dem cholinergen Defizit (Aufmerksamkeitsstörung, Neigung zu Verwirrtheit). Bei der LBD zeigt die **funktionelle Bildgebung** eine Stoffwechselminderung über dem gesamten Kortex, die zum Unterschied zur Alzheimer-Krankheit auch den okzipitalen Assoziationskortex und die primäre Sehrinde erfasst.
Die LBD gilt als eine noch junge klinisch **eigenständige Krankheit**. Das Konzept der LBD wird entsprechend weiter hinterfragt, ob es sich dabei um eine Sonderform der idiopathischen Parkinson-Krankheit handelt, zumindest die histopathologischen

Lewy-Körper und molekularen Charakteristiken sprechen für einen gemeinsamen pathologischen Prozess. Die Differenzierung der LBD ist aber sinnvoll, weil sich die initiale Symptomatik, die Prognose und die Therapie erheblich von dem idiopathischen Parkinson-Syndrom und der Alzheimer-Krankheit unterscheiden.
Im **Verlauf** entwickeln die meisten LBD-Patienten schon früh ein Parkinson-Syndrom. Die Diagnosekriterien sind weit gefasst und sollten immer die Alzheimer-Demenz und die vaskuläre Demenz ausschließen (siehe ► Demenz bei Alzheimer-Krankheit; ► Demenz, vaskuläre).
Typisch für diese Patienten sind eine fluktuierende Demenz oder kognitive Beeinträchtigung + diskrete Parkinson-Symptomatik + ► Verwirrtheit + Sturzneigung. Diese Patienten sollten nicht mit klassischen ► Neuroleptika behandelt werden, da die Gefahr eines malignen Neuroleptika-induzierten Syndroms sehr hoch ist.
Zwischen der LBD, der Alzheimer-Demenz und der vaskulären Demenz gibt es fließende Übergänge und Mischformen. Während bei der Alzheimer-Demenz im engeren Sinn motorische Parkinson-Zeichen erst in fortgeschrittenen Stadien auftreten, gehören diese bei der LBD schon sehr früh zu den verlaufstypischen Kriterien.

Differentialdiagnose
Zu unterscheiden ist die LBD von der idiopathischen Parkinson-Krankheit: Falls das Demenzsyndrom nach über einem Jahr nach bestehender Parkinson-Symptomatik auftritt, liegt die Diagnose eines idiopathischen Parkinson-Syndroms mit Demenz und keine LBD vor. Für die LBD wurden Diagnosekriterien (siehe oben) vorgeschlagen, deren Validität im Vergleich zum neuropathologischen Befund bei 85 % liegt. Aufgrund der Fluktuation der kognitiven Symptomatik muss auch klinisch des Öfteren eine vaskuläre Demenz ausgeschlossen werden, ebenso eine Alzheimer-Demenz vorwiegend in späten Stadien, da in spä-

ten Stadien der Alzheimer-Demenz eine Parkinson-Symptomatik auftreten kann.

Therapie

Derzeit sind kaum systematische Studien mit größeren Fallzahlen bekannt. Es gibt Hinweise, dass Cholinesterasehemmer wie Rivastigmin, Donepezil und Galantamin positive Effekte haben. Für die Verhaltensstörungen und Verwirrtheitszustände werden im Akutfall atypische Neuroleptika wie ▶ Clozapin, ▶ Risperidon, ▶ Olanzapin und ▶ Quetiapin empfohlen.
Für Symptome wie ▶ Agitiertheit gibt es die beste Evidenz für Carbamazepin in einer Dosierung von 300 mg pro Tag.
Cave: Klassische Neuroleptika führen zu einem malignen Neuroleptika-Syndrom.

Epidemiologie

In den wenigen epidemiologischen Studien, die es dazu gibt, zeigt sich, dass bei den über 65-Jährigen in über 30 % der Fälle eine Alzheimer-Demenz vorliegt, bei etwa 20 % eine vaskuläre Demenz, bei 11 % eine LBD und bei 8 % eine frontotemporale Demenz (siehe ▶ Demenz, frontotemporale).

Verlauf

Bei der LBD liegt der klinische Beginn meist jenseits des 70. Lebensjahres, die Überlebenswahrscheinlichkeit vom Zeitpunkt der ersten klinischen Symptomatik an wird mit zwei bis fünf Jahren angegeben.

Liaisondienst

▶ Konsil- und Liaisonpsychosomatik

Libido

Dr. med. Thomas Simmich

Synonyme

Nur teilweise übereinstimmend: Sexuelle Appetenz (lat.: libido = starkes Verlangen)

Definition

Zentrale Kategorie der psychoanalytischen Triebpsychologie. Als Bestandteil eines ökonomisch konzipierten Modells des unbewussten psychischen Kräftespiels verstand die ▶ Psychoanalyse Libido als psychische Energie im Hintergrund des Sexualtriebs und eröffnete damit einen Verständniszugang zu einer Vielzahl klinischer Phänomene.

Volltext

Der **vorpsychoanalytische Libidobegriff** entspricht dem einer sexuellen Appetenz. In diesem Sinn ist der Begriff bis heute auch gebräuchlich.
S. Freud gebrauchte den Begriff der Libido erstmals auch als Bestandteil einer unbewussten psychischen Dynamik nicht primär sexueller Störungsbilder: als Triebverarmung im Hintergrund der ▶ Neurasthenie, als pathologische Triebabfuhr bei der ▶ Angstneurose, als starkes Sexualverlangen im frühen ▶ Hysteriekonzept. Libido wurde immer mehr zu einer zentralen Kategorie der **psychoanalytischen Triebpsychologie**, die die infantile Sexualentwicklung ins Zentrum der Persönlichkeitsbildung rückte. Freud erweiterte das Begriffsverständnis von Libido auf alle psychischen Erscheinungen einer auf nichts anderes reduzierbaren (biologisch-energieökonomisch verstandenen) Kraft, die dem Fortpflanzungstrieb nahe steht, von einer somatischen Quelle, der Stimulierung der erogenen Zonen ihren Ausgang nimmt und auch ein orales und anales Begehren als altersgebundene Vorform bzw. als Triebabkömmling einer generalisiert verstandenen Libido sexualis mit einschließt. Während Freud am Beginn seiner Lehre den Fortpflanzungstrieb von den Selbsterhaltungs- bzw. Ich-Trieben abgrenzte, stellte er diesen später als Bestandteil eines Lebenstriebs dem Todestrieb gegenüber.
Nach psychoanalytischem Verständnis wird der Libido – einem hypothetischen Modell der psychischen Energie in Analogie zur

L

physikalischen Energie verpflichtet – ein intentionaler Charakter zugeschrieben, insofern diese auf Befriedigung, auf Abfuhr, hin konzipiert ist und die, wie andere Triebe auch, auf verschiedene Arten der Abwehr stößt (Triebschicksal).

Einem späteren Verständnis nach kann Libido verschiedene Objekte des Begehrens energetisch besetzen und in verschiedenen, ineinander umwandelbaren Qualitäten bei prinzipiell konstanter Energiemenge auftreten (Libidoquantumstheorem). Die Umsetzung von Objektlibido in narzisstische Libido geht mit der Aufgabe eines Sexualziels einher, die dem Ich dann als desexualisierte Energie zur Verfügung stünde (z. B. Ich-Funktionen) oder andere Besetzungen (z. B. des Über-Ich) ermöglichte (Freud 1905, 1923).

C. G. Jung kritisierte, dass auch der Libidobegriff nach Freud einem weit gefassten Verständnis des Sexualtriebs zu nahe stehen würde und schlug vor, Libido allgemeiner als „psychische Energie" zu verstehen, die sich im Lebensvorgang manifestiert, als Begehren wahrgenommen und in Symbolen ausgedrückt wird.

Brenner hielt die Herkunft und die Umwandlungsthese für falsch und ordnete Libido wie andere psychische Phänomene der Gehirnaktivität zu (Brenner 1982). Da das psychoenergetische Konstrukt keinen Anschluss an die neurophysiologische Wissenschaft gefunden hat, wird es heute im Wesentlichen als tautologische Pseudoerklärung einer metaphorischen seelischen Repräsentanz wahrgenommener, überwiegend sexueller Körpersensationen angesehen. Dabei geht eine Konversion der im Affekt wahrgenommenen körperlich-sexuellen Erregung in die Innervation anderer Organsysteme auch mit einem Verschwinden ihrer psychischen Erscheinungsform in der Repräsentanzenwelt einher.

Die Freudsche Annahme der Zurückführung der psychischen Repräsentanz primär sozial hergestellter Bedürfnisfrustration („Trieb"-Frustration) auf eine wie ein Naturgesetz sich durchsetzende biologisch-energetisch angetriebene Wesensstruktur des Menschen ist hingegen wissenschaftlich nicht haltbar. Da sich die elaborierte psychoanalytische Auslotung der auf der Grundlage der Triebtheorie verstandenen psychischen Repräsentanzenwelt der Libido in der Behandlungspraxis jedoch bis heute bewährt, bedarf es einer Übersetzungsarbeit, um an das heute empirisch begründete psychologische und neurobiologische Wissen anschließen zu können (Zepf 2000).

Je nach semantischem Gebrauch des Libidobegriffs und Nähe zu einem psychoanalytischen Krankheitsverständnis werden verschiedene psychische Störungen bzw. pathologische Zustände mit einem Libidoverlust in Verbindung gebracht: als sexuelle Appetenzstörung, als oraler Appetenzverlust bei der ▶ Anorexia nervosa, aber auch als Bestandteil einer depressiven Symptomatik, bei der das Verständnis der so genannten dynamischen Entleerung einem Verlust von Libido im Sinne der psychischen Energie nahe kommt. Da nach psychoanalytischem Verständnis Libido nicht verloren gehen kann, wäre diese dann in veränderter Erscheinungsform, etwa als Aggression oder Autoaggression, zu finden.

Lichttherapie

Dr. med. Anna Forsthoff
Dr. med. Heinz Grunze

Synonyme
Photitherapie

Definition
Therapeutische Anwendung von natürlichen oder künstlichen Lichtquellen (z. B. Finsen-Licht, Rot-, Blaulicht, Quarzlampe), z. B. bei Psoriasis, Neurodermitis, Akne; bei Lichtdermatosen in aufsteigender Dosierung (UV-hardening). Die so genannte

Heliotherapie stellt eine dosierte Anwendung des Sonnenlichts zu Heilzwecken vor allem in Hochgebirgsheilstätten dar, z. B. bei Gelenk- und Knochentuberkulose, Hautkrankheiten und zur allgemeinen Kräftigung. Wesentliche Faktoren sind die Wirksamkeit einzelner Banden des Ultraviolettlichts, die Dichte und Feuchtigkeit der Atmosphäre und indirekte Strahleneffekte.

In der Psychiatrie wird die Lichttherapie im Wesentlichen zur Behandlung depressiver Erkrankungen, insbesondere saisonal abhängiger Depressionen, eingesetzt.

Kontraindikationen

Augenerkrankungen; bei Kombinationen mit trizyklischen Psychopharmaka sowie ► Lithium sind augenärztliche Kontrollen empfehlenswert.

Durchführung

Bei der modernen Lichttherapie zur Depressionsbehandlung wird meistens Licht verwendet, das das sichtbare Spektrum beinhaltet und aus sechs bis acht 40-Watt-Leuchtstoffröhren stammt. Hinter den Leuchtstoffröhren ist eine reflektierende Oberfläche angebracht; das Licht wird durch einen Plastikschirm abgegeben, der das Licht streut, um Blendungen zu vermeiden und sämtliche für das Auge schädliche Spektralanteile auszufiltern.

Der Beleuchtungskörper sollte etwa 100 cm von den Augen entfernt sein. Die Patienten werden gebeten, jede Minute einige Sekunden lang in das Licht zu schauen. Die Leuchtstoffröhren sollten mit elektronischen Vorschaltgeräten betrieben werden, um Flimmerfreiheit und damit auch eine Vermeidung von Nebenwirkungen wie Kopfschmerzen zu ermöglichen.

Bei der beschriebenen Anordnung beträgt die auf das Auge auftreffende Lichtintensität etwa 2500–3000 Lux. Das ist etwa fünfmal so viel wie eine normale Raumbeleuchtung. Empfohlen wird mit etwa zwei Stunden Lichttherapie am Tag zu beginnen

und bei unzureichendem Effekt nach drei bis vier Tagen zusätzlich dieselbe Dauer morgens oder abends hinzuzufügen.

An Nebenwirkungen sind gelegentlich Kopfschmerzen, sowie Spannungen in den Augen und Gereiztheit zu erwarten. In seltenen Fällen kann es bei Patienten mit ► bipolarer Störung zu ► Hypomanien kommen.

Liebeswahn

Dr. med. Christian Prüter

Synonyme

Erotomanie;   De-Clérambault-Syndrom; Wahnhafte Störung (F22.0 nach ICD-10)

Definition

Wahnhafte Überzeugung, von einer anderen Person geliebt zu werden. Die Betroffenen sind zumeist ledig, weiblich und im mittleren Lebensalter. Im Zentrum des ► Wahns steht häufig eine prominente Person (Schauspieler, Politiker, Geistlicher, Schriftsteller), welche im gesamten Erkrankungsverlauf gleich bleibt. Es kann auch zum Bedrängen des vermeintlichen Partners kommen. Meist plötzlicher Beginn.

Querverweis Krankheit

Liebeswahn kann als Symptom sowohl organischer wie ► schizophrener Störungen auftreten. Monosymptomatisch wird er den ► anhaltenden wahnhaften Störungen zugeordnet.

Lithium

Prof. Dr. med. Ulrich Hegerl

Medikamentengruppe

Phasenprophylaktikum

L

Produktnamen

Quilonum, Quilonum retard, Hypnorex retard

In Deutschland zugelassene Indikationen

Phasenprophylaxe bei rezidivierenden bipolaren und unipolaren ► affektiven Störungen;
Akuttherapie von ► Manien.

Sonstige Anwendungsgebiete

Möglicherweise spezifisch antisuizidaler Effekt; rückfallverhütende Behandlung bei schizoaffektiven Erkrankungen.

Pharmakokinetik

Schnelle und vollständige Resorption nach oraler Einnahme, renale Elimination, Halbwertszeit ca. 20–24 Stunden bei großen interindividuellen Unterschieden.

Dosierung

Orientiert sich am Lithiumserumspiegel; Blutentnahme zwölf Stunden nach der letzten Einnahme, einschleichend mit 8–12 mmol Lithium beginnen (Einmalgabe zur Nacht), nach einer Woche Bestimmung der Plasmakonzentration und Dosisanpassung. Für die phasenprophylaktische Wirkung wird eine Plasmakonzentration von 0,6–0,8 mmol pro Liter angestrebt, für die antimanische Wirkung eine Plasmakonzentration bis zu 1,0 mmol pro Liter. Im Alter werden diese Plasmaspiegel häufig bereits durch eine niedrigere Dosis erreicht.

Kontraindikationen

Schwere Niereninsuffizienz, schwere Herz- und Kreislauferkrankungen, Hyponatriämie, Schwangerschaft im ersten Trimenon, Stillzeit.

Nebenwirkungen

Geringe therapeutische Breite; bei Aufdosierung initial Konzentrationsstörungen, unter Dauerbehandlung Gewichtszunahme, euthyreote Struma, Hypothyreose, Polyurie, Polydypsie, Mundtrockenheit, Durchfall, Handtremor, Exazerbation von Dermatosen (z. B. Psoriasis). Bei Intoxikation (Lithiumserumspiegel über 1,2 mmol pro Liter) zunehmend grobschlägiger Tremor, Dysarthrie, Konzentrationsstörungen, Unruhe, Verwirrtheit.

Wechselwirkungen

Erhöhung des Lithiumserumspiegels u. a. durch Thiazid- und Schleifendiuretika und nichtsteroidale Antiphlogistika (nicht jedoch durch ASS), kochsalzarme Diät, Niereninsuffizienz, vermehrten Salz- und Flüssigkeitsverlust.
Lithium verstärkt die Wirkung neuromuskulär blockierender Substanzen.

Wirkmechanismus

Wirkung möglicherweise über das serotonerge System und Second-messenger-Systeme.

Lithium-Behandlung, Rückfallrisiko nach Absetzen

Prof. Dr. med. Ulrich Hegerl

Volltext

Bei abruptem Absetzen einer rückfallverhütenden Lithium-Behandlung ist mit einem drastisch erhöhten Rückfallrisiko zu rechnen. Dies wurde in mehreren Studien übereinstimmend gefunden. Dringend zu empfehlen ist deshalb ein über ca. sechs Monate gehendes Ausschleichen der Lithium-Medikation. Dies ist umso mehr zu empfehlen, da zudem in dem Jahr nach dem Absetzen das Risiko suizidaler Handlungen deutlich (um den Faktor 20) erhöht ist.

Lithiumcarbonat

► Intoxikation, Lithium

Lithium-Nonresponse, Prädiktoren

Prof. Dr. med. Ulrich Hegerl

Definition
Nichtansprechen auf eine antimanische oder eine rückfallverhütende Behandlung mit Lithium.

Volltext
Es gibt Hinweise, dass die Wahrscheinlichkeit des Ansprechens auf eine rückfallverhütende Lithium-Behandlung reduziert ist bei Patienten, die das klinische Bild der dysphorischen Manie bieten, weiter bei ▶ rapid cycling, bei ▶ schizoaffektiven Störungen. Mögliche weitere Prädiktoren für eine Lithium-Nonresponse ist eine Komorbidität, z. B. mit ▶ Alkoholabhängigkeit sowie ein langer Krankheitsverlauf vor Behandlungsbeginn. Es gibt Hinweise, dass Patienten mit diesen Kennzeichen auch schlechter auf andere Stimmungsstabilisierer ansprechen.

Lithium-Response, Prädiktoren

Prof. Dr. med. Ulrich Hegerl

Definition
Faktoren, die auf eine hohe Ansprechwahrscheinlichkeit auf eine Lithium-Behandlung hinweisen.

Volltext
Mit einer eher hohen Ansprechwahrscheinlichkeit auf eine rückfallverhütende Behandlung mit Lithium ist bei einem klaren bipolaren Verlauf mit eher euphorischen Manien zu rechnen, weiter bei positiver Familienanamnese hinsichtlich ▶ bipolarer affektiver Störungen. Hinweise sind auch geliefert worden, dass der Verlaufstyp

Manie-Depression-freies Intervall möglicherweise Lithium-Responder charakterisiert.

Lithiumsulfat

▶ Intoxikation, Lithium

Lockerung der Assoziation

▶ Zerfahrenheit

Lorazepam

Dr. med. Peter Zwanzger

Medikamentengruppe
Benzodiazepin

Produktnamen
Duralozam, Laubeel, Lorazepam-neuraxpharm, Lorazepam-ratiopharm, Somagerol, Tavor, Tolid.

In Deutschland zugelassene Indikationen
Symptomatische Kurzzeitbehandlung von Angst-, Spannungs- und Erregungszuständen sowie ▶ Schlafstörungen. Gute Wirksamkeit insbesondere in der Behandlung von ▶ Panikattacken, Angstzuständen im Rahmen affektiver Erkrankungen, als Adjuvans bei psychotischen Angstzuständen, ▶ Mutismus.

Pharmakokinetik
Lorazepam wird rasch absorbiert und hat eine Halbwertszeit von 8–24 Stunden. Die Substanz hat keine aktiven Metaboliten.

Dosierung

Ambulant 0,25–5 mg in zwei bis vier Einzeldosen. Im stationären Rahmen bis zu 10 mg täglich möglich. Zur Behandlung von akuten Angstzuständen oder Schlafstörungen 1–2,5 mg. Für die Notfallbehandlung steht eine schneller wirkende orale Applikationsform in Form von lyophilisierten Plättchen, z. B. Tavor Expidet, sowie eine parenterale Applikationsform zur Verfügung. Die Plättchen lösen sich innerhalb weniger Sekunden im Mund auf und werden auf diese Weise besonders rasch resorbiert.

Kontraindikationen

Akute Alkohol-, Schlafmittel-, Analgetika- oder Psychopharmakaintoxikation, Myasthenie, akutes Engwinkelglaukom, Benzodiazepinüberempfindlichkeit, Medikamenten-/Drogenabhängigkeitserkrankungen. Anwendungsbeschränkungen bei Myasthenia gravis, spinale oder zerebrale Ataxie, schwere Leberschäden, Abhängigkeitserkrankungen. Eine strenge Indikationsstellung muss in der Schwangerschaft erfolgen; hier liegen ausreichende Erfahrungen über die Anwendung beim Menschen nicht vor. Tierversuche zeigten keine embryotoxischen oder teratogenen Wirkungen. Bei Dauerbehandlung im dritten Trimenon oder hochdosierter Behandlung kurz vor der Geburt kann es zu Entzugssymptomen beim Neugeborenen kommen („Floppy-infant-Syndrom"). Während der Stillzeit ist die Behandlung mit Lorazepam kontraindiziert.

Nebenwirkungen

Insbesondere bei Behandlungsbeginn Müdigkeit, Schwindel, Koordinationsstörungen, Schleiersehen, Beeinträchtigung des Reaktionsvermögens, selten paradoxe Reaktionen mit gesteigerter Aktivität, Reizbarkeit und Wutreaktionen. Zuweilen nach längerer Behandlung Ataxie, Dysarthrie, Muskelschwäche, Gewichtszunahme, Libidominderung.

Wechselwirkungen

Wechselwirkungen sind mit allen anderen zentral wirksamen Pharmaka und Alkohol (gegenseitige Wirkverstärkung), Muskelrelaxantien, Analgetika, Lachgas (Wirkverstärkung dieser Substanzen), Cimetidin (Verstärkung und Verlängerung der Wirkung bestimmter Benzodiazepine durch verzögerten Abbau), zentral wirkende Antihypertonika, ▶ Beta-Rezeptorenblocker sowie Antikoagulantien zu erwarten.

Wirkmechanismus

Wie die anderen Benzodiazepine wirkt Lorazepam durch Angriff an die Benzodiazepinbindungsstelle des $GABA_A$-Rezeptors und führt über eine allosterische Modulation zu einer Verstärkung der Öffnungswahrscheinlichkeit des Chloridionenkanals.
Zu den wesentlichen Wirkeffekten gehören Anxiolyse, Sedierung, schlafanstoßende Effekte sowie antikonvulsive Eigenschaften.

Lumbalgie

▶ Rückenschmerz, chronisch-unspezifischer

Lumboischialgie

▶ Rückenschmerz, chronisch-unspezifischer

Lungentransplantation

▶ Organtransplantation

LWS-Syndrom

▶ Rückenschmerz, chronisch-unspezifischer

Magnetstimulation, transkranielle

PD Dr. med. Frank Padberg

Synonyme

TMS; Repetitive transkranielle Magnetstimulation (rTMS)

Definition

Die transkranielle Magnetstimulation (TMS) ist ein **biophysikalisches Verfahren**, das erstmals 1985 von Barker und Kollegen zur nicht-invasiven elektromagnetischen Stimulation des motorischen Kortex beim Menschen angewandt wurde und mittlerweile auch als Verfahren zur Stimulation nicht-motorischer Kortexareale und anderer neuronaler Strukturen in der neurologischen Diagnostik und neurowissenschaftlichen Forschung etabliert ist. Derzeit werden verschiedene therapeutische Anwendungen der **repetitiven TMS (rTMS)** in Psychiatrie und Neurologie untersucht: u. a. ▶ depressive Störungen, schizophrene ▶ Psychosen, ▶ Angststörungen, therapierefraktäre Epilepsien und Morbus Parkinson.

Voraussetzung

Die rTMS verändert durch einen elektromagnetisch induzierten Stromfluss nicht-invasiv den Erregungszustand und die Erregbarkeit der stimulierten Neuronenverbände im Gehirn. Die rTMS unterscheidet sich dabei methodisch grundsätzlich von der Anwendung schwacher konstanter oder gepulster Magnetfelder bzw. von der bei der Kernspintomographie verwendeten Methodik. Die rTMS zeigte in tierexperimentellen Modellen sowie am Menschen eine Vielzahl neurobiologischer Effekte, die für die Modulation von Verhalten und Emotionalität relevant sind (Padberg u. Möller 2003). Die inzwischen umfangreiche Literatur zur Anwendung beim Menschen zeigt, dass die rTMS lokal und in assoziierten Neuronenverbänden die kortikale Exzitabilität, die regionale zerebrale Stoffwechselaktivität bzw. den regionalen zerebralen Blutfluss sowie Neurotransmitterfunktionen, u. a. im serotonergen und dopaminergen System, beeinflussen kann. Zudem wurden neuroendokrine Effekte u. a. auf die Funktion der Hypophysen-Hypothalamus-Nebennierenrinden-Achse beschrieben. Des Weiteren können spezifische kognitive und nicht-kognitive Hirnfunktionen in Abhängigkeit vom stimulierten Kortexareal und den Stimulationsparametern in unterschiedliche Richtung moduliert werden. Akute physiologische Effekte der rTMS unterscheiden sich vermutlich von Langzeiteffekten. Die Mechanismen, welche die überdauernde Modulation der neuronalen Funktion nach rTMS vermitteln, sind noch nicht bekannt, ähneln aber möglicherweise den bei der so genannten „long-term potentiation" (LTP) oder „long-term depression" (LTD) beteiligten Vorgängen, wobei eine Induktion von LTD und LTP durch rTMS im Tierversuch bereits gezeigt wurde.

Kontraindikationen

Die rTMS ist kontraindiziert bei Patienten mit Epilepsie, Herzschrittmacher, anderen elektronischen Implantaten oder intrakraniellen Metallpartikeln. Die Indikation sollte besonders sorgfältig geprüft werden bei Patienten mit erhöhtem Anfallsrisiko, Zustand nach schwerem Schädel-Hirn-Trauma oder Hirnoperation, Kopfschmerzsyndromen oder Schwangerschaft.

Durchführung

Bei der TMS wird eine Magnetspule tangential über der Schädelkalotte platziert (siehe Abbildung 1). Ein einzelner TMS-Impuls entsteht durch einen Stromfluss in der Spule von bis zu 10.000 Ampere über 200–400 μs. Dieser Stromfluss baut ein Magnetfeld von bis zu zwei Tesla auf. Das rasch zunehmende und abnehmende Magnetfeld induziert ein elektromagnetisches Feld, das wiederum zur Depolarisation kortikaler Neuronenverbände führt. Die Stärke des Magnetfelds verringert sich exponentiell mit zunehmendem Abstand von der Spule, wodurch die direkte neurophysiologische Wirkung vor allem. auf den Kortex beschränkt ist. Die rTMS kann in Abhängigkeit von den angewandten Stimulationsparametern und den stimulierten Regionen sowohl exzitatorische als auch inhibitorische Nettoeffekte besitzen, die über die Stimulation hinaus anhalten können. Die Wirkung der rTMS wird technisch durch das Stimulationsprotokoll bestimmt. Die „Dosierung" setzt sich hierbei aus verschiedenen variablen Stimulationsparametern zusammen (z. B. Frequenz, Intensität, Stimulationsort, Gesamtzahl der Stimuli, Behandlungsdauer etc.). Eine therapeutische rTMS wird üblicherweise mit täglichen Behandlungssitzungen (500–2000 Stimuli/Tag) über einen

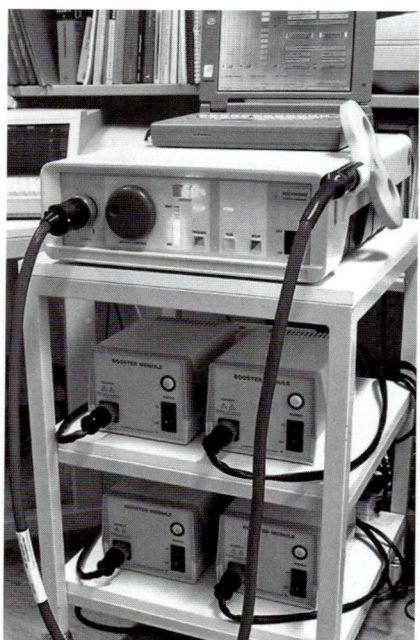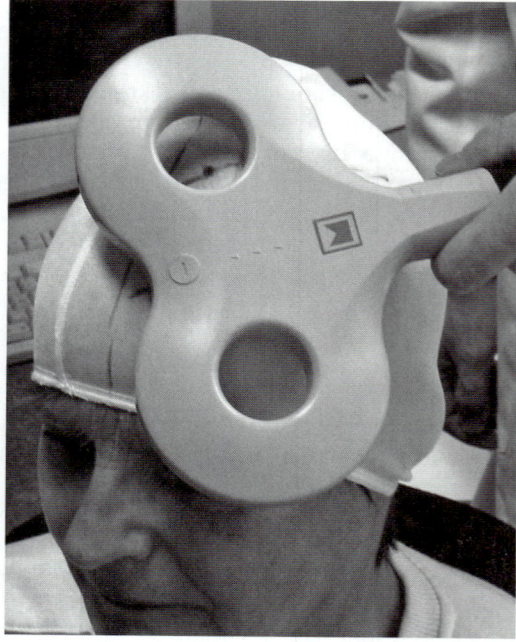

Magnetstimulation, transkranielle. Abb. 1 Links: Magnetstimulator (Magstim Super Rapid) mit 8-förmiger Spule. Rechts: rTMS des präfrontalen Kortex: Die Stimulationsspule wird zur Depressionsbehandlung üblicherweise über dem linken dorsolateralen präfrontalen Kortex platziert.

Zeitraum von zwei bis vier Wochen durchgeführt. Die klinische Wirkung variiert je nach Stimulationsprotokoll und eine Dosis-Wirkungs-Beziehung ist wahrscheinlich. Es bedarf weiterer kontrollierter Studien, um zu klären, von welchen Anteilen des Stimulationsprotokolls der psychotrope Effekt der rTMS abhängig ist. Es zeichnet sich ab, dass die Effektivität mit der Anzahl applizierter Reize zunimmt und bei überschwelliger Stimulation größer als bei unterschwelliger Stimulation ist.

Volltext

In klinischer Erprobung befindliche Therapieindikationen der rTMS sind depressive Störungen, Angststörungen, ▶ Zwangsstörungen, ▶ posttraumatische Belastungsstörungen, Schizophrenie, ▶ Manien, ▶ dissoziative Störungen, Suchterkrankungen, ▶ Ess-Störungen, Schmerzsyndrome, Tinnitus, Epilepsie und Bewegungsstörungen. Als **Hauptindikation** der rTMS wird derzeit die Anwendung als Add-on-Verfahren bei Patienten mit einer therapieresistenten oder unzureichend gebesserten Major Depressionen angesehen. Mehrere kritische Reviews und vier Metaanalysen zur therapeutischen Wirkung der rTMS bei depressiven Patienten ergaben eine positive Gesamteinschätzung in dieser Patientengruppe. Über 85 Untersuchungen zur Wirkung der rTMS bei ▶ Depression wurden bisher veröffentlicht, über 15 erfüllten die Kriterien einer randomisierten, kontrollierten Studie zur Aufnahme in eine Metaanalyse. Die Mehrzahl der klinischen Studien zeigte signifikante antidepressive Effekte im Vergleich zu einer Plazebostimulation. Die meisten Befunde sprechen vor allem für antidepressive Effekte einer hochfrequenten rTMS über dem linken dorsolateralen präfrontalen Kortex. Einige Studien zeigten positive Effekte bei niederfrequenter rTMS über dem rechten präfrontalen Kortex. Das Ausmaß der klinischen Besserung wird als moderat eingeschätzt und bezieht sich auf einen Behandlungszeitraum von

zwei Wochen. Positive Prädiktoren für den Behandlungserfolg waren das Fehlen psychotischer Symptome, ein niedriges Alter, das vorherige Ansprechen auf eine rTMS-Behandlung und bestimmte physiologische Marker (z. B. umschriebene Veränderungen des zerebralen Blutflusses). Insgesamt vier prospektive, jedoch nicht doppelblinde Vergleichsstudien von hochfrequenter rTMS und ▶ Elektrokrampftherapie (EKT) zeigten bei nicht-psychotischen depressiven Patienten keine signifikanten Unterschiede bezüglich der antidepressiven Wirksamkeit. Bei Depressionen mit psychotischer Symptomatik erwies sich die EKT als wirksamer.

Die **Evaluation der therapeutischen Anwendung** von rTMS zur Behandlung verschiedener Zielsymptome (akustische ▶ Halluzinationen, ▶ Negativsymptome u. a.) bei schizophrenen Psychosen ist in einem vorläufigen Stadium, bei überwiegend positiven Ergebnissen in mehreren kontrollierten und offenen Studien an medizierten Patienten. Die therapeutischen Effekte scheinen mäßig zu sein und wurden nicht in allen Studien repliziert. Eine abschließende Beurteilung der klinischen Wertigkeit der rTMS in dieser Indikation ist angesichts der aktuellen Datenlage noch nicht möglich.

Bei folgenden Krankheitsbildern ist die **Datenlage** zur therapeutischen Anwendung der rTMS widersprüchlich bzw. beruht auf kasuistischen Berichten oder bezieht sich auf kleine offene Studien: Angststörungen, Zwangsstörungen, posttraumatische Belastungsstörungen, Manien, dissoziative Störungen, Suchterkrankungen, Ess-Störungen, Schmerzsyndrome, Tinnitus, Epilepsie und Bewegungsstörungen. Positive klinische Effekte der rTMS wurden für zahlreiche Symptome, Syndrome und Diagnosen beschrieben, wie etwa die Zwangsstörung, Manie, posttraumatische Belastungsstörung, akustische Halluzinationen, ▶ Katatonie, Stottern, Schreibkrampf, Epilepsie, Phantomschmerzen und Morbus Parkinson. Die entsprechenden Publika-

M

tionen lassen noch keine Schlüsse zu, ob die rTMS in der jeweiligen Indikation eine sichere und zuverlässige Therapieform ist. In tierexperimentellen Studien verursacht die rTMS selbst bei Langzeitanwendung keine kognitiven Defizite oder morphologischen Veränderungen im zentralen Nervensystem.

Auch auf der Grundlage umfangreicher klinischer Erfahrungen kann festgestellt werden, dass die rTMS ein **sehr sicheres und gut verträgliches Behandlungsverfahren** ist, wenn die entsprechenden Sicherheitsrichtlinien eingehalten werden. Das Risiko für die in Einzelfällen berichteten epileptischen Anfälle unter rTMS bei höheren Stimulationsintensitäten und -frequenzen scheint seit Begrenzung der Stimulationsparameter nach oben weitgehend minimiert zu sein. Relevante Nebenwirkungen sind vorübergehende Kopfschmerzen nach rTMS und die Verstärkung vorbestehender Kopfschmerz- oder Tinnitussyndrome.

Unabhängig von der klinischen Wertigkeit der rTMS als zukünftiger Therapiemethode ist die rTMS eine wertvolle Methode der neurowissenschaftlichen Grundlagenforschung, mit der Einblicke in die Pathophysiologie und Ätiopathogenese psychiatrischer Erkrankungen möglich sind. Insbesondere die Kombination der rTMS mit modernen bildgebenden Verfahren bietet interessante Möglichkeiten für funktionelle Untersuchungen bei psychiatrischen Erkrankungen.

Major Depression

▶ Affektive Störung, depressive Episode

Major Depression mit melancholischen Merkmalen

▶ Syndrom, somatisches

Major Depression, rezidivierend

▶ Affektive Störung, rezidivierende depressive Episode

Makro-Analyse

▶ Bedingungsanalyse

Malignes neuroleptisches Syndrom

PD Dr. med. habil. Ronald Bottlender

ICD-10/DSM-IV-TR-Klassifikation
ICD-10: G21.0; DSM-IV-TR: 333.92
DSM-IV-TR-Kriterien:
1. Die Entwicklung eines **schweren Rigors** und **erhöhter Temperatur** in Verbindung mit neuroleptischer Medikation.
2. Zwei (oder mehr) der folgenden Kriterien: (1) starkes Schwitzen, (2) Dysphagie, (3) Tremor, (4) Inkontinenz, (5) Bewusstseinsveränderungen von Verwirrtheit bis Koma, (6) ▶ Mutismus, (7) Tachykardie, (8) erhöhter oder schwankender Blutdruck, (9) Leukozytose, (10) Laborhinweise für Muskelschädigung (z. B. erhöhte CK).
3. Die Symptome unter a) und b) sind nicht auf andere Substanzen (z. B. ▶ Phencyclidin) oder einen neurologischen oder anderen medizinischen Krankheitsfaktor (z. B. eine Virusinfektion) zurückzuführen.
4. Die Symptome unter a) und b) können durch eine psychische Störung (z. B. ▶ affektive Störung mit katatonen Merkmalen) nicht besser erklärt werden.

Englischer Begriff
Neuroleptic malignant syndrome

Definition
Das maligne neuroleptische Syndrom (MNS) ist eine seltene, aber potentiell **lebensbedrohliche Nebenwirkung** der neuroleptischen Therapie. Hauptmerkmale des malignen neuroleptischen Syndroms sind ausgeprägter Muskelrigor und erhöhte Temperatur. Obgleich am häufigsten unter Therapie mit typischen ▶ Neuroleptika auftretend, wurden auch Fälle von malignen neuroleptischen Syndromen unter Therapie mit **atypischen Neuroleptika** und ▶ Antidepressiva beschrieben.

Das **Syndrom** entwickelt sich in der Regel innerhalb der ersten 7–14 Tage nach Beginn oder Dosisveränderung (zumeist nach Dosiserhöhung) der neuroleptischen Behandlung, wobei auch deutlich längere Zeitintervalle (Jahre) möglich sind. Die **Symptomatik** beinhaltet extrapyramidal-motorische Symptome (Rigor, Akinesie, zum Teil auch Dyskinesien und Hyperkinesien), autonome Funktionsstörungen (Fieber, Blutdruckschwankungen, Hyper- oder Hypotonie, Tachykardie, Hautblässe, oder -rötung, Speichelfluss, Schwitzen, Inkontinenz, Tachy- und Dyspnoe) sowie fluktuierende Bewusstseinsstörungen bis zum Koma. In der Labordiagnostik können erhöhte Werte der Creatinkinase (CK), der Transaminasen, der alkalischen Phosphatase, der Leukozyten sowie Elektrolytentgleisungen festgestellt werden. Gelegentlich findet sich eine metabolische Azidose oder eine Myoglobinämie und -urie. Sekundäre Folgen des malignen neuroleptischen Syndroms sind renale Komplikationen (Rhabdomyolyse und infolge dessen Crush-Niere), Ateminsuffizienz, Herz- und Kreislaufversagen.

Differentialdiagnostisch sind im Wesentlichen eine perniziöse Katatonie, eine maligne Hyperthermie (Anästhesiezwischenfall), Enzephalitiden, andere Infektionen und Erkrankungen des Zentralnervensystems, systemische Erkrankungen, aber auch ein toxisches ▶ Serotoninsyndrom in Betracht zu ziehen. Die Differentialdiagnose ist oft schwierig zu stellen. Die Ätiologie des malignen neuroleptischen Syndroms ist nicht geklärt. Aufgrund der symptomatischen Überlappung des Syndroms mit der ▶ Katatonie, der malignen Hyperthermie und auch dem Serotoninsyndrom werden diese Syndrome von manchen Autoren als Ausdruck einer Spektrumstörung aufgefasst.

Therapie
Bei Verdacht auf Vorliegen eines malignen neuroleptischen Syndroms ist die neuroleptische Medikation sofort abzusetzen. Neben symptomatischer Therapiemaßnahmen (Fiebersenkung mit z. B. Eispackungen, Flüssigkeit- und Elektrolytzufuhr, Monitoring der Vitalfunktionen etc.) können bestimmte medikamentöse Therapien indiziert sein (siehe unten). Bei ausbleibendem Erfolg ist die Durchführung einer ▶ Elektrokrampftherapie angezeigt.

Sofortmaßnahmen
- Dantrolen (Dantamacrin), 50 mg oral (Dosissteigerung bis auf 4–10 mg pro kg Körpergewicht), gegebenenfalls Schnellinfusion 2,5 mg pro kg Körpergewicht, gegebenenfalls danach Dauerinfusion bis zu 10 mg pro kg Körpergewicht täglich i. v. und anschließend 2,5 mg pro kg Körpergewicht täglich i. v.
- *Cave:* Strenge i. v.-Applikation. Wegen des hohen pH-Werts der Lösung (pH 9,5) ist extravasale Injektion unbedingt zu vermeiden, weil sie zu Gewebsnekrosen führen kann.
- Alternative medikamentöse Therapie: Bromocriptin (Pravidel), 10–30 mg täglich (bis 60 mg/Tag); Amantadin (PK-Merz), 200–400 mg täglich, oder Lorazepam, 4–8 mg i. v.

Epidemiologie
Das maligne neuroleptische Syndrom tritt bei 1–2 % der Patienten, die mit Neuroleptika behandelt werden, auf. Männer sind etwa doppelt so häufig betroffen wie Frauen.

M

Eine genetische Prädisposition wird vermutet.

Verlauf und Prognose

Die Symptome des malignen neuroleptischen Syndroms entwickeln sich zumeist über einen Zeitraum von 24 bis 72 Stunden. Eine Besserung der Symptomatik ist nach Absetzen der neuroleptischen Medikation in einem Zeitraum von zwei Wochen zu erwarten. Die Letalität beträgt 15–20 %.

Manie

PD Dr. med. habil. Ronald Bottlender

Definition

Manie bezeichnet im weiteren Sinne ein psychopathologisches Syndrom mit einer situationsinadäquat gehobenen Stimmungslage oder Reizbarkeit als Leitsymptom. Die gehobene Stimmungslage oder Reizbarkeit geht mit vermehrtem Antrieb, Überaktivität, Rededrang und einem deutlich reduzierten Schlafbedürfnis einher. Aufmerksamkeit und Konzentrationsfähigkeit des Betroffenen sind stark reduziert. Es kommt oft zu starker Ablenkbarkeit und ideenflüchtigem Denken (Ideenflucht). Die positive Selbsteinschätzung ist mit ► Größenideen, Größenwahn oder übertriebenem Optimismus erheblich gesteigert. Die Kritikfähigkeit ist reduziert oder aufgehoben. Im sozialen Verhalten der Betroffenen fallen ► Enthemmung und Distanzlosigkeit auf, was zu einem leichtsinnigen, rücksichtslosen oder in Bezug auf die Situation unpassenden und persönlichkeitsfremden Verhalten führen kann. In der Vergangenheit wurden verschiedene Prägnanztypen der Manie (M.) beschrieben (katatone M., deliröse M., dysphorische M., heitere M., gereizte M., erregte M., verworrene M., überkochende M. etc.). In der ICD-10-Terminologie wird im Wesentlichen zwischen ► Hypomanie, Manie ohne psychotische Symptome, Manie mit psychotischen Symptomen sowie affektiv gemischter Episode (Koexistenz oder rascher Wechsel von manischen und depressiven Symptomen im Rahmen einer Krankheitsepisode) differenziert.

Querverweis Krankheit

Bipolare affektive Störung

Manieriertheit

Prof. Dr. med. Ralf Erkwoh

Synonyme

Gestelztheit

Definition

Sonderbare Veränderung des Ausdrucksverhaltens mit verschrobenen Gewohnheiten, Attitüden oder Posen, die über bizarre Entstellungen von ursprünglich sinnvollen Handlungsweisen abgeleitet werden können. Die sprachliche Manieriertheit zeigt sich in ausgefallener, übermäßig elaborierter Wortwahl oder unangemessen festlicher Betonung, die mimische Manieriertheit ist durch Grimassieren bestimmt. Die Phänomene stehen der katatonen Bewegungsstereotypie nahe.

Querverweis Krankheit

Kommen bei der katatonen, aber auch bei der hebephrenen Schizophrenie vor (siehe ► Schizophrenie, katatone; ► Schizophrenie, hebephrene).

Manipulation

► Suggestion und suggestive Verfahren

Manisch-depressive Erkrankung

► Bipolare Störung

Manisch-depressive Störung

▶ Affektive Störung, bipolare

MAO-Hemmer

Prof. Dr. med. Brigitta Bondy

Medikamentengruppe
Antidepressiva

Produktnamen
Nicht-selektive **irreversible** MAO-Hemmer: Jatrosom N (Tranylcypromin).
MAO-A-selektive, **reversible** MOA-Hemmer: Aurorix, Moclix, Moclobemid-ratiopharm, Moclobeta (Moclobemid).

In Deutschland zugelassene Indikationen
Depressive Syndrome unabhängig von ihrer nosologischen Zuordnung.

Sonstige Anwendungsgebiete
▶ Panik- und ▶ Zwangsstörungen, ▶ soziale Phobien, Bulimie.

Pharmakokinetik
Die Pharmakokinetik von Tranylcypromin ist weitgehend unbekannt. Aufgrund der irreversiblen Hemmung hält der Effekt nach dessen Absetzen noch so lange an, bis eine ausreichende Neusynthese des Enzyms stattgefunden hat.
Nach oraler Verabreichung wird Moclobemid rasch absorbiert, das Konzentrationsmaximum wird innerhalb von 0,5 bis 2 Stunden erreicht; die Eliminationshalbwertszeit beträgt bei Einmalgabe wenige Stunden, bei Mehrfachgaben acht bis zwölf Stunden.
MAO-Hemmer werden in der Leber während der ersten Passage umfangreich und rasch metabolisiert, nur ein kleiner Teil der absorbierten Dosis wird unverändert über den Urin ausgeschieden.

Dosierung
Tranylcypromin 10 bis 30 mg/Tag; Moclobemid in der Regel 300 mg/Tag, bei Bedarf Steigerung auf 600 mg möglich.

Kontraindikationen
Akute Alkohol-, Schlafmittel-, Analgetika- und Psychopharmakaintoxikation; akute Verwirrtheitszustände; Behandlung mit Selegelin (MAO-B-Hemmer), ▶ SSRIs sowie anderen tri- und tetrazyklischen Antidepressiva oder Opioidanalgetika.
Anwendungsbeschränkung bei agitierten Depressionen, Patienten mit Hypertonie (sorgfältig überwachen).

Nebenwirkungen
Am häufigsten sind Schwindel, Kopfschmerzen, Schlaflosigkeit, Agitiertheit, Tremor und Verwirrtheitszustände. Vor allem Tranylcypromin, weniger Moclobemid können sowohl einen orthostatischen Blutdruckabfall als auch hypertone Blutdruckkrisen auslösen.
Cave: Erhöhte Suizidgefahr zu Beginn der Behandlung, da die antriebssteigernde Wirkung der stimmungsaufhellenden Wirkung vorangeht.

Wechselwirkungen
Gefährliche Interaktionen mit allen Stoffen, die Substrate der MAO sind, wie z. B. die indirekt wirkenden sympathomimetischen Amine Tyramin oder Ephedrin, da der Abbau dieser Substanzen durch die MAO gehemmt wird, so dass ihre Wirkung dementsprechend gesteigert wird. So kann es zu schweren Zwischenfällen wie hypertensiven Krisen und kardialen Rhythmusstörungen kommen. Diese Gefahr gilt besonders für den irreversiblen MAO-Hemmer Tranylcypromin, bei Moclobemid ist sie geringer, da hier noch die MAO-B für den Abbau zur Verfügung steht.
Cave: Verzehr von tyraminhaltigen Lebens- und Genussmitteln wie z. B. reifer fermentierter Käse („cheese effect").

M

Moclobemid sollte nicht, Tranylcypramin darf nicht mit tri- oder tetrazyklischen Antidepressiva oder SSRIs kombiniert werden; durch gegenseitige Wirkungsverstärkung können Krampfanfälle, schwere Erregung und ein „▶ Serotoninsyndrom" ausgelöst werden.

MAO-Hemmer inhibieren zudem den Abbau von Opioidanalgetika und können so deren Wirkung verstärken.

Wirkmechanismus

Tranylcypromin hemmt irreversibel beide Subtypen des Enzyms Monoaminoxydase (MAO-A und MAO-B). Moclobemid ist ein reversibler und selektiver Hemmstoff der MAO-A. Über die MAO-A werden vor allem Noradrenalin und Serotonin abgebaut, über die MAO-B auch Dopamin. MAO-Hemmer führen durch die Reduktion des Abbaus und eine vermehrte Freisetzung dieser Transmitter zur gesteigerten Verfügbarkeit im synaptischen Spalt und letztendlich zu zahlreichen Adaptationsprozessen an den prä- und postsynaptischen Neurotransmitterrezeptoren, welche für die Besserung der depressiven Symptomatik verantwortlich sind. Chronische Hemmung der MAO-A verursacht eine Herabregulierung postsynaptischer β1-Rezeptoren und 5-HT2A-Rezeptoren. Beide Substanzen haben selbst keine Affinität zu Neurotransmitterrezeptoren; Tranylcypromin wird jedoch über den Noradrenalintransporter in noradrenerge Neurone aufgenommen und kann hierdurch den Efflux von Noradrenalin auslösen. Überwiegend durch diesen Effekt wird die antriebssteigernde Wirkung induziert.

Tranylcypromin und Moclobemid wirken zunächst stark antriebssteigernd und erst mit einer Latenzzeit von etwa ein bis zwei Wochen auch stimmungsaufhellend. Vor allem wegen der antriebssteigernden Wirkung sind MAO-Hemmer vor allem bei gehemmt depressiven Syndromen, insbesondere bei Therapieresistenz gegenüber anderen Antidepressiva, indiziert.

„Marching in place"-Syndrom

▶ Akathisie

Marihuana

▶ Intoxikation, Cannabis

Marker, biologische

Prof. Dr. med. Brigitta Bondy

Synonyme

State-Marker; Trait-Marker; Vulnerabilitätsmarker; Genetische Marker

Definition

Bestimmung der Beziehung von biologischen Merkmalen zu psychiatrischen Krankheiten oder psychopathologischen Auffälligkeiten, um mess- und quantifizierbare physiologische Indikatoren einer psychiatrischen Erkrankung zu identifizieren.

Volltext

Dem Konzept der biologischen Marker wird in der Psychiatrie bereits seit E. Kraepelin Beachtung geschenkt. Obwohl in den 50er Jahren der Begriff „Marker" auf die Genetik beschränkt war und einen bestimmten Genort auf einem Chromosom kennzeichnete, führte später die begriffliche Erweiterung zu einer Vielzahl von Befunden auch bei psychiatrischen Erkrankungen. So wurde über einige Jahre nahezu jede beobachtbare oder messbare biologische Veränderung auf ihre Eignung als Trait- oder State-Marker hin untersucht (siehe Abbildung 1).

Unter **State-Markern** versteht man zustands- bzw. zeitabhängige Variablen, die nur während aber nicht vor und/oder nach der Krankheitsepisode nachweisbar sind. **Trait-Marker** sind hingegen lebenslang beobachtbare Merkmale, die sowohl vor

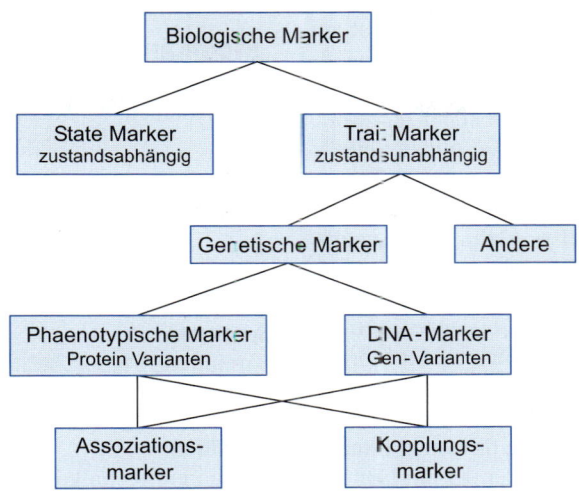

Marker, biologische. Abb. 1 Einteilung der biologischen Marker.

Beginn der Erkrankung als auch in Remission nachgewiesen werden können. Trait-Marker sind vor allem im Hinblick auf den Nachweis einer **genetisch** bedingten x für psychiatrische Erkrankungen von besonderem Interesse, denn deren eindeutige Identifikation würde es erlauben, Personen mit hohem Krankheitsrisiko zu identifizieren, auch wenn diese Vulnerabilität nicht unbedingt zur Manifestation einer Erkrankung führen muss.

Die Suche nach biologischen Markern findet auf verschiedenen Ebenen statt, ausgehend von den Wirkmechanismen der ▶ Psychopharmaka sowie den zahlreichen biologischen Hypothesen.

Das Ziel der Markerforschung in der Psychiatrie ist es, zur Aufklärung ätiologischer Faktoren beizutragen, nosologiespezifische Parameter oder eine genetisch bedingte Vulnerabilität zu identifizieren. Darüber hinaus dient die Markerforschung auch der Suche nach klinisch relevanten Informationen, wie Prädiktoren hinsichtlich von Verlauf und Prognose der psychiatrischen Erkrankungen.

Trotz zahlreicher, unterschiedlicher Marker ist die aktuelle Situation wenig viel-versprechend. Nur wenige Marker haben sich herauskristallisiert, die eindeutig als krankheits- bzw. stadienspezifisch angesehen werden können, und bis heute gilt kein Marker als diagnosespezifisch. Dies hat einige Ursachen, wie zum Beispiel die Tatsache, dass es sich bei psychiatrischen Störungen um komplexe Erkrankungen mit multifaktorieller Genese handelt. Nicht nur ein einzelner ätiologischer oder pathogenetischer Faktor ist notwendig und ausreichend, ihr Auftreten zu erklären, vielmehr kommen komplexe Interaktionen zwischen genetischen und Umwelteinflüssen zum Tragen, die zudem noch durch Alter, Geschlecht und auch kulturelle Zugehörigkeit modifiziert werden.

Störungsaspekt

Biologische Marker könnten dazu beitragen, bereits im Vorfeld von Erkrankungen Risikogruppen zu identifizieren, und spielen somit in der Früherkennung und Prophylaxe eine wesentliche Rolle. Bisher kommen allerdings nur wenige Merkmale unter diesem Aspekt zur Anwendung.

Der State-Marker Carbohydrate-deficient-Transferrin (CDT) kann sowohl bei der

Abklärung von Patienten mit Verdacht auf chronischen hohen Alkoholkonsum als auch bei der Überwachung bei verändertem Trinkverhalten und der Abstinenzkontrolle helfen. Als weiterer Marker gilt zurzeit der Nachweis von Eiweißstrukturen im Liquor wie Beta 42-Amyloid und Tau-Protein für die Diagnose einer ▶ Alzheimer-Demenz. Im Bereich Neuroendokrinologie gilt der Dex/CRH-Test (Dexamethason/Corticotropin-releasing-Hormon) bei depressiven Patienten nicht nur als Indikator einer Störung in der Hypothalamus-Hypophysen-Nebennierenrinden-Achse, sondern auch als möglicher Prädiktor für eine drohende Exazerbation, und ist somit einer der am längsten bekannten und best untersuchten ältesten State Marker (Kraemer et al. 2002).

Maskierte Depression

▶ Depression, larvierte

M-Cholinozeptor-Antagonisten

▶ Anticholinergika

MCS-Syndrom

▶ Multiple chemische Sensibilität (MCS)

MDMA

▶ Intoxikation, Ecstasy

Mediale Temporallappenepilepsie

▶ Epilepsie, limbische

Medikamentenmissbrauch

▶ Missbrauch, Medikamente

Meditation

Dipl. Biologe Norbert Wildgruber

Synonyme
Sammlung; Konzentration; Versenkung; Achtsamkeit; Gewahrsein; Geistestraining

Definition
Meditationstechniken lassen sich als Selbstregulationstechniken beschreiben, in denen der Übende zum systematischen Training seiner Aufmerksamkeit angeleitet wird. Im Allgemeinen bezeichnet der Begriff „Meditation" einen vertieften Zustand geistiger Sammlung und Klarheit, der sich vom Alltagsbewusstsein des Menschen deutlich unterscheidet. Die große Vielzahl der Meditationsformen lässt sich in **zwei Grundtypen** einteilen:

1. Die **„konzentrative Meditation" oder „Ruhemeditation"** (buddhistische Bezeichnung: Sammatha) schult den Geist durch beharrliche Sammlung (Konzentration) auf ein Meditationsobjekt (z. B. auf den Atem, ein Mantra, ein Bild, eine Handlung). Dabei werden Gedanken, Empfindungen und ablenkende Einflüsse von außen zwar kurz zur Kenntnis genommen, dann aber losgelassen, d. h. nicht weiterverfolgt. Ziel ist die so genannte „Einspitzigkeit des Geistes", die bei langjähriger, regelmäßiger Übung zum Erleben der so genannten „meditativen Vertiefungen" (buddhistische Bezeichnung: Jhanas) führen kann.

2. Die **„Einsichts-" oder „Klarblickmeditation"** (buddhistische Bezeichnung: Vipassana) hingegen richtet die Aufmerksamkeit auf den kontinuierlichen Strom aller Vorkommnisse und Prozesse des täglichen Lebens und versucht nicht,

den Fokus des Gewahrseins auf einen Gegenstand der Betrachtung zu sammeln oder von den fortlaufenden Ereignissen abzuwenden. Ziel ist reine, nicht bewertende Achtsamkeit auf Gedanken, Emotionen, Gefühle, körperliche Empfindungen und Tätigkeitsabläufe jenseits von mentalen Konzepten.

Voraussetzung

- Interesse, sich selbst und das Leben mit all seinen Facetten objektiv und realistisch kennen zu lernen,
- mindestens durchschnittliche Intelligenz und Reflexionsvermögen,
- Bereitschaft, Zeit und Energie für regelmäßiges, möglichst tägliches Üben aufzubringen,
- keine gravierenden Konzentrationsschwierigkeiten,
- mindestens 15 Minuten stillsitzen können.

Kontraindikationen

Akute ▶ Psychosen.

Durchführung

Die Meditation kann einzeln oder in (auch größeren) Gruppen geübt werden. Es empfiehlt sich, die ersten Termine in Anwesenheit eines erfahrenen Lehrers durchzuführen, da wichtige Fragen oder Unklarheiten aus dem eigenen Erleben der Teilnehmer entstehen können. Konkrete Anweisungen zum Praktizieren der vielen verschiedenen Meditationsmethoden (z. B. Atembetrachtung, ▶ Bodyscan, Herzensmeditation) sind in einer großen Anzahl von Büchern, Kassetten und CDs zu finden. Es ist sinnvoll, sich bei der Auswahl kompetent beraten zu lassen, sich dann für eine Methode zu entscheiden und diese dann über einen längeren Zeitraum wirklich zu üben. Sonst besteht die Gefahr, sich in die Vielfalt der Möglichkeiten zu verzetteln. Des Weiteren ist es günstig, regelmäßig eine Meditationsgruppe zum Erfahrungsaustausch zu besuchen.

Volltext

Die Meditation ist eine seit mehr als 3000 Jahren bestehende „innovative Psychotherapie", von der man zu allen Zeiten und in allen Kulturen glaubte, dass sie den Menschen zum höchsten Gipfel psychischer Entwicklung führen könne.

Empirische Untersuchungen ergaben ganz eindeutig signifikante, physiologische und biochemische Auswirkungen der Meditation.

Es wurde ebenfalls eindeutig nachgewiesen, dass es sich um eine wirksame Behandlungsmethode für eine Vielzahl psychischer und psychosomatischer Störungen handelt. Die Meditation bietet gegenüber vielen klinischen Interventionen zahlreiche Vorteile: Sie ist, wenn erst einmal die Grundlagen für das selbständige Üben vermittelt worden sind, zweifellos billiger; es besteht nur ein geringes Maß an Abhängigkeit, da es sich um eine Selbsttherapie oder Selbstregulationsstrategie handelt. Negative Auswirkungen sind selten, und sowohl Patienten als auch Therapeuten können die Meditation für sich Gewinn bringend anwenden.

M

Megalomanie

▶ Größenwahn

Mehrebenendarstellung

▶ Verhaltensebenen

Melancholie

Dr. med. Christine Norra

ICD-10/DSM-IV-TR-Klassifikation

ICD-10: Depressive Episode mit somatischem Syndrom (F32.x1).
DSM-IV-TR: Major Depression mit melancholischen Merkmalen (296).

Synonyme
Gemütskrankheit; Depressive Episode; Depression, endogene

Englischer Begriff
Melancholia

Definition
Begriffsgeschichte
Schwarzgalligkeit, Gelbsucht (Hippocrates, Galen) im Altertum. Gemütsverfassung mit Trübsinn oder Schwermut, jedoch nicht identisch mit der klassischen Form der Depression (Falret 1851), Depression des Rückbildungsalters (Kraepelin 1899, Lange 1928, K. Schneider 1950, M. Bleuler 1983, Weitbrecht 1952, 1972). Umgangssprachlich: Gefühl der Niedergeschlagenheit. Prämelancholische Wesensstruktur als „Typus melancholicus" (Tellenbach) einer eingeschränkten und starr festgelegten psychischen Konstellation mit Inkludenz (Eingeschlossensein in den Grenzen einer strengen Ordnungswelt) und Remanenz (schuldendes Zurückbleiben hinter dem Selbstanspruch).
Erst in DSM-III findet der Begriff Eingang in die Kriterien für die Zusatzcodierung der Depression „mit melancholischen Merkmalen", der aber auf die aktuelle oder letzte depressive Episode bei Major depression und Bipolar-I- oder Bipolar-II-Störung nur angewendet werden kann, wenn dies gleichzeitig die zuletzt aufgetretene affektive Episode ist.

Klinik
Eine melancholisch geprägte Depression oder so genannte Depression „mit melancholischen Merkmalen" (laut DSM-IV-TR) ist qualitativ auf dem Tiefpunkt einer depressiven Episode von der Trauer nach einer geliebten Person unterschieden. Sie beinhaltet:
• Verlust von Freude an Aktivität,
• fehlende Aufhellbarkeit auf normalerweise angenehme Außenreize sowie besondere depressive Qualität, Morgentief,

Früherwachen, psychomotorische Hemmung oder Erregung, Appetitlosigkeit und Gewichtsverlust, Schuldgefühle.

Sie findet sich häufiger bei älteren stationären Patienten mit Major depression, auch psychotische Merkmale treten häufiger auf (vergleiche „▶ Depressive Episode mit somatischem Syndrom" in ICD-10).

Therapie
Bei leichten Formen ▶ Gesprächspsychotherapie, u. U. auch anthropologisch auf individuelle und existentielle Dimension des seelischen Krankseins ausgerichtet; bei stärkerer Ausprägung Therapie wie bei ▶ depressiver Episode; vor allem auch gutes Ansprechen auf ▶ Elektrokrampftherapie.

Melatonin

Prof. Dr. med. Brigitta Bondy

Medikamentengruppe
Schlafmittel

Produktnamen
In Deutschland ist kein Präparat im Handel, das Melatonin enthält.

In Deutschland zugelassene Indikationen
Keine

Sonstige Anwendungsgebiete
Keine, auch wenn in der Presse als „lebensverlängernd", gegen Alzheimer-Krankheit, Schlafstörungen, AIDS und Krebs wirksam angepriesen. In den USA als Nahrungsergänzungsmittel im Handel, häufig empfohlen als Mittel gegen „Jetlag".

Pharmakokinetik
Melatonin wird oral rasch resorbiert; maximale Plasmaspiegel sind nach ein bis zwei

Stunden erreicht. Die biologische Verfügbarkeit variiert sehr stark. Orale Dosen im Bereich von 1 bis 5 mg führen zu Plasmaspiegeln, die zwischen dem 10- und dem 100fachen der physiologischen nächtlichen Spiegel liegen. Melatonin wird hauptsächlich in der Leber metabolisiert; die Metaboliten (Sulfate, Glukuronide) werden mit dem Urin ausgeschieden. Die Eliminationshalbwertszeit beträgt 35 bis 50 Minuten.

Dosierung
Es gibt bisher keine gut dokumentierten Dosisangaben. Eine schlafanstoßende Wirkung wird im Allgemeinen bei einer Dosis von 1 mg bis 1,5 mg Melatonin erreicht.

Kontraindikationen
Unbekannt

Nebenwirkungen
Blutdrucksenkung, Abnahme der Pulsfrequenz, verringerte Verdauungstätigkeit, Müdigkeit. Diskutiert werden auch Augenschäden im Sinne von Netzhautablagerungen. Das Hormon kann zum einen zu einer Hodenverkleinerung führen, zum anderen in hoher Dosierung nahezu wie „die Pille", also empfängnisverhütend, wirken. In Abhängigkeit vom Zeitpunkt der Einnahme kann Melatonin (besonders in hohen Dosen) zu „verfrühter" Schläfrigkeit führen. Andere allenfalls unerwünschte Effekte (Hypothermie, Konzentrationsschwäche) lassen sich mangels Studien bisher nicht adäquat beurteilen.

Wechselwirkungen
Daten zu Interaktionen mit Melatonin sind nicht vorhanden.

Wirkmechanismus
Melatonin wird in den Pinealozyten der **Zirbeldrüse (Epiphyse)** synthetisiert und steuert den Tag-Nacht-Rhythmus des Körpers. Bei Tageslicht wird die Ausschüttung des Hormons ins Blut eingestellt und nachts bei fehlendem Lichteinstrahl aus den Speichern abgegeben. Der zirkadiane Rhythmus der Melatoninsekretion wird vom suprachiasmatischen Kern aufrechterhalten und vom Tag-Nacht-Wechsel der Umgebung gesteuert. Die Wirkung von Melatonin wird über zwei verschiedene Melatoninrezeptoren vermittelt. ML1-Rezeptoren mit hoher Affinität sind wahrscheinlich an der Steuerung der Netzhautfunktion und verschiedener Tagesrhythmen beteiligt. Es wird vermutet, dass periphere Rezeptoren einen Einfluss auf Kreislauf und Körpertemperatur ausüben. Die Funktion der Rezeptoren mit niedriger Affinität (ML2) ist weniger klar definiert. Melatonin wirkt außerdem intrazellulär auf verschiedene Enzyme ein. In hohen (pharmakologischen) Konzentrationen besitzt Melatonin auch eine antioxidative Wirkung. In Tierversuchen hat die Substanz zudem immunstimulierende Effekte gezeigt.

Melatonin hat unzweifelhaft eine **schlaffördernde Wirkung**, wohl vor allem bei Personen, deren Melatoninspiegel aus endogenen Gründen reduziert ist, d. h. insbesondere bei älteren Personen, und bei Störung des Tag-Nacht-Rhythmus wie nach langen Flugreisen („Jetlag"), bei häufigen Nachtschichten und bei Blinden.

Sexuelle Reifung und Pubertät hängen möglicherweise mit der allmählichen Abnahme der Melatoninsekretion während der Kindheit zusammen. Melatonin könnte auch einen direkten Einfluss auf die endokrine Funktion des Ovars ausüben.

M

Mental and Behavioural Disorders

▶ ICD-10, Kap. V (F): Psychische und Verhaltensstörungen

Mental competence

▶ Geschäftsfähigkeit

Meskalin

Prof. Dr. med. Brigitta Bondy

Medikamentengruppe
Psychedelika; Halluzinogene

Produktnamen
In Deutschland ist kein Präparat mit Meskalin im Handel.

In Deutschland zugelassene Indikationen
Keine

Sonstige Anwendungsgebiete
Keine

Pharmakokinetik
Meskalin verteilt sich im Körper ähnlich wie LSD; es wird in der Leber metabolisiert, nur ein geringer Teil wird im Urin unverändert ausgeschieden. Die höchsten Konzentrationen werden in Leber und Nieren, die geringsten im Gehirn und Rückenmark nachgewiesen. Es ist bereits nach 30 Minuten wieder ausgeschieden.

Dosierung
Reines Meskalin wirkt in einer Dosierung von 200 bis 400 mg halluzinogen.

Kontraindikationen
Unbekannt

Nebenwirkungen
Häufig starke Übelkeit und Brechreiz aufgrund des stark bitteren Geschmacks; eventuell Zitterzustände, Schweißausbrüche und Kieferverkrampfungen. Der Puls ist beschleunigt, der Blutdruck erhöht, der Speichelfluss vermehrt und die Pupillen sind vergrößert. Meskalin wird zur Gruppe der Phenylethylamine gerechnet, die lähmend auf das zentrale Nervensystem wirken. Höhere Dosierungen verursachen eine Brady-

kardie, Atemdepressionen, eine Dilatation der Gefäße und somit auch eine Senkung des Blutdrucks. Die psychischen Gefahren dagegen sind mit der des LSD vergleichbar. Auch „bad trips" (Horrortrips) sind nicht ausgeschlossen. Langzeiteffekte sind nicht bekannt.

Wechselwirkungen
Mischkonsum mit Alkohol, ▶ Cannabis oder ▶ Psychostimulantien potenziert die Risiken jeder einzelnen Substanz.

Wirkmechanismus
Meskalin ist ein Isochinolinalkaloid aus dem Kaktus Peyote/Peyotl (botanischer Name: Lophophora Williamsi), der vor allem in Mexiko wächst, und zunächst eine rituelle Rauschdroge der Prärieindianer bei Initiations- oder Heilungszeremonien war. Meskalin wirkt ähnlich wie LSD, nur etwa 3000-mal schwächer. Es besitzt eine Affinität zu fast allen 5-HT-Rezeptoren; zur Entstehung von ▶ Halluzinationen soll der partielle Agonismus an 5-HT2A-Rezeptoren beitragen. Die halluzinogene Wirkung setzt ca. eine Stunde nach der Einnahme ein und dauert bis zu zwölf Stunden.
Meskalin greift – wie LSD – massiv in das Empfinden ein: optische Sinnestäuschungen bis hin zu voll entwickelten Halluzinationen und Veränderung des Körperempfindens. Das Zeitgefühl ist verlangsamt und die Grenzen zwischen der eigenen Person und anderen wird als gelockert bis aufgelöst beschrieben. Das ▶ Selbstwertgefühl ist extrem hoch, der Hunger und der Sexualtrieb werden stark vermindert. Gleichgewichtsstörungen und Gangstörungen sind nach ca. einer halben bis einer Stunde präsent. Die Pupillen sind mehrere Stunden erweitert. Das intensive Eingreifen der Droge in das Empfinden löst ▶ Euphorie, aber auch oft Angst bis hin zu offener ▶ Panik aus („schlechter Film"), woraus sich der Konsument nur selten allein lösen kann. Niedrige Dosen sollen aphrodisierend wirken.

Messverfahren

Dipl. Psych. Bernhard Schlehlein

Synonyme
Psychologische/pädagogische Messinstrumente

Definition
Der Begriff Messverfahren im psychologischen Sinne umfasst die Gesamtheit aller psychologischen oder pädagogischen Instrumente zur Bestimmung individueller Merkmalsausprägungen. Hierbei kann es sich um die Ausprägung einer Krankheitssymptomatik im Sinne einer Achse-I-Störung (nach DSM-IV-TR) handeln (z. B. Depressivität, Angst, Zwangssymptomatik) oder um die Frage nach dem Vorliegen und der Intensität eines Persönlichkeitsmerkmals. Zu unterscheiden sind qualitative, primär zu bestimmten diagnostischen Zwecken eingesetzte Untersuchungsverfahren und quantitative psychologische Testverfahren (► Testpsychologie). Schlussfolgerungen aus Prä/Post-Vergleichen im Hinblick auf die Effektivität therapeutischer Maßnahmen sind nicht unproblematisch, da bei Messverfahren oder Fragebögen, die nach der klassischen Testtheorie entwickelt wurden (z. B. Freiburger Persönlichkeitsinventar, FPI-R), Veränderungen in den Testwerten bei Messwiederholung definitionsgemäß auf den „Messfehler" zurückgeführt werden müssen und somit keine direkte Aussage über behandlungsbedingte Veränderungen zulassen.

Störungsaspekt
Im klinischen Kontext kommen psychologische Messverfahren primär im Rahmen der Diagnostik oder bei der Bestimmung der Intensität einer Störung zur Anwendung. Verhaltensdiagnostische Fragebögen und Inventare beispielsweise erfassen die Art und Häufigkeit positiver oder negativer Kognitionen und Verhaltensweisen bei ► Depressionen, sexuelle Verhaltensmuster, der Alkoholkonsum, zwischenmenschliche Fertigkeiten, Umgang mit Risiken, Bewältigungsfertigkeiten, Prüfungsangst, allgemeine Ängste, soziale Unsicherheit, allgemeine Lebenszufriedenheit, körperliche Fitness u. v. m. Für den Bereich Psychiatrie wurden ebenfalls verhaltensnahe Skalen entwickelt und in einem Sammelband (CIPS: Collegium Internationale Psychiatriae Scalarum 2004) veröffentlicht.

Volltext
Thematisch lassen sich in Anlehnung an Brickenkamp (1983) die verschiedenen Messverfahren folgendermaßen einteilen:

* **Leistungstests**:
  – **Entwicklungstests** (WET: Wiener Entwicklungstest; AWST3-6: Aktiver Wortschatztest für drei- bis sechsjährige Kinder),
  – **Intelligenztests** (HAWIE-III: Hamburg-Wechsler-Intelligenztest für Erwachsene; I-S-T 2000R: Intelligenz-Struktur-Test 2000R),
  – **Schultests** (AST: Allgemeiner Schulleistungstest; LAVI: Lern- und Arbeitsverhaltensinventar).

* **Persönlichkeitstests**:
  – Psychometrische Persönlichkeitstests (FPI-R: Freiburger Persönlichkeitsinventar),
  – Persönlichkeits-Entfaltungsverfahren (PFT: Rosenzweig Picture-Frustration-Test).

* **Klinische Verfahren**:
  – Fragebogen (BDI: Beck-Depressions-Inventar; STAI: State-Trait-Angstinventar),
  – Projektive Verfahren (TAT: Thematic Apperception Test; Rohrschach-Psychodiagnostik),
  – Interviews (SKID: Strukturiertes Klinisches Interview für DSM-IV-TR; DIPS: Diagnostisches Interview bei

M

Psychischen Störungen) (siehe ▶ Interview, diagnostisch-klinisches).

- **Neuropsychologische Verfahren**:
  - Bereiche Gedächtnis/Alter/Demenz (SIDAM: Strukturiertes Interview für die Diagnose einer Demenz vom Alzheimer-Typ, der Multiinfarkt- (oder vaskulären) Demenz und Demenzen anderer Ätiologie nach DSM-III-R, DSM-IV und ICD-10, Zaudig et al. 1991),
  - Bereiche Aphasie/Gehör (TT: Token Test),
  - Sonstige Funktionsstörungen (ZRT: Zahlenverarbeitungs- und Rechentest; WCST: Wisconsin Card Sorting Test).

Ein ausführlicher Überblick über alle gebräuchlichen Messverfahren findet sich in Brickenkamp, Handbuch psychologischer und pädagogischer Tests, sowie im Testkatalog der Testzentrale Göttingen.

Methadonsubstitution

PD Dr. med. Dan Rujescu

Medikamentengruppe
Substitutionsmitttel

Produktnamen
Seit 1994 ist neben dem bisher in Deutschland gebräuchlichen Levomethadon (L-Polamidon) auch das Racemat aus links- und rechtsdrehendem Methadon (Methaddict) zur Substitution verschreibungsfähig. L-Methadon ist doppelt so wirksam wie das Racemat.

In Deutschland zugelassene Indikationen
Zur Anwendung im Rahmen eines integrierten Behandlungskonzepts in der Substitutionstherapie bei Opiat-/Opioidabhängigkeit bei Erwachsenen, welches die medizinische, soziale und psychologische Versorgung einbezieht. Die Substitutionsbehandlung mit Levomethadon sollte von einem in der Behandlung Opiat-/Opioidabhängiger erfahrenen Arzt vorzugsweise in Zentren erfolgen, die sich auf die Behandlung der Opiat-/Opioidabhängigkeit spezialisiert haben. Überbrückungssubstitution, z. B. bei Krankenhausaufenthalten, wie in der Betäubungsmittel-Verschreibungsverordnung und den Leitlinien der Bundesärztekammer vorgesehen.

Sonstige Anwendungsgebiete
Keine

Pharmakokinetik
Levomethadon wird nach oraler Gabe rasch resorbiert. Die absolute Bioverfügbarkeit nach oraler Einnahme beträgt im Mittel 82 %. Bei täglicher Dosierung von 30 mg oral stellt sich ein Steady-state-Plasmaspiegel für Levomethadon nach vier bis fünf Tagen ein.

Das Verteilungsvolumen von **Methadon** beträgt initial 50–100 Liter und im steady state 500 Liter. Die Serumproteinbindung, vornehmlich an alpha-saurem Glykoprotein und Albumin, liegt bei ca. 85 %. Von Methadon wurden bisher 32 Metaboliten identifiziert. Es entfallen allerdings nur 2 % der verabreichten Dosis auf zwei pharmakologisch aktive Metaboliten. Methadon und seine Metaboliten reichern sich vor allem in Lunge, Leber, Niere, Milz und Muskulatur an. Die Elimination von Methadon und seinen Metaboliten erfolgt sowohl renal als auch biliär. Die stark vom pH abhängige renale Elimination ist bei höheren Dosen der Hauptweg, wobei nach Gabe von mehr als 160 mg ca. 60 % als unverändertes Methadon auftreten. Biliär werden 10–45 % der wiedergefundenen Gesamtmenge ausgeschieden. Die terminale Plasmahalbwertszeit unterliegt starken individuellen Schwankungen. Sie ist verlängert bei längerer Einnahme, im höheren Alter sowie bei chronischen Lebererkrankungen.

Dosierung

Anfangsdosis maximal 15–20 mg entsprechend der Entzugssymptomatik, vorsichtige Dosisfindung über mehrere Tage, Erhaltungsdosis maximal 60 mg Levomethadon, im Einzelfall höher.

Kontraindikationen

MAO-B-Hemmer, Antagonisten (außer bei Überdosis), Jugendliche unter 18 Jahren. Anwendungsbeschränkung: Abhängigkeit von Opioiden, Bewusstseinsstörungen, Störungen des Atemzentrums und der Atemfunktion, Zustände mit erhöhtem Hirndruck, Hypotension bei Hypovolämie, Prostatahypertrophie mit Restharnbildung, Gallenwegserkrankungen, obstruktive und entzündliche Darmerkrankungen, Phäochromozytom, erhöhte zerebrale Krampfbereitschaft, Pankreatitis, Myxödem.

Nebenwirkungen

Alle Narkoanalgetika wirken in unterschiedlichem Ausmaß sedierend, obstipierend, atemdepressiv und suchtauslösend. *Cave:* Abhängigkeit, Toleranzentwicklung, Entzugssyndrom.

Häufige Nebenwirkungen: Schwitzen, Pruritus, Exanthem, Rigidität, Sedierung, Schwindel, Kopfschmerzen, Atemdepression, zerebrale Krampfanfälle (insbesondere in höherer Dosierung bei Kindern), Stimmungsveränderungen (Euphorie, Dysphorie), Veränderung der kognitiven und sensorischen Leistungsfähigkeit (z. B. Entscheidungsverhalten, Wahrnehmungsstörungen), Veränderungen der Aktiviertheit (meist Dämpfung, gelegentlich Steigerung), Miosis, Mundtrockenheit, Übelkeit, Erbrechen, Obstipation, Spasmen der Pankreasgänge und der Gallengänge, orthostatische Regulationsstörung, hypotensive Kreislaufreaktion, Bradykardie, Bronchospasmen, Tonuserhöhung der Harnblase, Blasenentleerungsstörungen, Überempfindlichkeitsreaktionen bis zum Schock.

Wechselwirkungen

Zentraldämpfende Pharmaka und Alkohol: Verstärkung der Nebenwirkungen, insbesondere der Atemdepression.

Opioidagonisten (z. B. Morphin, Oxycodon, Hydromorphon, Pethidin): Wirkung durch Opioide mit agonistisch/antagonistischen Eigenschaften abgeschwächt (z. B. Buprenorphin, Pentazocin).

▶ MAO-Hemmer: Mögliche schwere zentralnervöse Nebenwirkungen sowie Nebenwirkungen auf die Atmungs- u. Kreislauffunktion.

Vorsicht bei Kombination mit anderen stark wirkenden Analgetika. Die Nebenwirkungen von L-Polamidon können verstärkt auftreten.

Rifampicin und Phenytoin: Eine Beschleunigung des Metabolismus von Levomethadon kann eintreten, manchmal mit Entzugserscheinungen.

Wirkmechanismus

Methadon unterscheidet sich in wichtigen Eigenschaften von Heroin. Insbesondere erzeugt es wegen der langsamen Anflutung keinen Kick. Damit fehlt das besondere euphorische Gefühl, das zur Verstärkung der Sucht führt.

M

Methylphenidat

Dr. med. Michael Riedel

Medikamentengruppe

Psychoanaleptikum

Produktnamen

Equasym, Medikinet, Ritalin, CONCERTA

In Deutschland zugelassene Indikationen

Hyperkinetische Störung bzw. ▶ Aufmerksamkeitsdefizit-Hyperaktivitätsstörung

(ADHS) bei Kindern ab sechs Jahren und Weiterführung der Therapie bei Jugendlichen im Rahmen einer therapeutischen Gesamtstrategie.

▶ Narkolepsie im Rahmen einer therapeutischen Gesamtstrategie.

Pharmakokinetik

Methylphenidat wird rasch und vollständig resorbiert. Der Gipfel der Plasmakonzentration wird nach etwa zwei Stunden erreicht; die Halbwertszeit beträgt zwei bis vier Stunden. Die Metaboliten werden im Verlauf von 72 Stunden ausgeschieden. Im Blut verteilen sich Methylphenidat und seine Metaboliten auf Plasma (57 %) und Erythrozyten (43 %). Die Plasmaproteinbindung von Methylphenidat liegt bei 10–30 %. Die Bioverfügbarkeit liegt bei 50 %. Die relativ kurze Halbwertszeit korreliert gut mit der Wirkdauer von einer bis vier Stunden. Methylphenidat wird vornehmlich zu Ritalinsäure abgebaut. Die renale Ausscheidung von Ritalinsäure erfolgt langsam, so dass eine Akkumulation bei Patienten mit Niereninsuffizienz möglich ist. Ritalinsäure besitzt eine geringe oder gar keine pharmakodynamische Aktivität, so dass spielt dies therapeutisch eine untergeordnete Rolle. Ein kleinerer Anteil wird zu p-Hydroxymethylphenidat und der Rest zu Oxyritalinsäure und Oxymethylphenidat hydroxiliert. Die Substanz wird nahezu vollständig metabolisiert und erscheint im Urin unverändert.

Dosierung

Hyperkinetische Störung, ADHS bzw. Narkolepsie bei Kindern und Jugendlichen (sechs Jahre und älter): initial 5 mg ein- bis zweimal pro Tag, wöchentliche Steigerung der Tagesdosis um 5–10 mg, max. 60 mg/Tag.

Erwachsene: durchschnittliche Tagesdosis 20–30 mg (aufgeteilt in zwei bis drei Einzelgaben); Dosen bis zu 80 mg können notwendig sein.

Kontraindikationen

Schweres ▶ Gilles-de-la-Tourette-Syndrom, akutes Stadium des Schlaganfalls, schwere ▶ Depression, Angsterkrankung, psychotische Symptomatik, Magersucht, Herz-Kreislauf-Erkrankung, bekannte Krampfanfälle, Hyperthyreose, Phäochromozytom, Engwinkelglaukom, Prostatahypertrophie, Schwangerschaft, zeitnahe Einnahme von ▶ MAO-Hemmern, Missbrauchs- oder Abhängigkeitserkrankungen.

Nebenwirkungen

Sehr häufig: Schlafstörungen, verstärkte Reizbarkeit, Appetitlosigkeit und Magenbeschwerden klingen im Laufe der Therapie zumeist ab; Kopfschmerzen, Schwindel. Bei Erwachsenen mit Narkolepsie sehr häufig: Konzentrationsmangel, Geräuschempfindlichkeit, Schwitzen.

Häufig: Schläfrigkeit, Dyskinesien, Agitation, Veränderungen von Herzfrequenz und Blutdruck, Übelkeit, Erbrechen, Mundtrockenheit, Überempfindlichkeitsreaktion, allergische Hautreaktion, Haarausfall, Fieber, Athralgien.

Gelegentlich: Gewichtsverlust, gering verzögerte Wachstumsgeschwindigkeit bei Langzeittherapie von Kindern.

Selten: Akkommodationsstörungen, verschwommenes Sehen, Angina pectoris.

Sehr selten: Hyperaktivität, Krampfanfälle, Muskelkrämpfe, Choreoathetose, Auslösung von Tics und Verhaltensstereotypien, Exazerbation von bestehenden Tics und eines Tourette-Syndroms, toxisch bedingte Psychosen, vorübergehende depressive Verstimmungen, Entzündung oder Verschluss von Hirngefäßen, vermehrtes Träumen, gestörte Leberfunktion, Durchfall, Verstopfung, thrombozytopenische Purpura, Dermatitis exfoliativa, Erythema multiforme, angioneurotische Ödeme. Bei Erwachsenen mit Narkolepsien: Entzündung der Mundschleimhaut, Leukopenie, Thrombozytopenie, Anämie. Bei plötzlichem Absetzen: Reboundphänomene wie erhöhtes Schlafbedürfnis, Heißhunger, Verstimmungen,

Depressionen, psychotische Reaktion und Kreislaufregulationsstörung möglich. Bei chronischem nicht-bestimmungsgemäßen Gebrauch kann Methylphenidat zu Toleranzentwicklung und psychischer Abhängigkeit führen. Bei bestimmungsgemäßem Gebrauch in den zugelassenen Anwendungsgebieten ist eine Abhängigkeitsgefahr praktisch nicht vorhanden.

Wechselwirkungen
Methylphenidat darf nicht zusammen mit MAO-Hemmern angewendet werden und sollte nicht gleichzeitig mit Substanzen zur Therapie der Hypotonie eingesetzt werden, da es zu adrenergen Krisen kommen kann. Bei gleichzeitiger Anwendung kann Methylphenidat die Wirkung blutdrucksenkender Mittel, insbesondere von Guanethidin, herabsetzen. Andererseits kann die anfängliche sympathomimetische Wirkung von Guanethidin und Amantadin verstärkt werden. Methylphenidat hemmt den Abbau von Antikoagulantien des Cumarintyps, ▶ Antiepileptika, ▶ Neuroleptika und ▶ trizyklischen Antidepressiva sowie Phenylbutazon. Bei gemeinsamer Gabe muss deren Dosis eventuell reduziert werden. Bei gleichzeitiger Gabe von Carbamazepin kann die Wirsamkeit von Methylphenidat reduziert werden. Die Gabe von Antazida verschlechtert die Resorption von Methylphenidat.

Wirkmechanismus
Der in Ritalin enthaltene Wirkstoff Methylphenidat ist ein ▶ Psychostimulans. Chemisch gesehen stellt er einen basischen Ester der Phenylessigsäure dar. Das Molekül enthält das Phenylethylaminskelett, das für die amphetaminähnlichen Wirkungen verantwortlich gemacht wird. Tierexperimentell wirkt Methylphenidat indirekt sympathomimetisch durch Freisetzung von Noradrenalin aus intraneuronalen Speichern adrenerger Neurone und Hemmung der Wiederaufnahme. Dosisabhängig setzt Methylphenidat auch Dopamin frei und hemmt

dessen Wiederaufnahme. Die zentralstimulierende Wirkung äußert sich u. a. in einer Steigerung der Konzentrationsfähigkeit, Leistungs- und Entscheidungsbereitschaft, psychophysischer Aktivität sowie in Unterdrückung von Müdigkeit und körperlicher Abgeschlagenheit.

Migräne

Dr. med. Wolfgang Gudden

ICD-10/DSM-IV-TR-Klassifikation
In ICD-10 als G 43 codiert, je nach Auftretensform von G 43.0 bis G 43.3, zusätzlich G 43.8 und G 43.9; in DSM-IV-TR nicht klassifiziert.

Synonyme
Hemikranie; Halbseitenkopfschmerz; Hemikranieller Kopfschmerz

Englischer Begriff
Migraine

Definition
Kriterien der International Headache Society (IHS) für die **Migräne ohne Aura** G 43.0 (1988):
A. Wenigstens fünf Anfälle erfüllen die Kriterien B-D.
B. Kopfschmerz dauert unbehandelt 4–72 Stunden.
C. Kopfschmerz zeigt mindestens zwei der folgenden Besonderheiten:
   1. einseitige Lokalisation (Auftreten in ca. 60 % der Fälle),
   2. pulsierende Qualität (Auftreten in ca. 50 % der Fälle),
   3. mittlere oder schwerere Schmerzintensität (Auftreten in ca. 80 % der Fälle),
   4. Schmerzverstärkung durch Treppensteigen oder gleichartige körperliche Alltagsanstrengungen (Auftreten in ca. 95 % der Fälle).

M

D. Während der Kopfschmerzen wenigstens eine der folgenden Bedingungen:
1. Übelkeit und/oder Erbrechen,
2. Licht- und Geräuschempfindlichkeit (Geruchsempfindlichkeit nicht Bedingung!).

IHS-Kriterien (1988) für die **Migräne mit Aura** G 43.1 (bei ca. 15 % aller Migränepatienten):

A. Wenigstens zwei Anfälle erfüllen Kriterien von B.
B. Wenigstens drei der folgenden Kriterien:
1. ein oder mehrere vollständig rückläufige Aurasymptome, die auf eine Kortex- und/oder eine Hirnstammstörung schließen lassen,
2. wenigstens ein Aurasymptom entwickelt sich schrittweise über mehr als vier Minuten oder zwei Symptome erscheinen in Folge,
3. kein Aura-Symptom dauert über 60 Minuten an, tritt mehr als ein Aurasymptom auf, steigt die Dauer im Verhältnis an,
4. der Kopfschmerz folgt der Aura mit einem freien Intervall von weniger als 60 Minuten (kann ebenso vor wie gleichzeitig mit der Aura beginnen).

Volltext

Schon im Altertum als Krankheitsbild bekannt und mit zahlreichen Behandlungsversuchen zu beeinflussen und zu lindern versucht, möglicherweise bis hin zur Trepanation. Die Krankheitsbezeichnung „Migräne" weist auf ein charakteristisches Auftretensmerkmal, die Halbseitigkeit der Kopfschmerzen (Hemikranie), hin.

Definitionsgemäß handelt es sich um eine intermittierend auftretende neurologische Erkrankung mit Kopfschmerzattacken in Verbindung mit vegetativen Begleiterscheinungen ohne sichere symptomatische Ursachen. Auch strukturelle intrazerebrale Änderungen lassen sich bei Migränepatienten nicht finden (Matharu et al. 2003).

Erstmanifestation: 12.–25. Lebensjahr, späterer Beginn wird beobachtet, ist jedoch eher selten und lässt an andere Ursachen denken (Ausschluss Malignom!).

Genetik: Bei der „familiären hemiplegischen Migräne" als einer speziellen Unterform ist autosomal-dominanter Erbgang nachgewiesen, neben einem Schaden auf Chromosom 1 hauptsächlich auf Chromosom 19, welcher für eine Alpha-1A-Untereinheit eines Kalziumkanals codiert. Letzteres beeinflusst wohl auch geläufigere Migräneformen.

Pathophysiologie: Ausgehend von Anatomie und Physiologie des **„trigeminovaskulären Systems"** könnte eine Reizung trigeminaler Fasern, so die Hypothese, zur Innervation schmerzauslösender, intrakranieller Strukturen wie großer zerebraler Blutgefäße und solcher der Dura mater führen (Moskowitz 1993). Gleichzeitig könnte eine Herabsetzung der Wirkung endogener schmerzkontrollierender Bahnen erfolgen und damit die Vermittlung von Schmerz an höhere zerebrale Zentren erleichtert werden. Messbare Konzentrationen von **Neuropeptiden** wie z. B. von „calcitonin-generelated peptide" (CGRP) und Substanz P steigen während der Migräneattacke (messbar auch bei Cluster-Kopfschmerz!) deutlich an und führen über die Ausschüttung an trigeminalen Faserendigungen zu schmerzhafter Erweiterung zerebraler Blutgefäße. In der Konsequenz führt dies rückwirkend zu einer größeren Empfindlichkeit der trigeminalen Fasern und letztlich zu verstärkten Schmerzsignaltransmissionen in den sensorischen Kortex, wo der pulssynchrone Schmerz als kennzeichnendes Symptom der Migräne von den Betroffenen wahrgenommen wird. Normalerweise werden aus der Körperperipherie aufsteigende Schmerzbahnen durch absteigende Fasersysteme überwiegend aus dem Hirnstamm „modulierend" gehemmt. Im Fall der **Migräne ohne Aura** zeigten jüngste ▶ PET-Studien, dass, erwartungsgemäß, der obere Hirnstamm neben anderen an der Kopfschmerzattacke beteiligten kortikalen Strukturen (insbesondere Gyrus cinguli, auditorischer und visueller Assoziationskortex) aktiviert sind. Nach Abklingen der Kopfschmerzen verbleiben jedoch die Hirnstammregionen aktiviert, während die kortikalen Strukturen mit Nachlassen der Kopfschmerzattacke ihre Aktivität verlieren. Dieses die Kopfschmerzattacke noch aktiviert überdauernde Hirnstammareal entspricht der Region, die bei experimenteller Stimulation von dort zur Schmerzbeeinflussung implantierten Elektroden ihrerseits einen migräneähnlichen Kopfschmerz hervorrufen können (Bahra 2001). Bestandteile dieses Hirnstammareals sind u. a. Nucleus raphe dorsalis, Locus coeruleus und das periaquaeduktale Grau. Diese experimentellen Untersuchungen lassen den Schluss zu, dass spezifische Hirnstammareale sowohl für die Auslösung als auch für die Beendigung eines Migräneanfalls verantwortlich sein können.

Therapie

Grundsätzlich wird unterschieden in **medikamentöse Behandlung** und **nicht-medikamentöse Behandlung**.

In der Praxis dürfte eine Kombination beider grundsätzlichen Behandlungsansätze am weitesten verbreitet und wirkungsvollsten sein (Diener 2003). Sie verlangt jedoch eine stringente begleitende Führung des Patienten, bei der zeitaufwendig ein Gespür des Patienten für auslösende und unterhaltende Bedingungen „seiner" Migräne entwickelt und gefördert wird. Dies schließt essentiell das Erlernen von Schmerzbewältigungs- und Schmerzdistanzierungstechniken mit ein. Die Einnahme von Analgetika und/oder Prophylaktika wären somit im Idealfall Instrumente eines verantwortungsvoll im „self-management" mit sich und seiner Erkrankung und damit mit „seinen Medikamenten" umgehenden Patienten. Ein derartiges Therapiebündnis zwischen Behandler und Patient wäre gleichzeitig bester Schutz vor der Entwicklung von Komplika-

tionen wie z. B. des medikamenteninduzierten Kopfschmerzes oder substanzbezogener Organschäden.

Medikamentöse Behandlung

Die medikamentöse Behandlung unterscheidet in Anfallsbehandlung und Anfallsprophylaxe.

Anfallsbehandlung

In der Anfallsbehandlung sollte bei Übelkeit 10–20 Minuten vor dem Analgetikum ein Antiemetikum eingenommen werden wie z. B. Metoclopramid (MCP), 10 mg (Nebenwirkungen: extrapyramidal-hyperkinetisches Syndrom; Kontraindikationen: Hyperkinesien, Epilepsie, Niereninsuffizienz, Einnahme nicht vor dem 14. Lebensjahr), oder Domperidon, 10 mg (Nebenwirkungen und Kontraindikationen wie MCP), um überhaupt eine Resorption und damit Wirkungsentfaltung des nachgegebenen Analgetikums zu ermöglichen. Bezüglich der Auswahl sollte im Erstansatz zunächst ein unspezifisches Analgetikum versucht werden („therapeutische Treppe"). Viele Migränepatienten profitieren bereits von einem solchen Medikament, wobei bezüglich der Dosierung ein hoher Einstieg empfohlen wird, z. B. ASS bis 1500 mg (Cave: Kontraindikationen!). Auf die Darreichungsform ist insbesondere bei heftigen und früh einsetzenden vegetativen Begleitsymptomen zu achten.

Unspezifische Medikation: nicht-steroidale Antirheumatika (NSAR) und Analgetika: Acetylsalicylsäure (ASS): 500–1500 mg; Naproxen: 500–1000 mg; Ibuprofen: 400–800 mg; Paracetamol: 500–1000 mg; Metamizol: 500–1000 mg.

Nebenwirkungen: Magen-Darm-Beschwerden.

Kontraindikationen: Ulcus ventriculi et duodeni, Asthma, Tinnitus, Koagulopathien.

Spezifische Medikation: Triptane (selektive Serotoninagonisten): Sumatriptan: 50–100 mg; Naratriptan: 2,5 mg; Zolmitriptan: 2,5–5 mg; Eletriptan: 20–80 mg; Almo-

M

triptan: 12,5 mg; Rizatriptan: 5–10 mg; Frovatriptan: 2,5 mg.

Nebenwirkungen: distale Parästhesien, Engegefühl in Hals und Brust, Kältegefühl, arterielle Hypotonie, Brady- und Tachykardie.

Kontraindikationen: Hypertonie, koronare Herzkrankheit, anamnestisch Myokardinfarkt, transiente ischämische Attacke oder zerebrale vaskuläre Insuffizienz in der Vorgeschichte, Gravidität, Stillzeit, Leber- oder Niereninsuffizienz, periphere arterielle Verschlusskrankheit, Morbus Raynaud, älter als 65 Jahre, jünger als 10 Jahre.

Ergotaminpräparate spielen nahezu keine Rolle mehr in der Anfallsbehandlung der Migräne und wurden von den Triptanen verdrängt. Wenn Ergotamine verordnet werden, keinesfalls in engem zeitlichen Zusammenhang mit Triptanen (24 Stunden Intervall)! Es existieren bislang keine spezifischen Therapieoptionen für ein bestimmtes Triptan, jedoch besteht Übereinstimmung, mindestens drei Migräneattacken zu behandeln und bei starken vegetativen Begleitsymptomen (Erbrechen) parenterale Darreichungsformen zu wählen. In der Praxis berichten Patienten über subjektiv bessere Verträglichkeit und Wirksamkeit spezifischer Triptane.

Anfallsprophylaxe

Sinnvoll erscheint der Versuch einer Anfallsprophylaxe bei einer Frequenz von mehr als zwei bis drei Attacken im Monat (Kopfschmerztagebuch!), bei einer Attackendauer von mehr als 48 Stunden, wenn die medikamentöse Anfallskupierung versagt. Bei Migräneanfällen mit Begleitsymptomatik in Form neurologischer (transienter) Ausfälle wäre von vornherein ein Prophylaxeversuch anzuraten. Durchaus umstritten ist die Gabe von Prophylaktika unter dem Aspekt des „Erduldens und Ertragens schwieriger Kontextbedingungen" im sozialen Umfeld. Hier sollte frühzeitig das Angebot verhaltensmedizinischer Unterstützung gemacht werden, wobei gerade die Herausnahme des Patienten aus dem z. B. familiären Umfeld im Rahmen eines stationären Settings erst Verhaltensmodifikationen ermöglichen könnte.

Eine nebenwirkungsfreie ▶ Prophylaxe der Migräne ist derzeit noch nicht verfügbar. Der Hauptnutzen von täglich einzunehmenden Prophylaktika besteht vorwiegend in der Minderung der Frequenz von Attacken, weniger in der Abnahme der Intensität des einzelnen Migräneanfalls. Ähnlich dem Wirkungsprofil von ▶ Antidepressiva setzt der Effekt der Migräneprophylaktika erst nach einigen Wochen ein, was die Patienten zunächst unerwünschte Nebenwirkungen wahrnehmen lässt. Hier sind am ehesten und häufigsten vermeintliche Therapieversager und -abbrüche („das verschriebene Medikament habe ich nicht vertragen!") zu erwarten, wenn nicht weiter oben beschriebene Zusammenhänge beachtet werden. Wie bei fast allen zur Dauermedikation verabreichten Pharmaka empfiehlt sich eine langsam aufdosierende Gabe, insbesondere, da nicht selten bereits bei niedriger „Titrierung" Erfolge zu verzeichnen sind und damit häufig eine nachträgliche Erhöhung bei nachlassender Wirkung möglich ist und somit der Compliance förderlich. Die Vielfalt der eingesetzten Prophylaktika lässt den (zutreffenden) Schluss zu, dass es bis heute keine gesicherten Wirkmodelle gibt. Am sinnvollsten erschien daher die Einteilung in Mittel der ersten und zweiten Wahl.

Mittel der ersten Wahl

Beta-Blocker: Metoprolol 50–200 mg; Propranolol: 80–240 mg.

Nebenwirkungen: Müdigkeit, arterielle Hypotonie (bei vielen Migränepatienten eine basale Schwierigkeit!), Alpträume, Bradykardie, Bronchospasmus, Hypoglykämie.

Kontraindikationen: AV-Block (EKG vor Behandlungsbeginn!), Herzinsuffizienz, Asthma bronchiale, Sick-Sinus-Syndrom, eventuell bei manifestem Diabetes mellitus und orthostatischer Dysregulation.

Kalziumantagonisten: Flunarizin 5–10 mg abends.
Nebenwirkungen: Müdigkeit, Gewichtszunahme!, gastrointestinale Schwierigkeiten, eventuell Depression!
Kontraindikationen: Gravidität, Stillzeit, fokale Dystonien.
Antikonvulsiva: Valproat 400–900 mg, einschleichend!, auf therapeutischen Bereich achten (40–100 µg/ml).
Nebenwirkungen: Leberfunktionsstörung, Schwindel, Müdigkeit, Gewichtszunahme, Haarausfall.

Mittel der zweiten Wahl
ASS: 300 mg.
Nebenwirkungen: Magenbeschwerden.
Kontraindikationen: Ulkus, Asthma, Blutungsneigung.
Naproxen: 2 × 250 mg.
Nebenwirkungen und Kontraindikationen wie bei ASS.

Bewertung
Die obigen Empfehlungen entsprechen den einschlägigen EBM-Maßstäben, z. B. nachzulesen in den „Evidenzbasierten Therapie-Leitlinien" der Arzneimittelkommission der Deutschen Ärzteschaft, Köln 2002.

Wirksamkeit
Die **nicht-spezifischen Analgetika** sind teilweise seit Jahrzehnten, ASS allein seit über 100 Jahren bei vielen Migränepatienten zur Anfallskupierung wirksam. Gleiches wird über jüngere **NSAR** (insbesondere Naproxen auch bei der menstruell gebundenen Migräne, Ibuprofen) als auch Paracetamol und Metamizol berichtet. Auf spezielle Darreichungsformen bei früher vegetativer Begleitsymptomatik ist hierbei zu achten (z. B. Granulat- oder Brauseform, Suppositorien etc.). Bei allen **Triptanen** ist eine Wirksamkeit in der Attackenkupierung der Migräne gegenüber Placebo belegt. Vereinzelt wird eine bessere Wirkung des einen Präparats gegenüber dem anderen berichtet, wobei durchaus interindividuelle Unter-schiede in der subjektiven Wahrnehmung der Patienten geäußert werden.

Sofortmaßnahmen
Medikamentöse Sofortmaßnahmen siehe medikamentöse Attackenkupierung.

Nicht-medikamentöse Therapie
Die **nicht-medikamentöse Therapie** der Migräne umfasst neben der basalen Aufklärung des Patienten über seine Erkrankung vor allem individuelle Modifikationen von Verhaltensweisen, die plausibel mit dem Auftreten der Attacken, der Zunahme der Anfallsfrequenz, der Steigerung der Intensität der einzelnen Attacke, der Abnahme der lindernden Beeinflussung von Medikamenten und der zunehmenden Beeinträchtigungen infolge der zunehmenden Kopfschmerzen im sozialen Kontextgefüge (z. B. Beziehung, Familie, Beruf) verknüpft sind. Dies geschieht am sinnvollsten und erfolgversprechendsten im Rahmen einer **verhaltensmedizinischen Führung** des Patienten, der anhand einer kontinuierlichen Protokollierung („Kopfschmerztagebuch") beständig über den Verlauf sich und seinen Behandler informiert, einschließlich der Auswirkungen von Interventionen (z. B. Medikamentenumstellung), modifizierter Verhaltensmuster (z. B. Anwendung von Entspannungsübungen zwischen den Attacken und nicht unmittelbar vor einem Kopfschmerzanfall) und deren Konsequenzen. Der individuelle Zugang („maßgeschneidert") und die therapeutische Beziehungsgestaltung sind hierbei außerordentlich wichtig, da nur so den Patienten subjektiv enttäuschende Therapieversager nicht resignieren lassen und Korrekturen und Adaptationen des Therapiekonzepts zulassen.

- Bedeutung des „Kopfschmerztagebuchs"!, Bedeutung von lebens- und lerngeschichtlich plausiblen Verhaltensmustern.
- Angebot des Erlernens von Schmerzbeeinflussungs- und Schmerzbewälti-

gungstechniken, insbesondere auch mit Imaginierungs- und hypnotherapeutischen Wirkmodellen.

- Einbeziehung von Angehörigen des familiären/sozialen Umfelds zur Sicherung und Akzeptanz des Transfers von positiven Wirkmodifikationen aus ambulantem oder stationärem Behandlungssetting.
- Die Betreuung von Migränepatienten ist, wie bei anderen Patienten mit chronischen Erkrankungen auch, auf Dauer angelegt; es bedarf eines „langen Atems" und viel Geduld.

Basale Aufklärungsmodule für Migränepatienten (Auswahl):

- Plausibles (medizinisches) Erklärungsmodell der Migräne als eindeutige neurologische Erkrankung mit anfallsartigen Kopfschmerzen in Verbindung mit vegetativer Begleitsymptomatik (Aufklärung!), Hinweis auf mögliche genetische Belastung, Wissensvermittlung über Erscheinungsformen, Auftretensvariationen und Risiken (Nikotin und/oder Antikonzeptiva bei jüngeren Migränepatientinnen!).
- Erklärungsmodell einer angemessenen Reiz- oder Filterverrechnungsstörung mit der Konsequenz einer „Reizüberflutung" in spezifischen Situationen des jeweiligen Patienten.
- Wirkmodelle von medikamentösen Beeinflussungsversuchen einschließlich der Versagens- und/oder Gefährdungspotentiale (z. B. Bedeutung des angemessenen Einnahmezeitpunkts, der Symptomverschiebung der ursprünglichen Kopfschmerzsymptomatik unter zunehmendem Analgetikagebrauch, Entwicklung eines medikamenteninduzierten Kopfschmerzes).
- Bedeutung des „self-managements" im Wahrnehmen von dysfunktionalen „Disstress"- und vermutlich neutralen „Eustress"-Situationen und entsprechenden Aktivitäten.

Epidemiologie

Prävalenz: ca. 10–30 % in der Bevölkerung; Geschlechterverteilung: Männer/ Frauen ca. 3/1 bei Erwachsenen, im Kindesalter ca. 1/1. Das Verhältnis zwischen Migränepatienten zur (wachsenden) Gesamtbevölkerung scheint über die Jahre stabil zu bleiben.

Verlauf

Siehe oben.

Prognose

Eindeutige Aussagen lassen sich nicht treffen, Erfahrungswerte und nicht wenige kasuistische Hinweise gibt es darauf, dass bei Migränepatientinnen während einer Schwangerschaft sowie in der Menopause Frequenz und Intensität der ursprünglichen Migräne abnehmen können.

Mikroanalyse

Dr. phil. Dipl. Psych. Klaus Hartmann

Synonyme

Mikro-Ebene; Mikroperspektive; Situative Verhaltensanalyse; Kontextuelle Verhaltensanalyse

Definition

Untersuchung therapierelevanter Bedingungen im Bereich der Schnittstellen von Systemanalyse (Kostenträger, soziale Strukturen, Therapie- und Versorgungseinrichtungen) und Handlungsanalyse (am Therapieprozess direkt beteiligte Personen, z. B. Patient, Therapeut, relevante Bezugspersonen und Einrichtungen bzw. Klinik oder Praxis) mit dem Schwerpunkt auf der Prozessanalyse (konkretes Therapiegeschehen bzw. Therapieprozesse im eigentlichen Sinne).

Volltext

Die Bezeichnung „**Mikroanalyse**" wird zusammen mit dem Begriff „**Makroanalyse**" verwendet, wobei es sich jeweils eher um Betrachtungsaspekte (z. B. siehe die Synonyme „Mikroperspektive" und „Makroperspektive") als um Analysen im engeren Sinne handelt. Beide Begriffe wurden in den frühen 80er Jahren im Rahmen der dringlich gewordenen Psychotherapieforschung eingeführt, vor allem aufgrund der kritisierten Kluft zwischen Forschung und Praxis. Der bis dahin bestehende Psychotherapie-Forschungsstandard fokussierte fast ausschließlich Laborexperimente und vernachlässigte psychosoziale Kontextbedingungen. So wurde u. a. die Forderung gestellt, den Gesamtbereich des Psychotherapiesektors mit seinen Randbedingungen zu untersuchen, d. h. neben den individuell relevanten psychosozialen Einflussbedingungen wie Bezugspersonen, Arbeitsbereich etc. interessierten auch Fragen der psychotherapeutischen Versorgung wie Krankenkassen, psychosoziale Einrichtungen, welche psychotherapeutischen Berufsgruppen unter welchen Voraussetzungen zu Verfügung stehen etc. Die Gesamtbetrachtung dieser Außenfaktoren wird als „Makroperspektive" bezeichnet.

Gleichzeitig enthielt die oben genannte Forderung auch, dass mit verbesserten Untersuchungsmethoden der eigentliche Therapieprozess, d. h. das jeweilige Handeln der direkt daran beteiligten Personen, genauer untersucht werden muss, z. B. das Problemverhalten des Patienten mit der „situativen Verhaltensanalyse" mit exakter Beschreibung der so genannten „**IST-Situation**" (d. h. wie verhält sich der Patient genau in einer bestimmten Situation) und der „**funktionalen Analyse**" seiner relevanten Umgebungsfaktoren. Ebenso müssen die Interaktion zwischen Therapeut und Patient sowie der Therapieverlauf an sich mit verbesserten Evaluationsmethoden überprüft werden. Diese quasi enger gestellte Sichtweise, wäre die Mikroperspektive und

entsprechende funktionale Analyse wäre die „Mikroanalyse" (Baumann 1984).

Im Laufe der Zeit hat sich in der Praxis ein etwas vereinfachtes Verständnis dieser beiden Begriffe etabliert, d. h. die „Mikroanalyse" wird häufig mit der „situativen Verhaltensanalyse" gleichgesetzt, die „Makroanalyse" dagegen mit der „kontextuellen Verhaltensanalyse", wobei in der therapiebegleitenden Verlaufsdiagnostik immer wieder zwischen beiden Betrachtungsperspektiven gewechselt werden muss (Kanfer et al. 1996).

Mikro-Ebene

▶ Mikroanalyse

Mikroperspektive

▶ Mikroanalyse

Milieutherapie

Dipl. Psych. Stefan Ruppert

Synonyme

Soziotherapie; Sozialtherapie

Definition

Die Milieutherapie ist gekennzeichnet durch die Auffassung, dass psychische Probleme und Störungen nicht allein durch einen individuumszentrierten psychiatrischen oder psychotherapeutischen Ansatz zu lösen sind, sondern dass auch die vielfältigen Wechselwirkungen des Individuums mit allen Aspekten seiner Lebensumwelt als Ziel therapeutischen Handelns zu gelten haben. Als zur Lebensumwelt des Individuums gehörig werden dabei soziale Bedingungen (Familie, Freundeskreis etc.), sozioökonomische Bedingungen (Beruf, Bedingungen am Arbeitsplatz) als auch physisch-räumliche Bedingungen (Wohnung, Wohnort etc.) angesehen. Unter dieser Perspektive ist Milieutherapie dabei kein in sich geschlossenes und theoretisch begründetes Verfahren mit einem festgelegten Methodenkanon, sondern vielmehr eine ökologische Sichtweise psychischer Erkrankung und deren Behandlung, wobei man sich verschiedenster Interventionsformen aus allen Bereichen psychosozialer Berufe bedient bzw. deren enge interdisziplinäre Zusammenarbeit gefordert ist. Es ergeben sich enge Überschneidungen von ► Psychotherapie, Psychiatrie, Sozialarbeit, Sozialpädagogik und Pädagogik, deren Methoden mit dem Ziel zum Einsatz kommen, über Veränderungen bestimmter Aspekte der Lebensumwelt eines Patienten dessen psychische Befindlichkeit zu verbessern und zu stabilisieren.

Volltext

Ihren historischen Ursprung hat die Milieutherapie in dem im Rahmen der Psychiatriereform entstandenen grundsätzlichen Umdenken hinsichtlich der Behandlung psychisch erkrankter Menschen. Die Beachtung des Einflusses mikro- und makroökologischer Bedingungen auf Entstehung und Verlauf psychischer Störungen führte zu wesentlichen Veränderungen bei deren Behandlung. Als Meilenstein kann dabei das von Maxwell Jones entwickelte **Konzept der therapeutischen Gemeinschaft** gelten. Wesentlich ist dabei der Versuch, die herkömmliche hierarchische Organisation in psychiatrischen Kliniken zugunsten eines partnerschaftlichen Miteinanders von Personal und Patienten umzustrukturieren und somit beim Patienten schon während der stationären Behandlung soziale Lernprozesse zu initiieren, die ihn befähigen, sich in dem sozialen System zurechtzufinden, in das er nach seiner Entlassung zurückkehrt.

Milieutherapie in diesem Sinne beschränkt den Begriff Milieu auf das therapeutische Milieu einer Klinik. Als einen wesentlich weiter gefassten Begriff der Milieutherapie kann man den Ansatz der Gemeindepsychologie bzw. Gemeindepsychiatrie ansehen. Ebenfalls entstanden infolge der Reformen traditioneller psychiatrischer Versorgung psychischer Erkrankung besteht das Ziel dieser Ansätze in einer Rekommunalisierung psychosozialer Versorgung, in der Überwindung der Ausgrenzung psychisch Kranker sowie in der Entwicklung lebensweltnaher Unterstützungssysteme und Netzwerke (z. B. Selbsthilfegruppen), um Menschen auch in Problemsituationen ihren vertrauten Lebenszusammenhang erhalten zu können. Insbesondere ist hier das Konzept des **Empowerment** zu erwähnen, bei dem professionelle Helfer und Betroffene gemeinsam an Lösungen arbeiten, wodurch Kompetenz und Eigenständigkeit psychisch Kranker gestärkt werden sollen. Entsprechend der oben genannten Definition ergeben sich jedoch weitere inhaltliche Schwerpunkte milieutherapeutischer Ansätze.

Die **Einbeziehung von Lebenspartnern** und Familien psychisch erkrankter Menschen in die Behandlung erweist sich oft als unerlässlich, um durchgreifende und stabile Veränderungen einer zunächst nur individuumszentriert wahrgenommenen Störung zu erreichen. So können zum einen Partner- und Familiengespräche im Rahmen einer Individualtherapie als milieutherapeutische Erweiterung gesehen werden, zum anderen ergeben sich aus solchen Gesprächen weitere milieutherapeutische Handlungserfordernisse. Dabei sei nur im Rahmen von Ablösungsproblemen jugendlicher oder junger erwachsener Patienten die Notwendigkeit einer räumlichen Trennung von der Ursprungsfamilie genannt. Unterstützung bei der Auffindung einer eigenen Wohnung bzw. Überlegungen zur angemessenen Wohnform (therapeutische Wohngemeinschaft, betreutes Wohnen etc.) sind originär milieutherapeutische Interventionen, da ihr Interventionsziel in einer Veränderung von krankheitsaufrechterhaltenden Umweltbedingungen besteht.

Ein zweiter milieutherapeutischer Behandlungsschwerpunkt ist in der **beruflichen Situation** vieler Patienten gegeben. Psychische Erkrankungen führen zu unterschiedlichsten Schweregraden beruflicher Beeinträchtigungen bis hin zu völliger Berufsunfähigkeit. Entsprechend dem Schweregrad dieser Beeinträchtigung sind milieutherapeutische Interventionen zur Wiederherstellung der Arbeitsfähigkeit bzw. zur beruflichen Rehabilitation erforderlich. Unter anderem kann dies folgende Vorgehensweisen beinhalten:

- arbeitstherapeutische Maßnahmen zur Überprüfung und Wiederherstellung der Belastungsfähigkeit;
- Arbeitsversuche in geschützten Bedingungen;
- Unterstützung bei der Wiedereingliederung in den Arbeitsprozess;
- Einleitung von Umschulungsmaßnahmen, wenn der bisherige Beruf krankheitsbedingt nicht mehr ausgeübt werden kann;
- Hilfe bei der Berufsfindung, wenn der Patient bisher noch keine Berufsausbildung hat.

An diesen Beispielen wird die Notwendigkeit einer engen interdisziplinären Zusammenarbeit verschiedenster Berufsgruppen deutlich. Milieutherapie in diesem Sinne ist nicht die Aufgabe eines Einzelnen, sondern basiert vielmehr auf der engen Zusammenarbeit aller Personen, die in irgendeiner Weise Bestandteil des professionellen Unterstützungssystems eines Patienten sind.

Milton-Erickson-Hypnose

▶ Hypnose

Minderung der Wachsamkeit

▶ Vigilanzstörungen

Minimale cerebrale Dysfunktion

▶ Minimale zerebrale Dysfunktion (MZD)

Minimale zerebrale Dysfunktion (MZD)

Reinhild Schwarte

ICD-10/DSM-IV-TR-Klassifikation
Die minimale zerebrale Dysfunktion als Störung ist für sich genommen in keinem der beiden ▶ Klassifikationssysteme als eigenständige Störung codierbar. Sie wird entsprechend der vorliegenden Konventionen – in ICD-10 unter F7 (▶ Intelligenzminderung) oder F8 (Entwicklungsstörungen), in DSM-IV-TR unter 317 (leichte geistige Behinderung) oder 315 (verschiedene Entwicklungsstörungen) – symptombezogen codiert.

Synonyme
Minimale cerebrale Dysfunktion (MCD); Leichte Hirnfunktionsstörung; Frühkindlicher Hirnschaden; Psychoorganisches Syndrom (POS); Teilleistungsstörung

Englischer Begriff
Minimal cerebral dysfunction (MCD); Minimal brain dysfunction (MBD)

Definition
Begriffsgeschichte
Im Rahmen der wissenschaftlichen Überlegungen zu den möglichen ätiologischen

M

Faktoren einzelner Entwicklungs- bzw. Teilleistungsstörungen spielte vor ca. 20 Jahren das Konzept der „Minimalen zerebralen Dysfunktion" (MZD) eine zentrale Rolle. Der Begriff bezieht sich auf die angenommene Ursache für eine Reihe von psychischen Störungen und Auffälligkeiten. In der Schweiz wurde hierfür der Begriff „Psychoorganisches Syndrom" (POS) gewählt, welcher, in Abgrenzung zum MZD-Konzept, neben den organischen Ursachen auch auf die Bedeutung psychosozialer Faktoren verwies.

Klinik

Mit MZD bezeichnet man geringfügige Funktionsstörungen des Nervensystems im Kleinkindes- und Kindesalter mit Störungen der Fein- und Grobmotorik, Teilleistungsschwächen (Sprachentwicklungsverzögerung, Rechenschwäche), Lernstörungen, Konzentrationsschwäche, Symptomen des Aufmerksamkeitsdefizitsyndroms und hyperkinetischen Syndroms (▶ ADHS), Affektlabilität. Diese Störungen manifestieren sich oft ohne oder bei nur leichter ▶ Intelligenzminderung. Die Störungen gehen einher mit leichten neurologischen („soft signs"), neurophysiologischen (z. B. unspezifischen Auffälligkeiten im EEG) und neuropsychologischen Symptomen (z. B. Aufmerksamkeits- und Wahrnehmungsstörungen).

In **Abgrenzung** zum kindlich erworbenen Hirnschaden erfasst die MZD die Folgen aller Noxen, die zwischen dem sechsten Schwangerschaftsmonat und dem Ende des ersten Lebensjahrs (zur Zeit der Myelinisierung) auf das kindliche Gehirn einwirken. Es wird davon ausgegangen, dass 60 % dieser schädigenden Einflüsse während der Geburt (insbesondere durch Sauerstoffmangel) entstehen; Frühgeburten werden als besonders anfällig betrachtet. 25 % der schädigenden Einflüsse werden dem Kind vor der Geburt, nur 15 % innerhalb des ersten Lebensjahrs zugeführt. Die Eindeutigkeit dieser Zusammenhänge ist allerdings umstritten. Der gegenwärtige Forschungsstand verweist sogar darauf, dass perinatale Komplikationen nicht zwingend einen schädigenden Einfluss auf die weitere Entwicklung von Kindern und Jugendlichen nehmen müssen.

Nach Lokalisation und Schweregrad lassen sich **vier** verschiedene Syndrome der frühkindlichen Hirnschäden beschreiben:

- vorwiegend motorische Ausfälle mit oder ohne Störungen der Intelligenz,
- vorwiegend intellektuelle Störungen unterschiedlicher Schweregrade,
- vorwiegend hirnorganische, epileptische Anfallsleiden mit oder ohne Störungen der Intelligenz und
- vorwiegend psychische Störungen ohne Begleiterscheinungen.

Die MZD wurde von einigen Forschern auch mit dem hyperkinetischen Syndrom bzw. der Aufmerksamkeitsdefizitstörung in Verbindung gebracht. Diese Annahme erwies sich aufgrund zahlreicher wissenschaftlicher Untersuchungen als nicht haltbar, da keine eindeutigen Symptomkonstellationen aufgrund prä-, peri- oder postnataler Komplikationen festgestellt werden konnten. Auch Hypothesen wie die, dass sich anhand der Schwere der zerebralen Störung das Ausmaß von Verhaltensstörungen bestimmen lasse, wurden mittlerweile widerlegt. Insgesamt lässt sich das Konzept der MZD als überholt bewerten, es ist im klinischen Sprachgebrauch aber noch etabliert.

Therapie

Da es sich um Schädigungen im Gehirn handelt, können therapeutische Maßnahmen nur kompensatorische Funktionen ausüben. Ziel solcher Maßnahmen wären die Verbesserung des allgemeinen Funktionsniveaus im beruflichen und privaten Umfeld.

pharmakologisch

Pharmakologisch lassen sich allenfalls symptombezogene Maßnahmen ergreifen. Im Einzelfall kann bei hypermotorischen Kindern eine Behandlung mit ► Methylphenidat („Ritalin") angezeigt sein.

psychotherapeutisch
Nach erfolgter Diagnostik steht die ausführliche Aufklärung der Eltern, der wichtigsten Bezugspersonen, und des Kindes als erste psychotherapeutische Maßnahme im Vordergrund. Da die hirnphysiologisch bedingten Defizite sich nicht ausräumen, sondern lediglich kompensieren lassen, ist eine verhaltenstherapeutische, sehr alltags- und verhaltensnahe Therapie die Methode der Wahl. Insbesondere sollten hier individuelle Strategien erarbeitet werden, wie mit den einzelnen Einschränkungen am besten umzugehen ist. Liegen Symptome eines Aufmerksamkeitsdefizitsyndroms und hyperkinetischen Syndroms vor, so sollten die entsprechenden Therapieprogramme mit den Kindern durchgeführt werden. Gerade im schulischen Bereich sollten Teilleistungsschwächen und Lernstörungen entsprechend gefördert werden. Weiter kann die Koordination von zusätzlichen – etwa ergotherapeutischer, physiotherapeutischer, motopädischer oder logopädischer – Maßnahmen einen wichtigen Bereich der Behandlung darstellen. Um Folgeschäden im sozialen Bereich und so genannte „Verhaltensstörungen infolge einer gesteigerten Neuroseanfälligkeit" so gering wie möglich zu halten, ist es ratsam, bereits frühzeitig soziale Kompetenztrainings durchzuführen. Der Einbezug der Eltern und auch der Lehrer ist bei allen therapeutischen Maßnahmen zumeist ein wichtiger Bestandteil. Bei Störungen in der Eltern-Kind-Interaktion kann auch eine systemische oder ► Familientherapie indiziert sein.

Epidemiologie
In den letzten Jahren reichten die wissenschaftlichen Positionen zum Vorkommen der MZD vom Standpunkt der nichtwissenschaftlichen Nachweisbarkeit bis hin zu epidemiologischen Angaben von 20–30 %. Auch die epidemiologischen Angaben ernstzunehmender Studien schwanken zwischen 1 % und 3 %. Eine Inzidenz von 15 % ergab sich bei der Untersuchung einer Subpopulation mit verhaltensgestörten Kindern, eine Inzidenz von 40 % bei einer mit Lern- und Leistungsgestörten.

Verlauf
Trotz großer individueller Kompensationsmechanismen sind die betroffenen Kinder häufig im gesamten Leistungsvollzug und/oder im Sozialverhalten behindert.

Prognose
Langzeituntersuchungen zeigen, dass zahlreiche Betroffene auch im Erwachsenenalter noch erhebliche Beeinträchtigungen insbesondere im Bereich der Aufmerksamkeitsfunktionen aufweisen. Weiter zeigen sich bei persistierender geminderter Spontaneität oder gesteigerter Impulsivität negative Auswirkungen auf soziale Integration und damit auch auf den sozioökonomischen Status und das allgemeine Funktionsniveau der Betroffenen. Relativ günstig ist die Langzeitprognose jedoch in Bezug auf Betroffene mit vorwiegend motorischen Antriebsstörungen (Hyper- oder Hypokinese).

M

Minussymptomatik

► Negativsymptome

Mirtazapin

Dr. med. Peter Zwanzger

Medikamentengruppe
Antidepressivum mit noradrenerger und spezifisch serotonerger Wirkkomponente (NASSA).

Produktnamen
Remergil

In Deutschland zugelassene Indikation
Depressive Erkrankungen.

Pharmakokinetik
Die Bioverfügbarkeit von Mirtazapin liegt bei 50 %, die Plasmaproteinbindung bei 85 %, die Halbwertszeit bei 20–40 Stunden.

Dosierung
Empfohlene Tagesdosis 15–45 mg; empfohlen wird der Beginn mit 15 mg als Einmalgabe zur Nacht. Die Gesamttagesdosis kann im weiteren Verlauf auf einmal gegeben oder auch auf zwei Einzeldosen verteilt am Morgen und am Abend eingenommen werden. Steigerung zunächst bis 45 mg/Tag, Maximaldosis 60 mg/Tag.

Kontraindikationen
Kombination mit ▶ MAO-Hemmern (beim Wechsel von MAO-Hemmern auf Mirtazapin und umgekehrt, Behandlungspause von 14 Tagen einhalten).
Anwendungsbeschränkungen bei akuten Intoxikationen mit zentral dämpfenden Pharmaka und Alkohol, akutem ▶ Delir, Engwinkelglaukom, schwere Reizleitungsstörungen, Epilepsie, hirnorganischem Psychosyndrom, Niereninsuffizienz, Hypotonie, Diabetes mellitus. Strenge Indikationsstellung in Schwangerschafts- und Stillzeit.

Nebenwirkungen
Zu den Nebenwirkungen zählen Sedierung, Schläfrigkeit, Mundtrockenheit, Appetitsteigerung, Gewichtszunahme, generalisierte oder lokale Ödeme, Paraesthesien, Restless-legs-Syndrom, lebhafte Träume, passagere Leberwerterhöhungen.

Wechselwirkungen
Alle bisher verfügbaren Daten legen nahe, dass Mirtazapin nur ein sehr geringes Interaktionspotential aufweist. Darüber hinaus hemmt Remergil nicht die hepatischen Isoenzyme. Grundsätzlich Wirkverstärkung mit anderen zentral wirksamen Substanzen.

Wirkmechanismus
Remergil wirkt über eine präsynaptische Alpha 2-Blockade und damit durch indirekte Verstärkung der noradrenergen und serotonergen Neurotransmission. Zudem werden postsynaptisch 5-HT 2- und 5-HT 3-Rezeptoren blockiert und dadurch eine vermehrte Stimulation von 5-HT 1-Rezeptoren erreicht. Auch eine Wirkung auf die Histaminrezeptoren besteht. Anticholinerge Wirkungen bestehen nicht.
Zu den wesentlichen Wirkeffekten zählt neben der antidepressiven Eigenschaft auch eine sedierende Komponente.

Mischpsychose

▶ Schizoaffektive Störung

Missbrauch, Alkohol

Dr. med. Götz Berberich

ICD-10/DSM-IV-TR-Klassifikation
In ICD-10 ist der Begriff „Missbrauch" durch „schädlichen Gebrauch" von Alkohol ersetzt worden (F10.1), während DSM-IV-TR weiterhin von Alkoholmissbrauch spricht (305.00). Die Kriterien in ICD-10 fordern:
- einen deutlichen Nachweis, dass der Substanzgebrauch für körperliche oder psychische Probleme mit daraus „eventuell" resultierenden Behinderungen oder zwischenmenschlichen Schwierigkeiten verantwortlich ist,
- die klare Bezeichnung der Art der Schädigung,
- einen übermäßigen Substanzengebrauch von mindestens einem Monat oder **wiederholt** in den letzten zwölf Monaten,
- eine andere psychische oder Verhaltensstörung, außer einer akuten Intoxikation, durch die gleiche Substanz liegt nicht vor. Eine akute Intoxikation oder

ein „Kater" (hang-over) begründen nach ICD-10 ebenso wenig einen schädlichen Gebrauch wie singuläre negative soziale Konsequenzen.

Nach DSM-IV-TR (305.00) ist ein Alkoholmissbrauch dann zu diagnostizieren, wenn innerhalb von zwölf Monaten durch ein unangepasstes Trinkmuster häufig klinisch bedeutsame, auch soziale Beeinträchtigungen resultieren, z. B. wenn wichtige Verpflichtungen dadurch nicht mehr erfüllt werden können oder Konflikte mit dem Gesetz oder zwischenmenschliche Probleme provoziert werden.

Synonyme
Alkoholmissbrauch; Schädlicher Gebrauch von Alkohol; Problemtrinken

Englischer Begriff
Alcohol abuse

Definition
Alkoholmissbrauch bezeichnet einen gegenüber der jeweiligen soziokulturellen Norm überhöhten Konsum von Alkohol. Auch ein niedriger dosierter Konsum, jedoch in unpassender Gelegenheit (z. B. im Straßenverkehr), oder ein Konsum mit erheblichen körperlichen oder psychischen Folgewirkungen (wie ein Rauschzustand) können darunter verstanden werden. In ICD-10 (F10.1) ist mit dem „schädlichen Gebrauch von Alkohol" ein Konsummuster mit tatsächlich eingetretener Schädigung der psychischen oder physischen Gesundheit durch den Alkoholkonsum über einen Zeitraum von einem Monat oder mehrfach während zwölf Monaten gemeint. Beispiele einer solchen Schädigung sind eine alkoholtoxische Hepatopathie oder eine ▶ depressive Episode nach massivem Alkoholkonsum. Auf einen schädlichen Gebrauch von Alkohol können auch chronische Bauchschmerzen, ▶ Schlafstörungen und sexuelle Funktionsstörungen sowie Filmrisse („Blackouts") hinweisen. Das Vorliegen

einer ▶ Alkoholabhängigkeit muss ausgeschlossen sein.
Die Diagnostik stellt sich aufgrund der Dissimulationstendenz der Betroffenen oft schwierig dar. Laborwerte können einen exzessiven Alkoholgebrauch vermuten lassen, sind aber aufgrund begrenzter Sensitivität und Spezifität und aufgrund einer erheblichen intersubjektiven Variabilität der Alkoholtoleranz von begrenztem Wert. Bewährt haben sich die Gammaglutamyltransferase (GGT), das mittlere corpusculäre Volumen (MCV) und das Carbohydratedeficient-Transferrin (CDT). Ein Screening kann auch durch Fragebögen erleichtert werden, wie AUDIT, CAGE, LAST oder MALT (AWMF online – Leitlinie Psychiatrie/Psychotherapie/Nervenheilkunde: Akutbehandlung alkoholbezogener Störungen 2003).

Therapie
Bei einem schädlichen Gebrauch von Alkohol ist primär ein tragfähiger Kontakt mit dem Patienten, möglichst in mehreren Terminen, herzustellen. Der erste Ansprechpartner wird dabei häufig der Hausarzt sein. An die Vermittlung der Untersuchungsergebnisse sollte sich eine deutliche, jedoch nicht vorwürfliche Aufklärung über die Diagnose anschließen. Hierdurch kann der Patient besser zu einer adäquaten Therapie motiviert werden, die in einer Trinkmengenreduktion („kontrolliertes Trinken"), Trinkpausen oder in der Abstinenz besteht. Um die Motivation aufrechtzuerhalten empfehlen sich weitere therapeutische Kontakte, in denen nach Veränderungen im Konsumverhalten gefragt wird und alkoholtypische Laborparameter kontrolliert und rückgemeldet werden können. Entsprechende umfassende Therapieprogramme liegen vor (Poikolainen 1999; Küfner 2000). Durch Selbsthilfemanuale oder Trinktagebücher wird die Selbstkontrollfähigkeit gestärkt. Weitere Therapieoptionen, insbesondere aus dem verhaltenstherapeutischen Bereich, sind bei gravierenderen Ausmaßen der Störung

M

indiziert, so die Erarbeitung von Verhaltensalternativen zum Alkoholkonsum oder Möglichkeiten der Stressbewältigung.

Bei ausgeprägten Organschädigungen oder psychischer Komorbidität ist eine fachärztliche (Mit-)Betreuung empfehlenswert.

Bewertung

Die Therapieempfehlungen für einen schädlichen Gebrauch von Alkohol sind evidenzbasiert und in den Leitlinien der Fachgesellschaften (DG-Sucht, DGPPN) niedergelegt (AWMF online – Leitlinien Psychiatrie/Psychotherapie/Nervenheilkunde: Akutbehandlung alkoholbezogener Störungen 2003).

Wirksamkeit

Es liegen einige Therapieprogramme mit nachgewiesener Wirksamkeit vor. In Metaanalysen zeigten sich signifikante Effekte jedoch nur in einer Minderzahl der untersuchten Studien.

Sofortmaßnahmen

Körperliche Folgeerkrankungen des schädlichen Gebrauchs von Alkohol bedürfen u. U. einer sofortigen somatisch-medizinischen Intervention. Die Therapie des schädlichen Gebrauchs an sich aber bedarf in der Regel keiner psychopharmakologischen Intervention. Stellt sich die Frage nach einer Psychopharmakotherapie, ist vielmehr daran zu denken, ob bereits die Schwelle zu einer Alkoholabhängigkeit überschritten ist oder eine zusätzliche psychische Erkrankung vorliegt. Beim Einsatz von Psychopharmaka ist zudem auf die Suchtgefährdung zu achten, sodass möglichst abhängigkeitserzeugende Substanzen, wie Benzodiazepine, gemieden werden sollten. Die Therapie somatischer Komplikationen muss parallel mit der Psychotherapie des Missbrauchs und begleitender oder zugrunde liegender psychischer Erkrankungen geplant werden.

Epidemiologie

In bevölkerungsrepräsentativen Stichproben wurden mithilfe von Fragebögen eine 12-Monate-Prävalenz des schädlichen Gebrauchs von Alkohol von etwa 5 % mit einem klaren Übergewicht der Männer ermittelt (Kraus u. Bauernfeind 1998). Es ist darüber hinaus mit einer großen Dunkelziffer zu rechnen.

Verlauf

Häufig kommt es zu einer Chronifizierung des schädlichen Gebrauchs von Alkohol mit mehr oder weniger gravierenden Organschädigungen. Aus einem schädlichen Gebrauch kann sich eine Alkoholabhängigkeit entwickeln. Die Abgrenzung beider Krankheitsbilder bereitet häufig Schwierigkeiten.

Prognose

Behandelt ist die Prognose zum einen von der Einsichtsfähigkeit des Patienten, zum anderen von der psychischen Komorbidität und den körperlichen Folgeerkrankungen abhängig. Da die vorliegenden Therapieprogramme eine begrenzte Wirksamkeit aufweisen, ist auch mit Behandlung die Prognose bezüglich einer Beendigung des schädlichen Gebrauchs eher ungünstig. Aufgrund der vermutlich hohen Dunkelziffer ist die Prognose ohne Therapie schwer einzuschätzen.

Missbrauch, Drogen

Dr. med. Götz Berberich

Synonyme

Drogenmissbrauch; Missbrauch psychoaktiver Substanzen; Schädlicher Gebrauch von psychotropen Substanzen (ICD-10: 1x.1; DSM-IV-TR: 305.x0)

Englischer Begriff

Drug abuse; Substance abuse

Definition

Unter „Drogen" werden Substanzen verstanden, die eine oder mehrere Funktionen des Organismus verändern können, im engeren Sinn aber psychoaktive (psychotrope) Substanzen mit meist rauscherzeugender Wirkung. Drogen sind damit alle Rauschmittel und praktisch jedes psychotrope Medikament. Aus pragmatischen Gründen wird aber zwischen dem Missbrauch von Rauschdrogen und von Medikamenten unterschieden, auch wenn die Unterscheidung im Einzelfall unscharf ist (z. B. Missbrauch von ► Opiaten). Wegen der unterschiedlich stark ausgeprägten oft schädlichen Folgeerscheinungen sind Besitz und/oder Konsum von Drogen in den meisten Ländern beschränkt oder verboten. Die WHO unterscheidet den schädlichen Gebrauch von Alkohol (ICD-10: F10.1), Opioiden (F11.1), ► Cannabinoiden (F12.1), ► Kokain (F14.1), sonstigen ► Stimulantien (F15.1), ► Halluzinogenen (F16.1), flüchtigen Lösungsmitteln (F18.1) und den multiplen Substanzgebrauch bzw. den Konsum sonstiger psychotroper Substanzen (F19.1). Im DSM-IV-TR werden ► Amphetamin (305.70) und ► Phencyclidin (305.90) gesondert aufgeführt.

„Drogenmissbrauch" bezeichnet einen gegenüber der jeweiligen soziokulturellen Norm überhöhten Konsum einer oder mehrerer dieser Substanzen. Auch ein niedriger dosierter Konsum, jedoch in unpassender Gelegenheit (z. B. im Straßenverkehr), oder ein Konsum mit erheblichen körperlichen oder psychischen Folgewirkungen (wie ein Rauschzustand) können darunter verstanden werden.

In ICD-10 (F1x.1) ist mit dem „schädlichen Gebrauch" ein Konsummuster mit tatsächlich eingetretener Schädigung der psychischen oder physischen Gesundheit durch den Drogenkonsum gemeint, z. B. einer drogenbedingten Hepatitis nach Selbstinjektion oder einer ► depressiven Episode nach massivem Drogenkonsum. Eine akute ► Intoxikation begründet nach ICD-10 eber so wenig einen schädlichen Gebrauch wie negative soziale Konsequenzen, z. B. Eheprobleme oder sogar Inhaftierung. Dagegen ist nach DSM-IV-TR (305.x0) ein Drogenmissbrauch auch dann zu diagnostizieren, wenn innerhalb von zwölf Monaten durch ein unangepasstes Konsummuster – ohne Vorliegen einer Drogenabhängigkeit – klinisch bedeutsame, auch soziale Beeinträchtigungen resultieren, z. B. wenn wichtige Verpflichtungen dadurch nicht mehr erfüllt werden können oder Konflikte mit dem Gesetz oder zwischenmenschliche Probleme provoziert werden.

Querverweis Krankheit

Aus einem schädlichen Gebrauch von Drogen kann sich nicht selten eine Drogenabhängigkeit entwickeln.

Missbrauch, Medikamente

M

Dr. med. Götz Berberich

Synonyme

Medikamentenmissbrauch;   Schädlicher Gebrauch von Medikamenten (ICD-10: F1x.1 und F55; DSM-IV-TR: 305.x0)

Englischer Begriff

Medication abuse

Definition

Ein Medikamentenmissbrauch liegt vor, wenn ein unangepasstes Muster des Konsums eines oder mehrer Medikamente, d. h. deren nach Art, Dosis und/oder Dauer medizinisch nicht begründeter Gebrauch, zu einer physischen oder psychischen Gesundheitsschädigung führt. Eine akute ► Intoxikation begründet nach ICD-10 ebenso wenig einen schädlichen Gebrauch wie singuläre negative soziale Konsequenzen, z. B. Eheprobleme oder sogar Inhaftierung. Dagegen ist nach DSM-IV-TR (305.x0) ein Medikamentenmissbrauch auch dann zu diagnostizieren, wenn innerhalb von zwölf

Monaten durch ein unangepasstes Konsummuster – ohne Vorliegen einer Medikamen-
tenabhängigkeit – klinisch bedeutsame,
auch soziale Beeinträchtigungen resultieren, z. B. wenn wichtige Verpflichtungen
dadurch nicht mehr erfüllt werden können oder Konflikte mit dem Gesetz oder
zwischenmenschliche Probleme provoziert
werden.

Es werden zahlreiche, höchst unterschiedliche Medikamente missbräuchlich konsumiert, die man grob unterteilen kann in abhängigkeitserzeugende psychotrope Substanzen (alkohol- oder koffeinhaltige Arz-
neizubereitungen, ► Opiate, Sedativa bzw.
► Hypnotika, ► Amphetaminderivate; ICD-
10: F1x.1) und nicht-abhängigkeitserzeugende Substanzen (vor allem andere psychotrope Substanzen, aber auch z. B. Laxantien, Analgetika; ICD-10: F55).

Querverweis Krankheit
► Sucht; ► Abhängigkeitssyndrom; Missbrauch von nicht-abhängigkeitserzeugenden Substanzen

Missbrauch psychoaktiver Substanzen

► Missbrauch, Drogen

Missbrauch von nicht-abhängigkeitserzeugenden Medikamenten

► Missbrauch, von nicht-abhängigkeitserzeugenden Substanzen

Missbrauch, von nicht-abhängigkeitserzeugenden Substanzen

Dr. med. Götz Berberich

ICD-10/DSM-IV-TR-Klassifikation
Ein „Missbrauch von nicht-abhängigkeitserzeugenden Substanzen" wird in ICD-10
als eigene Kategorie unter F55 aufgeführt.
In DSM-IV-TR dagegen ist er unter der
Restkategorie 305.90: „Missbrauch von
anderer Substanz" zu codieren.

In ICD-10 werden als wichtigste konsumierte Substanzgruppen genannt: psychotrope Substanzen, die keine Abhängigkeit
verursachen, wie ► Antidepressiva; Laxantien; Analgetika, die ohne ärztliche Verordnung erworben werden können, wie
Acetylsalicylsäure und Paracetamol.

Mit der vierten Stelle kann die Art der Sub-
stanz gekennzeichnet werden:
- F55.0: Antidepressiva,
- F55.1: Laxantien,
- F55.2: nicht unter den psychotropen Sub-
  stanzen verzeichnete Analgetika,
- F55.3: Antacida,
- F55.4: Vitamine,
- F55.5: Steroide und Hormone,
- F55.6: bestimmte pflanzliche oder Natur-
  heilmittel,
- F55.8: sonstige nicht-abhängigkeits-
  erzeugende Substanzen,
- F55.9: nicht näher bezeichnete nicht-
  abhängigkeitserzeugende Substanzen.

Synonyme
Missbrauch von nicht-abhängigkeitserzeugenden Medikamenten; Schädlicher Gebrauch von nicht-suchterzeugenden Medikamenten

Englischer Begriff
Abuse of not dependency causing drugs

Definition
Wenn nicht-abhängigkeitserzeugende Substanzen, in der Regel Medikamente, länger
und höher dosiert als nötig oder verordnet
eingenommen werden, liegt nach ICD-10
ein Missbrauch dieser Substanzen vor.
Diese Medikamente werden häufig zunächst ärztlich verschrieben oder sind frei

verkäuflich. Trotz Warnungen vor körperlichen Schäden, wie Elektrolytstörungen bei Laxantienmissbrauch oder Nierenschäden bei chronischem Analgetikamissbrauch, wird der Konsum fortgesetzt. Durch den missbräuchlichen Konsum kommt es schließlich zu gesundheitlichen Schäden, unnötigen Kosten und gesteigerter Inanspruchnahme des Gesundheitswesens. Nach DSM-IV-TR (305.90) ist ein Medikamentenmissbrauch auch dann zu diagnostizieren, wenn innerhalb von zwölf Monaten durch ein unangepasstes Konsummuster klinisch bedeutsame, auch soziale Beeinträchtigungen resultieren, z. B. wenn wichtige Verpflichtungen dadurch nicht mehr erfüllt werden können oder Konflikte mit dem Gesetz oder zwischenmenschliche Probleme provoziert werden.

Trotz eines starken Verlangens nach diesen Substanzen und chronischem Gebrauch kommt es nicht zur Entwicklung einer (körperlichen) Abhängigkeit oder zu Entzugssymptomen. Nicht-abhängigkeitserzeugende Substanzen werden häufig in Zusammenhang mit anderen psychischen Erkrankungen missbräuchlich konsumiert, so etwa Laxantien oder Diuretika bei ▶ Ess-Störungen oder Analgetika bei somatoformen Schmerzstörungen. Die Grenzen zwischen Missbrauch und gesellschaftlich akzeptiertem Gebrauch sind fließend, wie beim Konsum von Hormonen oder hoher Dosen von Vitaminen, um – trotz fehlender wissenschaftlicher Evidenz – Alterungsvorgänge zu beeinflussen.

Therapie

Nach exakter diagnostischer Erfassung erfolgt die Aufklärung des Patienten über den Missbrauch der Substanz und deren schädliche Folgewirkungen. Dabei müssen ein anklagender Ton vermieden und vielmehr lösungsorientierte Strategien verfolgt werden. Die Komorbidität und der Zusammenhang zum ▶ Substanzenmissbrauch müssen erfasst werden. Neben einem klar definiertem Plan zur Beendigung des Missbrauchs

werden insbesondere mögliche zugrunde liegende andere psychische Erkrankungen einer qualifizierten Behandlung zugeführt.

Wirksamkeit

Die Wirksamkeit der Therapie ist im Wesentlichen von der Komorbidität oder zugrunde liegenden meist psychischen Erkrankung abhängig.

Sofortmaßnahmen

Je nach missbräuchlich konsumierter Substanz können sich zahlreiche physische oder psychische Komplikationen ergeben, die eventuell eine sofortige pharmakologische Therapie erforderlich machen. Ein Laxantienmissbrauch kann etwa eine sofortige Korrektur der Serumelektrolyte nötig machen, eine Hyperthyreosis factitia auch eine intensivmedizinische Intervention.

Die Therapie somatischer Komplikationen hat meist Vorrang, danach kann die ▶ Psychotherapie des Missbrauchs und der begleitenden oder zugrunde liegenden Erkrankungen geplant werden.

Epidemiologie

Aufgrund der Vielzahl der missbräuchlich konsumierten Substanzen, insbesondere von Medikamenten, die häufig frei verkäuflich sind, ist die Prävalenz kaum ermittelbar und mit einer großen Dunkelziffer zu rechnen. In der Literatur werden dementsprechend höchst unterschiedliche Werte für die Prävalenz des Medikamentenmissbrauchs zwischen 1 % und über 30 % der Bevölkerung genannt.

Verlauf

Unbehandelt zeigt der Missbrauch einen höchst variablen Verlauf mit spontaner Beendigung des Konsums, Chronifizierung, intermittierendem Missbrauch und Wechsel der konsumierten Substanz.

Prognose

Behandelt ist die Prognose zum einen von der Einsichtsfähigkeit des Patienten, zum anderen von der zugrunde liegenden Er-

M

krankung abhängig. Ohne spezifische Therapie richtet sich die Prognose auch nach der Art der konsumierten Substanz mit den jeweils möglichen schädlichen Folgewirkungen. Insbesondere Arzneimittelinteraktionen sind bei missbräuchlichem Konsum von Medikamenten nicht abschätzbar und potentiell vital bedrohlich.

Misshandlung

Prof. Dr. med. Peter Joraschky

Synonym
Körperliche Misshandlung; Seelische Vernachlässigung; Körperliche Vernachlässigung
Engl.: sexual abuse, physical abuse, physical neglect, emotional neglect, deprivation, child maltreatment

Definition
Kindesmisshandlungen sind gewaltsame psychische oder physische Beeinträchtigungen von Kindern durch Eltern oder Erziehungsberechtigte. Diese Beeinträchtigungen können durch elterliche Handlungen (wie bei körperlicher Misshandlung, ▶ sexuellem Missbrauch) oder Unterlassungen (wie bei emotionaler und physischer Vernachlässigung) zustande kommen.
Vernachlässigung: Kinder werden vernachlässigt, wenn sie von ihren Eltern oder Betreuern unzureichend ernährt, gepflegt, gefördert, gesundheitlich versorgt, beaufsichtigt und/oder vor Gefahren geschützt werden.
Unter **psychischer Misshandlung** versteht man alle Handlungen oder Unterlassungen von Eltern oder Betreuungspersonen, die Kinder ängstigen, überfordern, ihnen das Gefühl der Wertlosigkeit vermitteln. Unter körperlicher Misshandlung versteht man Schläge oder andere gewaltsame Handlungen (Stöße, Schütteln, Verbrennen, Stiche usw.), die beim Kind zur Verletzung führen können.

Misshandlung im engeren Sinn umfasst in der Regel Fälle, in denen Kinder körperlich verletzt werden. Bei psychischer Misshandlung und den meisten Formen des sexuellen Missbrauchs werden Intensitätsgrade, etwa der erzwungene Geschlechtsverkehr beim sexuellen Missbrauch in den USA, wo diese Misshandlungsform meldepflichtig ist, unterschieden. Für 1995 fand man folgende Zahlenverhältnisse: 54 % körperliche Vernachlässigung, 25 % körperliche Misshandlung, 11 % sexueller Missbrauch, 3 % emotionale Vernachlässigung, 7 % nicht eindeutig klassifizierbar. Hier gibt es kulturelle Unterschiede. In Deutschland liegt die Rate des sexuellen Missbrauchs niedriger, die Rate der körperlichen Misshandlung etwas höher. Die Regel ist die Überlappung verschiedener Gewaltformen. Klinisch relevant ist die Erfassung des Alters (schwierig bei der emotionalen Vernachlässigung in der frühen Kindheit), der Kumulation der Misshandlungen und der Intensität. Zwei Grunddimensionen können unterschieden werden: die Ablehnung und Abwertung des Kindes (emotionale Misshandlung) sowie der Aspekt der mangelnden bzw. falschen Förderung kindlicher Sozialkompetenz.
Typisch sind folgende **elterliche Vernachlässigungen**:
- emotionale Nicht-Verfügbarkeit, das Ignorieren des Kindes,
- Ablehnung und Abwertung des Kindes,
- entwicklungsunangemessene oder inkonsistente Verhaltensweisen, Überforderung, Überbehütung, mangelnder Schutz vor traumatischen oder verwirrenden Erfahrungen,
- mangelnder Respekt vor der Individualität des Kindes,
- mangelnde Förderung kindlicher Sozialkompetenz.

Erklärungsmodelle für Kindesmisshandlungen liegen auf drei Ebenen:
- Psychopathologische Varianten sind psychische Labilität, erhöhte Irritierbarkeit bei ▶ Depressionen.

- Soziologische Erklärungsansätze liegen in der gesellschaftlichen Billigung von Gewalt in der Erziehung von Kindern unter belastenden Lebensbedingungen (Armut, Arbeitslosigkeit, Mangel an sozialen Unterstützungssystemen).
- Sozial-situationale Erklärungen begründen sich in Kindesmisshandlungen als Endpunkt eskalierender Konfliktsituationen bei kindlichen Verhaltensproblemen (Schreien, geistige oder körperliche Behinderung).

Vernachlässigungen gehen häufig mit nicht-organisch begründeten Gedeihstörungen, Rückständen in der kognitiven Entwicklung, Einnässen, Einkoten und aggressiv-impulsiven Verhaltensstörungen einher. Bei Jugendlichen treten als Spätfolgen der ▶ Deprivation Suchtprobleme, ▶ Depression und antisoziales Verhalten auf.

Folgen von Kindesmisshandlungen im Erwachsenenalter sind eine allgemeine Aggressionsbereitschaft, fehlende Sozialkompetenz, Rückstände in der kognitiven Entwicklung, geringe Ausdauer und Belastbarkeit, Delinquenz, Alkohol- und Drogenmissbrauch (siehe ▶ Missbrauch, Alkohol; ▶ Missbrauch, Drogen), Depressions- und Suizidneigung, Selbstwertprobleme. Bei Letzteren sind vermutlich die psychischen Aspekte der Gewalt, die erlebte Ablehnung, ständige Kritik, Überforderung bestimmend. Gewalt findet sich auch als Hintergrund psychosomatischer Erkrankungen wie chronischen somatischen Schmerzerkrankungen, ▶ Fibromyalgie.

Interventionen bei Kindesmisshandlungen sollten möglichst früh angesetzt werden in Form von Präventivarbeit in Einrichtungen (Mütterzentren, Besuchsdienste, pädiatrische Vorsorgeuntersuchungen) und Jugendämtern. Die praktizierten Interventionsformen umfassen ▶ Familientherapie, ▶ Gesprächspsychotherapie, ▶ Verhaltenstherapie, Partnerschaftsberatung, ▶ Krisenintervention, Spieltherapien und Traumatherapien für Kinder.

Mobbing

Dipl. Psych. Markus-Maria Langenbahn

Synonyme
Schikanen am Arbeitsplatz

Englischer Begriff
Mobbing; Bullying

Definition

Begriffsgeschichte
Der Ursprung des Begriffs Mobbing lässt sich bis ins Jahr 1958 zurückverfolgen. Der Ethnologe Konrad Lorenz verwendete den Ausdruck für Übergriffe von Tiergruppen auf einzelne Tiere, um diese zu verjagen. Zur gleichen Zeit übernahm der schwedische Mediziner und Gruppenverhaltensforscher Peter-Paul Heinemann, angeregt durch Konrad Lorenz, diesen Begriff im Rahmen seiner Studien zum oft sehr brutalen Gruppenverhalten von Kindern auf Schulhöfen. Er dokumentiert in seinem Buch teilweise sehr harte Fälle von Gruppengewalt, die die Betroffenen sogar bis in den ▶ Suizid trieben. Der bekannteste Mobbingforscher ist Heinz Leymann, der den Begriff auf die Arbeitswelt übertrug und somit als Begründer der modernen Mobbingdiskussion gilt.

Mobbing kommt vom englischen „mob" für Meute, randalierender Haufen; „to mob" heißt pöbeln. Der Ursprung liegt vermutlich in der lateinischen Bezeichnung „mobile vulgus", was soviel heißt wie: aufgewiegelte Volksmenge, Pöbel.

Volltext
Mobbing ist intentionale, lange währende, strukturelle und/oder personelle Gewalt gegen einen anderen.

Therapie
Wichtig in der Mobbingtherapie ist zunächst die Vermittelung von Informationen. Dies zeigt dem Patienten, dass er nicht allein mit seinem Problem ist. Danach geht es um das Verstehen der individuellen Situation.

M

Dazu gehört das Analysieren der Arbeitsplatzsituation. Die Analyse der Anteile des Mobbingtäters und schließlich die Analyse der Anteile des vom Mobbing Betroffenen. Es geht also primär um die Erarbeitung von Eigen- und Fremdanteilen.

Umrahmt werden kann diese Therapie mit:
- Stressbewältigungstraining,
- Selbstsicherheitstraining,
- Entspannungsverfahren,
- Kreativtherapie,
- Ergotherapie,
- Sporttherapie und
- Sozialtherapie.

Epidemiologie
Epidemiologische Daten schwanken je nach Studie erheblich. Dies liegt an der Verwendung uneinheitlicher Messinstrumente und unterschiedlicher Definitionen. Die Prävalenzrate liegt zwischen 1 % und 8,7 %. In einer Studie zeigte sich, dass etwa ein Drittel der Gemobbten bereits innerhalb der ersten sechs Monate Mobbinghandlungen ausgesetzt waren. 12 % davon gaben sogar an, vom ersten Tag an schikaniert worden zu sein. Bei 26 % begannen die Handlungen erst nach fünfjähriger Tätigkeit. Betrachtet man den durchschnittlichen Zeitraum, in dem gemobbt wird, so wird deutlich, dass es sich nicht um ein vorübergehendes, sondern eher um ein lang anhaltendes Phänomen handelt. 22 % der Befragten gaben an, täglich Mobbinghandlungen ausgesetzt zu sein, während 38 % fast tägliche Schikanen erlitten. 40 % wurden mindestens einmal pro Woche gemobbt. Es gibt eine Überrepräsentation von Mobbingopfern im Gesundheits- und Erziehungsbereich, in der öffentlichen Verwaltung sowie im Kreditgewerbe. Eher unterrepräsentiert dagegen sind die Bereiche Verkehr und Handel, Gaststättengewerbe, Baugewerbe, Energie/Wasser und Landwirtschaft. Empirische Ergebnisse zeigen, dass ausgeprägte Geschlechterdifferenzen bisher weder auf der Seite der Mobber noch auf der Seite der Betroffenen gefunden werden konnten.

Mongolismus

▶ Down-Syndrom

Monopolare Depression

▶ Affektive Störung, rezidivierende depressive Episode

Morbus Crohn

Dipl. Psych. Markus-Maria Langenbahn

ICD-10/DSM-IV-TR-Klassifikation
Morbus Crohn wird in ICD-10 unter K50 codiert. Für psychische Einflüsse auf das Krankheitserleben, wie z. B. dysfunktionales Krankheitsverhalten, wird zusätzlich die Kategorie F54 „Psychische Faktoren oder Verhaltensfaktoren bei anderorts klassifizierten Erkrankungen" codiert. Analog hierzu die Codierung in DSM-IV-TR 316 „Psychologischer Faktor, der einen Medizinischen Krankheitsfaktor beeinflusst."

Synonyme
Entertitis regionalis Crohn; Ileitis terminalis

Englischer Begriff
Crohn's disease

Definition
Seit F. Alexander (1950) galt dieses Störungsbild in psychoanalytischer Tradition als eine rein psychosomatische Erkrankung. Psychodynamische Erklärungsmodelle ließen sich empirisch allerdings nicht beweisen. Unter Morbus Crohn versteht man eine chronisch entzündliche Darmerkrankung, die mit rezidivierenden akuten Schüben einhergeht und alle Abschnitte des Gastrointestinaltrakts betreffen kann, in der Mehrzahl jedoch am Übergang vom Dünndarm

zum Dickdarm (terminales Ileum). Die Entzündungen treten bei Morbus Crohn in der Regel in umrissenen Abschnitten auf, betreffen alle Schichten der Darmwand und führen zur Bildung von Abszessen und Fisteln. Dabei kann es zu Verklebungen zwischen Darmschlingen kommen, in deren Folge sich häufig Stenosen bilden, die zum Darmverschluss führen können.

Therapie

Da die Ätiologie letztlich ungeklärt ist, ist eine kausale Therapie noch nicht möglich. Ein chirurgisches Eingreifen kann bei Vorliegen eines therapierefraktären Verlaufs oder bei Auftreten von Komplikationen notwendig werden. Auch bei chirurgischen Eingriffen zeigt sich eine ausgesprochen hohe Rezidivrate: Bis zu 70 % der Morbus-Crohn-Patienten, bei denen eine teilweise Dünndarmentfernung durchgeführt wurde, zeigen bereits nach einem Jahr ein endoskopisch verifizierbares Rezidiv.
Insgesamt ist man bei der chirurgischen Therapie bemüht, so viel Darm wie möglich zu erhalten. In der Folge operativer Maßnahmen kommt es in aller Regel, entweder kurz- oder langfristig, zur Anlage eines Anus praeter. Dieser Umstand ist für viele Patienten mit großen Ängsten verbunden und muss deshalb mit diesen eingehend diskutiert werden.

pharmakologisch

Beim schweren Schub sind Kortikosteroide parenteral mit eventueller parenteraler Ernährung oder Elementardiäten indiziert. Bei Symptombesserung wird der Übergang zu oralen Kortikosteroiden gewählt, wie dies auch beim leichten Schub mit mäßiger Aktivität geschieht. In der Remission ist eine Rezidivprophylaxe nicht gesichert. Diese kann mit Mesalazin oder eventuell über mehrere Monate mit niedrigen Prednisolondosen geschehen. Falls der schwere Schub keine Besserung zeigt, können Antikörper gegen Tumornekrosefaktor α (Anti TNF-α) eingesetzt werden, eventuell auch 6-Mercaptopurin oder Azathioprin.

psychotherapeutisch

Da die Patienten unter erheblichen psychischen Belastungen stehen und subjektive Beeinträchtigung ihrer Lebensqualität wahrnehmen, dient die ► Psychotherapie in erster Linie der Krankheitsbewältigung und der psychischen Stabilisierung.
Wichtig ist das Herstellen einer tragfähigen, vertrauensvollen Patient-Therapeut-Beziehung. Dem Patienten werden Informationen zu seiner Krankheit vermittelt. Weitere Bestandteile der Therapie sind: ► Entspannungsverfahren, Stressinformationsvermittlung, soziales Kompetenztraining (► Selbstsicherheitstraining), Selbstkontrollmanagement (trägt auch zur Verbesserung der Patient-Therapeut-Beziehung bei), Aktivierungsprogramme (z. B. aktives Problemlösemanagement und Integration in eine Selbsthilfegruppe).

Wirksamkeit

Die Kombination einer pharmakologischen mit einer psychotherapeutischen Behandlung stellt die wirksamste Therapie dar. Dies wurde in etlichen Untersuchungen gezeigt.

Epidemiologie

Inzidenz und Prävalenz variieren je nach geographischer Region. Die Erkrankung ist in der nördlichen Hemisphäre um 80 % höher als in den südlichen Zentren (Portugal, Griechenland). Die jährliche Erkrankungsrate (Inzidenz) im Zeitraum 1958–1992 betrug in Westeuropa 1,8–5,3 pro 100.000 Einwohner. Die Prävalenzrate liegt zwischen 20 und 40 Fällen pro 100.000 Einwohner. Männer und Frauen sind etwa gleich häufig betroffen. Erstmanifestation überwiegend zwischen dem 11. und dem 30. Lebensjahr.

M

Morbus Lengdon-Down

► Down-Syndrom

Motivation

▶ Änderungsmotivation

Motivation, Störung der

Dipl. Psych. Bernhard Schlehlein

Synonyme
Antriebsstörung; Antriebsmangel

Definition
In Anlehnung an Pekrun (1998) ist unter Motivationsstörung die Beeinträchtigung der Bildung von Handlungsabsichten oder Handlungswünschen zu verstehen. Als Zielbereiche lassen sich körperliche Bedürfnisse (Hunger, Durst), soziale Bedürfnisse (Intimität), leistungsbezogene Bedürfnisse und Bedürfnisse, welche mit dem Erreichen persönlicher Ziele zusammenhängen, unterscheiden. Dabei sind Motivationsstörungen im engeren Sinn zu differenzieren von Motivationsstörungen als Komponente komplexer Syndrome sowie als Ursache anderer Störungen. Eine Handlungsabsicht oder ein Handlungswunsch kann gehemmt werden durch inhaltliche Aspekte (negative gesellschaftliche Bewertung), durch den exzessiven (▶ Sucht) oder defizitären (Hemmung) Charakter der betreffenden Handlungsabsicht, so dass andere Bereiche beeinträchtigt werden, sowie durch das Zusammenspiel von mangelnder Reflektivität und mangelnder Handlungskontrolle (Impulsivität) bzw. zu hoher Reflektivität und mangelnder Kontrolle (Entscheidungsunfähigkeit).

Störungsaspekt
Es gibt kaum psychische Erkrankungen, die nicht von Motivationsstörungen begleitet sind. Bei ▶ Depressionen sind Wunschbildung und Handlungskontrolle eingeschränkt; die Verfolgung wichtiger persönlicher Ziele ist kaum möglich. Bei ▶ Ma-nien ist die Wunschbildung exzessiv und irrational; gleichzeitig liegt eine Störung der Umsetzung in zielführendes Handeln vor. ▶ Zwangsstörungen und Suchterkrankungen sind gekennzeichnet durch eine selbstschädigende Häufigkeit von bestimmten Motivations- und Handlungsmustern. Bei ▶ phobischen Störungen überwiegt einerseits die Motivation, das angstbesetzte Objekt zu vermeiden, andererseits liegt häufig auch ein Konflikt zwischen Annäherung und Vermeidung vor (Prüfungsangst, Verabredungen). Bei schizophrenen Störungen ist davon auszugehen, dass die mangelnde Kohärenz im Denken eine adäquate Motivations- und Handlungsbildung zumindest erschwert. In der Folge von Hirnverletzungen und dementiellen Erkrankungen kann es zu Veränderungen auf der Persönlichkeitsebene mit entsprechenden Motivationsstörungen kommen.

Überblick
Zusammenfassend lassen sich nach Pekrun (1998) folgende Arten von Motivationsstörungen unterscheiden:

- **Exzessive negative Metamotivation**: Entscheidungen werden im Sinne eines angstinduzierten Vermeidungsverhaltens hinausgezögert.
- **Exzessive Wunschkonflikte**: Mindestens zwei gleich starke, aber unvereinbare Wünsche sind gleichzeitig fortbestehend, eine Entscheidung findet nicht statt.
- **Exzessive Lageorientierung**: Verharren im Abwägungs- und Bewertungsprozess ist unangemessen lang.
- **Exzessive Impulsivität**: Wunsch- und Absichtsbildung laufen unangemessen kurz ab; Handlungen werden durch nachdrängende andere Motivation vorzeitig beendet.
- **Motivations- und Handlungsdefizite**: Zielführende Motivationen sind zu selten, zu schwach ausgeprägt oder nicht lange genug vorhanden.

- **Unrealistische Motivationen und Handlungen**: Wünsche, Absichten oder Handlungen sind nicht umsetzbar oder dienen nicht dem Erreichen eines erwünschten Ziels.
- **Irrationale Motivationen und Handlungen**: Unwichtige, nicht-zielführende Handlungen werden gegenüber den für die Zielerreichung förderlichen Handlungen bevorzugt, so dass wichtige Lebensziele in den Hintergrund treten.

Pekrun weist in seinen Ausführungen darauf hin, dass diese Störungen bisher kaum beschrieben oder erklärt sind und somit die Klinische Psychologie von Motivations- und Handlungsstörungen erst am Beginn einer systematischen Forschung steht. Als mögliche Intervention bei Motivationsstörungen kommen vorwiegend Techniken der ▶ kognitiven Umstrukturierung in Betracht (Kraiker u. Pekrun 1998).

Motorische Ebene

▶ Verhaltensebene, motorische

Multimodale Verhaltenstherapie

▶ BASIC-ID

Multiple chemische Sensibilität (MCS)

Prof. Dr. med. Michael Zaudig

ICD-10/DSM-IV-TR-Klassifikation
Weder in ICD-10 noch in DSM-IV-TR werden Definitionen für dieses Störungsbild „Multiple chemische Sensibilität (MCS)" angeboten. In der Literatur herrscht – unabhängig von der Güte der epidemiologischen Studien und der Einstellung der Autoren zum MCS-Konzept – Einigkeit darüber, dass MCS-Betroffene fast immer auch ausgeprägte psychische Störungen wie Angst, ▶ Depression und ▶ somatoforme Störungen aufweisen. Es gibt auch bedeutsame Überschneidungen mit den Definitionen der ▶ Fibromyalgie, der ▶ Neurasthenie und dem ▶ Chronic-fatigue-Syndrom.

Synonyme
Idiopathische Umweltintoleranz; MCS-Syndrom; Ökosyndrom; Klinisches Ökologiesyncrom; Ökochondrie; Umweltphobie; Toxikophobie; Chemophobie; Toxikopie-bedingte Erkrankung; Vielfache Chemikalien-Urverträglichkeit (VCU)

Englischer Begriff
Multiple chemical sensitivity (MCS); Multiple chemical sensitivity syndrome; Environmental illness; Environmentally induced disease; Chemical hypersensitivity syndrome; Multiple chemical sensitivities; Cerebral allergy; Chemically induced immune dysregulation; 20th century disease; Total allergy syndrome; Ecologic illness; Food and chemical sensitivities; Idiopathic environmental intolerances (IEI)

Definition
Begriffsgeschichte
Der Begriff „Multiple Chemical Sensitivity" wurde bereits vor 50 Jahren in den USA von Randolph (1954) erwähnt. 1987 wurde dieser Begriff durch Cullen aufgegriffen. Bis heute ist MCS in der Schulmedizin als eigenständige Erkrankung nicht anerkannt. Neuere medizinische Diskussionen des MCS-Syndroms machen die sehr kontroversen Positionen deutlich. Da MCS eine reale chemische Überempfindlichkeit unterstellt, die bislang nicht nachgewiesen werden konnte, wurde 1996 von einer WHO-Expertenrunde als Alternative die ätiopathogenetisch neutralere Bezeichnung „Idiopathic Environmental Intolerances" vorgeschlagen.

M

Obwohl die Definition des klinischen Syndroms (MCS) in der Literatur nicht einheitlich gehandhabt wird, haben die Kriterien von Cullen (1987) die größte Akzeptanz. Nach Cullen wird MCS durch folgende Diagnosekriterien definiert:

- MCS ist eine erworbene Störung, die in einem zeitlichen Bezug zu einer dokumentierbaren Umweltexposition entstanden ist.
- Die Symptome betreffen mehrere Organsysteme und variieren in Abhängigkeit von vorhersagbaren Umweltstimuli.
- Die Symptome werden durch Exposition von nachweisbaren, jedoch nur gering konzentrierten Chemikalien hervorgerufen.
- Verfügbare Tests zur Erfassung der Funktion von Organsystemen können die Symptome nicht klären.

Der Beschwerdekomplex MCS umfasst typischerweise Symptome mehrerer Organsysteme, die sich wie folgt zusammenfassen lassen (Eis 2002):

- Symptome des zentralen Nervensystems wie Kopfschmerzen, Müdigkeit, allgemeine Schwäche, Störungen der Merkfähigkeit und Konzentration, ▶ Schlafstörungen, Schwindel, Ohnmacht;
- „Reizsymptome", wie z. B. Reizungen der Schleimhäute des Auges („Augenbrennen"), Reizhusten;
- Verdauungsbeschwerden, wie z. B. Völlegefühl, Blähungen, Durchfälle, krampfartige Bauchschmerzen.

Die Überempfindlichkeit erstreckt sich auf geringste Konzentrationen unterschiedlichster Chemikalien, die in Nahrungsmitteln, Konservierungsmitteln, Insektiziden, Lösungsmitteln, Farben, Duftstoffen, Möbeln, Tapeten, Fußbodenbelägen usw. enthalten sind. Bei minimalen Schwellenwerten dieser Substanzen sollen sich zum Teil dramatische Symptome zeigen, ohne dass irgendein fassbarer Untersuchungsbefund vorliegt. Es besteht eine ausgeprägte Ko-

morbidität mit psychischen Erkrankungen, vorwiegend mit somatoformen Störungen, ▶ Angststörungen, ▶ affektiven Störungen, ▶ Persönlichkeitsstörungen.

Erklärungsmodell

Die Frage nach somatischer oder psychogener Verursachung der multiplen chemischen Sensibilität, die zum Teil sehr dogmatisch geführt wird, lässt sich derzeit aufgrund der empirischen Datenlage nicht eindeutig entscheiden. Die biologischen Theorien gehen von einer besonderen Sensibilität der Betroffenen gegenüber chemischen Stoffen, Gerüchen und Reizstoffen aus; es werden auch noch immunologisch-allergische Mechanismen und subtile neurotoxische Schädigungen diskutiert. Die derzeit bekannteste biologische Theorie sieht vor, dass eine Exposition gegenüber Gerüchen und Reizstoffen der Atemwege einer biologischen Konditionierung dazu führe, dass die Reagibilität gegenüber niedrig konzentrierten Chemikalien erhöht werde und es dadurch u. a. zu den neuropsychologischen/psychosomatischen Beschwerden komme (Roth 1996). Die **Sensitivierungstheorie** hängt mit ihrer Berücksichtigung des Einflusses frühkindlicher Traumen auf die neuronale Entwicklung auch eng mit allgemeinen Versuchen zusammen, psychologische Prozesse neurobiologisch zu erklären (Bell et al. 1998; Henningsen et al. 2002). Vertreter einer psychogenen Verursachung teilen sich im Wesentlichen in zwei Positionen auf: Die bekanntere Position sieht vor, dass Patienten, die über ein MCS-Syndrom klagen, in Wirklichkeit eine psychische Störung wie Angst, Depression oder vor allem eine somatoforme Störung haben. Alternativ wird angenommen, dass MCS (wie das Chronic-fatigue-Syndrom und die Fibromyalgie, die sich auf der Symptomebene mit MCS überlappen) ein gegenwärtig weit verbreitetes kulturgebundenes bzw. sozialpsychologisch geprägtes Erklärungsmodell darstellt, mit dessen Hilfe unspezifische Körperbeschwerden interpretiert werden, die zu früheren Zeiten oder in anderen Regionen andere Namen erhalten hätten (Henningsen et al. 2002).

MCS-Subtypen

Ein weiteres typisches Beschwerdebild sind die **amalgambezogenen Beschwerden**. Mittlerweile gilt es als gesichert, dass diese nicht auf toxische Quecksilberwirkungen aus dem Zahnamalgam zurückgehen. Amalgambezogene Beschwerden gehen mit einer deutlich erhöhten Häufigkeit psychischer Störungen einher. Meist handelt es sich um somatoforme Störungen. Amalgam als Legierung aus Quecksilber mit Anteilen von Silber, Zinn und Kupfer wird in Europa seit 150 Jahren in großem Umfang für Zahnfüllungen verwendet und wegen seiner Haltbarkeit geschätzt (Hausotter 2005). Die seit Jahren daran geübte Kritik stützt sich auf die Analyse einer erhöhten Abgabe von Quecksilber in den Organismus und die angeblich dadurch bedingte Schwermetallbelastung. Eine Vielzahl durchgeführter Studien belegten jedoch, dass bei Patienten mit Amalgamfüllungen keine toxischen Quecksilberspiegel, die den von der WHO definierten Referenzbereich überschritten, gefunden wurden.

Die **Elektrosensibilität** wird seit Jahren unter dem Schlagwort „Elektrosmog" diskutiert. Darunter werden Körperbeschwerden verstanden, die auf Ausstrahlungen von Computermonitoren, Funk, Fernsehen, Handy, Telefon, elektrische Leitungen, Satteliten, Mikrowellen usw. bezogen werden, ein vor allem in Deutschland und Skandinavien anzutreffendes Beschwerdebild. Typische Beschwerden sind Kopfschmerzen, Schwindel, Schläfrigkeit, Unkonzentriertheit, Schmerzen, Taubheitsgefühl, Krämpfe und Muskelfibrillationen. Für die subjektiv empfundene Bedrohung sind das Gefühl des Ausgeliefertseins an äußere Einflüsse wie Strahlungen, denen man nicht entkommen kann, und die damit verbundene Angst von wesentlicher Bedeutung. Die Diskussion über die Mo-

bilfunkstrahlung hat in den letzten Jahren zu großer Verunsicherung geführt. Bisher konnten in vielen, auch von staatlicher Seite durchgeführten Feldversuchen keine Überschreitung der zulässigen Grenzwerte festgestellt werden. Viele Veröffentlichungen in der Laienpresse über die Gefährlichkeit der Strahlung und des Elektrosmogs führen zu einer massiven Verunsicherung und Ängstigung der Bevölkerung, obwohl bisher keine fundierten und gesicherten Erkenntnisse über die Ätiologie vorgelegt werden konnten. Großangelegte Studien sind wünschenswert.

Das **Sick-building-Syndrom (SBS)** ist ein Syndrom, das vorwiegend in Verwaltungs- und Büroräumen, insbesondere mit Klimatisierung auftritt, aber paradoxerweise so gut wie nie in Fabrikhallen mit gewöhnlich weitaus höheren Expositionen mit toxischen Substanzen. Die Betroffenen klagen über unspezifische Beschwerden, Befindlichkeitsstörungen, besonders Schleimhautreizungen von Augen, Nase und Rachen, die vorzugsweise beim beruflichen Aufenthalt in Innenräumen von Gebäuden auftreten und sich beim Verlassen der Räume bessern oder verschwinden. Auch Kopfschmerzen, rasche Ermüdbarkeit, Benommenheit, Konzentrationsstörung, Schwindel, Übelkeit und Nasenbluten werden angegeben. Angeschuldigt werden physikalische und chemische Faktoren, die mit den Baumaterialien zusammenhängen, besonders Klimaanlagen und Teppichböden, biologische Einwirkungen wie Bakterien oder Pilze und nicht zuletzt auch psychische Faktoren. Charakteristisch ist, dass bei chemisch toxikologischen Schadstoffmessungen weder in der Raumluft noch im Human-Biomonitoring Werte gefunden werden, die eine gesundheitliche Schädigung belegen könnten oder über die durchschnittliche innere Schadstoffbelastung der Allgemeinbevölkerung hinaus gehen. Definitionsgemäß handelt es sich um reversible Befindlichkeitsstörung ohne Nachweis einer dadurch ausgelösten anhaltenden Er-

M

krankung des zentralen oder peripheren Nervensystems (Hausotter 2005).

Therapie

Kontrollierte Studien zur MCS-Therapie liegen bislang nicht vor. Empfehlungen basieren sowohl auf einer somatischen als auch auf psychogenen Ätiologievorstellungen: Wird von einer biologisch-somatischen Genese des MCS-Syndroms ausgegangen, lautet die Empfehlung, dass die schädigenden Agenzien durch Schaffung einer chemikalienarmen Umgebung durch Umzug, Berufswechsel oder Berufsaufgabe, durch Entfernung der Chemikalien aus dem Körper (z. B. Amalgam) vermieden werden. Wird von einer psychogenen Ursache ausgegangen, lautet die Empfehlung die Vermeidung durch Desensibilisierung, Expositionstherapie oder vergleichbare Methoden und darüber hinaus die Behandlung der eventuell zugrunde liegenden psychischen Störung (z. B. somatoforme Störung).

Epidemiologie

Zuverlässige epidemiologische Zahlen zum MCS-Komplex können schon wegen des Fehlens einer verbindlichen Krankheitsdefinition nicht vorliegen. Frauen scheinen zwei- bis dreimal so häufig zu erkranken wie Männer. Es gibt keine zuverlässigen Verlaufsdaten. Es ist unklar, ob der Verlauf eher chronisch oder episodisch ist.

Multiple Situationsphobie

► Agoraphobie

„Mümmeln"

► Rabbit-Syndrom

Münchhausen-by-proxy

► Artifizielle Störungen

Münchhausen-Stellvertreter-Syndrom

► Münchhausen-Syndrom

Münchhausen-Syndrom

► Artifizielle Störungen

Music therapy

► Musiktherapie

Musiktherapie

Dipl. Psych. Dr. phil. Hermann Böttcher

Synonyme

Music therapy

Definition

Eine Form der ► Psychotherapie, die das Medium Musik für allgemeine oder spezielle psychotherapeutische Ziele einsetzt, ohne dass in jedem Fall ein direkter Bezug zu einer der gängigen Psychotherapierichtungen obligat ist.

Musik als eine spezifische nonverbale soziale Kommunikation erschließt für psychotherapeutische Anliegen ein weites Spektrum von Erlebnis- und Handlungsmöglichkeiten:

- Wahrnehmung und Entwicklung von sozialen Fähigkeiten (Kontaktaufnahme, Bindung, Zugehörigkeit zu Gruppen),
- Konfliktverstehen und Einsicht in unbewusste krankheitsrelevante Motivationen und Fehlhaltungen,

- Reaktivierung emotionalen Erlebens,
- Sensibilisierung und Differenzierung der Wahrnehmung.

Voraussetzung

Die Anwendung von Musiktherapie in der Medizin setzt beim Patienten keine speziellen musikalischen Fähigkeiten oder Fertigkeiten voraus. Bei entsprechender Motivierung und Vermittlung der therapeutischen Möglichkeiten gelingt der Zugang zu einem musiktherapeutischen Angebot den meisten Patienten. Bedeutsam für den Stellenwert und die Wirksamkeit der Musiktherapie in psychiatrischen, psychotherapeutischen, psychosomatischen, rehabilitativen und internistischen Kliniken ist die therapeutische Grundkonzeption der Einrichtung in ihrem Bezug zu den Konzepten der Psychotherapie; so entstanden tiefenpsychologisch-psychoanalytische, humanistisch begründete, systemische, hypnotherapeutische und pädagogisch akzentuierte musiktherapeutische Vorgehensweisen.

Durchführung

Nach den genannten und ähnlichen Zielen sind viele musiktherapeutische Handlungsmodelle entstanden, die zum festen Bestand der klinischen Psychotherapie im stationären Setting für psychosomatische, neurotische, psychotische Patienten gehören. Hierzu zählen z. B. die Aktive Musiktherapie als instrumentales Spielen (Orff'sches Instrumentarium) und Singen in freier Improvisation oder nach der Musikliteratur (Volkslieder u. ä.); die Rezeptive Musiktherapie als bewusstes Musikhören, oft auch in Verbindung mit anderen Verfahren z. B. zur psychophysischen Entspannung; die Regulative Musiktherapie als Möglichkeit, die Wahrnehmung von Musik (klassische Orchesterwerke) und der eigenen Körperbefindlichkeit in einer korrespondierenden Beziehung zu erlernen, um Zugang zu unbewussten konflikthaften Motivationen und ihrer Repräsentanz im gestörten Körpererleben zu finden (Schwabe 1969).

Volltext

Seit Gründung der National Association for Music Therapy 1950 in den USA hat sich die Musiktherapie in vielen Ländern intensiv entwickelt und vielfältige musiktherapeutische Handlungsmodelle hervorgebracht. Sie bemüht sich, in qualitativen und quantitativen Evaluationsstudien um den Nachweis therapeutischer Effektivität.

Muskarinrezeptor-Antagonisten

▶ Anticholinergika

Muskelentspannung, progressive

▶ Relaxation, progressive

Muskelentspannung, progressive, nach Jacobson

Dr. med. Dipl. Psych. Claus Derra

Synonyme

Progressive Relaxation; Progressive Muskelrelaxation (PMR); Tiefenmuskelentspannung; Jacobson-Entspannung

Definition

Die Originalform der progressiven Muskelentspannung als selbstgesteuertes ▶ Entspannungsverfahren basiert auf den muskelphysiologischen Erkenntnissen, die von Edmund Jacobson ab 1920 im Rahmen systematischer Muskelforschung gewonnen wurden. Die progressive Muskelentspannung nutzt die Fähigkeit des Menschen, Willkürmuskeln gezielt anspannen und entspannen sowie die jeweiligen Empfindungen bzw. Kontraste wahrnehmen zu können (Jacobson 1934). Durch wiederholte willentliche Muskelan- und Muskelentspannungen kommt es zu unmittelbaren

Entspannungseffekten, so dass bei regelmäßigem selbständigen Üben immer schneller und zuverlässiger eine Entspannungsreaktion zunächst in der Muskulatur und später dann in emotionalen, kognitiven und vegetativ-hormonellen Systemen ausgelöst wird (Vaitl 2000).

Voraussetzung

Selbstverfügbarkeit muss vorhanden sein, d. h. keine psychotischen Störungen, die den Realitätskontakt einschränken; Bereitschaft und Fähigkeit zur „normalen" Körperwahrnehmung; keine Störungen oder Erkrankungen der Muskulatur.

Kontraindikationen

Dystonien und andere Muskelkrankheiten, Muskelspastik, Störungen der Tiefensensibilität, jegliche Formen von akuten psychotischen Störungen.

Durchführung

Bei der Durchführung der Übungen verzichtete Jacobson (im Gegensatz zum autogenen Training, bei dem die Entspannung vorwiegend über die psychische Konzentration erreicht wird) weitgehend auf suggestive Elemente. Die Übungen wurden zunächst im Liegen durchgeführt, später im Sitzen, eine Übungssequenz dauerte 50–60 Minuten. Die Muskeln wurden jeweils ein bis zwei Minuten kontrahiert, wobei nicht zu stark angespannt werden sollte, sondern im Gegenteil wechselnd intensive Anspannungen und besonders auch ganz geringe und feine Anspannungen gespürt werden sollten. Jacobson selbst ging dabei oft in Körperkontakt mit den Übenden und ließ sie beispielsweise gegen seine eigene Hand drücken oder an seiner Hand ziehen. Danach folgte eine Phase von ca. vier Minuten, in der der gerade angespannte Muskel entspannt werden sollte. Üblicherweise hielten die Übenden die Augen während der ganzen Zeit offen. Der Zugang zur Entspannung erfolgte daher über die willentliche, kontinuierliche Verminderung der Spannung einzelner Muskelgruppen des Bewegungsapparats, beginnend mit dem rechten Arm. Nach den Armen (jeweils vier Muskeln) folgten Beine (jeweils sechs Muskeln), Rumpf (drei Übungen), Nacken (vier Übungen), Augen und Mund. Insbesondere die Entspannung des Gesichtsbereichs wurde mit vielen verschiedenen Muskeln und darüber hinaus mit visualisierten Bildern und Sprachübungen sehr ausführlich behandelt. Die einzelne Anspannung-Entspannung-Sequenz wurde mindestens einmal, oft aber auch mehrfach wiederholt. Während der einstündigen Sitzung wurden in der Regel lediglich drei Muskeln aus einem Gesamtprogramm von mehr als 50 verschiedenen Muskeln geübt. Durch derart hochdifferenzierte Anspannung-Entspannung-Übungen sollte der Übende zunächst nicht primär nur entspannen, sondern vielmehr bewusst wahrnehmen lernen, welche seiner Muskeln angespannt oder verspannt sind, um zu wissen, wie und insbesondere wo er sich dann entspannen soll. Entsprechend nannte Jacobson als vornehmliches Ziel seines Trainings eine „Kultivierung der Muskelsinne". Zu Hause sollten die Übungen ebenfalls mindestens eine Stunde am Tag durchgeführt werden. Eine Übersicht der Muskelfolge und Übungszeiten gibt Tabelle 1 (Original, Jacobson 1934). Insgesamt dauerte es mehrere Monate, bis der Übende die progressive Muskelentspannung beherrschte. Durch eine derartige Sensibilisierung des Muskelsinns sollte der Übende dann immer mehr in der Lage sein, auch geringe Fluktuationen kleinster Muskelanspannungen wahrzunehmen und selbst diese minimalen Verspannungen noch weiter abzubauen („Verschwindenlassen der Restspannung", Jacobson 1934).

Ist das Entspannungsverfahren zuverlässig gelernt, kann sich daran die so genannte differentielle Entspannung anschließen. Diese Weiterentwicklung bedeutet, dass die muskuläre Entspannung nicht nur während der Übung, sondern auch während des Alltags beibehalten bzw. hervorgerufen wird. Beim Lesen oder Schreiben z. B. werden die Be-

Muskelentspannung, progressive, nach Jacobson. Tab. 1 Übungsprogramm für die allgemeine Entspannung (Jacobson 1934).

Rechter Arm	vier Tage
Linker Arm	vier Tage
Rechtes Bein	sechs Tage
Linkes Bein	sechs Tage
Rumpf	drei Tage
Nacken	zwei Tage
Stirn	ein Tag
Augenbrauen	ein Tag
Augenlider	ein Tag
Visuelle Imaginationen	eine Woche
Wangen	ein Tag
Kiefer	zwei Tage
Lippen	ein Tag
Zunge	zwei Tage
Imaginiertes Sprechen	eine Woche

wegungen auf das unmittelbar notwendige reduziert, so dass alle nicht-benötigten Muskelgruppen maximal entspannt bleiben (Jacobson 1938).

Hinsichtlich der klinischen Möglichkeiten seines Verfahrens nahm Jacobson eine universelle Anwendbarkeit an, beschränkte sich in seinen Belegen jedoch auf Fallberichte. Damit ist das Originalverfahren im Gegensatz zu den Weiterentwicklungen klinisch eher schlecht evaluiert.

Die heute praktizierte Vorgehensweise der progressiven Relaxation (Bernstein u. Borcovec 2002; Ohm 2004) hat mit der Originalform nach Jacobson nur noch bedingt zu tun. Während Jacobson sein Verfahren in Einzelsitzungen lehrte, üblicherweise Körperkontakt mit seinen Probanden hatte und in langen Zyklen mit ihnen die Körperwahrnehmung verfeinerte, sind die heutigen Anwendungen üblicherweise in Gruppen durch kürzere Übungen mit geschlossenen Augen und deutlicherem Kontrasterleben zwischen Muskelanspannung und Entspannung gekennzeichnet. Entsprechend wird jetzt statt auf Differenzierung der Körperwahrnehmung eher auf aktive Entspannung, Selbstkontrolle und Beeinflussung des vegetativen Nervensystems fokussiert.

Volltext

Die progressive Muskelentspannung wurde in der ursprünglichen Form Anfang des letzten Jahrhunderts von dem Physiologen und Internisten Edmund Jacobson (1888–1976) in Harvard und Chicago entwickelt. Jacobsons Methode ist neben dem ► autogenen Training (AT), das in der Praxis am häufigsten vermittelte Entspannungsverfahren, in den USA (im Gegensatz zu Deutschland, wo das autogene Training seine Wurzeln hat und dementsprechend häufiger beforscht und praktiziert wird) bis heute die dort am meisten angewendete Entspannungstechnik. Die zunehmende Verbreitung der progressiven Muskelentspannung in Deutschland seit Ende der 70er Jahre ist nicht zuletzt durch die ► Verhaltenstherapie bedingt, die in der Tradition der ► systematischen Desensibilisierung nach Wolpe das Erlernen der progressiven Muskelentspannung als ein wesentliches Therapieelement einführte (Bernstein u. Borkovec 2002).

Jacobson ging aufgrund seiner Forschungen über die neurophysiologische Muskelaktivität davon aus, dass ein Zustand der Ruhe und Entspannung am deutlichsten und zuverlässigsten in einer Abnahme des Muskeltonus sichtbar wird. Er nahm an, dass zentralnervöse Abläufe und periphere muskuläre Veränderungen sich wechselseitig beeinflussen. So konnte er durch verschiedene Experimente mit ► Imaginationen von Versuchspersonen gut belegen, dass mentale Vorstellungen einen direkten Einfluss sowohl auf die quergestreifte als auch auf die glatte, viszerale Muskulatur haben. Für den umgekehrten Weg allerdings, dass die Abnahme von peripheren Afferenzen zu einer Aktivitätsminderung im zentralen Nervensystem führt, konnte er nur wenig Belege finden. Auch die angenommene Kopplung zwischen muskulärer und viszeraler Entspannung blieb auf der Ebene des hypothetischen Konstrukts durch Einzelfallbeobachtungen belegt (Hamm 2000).

M

Mutazimus

▶ Mutismus

Mutismus

Reinhild Schwarte

Synonyme
Mutazimus

Definition
Stummheit bei intakter Wahrnehmung, erhaltenem Sprachvermögen und intakten Sprechorganen. Im Gegensatz zum akinetischen Mutismus (alle Sprechfunktionen gehemmt, zumeist auch kombiniert mit einer Hemmung der motorischen Funktionen, häufig infolge von neurologischen Ausfällen) tritt beim elektiven oder selektiven Mutismus (F94.0) nur eine partielle Hemmung des Sprechens auf, d. h. es wird nur noch mit wenigen Personen bzw. an wenigen Orten gesprochen. Unter neurotischem Mutismus versteht man einen im Rahmen einer neurotischen Erkrankung auftretenden, zumeist elektiven Mutismus. Die selektive Vermeidung des Sprechens beginnt zumeist in der Vorschul- oder Grundschulzeit, häufig initiativ mit sozialen Ängsten verknüpft.

Querverweis Krankheit
Vorkommen bei depressivem Syndrom, Schreckstarre (siehe ▶ Kataplexie), stuporöses Syndrom, ▶ Schizophrenie (etwa bei im Rahmen einer katatonen Schizophrenie auftretendem ▶ Stupor), Autismus, Demenzerkrankungen im fortgeschrittenen Stadium.

Mythomanie

▶ Pseudologica phantastica

Nachhallerinnerungen

▶ Nachhallzustände (Flashbacks)

Nachhallzustände (Flashbacks)

Dr. med. Götz Berberich

ICD-10/DSM-IV-TR-Klassifikation

Nachhallzustände werden in ICD-10 unter F1x.70 genannt und von psychotischen Zuständen abgegrenzt, aber nicht näher definiert. DSM-IV-TR dagegen benennt diagnostische Kriterien von „persistierenden Wahrnehmungsstörungen im Zusammenhang mit Halluzinogenen (Flashbacks)" unter 292.89. Als Symptom einer ▶ posttraumatischen Belastungsstörung werden Flashbacks in ICD-10 (unter F43.1) und in DSM-IV-TR als Symptom im Sinne eines „Wiedererleben(s) der Belastung durch aufdringliche Nachhallerinnerungen" beschrieben, aber nicht gesondert codiert.

Synonyme

Flashbacks; Echopsychosen; Nachhallerinnerungen

Englischer Begriff

Flashbacks

Definition

Nach DSM-IV-TR sind Flashbacks im Rahmen von halluzinogeninduzierten Störungen charakterisiert als „das der Beendigung des Halluzinogenkonsums folgende Wiedererleben von einem oder mehreren Wahrnehmungssymptomen, die während der Intoxikation mit dem ▶ Halluzinogen aufgetreten waren und Leiden oder bedeutsame Funktionsbeeinträchtigungen in verschiedenen Bereichen hervorrufen. Medizinische Krankheitsfaktoren und eine andere psychische Störung müssen als Ursache der Symptomatik ausgeschlossen sein; diese ist auch durch hypnopompe Halluzinationen nicht besser erklärbar."

Klinik

Kommt es im Rahmen einer Drogenabhängigkeit nach einem abstinenten Intervall zum Wiederauftreten von zuvor drogeninduzierten Erlebnissen, so spricht man von Nachhallzuständen oder Flashbacks. Sie dauern nur kurz (Sekunden oder Minuten) und wiederholen die früheren Erlebnisse unter Substanzeinfluss oft genau, wodurch sie von psychotischen Zuständen unterschieden werden können. Meist sistieren sie spontan, können sich jedoch auch ausweiten und unter dem Einfluss einer psychischen Störung ausgestaltet werden.

Ausgelöst werden Nachhallzustände durch erneuten Drogen- oder Alkoholkonsum, aber auch durch emotional besetzte Erlebnisse wie Erinnerungen, sensorische Wahrnehmungen oder den Einfluss einer anderen Person. Haben diese Flashbacks unangenehme, ängstigende Inhalte im Sinne eines Horrortrips, setzen die Betroffenen gelegentlich als Selbstmedikation erneut dämpfende Suchtmittel ein, was zu weiterer Suchtentwicklung mit multiplem Substanzgebrauch (Polytoxikomanie) führen kann.

In neuerer Zeit werden auch die Phasen intensiven Wiedererlebens traumatischer Erfahrungen im Rahmen einer posttraumatischen Belastungsstörung als Nachhallzustände oder Flashbacks bezeichnet. Für die Betroffenen sind sie extrem belastend, zumal sie aufgrund der häufig für das Trauma bestehenden Amnesie nicht erklärt und zugeordnet werden können. Daher bilden sie häufig den Ausgangspunkt für einen Missbrauch sedierender Substanzen. Die Nachhallzustände können neurobiologisch durch eine Aktivierung bestimmter Teile des limbischen Systems, vor allem der Amygdala, bei gleichzeitig verminderter Aktivität der für das deklarative Gedächtnis und die Versprachlichung bedeutsamen Hirnteile, wie Hippocampus und Broca-Areal, erklärt werden.

Therapie

Eine genaue Analyse der Stimuli kann helfen, die Auslösung von Nachhallzuständen zu vermeiden. Längerfristig steht die ▶ Psychotherapie der Grundkrankheit (Drogenabhängigkeit, posttraumatische Belastungsstörung) im Vordergrund. Gelegentlich ist auch eine sedierende und anxiolytische Therapie für längere Zeit erforderlich.

Bewertung

Randomisierte und kontrollierte Untersuchungen liegen erst zu einzelnen Fragestellungen vor.

Wirksamkeit

Nach klinischer Erfahrung sind Nachhallzustände pharmakologisch und psychotherapeutisch häufig nur mittelfristig beeinflussbar. Entscheidend ist langfristig die Therapie der zugrunde liegenden Störung.

Sofortmaßnahmen

pharmakologisch

Mitunter wird der Einsatz von ▶ Benzodiazepinen zur Beendigung der Nachhall-

zustände nötig (Cave: Suchtentwicklung!). Wegen der Beteiligung des Endorphinsystems wurden auch Versuche mit Opiatantagonisten gemacht.

psychotherapeutisch

Während des Nachhallzustandes ist es notwendig, mit dem Betroffenen eine Verständigungsebene zu finden, die es ihm ermöglicht, wieder sicheren Kontakt zur Realität zu gewinnen.

Epidemiologie

Gesicherte Daten zur Epidemiologie von Nachhallzuständen liegen nicht vor, zumal es eine hohe Dunkelziffer als solcher unerkannter Flashbacks im Rahmen einer früheren Drogenabhängigkeit oder einer posttraumatischen Belastungsstörung geben dürfte.

Verlauf

Nachhallzustände treten rezidivierend für Sekunden bis Minuten je nach zugrunde liegender Krankheit und Auslösefaktoren mehr oder weniger häufig auf.

Prognose

Nachhallzustände bei Drogenabhängigkeit dauern kurz und können bei dauerhafter Abstinenz vollständig ausbleiben. Im Rahmen der posttraumatischen Belastungsstörung richtet sich der Verlauf weitgehend nach dem Verlauf der Grundkrankheit.

Naloxon

Prof. Dr. med. Brigitta Bondy

Medikamentengruppe

Antidota; Mittel gegen Opioid-Vergiftungen

Produktnamen

Narcanti, Naloxon-ratiopharm

In Deutschland zugelassene Indikationen

Aufhebung von Koma und Atemdepression nach Opioiden und Opioid-Intoxikationen (außer mit Buprenorphin). Insgesamt strenge Indikationsstellung, nur bei lebensbedrohhendem Zustand.

Sonstige Anwendungsgebiete

Keine

Pharmakokinetik

Naloxon wird aus dem Gastrointestinaltrakt gut resorbiert, jedoch fast vollständig in der Leber metabolisiert, ehe es den systemischen Kreislauf erreicht. Daher muss es parenteral verabreicht werden. In der Leber wird Naloxon durch Konjugation mit Glukuronsäuren metabolisiert, andere Metaboliten werden nur in geringen Mengen produziert.
Die Wirkdauer von Naloxon ist relativ kurz (30–45 Minuten), was wiederholte oder kontinuierliche Gabe erforderlich macht.

Dosierung

Zur Aufhebung der postoperativen Atemdepression 0,1–0,2 mg Naloxon-HCl langsam (über zwei bis drei Minuten) intravenös injizieren. Bei Atemdepression nach Opioid-Intoxikation 0,4–2 mg Naloxon-HCl langsam intravenös injizieren.

Kontraindikationen

Wegen der Gefahr des Auftretens von Entzugssymptomen sollte bei bekannter oder vermuteter physischer Abhängigkeit Naloxon nicht verabreicht werden, ebenso bei vorbestehenden Erkrankungen des Herz-Kreislauf-Systems oder nach Aufnahme kardiotoxischer Substanzen.
Schwangerschaft und Stillzeit.

Nebenwirkungen

Cave: Übelkeit und Erbrechen bei zu rascher Injektion. Eine Dosis von > 3 μg/kg Körpergewicht bei Atemstillstand kann zu einem Blutdruckanstieg führen. Eine vollständige Aufhebung der Opioidwirkung bei Abhängigen induziert ein akutes Entzugssyndrom.

Bei Patienten mit vorbestehender Herzerkrankung sollte Naloxon mit Vorsicht angewandt werden, da über vereinzelte Fälle von Hypotonie, Hypertonie, ventrikulärer Tachykardie, Kammerflimmern sowie Lungenödemen bei Anwendung in der postoperativen Phase berichtet wurde; ein direkter ursächlicher Zusammenhang zwischen der Anwendung von Naloxon und dem Auftreten dieser Nebenwirkungen konnte allerdings nicht festgestellt werden.

Wechselwirkungen

Obwohl ein direkter ursächlicher Zusammenhang nicht festgestellt werden konnte, sollte Naloxon bei Patienten mit vorbestehender Herzerkrankung mit Vorsicht angewandt werden. Das gleiche gilt auch für Patienten, die unter Medikation mit möglicherweise kardiotoxischen Substanzen stehen.

Wirkmechanismus

Die Wirkung der opioiden Peptide wird über drei Typen von Opioidrezeptoren (μ-, κ-, δ-Rezeptoren) vermittelt. Durch die Aktivierung von μ-Rezeptoren entsteht Analgesie auf supraspinaler Ebene, ▶ Euphorie, Abhängigkeit, Miosis, Atemdepression, Hustendämpfung und Obstipation. Die κ- und δ-Rezeptoren vermittelte eine Analgesie vorwiegend auf Rückenmarksebene, durch die Aktivierung von κ-Rezeptoren entstehen zudem Sedierung und Dysphorie. Naloxon hat keine agonistischen Eigenschaften sondern blockiert die Wirkung von Agonisten an allen drei Rezeptortypen; dabei werden die μ-Rezeptoren bereits bei niedrigen Dosen blockiert (0,4–0,8 mg), die κ- und δ-Rezeptorenerst bei höheren Dosen. Da die Atemdepression und die Analgesie immer gleichzeitig aufgehoben werden, löst Naloxon bei Opioidabhängigen sofort ein Entzugssyndrom aus.
Die Substanz verdrängt gebundene Opioidagonisten vom Rezeptor, zu dem sie eine 20-fach höhere Affinität als Morphin hat.

N

Naltrexon

Prof. Dr. med. Brigitta Bondy

Medikamentengruppe
Entwöhnungsmittel; Mittel zur Behandlung von Suchterkrankungen; Opiatantagonist

Produktnamen
Nemexin Filmtabletten

In Deutschland zugelassene Indikationen
Medikamentöse Unterstützung zur Entwöhnungsbehandlung vormals Opiatabhängiger nach erfolgter Opiatentgiftung.

Sonstige Anwendungsgebiete
Keine

Pharmakokinetik
Naltrexon wird gut aus dem Gastrointestinaltrakt resorbiert, die maximale Plasmakonzentration wird eine bis zwei Stunden nach der Verabreichung erreicht, die Halbwertszeit beträgt etwa 14 Stunden. Die Wirkdauer beträgt etwa 24–48 Stunden. Naltrexon wird zu 6-Naltrexol metabolisiert, welches einen schwächeren Antagonisten mit einer längeren Halbwertszeit darstellt

Dosierung
Eine Dosis von 50 mg täglich reicht aus, um ca. 25 mg Heroin i. v. zu blockieren.
Die Standarddosis des Naltrexons ist 50 mg/Tag (oder 100 mg jeden zweiten Tag).

Kontraindikationen
Schwere Leberschäden, akute Hepatitis, vormals Opioidanalgetika, Opioidabhängigkeit ohne erfolgreichen Entzug. Strenge Indikationsstellung bei Schwangerschaft und Stillzeit.

Nebenwirkungen
Häufig Schlafstörungen, Angstzustände, Nervosität, Bauchkrämpfe, Erbrechen, Übelkeit, Gelenk- und Muskelschmerzen, Kopfschmerzen; seltener Appetitlosigkeit, Durchfall, Verstopfung; Reizbarkeit, Niedergeschlagenheit; Erhöhung der Lebertransaminasen und schwere Leberschäden bei höheren Dosen (300 mg/Tag). *Cave:* Patienten mit eingeschränkter Leber- und Nierenfunktion.

Wechselwirkungen
Verminderte Wirkung von opioidhaltigen Hustenmitteln, Antidiarrhoika und Analgetika.

Wirkmechanismus
Die Wirkung der opioiden Peptide wird über drei Typen von Opioidrezeptoren (μ-, κ-, δ-Rezeptoren) vermittelt. Durch die Aktivierung von μ-Rezeptoren entstehen Analgesie (überwiegend auf supraspinaler Ebene), ▶ Euphorie, Abhängigkeit, Miosis, Atemdepression, Hustendämpfung und Obstipation. Die κ- und δ-Rezeptoren vermitteln eine Analgesie vorwiegend auf Rückenmarksebene; durch die Aktivierung von κ-Rezeptoren kommt es zudem zu Sedierung und Dysphorie. Naltrexon hat keine agonistischen Eigenschaften, sondern verdrängt gebundene Opioidagonisten vom Rezeptor an allen drei Rezeptortypen; dabei werden die μ-Rezeptoren bereits bei niedrigen Dosen blockiert (0,4–0,8 mg), die κ- und δ-Rezeptoren erst bei höheren Dosen. Die Substanz verdrängt gebundene Opioidagonisten vom Rezeptor, zu dem sie eine 20fach höhere Affinität als Morphin hat.

Narkolepsie

Dr. med. Christine Norra

ICD-10/DSM-IV-TR-Klassifikation
ICD-10: G47.4 Nicht-psychogene Störungen mit exzessivem Schlaf (Narkolepsie).
DSM-IV-TR: 347 Narkolepsie.

Englischer Begriff

Narcolepsy

Definition

Begriffsgeschichte

Narkolepsie wurde als Begriff für Einschlafattacken mit gelegentlichen Stürzen (Astasie, später ▶ Kataplexie) von Gélineau 1880 eingeführt; die Assoziation von Tagesschläfrigkeit, Kataplexie, Schlaflähmung und hypnagogen Halluzinationen (siehe ▶ Halluzination, hypnagoge) gegen 1930 von Daniels charakterisiert; später als „klinische Tetrade" bezeichnet von Yale und Daly sowie Vogel, die einen verfrühten ▶ REM-Schlaf bei narkoleptischen Patienten beobachteten.

Volltext

Es handelt sich im **Vollbild** um eine Störung mit

- ▶ Hypersomnie, definiert durch erhöhte Tagesschläfrigkeit mit imperativem Schlafdrang (Einschlafattacken in monotonen Situationen),
- **Kataplexie** (affektiver Tonusverlust),
- **Schlaflähmung** (dissoziiertes Erwachen beim Übergang von Schlaf zur Wachheit mit minutenlang auftretender Bewegungsunfähigkeit und Sprechblockade, die spontan oder auf äußere Reize wie Berührung enden),
- **hypnagogen Halluzinationen** (während des Einschlafens quälend erlebte visuelle, taktile, kinetische und akustische Phänomene),
- **fragmentiertem Nachtschlaf** (mit verfrühtem Einschlafen, verfrühtem REM-Schlaf, häufigem Erwachen, vermehrten Schlafstadienwechseln, vermehrten Körperbewegungen) und
- **automatischem Handeln** (geordnete Tätigkeiten im Sinne einer automatischen Fortsetzung der Aktivität im Halbschlaf jedoch mit ▶ Amnesie, Fremdanamnese!).

Die **Diagnostik** erfolgt mit der Polysomnographie (fragmentiertes Schlafprofil mit häufigen Schlafstadienwechseln und frühem REM-Schlafbeginn, so genanntes SO-REM), dem multiplen Schlaflatenztest (Einschlaflatenzen < 5 min, SOREM) und der HLA-Typisierung (positiv für DR 15 (2), DQ 6 (w1)).

Ätiopathogenetisch im Tiermodell Nachweis autosomal-rezessiver Gendefekte von Rezeptoren des hypothalamisch gelegenen Hypokretin-1- und -2-Systems (bzw. Orexin-A- und -B-Systems) (De Leca et al. 1998; Sakurai et al. 1998), d. h. Proteine, die relevant sind für Energiestoffwechsel, Regulation von Nahrungsaufnahme, Schlaf-Wach-Verhalten, und zusätzlich systemische Effekte über Stimulation verschiedener Stresshormone aufweisen. Im Liquor der meisten Narkoleptiker finden sich stark erniedrigte Hypokretinspiegel, jedoch ist die pathophysiologische Bedeutung für den Menschen noch weitgehend ungeklärt. Aktuell Annahme der Narkolepsie als einer neurodegenerativen Erkrankung, die möglicherweise autoimmun vermittelt (Mignot et al. 1997), und aufgrund der Ergebnisse von Zwillingsstudien insgesamt polygenetisch vererbt wird unter ausgeprägter Beeinflussung durch Umweltfaktoren.

Therapie

pharmakologisch

Therapie der **Tagesschläfrigkeit**: ▶ Nootropika, Memantine, Amantadin, Analeptika (z. B. Amfetaminil, Femcafaminil), ▶ Beta-Rezeptorenblocker; bei starker Ausprägung Pemolin oder BTM-pflichtige Substanzen wie ▶ Methylphenidat, Fenetyllin, Modafinil, Dextroamphetamin.

Therapie der **Kataplexie, Schlaflähmung und hypnagogen Halluzinationen**: REM-Schlaf-supprimierende und antriebssteigernde ▶ Antidepressiva wie ▶ Clomipramin, Nortriptylin, ▶ Imipramin, ▶ Venlafaxin etc.

Therapie der **nächtlichen** ▶ Schlafstörungen: Gamma-Hydroxybuttersäure, Benzodiazepine.

N

psychotherapeutisch
Schlafhygiene; keine Schichtarbeit sowie ausreichende Arbeitspausen; Gewichtsreduktion bei Übergewichtigkeit (siehe ► Übergewicht); Nikotin- und Alkoholverbot.
Eventuell supportive Psychotherapie (siehe ► Psychotherapie, supportive).

Wirksamkeit
Entsprechend der symptomatischen Therapie.

Epidemiologie
0,05 % der mitteleuropäischen Bevölkerung ohne Geschlechtsbevorzugung.

Verlauf
Das klinische Vollbild entwickelt sich nur bei 15 % der Patienten.

Prognose
Derzeit nur symptomatische Therapie möglich.
Cave: Autofahren!

Nebenwirkungen, vegetative, bei Psychopharmakatherapie

Dr. med. Stefan Teipel

Englischer Begriff
Vegetative symptoms

Definition
Prinzipiell kann jedes Psychopharmakon vegetative Nebenwirkungen auslösen. Vegetative Nebenwirkungen können sich in Form einer parasympathischen Aktivierung (Speichelfluss, kardiale Reizleitungsstörungen, gastrointestinale Nebenwirkungen), parasympathischen Hemmung (Harnverhalt, Mundtrockenheit, Tachykardie), sympathischen Hemmung (orthostatische Dysregulation) oder sympathischen Aktivierung (Schwitzen, Hautrötung, tachy-

karde Rhythmusstörungen) äußern. Ausgeprägte vegetative Nebenwirkungen sind insbesondere beschrieben für ► trizyklische Antidepressiva, einige ► Neuroleptika (v. a. Phenothiazine und ► Clozapin, anticholinerge Nebenwirkungen, Details siehe ► zentrales anticholinerges Syndrom) und (irreversible) ► MAO-Hemmer, insbesondere in Kombination mit Serotonin-Wiederaufnahmehemmern (Details siehe ► zentrales Serotoninsyndrom). Beim Einsatz von Cholinesterasehemmern zur Behandlung der Alzheimer-Krankheit sind cholinerge Nebenwirkungen in Form von Übelkeit, Erbrechen und kardialen Reizleitungsstörungen beschrieben (Details siehe ► Antidementiva). Vegetative Nebenwirkungen haben dazu geführt, dass die Zulassung für die Mehrzahl der sympathikomimetischen Appetitzügler (Norpseudoephedrin, Phenylpropanolamin, Amfepramon) durch das Bundesinstitut für Arzneimittel und Medizinprodukte widerrufen wurde (Details siehe ► Appetitzügler). Vegetative Nebenwirkungen sind selten beschrieben bei der oralen Einnahme von ► Benzodiazepinen und relativ selten unter Neuroleptika vom Butyrophenon-Typ.
Im Folgenden wird eine kurze Zusammenfassung wesentlicher vegetativer Nebenwirkungen bei einzelnen Substanzgruppen aufgezeigt (siehe Tabelle 1, Tabelle 2 und Tabelle 3).

Therapie
Erste Maßnahme bei Verdacht auf eine schwerwiegende vegetative Nebenwirkung ist das Absetzen der angeschuldigten Medikation. Leichtere vegetative Nebenwirkungen müssen in Abwägung der Behandlungsindikation mit dem Patienten besprochen werden, um eine ausreichende Compliance zu erhalten. Gerade auf häufige vegetative Nebenwirkungen (z. B. Mundtrockenheit) sollte der Patient bereits vor Behandlungsbeginn hingewiesen werden, um das Vertrauen in die Therapie zu erhalten. Spezifische Therapiemaßnahmen sind den Stich-

Nebenwirkungen, vegetative, bei Psychopharmakatherapie. Tab. 1 Rezeptorprofile: A) Neuroleptika.

Substanz	D_1	D_2	D_3	D_4	$5-HT_2$	M	α_1	H_1
Chlorpromazin	+	++	+++	+	+++	++	++	++
Haloperidol	+	+++	+	+	0	0	+	0
Amisulprid	w	+++	+++	+	0	0	0	0
Clozapin	++	+	++	+++	++	+++	+	+++

Nebenwirkungen, vegetative, bei Psychopharmakatherapie. Tab. 2 Rezeptorprofile: B) Antidepressiva.

Substanz	NA-Aufnahme	$5-HT_2$-Aufnahme	$5-HT_2$-Selektivität	H_1	M	α_1	α_2	$5-HT_2$
Amitryptilin	14	84	0,17	1	10	24	940	18
Desipramin	0,6	180	0,003	60	66	100	> 1000	54
▶ Mirtazapin	> 1000	> 1000	–	0,5	500	500	10	5
▶ Citalopram	> 1000	1	3076	470	> 1000	> 1000	> 1000	> 1000

Inhibitionskonstanten: Höhere Werte entsprechen geringerer Bindung. $5-HT_2$-Selektivität: Verhältnis der Hemmung der Serotoninaufnahme zur Hemmung der Noradrenalinaufnahme.

Nebenwirkungen, vegetative, bei Psychopharmakatherapie. Tab. 3 Mögliche Konsequenzen der Rezeptorblockade.

Neurorezeptoren	Wirkung der Blockade
Muskarinerge (M-) Rezeptoren	Mundtrockenheit Akkomodationsstörungen Sinustachykardie Obstipation Harnretention, Miktionsstörungen Gedächtnisstörungen
Histaminerge (H_1-) Rezeptoren	Sedation, Müdigkeit Gewichtszunahme
Noradrenerge (α_1-) Rezeptoren	orthostatische Dysregulation Reflextachykardie
Noradrenerge (α_2-) Rezeptoren	Reflextachykardie
Serotonerge ($5-HT_2$-) Rezeptoren	Appetitzunahme Gewichtszunahme Blutdruckabfall

worten zu den einzelnen Nebenwirkungen zu entnehmen.

Sofortmaßnahmen

Die medikamentösen Maßnahmen unterscheiden sich nach der Art der vegetativen Nebenwirkung und sind den spezifischen Stichworten zu entnehmen: ▶ zentrales anticholinerges Syndrom, ▶ Serotoninsyndrom.

Epidemiologie

Die Häufigkeit vegetativer Nebenwirkungen ist hoch und steigt mit dem Alter. Dabei überwiegen leichtere Symptome wie Mundtrockenheit.

Verlauf

Leichtere vegetative Nebenwirkungen können sich innerhalb weniger Tage bis Wochen durch einfache Anpassungsvorgänge peripherer Rezeptorsysteme zurückbilden und stellen dann keine Einschränkung der Behandlungsindikation dar. Schwerere vegetative Nebenwirkungen können demgegenüber zum endgültigen Absetzen der Medikation zwingen.

N

Nebenwirkungen, zentrales anticholinerges Syndrom

▶ Syndrom, zentrales anticholinerges

Negativer Placebo-Effekt

▶ Noceboeffekt

Negativer Plazebo-Effekt

▶ Noceboeffekt

Negativistische Persönlichkeitsstörung

▶ Persönlichkeitsstörung, passiv-aggressive

Negativsymptomatik

▶ Residualzustand

Negativsymptome

Dr. med. Ulrike Lemke

Synonyme
Minussymptomatik

Definition
Negativsymptome sind Ausdruck der Abschwächung, Einschränkung oder des Fehlens von Funktionen der Psyche, die beim gesunden Individuum vorhanden sind. Nach der SANS (Scale for the Assessment of Negative Symptoms) gehören ▶ Affektverflachung, Alogie, ▶ Abulie/Apathie, ▶ Anhedonie sowie ▶ Aufmerksamkeitsstörungen zu den Negativsymptomen. Zu unterscheiden sind primäre, krankheitsimmanente Negativsymptome und sekundäre Negativsymptome, die durch andere Faktoren, z. B. durch sozialen Rückzug bei extrapyramidalen Nebenwirkungen oder persistierender Positivsymptomatik, entstehen.

Negativsymptome bestehen oft im Vorfeld einer schizophrenen Episode. Im Akutstadium dominieren zumeist die ▶ Positivsymptome, während nach dem Abklingen der akuten Phase die Negativsymptome wieder

in den Vordergrund treten, oft als vorherrschende Komponente eines schizophrenen Residuums. Zur Behandlung der Negativsymptome werden ▶ Neuroleptika eingesetzt, bei starker affektiver Komponente auch ▶ Antidepressiva. Negativsymptome sind therapieresistenter als die Positivsymptome, neuere (atypische) Neuroleptika, insbesondere ▶ Clozapin, haben sich in Studien wirksamer als konventionelle Neuroleptika erwiesen. Effiziente Studien zu primärer Negativsymptomatik fehlen jedoch bislang.

Querverweis Krankheit
Schizophrenie

Neologismus

Dr. med. Ulrike Lemke

Synonyme
Wortneuschöpfung; Wortneubildung

Definition
Neubildung von Worten, meist Zusammenziehung (Kontamination) von bekannten Worten, die im Sprachgebrauch nicht üblich und verständlich sind. Beispiel: trauram (aus traurig und grausam, nach Bleuler). Neologismen werden den ▶ formalen Denkstörungen zugeordnet. Sie können in ein sonst geordnetes Reden eingestreut sein oder das gesamte Sprechen dominieren, so dass der Sinn des Gesagten kaum verständlich ist.

Querverweis Krankheit
Schizophrenie

Nervenschwäche

▶ Neurasthenie

Nervöse Erschöpfung

▶ Neurasthenie

Nervosismus (Bouchut)

▶ Neurasthenie

Neuere Antipsychotika

▶ Neuroleptika, atypische

Neurasthenie

PD Dr. Dipl. Psych. Dieter Wälte
Dipl. Psych. Miriam Stein
Prof. Dr. med. Michael Zaudig

ICD-10/DSM-IV-TR-Klassifikation

Die Kategorie Neurasthenie ist in ICD-10 (F48.0) noch beibehalten, in DSM-IV-TR wird sie nicht mehr geführt. Sie ist mittlerweile weitgehend ersetzt durch das wissenschaftlich fundierte Konzept der somatoformen Störungen (ICD-10: F45). Im Unterschied zu den somatoformen Störungen, bei denen der Patient körperliche Symptome betont, klagt der Patient mit Neurasthenie hauptsächlich über Ermüdbarkeit und Schwäche. Beispiele für weitere Krankheitskonzepte mit überlappender Symptomatik sind das ▶ Chronic-fatigue-Syndrom (CFS), die ▶ multiple chemische Sensibilität (MCS), umweltbezogene Körperbeschwerden und die ▶ Fibromyalgie.

Nach ICD-10 müssen für die Diagnose einer Neurasthenie folgende Kriterien vorliegen:

- Anhaltende und quälende Klagen über gesteigerte Ermüdbarkeit nach geistiger Anstrengung oder über körperliche Schwäche und Erschöpfung nach geringsten Anstrengungen.

- Mindestens eines der folgenden Symptome: akute und chronische Muskelschmerzen, Benommenheit, ▶ Spannungskopfschmerzen, ▶ Schlafstörungen, Unfähigkeit zu entspannen, ▶ Reizbarkeit.
- Die Betroffenen sind nicht in der Lage, sich innerhalb eines normalen Zeitraums von Ruhe, Entspannung oder Ablenkung zu erholen.
- Die Symptomatik muss mindestens drei Monate anhalten.

Als Ausschlussdiagnosen sind insbesondere an ▶ depressive Störungen, ▶ Angststörungen sowie körperliche Erkrankungen zu denken, die mit einer gesteigerten Ermüdbarkeit einhergehen.

Synonyme

Nervosismus (Bouchut); Nervöse Erschöpfung; Nervenschwäche; Neurasthenisches Syndrom; Psychovegetatives Syndrom

Englischer Begriff

Neurasthenia

Definition

Begriffsgeschichte

Eine frühe Beschreibung des Syndroms stammt von dem schottischen Arzt J. Brown (1780). Er prägte den Begriff Neurasthenie; dieses Konzept wurde durch den amerikanischen Neurologen G. Beard (1869) aufgegriffen. Er beschrieb eine Erschöpfung des Nervensystems mit „allgemeinem Malaisegefühl, Beeinträchtigung aller Funktionen, Appetitmangel, persistierender Schwäche von Nacken und Rücken, flüchtigen neuralgischen Schmerzen, Hysterie, Schlaflosigkeit, Hypochondrismen, Abneigung vor anhaltender geistiger Anstrengung, Schwere und Schwächen der Anfälle, von Kopfschmerzen und andere ähnliche Symptome". Sigmund Freud fasste die Neurasthenie, ▶ Hypochondrie und Angstneurose zu den so genannten „Aktualneurosen" zusammen. Für diese Störungsbilder postulierte er im Wesentlichen organische Ursachen und stellte sie den vorrangig psychogen bedingten „Übertragungsneurosen" gegenüber. Janet (1903) gliederte aus dem breiten Neurastheniekonzept die ▶ Hysterie aus und fasste einige dem ursprünglichen klinischen Bild zugehörige phobische oder zwanghafte Symptome zum Konzept der „Psychasthenie" zusammen. Vor allem im 19. Jahrhundert galt die Neurasthenie als eine „Nervenschwäche", die gekennzeichnet ist durch ein anhaltendes und quälendes Erschöpfungsgefühl nach geringer geistiger oder körperlicher Anstrengung, von der die Betroffenen sich nicht in einem angemessenen Zeitraum erholen können, sowie durch Schmerzen, Benommenheit und Schlafstörungen über mehrere Monate hinweg.

Klinik

Neurasthenie ist eine „Nervenschwäche", die mit geringer psychischer Belastung, Reizbarkeit und leichter Erschöpfbarkeit/ Ermüdbarkeit einhergeht.

Die Neurasthenie umschreibt **syndromal** einen Zustand einer anhaltenden übersteigerten Müdigkeit und Erschöpfung, einer exzessiven Ermüdbarkeit selbst nach geringen seelischen und körperlichen Anstrengungen. Fluktuierende Konzentrationsstörungen, muskuläre Schwächen, lokalisierte und generalisierte Muskelschmerzen und andere körperliche Missempfindungen sind häufige Begleitsymptome. Der **nosologische Status** der Neurasthenie ist eingespannt in eine Diskussion um eine behauptete, vorrangig organische Ätiologie einerseits und eine vorrangig psychologische andererseits. In ICD-10 wurde der Neurasthenie der Status einer neurotischen Störung (Kapitel F4) zugesprochen, wobei bekannt ist, dass diese Diagnose in den Ländern der westlichen Hemisphäre sehr selten gestellt wird, hingegen in Russland sowie in ostasiatischen Ländern, wie z. B. China, stark verbreitet ist. Für die Neurasthenie wurde gerade in den westlichen Ländern ein Alternativkonzept eingeführt, das chronische Müdigkeitssyndrom – Chronic-fatigue-Syndrom (CFS).

Therapie

Patienten mit Neurasthenie können ähnlich behandelt werden wie Patienten mit somatoformen Störungen. Nach somatischer Abklärung geht der Therapeut zunächst differenziert auf die einzelnen Symptome ein, um der Erwartungshaltung des Patienten gerecht zu werden. Dabei sollte sich der Therapeut mit psychologischen Deutungen der Symptomatik möglichst zurückhalten. Je nach Motivation des Patienten haben sich verhaltenstherapeutische Interventionen bewährt, wie sie auch für die somatoformen Störungen bekannt sind (Absprache über zeitkontingente – statt symptomkontingente – Arztbesuche, Planung von Aktivitäten zur Verbesserung des Körpergefühls, Entspannungstechniken zur Reduktion der Reizbarkeit, Erkennen des Zusammenhangs zwischen Emotionen und körperlichen Symptomen, kognitive Umstrukturierung der Aufmerksamkeitslenkung auf den Körper, kognitive Umstrukturierung des Gesundheitskonzepts über den eigenen Körper). Sportlichen Aktivitäten kommt in der Behandlung der Patienten mit Neurasthenie eine besondere Bedeutung zu. Bei allen therapeutischen Maßnahmen ist zu beachten, dass der Patient sich nicht als Simulant abgewertet fühlt.

Nach den EBM-Kriterien sind folgende Therapiebausteine zur Behandlung der Neurasthenie wirksam:

- kognitive Verhaltenstherapie (siehe ▶ Verhaltenstherapie, kognitive),
- körperliche Aktivierung im Rahmen eines physiotherapeutischen Trainingsprogramms.

Sofortmaßnahmen

Sofortmaßnahmen sind in der Regel nicht erforderlich. Allerdings sollte die psychotherapeutische Hilfe nach Aufklärung über die Symptomatik möglichst schnell eingeleitet werden, weil eine mögliche weitere

Diagnostik das Gesundheitssystem erheblich belasten kann.

Neurasthenisches Syndrom

▶ Neurasthenie

Neurobiologie

Prof. Dr. med. Volker Köllner

Synonyme
Neurowissenschaften; Psychoneuroimmunologie

Definition
Gegenstand der Neurobiologie ist die Erforschung der Wechselwirkung zwischen biologischen und psychischen Phänomenen.

Volltext
Neurobiologische Substrate sind die Grundlage menschlichen Erlebens und Verhaltens und somit auch von ▶ Psychotherapie. Für die ▶ Psychosomatik sind zusätzlich die Wechselwirkungen mit dem vegetativen Nervensystem und dem Immunsystem von Bedeutung, welche Forschungsgegenstand der Psychoneuroimmunologie sind. Insbesondere durch die Methoden der funktionellen Bildgebung ist das Wissen um neuronale Substrate psychischer Vorgänge und Veränderungsprozesse so gewachsen, dass Implikationen für die Psychotherapie – auch wenn diese bei weitem noch nicht elaboriert oder evidenzbasiert sind – zunehmend deutlicher werden (Grawe 2004).

Neurodermitis

▶ Dermatitis, atopische

Neurodermitis atopica

▶ Dermatitis, atopische

Neuroleptika

Dr. med. Michael Riedel

Synonyme
Antipsychotika; Neurolytika; Neuroplegika; Psycholeptika; Psychoplegika

Definition
Der Begriff Neuroleptika aus dem Griechischen von „neuron" und „lambanein" („Ergreifen des Nervensystems") abgeleitet, wurde 1955 von Delay und Deniker als Bezeichnung für eine chemisch heterogene Gruppe von Substanzen mit antipsychotischer Wirksamkeit und unterschiedlichem Nebenwirkungsprofil eingeführt. Der Begriff Neuroleptikum wird zunehmend durch den Begriff Antipsychotikum ersetzt.

Begriffsgeschichte
Die **Geschichte der Neuroleptika** (zunehmend auch Antipsychotika genannt) begann Anfang 1952 in Paris, wo man auf der Suche nach Anästhetika mit stärkerer zentraler Wirkung auf das Chlorpromazin stieß. Parallel wurde Chlorpromazin von Psychiatern in der gleichen Klinik bei manischen und schizophrenen Psychosen eingesetzt und dessen antipsychotische Wirksamkeit in groß angelegten Untersuchungen bestätigt, die von Delay und Dennecker 1952 publiziert wurden. Damit war mit Chlorpromazin das erste Antipsychotikum entdeckt, der Vorgänger vieler Phenothiazinpräparate. Auf der Suche nach narkotischen Analgetika, die schmerzstillende Wirkung von Dextromoramid sollte verbessert werden, entwickelte Paul Jansen 1958 den ersten Vertreter aus der Reihe der Butyrophenone, das ▶ Haloperidol. Danach wurden die

pharmakologischen Behandlungsmöglichkeiten schizophrener Patienten über einen längeren Zeitraum nicht wesentlich erweitert. Die Dopamin-D 2-Rezeptorblockade stellte bis heute das einzig erkennbare Wirkprinzip der Antipsychotika dar, wobei die mit der striatalen D 2-Rezeptorblockade verbundenen Konsequenzen auch auf das extrapyramidal-motorische System und Endokrinum als unvermeidlich galten.

Mit ▶ Clozapin, dem ersten Vertreter der atypischen Antipsychotika, wurde in den 70er Jahren ein grundlegender Wandel in der Behandlung schizophrener Patienten eingeleitet, der durch die Einführung der neuen Antipsychotika in den letzten Jahren verstärkt wurde, da aufgrund des Agranulozytoseproblems die Verordnung von Clozapin erheblich eingeschränkt werden musste. Mittlerweile sind auf dem deutschen Markt eine Reihe von atypischen Antipsychotika (siehe ▶ atypische Neuroleptika) verfügbar wie Amisulprid, Aripiprazol, ▶ Olanzapin, ▶ Quetiapin, ▶ Risperidon, Ziprasidon.

Die Einteilung der Antipsychotika kann unter verschiedenen Gesichtspunkten erfolgen: Nach der chemischen Struktur kann grob zwischen den **trizyklischen** (wie Phenothiazine, Dioxantine oder die Benzodiazepine) und den **nicht-trizyklischen Antipsychotika** (wie den Butyrophenonen, Benzamiden oder Phenylbutylbiperidenen) unterschieden werden. Die Einteilung der Antipsychotika hinsichtlich ihrer neuroleptischen Potenz mit Chlorpromazin als Mittelpunkt in **hoch-, mittel- und niedrigpotent** gilt als zu einfach und unzureichend. Dies zeigt sich u. a. darin, dass sich die Aussage „hochpotente Neuroleptika sind gut antipsychotisch wirksam und nur gering sedierend, niedrigpotente Neuroleptika bringen geringe antipsychotische Wirkung und ausgeprägte Sedierung in höheren Dosisbereichen" nicht mehr zutrifft. Des Weiteren hat sich eine neue Einteilungsmöglichkeit in die atypischen und die bisherigen klassischen Antipsychotika durchgesetzt

In Deutschland zugelassene Indikationen

Neuroleptika kommen vor allem bei psychotischen Krankheitsbildern zum Einsatz; die Wahl und Dosis der entsprechenden Medikation richtet sich dabei in erster Linie nach der zu behandelnden Zielsyptomatik. Als Indikation für eine neuroleptische Behandlung gelten vor allem ▶ Schizophrenien mit Positiv- und/oder ▶ Negativsymptomen, ▶ schizoaffektive und ▶ wahnhafte Störungen, psychomotorische Erregungszustände, ▶ Ticstörungen sowie maniforme Syndrome im Rahmen ▶ bipolar-affektiver Störungen. Zusätzlich können Neuroleptika als Begleitmedikation bei anderen psychiatrischen Erkrankungen wie Persönlichkeits-, ▶ Zwangs- oder ▶ Angststörungen sowie hirnorganischen Psychosen oder im Sinne einer Neuroleptanalgesie eingesetzt werden.

Nebenwirkungen

Unerwünschte Arzneimittelwirkungen treten vorwiegend dosis- und substanzabhängig auf. Vor allem treten bei den klassischen Neuroleptika häufig extrapyramidalmotorische Symptome in Form von Frühdyskinesien (Minuten bis Stunden nach Einnahme), ▶ Parkinsonoid und ▶ Akathisie (innerhalb von Tagen) und auf längere Zeit ▶ Spätdyskinesien auf. Selten kann es auch zu einem lebensbedrohlichen ▶ malignen neuroleptischen Syndrom sowie zu Veränderungen im hämatopoetischen System (z. B. Agranulozytose) kommen. Aufgrund anticholinerger Eigenschaften können delirante Zustände, kardiale Dysfunktionen oder Harnverhalt als Nebenwirkungen auftreten. Daneben wurden Transaminasenanstiege, Cholestasen, Anstieg der Prolaktinsekretion, sexuelle Funktionsstörungen, Gewichtszunahme, EEG-Veränderungen, Sedierung, EKG-Veränderungen sowie allergischer Reaktionen beobachtet.

Wirkmechanismus

Der komplexe Wirkmechanismus der Neuroleptika ist bis heute nicht vollständig geklärt; der wesentliche Angriffspunkt scheint jedoch in der Dämpfung der dopaminergen Überaktivität zu liegen. Allen bisher bekannten Antipsychotika ist hierbei die Blockade der D 2-Dopaminrezeptoren gemeinsam, wobei jedoch die verschiedene Neuroleptika unterschiedliche Affinitäten zu den Dopaminrezeptorsubtypen zeigen. In wechselndem Ausmaß werden zudem andere Rezeptorsysteme beeinflusst, wodurch es je nach Substanz auch zu unterschiedlich sympathikolytischer, anticholinerger, antihistaminerger und antiserotoninerger Wirkung kommen kann.

Neuroleptika, atypische

Dr. med. Michael Riedel

Synonyme

Atypische Antipsychotika; Neuere Antipsychotika; Antipsychotika der 2. Generation, Atypica

Definition

Unter dem Begriff „atypische Antipsychotika" werden antipsychotisch wirksame Medikamente subsumiert, die im Vergleich zu den „klassischen Antipsychotika" bei gleicher antipsychotischer Wirksamkeit eine bessere extrapyramidal-motorische Verträglichkeit aufweisen. Als ein zusätzliches Definitionskriterium gilt eine im Vergleich zu den klassischen Antipsychotika ausgeprägtere Wirksamkeit auf die schizophrene Negativsymptomatik. Zurzeit sind mehrere atypische Antipsychotika in Deutschland verfügbar: neben den älteren Substanzen ► Clozapin und Zotepin die neueren Amisulprid, Aripiprazol, ► Olanzapin, ► Quetiapin, ► Risperidon und Ziprasidon.

Begriffsgeschichte

1960 wurde **Clozapin**, ein Dibenzodiazepin, unter der Bezeichnung HF-1854 in die tierexperimentelle Prüfung genommen.

Aufgrund der antiadrenergen und anticholinergen Eigenschaften sowie der motorischen Hemmung wurde es in die Nähe des Chlorpromazins gestellt. In späteren Untersuchungen zeigten sich jedoch eine fehlende kataleptogene Wirkung bzw. ein schwach ausgeprägter Apomorphinantagonismus, Eigenschaften, die für die bisher verfügbaren antipsychotisch wirksamen Substanzen als ein wesentliches Merkmal galten. Anfang der 70er Jahre wurde es in vielen Ländern zugelassen, bis es 1975 in Finnland auf den Markt kam. Innerhalb eines halben Jahrs wurden in Finnland 16 Granlozytopenien gemeldet, acht Patienten verstarben. Man sprach von der „Finnischen Epidemie". Clozapin wurde in einigen Ländern vom Markt genommen, in anderen erfolgten Anweisungen für Vorsichtsmaßnahmen.

Es dauerte nahezu 20 Jahre, bis ein weiteres atypisches Antipsychotikum, das **Zotepin**, 1990 in Deutschland eingeführt wurde. Zotepin wurde bereits in den 70er Jahren entwickelt und stand in Japan seit 1982 für die Therapie schizophrener Psychosen zur Verfügung.

Fünf Jahre später wurde **Risperidon** auf dem deutschen Markt zugelassen. Es wird den atypischen Antipsychotika zugeordnet, da es im Tierversuch keine kataleptogene Wirkung zeigte und zumindest im niedrigen Dosisbereich nur geringe extrapyramidalmotorische Nebenwirkungen induzierte. In höheren Dosisbereichen treten im Gegensatz zu Clozapin jedoch extrapyramidalmotorische Nebenwirkungen auf. Risperidon ist pharmakologisch dadurch gekennzeichnet, dass es einen potenten Dopamin-D 2-Antagonismus mit einem ausgeprägten Serotoninantagonismus besonders an den 5-HT 2A- und 5-HT 2C-Rezeptoren verknüpft.

Eine dem Clozapin von seiner chemischen Struktur ähnliche Substanz steht mit dem **Olanzapin** seit 1997 zur Verfügung. Olanzapin ist wie das Clozapin eine so genannte „Multirezeptorsubstanz" und gehört zu der Gruppe der Thienobenzodiazepine.

N

Im Jahr 1998 erfolgte die Zulassung des Benzamids **Amisulprid**, das eine hohe selektive Affinität zu den Dopamin-D 2- und -D 3-Rezeptoren besitzt. Ferner wurde im Jahr 2000 **Quetiapin**, ebenso wie Clozapin und Olanzapin eine Multirezeptorsubstanz, aus der Gruppe der Dibenzodiazepinderivate zugelassen, das eine höhere Affinität zu serotonergen 5-HT 2-Rezeptoren als zu den dopaminergen D 1- und D 2-Rezeptoren aufweist. Drei Jahre später stand Ziprasidon zur Verfügung, das einen Serotonin-5-HT 2A- und Dopamin-D 2-Rezeptorantagonisten darstellt. Unter den verfügbaren Antipsychotika hat Ziprasidon neben Clozapin und Risperidon den höchsten Affinitätsquotienten dieser Rezeptoren in einem Verhältnis von 11 : 1. Darüber hinaus ist die Substanz ein wirksamer 5-HT 1A-Agonist und ein wirksamer 5-HT 1D- und 5-HT 2C-Antagonist.

Die neueste Substanz stellt das im Juli 2004 in Deutschland zugelassene **Aripiprazol** dar. Es verfügt über hohe Affinitäten zu den Dopamin-D 2-, Serotonin-5-HT 1A- und -5-HT 2A-Rezeptorsubtypen. Dabei ist es an den D 2-Rezeptoren ein partieller Agonist, ebenso an den 5-HT 1A-Rezeptoren. An den Serotonin-5-HT 2A-Rezeptoren wiederum zeigt es antagonistische Eigenschaften.

In Deutschland zugelassene Indikationen

Akutbehandlung und Rezidivprophylaxe von schizophrenen Psychosen (Produktiv- und Negativsymptomatik), ▶ schizoaffektive und ▶ wahnhafte Störungen, Erregungszustände sowie maniforme Syndrome im Rahmen ▶ bipolar-affektiver Störungen. Zusätzlich können sie als Begleitmedikation bei anderen psychiatrischen Erkrankungen wie Persönlichkeits-, Zwangs- oder ▶ Angststörungen sowie hirnorganisch bedingten Psychosen eingesetzt werden.

Dosierung

Bei der Wahl der Dosierung müssen verschiedene Aspekte in Betracht gezogen werden. Neben der Akuität müssen das Alter des Patienten, eine mögliche Ersterkrankung, pharmakokinetische und -dynamische Aspekte berücksichtigt werden. Während der Akutphase der Erkrankung sollte darauf geachtet werden, dass das gewählte Antipsychotikum in einer ausreichend hohen Dosierung verabreicht wird. Dagegen sollte in der Rezidivprophylaxe die niedrigste noch wirksame Antipsychotikadosis verabreicht werden. Patienten mit einer Erstmanifestation respondieren im Vergleich zu mit Antipsychotika vorbehandelten Patienten besser auf antipsychotische Medikation, reagieren aber auch schneller mit unerwünschten Arzneimittelwirkungen; deshalb ist ein niedriger Dosisbereich anzustreben. Ebenso sollte bei geriatrischen Patienten die Antipsychotika in einem niedrigen Dosisbereich eingesetzt werden – hier gilt die Faustformel, dass diese nur ein Drittel der üblichen Erwachsenendosis betragen sollte.

Nebenwirkungen

Die atypischen Neuroleptika stellen eine heterogene Substanzklasse von Psychopharmaka dar; sie unterscheiden sich erheblich hinsichtlich ihrer Rezeptorbindungsprofile und damit auch bezüglich der klinischen Konsequenzen, die sich aus den verschiedenen Rezeptoraffinitäten ergeben können. Eine Blockade der Histaminrezeptoren kann zu einer Potenzierung zentraldämpfender Wirkungen führen sowie zu Sedierung oder Gewichtszunahme. Eine Blockade der muskarinischen Rezeptoren kann zu Obstipation, Tachykardie und besonders bei älteren Patienten zu kognitiven Beeinträchtigungen führen, eine Blockade von Serotonin-5-HT 2A-Rezeptoren zu Sedierung und Blutdrucksenkung.

Allen atypischen Antipsychotika gemeinsam ist das im Vergleich zu den typischen Antipsychotika signifikant geringere Auftreten von extrapyramidal-motorischen Nebenwirkungen (EPMS), die durch die Blockade dopaminerger Rezeptoren in den nigrostriatalen Bahnen verursacht werden.

Wirkmechanismus

Der wesentliche Wirkmechanismus der atypischen Antipsychotika stellt die Dämpfung der dopaminergen Überaktivität dar. Im Gegensatz zu den klassischen erfolgt bei den atypischen Antipsychotika die Dopamin-D 2-Rezeptorblockade eher selektiv. Während man früher von einer allgemeinen Übererregbarkeit des dopaminergen Systems ausging, sei es durch ein vermehrtes Angebot körpereigener halluzinogener Stoffe oder einen verminderten Abbau von Dopamin, so ist man heute der Meinung, dass von einem mesolimbisch-mesokortikalen Ungleichgewicht ausgegangen werden muss. Die einzelnen atypischen Neuroleptika blockieren bis auf das Amisulprid neben den Dopaminrezeptoren, in jeweils unterschiedlicher Ausprägung, auch noch andere Rezeptorsysteme, wobei die unterschiedliche Affinität zu den verschiedenen Rezeptoren eine gewichtige Rolle spielt und sowohl für den therapeutischen Einsatz als auch für das entsprechende Wirkungs- und Nebenwirkungsprofil von Bedeutung ist. Die Kombination des bekannten Dopaminantagonismus mit weiteren additiven Mechanismen durch Interaktion an weiteren Rezeptoren wird im Zusammenhang mit der Deskription der Antipsychotikawirkung der Atypika auch als so genannte D 2-Plus-Hypothese bezeichnet.

Neuroleptikainduzierte akute Akathisie

▶ Akathisie

Neuroleptikainduzierter Parkinson-Tremor

▶ Rabbit-Syndrom

Neurolinguistisches Programmieren

▶ Hypnose

Neurolytika

▶ Neuroleptika

Neuromyasthenie

▶ Chronic-fatigue-Syndrom (CFS)

Neuroplegika

▶ Neuroleptika

Neuropsychose

▶ Neurose

Neurose

Dr. phil. Dipl. Psych. Erwin Lemche
Prof. Dr. med. Michael Zaudig

Synonyme

Veraltet: Neuropsychose; Belastungsstörung; Angststörung; Zwangserkrankung; Dysthymia; Schizoide Neurose

Definition

Heute von ausschließlich deskriptiven Kriterien abgelöst, in ICD-10 und DSM-IV-R sowohl auf Achse I als auch Achse II codiert. Demnach derzeit nicht mehr offiziell gebräuchlicher Begriff für solche psychischen Syndrome transienter oder persistenter Art, denen ätiologisch (psychoanalytisch) eine Lerngeschichte emotionaler Konflikte zugrunde gelegt werden kann. Von dem schottischen Arzt Cullen 1733 eingeführte Bezeichnung für jene psychischen Erkrankungen, denen keine neuropathologischen Substratmängel nachweisbar zugrunde liegen.

Eine grundlegende Theorie der Neurose stammt von **Sigmund Freud**. Er bezeichnete die Neurose als das Resultat einer unvollständigen Verdrängung von Impulsen aus dem Es durch das Ich. Der verdrängte Impuls droht trotz der Verdrängung in das Bewusstsein und das Verhalten durchzubrechen. Zur erneuten Abwehr dieses Impulses wird das neurotische Symptom entwickelt, das einerseits eine Ersatzbefriedigung dieses Impulses, andererseits aber einen Versuch seiner endgültigen Beseitigung darstellt.

Freud unterschied nach den Kriterien der Dauer und Stärke des auslösenden Konflikts sowie nach der Art seiner Verarbeitung:

- „**Aktualneurose**" mit primär vegetativen Symptomen aufgrund starker, aber unspezifischer Affektwirkungen auf das vegetative System in Zusammenhang eines aktuellen Konflikts. Verschiedene Formen sind möglich, z. B. die Schreckneurosen, die Angstneurosen, die neurasthenischen Syndrome.
- „**Psychoneurosen**" (auch Abwehrpsychoneurosen) mit psychischen und somatischen Symptomen als Folge der unvollständigen Verdrängung von inkompatiblen Triebimpulsen auf dem Hintergrund eines chronischen Triebkonflikts. Dafür typische Neurosen sind die hysterischen Syndrome (einschließlich Organneurosen), die phobischen Syndrome, die anankastischen Syndrome, die Charakterneurosen.
- „**Traumatische Neurosen**" weisen die gleichen Symptome auf wie die Aktualneurosen und die Psychoneurosen, aber mit einer spezifischen Ätiologie

(Auslösung durch Unfall) und mit einer spezifischen Motivation (Sicherungstendenz). Man unterscheidet hier die primären Unfallneurosen und die sekundären Renten-, Versicherungs- und Rechtsneurosen (auch Zweckneurosen).

Die **Abgrenzung zu** ▶ Psychosen wird in der intakt gebliebenen Fähigkeit zur adäquaten Realitätsverarbeitung gesehen, die Abgrenzung zu den ▶ Persönlichkeitsstörungen (▶ Psychopathie vs. Charakterneurose) liegt wesentlich in der Beeinträchtigung des Funktionsniveaus.

Es werden derzeit weiterhin Aktual- oder Symptomneurosen, in welchen ein oder mehrere Symptome aus gegenwartsnahen Kontexten entstanden sind, und kindliche Neurosen, in welchen bereits eine primäre Symptomgenese aus Kindheit oder Adoleszenz erkennbar ist, unterschieden. Unter Zugrundelegung der Konsensmeinung des zeitgenössischen Theorie- und Forschungsstands treten Neurosen bei solchen Persönlichkeiten auf, die altersadäquate und differenzierte mentale Repräsentationsstrukturen aufweisen. Das Vorhandensein von Entwicklungsdefiziten und schweren Deprivationserfahrungen (siehe ▶ Deprivation) sprechen gegen ein Vorhandensein einer neurotischen Erkrankung. Klassischerweise wird auch die Art bestehender Abwehrmechanismen zur differentialdiagnostischen Abklärung herangezogen: Das Bestehen reifer Abwehrformen wie Verdrängung, Wendung gegen das Selbst usw. ist dominant bei Neurosen, während ▶ Verleugnung, Spaltung usw. bei Persönlichkeitsstörungen vorherrschen.

Nach **epidemiologischen Untersuchungen** aus den 1960er Jahren können bei etwa 60 % einer allgemeinärztlichen Population behandlungsbedürftige neurotische Züge diagnostiziert werden. Die **Prognose** ist um so besser, je früher eine neurotische Aktualsymptomatik einer Intervention zugeführt werden kann. Schwere Neurosen (u. a. generalisierte Angsterkrankungen, Zwangserkrankungen) neigen zur Chronifizierung und können einen Beeinträchtigungsgrad des generellen Funktionsniveaus erreichen, der demjenigen einer chronischen Psychose im Ausmaß vergleichbar ist. Die Prognose ist im Hinblick auf psychotherapeutische Intervention primär durch Introspektionsfähigkeit, Leidensdruck, Veränderungswillen und -fähigkeit bestimmt.

Neurose, depressive

▶ Dysthymia

Neurotische Depression

▶ Dysthymia

Neurowissenschaften

▶ Neurobiologie

Neurozirkulatorische Asthenie

▶ Somatoforme autonome Funktionsstörung des kardiovaskulären Systems

Nicht-Lesen-Können von Affekten

▶ Alexithymie

Nichtulzeröse Dyspepsie

▶ Somatoforme autonome Funktionsstörung des oberen Gastrointestinaltraktes

Nicotin

▶ Nikotin

Nierentransplantation

▶ Organtransplantation

Nihilistischer Wahn

Dr. med. Christian Prüter

Synonyme
Cotard-Syndrom; Wahnhafter Nihilismus

Definition
Die Betroffenen sind z. B. davon überzeugt, dass ihre inneren Organe nicht mehr funktionieren, sie innerlich verfaulen, dass kein Blut mehr in ihren Adern fließt. Der Nihilismus kann soweit gehen, dass die eigene Existenz oder die der gesamten Welt negiert wird. Menschen und Dinge der Umgebung werden als unwirklich, der Patient als bereits gestorben und innerlich verfault empfunden.

Querverweis Krankheit
Seit der Erstbeschreibung durch J. Cotard (1880) wird der nihilistische Wahn den ▶ depressiven Störungen zugeordnet, hier der wahnhaften Depression. Vereinzeltes Vorkommen auch bei der ▶ Schizophrenie und der ▶ anhaltenden wahnhaften Störung.

Nikotin

Dr. med. Stefan Teipel

Synonyme
Nicotin; (S)-3-(-1-Methyl-2-pyrrolidinyl) pyridine (IUPAC)

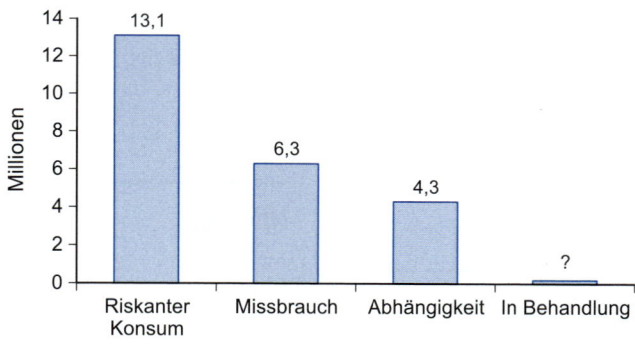

Nikotin. Abb. 1 Strukturformel des Nikotins.

Definition
Alkaloid in der Tabakpflanze, wirkt als Agonist am nikotinischen Azetylcholinrezeptor. Strukturformel siehe Abbildung 1.

Störungsaspekt
Nikotinabhängigkeit: Definierende Kriterien der Substanzabhängigkeit (nach DSM-IV-TR bzw. ICD-10) werden von Nikotin erfüllt. Die Toleranzentwicklung zeigt sich durch Ausbleiben von Übelkeit, Schwindel und anderen Symptomen trotz erheblichen Nikotinentzugs oder durch eine Abnahme der Wirkung trotz gleichbleibenden Konsums. Absetzen von Nikotin führt zu einem definierten Entzugssyndrom (siehe unten). Nikotin wird konsumiert, um Entzugssymptome zu lindern oder zu vermeiden. Trotz des Wunsches von 80 % der Raucher, mit dem Rauchen aufzuhören, sind weniger als 5 % ohne Hilfe dazu in der Lage. Trotz Wissens um medizinische Folgen (chronische Bronchitis, kleinzelliges Bronchialkarzinom etc.) kommt es zu einem Fortsetzen des Tabakkonsums. Prävalenz in Deutschland siehe Abbildung 2.

Nikotinentzug: Gekennzeichnet durch dysphorische oder depressive Verstimmung, Schlaflosigkeit, Konzentrationsstörungen, Unruhe, verminderte Herzfrequenz, Appetit- und Gewichtszunahme. Die Symptome erreichen nach drei bis vier Tagen ihren Höhepunkt und klingen im Mittel nach drei bis vier Wochen ab.

Nikotinvergiftung, akute: Erbrechen, Durchfälle, Kreislaufkollaps, Atemlähmung; chronische (durch Rauchen): arterielle Verschlusskrankheit, insbesondere der unteren Extremität (so genanntes Raucherbein), koronare Herzerkrankung, Magen- und Darmstörungen (siehe ▶ Intoxikation, Nikotin). Tödliche Dosis bei oraler Aufnahme: ca. 1 mg/kg KG (entspricht dem Nikotingehalt von drei bis fünf Zigaretten).

Volltext
Vom Nikotin des Tabaks gelangen ca. 30 % in den Rauch; davon werden ca. 5 % beim Mundrauchen, ca. 70 % bei mäßigem und ca. 95 % bei kräftigem Inhalieren resorbiert. Biologische Halbwertszeit zwei Stunden.

Nikotin wirkt zentral über nikotinische Azetylcholin(nACH)-Rezeptoren. Das Suchtpotential von Nikotin wird u. a. über die Aktivierung von nACH-Rezeptoren in dopaminergen Neuronen des ventralen Tegmentum vermittelt, die in den zerebralen Kortex und das limbische System projizieren (dopaminerges Belohnungssystem).

Nikotin. Abb. 2 Prävalenz des Tabakkonsums in Deutschland (Stand 2002), bezogen auf die Gruppe der 18- bis 69-Jährigen (57,2 Mio.).

Zudem werden durch Nikotin die nACH-Rezeptoren in GABA-ergen Neuronen des ventralen Tegmentum desensibilisiert, so dass der inhibitorische Effekt von GABA auf die Dopaminfreisetzung reduziert wird. Neuere Studien legen einen zusätzlichen addiktiven Effekt über die Aktivierung GABA-erger Neuronen des Hirnstamms nahe. Zudem führt Nikotin zu einem Anstieg der Konzentration verschiedener Neurotransmitter und Neurosteroide wie Noradrenalin, Adrenalin, Vasopressin, Beta-Endorphin, adrenokortikotropes Hormon und Kortisol. Es wird vermutet, dass diese Effekte zu der anregenden Wirkung von Nikotin beitragen.

Therapeutische Anwendung von Nikotin in Pflastern und Kaugummis zur Nikotinentwöhnung. Anwendung von Nikotin zur symptomatischen Behandlung der Demenz vom Alzheimer-Typ durch Kompensation des acetylcholinergen Defizits hat sich nicht bewährt (siehe ▶ Antidementiva). Hinweise auf einen protektiven Effekt des Rauchens für neurodegenerative Erkrankungen, die unabhängig von der erhöhten Mortalität bei Rauchern von älteren Studien nahe gelegt wurden, konnten in neueren Untersuchungen nicht bestätigt werden.

Nocebo

▶ Noceboeffekt

Noceboeffekt

Dipl. Psych. Kathrin Bernardy

Synonyme
Nozebo-Effekt; Negativer Plazebo-Effekt; Negativer Placebo-Effekt; Nocebo; Nozebo

Definition
Ein Noceboeffekt (lat.: nocebo = ich werde schaden) ist der negative Effekt und die unerwünschte Nebenwirkung eines Placebos, bei dem (wie beim ▶ Placeboeffekt) ebenfalls die Erwartung an die Wirkung eine zentrale Rolle zu spielen scheint (Jäger u. Lamprecht 2003).

Volltext
Das Wirkprofil eines Placebos ähnelt bezüglich Dosis-Wirkung, zirkadianer Rhythmik, Gewöhnung und Toleranz häufig der korrespondierenden Substanz. Auch die unerwünschten Nebenwirkungen werden von vielen Patienten ähnlich wie bei der Gabe des aktiven Präparats erlebt; diese reichen von Müdigkeit über ▶ Depression und Angst bis hin zu Erbrechen und Hautausschlägen. Das Auftreten insbesondere angekündigter Nebenwirkungen ist ein wichtiger positiver Einflussfaktor auf den Placeboeffekt, da diese den Eindruck zu verstärken scheinen, dass es sich um eine hochpotente Substanz mit spezifischer Wirkung handelt.

N

Nomenklaturen

▶ Klassifikationssysteme

Nondirektive Gesprächspsychotherapie

▶ Gesprächspsychotherapie

Nootropika

Dr. med. Stefan Teipel

Medikamentengruppe
Antidementiva
Heterogene Gruppe von pharmakologischen Substanzen, denen eine Stabilisie-

rung bzw. Verbesserung kognitiver Leistungen im Rahmen hirnorganischer kognitiver Störungen zugeschrieben wird. Die Nootropika können als Subgruppe der Antidementiva verstanden werden, zu denen als weitere Substanzgruppen die Cholinesterasehemmstoffe und die Glutamathemmstoffe zählen. Beispiele für Nootropika sind neben vielen anderen Ginkgo biloba, Piracetam, Nimodipin und Dihydroergotamin.

In Deutschland zugelassene Indikationen

Die Beschreibung der Indikationsgebiete ist sehr allgemein: symptomatische Behandlung von chronischen hirnorganisch bedingten Leistungsstörungen oder Hirnleistungsstörungen im Alter. Dieser Begriff umfasst auch dementielle Syndrome, ist aber insgesamt zu unscharf, um eine klare Therapieindikation nach aktuellen diagnostischen Kategorien darzustellen.

Sonstige Anwendungsgebiete

Ginkgo biloba: Verlängerung der schmerzfreien Gehstrecke bei Claudicatio intermittens im Rahmen physikalischer therapeutischer Maßnahmen, Vertigo, Tinnitus vaskulärer oder involutiver Genese.

Piracetam: Adjuvans bei chronischen Folgezuständen nach ischämischem Hirninfarkt, zur Behandlung von postkommotionellen Syndromen (Schwindel, Kopfschmerzen), von postanoxischen Myoklonussyndromen.

Nimodipin: Vorbeugung und Behandlung ischämischer neurologischer Defizite infolge zerebraler Vasospasmen nach Subarachnoidalblutung.

Pyritinol: Adjuvans bei Folgezuständen nach Schädel-Hirn-Trauma mit den Leitsymptomen Störungen des Bewusstseins, der Vigilanz, der Hirnleistung.

Dihydroergotoxin: Altershochdruck, Zervikalsyndrom.

Pharmakokinetik

Die Pharmakokinetik der einzelnen Substanzen ist sehr heterogen. Für Details siehe Tabelle 1 bis Tabelle 6 der einzelnen Präparate.

Dosierung

Für Details siehe Tabelle 1 bis Tabelle 6 der einzelnen Präparate.

Kontraindikationen

Für Details siehe Tabelle 1 bis Tabelle 6 der einzelnen Präparate.

Nebenwirkungen

Für Details siehe Tabelle 1 bis Tabelle 6 der einzelnen Präparate.

Wechselwirkungen

Für Details siehe Tabelle 1 bis Tabelle 6 der einzelnen Präparate.

Wirkmechanismus

Für die Nootropika gilt, dass die meisten klinischen Studien der Substanzen nicht nach den aktuellen Richtlinien der Antidementivaprüfung untersucht und beurteilt worden sind. Diese beinhalten zum Ersten ein **Vierebenenkonzept der Wirksamkeitsbeurteilung,** u. z. die Wirkung auf
1. die Kognition,
2. die Alltagsbewältigung,
3. klinischer Gesamteindruck, und
4. die Belastung der Angehörigen,

zum Zweiten eine Grundlegung aktueller diagnostischer Kategorien nach DSM-IV-TR und ICD-10. Bisher wurden sehr heterogene Patientengruppen untersucht, so dass eine vergleichende Bewertung der einzelnen Sunstanzen nur eingeschränkt möglich ist. Am besten dokumentiert sind die Daten zu Ginkgo biloba; aber auch die Substanzen Piracetam, Nimodipin, Nicergolin, Pyritinol und Dihydroergotoxin sind vom Bundesinstitut für Arzneimittel und Medizinprodukte im Rahmen der Aufbereitung positiv monographiert und nach dem Arzneimittelgesetz zugelassen worden.

Ginkgo-biloba-Extrakt

Es handelt sich um Phytopharmaka aus den Blättern des Fächerblattbaums (Ginkgobiloba) mit einem komplexen Wirkprofil, das u. a. Radikalfängereigenschaften, membranstabilisierende Wirkungen und normalisierende Effekte auf den Energiemetabolismus nach hypoxischen Gehirnschäden umfasst. *Ginkgo biloba* ist eines der wenigen älteren Nootropika, das den gegenwärtigen Standards einer Antidementivaprüfung nach den vier Beurteilungsebenen unterzogen wurde. In einer ersten prospektiven, randomisierten, doppelblinden, placebokontrollierten Multizenterstudie zu dieser Substanzgruppe konnten positive Wirkungen des *Ginkgo-biloba*-Spezialextrakts EGb761 (Tebonin) bei einer Tagesdosis von zweimal 120 mg auf der kognitiven und globalen Ebene bei insgesamt 216 Patienten mit einer Alzheimer-Erkrankung (siehe ▶ Alzheimer-Demenz) oder einer ▶ vaskulären Demenz gezeigt werden (Kanowski et al. 1996). Bezüglich der funktionalen Ebene ergaben sich jedoch keine signifikanten Wirkungen. Ähnliche Ergebnisse konnten in einer Studie an 309 Patienten mit der Diagnose einer Alzheimer-Erkrankung oder Multiinfarktdemenz bestätigt werden: Es zeigten sich signifikante Unterschiede in der kognitiven Leistungsfähigkeit und – im Gegensatz zur letztgenannten Studie – auch signifikante Effekte bezüglich der Entlastung der Angehörigen zu Placebo. In der globalen klinischen Einschätzung ergaben sich allerdings keine Unterschiede zwischen *Ginkgobiloba*-Präparat und Placebo. Aktuellere Studien ergaben inkonsistente Ergebnisse und zeigten auf den Beobachtungsebenen „Neuropsychologischer Status", „Aktivitäten des täglichen Lebens" und „Klinische Gesamtbeurteilung" keine Unterschiede zu Placebo. Eine aktuelle Metaanalyse gemäß Cochrane-Standards legt nahe, dass die Beurteilung der Wirksamkeit von *Ginkgo biloba* noch nicht abschließend möglich ist, so dass weitere Studien gefordert werden. *Ginkgo-biloba*-Extrakte haben bisher auch keine Aufnahme in zwei wichtige deutsche und amerikanische Therapieempfehlungen gefunden: Nach der Arzneimittelkommission der deutschen Ärzteschaft liegen für *Ginkgo-biloba*-Extrakte keine sicheren Studienergebnisse vor, die eine günstige Wirkung bei der Demenz belegen, und auch in der Leitlinie der American Academy of Neurology werden die Ergebnisse als nicht ausreichend für eine klinisch wirksame Antidementivatherapie angesehen. Trotzdem bleiben *Ginkgo-biloba*-Extrakte die mit weitem Abstand verordnungshäufigsten Präparate der Antidementiva in Deutschland (Stand 04/2003). An Nebenwirkungen werden in seltenen Fällen Magen-Darm-Beschwerden, Kopfschmerzen und allergische Hautreaktionen beschrieben (siehe Tabelle 1).

Nootropika. Tab. 1 Wirksubstanz: *Ginkgo-biloba*-Spezialextrakt EGb761.

Ginkgo-biloba-Spezialextrakt EGb761	
Wirkungs-mechanismus	Phytopharmakon, komplexes neuroprotektives Wirkprofil, u. a. Radikalfängereigenschaften
Indikation	hirnorganisches Psychosyndrom unterschiedlicher Genese
Kontra-indikationen	nicht bekannt
Neben-wirkungen	Magen-Darm-Beschwerden, Kopfschmerzen, allergische Hautreaktionen
Wechsel-wirkungen	nicht bekannt
Dosierung	3 × 40 bis 80 mg/Tag oder 2 × 120 mg/Tag p. o.

Piracetam

Piracetam ist ein Abkömmling der Gamma-Aminobuttersäure und erhöht u. a. die Adaptationskapazität bei Sauerstoffmangelzuständen durch Stimulierung verschiedener Stoffwechselprozesse. Daneben erhöht es auch die cholinerge Transmission im Gehirn. In einer placebokontrollierten, klinischen Studie an 130 Patienten mit einem hirnorganischen Psychosyndrom erzielte Piracetam in einer Dosierung von 4,8 g täglich eine positive Gesamtbeurteilung durch den Arzt und zeigte positive Effekte auf die kognitive Leistung und die Funktionsfähigkeit im Alltag. In einer weiteren 33 Alzheimer-Patienten umfassenden placebokontrollierten, doppelblinden Studie konnte unter einer Gabe von 8 g Piracetam pro Tag im Verlauf über zwölf Monate nur eine diskrete Verlangsamung der Symptomprogression beobachtet werden. Eine evidenzbasierte Metaanalyse zeigte nur marginale Effekte auf den globalen klinischen Gesamteindruck und belegte keinen ausreichenden Nutzen für den Einsatz von Piracetam bei Patienten mit Demenz oder kognitiver Beeinträchtigung, so dass weitere Studien mit differenzierten Beurteilungsinstrumenten nötig erscheinen (siehe Tabelle 2).

Nootropika. Tab. 2 Wirksubstanz: Piracetam.

Piracetam	
Wirkungs-mechanismus	Erhöhung der Adaptationskapazität z. B. bei Sauerstoffmangelzuständen durch Stimulierung verschiedener Stoffwechselprozesse und auch der cholinergen Transmission im Gehirn, Steigerung der Vigilanz
Indikation	hirnorganisches Psychosyndrom („Psychosyndrom, hirnorganisches") unterschiedlicher Genese
Pharmakokinetik	$t_{1/2}$ = 4,5–5,5 h
Kontra-indikationen	Vorsicht bei agitierten Psychosen sowie bei eingeschränkter Leber- und Nierenfunktion
Neben-wirkungen	psychomotorische Unruhe, Schlafstörungen, gelegentlich vegetative Reaktionen wie Schwitzen, Speichelfluss und Herzklopfen, Übelkeit, sexuelle Stimulation
Wechsel-wirkungen	Verstärkung der Wirkung zentral stimulierender Pharmaka, von Neuroleptika (Hyperkinesen) und von Schilddrüsenhormonen (Tremor, Unruhe)
Dosierung	3 × 800–1600 mg/Tag p. o.

Nimodipin

Nimodipin soll als Kalziumantagonist aus der Gruppe der 1,4-Dihydropyridine die Stabilität und Funktionsfähigkeit von Neuronen verbessern; gleichzeitig soll es durch zerebrale Gefäßdilatation durchblutungsfördernd wirken. Eine ältere randomisierte, placebokontrollierte Studie, die allerdings nicht den aktuellen Standard einer Antidementivaprüfung erfüllt, zeigte signifikant positive Effekte von Nimodipin bei Patienten mit hirnorganischem Psychosyndrom im Bereich der kognitiven Leistung. Zwei aktuellere Mulicenterstudien über 26 Wochen an jeweils etwa 800 Patienten mit einer Alzheimer-Erkrankung konnten diese Ergebnisse nicht bestätigen: Weder auf der kognitiven noch auf der globalen Ebene zeigten sich signifikante Effekte im Verum-Placebo-Vergleich. In einer Metaanalyse (Cochrane-Review) wurde insgesamt ein geringer Behandlungseffekt von Nimodipin bei Patienten mit Alzheimer Erkrankung, Demenzen unklarer Ätiologie, vaskulärer Demenz oder gemischten Formen gezeigt (siehe Tabelle 3).

Nicergolin

Nicergolin ist ein halbsynthetisches Ergolinderivat und bewirkt als Alpha-Rezeptorenblocker eine Reduktion des zentralen Gefäßwiderstandes; darüber hinaus hat es Effekte auf verschiedenen anderen Ebenen des Zellmetabolismus (z. B. Steigerung des Dopamin- und Noradrenalinumsatzes). In mehreren kontrollierten klinischen Studien konnte eine positive Wirkung auf kognitive Symptome der Alzheimer-Demenz, der vaskulären Demenz und deren Mischformen gezeigt werden. Generell ist jedoch die Beurteilung der Ergebnisse durch die methodischen Vorgehensweisen eingeschränkt, da unterschiedliche Bewertungsinstrumentarien benutzt wurden. Ein Cochrane-Review über insgesamt 14 Studien bewertet die Ergebnisse des Einsatzes von Nicergolin bei Demenzen als insgesamt konsistent und weist eine positive Wirkung des Präparats

Nootropika. Tab. 3 Wirksubstanz: Nimodipin.

Nimodipin	
Wirkungs-mechanismus	durch Kalziumantagonismus Verbesserung der Stabilität und Funktionsfähigkeit von Neuronen; zerebrale Gefäßdilatation und Durchblutungsförderung
Indikation	hirnorganisches Psychosyndrom unterschiedlicher Genese
Pharmakokinetik	$t_{1/2} = 55$ min
Kontra-indikationen	schwere Leberfunktionsein-schränkung (z. B. Leberzirrhose), Schwangerschaft und Stillzeit, Vorsicht bei Niereninsuffizienz mit einer GFR < 20 ml/min, Herz-Kreislauf-Erkrankungen und Hypotonie mit systolischen Blutdruckwerten unter 90 mm Hg
Neben-wirkungen	Wärme- oder Hitzegefühl, Hautrö-tung, Blutdrucksenkung, Herzfre-quenzzunahme, Schwindelgefühl, Kopfschmerzen, Magen-Darm-Beschwerden, Schwächegefühl, periphere Ödeme, gelegentlich Schlaflosigkeit, motorische Unruhe, Erregung, Aggressivität und Schwit-zen; vereinzelt Hyperkinesien und depressive Verstimmungen
Wechsel-wirkungen	Antihypertensiva werden in ihrer Wirkung verstärkt; Cimetidin erhöht die Plasmakonzentration von Nimodipin
Dosierung	3 × 30 mg/Tag p. o.

Nootropika. Tab. 4 Wirksubstanz: Nicergolin.

Nicergolin	
Wirkungs-mechanismus	Alpha-Rezeptorblockade, dadurch Reduktion des zentralen Gefäßwi-derstandes, darüber hinaus Effekte auf verschiedenen Ebenen des Zellmetabolismus
Indikation	hirnorganisches Psychosyndrom unterschiedlicher Genese
Pharmakokinetik	$t_{1/2} = 7,3$ h
Kontra-indikationen	frischer Myokardinfarkt, akute Blutungen, Kollapsgefahr, gleich-zeitige Therapie mit Alpha- oder Beta-Rezeptoren-stimulierenden Sympathomimetika; Schwanger-schaft und Stillzeit
Neben-wirkungen	Hitzegefühl, Kopfdruck, Müdig-keit, Schlaflosigkeit, Hautrötung, Magenbeschwerden, Blutdruckab-fall, Schwindelgefühl; Vorsicht bei Bradykardie
Wechsel-wirkungen	Verstärkung der Wirkung von Antihypertensiva, Hemmung der Thrombozytenaggregation, Beeinflussung der Blutviskosität
Dosierung	20–30 mg/Tag p. o.

hinsichtlich der kognitiven und der globalen Ebene nach. Allerdings sind die einzelnen Studien zur abschließenden Beurteilung der Substanzwirkung beim Einsatz in den jeweiligen Indikationen zu klein (siehe Tabelle 4).

Pyritinol
Pyritinol aktiviert verschiedene Stoffwech-selprozesse im Gehirn (vorwiegend choli-nerges System und Energiestoffwechsel) und steigert die Vigilanz. Als Pyridoxinde-rivat (Vitamin-B$_6$-Derivat) soll es u. a. den zerebralen Blutfluss bzw. Metabolismus verbessern. Die derzeitigen Studien zum Einsatz von Pyritinol bei dementiellen Er-krankungen entsprechen nicht den aktuellen Richtlinien zur Prüfung der therapeutischen Wirksamkeit von Antidementiva. Verschie-dene klinische Studien konnten eine Besse-rung der kognitiven Symptomatik zeigen. In einer zwölfwöchigen placebokontrollierten Studie wurden z. B. bei der Untersuchung von 105 Alzheimer-Patienten und 57 Patien-ten mit vaskulärer Demenz positive Effekte auf den globalen klinischen Gesamtein-druck und die kognitive Leistung gefunden (siehe Tabelle 5).

Dihydroergotoxin
Dihydroergotoxin ist ein Mutterkornalka-loid und hat eine komplexe Wirkung auf verschiedene Transmitter; insbesondere hat es agonistische Effekte auf das choli-nerge und dopaminerge System. Es wurde bisher in mehr als 150 klinischen Studien

N

Nootropika. Tab. 5 Wirksubstanz: Pyritinol.

Pyritinol	
Wirkungs-mechanismus	Aktivierung verschiedener Stoffwechselprodukte im Gehirn (vorwiegend cholinerges System und Energie-stoffwechsel), Steigerung der Vigilanz
Indikation	hirnorganisches Psychosyndrom unterschiedlicher Genese
Pharmakokinetik	$t_{1/2}$ = 2,5 h, aktiver Metabolit
Kontra-indikationen	Vorsicht bei eingeschränkter Nieren- und Leberfunktion
Neben-wirkungen	Kopfschmerzen, Schlafstörungen, Schwindel, Unruhe, Appetitmangel, Übelkeit, Erbrechen, Diarrhoe, allergische Hautreaktionen, Pruritus
Wechsel-wirkungen	Verstärkung der Nebenwirkungen von D-Penicillamin, Goldpräparaten, Levamisol, Thiopyrithioxin
Dosierung	600 mg/Tag p. o. als Dragee oder Saft

Nootropika. Tab. 6 Wirksubstanz: Dihydroergotoxin (Codergocrin).

Dihydroergotoxin (Codergocrin)	
Wirkungs-mechanismus	komplexe Wirkung auf verschiedene Transmitter, insbesondere agonistische Effekte auf das cholinerge und dopaminerge System
Indikation	hirnorganisches Psychosyndrom unterschiedlicher Genese
Pharmakokinetik	$t_{1/2}$ = 13–15 h
Kontra-indikationen	Vorsicht bei akuten und chronischen Psychosen sowie bei Hypotonie, antihypertensiver Behandlung und Schwangerschaft (wehenfördernd)
Neben-wirkungen	leichte Kopfschmerzen, bei älteren Patienten Sedierung, aber auch Hyperaktivität und Schlafstörungen, Blutdrucksenkung mit Schwindel, Bradykardie, pektanginöse Beschwerden, Übelkeit, Brechreiz, selten Diarrhoe oder Obstipation, gelegentlich vegetative Reaktionen wie Mundtrockenheit, Gefühl einer verstopften Nase etc., Hautausschläge
Wechsel-wirkungen	Verstärkung der Wirkungen bzw. Nebenwirkungen von die Blutgerinnung beeinflussenden Arzneimitteln (Antikoagulantien, Hemmstoffe der Thrombozytenaggregation), Antihypertensiva und Vasodilatantien (wie auch Nitropräparate) und Mutterkornalkaloiden; Abhängigkeit der Bioverfügbarkeit von Dihydroergotoxin von der galenischen Zubereitung
Dosierung	2–6 mg/Tag p. o. als Tablette oder Tropfen

untersucht und war für lange Zeit in den USA die einzig verfügbare Substanz zur Therapie der Alzheimer-Erkrankung. Eine placebokontrollierte, randomisierte Studie über 24 Wochen an 80 Alzheimer-Patienten wurde unter Beachtung der neuen Richtlinien zur Wirksamkeitsprüfung (Mehrebenenkonzept) durchgeführt und zeigte keine signifikanten Effekte im Verum-Placebo-Vergleich auf der kognitiven, der funktionalen und der globalen Ebene. In einer Metaanalyse über 47 placebokontrollierte Studien zeigte sich insgesamt ein positiver Effekt der Substanz auf der globalen Ebene und der kognitiven Ebene; die Ergebnisse waren bei der vaskulären Demenz deutlicher ausgeprägt als bei der Alzheimer-Erkrankung. Von einer Cochrane-Metaanalyse wurde die Wirkung von Dihydroergotoxin bei Alzheimer- und vaskulärer Demenz als mäßig beurteilt, da die Ergebnisse bezüglich der Gesamteffektgröße über alle Studien nicht signifikant im Vergleich zu Placebo waren (siehe Tabelle 6).

Zusammenfassung

Zusammenfassend gilt, dass die Wirksamkeit der Substanzen, die unter der Medikamentengruppe der Nootropika zusammengefasst werden, bei der Behandlung dementieller Erkrankungen weniger gut belegt ist als die der Cholinesterasehemmstoffe, was nicht zum generellen Ausschluss dieser Substanzen aus der Demenzbehandlung führen sollte, sondern zur Durchführung klinischer Studien nach den aktuellen Richtlinien der Antidementivaprüfung.

Noradrenalin-Serotonin-Reuptake-Inhibitoren (NSRI)

▶ Serotonin-Noradrenalin-Wiederaufnah-mehemmer (SNRI)

Normaldruckhydrocephalus-Syndrom

▶ Normaldruckhydrozephalus

Normaldruckhydrozephalus

Dr. med. Wolfgang Gudden

ICD-10/DSM-IV-TR-Klassifikation
In der ICD-10 als G 91.2 „Hydrocephalus ohne Hirndrucksteigerung" definiert.

Synonyme
NPH; Normaldruckhydrocephalus-Syndrom

Englischer Begriff
Normal pressure hydrocephalus (NPH)

Definition
Erstmals 1965 von Hakim und Adams beschrieben mit der Symptomtrias:
- Gangstörung,
- Urininkontinenz,
- dementielles Syndrom.

Weit überwiegend treten alle drei Symptome gleichzeitig, wenn auch in unterschiedlicher Ausprägung auf. Klinisch auffällig bzw. für die Angehörigen als Erstes auffallend sind die posturalen oder Gangstörungen. Die ▶ Demenz ist vom subkortikalen Typ und zeichnet sich neben den obligaten Gedächtnisstörungen durch eine verminderte Verarbeitungsgeschwindigkeit komplexer Informationen und Probleme aus, erhaltene Informationen angemessen

zu verwenden. Im Vergleich zur Demenz vom Alzheimer-Typ (siehe ▶ Demenz, bei Alzheimer-Krankheit) keine Aphasie, Agnosie oder ▶ Apraxie.

Die Patienten sind fast ausschließlich älter mit einem Gipfel zwischen dem sechsten und siebten Lebensjahrzehnt. **Pathophysiologisch** handelt es sich um einen Typ von Hydrozephalus, bei dem innere und äußere Liquorräume miteinander in Verbindung stehen, also „kommunizieren", im Gegensatz zu einem „okkludierenden" Hydrozephalus-Typ. Beim NPH ist daher die Liquordynamik in der Regel distal des vierten Ventrikels gestört mit anfangs erhöhtem intraventrikulärem Druck. Eine exakte Theorie zur Pathogenese besteht derzeit nicht, jedoch gibt es Hinweise auf intermittierende intrakranielle Druckanstiege („Wasserhammerwellen") des Liquorsystems, die ihrerseits periventrikuläre Schäden des Marklagers bewirken können. In Verbindung mit ebenfalls nachweisbaren atherosklerotischen Veränderungen kortexnaher Gefäße zeigen fast drei Viertel aller idiopathischen NPH-Patienten das Bild einer subkortikalen vaskulären Enzephalopathie (SVE). Eine signifikante Verknüpfung zwischen arteriellem Hochdruck und dem idiopathischen NPH scheint zu bestehen (Krauss et al. 1997).

Fast die Hälfte aller Betroffenen hat keine sicher zu eruierende Ursache („**idiopathisch**"), je ca. 20 % nach Schädel-Hirn-Trauma und nach spontaner Subarachnoidalblutung. Der Rest von ca. 10 % teilt sich auf in Normaldruckhydrozephalus nach Meningitiden jeder Genese und postoperativ nach intrakraniellen Eingriffen, z. B. bei Tumoroperationen. Selten nach intrathekaler Methotrexat-Behandlung oder Bestrahlung, bei basilärer Impression (Arnold-Chiari-Malformation), Neurofibromatose, Ependymom u. a.

In der Konsequenz wird durch den oben beschriebenen pathophysiologischen Mechanismus einer subkortikalen Substanzschädigung u. a. ein motorisches Defizit für

N

die Kontrolle des Harnblasensphinkters und zusätzlich in Form einer Gangstartstörung (ähnlich dem „Magnet"- und „Freezing"-Phänomen des Parkinson-Patienten) verursacht. Die Gangunsicherheit wird durch ein breitbasiges, langsames und nach außen rotiertes Schrittbild auszugleichen versucht. In der Progredienz kann über eine zunehmende unsystematische und ungerichtete Fallneigung schließlich vollständige Bewegungsunfähigkeit erreicht werden. Nicht selten treten dann auch Zeichen einer Affektion der Pyramidenbahn mit spastischen Zeichen und pathologischen Reflex-Antworten auf.

Bei drei Viertel der Betroffenen mit Normaldruckhydrozephalus fanden sich auch Symptome eines ▶ Parkinsonoids in Form von dystonen, rigorartigen, brady- und akinetischen und Tremorbewegungsmustern.

Wichtig ist die Unvereinbarkeit der Diagnose eines Normaldruckhydrozephalus mit Symptomen wie Kopfschmerzen (fehlender Hirndruck!), Gesichtsfeldausfälle, Doppelbilder, sensible Störungen.

Diagnostisch sind nach Anamnese (Alter, Vergesslichkeit, Uringeruch!) und klinischer Untersuchung bildgebende Verfahren (Magnetresonanztomographie mit Beurteilung der ventrikulären und periventrikulären Verhältnisse) und Liquorpunktion mit initialem Ablassen von bis zu 50 ml Liquor, gegebenenfalls bis zu dreimal mit zweitägigen Abständen, zielführend, wenn sich die Symptomatik des Patienten verbessert.

Therapie

Analog der oben beschriebenen diagnostischen Liquorentlastung wird durch Anlage eines dauerhaften Shunts zwischen Ventrikelsystem einerseits und kardialem Vorhofsystem andererseits (VA-Shunt) versucht, die Druckspitzen des Liquors zu glätten. Noch bessere Erfolge scheinen ventrikuloperitoneale Shunts zu ermöglichen (ca. 80 % Besserung der klinischen Symptomatik nach Anlegen eines Shunts).

Bewertung und Wirksamkeit

Erfolg der operativen Maßnahme eines den Liquordruck reduzierenden Shunts ist eindeutig belegt.

Sofortmaßnahmen

Über pharmakologisch wirksame Beeinflussungsmaßnahmen keine Angaben.

Verlauf

Ohne Liquordruckentlastung progredient.

Prognose

Bisherige Erhebungen zeigen günstige Daten für die Behandlung des symptomatischen Normaldruckhydrozephalus mit kurzer Anamnese im Gegensatz zum idiopathischen mit langer Anamnese. Ist die Symptomtrias klassisch ausgeprägt mit überwiegender Gangstörung, bestehen prognostische Vorteile gegenüber der demenzdominanten Variante. Zeigt der Liquorablassversuch klinische Besserung, so spricht dies für die Shunt-Operation und eine günstigere Prognose.

Nosologie

Prof. Dr. med. Michael Zaudig

Synonyme

Krankheitslehre

Definition

Nosologie bezieht sich im Zusammenhang mit der Klassifikation von Krankheiten auf den Versuch einer eindeutigen und logischen Unter-, Neben-, und Überordnung beschriebener Krankheiten nach einheitlichen Gesichtspunkten. Idealerweise beinhaltet die nosologische Zuordnung den Gedanken der Krankheitseinheit (Entität) mit der Annahme einer eindeutigen Ätiologie, einer daraus resultierenden spezifischen Symptomatik und typischem Verlauf sowie auch typischem Ausgang der Krankheit und damit ein Ansprechen auf bestimmte therapeutische Maßnahmen (von Zerssen 1986) (siehe auch Diagnostik, Klassifikation, diagnostischer Prozess).

Volltext
Das Wort Nosologie setzt sich aus den Worten Krankheit und Wort oder Gesetz zusammen (griechisch). Nosologie bedeutet Krankheitslehre, die einerseits die Herausarbeitung und Beschreibung einzelner Krankheiten (Nosographie) beschreibt, andererseits deren Gliederung in Unterformen bzw. Zusammenfassung zu Krankheitsgruppen, d. h. in eine systematische Ordnung der Krankheiten mündet – nosologische Klassifikation.

Das Ziel eines ebenso logischen wie natürlichen und zugleich vollständigen Systems der Krankheiten bleibt aber auf den meisten Gebieten der Medizin eine Fiktion, vor allem bei psychischen Störungen (von Zerssen 1986). Ursache dafür ist die Unvollständigkeit des Wissens, andererseits bestehen fließende Übergänge zwischen Normalität und Abnormität, zwischen den vielfältigen klinischen Erscheinungsformen selber und zwischen den ihnen zugrunde liegenden pathologischen Vorgängen und deren Entstehungsbedingung einer streng logischen Klassifikation. Dies ist der Grund für den Wechsel der Gesichtspunkte von Klassifikation, und vielfach begnügt man sich notgedrungen mit einer typologischen Strukturierung der Erscheinung. Dies ist besonders in der psychiatrischen Nosologie der Fall, in der es seit der Antike immer wieder zu neuen Versuchen gekommen ist, Krankheitseinheiten zu unterscheiden und in ein System zu bringen. Versuche Kraepelins Anfang des 20. Jahrhunderts und später Leonhards, „Krankheitseinheiten" (Entitäten) aufzustellen und in einem nosologischen System zu vereinigen, spiegeln sich bis hin zu ICD-9. Aufgrund der mangelnden Vergleichbarkeit der auf hypothetischen, ätiologischen Konzepten beruhenden Diagnosen (z. B. endogen, psycho-

gen, neurotisch, psychosomatisch) versuchen die neueren ▶ Klassifikationssysteme (beginnend mit DSM-III) einen „atheoretischen" Weg, d. h. unter Ausklammerung ätiologischer Hypothesen werden psychische Störungsbilder auf der rein deskriptiven Ebene unter Einbeziehung des Verlaufs beschrieben. Konsequenterweise wurde der Krankheitsbegriff, der immer eine nosologische Grundlage birgt (Krankheitsentität), zugunsten des neutralen Begriffs „Störung" ersetzt.

Nosologische Diagnose

▶ Diagnostik, Klassifikation

Notfallpsychiatrie

PD Dr. med. habil. Ronald Bottlender

Definition
Die Notfallpsychiatrie beinhaltet im engeren Sinne die Diagnostik und Therapie neu aufgetretener oder sich akut verschlechternder psychiatrischer Krankheitsmanifestationen, bei welchen ohne eine direkte, am Syndrom orientierte, spezifisch ärztlich-psychiatrische therapeutische Intervention für den Patienten dauerhafte Folgeschäden, unerträgliche Leidenszustände, eine akute Selbst- oder ▶ Fremdgefährdung zu erwarten wären.

Volltext
Der Begriff der Notfallpsychiatrie beinhaltet im weiteren Sinne auch das Management von psychischen Krisen, bei denen jedoch die akute gesundheitliche Gefährdung des Patienten im Vergleich zu einem Notfall weniger im Vordergrund steht, und die oft auch ohne spezifisch ärztlich-psychiatrische therapeutische Interventionen einer Lösung zugeführt werden können. Einschränkend muss in diesem Kontext allerdings erwähnt werden, dass eine klare Grenzziehung zwi-

schen Krise und Notfall oft nicht möglich ist. Häufige und typische psychiatrische Notfallsituationen stellen suizidale, katatone, paranoid-halluzinatorische oder delirante Zustandsbilder dar. Das Management eines psychischen Notfalls beinhaltet neben einer akuten, am Syndrom orientierten Therapie auch die Durchführung bzw. Einleitung indizierter diagnostischer Untersuchungsverfahren, die Klärung rechtlicher Rahmenbedingungen (z. B. Einwilligungsfähigkeit des Patienten? Einrichten einer Unterbringung oder Betreuung des Patienten?), die Dokumentation und auch die Planung und Einleitung der Weiterbehandlung des Patienten.

Nozebo

► Noceboeffekt

Nozebo-Effekt

► Noceboeffekt

NPH

► Normaldruckhydrozephalus

Numerische autosomale Chromosomenaberration

► Down-Syndrom

Nurse Therapist

► Pflegepersonal, co-therapeutisches

Objektängste

► Phobische Störungen

Objektphobie

► Phobie, spezifische

Obsession

► Zwang, psychodynamische Sicht

Obsessionen

► Zwangsimpulse

Offene Selbstbeschädigung

► Artifizielle Störungen

Ohrgeräusche

► Tinnitus

Ökochondrie

► Multiple chemische Sensibilität (MCS)

Ökosyndrom

► Multiple chemische Sensibilität (MCS)

Olanzapin

Dr. med. Michael Riedel

Medikamentengruppe
Atypisches Antipsychotikum; Trizyklisches Antipsychotikum; Antipsychotikum der 2. Generation
Stoffgruppe: Thienobenzodiazepinderivat

Produktnamen
Zyprexa

In Deutschland zugelassene Indikationen
Schizophrene Störungen mit Positiv- und Negativsymptomatik. Mäßig schwere bis schwere ► manische Episoden. Zur ► Phasenprophylaxe bei Patienten mit ► bipolaren Störungen, deren manische Phase auf eine Behandlung mit Olanzapin angesprochen hat. Obwohl Olanzapin auch Vorzüge bei der Behandlung von ► Psychosen bei Morbus Parkinson besitzt und es Hinweise für die Wirksamkeit bei Aggressivität und ► Impulskontrollstörungen im Rahmen von Persönlichkeits- und ► Verhaltensstörungen, bei ► Ticstörungen und bei ► PTSD gibt, ist Olanzapin für diese Indikationen nicht vom BfArM zugelassen.

Pharmakokinetik

Vom Rezeptorprofil nimmt Olanzapin eine Zwischenstellung zwischen ▶ Clozapin und ▶ Risperidon ein. Es besitzt eine höhere Affinität zu den 5-HT 2A- und D 2-Rezeptoren als Clozapin, aber eine niedrigere Affinität zu diesen Rezeptoren als Risperidon. Es besitzt ferner anti-alpha 1-adrenerge und antihistaminerge Eigenschaften, die zu Blutdrucksenkung und Sedierung führen können. Des Weiteren scheint Olanzapin eine hohe Affinität zu muskarinergen M1-Rezeptoren zu besitzen und ähnelt auch in diesem Rezeptorprofil dem Clozapin, auch wenn die anticholinergen Effekte klinisch nicht so stark in Erscheinung treten wie beim Clozapin. Im Tierversuch bewirkt Olanzapin seinem Rezeptorbindungsprofil gemäß ein breites Spektrum von Verhaltensweisen: Durch die Blockade von D1- und D2-Rezeptoren kommt es z. B. zur Verhinderung des apomorphininduzierten Kletterns der Versuchstiere mit gegenüber Clozapin etwa doppelt so hoher Effektivität. Die Effektivität bezüglich 5-HT 2-Rezeptor vermittelter Verhaltensweisen (die Reduktion von 5-Hydroxytryptophan induziertem Kopfzucken) entspricht etwa der des Clozapins. Hinsichtlich der **kataleptogenen Wirkung** nimmt es eine Mittelstellung zwischen dem Clozapin und dem Risperidon ein. So zeigt Olanzapin eine geringere kataleptogene Wirkung als Risperidon, während Clozapin überhaupt keine Katalepsie induziert.

Die **Bioverfügbarkeit** liegt bei ca. 80 %, die Plasmaproteinbindung bei 93 %. Die höchste Serumkonzentration (T_{max}) wird nach fünf bis acht Stunden erreicht. Die **Eliminationshalbwertszeit** ($t_{1/2}$) beträgt 21–54 Stunden. Steady-state-Bedingungen werden nach fünf bis sieben Tagen erreicht. Die **Metabolisierung** erfolgt über die Cytochrom P 450-Isoenzyme CYP 1A2 und in einem geringen Ausmaß über CYP 2D6.

Dosierung

Anfangsdosis 10 mg pro Tag als Einmalgabe (vorzugsweise zur Nacht), Aufdosierung entsprechend des psychopathologischen Zustandsbilds auf 15–20 mg pro Tag; Erhaltungsdosis 5–20 mg; angestrebte Plasmakonzentration: 20–80 ng/ml.

Kontraindikationen

Niedrige Leukozyten- und/oder Neutrophilenwerte jeglicher Ursache, hypereosinophile Zustände oder eine myeloproliferative Erkrankung, Krampfanfälle in der Anamnese oder die Krampfschwelle verändernde Zustände, gleichzeitige Einnahme von anderen zentralnervös wirksamen Arzneimitteln und Alkohol, Überempfindlichkeit gegen Inhaltsstoffe, Engwinkelglaukom, Harnverhalt, Prostatahypertrophie, schwere Leber- und Nierenerkrankungen, kardiale Vorschädigung, paralytischer Ileus; bei Adipositas oder Diabetes mellitus sorgfältige Abwägung der Nutzen-Nebenwirkung-Relation.

Nebenwirkungen

Häufig (> 10 % der Patienten): Sedierung und Gewichtszunahme, Zunahme des Appetits, Asthenie. Gelegentlich (1–10 % der Patienten): Schwindel, orthostatische Dysregulation, anfängliche Obstipation und Mundtrockenheit, periphere Ödeme, Transaminasenanstieg, extrapyramidale Störungen und ▶ Akathisie, hohe Kreatininphosphokinasewerte. Selten (< 1 % der Patienten): Photosensibilität, Krampfanfälle, asymptomatische Blutbildveränderungen, ▶ malignes neuroleptisches Syndrom, Pankreatitis, Hepatitis. Einzelfallberichte über Agranulozytose sowie Priapismus. Hyperglykämien, erhöhte Triglyzeridspiegel und erhöhte Plasmaprolaktinspiegel möglich. Da Erfahrungen nicht vorliegen, sollte eine Anwendung in der Schwangerschaft und Stillzeit nicht erfolgen.

Wechselwirkungen

Die **Metabolisierung** von Olanzapin erfolgt über das Cytochrom-P 450-Isoenzym CYP 1A2; bei gleichzeitiger Einnahme eines Induktors dieses Isoenzyms (z. B. Carbamazepin, Rauchen, Omeprazol, Insulin) kann es zu einem beschleunigten Abbau von Olanzapin kommen. Verlangsamter Abbau und Anstieg des Plasmaspiegels von Olanzapin durch Fluvoxamin, Cimetidin und andere spezifische CYP 1A2-Hemmstoffe wie Ciprofloxacin. Die gleichzeitige Anwendung von ZNS-dämpfenden Pharmaka und Alkohol kann zu einer Wirkungsverstärkung führen. Bei Kombinationen mit anderen Arzneimitteln, die die QTc-Zeit verlängern, ist Vorsicht geboten. Olanzapin kann die Wirkung von direkten oder indirekten Dopaminagonisten abschwächen. Bei der Kombination von Olanzapin und ▶ Valproinsäure, wurde das vermehrte Auftreten von Neutropenien berichtet.

Wirkmechanismus

In bisherigen Studien zeigte Olanzapin eine hochpotente antipsychotische Wirkung. Olanzapin ähnelt hinsichtlich der chemischen Struktur und des Rezeptorprofils stark dem Clozapin. Die D 2- und 5-HT 2-Blockaden sind jedoch stärker ausgeprägt. Olanzapin hat auch relativ starke anti-alpha 1-adrenerge und antihistaminerge Eigenschaften, die sich in Blutdrucksenkung und Sedierung äußern können. Die Substanz wirkt anticholinerg und ähnelt auch in dieser Beziehung dem Clozapin. Olanzapin wirkt selektiv mesolimbisch-mesokortikal. Die Feuerungsrate der A 10-Neuronen wird stärker vermindert als die der A 9-Neuronen; dies ist ein Hinweis für eine geringe Häufigkeit extrapyramidal-motorischer Störungen. Olanzapin verursacht im Gegensatz zu Clozapin im dorsolateralen Striatum eine Erhöhung der Fos-positiven Neuronen, allerdings weniger ausgeprägt im Nucleus accumbens. Daraus läßt sich ableiten, dass Olanzapin in höheren, aber nicht in niedrigen Dosen (< 20 mg/die) extrapyramidale Störungen verursacht.

Oligophrenie

▶ Intelligenzminderung

Operant

Dr. rer. soz. Dipl. Psych. Sabine Zaudig

Synonyme
Instrumentell

Definition
Verhalten, welches in einer definierbaren Situation ausgelöst, jedoch durch dessen Folgen in der Umwelt kontrolliert wird. Operantes Verhalten ist dadurch gekennzeichnet, dass dessen Auftretenswahrscheinlichkeit durch Konsequenzen bestimmt ist.

Durchführung
Operantes Verhalten entsteht durch operantes Lernen/operante Konditionierung: Positive Konsequenzen und der Wegfall von erwarteten negativen Konsequenzen erhöhen die Auftretenswahrscheinlichkeit (▶ positive und negative Verstärkung). Negative Konsequenzen (Bestrafung) oder der Wegfall von erwarteten positiven Konsequenzen (Löschung) führen zur Reduktion der Auftretenswahrscheinlichkeit bzw. zur Unterdrückung des Verhaltens.

Volltext
Neben Skinner (1974) hat Thorndike (1898) wesentliche theoretische und experimentelle Beiträge zu dieser Art des Lernens geliefert. Grundannahme dieses Lernprozesses ist das Lernen durch „Versuch und Irrtum" bzw. das „Lernen am Erfolg oder Misserfolg".

Die **operanten Verfahren** stützen sich in ihrer Anwendung in der ▶ Verhaltenstherapie auf eine individuelle ▶ funktionale Verhaltensanalyse und setzen verschiedene Techniken wie positive und negative Verstärkung, Löschung (response cost, time-out), Bestrafung und Stimuluskontrolle ein. Dabei wird zu Beginn des Aufbaus von erwünschtem Verhalten (bzw. Abbau von unerwünschtem Verhalten) kontinuierlich und später intermittierend verstärkt versucht, die Stabilität (Löschungsresistenz) des neuen

Verhaltens zu erhöhen. Das systematische Darbieten bzw. Entfernen von positiven bzw. aversiven Konsequenzen wird Kontingenzmanagement genannt. Beispiele dafür sind Münzverstärkerprogramme („token economy") und Kontingenzverträge. Wesentlich für die empirisch gut belegte Wirksamkeit der operanten Verfahren ist der Transfer in die natürliche Umgebung und der Aufbau von Verhaltensalternativen.

Mit der kognitiven Wende in der Verhaltenstherapie und wegen Bedenken vor allem gegenüber Bestrafungsprozeduren traten die operanten Verfahren in den Hintergrund. Allerdings ist davon auszugehen, dass operante Prinzipien in zahlreichen Therapieformen impliziert und hochwirksam sind.

Operante Verstärker

▶ Bedingungen, aufrechterhaltende

Operationalisierte Diagnostik

Prof. Dr. med. Michael Zaudig

Definition
Unter dem Begriff der operationalisierten Diagnostik psychischer Störungen (in ICD-10 und DSM-IV-TR) versteht man die explizite Vorgabe psychopathologischer Symptome und Beschwerdekriterien (Ein- und Ausschlusskriterien), die in Zusammenhang mit Zeitvorgaben und dem sich ergebenden Verlauf kombiniert werden. Ferner werden diagnostische Entscheidungs- und Verknüpfungsregeln (so genannte Algorithmen) für die diagnostischen Kriterien festgelegt.

Volltext
Auf Symptomebene handelt es sich in der Regel um einen **politethischen Ansatz** (Millon 1996). Darunter versteht man eine Vorgehensweise, bei der zur Diagnosestellung nur folgender allgemeiner Algorithmus zugrunde gelegt wird: Es müssen nicht alle Merkmale einer Kategorie vorliegen, d. h. eine definierte Mindestzahl reicht aus (z. B. bei der ▶ depressiven Episode nach ICD-10 müssen mindestens vier von zehn Symptomen vorliegen).

Die **Zeit- und Verlaufskriterien** in ICD-10 sind heterogen, sie reichen beispielsweise von unbestimmten Dauerangaben (z. B. einige Tage) bis hin zu exakten Zeitangaben (z. B. zwei Wochen) bei der depressiven Episode. Typische Verlaufskriterien sind z. B. Begriffe wie wechselhaft, reversibel, mindestens ein Jahr, mehrmals täglich, fast jeden Tag, oder auch komplexer z. B. wenigstens zwei Episoden von mindestens zwei Wochen Dauer.

Diese Art der Diagnostik wurde erstmals in DSM-III für die Diagnose psychischer Störungen etabliert. In ICD-10 (Kapitel V [F]) wurde diese Art der operationalisierten Diagnostik ebenfalls im Bereich der psychischen Störungen eingeführt.

Operationalisierte Klassifikationssysteme

▶ Klassifikationssysteme

Opiate

PD Dr. med. Dan Rujescu

Medikamentengruppe
Opiate, Opioide

Produktnamen
Opiate sind diejenigen Alkaloide, die sich natürlicherweise im Opium, dem getrockneten Milchsaft des Schlafmohns (*Papaver Somniferum*), finden. Die wichtigsten Opiate sind das analgetisch wirksamen

Morphin (MST), das Muskelrelaxans Papaverin sowie das hustenstillende Noscapin (Capval). Codein ist ein natürliches Opiat mit sowohl analgetischer Eigenschaften (Talvosilen) als auch guter hustenstillender Wirkung (Codipront). Als Opioide werden dagegen alle Stoffe bezeichnet, die als Liganden an Opioidrezeptoren wirken, also auch partial- oder vollsynthetische Substanzen wie das zuerst als Hustenmittel verwendete Heroin. Wichtige neuere Opioidanalgetika sind zum Beispiel Pethidin (Dolantin), Fentanyl (Durogesic), Tilidin (Valoron), Tramadol (Tramal) oder das aufgrund seiner langen Halbwertszeit zur Substitutionstherapie verwendete Methadon. Interessanterweise besitzen nicht alle im Opium vorhandenen Alkaloide eine Affinität zu den Opioidrezeptoren. Noscapin interagiert zum Beispiel nicht mit den Opioidrezeptoren, wirkt aber dämpfend auf das Hustenzentrum.

In Deutschland zugelassene Indikationen

Opiate und Opioide sind für unterschiedlichste Indikationen zugelassen, vor allem zur Behandlung von mittleren bis stärksten Schmerzen, aber auch als Antitussiva, Antidiarrhoika und zur Neuroleptanalgesie bei operativen Eingriffen.

Sonstige Anwendungsgebiete

Substitutionsbehandlung der Opiatabhängigkeit zum Beispiel mit Methadon, Levomethadon, Buprenorphin oder Codein.

Pharmakokinetik

Die verschiedenen Wirkungen der Opioide kommt über μ-, δ- und κ-Opioidrezeptoren zustande. Agonisten an μ-Rezeptoren wie Morphin, Fentanyl oder Buprenorphin wirken supraspinal analgetisch, euphorisierend, miotisch, atemdepressiv, hustendämpfend und obstipierend. δ- und κ-Rezeptoren vermitteln die analgetische Wirkung vorwiegend auf Rückenmarksebene, und Agonisten an κ-Rezeptoren wie Pentazocin haben zudem sedative und dysphorische Effekte. Die Plasmahalbwertszeit von Morphin und Codein beträgt zwei bis drei Stunden; andere Opioide wie das zur Substitution eingesetzte Levomethadon haben eine lange Halbwertszeit von 20–50 Stunden.

Dosierung

Morphin wird peroral in Einzeldosen von 5–50 mg gegeben, für stärkste Schmerzzustände sind auch Retardformen mit 75 mg Morphin pro Tablette im Handel. Für die Behandlung chronischer, starker Schmerzen sind inzwischen transdermale Systeme mit lipophilen Wirkstoffen wie Fentanyl oder Buprenorphin erhältlich, die über die Haut aufgenommen werden. Vorteile dieser Schmerzpflaster sind das geringere Missbrauchspotential und die einfache Anwendung.

Kontraindikationen

Absolute Gegenanzeigen sind eine bekannte Überempfindlichkeit gegenüber Opioiden, ein bestehender Darmverschluss sowie Schwangerschaft. Patienten, die an einer Störung der Atemfunktion leiden, sollten ebenfalls nur nach genauer Abwägung mit Opioiden behandelt werden.

Nebenwirkungen

Alle Narkoanalgetika führen dosisabhängig zu Atemdepression, Sedierung und Übelkeit, und wirken in unterschiedlichem Ausmaß obstipierend und suchtauslösend. Darüber hinaus können Kopfschmerzen, Schwitzen, Schwindel und psychische Nebenwirkungen wie ▶ Halluzinationen, Stimmungsschwankungen und Veränderungen der kognitiven Leistungsfähigkeit auftreten.

Wechselwirkungen

Die gleichzeitige Anwendung von Opioiden und anderen zentral wirksamen Pharmaka kann insbesondere zur Verstärkung der Atemdepression führen. Bei Vormedikation von Patienten mit ▶ MAO-Hemmern innerhalb der letzten 14 Tage vor Applikation von Opiaten sind lebensbedrohliche

O

Wechselwirkungen auf Zentralnervensystem, Atmungs- und Kreislauffunktion beobachtet worden. Außerdem kann die Wirkung von Muskelrelaxantien verstärkt werden.

Wirkmechanismus
Therapeutisch werden vor allem die analgetische und antitussive Wirkung der Opioide genutzt. Das dem Pethidin verwandte Loperamid dagegen wirkt nach oraler Applikation antidiarrhotisch.

Organische Depression

▶ Affektive Störung, organische

Organische Persönlichkeitsveränderung

▶ Persönlichkeitsstörung, organische

Organische Wesensänderung

▶ Persönlichkeitsstörung, organische

Organneurose

▶ Psychosomatik, psychosomatische Krankheit

Organtransplantation

Prof. Dr. med. Volker Köllner

Synonyme
Herztransplantation; Lungentransplantation; Lebertransplantation; Nierentransplantation; Knochenmarktransplantation; Stammzelltransplantation; Transplantationsmedizin; Lebendspende

Definition
Die Organtransplantation stellt seit den 80er Jahren eine etablierte Methode zur Behandlung des terminalen Versagens eines soliden Organs oder maligner Erkrankungen des blutbildenden Systems (Stammzelltransplantation) dar. Nach der Transplantation sind die lebenslange Einnahme immunsuppressiver Medikamente und regelmäßige Kontrolluntersuchungen notwendig. Psychosoziale Belastungen und psychische Erkrankungen haben bei Patienten vor und nach Organtransplantation häufig einen stärkeren Einfluss auf die Lebensqualität als rein medizinische Parameter und führen teilweise auch zu einer erhöhten Mortalität. In Deutschland schreibt deshalb das Transplantationsgesetz psychotherapeutische Betreuungsangebote für diese Patientengruppe vor.

Volltext
Bereits vor der Aufnahme auf die Warteliste zur Transplantation sollten in einem psychodiagnostischen Gespräch psychische Komorbiditäten gezielt erfasst und gegebenenfalls behandelt werden. Bei der Lebendspende ist eine psychosomatische Diagnostik bei potentiellen Spendern und Empfängern vorgeschrieben.

Während der Wartezeit auf den Eingriff, die mehrere Jahre dauern kann, treten als behandlungsbedürftige psychische Störungen vor allem Ängste und ▶ depressive Störungen (vor allem ▶ Anpassungsstörungen) auf. Ursache hierfür sind vor allem die körperlichen Einschränkungen und die Todesangst als Folge der terminalen Organerkrankung. Psychoedukativ ausgerichtete Gruppenprogramme können hier eine wirksame Unterstützung wie psychotherapeutische und gegebenenfalls auch pharmakologische Interventionen darstellen.

Nach der Transplantation sind vor allem folgende Problembereiche relevant:
- hirnorganische Durchgangssyndrome in der frühen postoperativen Phase;

- ▶ posttraumatische Belastungsstörungen als Folge traumatischer Ereignisse vor allem während der Wartezeit, seltener in der Zeit nach der Transplantation;
- depressive Störungen im Langzeitverlauf, nachdem die erste Euphorie über das Gelingen der Transplantation vorbei ist;
- Ablegen des teilweise über Jahre eingeübten Krankheitsverhaltens;
- neue Rollendefinition in der Partnerschaft, die vor der Transplantation häufig überwiegend über Versorgung und Pflege definiert war;
- Compliance-Probleme bei der regelmäßigen Einnahme nebenwirkungsreicher Medikamente, die notwendig sind, um potentiell tödliche Abstoßungsreaktionen und Infektionen zu verhindern;
- Einhalten von Verhaltensvorschriften hinsichtlich Untersuchungsterminen, Ernährung, Hygiene, Bewegung, Alkohol- und Nikotinabstinenz.

Eine erhöhte Mortalität konnte für organtransplantierte Patienten nachgewiesen werden, die an einer komorbiden Depression oder einer posttraumatischen Belastungsstörung litten.

Psychisch erheblich belastet sind nicht selten auch Familienangehörige. Ein weiteres Arbeitsfeld stellt die psychologische Diagnostik und Therapie im Umfeld einer Lebendspende dar. Insbesondere im Bereich der Nieren- und Lebertransplantation gewinnt die Organspende unter einander nahestehenden Menschen zunehmend an Bedeutung. In der Praxis haben hier familientherapeutische Modelle einen hohen Stellenwert.

Orientierungsstörungen

▶ Desorientierung

Örtliche, räumliche, zeitliche, situative und autopsychische Orientierung

▶ Desorientierung

P

Paartherapie

Prof. Dr. med. Peter Joraschky

Synonyme
Engl.: couple psychotherapy

Definition
Die Grundannahme der Paartherapie ist, dass Störungen und Symptome aufgrund konflikthafter, dysfunktionaler interpersoneller Konstellationen entstehen und aufrechterhalten werden können. Dabei wird das erkrankte Familienmitglied als Indexpatient verstanden, die Symptombildung kann als Ausdruck eines gemeinsamen Konfliktfelds gesehen werden, welches häufig auch durch die rigide Konfliktverarbeitungsfähigkeit des gesunden Partners bestimmt wird.

Volltext
Ziel der Paartherapie ist zunächst eine Auftragsdefinition, eine Klärung der Entwicklungsmöglichkeiten beider Partner und eine Umdeutung („reframing") in dem Sinn, dass das Problem des Indexpatienten zu einem Problem des Paars wird.

Schulenorientiert können verschiedene Ansätze der Paartherapie differenziert werden: psychoanalytische Paartherapie, systemische und strukturelle Paartherapie, verhaltenstherapeutische Paartherapie. Starke Impulse zur Entwicklung der Paartherapie gingen von sozialtherapeutisch engagierten Psychiatern und Sozialarbeitern in den 1960er Jahren in den USA aus, die in therapeutisch wenig zugänglichen Bereichen (Behandlung von ▶ Psychosen, Delinquenz, ▶ Sucht, soziale Randgruppen) neue Therapiemöglichkeiten fanden, wenn das Umfeld der Patienten einbezogen wird. In der Folge kam es zu einer ausgeprägten Schulenorientierung, psychoanalytische Paartherapie (z. B. Richter, Willi), entwicklungsbzw. wachstumsorientierte Paartherapie (Satir), strukturelle Therapie (Minuchin), systemische oder strategische Paartherapie (Selvini-Palazzoli, Stierlin), verhaltenstherapeutische Paartherapie (Hahlweg). Heute kommt es zu einer Annäherung der Schulen. **Wirkprinzipien** der Paartherapie: Auf **psychodynamischer Ebene** wird mit Prinzipien des Kollusionsmodells (Willi) gearbeitet. Aus der allgemeinen Familientheorie sind psychodynamisch das Verständnis mehrgenerationeller Konflikte, von Bündnissen, Koalitionen, Geheimnissen, Familienmythen wichtig. Die Beziehungsregulation zum Partner nimmt familiäre Interaktionsmuster zu relevanten Personen der Herkunftsfamilien auf und spiegelt sich auch in Außenbeziehungen. Neue Beziehungsmöglichkeiten müssen überprüft und damit verbundene Widerstände und Ängste bearbeitet werden. In der **systemischen Therapie** haben sich Prinzipien der zirkulären Befragung, paradoxen Verschreibung bewährt. Die ▶ Verhaltenstherapie bearbeitet schwerpunktmäßig Konfliktlösungstechniken, Eskalationsmuster, Klarheit der Kommunikation, Klärung von Beziehungsverstrickungen, Rollenaufteilungen.

Selten kommt Paartherapie als alleinige Behandlungsform in Frage. Sie ist jedoch im Rahmen der interpersonellen Therapieansätze bei folgenden Störungen ein wichtiger Bestandteil und Teil fokaler Psychotherapie, bei denen die Beziehungskonflikte als Auslöser und aufrechterhaltender Faktor bedeutsam ist: bei existentiellen Problemen, die die Mobilisierung aller Ressourcen erfordern (z. B. schwere körperliche Erkrankungen), bei Generationskonflikten (Ablösungskonflikte, Adoleszenzkonflikte), bei Sucht- und Abhängigkeitsproblemen, bei geriatrischen Problemen (z. B. Pflege), bei schweren (chronifizierten) affektiven und psychosomatischen Störungen (z. B. somatoforme Schmerzen).

Panik, Panikstörung

Dipl. Psych. Bernhard Schlehlein

ICD-10/DSM-IV-TR-Klassifikation

Nach ICD-10 sind wesentliches Kennzeichen der Panikstörung wiederkehrende schwere Angstattacken, die sich nicht auf eine spezifische Situation oder besondere Umstände beschränken und deshalb nicht vorhersehbar sind. Typisch ist der plötzliche Beginn mit Herzklopfen, Brustschmerz, Erstickungsgefühlen, Schwindel und Entfremdungsgefühlen (▶ Depersonalisation oder ▶ Derealisation). Eine Panikstörung soll jedoch nur diagnostiziert werden, wenn keine ▶ Phobien (F40) vorliegen und mehrere schwere Anfälle innerhalb eines Zeitraums von etwa einem Monat aufgetreten sind.

DSM-IV-TR fordert darüber hinaus, dass die Panikattacken nicht auf die direkte körperliche Wirkung einer Substanz (z. B. ▶ Koffeinintoxikation) oder eines medizinischen Krankheitsfaktors (z. B. Schilddrüsenüberfunktion) zurückzuführen sind. Außerdem dürfen die Panikattacken nicht durch eine andere psychische Störung besser erklärt werden (z. B. spezifische oder ▶ soziale Phobie, ▶ Zwangsstörung, ▶ posttraumatische Belastungsstörung). Sind darüber hinaus auch die Kriterien für eine ▶ Agoraphobie erfüllt, wird in DSM-IV-TR eine Panikstörung mit Agoraphobie (300.21), andernfalls eine Panikstörung ohne Agoraphobie (300.01) diagnostiziert.

Synonyme

Episodisch paroxysmale Angst; Panikattacke; Panikzustand

Englischer Begriff

Panic disorder

Definition

Begriffsgeschichte

Der Begriff stammt aus dem Französischen (panique) und hat den Ursprung im griechischen panikós (von Pan herrührend). Pan in Gestalt eines Bocks wurde als Ursache für undeutbare Schrecken angesehen. Bei Freud findet sich 1895 in seinen „Studien über Hysterie" die Schilderung einer Panikattacke mit Atemnot. Die Panikstörung als eigenständige Diagnose wurde 1980 in das amerikanische und 1992 in das internationale Diagnoseschema aufgenommen.

Der amerikanische Psychiater Donald F. Klein propagierte das Konzept der Panikstörung seit 1964. Die Entwicklung psychophysiologischer Erklärungsansätze wurde in Deutschland von Margraf und Schneider vorangetrieben.

Klinik

Panikattacken werden „wie aus heiterem Himmel kommend" erlebt. Die Dauer der Anfälle beträgt meistens nur Minuten, gelegentlich auch länger. Sie sind jedoch meistens begleitet von der Furcht zu Sterben und der Angst vor ▶ Kontrollverlust. Häufig werden in der Folge die Situationen, in denen eine Panikattacke aufgetreten ist, vermieden. Darüber hinaus folgt einer Panikattacke stets die Furcht vor einem erneuten Anfall.

Aus **tiefenpsychologischer Sicht** entstehen neurotische Ängste aufgrund ungelöster,

weitgehend unbewusster innerer Konflikte in Verbindung mit einer schwach ausgeprägten Selbstkonstanz. Anstelle der Externalisierung bei phobischen Ängsten auf äußere Gefahren tritt bei der Panikstörung eine Verschiebung auf ein mögliches drohendes Versagen der Körperfunktionen ein. Die Störung ist somit der misslungene Lösungsversuch intrapsychischer Konflikte oder der Versuch, unlösbare Konflikte in einen leichter erträglichen Zustand umzuwandeln.
In **lerntheoretischen Erklärungsansätzen** werden Konditionierungsprozesse herangezogen, welche allerdings bei der Panikstörung weniger klar nachvollziehbar sind als bei phobischen Ängsten. Häufig stehen aber psychophysiologische (Blutdruck, Genesungsphase nach einer Krankheit, zuviel Kaffee oder Alkohol, Einnahme von Drogen) oder psychosoziale Belastungsfaktoren (unerwarteter Todesfall oder schwere Erkrankung eines Angehörigen, Trennungserlebnisse, akute familiäre oder berufliche Konflikte) am Beginn der Entwicklung einer Panikstörung.

Therapie

Eine Kombination aus antidepressiver pharmakologischer Behandlung (z. B. SSRI's), verhaltenstherapeutischer Psychotherapie und konditionssteigerndem Ausdauersport hat sich bei der Panikstörung als am wirksamsten erwiesen. Im psychotherapeutischen Prozess wird zunächst erkundet, ob lebensgeschichtliche Hinweise für die Entstehung der Angstsymptomatik zu eruieren sind. Im weiteren Verlauf wird ein Programm entwickelt, welches es dem Patienten ermöglicht, die ihn beeinträchtigenden Verhaltensweisen durch günstigere zu ersetzen. Hierzu gehört insbesondere auch der Abbau von Vermeidungsverhalten und die gezielte Konfrontation mit Situationen, die im Verlauf der Störungsentwicklung einen phobischen Charakter angenommen haben.

Bewertung

Leitlinien für die Behandlung der Panikstörung liegen vor. Es besteht Konsens, dass jede Behandlung einer Panikstörung, egal ob mit oder ohne Agoraphobie, konfrontativer Elemente bedarf.

Wirksamkeit

Die Wirksamkeit von kognitiver Verhaltenstherapie und Pharmakotherapie (▶ selektive Serotonin-Wiederaufnahmehemmer und ▶ trizyklische Antidepressiva) ist in kontrollierten Studien nachgewiesen. Von den psychotherapeutischen Ansätzen erreichen die lerntheoretischen Ansätze die besten Werte.

Sofortmaßnahmen

Panikanfälle können nur kurzzeitig mit ▶ Benzodiazepinen behandelt werden; wegen der Suchtgefahr müssen diese jedoch am besten zwischen ein und drei Wochen wieder abgesetzt werden. Benzodiazepine sollten generell nur sehr zurückhaltend und nur im Notfall verschrieben werden. ▶ Antidepressiva werden auch bei Panikstörungen erfolgreich eingesetzt.
Es ist sinnvoll, zunächst Verhaltensweisen zu vermitteln, welche einen besseren Umgang mit begründeten Ängsten ermöglichen. Dazu können auch ▶ Entspannungsverfahren dienen. Als ausgesprochen hilfreich und praktisch ebenso wirksam wie die etablierte pharmakologische Therapie mit Antidepressiva hat sich bei der Panikstörung Ausdauersport erwiesen. Es ist davon auszugehen, dass aufgrund eines ausgeprägten Vermeidungsverhaltens viele Patienten körperlich völlig untrainiert sind und sich deshalb schon bei geringen Anlässen Puls und Atemfrequenz unverhältnismäßig stark beschleunigen.

Epidemiologie

Für die Lebenszeitprävalenz der Panikstörung in der Allgemeinbevölkerung wurden in den meisten Studien Häufigkeiten zwischen 1 % und 2 % gefunden, wobei jedoch

P

Werte bis 3,5 % angegeben werden. Die Einjahresprävalenz liegt zwischen 0,5 % und 1 %. Gelegentliche Panikattacken, ohne dass sich daraus eine chronische Erkrankung entwickelt, treten allerdings wesentlich häufiger auf (Studien sprechen von bis zu 17 %). Bezüglich des Ersterkrankungsalters ist vermutlich von einer bimodalen Verteilung auszugehen mit einem Gipfel in der späten Adoleszenz und einem zweiten bei etwa 35 Jahren.

Verlauf
Der typische Verlauf der Panikstörung ist chronisch, aber schwankend. Entweder tritt die Störung episodisch mit dazwischenliegenden Remissionsphasen oder aber als anhaltende schwere Symptomatik in Erscheinung. Die Störung bleibt meist über Jahre in unterschiedlicher Intensität bestehen. Häufig sind depressive Symptome zu beobachten. Kommen bei einer Person beide Erkrankungen vor, so tritt bei einem Drittel der Betroffenen die ▶ Depression zuerst auf, bei zwei Dritteln folgt die Depression der Panikstörung oder tritt gleichzeitig in Erscheinung.

Prognose
Wird der Forschungsstand zusammengefasst, ergeben sich zum Langzeitverlauf von behandelten Patienten mit Panikstörung folgende Zahlen: sechs bis zehn Jahre nach der Behandlung sind ungefähr 30 % der Betroffenen symptomfrei, 40–50 % gebessert und 20–30 % gleich schlecht oder verschlechtert.

Panikattacke
▶ Panik, Panikstörung

Panikzustand
▶ Panik, Panikstörung

Paradoxe Affekte
▶ Parathymie

Paranoia
▶ Wahnhafte Störung

Paranoide Störung
▶ Wahnhafte Störung

Parasuizidales Verhalten
▶ Verhalten, selbstverletzendes

Parasympatholytika
▶ Anticholinergika

Parathymie

Prof. Dr. med. Michael Zaudig

Synonyme
Paradoxe Affekte; Inadäquate Gefühlsreaktion; Inadäquater Affekt

Englischer Begriff
Parathymia

Definition
Affekt/Gefühl: Gefühlsausdruck (Stimmung) und berichteter Erlebnisinhalt (z. B. Wahninhalt) stimmen nicht überein.

Typischerweise berichten Patienten über schreckliche Erfahrungen oder Erlebnisse lachend, grinsend, freudig. Bei der Feststellung dieses Symptoms ist darauf zu achten, dass es sich nicht um Verlegenheitslächeln handelt. Parathymie steht im Gegensatz zur Synthymie, bei dem Gefühlsausdruck und berichteter Erlebnisinhalt nachvollziehbar übereinstimmen.

Querverweis Krankheit

Eugen Bleuler bezeichnete die Parathymie (in seiner Nomenklatur als Affektdissoziation bezeichnet) als charakteristisch für die ▶ Schizophrenie. Nach ICD-10 spielt die Parathymie (als inadäquater Affekt bezeichnet) eine wichtige Rolle bei der Diagnose der hebephrenen Schizophrenie (F20.1; siehe ▶ Schizophrenie, hebephrene) und wird darüber hinaus auch für die Diagnose der paranoiden Schizophrenie (F20.0) erwähnt. Ferner wird das Symptom in den allgemeinen Kriterien für Schizophrenie (F20) aufgeführt. Differentialdiagnostisch wichtig ist das Symptom der Parathymie in Unterscheidung zur Synthymie bei der Diagnosestellung der schweren ▶ depressiven Episode mit psychotischen Symptomen (F32.3). Hier wird an der 5. Stelle codiert, ob die psychotischen Symptome (▶ Wahn) ▶ synthym oder parathym sind. Unter synthymem (stimmungskongruentem) Wahn wird z. B. ▶ Schuldwahn, Krankheitswahn, ▶ nihilistischer Wahn, ▶ Verarmungswahn, Versündigungswahn verstanden, unter parathymen, d. h. nicht aus der Stimmung ableitbaren, Wahninhalten z. B. ▶ Verfolgungswahn, Beziehungswahn, Beeinträchtigungswahn, bizarrer Wahn.

Parkinsonismus, medikamentöser

▶ Parkinsonoid

Parkinsonoid

PD Dr. med. habil. Ronald Bottlender

Synonyme

Parkinson-Syndrom, medikamentös-toxisch ausgelöstes; Parkinsonismus, medikamentöser

Definition

Das **Parkinsonoid** (DSM-IV-TR 332.1: neuroleptikainduzierter Parkinsonismus) zeigt durch die Einnahme von Medikamenten ausgelöste Symptome der Parkinson-Erkrankung mit der Trias Tremor, Rigor und Hypo- bzw. ▶ Akinese. Neben diesen drei Kardinalsymptomen können zusätzlich Haltungsanomalien, Hypo- und Amimie, kleinschrittiger Gang, vegetative Begleitsymptome (Hypersalivation) und psychische Veränderung vorliegen.

DSM-IV-TR-Kriterien:

1. Mindestens eines der folgenden Zeichen oder Symptome hat sich im Zusammenhang mit der Einnahme neuroleptischer Medikamente entwickelt: a) Parkinson-Tremor (d. h. ein grober, rhythmischer Ruhetremor mit einer Frequenz von drei bis sechs Schlägen pro Sekunde, der Extremitäten, Kopf, Mund und Zunge befällt), b) Parkinson-Rigor (d. h. Zahnradphänomen oder kontinuierlicher „lead pipe"-Rigor), c) Akinese (d. h. Abnahme spontaner Mimik, Gestik, Sprache oder Körperbewegungen).

2. Die Symptome des Kriteriums 1 entwickeln sich innerhalb weniger Wochen nach Beginn oder Dosissteigerung einer neuroleptischen Medikation oder nach Reduktion eines Medikaments, das zur Behandlung (oder Prävention) akuter extrapyramidaler Symptome (z. B. anticholinerge Substanzen) diente.

3. Die Symptome des Kriteriums 1 können durch eine psychische Störung (z. B. katatone oder ▶ Negativsymptome einer ▶ Schizophrenie, psychomotorische

Verlangsamung im Rahmen einer Major Depression) nicht besser erklärt werden. Anhaltspunkte dafür, dass die Symptome durch eine psychische Störung besser erklärt werden können, sind folgende: Die Symptome gehen einer neuroleptischen Medikation voraus oder lassen sich nicht mit dem Muster pharmakologischer Interventionen vereinbaren (z. B. keine Besserung nach Verringerung der neuroleptischen Dosis oder nach Verabreichung eines Anticholinergikums).

4. Die Symptome des Kriteriums 1 gehen nicht auf eine nicht-neuroleptische Substanz oder einen neurologischen oder anderen medizinischen Krankheitsfaktor (z. B. Parkinson-Syndrom, Morbus Wilson) zurück. Anhaltspunkte dafür, dass die Symptome auf einen medizinischen Krankheitsfaktor zurückzuführen sind, sind folgende: Die Symptome gehen der Einnahme einer neuroleptischen Medikation voraus, ungeklärte fokale neurologische Krankheitszeichen sind vorhanden oder die Symptome verschlechtern sich trotz stabiler Medikation weiter.

Pathogenetisch liegt dem Parkinsonoid eine dopaminerge Minderaktivität nigrostriataler und nigropallidaler Bahnen zugrunde, die aufgrund toxischer Schädigung der melaninhaltigen dopaminergen Neurone der Substantia nigra oder aufgrund einer Blockade der D2-Dopaminrezeptoren im Pallidum und Striatum z. B. durch ▶ Neuroleptika entsteht. Rigor und Tremor des Parkinsonoids sind auf eine medikamentös ausgelöste, relative cholinerge Überaktivität im Striatum zurückzuführen. Die Akinese entsteht vor allem durch den medikamentös ausgelösten Dopaminmangel. Das durch Neuroleptika induzierte Parkinsonoid gehört zur Gruppe der extrapyramidalmotorischen Störungen (EPMS). Risikofaktoren sind vor allem hochpotente Neuroleptika. Gerade bei Beginn einer Neuroleptikatherapie tritt das Parkinsonoid mit

einer Wahrscheinlichkeit von 20% auf. Neben dem durch Neuroleptika induzierten Parkinsonoid wird – sehr viel seltener – auch ein Parkinsonoid unter ▶ Antidepressiva (z. B. SSRI) und unter Behandlung mit Kalziumantagonisten (z. B. Flunarizin) gesehen. Bemerkenswerterweise gibt es kein erhöhtes Risiko des Auftretens eines medikamentös ausgelösten Parkinsonoids in bestimmten Altersklassen; die Altersverteilung scheint in etwa gleich zu sein. Therapeutisch steht zunächst die Dosisreduktion des verursachenden Medikaments oder ein Umsetzen auf ein anderes Präparat im Vordergrund. Bei anhaltender Symptomatik kommen anticholinerge, unter Umständen auch dopaminerge Substanzen zum Einsatz (siehe ▶ Anti-Parkinson-Mittel).

Querverweis Krankheit
Extrapyramidal-motorische Störungen; Parkinson-Syndrom

Parkinson-Syndrom, medikamentös-toxisch ausgelöstes

▶ Parkinsonoid

Partieller Schlafentzug

▶ Schlafentzugstherapie

Pathologische Brandstiftung

▶ Pyromanie

Pathologische Persönlichkeit

▶ Persönlichkeitsstörung

Pathologisches Stehlen

▶ Kleptomanie

Perazin

Dr. med. Michael Riedel

Medikamentengruppe

Antipsychotikum; Mittelpotentes Neuroleptikum; Trizyklisches Neuroleptikum; Phenothiazin mit Piperazinylseitenkette
Perazin gehört zur Gruppe der klassischen (konventionellen) ▶ Antipsychotika. Hinsichtlich der Einteilung bezüglich der neuroleptischen Potenz mit dem Chlorpromazin als Mittelpunkt kann Perazin unter den mittelpotenten Antipsychotika eingeordnet werden.

Produktnamen

Perazin (Perazin-neuraxpharm), Taxilan

In Deutschland zugelassene Indikationen

Akuttherapie mittelschwerer ▶ Psychosen, bei denen eine leichte Sedierung erwünscht ist. Langzeitbehandlung schizophrener Psychosen. Sedierung bei psychomotorischen Erregungszuständen psychotischer und nicht-psychotischer Genese.

Pharmakokinetik

Perazin besitzt eine mittelgradige **Affinität** zu den Dopamin-D_2-, Serotonin-$5HT_2$- und Adrenorezeptoren. Eine niedrige Affinität besteht zu den muskarinischen Rezeptoren, eine hohe Affinität zu Histamin-H_1-Rezeptoren.
Die höchste **Serumkonzentration** (T_{max}) wird nach oraler Gabe innerhalb von ein bis vier Stunden erreicht, die Eliminationshalbwertszeit ($t_{1/2}$) beträgt 8–16 Stunden. Die Plasmaproteinbindung ist mit 94–97 % sehr hoch. Steady-state-Bedingungen werden nach sieben bis acht Tagen erreicht.

Die **Metabolisierung** erfolgt über die Isoenzyme CYP 2C9 und CYP 3A4 des Cytochrom-P 450-Systems.

Dosierung

Darreichungsformen: Tabletten, Lösung, Injektionslösung (i. m.).
Einschleichende Dosierung zu Beginn mit bis 75 mg pro Tag. Während der Akut- und Erhaltungstherapie liegen die Dosierungen in Abhängigkeit von Dauer und Schwere der Erkrankung zwischen 75–600 mg pro Tag. Die Tageshöchstdosis kann unter stationären Bedingungen 800 mg betragen; im ambulanten Bereich sollten 300 mg nicht überschreiten werden. In den ersten 24 Stunden sollten nicht mehr als 500 mg verabreicht werden.
Bei **Erregungszuständen** ist eine intramuskuläre Gabe mit bis zu dreimal 50 mg im Abstand von 30 Minuten möglich.

Kontraindikationen

Eine absolute Kontraindikation stellt ein ▶ malignes neuroleptisches Syndrom in der Vorgeschichte während der Behandlung mit Perazin dar.
Akute Alkohol-, Schlafmittel-, Analgetika- u. Psychopharmakaintoxikationen sowie Harnverhalt, Engwinkelglaukom und Morbus Parkinson stellen eine Kontraindikation dar.
Relative Kontraindikationen sind Leber- und Nierenschädigung, kardiale Vorschädigung, Engwinkelglaukom, Prostatahypertrophie und prolaktinabhängige Tumoren.

Nebenwirkungen

Auftreten dosisabhängiger extrapyramidalmotorischer Störungen und vegetativer Nebenwirkungen wie Mundtrockenheit, Akkommodationsstörungen und Obstipation. Müdigkeit, Herz-Kreislauf-Probleme, besonders Hypotonie. Blutbildveränderungen scheinen, abgesehen vom ▶ Clozapin, häufiger aufzutreten als bei den übrigen Antipsychotika. Mögliche Delirprovokation bei Kombination mit ▶ Anticholinergika.

P

Wechselwirkungen

Aufgrund der Metbolisierung über die Isoenzyme CYP 2C9 und CYP 3A3/3A4 des Cytochrom-P 450-Systems können pharmakokinetische Interaktionen mit Substraten, Inhibitoren und Induktoren dieser Isoenzyme auftreten.

Verstärkte Sedierung und Zunahme anticholinerger Nebenwirkungen bei Kombination mit Diphenhydramin, Doxylamin und Promethazin.

Persistierende alkoholinduzierte Demenz

▶ Alkoholdemenz

Personenzentrierte Psychotherapie

▶ Gesprächspsychotherapie

Persönlichkeit, multiple

▶ Persönlichkeitsstörung, multiple

Persönlichkeitsstörung, allgemein

PD Dr. Dipl. Psych. Dieter Wälte
Dipl. Psych. Miriam Stein

Synonyme

Psychopathie; Charakterneurose; Kernneurose; Pathologische Persönlichkeit

Englischer Begriff

Personality disorder

Definition

Überdauernde Verhaltens- und Denkstile einer Person, die sich in starren Reaktionen auf unterschiedliche persönliche und soziale Lebenslagen zeigen und die zu subjektivem Leid oder sozialer Devianz führen.

Volltext

1809 entwickelte der Franzose **Philippe Pinel** mit seiner Charakterisierung der „manie sans délire" die erste nosologische Einordnung gestörter Persönlichkeiten. **Emil Kraepelin** bereitete mit seiner Konstitutionsätiologie den Weg für **Kretschmers** Persönlichkeitspsychologie „Körperbau und Charakter" (1921), die weltweit Forschungsaktivitäten anregte. **Kurt Schneider** griff ebenfalls die Konzepte Kraepelins auf, allerdings ohne deren soziologischwertende Terminologie, und entwickelte eine Einteilung, die zehn Formen psychopathischer Persönlichkeiten umfasste („Die psychopathischen Persönlichkeiten", 1923). Der Einfluss dieser Typologisierung und des triadischen Systems, in dem Schneider die so genannten „abnormen Persönlichkeiten" vom Begriff der Krankheit und den biologisch begründbaren Syndromen abgrenzte, reicht bis in die heutigen ▶ Klassifikationssysteme ICD-10 und DSM-IV-TR. Diese definieren ▶ Persönlichkeitsstörungen (dieser Begriff hat den zu Beginn des 20. Jahrhunderts gebräuchlichen Ausdruck „Psychopathie" aufgrund seiner Stigmatisierungstendenz weitgehend ersetzt) als überdauernde Abweichungen der Kognition, der Affektivität und der interpersonellen Beziehungen von kulturell akzeptierten Normen, deren Beginn in der Adoleszenz oder im frühen Erwachsenenalter liegt, und die zu persönlichem Leid führen. Persönlichkeitsstörungen sind meist ich-synton, die Betroffenen begeben sich, wenn überhaupt, in der Regel zunächst wegen anderer psychischer Erkrankungen in Behandlung oder werden aufgrund sozial devianter bzw. delinquenter Verhaltensweisen auffällig, die auch zu einer Behandlungsbedürftigkeit im forensischen Kontext führen können (siehe ► Persönlichkeitsstörung, dissoziale).

Persönlichkeitsstörung, anankastische

Dr. med. Dipl. Psych. Rolf Dieter Trautmann

ICD-10/DSM-IV-TR-Klassifikation

ICD-10: F60.5; DSM-IV-TR: 301.4.
ICD-10 führt als achtes Diagnosekriterium auf: „Andrängen beharrlicher und unerwünschter Gedanken und Impulse", das so in DSM-IV-TR keine Entsprechung zeigt, während alle anderen Kriterien in beiden ► Klassifikationssystemen ziemlich ähnlich sind. Dies ist insofern von Bedeutung, als damit die anankastische Persönlichkeitsstörung nach ICD-10 eine höhere Korrelation mit der ► Zwangsstörung aufweisen müsste als die entsprechende Störung nach DSM-IV-TR; gleichzeitig schließen sich nach ICD-10 aber die Diagnosen „Zwangsstörung" und „zwanghafte Persönlichkeitsstörung" gegenseitig aus. Die übrigen Kriterien, die erfüllt sein müssen, um diese Störung diagnostizieren zu können, sind nach ICD-10:

- Übermäßiger Zweifel und Vorsicht.
- Ständige Beschäftigung mit Details, Regeln, Listen, Ordnung, Organisation oder Plänen.
- Perfektionismus, der die Fertigstellung von Aufgaben behindert.
- Übermäßige Gewissenhaftigkeit, Skrupelhaftigkeit und unverhältnismäßige Leistungsbezogenheit unter Vernachlässigung von Vergnügen und zwischenmenschlichen Beziehungen.
- Übermäßige Pedanterie und Befolgung von Konventionen.
- Rigidität und Eigensinn.
- Unbegründetes Bestehen auf der Unterordnung anderer unter eigene Gewohn-

heiten oder unbegründetes Zögern, Aufgaben zu delegieren.

Synonyme

Zwanghafte Persönlichkeit(sstörung). Nicht völlig identisch, aber ähnlich dem von Tellenbach beschriebenen „Typus melancholicus"; zeigt auch Ähnlichkeiten mit dem Typ-A-Verhalten, das zur koronaren Herzerkrankung prädisponiert.

Englischer Begriff

Obsessive compulsive personality disorder

Definition

Hauptmerkmal ist das extreme Bedürfnis nach Ordnung, Perfektion und Kontrolle auf Kosten von Flexibilität, Aufgeschlossenheit gegenüber sozialen Beziehungen und Aktivitäten, die Spaß machen, und Effizienz bei der Arbeit. Das Einhalten starrer Regeln und Prinzipien hat in jeder Hinsicht Priorität, selbst wenn dadurch der eigentliche Sinn der Aktivität verloren geht.

Klinik

Menschen mit einer anankastischen Persönlichkeitsstörung haben ein extremes Kontroll- und Sicherheitsbedürfnis. Dies führt jedoch nicht wie bei der Zwangsstörung zu unsinnigen Kontrollhandlungen auf der ► Verhaltensebene, sondern zu einer extremen Intoleranz im Denken. Sie benötigen sowohl für sich selbst starre Regeln und Prinzipien und neigen dazu, auch anderen Menschen solche Regeln und Prinzipien vorzuschreiben. Dies führt häufig zu erheblichen Problemen in interpersonellen Beziehungen, so dass sie sich oft auch aus solchen Beziehungen zurückziehen und eigenbrötlerisch werden. Da es ihnen meist nicht gelingt, 100-prozentig nach ihren Regeln zu leben oder sie bei anderen durchzusetzen, neigen sie immer wieder zu ► depressiven Episoden (siehe ► Depressive Störung, rezidivierende).

Therapie

Menschen mit dieser Störung kommen fast nie wegen dieser Störung in Therapie, weil

P

sie sie selbst nicht als Störung empfinden (ich-synton). Es liegen daher fast keine kontrollierten Studien zur Behandlung dieser Störung vor. Klinisch äußert sich die Störung meist in einer depressiven Episode, die häufig dadurch ausgelöst wird, dass die Betreffenden aus irgendeinem Grund (z. B. zunehmende Komplexität der Arbeitssituation) nicht mehr in der Lage sind, die selbst gesetzten Ansprüche zu erfüllen (Remanenz nach Tellenbach).

Sofortmaßnahmen
Sofortmaßnahmen sind daher pharmakologisch meist ▶ Antidepressiva, psychotherapeutisch zunächst die Herausnahme aus dem belastenden Umfeld, d. h. relativ frühzeitig auch stationäre psychiatrisch/psychotherapeutische Behandlung, bei der Motivation geschaffen werden muss, an der rigiden Persönlichkeitsstruktur etwas zu verändern, was dann am besten in einer langfristig angelegten ambulanten Psychotherapie (siehe ▶ Psychotherapie, ambulante) geschehen sollte.

Epidemiologie
Die Prävalenz in der Normalbevölkerung liegt bei ca. 1 %.

Prognose
Hängt davon ab, ob es gelingt, ein Umfeld (z. B. berufliche Nische) zu schaffen, bei dem die Zwanghaftigkeit eher von Vor- als von Nachteil ist. Eine Veränderung der Persönlichkeitsstruktur gelingt nur sehr selten.

Persönlichkeitsstörung, ängstlich-vermeidende

Dr. med. Dipl. Psych. Rolf Dieter Trautmann

ICD-10/DSM-IV-TR-Klassifikation
ICD-10: Ängstliche (vermeidende) Persönlichkeitsstörung (F60.6).

DSM-IV-TR: Vermeidend-selbstunsichere Persönlichkeitsstörung (301.82).
Die Diagnosekriterien unterscheiden sich in beiden ▶ Klassifikationssystemen nicht wesentlich. Nach ICD-10 müssen folgende Kriterien erfüllt sein, um die Diagnose stellen zu können:

- Andauernde und umfassende Gefühle von Anspannung und Besorgtheit.
- Überzeugung, selbst sozial unbeholfen, unattraktiv und minderwertig im Vergleich mit anderen zu sein.
- Ausgeprägte Sorge, in sozialen Situationen kritisiert oder abgelehnt zu werden.
- Abneigung, sich auf persönliche Kontakte einzulassen, außer man ist sicher, gemocht zu werden.
- Eingeschränkter Lebensstil wegen des Bedürfnisses nach körperlicher Sicherheit.
- Vermeidung sozialer und beruflicher Aktivitäten, die zwischenmenschliche Kontakte voraussetzen, aus Furcht vor Kritik, Missbilligung oder Ablehnung.

Synonyme
Ängstliche (vermeidende) Persönlichkeitsstörung; Vermeidend-selbstunsichere Persönlichkeitsstörung

Englischer Begriff
Avoidant personality disorder

Definition
Diese Störungskategorie wurde aus der Persönlichkeitstheorie von T. Millon (1969, 1996) abgeleitet und erstmals 1980 in DSM-III neu eingeführt in Abgrenzung zur schizoiden Störung. Zentrales Merkmal dieser Störung ist das mangelnde Vertrauen dieser Patienten sowohl zu Mitmenschen als auch zu sich selbst. Der Rückzug aus sozialen und beruflichen Verpflichtungen resultiert aus der ständigen Angst vor Kritik oder Zurückweisung durch andere. Dadurch entwickeln die Patienten auch Defizite in sozial kompetentem Verhalten. Die in ICD-10

und DSM-IV-TR formulierten Kriterien für diese Störung haben dazu geführt, dass diese Diagnose auch dann häufig gestellt wird, wenn „lediglich" eine generalisierte soziale Phobie vorliegt. In den theoretischen Darstellungen sowohl von Millon als auch von Beck u. Freeman (1990), Arntz (1999) oder Rettew (2000) wird diese Störung demgegenüber viel umfassender verstanden, wenn es auch kaum empirische Untersuchungen zu diesen theoretischen Vorstellungen gibt. Danach bezieht sich das Vermeiden nicht nur auf soziale Situationen, sondern auf neue Situationen generell und auf alle Situationen, die (unangenehme) Emotionen hervorrufen könnten (manche Autoren meinen, dass sogar angenehme Emotionen vermieden werden). Millon geht davon aus, dass Menschen mit dieser Störung – ähnlich wie solche mit einer schizoiden Störung – in ihrer frühen Kindheit eine unsichere Bindungserfahrung (im Sinne Bowlby's) gemacht haben, was zu dem generellen Misstrauen sowohl anderen Menschen als auch sich selbst gegenüber führt. Damit in Zusammenhang steht entsprechend der Theorie von Fonagy (Fonagy et al. 2003) eine Mentalisierungsstörung, die auch die Vermeidung von Emotionen generell erklären würde.

Therapie
Die Therapie muss an den beiden zentralen Komponenten ansetzen:
- Entwickeln von Vertrauen in sich und andere, was am ehesten im Rahmen einer langfristigen ambulanten Einzel- und Gruppentherapie erreicht werden kann.
- Training von sozial kompetentem Verhalten.

Wenn man die Störung nicht nur durch das sozial selbstunsichere Verhalten definiert, sondern die oben genannten theoretischen Vorstellungen zugrunde legt, dann wäre zusätzlich ein Training in Emotionsregulation sinnvoll, ähnlich wie es in der dialektischen Verhaltenstherapie (siehe ► Verhaltenstherapie, dialektische) bei Borderline-Störungen (siehe ► Persönlichkeitsstörungen, Borderline-Störung) durchgeführt wird.

Sofortmaßnahmen
Eine spezifische medikamentöse Behandlung existiert nicht, allenfalls können das bisweilen paranoid anmutende Misstrauen dieser Patienten mit niedrigen Dosen eines ► Neuroleptikums gedämpft und die nicht selten anzutreffende depressive Verstimmung (die bis zu akuter ► Suizidalität gehen kann!) mit einem ► Antidepressivum behandelt werden. Zur Behandlung der sozialen Phobie sind ohnehin bereits mehrere Antidepressiva (z. B. Moclobemid, ► Venlafaxin) zugelassen.

Epidemiologie
Prävalenz in der Gesamtbevölkerung ca. 0,5 %. In empirischen Untersuchungen vor allem mithilfe von Selbstbeurteilungsfragebogen wird die Prävalenz oft überschätzt, da die Diagnosekriterien auch erfüllt werden von Personen, die zwar sehr selbstunsicher (generalisierter Typus der sozialen Phobie) sind, nicht aber das von Millon u. a. postulierte spezifische Defizit im Bereich des interpersonellen Vertrauens und der Emotionsregulation aufweisen.

Verlauf
Die Störung zeigt sich meist bereits in der frühen Kindheit in Form von (extrem) schüchternem Verhalten. Dauert diese extreme Selbstunsicherheit bis ins Erwachsenenalter an, haben diese Menschen erhebliche Probleme im beruflichen und privaten Bereich, die wiederum eine ► depressive Episode auslösen können.

Prognose
Es gibt Hinweise darauf, dass das Ausmaß der Störung mit zunehmendem Alter nachlässt.

Persönlichkeitsstörung, Borderline-Störung

Dr. med. Dipl. Psych. Rolf Dieter Trautmann
Prof. Dr. med. Michael Zaudig

ICD-10/DSM-IV-TR-Klassifikation

ICD-10: F60.31 (Emotional instabile Persönlichkeitsstörung, Borderline-Typus).
DSM-IV-TR: 301.83 (Borderline Persönlichkeitsstörung).
Nach DSM-IV-TR muss für die Diagnose Borderline-Persönlichkeitsstörung ein tiefgreifendes Muster von Instabilität in zwischenmenschlichen Beziehungen vorliegen, außerdem im Selbstbild und in den Affekten, sowie von deutlicher Impulsivität. Der Beginn liegt im frühen Erwachsenenalter und manifestiert sich in den verschiedenen Lebensbereichen. Mindestens fünf der folgenden Kriterien müssen erfüllt sein:
- verzweifeltes Bemühen, tatsächliches oder vermutetes Verlassenwerden zu vermeiden,
- ein Muster instabiler, aber intensiver zwischenmenschlicher Beziehung, das durch einen Wechsel zwischen den Extremen der Idealisierung und Entwertung gekennzeichnet ist,
- Identitätsstörung: ausgeprägte und andauernde Instabilität des Selbstbilds oder der Selbstwahrnehmung,
- Impulsivität in mindestens zwei potentiell selbständigen Bereichen (Geldausgaben, Sexualität, Substanzmissbrauch, rücksichtsloses Fahren, „Fressanfälle"),
- wiederholte suizidale Handlungen, Selbstmordandeutungen oder -drohungen oder Selbstverletzungsverhalten,
- affektive Instabilität infolge einer ausgeprägten Reaktivität der Stimmung (z. B. hochgradige episodische Dysphorie, Reizbarkeit oder Angst, wobei diese Verstimmungen gewöhnlich einige Stunden und nur selten mehr als einige Tage andauern),
- chronisches Gefühl von Leere,
- unangemessene, heftige Wut oder Schwierigkeiten, die Wut zu kontrollieren (häufige Wutausbrüche, andauernde Wut, wiederholte körperliche Auseinandersetzungen),
- vorübergehende, durch Belastungen ausgelöste paranoide Vorstellung oder schwere dissoziative Symptome.

Nach ICD-10 (Borderline-Typus F60.31) müssen die allgemeinen Kriterien für ▶ Persönlichkeitsstörung (F60) und mindestens drei der folgenden Kriterien erfüllt sein:
- deutliche Tendenz, unerwartet und ohne Berücksichtigung der Konsequenzen zu handeln,
- deutliche Tendenz zu Streitereien und Konflikten mit anderen vor allem dann, wenn impulsive Handlungen unterbunden oder getadelt werden,
- Neigung zu Ausbrüchen von Wut oder Gewalt mit Unfähigkeit zur Kontrolle explosiven Verhaltens,
- Schwierigkeiten in der Beibehaltung von Handlungen, die nicht unmittelbar belohnt werden,
- unbeständige und unberechenbare Stimmung.

Darüber hinaus müssen nach ICD-10 mindestens zwei der folgenden Eigenschaften und Verhaltensweisen vorliegen:
- Störungen und Unsicherheit bezüglich Selbstbild, Zielen und „inneren Präferenzen" (einschließlich sexueller),
- Neigung, sich in intensive, aber instabile Beziehungen einzulassen, oft mit der Folge von emotionalen Krisen,
- übertriebene Bemühungen, das Verlassenwerden zu vermeiden,
- wiederholte Drohungen oder Handlungen mit Selbstbeschädigung,
- anhaltende Gefühle von Leere.

Im Vergleich der Kriterien ICD-10/DSM-IV-TR wird zwar eine Ähnlichkeit deutlich, aber kein identisches Symptombild.

Nach ICD-10 wird die emotional instabile Persönlichkeitsstörung unterteilt in den Borderline-Typus (siehe oben) und den impulsiven Typus (siehe ▶ Persönlichkeitsstörung, emotional instabile).

Synonyme
Emotional instabile Persönlichkeitsstörung

Englischer Begriff
Borderline personality disorder

Definition
Heutzutage wird die Borderline-Störung als spezifische Störung verstanden, die sich auf der Symptomebene in erster Linie durch eine chronische ▶ Suizidalität, selbstverletzendes Verhalten, emotionale Instabilität und chaotische Beziehungsgestaltung äußert. Ursache dieser Störung ist aus verhaltenstheoretischer Sicht (Linehan) in erster Linie die Kombination von früher Traumatisierung mit gleichzeitiger Invalidierung durch das soziale Umfeld.

In den **Kriterien nicht enthaltene**, aber doch als häufig wahrzunehmende Symptome sind flüchtige ▶ Halluzinationen, Beziehungsideen, hypnagoge Phänomene. Körperliche Behinderungen können die Folge selbstschädigender Verhaltensweisen oder gescheiterter Selbstmordversuche sein. Psychosozial liegen gehäuft Stellenverlust, Ausbildungsunterbrechungen und gescheiterte Ehen vor, und in der Entwicklungsgeschichte dieser Menschen sind körperlicher und ▶ sexueller Missbrauch sowie Vernachlässigung besonders häufig zu finden. Komorbid liegen sehr häufig ▶ affektive Störungen, ▶ Sucht und Missbrauch sowie ▶ Ess-Störungen vor. Darüber hinaus finden sich posttraumatische Belastungsstörung (siehe ▶ Belastungsstörung, posttraumatische) und in der Kindheit ▶ Aufmerksamkeitsdefizit-Hyperaktivitätsstörungen.

Begriffsgeschichte
Um den Begriff Borderline richtig verstehen zu können, ist es wichtig, die historische Entwicklung des Begriffs zu kennen: Er wurde zunächst benutzt, um eine „Borderline-Schizophrenie" von einer „echten" ▶ Schizophrenie abzugrenzen. Damit waren aber in dieser Krankheitsgruppe diejenigen Störungen zusammengefasst, die man heute als Borderline-Störung und ▶ schizotype Störung unterscheidet. Dies ist insofern von Bedeutung, als es noch einige diagnostische Verfahren gibt, die Symptome der heutigen Borderline-Störung und der schizotypen Störung gleichzeitig erfassen (DIB von Gunderson). Erst durch die Arbeiten von Kernberg in den USA und Rohde-Dachser in Deutschland wurde die Borderline-Störung als eigenständige Störung klar beschrieben, wobei allerdings Kernbergs Definition nicht mit derjenigen in den derzeitigen Klassifikationssystemen ICD-10 und DSM-IV-TR identisch ist. Er versteht darunter weniger eine spezifische Störung als vielmehr ein bestimmtes Strukturniveau der Persönlichkeitsorganisation. Für die ▶ Verhaltenstherapie erfolgte eine klare Konzeptualisierung der Borderline-Störung durch M. M. Linehan, die auch die erste manualisierte Therapie (siehe ▶ Verhaltenstherapie, dialektische) in den 1990er Jahren veröffentlichte.

Therapie
Zwei Therapieformen sind bisher empirisch ausreichend validiert, um als evidenzbasiert angesehen werden zu können: aus psychodynamischer Sicht die Transference-Focused Psychotherapy (TFP) nach Kernberg und aus verhaltenstheoretischer Sicht die dialektische Verhaltenstherapie (DBT) nach Linehan.

pharmakologisch
Pharmakologisch können die typischen Zielsymptome (▶ Depression, Angst, emotionale Instabilität) beeinflusst werden. Da die Behandlung meist über längere Zeit (Jahre) durchgeführt werden muss, emp-

fiehlt es sich, möglichst nebenwirkungs-arme Präparate zu benutzen. Für die depressive Symptomatik bieten sich die neueren ► selektiven Serotonin-Wiederaufnahme-hemmer an, zur Beeinflussung der emotionalen Instabilität niedrig dosierte ► Neuroleptika (möglichst Atypika) oder mood stabilizer wie Carbamazepin, ► Lamotrigin usw. Zur kurzfristigen Behandlung von Angstzuständen können auch Benzodiazepine eingesetzt werden (Vorsicht bei Borderline-Patienten mit Suchtanamnese!).

psychotherapeutisch
Die ► Psychotherapie muss langfristig angelegt werden und besteht aus mehreren Abschnitten, in denen ambulante mit stationären Phasen koordiniert sein sollten. Es hat sich im ambulanten Bereich als günstig erwiesen, Borderline-Patienten in einem Netzwerk zu behandeln, in dem sich mehrere niedergelassene Therapeuten zusammenschließen, um auf der einen Seite eine strukturierte Gruppentherapie anbieten zu können und auf der anderen Seite nicht gleichzeitig zu viele Borderline-Patienten in Einzeltherapie haben zu müssen.

Epidemiologie
Die Prävalenz in der Allgemeinbevölkerung wird auf ca. 2 % geschätzt, bei stationären psychiatrischen Patienten liegt sie bei ca. 20 %.
Das Verhaltensmuster der Borderline-Störung ist kulturunabhängig. Die Borderline-Persönlichkeitsstörung wird überwiegend bei Frauen (75 %) diagnostiziert. Die Borderline-Störung ist fünfmal häufiger bei erstgradigen biologischen Verwandten, als in der allgemeinen Bevölkerung zu finden.

Verlauf
Sehr unterschiedlich, am problematischsten (Suizidalität!) im frühen Erwachsenenalter. Einige Studien zeigen, dass der Verlauf auch von Zeitpunkt und Art der durchgeführten Therapiemaßnahmen abhängig ist.

Prognose
Stark abhängig von weiteren komplizierenden Bedingungen: Komorbidität mit posttraumatischer Belastungsstörung und ► dissoziativer Störung aufgrund sexuellen Missbrauchs in der Kindheit, weitere Achse I-Störungen (Zwang, ► Agoraphobie, ► somatoforme Störung, Sucht), soziale Bedingungen (Wohn- und Arbeitssituation, soziale Beziehungen).

Persönlichkeitsstörung, dependente/abhängige

Dr. med. Dipl. Psych. Rolf Dieter Trautmann

ICD-10/DSM-IV-TR-Klassifikation
ICD-10: Abhängige Persönlichkeitsstörung (F60.7).
DSM-IV-TR: Dependente Persönlichkeitsstörung (301.6).
Die Diagnosekriterien unterscheiden sich nicht wesentlich in beiden ► Klassifikationssystemen. Nach ICD-10 müssen folgende Kriterien erfüllt sein, um die Diagnose stellen zu können:
- Bei den meisten Lebensentscheidungen wird an die Hilfe anderer appelliert oder die Entscheidung wird anderen überlassen.
- Unterordnung eigener Bedürfnisse unter die anderer Personen, zu denen eine Abhängigkeit besteht, und unverhältnismäßige Nachgiebigkeit gegenüber den Wünschen anderer.
- Mangelnde Bereitschaft zur Äußerung angemessener Ansprüche gegenüber Personen, zu denen eine Abhängigkeit besteht.
- Unbehagliches Gefühl beim Alleinsein aus übertriebener Angst, nicht für sich allein sorgen zu können.
- Häufige Angst, von einer Person verlassen zu werden, zu der eine enge Beziehung besteht, und auf sich selbst angewiesen zu sein.

- Eingeschränkte Fähigkeit, Alltagsentscheidungen zu treffen ohne ein hohes Maß an Ratschlägen und Bestätigung von anderen.

Synonyme
Nicht völlig identisch zeigt die Asthenische Persönlichkeit einige ähnliche Merkmale.

Englischer Begriff
Dependent personality disorder

Definition
Menschen mit dependenter Persönlichkeitsstörung haben große Schwierigkeiten, selbst alltägliche – geschweige denn gravierendere – Entscheidungen zu treffen, ohne ausgiebig Rat und Bestätigung von anderen einzuholen (Kriterium 1 in DSM-IV-TR). Hauptmerkmal dieser Störung ist nach DSM-IV-TR ein tiefgreifendes und überstarkes Bedürfnis nach Fürsorge, das zu unterwürfigem und anklammerndem Verhalten und Trennungsängsten führt.

Begriffsgeschichte
In den wesentlichen Merkmalen wurde diese Störung bereits von Kurt Schneider als „willensschwache" Persönlichkeit beschrieben. K. Abrahams Beschreibung des oral-rezeptiven Charakters hat ebenfalls viel Ähnlichkeit mit der jetzigen dependenten Persönlichkeit, ebenso der von Karen Horney beschriebene kompliante Typ. In DSM-I wird die dependente Persönlichkeit als Unterform der passiv-aggressiven aufgefasst, in DSM-II taucht sie nicht unter diesem Begriff auf, sondern wird bei der inadäquaten Persönlichkeit, ein Begriff, der auf H. S. Sullivan zurückgeht, beschrieben.

Therapie
Es existieren keine störungsspezifischen Therapieverfahren. Die tiefenpsychologisch orientierten Verfahren, die eine Nachreifung mit der Entwicklung von mehr Autonomie zum Ziel haben, scheinen am ehesten geeignet, an der Unreife dieser Patienten etwas zu verändern. Kontrollierte Therapiestudien liegen nicht vor.

Bei **agoraphober** oder **depressiver Symptomatik**, die häufig im Zusammenhang mit dieser Persönlichkeitsstörung auftritt, ist kognitive Verhaltenstherapie (siehe ▶ Verhaltenstherapie, kognitive) oder interpersonelle Therapie (siehe ▶ Psychotherapie, interpersonelle) wirksam. Bei diesen Patienten ist besonders auf die **Abschlussphase der Therapie** zu achten; da die therapeutische Beziehung viel Sicherheit vermittelt, möchten diese Patienten möglichst lang bei ihrem Therapeuten bleiben. Die Gefahr ist deswegen groß, dass sie jedes Mal, wenn das Ende der Therapie ansteht, erneut Symptome „produzieren".

Der **therapeutische Umgang** mit dependenten Patienten ist insofern (zunächst!) relativ unproblematisch, als sie vor allem Autoritäten gegenüber meist das tun, was ihnen geraten wird. Insofern ist eine direktive Führung zunächst günstig, die je nach komorbider Achse I-Symptomatik (▶ Angststörung oder ▶ Depression) eine spezifische Behandlung einleiten kann. Spezifische pharmakologische Maßnahmen existieren nicht, sie müssen abhängig gemacht werden von der Achse I-Symptomatik (z. B. Depression, Angststörung).

Epidemiologie
In epidemiologischen Untersuchungen mit Selbstbeurteilungsskalen oder strukturierten Interviews wird die dependente Störung relativ häufig diagnostiziert. Dies hängt damit zusammen, dass mehrere ▶ Persönlichkeitsstörungen (u. a. Borderline-Störung, histrionische, ängstlich-vermeidende) auf der ▶ Verhaltensebene ein dependentes Beziehungsmuster zeigen. Die eigentliche dependente Persönlichkeitsstörung dürfte demgegenüber in Behandlungssettings viel seltener in Erscheinung treten, da diese Menschen zumeist über lange Zeit ihres Lebens in der Lage sind, sich die Beziehungskonstellationen zu schaffen, die sie benötigen

Verlauf

Dependente Störungen sieht man nicht selten bei älteren Menschen, die sich ihr Leben lang an jemanden anlehnen konnten, der ihnen wichtige Lebensentscheidungen abgenommen hat, wenn sie die betreffende Person (z. B. durch Tod) verlässt. Es kann dann zum Auftreten einer agoraphoben oder depressiven Symptomatik kommen. Bei jüngeren Menschen tritt die Störung dann auf, wenn sie zu einem Entwicklungsschritt (z. B. Auszug von zuhause) gezwungen werden, ohne dass sie gleich wieder jemanden haben, der sich um sie kümmert. Auch hier kann es zu einer agoraphoben, häufig aber auch einer zwanghaften Symptomatik kommen. Bei diesen jüngeren Patienten muss die Therapie zweigleisig ansetzen, einerseits an der Symptomstörung, zum anderen aber auch Möglichkeiten zur Nachreifung schaffen. Bei den älteren Patienten ist es meist sinnvoll, durch eine direktive ärztliche Führung ein ausreichendes Funktionsniveau aufrechtzuerhalten, was es diesen Patienten ermöglicht, neue Kontakte zu knüpfen, die sie unterstützen.

Prognose

Die dependente Persönlichkeitsstörung zählt zu denjenigen Persönlichkeitsstörungen mit eher günstiger Prognose – zumindest im Hinblick auf das soziale Funktionsniveau.

Persönlichkeitsstörung, dissoziale

Dr. med. Dipl. Psych. Rolf Dieter Trautmann

ICD-10/DSM-IV-TR-Klassifikation

ICD-10: Dissoziale Persönlichkeitsstörung (F60.2).
DSM-IV-TR: Antisoziale Persönlichkeitsstörung (301.7).

Während in ICD-10 beschrieben wird, dass eine Störung des Sozialverhaltens in der Kindheit und Jugend die Diagnose zwar stützt, aber nicht unbedingt Voraussetzung dafür ist, im Erwachsenenalter eine dissoziale Persönlichkeitsstörung diagnostizieren zu können, ist in DSM-IV-TR eine Störung des Sozialverhaltens vor dem 15. Lebensjahr ein wesentliches Diagnosekriterium, auch wenn die Störung selbst erst ab dem Alter von 18 Jahren diagnostiziert werden darf. Wesentliches Merkmal dieser Störung ist nach DSM-IV-TR ein tiefgreifendes Muster von Missachtung und Verletzung der Rechte anderer, das seit dem 15. Lebensjahr auftritt. Da sich die einzelnen Kriterien in beiden ▶ Klassifikationssystemen zum Teil deutlich voneinander unterscheiden, werden sie in Tabelle 1 gegenübergestellt.

Synonyme

Soziopathie; Psychopathie; Antimoralische Persönlichkeit („moral insanity")

Englischer Begriff

Antisocial personality disorder

Definition

Diese Störung wird bisher sowohl in den Diagnosemanualen als auch in Lehrbüchern hauptsächlich über kriminelle Verhaltensweisen definiert, die aber auch bei anderen ▶ Persönlichkeitsstörungen (z. B. emotional instabile vom impulsiven Typ, narzisstische) und auch bei nicht-persönlichkeitsgestörten Menschen vorkommen können. Die zentralen Merkmale auf der Persönlichkeitsebene sind die mangelnde Empathie dieser Personen sowie die Unfähigkeit, aus (negativen) Erfahrungen zu lernen.
Besonders der letzte Punkt erschwert die Therapie; diese Störung gilt allgemein als diejenige Persönlichkeitsstörung mit der schlechtesten Prognose im Hinblick auf

Persönlichkeitsstörung, dissoziale. Tab. 1 Gegenüberstellung der Kriterien von ICD-10 gegenüber DSM-IV-TR der dissozialen Persönlichkeitsstörung.

ICD-10	DSM-IV-TR
1. Herzloses Unbeteiligtsein gegenüber den Gefühlen anderer.	Kein entsprechendes Kriterium.
2. Deutliche und andauernde Verantwortungslosigkeit und Missachtung sozialer Normen, Regeln und Verpflichtungen.	1. Versagen, sich in Bezug auf gesetzmäßiges Verhalten gesellschaftlichen Normen anzupassen, was sich in wiederholtem Begehen von Handlungen äußert, die einen Grund für eine Festnahme darstellen (wobei es nicht tatsächlich zur Festnahme kommen muss).
3. Unvermögen zur Beibehaltung längerfristiger Beziehungen, aber keine Schwierigkeiten, Beziehungen einzugehen.	Kein entsprechendes Kriterium.
4. Sehr geringe Frustrationstoleranz und niedrige Schwelle für aggressives, auch gewalttätiges Verhalten.	4. Reizbarkeit und Aggressivität, die sich in wiederholten Schlägereien oder Überfällen äußern.
5. Unfähigkeit zum Erleben von Schuldbewusstsein oder zum Lernen aus Erfahrung, besonders aus Bestrafung.	7. Fehlende Reue, die sich in Gleichgültigkeit oder Rationalisierung äußert wenn die Person andere Menschen gekränkt, misshandelt oder bestohlen hat.
6. Neigung, andere zu beschuldigen oder vordergründige Rationalisierungen für das eigene Verhalten anzubieten, durch welches die Person in einen Konflikt mit der Gesellschaft geraten ist.	Kein entsprechendes Kriterium.
Kein entsprechendes Kriterium.	2. Falschheit die sich in wiederholtem Lügen, dem Gebrauch von Decknamen oder dem Betrügen anderer zum persönlichen Vorteil oder Vergnügen äußert.
Kein entsprechendes Kriterium.	3. Impulsivität oder Versagen, vorausschauend zu planen.
Kein entsprechendes Kriterium.	5. Rücksichtslose Missachtung der eigenen Sicherheit bzw. der Sicherheit anderer.
Kein entsprechendes Kriterium.	6. Durchgängige Verantwortungslosigkeit, die sich im wiederholten Versagen zeigt, eine dauerhafte Tätigkeit auszuüben oder finanziellen Verpflichtungen nachzukommen.

eine Veränderung der Persönlichkeitsstruktur. Auf der ▶ Verhaltensebene wird das problematische (insbesondere das aggressive und kriminelle) Verhalten (auch ohne Therapie!) mit zunehmendem Alter seltener.

Epidemiologie
Die Prävalenz liegt in der Allgemeinbevölkerung für Männer bei ca. 3 %, für Frauen bei ca. 1 %; in Gefängnissen oder forensischen Einrichtungen und Suchtbehandlungseinrichtungen ist sie deutlich höher.

Persönlichkeitsstörung, emotional instabile

Dr. med. Dipl. Psych. Rolf Dieter Trautmann

ICD-10/DSM-IV-TR-Klassifikation
In ICD-10 wird die emotional instabile Persönlichkeitsstörung unterteilt in den impulsiven Typus (F60.30) und den Borderline-Typus (F60.31). Eine Entsprechung in DSM-IV-TR gibt es nicht; hier wird nur die Borderline-Persönlichkeitsstörung (301.83) be-

P

schrieben. Die emotional instabile Persönlichkeitsstörung wird meist mit Borderline-Störung (siehe ▶ Persönlichkeitsstörung, Borderline-Störung) gleichgesetzt; eine eigenständige wissenschaftliche Literatur zum „impulsiven Typus" existiert praktisch nicht. Von den meisten Autoren wird Impulsivität als zentrales Merkmal aller Cluster-B-Störungen nach DSM-IV-TR (antisoziale, narzisstische, histrionische, Borderline-Störung) angesehen, insofern ist die ICD-10-Einteilung kritisch zu sehen.

Synonyme
Borderline-Störung

Definition
Laut ICD-10 handelt es sich bei der emotional instabilen Persönlichkeitsstörung (Kriterien siehe Persönlichkeitsstörung, Borderline Störung) vom impulsiven Typus um „eine Persönlichkeitsstörung mit deutlicher Tendenz, impulsiv zu handeln ohne Berücksichtigung von Konsequenzen, und mit wechselnder, instabiler Stimmung. Die Fähigkeit vorauszuplanen ist gering und Ausbrüche intensiven Ärgers können zu oft gewalttätigem und explosiblem Verhalten führen; dieses Verhalten wird oft ausgelöst, wenn impulsive Handlungen von anderen kritisiert oder behindert werden." Nach dieser Definition ist diese Störung kaum abgrenzbar gegenüber der dissozialen oder auch manchen narzisstischen Persönlichkeitsstörungen.

Volltext
Als Gemeinsamkeit beider Störungen (Borderline und impulsiver Typus) wird eine Impulsivität und mangelnde Selbstkontrolle gesehen ohne Berücksichtigung von Konsequenzen. F60.30 zeigt Ähnlichkeit zur „reizbaren (explosiblen) Persönlichkeit" bei K. Schneider. Es gibt in der Literatur ansonsten praktisch keine theoretischen Überlegungen dazu, was eine „emotional instabile Persönlichkeitsstörung" ist; man konzentriert sich überwiegend auf den (nach ICD-10) Subtypus der Borderline-Störung

(siehe dort). Entsprechend findet sich auch keine empirische Forschung zur emotional instabilen Persönlichkeitsstörung vom impulsiven Typus.

Therapie
Zur Therapie der Borderline-Störung siehe dort. Eine spezifische Therapie des impulsiven Typus ist nicht bekannt.

Sofortmaßnahmen
Es muss in erster Linie entschieden werden, ob der Patient durch sein aktuelles Verhalten seine Probleme eher noch vergrößert als verkleinert, und ob entsprechend eine Herausnahme aus seinem sozialen Umfeld in Form einer stationären Therapie indiziert ist oder nicht.
Die niedrigdosierte Gabe eines (atypischen) ▶ Neuroleptikums ist oft wirksamer als eine antidepressive oder anxiolytische Medikation. Hierüber liegen jedoch keine Studien vor.
Eine langfristige ▶ Psychotherapie ist bei dieser Störung in den allermeisten Fällen erforderlich. Die Sofortmaßnahme besteht daher insbesondere darin, den Patienten für eine solche langfristige Maßnahme zu motivieren.

Epidemiologie
Es liegen keine empirischen Studien zu Epidemiologie, Verlauf und Prognose der emotional instabilen Persönlichkeitsstörung vom impulsiven Typus vor; zum Borderline-Typus siehe Persönlichkeitsstörung, Borderline-Störung.

Persönlichkeitsstörung, histrionische

Dr. med. Igor Tominschek

ICD-10/DSM-IV-TR-Klassifikation
Zentrale Kriterien nach ICD-10 (F60.4) sind: theatralisches Verhalten, leichte Be-

einflussbarkeit, labile Affektivität, andauerndes Verlangen nach Aktivität, Mittelpunktsstreben, unangemessen verführerisches Auftreten und übermäßiges Interesse an körperlicher Attraktivität.

In der DSM-IV-TR-Konzeptualisierung (301.50) wird eine tiefgreifende und übertriebene Emotionalität und ein übermäßiges Streben nach Aufmerksamkeit betont. Neben den in ICD-10 genannten Kriterien werden als weitere Kriterien genannt: ein übertrieben impressionistischer (wenig detaillierter) Sprachstil. Außerdem würden die Betroffenen zwischenmenschliche Beziehungen enger auffassen, als sie wirklich sind.

Synonyme
Hysterische Persönlichkeit(sstörung); Infantile Persönlichkeit(sstörung)

Englischer Begriff
Histrionic personality disorder

Definition
Begriffsgeschichte
Seit der Einführung von DSM-III (1980) stellt die histrionische Persönlichkeitsstörung eine eigenständige Diagnose dar und wird ätiologisch nicht mehr dem (psychoanalytischen) Hysteriekonzept zugeordnet.

Klinik
Zentrales Merkmal von Menschen mit einer histrionischen Persönlichkeitsstörung ist ein ständiges Bedürfnis nach Aktivität und Ablenkung. Dadurch neigen sie dazu, sich zu überfordern. In Ruhephasen wird ihnen schnell langweilig und sie empfinden Leere und Sinnlosigkeit. Sie suchen die Anwesenheit anderer Menschen, ihre sozialen Beziehungen aber bleiben oberflächlich. Sie weigern sich, die Realität zu akzeptieren, wenn diese nicht ihren Vorstellungen entspricht. Ihre Entscheidungen sind stark emotional gesteuert und werden spontan gefällt. Andererseits können sie aber auch ihre Mitmenschen manipulieren, um ihre

Ziele zu erreichen. Sie unterliegen starken Stimmungsschwankungen und können sich sehr in ihre Gefühlswelt hineinsteigern. Dies kann bis zu spontanen bzw. erpresserischen Suizidankündigungen führen. In zwischenmenschlichen Beziehungen verstehen sie es, Aufmerksamkeit auf sich zu ziehen, neigen aber dazu, ihre Mitmenschen auf Dauer durch ihr übermäßiges Aufmerksamkeitsbedürfnis und ihre Theatralik zu überfordern.

Therapie
Zuerst ist zu prüfen, ob die Fokussierung der Persönlichkeitsproblematik sinnvoll erscheint oder ob eher ein Konfliktmanagement indiziert ist. Im Falle einer Therapie der Persönlichkeitsstörung sollte dem Patienten bewusst gemacht werden, dass sein Leiden und seine häufigen psychosozialen Konflikte eng mit seiner Persönlichkeit zusammenhängen. Denn erst wenn er realisiert, dass sich sein ich-syntones Denken, Fühlen und Verhalten deutlich von dem anderer Menschen unterscheidet, wird er seine Einstellungen und Ansprüche hinterfragen. Die vertrauensvolle Beziehung zum Psychotherapeuten stellt den Rahmen für diesen Veränderungsprozess dar. Oft erleben es diese Patienten als entlastend, wenn ihre Persönlichkeitseigenarten diagnostisch (als histrionische Persönlichkeitsstörung) eingeordnet werden können und somit auch eine spezifische Therapie möglich wird. Das therapeutische Vorgehen sollte klar strukturiert sein und darauf abzielen, die Selbstkontrolle des Patienten zu steigern. Histrionische Patienten sollten lernen, ein Thema zu fokussieren und dabei ihre Emotionen, ihre Kognitionen und ihr Verhalten zu reflektieren. Das (theatralische) Rollenverhalten zu reduzieren und die Authentizität nach außen wie auch im Erleben zu steigern, sind zentrale Ziele der Therapie (siehe ▶ Therapieziele).

Bewertung und Wirksamkeit
Es liegen keine kontrollierten Studien vor.

Sofortmaßnahmen

In Krisensituationen können sedierende ▶ Antidepressiva (z. B. ▶ Trimipramin, 25 mg zur Nacht) und kurzfristig auch Benzodiazepine (z. B. ▶ Lorazepam, 1 mg/Tag; *Cave:* Suchtpotential!) gegeben werden. Eine spezifische Psychopharmakotherapie ist bisher nicht bekannt. Deswegen wird syndromorientiert behandelt.

Da es häufig zu partnerschaftlichen Krisen kommt, sind die ersten therapeutischen Kontakte meist ▶ Kriseninterventionen. Hierbei werden nicht die histrionischen Persönlichkeitseigenarten thematisiert, sondern es geht um Konfliktmanagement. Der Therapeut sollte den Patienten ernst nehmen, aber seine geschilderten Emotionen nicht weiter explorieren, da dies zu einer Eskalation führen kann. Es empfiehlt sich, nüchtern und sachlich den erwachsenen Anteil des Patienten anzusprechen und ihm dadurch zu helfen, sich von seinen Emotionen zu distanzieren und seine erwachsenen Kompetenzen zu nutzen.

Epidemiologie

Die Daten von Studien an der Allgemeinbevölkerung sprechen für eine Prävalenz von 2–3 %. Strukturierte Interviews in psychiatrischen Kliniken ergaben eine Prävalenz von 10–15 %.

Verlauf

Unbehandelt haben Patienten mit histrionischer Persönlichkeitsstörung eine ungünstige Prognose, da sie dazu neigen, ihre Mitmenschen durch ihre Emotionalität zu überfordern. Vor allem die Abnahme körperlicher Attraktivität im Alter und die Aufgabe einer gehobenen beruflichen Position können bei diesen Menschen zu einer depressiven Entwicklung führen. Immer wieder frustran verlaufende, wechselnde partnerschaftliche Beziehungen können in eine resignative Grundhaltung und ein Gefühl der Einsamkeit und Isolation münden. Daraus können sich ▶ Angststörungen entwickeln, die die Funktion haben, Menschen an sich zu binden.

Prognose

Die Prognose im Rahmen einer ▶ Psychotherapie ist entscheidend von der Bereitschaft des Patienten abhängig, die eigenen unrealistischen Erwartungen an sich und die Umwelt anzuerkennen und zu verändern. Neben dem psychotherapeutischen Prozess hat auch das Umfeld einen hohen prognostischen Stellenwert. Ist es dem Patienten möglich, eine Nische zu finden, in der er seine zentralen Bedürfnisse nach Aufmerksamkeit und Abwechslung befriedigen kann, kann er trotz eines auffälligen Persönlichkeitsstils gut zurechtkommen.

Persönlichkeitsstörung, multiple

Dr. phil. Dipl. Psych. Klaus Hartmann

ICD-10/DSM-IV-TR-Klassifikation

Eine nach wie vor kontrovers diskutierte diagnostische Kategorie, die 1994 in DSM-IV begrifflich von „Multiple Persönlichkeitsstörung" zu „Dissoziative Identitätsstörung" umgeändert wurde. Dennoch hat der ältere Begriff in der Allgemeinheit und bei nicht-psychiatrisch-/-psychotherapeutisch spezialisierten Ärzten den höheren Bekanntheitsgrad. In ICD-10 wird noch die Bezeichnung „Multiple Persönlichkeitsstörung" (F44.81) verwendet und ist innerhalb der Hauptkategorie „Dissoziative Störungen" (F44) der Kategorie „Andere dissoziative Störungen (Konversionsstörungen)" (F44.8) untergeordnet. In DSM-IV-TR bilden die Diagnosen „Dissoziative Identitätsstörung" (300.14), „Dissoziative Amnesie" (300.12), „Dissoziative Fugue" (300.13) und „Depersonalisationsstörung" (300.6) – untereinander gleichrangig – die Hauptkategorie „Dissoziative Störungen". Abgesehen von der „formalen" Gewichtung, die im gewissen Sinne die höhere Akzeptanz dieser Störung in den USA (DSM) im

Vergleich zur geringeren in Europa (ICD) wiederspiegelt, wird diese Störung inhaltlich von beiden ▶ Klassifikationssysteme mit fast identischen Kriterien definiert: In ICD-10 sind die Hauptkriterien für MPS (multiple Persönlichkeitsstörung)

- das Vorhandensein von zwei oder mehr verschiedenen Persönlichkeiten in einem Individuum,
- mit eigenen Erinnerungen, Verhaltensweisen und Vorlieben,
- von denen zu einem Zeitpunkt jeweils nur eine nachweisbar ist.

ICD-10 stellt einen engen Zusammenhang zu einem traumatischen Ereignis her, das als Auslöser für einen ersten Wechsel bzw. das Entstehen der ersten anderen Persönlichkeit gilt.
Im Unterschied zu ICD-10 spricht DSM-IV-TR von Identitäten bzw. Persönlichkeitszuständen, um den ungenauen allgemeinsprachlichen Ausdruck „Persönlichkeit" zu präzisieren (Putnam 1989). In DSM-IV-TR ist die dissoziative Identitätsstörung (vormals multiple Persönlichkeitsstörung) definiert über

- die „Existenz von zwei oder mehr unterschiedlichen Identitäten oder Persönlichkeitszuständen,
- jede mit einem eigenen, relativ überdauernden Muster, die Umgebung und sich selbst wahrzunehmen, sich auf sie zu beziehen und sich gedanklich mit ihnen auseinander zu setzen.
- Mindestens zwei dieser Identitäten oder Persönlichkeitszustände übernehmen wiederholt die Kontrolle über das Verhalten der Person".

Damit berücksichtigt DSM-IV-TR, dass es im System von Teilpersönlichkeiten häufig mindestens eine Identität gibt, die über Ko-Bewusstheit verfügt.

Synonyme
MPS; Multiple Persönlichkeit; Dissoziative Identitätsstörung; DIS

Englischer Begriff
Dissociative identity disorder; DID

Definition
Die dissoziative Identitätsstörung ist charakterisiert durch das Vorhandensein von zwei oder mehr unterschiedlichen Identitäten oder Persönlichkeitszuständen, die wiederholt die Kontrolle über das Verhalten der Person übernehmen. Begleitet wird dies durch die Unfähigkeit, sich an wichtige persönliche Informationen zu erinnern, die zu umfassend ist, um durch gewöhnliche Vergesslichkeit erklärt zu werden. Die Störung ist eher durch eine Identitätsfragmentierung als durch eine Vermehrung einzelner Identitäten gekennzeichnet (DSM-IV-TR).

Begriffsgeschichte
Phänomene, die wir heute als „Multiple Persönlichkeit" oder „Dissoziative Identitätsstörung" bezeichnen, wurden bereits im Mittelalter als „Bewusstseinsspaltung" oder als „somnambule Besessenheit" beschrieben (Ellenberger 1996). Im 19. Jahrhundert untersuchte vorrangig Paul Janet multiple Persönlichkeitszustände unter ▶ Hypnose, wobei es damals als wichtig erachtet wurde, den „Subpersönlichkeiten" Namen zu geben, da sie so deutlicher ihre psychologischen Züge zeigten. Ende des 19. Jahrhunderts stieg das Interesse an den zunehmenden Einzelfallschilderungen (z. B. Miss Beauchamp, Dr. Jekyll/Mr. Hyde) zur Persönlichkeitsdissoziation bzw. zu alternierenden Doppelpersönlichkeiten, wodurch nicht zuletzt die Etablierung einer „Persönlichkeitspsychologie" mitmotiviert wurde. Nach 1920 verringerte sich das Interesse an diesem Störungsbild; z. B. wurden bis Ende der 70er Jahre, zumindest nach Bliss (1980), nur etwas über 200 Fälle publiziert, die gleichzeitig eine der Grundlagen der Kriterienfestlegung des DSM-III (APA 1980) waren. Allerdings galt damals diese Störung eher als Kuriosität und wurde im Sinne des Freud-

P

schen Hysteriekonzepts interpretiert. In den 80er Jahren, spätestens nach der Revision des DSM-III (APA 1987), stieg die Anzahl der Arbeiten über multiple Persönlichkeiten (z. B. Putnam 1998) sehr rasch an, und nach der Umbenennung in „Dissoziative Identitätsstörung" (DSM-IV, 1994) vergrößerte sich die Akzeptanz dieser Störung vor allem im angloamerikanischen Raum sprunghaft. Im Jahr 1984 wurde die „International Society for the Study of Multiple Personality and Dissociation" (ISSMP&D) gegründet (1994 in „International Society of the Study of Dissociation" (ISSD) umbenannt). Zeitversetzt vollzog sich in den 90er Jahren dieser Wandel – einschließlich der Gründung einer deutschen Sektion der ISSD – auch im deutschen Sprachraum. Zeitlich parallel mit der Akzeptanz der „multiplen Persönlichkeit" geriet auch die vorübergehend vergessene „▶ posttraumatische Belastungsstörung" (PTBS) wieder in den Aufmerksamkeitsfokus der professionellen ▶ Psychotherapie und Forschung, wobei die PTBS im Vergleich zur MPS eine wesentlich breitere Beachtung fand. Den gemeinsamen Nenner dieser Störungsbilder bilden ätiologisch die Traumatisierungen und pathogenetisch die dissoziativen Verarbeitungsmechanismen. Ursächlich werden vor allem für die Entstehung der MPS frühe und wiederholte Missbrauchserfahrungen (sexuell, physisch, emotional) verantwortlich gemacht. Allerdings wird die Existenz dieser Störung von vielen Fachleuten bezweifelt, und es wird kritisiert, dass insbesondere durch bestimmte Interviewsituationen (vor allem hypnotechnische) falsche Erinnerungen provoziert werden können. Wegen der zunehmenden Falschaussagen (iatrogen induzierte Missbrauchserlebnisse) wurde 1992 die „False Memory Syndrome Foundation" (FMSF) gegründet. Hinsichtlich der Über- oder Unterbewertung des False-memory-Phänomens gehen die Kontroversen nach wie vor weiter.

Volltext

Menschen, die an einer dissoziativen Identitätsstörung leiden, haben im Gegensatz zu anderen nicht nur eine Identität mit spezifischen Verhaltensweisen, Erinnerungen, Krankheiten, Gewohnheiten, Fähigkeiten, Vorlieben und einem eigenen Stil, sondern gleich mehrere, die sich zum Teil deutlich voneinander unterscheiden. Für die Betroffenen liegt die Problematik darin, dass die „ursprüngliche Person" oft keinerlei Kontakt zu den alternierenden Identitäten besitzt, an Zeitverlusten und Amnesien leidet und sich immer wieder mit Handlungen ihrer anderen „Teilidentitäten" konfrontiert sieht, ohne eine Ahnung von deren Existenz zu haben. Für „normale" Menschen ist es kaum nachvollziehbar, was es bedeutet, „Zeit zu verlieren", keine konsistente Vergangenheit zu haben oder Stimmen im Kopf zu hören und sich nicht allein im Körper zu fühlen, Dinge (z. B. Kleidungsstücke, Kosmetik, Schmuck) in der Wohnung zu finden, an deren Herkunft man sich nicht erinnern kann, oder mit unterschiedlichen Hand- bzw. Unterschriften konfrontiert zu werden, die man nicht erklären kann. Betroffene führen ein Leben in permanenter Angst, verrückt zu sein, stehen in ständiger Unsicherheit, weil es überall innere und äußere Trigger (Auslösereize) für einen Identitätswechsel gibt. Neben dem Verhaltensaspekt leiden Menschen mit MPS (über 80 % sind Frauen) zusätzlich an anderen ▶ dissoziativen Störungen und unter vielfältigsten klinischen Symptomen wie Kopfschmerzen, Panikanfällen, ▶ Depressionen, borderlineartigen Störungsbildern mit suizidalen Impulsen, selbstverletzenden Verhaltensweisen in Kombination mit starken Wechseln im affektiven und im allgemeinen Funktionsniveau, ▶ Schlafstörungen, Sexualstörungen, Zwangssymptomen, ▶ Ess-Störungen, akustischen ▶ Halluzinationen, Intrusionen, unerklärbaren Schmerzen und Konversionssymptomen etc.

Zusätzliche (unspezifische) Hinweise für das Vorliegen einer dissoziativen Identitätsstörung können folgende Faktoren sein:

- häufige und langjährige Psychotherapien und Therapieversuche ohne entscheidende Verbesserungen in der Symptomatik,
- die Verwendung des Begriffs „WIR" in Bezug auf die eigene Person,
- das Auftreten getrennter und deutlich unterschiedener „Persönlichkeiten" in einem längeren Gespräch,
- das Vorkommen migräneartiger Kopfschmerzen,
- weibliches Geschlecht,
- Alter zwischen 20 und 40 Jahren,
- in der Anamneseerhebung eine Vorgeschichte einer (sexuellen) Traumatisierung vor dem sechsten Lebensjahr.

Die Forschung zur MPS zeigt, dass eine sehr starke Verknüpfung zwischen frühkindlichen Traumatisierungen (sexuell, physisch, emotional) und dem Auftreten der Störung besteht. Nach einer 1986 durchgeführten Studie des NIMH (National Institute of Mental Health) berichten 97 % der 100 Patienten mit MPS schwerste Traumatisierungen in der Kindheit (Putnam et al. 1986). Abgesehen von psychoanalytischen Modellen (im Sinne der Abwehr zuerst Abspaltung des Traumas, dann Abspaltung einzelner Persönlichkeitsanteile) werden für die Erklärung der Entstehung einer „multiplen Persönlichkeit" neurophysiologische Modelle zur Dissoziation herangezogen, die vor allem auf die ► Dissoziation zwischen impliziten und expliziten Gedächtnissystemen bzw. Dissoziation bei Verknüpfungen innerhalb des expliziten Systems und in Verbindungen mit kortikalen Assoziationszentren fokussieren (z. B. LeDoux 2003). Vermutlich kann Dissoziation ähnlich einer konditionierten Reaktion relativ leicht erlernt werden. Ist sie einmal konditioniert, können ► Stress oder Trigger automatisch bzw. autoregulativ zur Dissoziation führen, beispielsweise zu tranceähnlichem Verhalten, zu ► Depersonali-

sation und zu Erinnerungsverlust (van der Kolk 1999).

Therapie

Diagnostik: Eine genaue klinische Diagnostik der dissoziativen Störungen (Amnesien, Fugue-Episoden, ► Derealisation/Depersonalisation, Identitätskonfusion und Identitätsalteration, Altersregression, autohypnotische Erfahrungen und innerlich hörbare Kommentare) und standardisierte Tests bzw. Screeninginstrumente („DES", deutsch „FDE", Bernstein u. Putnam 1995; Dissociation Questionaire „DIS-Q"; Vanderlinden u. Vandereycken 1995; Structured Clinical Interview for DSM-IV-TR Dissociative Disorders-Revised „SCID-D-R", Steinberg 1994a, 1994b) ermöglichen zusammen mit konsiliarischen Gesprächen mit erfahrenen Fachleuten eine frühzeitige und angemessene Behandlung.

Behandlungsplanung: Bei der Erstellung eines Behandlungsplans sollten grundsätzlich die Patienten mitbeteiligt sein. Behandlungsziele sind im Wesentlichen Symptomreduzierung, Kontrolle dysfunktionalen Verhaltens, Wiederherstellen von Alltagskompetenz und Verbesserung von Beziehungen. Eine Zusammenarbeit mit anderen medizinischen Fachbereichen kann erforderlich sein bei:

- körperlichen Folgeschäden der Misshandlungen bzw. Gewalteinwirkungen aus der Kindheit,
- überstarken somatischen „Erinnerungen" (z. B. traumabezogenen funktionellen und sensorischen Veränderungen),
- Ängsten vor Behandlung,
- behandlungsrelevanter Komorbidität (z. B. Abhängigkeitsstörungen, Ess-Störungen, sexuelle Störungen, emotionale Störungen, ► Angststörungen etc.).

Psychopädagogische und sozialtherapeutische Interventionen sind erforderlich, wenn eine normale Entwicklung durch den Ausbruch der Störungen unterbrochen wurde. Hierzu gehören z. B. Rehabilitationsmaßnahmen, Ausbildungen, Bibliotherapie und. Eine unterstützende Rechtsberatung ist angezeigt, falls Betroffene mit dem Gesetz in Konflikt geraten sind oder wenn z. B. Missbrauchsopfer gegen die Täter klagen.

Psychotherapie bei MPS

Integration ist ein generelles Behandlungsziel, d. h. es wird versucht, ein zunehmendes Gefühl für ein integriertes, alltagstaugliches Selbst zu erhalten. In der Regel werden Behandler versuchen, Kontakt zu den einzelnen „Persönlichkeitsanteilen" herzustellen und anzusprechen; dennoch bleibt das Ziel, die innere Beziehung zwischen den alternierenden Identitätszuständen zu fördern. Dabei ist es bei MPS-Patienten wenig hilfreich, alternierende Identitäten zu drängen, Namen anzunehmen, wenn sie vorher keine hatten, oder unterschiedliche Persönlichkeitsanteile aufzufordern, autonomer zu werden, als sie bereits in der „Hauptperson" funktionieren. Auch sollte man nicht versuchen, einzelne Persönlichkeitsanteile zu ignorieren, loszuwerden oder zu favorisieren.

Ambulante Behandlung in Form von Einzeltherapie ist die empfohlene Behandlungsart; dabei ist die Frequenz der wöchentlichen Sitzungen dem aktuellen Status und der Stabilität der Patienten anzupassen; z. B. im Fall ambulanter Weiterbehandlung nach stationärem Aufenthalt können vorübergehend bis zu drei oder mehr Termine angebracht sein. So genannte „Marathonsitzungen" (länger als 100 Minuten) sollten klar geplant, strukturiert und thematisiert sein, etwa bei hypnotechnischer Bearbeitung traumatischer Erinnerungen, umfangreicheren Diagnoseverfahren oder aus logistischen Gründen. Die Dauer einer ambulanten Therapie ist abhängig von der Komplexität der Störung (z. B. Komorbidität, stationäre Intervallbehandlungen bzw. ▶ Kriseninterventionen etc.).

Stationäre Behandlung sollte auf einer spezialisierten Traumastation einer psychosomatischen Klinik oder in einem psychiatrischen Allgemeinkrankenhaus im Kontext einer zielorientierten Strategie eingesetzt werden, um Betroffene soweit alltagstauglich zu stabilisieren, damit sie die ambulante Therapie so bald wie möglich wiederaufnehmen können. ▶ Therapieziele sind z. B. geplante Bearbeitung von Traumaerinnerungen (Traumasynthese), Konfrontation mit traumatischem Material in der beschützenden Struktur einer Klinikumgebung, die Arbeit mit aggressiven und selbstzerstörerischen Persönlichkeitsanteilen und ihrem Verhalten. Erfahrungsgemäß benötigen MPS-Patientinnen aufgrund wiederkehrender psychischer Störungen (z. B. suizidale Krise, anorektische Krise, massive Dekompensation oder Destabilisierung durch erneute Traumatisierung) zum Teil längere stationäre Behandlung oder eine stationäre ▶ Intervalltherapie. Während des Klinikaufenthalts sollte die Patientin unbedingt auf die ambulante Weiterbehandlung vorbereitet werden; der rechtzeitige Informationsaustausch zwischen stationären und ambulanten Therapeutinnen bzw. Therapeuten ist unverzichtbar.

▶ Gruppenpsychotherapie wird hinsichtlich Effizienz und Notwendigkeit unterschiedlich diskutiert; sie kann eine sinnvolle Ergänzung zu Einzelpsychotherapie sein und Betroffenen die Erfahrung vermitteln, dass sie nicht allein mit dissoziativen Symptomen und traumatischen Erinnerungen fertig werden müssen. In der Praxis dürften reine MPS-Gruppen eher selten zustande kommen; häufiger sind Gruppen mit sexuell missbrauchten Frauen mit PTBS oder dissoziativer Symptomatik, in die MPS-Patientinnen aufgrund der Traumatisierung und der Ähnlichkeit einzelner dissoziativer Reaktionsmuster nach entsprechender Vorbereitung (z. B. ausreichende bei der Integration der Teilidentitäten) manchmal aufgenommen werden können. *Cave:* Bei PTBS-Patientinnen ist das Identitätserleben üblicherweise erhalten, bei MPS-Patientinnen dagegen nicht.

Pharmakotherapie ist zunächst keine primäre Behandlung bei MPS an sich, jedoch ist die Anwendung anxiolytischer Medikamente hilfreich, um einige mit Ängsten verbundene dissoziative Symptome, posttraumatische Stress-Symptome und koexistierende affektive Symptome oder Störungen zu behandeln.

▶ **Hypnose**therapie bzw. der Einsatz von hypnotischen Techniken und EMDR sehen MPS-Experten indiziert im Krisenmanagement (z. B. spontane Flashbacks zu beenden, Neuorientierung in der äußeren Welt, Ich-Stärkung) und bei einzelnen therapeutischen Interventionen (z. B. Erinnern traumatischen Materials, Hilfsmittel beim sicheren Ausdruck von Gefühlen, kognitive Übungen und Entwicklung innerer Ressourcen). Kontroversen bestehen hinsichtlich der Zielsetzung, die Kommunikation zwischen alternierenden Persönlichkeitsanteilen zu fördern oder Persönlichkeitsanteile dazu zu ermutigen, mit der Therapeutin bzw. dem Therapeuten zu kommunizieren. Das Risiko bei diesen Techniken liegt in der Beeinflussung der Korrektheit des hypnotechnisch erhaltenen Materials.

Nonverbale Therapieansätze (z. B. Kunst-, Gestaltungs-, ▶ Bewegungstherapie, angeleitete Freizeitmaßnahmen und Tagebuchschreiben) haben sich, Berichten zufolge, als hilfreiche Bestandteile der laufenden Psychotherapie erwiesen.

Ausführlichere Überblicksinformationen geben die ISSD-Richtlinien für die Behandlung der Dissoziativen Identitätsstörung (Multiple Persönlichkeitsstörung) bei Erwachsenen (Neufassung 1997) oder Fiedler (2001).

Bewertung
Bisher nur Studien der Wirksamkeit EBM III.

Wirksamkeit
MPS-spezifische Therapie ist zweifelsfrei wirksam, wenngleich eine vollständige Heilung eher die Ausnahme sein dürfte; ausreichende Outcome-Forschung fehlt noch.

Sofortmaßnahmen
Nach neuestem Forschungsstand gibt es keine kausale medikamentöse Behandlung für die dissoziative Identitätsstörung, teilweise können aber ▶ Antidepressiva, ▶ Neuroleptika oder kurzfristig ▶ Tranquilizer zur Entlastung eingesetzt werden.

Je nach Notfall (suizidale Krise, depressive Dekompensation, heftige dissoziative Reaktion) muss entsprechend entschieden werden, z. B. stationäre Aufnahme; möglichst schnell Kontakt mit MPS-Spezialisten aufnehmen.

Epidemiologie
Keine zuverlässigen Angaben; im angloamerikanischen Sprachraum und in den Niederlanden werden MPS bzw. DIS häufiger diagnostiziert (z. B. 5–10 % der Patienten in einzelnen psychiatrischen Kliniken) als auf dem übrigen Kontinent; in Deutschland 2–5 % stationär-psychiatrischer Patienten, 1 % in der Allgemeinbevölkerung (Gast et al. 2001).

Verlauf und Prognose
Eine Untersuchung (Dauer 18 Jahre, mit 210 Patienten) ergab als Prognose für die DIS, dass die DIS-spezifische Therapie bei 81 % zu einer Integration führte (bei 19 % dropouts), während dies bei einer unspezifischen psychotherapeutischen Behandlung nur bei 3 % der Patienten der Fall war (Kluft 1984, 1996).

Persönlichkeitsstörung, narzisstische

Dr. med. Igor Tominschek

ICD-10/DSM-IV-TR-Klassifikation
Wird in ICD-10 nicht näher beschrieben, lediglich unter F60.8 als „sonstige spezifische Persönlichkeitsstörungen" aufgeführt.

In DSM-IV-TR wird für die Diagnose einer narzisstischen Persönlichkeitsstörung ein durchgängiges Muster von Grandiosität, ein ständiges Bedürfnis nach Anerkennung und ein Mangel an Einfühlungsvermögen gefordert. Zur Diagnosestellung müssen mindestens fünf der folgenden Kriterien erfüllt sein: übertriebenes ► Selbstwertgefühl, permanente Beschäftigung mit Größenphantasien, Gefühl der Einzigartigkeit und Besonderheit, ständiges Bedürfnis nach Bewunderung, Anspruchsdenken, Ausnutzung zwischenmenschlicher Beziehungen, Mangel an Empathie, Neid und arrogantes Auftreten.

Englischer Begriff
Narcissistic personality disorder

Definition
Begriffsgeschichte
Die narzisstische Persönlichkeitsstörung wurde mit DSM-III 1980 erstmalig in ein psychiatrisches Klassifikationssystem übernommen. Wegbereitend hierzu waren die psychoanalytischen Arbeiten von Kernberg zur Objekt-Beziehung-Theorie. Dieser sieht in der Überidealisierung des eigenen Selbst den Versuch, eine Borderline-Persönlichkeitsorganisation zu kompensieren.

Klinik
Menschen mit einer narzisstischen Persönlichkeitsstörung zeichnen sich durch ein sehr starkes Bedürfnis nach Anerkennung aus. Um diese zu bekommen, sind sie übermäßig leistungsbereit. Sie beziehen ihren Selbstwert hauptsächlich über Anerkennung und Belobigung durch andere und reagieren sehr empfindlich auf Zurückweisung oder Kritik. In zwischenmenschlichen Beziehungen verfolgen sie überwiegend die eigenen Ziele und zeigen wenig Mitgefühl für die Bedürfnisse anderer. Ihrer Umwelt gegenüber präsentieren sie sich erfolgreich und unkompliziert, innerlich aber leiden sie unter starken Stimmungsschwankungen und einem brüchigen Selbstwertgefühl. Da

sie sich für etwas Besonderes halten, erwarten sie eine bevorzugte Behandlung. Kränkungen und Misserfolge können zu depressiven Einbrüchen und suizidalen Krisen führen.

Therapie
Menschen mit einer narzisstischen Persönlichkeitsstörung kommen meist in die Therapie, weil andere ein Problem mit ihnen haben. Sie erleben ihr Verhalten als ich-synton, d. h. sie sehen die Gründe für ihre interpersonellen Konflikte nicht im eigenen Verhalten. Entscheidend ist die differenzierte Indikationsstellung: Soll sich der Patient der Tragweite seiner ► Persönlichkeitsstörung bewusst werden oder geht es in erster Linie um die Stabilisierung seines Selbstwerts. Bei der Aufklärung über die Diagnose kann Informationsmaterial über das Störungsbild hilfreich sein, weil es als abstrakte Diskussionsgrundlage bei der Diagnosestellung dient. D. h., es wird nicht über den Patienten, sondern über seine Störung geredet, was gerade zu Beginn der therapeutischen Beziehung als weniger kränkend erlebt wird. Oft ist es eher eine Erleichterung für den Patienten, wenn er typische Denk- und Verhaltensmuster wiedererkennen kann.

Viele Autoren betonen bei der narzisstischen Persönlichkeitsstörung das Feedback-Problem: Da das grandiose Auftreten von der Umwelt nicht nachvollzogen werden kann, befinden sich die Betroffenen unter permanenten Rechtfertigungsdruck, um ihren fragilen Selbstwert zu schützen. Entscheidend in der Therapie ist die Beziehungsgestaltung und Informationsvermittlung (auch im Sinn von Feedback an den Patienten) im Rahmen einer längerfristigen ambulanten ► Psychotherapie. Aufbau von interpersonellem Vertrauen, das Respektieren von Regeln und Grenzen, Steigerung der Empathie durch Perspektivenwechsel und Aufbau von mehr Authentizität sind hierbei wichtige therapeutische Ziele. **Es besteht die Gefahr von suizidalen Krisen. Eine**

Behandlung durch den Facharzt ist empfehlenswert.

Wirksamkeit und Bewertung
Es liegen keine kontrollierten Studien vor.

Sofortmaßnahmen
Psychopharmakologisch wird syndromorientiert behandelt, da narzisstisch gestörte Patienten eine erhöhte Komorbidität mit ▶ Angststörungen und ▶ depressiven Störungen aufweisen. Besondere Aufmerksamkeit erfordert die Abklärung der ▶ Suizidalität, die gerade bei dieser Patientengruppe zu Bilanzsuiziden führen kann.

Narzisstisch gestörte Menschen suchen sich typischerweise erst dann professionelle Hilfe, wenn sie beruflich oder privat bereits gescheitert sind. Diese Misserfolge führen zu einer schweren Selbstwertkrise und infolgedessen zu ängstlichen und/oder depressiven Syndromen. In diesem Stadium schildern die Patienten soziale Ängstlichkeit, die als soziale Phobie missverstanden werden könnte. Sie ist aber Ausdruck aktuell fehlender Copingmöglichkeiten bei schwerer Selbstwertproblematik. In dieser Phase sollte der Therapeut supportiv und ressourcenorientiert intervenieren.

Epidemiologie
Schätzungen über die Prävalenz der narzisstischen Persönlichkeitsstörung reichen von 2–16 % in klinischen Populationen und liegen unter 1 % in der Allgemeinbevölkerung. Im Bereich der Persönlichkeitsstörungen finden sich die höchsten Komorbiditätsraten mit der histrionischen Persönlichkeitsstörung (siehe ▶ Persönlichkeitsstörung, histrionische). Es wird in der Literatur diskutiert, dass die histrionische Persönlichkeitsstörung die weibliche Variante der narzisstischen Persönlichkeitsstörung sein könnte.

Verlauf
Menschen mit einer narzisstischen Persönlichkeitsstörung können aufgrund ihrer hohen Leistungsbereitschaft große berufliche Erfolge erzielen und dadurch ihren Selbstwert stabilisieren. Entscheidend für die Bereitschaft zur Veränderung ist aber ein Leidensdruck, der sich meist aus persönlichem Scheitern heraus ergibt. Unzufriedenheit und das Misslingen persönlicher Lebenskonzepte sind häufige Gründe für das Aufsuchen psychotherapeutischer Hilfe. An dieser Stelle ist es entscheidend, den Patienten ausführlich über seine Diagnose zu informieren, um dadurch die Notwendigkeit einer Einstellungs- und Verhaltensveränderung deutlich zu machen. Es sollte dem Patienten vermittelt werden, dass die Veränderung von Einstellungen und Verhaltensmustern ein längerfristiger Prozess ist. Die Therapie zielt zuerst darauf ab, dass der Patient dysfunktionales Verhalten antizipiert und kognitiv besser kontrolliert. Erst im weiteren Verlauf ist mit einer Veränderung des emotionalen Erlebens (z. B. Steigerung des Einfühlungsvermögens) zu rechnen.

Prognose
Langzeitstudien zeigen, dass Patienten mit einer narzisstischen Persönlichkeitsstörung nach stationärer Behandlung ähnliche Ergebnisse wie Patienten mit einer Borderline-Persönlichkeitsstörung (siehe ▶ Persönlichkeitsstörung, Borderline-Störung) aufweisen (Stone 2001). Es werden in der Literatur auch sehr positive Therapieverläufe innerhalb weniger Jahre beschrieben (Ronningstam et al. 1995). Das Vorliegen von antisozialen Persönlichkeitszügen im Rahmen einer narzisstischen Persönlichkeitsstörung deutet auf eine schlechte Prognose hin.

Persönlichkeitsstörung, organische

Prof. Dr. med. Michael Zaudig

ICD-10/DSM-IV-TR-Klassifikation
Die **organische Persönlichkeitsstörung** nach ICD-10 (F07.0) zeichnet sich aus

durch mangelndes Durchhaltevermögen, Stimmungslabilität, ▶ Enthemmung, kognitive Rigidität und Veränderungen der Triebstruktur. Für die Diagnose müssen folgende Kriterien vorliegen:

- Mindestens drei der folgenden Merkmale müssen vorliegen:
  - herabgesetzte Fähigkeit, zielgerichtete Aktivitäten durchzuhalten;
  - emotionale Veränderung wie Stimmungslabilität, ▶ Euphorie, ▶ Reizbarkeit, Apathie;
  - enthemmter Ausdruck von Bedürfnissen oder Impulsen;
  - Störungen des inhaltlichen Denkens wie Argwohn, übertriebene Beschäftigung mit einem einzelnen Thema.
  Dauer mindestens sechs Monate.
- Spezifischer organischer Befund bzw. Ursache.
- Keine Bewusstseinstrübung, keine Gedächtnisstörungen.

Nach DSM-IV-TR wird die organische Persönlichkeitsstörung als „Persönlichkeitsveränderung aufgrund eines medizinischen Krankheitsfaktors" beschrieben und zeigt eine Ähnlichkeit mit der ICD-10-Diagnose F07.0. Nach DSM-IV-TR müssen folgende Kriterien erfüllt sein:

- Eine anhaltende Persönlichkeitsstörung, die eine Veränderung der individuellen vorherigen charakteristischen Persönlichkeitsmuster darstellt.
- Konkrete Hinweise, dass das Störungsbild die direkte körperliche Folge eines medizinischen Krankheitsfaktors ist.
- Das Störungsbild kann nicht besser durch eine andere psychische Störung erklärt werden.
- Das Störungsbild tritt nicht ausschließlich im Verlauf eines ▶ Delirs auf.
- Das Störungsbild verursacht in klinisch bedeutsamer Weise Leiden oder Beeinträchtigungen in sozialen, beruflichen oder anderen wichtigen Funktionsbereichen.

Es werden, wie auch in ICD-10, bestimmte **Subtypen** unterschieden, z. B.:

- labiler Typus (vorherrschendes Merkmal ist affektive Labilität),
- enthemmter Typus (psychosoziale Distanzlosigkeit, ▶ Enthemmung),
- aggressiver Typus (Leitsymptom ist aggressives Verhalten),
- paranoider Typus (argwöhnisch, misstrauisch).

Synonyme
Organische Persönlichkeitsveränderung; Organische Wesensänderung

Englischer Begriff
Personality change due to a general medical condition; Organic brain syndrome; Frontal lobe syndrome

Definition
Die Kategorie der organischen Persönlichkeitsstörung bezieht sich auf ein Verhalten, bei dem der Wandel der charakterlichen Eigenschaften den einzigen Ausdruck einer zerebralen Schädigung darstellt.
Das **Hauptmerkmal** ist immer eine anhaltende veränderte Persönlichkeit, die sich durch eine Veränderung von zuvor vorhandenen individuellen charakteristischen Persönlichkeitsmerkmalen auszeichnet. Übliche Erscheinungsweisen der Persönlichkeitsveränderung sind: Affektlabilität, mangelhafte Impulskontrolle, plötzliche Aggressionsausbrüche, distanzloses Verhalten im psychosozialen Kontext, argwöhnisches Misstrauen, aber auch Apathie. Das klinische Erscheinungsbild kann von der Art und der Lokalisation und des pathologischen Prozesses abhängen. Beispielsweise kann eine Frontalhirnverletzung zu Symptomen wie mangelndem Urteilsvermögen oder fehlender Voraussicht, Witzelsucht, Ungehemmtheit und Euphorie führen (siehe enthemmter Typus). Unterschiedlichste neurologische, internistische Krankheitsfaktoren können Persönlichkeitsveränderungen verursachen, z. B., besonders häufig, Schädel-

Hirn-Traumen (siehe Anamnestisches Syndrom, organisch), Tumoren im Zentralnervensystem, zerebrovaskuläre Erkrankungen, Epilepsie, Infektionskrankheiten mit zentralnervöser Beteiligung (z. B. HIV), Hypothyreose, Über- und Unterfunktion der Nebennierenrinde und Autoimmunprozesse mit zentralnervöser Beteiligung (z. B. systemischer Lupus erythematodes).

Im **Vergleich zur Primärpersönlichkeit** können sich Veränderungen als eine Abschwächung der individuellen Eigenart zeigen (hypotypische Variante), andererseits kann sie eine Zuspitzung prämorbider Persönlichkeitseigenschaften darstellen (hypertypische Variante) oder, in seltenen Fällen, einer Umprägung der Gesamtpersönlichkeit gleichkommen (heterotypische Variante).

Diagnostisch wichtig ist die Feststellung eines **definierbaren Beginns der Persönlichkeitsstörung** in Zusammenhang mit einem Unfall oder anderen Erkrankungen; häufig stellt diese Wesensveränderung einen biographischen Knick dar. Gerade enge Angehörige oder Partner können dies oft besser beschreiben als die betroffene Person.

Differentialdiagnostisch muss die organische Persönlichkeitsstörung abgegrenzt werden von anderen Persönlichkeitsstörungen, Altersveränderungen und Persönlichkeitsveränderungen im Rahmen dementieller Entwicklungen.

Therapie

Eine therapeutische Beeinflussung der organischer Persönlichkeitsstörung ist nur sehr begrenzt und symptomatisch möglich. Wesentlich ist eine konsequente Verhaltenskorrektur im Sinn einer behutsamen Rückmeldung von Verhaltensstörungen an den Patienten. Dies stellt große Anforderungen an die Betroffenen, aber auch an die Umgebung dar. Ansatzpunkte für eine medikamentöse Behandlung sind einerseits Aggressivität und Unruhe (Behandlung z. B. mit niedrigpotenten ▶ Neuroleptika oder Carbamazepin), andererseits kann auch der Antriebsmangel Ziel medikamentöser Intervention sein (z. B. ▶ Antidepressiva).

Verlauf und Prognose

In der Frühphase, beispielsweise von schweren Schädel-Hirn-Traumen, kommen Verhaltensstörungen mit guter Remissionstendenz vor. Andererseits können sich irreparable organische Effektzustände ausbilden. Je nach Grunderkrankung ist der Verlauf sehr variabel und dementsprechend auch die Prognose.

Persönlichkeitsstörung, passiv-aggressive

Dr. med. Igor Tominschek

ICD-10/DSM-IV-TR-Klassifikation

Wird in ICD-10 nicht näher beschrieben und unter F60.8 als „sonstige spezifische Persönlichkeitsstörungen" aufgeführt. Die Forschungskriterien in DSM-IV-TR (Anhang) fordern ein durchgängiges Muster negativistischer Einstellungen und passiven Widerstand gegen Forderungen nach angemessener Leistung. Zur Diagnosestellung müssen mindestens vier der folgenden Kriterien erfüllt sein: passiver Widerstand gegenüber angemessenen sozialen und beruflichen Anforderungen, ständiges Gefühl der Benachteiligung, Streitsucht bzw. Dysphorie, Verachtung von Autoritäten, Neidgefühle gegenüber Erfolgreicheren, ständiges Sichbeklagen, Schwanken zwischen Trotz und Reumütigkeit.

Synonyme

Negativistische Persönlichkeitsstörung

Englischer Begriff

Passive-aggressive (negativistic) personality disorder

Definition

Begriffsgeschichte

Bereits 1940 bezeichnete Sullivan die Betroffenen als „negativistische Persönlichkeiten". Seiner Auffassung nach besteht bei diesen Menschen eine besondere ▶ Ambivalenz zwischen interpersoneller Zustimmung und Verweigerung. Die passiv-aggressive Persönlichkeitsstörung wurde in DSM-I (1952) eingeführt, nachdem bei amerikanischen Soldaten sowohl während als auch nach dem zweiten Weltkrieg besonders auffällige Formen des Versagens und Verweigerns beobachtet wurden.

Klinik

Diese Menschen haben Schwierigkeiten, ihre Aggressionen offen (aktiv) zu zeigen. Deswegen verhalten sie sich unkooperativ und lösen dadurch bei ihren Mitmenschen intensiven Ärger aus. Typisch sind das Nichteinhalten von Fristen, die Behinderung von Arbeitsprozessen und das Vergessen von Aufgaben. Beim Beobachter entsteht der Eindruck, dass der Betroffene ihm unliebsame Arbeiten absichtlich langsam oder schlecht erfüllt. Menschen mit passiv-aggressiver Persönlichkeitsstörung erleben die berechtigten Forderungen ihrer Umwelt häufig als Zumutung und fühlen sich missverstanden oder benachteiligt. Sie sind ständig unzufrieden mit ihrer Lebenssituation und machen andere für ihr Unglück verantwortlich. Ob es sich wirklich um eine eigenständige diagnostische Kategorie handelt, wird aktuell kontrovers diskutiert. Da der Aspekt des Widerstandes gegenüber Anforderungen und die Aggressivität sehr betont werden, bestehen erhebliche Überschneidungen zu anderen Persönlichkeitsstörungen. Die negativistische Persönlichkeitsstörung stellt in DSM-IV-TR (Anhang) eine deutliche Erweiterung der passiv-aggressiven Persönlichkeitsstörung dar, indem neben der Widerständigkeit eine durchgängig negativistische, angstgetönte und abwertende Grundhaltung dem Leben gegenüber gefordert wird. Prototypisch ist ein stark rational geprägtes Rechtfertigen des Vermeidungsverhaltens.

Therapie

Wichtige ▶ Therapieziele sind Vertrauen in zwischenmenschliche Beziehungen, Offenheit gegenüber neuen Erfahrungen und Anregung von Risikofreude und Spontaneität. Gerade bei direktiven und psychoedukativen Therapiestrategien ist es entscheidend, den Patienten das Gefühl zu geben, dass sie frei entscheiden und den Therapieprozess aktiv mitbestimmen können. Um therapeutische Krisen zu vermeiden, sollten dem Patienten immer wieder mehrere Themen und Wege vorgeschlagen werden, um ihm ein Gefühl der Wahlfreiheit zu geben. Es sollte bei der Therapieplanung immer die Komorbidität mit anderen Persönlichkeitsstörungen beachtet werden, zumal konkrete Ansätze zur spezifischen Behandlung einer negativistischen Persönlichkeitsstörung bis heute nicht vorliegen.

Sofortmaßnahmen

Es existiert keine spezifische psychopharmakologische Therapie. Die grundsätzlich negativistische Haltung dem Leben gegenüber und die zwischenmenschlichen Konflikte können aber zu einer depressiven Entwicklung führen, die dann entsprechend den Zielsymptomen medikamentös behandelt wird.

Entscheidend ist es, differentialdiagnostisch an diese Diagnose zu denken, wenn die Betroffenen sich durchgängig als Opfer ihrer Umwelt präsentieren bzw. Hilfsangebote konsequent boykottieren. Die Behandlung begleitender depressiver und ängstlicher Syndrome sollte nicht die zugrunde liegende Problematik der Persönlichkeitsstörung vergessen lassen.

Persönlichkeitsstörung, Psychopathie

▶ Persönlichkeitsstörung, Soziopathie

Persönlichkeitsstörung, schizoide

Frank Behrmann

ICD-10/DSM-IV-TR-Klassifikation

Als Persönlichkeitsstörung nach moderner Nomenklatur in DSM-IV-TR als 301.20 und in ICD-10 als F60.0 etwas unterschiedlich beschrieben – dabei in ICD-10 deutlicher von den schizoiden Störungen in der Kindheit (▶ Asperger-Syndrom), von ▶ Schizophrenie, ▶ schizotyper Störung und ▶ wahnhafter Störung abgegrenzt. Als ▶ Persönlichkeitsstörung (nach DSM-IV-TR) wird die schizoide Persönlichkeitsstörung dem so genannten Cluster A (sonderbar, exzentrisch) zugerechnet und damit den dramatisierenden, emotional gestörten und launischen Persönlichkeitsstörungen (Cluster B) und dem ängstlichen, furchtsamen und vermeidenden Persönlichkeitsstörungen (Cluster C) gegenübergestellt.

Definition

Über eine markante Indifferenz gegenüber Mitmenschen und sozialen Situationen, mit reduzierter emotionaler Ansprechbarkeit und Ausdrucksfähigkeit sowie sozialem Rückzug hinaus bilden sich eine komplexe Persönlichkeitsstruktur und -dynamik ab: strukturell auf dem Niveau der ▶ Neurose bis hin zu schwererer, eventuell posttraumatischer und psychosenaher Dynamik und Symptomatik. Ausgeprägte Tendenz nach Unabhängigkeit (Einzelgängertum) verbindet sich mit defizienten Gefühls- und Bindungsäußerungsmöglichkeiten. Abrupte, trennende, paranoide Distanzierungen (wie hinter Glas, Kontakt wie abgeschnitten), Kälte, Arroganz, Unnahbarkeit, flache Affektivität, Indifferenz gegenüber Kritik und Zuwendung, übermäßige Beeinflussung durch Introspektion und Phantasie sind möglich.

Tiefergründig-dynamisch geht es dem schizoiden Menschen um die eigene existenzielle Sicherheit, um Verletzlichkeit bzw. ihrer Abwehr, um psychisches Überleben, gründend auf mangelnder Stabilität, geringem Selbstwert und inkonsistentem Selbstbild.

Von der banalisierenden bis zur Theorie geleiteten Beschreibung werden schizoide Persönlichkeitsstörungen als „autistisch", affektlos, disponiert zu Mathematikern und Physikern beschrieben.

Psychodynamisch ist (durch Einzeltherapieerfahrung) von einer wesentlichen Störung im Kontakt zu frühen Bindungspersonen auszugehen. Im Weiteren wird die Neigung zu Selbstisolation als Abwehr gegen Nähe und Intimität in Beziehungen gewertet. Lern- und Verhaltenspsychologie führen ein Defizit emotionaler und sozialer Kompetenz in menschlichen, gerade zu Nähe, Verbindlichkeit und Gefühl neigenden Beziehung an und sehen dies auch als früh gelernte Vermeidung von interpersonellen Konflikten und entsprechendem Stress an.

Begriffsgeschichte

Die beschriebene Persönlichkeit wurde als Begriff im Zusammenhang mit der Konzeptionalisierung der „Schizophrenie" entwickelt. Insbesondere in den Familien von schizophrenen Menschen wurden Menschen mit sozialer Isolationstendenz und exzentrischer Lebens- und Kommunikationsweise beobachtet. Es handelte sich um Wesenszüge wie bei gebesserten oder kompensierten schizophrenen Patienten. Bleuler beschrieb ein Kontinuum zwischen „schizoidem Charakter", „latenter Schizophrenie" und dekompensierter schizophrener Psychose.

Volltext

Deutlich festgestellt werden muss, dass aber die insbesondere durch die neue Prodromalforschung der Schizophrenie herausgefundenen Zeichen einer werdenden Schizophrenie eher nicht mit den Wesenszügen einer schizoiden Persönlichkeitsstörung übereinstimmen. Bestimmte Denk-,

Gefühl- und Kommunikationsstörungen, Kritiküberempfindlichkeit und Konzentrationsstörungen können allerdings prädiktiven Wert für die Diagnose einer Schizophrenie haben. Aspekte wie die soziale Indifferenz und reduzierte Emotion und Erlebnisfähigkeit sollten als Hauptmerkmale dieser Persönlichkeitsstörung gelten. Die Momente von Empfindsamkeit, Verletzbarkeit und Sprunghaftigkeit sind eher der schizotypen Persönlichkeitsstörung zuzuschreiben. Oft wird die Diagnose der „selbstunsicheren Persönlichkeitsstörung" nicht sicher von der schizoiden Persönlichkeitsstörung differenziert oder mit dieser verwechselt.

Differentialdiagnostisch sind die im Cluster A versammelten Persönlichkeitsstörungen nicht leicht voneinander abzugrenzen.

Therapie

pharmakologisch

Die Medikation ist symptomatisch orientiert: anxiolytische, antidepressive und sedierende Pharmaka der neuen Generation (► SSRI, ► SNRI und ► atypische Neuroleptika) sind zu bevorzugen. Regressivere Funktionszustände im Sinne der Psychosenähe oder manifester Psychosesymptome sind neuroleptisch (► Quetiapin, ► Risperidon, ► Olanzapin) zu behandeln. Eine Gewöhnung an Benzodiazepine oder benzodiazepinähnliche Medikamente ist wie bei den meisten anderen Störungen strikt zu vermeiden.

psychotherapeutisch

Die schon beschriebene Selbstisolation und Kontaktangst sowie die Neigung zum Vermeidungsverhalten gelten psychodynamisch als Beziehungs-, Nähe- und Emotionsabwehr. Dies erschwert auch Kontakt- und Therapieanbahnung sowie den weiteren notwendigen ► Therapieprozess, der oft langsam, widerstandsreich und irritierbar ist. Leidensdruck auf Patientenseite und vordergründig begrenzte Mitarbeit erfordern viel Kompetenz auf Therapeutenseite.

► Psychodynamische Psychotherapie geht davon aus, dass der Patient seine charakteristischen Beziehungsschwierigkeiten auch in der Therapie inszeniert. Hier müssen sie zu Bewusstsein, Durcharbeitung und Veränderung kommen. Wichtig für den Therapeuten ist der professionelle Umgang mit ► Übertragung und ► Gegenübertragung: Nicht die destruktive Tendenz, der der Patient in seiner Vorgeschichte von seinen Beziehungspartnern ausgesetzt war, darf die Überhand gewinnen. Entsprechend muss der Therapeut vermeiden, zur Negativimago zu werden und dabei strafend, abwehrend und abstoßend zu sein. Hierbei spielt es eine wichtige Rolle, dass weniger (kaum) Psychotherapietechnik in formaler Weise einzusetzen ist, sondern eine souveräne, lebenserfahrene Menschlichkeit wirksam werden muss, die in ihrer Spannungsreduktion und Affektreduktion dem Patienten gegenüber neu ist und verändernd wirkt (neue Beziehungserfahrung, hilfreiche Beziehung). Nicht unwichtig aufseiten des Therapeuten sind Lebensstil, Erfahrung, Alter. Persönlichkeit und Selbsterfahrungsanalyse erscheinen unabdingbar, um schizoiden Patienten gegenüber Empathie durchgängig zur Geltung bringen zu können, wenn der schizoide Patient seine problematische Beziehungsgestaltung erkennen und verändern soll.

Die therapeutische Arbeitsbeziehung bedarf der Verbindlichkeit, Regelsetzung und zuverlässigen Präsenz. Ein Aushalten des negativen Beziehungsangebots vonseiten des Patienten, eine Erarbeitung einer positiven Übertragung, Authentizität und Abgrenzung, Konfrontation und die Vermittlung an den Patienten und die Annahme durch den Therapeuten sind unabdingbar. Zwischenmenschliche Beziehungsstörungen, Beziehungsabbrüche, negative Affekte, Instabilität und Missbefinden (schlechte Laune), Gefühllosigkeit und Ängste sind Behandlungsfokus, wobei Aktivität und Stützung durch den Therapeuten gefordert sind. Eine Forcierung (Druck,

Tempo) ist in der Therapie erfahrungsgemäß kontraproduktiv.

Persönlichkeitsstörung, schizotyp

▶ Schizotype Störung

Persönlichkeitsstörung, schizotypische

▶ Schizotype Störung

Persönlichkeitsstörung, Soziopathie

PD Dr. Dipl. Psych. Dieter Wälte
Dipl. Psych. Miriam Stein

ICD-10/DSM-IV-TR-Klassifikation
ICD-10: F60.2; DSM-IV-TR: 301.7.

Synonyme
Dissoziale Persönlichkeitsstörung; Antisoziale Persönlichkeitsstörung

Englischer Begriff
Sociopathy; Sociopathic personality disturbance; Antisocial personality disorder

Definition
Der Begriff der Soziopathie geht auf Partridge (1930) zurück und diente der Bezeichnung einer persönlichkeitsbedingten Dissozialität und Kriminalität als Differenzierung des sehr breit gefassten Oberbegriffs der psychopathischen Persönlichkeiten bzw. ▶ Psychopathien.

Volltext
Die häufig stigmatisierenden Begriffe der Psychopathie und der Soziopathie wurden seit den 1980er Jahren zunehmend durch den Begriff der ▶ Persönlichkeitsstörung ersetzt. Inhaltlich findet sich die Soziopathie heute in der Kategorie der dissozialen Persönlichkeitsstörung (ICD-10: F60.2; siehe ▶ Persönlichkeitsstörung, dissoziale) wieder. Diese zeichnet sich durch eine niedrige Frustrationstoleranz aus und es fällt ihr schwer, ihre Impulse zu kontrollieren. Patienten mit dissozialer Persönlichkeitsstörung erleben kein Schuldbewusstsein und nehmen keine Rücksicht auf die Gefühle anderer Menschen. Beziehungen können nicht aufrechterhalten werden. Oft zeichnet sich diese Persönlichkeitsstörung bereits im Jugendalter ab. Die Jugendlichen fallen dann durch Schuleschwänzen, Stehlen und Gewalt gegen Personen sowie Gegenstände auf.

Therapie
Patienten mit Soziopathie (heute: dissozialer Persönlichkeitsstörung) stellen sich nur selten bei einem Psychotherapeuten vor. Der Anlass zur ▶ Psychotherapie ist nicht selten durch gerichtliche Auflagen gegeben. Durch den Mangel an empirischen Studien gibt es keine evidenzbasierten psychotherapeutischen Interventionen. Mögliche psychotherapeutische Ansätze sollten sich deshalb auf die individuelle Situation des Patienten adaptieren. Dabei lernt der Patient, mögliche Auslöser für sein impulsives oder aggressives Verhalten zu erkennen und Gegenmaßnahmen zu ergreifen. Hilfreich ist auch die Einübung von Strategien, um mit Ärger, Wut und Kritik angemessen umzugehen. Schließlich können auch Ansätze erwogen werden, die auf eine Sensibilisierung für die Folgen des dissozialen Verhaltens hinauslaufen. Bei starker Ausprägung der Soziopathie muss der Therapeut jederzeit damit rechnen, dass der Patient mit dem Gesetz in Konflikt gerät. Häufig sind sozialarbeiterische Interventio-

P

nen erfolgversprechender als rein psychotherapeutische Behandlungsansätze. Bei noch jugendlichen Patienten mit Soziopathie sind Maßnahmen der Jugendhilfe zu erwägen.

Sofortmaßnahmen
Sofortmaßnahmen sind geboten, wenn eine ▶ Fremdgefährdung zu vermuten ist.

Prognose
Soziopathie hat eher eine schlechte Prognose, jedoch sollten alle Möglichkeiten ausgeschöpft werden, die der individuelle Fall eröffnet.

Persönlichkeitsstörungen, Überblick

PD Dr. Dipl. Psych. Dieter Wälte
Dipl. Psych. Miriam Stein

ICD-10/DSM-IV-TR-Klassifikation
ICD-10: F60; DSM-IV-TR: 301 (siehe Definition)

Synonyme
Psychopathie; Charakterneurose; Pathologische Persönlichkeit

Englischer Begriff
Personality disorder

Definition
Überdauerndes Muster von innerem Erleben und Verhalten, das von soziokulturellen Normen abweicht, tiefgreifend, unflexibel und zeitlich stabil ist und sich in der Adoleszenz manifestiert.
Erst seit der Einführung des DSM-III mit dessen deskriptivem Störungsbegriff ist eine Operationalisierung des Begriffs ▶ Persönlichkeitsstörung möglich. Bis zu diesem Zeitpunkt war zudem die Vergabe als komorbide Diagnose nicht erlaubt.

Nach ICD-10 und DSM-IV-TR erfolgt die Diagnose einer Persönlichkeitsstörung (PS) in **zwei Schritten**. Vor der Zuordnung zu spezifischen Persönlichkeitsstörungen müssen **allgemeine Kriterien** erfüllt sein, die eine Abgrenzung von sekundären Persönlichkeitsveränderungen erlauben (**erster Schritt**). Diese Kriterien umfassen eine dauerhafte Abweichung des Betroffenen von Normen hinsichtlich Kognition, Affektivität, Impulskontrolle und Bedürfnisbefriedigung und/oder der Gestaltung zwischenmenschlicher Beziehungen. Dieses Muster ist stabil und unflexibel in einem weiten Bereich persönlicher und sozialer Situationen, der Beginn liegt in der Kindheit oder Adoleszenz. Es entstehen persönlicher Leidensdruck und/oder ein nachteiliger Einfluss auf die soziale Umwelt sowie Beeinträchtigungen in sozialen, beruflichen oder anderen wichtigen Funktionsbereichen.

Erst im **zweiten Schritt** erfolgt die Zuordnung zu einem Subtyp. Die **spezifischen Persönlichkeitsstörungen** werden nach dem DSM-IV-TR-Diagnosesystem anhand des klinischen Bilds in drei Cluster unterteilt: Cluster A kann als „sonderbar, exzentrisch" beschrieben werden, Cluster B als „dramatisch, emotional, und launisch", Cluster C umfasst Verhaltensauffälligkeiten aus dem Spektrum „ängstlich und furchtgeprägt". Tabelle 1 enthält die Clustereinteilung sowie einen Vergleich der beiden Diagnosesysteme.

Es zeigen sich hohe **Komorbiditätsraten** sowohl zwischen den einzelnen spezifischen Persönlichkeitsstörungen als auch zu anderen psychischen Erkrankungen: Etwa zwei Drittel der Patienten mit einer Persönlichkeitsstörung erfüllen die Kriterien für eine Störung der Achse I (DSM-IV-TR).

Hinsichtlich **Ätiologie** und **Pathogenese** stehen derzeit verschiedene Modellvorstellungen in Konkurrenz zueinander, die jedoch bisher nicht überzeugend empirisch abgesichert sind.

Persönlichkeitsstörungen, Überblick. Tab. 1 DSM-IV-TR Gruppierung (Cluster) der Persönlichkeitsstörungen

Cluster	ICD-10	DSM-IV-TR
A	paranoide PS	paranoide PS
	schizoide PS	schizoide PS
	–	schizotypische PS
B	dissoziale PS	antisoziale PS
	emotional instabile PS	Borderline-PS
	Borderline-Typ	
	impulsiver Typ	
	histrionische PS	histrionische PS
	–	narzisstische PS
C	ängstliche (vermeidende) PS	vermeidend-selbstunsichere PS
	abhängige PS	dependente PS
	anankastische PS	zwanghafte PS
Andere spezifische PS	–	depressive PS
	passiv-aggressive PS	passiv-aggressive PS
	narzisstische PS	siehe oben

Therapie

Bisher liegen nur vereinzelt aussagekräftige **Wirksamkeitsnachweise** sowohl für die pharmakologische als auch für die psychotherapeutische Behandlung von Persönlichkeitsstörungen vor. Für die ▶ Borderline-Persönlichkeitsstörung und die selbstunsicher-vermeidende Persönlichkeitsstörung bestand bisher die größte Forschungsaktivität.

Die **pharmakologische Behandlung** der Persönlichkeitsstörungen richtete sich auf bestimmte Zielsyndrome (z. B. kognitive Defizite, Stimmungsschwankungen, ▶ Suizidalität, Fremdaggressivität oder auf zusätzliche Achse I-Störungen) und ist daher nur ein Baustein in einem Gesamtbehandlungskonzept bei schweren Persönlichkeitsstörungen oder kann der Vorbereitung einer psychotherapeutischen Behandlung dienen. Insgesamt ist die empirische Basis zur Wirksamkeitsprüfung der pharmakologischen Behandlung von Persönlichkeitsstörungen schwach. Bisher werden ▶ Neuroleptika und SSRI („off label") eingesetzt.

Psychotherapeutische Interventionen haben sich bei Persönlichkeitsstörungen als effektiv erwiesen, eine vollständige Remission kann jedoch nur selten erreicht werden. Die Effektstärken für die Veränderung von Symptomen und Verhaltensweisen liegen bei psychotherapeutischen Interventionen über 1 (Selbst- und Fremdratings); meist handelt es sich bei den Interventionen um integrative Therapiemodelle. Eine abschließende Beurteilung einzelner Formen von ▶ Psychotherapie ist zum derzeitigen Stand der Forschung nicht möglich. Bewährt hat sich jedoch eine Reihe schulenübergreifender Vorgehensweisen:

- klare Strukturierung des individuellen Gesamtbehandlungsplans,
- Bearbeitung aktueller pathologischer Interaktionsmuster,
- Herstellung einer tragfähigen Arbeitsbeziehung,
- im Bedarfsfall störungsspezifische Behandlung der komorbiden Symptomatik.

Vor der Psychotherapie sind eventuell sozialtherapeutische Maßnahmen oder suchtspezifische Behandlungen einzuleiten.

P

Sofortmaßnahmen
Bei akuter ▶ Suizidalität, die z. B. bei der Borderline-Persönlichkeitsstörung oft vorkommt, geschützte Unterbringung.

Epidemiologie
Die unbehandelte Prävalenzrate von Persönlichkeitsstörungen liegt bei etwa 10 %. Somit sind Persönlichkeitsstörungen etwa so häufig wie ▶ Depressionen oder ▶ Angststörungen; aufgrund der Ich-Syntonie sind sie jedoch seltener behandlungsbedürftig. In klinischen Gruppen liegt die Prävalenz bei bis zu 50 %.

Verlauf
Es gibt Hinweise, dass Persönlichkeitsstörungen in einem gewissen Umfang im Alter remittieren.

Prognose
Die Zusatzdiagnose einer Persönlichkeitsstörung kann – abhängig vom Cluster – die Prognose bei der psychischen Grunderkrankung (Achse I-Störung nach DSM-IV-TR) beeinflussen.

Person-Rolle-Konflikt

▶ Rollenkonflikt

Pflegepersonal, co-therapeutisches

Hans Bechtold

Synonyme
Engl.: Nurse Therapist

Definition
Der Begriff Co-Therapeut wurde ursprünglich für einen zweiten der Therapie beisitzenden Therapeuten gebraucht und war somit an eine Funktion (Beobachtung des aktuellen Therapieprozesses und gegebenenfalls zwischenzeitliche Beratung) gebunden.
Mit der Entstehung von verhaltenstherapeutisch orientierten Klinikkonzepten wurde der Begriff personenbezogen angewandt und hat sich hier als Bezeichnung für verhaltenstherapeutisch weitergebildetes Pflegepersonal etabliert (1976 Psychosomatische Klinik Windach).

Volltext
Maßgebend für die Entwicklung der Co-Therapie war die Überzeugung, dass stationäre ▶ Psychotherapie (siehe ▶ Psychotherapie, stationäre) ein interdisziplinäres Verfahren ist, das die Kooperation verschiedener Berufsgruppen aus dem Sozialbereich erfordert. Insbesondere in verhaltenstherapeutisch orientierten Kliniken hat sich die Bedeutung therapeutisch ausgebildeter Pflegepersonen rasant entwickelt. Grundlegend war die Ansicht, dass das Verhalten der Pflegepersonen unmittelbaren Einfluss auf die Gesundung bzw. Beibehaltung der Krankheit haben kann (operante Verstärkung).
Der Begriff Co-Therapeut sollte sowohl eine Wirkung auf das Selbstbild und das zu verändernde Selbstverständnis der Pflegepersonen haben als auch die größtenteils passiven Erwartungen der Patienten, die an den Begriff Krankenschwester/-pfleger gebunden sind, verändern. Hiermit war für Pflegepersonen ein neues Tätigkeitsfeld, das jedoch anfangs nur unscharf umrissen war, entstanden.
Inzwischen gibt es zahlreiche Ausbildungen zum Co-Therapeuten, die sowohl inhaltlich als auch von ihrer Intensität differieren und zwischen zwei und vier Jahren berufsbegleitend dauern. Einheitliche Richtlinien konnten bislang nicht erarbeitet werden und folglich gibt es für das Berufsbild „Co-Therapeut" auch keine staatliche Anerkennung.
Zu den wichtigsten Tätigkeiten, neben klassischen Pflegeaufgaben, zählen heute:

- die Durchführung von Flooding (maximale Exposition) und ▶ Exposition,
- ▶ Selbstsicherheitstraining,
- ▶ Rollenspiele zum Aufbau von sozialer Kompetenz und von ▶ Bewältigungsstrategien,
- Einüben von Entspannungstechniken,
- Krisengespräche,
- Mitarbeit in indikativen Gruppentherapien.

Darüber hinaus gibt es ein Reihe von Aktivitäten, die sich abhängig von co-therapeutischen Fähigkeiten und klinikspezifischen Interessen entwickelt haben, z. B. Wahrnehmungs- und Genusstraining, ▶ Meditation, musiktherapeutische Gruppe, Märchengruppe, Spielegruppe, Angehörigengespräche.

Pharmakokinetik

Prof. Dr. med. Harald Hampel

Definition
Die Pharmakokinetik ist ein Teilgebiet der Pharmakologie und beschäftigt sich mit den Gesetzen der Absorption, Distribution, Metabolisierung und Elimination von Arzneimitteln im biologischen System (Organismus).

Volltext
Voraussetzung dafür, durch Gabe eines Medikaments einen pharmakologischen Effekt zu erzielen, ist eine ausreichend hohe Konzentration des Therapeutikums an seinem Wirkort im Organismus. Diese Menge hängt einerseits von Dosis und Applikationsform ab (oral, rektal, sublingual, intramuskulär, transdermal, subkutan, per inhalationem). Andererseits wird die tatsächlich am Wirkort vorhandene Dosis von vielen weiteren Faktoren beeinflusst. Auf welche Art und Weise das Medikament primär absorbiert wird, wie sich das Medikament im Organismus verteilt und auf welchen

Wegen es verstoffwechselt und ausgeschieden wird, nimmt entscheidenden Einfluss auf die biologisch-pharmakologische Verfügbarkeit eines Medikaments. Außerdem beeinflussen diese Mechanismen die Verweildauer eines Medikaments und damit die Dauer seiner Wirksamkeit. Diese Zusammenhänge zu beschreiben und zu erklären ist Aufgabengebiet der Pharmakokinetik. Kenntnis über die pharmakokinetischen Eigenschaften eines Medikaments zu haben, ist Voraussetzung für eine effektive und sichere Therapie. Im Wesentlichen nehmen **vier Vorgänge** im Organismus Einfluss auf den Konzentrationsverlauf:

- **Absorption**: Je nach Applikationsart muss ein Medikament verschiedenste natürliche Barrieren überwinden und ist dabei unterschiedlichen chemischen, physikalischen und physiologischen Einflussfaktoren ausgesetzt. Hierbei spielt die Größe und physiko-chemische Kompatibilität (pH-Wert, pk-Wert, Polarität) zwischen Wirkstoff und Absorptionsort eine entscheidende Rolle. So gilt, dass Wirkstoffe mit einem niedrigen pH eher im sauren Milieu, dagegen Wirkstoffe mit einem höheren pH eher im alkalischen Milieu absorbiert werden. Aber auch physiologische Faktoren im Sinne von Blutperfusion oder Verweildauer des Wirkstoffs, z. B. beeinflusst durch die Darmmotilität, beeinflussen die Absorption.
- Nachdem das Pharmakon in die systemische Zirkulation gelangt ist, erfolgt die **Distribution** innerhalb des Organismus über den Blutkreislauf. Dabei sind die Wirkstoffmoleküle nicht frei, sondern häufig an Transportproteine, insbesondere Albumin, gebunden. Am Wirkort können die Moleküle wieder rasch ihre Bindung von den Transportproteinen lösen. Die Verteilungsgeschwindigkeit ist vom Ausmaß der Gewebedurchblutung und somit beispielsweise von alters- oder krankheitsbedingten Durchblutungsstörungen abhängig. Für viele Pharmaka

P

bestehen natürliche Barrieren hinsichtlich ihrer Distribution, beispielsweise in Form der Blut-Hirn-, Blut-Liquor- oder Plazenta-Schranke.

- Im nächsten Schritt erfolgt die **Metabolisierung** des Wirkstoffs in den meisten Fällen durch Enzyme in der Leber und kann in zwei Phasen unterteilt werden. Phase I-Reaktionen umfassen insbesondere Oxidations- und Reduktionsreaktionen. Dabei entstehen pharmakologisch wirksame Metabolite. Phase II-Reaktionen sind Konjugatbildungsreaktionen; dabei entstehen meist unwirksame Metabolite. Die Anwesenheit mehrerer Arzneimittel im Organismus, die auf die gleichen Stoffwechselwege angewiesen sind, kann kompetitiv zu einer Kapazitätslimitierung des beispielsweise hepatischen Metabolisierungsvorgangs führen und so die Konzentration des Wirkstoffs im Plasma und somit auch die Wirkung in schwer vorhersagbarer Art erhöhen.
- Die **Elimination** erfolgt über Niere, Galle, Lunge, Haut und Speichel. In den meisten Fällen (90 %) ist die Niere das Eliminationsorgan. Voraussetzung für die Elimination ist eine genügend hohe Wasserlöslichkeit der zu eliminierenden Substanz. Dabei kann die Niere über Reabsorptions- und Sezernierungsvorgänge unterstützend bei der Elimination einwirken. Die Eliminationsleistung der Niere ist vom renalen Blutfluss abhängig. So können alters- oder krankheitsbedingte Perfusionseinschränkungen zu Störungen der Elimination führen. Als Indikator für die renale Aktivität dient die Creatinin-Clearance.

Phasenmodell

▶ Phasenmodell nach Kanfer/7-Phasen-Modell

Phasenmodell nach Kanfer/7-Phasen-Modell

Dr. phil. Dipl. Psych. Klaus Hartmann

Synonyme
Phasenmodell; Therapiemodell

Definition
In sieben Phasen gegliederter Orientierungsrahmen für das komplexe Geschehen des gesamten therapeutischen Prozesses, in dem die inhaltlichen Schwerpunkte Rollenstrukturierung und therapeutische Arbeitsbeziehung, Motivation und Änderungsbereitschaft, ▶ Verhaltensdiagnostik, Klärung der ▶ Therapieziele, Auswahl und Durchführung therapeutischer Maßnahmen, Evaluation und Transferaspekte einschließlich ihrer Funktionalität und gegenseitigen Wechselwirkung berücksichtigt sind.

Durchführung
Dieses Therapiemodell sollte nicht ausschließlich linear und konsekutiv abgearbeitet werden, sondern ist flexibel zu handhaben, d. h. wenn bestimmte Aspekte eines Problems nicht vollständig bearbeitet sind und sich die notwendigen Informationen oder Bedingungen erst in einer späteren Phase klären, werden die entsprechenden Phasen nochmals durchlaufen.

Volltext
Das 7-Phasen-Modell wurde vornehmlich von Frederick Kanfer entwickelt und wird im Rahmen des Selbstmanagement-Therapieansatzes eingesetzt (Kanfer et al. 2000). Der entscheidende Punkt im Gegensatz zu symptomorientierten Ansätzen ist, dass hierbei die Änderung des Patientenverhaltens im Umgang mit auslösenden und aufrechterhaltenden Bedingungen der Störung im Fokus des therapeutischen Bemühens steht. Bevor jedoch dieser spezielle Prozess gestartet wird, sind eine Reihe

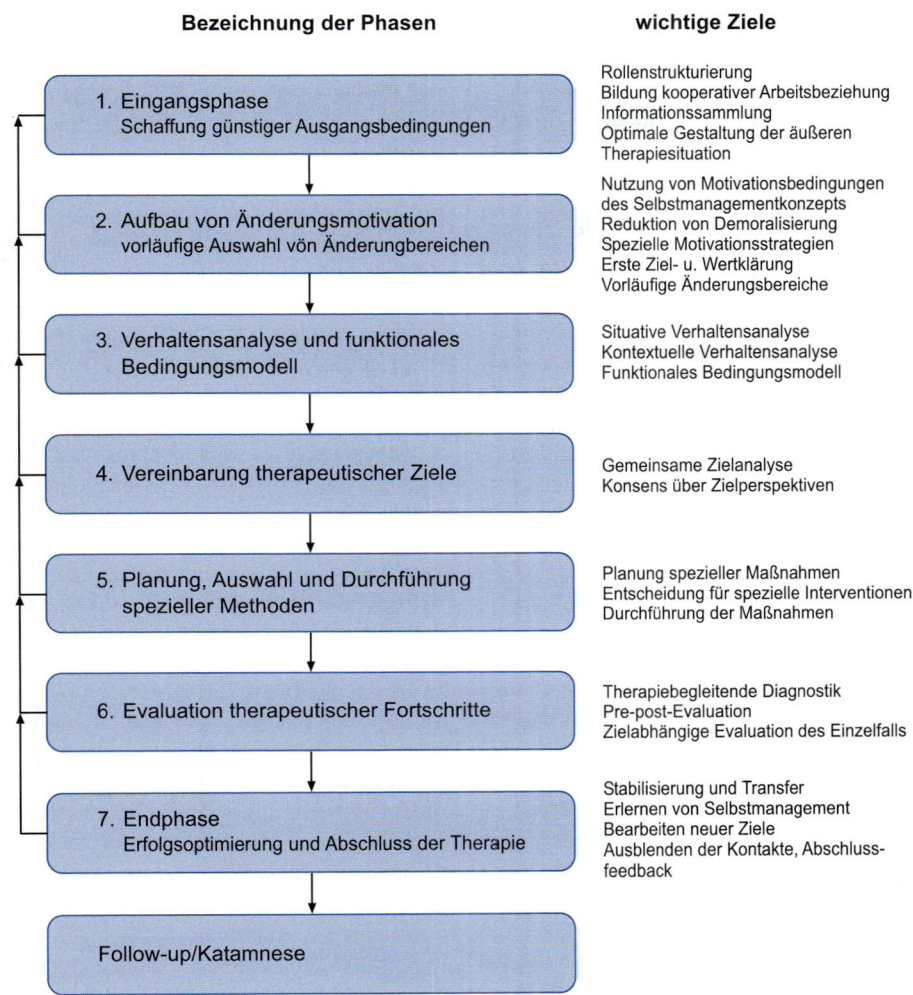

Phasenmodell nach Kanfer/7-Phasen-Modell. Abb. 1 Das 7-Phasen-Modell im Überblick (nach Kanfer et al. 2001).

von informativen, motivationalen und verhaltensdiagnostischen Therapieschritten weitgehend abzuschließen, damit der beabsichtigte Veränderungsprozess erfolgversprechend durchgeführt werden kann (siehe Abbildung 1).

Phase 1

In dieser so genannten **Eingangsphase** werden die Ausgangsbedingungen für eine Therapie optimiert. So muss für diese Therapieform der Patient zunächst über seine

Rolle ebenso aufgeklärt werden wie über die Rolle, die der Therapeut einnimmt. D. h. der Patient kann erwarten, dass der Therapeut ein kompetenter Ansprechpartner ist, dem er vertrauen kann und der ihn ernst nimmt. Er muss aber auch wissen, dass der Therapeut kein „Wunderheiler" ist, der für den Patienten die Probleme löst oder ihm die Symptome entfernt. Der Patient muss von Anfang an wissen, dass er selbst die Eigenverantwortung und Eigenaktivitäten (z. B. ▶ Hausaufgaben, Übungen etc.) für die Veränderung übernehmen und aufbringen muss. Der nächste Aspekt beinhaltet eine erste Sichtung (screening) der Eingangsbeschwerden und eine erste Klärung der Therapieerwartungen des Patienten. Hier erfolgen auch erste Schritte der Verhaltensdiagnostik, ▶ Verhaltens- und ▶ Bedingungsanalyse, wodurch u. a. eine vorschnelle Einengung des Therapeuten auf spektakuläre Symptomaspekte verhindert und zugleich ein besseres Problemverständnis beim Patienten aufgebaut werden soll. Zum anderen können hier bereits vage oder unrealistische Therapieerwartungen des Patienten zugunsten von realisierbaren Therapie- und Änderungszielen korrigiert werden. Danach kann eine vorläufige Klärung über die Gestaltung der Therapie (Frequenz der Termine, Kostenträger, Gesamtdauer etc.) erfolgen.

Phase 2

Dieser Therapieabschnitt beinhaltet zum einen den Aufbau einer therapiekompatiblen **Änderungsmotivation** und zum anderen die vorläufige Auswahl von ▶ Änderungsbereichen. Dabei wird zwischen ▶ Therapiemotivation und ▶ Änderungsmotivation unterschieden. Therapiemotivation kann vieles sein, z. B. dem Druck eines Angehörigen nachzugeben, eine Bestätigung zu erhalten, dass irgendwelche anderen an den eigenen Problemen Schuld haben, dem Rententräger zu zeigen, dass man nicht mehr arbeitsfähig ist etc. Das mögen Gründe sein, warum sich jemand in Therapie begibt; eine Änderungsmotivation, d. h. sein störungsbezogenes Verhalten zu ändern, ist das aber noch nicht. Änderungsmotivation wird in der ▶ Verhaltenstherapie nicht vorausgesetzt, sondern ist eines der ersten Therapieziele. Um zu verhindern, dass der Patient vorschnell im Sinne der „sozialen Erwünschtheit" antwortet, wird ihm z. B. die Frage gestellt, wie sein Leben aussehen würden, wenn er seine Probleme nicht mehr hätte, oder wie er glaubt, das sein Berufsleben, seine Partnerschaft

etc. aussehen würden, wenn ihn der Therapeut in drei Jahren besuchen würde. Wenn der Patient vage antworten würde, er würde sich mit dem Partner besser verstehen, dann wird hartnäckig nachgefragt, was er genau unter „besser verstehen" versteht bzw. was er denn genau anders machen würde als bisher. Ziel ist somit, dem Patienten klar zu machen, dass ein Problem oder Symptom nicht irgendetwas Dingliches ist, das man so einfach loswerden kann, sondern dass sich das Problemverhalten in Wechselwirkung mit seinem sozialen Kontext bewegt, und dass eine Änderung vielfältige Konsequenzen nach sich zieht. Damit muss sich der Patient auch mit der Frage auseinandersetzen, welchen „Preis" er für seine Verhaltensänderung zu zahlen bereit wäre. Der zweite Schwerpunkt dieser Phase betrifft die vorläufige **Auswahl von** ▶ Änderungsbereichen (targets). Prinzipiell können diese das eigene Verhalten (z. B. Kontrolle des Partners, Vermeiden von Auseinandersetzungen und belastenden Situationen), den Partnerbereich (z. B. Trennung, welchen Preis will man zahlen, Aufnahme einer Paartherapie), den beruflichen Bereich (z. B. sich bei Mobbing durchsetzen, den Arbeitsplatz bzw. den Beruf zu wechseln) oder den Freizeitbereich (z. B. sportliche Aktivitäten aufnehmen, gewohntes aber symptomverstärkendes Milieu ändern – etwa Stammtisch aufgeben etc.) betreffen. Dabei ist darauf zu achten, dass zwischen veränderbaren und nicht zu verändernden Problemen und Tatsachen unterschieden wird, ebenso, dass keine utopischen bzw. nicht-erreichbaren Ziele ausgewählt werden.

Phase 3

▶ Verhaltensanalyse und **funktionales Bedingungsmodell** sind zentrale Bestandteile der Verhaltensdiagnostik und damit Voraussetzung und Basis verhaltenstherapeutischen Handelns. In dem von Kanfer, Reinecker und Schmelzer vorgestellten Phasenmodell wird im Wesentlichen zwischen der „**situativen**" und der „**kontextuellen Verhaltensanalyse**" unterschieden.

Erstere befasst sich mit der „Mikroebene" des Verhaltens, d. h. es werden die problematischen Verhaltensausschnitte, Verhaltensexzesse und Verhaltensdefizite sowie deren Häufigkeit, Intensität und Verlauf möglichst genau auf drei Ebenen (kognitive, physiologische, motorische) beschrieben. Danach werden die auslösenden und die aufrechterhaltenden Bedingungen (Konsequenzen auf das Verhalten) ebenfalls auf verschiedenen Ebenen analysiert, und es wird der bisherige Umgang des Patienten mit seiner Problematik (mehr oder weniger effiziente Copingstrategien und mögliche Ressourcen des Patienten) untersucht. Die Genese und die Entwicklung des Problemverhaltens liefern u. a. Hinweise auf mögliche Veränderungsbedingungen (z. B. bei welchem Kontext traten in der Vergangenheit Verbesserungen oder Verschlechterungen auf, welchen Modus hat der Patient gefunden, trotz seines Problems den Alltag zu bewältigen). Schließlich werden noch die Attributionen bzw. das ▶ Health-Belief-Modell des Patienten erfasst, d. h. welche Ursachen sieht der Patient für seine Probleme (Kausalattribution) und wer oder was kann an seinem Problem etwas ändern (Kontrollattribution). In der Praxis müssen diesbezüglich häufig falsche oder unzureichende Vorstellungen modifiziert werden. Die **kontextuelle Verhaltensanalyse** befasst sich mit der „Makroebene" des Verhaltens, d. h. den Systembedingungen (z. B. Familiensystem, Versorgungssystem, Schulsystem etc.) und den übergeordneten Regeln und Plänen des Patienten (vertikale Verhaltensanalyse bzw. Plananalyse). Es handelt sich hier eher um eine groborientierende Analyse mit zum Teil erschließendem und interpretativem Charakter. Wenngleich die Pläne (Familienregeln, Überzeugungen, religiöse oder ideologische Normen etc.) eher in Form von heuristischen Hypothesen erschlossen werden, sind sie therapierelevant, weil sie zum einen die so genannte

kognitive Ebene mitbeeinflussen und zum anderen hier mit kognitiven Methoden angesetzt werden können. Häufig müssen erst die übergeordneten Einstellungen modifiziert werden, um eine ausreichende Änderungsmotivation herstellen zu können.

Phase 4
Das ▶ Vereinbaren therapeutischer Ziele knüpft an den in Phase 2 ausgewählten Änderungsbereichen an, wobei durch eine Zielklärung aus allgemeinen Lebenszielen konkrete Therapieziele herausgefiltert werden. Vage Oberziele (z. B. „besser zurechtkommen", „glücklich sein") müssen konkretisiert werden (z. B. „Wie sieht das genau aus?", „Woran können andere das erkennen?"). Bei grundsätzlich realistischen Therapiezielen muss überprüft werden, ob beim Patient die Voraussetzungen und Fertigkeiten zur Zielerreichung gegeben sind (z. B. will sich der Patient aus der Abhängigkeit von seinen Eltern lösen, kann er sich selbst finanzieren, kann er mit induzierten Schuldgefühlen umgehen etc.?) oder müssen diese erst als Zwischenziele aufgebaut werden. Zielklärung bedeutet aber auch die Berücksichtigung der Wertvorstellungen und Standards aufseiten des Patienten aber auch der des Therapeuten (z. B. bei konservativem versus feministischem Rollenverständnis, bei unterschiedlichen religiösen Orientierungen, bei verschiedenem kulturellem Hintergrund). Bei der abschließenden gemeinsamen Zielvereinbarung sollte geklärt sein, was akzeptiert und was verändert werden soll, wie das Vorgehen strukturiert und wie groß oder klein die einzelnen Schritte sein sollen.

Phase 5
In diesem **Abschnitt erfolgt die Planung, Auswahl und Durchführung spezieller Methoden**, wobei die Frage der Indikation an erster Stelle steht, d. h. welche Veränderungsrichtung und welche Veränderungsprinzipien sind anzuwenden. Hilfreich sind die inzwischen vielfältig vorhandenen störungsspezifischen Therapiemanuale, die

Durchführung und Abfolge einzelner Interventionsschritte beschreiben. Dennoch bleibt es Aufgabe des Therapeuten, die individuelle Anpassung der standardisierten Vorgehensweise unter Berücksichtigung des funktionalen Bedingungsmodells vorzunehmen (z. B. bei ▶ Agoraphobie die Auswahl der Situationen, graduierte oder massierte Konfrontation). Des Weiteren muss hier überprüft werden, ob der Patient über die für die jeweilige Intervention notwendigen Voraussetzungen bereits verfügt (z. B. Wissen, Können, Motivation), und dem Patienten muss das geplante therapeutische Vorgehen ausreichend transparent und verständlich gemacht werden (z. B. über plausible Erklärungsmodelle). Der Therapeut hat den theoretischen und empirischen Wissensbestand der ausgewählten Interventionen zu prüfen und ist für die technischen Aspekte der Durchführung verantwortlich. Bei Maßnahmen, die der Patient allein, etwa in Form von Hausaufgaben, durchzuführen hat, sind mögliche kritische Situationen vorher abzuklären und Notfallmaßnahmen abzusprechen.

Phase 6

Die **Evaluation therapeutischer Fortschritte** ist nur sinnvoll, wenn Therapieziele und Kriterien für Therapieerfolg bzw. Misserfolg festgesetzt sind. Hierzu werden ▶ Selbstbeobachtungsinstrumente mit jeweiligen Einschätzungen der Therapiefortschritte und therapiebegleitende störungsspezifische Fragebögen eingesetzt. Zusätzlich zu dieser Verlaufsmessung kann die Wirksamkeit einer Therapie mittels Prä/Post-Evaluation überprüft werden. Dabei ist es im ambulanten Bereich schwieriger herauszufinden als im stationären, ob die festgestellten Änderungen auf therapeutische oder außertherapeutische Einflussfaktoren zurückzuführen sind. Wenngleich die Evaluation als therapiebegleitende Qualitätssicherungsmaßnahme unverzichtbar ist, dürfen die Evaluationsbemühungen aber nicht dazu führen, dass der Patient durch zu

viele diesbezügliche Aufgaben überfordert wird. Für den Patienten kann seine Mitarbeit am Evaluationsprozess über bereits erreichte Fortschritte einen anspornenden Effekt haben.

Phase 7

Diese „Endphase" dient der **Erfolgsoptimierung** und schließt die Therapie ab. Spätestens in dieser Therapiephase sollte die Transferleistung gefördert werden (z. B. bei Ängsten und Zwängen, die Expositions- und Reaktionsverhinderungsübungen in der natürlichen Umgebung des Patienten durchzuführen; Selbstmanagementstrategien für mögliche Rückfälle zu vermitteln und z. B. durch ▶ Rollenspiele einzuüben). Eine Therapie sollte keinesfalls abrupt beendet, sondern schrittweise ausgeblendet werden, etwa durch größere Abstände zwischen den Terminen. Abschließend sollte eine gegenseitige Rückmeldung über den ▶ Therapieverlauf erfolgen und die Rückfallprophylaxe vorbereitet sein; auch sollten bei Bedarf sogenannte Booster-Sitzungen zur Auffrischung von bestimmten Lerninhalten vereinbart und Katamnesen geplant und durchgeführt werden.

Phasenprophylaxe

Dr. med. Anna Forsthoff
Dr. med. Heinz Grunze

Synonyme

Rückfallprophylaxe; Rückfallprävention

Definition

Siehe ▶ Rückfallverhütung.

Volltext

Dieser Begriff stammt aus der Präventivmedizin und bezieht sich auf die Rückfallverhütung speziell bei phasenhaft verlaufenden psychischen Erkrankungen (Beispiel:

► Lithium als Phasenprophylaxe zur Verhinderung neuer affektiver Episoden bei Patienten mit ► bipolaren affektiven Störungen). Eine Phasenprophylaxe ist dadurch gekennzeichnet, dass sie auch zwischen den Krankheitsphasen, also in den gesunden Intervallen, zum Einsatz kommt und damit das Wiederauftreten neuer Krankheitsphasen verhindern soll. Die Phasenprophylaxe kann medikamentöser Art sein, aber auch psychotherapeutische Verfahren können phasenprophylaktisch wirksam sein.

Phasisch verlaufende Depression

► Depressive Störung, rezidivierende

Phasische Psychosen

► Psychose, zykloide

Phencyclidin

PD Dr. med. Dan Rujescu

Medikamentengruppe
Halluzinogene; Psychotomimetika

In Deutschland zugelassene Indikationen
Es handelt sich um ein nicht-verschreibungs- und -verkehrsfähiges Betäubungsmittel nach dem Betäubungsmittelgesetz (BtMG).

Sonstige Anwendungsgebiete
Phencyclidin (PCP, angel dust) ist ein Acrylcyclohexylamin, das von der Struktur her mit dem Anästhetikum Ketamin verwandt ist und 1956 in den USA als i. v.-Anästhetikum entwickelt wurde. Die bei den klinischen Tests auffallenden halluzinogenen Nebenwirkungen führten dazu, dass PCP als

nicht-verkehrs- und -verschreibungsfähige Droge (BtMG) eingestuft wird. PCP wurde insbesondere in den USA in den 70er und 80er Jahren stark konsumiert.

Pharmakokinetik
PCP wird vollständig über die Schleimhaut ins Blut aufgenommen; seine direkte Wirkung ist von relativ kurzer Dauer. 30–50 % der aufgenommenen Dosis werden unverändert binnen 72 Stunden in den Urin ausgeschieden. Die Metabolisierung erfolgt durch Oxidation zu den inaktiven Metaboliten 4-Phenyl-4-piperidinocyclohexanol und 1-(1-Phenylcyclohexyl)-4-hydroxypiperidin, die in Form ihrer Glukuronide in den Urin ausgeschieden werden.

Dosierung
Das wasserlösliche Pulver kann oral eingenommen, geschnupft oder intravenös injiziert werden, wird aber meist geraucht. PCP wird wie die strukturell verwandten Analogstoffe TCP, PHP, PCE und Ketamin häufig in Kombination mit anderen Drogen angewendet. Die orale Einnahme von bis zu 10 mg führt u. a. zu ► Halluzinationen; die Einnahme von 100 mg kann bis zum Koma führen.

Kontraindikationen
Es handelt sich um ein nicht-verschreibungs- und -verkehrsfähige Betäubungsmittel nach dem Betäubungsmittelgesetz (BtMG).

Nebenwirkungen
Vielfältig. Höhere Dosen können Konvulsionen und/oder längeres Koma mit Todesfolge auslösen.

Wechselwirkungen
Mischkonsum mit anderen atemdepressiven Substanzen, wie z. B. Alkohol, können zu Atemlähmung mit letalem Ausgang führen.

Wirkmechanismus

PCP besitzt halluzinogene, ZNS-stimulierende, ZNS-depressive und analgetische Eigenschaften, deren Auftreten je nach Dosis unterschiedlich ist. Die übliche Straßendosis (1–10 mg) kann Halluzinationen, ▶ Stupor, ▶ Desorientierung, Lethargie, sensorische Isolation und einen starken Koordinationsverlust auslösen. Es sind Symptome möglich, die einer ▶ Schizophrenie ähneln. Außerdem kann es zur Erregung und Agitation kommen, die zu unberechenbaren Gewaltausbrüchen führen können. Aufgrund der dissoziativen Analgesie sind unbemerkte Selbstverletzungen möglich.

Phobie, soziale

Dr. phil. Dipl. Psych. Jürgen Konermann

ICD-10/DSM-IV-TR-Klassifikation

Wie der Begriff bereits nahe legt, fällt die soziale Phobie in ICD-10 unter die Rubrik ▶ phobische Störungen, da zugrunde gelegt wird, dass die Ängste situativ ausgelöst werden (F40.1). Als Hauptmerkmale werden beschrieben: Entweder deutliche Furcht, im Zentrum der Aufmerksamkeit zu stehen oder sich peinlich zu verhalten oder erniedrigendes Verhalten auf sich zu ziehen, oder Vermeidung von Situationen, in denen eben dies aus der subjektiven Sicht des Betroffenen passieren könnte (Kriterium A). Neben Symptomenkomplexen, die laut ICD-10 zur Diagnostik der meisten ▶ Angststörungen vorliegen müssen (Symptome autonomer Erregung, Symptome in Brust und Abdomen, Symptome des Bewusstseins und allgemeine Symptome ▶ Angststörungen), ist zusätzlich das Vorhandensein mindestens eines der folgenden Symptome während der Exposition mit den gefürchteten Situationen gefordert: Erröten oder Zittern, Angst zu erbrechen, Miktions- bzw. Defäkationsdrang oder die Angst davor (Kriterium B).

Es muss eine deutliche emotionale Belastung durch die Symptome vorliegen und der Betroffene muss seine Befürchtungen selbst als übertrieben ansehen (Kriterium C). Die Symptome müssen auf bestimmte Situationen oder Gedanken an sie beschränkt sein (Kriterium D) (Dilling et al. 1994).

In DSM-IV-TR sind sehr ähnliche Symptome zur Diagnostik gefordert. Im Übrigen bietet DSM-IV-TR noch eine wertvolle Differenzierung, u. z. die Möglichkeit, zwischen einer sozialen Phobie, die sich nur über einige gut definierbare Situationen erstreckt, und einer „generalisierten sozialen Phobie", die in fast allen sozialen Situationen auftritt, zu unterscheiden (Vergleich DSM-IV-TR/ICD-10, siehe Zaudig et al. 2000).

Synonyme

Soziale Ängstlichkeit; Erythrophobie

Englischer Begriff

Social phobia

Definition

Begriffsgeschichte

Die erste ausführliche Definition von sozialer Phobie stammt aus dem Jahre 1966 von Marks und Gelder. 1980 fand dieser Begriff, wobei die Störung bis dahin unter die „phobischen Neurosen" gefasst wurde, Eingang in DSM-III, woraufhin es rasche weitere Verbreitung fand und schließlich in die Neuauflage der ICD (ICD-10, 1991) aufgenommen wurde. Marks und Gelder konzipierten ihre Definition als eng umschriebene spezifische Phobie, die sich vor allem auf Situationen bezieht, in denen die betreffende Person unter besonderer Beobachtung anderer steht. Heute wird die Störung in einem weiteren Sinn gebraucht (Stangier u. Fydrich 2002).

Klinik

Die soziale Phobie bietet trotz der eindeutigen diagnostischen Kriterien ein vielgestaltiges Bild (Konermann u. Zaudig 2003).

Es reicht von isolierten Ängsten vor „Im-Mittelpunkt-Stehen" oder vor Leistungssituationen bis zu völliger sozialer Isolation. Bei den schwerer Betroffenen dominiert ein ausgeprägtes Gefühl intensiver Scham, so dass sie in Folge der verhaltenssteuernden Funktion dieses Affektes (Rückzug) aus verschiedenen sozialen Bezügen herausfallen, was ihnen manchmal das Etikett der Eigentümlichkeit oder gar Arroganz einbringt. Scham ist aber auch der dominierende Affekt in einer Untersuchungssituation (also zunächst gegenüber dem Arzt). Zudem erkennen die meisten Betroffenen ihre Probleme nicht als Krankheit, sondern definieren sie als „unnormalen Wesenszug". Beides führt dazu, dass die Beschwerden nicht geschildert werden und die Erkrankung unerkannt bleibt. Ein häufiges Phänomen ist auch, dass die Betroffenen sich ausschließlich mit ihren somatischen Angstkorrelaten beschäftigen. Dies kann soweit gehen, dass der Angstaffekt völlig negiert wird. Nur die Existenz des Schwitzens oder Zitterns mache ihnen zu schaffen, ansonsten hätten sie keine Probleme oder gar Ängste. Selbst wenn die Betroffenen innerlich extreme Ängste ausstehen, sieht ein Außenstehender dies häufig nicht. Für einige Betroffene äußern sich die Ängste nicht in der Wahrnehmung somatischer Angstkorrelate, sondern in einer „Sprachlosigkeit und Denkblocke" infolge innerer Anspannung und Übererregung.

Therapie

Vor der Behandlung ist die **differentialdiagnostische Abgrenzung** insbesondere von der ► Agoraphobie zu beachten. Die Komorbidität mit depressiven Erkrankungen ist hoch und kann spezifische Maßnahmen erfordern. Ebenso sind Abhängigkeiten von beruhigenden Substanzen zu beachten. Neben dem Psychopharmakakonsum ist vor allem auf schädlichen Alkoholikagebrauch zu achten.

An **verhaltenstherapeutischen Methoden** stehen Expositionsverfahren, meist in Kombination mit kognitiven Methoden der Reattributierung und Umstrukturierung an erster Stelle. Auch soziales Kompetenztraining und Entspannungsverfahren werden durchgeführt. Im Rahmen aller Verfahren steht zu Beginn, wie in der ► Verhaltenstherapie allgemein üblich, eine Phase ausführlicher Edukation über die Störung und der aus dem zugrunde liegenden Störungsmodell abgeleiteten Therapiemaßnahmen. Die Wirksamkeit ist jedoch insgesamt nicht ganz befriedigend (siehe unten), was zu Weiterentwicklungen führte. Das empirisch am besten abgeleitete Programm beschreiben Clark und Wells 1995. Neben der Vermittlung eines individuellen Erklärungsmodells werden in einem ersten Schritt Selbstaufmerksamkeit und Sicherheitsverhaltensweisen reduziert. Unter Sicherheitsverhaltensweisen versteht man Versuche, subjektiv auffälliges Verhalten oder Symptome vor der Außenwelt zu verbergen. Danach werden negative Überzeugungen (über sich selbst, sein Erscheinungsbild, sein Verhalten) zunächst per Verhaltensexperiment (► Exposition) infrage gestellt, um anschließend mittels disputiver Techniken bearbeitet zu werden. Maßnahmen zur Rückfallprophylaxe beschließen die Therapie (Stangier u. Fydrich 2002).

Die **psychodynamischen Therapien** haben störungsspezifische Ansätze lange Zeit vernachlässigt, erst recht bei einer Störung, die erst seit ca. 20 Jahren verstärkt Beachtung findet. Hoffmann (in Stangier u. Fydrich 2002) skizziert folgende Merkmale einer modernen psychodynamischen Therapie: Neben einer kognitiven Vorbereitung (Krankheitswert, Therapieprozedere) muss eine affektive Vorbereitung erfolgen, die beim Patienten Bewältigungsmöglichkeiten schafft, sich mit der der Erkrankung zugrunde liegenden Schamproblematik auseinander zu setzen, welches einen zentralen Therapiefokus darstellt. Die Auseinandersetzung mit überhöhten sozialen Leistungsanforderungen an sich sowie die Symptomexposition seien ebenfalls zu

P

berücksichtigen. Arbeit an Ich-Defiziten (vor allem sozialer Fertigkeiten) und am Selbstbild des Patienten sollten keinesfalls vernachlässigt werden. Insgesamt fällt neben methodischen Besonderheiten der zwei Haupttherapieformen die große inhaltliche Übereinstimmung auf, die für diese Störung eine Kombination der scheinbar verschiedenen Vorgehensweisen nicht ausschließen.

Bewertung

Leitlinien zur sozialen Phobie sind publiziert (Dengler u. Selbmann). Es besteht kein Konsens bezüglich des Verfahrens der ersten Wahl. Der Evidenzgrad ist aufgrund der Anzahl der vorliegenden Studien für die Verhaltenstherapie höher einzustufen als für psychodynamische Verfahren.

Wirksamkeit

Metaanalysen ermittelten für die kognitiv-behavioralen Therapieansätze moderate Effektstärken, die jedoch deutlich über der Kontrollbedingung lagen. Entspannungstraining und soziales Kompetenztraining erzielten etwas geringere Effekte, wobei der Unterschied jedoch kein signifikantes Ausmaß erreichte. Pharmakologische Behandlungen mit ▶ SSRIs scheinen kurzfristig einen besseren Effekt zu haben (ebenso eine Behandlung mit ▶ Benzodiazepinen), doch wird bei Absetzen von erheblichen Rückfallraten (z. T. über 50 %) berichtet. Weiterentwicklungen bestehender verhaltenstherapeutischer Ansätze geben Anlass zur Hoffnung, dass die erzielten Therapieeffekte sich deutlich erhöhen lassen.

Therapien psychodynamischer Art sind wenig untersucht; insofern kann diesbezüglich kaum eine belegbare Aussage getroffen werden. Eine vergleichende Psychotherapiestudie belegt die Effizienz beider Verfahren, jedoch eine Überlegenheit der kognitiv-behavioralen Therapie im Bereich des Erwerbs sozialer Kompetenz.

Sofortmaßnahmen

Benzodiazepine (*Cave*: Suchtgefahr) führen in der Regel zu einer raschen Besserung der Symptomatik, sind aber im Hinblick auf Nebenwirkungen, Toleranzentwicklung und Abhängigkeitspotential aufgrund des chronischen Charakters der Erkrankung nicht zu empfehlen. SSRIs und reversible MAO-Hemmer gelten als Medikamente der ersten Wahl. Irreversible ▶ MAO-Hemmer lieferten überzeugende Ergebnisse, sind jedoch aufgrund der zahlreichen und schweren Nebenwirkungen nur bei vorheriger ▶ Therapieresistenz zu empfehlen. Beta-Blocker erfreuen sich bei isolierten sozialen Phobien (Auftrittsängste, Prüfungsängste) großer Beliebtheit, konnten in Studien langfristig jedoch nicht überzeugen (Kern u. Ströhle 2003).

Wie bereits beschrieben, werten viele Betroffene im Gegensatz zu z. B. Agoraphobikern ihre Schwierigkeiten nicht als behandlungswürdige Erkrankung, sondern sehen ihre Probleme als einen Wesenszug ihrer Persönlichkeit. Insofern ist das Erkennen dieser Störung eine wichtige Aufgabe des Arztes. Die Aufklärung über die Erkrankung als behandlungswürdige Störung schafft Therapiemotivation. Ausgeprägtere soziale Ängste sind ein hartnäckiges Phänomen, insofern es bei aller berechtigten Aussicht auf Besserung durch Pharmakologie und ▶ Psychotherapie nicht angebracht ist, eine völlige Beseitigung der Symptomatik in Aussicht zu stellen.

Epidemiologie

Die Prävalenzraten der sozialen Phobie sind ähnlich der der ▶ spezifischen Phobien im Vergleich zu den anderen Angsterkrankungen hoch. Übereinstimmend wird von Lebenszeitprävalenzraten von 3–12 % berichtet. Die berichteten Jahresprävalenzen liegen bei ca. 3–8 %. Die soziale Phobie scheint sich recht früh zu manifestieren. Viele Betroffene und deren Eltern berichten schon in der Vorpubertät von sozialen Schwierigkeiten; das Erstmanifestationsalter der Störung selbst liegt in den meisten Fällen deutlich vor Eintritt ins Erwachsenenalter.

Verlauf

Die Erkrankung verläuft unbehandelt chronisch. Phasen milderer Symptomatik sind eher auf günstige Umweltereignisse zurückzuführen als auf eine Änderung der Erkrankung. Von Spontanremissionen wird wenig berichtet. Unter Behandlung erscheint die Prognose besser, jedoch wird bei ausgeprägter Symptomatik auch mit pharmakologischer und psychotherapeutischer Behandlung meist keine völlige Symptomfreiheit erreicht.

Phobie, spezifische

Dr. phil. Dipl. Psych. Jürgen Konermann

ICD-10/DSM-IV-TR-Klassifikation

In den Klassifikationssystemen spielen die Ausschlusskriterien eine wichtige Rolle. In ICD-10 (unter F40.2) wird eine spezifische Phobie definiert als deutliche Furcht vor einem bestimmten Objekt oder einer bestimmten Situation, die in deutlichem Ausmaß vermieden wird. Explizit wird an dieser Stelle bereits auf die Ausschlussdiagnosen ► Agoraphobie und ► soziale Phobie hingewiesen (Kriterium A). Als Beispiele werden genannt: Tiere (insbesondere Vögel, Insekten), Höhen, Donner, Fliegen, kleine geschlossene Räume, Anblick von Blut oder Verletzungen, Injektionen, Zahnarzt- und Krankenhausbesuche. Das Auftreten von mindestens zwei bestimmten Angstsymptomen aus der Liste, die der Diagnostik aller Angststörungen zugrunde liegt (► Angststörungen) wird im Kriterium B beschrieben. Gefordert wird eine deutliche emotionale Belastung durch die Symptome oder durch das Vermeidungsverhalten sowie die Einsicht, dass die Ängste übertrieben und unvernünftig sind (Kriterium C). Kriterium D weist nochmals auf die Beschränkung der Symptomatik auf die Exposition mit den gefürchteten Situationen oder Objekten hin.

Ferner schlägt ICD-10 eine Typisierung vor in:

- Tier-Typ (Insekten, Hunde etc.),
- Naturgewalten-Typ (z. B. Sturm, Wasser),
- Blut-Injektions-Verletzungs-Typ,
- situativer Typ (Fahrstuhl, Tunnel etc.),
- andere Typen.

DSM-IV-TR (unter 300.29) geht mit dieser Definition weitgehend konform.

Synonyme

Einfache Phobie; Isolierte Phobie; Situationsphobie; Objektphobie

Englischer Begriff

Specific phobia; Simple phobia

Definition

Die spezifische Phobie gibt es nicht; richtiger ist, von verschiedenen Arten spezifischer Phobien zu sprechen. Früher wurden die spezifischen Phobien etwas irreführend als „einfache" Phobien beschrieben. Dies mag insofern gerechtfertigt sein, als die Furcht vor einem phobischen Objekt oder einer phobischen Situation allein selten krankheits- und damit therapierelevante Ausmaße annimmt. Die Konnotation von Harmlosigkeit, die das Wort „einfach" in sich birgt, ist dann nicht mehr angebracht, wenn das gefürchtete Objekt oder die Situation einen wichtigen Bestandteil im Leben ausmacht, wie z. B. bei ausgeprägter Dunkelangst. Dennoch gelingt es den meisten Betroffenen, ihr Leben nach ihren ja meist sehr begrenzten Einschränkungen auszurichten, und sie werden nur selten klinisch auffällig. Die Exposition kann für den Betreffenden sehr belastend sein und durchaus eine heftige situationsgebundene Panikattacke provozieren. In der Regel klingt die Symptomatik nach Ende der Exposition sehr rasch ab. Es existiert eine fast unüberblickbar große Anzahl von Bezeichnungen für spezifische Phobien (von Aichmophobie = Angst vor spitzen Gegenständen über

P

Gymnophobie = Angst vor Nacktheit bis Xenophobie = Angst vor Fremden und Zoophobie = Angst vor Tieren), denen meist nur historische Bedeutung zukommt und die keinerlei Erklärungswert besitzt. Zu problematisieren sind die nach den Diagnosekriterien zu den spezifischen Phobien zählende Angst vor Prüfungssituationen, vor Erröten, vor Urinieren auf öffentlichen Toiletten oder die Schulangst. Bei diesen Ängsten sollte eher an soziale Phobien gedacht werden.

Therapie

Zunächst ist darauf zu achten, ob die isolierte Angstproblematik nicht Bestandteil einer anderen Erkrankung ist. Evident ist der Ausschluss anderer Subtypen von Angststörungen. An eine ▶ posttraumatische Belastungsstörung ist dann zu denken, wenn das phobische Objekt oder die phobische Situation im Zusammenhang mit den traumatischen Erlebnissen steht. Bei einer körperbezogenen spezifischen Phobie ist auch eine ▶ hypochondrische Störung in Betracht zu ziehen.

Zur Behandlung sind **verhaltenstherapeutische Maßnahmen** indiziert. In der Vergangenheit wurde häufig die ▶ systematische Desensibilisierung in sensu angewandt. Heute ist ein solches Vorgehen eher die Ausnahme. Nach einer gründlichen Vorbereitung mit Aufklärung über die psychophysischen Zusammenhänge bei phobischen Erregungszuständen ist die graduierte oder massierte ▶ Exposition das Mittel der Wahl. Die Erfolge stellen sich in der Regel rasch ein und bleiben stabil.

Sofortmaßnahmen

In der Regel sind dringliche Maßnahmen bei spezifischen Phobien nicht indiziert. Nur in Ausnahmefällen bei plötzlichem Beginn mit ausgeprägteren Beeinträchtigungen kann die zeitlich beschränkte Applikation eines Benzodiazepinderivats notwendig sein.

Epidemiologie

Die spezifische Phobie ist eine der häufigsten Angststörungen. Schätzungen der Lebenszeitprävalenz liegen in einem Bereich von 5–12 %, wobei neuere Studien zu den höheren Einschätzungen kommen. Die Zwölfmonatsprävalenz beträgt ca. 8–9 %. Das Erstmanifestationsalter liegt in der Regel in den ersten zwei Lebensjahrzehnten.

Verlauf

Die Furcht vor bestimmten Objekten bildet sich in der Regel schon im Kindesalter aus und kann unbehandelt ein Leben lang anhalten. Das phobische Objekt wechselt dabei für gewöhnlich nicht. Die spezifisch phobischen Ängste in der Kindheit erreichen eher selten den Grad einer manifesten Störung. Im späteren Leben erworbene spezifische Ängste scheinen eine größere Krankheitsrelevanz zu haben. Agoraphobe Patienten berichten häufig von spezifischen Phobien lange vor Ausbruch der Agoraphobie.

Phobische Störungen

Dr. phil. Dipl. Psych. Jürgen Konermann

Synonyme

Situationsängste; Objektängste

Definition

Unter phobischen Störungen werden ▶ Angststörungen verstanden, deren wesentliches Merkmal eine Situations- oder Objektabhängigkeit ist. Diese Situationen oder Objekte sind eindeutig definierbar und objektiv ungefährlich. Sie werden gemieden oder nur unter großer Angst ertragen. Von den phobischen Störungen werden in ICD-10 so genannte „andere Angststörungen" unterschieden, wobei die dort auftretenden Ängste entweder längere Zeit vorhanden sind oder plötzlich und quasi ohne Vorwarnung auftreten (▶ Angststörungen). Bezüglich der Ängste selbst unterscheiden sich die beiden Hauptgruppen von Angststörungen nicht. Die Ängste reichen von leichtem Unbehagen bis zu Panikzuständen. Die Befürchtungen beziehen sich auf die somatischen Angstäquivalente (Herzklopfen, Atemnot) bis hin zu Todesängsten oder auf das Erleben von Kontrollverlust (Ohnmacht, Verrücktwerden). Die Ängste werden durch die Erfahrung, dass andere Menschen durch die Exposition nicht beeinträchtigt sind, nicht gemildert. Auch die Einsicht in ihre Unangemessenheit trägt nicht zur Reduktion bei.

Querverweis Krankheit

Unter den Oberbegriff der phobischen Ängste werden die ▶ spezifischen Phobien, die ▶ Agoraphobie und die ▶ sozialen Phobien zusammengefasst. In der Diskussion ist, ob es sich bei den Ängsten, die auf den eigenen Körper bezogen sind (▶ Dysmorphophobie), überhaupt um Phobien im obigen Sinne handelt, zumal diese Ängste in ICD-10 unter den ▶ hypochondrischen Störungen aufgeführt sind.

Phototherapie

▶ Lichttherapie

Physiologische Ebene

▶ Verhaltensebene, physiologische

Phytopharmaka

▶ Johanniskraut (Hypericum perforatum)

Pick Erkrankung

▶ Demenz, frontotemporale

Pick-Komplex

▶ Demenz, frontotemporale

Pick-Krankheit

▶ Demenz, frontotemporale

Placebo

▶ Placeboeffekt

Placeboeffekt

Dipl. Psych. Kathrin Bernardy

Synonyme

Placebo-Effekt; Positiver Plazebo-Effekt; Positiver Placebo-Effekt; Plazebo; Placebo; Placebo-Wirkung; Plazebo-Wirkung

Definition

Ein Placeboeffekt (lat.: placebo = ich werde gefallen) ist die erwartete und erwünschte Wirkung einer Behandlung, die sich nicht durch die Wirkung der Intervention an sich erklären lassen. Keine Substanz oder Intervention ist an sich Träger dieser Wirkung; sie entsteht erst durch den spezifischen Modus der Anwendung, wobei vor allem die Erwartung des Patienten eine zentrale Rolle zu spielen scheint (Jäger u. Lamprecht 2003).

Störungsaspekt

Insbesondere Schmerzen vielfältigster Art und Genese sprechen stark auf die Placebowirkung an. Auch funktionelle und chronische Erkrankungen mit wechselhaftem Verlauf sind anfällig für den Placeboeffekt; allerdings kann nahezu jede Beschwerde placeboreaktiv sein, insbesondere wenn Angst, ▶ Stress und Hilflosigkeit eine wichtige Rolle spielen. Akute Funktionseinschränkungen, die schnell und ohne

Einfluss höherer Strukturen des ZNS ablaufen (z. B. Herzstillstand) reagieren nicht auf die Placebowirkung.

Volltext
Die Bedeutung des Placeboeffekts ist für pharmazeutische Präparate so anerkannt, dass jedes neue Präparat im Doppelblindversuch mit der Placebowirkung verglichen werden muss. Der Effekt eines Placebos ist nicht nur auf „subjektive" Beschwerden beschränkt, auch das „objektive" Krankheitsgeschehen wird häufig beeinflusst. Die Wirkung eines Placebos, sei es als vermeintliches Verum oder offen deklariert verabreicht, ist eng an die Wirkerwartung des Patienten und auch Behandlers gekoppelt. Das Wirkprofil eines Placebos ähnelt bezüglich Dosis-Wirkung, zirkadianer Rhythmik, Gewöhnung, Toleranz und auch Nebenwirkungen häufig der korrespondierenden Substanz; Placebos verlieren allerdings schneller ihre Wirkungen als das Verum.
Einflussfaktoren auf den Placeboeffekt sind Darreichungsform des Präparats und das Vorhandensein von Nebenwirkungen sowie vor allem die Erwartungsinduktion durch den Behandler über die Wirkung, wobei dessen Persönlichkeit und Verhalten (insbesondere Empathie, Optimismus und eine stabile, vertrauensvolle Beziehung) den größten Einfluss auf den Placeboeffekt zu haben scheinen. Pesönlichkeitsmerkmale des Patienten hingegen scheinen keine größere Rolle zu spielen.
Untersuchungen zur neuralen Basis des Placeboeffekts zeigten, dass ein Placebo zu ähnlichen Veränderungen der Gehirnaktivität führen kann wie das Verum, wobei ungeklärt ist, welche placebospezifischen neuralen Aktivitäten die folgenden symptomspezifischen Veränderungen bewirken (Lieberman et al. 2004).

Placebo-Wirkung

▶ Placeboeffekt

Plananalyse

▶ Problemanalyse

Plasmaspiegel

Prof. Dr. med. Harald Hampel

Synonyme
Blutspiegel; Plasmakonzentration

Definition
Die Menge eines Stoffes im Plasma, körpereigen oder z. B. als Medikament von außen zugeführt, gemessen in Gewichtseinheit pro Plasmamengeneinheit, z. B. mg pro ml.

Volltext
Pharmakokinetische Vorgänge (Absorption, Distribution, Metabolisierung, Elimination) unterliegen großen interindividuellen Schwankungen abhängig von Alter, Geschlecht, Metabolisierungstyp und der Art des applizierten Medikaments. Gerade bei Substanzen mit enger therapeutischer Breite kann die Einstellung auf ein Medikament schwierig sein. Daher ist die Bestimmung des Plasmaspiegels eines Therapeutikums eine wichtige Orientierungsgröße, um die optimale Dosierung eines Medikaments bei maximaler therapeutischer Wirksamkeit und minimalen unerwünschten Wirkungen zu finden. Grundgedanke dabei ist, dass es für therapeutische und toxische Wirkungen je eine minimale Dosiskonzentration gibt. Der Bereich zwischen beiden Konzentrationen wird „als therapeutisches Fenster" einer Substanz bezeichnet. Für viele Therapeutika sind subtherapeutische, therapeutische und toxische Plasmaspiegel definiert. In der Psychiatrie wird der Plasmaspiegel typischerweise bei der Applikation von ▶ Antidepressiva, Phasenprophylaktika oder Antipsychotika in empfohlenen Zeitintervallen wiederholt bestimmt. Das kann aus verschiedenen Fragestellungen

heraus sinnvoll sein:

- Abklärung ausgeprägter Nebenwirkungen.
- Verdacht auf Intoxikation.
- Sicherung der therapeutischen Wirkung durch ausreichende Plasmaspiegel. Bei fortbestehender mangelnder Wirksamkeit kann nach anderen Einflussfaktoren gesucht oder die Medikation umgestellt werden.
- Kontrolle der Compliance des Patienten bei der Medikamenteneinnahme.
- Dosisanpassung bei Vorliegen einer die ► Pharmakokinetik beeinflussenden Vorerkrankung.

Bei der Bestimmung des Plasmaspiegels ist im **klinischen Alltag** zu beachten:

- Medikamente und deren Metaboliten sollten unter Gleichgewichtsbedingungen („steady state") bestimmt werden. Eine solche Bedingung ist im Allgemeinen nach fünf Halbwertszeiten erreicht. Als **Halbwertszeit** wird diejenige Zeitspanne definiert, in der die Pharmakonkonzentration im Plasma im Vergleich zum Ausgangszeitpunkt um die Hälfte abgenommen hat.
- Wichtig ist auch die Bestimmung des Talspiegels eines Medikaments, die kurz vor (!) der nächst folgenden regulären Medikamenteneinnahme durchgeführt werden sollte, um ein Absinken des Plasmaspiegels eines Medikaments unter die minimale Dosiskonzentration für eine therapeutische Wirkung zu verhindern und so eine kontinuierliche Wirksamkeit sicherzustellen.
- Bei bestimmten Komedikationen können analytische Probleme auftreten (Interferenzen). Präzise Angaben über die Art der Komedikation sind deswegen notwendig.

Platzangst

► Agoraphobie

Plausibles Erklärungsmodell

► Ätiologiemodelle

Plazebo

► Placeboeffekt

Plazebo-Wirkung

► Placeboeffekt

Plussymptomatik

► Positivsymptome

PMR

► Muskelentspannung, progressive, nach Jacobson

Polysomnographie

Prof. Dr. med. Dipl. Psych. Michael H. Wiegand

Synonyme
Schlafpolygraphie; Schlafableitung; Schlaf-EEG-Ableitung

Definition
Die Polysomnographie ist ein apparatives Verfahren zur Erfassung des Schlafs und schlaf-assoziierter körperlicher Vorgänge. Die simultane Registrierung des Elektroenzephalogramms sowie weiterer Parameter erlaubt die Identifikation des Schlafzu-

standes in Abgrenzung zum Wachen, die Erfassung der Schlaftiefe sowie die Erkennung von Ursachen bestimmter Formen von ▶ Schlafstörungen.

Volltext

Der Schlafzustand ist charakterisiert durch eine gegenüber dem Wachzustand spezifisch veränderte elektrische Hirnaktivität; dementsprechend ist das Elektroenzephalogramm (EEG) der zentrale Parameter jeder Polysomnographie (in der Routineschlafdiagnostik meist beschränkt auf die zentralen Ableitpunkte C3 und C4). Zur Unterscheidung der Schlafstadien müssen zusätzlich das Elektrookulogramm (EOG) und das Elektromyogramm (EMG) der Kinnmuskulatur registriert werden.

Die **Auswertung der Polysomnographie** erfolgt meist entsprechend der international gebräuchlichen Klassifikation nach Rechtschaffen und Kales (1968). Die gesamte Schlafaufzeichnung wird in gleichlange Epochen aufgeteilt (jeweils 20 oder 30 Sekunden), die anschließend einem der folgenden Schlafstadien zugeordnet werden:

- „Wach" (Alpha-Aktivität im EEG, schnelle Augenbewegungen, hoher Muskeltonus),
- „Schlafstadium 1" (Verlangsamung der EEG-Aktivität),
- „Schlafstadium 2" (Auftreten von Schlafspindeln und K-Komplexen im EEG),
- „Schlafstadien 3 und 4" (entsprechend dem Begriff „Tiefschlaf": EEG gekenn-

zeichnet durch langsame, hochgespannte Aktivität) und
- ▶ REM-Schlaf (rapid eye movement: schnelle Augenbewegungen, fehlender Muskeltonus, EEG entsprechend Schlafstadium 1).

Die **Abfolge** der so klassifizierten Epochen über die Gesamtdauer des Schlafs wird meist graphisch in Form eines „**Hypnogramms**" dargestellt; Abbildung 1 zeigt das typische Ganznachthypnogramm einer schlafgesunden jungen Versuchsperson. Es alternieren Non-REM-Schlafepisoden (d. h. Stadien 1–4) mit REM-Phasen. Eine einzelne Sequenz von Non-REM- und anschließendem REM-Schlaf wird als Schlafzyklus bezeichnet, dessen Länge zwischen 80 und 110 Minuten beträgt. REM-Schlaf und Tiefschlaf zeigen im Verlauf einer Nacht gegenläufige Tendenzen: Die erste REM-Phase dauert meist nur wenige Minuten; die folgenden Phasen werden länger. Tiefschlaf findet sich dagegen vor allem in den ersten Schlafzyklen. Gelegentlich kann es intermittierend zu kurzem, dem Schläfer nicht bewusst werdendem Erwachen kommen.

Für die gezielte **Diagnostik von Schlafstörungen** können je nach Fragestellung weitere Messgrößen erfasst werden, beispielsweise Elektromyogramme anderer Muskeln (z. B. der Tibialmuskeln zur Erfassung periodischer Beinbewegungen im Schlaf) und ein Elektrokardiogramm (EKG). Die

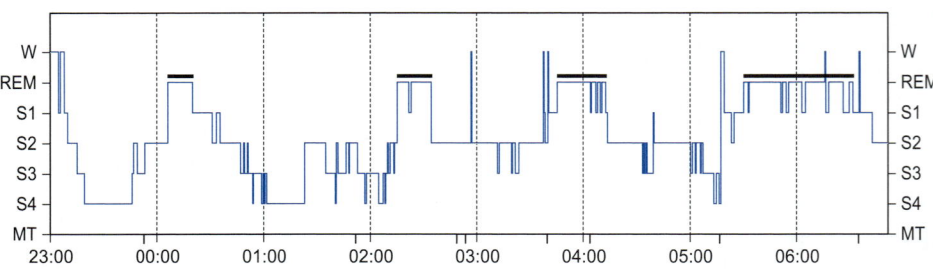

Polysomnographie. Abb. 1 Ganznachthypnogramm.

Atmung wird meist simultan durch mehrere Parameter erfasst: Der Luftfluss an Mund und Nase wird durch Atemfühler registriert, die Exkursionen von Thorax und Abdomen werden durch dehnungssensible Gurte erfasst, die Sauerstoffsättigung des Bluts wird kontinuierlich durch ein Pulsoximeter gemessen.

Polysomnographische Untersuchungen dienen nicht nur der Diagnostik, sondern bei bestimmten Krankheitsbildern auch der **Therapiekontrolle**, z. B. im Rahmen der Behandlung eines Schlafapnoesyndroms mittels CPAP oder der medikamentösen Behandlung eines Restless-legs-Syndroms, das mit periodischen Beinbewegungen im Schlaf verbunden ist.

Aufgrund des hohen technischen Aufwandes und der Anforderungen an die Qualität der Registrierung werden Polysomnographien meist in **Schlaflaboren** durchgeführt; technische Fortschritte erlauben es in zunehmendem Maße, diese Aufzeichnungen auch ambulant durchzuführen. Bei bestimmten Fragestellungen (z. B. diagnostische Klärung einer abnormen Tagesmüdigkeit) werden auch Tagschlafepisoden polygraphisch registriert. Aufgrund der Vielzahl und Komplexität der gemessenen Signale muss die durch spezielle Software erfolgende automatische Vorauswertung weiterhin durch die visuelle Analyse eines geschulten Auswerters ergänzt werden.

Positive Umdeutung

▶ Reframing

Positive Verhaltenskonsequenz

▶ Verstärker

Positiver Plazebo-Effekt

▶ Placeboeffekt

Positivsymptome

Dr. med Ulrike Lemke

Synonyme

Produktivsymptome; Plussymptomatik; Floride Symptomatik

Definition

Positivsymptome bezeichnen eine Gruppe von Phänomenen, die bei Gesunden nicht gefunden werden, die zusätzlich zum gesunden Spektrum psychischer Funktionen auftreten. Sie umfassen nach SAPS (Scale for Assessment of Positive Symptoms) ▶ Halluzinationen, ▶ Wahn, bizarres Verhalten, positive ▶ formale Denkstörungen. Der Begriff wird meist für akute Exazerbationen schizophrener Psychosen verwandt, obwohl die genannten Symptome auch bei anderen Störungen auftreten können. Die Differenzierung in Positiv- und ▶ Negativsymptome orientiert sich nach Bleuler an der Unterscheidung in Grund- und akzessorische Symptome. Die Positivsymptomatik entspricht in etwa den akzessorischen Symptomen.

Im Langzeitverlauf schizophrener Psychosen können die einzelnen Episoden unterschiedlich stark ausgeprägte Negativ- und/oder Positivsymptomatik zeigen; die Begriffe sind damit nicht zur Unterteilung der ▶ Schizophrenien geeignet. Obgleich Positivsymptome meist sehr eindrucksvoll sind und auch für Laien eindeutig Krankheitswert besitzen, so sind der Krankheitsverlauf und die Lebensqualität der Betroffenen eher von der ▶ Negativsymptomatik bestimmt.

Querverweis Krankheit

Schizophrenie

Positronenemissions-tomographie (PET)

Dr. med. Stefan Teipel

Definition

Rechnergestütztes Schichtbildverfahren, das die von inkorporierten Radionukliden ausgehende Strahlung mithilfe von Ringdetektoren misst und daraus Schnittbilder verschiedener Organsysteme anfertigen kann. Die PET bedient sich Positronenstrahler als Radionuklide und wird in der Psychiatrie in Form der Gehirn-PET eingesetzt.

Voraussetzung

Das Verfahren steht in der Regel nur an großen Zentren zur Verfügung. Limitierend ist die Verfügbarkeit einer Radiochemischen Abteilung einschließlich eines Zyklotrons zur Bereitstellung der Positronenstrahler. Voraussetzungen von Seiten der Patienten hängen von dem jeweiligen Radionuklid ab. Eine Untersuchung des Glukosestoffwechsels setzt beispielsweise voraus, dass der Patient vier Stunden vor Aufnahme nüchtern ist; der Nüchternblutzucker sollte idealerweise im Normbereich liegen.

Kontraindikationen

Aufgrund der Strahlenbelastung ist eine Schwangerschaft eine Kontraindikation. Sonstige prinzipielle Kontraindikationen bestehen nicht.

Durchführung

Bei der Hirn-PET mithilfe von 18-Fluor-Deoxyglucose (^{18}FDG) erhält der Patient eine Bolusinjektion von radioaktivem ^{18}FDG. Im Anschluss verbleibt der Patient für ca. 30 Minuten in einer abgedunkelten und geräuschreduzierten Umgebung. Danach wird der Patient liegend im PET-Scanner platziert. Typischerweise werden innerhalb von 20 Minuten zwei bis vier Summationsaufnahmen angefertigt, die in Schichtbildern beliebiger Orientierung rekonstruiert werden können. Kurz vor Beginn der Messungen wird ein Transmissionsscan angefertigt, d. h. der Kopf wird von einer rotierenden Röntgenquelle durchstrahlt, um die anschließenden Schichtaufnahmen für die Abschwächung der Strahlung im Gewebe korrigieren zu können.

Volltext

Bei der PET kommen instabile Isotope mit einem Überschuss an Protonen zur Anwendung, die spontan Positronen (β^+), d. h. Antimaterieelektronen mit identischer Masse, aber positiver Ladung, emittieren (PET-Radioisotope, siehe Tabelle 1). Diese zerstrahlen in einer Materie-Antimaterie-Reaktion mit einem Elektron unter Aussendung zweier Photonen, die unter Erhaltung des Impulses in einem Winkel von 180 Grad auseinander fliegen. Der PET-Scanner registriert ein Annihilationsereignis nur dann, wenn zwei elektronisch gekoppelte Detektoren nahezu gleichzeitig von zwei Gamma-Photonen getroffen werden; einzelne Photonen werden nicht gezählt (Prinzip der Koinzidenzdetektion). Die räumliche Verteilung der Radioaktivität wird über gefilterte Rückprojektion errechnet und kann farbcodiert dargestellt werden. Die Koinzidenzdetektion blendet einen wesentlichen Anteil zufällig verteilter Streustrahlung aus, ohne dass eine Abschirmung notwendig ist. Dies führt zu einem sehr guten Verhältnis von Signal zu Hintergrundrauschen. Ein wesentlicher Vorteil der PET gegenüber anderen funktionell bildgebenden Verfahren ist die Möglichkeit der absoluten Quantifizierung des zerebralen Metabolismus oder der Perfusion durch parallele Bestimmung der Zeitaktivitätskurve im arteriellen oder im arterialisierten venösen Blut. Aufgrund seiner physikalischen Eigenschaften ist die räumliche Auflösung von PET nach unten auf einige Millimeter limitiert. Die PET wird bisher in der Psychiatrie nicht breit eingesetzt. Allerdings birgt sie wesentliches Potential bezüglich der Diagnos-

Positronenemissionstomographie (PET). Tab. 1 PET-Radioisotope.

Radioligand	physikalische Halbwertszeit
15-Sauerstoff (^{15}O)	2,03 min
11-Kohlenstoff (^{11}C)	20,3 min
18-Fluor (^{18}F)	109,8 min

tik und der biochemischen Subtypisierung psychiatrischer Erkrankungen, der Auswahl möglicher Behandlungsansätze, der Darstellung von Behandlungseffekten sowie bei der Entwicklung neuer psychotroper Substanzen. Neben der Darstellung des zerebralen Glukosestoffwechsels und der zerebralen Perfusion erlaubt die PET die Darstellung von Neurotransmittersystemen sowie im Rahmen von Aktivierungsstudien die Darstellung der endogenen Neurotransmitterausschüttung.

Die häufigste in der Psychiatrie verwandte Untersuchung ist die PET mit ^{18}FDG. Der zeitbestimmende Schritt in der Metabolisierung von ^{18}FDG ist die Hexokinasereaktion der Glukolyse, so dass ^{18}FDG-PET ein Maß der neuronalen Glukoseutilisation darstellt. Zahlreiche Studien zeigen, dass die Verteilung des kortikalen Hypometabolismus zur Unterscheidung und Frühdiagnose neurodegenerativer Erkrankungen beitragen kann.

Bei Patienten mit ▶ depressiver Störung findet sich typischerweise ein Hypometabolismus im Bereich des Präfrontalkortex, der nach Remission des depressiven Syndroms reversibel ist. Zusätzliche Veränderungen zeigen sich im limbischen Kortex. Ein präfrontaler Hypometabolismus wurde auch in Studien bei schizophrenen Patienten berichtet; zudem fand sich in einigen Studien ein Hypometabolismus des anterioren Cingulum. Bei **Zwangserkrankungen** wurde eine erhöhte Glukoseutilisation im Bereich des Thalamus und im Bereich der Basalganglien gezeigt, die parallel zur klinischen Besserung reversibel waren. Mithilfe

von (^{15}O)-H$_2$O-PET kann die zerebrale Durchblutung in vivo dargestellt werden. Aufgrund der relativ kurzen Halbwertszeit eignet sich dieser Tracer zudem zur Darstellung der zerebralen Aktivierung, indem die zerebrale Durchblutung während einer Ruhebedingung mit der Durchblutung während einer kognitiven Aktivierung verglichen wird. In Analogie zur ^{18}FDG-PET zeigt die Wasser-PET bei depressiven Störungen eine präfrontale Minderperfusion, ebenso bei Patienten mit ▶ Schizophrenie, wobei hier zudem das anteriore Cingulum betroffen ist. Mit ^{11}C markierte Tracer zeigten in der PET eine verminderte Bindung an Serotonintransporter im Bereich des Mittelhirns, der Amygdala und des ventralen Striatum bei Patienten mit depressiver Störung sowie eine verminderte Bindung an 5-HT$_{1A}$-Rezeptoren im Hippocampus und im Mittelhirn. PET-Marker des Dopaminsystems wurden in Studien an schizophrenen Patienten eingesetzt. So konnten mithilfe von ^{11}C-Racloprid bei nicht medizierten schizophrenen Patienten eine erhöhte Freisetzung von Dopamin auf Amphetaminstimulation gezeigt werden, als Hinweis auf eine Überaktivität des dopaminergen Systems. Dopaminrezeptormarker werden zudem zur Darstellung des in-vivo-Bindungsverhaltens von klassischen ▶ Neuroleptika wie Haldol eingesetzt, für die eine 70–80 %ige Belegung des D2-Rezeptors im Striatum im therapeutischen Dosisbereich gezeigt werden konnte, während atypische Neuroleptika eine deutlich geringere Bindung an die striatalen D2-Rezeptoren aufwiesen. Zusammenfassend eröffnet die PET der psychiatrischen Forschung einen direkten Einblick in die Störungen von Neurotransmittersysteme im Rahmen psychiatrischer Erkrankungen.

Postpartale Depression

▶ Depression, postnatale

Postpartumpsychose

Dr. med. Christine Norra

ICD-10/DSM-IV-TR-Klassifikation

Phänomenologisch: schwere ▶ depressive Episode mit psychotischen Symptomen (ICD-10: F32.3), akute vorübergehende psychotische Störung (ICD-10: F23), schizoaffektive Psychose (ICD-10: F25), jedoch spezifische Klassifikation nur möglich als: ICD-10: F53.1: Schwere psychische oder Verhaltensstörungen im Wochenbett, nicht andernorts klassifizierbar, sofern nicht Kriterien für F2 oder F3 (auch in Kombination mit psychischen Krankheiten und Erkrankungen des Nervensystems, die zu Komplikationen im Wochenbett führen) erfüllt sind.

DSM-IV-TR: Zusatzcodierung bei depressiver, bipolarer oder kurzer psychotischer Störung, wenn Episode innerhalb von vier Wochen nach Entbindung auftritt.

Synonyme

Puerperalpsychose; Wochenbettpsychose (Laktationspsychose)

Englischer Begriff

Puerperal psychosis; Post-partum psychosis

Definition

Begriffsgeschichte

Wochenbettpsychose, früher auch als Kindbettpsychose bezeichnet, wurde in den Rahmen der Generationspsychosen eingeordnet; vielgestaltige bunte Zustandsbilder wie die Angst-Glück-Psychosen im Sinn der Emotionspsychosen oder zykloiden Psychosen (nach Leonhard) mit gutartigem Verlauf ohne Residualsymptomatik.

Klinik

Schwerste psychische Störung im Wochenbett, häufig sehr akut manische oder produktiv-psychotische, im eigentlichen Sinn schizomanische oder schizophrene, seltener schizodepressive Zustandsbilder. Annahme einer biologisch vermittelten Ätiologie nach Entbindung (siehe auch ▶ Depression, postnatale). Nur sehr selten handelt es sich um symptomatisch vermittelte Psychosen (z. B. bei Eklampsie oder Sinus-Venen-Thrombose). Initial ▶ Schlafstörungen, Unruhe oder Affektlabilität, gefolgt von Angst, auch kreisend um die Gesundheit oder Bedrohung des Kindes, ▶ Ratlosigkeit, Wahnvorstellungen, Schuldgefühlen, ▶ Halluzinationen bis hin zu ▶ Suizidalität und ▶ Zwangsgedanken, dem Kind etwas anzutun (erweiterter ▶ Suizid/Infantizid).

Therapie

Multimodale Therapie, in der Regel Abstillen (*Cave:* Bromocriptin).

pharmakologisch

Sehr frühzeitig hochdosiert neuroleptische und anxiolytische Psychopharmakotherapie (u. U. auch ▶ Lithium); alternativ Behandlung mit Progesteronen, Östrogenen oder Prednisolon. ▶ Elektrokrampftherapie, vielfach als Therapie der ersten Wahl bei produktiver Psychose oder Suizidalität angesehen; eventuell Rezidivprophylaxe, z. B. mit ▶ Antidepressiva oder Östrogenen (noch keine einheitlichen Studienergebnisse).

psychotherapeutisch

Psychosoziale Behandlungsansätze (z. B. gezielte Interventionsprogramme Mutter-Kind-Einheiten, Haushaltshilfen, Selbsthilfegruppen für betroffene Frauen zum Erfahrungsaustausch), ▶ Psychoedukation (Aufbau einer adäquaten Mutter-Kind-Beziehung, Aufklärung und Einbeziehung der Familienangehörigen, präventive Strategien bei weiteren Geburten).

Epidemiologie

Inzidenz schwerer Postpartumpsychosen 1–2 : 1000 Geburten (Brockington 1996), nach Kaiserschnitt gehäuft. Psychoserisiko 15-fach in den ersten drei postpartalen Monaten als bei Abwesenheit von Schwangerschaft, doppelt so häufig bei Erst- gegenüber Mehrgebärenden. 70-fach erhöhtes Suizidrisiko im ersten postpartalen Jahr (Appleby 1998).

Verlauf

Abrupter Beginn in den ersten Wochen nach Entbindung, selten vor dem dritten postpartalen Tag; oft stürmischer Verlauf; Dauer wenige Tage bis mehrere Monate; meist Vollremission. Weiterer phasischer Verlauf ist möglich.

Prognose

Günstig, vor allem bei hoher affektiver Symptomatik ohne Residualsymptome. Wiederholungen bei weiteren Schwangerschaften selten, hingegen sind Rezidive bei erster wieder einsetzender Menstruation oder im Klimakterium möglich (Rhode u. Maneros 1993). Für ► schizoaffektive Störungen mit postpartaler Erstmanifestation gilt ein vergleichbares Rezidivrisiko wie sonst bei schizoaffektiven Störungen (20–25 %).

Postpsychotische Depression

► Depressive Störung, postschizophrene

Posttraumatic Stress Disorder

► Belastungsstörung, posttraumatische (PTSD)

Postvirales Müdigkeitssyndrom

► Chronic-fatigue-Syndrom (CFS)

Potenz, neuroleptische

Dr. med. Michael Riedel

Volltext

„Neuroleptische Potenz" ist ein unscharfer, historisch begründeter Begriff, mit der die antipsychotische Wirkungsintensität eines Antipsychotikums beschrieben werden soll. Ihr Wert gibt einen Anhaltspunkt für Einsatzmöglichkeit, Dosis sowie zu erwartende Nebenwirkungen des jeweiligen Antipsychotikums. Hierbei korreliert bei den klassischen ► Neuroleptika die neuroleptische Potenz annähernd mit dem Ausmaß der Dopamin-D_2-Rezeptorblockade.

Um eine Wirksamkeitsskala festlegen zu können, wurde dem Wirkstoff **Chlorpromazin**, historisch das erste zur Verfügung gestandene Antipsychotikum, per Definition die neuroleptische Potenz mit dem Wert „1" zugewiesen. Bezogen auf die gleiche Menge gilt jener Wert als Referenz zur Bestimmung der Wirkungsintensität aller anderen ► Antipsychotika. Somit hat Dipiperon als schwach wirkendes Neuroleptikum z. B. eine neuroleptische Potenz von 0,7, und Glianimon, das stark wirksame Antipsychotikum, hat einen entsprechenden Referenzwert von 100. Je nach der ihnen so zugewiesenen Zahl werden die Antipsychotika anhand dieser Potenz in hochpotent, mittelpotent und niedrigpotent eingeteilt. Je schwächer hierbei das Präparat, desto mehr steht die vegetative und sedierende (Neben-)Wirkung im Vordergrund und je stärker das Präparat, desto größer ist seine antipsychotische und extrapyramidal-motorische (Neben-)Wirkung. Einschränkend muss man jedoch sagen, dass die Einteilung der Antipsychotika hinsichtlich ihrer neuroleptischen Potenz, mit dem Chlorpromazin als Mittelpunkt, in hoch-, mittel- und niedrigpotent als zu einfach und unzureichend gilt. Dies zeigt sich unter anderem darin, dass sich die Aussage „Hochpotente Neuroleptika sind gut antipsychotisch wirksam und

P

nur gering sedierend, niedrigpotente Neuroleptika bringen geringe antipsychotische Wirkung und ausgeprägte Sedierung in höheren Dosisbereichen." nicht mehr zutrifft.
Beispiele:
Hochpotent: ▶ Haloperidol, Zuclopentixol u. a.
Mittelpotent: ▶ Perazin, ▶ Thioridazin u. a.
Niederpotent: Chlorprothixen, Melperon u. a.

Prämenstruelle Beschwerden

▶ Syndrom, prämenstruelles (PMS)

Prämenstruelle dysphorische Störung

Prof. Dr. med. Michael Zaudig

ICD-10/DSM-IV-TR-Klassifikation
Dieses Störungsbild wird ausschließlich in DSM-IV-TR definiert. Es ist vom prämenstruellen Syndrom (siehe ▶ Syndrom, prämenstruelles) abzugrenzen.

Englischer Begriff
Premenstrual dysphoric disorder

Definition
Nach DSM-IV-TR handelt es sich um ein **chronisches**, mindestens ein Jahr bestehendes Störungsbild mit mindestens fünf oder mehr der folgenden Symptome über die meiste Zeit während der letzten Woche der Lutealphase (Periode zwischen der Ovulation und Beginn der Menses); die Symptomatik bildet sich innerhalb weniger Tage nach dem Einsetzen der Follikelphase (Zeit zwischen Mensesblutung und Ovulation) zurück.
In jedem Fall müssen vorliegen:
- deutlich depressive Verstimmung, Gefühle der Hoffnungslosigkeit,

- deutliche Angst, Spannung, Gefühle, gereizt oder gespannt,
- deutliche Affektlabilität,
- andauernde und deutliche Wut oder Reizbarkeit oder vermehrte zwischenmenschliche Konflikte,
- abnehmendes Interesse an üblichen Aktivitäten,
- subjektives Gefühl von Konzentrationsschwierigkeiten,
- Lethargie, leichte Ermüdbarkeit oder deutlicher Energieverlust,
- deutliche Veränderung des Appetits, Essen über den Hunger oder ein Verlangen nach bestimmten Lebensmitteln,
- Hypersomnie oder Insomnie,
- das subjektive Gefühl des Überwältigtseins oder außer Kontrolle zu geraten,
- Brustempfindlichkeit, Brustschwellung, Kopfschmerzen, Gelenkschmerzen, Muskelschmerzen, sich aufgedunsen fühlen, Gewichtszunahme.

Das Störungsbild differiert deutlich mit den üblichen sozialen Aktivitäten und Beziehungen zu anderen. Darüber hinaus handelt es sich bei dem Störungsbild nicht nur um eine Exazerbation der Symptomatik einer anderen zugrunde liegenden Störung wie ▶ depressive Episode, ▶ Panikstörung, dysthyme Störung oder ▶ Persönlichkeitsstörung.

Die **Abgrenzung** der prämenstruellen dysphorischen Störung vom prämenstruellen Syndrom ist mitunter schwierig, denn, wie beim prämenstruellen Syndrom, müssen Anfallsleiden, Schilddrüsen- oder andere endokrine Störungen, Tumor, systemischer Lupus erythematodes, Anämien, Endometriosen ausgeschlossen werden.

Therapie
pharmakologisch
In Abgrenzung zum prämenstruellen Syndrom haben sich für die Therapie der prämenstruellen dysphorischen Störungen in gut untersuchten doppelblinden, placebokontrollierten Studien ▶ Serotonin-

Wiederaufnahmehemmer (z. B. ▶ Sertralin, ▶ Fluoxetin) gut etabliert. Therapiebeginn sollte mit Eintreten der Lutealphase stattfinden und mindestens zwei bis sechs Monate andauern. Üblicherweise wirkt die Medikation anders als bei der Depression innerhalb weniger Tage.

psychotherapeutisch
Im Wesentlichen Stressbewältigung und Umgang mit der Erkrankung, supportive Gespräche.

Epidemiologie
Etwa 5–8 % aller Frauen leiden an der schweren Variante des prämenstruellen Syndroms – der prämenstruellen dysphorischen Störung.

Verlauf
Es gibt nur wenige systematische Studien über den Verlauf und die Stabilität des Leidens. Die Symptomatik kann fluktuieren, ist jedoch insgesamt persistent und chronisch.

Prämenstruelle Empfindsamkeit

▶ Syndrom, prämenstruelles (PMS)

Prämenstruelle psychovegetative Störung

▶ Syndrom, prämenstruelles (PMS)

Prävention

▶ Prophylaxe

Primär degenerative Demenz bei Alzheimer-Erkrankung

▶ Demenz, bei Alzheimer-Krankheit

Primär progressive Aphasie

▶ Demenz, frontotemporale

Primärer Krankheitsgewinn

▶ Krankheitsgewinn

Primäres Gedächtnis

▶ Kurzzeitgedächtnis

Problem solving training

▶ Problemlösetraining

Problemanalyse

Dr. phil. Dipl. Psych. Klaus Hartmann

Synonyme
Verhaltensanalyse; Plananalyse

Definition
Untersuchung der funktionalen, kognitiven, motivationalen, emotionalen, physiologischen und systemischen Bedingungen, die für die Entstehung und die Aufrechterhaltung der Probleme von Bedeutung sind.

Voraussetzung
Ausführliche und genaue Problembeschreibung auf mehreren Ebenen (kognitiv, emotional, physiologisch, behavioral, situativ) sowie Häufigkeit, Verlauf und Intensität.

Volltext

Die **Problemanalyse** deckt sich weitgehend mit der ▶ Verhaltensanalyse und wird häufig begrifflich synonym verwendet. Einige Experten (Schulte 1996; Bartling et al. 1992; Grawe u. Caspar 1984) haben Problemanalyse-Modelle entwickelt, die der Weiterentwicklung und konzeptuellen Erweiterung der ▶ Verhaltenstherapie der letzten 25 Jahre Rechnung tragen. Vor allem werden kontextuelle Bedingungen, Kognitionen, Motivationen und Beziehungsaspekte stärker berücksichtigt.

Bei der **Analyse der Kontextbedingungen** geht es weniger um die zeitlich und funktional steuernden Bedingungen des aktuellen Problemverhaltens, sondern vielmehr um überdauernde Rahmenbedingungen wie z. B. körperliche Erkrankungen, die soziale Situation und belastende Umgebungsbedingungen.

Die **Kognitionsanalyse** bezieht sich auf die Untersuchung von Gedanken und Vorstellungen, die das Problem verstärken oder aufrechterhalten (z. B. dysfunktionale und irrationale Kognitionen, das Fehlen von Bewältigungskognitionen, Informationsmangel etc.).

Bei der **Motivationsanalyse** werden vor allem Handlungsziele und Bewertungssysteme hinsichtlich ihrer Funktion für die Symptomatik (z. B. Rentenbegehren, Bindung des Partners), für das aktuelle Selbstbild (z. B. unrealistische Selbstwahrnehmung, Fehleinschätzung der eigenen Verhaltenskompetenz) und die Wechselwirkung bzw. Konfliktlösung mit anderen Problembereichen (z. B. Schutz vor erneuter Traumatisierung) erfasst und berücksichtigt.

Mit der **Beziehungsanalyse** wird nicht nur der funktionale Zusammenhang der Partner- oder der Familiensituation untersucht, sonder alle relevanten sozialen Beziehungen. Dabei können z. B. dysfunktionale soziale Überzeugungen (Gruppennormen, Familienregeln etc.), Interessen- und Machtkonflikte im Arbeits- oder Familienbereich oder eine fehlende oder gestörte Kommunikation (double-bind, destruktiv, aggressiv) aufgedeckt und in der Therapie entsprechend berücksichtigt werden.

Problembewusstsein

▶ Krankheitseinsicht

Problemlösetraining

Dr. med. Dipl. Psych. Rolf Dieter Trautmann

Synonyme
Problem solving training

Definition
Wurde in den 70er Jahren von D'Zurilla und Goldfried entwickelt. Die Patienten sollen lernen, ein Problem möglichst exakt zu definieren, ebenso den gewünschten Zielzustand exakt festzulegen, um dann schrittweise den Weg vom Problem zur Lösung entwickeln zu können. Dabei sollen die Patienten weniger spezifische Verhaltensweisen, die für die Lösung eines konkreten Problems notwendig sind, als vielmehr allgemeine Problemlösestrategien lernen, die zur Lösung unterschiedlicher Probleme einsetzbar sind.

Voraussetzung
Normale Intelligenz.

Kontraindikationen
Akute psychotische Symptomatik.

Durchführung
Ein Problemlösetraining nach D'Zurilla und Goldfried besteht aus folgenden fünf Stufen:
1. allgemeine Orientierung (grundsätzliche Herangehensweise an Probleme des Lebens),
2. Beschreibung des Problems (möglichst präzise und konkret),

3. Entwickeln von Alternativen (brainstorming),
4. Treffen einer Entscheidung (Einschätzung der Konsequenzen),
5. Überprüfung (zunächst im ▶ Rollenspiel oder Imagination).

Ein Problemlösetraining wird besonders im Rahmen verhaltenstherapeutischer Behandlungen gerne und häufig eingesetzt; es passt zur Philosophie des Selbstmanagement-Ansatzes, der darauf abzielt, dem Patienten grundlegende Fähigkeiten beizubringen, mit deren Hilfe er selbständig im Leben besser zurechtkommt.

Problemtrinken

▶ Missbrauch, Alkohol

Problemverhalten, Entwicklung

Dr. phil. Dipl. Psych. Klaus Hartmann

Synonyme
Genese; Entstehungsbedingungen

Definition
Beinhaltet die kausalen und prozesshaften Aspekte der Entstehungs- und Aufrechterhaltungsbedingungen einer psychischen oder verhaltensbezogenen Störung oder Symptomatik unter Berücksichtigung biologischer (vererbt, angeboren), sozialisationsbedingter (Milieu, Umwelt, Erziehung), ereignisbedingter (Trauma, life event) und reaktionsbedingter (äußere und innere Verstärker) Variablen bzw. Faktoren.

Volltext
Die Bezeichnungen Problemverhalten, Problem und Symptomatik haben trotz eines gewissen inhaltlichen Überschneidungsbereichs unterschiedliche Entstehungsentwicklungen sowie gegenseitige funktionale Beeinflussungen und sollten deshalb nicht ausschließlich synonym verwendet werden. Die Komplexität der Entwicklung eines Problemverhaltens und seiner wechselseitigen Zusammenhänge mit Problemen und Symptomen kann mithilfe einer funktionalen Betrachtung transparent gemacht werden. Beispielsweise könnte ein äußeres Problem (z. B. alkoholkranker Vater) einen Patienten zu einem für ihn oder andere problematischen Verhalten (Fremd- oder Selbstgefährdung) provozieren. Das hier im fiktiven Beispiel angenommene problematische Verhalten (z. B. Drogenkonsum) könnte wiederum zu einer Abhängigkeitsstörung führen und sich auf Symptomebene in Konzentrationsstörung, Apathie, Lust- und Antriebslosigkeit und Ängstlichkeit äußern, wodurch wiederum die berufliche Leistung stark eingeschränkt wäre, mit dem Risiko, den Arbeitsplatz zu verlieren. Die allgemeine Ängstlichkeit könnte sich ihrerseits durch Vermeidungsverhalten zu einer regelrechten ▶ Agoraphobie oder ▶ sozialen Phobie entwickeln. Zur Angstbewältigung könnte dieser fiktive Patient wiederum seinen Drogen- oder Alkoholkonsum einsetzen. Unter Drogeneinwirkung stellt dieser Patient etwa im Straßenverkehr eine Fremdgefährdung dar, und der Drogenkonsum selbst führt zu einer psychischen und körperlichen Selbstgefährdung. Welches ist nun das zu therapierende Problemverhalten? Es liegen mehrere, problematische Verhaltensweisen vor: der Drogenkonsum, die symptombezogenen Verhaltensmuster (phobisches Vermeiden, berufsgefährdende Antriebslosigkeit etc.).

Für die Planung eines adäquaten Therapieansatzes ist ein funktionales Verständnis über die Entwicklung der einzelnen problematischen Verhaltensweisen (auslösende, symptomverstärkende, symptom- und störungsaufrechterhaltende Bedingungen etc.) von Beginn der Störung bis zum aktuellen Stand bei Therapiebeginn unbedingt notwendig. Für das Verständnis der Entwicklung des Problemverhaltens ist die zusätzliche Betrachtung und Differenzierung des jeweiligen Verhaltens auf der situativen, kognitiven, physiologischen, emotionalen und behavioralen Ebene von Vorteil. Die Problementwicklung kann durch die Anwendung verhaltensdiagnostischer Instrumente (▶ Verhaltensanalyse, ▶ Bedingungsanalyse, funktionales Bedingungsmodell etc.) leichter aufgedeckt und therapieführend strukturiert werden.

Problemverständnis

▶ Krankheitsüberzeugung, Health-Belief-Modell (HBM)

Produktive Symptome

▶ Floride Symptome

Produktivsymptome

▶ Positivsymptome

Profiling

▶ Täterprofil

Progressive Muskelrelaxation

▶ Muskelentspannung, progressive, nach Jacobson

Progressive Relaxation

▶ Muskelentspannung, progressive, nach Jacobson

Promethazin

Dr. med. Peter Zwanzger

Medikamentengruppe
Niederpotente Neuroleptika

Produktname
Atosil

In Deutschland zugelassene Indikationen
Promethazin kann zur Bekämpfung von Unruhe und Erregungszuständen im Rahmen psychiatrischer Grunderkrankungen angewendet werden. Auch die Behandlung von ▶ Schlafstörungen durch Promethazin ist möglich, insbesondere, wenn andere Therapiemaßnahmen, z. B. die Behandlung mit Benzodiazepinen, kontraindiziert, schwierig oder nicht wirksam ist. Daneben kann Atosil auch bei allergischen Erkrankungen eingesetzt werden.

Pharmakokinetk
Atosil entfaltet seine Wirkung vorwiegend durch Bindung an den Histamin-H1-Rezeptor und dessen Blockade. Schnelle und vollständige Resorption. Atosil hat eine Halbwertszeit von ca. 12 h, T_{max} ist nach 1–3 h erreicht.

Dosierung
Bei Schlafstörungen wird die abendliche Gabe von bis zu 75 mg Atosil in Tabletten- oder Tropfenform empfohlen, bei längerer Behandlung liegt die tägliche orale Dosis im Bereich von 25–150 mg. Ältere oder geschwächte Patienten sowie Patienten mit hirnorganischen Veränderungen, Kreislauf- und Atmungsschwäche sowie gestörter Leber- und Nierenfunktion erhalten in der Regel die Hälfte der angegebenen Tagesdosis.
Bei akuten Unruhe- und Erregungszuständen kann eine halbe Ampulle Promethazin i. v. verabreicht werden. Im Bedarfsfall kann

eine weitere halbe Ampulle nach zwei Stunden gegeben werden. Die empfohlene Gesamttagesdosis liegt bei maximal zwei Ampullen. Bei schwersten Unruhe- und Erregungszuständen können in Einzelfällen bis zu vier Ampullen pro Tag verabreicht werden.

Kontraindikationen

Zu den Kontraindikationen gehören akute ► Intoxikationen mit zentral dämpfenden Pharmaka und Alkohol.

Anwendungsbeschränkungen bestehen bei vorgeschädigtem Herzen, schwerer Leberfunktionsstörung, Niereninsuffizienz, prolaktinabhängigen Tumoren, Phaeochromozytom, ausgeprägter Hypotonie, orthostatischen Kreislaufregulationsstörungen, Stammhirnerkrankungen wie z. B. Morbus Parkinson, chronischen Atembeschwerden und Asthma, Engwinkelglaukom, Blasenentleerungsstörungen mit Restharnbildung, Stenosen im Magen-Darm-Trakt. Zudem sind mehrere Blutzell- und Knochenmarkschädigungen sowie Kreislaufschock oder Komazustände zu nennen. Kindern unter zwei Jahren darf Atosil nicht verabreicht werden.

Nebenwirkungen

Zu den häufigsten Nebenwirkungen gehören Hautreaktionen, Photosensibilisierung, selten Früh- oder ► Spätdyskinesien sowie ► Parkinsonoid, Provokation epileptiformer Anfälle, ► malignes neuroleptisches Syndrom, Schwindel und Kopfschmerzen, Cholestase, Gewichtszunahme, Erregungsleitungsstörungen am Herzen, Hypotonie und orthostatische Kreislaufregulationsstörungen. Zudem kann es zu Galaktorrhoe, Ausbildung einer Thrombose, Verschlechterung vorbestehender respiratorischer Störungen kommen.

Wechselwirkungen

Wechselwirkungen sind mit allen zentral wirkenden oder dämpfenden Pharmaka oder Alkohol möglich. Antihypertensiva, ► Anticholinergika, trizyklische Antidepressiva (siehe ► Antidepressiva, trizyklische), Adrenalin, ► Antihistaminika und Analgetika können sich gegenseitig in ihrer Wirkung verstärken. Auch bei einigen Antibiotika wurden Wechselwirkungen beschrieben. Bei Antikonvulsiva besteht ein gesteigerter Metabolismus von Phenothiazinen.

Prophylaxe

Dr. med. Anna Forsthoff
Dr. med. Heinz Grunze

Synonyme

Vorbeugung; Prävention

Definition

Teil der Präventivmedizin; individuelle und generelle Maßnahmen zur Verhütung drohender Krankheiten.

Volltext

Der Begriff der Prophylaxe stammt aus der Präventivmedizin und lässt sich in der Psychiatrie besser durch den Begriff der ► Phasenprophylaxe beschreiben.

Prostatodynie, chronischer Beckenbodenschmerz des Mannes

► Somatoforme autonome Funktionsstörung des urogenitalen Systems

Prozedurales Gedächtnis

► Langzeitgedächtnis

P

Prozessdiagnostik

▶ Verlaufsdiagnostik, psychologisch

Pruritus

Prof. Dr. med. Volker Köllner

Synonyme
Juckreiz

Definition
Jucken der Haut, das den Drang zum Kratzen auslöst. Am Zustandekommen sind periphere Schmerzrezeptoren, das vegetative Nervensystem, das zentrale Nervensystem sowie periphere Mediatoren beteiligt. Unterschieden wird Pruritus cum materia (Folge einer Hauterkrankung) und Pruritus sine materia (ohne sichtbar Hautveränderung, meist als Folge internistischer oder psychischer Erkrankungen).

Querverweis Krankheit
- Pruritus bei Hauterkrankungen wird u. a. durch einen Juck-Kratz-Teufelskreis aufrechterhalten und kann mit verhaltenstherapeutischen Interventionen (Kratz-Kontrolltraining) positiv beeinflusst werden.
- Leitsymptom bei konversionsneurotischen Störungen, z. B. als Pruritus vulvae oder Pruritus ani.
- Symptom bei somatoformen Störungen, ▶ Psychosen oder Alkoholabusus.

Pseudodementes Syndrom

▶ Ganser-Syndrom

Pseudohalluzinationen

Dr. med. Christian Prüter

Definition
Trugwahrnehmungen, deren Unwirklichkeit vom Patienten erkannt wird. Im Gegensatz zu echten ▶ Halluzinationen, die sehr ähnlich den Sinneswahrnehmungen erlebt werden, handelt es sich hierbei oft um bildhafte Erlebnisse von der Art plastischer Vorstellungen, denen nicht der Gegenstandscharakter von Wahrnehmungen und nicht ihre Raumbestimmung eigentümlich ist.

Querverweis Krankheit
Vorkommen u. a. bei Zuständen extremer Ekstase, Trancezuständen, als kollektives Phänomen, in emotionalen Ausnahmezuständen wie ▶ Panik.

Pseudologica phantastica

Dr. med. Christian Prüter

Synonyme
Mythomanie; Pseudologie

Definition
Erzählen von ad hoc frei erfundenen Geschichten über das eigene Leben, eigene Taten, besondere Ereignisse. Dabei produziert eine sehr lebhafte Phantasie diese echt wirkenden Geschichten, von deren Wirklichkeitsgehalt der Betroffene teilweise überzeugt ist. Zumeist wird ein Kern realer Gegebenheiten mit Wunscherfüllungen ausgeschmückt, die helfen, unangenehme Teile der Realität zu verleugnen.

Querverweis Krankheit
Vorkommen bei ▶ artifiziellen Störungen und ▶ dissozialen, ▶ histrionischen und ▶ narzisstischen Persönlichkeitsstörungen.

Pseudologie

▶ Pseudologica phantastica

Psilocybin

PD Dr. med. Dan Rujescu

Medikamentengruppe

Fast alle Pilze, die eine halluzinogene Wirkung besitzen, enthalten die Stoffe Psilocin und Psilocybin. Beide Substanzen gehören zur Gruppe der Alkaloide.

In Deutschland zugelassene Indikationen

Es handelt sich um nicht-verschreibungs- und nicht-verkehrsfähige Betäubungsmittel nach dem Betäubungsmittelgesetz (BtMG).

Sonstige Anwendungsgebiete

Wegen seiner halluzinogenen Wirkung wird Psilocybin oft als Droge missbraucht. Die Folgen eines Konsums ähneln einem LSD-Rausch, sind jedoch schwächer.

Pharmakokinetik

Psilocybin beeinflusst vor allem das serotonerge System im Zentralnervensystem und bindet an verschiedene Serotoninrezeptoren wie den 5-HT 2A-Rezeptor. Chemisch unterscheidet sich Psilocybin von Psilocin durch eine Phosphatgruppe, die nach der Aufnahme im Magen-Darm-Trakt abgespalten wird, so dass der wirksame Metabolit Psilocin entsteht. Etwa 30 Minuten nach Aufnahme machen sich die ersten Symptome bemerkbar, die Wirkung hält ca. vier Stunden an. Die LD_{50} ist ca. 2000-mal höher als die mittlere Dosis.

Dosierung

Der durchschnittliche Gehalt beträgt abhängig von der Pilzart 0,1–2 % des Trockengewichts. Als mittlere Dosis werden ca. 20–30 mg Psilocin bzw. Psilocybin angegeben, was einer Pilztrockenmasse von einigen Gramm entspricht.

Kontraindikationen

Es handelt sich um nicht-verschreibungs- und nicht-verkehrsfähige Betäubungsmittel nach dem Betäubungsmittelgesetz (BtMG).

Nebenwirkungen

Es kann u. a. zu Kopfschmerzen, Schwindel, Benommenheit, Übelkeit und Erbrechen sowie Gleichgewichtsstörungen kommen. Weiterhin wurden kardiovaskuläre Nebenwirkungen beschrieben.

Wechselwirkungen

Über die pharmakologischen Wechselwirkungen zwischen Psilocybin und anderen Drogen oder Medikamenten liegen nur wenige medizinisch fundierte Erkenntnisse vor. Nach Fallbeschreibungen interagiert Psilocybin vor allem mit Medikamenten, welche die serotonerge Neurotransmission beeinflussen, wie z. B. ▶ Antidepressiva oder ▶ MAO-Hemmer.

P

Wirkmechanismus

Es kann zu optischen, taktilen oder akustischen ▶ Pseudohalluzinationen kommen. Zudem können ▶ Euphorie, aber auch Unruhe, Gewalttätigkeit oder vermehrte Ängstlichkeit bzw. Panikattacken auftreten. Insgesamt ähnelt die Wirkung der LSD-Wirkung, ist jedoch schwächer.

Psychalgie

▶ Schmerzstörung

Psychedelische Drogen

PD Dr. med. Dan Rujescu

Medikamentengruppe
▶ Halluzinogene, „bewusstseinserweiternde" Substanzen wie ▶ Meskalin, ▶ Psilocybin und LSD.

In Deutschland zugelassene Indikationen
Es handelt sich um nicht-verschreibungs- und nicht-verkehrsfähige Betäubungsmittel nach dem Betäubungsmittelgesetz (BtMG).

Sonstige Anwendungsgebiete
Psychedelische Drogen werden zur „Bewusstseinserweiterung" eingenommen. Höhepunkt der Einnahme Ende der 1960er und in den 1970er Jahren. Halluzinogene können auch als Beimischung in ▶ Ecstasy vorkommen.

Pharmakokinetik
Die Pharmakokinetik ist je nach Stoff unterschiedlich. Die Pharmakodynamik der psychedelischen Drogen ist bisher nur unzureichend erforscht. Die halluzinogene Wirkung scheint jedoch über eine Beeinflussung der serotonergen Neurotransmission im Zentralnervensystem, vor allem über eine partialagonistische Wirkung am 5-HT 2A-Rezeptor, zustande zu kommen.

Dosierung
Unterschiedlich je nach Stoff.

Kontraindikationen
Es handelt sich um nicht-verschreibungs- und nicht-verkehrsfähige Betäubungsmittel nach dem Betäubungsmittelgesetz (BtMG).

Nebenwirkungen
Bei stark wirksamen psychedelischen Drogen wie LSD und bei höheren Dosierungen kann es zu so genannten „Horrortrips" mit ängstigenden ▶ Halluzinationen und Schreckensbildern kommen. Bei Personen mit erhöhter ▶ Vulnerabilität ist schon bei einmaligem Gebrauch von psychedelischen Drogen die Entwicklung einer drogeninduzierten ▶ Psychose möglich.

Wechselwirkungen
Über die pharmakologischen Wechselwirkungen unterschiedlicher Drogen liegen kaum ausreichende medizinisch fundierte Erkenntnisse vor; theoretisch können sie jedoch erheblich sein. Der gleichzeitige Gebrauch von ▶ MAO-Hemmern kann zu einem gefährlichen Anstieg des Blutdrucks führen.

Wirkmechanismus
Allen Halluzinogenen ist die „bewusstseinserweiternde" Komponente gemeinsam. Typisch für Halluzinogene ist das Auftreten von Synästhesien, d. h. Verknüpfung von Sinneseindrücken unterschiedlicher Modalität. So können z. B. Töne in Form von Mustern und Farben oder Farben als Geschmack oder Geruch wahrgenommen werden. Darüber hinaus treten auch ▶ Pseudohalluzinationen auf.

Psychiatric expert testimony

▶ Gutachten, psychiatrische

Psychiatrische Expertise

▶ Gutachten, psychiatrische

Psychiatrische Klassifikationssysteme

▶ Klassifikationssysteme

Psychiatrisches Sachverständigengutachten

▶ Gutachten, psychiatrische

Psychische Behandlung

▶ Psychotherapie

Psychischer Befund

▶ Befund, psychopathologischer

Psychisches Trauma

▶ Trauma

Psychoanalyse

Prof. Dr. med. Peter Joraschky

Synonyme
Engl.: psychoanalysis

Definition
Die Psychoanalyse ist das klassische konfliktzentrierte Psychotherapieverfahren, das während der ersten Hälfte des 20. Jahrhunderts mit dem Begriff ▶ Psychotherapie identisch war. Die Psychoanalyse als Therapieverfahren wurde von Sigmund Freud (1856–1939) entwickelt. Im Zentrum des Verfahrens steht die Arbeit am unbewussten Konflikt, den der Psychoanalytiker durch Deutung bewusst und damit verarbeitbar macht.

Volltext
Eine psychoanalytische Therapie ist bei Patienten, die Probleme mit ihrer Identität haben, die rigide, maladaptive Beziehungszirkel eingehen und neurotische Störungen und Arbeitsstörungen, Hemmungen und Beeinträchtigungen sowie ▶ Depressionen und Ängste haben, indiziert. Durch eine langfristig angelegte entwicklungsorientierte Therapie gelingt es, Persönlichkeitsstrukturen im Sinne einer Umstrukturierung zu verändern. Über diese Veränderung wird wieder eine innere und äußere Freiheit angestrebt, die es dem Patienten ermöglicht, seine Lebensziele zu realisieren, tragfähige zwischenmenschliche Beziehungen einzugehen, arbeitsfähig und kreativ zu sein und sich auf eine verbindliche Partnerschaft einlassen zu können.

Die klassische Psychoanalyse im engeren Sinn findet drei- bis viermal pro Woche im Liegen auf einer Couch statt. Die liegende Position geht auf die Hypnosepraxis zurück, sie ermöglicht dem Patienten einerseits eine Entspannung, auf der anderen Seite aktiviert sie, da der Therapeut außerhalb des Gesichtsfelds sitzt, die Projektionsneigung und die ▶ Regression. Durch die damit auch verbundene Anhebung des Angstniveaus wird die emotionale Verarbeitung herausgefordert. Die Aufgabe des Analytikers ist es, die emotionale Spannung und das Affektivitätsniveau auf einem optimalen Niveau zu halten.

Die psychoanalytischen Therapieformen sind durch folgende Charakteristika gekennzeichnet: Die freie Assoziation spielt bei der „Materialgewinnung" eine wichtige Rolle. Die Bearbeitung von ▶ Übertragung und ▶ Widerstand erhält eine viel entscheidendere Bedeutung als in der tiefenpsychologisch fundierten Therapie. Die Verschränkung von ▶ Übertragung und ▶ Gegenübertragung und die Arbeit in der Beziehung zwischen Patient und Analytiker werden für die Konfliktbearbeitung zentraler gesehen, da auf hohem affektiven Niveau Lernerfahrungen vertieft werden. Wichtige

P

Grundprinzipien sind die Widerstandsanalyse, die Selbstreflexion (therapeutische Ich-Spaltung), die Abwehranalyse mit Konfrontation, Klarifikation und Deutung, das Durcharbeiten in der Übertragung und die Bearbeitung neuer Lösungsmöglichkeiten. Da in der Übertragung auch beim Analytiker heftige Affekte mobilisiert werden, muss dieser durch eine persönliche Analyse mit der Methode umfassend vertraut sein und bestimmte Regeln der Abstinenz, des Schutzes des Prozesses und sichere Rahmenbedingungen einhalten.

Psychoanalytische Kurztherapie

▶ Fokaltherapie, psychoanalytische

Psychodrama

Dipl. Psych. Dr. phil. Hermann Böttcher

Synonyme

Psychodramatherapie; Rollenspiel; Stegreifspiel

Definition

Aus dem Stegreiftheaterspiel von Jakob L. Moreno in Wien entwickelte und durch Grete Leutz (1974, 1980) in Deutschland lehr- und lernbar gewordene psychotherapeutische interpersonelle, teilnehmeraktive Methode, mit der aktuelle und biographische konflikthafte und krankheitsrelevante Erlebnisse in szenischen Handlungen wieder erlebbar und dadurch der psychischen Verarbeitung zugänglich werden.

Voraussetzung

Auf einer eigens für die Szene vom Problemträger (Protagonist) und dem Leiter (Therapeut) eingerichteten Bühne mit Mitspielern und Teilnehmern ermöglichen im szenischen Spiel unter starker emotionaler Bewegung Spontaneität und Kreativität aller Be-

teiligten einen psychodramatischen Prozess der Problementfaltung.

Durchführung

Bezogen auf die psychische Situation des Protagonisten setzt der Psychodramatherapeut spezielle psychodramatische Techniken wie Rollenwechsel, Spiegeln, Doppeln u. a. kreativ ein und gestaltet über mehrere Entwicklungsphasen wie Problemfindung, Problembearbeitung, Integration mit dem Protagonisten und den Gruppenmitgliedern in spielerisch-kommunikativer Weise den Erlebnis- und Erkenntnisprozess.

Volltext

Vielfältige Formen der Psychodramatherapie stehen zur Verfügung und können therapiezielbezogen eingesetzt werden: Protagonistenpsychodrama, Gruppenpsychodrama, Monodrama, ▶ Rollenspiel, Stegreifspiel, Soziodrama.

Abhängig von der Art des Problemfelds, in dem das gewählte Thema liegt, stehen Individuum, Familie, soziale Gruppe oder die Gesellschaft im Mittelpunkt.

Theoretische Grundlagen des Psychodramas sind die Soziometrie und die Rollentheorie Morenos, der nicht nur die „dynamischen sozioemotionalen Tiefenstrukturen" sozialer Organisationsformen mit dem soziometrischen Experiment erforschen und im Soziogramm darstellen wollte, sondern therapeutische Veränderungen der bestehenden sozialen Verhältnisse, letztlich Veränderungen der Gesellschaft, anstrebte.

Psychodramatherapie

▶ Psychodrama

Psychodynamisch orientierte Psychotherapie

▶ Psychotherapie, psychodynamische

Psychodynamische Psychotherapie

▶ Psychotherapie, tiefenpsychologisch fundierte (TFP)

Psychoedukation

PD Dr. Dipl. Psych. Dieter Wälte
Dipl. Psych. Miriam Stein

Definition
Systematische Vermittlung von Krankheitsinformationen an Patienten und/oder Angehörige unter Berücksichtigung psychiatrischer, psychologischer bzw. psychotherapeutischer Prinzipien.

Durchführung
Abgegrenzt werden können reine psychoedukative Ansätze von multimodalen Ansätzen, bei denen die Psychoedukation einen Therapiebaustein darstellt, auf den weitere therapeutische Interventionen aufbauen können. Die Psychoedukation kann in Einzelgesprächen oder in Gruppen erfolgen, mit oder ohne Einbeziehung der Angehörigen des Patienten.

Volltext
Psychoedukative Verfahren kommen insbesondere bei solchen Störungen zum Einsatz, bei denen psychologische Mechanismen einen Einfluss auf Entstehung und Aufrechterhaltung haben und/oder die Chronifizierungsneigung hoch ist. Sie haben den größten Stellenwert bisher in der ▶ Verhaltenstherapie, zunehmend gelten sie auch in der psychiatrischen Behandlung als wesentlicher Therapiebaustein. Das Vermitteln von Störungswissen bereits in der Explorationsphase kann entängstigend für den Patienten wirken, den Aufbau einer tragfähigen Arzt-/Therapeut-Patient-Beziehung unterstützen, die Compliance verbessern

sowie die Fähigkeit des Patienten zur Eigenbeteiligung an der Behandlung fördern. Bei den psychoedukativen Therapieprogrammen können störungsübergreifende Ansätze und störungsspezifische Ansätze unterschieden werden. **Störungsübergreifend** etwa sind Angehörigengruppen (mit dem Ziel der Entlastung durch Erfahrungsaustausch, einer Reduzierung der allgemeinen Unsicherheit oder im Fall Angehöriger schizophrener Patienten einer Reduzierung der ▶ Expressed Emotions) und Gesundheitsinformationsgruppen.

Wesentliche Elemente **störungsspezifischer** psychoedukativer Ansätze sind Informationen über verschiedene Formen der Erkrankung, über die Verbreitung der Erkrankung in der Bevölkerung, einzelne Symptome, Modelle zu Entstehung und Aufrechterhaltung, typische Verläufe sowie die ausführliche Aufklärung über zur Verfügung stehende Behandlungsverfahren. Standardisierte störungsspezifische Therapieprogramme liegen bereits zu zahlreichen Erkrankungen vor.

Bei **schizophrenen Erkrankungen** z. B. hat sich die Psychoedukation als unverzichtbarer Bestandteil der Therapie erwiesen, da sie die Rezidiv- und Rehospitalisierungsraten senkt (Pekkala u. Merinder 2001). Hier liegen zahlreiche Programme sowohl für Patienten als auch für deren Angehörige vor, als rein psychoedukativ-informationszentrierte Ansätze oder als Therapiebaustein eines Programms, z. B. einer behavioralen ▶ Familientherapie. Diese Ansätze basieren auf dem ▶ Vulnerabilität-▶ Stress-Modell der Entstehung von schizophrenen Erkrankungen und zielen u. a. ab auf eine verbesserte ▶ Krankheitseinsicht und Compliance sowie auf eine Rezidivprophylaxe.

Als mögliche Unterstützung der Therapie sind mittlerweile **Patientenratgeber** zu den wichtigsten Störungsbildern im Buchhandel erhältlich. Auch im Internet finden sich zunehmend relevante Informationen zu psychischen Erkrankungen. Selbsthilfemanuale gehen darüber hinaus, indem sie

kognitiv-verhaltenstherapeutische Therapieprogramme für die Selbstanwendung
modifizieren; in der Regel sind sie als alleinige Behandlung jedoch nicht ausreichend.

Psychogene Depression

▶ Depressive Neurose

Psychogene Hyperventilation

▶ Somatoforme autonome Funktionsstörung des respiratorischen Systems

Psychogene Miktionsstörung

▶ Somatoforme autonome Funktionsstörung des urogenitalen Systems

Psychogener Singultus

▶ Somatoforme autonome Funktionsstörung des respiratorischen Systems

Psychokardiologie

Prof. Dr. med. Volker Köllner

Definition

Die Psychokardiologie ist ein Teilgebiet
der ▶ Psychosomatik, das psychosoziale
Risikofaktoren und Belastungen im Zusammenhang mit Herzerkrankungen sowie deren psychische Verarbeitung erforscht und
psychotherapeutische sowie psychoedukative Strategien entwickelt, um Patienten
und gegebenenfalls auch ihre Angehörigen hierbei zu unterstützen. Ein weiterer
Schwerpunkt liegt in der Prävention durch
Modifikation spezifischer Risikoverhal-
tensmuster. Hier besteht ein enger Bezug
zur ▶ Verhaltensmedizin. Paradigma ist ein
biopsychosoziales Konzept zum Verständnis kardiologischer Krankheitsbilder und
Behandlungsmethoden.

Volltext

Psychosoziale Risikofaktoren wurden schon
früh mit der Entstehung und der Prognose
von Herz-Kreislauf-Erkrankungen in Verbindung gebracht. Zunächst wurden das
Typ-A-Verhaltensmuster (siehe ▶ Typ-A-
Verhalten) und später auch Feindseligkeit
(hostility) als unabhängige Risikofaktoren
der ▶ koronaren Herzkrankheit (KHK) angesehen; neuere epidemiologische Studien
konnten dies jedoch nicht bestätigen. Unabhängig von diesen epidemiologischen
Befunden können diese Verhaltensmuster
im Einzelfall eine dominante Rolle bei der
Entstehung der KHK spielen, insbesondere
wenn andere Risikofaktoren nur gering ausgeprägt sind. Aktuell wird erforscht, ob die
▶ Typ-D-Persönlichkeit und eine erhöhte
Depressivität bzw. depressive Störung als
primäre Risikofaktoren der KHK angesehen
werden können. Einen protektiven Effekt
scheint soziale Unterstützung zu haben.
Die Reduktion relevanter kardialer Risikofaktoren wie Rauchen, Bewegungsmangel, Hypercholesterinämie, Adipositas
und ▶ arterielle Hypertonie erfordert von
den Betroffenen Verhaltensänderungen,
die diese häufig nicht ohne professionelle
Unterstützung umsetzen können. Hierzu
wurden in der Verhaltensmedizin spezielle
psychoedukative und -therapeutische Interventionen entwickelt, um Risikoverhalten
zu modifizieren (z. B. Nichtrauchertraining,
▶ Stressbewältigung).
Der Verlauf kardialer Erkrankungen wird
von reaktiv aufgetretenen oder komorbiden
psychischen Störungen beeinflusst. Von
besonderer Relevanz sind:

- Depressive Störungen, für die ein starker
  negativer Einfluss auf die Mortalität nach

Myokardinfarkt und Herzoperation empirisch gesichert ist.

- ▸ Angststörungen, die zwar nicht die Mortalität erhöhen, dafür aber die Lebensqualität verschlechtern und durch „High-utilizer-Verhalten" der Betroffenen die Gesundheitskosten erhöhen. Häufig sind vor allem komorbid bestehende oder reaktiv entstandene ▸ Agoraphobie und ▸ Panikstörungen. Die Panikstörung ist eine häufige Differentialdiagnose akuter kardialer Erkrankungen. Eine schnelle Diagnosestellung und adäquate Aufklärung des Patienten ist hier entscheidend, um eine Chronifizierung zu verhindern, und ist eine besondere Aufgabe der ▸ Konsil- und Liaisonpsychosomatik.
- Posttraumatische Belastungsstörungen (siehe ▸ Belastungsstörung, posttraumatische) können als Folge kardialer Ereignisse und ihrer Behandlung entstehen (z. B. Reanimation, Schocks durch implantierten Defibrilator). Für Patienten nach Herztransplantation wurde ein negativer Einfluss auf die Mortalität nachgewiesen.

Zur Beeinflussung kardialer Risikofaktoren sind vor allem psychoedukative und verhaltenstherapeutische Interventionen indiziert. Diese sollten sowohl aus ökonomischen Gründen als auch, um das damit verbundene Selbsthilfepotential nutzen zu können, wenn möglich im Gruppenformat durchgeführt werden. Für die Behandlung psychischer Störungen bei Herzpatienten gelten die gleichen Grundsätze wie für die Behandlung der entsprechenden Krankheitsbilder bei Herzgesunden. Auch Angstexposition ist in der Regel problemlos durchführbar, gegebenenfalls initial unter Überwachung durch Langzeit-EKG. Im Zweifelsfall ist hier eine enge Kooperation zwischen Kardiologen und Psychotherapeuten notwendig. Häufig kommen sowohl kardial bedingte als auch psychische Symptome beim gleichen Patienten vor, was Diagnostik und Therapie erschweren kann.

Depressive Störungen und posttraumatische Belastungsstörungen sollten bei Herzkranken wegen der hohen prognostischen Relevanz schnell und konsequent behandelt werden. Es konnte empirisch jedoch noch nicht sicher nachgewiesen werden, ob bei erfolgreicher Therapie der psychischen Komorbidität auch die Mortalität sinkt. Als gesichert kann eine Verbesserung der Lebensqualität gelten. Bei der medikamentösen Therapie ist Präparaten aus der SSRI-Gruppe wegen der geringeren kardialen Nebenwirkungen und der besseren Steuerbarkeit und des schnelleren Wirkungseintritts der Vorzug zu geben.

Psycholeptika

▸ Neuroleptika

Psychologische Intervention

▸ Psychotherapie

Psychologische/pädagogische Messinstrumente

▸ Messverfahren

Psychologischer Psychotherapeut

▸ Vertragspsychotherapeuten

Psychoneuroimmunologie

▸ Neurobiologie

Psychoneurose

▶ Zwang, psychodynamische Sicht

Psychoonkologie

Prof. Dr. med. Volker Köllner

Synonyme
Psychosomatische Onkologie

Definition
Die Psychoonkologie ist ein Teilgebiet der
▶ Psychosomatik, das psychosoziale Belastungen im Zusammenhang mit Tumorerkrankungen sowie deren psychische Verarbeitung erforscht und psychotherapeutische sowie psychoedukative Strategien entwickelt, um Patienten und ihre Angehörigen hierbei zu unterstützen. Paradigma ist ein bio-psycho-soziales Konzept zum Verständnis onkologischer Krankheitsbilder und Behandlungsmethoden.

Volltext
Krebserkrankungen zeichnen sich generell durch eine hohe psychische Komorbidität aus. Übergreifend über alle Krankheitsstadien und -lokalisationen wurden Komorbiditätsraten von bis zu 50 % beschrieben. Von besonderer Relevanz sind folgende Störungsbilder:
- Tumor- und therapieassoziiertes Müdigkeitssyndrom (tumor related fatigue),
- hirnorganische Psychosyndrome als Folge von Primärtumor, zerebralen Metastasen und Therapienebenwirkungen,
- ▶ Anpassungsstörungen,
- ▶ depressive Störungen,
- ▶ Angststörungen und sekundäre ▶ Hypochondrie,
- ▶ posttraumatische Belastungsstörung als Reaktion auf die Mitteilung der Diagnose oder traumatische Erlebnisse im Krankheitsverlauf.

Manifeste psychische Erkrankungen beeinträchtigen die Lebensqualität der Betroffenen häufig in stärkerem Maß als somatische Krankheitsfaktoren. Für eine komorbide Depression konnte bei einigen Tumorarten (z. B. Mammakarzinom, Bronchialkarzinom) ein negativer Einfluss auf die Überlebenszeit nachgewiesen werden. Psychotherapeutische und -edukative Angebote haben einen positiven Einfluss auf Krankheitsverarbeitung und Lebensqualität; eine positive Beeinflussung der Mortalität konnte noch nicht sicher nachgewiesen werden. Folgende therapeutische Optionen kommen zur Anwendung:
- ▶ Kriseninterventionen bei psychischer Dekompensation nach der Diagnosemitteilung oder im Krankheitsverlauf,
- familientherapeutische Konzepte,
- ▶ Hypnose, ▶ Imagination und ▶ Entspannungsverfahren als Element der Schmerztherapie oder zur Unterstützung bei belastenden diagnostischen und therapeutischen Prozeduren,
- psychoedukative Gruppen und therapeutisch begleitete Selbsthilfegruppen,
- Einzel- und ▶ Gruppenpsychotherapie bei manifester psychischer Komorbidität oder zum Abbau von chronischem Krankheitsverhalten,
- Körper-, Kunst-, Musik- und andere kreativtherapeutische Verfahren zur Ressourcenaktivierung.
- Als medikamentöse Intervention sind vor allem Benzodiazepine kurzfristig zur Anxiolyse in Krisensituationen und längerfristig ▶ Antidepressiva bei komorbider Depression indiziert. Hierbei können sich die appetitsteigernden und sedierenden Nebenwirkungen ▶ trizyklischer Antidepressiva (siehe ▶ Antidepressiva, trizyklische) als hilfreich erweisen.

Die früher vertretenen Hypothesen einer psychischen Mitverursachung von Krebs oder einer spezifischen Krebspersönlichkeit konnten empirisch nicht bestätigt werden, hiermit verbunden therapeutische Hoffnungen erfüllten sich nicht.

Psychoorganisches Syndrom

▶ Minimale zerebrale Dysfunktion (MZD)

Psychopathie

Dr. med. Christian Prüter

Synonyme
Engl.: psychopathy

Definition
Die Bezeichnung Psychopathie bezog sich zunächst auf das gesamte Gebiet psychischer Erkrankungen. In der Monographie von Koch über die „Psychopathischen Minderwertigkeiten" (1891/93) wurde er erstmals als Oberbegriff für ▶ Persönlichkeitsstörungen eingeführt. Der Begriff der Persönlichkeitsstörungen löste den der Psychopathie aufgrund dessen negativer Konnotation ab. Unter dieser Bezeichnung wurde eine konstitutionelle Anlage im Sinne von Angeborensein verstanden. K. Schneider (1923) beschrieb die Psychopathie in seinem Buch „Die psychopathischen Persönlichkeiten" als „Abweichung von einer uns vorschwebenden Durchschnittsbreite von Persönlichkeiten". Aufgrund der im Begriff Psychopathie enthaltenden ätiologischen Hypothesen über die Entstehung von Persönlichkeitsstörungen wurde dieser in den 80er Jahren durch den neutralen Begriff ▶ Persönlichkeitsstörungen ersetzt. Eine umschriebene Renaissance fand der Begriff im Rahmen des „Psychopathy-Konzepts" von Hare (1970, 1991), vor allem im Hinblick auf persönlichkeitsgestörte Straftäter. Nach diesem Konzept werden unter den Begriff Psychopathie diejenigen Personen mit einer Persönlichkeitsstörung gefasst, die im Gefolge einer dissozialen Charakterstruktur eine im gesamten Lebenslauf erkennbare, hartnäckige Disposition zu devianten und delinquenten Verhaltensweisen aufweisen und als Kerngruppe auch biologisch identifizierbare Merkmale aufweisen (Saß 1987).

Querverweis Krankheit
Die unter dem Begriff Psychopathie gefassten Störungsbilder werden heute unter die ▶ Persönlichkeitsstörungen eingeordnet.

Psychopathologischer Befund

▶ Befund, psychischer

Psychopharmaka

Dr. med. Peter Zwanzger

Synonyme
Psychotrope Arzneimittel

Definition
Bei Psychopharmaka handelt es sich um Arzneimittel, die aufgrund ihres Wirkprofils psychotrope Wirkungen aufweisen.

Volltext
Je nach ihrem Wirkprofil werden Psychopharmaka als Medikamente zur Behandlung psychischer Störungen in unterschiedliche Gruppen eingeteilt. Im Wesentlichen unterscheidet man ▶ Hypnotika, Sedativa, ▶ Antiepileptika und ▶ Psychostimulantien.
Zudem werden im engeren Sinne ▶ Neuroleptika, ▶ Antidepressiva und ▶ Tranquilizer unterschieden.
Bei ▶ Neuroleptika handelt es sich um Substanzen, die vornehmlich zur Behandlung von Erkrankungen aus dem schizophrenen Formenkreis eingesetzt werden. Allerdings können bestimmte Subgruppen (z. B. niederpotente Neuroleptika) auch gut

als anxiolytische und sedative Substanzen angewendet werden. ▸ Tranquilizer sind Beruhigungsmittel und dienen im Wesentlichen der Behandlung von Angst- und Spannungszuständen sowie von ▸ Schlafstörungen. Die derzeit am häufigsten verordneten Tranquilizer sind Benzodiazepine. ▸ Antidepressiva werden hauptsächlich zur Behandlung affektiver Erkrankungen eingesetzt, insbesondere ▸ depressiver Störungen, aber auch von ▸ Angststörungen. Auch für Antidepressiva existieren unterschiedliche Einteilungen, z. B. nach chemischer Struktur oder nach Wirkprofil.

Psychoplegika

▸ Neuroleptika

Psychoreaktive Depression

▸ Depressive Neurose

Psychose

Dr. med. Ute Siebel-Jürges

Synonyme
Psychotische Störung

Definition
Psychische Erkrankung mit deutlichem Schweregrad, bei der der Kernbereich einer Persönlichkeit gestört ist mit Störung der Realitätskontrolle, Kommunikation, Wahrnehmung, des Ich-Erlebens und des Verhaltens. Nach ICD-10 soll dieser Terminus das Vorkommen von ▸ Halluzinationen, ▸ wahnhaften Störungen oder bestimmten Formen schweren abnormen Verhaltens anzeigen, z. B. Erregungszustände, ▸ katatone Störungen. DSM-IV-TR beschränkt den Begriff Psychose auf Wahnphänomene oder ausgeprägte Halluzinationen, wobei keine

Einsicht in ihren pathologischen Charakter besteht.

Störungsaspekt
Exogene Psychose, substanzinduzierte schizophrene Psychose, ▸ Schizophrenie, anhaltende wahnhafte Störung, akute vorübergehende psychotische Störung, schizoaffektive Psychose, affektive Psychose.

Volltext
Aus historischer Sicht ist Psychose ein Sammelbegriff für psychische Krankheiten oder Störungen, die einerseits durch diagnostizierbare Organ- oder Gehirnerkrankungen hervorgerufen sind (exogene Psychosen) und denen andererseits Gehirnveränderungen hypothetisch zugrunde gelegt werden (endogene Psychosen). Auch wenn zwischen den verschiedenen psychiatrischen Schulen Einigkeit über die allgemeine Begriffsbestimmung besteht, ist die konkrete Definition und Abgrenzung aufgrund unterschiedlicher Kriterien teilweise schwierig. Berücksichtigt werden der Schweregrad der psychischen Veränderung, die Störung der Kommunikation, die fehlende ▸ Krankheitseinsicht, die fehlende Verstehbarkeit der Symptome sowie eine geringe soziale und realitätsgerechte Anpassung. Nach ICD-10 und DSM-IV-TR engt sich der Begriff Psychose auf ▸ Wahn, Halluzinationen, katatone Symptomatik sowie auf weitgehende Beeinträchtigung der Realitätskontrolle ein.

Psychose, schizophreniforme

▸ Schizophrenie

Psychose, zykloide

Dr. med. Christian Prüter

Synonyme
Emotionspsychosen; Phasische Psychosen

Definition

Bei den zykloiden Psychosen (siehe auch ► Schizophrenie) handelt es sich um eine von K. Leonhardt (1904–1988) beschriebene Gruppe akut-psychotischer Erkrankungen. In seiner Systematik werden die zykloiden Psychosen den phasischen Psychosen zugerechnet, die sich durch eine gute Prognose mit völliger Ausheilung auszeichnen. Seiner Ansicht nach führen sie niemals zu Defekten und verlaufen zudem genauso bipolar wie manisch-depressive Erkrankungen. Dazu gehört die „Angst-Glück-Psychose", eine Psychose mit extremer Angst und misstrauischen Beziehungsideen oder extremem Glücksgefühl mit ► Größenideen bzw. schnellem Wechsel der beiden Bilder. Ferner werden die „Erregt-gehemmte Verwirrtheitspsychose" und die „Hyperkinetische-akinetische Motilitätspsychose" zu dieser Gruppe gezählt. Die Abgrenzung der zykloiden Psychosen hat sich allerdings bisher nicht allgemein eingebürgert.

Querverweis Krankheit

Die zykloiden Psychosen lassen sich in der ICD-10-Klassifikation unter die ► akuten vorübergehenden psychotischen Störungen einordnen und sollten von ► Schizophrenie unterschieden werden.

Psychosomatik, psychosomatische Krankheit

Dr. med. Thomas Simmich

Synonyme

Psychosomatische Medizin; engl.: psychosomatics; psychosomatic disease

Definition

Psychosomatik bezeichnet als medizinischer Arbeits- und Forschungsbereich einerseits das Versorgungsgebiet von Erkrankungen, deren Entstehung und Verlauf wesentlich von psychologischen Faktoren mitbestimmt wird, andererseits eine bestimmte Perspektive im allgemeinen Krankheitsverständnis, die als ärztliche Grundhaltung das komplexe („ganzheitliche") Zusammenspiel von somatischen, psychologischen und sozialen Faktoren bei allen Erkrankungen betont.

Volltext

Obwohl spekulative Annahmen über ein Wechselspiel zwischen somatischen und psychologischen Faktoren bei der Entstehung vieler Erkrankungen bis in das Altertum zurückgehen, standen diese lange, eingebettet in die philosophisch-religiöse Vorstellung eines Leib-Seele-Dualismus, in einem Gegensatz zur Theorienprogression einer sich ausschließlich in natürlichen Faktoren begründenden Auffassung über Krankheitsvorgänge. Seit der Romantik unter Johann Christian August Heinroth (1818), auf den der Begriff Psychosomatik zurückgeht, oder Carl Gustav Carus (1846) begann die Medizin, sich systematisch und wissenschaftlich dem Zusammenspiel zwischen körperlichen und seelischen Faktoren bei Gesundheit und Krankheit zuzuwenden. Mit der Entwicklung der ► Psychoanalyse durch **Sigmund Freud** fand die Psychosomatik theoretische Befruchtungen und neue Begründungen. Obwohl Freud selbst skeptisch war und vor einer spekulativen psychoanalytischen Interpretation somatischer Prozesse warnte, legte er mit der Konversion und der Aktualneurose zwei Konzepte vor, die den Sprung vom Seelischen ins Körperliche erklären sollten (Freud 1894). Während die Konversion in den diagnostischen Glossaren bis heute Anerkennung findet, haben die Nachfolgemodelle der von Freud selbst bald fallen gelassenen Aktualneurose als Versuche eines psychoanalytischen Verstehens von körperlich-seelischen Wechselbeziehungen jenseits des klassischen Neurosemodells eine weitere Theorienprogression gefunden. Klinische Bedeutsamkeit erlangten

P

insbesondere die Konzeptionen der Organneurose (Fenichel 1945), der vegetativen Neurose (Alexander 1951), der Resomatisierung (Schur 1955), der somatopsychisch-psychosomatischen Erkrankung (Engel u. Schmale 1967), der zweiphasigen Verdrängung (Mitscherlich 1967), der Alexithymie (Marty 1963, Sifneos 1975), der Biosemiotik (Uexküll 1963, 1996; Küchenhoff 1992) und Modelle psychosomatischer Symptombildungen aus einer psychoanalytischen Theorie sozialer Interaktionsformen (Zepf 1976).

Die **empirische Forschung** konnte die psychoanalytischen Annahmen über die Spezifität der primär psychogenen Genese einzelner, als psychosomatische Krankheiten im engeren Sinn verstandener, sekundär organdestruktiver Störungsbilder jenseits des Konversionsmodells nicht bestätigen. Die primär biologisch-energieökonomisch verstandene Triebstruktur des Menschen, die die elaborierte, nur psychoanalytisch verstehbare psychische Repräsentanzenwelt mit der Welt der Neurobiologie verbinden sollte, musste als biologistische Mystifikation zugunsten einer aus der sozialen Natur des Menschen erwachsenden Bedürfnisfrustration („Trieb"-Frustration) aufgegeben werden und bedarf einer Übersetzungs- und Vermittlungsarbeit zwischen naturwissenschaftlichen und psychoanalytischen Befunden.

Dies löste die einengende Festlegung des psychosomatischen Krankheitsmodells auf die **psychoanalytische Psychosomatik** auf und öffnete die Perspektive für weitere Aspekte des Zusammenspiels von psychischen, somatischen und sozialen Faktoren bei Entstehung und Verlauf von Krankheiten.

Während heute nach wie vor einzelne, nicht-krankheitsspezifische Dynamiken psychosomatischen Reagierens, darunter auch der Theoriengeschichte der psychoanalytischen Psychosomatik entlehnte Annahmen zum Verständnis einer Vielzahl von Krankheitsbildern relativ eklektizis-

tisch herangezogen werden, finden weitere Modelle einer Wechselwirkung zwischen seelischen, körperlichen und sozialen Faktoren Beachtung: etwa Ergebnisse der neurobiologischen Grundlagenwissenschaften und der kognitiven Neurowissenschaften, **lerntheoretisch** begründete Entstehungsprozesse wie die Konditionierbarkeit körperlicher Stimuli, der Krankheitsbewältigung (Coping), der Einfluss psychischer Faktoren auf die humorale Stressreaktion und immunologische Prozesse oder die Bedeutung genetisch-konditioneller Faktoren für spezielle Formen der Affektregulation.

Die Weiterentwicklungen, die mit der beschriebenen inhaltlichen Öffnung der Psychosomatik einhergingen, gaben in Deutschland auch Impulse für notwendig gewordene berufspolitische Veränderungen. Während in Westdeutschland Psychosomatik zwar formal bereits seit 1970 in der Approbationsordnung als Unterrichtsfach verankert war und in der DDR seit 1978 die Möglichkeit zum Erwerb eines (Zweit-)Facharztes für Psychotherapie bestand, blieb die Psychosomatik begrenzt auf die Option eines besonderen Zugangs zum Patienten im Rahmen vieler Fachgebiete oder einer am Rande der Psychiatrie oder der Inneren Medizin angesiedelten **Fachpsychotherapie**, die sich neben psychosomatischen vor allem neurotischen Erkrankungen und ► Persönlichkeitsstörungen verpflichtet sah.

Der Beschluss zur Einführung eines **Facharztes für Psychotherapeutische Medizin** 1992 ebnete der Psychosomatik die Stellung eines eigenständigen Fachgebiets mit eigenen Akzenten und einem erweiterten Zuständigkeitsverständnis für alle Störungsbilder, deren Verursachung und Verlauf von einem komplexen bio-psycho-sozialen Zusammenhang bestimmt wird. 2004 wurde der Facharzt für Psychotherapeutische Medizin in Facharzt für **Psychosomatische Medizin und Psychotherapie** umbenannt.

Psychosomatische Basisversorgung

▶ Psychosomatische Grundversorgung

Psychosomatische Grundversorgung

Prof. Dr. med. Volker Köllner

Synonyme
Psychosomatische Basisversorgung

Definition
Die als Kassenleistung anerkannte psychosomatische Grundversorgung soll es dem Arzt ermöglichen, den biopsychosozialen Verständnisansatz (siehe ▶ biopsychosozialer Ansatz) systematisch in sein diagnostisches und therapeutisches Handeln einzubeziehen. Sie unterscheidet sich von allgemeiner ärztlicher Beratung und Erörterung. Sie stellt an die psychosoziale Kompetenz des Arztes höhere Anforderungen, ist aber keine ▶ Psychotherapie im Sinne der Richtlinien.

Volltext
Um diese Kompetenz nachzuweisen, müssen folgende Voraussetzungen erfüllt sein:
• mindestens dreijährige selbstverantwortliche ärztliche Tätigkeit,
• Kenntnisse in einer wissenschaftlich begründeten psychosomatischen Krankheitslehre (▶ Tiefenpsychologie und/oder ▶ Verhaltensmedizin),
• reflektierte Erfahrung über die Arzt-Patient-Beziehung (▶ Balint-Gruppe oder IFA-Gruppe),
• Erfahrungen mit verbalen Interventionen und übenden/suggestiven Verfahren (▶ Entspannungsverfahren und/oder ▶ Hypnose).

Hierzu ist ein 80-stündiges Curriculum zu absolvieren. Inzwischen wurden Inhalte zur psychosomatischen Basisversorgung in die Weiterbildungscurricula zum Facharzt für Allgemeinmedizin und andere Facharztcurricula aufgenommen.
Angesichts der Häufigkeit psychosomatischer Störungsbilder stellt die psychosomatische Grundversorgung die notwendige Basis eines psychosozialen Versorgungssystems dar und ist für leichtere Störungsbilder die effizienteste Behandlungsform. Wenn eine weiterführende Behandlung notwendig ist, so hilft die Ausbildung in psychosomatischer Grundversorgung dem primär somatisch orientierten Arzt, die richtigen differentialdiagnostischen und -therapeutischen Entscheidungen zu treffen und mit dem Patienten ein biopsychosoziales Krankheitskonzept zu erarbeiten, das ihn zur Aufnahme einer solchen Behandlung motiviert.

Psychosomatische Harninkontinenz

▶ Enuresis

Psychosomatische Krankheit

▶ Psychosomatik, psychosomatische Krankheit

Psychosomatische Medizin

▶ Psychosomatik, psychosomatische Krankheit

Psychosomatische Onkologie

▶ Psychoonkologie

Psychosomatischer Konsil- und Liaisondienst

▶ Konsil- und Liaisonpsychosomatik

Psychosomatisches Einkoten

▶ Enkopresis

Psychosomatisches Einnässen

▶ Enuresis

Psychostimulantien

PD Dr. med. Dan Rujescu

Medikamentengruppe
Substanzen mit anregender und euphorisierender Wirkung werden als Psychostimulantien bezeichnet. Dazu zählen stark wirksame Stoffe wie ▶ Kokain und ▶ Amphetamine, aber auch legale Genussmittel wie Koffein.

Produktnamen
Ritalin, Tradon, Vigil

In Deutschland zugelassene Indikationen
Amphetamin, Dexamphetamin und Metamphetamin als Substanzen sind in Anlage III des Betäubungsmittelgesetzes enthalten und damit verkehrs- und verschreibungsfähig; momentan ist aber in Deutschland kein Fertigarzneimittel mit diesen Wirkstoffen im Handel.
Kokain ist ebenfalls ein verkehrs- und verschreibungsfähiges Betäubungsmittel; es wird aber nur noch sehr selten als Lokalanästhetikum mit gleichzeitiger vasokonstriktorischer Wirkung bei Eingriffen am Auge verwendet. Viel häufiger dagegen ist die missbräuchliche und illegale Anwendung als „Partydroge".

Therapeutisch werden Substanzen wie Methylphenidat oder Pemolin vor allem bei Kindern mit hyperkinetischem Syndrom eingesetzt. Modafinil dagegen ist zur Behandlung der ▶ Narkolepsie und des Schlafapnoe-Syndroms zugelassen.

Sonstige Anwendungsgebiete
Neben den genannten Anwendungsgebieten werden einige Psychostimulantien wie Afepramon, Phenylpropanolamin oder Cathin als ▶ Appetitzügler eingesetzt.

Pharmakokinetik
Methylphenidat und Amphetamine wirken über eine indirekte Freisetzung von monoaminergen Neurotransmittern und eine Hemmung der Wiederaufnahme sympathomimetisch, ohne selbst eine Affinität zu Adreno- oder Dopaminrezeptoren zu besitzen. Maximale Plasmaspiegel werden ein bis zwei Stunden nach oraler Gabe erreicht und die durchschnittliche Halbwertszeit beträgt zwei Stunden.
Kokain besitzt neben der zentral anregenden Wirkung in höheren Dosierungen zusätzlich eine lokalanästhetische Wirkung durch die Blockade spannungsabhängiger Natriumkanäle; die Eliminationshalbwertszeit von Kokain beträgt etwa eine Stunde.

Dosierung
Zur Behandlung hyperkinetischer Störungen bei Kindern werden Dosierungen zwischen 5 mg und 60 mg Methylphenidat eingesetzt; zur Narkolepsiebehandlung bei Erwachsenen sind dagegen Dosierungen bis 80 mg pro Tag möglich. Kokain wird von den meisten Konsumenten geschnupft, wobei Einzeldosen von ca. 10–35 mg üblich sind.

Kontraindikationen
Psychostimulantien sollten allgemein nicht angewandt werden bei Personen mit tachykarden Arrhythmien, Hypertonie, ▶ Psychosen in der Vorgeschichte, Angsterkrankungen sowie bei Patienten mit einer zu-

rückliegenden Drogenabhängigkeit bzw. mit Arzneimittel- und Alkoholmissbrauch.

Nebenwirkungen

Typische Nebenwirkungen von Psychostimulantien sind ▶ Schlafstörungen, Kopfschmerzen, Tachykardie, Blutdrucksteigerungen sowie Übelkeit und Erbrechen. Bei hohen Dosen können zusätzlich ▶ Halluzinationen, Tremor, zentrale Krämpfanfälle bis hin zum Koma, Azidose, Rhabdomyolyse, Myoglobinurie, akutes Nierenversagen (Exsikkose) und Lungenödem auftreten.

Wechselwirkungen

Bei gleichzeitiger Gabe von blutdrucksteigernden Mitteln und ▶ Antidepressiva kann es zu adrenergen Krisen mit starker Blutdrucksteigerung und Tachykardie kommen. Psychostimulantien sollten nicht während oder innerhalb von 14 Tagen nach Einnahme von ▶ MAO-Hemmern verwendet werden, da sonst schwere Wechselwirkungen wie hypertensive Krisen oder kardialen Rhythmusstörungen auftreten können.

Wirkmechanismus

Niedrig dosiert führen Psychostimulantien u. a. zu ▶ Euphorie, Antriebssteigerung, Rededrang und gesteigertem Selbstvertrauen. Die Konzentrations- und Leistungsfähigkeit werden erhöht, während gleichzeitig Müdigkeit und Schlafbedürfnis wie auch Appetit und Hungergefühl unterdrückt werden. Zu den körperlichen Wirkungen gehören eine Erweiterung der Bronchien sowie ein Anstieg von Pulsfrequenz, Blutdruck und Körpertemperatur.

Psychosyndrom, organisches

Prof. Dr. med. Michael Zaudig

Synonyme
Demenz; Dementielles Syndrom; Hirnleistungsstörung; Psychoorganisches Syndrom

Definition
Der Beginn der Symptomatik ist schleichend mit leichten Charakterveränderungen oder leichten Gedächtnisstörungen oder beiden zusammen. Betroffen ist die affektive und intellektuelle Seite der Persönlichkeit; der Verlauf ist üblicherweise langsam progredient. Der Begriff wurde von Manfred Bleuler 1951 geprägt; in ähnlicher Weise wurde das psychoorganische Syndrom von Eugen Bleuler bereits 1916 definiert. Abzugrenzen ist das organische Psychosyndrom gegenüber dem normalen Senium, insbesondere bei Beginn der Symptomatik. Die leichten Formen des organischen Psychosyndroms würden heute nach ICD-10 als leichte kognitive Beeinträchtigung (FC7.8) bezeichnet, die mittleren und schweren Formen als ▶ Demenzsyndrom (Übersicht: Zaudig 1995).

Querverweis Krankheit
Alle Formen der Demenz; Leichte kognitive Beeinträchtigung

Psychotherapeutengesetz

Dr. phil. Dipl. Psych. Peter Eisenack

Synonyme
Richtlinienpsychotherapie

Definition
Nach etwa 20-jähriger Vorlaufzeit trat am 01.01.1999 das Psychotherapeutengesetz (PsychThG) in Kraft und regelt gesetzlich den Beruf des Psychologischen Psychotherapeuten und des Kinder- und Jugendlichenpsychotherapeuten als selbständigen akademischen Heilberuf neben dem des Arztes. Es bindet ihn ein in das System der gesetzlichen Krankenversicherung und integriert die Psychologischen Psychotherapeuten in die kassenärztliche Versorgung. Das Gesetz

P

bestimmt die Zugangsvoraussetzungen, die Ausbildung und die Voraussetzungen der Approbation.

Volltext

Zur Entwicklung des Psychotherapeutengesetzes

Die ▶ Psychotherapie wurde 1967 neben psychiatrischen Leistungen als eine weitere Form der ambulanten Behandlung psychisch Kranker in den Leistungskatalog der gesetzlichen Krankenversicherung (GKV) aufgenommen. Die Anforderungen an die Qualifikation, die Indikationsstellung, Art und Umfang der Behandlung sowie die Sicherung der Qualität durch ein Gutachterverfahren wurden durch den Bundesausschuss der Ärzte und Krankenkassen in den Psychotherapierichtlinien und durch die Psychotherapievereinbarungen der Ärzte und Krankenkassen festgelegt und in den vergangenen Jahrzehnten mehrfach an neuere Erkenntnisse angepasst. Nachdem die Kassenärztlichen Vereinigungen (KV) die Versorgung nicht sicherstellen konnten, wurde von Ärzten und Krankenkassen das so genannte „Delegationsverfahren" entwickelt. Es schuf die Voraussetzung dafür, dass Diplompsychologen und Kinder- und Jugendlichenpsychotherapeuten psychisch kranke Versicherte – unter der Verantwortung des delegierenden ärztlichen Psychotherapeuten – behandeln durften. Das Delegationsverfahren beinhaltete jedoch keine gesetzliche Grundlage zur Ausübung von Psychotherapie als eigenständigen Heilberuf durch Psychologen. Trotz des Delegationsverfahrens waren die Kassen nicht in der Lage, eine flächendeckende ausreichende psychotherapeutische Versorgung sicherzustellen. Ersatzvereinbarungen einzelner Krankenkassen mit verschiedenen Psychotherapeutengruppen lagen teilweise unter dem Qualifikationsniveau im Delegationsverfahren tätiger Psychotherapeuten und honorierten Kosten im Erstattungsverfahren, die im Gegensatz zur „klassischen" analytischen Langzeitpsychotherapie, der tiefenpsychologisch fundierten Psychotherapie und der ab 1987 als eigenständige Therapieform eingeführten ▶ Verhaltenstherapie nicht anerkannt waren. Die Rechtsverstöße, die Entwicklung eines „grauen Marktes" und die Fehlversorgung psychisch Kranker sollte nach dem Willen des Gesetzgebers durch den Schutz der Berufsbezeichnung „Psychotherapeut", durch Regelungen zur Qualifikation und zur Einbindung dieses neuen Heilberufs in das bestehende Versorgungssystem beseitigt werden.

Wesentliche Elemente des Psychotherapeutengesetzes

Durch das PsychThG wurde ein neuer selbständig tätiger Heilberuf zur Behandlung psychisch Kranker durch Psychotherapie geschaffen. Zugleich ist das Führen der Kurzbezeichnung „Psychotherapeut" (für Ärzte, Psychologische Psychotherapeuten sowie Kinder- und Jugendlichenpsychotherapeuten) unter besonderen staatlichen Schutz gestellt. Als Ausübung der heilkundlichen Psychotherapie wird die auf anerkannten wissenschaftlichen Verfahren durchgeführte Feststellung, Heilung oder Linderung von psychischen Störungen mit Krankheitswert definiert. Wissenschaftlich anerkannte Verfahren sind derzeit die analytische und die tiefenpsychologische Psychotherapie sowie die Verhaltenstherapie. Darüber hinaus liegt dem „Wissenschaftlichen Beirat PTh-WBP – bei der Bundesärztekammer" ein Antrag vor, entsprechend §11 PsychThG für die ▶ Gesprächspsychotherapie als weiteres Richtlinienverfahren zu votieren.

Die Ausbildung und die staatliche Prüfung zum Psychologischen Psychotherapeuten wird mit der Approbation abgeschlossen und ist geregelt in §5 PsychThG. Die in diesem Verfahren erteilte Approbation ist wie die Approbation des Arztes Grundlage für die Eintragung in das Arztregister (Fachkundenachweis), die wiederum Vor-

aussetzung einer Zulassung zur vertragsärztlichen Versorgung nach dem SGB V
ist. Zugangsvoraussetzung für die Ausbildung zum Psychologischen Psychotherapeuten ist ausschließlich die Abschluss-
prüfung im Studiengang Psychologie, die
das Fach Klinische Psychologie einschließt
und an einer Universität oder gleichstehen-
den Hochschule (§5 Abs. 2 Nr. 1 Buchst.
a-c PsychThG) erfolgt. Für die Kinder-
und Jugendlichenpsychotherapeuten ist
Ausbildungsvoraussetzung entweder das
abgeschlossene Studium der Psychologie
wie für die Psychologischen Psychotherapeuten oder alternativ ein abgeschlos-
senes Studium der Pädagogik oder Sozialpädagogik. Nach §5 Abs. 1 PsychThG
dauern die Ausbildungen in Vollzeit mindestens 3, in Teilzeit mindestens 5 Jahre.
Die Ausbildung kann nach §6 PsychThG
nur in Einrichtungen absolviert werden, die
als Ausbildungsstätten von der nach Lan-
desrecht zuständigen Behörde anerkannt
sind.

Psychotherapeutische Stellungnahme

▶ Gutachten, psychotherapeutische

Psychotherapie

Dr. phil. Dipl. Psych. Erwin Lemche
Prof. Dr. med. Michael Zaudig

Synonyme
Psychologische Intervention; Psychische
Behandlung; Seelenbehandlung
Engl.: psychotherapy, psychological medi-
cine

Definition
Sigmund Freud (1905) beschrieb in einer
frühen Arbeit mit dem Titel „Psychische
Behandlung (Seelenbehandlung)" u. a. folgendes: „Psyche ist ein griechisches Wort
und lautet in deutscher Übersetzung Seele."
Psychische Behandlung heißt demnach Seelenbehandlung. Man könnte also meinen,
dass darunter verstanden wird: Behandlung
der krankhaften Erscheinungen des See-
lenlebens. Dies ist aber nicht die Bedeutung dieses Wortes. Psychische Behandlung will vielmehr besagen: „Behandlung
von der Seele aus, Behandlung – seelischer
oder körperlicher Störungen – mit Mitteln,
welche zunächst und unmittelbar auf das
Seelische eines Menschen einwirken. Ein
solches Mittel ist v. a. das Wort, und Worte
sind auch das wesentliche Handwerkszeug
der Seelenbehandlung".
Viele Versuche wurden unternommen, eine
Definition von Psychotherapie zu erstellen.
Die Definition von Strotzka (1975) ist bis
heute eine gültige Definition, wie Psychotherapie sein sollte.

Psychotherapie ist
- ein bewusster und geplanter interaktioneller Prozess,
- zur Beeinflussung von Verhaltensstörungen und Leidenszuständen,
- die in einem Konsensus (möglichst zwischen Patient, Therapeut und Bezugs-
gruppe) für behandlungsbedürftig gehalten werden,
- mit psychologischen Mitteln (durch
Kommunikation),
- meist verbal, aber auch averbal,
- in Richtung auf ein definiertes, nach
Möglichkeit gemeinsam erarbeitetes
Ziel (Symptomminimalisierung und/
oder Strukturänderung der Persönlichkeit),
- mittels lehrbarer Technik,
- auf der Basis einer Theorie des normalen
und pathologischen Verhaltens,
- in der Regel ist dazu eine tragfähige
emotionale Bindung notwendig.

Im Rahmen eines kommunikativen und psychosozialen Problemlöseprozesses, der durch die therapeutische Beziehung und die bewusste Interaktion zwischen Therapeut und Patient ermöglicht wird, kommt es zu einer Erfahrungs- und Erlebenserweiterung bei den Patienten, die geeignet ist, Krankheitszustände zu überwinden (Kanfer et al. 2000).

Historische Entwicklung der Psychotherapie
Bereits in der Antike war die Psychotherapie neben der Pharmakologie und Chirurgie eine wichtige Methode in der Behandlung von Menschen. Bereits die Priesterärzte des alten Ägyptens wendeten psychotherapeutische Beeinflussungen an, die Babylonier unterschieden zwischen Seelen- und Körperärzten, und in der Medizin des antiken Griechenlands finden sich psychotherapeutische Gesprächsmethoden wie der sokratische Dialog, der heute im Rahmen der kognitiven Verhaltenstherapie (siehe ▶ Verhaltenstherapie, kognitive) angewandt wird. Der Begriff Psychotherapie bürgerte sich Ende des 19. Jahrhunderts ein (Vorläufer sind die suggestiven Methoden des Messmerismus und die Hypnose der Ärzte Charcot und Janet in Paris). Sigmund Freud und andere entwickelten aus der wissenschaftlichen Bearbeitung der ▶ Hypnose die Theorie und Praxis der ▶ Psychoanalyse als Grundlage der modernen psychodynamischen Psychotherapie. In den 1950er Jahren entwickelten u. a. Skinner, Eysenek und Wolpe unabhängig voneinander die Prinzipien der Konditionierung und somit die ▶ Lerntheorie als Grundlage der modernen ▶ Verhaltenstherapie.

Aktueller Stand der Psychotherapie
Psychotherapie ist die gezielte, professionelle Behandlung psychischer und/oder psychisch bedingter körperlicher Störungen mit psychologischen Mitteln. Psychotherapie kann auch in Kombination mit

medikamentöser Behandlung eingesetzt werden (Kombinationsbehandlung).
Traditionell sind **verschiedene Formen der Psychotherapie** wie die ▶ Verhaltenstherapie, ▶ Psychoanalyse, psychodynamische Therapie, ▶ tiefenpsychologisch fundierte Psychotherapie (siehe ▶ Psychotherapie, tiefenpsychologisch fundierte), ▶ Gesprächspsychotherapie, interpersonelle Psychotherapie (siehe ▶ Psychotherapie, interpersonelle) um bestimmte Therapieschulen herum entstanden, die sich oft um Gründerpersönlichkeiten gebildet haben. Immer mehr wird aber versucht, diese spezifischen Schulgrenzen zu überwinden und schulenspezifische Annahmen zu Ätiologie, Wirkweise und Wirksamkeit einer empirischen Überprüfung zu unterziehen. Die Indikationen zur Psychotherapie werden immer mehr spezifisch nach einzelnen Störungen und weiteren Merkmalen vom Patienten vorgenommen.
Psychotherapie wird ambulant, stationär und teilstationär, in Einzel-, Gruppen-, Paar- und Familientherapie angewendet (siehe ▶ Familientherapie; ▶ Gruppenpsychotherapie; ▶ Paartherapie).
Die **ärztliche Approbationsordnung** wie auch die Weiterbildungsordnung markieren die Psychotherapie als ein eigenständiges medizinisches Fach- und Versorgungsgebiet. Durch das ▶ Psychotherapeutengesetz ist die **Psychologische Psychotherapie** als Heilberuf und als medizinischer Versorgungsbereich gesetzlich verbindlich geregelt. Die Psychotherapierichtlinien wie auch der EBM schaffen verbindliche Grundlagen für die Finanzierung von Psychotherapie im öffentlichen Gesundheitssystem.
Psychotherapie dient primär der Krankenbehandlung. Psychotherapie ist professionelles psychotherapeutisches Handeln im Rahmen und nach den Regeln des öffentlichen Gesundheitswesens, das wissenschaftlich fundiert ist in Bezug auf wissenschaftlich begründete und empirisch gesicherte Krankheits-, Heilungs- und Behandlungstheorien. Dabei handelt es sich

um ein komplexes therapeutisches Prinzip mit handlungsorientierten Strategien zur Beeinflussung von Erleben und Verhalten, das geeignet ist, psychisch bedingte oder mitbedingte Krankheiten oder Verarbeitungsstörungen bei körperlicher Erkrankung oder psychosozialer Belastung zu beseitigen oder zu mildern (kurative Psychotherapie) und Krankheitsentstehung vorzubeugen (präventive Psychotherapie) (Senf u. Broda 2005).

Psychotherapie ist **wissenschaftlich fundiert**. Aus der Psychotherapieforschung ist bekannt, dass insbesondere in der Verhaltenstherapie und zum Teil auch in der tiefenpsychologischen Therapie sehr hohe Effektstärken von Psychotherapie vorliegen z. B. für die psychotherapeutische Behandlung von Depressionen, Angst- und Zwangsstörungen. Nach dem Psychotherapeutengesetz wurde der wissenschaftliche Beirat für Psychotherapie bei der Bundesärztekammer eingerichtet. Er überprüft die Wissenschaftlichkeit für bestimmte Psychotherapieverfahren.

Psychotherapie, ambulante

Dr. rer. soz. Dipl. Psych. Sabine Zaudig

Definition
Gezielte, professionelle Behandlung psychischer und/oder psychisch (mit)bedingter körperlicher Störungen mit psychologischen, psychiatrischen und psychosomatischen Methoden. Gespräche gehören immer zur ► Psychotherapie; oft kommen auch spezifische Techniken wie Verhaltensübungen, Biofeedback u. a. hinzu. Psychotherapie kann auch in Kombination mit Medikamenten eingesetzt werden. Traditionell werden verschiedene Formen der Psychotherapie verschiedenen Therapieschulen zugeordnet: ► Psychoanalyse, ► tiefenpsychologisch fundierte Psychotherapie,

► Verhaltenstherapie, ► interpersonelle Psychotherapie, Gesprächstherapie usw.

Psychotherapie wird ambulant, stationär, teilstationär, einzeln, in Gruppen, in Paar- und Familientherapie angewandt. In der Regel haben Psychotherapeuten im Anschluss an ein Psychologie- (psychologische Psychotherapeuten) oder Medizinstudium (ärztliche Psychotherapeuten) eine Postgraduiertenausbildung in einer bestimmten Methode absolviert.

Volltext
Psychotherapie wurde in Deutschland erstmals 1967, früher als in anderen Ländern, als Krankenbehandlung anerkannt und in den Leistungskatalog der gesetzlichen Krankenversicherung aufgenommen. Dies betraf zunächst nur die analytische Psychotherapie, 1976 wurde auch die Verhaltenstherapie zunächst von den Ersatzkassen, 1987 auch von den RVO-Kassen in den Leistungskatalog mitaufgenommen.

Art, Umfang und Voraussetzungen von ambulanter Psychotherapie als Leistung der gesetzlichen Krankenkassen sind in den so genannten Psychotherapierichtlinien festgelegt. Die derzeit dort genannten Psychotherapieverfahren (analytische Psychotherapie, tiefenpsychologisch fundierte Psychotherapie und Verhaltenstherapie) heißen deshalb auch „► Richtlinienpsychotherapie". Psychotherapeuten, die nachgewiesen haben, dass sie die dort genannten Mindestanforderungen erfüllen, heißen „Richtlinien- oder ► Vertragspsychotherapeuten". Mit der Aufnahme der Psychotherapie in den Leistungskatalog der gesetzlichen Krankenversicherung stellt sich die Frage nach der Indikation, Zweckmäßigkeit, Wirtschaftlichkeit und Qualität der Maßnahmen. Im Rahmen des Gutachterverfahrens wird geprüft, ob unter Beachtung des §70 SGB V (fünftes Sozialgesetzbuch) die Voraussetzungen für die Leistungspflicht der Krankenkassen nach den Psychotherapierichtlinien und Psychotherapievereinbarungen erfüllt sind. Inzwischen gelten die Wirksamkeit von Psychotherapie und ein gutes Kosten-Nutzen-Verhältnis generell als empirisch gut belegt, wobei zwischen verschiedenen Verfahren und Störungsbildern zu unterscheiden ist.

Psychotherapie, humanistische

Dipl. Psych. Dr. phil. Hermann Böttcher

Synonyme
Human psychotherapy

Definition
In Form psychotherapeutischer Strategien und Modelle angewandter Teilbereich der humanistischen Psychologie, die ihrerseits eine eigene Persönlichkeitspsychologie sowie eine Interventionspsychologie hervorgebracht hat.

Volltext
Das Attribut „humanistisch" akzentuiert eine spezielle Haltung oder Grundeinstellung, die darin besteht, dass der Würde des einzelnen Menschen und seiner Fähigkeit zur Selbstorganisation seines inneren und sozialen Lebens eine besondere Bedeutung zuerkannt wird.

Die humanistische Psychologie ist als Alternative und bewusste Ergänzung (als „dritte" Kraft; Bühler) zum behavioristischen und frühen psychoanalytischen Determinismus entstanden und fußt in manchen Grundanschauungen auf dem Humanismus des 18. und 19. Jahrhunderts, d. h. auf den Idealen von Freiheit, Menschenwürde und Selbstbestimmung von Herder, Goethe, Schiller, Wilhelm von Humboldt u. a.

Humanistische Psychotherapie ist eine patientenbezogene, klinische, in Gestalt verschiedenartiger Therapiesysteme konzeptualisierte und organisierte Anwendung dieser humanistischen Haltung.

Abhängig von ihrem Selbstverständnis nehmen das in Anspruch: ▶ Gesprächspsychotherapie (Carl Rogers, Reinhard und Annemarie Tausch), ▶ Psychodrama (Jakob L. Moreno), ▶ Gestalttherapie (Fritz Perls), Bioenergetik (Wilhelm Reich und Alexander Lowen), aber auch Transaktionsanalyse (Eric Berne), Bewegungs- und Körperpsychotherapie, Tanz- und ▶ Kunsttherapie.

Begründer der humanistischen Psychologie sind Charlotte Bühler(1893–1974), Abraham Maslow (1908–1970) und Carl Rogers(1902–1987); die theoretischen Grundlagen – psychotherapiebezogen von Carl Rogers ausführlich dargestellt – betonen die Eigengesetzlichkeit der menschlichen Entwicklung „von innen" mit einem „unglaublich starken Drang zur Entfaltung, wenn die Gelegenheit zur Entfaltung gegeben wird" (Rogers 1961). Die Autonomie des Individuums, sein Streben nach Selbstverwirklichung, die Sinn- und Zielorientiertheit auf die letzten Werte der humanistischen Tradition (Freiheit, Gerechtigkeit, Menschenwürde), das Streben des Menschen nach Ganzheit im Erleben und im Selbstverständnis, die Subjektivität als letztgültiges Kriterium für das Handeln sind die Postulate für die Entwicklung von Selbstakzeptanz, Offenheit, bewertungsfreies Verstehen, Echtheit, Wärme und freie Selbstentfaltung im psychotherapeutischen Prozess, der der Überwindung solcher individuell begründeter Blockaden und Abspaltungen dient, die eine Weiterentwicklung des Individuums gemäß seiner Natur behindern. Pädagogisches und therapeutisches Anliegen sind oft nicht zu trennen.

Die humanistische Psychologie in ihrem therapeutischen Bezug induziert die Entwicklung der Persönlichkeit besonders im Hinblick auf das menschliche Verhalten, bleibt aber in ihren Begründungen und Ausformungen subjektivistisch mit großem

Spielraum für verschiedenartige Auslegungen und damit auch gefährdet, Missverständnissen und Missbrauch ausgesetzt zu werden.

Psychotherapie, interpersonelle (IPT)

Prof. Dr. med. Peter Joraschky
Prof. Dr. med. Michael Zaudig

Synonyme
Engl.: interpersonal psychotherapy

Definition
Es handelt sich um ein standardisiertes, auf interpersonelle Konflikte fokussierendes Kurzzeittherapieverfahren.

Die Therapie geht auf den **psychobiologischen** Ansatz Adolf Meyers und die interpersonelle Theorie von Sullivan zurück, welche die Grundlage für die interpersonelle Schule darstellt. Diese interpretiert psychiatrische Störungen im Kontext zwischenmenschlicher Beziehungen. Darauf aufbauend konzeptualisierten Klerman und Weissman in den 1960er Jahren strukturiert das interpersonelle Psychotherapiekurzzeitverfahren.

Die interpersonelle Psychotherapie (IPT) wird als **Kurzzeittherapie** mit insgesamt 12–20 Einzelsitzungen (wöchentlich ein bis zwei Sitzungen) mit dem Behandlungsfokus auf aktuelle zwischenmenschliche Beziehungen durchgeführt. Die Ausbildung erfolgt anhand eines rasch erlernbaren Therapiemanuals.

Im Rahmen empirischer Psychotherapieforschung wurde die manualisierte Form der IPT an der Behandlung ▶ depressiver Störungen entwickelt. Diese Therapie wurde von Klerman et al. (1984) zunächst nur für ambulante, unipolar depressive, nicht psychotische Patienten eingesetzt. Mit IPT behandelte Patienten sollten keine

psychotischen Symptome aufweisen. Der therapeutische Prozess gliedert sich in eine initiale (1.–3. Sitzung), eine mittlere (4.–13. Sitzung) und eine Beendigungsphase (14.–16. Sitzung):

Die **initiale Phase** zielt in erster Linie auf die Symptomminderung und hat vor allem psychoedukativen und stützenden Charakter. Hier werden folgende Problembereiche, die prädisponierend und für die Krankheitsaufrechterhaltung wichtig waren, in den Fokus gerückt:

- Verlust, abnorme Trauer,
- Konflikte mit nahen Bezugspersonen,
- Rollenwechsel (Heirat, Scheidung, Berentung),
- interpersonelle Defizite (Schwierigkeiten, Beziehungen aufzubauen und aufrechtzuerhalten).

In der **mittleren Phase** werden ein oder zwei aus diesen vier Problembereichen fokussiert und bearbeitet, wobei die Auswahl zuvor (in der initialen Phase) zusammen mit den Patienten erfolgte. Es werden keine eventuell vermuteten unbewussten Konflikte thematisiert. In dieser Phase werden – je nach Problembereich – allgemein anerkannte Psychotherapietechniken, etwa Trauerarbeit, ▶ Paartherapie, Problemlösetraining usw., angewandt.

Die **dritte** oder **Beendigungsphase** dient der Vorbereitung des Patienten auf das Behandlungsende. Dabei wird zusammengefasst, was in der Therapie erreicht werden konnte und welche Implikationen dies für die Zukunft hat.

Störungsaspekt
In den letzten 20 Jahren wurde die IPT durch zahlreiche klinische Studien als Monotherapie oder in Kombination mit medikamentösen Behandlungsverfahren an relativ großen Patientenstichproben wissenschaftlich evaluiert. Störungsverweis: ▶ depressive Episoden, ▶ Dysthymien, ▶ Bulimia nervosa, akute Belastungsreaktion (siehe ▶ Belastungsreaktion, akute).

Psychotherapie, psychodynamische

Dr. med. Thomas Simmich

Synonyme

Teilweise übereinstimmend: Psychodynamisch orientierte Psychotherapie; Tiefenpsychologisch fundierte Psychotherapie; Tiefenpsychologie

Definition

Der Begriff „**psychodynamische Psychotherapie**" kennzeichnet eine Grundausrichtung in der ▶ Psychotherapie, die bei Unterschieden in Setting und Behandlungstechnik all jenen psychotherapeutischen Behandlungsverfahren zugrunde liegt, die von psychodynamischen Modellannahmen über Ätiologie und Pathogenese psychischer Störungsbilder ausgehen. Diese Verfahren orientieren sich am theoretischen Hintergrund der psychoanalytischen Krankheitslehre und Persönlichkeitstheorie und haben eine große praktische Bedeutung erlangt. Psychodynamische Psychotherapien werden von anderen, vor allem von lerntheoretisch begründeten Psychotherapieverfahren (z. B. der ▶ Verhaltenstherapie) abgegrenzt.

Volltext

Die **Psychodynamik** ist Teil der von S. Freud (1900) konzipierten Metapsychologie, die topische, dynamische und ökonomische innerseelische Vorgänge und Systeme in ihrer Beziehung zueinander beschreibt. Dabei kennzeichnet Psychodynamik die Vorstellung eines weitgehend unbewussten innerseelischen Kräftespiels im Hintergrund psychischer Erscheinungen zwischen einzelnen Instanzen des psychischen Apparats. Die so primär individualpsychologisch verstandene seelische Existenz des Menschen wurde in der ▶ Psychoanalyse von Anfang an auch im Hinblick auf ihre Störungsformen elaboriert. In der Be-handlungssituation einer psychotherapeutischen Begegnung wurde die Entfaltung der Psychodynamik innerhalb einer Zwei- oder Mehrpersoneninteraktionsebene untersucht.

Die lange Kontroverse um eine „**normative Idealtechnik**" der Psychoanalyse (K. Eissler 1953) gilt heute als überwunden zugunsten des Nebeneinanderbestehens von Psychoanalyse und deren Abwandlungen und Weiterentwicklungen. Obwohl gerade mit dem Begriff der psychodynamischen Psychotherapien oft diese Abwandlungen von der Psychoanalyse abgegrenzt werden sollen, besteht auch der Vorschlag, im weiteren Sinn auch die Psychoanalyse als Behandlungsverfahren den psychodynamischen Psychotherapien zuzuordnen.

Dabei ursprünglich scharfe Abgrenzungen zwischen analytischer Psychotherapie (in Abgrenzung zur Psychoanalyse), ▶ tiefenpsychologisch fundierter Psychotherapie, tiefenpsychologisch orientierter Psychotherapie, psychodynamischer Psychotherapie und psychodynamisch orientierten Therapieverfahren haben teilweise an begrifflicher Präzision verloren. Teilweise werden diese Verfahren in der Praxis heute auch mit lerntheoretisch begründeten Behandlungsverfahren kombiniert angewendet. Die Wirksamkeit der psychodynamischen Psychotherapie konnte in zahlreichen empirischen Studien belegt werden. Eine fortdauernde **Kontroverse** bezieht sich auf das Ziel psychodynamischer Psychotherapie. So ist es letztlich von (behandlungs-)ethischen Grundüberzeugungen abhängig, ob Psychotherapeuten bereit sind, sich von Hilfesuchenden in Anspruch nehmen zu lassen, um diese zu größerer Souveränität in der Aneignung des in der Symptomentstehung eingeschlossenen unbewussten, oft subversiven psychischen Kräftespiels zu begleiten, oder ob psychodynamische Psychotherapie die Aufdeckung des unbewussten intrapsychischen Kräftespiels und der menschlichen Interaktionsdynamik sucht mit dem Ziel einer Symptomreduktion und eines größeren Sozialerfolgs im Dienst der verbesserten Anpassung des Individuums an gesellschaftliche Realitäten.

Psychotherapie, stationäre

Dr. med. Götz Berberich

Synonyme
Krankenhauspsychotherapie, stationäre Psychosomatik

Definition
Eine stationäre Psychotherapie (Verhaltenstherapie oder analytische/tiefenpsychologisch orientierte Psychotherapie) im Krankenhaus oder in der Rehabilitationsklinik, kann teil- oder vollstationär erfolgen. Stationäre Psychotherapie findet überwiegend in psychosomatischen und psychiatrischen Kliniken statt.

Voraussetzung
Eine stationäre Psychotherapie kann indiziert sein, wenn
- erhebliche somatische Beeinträchtigungen das Bild der psychischen Erkrankung komplizieren;
- der Schweregrad der psychischen Erkrankung, die Komplexität der Probleme oder eine Neigung zur Chronifizierung unter ambulanter Therapie ein multimodales interdisziplinäres Therapieangebot von besonderer Intensität (hohe Therapiedosis), eine ständige Überwachung oder einen schützenden und strukturierenden Rahmen erfordert;
- eine krisenhafte Zuspitzung der psychischen oder körperlichen Symptomatik die Alltagsbewältigung verhindert;
- die vorgesehene Psychotherapie ambulant zu risikoreich erscheint (z. B. Gefahr der ▶ Suizidalität während der Bearbeitung besonders belastender Traumata) oder aus anderen Gründen ambulant nicht durchführbar ist (z. B. Spezialisierung auf besondere Methoden);

- besondere soziale, z. B. assertive Defizite des Patienten vorliegen;
- ein Patient nicht über ausreichende psychosoziale Ressourcen verfügt, die er zur Überwindung einer psychischen Störung benötigt;
- eine Trennung des Patienten von seinem psychosozialen Umfeld nötig erscheint, um den Patienten oder das Umfeld zu schützen oder vor Überforderung zu bewahren, oder um die Erfolgsaussichten der Psychotherapie zu verbessern;
- eine Herausnahme aus den aktuellen Lebensbedingungen die Voraussetzung für das Durchbrechen eines sozialen Teufelskreises darstellt, der eine psychische Störung aufrechterhält;
- eine vorausgehende ▶ ambulante Psychotherapie erfolglos war oder die stationäre Psychotherapie als besserer Zugang und Motivationsmöglichkeit für eine nachfolgende ambulante Psychotherapie nötig erscheint;
- keine ausreichende wohnortnahe psychotherapeutische Versorgung des Patienten gegeben ist;
- spezielle Fragestellungen der Diagnostik, z. B. im Rahmen von Begutachtungen, ambulant nicht ausreichend geklärt werden können.

Volltext
Die stationäre Psychotherapie wird in Deutschland sowohl in (Akut-)Krankhäusern (nach § 108 SGB V) als auch in Rehabilitationskliniken (nach § 111 SGB V) von entsprechend ausgebildeten Fachärzten (Psychosomatik, Psychiatrie), approbierten Psychologen, Spezialtherapeuten und Co-Therapeuten durchgeführt. Bei gegebener Indikation werden die Kosten von den Trägern der Sozialversicherung übernommen. In Deutschland gibt es mehr stationäre Psychotherapieplätze als in jedem anderen Land der Welt.
Im Rahmen einer stationären Psychotherapie (in der ▶ Psychosomatik, aber auch in der Psychiatrie) kann ein Patient eine

hohe Psychotherapie-„Dosis" in kurzer Zeit erhalten. Dabei werden neben den Richtlinienverfahren (psychoanalytische Verfahren, ▶ Verhaltenstherapie, ▶ Gesprächspsychotherapie) auch zahlreiche weitere Therapieverfahren im Sinne eines multimodalen Therapieansatzes integriert (▶ Gestaltungstherapie, ▶ Körpertherapie, systemische Verfahren und ▶ Familientherapie, ▶ Psychodrama, ▶ Gestalttherapie, ▶ Kunsttherapie, ▶ Musiktherapie, Sozialtherapie). Die Maßnahmen können einzeln und in der Gruppe durchgeführt werden. Hinzu kommen Visiten, Patientenversammlungen und die Teilnahme an Spezialprogrammen bei spezifischen Störungen (z. B. bei ▶ Ess- oder ▶ Zwangsstörung). Einige, z. B. übende Therapiebausteine können vom Pflegepersonal bzw. von Co-Therapeuten durchgeführt werden. Im Rahmen der stationären Psychotherapie (speziell Psychosomatik) ist eine enge Verzahnung von psychotherapeutischer und somatisch-medizinischer Versorgung möglich, was bei gravierender somatischer Komorbidität oder psychosomatischen Erkrankungen oft erst eine adäquate Behandlung ermöglicht.

Psychotherapie, supportive

Dipl. Psych. Dr. phil. Hermann Böttcher

Synonyme

Supportive therapy; Stütztherapie; Ich-stützende Psychotherapie

Definition

Eine Form der ▶ Psychotherapie, die eine Stärkung defizitärer Ich-Funktionen der Persönlichkeit (Ich-stützende Psychotherapie) und die Verbesserung des ▶ Selbstwertgefühls mit dem Ziel anstrebt, das pathologische Verhalten schwer gestörter Patienten zu reduzieren, d. h. ihnen eine bessere Anpassung an die intrapsychischen und äußeren Bedürfnisse zu vermitteln. (Ich-Funktionen sind die Fähigkeiten zur Selbstwahrnehmung, Selbststeuerung, Abwehr, Objektwahrnehmung, Kommunikation und Bindung.)

Voraussetzung

Die supportive Psychotherapie ist eine Möglichkeit für Patienten mit schweren Persönlichkeitsbeeinträchtigungen (schwere ▶ Borderline-Pathologie, narzisstische Persönlichkeitsorganisation, Störungen der Affektregulation, psychotische Erkrankungen), für die ein konfliktaufdeckendes, psychoanalytisch-interaktionelles Vorgehen wegen der auf diesem Weg zu erwartenden weiteren Destabilisierung, eventuell auch Pathologisierung, ausgeschlossen ist (Wöller und Kruse 2001).

Eine schwere antisoziale Persönlichkeitsorganisation (Lügen, Gewalttätigkeit, schwere Desorganisation der Lebensumstände) begrenzt die Einsatzmöglichkeiten der supportiven Psychotherapie (Kernberg 2001).

Durchführung

Die in der supportiven Psychotherapie als wesentlich eingesetzte Ich-Stützung kann direkt oder indirekt erfolgen. Die direkte Ich-Stützung richtet sich auf eine Stärkung der Realitätsprüfung als Gegenkraft zu vielfältigen Verkennungen und Verformungen der Realität in der eigenen Wahrnehmung, auf direkte Anleitung zur Impulskontrolle und Strukturierung des Denkens, Vorwegnahme problematischer sozialer Situationen, Nutzung der vorhandenen affektiven, kognitiven und sozialen Kompetenzen des Patienten sowie auf Stützung des Selbstwertgefühls durch Ermutigung.

Die indirekte Stützung kann durch unmittelbare Eingriffe in die Lebensrealität erfolgen, z. B. mit einer Veränderung der Wohnsituation, pharmatherapeutischer Verminderung seiner Triebintensität, umfassender Entlastung von Schuld- und Schamgefühlen in für den Patienten bedeutsamen Sozialbeziehungen.

Volltext

Bei allen therapeutischen Bemühungen ist die Beachtung der im Patienten vorhandenen Stärken und potentiellen Möglichkeiten zur Nachentwicklung der defizitären Ich-Funktionen („Ressourcen") von großer Bedeutung, da sonst die Gefahr der Infantilisierung („Entmündigung") des Patienten besteht.

Die supportive Psychotherapie stellt an den Therapeuten besondere und hohe Anforderungen; es gilt eine die gesamte Therapiezeit überdauernde realistische therapeutische Beziehung herzustellen und in den mit Sicherheit zu erwartenden Konfliktspannungen aufrechtzuerhalten. Eine überwiegend positive Übertragung ist für das Realisieren der Hilfs-Ich-Funktion des Therapeuten eine notwendige Voraussetzung. Er ist immer wieder in der Situation, mit dem Patienten bindende Vereinbarungen zu schließen, ihre Erfüllung zu beobachten, Grenzen zu setzen, negative ▶ Übertragungen zurückzuweisen, realistische und erfüllbare ▶ Therapieziele zu vereinbaren, reichlich stabilisierende und abwehrstärkende Interventionen einzusetzen, Übertragungsdeutungen und Regressionsförderung zu vermeiden, geringe Erfolge wertzuschätzen und die unvermeidlichen Rückschläge und Enttäuschungen ertragen zu lernen.

Psychotherapie, systemische

Dr. med. Igor Tominschek

Synonyme

Systemische Beratung; Systemische Therapie; Familientherapie

Definition

Die systemische Psychotherapie sieht den Patienten als Bestandteil eines sozialen Systems, in dem er als so genannter Indexpatient identifiziert wurde, weil das System (z. B. die Familie, der Arzt oder die Schule) bei ihm Probleme oder Symptome beobachtet. Sie untersucht die Kommunikation innerhalb dieses Systems und versucht, Kommunikationsmuster und Kommunikationsregeln zu markieren. „Systemisch" beschreibt folglich eine Betrachtungsweise und nicht einen Realitätsbereich. Die systemische Psychotherapie versucht, dem Patienten und seinem sozialen System zu helfen, eigene Ressourcen zu erkennen und neue Sichtweisen aufzubauen. Hierzu bedient sie sich unterschiedlicher Techniken (z. B. ▶ Reframing, ▶ zirkuläres Fragen, paradoxe Interventionen, ▶ Familienskulptur, systemischer Kommentar, reflektierendes Team). Dadurch sollen chronifizierte Kommunikations- und Verhaltensmuster verändert und der Handlungsspielraum erweitert werden.

Voraussetzung

Systemische Therapeuten sollten in der Lage sein, mit intensiven Emotionen des Klientensystems umzugehen und hohe Konfliktspannung auszuhalten. Systemische Beratung und Therapie können in unterschiedlichsten Kontexten stattfinden (ambulant/stationär, Einzeltherapie, ▶ Gruppenpsychotherapie, ▶ Paartherapie, ▶ Familientherapie). Sie stellt nicht nur eine Methodik, sondern vor allem eine innere Haltung dar.

Kontraindikationen

Paar- oder Familiengespräche sollten nicht durchgeführt werden, wenn der Verdacht besteht, dass durch das Ansprechen relevanter Themen (z. B. ▶ sexueller Missbrauch oder körperliche Gewalt) Gefahren für einzelne Systemmitglieder entstehen könnten! In solchen Fällen kann in der Einzeltherapie systemisch gearbeitet werden (z. B. Aufstellen von Stühlen als Stellvertreter). Eventuell sollte dem Klienten auch juristischer Beistand empfohlen werden! *Cave:* ▶ Schizophrenie, ▶ Demenz, ▶ Posttraumatische Belastungsstörung

Durchführung

Der Teilnehmerkreis kann sich von Sitzung zu Sitzung ändern. Es nimmt teil, wer zur Auflösung des Problems beitragen kann und will. Meist wird eine definierte Anzahl von Sitzungen bestimmt, die genutzt werden können, aber nicht müssen. Der Abstand zwischen den Sitzungen beträgt anfänglich ca. vier Wochen, da die Umsetzung des Besprochenen Zeit erfordert. Je weniger sich verändert, umso größer sollten die Zeitabstände gewählt werden. **Eine Ausnahme bilden Akutbehandlungen und ▶ Kriseninterventionen, die durch den Facharzt mitbehandelt werden sollten.**

Grundprinzipien systemischer Therapien sind Hypothesenbildung, Zirkularität, Neutralität, Ressourcenorientierung und Kundenorientierung:

Hypothesen haben eine Ordnungsfunktion, d. h. sie sollen bedeutsame von irrelevanten Informationen trennen. Darüber hinaus haben sie eine Anregungsfunktion, indem sie neue Sichtweisen anbieten.

Zirkularität beschreibt Verhalten in Kreislaufprozessen. Das Verhalten (wie auch das Denken und Fühlen) von Mitgliedern sozialer Systeme soll durch zirkuläre Fragen deutlich gemacht werden. Es wird nach Mustern zwischenmenschlicher Kommunikation gefragt („Was denkt Deine Mutter, *immer wenn* Dein Vater spät von der Arbeit nach Hause kommt?"). Durch zirkuläre Fragen werden Unterschiede verdeutlicht („Wer freut sich über den Einzug der Schwiegermutter *am meisten*, wer *am wenigsten*?"). Es gibt Fragen, die aktuelle Beziehungsmuster deutlich machen („Was genau meint Ihr Vater, wenn er Sie als „verhaltensgestört" bezeichnet?") und Fragen, die mögliche Beziehungen durchspielen („Wenn das Problem plötzlich weg wäre, wer würde es zuerst bemerken, wer wäre am meisten überrascht davon?"). Fragen dienen in der systemischen Psychotherapie sowohl der Informationsgewinnung wie auch der Informationserzeugung und stellen somit eine wesentliche systemische Technik dar.

Neutralität ist für systemische Therapeuten die Voraussetzung, um von allen Beteiligten als kompetent akzeptiert zu werden und die Rolle eines Beobachters beizubehalten. Neutralität begünstigt eine Haltung respektvoller Neugier und lässt unterschiedliche Möglichkeiten zu. Dadurch wird der ▶ Therapieprozess offengehalten für unvorhergesehene Ideen. Neutralität gegenüber den präsentierten Problemen bedeutet, dass der Therapeut den prinzipiellen Sinn und Nutzen eines Problems (bzw. Symptoms) für ein Klientensystem anerkennt. Es wird auch respektiert, wenn ein Klientensystem Symptome noch nicht aufgeben möchte.

Der lösungsorientierte Ansatz wird von De Shazer seit Ende der 1970er Jahre verfolgt und geht davon aus, dass Ressourcen im System bereits zur Verfügung stehen, nur nicht genutzt werden. Er versucht nicht, die Ursachen von Problemen herauszufinden, sondern fragt nach Ausnahmen und Kompetenzen. Dadurch soll der Fokus weg von defizitärem hin zu kompetentem Verhalten und Erleben gelenkt werden.

Kundenorientierung bedeutet, dass professionelle Interventionen sich exakt nach den subjektiven Bedürfnissen des Kunden (bzw. des Klientensystems) richten sollen. Eng damit verbunden ist die Frage nach der Auftragsklärung: Sie steht am Anfang einer jeden Therapie und soll die unterschiedlichen (vor allem auch die unausgesprochenen) Erwartungen klären. Dabei ist zu beachten, dass relevante Systemmitglieder, die nicht beim Gespräch anwesend sind (z. B. der Einweiser, die Eltern etc.), häufig ganz andere Erwartungen haben als der Indexpatient. Die erneute Auftragsklärung kann auch im weiteren Therapieverlauf notwendig werden, wenn Krisen oder Unklarheiten auftreten.

Kontrollierte Studien zur systemischen Therapie belegen die Effektivität dieser Methode bei ▶ Alkoholabhängigkeit, Drogenmissbrauch (siehe ▶ Missbrauch, Drogen), ▶ Schizophrenie, ▶ Depressionen, ▶ Angststörungen, ▶ Ess-Störungen, Schulschwierigkeiten, psychosomatischen Erkrankungen und Verhaltensauffälligkeiten bei Kindern und Jugendlichen (Schiepek 1999).

Psychotherapie, tiefenpsychologisch fundierte (TFP)

Prof. Dr. med. Peter Joraschky

Synonyme
Psychodynamische Psychotherapie
Engl.: psychodynamic psychotherapy

Definition
Die tiefenpsychologisch fundierte Psychotherapie ist ein von der ▶ Psychoanalyse abgeleitetes Verfahren, welches im Unterschied zur psychoanalytischen Therapie mit stärkerer zeitlicher Begrenzung (in der Regel eine Wochenstunde) und immer im Sitzen durchgeführt wird.

Die tiefenpsychologisch fundierte Psychotherapie, wie sie in den Psychotherapierichtlinien definiert ist, wurde als Verfahren für die Behandlung von Patienten entwickelt, deren Symptomatik auf **aktuell wirksame unbewusste Konflikte** zurückzuführen ist und sich in der gegenwärtigen Lebenssituation des Patienten beeinträchtigend auswirkt. Es spielt die wichtigste Rolle innerhalb der psychodynamischen Psychotherapieverfahren (siehe ▶ Psychotherapie, psychodynamische). Zu den psychodynamischen Psychotherapieverfahren gehören neben der tiefenpsychologisch fundierten Psychotherapie die Kurzzeittherapien, Fokaltherapie, psychoanalytisch interaktionelle Psychotherapie, analytische Psychotherapie, psychodynamische Gruppentherapien sowie nonverbale psychodynamisch orientierte Psychotherapieverfahren wie ▶ Gestaltungstherapie, ▶ Körpertherapie, ▶ Musiktherapie. Gemeinsam ist

allen psychodynamischen Psychotherapieverfahren für Theorie und Praxis die Annahmen des Unbewussten, ▶ Übertragung und ▶ Gegenübertragung, Abwehr und ▶ Widerstand.

Volltext
Das **Ziel** ist die Bearbeitung von **aktuellen unbewussten Konflikten** und Manifestationen von Entwicklungsstörungen, die in der aktuellen Lebenssituation, den aktuellen zwischenmenschlichen Beziehungen und im sozialen Umfeld auftreten. Die Therapie ist zeitlich umgrenzt (insgesamt 50–120 Stunden). Eingeschränkte psychische Funktionen und Entwicklungsblockaden, bedingt durch intrapsychische Konflikte und interpersonelle maladaptive Schemata, werden nicht über regressive Prozesse forciert. Im Gegensatz zur Psychoanalyse ist die Veränderung der Gesamtpersönlichkeit nicht das Ziel.

Die **Technik** des Therapeuten ist insgesamt aktiver, strukturierter und direktiver als in der psychoanalytischen Therapie. Der Psychotherapeut verhält sich in der Behandlung meist abwartend und überlässt es weitgehend dem Patienten, den therapeutischen Prozess zu gestalten. Dabei nimmt er eine neutrale Haltung ein. Weitergehende **Regressionen** des Patienten, die im psychoanalytischen Setting mit dem Liegen auf der Couch und der „Entleerung" des äußeren Wahrnehmungsraums gefördert werden, werden vermieden oder zumindest begrenzt, indem die Behandlung im Gegenübersitzen durchgeführt und zeitlich limitiert wird und der Therapeut sich aktiv fokussierend verhält.

Die tiefenpsychologisch fundierte Psychotherapie (**Indikation**) ist in erster Linie dann indiziert, wenn die Symptomatik des Patienten durch ein aktuell wirksames unbewusstes Konfliktgeschehen bestimmt und aufrechterhalten wird, das sich beeinträchtigend auf die gegenwärtige Lebenssituation des Patienten auswirkt. Falls eine Umstrukturierung der Persönlichkeit für eine ef-

P

fektive Behandlung erforderlich ist, ist die Psychoanalyse vorzuziehen. Klassisches und in der Praxis am meisten angewandtes Verfahren für Patienten mit ▶ Depressionen, ▶ Angststörungen, somatoformen Störungen wie auch Patienten mit umschriebenen Beziehungsproblemen, bei denen die Verbesserung der Selbstreflexion, der Angsttoleranz und Emotionsregulation und der interpersonellen Konfliktregulation das Ziel ist. Bei der Entwicklung der psychodynamischen Therapie in Richtung von Kurztherapien steht für Angstpatienten (Milrod) oder die übertragungsfokussierte Psychotherapie für Borderline-Patienten (Clarkin, Kernberg) ein Manual zur Verfügung. Weitere Manuale zu psychodynamischen Verfahren für somatoforme Störungen, Depressionen und ▶ Persönlichkeitsstörungen sind in der Überprüfung.

Psychotherapie von extremem Übergewicht/Fettleibigkeit

▶ Adipositas, Psychotherapie der

Psychotherapiedokumentation

▶ Basisdokumentation

Psychotherapieverlauf

▶ Therapieprozess

Psychotisch

Dr. med. Elmar Habermeyer

Synonyme
Engl.: psychotic

Definition
Durch psychopathologische Phänomene, wie z. B. ▶ Wahn oder ▶ Halluzinationen gekennzeichnete Verfassung, in der Wahrnehmung, Verarbeitung und Anpassung an die Realität erheblich gestört sind. Die psychotische Verfassung unterscheidet körperlich begründbare und endogene ▶ Psychosen von ▶ Persönlichkeitsstörungen und ▶ Neurosen, bei denen die Realitätskontrolle gegeben ist (siehe ▶ Psychose).

Querverweis Krankheit
Alle Störungen, die mit Einbußen der Realitätskontrolle oder Realitätsverlust einhergehen, z. B. ▶ Schizophrenie oder exogene Psychosen (z. B. ▶ Delir, ▶ Wahn, ▶ Halluzinationen bei ▶ Demenzen).

Psychotische Störung

▶ Psychose

Psychotische Störungen, akute vorübergehende

Prof. Dr. med. Michael Zaudig

ICD-10/DSM-IV-TR-Klassifikation
Typisch für diese Störung nach ICD-10 (F23) sind ein akuter Beginn (innerhalb von Tagen bis zu zwei Wochen), typische Symptomatik und nicht selten akute Belastung als Ursache. In der Regel handelt es sich um Symptome wie ▶ Wahn, ▶ Halluzination, katatone Symptome, ▶ Ratlosigkeit, illusionäre Verkennungen, emotionale Aufgewühltheit, Antriebssteigerung oder Antriebsschwäche. Die gesamte Symptomatik wechselt im Ausprägungsgrad minütlich bis stündlich. In DSM-IV-TR ist die kurze psychotische Störung (298.8) das Pendant. Die Symptomatik (Wahn, Halluzinationen, ▶ Zerfahrenheit und grob desorganisiertes oder katatones Verhalten) kann innerhalb

von Stunden bis Tagen beginnen, dauert nie länger als einen Monat, kann reaktiv entstehen (in diesem Fall wird die Diagnose einer kurzen reaktiven Psychose gestellt). Zusätzlich kann ein postpartaler Beginn codiert werden. Die längere Variante der kurzen psychotischen Störung ist die schizophrenieforme Störung, die zwischen einem Monat und sechs Monate andauern kann.

Synonyme
Zykloide Psychosen; Reaktive Psychosen; Bouffée délirante; Reaktiver oneiroider Zustand; Reaktive Verwirrtheit; Reaktive schizophrenieforme Psychose; Akute polymorphe psychotische Störung; Akute schizophrenieforme psychotische Störung

Englischer Begriff
Acute and transient psychotic disorders; Acute polymorphic psychotic disorder

Definition
Begriffsgeschichte
Dem Konzept der akuten vorübergehenden psychotischen Störung nach ICD-10 liegt das viel ältere Modell der ▶ zykloiden Psychosen zugrunde. Die zykloiden Psychosen wurden bereits von Carl Wernicke (1901), Karl Kleist (1924) und Karl Leonhard (1957) ausführlichst beschrieben. 1957 fasste Leonhard die Angst-Glück-Psychose, die Verwirrtheitspsychose und die Motilitätspsychose unter dem Begriff der zykloiden Psychosen zusammen. Basierend auf Leonhards Arbeiten wurden später von dem Schweden Perris und dem Schotten Brockington (1991) diagnostische Kriterien für zykloide Psychosen definiert: akuter Beginn, ▶ Verwirrtheit, ▶ Ratlosigkeit, Wahn jeglicher Art, Halluzinationen jedweder Art, massive Ängste (diffus), intensive Gefühle von Glückseligkeit oder Ekstase meist religiös gefärbt, Motilitätsstörungen entweder akinetisch oder hypokinetisch, emotionale Schwankungen,

stündlich wechselnde, instabile Symptomatik. Eindeutige Syndrome entstehen nicht. Diese Definition wurde in ICD-10 mit einigen kleineren Änderungen übernommen. Zykloide Psychosen sind gegenüber ▶ schizoaffektiven Störungen per-akut, haben immer eine gute Prognose (longitudinal) und sind in der Querschnittssymptomatologie polymorph, keine Entwicklung einer Residualsymptomatik. Parallel zum Konzept der zykloiden Psychosen in Deutschland Anfang des letzten Jahrhunderts entwickelte sich in Frankreich ausgehend von der Degenerationslehre Morells das Konzept der Bouffée délirante, das ebenfalls durch akuten Ausbruch, polymorphe Symptomatologie und rekurrenten Verlauf sowie hohe Heredität gekennzeichnet war.

Klinik
Die Diagnose einer akuten vorübergehenden psychotischen Störung nach ICD-10 (F23) beinhaltet immer einen akuten Beginn von Wahn, Halluzination, Zerfahrenheit, emotionaler Aufgewühltheit, Ratlosigkeit (innerhalb von Stunden bis zu zwei Wochen). Klinisch fallen diese Patienten immer durch eine Mischung fulminanter Emotionalität und einer Fülle psychotischer, stets wechselnder Symptomatik auf. Nicht selten ist auch ein Belastungsfaktor eruierbar. Nach ICD-10 werden drei unterschiedliche Typen definiert:

- **Akute polymorphe psychotische Störung ohne Symptome einer ▶ Schizophrenie** (F23.0):
Im Vordergrund der Symptomatik stehen neben Wahn und Halluzination vorwiegend emotionale Aufgewühltheit mit intensiven Glücksgefühlen, Ekstase oder überwältigende Angst oder Reizbarkeit. Darüber hinaus Ratlosigkeit, illusionäre Verkennungen, Antriebssteigerung oder Antriebsschwäche. Eine typische schizophrene Symptomatik kommt nicht vor und die Dauer der Störung beträgt nicht mehr als **drei Monate**.

P

- **Akute polymorphe psychotische Störung mit Symptome einer Schizophrenie** (F23.1):
  Hier liegen die gleichen Symptome vor wie in F23.0 mit dem Unterschied, dass zusätzlich eine ausgeprägte schizophrene Symptomatik besteht und die Störung nicht länger als **einen Monat** andauert.
- **Akute schizophrenieforme psychotische Störung** (F23.2):
  Hier stehen in der Regel eher die Symptome einer Schizophrenie, aber perakut, im Vordergrund und weniger die emotionale Aufgewühltheit. Die Gesamtdauer der Störung beträgt nicht mehr als **einen Monat**.

Therapie

pharmakologisch
Therapeutisch steht bei diesem Störungsbild die Pharmakotherapie im Vordergrund. Erstes Ziel ist es, die akute Erregung, die Angst, die Ekstase, den Wahn zu lindern; dies erreicht man am besten durch Neuroleptikagabe (hochpotente ▶ Neuroleptika), dazu in der Regel zusätzliche Sedierung durch Benzodiazepine. Es gibt keine kontrollierten Studien; einzelne Berichte legen nahe, dass ▶ Elektrokrampftherapie sehr hilfreich ist. Zur Prophylaxe wird ▶ Lithium empfohlen (sehr dünne Studienlage).

psychotherapeutisch
Hier empfiehlt sich am ehesten ▶ Psychoedukation, Klärung des ▶ Krankheitsmodells, verstärkte Sensibilisierung für Frühsymptome in der Psychose, um rechtzeitig Medikation prophylaktisch einzunehmen.

Epidemiologie
Es liegen keine epidemiologischen Daten zu diesem Störungsbild vor, insgesamt eher eine seltene Störung.

Verlauf
Typischerweise dauern diese Störungen in der Regel nicht länger als ein Monat bis drei Monate; die Gefahr eines Rezidivs ist jedoch sehr hoch, typischerweise viele Phasen (polyphasischer Verlauf).

Prognose
Klinisch wird die Prognose longitudinal als besser angesehen als für schizoaffektive Störungen; es werden keine Residualsymptome berichtet. Die Patienten können sich in der Regel psychosozial wieder sehr gut integrieren. Karl Leonhard beschrieb die zykloiden Psychosen 1957 als: „sie sind bipolar, vielgestaltig und führen nie zu Defekten".

Psychotische Störungen, polymorphe

▶ Psychotische Störungen, akute vorübergehende

Psychotomimetika

PD Dr. med. Dan Rujescu

Medikamentengruppe
Substanzen, die eine ▶ Psychose imitieren, werden als Psychotomimetika bezeichnet. Typische Vertreter dieser Stoffklasse sind LSD und ▶ Phencyclidin.

Produktnamen
Phencyclidin war in den 1950er Jahren unter dem Markennamen Sernyl als Narkosemittel im Handel, wurde aber nach beunruhigenden Meldungen über unerwünschte Nebenwirkungen wieder vom Markt genommen und später ganz verboten.

In Deutschland zugelassene Indikationen
Es handelt sich um nicht-verschreibungs- und nicht-verkehrsfähige Betäubungsmittel nach dem Betäubungsmittelgesetz (BtMG).

Sonstige Anwendungsgebiete

Psychotomimetika rufen beim gesunden Probanden einen Zustand mit psychotischen Symptomen hervor. Daraus lassen sich Psychosemodelle im Tierversuch ableiten.

Pharmakokinetik

Unterschiedlich je nach Stoff.

Dosierung

Die LSD-Wirkung setzt schon nach oraler Einnahme kleinster Dosen von 20 µg ein; damit ist LSD ca. 4000-mal stärker wirksam als zum Beispiel ▶ Meskalin. Bei der missbräuchlichen Anwendung werden meist Dosen von ca. 50–150 µg LSD, auf Löschpapier aufgebracht, eingenommen. Phencyclidin wird heute nur noch als illegale Droge in Dosierungen zwischen 5 mg und 50 mg eingesetzt.

Kontraindikationen

Es handelt sich um nicht-verschreibungs- und nicht-verkehrsfähige Betäubungsmittel nach dem Betäubungsmittelgesetz (BtMG).

Nebenwirkungen

Unterschiedlich je nach Stoff. Phencyclidin unterscheidet sich von den anderen Psychotomimetika vor allem dadurch, dass es stark analgetisch wirksam ist. Außerdem verursacht Phencyclidin neurologische Symptome wie Nystagmus, Ataxie, Dysarthrie und Rigor. Daneben zeigt sich immer wieder aggressives Verhalten, was Phencyclidin besondere Gefährlichkeit verleiht. Nach hohen Dosen kann es u. a. zu Krampfanfällen, Rhabdomyolyse und Koma mit letalem Ausgang kommen.

Wechselwirkungen

Unterschiedlich je nach Stoff.

Wirkmechanismus

Psychotomimetika rufen beim gesunden Probanden einen Zustand mit psychotischen Symptomen hervor. In Analogie zu pathophysiologischen Hypothesen zur ▶ Schizophrenie lassen sich Psychotomimetika in zwei funktionelle Gruppen unterteilen: solche, die Monoamine freisetzen und/oder an Monoaminrezeptoren angreifen (LSD, ▶ Psilocybin, ▶ Ecstasy) und solche, die NMDA-Rezeptoren blockieren (Phencyclidin, Ketamin).

Psychovegetatives Syndrom

▶ Neurasthenie

PTBS

▶ Belastungsstörung, posttraumatische (PTSD)

PTSD

▶ Belastungsstörung, posttraumatische (PTSD)

P

(Pubertäts-)Magersucht

▶ Anorexia nervosa

Puerperale Depression

▶ Depression, postnatale

Puerperalpsychose

▶ Postpartumpsychose

Pyknolepsie

► Absence

Pyromanie

Dr. med. Elmar Habermeyer

ICD-10/DSM-IV-TR-Klassifikation
Eine Störung der Impulskontrolle (siehe ► Impulskontrollstörung), bei der wiederholte Brandlegungen laut ICD-10 ohne erkennbare Motive bleiben. In Übereinstimmung mit ICD-10 fordert auch DSM-IV-TR wiederholte Brandlegungen, Spannungsgefühle oder affektive Erregung vor der Tat, Faszination, Interesse, Neugier und Anziehung im Hinblick auf Feuer, Vergnügen, Befriedigung oder Entspannung beim Feuerlegen, beim Zuschauen oder Beteiligtsein an den Folgen. Das Feuerlegen soll nicht aus wirtschaftlichen Motiven, zur Verdeckung einer Straftat oder aus ideologischen Gründen durchgeführt werden. Außerdem soll die Brandlegung nicht in Zusammenhang mit Wahnphänomenen, ► Halluzinationen oder Urteilsschwäche stehen oder durch eine Störung des Sozialverhaltens (siehe ► Sozialverhaltensstörungen), antisoziale ► Persönlichkeitsstörung oder ► manische Episode erklärbar sein.

Synonyme
Pathologische Brandstiftung

Englischer Begriff
Pyromania

Definition

Begriffsgeschichte
Der Begriff Pyromanie (gr. pyros = das Feuer) geht, wie derjenige der Kleptomanie, auf den französischen Psychiater Marc (1833) zurück und steht in der Tradition der Monomanielehre Esquirols (1772–1840).

Die Einordnung wiederholter Brandlegungen als Diagnose ist nicht unumstritten geblieben. Außerdem existieren widersprüchliche, oftmals auch spekulative Erklärungsansätze, z. B. sehen psychoanalytische Überlegungen die Pyromanie als Relikt der Urethralerotik mit Machtentfaltung beim Feuerlegen und dem Wunsch, das Feuer durch den Harn zu löschen (Urethralsadismus). Diese Deutung liefert jedoch keine Argumente für die Berechtigung der Diagnose Pyromanie und entzieht sich insbesondere einer forensisch psychiatrischen Verwertung.

Volltext
In den Klassifikationen wird das Fehlen eines nachvollziehbaren Motivs als diagnostisches Merkmal angesehen (ICD-10) bzw. auf die Befriedigung bei Brandlegung und den Abbau von Anspannung und affektiver Erregung verwiesen. Die Aussagekraft solcher Kriterien ist äußerst umstritten. Insgesamt ist davon auszugehen, dass über 90 % aller Brandlegungen auf Motive zurückgehen, die in DSM-IV-TR als Ausschlusskriterien genannt sind. Selbst das Fehlen eines nachvollziehbaren Motivs ermöglicht bei bestehender Pyromanie keinerlei Rückschlüsse auf die Schuldfähigkeit. Insgesamt ist pyromanes Verhalten hauptsächlich ein Problem des Kindes- und Jugendalters, wobei hier oftmals eine Assoziation mit Störungen des Sozialverhaltens, ► Aufmerksamkeitsdefizit-Hyperaktivitätsstörungen und ► Anpassungsstörungen zu beobachten ist. Bei Erwachsenen bestehen Verbindungen zu Alkohol- bzw. Drogenmissbrauch (siehe ► Missbrauch, Alkohol; ► Missbrauch, Drogen).

Therapie
Auf die Annahme, dass Störungen der Impulskontrolle auf einer reduzierten zentralen Serotoninaktivität beruhen, gründen sich medikamentöse Therapieansätze der Pyromanie. Hierbei wird z. B. mittels ► se-

lektiven Serotonin-Wiederaufnahmehemmern behandelt.

Anerkannte psychotherapeutische Maßnahmen fehlen.

Wirksamkeit und Bewertung
Evidenzbasierte Daten fehlen.

Epidemiologie
Die Pyromanie ist ausgesprochen selten. Aussagekräftige epidemiologische Studien fehlen.

Verlauf
Der Verlauf soll episodisch mit unregelmäßig auftretenden Phasen pyromaner Aktivität sein. Genauere Daten fehlen.

Prognose
Aussagekräftige katamnestische Untersuchungen existieren nicht.

P

Q

Quetiapin

Dr. med. Michael Riedel

Medikamentengruppe
Atypisches Antipsychotikum; Trizyklisches Antipsychotikum; Antipsychotikum der 2. Generation
Stoffgruppe: Dibenzothiazepinderivat

Produktnamen
Seroquel

In Deutschland zugelassene Indikationen
- Erkrankungen aus dem schizophrenen Formenkreis, bipolare Erkrankungen.
- Anwendung bei Therapieresistenz noch nicht hinreichend evaluiert.
- Obwohl Quetiapin auch Vorzüge bei der Behandlung von ▶ Psychosen bei Parkinsonpatienten und gegebenenfalls bei einer vom ▶ Lewy-Körper-Demenz hat, ist es für diese Indikationen bisher nicht vom BfArM zugelassen. Im Rahmen der Therapiefreiheit kann dennoch eine Behandlung (niedrigdosiert 25–100 mg) erfolgen, wenn sie begründet ist und dem Stand der Wissenschaft entspricht.

Pharmakokinetik
In erster Linie Blockade von 5-HT 2-, D 2- und Alpha 1-Rezeptoren, außerdem von 5-HT 1-, D 1-, D 3-, Alpha 2- und H 1-Rezeptoren; keine Affinität zu D 4- und mACh-Rezeptoren.

Relative orale Bioverfügbarkeit von Tabletten ist nahezu vollständig; Plasmaproteinbindung 83 %.

- **Höchste Serumkonzentration** (T_{max}) nach ca. 1,5 Stunden; die Eliminationshalbwertszeit ($t_{1/2}$) beträgt ca. sieben Stunden.
- Hepatische **Metabolisierung** über das Isoenzym CYP 3A4L und CYP206 (in geringerer Ausprägung) des Cytochrom-P 450-Systems mit 20 zumeist pharmakologisch inaktiven Metaboliten (7-OH-Quetiapin mit möglicher Wirksamkeit).
- Steady-state-Bedingungen nach ein bis zwei Tagen.

Dosierung

- **Einschleichend** mit 50 mg/Tag beginnen, in den ersten vier Tagen auf 300 mg/Tag steigern.
- **Erhaltungsdosis** (auf zwei Einzeleinnahmezeitpunkte verteilt) 300–450 mg; maximal 750 mg/Tag; unter stationären Bedingungen bis zu 1200 mg/Tag möglich; bei älteren Patienten Dosisanpassung.
- Bei psychiatrischen Auffälligkeiten im Rahmen eines ideopathischen Morbus Parkinson ist empfehlenswert, mit 12,5 mg/Tag eine möglichst niedrige Einstiegsdosis zu wählen. Die Zieldosis dürfte sich zwischen 40 mg/Tag und 70 mg/Tag bewegen.

Kontraindikationen

Gleichzeitige Anwendung von Cytochrom-P 450-Hemmern wie Ritonavir, Ketoconazol, Erythromycin und Clarithromycin.
Relative Kontraindikation: schwere Leber- und Nierenerkrankungen, kardiale Vorschädigung, Kombination mit anderen zentralwirksamen Arzneimitteln und Alkohol. *Cave:* Patienten mit zerebrovaskulären Erkrankungen oder anderen Störungen, die für Hypotonie anfällig machen, und Patienten mit Krampfanfällen in der Anamnese.

Nebenwirkungen

Häufig (> 10 % der Patienten): Schwindel und Schläfrigkeit, insbesondere während der ersten zwei Behandlungswochen möglich (bei fortgeschrittener Therapie meist reversibel).
Gelegentlich (1–10 % der Patienten): Asthenie, orthostatische Dysregulation, anfängliche Obstipation und Mundtrockenheit, Rhinitis, transienter Transaminasenansteig, Krampfanfälle, Gewichtszunahme, Leukopenie; leichter Anstieg der Serumtriglyzeridspiegel und des Gesamtcholesterins bei Patienten mit normaler Nahrungsaufnahme.

- Bei Anzeichen und Symptomen einer ▶ Spätdyskinesie: Dosis reduzieren oder Präparat absetzen.
- Sehr selten Priapismus, periphere Ödeme, ▶ malignes neuroleptisches Syndrom.
- Leukopenie und/oder Neutropenie nach Beendigung der Therapie reversibel. Gelegentlich Eosinophilie.
- Geringe dosisabhängige Senkung der Schilddrüsenhormonspiegel, insbesondere des Gesamt-T 4 und des freien T 4. Maximale Verringerung des Gesamt-T 4 und des freien T 4 in den ersten zwei bis vier Wochen der Behandlung (während Langzeitbehandlung keine weitere Abnahme). In fast allen Fällen waren diese Veränderung nach Behandlungsende unabhängig von der Behandlungsdauer reversibel. Spiegel des Thyroxinbindenden Globulins (TBG) unverändert und reziproker Anstieg des Thyreotropins (TSH) nicht beobachtet. Es gibt keine Hinweise darauf, dass Quetiapin eine klinisch relevante Hypothyreose hervorrufen kann.

Wechselwirkungen

Quetiapin wird über das Isoenzym CYP 3A4 des Cytochrom-P 450-Systems metabolisiert. Daher Vorsicht bei gleichzeitiger Gabe von CYP 3A4-Inhibitoren wie z. B. ▶ Fluoxetin, Cimetidin, Verapamil, Diltiazem und Grapefruitsaft.

Bei gleichzeitiger Gabe von ▶ Thiorida-zin kommt es zu einem Clearanceanstieg von Quetiapin und damit zur Senkung des Plasmaspiegels.

Senkung des Plasmaspiegels bei gleichzeitiger Gabe eines Induktors von CYP 3A4 (z. B. Carbamazepin, Phenytoin, Dexamethason, ▶ Johanniskraut).

Die gleichzeitige Anwendung von ZNS-dämpfenden Pharmaka und Alkohol führt zu einer Wirkungsverstärkung.

Wirkmechanismus

Quetiapin führt zu einer stärkeren Blockade der Serotonin-5-HT 2-Rezeptoren als der Dopamin-D 2-Rezeptoren. Zudem hat Quetiapin eine breite Rezeptorwirkung an 5-HT 1A-, 5-HT 2-A, Dopamin-D 1- und -D 2-, Histamin-H 1-, adrenergen Alpha 1- und Alpha 2-Rezeptoren. Die anticholinerge Wirkung ist gering ausgeprägt.

Q

Rabbit-Syndrom

PD Dr. med. habil. Ronald Bottlender

Synonyme
Rabbit Syndrom; „Mümmeln"; Neurolepti-kainduzierter Parkinson-Tremor; Parkinso-noid

Definition
Beim Rabbit-Syndrom handelt es sich um einen (Ruhe-)Tremor speziell der periora-len Muskulatur (Mund-, Kinn-, Kieferbe-reich) als Variante des medikamentös (neu-roleptisch) ausgelösten ► Parkinsonoids. Es handelt sich somit um eine extrapyrami-dalmotorische Störung (EPMS) und zählt zu der Gruppe der ► Spätdyskinesien. Da-neben tritt das Rabbit-Syndrom auch, meist bei älteren Menschen, isoliert auf.

Therapie
Die Behandlung des Rabbit-Syndroms um-fasst zunächst eine Dosisreduktion oder ein Umsetzen des ► Neuroleptikums auf ein anderes Präparat. Ist das Rabbit-Syndrom auch nach Absetzen des Neuroleptikums irreversibel, kann ein Umstellversuch auf ► Clozapin (eventuell ► Tiaprid) versucht werden.

Querverweis Krankheit
Das medikamentös ausgelöste Rabbit-Syn-drom gehört zu der Gruppe der neurolep-tikainduzierten extrapyramidalmotorische Störungen. Hierzu zählen Frühdyskinesie, ► Parkinsonoid, ► Akathisie, ► Spätdys-kinesien und ► malignes neuroleptisches Syndrom.

Rapid cycling

Dr. med. Anna Forsthoff
Dr. med. Heinz Grunze

ICD-10/DSM-IV-TR-Klassifikation
In ICD-10 können Störungen mit der Dia-gnose rapid cycling unter F38.1 oder F38.8 klassifiziert werden. Unter der Kategorie „Sonstige rezidivierende affektive Störun-gen" (F38.1) wird laut ICD-10 eine ► re-zidivierende kurze depressive Störung de-finiert (monopolar, d. h. immer nur ► de-pressive Episoden), die im Durchschnitt einmal im Monat auftritt mit Episoden kür-zer als zwei Wochen (typischerweise zwei bis drei Tage); diese Episoden treten nicht nur in fester Beziehung zum Menstruati-onszyklus auf. In dieser Definition ist der bipolare Typ (der häufigere) nicht definiert, dieser müsste unter F38.8 (► sonstige af-fektive Störungen) klassifiziert werden.
In DSM-IV-TR werden hingegen explizi-tere Kriterien für die Kategorie rapid cycling definiert:
- Mindestens vier Episoden einer affekti-ven Störung in den vergangenen zwölf Monaten, die die Kriterien für eine mani-sche, gemischte oder hypomane Episode oder Episode einer Major Depression erfüllen; die Episoden sind durch eine

zweimonatige Remission voneinander abgegrenzt oder durch einen Wechsel zu einer Episode mit entgegengesetzter Polarität definiert.

In der Regel ist die Zahl der Episoden viel häufiger als in der Definition verlangt wird.

Englischer Begriff
Rapid cycling

Definition

Begriffsgeschichte
Erst in den letzten Jahren rückte das so genannte rapid cycling als besonderes Behandlungsproblem zunehmend in den Mittelpunkt des Interesses. Dies führte schließlich dazu, dass es gegenwärtig in DSM-IV-TR als eigenständige Unterform ▶ bipolarer Störungen aufgelistet wird. Die Definition von rapid cycling, nämlich vier oder mehr Episoden pro Jahr, basiert dabei auf einer Studie von Dunner und Fieve, die die phasenprophylaktische Eigenschaft von ▶ Lithium bei Patienten mit unterschiedlicher Phasenhäufigkeit verglichen. Dabei ergab sich, dass die prophylaktische Wirksamkeit von Lithium bei Patienten mit mehr als vier Episoden pro Jahr deutlich nachließ. Dies entspricht weitgehend den schon von Emil Kraepelin 1893 beschriebenen „Formen mit kurzen Zwischenzeiten". Kraepelin war der erste, der dieses Phänomen systematisch beschrieb.

Klinik
Als rapid cycling werden vorwiegend bipolare (von manchen Autoren auch unipolare) affektive Erkrankungen bezeichnet, die mindestens vier affektive Episoden innerhalb von zwölf Monaten aufweisen. DSM-IV-TR übernahm die Definition von Dunner und Fieve und begrenzte die Anwendung der Zusatzbezeichnung „rapid cycling" nur auf Bipolar I- und Bipolar II-Störungen, obwohl Berichte über unipolare Verlaufsformen von ▶ Depressionen bekannt sind. Die vier affektiven Episoden sollen durch eine Vollremission oder durch den Wechsel zu einer Episode entgegengesetzter Polarität abgegrenzt sein.

Es werden grundsätzlich **drei Formen** des rapid cycling unterschieden:
- Rapid cycling: Mindestens vier Phasen treten pro Jahr auf.
- Ultra rapid cycling: Häufige Episoden wechseln innerhalb von Tagen.
- Ultra-ultra rapid cycling: Manische, depressive oder gemischte Symptomatik wechseln innerhalb von wenigen Stunden.

Die Häufigkeit von rapid cycling wird auf 5–20 % der bipolaren Erkrankungen geschätzt. Ein rapid cycling entwickelt sich in der Regel im späteren Verlauf der Erkrankung, so dass einige Fachleute meinen, dass es sich hierbei um eine artifizielle Akzeleration des Verlaufs der Erkrankung durch pharmakologische Substanzen oder durch andere zugrunde liegende pathophysiologische Mechanismen handelt. Als begünstigende Faktoren werden diskutiert: weibliches Geschlecht, Schilddrüsenstörungen, Menopause, Temporallappendysrhythmien, Substanzabusus und Antidepressivatherapie.

Obwohl die Rapid-cycling-Verlaufsform gewöhnlich nicht von Beginn der affektiven Erkrankung an auftritt, kann sie sowohl in einem Frühstadium als auch in einem späten Stadium der Erkrankung beginnen. Es ist wohl auch möglich, dass ein Verlauf als non-rapid cycling beginnt, sich dann irgendwann zum rapid cycling entwickelt und dann wieder in ein non-rapid cycling überwechselt. Der Unterschied hinsichtlich der Anzahl der Episoden ist beeindruckend. Obwohl die prognostische Bedeutung des rapid cycling noch umstritten ist, kann gesagt werden, dass die Rapid-cycling-Verlaufsform eine chronische, schwere affektive Erkrankung ist, die mit weniger Remissionen als andere Formen affektiver Erkrankungen einhergehen.

Rapid cycling kann in jedem Alter auftreten, es wird jedoch zwischen einer Frühform (jünger als 25 Jahre bei Erstmanifestation) und einer Spätform (bei Erstmanifestation älter als 25 Jahre) unterschieden, wobei die Spätform die generell bessere Prognose hat.

Therapie

Anlass für die Abgrenzung der Gruppe von Rapid-cycling-Verläufen war ihre schlechte therapeutische und prophylaktische Resonanz auf Lithium. Ein zweites Charakteristikum zeigte sich in späteren Studien in der möglichen Provokation von rapid cycling durch ▶ Antidepressiva. Die American Psychiatric Association empfiehlt in ihren Richtlinien zu Behandlung der bipolaren Erkrankungen neben ▶ Valproinsäure und ▶ Lamotrigin auch die Kombinationen der Substanzen mit Lithium. Es wird angenommen, dass die schwierigste Komponente bei der Behandlung der Rapid-cycling-Verlaufsform die depressiven Elemente bzw. depressiven Episoden darstellt. Zur Behandlung wird eine Kombination von Antidepressiva und Stimmungsstabilisierern empfohlen. Lamotrigin gewinnt als effektives Medikament auch in der Behandlung des rapid cycling zunehmend an Bedeutung. Auch ▶ atypische Neuroleptika werden in der Behandlung des rapid cycling diskutiert. Die klinische Praxis sieht aber in der Regel so aus, dass eine Kombinationsbehandlung aus Stimmungstabilisierern mit anderen Substanzen wie etwa atypischen Neuroleptika und Antidepressiva angewendet wird.

Bewertung und Wirksamkeit

Bisher liegen kaum kontrollierte Daten zur Behandlung des rapid cycling vor.

Sofortmaßnahmen

Je nach Situation und kritischer Situation sind Benzodiazepine vorübergehend hilfreich. Falls Antidepressiva als Auslöser identifiziert sind, ist sofortiges Absetzen notwendig.
Behandlung nur durch einen Facharzt.

Psychotherapeutisch: Stabilisierung und Klärung des Krankheitsmodells; häufige, wenn auch kurze Gespräche, da diese Patienten nicht selten suizidal sind.
Kein spezielles Therapieverfahren für rapid cycling etabliert; siehe allgemein unter psychotherapeutische Verfahren (▶ Psychotherapie).

Rapid cycling, Cyclothymia

▶ Rapid cycling, ▶ Zyklothymia

Rational-emotive therapy (RET)

▶ Verhaltenstherapie, rational-emotive

Ratlosigkeit

Prof. Dr. med. Michael Zaudig

Definition

Der Betroffene weiß nicht mehr, was ihm geschieht, was er denken, planen, tun soll. Er vermag die Ereignisse nicht zu begreifen und sich keine Übersicht zu verschaffen. Die Beurteilung des Affekts der Ratlosigkeit äußert sich in einem staunenden, fremden oder ängstlichen Gesichtsausdruck, manchmal in einer Unruhe oder im einem zögernden Verharren, in Reaktionsunfähigkeit, in suchenden Handlungen, in Redewendungen wie z. B. „was ist los..., wo bin ich?..., was ist geschehen?..., ich kenne mich nicht aus...". Der Betroffene versteht nicht mehr, was mit ihm geschieht und wirkt auf den Untersucher „staunig", d. h. verwundert, hilflos (AMDP 1995). Nicht selten entsteht diese Ratlosigkeit im Rahmen der Wahnentstehung bei schizophrenen Patienten.

Bei Ratlosigkeit handelt es sich nicht um den im umgangssprachlichen Sinne „Ratsuchenden". Ratlosigkeit kann auch beim Erwachen aus einem Rausch auftauchen oder im Rahmen extremer Erschöpfung. Nach Conrad (1958) erlebt der Patient das „Trema", d. h. er spürt, dass etwas Besonderes mit ihm geschehen wird, die ihn umgebende Welt hat sich in irgendeiner Weise verändert. Er selbst spürt, dass das mit ihm zusammenhängt, er fühlt sich aber diesen Veränderungen gegenüber machtlos. Während des Tremas ist der Patient oft ängstlich, irritierbar, depressiv, ratlos. Diese Phase kann sich von einigen Tagen über einige Wochen bis zu mehreren Monaten erstrecken. Am Ende dieser Entwicklung (Trema) befindet sich der Patient in einer ▶ Wahnstimmung, die ihn seine Umwelt in einem neuen und seltsamen Licht erleben lässt. Nach Conrad wird das Trema durch die „Apophänie" abgelöst (plötzliche Offenbarung). Der Patient wird sich plötzlich der neuen Wahrheiten „gewahr" – aus dem diffusen angespannten Erleben kristallisiert sich ein ▶ Wahn heraus.

Querverweis Krankheit
Häufig ist Ratlosigkeit im Rahmen der akuten ▶ Schizophrenie, oft auch in den Prodromalstadien zu finden. Auch im Rahmen der ▶ Katatonie kann dieses Symptom auftauchen, ebenso bei ▶ Demenz und organisch bedingten psychischen Störungen.

Reaktive Depression

▶ Depressive Neurose

Reaktive Psychosen

▶ Psychotische Störungen, akute vorübergehende

Reaktive schizophrenieforme Psychose

▶ Psychotische Störungen, akute vorübergehende

Reaktive Verwirrtheit

▶ Psychotische Störungen, akute vorübergehende

Reaktiver oneiroider Zustand

▶ Psychotische Störungen, akute vorübergehende

Realitätstraining

▶ Hausaufgaben, therapeutische

Reattribuierung

▶ Kognitives Umstrukturieren

Reboxetin

Dr. med. Anna Forsthoff
Dr. med. Heinz Grunze

Medikamentengruppe
Antidepressivum; Selektiver Noradrenalin-Wiederaufnahmehemmer

Produktnamen
Edronax, Solvex

In Deutschland zugelassene Indikationen
Akut- und Erhaltungstherapie ▶ depressiver Störungen.

Sonstige Anwendungsgebiete
Keine

Pharmakokinetik
Reboxetin wird rasch resorbiert, die Halbwertszeit der Substanz beträgt 13–30 Stunden. Die Ausscheidung erfolgt überwiegend renal (< 79 %). Reboxetin bewirkt eine selektive Noradrenalin-Rückaufnahmehemmung und nur eine geringe 5-HT-Rückaufnahmehemmung. Die Substanz besitzt keine signifikante Affinität zu alpha- oder beta-adrenergen oder muskarinischen Azetylcholinrezeptoren.

Dosierung
Die initiale Dosis beträgt 2 × 2 mg für drei Tage, danach 2 × 4 mg/Tag als empfohlene Dosierung für Patienten bis 65 Jahre. Bei Non-Response ist eine Steigerung auf 10 mg möglich; Höchstdosis 12 mg.

Kontraindikationen
Relative Kontraindikationen: Niereninsuffizienz, kardiale Vorschädigungen, Prostatahypertrophie, Blasenentlerungsstörungen, Glaukom.
Vorsicht bei der Kombination mit Antihypertensiva und ergotaminhaltigen Arzneimitteln und der Kombination mit ▶ MAO-Hemmern.

Nebenwirkungen
Mundtrockenheit, Obstipation, Hypotonie, Übelkeit, Kopfschmerzen, vermehrtes Schwitzen, ▶ Schlafstörungen. Seltener: Tachykardien, innere Unruhe, Tremor, Miktionsbeschwerden, Blasenentleerungsstörungen, sexuelle Funktionsstörungen.

Wechselwirkungen
Sehr geringes Interaktionspotential.

Wirkmechanismus
Reboxetin stellt ein nicht-sedierendes ▶ Antidepressivum mit primär noradrenerger Wirkkomponente dar. Nebenwirkungen treten deutlich seltener als unter trizyklischen Antidepressiva auf.

Rechen-Teilleistungsschwäche

▶ Entwicklungsdyskalkulie

Recurrence

▶ Rezidiv

Reframing

Dr. med. Igor Tominschek

Synonyme
Umdeutung; Positive Umdeutung

Definition
Reframing stellt eine wichtige Intervention der ▶ systemischen Psychotherapie dar. Durch Umformulierung wird versucht, den gleichen Sachverhalt in einem anderen Bezugsrahmen (engl.: frame) darzustellen. Dadurch soll die Sichtweise des Beobachters verändert werden, was sich positiv auf sein Denken, Fühlen und Verhalten auswirken kann.

Voraussetzung
Dem Reframing liegen folgende systemische Annahmen zugrunde: Jedes Verhalten macht Sinn, wenn man den Kontext kennt. Die Eigenschaften und Verhaltensweisen einer Person sind das Ergebnis einer (subjektiven) Bewertung innerhalb ihres Gesamtsystems. Jeder scheinbare Nachteil in einem Teil des Systems zeigt sich an anderer Stelle als möglicher Vorteil. Jedes Verhalten hat eine sinnvolle Bedeutung für den

R

Zusammenhalt und das Funktionieren des Gesamtsystems.

Kontraindikationen
Keine

Durchführung
Reframing kann auf Einzelpersonen bezogen sein, und es kann sich auf einen Systemzusammenhang beziehen (z. B. können Paarkonflikte als intensive Form der Auseinandersetzung gesehen werden). Ziel ist es, beim Klientensystem einen Zweifel über die bisherige Sicht der Dinge zu erzeugen, dadurch Defizite (bzw. Symptome) oder zugewiesene Rollen („das schwierige Kind, der Versager") umzudeuten und den Indexpatienten (▶ systemische Psychotherapie) zu entlasten.

Volltext
Durch Reframing soll das Denken in linearen Ursache-Wirkungs-Zusammenhängen zugunsten einer prozesshaften, zirkulären Betrachtungsweise verändert werden. Ein veränderter Bezugsrahmen kann die komplette Bedeutung einer Kommunikation verändern (Zwei Staatsanwälte begrüßen sich: „Wie geht's?", fragt der eine, „Schlecht, ich kann nicht klagen", sagt der andere.). Da problemdeterminierte Systeme meist nur die negativen Aspekte eines Problems betonen, kann der Therapeut überlegen, unter welchem Aspekt das Problem sinnvoll sein könnte. Z. B. kann ein einnässendes Kind seinen Eltern helfen, sich von den eigenen Eheproblemen abzulenken und sich wieder als Partner zu erleben, indem die Eltern sich gemeinsam um ihr Kind bemühen. Der Therapeut kann durch Reframing erreichen, dass das Symptom des Kindes eine (sinnvolle) Funktion bekommt. Dadurch verstört er die eingefahrene Sichtweise der Familie, ermöglicht ihr eine neue Sichtweise des Problems und erweitert dadurch den Handlungsspielraum.

Regression

▶ Regression, psychische

Regression, psychische

Dipl. Psych. Dr. phil. Hermann Böttcher

Synonyme
Regression

Definition
Deskriptiver psychoanalytischer Begriff zur Beschreibung eines bewussten oder unbewussten psychischen Vorgangs, bei dem ein schon erreichtes psychisches Struktur- und Funktionsniveau verlassen und zu einem lebensgeschichtlich früheren, oft niedriger strukturiertem Niveau des Denkens, Fühlens und Handelns zurückgekehrt wird.

Volltext
Es ist letztlich ein Rückzug auf eine passagere, unmittelbar befriedigende, problementlastende Beziehungsform, in der aktuelle Bedürfnisse nach Erholung, Entlastung, Versorgtwerden, Passivität, Abhängigkeit bis zur Selbstaufgabe befriedigt werden.
In diesem Sinn dient die Regression instrumentell zur Bewältigung der aktuellen Situation; es ist eine Regression „im Dienste des Ich" (Kris 1934), die eine anschließende Progression als Weiterentwicklung der eigenen Bewältigungsformen potentiell ermöglicht (Körner 2002).
Auslöser für eine Regression können z. B. physische und psychische Überlastung und Überforderung, plötzlich auftretende neue Anforderungen und Konfrontationen mit Krankheit sein, aber auch das Bedürfnis, sich nach einer solchen Belastung zu entlasten, zu entspannen („Erholungsregression").
Die soziale Umwelt erlebt möglicherweise diese für den Menschen angenehm entlastende, lustbetonte Reaktion als Flucht vor

einer Anforderung, als infantil, unselbständig, anklammernd hilflos.

Es können als Regression auch unreife Verhaltensmuster auftreten: ein Schonungsverlangen, die Ablehnung von Entscheidungen und Übernahme von Verantwortung, trotziges Beharren auf eigenen Positionen, das Wiederauftreten früherer, überwundener Symptome und Verhaltensstörungen.

In jeder menschlichen Kultur gehören traditionell gefestigte, bewusst gesteuerte Regressionen, die der Stabilisierung der einzelnen Persönlichkeit und der Gruppe dienen, zum festen Bestand anerkannter Verhaltensweisen (Festrituale, Trauerzeremonien, ekstatische Rauschzustände).

Die Fähigkeit des Menschen zur Regression erfüllt eine Doppelfunktion: Sie wird entweder wirksam als aktuelle Entlastung und Basis für nachfolgende Progression oder als die psychische Entwicklung blockierendes Hindernis.

Die Bewertung der Regression als positive, negative oder gar „maligne" Regression (Balint 1968) erfolgt – oft unreflektiert – nach drei Kriterien: im Hinblick auf das in der Regression enthaltene Bewältigungspotential für die aktuelle Lebenssituation, auf das in ihr wirksame Entwicklungspotential für die eigene Persönlichkeitsentwicklung sowie auf das Verlaufsmerkmal, das den Ablauf und das Ergebnis der Regression beschreibt.

Die Regression in der psychoanalytischen Therapie, als therapeutische Regression bezeichnet und der eigentliche Ursprung des Begriffs, ist ein für den Erfolg der Therapie notwendiger Prozess, der dann auftritt, wenn der Patient die ▶ Übertragung entsprechend seiner unbewussten Beziehungsphantasien gestaltet und diese damit der Analyse zugänglich macht.

Wie andere zentrale Begriffe der ▶ Psychoanalyse hat auch der Regressionsbegriff eine ihn stark verändernde Entwicklung durchlaufen und wird heute von Selbstpsychologie, Objektbeziehungspsychologie und Kleinianscher Psychoanalyse verschieden

angewandt. Weitgehende Einigkeit besteht aber darin, dass eine Regression als einfache Wiederbelebung einer kindlichen Beziehungssituation für erwünschte Veränderungen im Patienten wirkungslos bleibt. „Erst die Spannung, die dadurch entsteht, dass zwei erwachsene Menschen im Rahmen der psychoanalytischen Situation unbewusste, oft konflikthafte Beziehungsphantasien erleben, ermöglicht die therapeutische Progression inmitten einer regressiv getönten psychoanalytisch-therapeutischen Beziehung." (Körner 2002)

Rehabilitation

Andrea Bauer

Definition

Summe der Hilfen und Unterstützungen, die nötig sind und angewandt werden, um eine Fähigkeitsstörung oder Beeinträchtigung zu mindern oder zu vermeiden, welche durch eine Krankheit, ein angeborenes Leiden oder durch eine äußere Schädigung hervorgerufen werden. Ziel der Rehabilitation ist somit die Krankheitsbewältigung und die Verbesserung der Lebensqualität auf verschiedenen Ebenen (Symptomebene, persönliche Funktionsfähigkeitsebene, sozialer Kontext/gesellschaftliches Leben).

Volltext

Die psychiatrisch-psychosomatische Rehabilitation gliedert sich in die drei Bereiche „medizinische", „schulisch-berufliche" und „soziale" Rehabilitation, wobei diese Bereiche nicht getrennt voneinander, sondern gemeinsam im Rahmen eines komplexen mehrdimensionalen Ansatzes durch ein multiprofessionelles Team verwirklicht werden sollten. Im Vordergrund steht zunächst ein bewältigungsorientierter Ansatz mit der Vermittlung von Copingstrategien, um die Bewältigungskompetenz des Patienten zu verbessern. Ein wichtiger Aspekt ist hierbei auch die ▶ Psychoedukation mit der Vermittlung von Störungswissen, um dem Patienten eine gewisse Kontrollierbarkeit oder zumindestens Vorhersagbarkeit der Symptomatik zu ermöglichen. Ein weiterer wichtiger Bestandteil der Rehabilitation ist die Einbeziehung von Angehörigen und Familienmitgliedern, die ebenfalls im Sinne der Psychoedukation bestmöglich aufgeklärt werden und darüber hinaus in den Angehörigengruppen auch emotionale Unterstützung durch Therapeuten und Mitglieder erfahren sollten. Durch die genannten Verfahren sollte beim Patienten eine Sensibilisierung für das Auftreten von Symptomen und die Förderung der Compliance bezüglich rechtzeitiger Behandlung erreicht werden. Weitere, nicht unmittelbar krankheitsbezogene Lebensbereiche, die im Rahmen der Rehabilitation gefördert und unterstützt werden sollten, sind folgende:

- **Wohnen und Bewältigung des Alltags**: Hier sind z. B. die Unterstützung durch sozialpsychiatrische Dienste, betreute Wohngemeinschaften oder betreutes Einzelwohnen zu nennen.
- **Beschäftigung und Tagesstruktur**: Diese können z. B. durch ein tagesklinisches Setting oder ebenfalls durch die sozialpsychiatrischen Dienste gewährleistet werden. Ein weiterer großer Rehabilitationsbereich ist die nach ausführlicher Funktionsdiagnostik zu versuchende Wiedereingliederung in den Arbeitsprozess, gegebenenfalls auch im Rahmen von geschützten Arbeitsplätzen.
- **Aufnahme und Aufrechterhaltung von Sozialkontakten:** Hier sind neben den bereits genannten tagesklinischen Einrichtungen und sozialpsychiatrischen Diensten auch Selbsthilfegruppen etc. zu nennen. Darüber hinaus ist in den meisten Fällen eine längerfristige, gegebenenfalls auch niederfrequente psychotherapeutische Begleitung, die über die reine Psychoedukation und Vermittlung von Copingstrategien hinausgeht, notwendig.

Der rechtliche Rahmen der oben skizzierten Rehabilitationsaufgaben und Ziele ist im Sozialgesetzbuch V und IX (SGB V, SGB IX) verankert. SGB V beschreibt detailliert die Aufgaben der gesetzlichen Krankenversicherung (Erhaltung, Wiederherstellung und Besserung der Gesundheit), in SGB IX sind seit 2001 genaue Regelungen für „behinderte und von Behinderung bedrohte Menschen" bezüglich der Rehabilitationsträger und der zu erbringenden Leistungen getroffen.

Reinforcer

▶ Bedingungen, aufrechterhaltende

Reiz

▶ Auslöser

Reizbarkeit

Dr. med. Christine Norra

Synonyme
Engl.: excitability, irritability

Definition
Sozial inadäquater, meist heftiger, kurzandauernder Affekt mit ärgerlich-aggressiver Tönung.

Querverweis Krankheit
Organisch bedingte psychische Störungen (oft vaskulär oder toxisch ausgelöst), Epilepsie, ▶ Neurasthenie, ▶ Anpassungsstörungen, „gereizte ▶ Manie" (anhaltend gestörte Affektivität mit Gereiztheit ohne ▶ Euphorie: bei ca. 15 % der manischen Patienten als Reaktion auf Korrektur durch Umgebung, die Überaktivität des Patienten einzudämmen).

Reizblase

▶ Somatoforme autonome Funktionsstörung des urogenitalen Systems

Reizdarmsyndrom

▶ Somatoforme autonome Funktionsstörung des unteren Gastrointestinaltraktes

Reizkolon

▶ Somatoforme autonome Funktionsstörung des unteren Gastrointestinaltraktes

Reiz-Konfrontation

▶ Exposition

Reizmagen

▶ Somatoforme autonome Funktionsstörung des oberen Gastrointestinaltraktes

Relationales Gedächtnis

▶ Langzeitgedächtnis

Relaxation, progressive

Dr. med. Dipl. Psych. Claus Derra

Synonyme

Progressive Muskelrelaxation; Muskelentspannung, progressive

Definition

Die heute praktizierte Form der progressiven Relaxation geht auf vereinfachende Veränderungen des Originalverfahrens (▶ Muskelentspannung, progressive, nach Jacobson) zurück, die in den 70er Jahren von Bernstein und Borkovec erstmalig beschrieben wurden (Bernstein u. Borkovec 1973). Im Gegensatz zu Jacobson ging es in der späteren klinischen Anwendung (z. B. bei ▶ Angststörungen) nicht mehr um die „Kultivierung des Muskelsinnes", sondern es war das Ziel, einen Zustand tiefer und zuverlässiger Entspannung in immer kürzerer Zeit zu erreichen und übermäßige Spannung in stresserzeugenden Situationen kontrollieren zu können. Die Konsensuskonferenzen zur Entwicklung einer Leitlinie legten 2001 verbindlich das Kürzel „PR" als Abkürzung für die heutige Form der progressiven Relaxation fest (Ohm 2004).

Voraussetzung

Selbstverfügbarkeit muss vorhanden sein, d. h. keine psychotischen Störungen, die den Realitätskontakt einschränken; Bereitschaft und Fähigkeit zur „normalen" Körperwahrnehmung; keine Störungen oder Erkrankungen der Muskulatur; Abklärung von Indikation und Kontraindikationen.

Kontraindikationen

Dystonien und andere Muskelkrankheiten, Muskelspastik, Störungen der Tiefensensibilität, jegliche Formen von akuten psychotischen Störungen.

Durchführung

Der Zugang zur Entspannung wird wie beim Original (Jacobson) über die Willkürmuskulatur durch differenzierte und systematische Anspannung-Entspannung-Übungen erreicht. Bernstein und Borkovec verkürzten dabei sowohl die Anzahl der Muskelgruppen wie auch die Zeit des jeweiligen Anspannung-Entspannung-Zyklus. Eine Übersicht der in einer standardisiert festgelegten Reihenfolge (beginnend mit der dominanten Hand) verwendeten 16 Muskelgruppen zeigt, dass bei der Auswahl besonders die Extremitäten als große Muskelgruppen favorisiert wurden (siehe Tabelle 1). Dies liegt auch daran, dass z. B. für Angstpatienten die Bewegung der Arme und Beine bessere Kontrollerlebnisse ermöglichte als beispielsweise die umfangreichen und feineren Übungen des Gesichts. Durch wiederholte Zyklen von kurzer, möglichst starker Anspannung und Entspannung sollte zudem ein Pendeleffekt entstehen; je stärker die unmittelbar vorangegangene Kontraktion durchgeführt wurde, desto tiefer war die folgende muskuläre Entspannung (siehe Tabelle 2). Die Übungen werden im Sitzen oder Liegen durchgeführt, die Augen werden geschlossen. Es werden immer alle 16 Muskelgruppen in einer Sitzung geübt, so dass eine Gesamtübungsdauer von 15–20 Minuten entsteht. Nach kurzer Lernphase reduziert sich die Anzahl der Muskelgruppen im nächsten Schritt auf sieben und später dann auf vier. Für weiter Fortgeschrittene fällt die aktive Muskelanspannungsphase weg; Anspannung wird allenfalls noch imaginativ durchgeführt und schließlich besteht die Möglichkeit einer Entspannung auf Abruf, z. B. durch zählen von zehn auf eins (Bernstein u. Borkovec 2002). Die einzelnen Stufen führen zu einer unauffälligeren und alltagsgerechteren Entspannungsfähigkeit, wobei die Effekte von der jeweils erreichten Fertigkeit auf der vorangehenden Stufe abhängen. Während Jacobson das Einzelsetting bevorzugte, eignet sich das letztere Vorgehen sehr gut auch zur Gruppenanwendung. Der Übungserfolg stellt sich in der Regel schnell schon nach wenigen Übungen ein, so dass oft sechs bis zehn Sitzungen zum Erlernen der progressiven Relaxation ausreichen.

Diese Form der Durchführung wurde zunächst für die Bedürfnisse von Angstpatienten konzipiert. Inzwischen wurde eine Fülle von weiteren Modifikationen entwickelt. Die Konsensuskonferenzen zur Entwicklung einer evidenzbasierten Leitlinie

Relaxation, progressive. Tab. 1 Die 16 Muskelgruppen nach Bernstein und Borkovec (2002).

Dominante Hand und dominanter Unterarm
Dominanter Oberarm
Nicht-dominante Hand und nicht-dominanter Unterarm
Nicht-dominanter Oberarm
Stirn
Obere Wangenpartie und Nase
Untere Wangenpartie und Kiefer
Nacken und Hals
Brust, Schultern und obere Rückenpartie
Bauchmuskulatur
Dominanter Oberschenkel
Dominanter Unterschenkel
Dominanter Fuß
Nicht-dominanter Oberschenkel
Nicht-dominanter Unterschenkel
Nicht-dominanter Fuß

Relaxation, progressive. Tab. 2 Übungsablauf bei jeder Muskelgruppe.

1	Der Übende konzentriert sich auf die entsprechende Muskelgruppe.
2	Auf ein vereinbartes Signal des Therapeuten hin wird die Muskelgruppe angespannt.
3	Die Spannung dauert fünf bis sieben Sekunden.
4	Auf ein weiteres Zeichen hin wird die Muskelgruppe gelockert.
5	Der Übende konzentriert sich auch während des Lockerns ca. 30–40 Sekunden auf die Muskelgruppe.

konnten 2001 feststellen, wie erstaunlich wenig standardisiert die PR in der Praxis durchgeführt wird (Ohm 2004). Es gibt unterschiedlichste Varianten im Hinblick auf die Auswahl und Reihenfolge der Muskelgruppen, Zeitdauer und Häufigkeit der Muskelanspannungen, Verwendung von suggestiven Elementen, ▶ Imaginationen oder Hilfsmitteln (Kassetten, CDs).

Relaxation, progressive. Tab. 3 Übungsablauf bei 20 Muskeln (nach Derra 2005).

1. Hände und Arme	rechte Hand zur Faust ballen
	rechte Hand Finger strecken
	linke Hand zur Faust ballen
	linke Hand Finger strecken
	beide Unterarme nach oben ziehen und dabei Oberarmmuskeln anspannen
	beide Arme nach vorne strecken, Handflächen nach oben
2. Gesicht	Augenbrauen hochziehen („erstaunter Blick")
	Augenbrauen zusammenziehen („Denkerstirn")
	Nase in Falten legen, dabei Augen zusammenpressen
	Zunge gegen den Gaumen pressen, Zähne leicht aufeinander beißen, Lippen gegeneinander pressen
	Mundwinkel nach hinten in Richtung der Ohren ziehen
3. Hals, Nacken, Schultern	Kopf nach vorne neigen, so dass der Nacken lang wird
	Schultern nach oben ziehen
	Schultern nach vorne nehmen, so dass der Rücken rund wird
	Schultern nach hinten
4. Bauch, Rücken und Atmung	Tief einatmen, Brustkorb aufblähen und Atem anhalten
	Bauch rausstrecken oder Bauch einziehen
5. Beine und Füße	Füße gegen den Boden stemmen, als würden Sie eine Kiste wegschieben, Pobacken zusammenkneifen
	Füße und Zehen ausstrecken, nach unten drücken
	Füße und Zehen nach oben ziehen
6. Rücknahme der Übung	

Grundsätzlich haben sich offensichtlich folgende Tendenzen bewährt: Die Übungshaltung im Sitzen wird wegen des leichteren Alltagstransfers von Anfang an empfohlen, die Rückenlage fördert besonders bei Anfängern (in der Lernphase nicht erwünschte) das Einschlafen nach sechs bis zwölf Minuten. Das Gruppensetting ist üblich. Die Auswahl der Muskelgruppen liegt zwischen 16 und 20, wobei eine gleichmäßigere Verteilung von Armen, Beinen, Gesicht und Rumpf favorisiert wird (siehe Tabelle 3). Die Einteilung in dominante und nicht-dominante Extremitäten ist obsolet; es handelt sich hierbei in der Bedeutung für die Entspannung um einen Mythos, der wissenschaftlich überhaupt nicht belegt ist. Die Anspannungsstärke sollte nicht maximal sein, bei Schmerzen oder ► Schlafstörungen sogar besser nur

ganz gering. Die Anspannungsdauer sollte wenigstens zehn Sekunden betragen, um den Effekt der so genannten postisometrischen Relaxation der Muskulatur zu nutzen (Derra 2005), die Entspannungsdauer nicht länger als 30 Sekunden, um die physiologische Aufmerksamkeitsspanne nicht zu sehr zu überschreiten. Suggestive Elemente sollten vermieden werden, ebenso gezielte Imaginationen. Wenn spontan bei der Entspannung Eindrücke von Farben, Bildern oder Szenen auftreten, kann dies jedoch zur Vertiefung der Entspannung genutzt werden. Kassetten oder CDs sind nicht sinnvoll, da sie heterosuggestiv wirken und eine autonome Durchführung der Übung behindern. Während der Lernphase sollte wenigstens zweimal täglich zu Hause geübt werden, wobei es nicht auf die absolut exakte Reihenfolge der Muskelgruppen ankommt. Ge-

R

gebenenfalls könnte zum Lernen auch eine Kassette selbst besprochen werden, um den richtigen Rhythmus zu finden. Während der jeweiligen Entspannungsphase kann der Ablauf von vier bis fünf Atemzügen ein guter Zeitgeber für die nächste Anspannung sein. In den ersten drei bis vier Wochen sollte ein Übungsprotokoll geführt werden, in das eine Bewertung der jeweiligen Übung eingetragen wird. Dies motiviert auch zum regelmäßigen Üben. Für die individuelle Gestaltung der Lernschritte sowie den Umgang mit auftretenden Übungsproblemen sind Rückmeldungen über die jeweiligen Übungserfahrungen sowohl für den Kursleiter in Präventionskursen wie auch im klinischen Anwendungsbereich für den Therapeuten besonders wichtig. Wesentlich für die regelmäßige eigenständige Anwendung ist die Entwicklung von alltagsgerechten Kurzübungen, wobei auch hier sehr viele Variationen bestehen. Die Muskelgruppen können auf sieben, fünf, vier, drei oder eine Ganzkörperanspannung reduziert werden (siehe Tabelle 4).

Die Wirksamkeit der progressiven Relaxation ist wissenschaftlich sehr gut gesichert (Ohm 2004; Derra 2005). Als präventives Verfahren unterstützt die PR sowohl die körperliche wie auch die geistige und seelische Entspannung und führt zu einer Harmonisierung und Optimierung vegetativer Funktionen. Durch die Reduzierung des Erregungsniveaus wird die Störanfälligkeit von Organfunktionen herabgesetzt und es stehen mehr Leistungsreserven zur Verfügung.

Die gesicherten klinischen Indikationen sind im Vergleich zum autogenen Training umfassender; es muss jedoch zur Studienlage kritisch angemerkt werden, dass die meisten Untersuchungen nicht das übliche Gruppensetting, sondern die ungleich intensivere Einzelvermittlung durchführten. Für die klinische Anwendung ist eine therapeutische Qualifikation unbedingte Voraussetzung (siehe auch ► Entspannungsverfahren). Gesicherte klinische Indikationen der progressiven Relaxation:

Angststörungen, insbesondere ► Phobien, depressive Störungen, Zwangsstörungen, Spannungskopfschmerz, ► Migräne, Rückenschmerz, essentielle Hypertonie, Schlafstörungen, Asthma, koronare Herzkrankheit, Alkoholismus, Colon irritabile, Diabetes, Tinnitus, Hauterkrankungen, Schwindel, Bruxismus, Krebserkrankungen, Dysmenorrhoe, ► Ess-Störungen.

Relaxation, progressive. Tab. 4 Progressive Relaxation, Zeitbedarf für die Übungen.

Original nach Jacobson	50 bis 60 Minuten
Bernstein und Borkovec	15 bis 20 Minuten
Verkürzung auf sieben Muskelgruppen	7 bis 10 Minuten
Verkürzung auf fünf Muskelgruppen	5 Minuten
Verkürzung auf vier Muskelgruppen	3 bis 4 Minuten
Teilübung (z. B. nur Gesicht)	3 bis 5 Minuten
Ganzkörperanspannung	15 bis 20 Sekunden

REM-Schlaf

Dr. med. Peter Zwanzger

Synonyme
Rapid-Eye-Movement-Schlaf

Definition
Beim REM-Schlaf handelt es sich um handelt es sich um ein besonderes Stadium des Schlafes, das im EEG durch desynchronisierte Wellen charakterisiert ist und bei dem sich Salven schneller Augenbewegungen (Rapid-Eye-Movements) feststellen lassen.

Volltext
Nach Rechtschaffen und Kales (1968) lassen sich fünf unterschiedliche Schlafsta-

REM-Schlaf. Tab. 1 Serotoninsyndrom-Skala.

Phase	Stadium	EEG
Wachstadium		Alpha- und Beta-Aktivität im EEG
Non-REM	I	Theta-Aktivität
	II	Theta-Aktivität, K-Komplexe, Schlafspindel
	III	Delta-Aktivität
	IV	Delta-Aktivität >50 %
REM		Theta-Aktivität sowie Sägezahnwellen; im EOG zeigen sich rasche konjugierte Augenbewegungen (rapid eye movements)

dien unterscheiden. Die Stadien unterscheiden sich hinsichtlich des EEG, EOG und EMG. Man unterscheidet grob das Wachstadium, den Non-REM-Schlaf und den REM-Schlaf. Der Non-REM-Schlaf lässt sich in vier Sub-Stadien einteilen.

Der Anteil der Schlafstadien I und II im Non-REM-Schlaf beträgt bei einem gesunden jungen Mann ca. 60 %. Der Tiefschlaf wird durch die Stadien III und IV definiert. Dieser Anteil beträgt ca. 15 bis 25 %. Der REM-Schlaf, auch als Traumschlaf bezeichnet, umfasst in der Regel 20–25 % der Schlaflänge. Im Laufe einer Nacht werden die einzelnen Schlafstadien in der Regel mehrmals (3 bis 5 mal) durchlaufen. An den eher oberflächlichen Schlaf schließt sich die Tiefschlafperiode (Stadium III bis IV) und zuletzt der REM-Schlaf an. Jeder Schlafzyklus hat eine zeitliche Dauer von ca. 1,5 bis 2 Stunden. Mit der Anzahl der durchlaufenen Schlafzyklen nimmt der Anteil des Tiefschlafes kontinuierlich ab. Während des REM-Schlafes kommt es zu intensiver Traumtätigkeit, weshalb dieses Schlafstadium auch als Traumphase bezeichnet wird. Die erste REM-Phase eines Schlafzyklus dauert in der Regel nur etwa 10 Minuten, die zweite doppelt so lang. Ge-

gen Morgen haben die Traumphasen eine Länge von ca. 60 Minuten. Ebenso wie die relativen Anteile von Wachen und Schlafen machen auch die Anteile von REM und Non-REM Schlaf eine charakteristische Altersentwicklung durch. Insgesamt sinkt im Laufe eines Lebens sowohl die Gesamtschlafzeit als auch der REM-Anteil kontinuierlich ab.

Zu charakteristischen Veränderungen der REM-Schlaf-Tätigkeit kommt es z. B. bei depressiven Störungen. So ist bei diesen Patienten die Zeit vom Einschlafen bis zum Auftreten der ersten REM-Phase (die sog. REM-Latenz) verkürzt. Zudem treten in den REM-Phasen wesentlich häufiger schnelle Augenbewegungen auf als bei gesunden Personen. Man sagt daher, die REM-Dichte ist erhöht. Die erste REM-Phase ist im Vergleich zu Gesunden deutlich verlängert.

Repetitive transkranielle Magnetstimulation

▶ Magnetstimulation, transkranielle

Reserpin

Prof. Dr. med. Brigitta Bondy

Medikamentengruppe
Antihypertensivum

Produktnamen
Nicht als Einzelstoff im Handel, nur in Kombination mit Diuretika und/oder anderen Substanzen, zum Beispiel: Bendigon, Briserin, Darebon, Modenol.

In Deutschland zugelassene Indikationen
Leichte bis mittelschwere Hypertonie.

Pharmakokinetik
Zu den pharmakokinetischen Eigenschaften sind nur wenig Daten verfügbar, da die ge-

R

ringen Konzentrationen der Muttersubstanz sowie der Metaboliten nicht gemessen werden können. Bekannt ist allerdings, dass Reserpin vollständig über die Leber metabolisiert wird.

Dosierung
Tagesdosis zwischen 0,05 mg und 0,25 mg.

Kontraindikationen
▶ Depression (auch in der Anamnese), Magen-Darm-Ulzera, Parkinson-Syndrom, Vorbehandlung mit ▶ MAO-Hemmern, dekompensierte Herzinsuffizienz, Herzinfarkt.

Nebenwirkungen
Die meisten Nebenwirkungen beruhen auf seinen zentralnervösen Effekten. Häufig sind Sedierung und deutliche Verminderung des Reaktionsvermögens. Seltener Katalepsie, Ptosis, Potenzierung der Ethanol- und Barbituratwirkung. *Cave:* Gelegentlich Entwicklung von Depressionen, meist schleichend über mehrere Wochen, werden daher oft nicht als Nebenwirkung erkannt. Gelegentlich Exazerbation von Magen-Darm-Ulzera.

Wechselwirkungen
Vor allem in höherer Dosierung Interaktionen mit Herzglykosiden, zentralsedierenden Pharmaka und Alkohol.

Wirkmechanismus
Reserpin wird an die Speichervesikel von zentralnervösen und peripheren adrenergen Neuronen irreversibel gebunden und hebt somit die Funktionsfähigkeit der Vesikel auf. Die Nervenendigungen verlieren die Fähigkeit zur Konzentrierung und Speicherung von Noradrenalin und Dopamin; diese Katecholamine werden von der neuronalen Monoaminoxydase zerstört, damit kommt es zu einem Monoaminmangel in der Synapse. Ein ähnlicher Prozess findet auch an den Speichern für 5-Hydroxytryptamin statt. Die durch Reserpin induzierte Verarmung an biogenen Aminen korreliert mit dem blutdrucksenkenden Effekt. Zur Wiederherstellung der Sympathikusfunktion ist die Neusynthese von Speichervesikeln notwendig, was Tage oder Wochen in Anspruch nimmt. Viele der Nebenwirkungen von Reserpin sind auf zentrale Effekte zurückzuführen.

Das 1952 isolierte Rauwolfia-Alkaloid Reserpin zeigt ähnliche Wirkung wie Phenothiazinderivate (Behandlung von Psychosen) und wurde 1954 von Kline zur Behandlung von Psychosen vorgeschlagen, ist aber heute diesbezüglich bedeutungslos.

Residualsyndrom

▶ Schizophrenie, residuale

Residualzustand

PD Dr. med. habil. Ronald Bottlender

ICD-10/DSM-IV-TR-Klassifikation
ICD-10: F20.5; DSM-IV-TR: 295.60

Synonyme
Residuum; Defektschizophrenie; Defizitsyndrom; Negativsymptomatik; Defekt

Englischer Begriff
Residual state; Deficit schizophrenia

Definition
Begriffsgeschichte
Für den Zustand, der heute terminologisch als Residuum oder Residualzustand der ▶ Schizophrenie gefasst wird, finden sich in der Psychiatriehistorie sehr unterschiedliche Konzeptualisierungen und Begrifflichkeiten. So sprach Kraepelin beispielsweise von einer „eigentümlichen Verblödung". Janzarik prägte den Begriff der „dynamischen Entleerung". Beringer sah einen Verlust der Spannweite des intentionalen Bo-

gens und Conrad eine Reduktion des energetischen Potentials. Huber unterschied schließlich verschiedene Prägnanztypen mit charakteristischen und uncharakteristischen Residualsyndromen, die jeweils wiederum subtypisiert wurden.

Volltext

Der schizophrene Residualzustand bezeichnet ein in unterschiedlichen Schweregraden vorkommendes chronisches Stadium in der Entwicklung einer schizophrenen Krankheit, bei welchem eine eindeutige Verschlechterung von einem frühen zu einem späteren Stadium vorliegt und das durch langandauernde, jedoch nicht notwendigerweise irreversible negative Symptome charakterisiert ist. Typische Symptome in diesem Krankheitsstadium sind Antriebsmangel, Affektarmut, ▶ Affektverflachung, Alogie, Willensschäche, Beeinträchtigungen des abstrakten Denkens (Konkretismus) sowie Verlust von Interesse und Initiative mit resultierendem sozialen Rückzug. Sind neben diesen ▶ Negativsymptomen zeitgleich auch noch ▶ Positivsymptome vorhanden, die das klinische Erscheinungsbild jedoch nicht dominieren, spricht man von einem gemischten Residuum.

Therapie

pharmakologisch

Bei der psychopharmakologischen Therapie des schizophrenen Residualzustands mit prädominierender Negativsymptomatik sollten im Wesentlichen atypische Neuroleptika (siehe ▶ Neuroleptika, atypische) eingesetzt werden. Typische ▶ Neuroleptika sind in dieser Indikation weniger geeignet, da sie aufgrund ihres Nebenwirkungsprofils Negativsymptome im Sinn der Auslösung sekundärer Negativsymptome eher noch verschlechtern können. Eine Kombinationsbehandlung bei unzureichender Besserung der Negativsymptomatik mit ▶ selektiven Serotonin-Wiederaufnahmehemmern, NMDA-Agonisten (Glyzin, D-Cycloserin), Omega-3-Fettsäuren oder Antikonvulsi-

va kann im Einzelfall erfolgversprechend sein.

psychotherapeutisch

Neben medikamentösen Therapieansätzen sollten zusätzlich verhaltens- und soziotherapeutische Interventionen und ein kognitives Training zum Einsatz kommen.

Epidemiologie und Verlauf

Die Schizophrenie ist überwiegend eine chronische Erkrankung, häufig einhergehend mit lebenslangen Beeinträchtigungen und einem Ausgang, der in der Regel ungünstiger ist als jener anderer psychiatrischer Erkrankungen. Häufig erreicht die Schizophrenie fünf bis zehn Jahre nach Ersterkrankung ein Plateau und zeigt im Querschnitt auch viele Jahre nach Erkrankungsbeginn eine intra- und interindividuelle Heterogenität. Mit dem Auftreten von Residualzuständen ist bei Zugrundelegung engerer Schizophreniekonzepte (z. B. DSM-IV-TR) in mehr als zwei Drittel der schizophren erkrankten Patienten zu rechnen, wobei Frauen eine günstigere Prognose aufweisen als Männer. Obgleich Residualzustände ihrer Natur nach eine hohe Chronifizierungstendenz aufweisen, können bei einem gewissen Prozentsatz (10–20 %) schizophrener Patienten selbst nach länger andauernden, quasi-statischen Endphasen der Erkrankung, im weiteren Verlauf nochmals deutliche Zustandsverbesserungen eintreten.

Prognose

Die Prognose ist individuell unterschiedlich, in der Regel jedoch eher ungünstig im Hinblick auf entscheidende Verbesserungen des psychopathologischen Zustandsbilds oder eine Vollremission.

Residuum

▶ Residualzustand

R

Resilienz

▶ Risiko- und protektive Faktoren bei der Entwicklung psychischer Erkrankungen

Resilienz- bzw. Invulnerabilitätsforschung

▶ Salutogenese

Resistance

▶ Widerstand

Restless legs

Prof. Dr. med. Harald Hampel

ICD-10/DSM-IV-TR-Klassifikation
ICD-10: G25.8, DSM-IV-TR: 307.47

Synonyme
Restless-legs-Syndrom (RLS); Anxietas tibiarum; Syndrom der unruhigen Beine; Wittmaack-Ekbom-Syndrom

Englischer Begriff
Restless legs; Restless legs syndrome (RLS)

Definition
Begriffsgeschichte
Der Begriff „Restless-legs-Syndrom" (übersetzt: „unruhige Beine") ist 1945 von K. A. Ekbom eingeführt worden und bezeichnet einen Symptomenkomplex aus in Ruhe (v. a. nachts) auftretenden, kribbelnden, ziehenden oder als Spannung empfundenen Missempfindungen in den Beinen (seltener in den Armen), die zu einem starken Bewegungsdrang führen. Ein derartiger Symptomenkomplex wird in der medizinischen Literatur erstmals Anfang des 18. Jahrhunderts erwähnt.

Klinik
Verbindliche Diagnosekriterien für das Restless-legs-Syndrom (RLS) wurden von der „International Restless Legs Syndrome Study Group" aufgestellt:
Das RLS umfasst sensible Störungen wie Parästhesien, Dysästhesien, Missempfindungen (Brennen, Kribbeln, „Ameisenlaufen" etc.) und Schmerzen in den Extremitäten, meist symmetrisch an den Waden, aufziehend zu den Oberschenkeln, die zu einem imperativen Bewegungsdrang der Beine, uni- oder bilateral, in der Tiefe lokalisiert, führen. Begleitet werden die sensiblen Störungen von einer motorischen Unruhe mit allgemeinem Bewegungsdrang und Ruhelosigkeit (Umhergehen, Massieren, Reiben und Schütteln der Beine, Drehen und Wälzen im Bett). Die Symptomatik tritt überwiegend in Ruhe (auch erzwungene Ruhe wie z. B. im Kino, im Theater, bei Flug- oder Zugreisen) auf. Es besteht eine ausgeprägte Tagesrhythmik, die sich umgekehrt proportional zur Körpertemperaturkurve verhält mit Verstärkung der Beschwerden am Abend und zur Nacht. Insgesamt führt das Beschwerdebild bei über 90 % der betroffenen Patienten zu massiven Ein- und Durchschlafstörungen mit daraus resultierender Anergie am Tag. Häufig, aber nicht obligat, finden sich regelmäßige, periodische, kräftige Beinbewegungen bei den Patienten (meist im Schlaf, aber auch im Wachzustand; PLMS = periodic limb movements in sleep; PLMW = periodic limb movements during wakefulness). Der klinische Verlauf des RLS ist initial meist fluktuierend, in späteren Krankheitsstadien kontinuierlich oder progredient. Der klinisch neurologische Befund ist meist unauffällig. Nicht selten findet sich eine positive Familienanamnese für das RLS. Als Folge der jahrelangen, starken Beeinträchtigung der Lebensqualität haben betroffene Patienten ein erhöhtes Risiko, an einer ▶ Depression zu erkranken. Die ▶ Suizidalität ist deutlich erhöht.

Diagnosekriterien des Restless-legs-Syndroms:

- **Hauptkriterien:** sensible Störungen (meist der unteren Extremitäten), Bewegungsdrang der Beine, motorische Unruhe, Zunahme des Symptomenkomplexes in Ruhe, Zunahme des Beschwerdebildes am Abend und zur Nacht (ausgeprägte Tagesrhythmik).
- **Nebenkriterien:** Schlafstörungen, periodische Beinbewegungen (PLM = periodic limb movements), meist unauffällige neurologische Untersuchung, oft positive Familienanamnese.

Ätiologisch kann man drei Formen des RLS unterscheiden: das so genannte idiopathische RLS (auch primäres RLS), das neuropathische RLS (auch sekundäres RLS) und letztlich ein pharmakogen induziertes RLS. Beim **idiopathischen RLS** (etwa zwei Drittel der Fälle) kann keine auslösende Grunderkrankung diagnostiziert werden. Die Aussagen über die Häufigkeit einer genetischen Prädisposition schwanken stark und werden bei 40 % bis 80 % vermutet. Der Erbgang wird als autosomal-dominant angegeben. Beim **neuropathischen RLS** (etwa ein Drittel der Fälle) liegt eine (eventuell subklinische) Polyneuropathie zugrunde. Hierzu zählen das RLS bei Niereninsuffizienz, Dialyse, Eisenmangel, bei rheumatischer Polyarthritis, in der Schwangerschaft und bei verschiedenen neurologischen Grunderkrankungen. **Pharmakogen** wird das RLS meist durch dopaminantagonistische Substanzen induziert, seltener auch durch atypische ▶ Neuroleptika sowie durch tri- und tetrazyklische ▶ Antidepressiva.

Die Diagnose des RLS wird klinisch nach Ausschluss anderer Ursachen gestellt. Wichtige **Differentialdiagnosen**, die sich mit einem ähnlichen Symptomenkomplex darstellen können, bilden die ▶ Akathisie (Neuroleptikaeinnahme!), nächtliche Crampi, arterielle Verschlusskrankheit, Varikosis, „Burning-feet-Syndrom" bei Polyneuropathie und nächtliche Wadenkrämpfe (z. B. bei Magnesiummangel). Wesentliche Elemente der Diagnostik bilden das Labor (zum Ausschluss von Diabetes mellitus, Urämie, Anämie oder Folat-, Vitamin-B_{12}-, Eisen- oder Magnesiummangel), die Neurographie bzw. das Elektromyogramm (zur Abklärung einer möglichen Polyneuropathie) sowie Schlafuntersuchungen mit Polysomnographie (zur Untersuchung möglicher PLMs).

Typische Situationen, in denen RLS-Symptome verstärkt auftreten:

- Ruhiges Liegen und Sitzen (Fernsehen, Theater-, Kinobesuch).
- Autofahrten, Flug-, Zug- u. Busreisen.
- Bettlägerigkeit (z. B. längere Krankenhausaufenthalte).
- Gipsverband.
- Entspannungsübungen (z. B. autogenes Training).
- Dialysepatienten.
- Schwangerschaft.

Wichtige Differentialdiagnosen des RLS:

- Polyneuropathie.
- Radikulopathien, Wurzelreizsyndrome.
- Engpass-Syndrome peripherer Nerven.
- Spinale Prozesse, Claudicatio intermittens spinalis.
- Nächtliche Wadenkrämpfe.
- Syndrom der schmerzhaften Muskelfaszikulationen nach körperlicher Betätigung.
- Periphere arterielle Verschlusskrankheit.
- Chronisch venöse Insuffizienz.
- Einschlafmyoklonien.
- Akathisie.
- Parkinson-Syndrom.

R

Therapie

Grundsätzlich gilt: Eine spezifische medikamentöse Behandlung des RLS sollte erst nach gründlicher differentialdiagnostischer Abklärung anderer beinbezogener Missempfindungen erfolgen. Zusätzlich sollte vor Therapiebeginn unbedingt abgeklärt werden, ob vom Patienten Substanzen eingenommen werden, die ein RLS verstärken oder auslösen.

Die **Indikation** zur medikamentösen Therapie stellt sich letztlich aus dem Ausmaß der beeinträchtigten Lebensqualität der betroffenen Patienten (z. B. dem Grad der Schlafstörungen, Knick in der beruflichen Leistungsfähigkeit).

Bei dem symptomatischen RLS steht natürlich die Behandlung der vorliegenden Grunderkrankung im Vordergrund (z. B. Eisensubstitution bei Eisenmangel, Nierentransplantation bei urämischem RLS etc.). Ist die Möglichkeit einer kausalen Therapie nicht gegeben, sollte eine pharmakologische Therapie mit Dopaminergika eingeleitet werden.

Levodopa (L-DOPA): In zahlreichen placebokontrollierten Studien konnte eine positive Wirkung in der Behandlung des RLS mit L-DOPA (Standard- und Retardform) belegt werden. L-DOPA ist mit einem schnellen Wirkungseintritt und einer guten Steuerbarkeit die derzeit am besten geprüfte Wirksubstanz: Durch die tägliche Einmalgabe von nicht-retardiertem L-DOPA eine Stunde vor dem Schlafengehen in einer Dosierung von 100 bis 200 mg (langsame Aufdosierung!) kann eine signifikante Abnahme der RLS-Beschwerden mit einer Verbesserung der Schlafqualität erzielt werden. Da das Standardpräparat nur eine Wirkdauer von etwa fünf Stunden hat, kann in der zweiten Nachthälfte meist keine ausreichende Wirksamkeit erzielt werden. Hier empfiehlt sich zum Erreichen einer längeren Beschwerdefreiheit die kombinierte Gabe eines Standardpräparats mit einem L-DOPA-Retardpräparat. Das Nebenwirkungsprofil dieser Kombinationstherapie ist insgesamt günstig. Dyskinesien oder psychotische Phänomene – typische Nebenwirkungen von L-DOPA in der Therapie des Morbus Parkinson – sind bei der Behandlung des RLS nicht aufgetreten.

Dopaminagonisten: Die Dopaminagonisten Bromocriptin (HWZ: 4–8 h) und Pergolid (HWZ: 8–16 h) konnten in kleine-

ren placebokontrollierten Studien bei einer mittleren Dosis von 0,5 mg positive Effekte in der Behandlung des RLS zeigen sowie eine signifikante Reduktion der PLM und damit eine deutlich verbesserte Schlafqualität erreichen. Wegen unerwünschter dopaminerger Nebenwirkungen (Hypotonie, Übelkeit mit Erbrechen, Schwindel, Kopfschmerzen) sollte unbedingt langsam aufdosiert werden (beginnend mit 0,05 mg) und initial Domperidon komediziert werden. Bei Patienten, die unter L-DOPA eine Augmentation entwickelten, konnte die gute Wirksamkeit des Dopaminagonisten Cabergolin (HWZ: ∼ 65 h) zur Behandlung des RLS gezeigt werden Einzelne Studien mit Non-Ergot-Dopaminagonisten (Ropinirol, Pramipexol, Lisurid) erzielten ebenfalls eine gute Wirksamkeit in der Therapie des RLS. Insgesamt ist die Studienlage zum Einsatz von Dopaminagonisten bei RLS noch nicht ausreichend, so dass sie in dieser Indikation keine Zulassung haben.

Andere Substanzen: In einer placebokontrollierten Studie konnten bei Einnahme des Opioids Oxycodon, 25 mg dreimal zur Nacht, signifikante Besserungen der RLS-Symptomatik und der Schlafqualität betroffener Patienten gezeigt werden. In einer weiteren (offenen) Studie konnte bei einem Teil der RLS-Patienten eine annähernd komplette Beschwerdefreiheit durch die Einnahme von 50–150 mg Tramadol erreicht werden. Weitere Untersuchungen zum Einsatz von Opioiden bei RLS-Symptomatik müssen folgen. Zahlreiche andere Präparate wurden auf ihre Wirksamkeit zur Behandlung des RLS, der Schlafqualität und bei Auftreten von PLM überprüft (Carbamazepin, Gabapentin, Magnesium, Benzodiazepine etc.). Derzeit lässt die Studienlage keine eindeutigen Therapieempfehlungen zu, so dass diese Präparate bzw. Substanzklassen zur Behandlung des RLS nicht eingesetzt werden sollten.

Cave: Das Nichterkennen des RLS (besonders bei älteren Patienten) kann dazu führen, dass mittels Neuroleptikagabe versucht wird, ruhig zu stellen, was wiederum zu einer Verschlechterung der Symptomatik führt.

Epidemiologie
Das Restless-legs-Syndrom ist eine sehr häufige neurologische Erkrankung mit einer Prävalenz von 2–10 %. Eine aktuellere Studie an 1803 erwachsenen Patienten mit der Diagnose eines RLS (Phillips et al. 2000) ergab eine Häufigkeit des RLS in der Gruppe der 18- bis 29-Jährigen von 3 %, bei den 30- bis 79-Jährigen von 10 % und bei den über 80-jährigen Patienten von 19 %. Insgesamt lag demnach eine deutliche Korrelation des RLS mit dem Alter vor. Darüber hinaus zeigte die Studie ein signifikant häufigeres Auftreten des RLS bei Übergewicht, Nikotinkonsum, Bewegungsmangel und Vorliegen eines Diabetes.

Verlauf
Initial meist fluktuierend, im weiteren Verlauf kontinuierlich oder progredient.

Restless-legs-Syndrom (RLS)

► Restless legs

Retinitis centralis serosa

► Chorioretinopathia centralis serosa

Retinopathia centralis serosa

► Chorioretinopathia centralis serosa

Rezidiv

PD Dr. med. habil. Ronald Bottlender

Synonyme
Recurrence; Rückfall

Definition
Als Rezidiv (siehe Verlauf psychischer Störungen) bezeichnet man das Wiederauftreten einer Erkrankung oder von Krankheitszeichen nach einer bereits vollständig abgeklungenen Krankheitsepisode.

Volltext
Das Auftreten eines Rezidivs einer Erkrankung setzt voraus, dass die wiederaufgetretene Erkrankung zuvor vollständig und zeitlich stabil remittiert war (engl.: recovery). Das erneute Wiederauftreten der Erkrankung oder von Krankheitszeichen nach nur kurzzeitiger Zustandsbesserung oder Remission wird im Englischen als relapse bezeichnet.

Rezidivprophylaxe

► Rückfallverhütung

Richtlinien-Psychotherapeut

► Vertragspsychotherapeuten

Richtlinienpsychotherapie

Dr. phil. Dipl. Psych. Peter Eisenack

Synonyme
Psychotherapeutengesetz

Definition
Die gemäß SGB V §92 Abs. 1 vom Bundesausschuss der Ärzte und Krankenkassen beschlossenen Richtlinien dienen der Sicherung einer ausreichenden, zweckmäßigen und wirtschaftlichen ► Psychotherapie der Versicherten und ihrer Angehörigen in der kassenärztlichen Versorgung entsprechend den gesetzlichen Erfordernissen.

R

Volltext

Seit Inkrafttreten der Psychotherapierichtlinien können die Kosten für psychotherapeutische Behandlung von der Krankenversicherung übernommen werden. Die Psychotherapierichtlinien wurden 1967 durch
den Bundesausschuss der Ärzte und Krankenkassen verabschiedet. Somit wurde die
ätiologisch orientierte Psychotherapie in die
kassenärztliche Versorgung eingeführt; die
analytische Psychotherapie und die ▶ tiefenpsychologisch fundierte Psychotherapie
wurden zum festen Bestandteil der medizinischen Versorgung. 1987 wurde die
Behandlungsmöglichkeit durch die ▶ psychosomatische Grundversorgung erweitert,
die ▶ Verhaltenstherapie kam als weiteres
Verfahren hinzu. Für die wissenschaftliche
▶ Gesprächspsychotherapie liegen Antrag
und Gutachten auf Zulassung dem Bundesausschuss der Ärzte und Krankenkassen
vor.
Die zuletzt am 31.08.1993 geänderten Psychotherapierichtlinien beinhalten in den
Abschnitten A bis F die Definition seelischer Erkrankungen, die Voraussetzungen und Anforderungen gegenüber den jeweiligen Verfahren, die Behandlungs- und
Anwendungsformen, die psychosomatische Grundversorgung, Indikation und Anwendungsbereiche, den Leistungsumfang
und das Antrags- und Gutachterverfahren
und legen in den Abschnitten G bis H die
Qualifikationskriterien zur Durchführung
der Psychotherapie und der psychosomatischen Grundversorgung fest (siehe auch
F. R. Faber u. R. Haarstrick: Psychotherapierichtlinien). Die Zulassung vom Psychotherapeuten zur vertragsärztlichen Versorgung
ist zudem geregelt in SGB V §95 Abs. 9–13
und §95c, in dem die Voraussetzungen für
die Eintragung von Psychotherapeuten in
das Arztregister festgesetzt sind.
Vergleichbare Vereinbarungen finden sich
auch in den Beihilfevorschriften des Bundes
und den Leistungsbedingungen der meisten privaten Krankenversicherungen. Nach
Durchführung von diagnostischen Gesprächen, den so genannten „probatorischen
Sitzungen" muss Psychotherapie bei der
Krankenkasse beantragt werden. Für die
probatorischen Sitzungen genügt die Kran-
kenversicherungskarte.

Risiko- und protektive Faktoren bei der Entwicklung psychischer Erkrankungen

Prof. Dr. med. Peter Joraschky
Prof. Dr. med. Michael Zaudig

Synonyme

Resilienz
Engl.: stress vulnerability, resilience

Definition

Die Umstände schwerer bzw. traumatischer
Belastungen für die kindliche Entwicklung
werden heute als Indikatoren für ein erhöhtes Risiko, sofort oder im späteren Leben
körperlich, psychisch oder psychosomatisch zu erkranken, aufgefasst. Die Risikofaktoren können direkt, vermittelt durch
zentrale Stressverarbeitung in Form neuro-
endokriner Störungen oder indirekt über die
Veränderung der Stressempfindlichkeit im
Zusammenhang mit individuellen und familiären Bewältigungsmechanismen sowie
schließlich durch die Herstellung eines belastenden sozialen und Beziehungsumfelds
wirksam werden.
Von großem Interesse für die Planung therapeutischer bzw. prophylaktischer Strategien ist es, den individuellen weiteren
Krankheitsverlauf möglichst frühzeitig vor-
auszusagen (Prognose). Eine Vielzahl von
Parametern aus den unterschiedlichsten Bereichen sind untersucht worden (siehe unten). Einzelne Parameter sind kaum geeignet, eine ausreichend zuverlässige Prognose
von Verlauf und Ausgang einer Krankheit
sicherzustellen. Mit der Kombination verschiedener Parameter kann eine bessere

Einschätzung bzw. Prognose abgegeben werden.

Für die **Schizophrenie** herrscht in der Literatur weitgehend Einigkeit darüber, dass in der Vorhersage des Verlaufs schizophrener Psychosen insbesondere den sozialen Faktoren, wie z. B. prämorbide soziale Anpassung, eine große Rolle zukommt. Für eine eher **günstige Prognose** gelten bei der Schizophrenie: weibliches Geschlecht, höhere Herkunftsschicht, stabile prämorbide Persönlichkeit, keine hereditäre Belastung, höheres Alter bei Erstmanifestation, affektive Symptomatik, keine Negativsymptomatik bei Beginn der Erkrankung, keine Zwangssymptomatik, keine ▶ Halluzinationen, gute prämorbide soziale Anpassung, verheiratet, feste Beziehung, akuter Beginn der Erkrankung, kein Prodromalstadium, situative Auslösung der Erstmanifestation, kurze Dauer der Erstmanifestation (Möller 2003). Die hier mitaufgeführten psychosozialen Prädiktoren sind gültig für alle psychischen Störungen.

Gut belegt ist heute die Relevanz von **Traumatisierungen** bei folgenden psychischen Störungen: Borderline-Störungen (siehe ▶ Persönlichkeitsstörung, Borderline-Störung) und Artefakterkrankungen, depressive Erkrankungen und Bulimie (siehe ▶ Bulimia nervosa), psychogene Anfälle, psychogene Bewusstseinsstörungen, ▶ somatoforme Störungen, Suchterkrankungen. Hinzu kommen weitere körperliche Risikofaktoren wie Rauchen, Alkohol, häufiger Wechsel von Sexualpartnern. Zur Gewichtung der Risikofaktoren ist eine individuelle Interpretation des Zusammenspiels kumulativer Belastungen und protektiver Faktoren notwendig.

Zusammenfassung gesicherter biographischer Risikofaktoren für die Entstehung psychischer und psychosomatischer Erkrankungen (**negative Prädiktoren**):
- niedriger sozioökonomischer Status,
- mütterliche Berufstätigkeit im ersten Lebensjahr,
- schlechte Schulbildung der Eltern,
- große Familien und sehr wenig Wohnraum,
- Kontakte mit Einrichtungen der „sozialen Kontrolle",
- Kriminalität oder Dissozialität eines Elternteils,
- chronische Disharmonie bzw. Beziehungspathologie in der Familie,
- psychische Störungen der Mutter oder des Vaters,
- schwere körperliche Erkrankungen der Mutter oder des Vaters,
- Unerwünschtheit,
- alleinerziehende Mutter,
- autoritäres väterliches Verhalten,
- sexueller und/oder aggressiver Missbrauch,
- Verlust der Mutter,
- „häufig wechselnde frühe Beziehungen",
- schlechte Kontakte zu Gleichaltrigen,
- Altersabstand zum nächsten Geschwister <18 Monate,
- uneheliche Geburt,
- hoher Gesamtrisikoscore,
- genetische Disposition, Jungen vulnerabler als Mädchen!

Verstärkt wird in den letzten Jahren die Bedeutung für die **Schutzfaktoren** (protektive Faktoren) untersucht, die die psychische Widerstandskraft (Resilienz) von risikobelasteten Kindern stärken.

Zusammenfassung gesicherter biographischer Schutzfaktoren (**positive Prädiktoren**):
- dauerhafte, gute Beziehungen zu mindest einer primären Bezugsperson,
- Großfamilie bzw. kompensatorische Elternbeziehungen, d. h. Entlastung der Mutter,
- insgesamt attraktives Mutterbild,
- gutes Ersatzmilieu nach früherem Mutterverlust,
- mindestens durchschnittliche Intelligenz,
- robustes, aktives und kontaktfreudiges Temperament,

R

- soziale Förderung (z. B. Jugendgruppen, Schule, Kirche),
- verlässlich unterstützende Bezugsperson/en im Erwachsenenalter,
- lebenszeitlich späteres Eingehen „schwer auflösbarer Bindungen",
- geringe Risikogesamtbelastung,
- Mädchen insgesamt weniger vulnerabel als Jungen!

Risperidon

Dr. med. Michael Riedel

Medikamentengruppe
Atypisches Antipsychotikum, Antipsychotikum der 2. Generation
Stoffgruppe: Benzisoxazol(piperidin)
Risperidon gehört zur Gruppe der atypischen Antipsychotika. Hinsichtlich der Einteilung bezüglich der neuroleptischen Potenz mit dem Chlorpromazin als Mittelpunkt wird Risperidon zu der Gruppe der hochpotenten Antipsychotika gerechnet.

Produktnamen
Risperdal, Risperdal consta

In Deutschland zugelassene Indikationen
Schizophrene Störungen mit Positiv- und Negativsymptomatik, wirksam in der Rezidivprophylaxe. Mäßig schwere bis schwere manische Episoden im Rahmen ▶ bipolarer Störungen. Aggressivität und psychotische Symptomatik im Rahmen dementieller Erkrankungen.

Pharmakokinetik
Die höchste Serumkonzentration (T_{max}) wird etwa nach zwei Stunden erreicht. Risperidon wird in der Leber rasch zu seinem Hauptmetaboliten 9-Hydroxyrisperidon metabolisiert. Dieser Metabolit weist ähn-

liche pharmakologische Eigenschaften wie die Muttersubstanz auf und ist pharmakologisch aktiv. Der größte Anteil des Medikaments (70 %) wird resal, 14 % biliär ausgeschieden. Die Eliminationshalbwertszeit ($t_{1/2}$) von Risperidon beträgt sieben Stunden und von 9-Hydroxyrisperidon 24 Stunden. Bei älteren Patienten ist die Halbwertszeit leicht verlängert. Eine Niereninsuffizienz führt zur Verlängerung der Halbwertszeit auf 25–29 Stunden. Bei Leberinsuffizienz findet sich eine Erhöhung der freien Fraktion im Plasma. Die Metabolisierung erfolgt über die Isoenzyme CYP 2D6 und CYP 3A4 des Cytochrom-P 450-Systems. Die Plasmaproteinbindung liegt für Risperidon bei 88 % und für den Hauptmetaboliten 9-Hydroxyrisperidon bei 77 %.

Dosierung
Beginn mit 1–2 mg morgens, bei guter Verträglichkeit Dosissteigerung bis auf 4–6 mg innerhalb einer Woche. In der Erhaltungstherapie und Rezidivprophylaxe liegt die Dosierung in einem Bereich von 2–4 mg pro Tag.
Die Depotmedikation wird alle zwei Wochen verabreicht, verfügbar sind die Dosen 25 mg, 37,5 mg und 50 mg.
Bei der Indikation Verhaltensstörung bei ▶ Demenz wird eine Anfangsdosis von 2 × 0,25 mg täglich empfohlen. Die optimale Dosis beträgt bei den meisten Patienten 2 × 0,5 mg täglich.

Kontraindikationen
Akute Kontraindikation ist die akute Intoxikation, außerdem das Vorliegen erhöhter nicht durch Medikamente bedingter Prolaktinspiegel.
Relative Kontraindikationen bestehen bei schweren Leber- und Nierenerkrankungen, kardialer Vorschädigung, organischen Hirnerkrankungen, Morbus Parkinson und prolaktinabhängigen Tumoren, außerdem bei bestimmten Formen der Demenz (▶ Lewy-Körper-Demenz).

Nebenwirkungen

Dosisabhängig kann es zum Auftreten von extrapyramidal-motorischen Nebenwirkungen kommen, erfahrungsgemäß ist dies einer Dosis unter 6 mg pro Tag eher selten. Ebenfalls selten kommt es zu orthostatischen Hypotonien und zu einer Gewichtszunahme. In Einzelfällen wurde von Priapismus und gehemmter Ejakulation berichtet.

Cave: Bei der Anwendung von Risperidon bei älteren Patienten mit demenzassoziierten Psychosen und Verhaltensstörungen zeigte sich in placebokontrollierten Studien, dass die Inzidenz zerebrovaskulärer Ereignisse (Insult, transistorische ischämische Attake) gegenüber Placebo erhöht war (siehe „Rote Hand Brief" der Firma Janssen-Cilag).

Wechselwirkungen

Durch Interaktionen an den metabolisierenden Isoenzymen (CYP 3A4 und CYP 2D6) sind erhöhte Risperidonplasmaspiegel durch gleichzeitige Einnahme von **Inhibitoren**, z. B. ► Fluoxetin, Paroxetin, Erythromycin, Metronidazol, ► Thioridazin, Levomepromazin, ► Haloperidol, Moclobemid, Cimetidin, Celcoxib, möglich. Risperidon kann den Plasmaspiegel von ► Clozapin erhöhen (kompetitive Hemmung).

Bei gleichzeitiger Gabe von **Induktoren**, z. B. Carbamazepin, Phenobarbital, Phenytoin, Rifampizin, Dexamethason, ist die Möglichkeit insuffizienter Plasmaspiegel gegeben. Eine Wirkungsverstärkung von Antihypertensiva (insbesondere Alpha 1-Blocker) ist möglich.

Wirkmechanismus

Risperidon verfügt über einen potenten Dopamin-D 2-Antagonismus mit einem ausgeprägten Serotoninantagonismus (5HT 2A und 5HT 2C). Ferner besitzt diese Substanz eine hohe Affinität zu den histaminergen H 2- und Alpha 1-Rezeptoren, jedoch nur eine geringe Affinität zu den D 1-Rezeptoren. Aufgrund der hohen Affinität von Risperidon zu D 2-Rezeptoren sollte man davon ausgehen, dass diese Substanz im Tiermodell eine kataleptogene Wirkung induzieren müsste, was aber nicht der Fall ist. Der Grund hierfür dürfte vermutlich in einer komplizierten reziproken Interaktion zwischen serotoninergen und dopaminergen Funktionen liegen, die vermuten lässt, dass die 5HT 2-Rezeptorblockade die Nebenwirkungen der D 2-Rezeptorblockade kompensieren kann.

Ritual

Dipl. Psych. Stefan Ruppert

Definition

Rituale können sehr unterschiedlich definiert werden, je nachdem, ob die Definition aus dem Bereich der Anthropologie, Soziologie oder Theologie hervorgeht. Eine sehr umfassende Definition stammt von Turner (1967), nach der ein Ritual „ein vorgeschriebenes formales Verhalten für Ereignisse ist, die noch nicht einer technologischen Routine überlassen wurden und sich auf den Glauben an mystische Wesen oder Kräfte beziehen. Das Symbol ist die kleinste Einheit eines Rituals". Durch diese Definition wären Rituale beschränkt auf letztlich religiös motivierte Handlungen, weshalb viele Autoren eine Ausweitung des Ritualbegriffs auch auf säkulare Handlungen vorschlagen. Nach Rappaport (1971) beinhaltet ein Ritual folgende Aspekte:

- Wiederholung: In Handlung, Inhalt oder Form wird immer wieder ganz Ähnliches gesagt oder getan.
- Kollektivität: Indem es gemeinsam getan oder gesagt wird, wird es sozial bedeutsam.
- Ordnung: Es hat einen typischen Anfang, ein typisches Ende und eine typische Dauer.
- Besonderheit und Stilisierung: Verhalten und Symbole werden von ihrer gewöhnlichen Verwendung abgehoben. Die Betei-

R

ligten verhalten sich „irgendwie anders" als gewöhnlich.

- Sinnträchtigkeit: Durch Inszenierung und Fokussierung wird ein „aufmerksamer Bewusstseinszustand" geschaffen.

Die Funktion von Ritualen wird dabei sehr vielfältig gesehen: von der Strukturierung des sozialen Raums durch Unterscheidung von Profanem und Sakralem über kommunikative Funktionen bis hin zur Funktion der „Kanalisierung und Kontrolle starker Emotionen wie Hass, Furcht, Zuneigung und Leid" (Turner 2000).

Volltext

In einer eher weitgefassten Bedeutung findet man Rituale insbesondere bei den ▶ Zwangsstörungen. Dabei übernehmen diese im Geschehen der Zwangssymptomatik die Funktion, die durch anspannungserzeugende Ereignisse oder Gedanken hervorgerufenen Befürchtungen zu neutralisieren. Die Neutralisierung solcher Befürchtungen geschieht häufig in ritualisierter Form. Dabei werden bestimmte ▶ Zwangshandlungen ohne von außen ersichtlichen Grund häufig wiederholt durchgeführt, wobei die Wiederholungen häufig in Verbindung mit Zählen auftreten, d. h. eine Handlung muss z. B. genau fünfmal durchgeführt werden, bevor sie den angestrebten Erleichterungseffekt erzielen kann. Der oben angesprochene Aspekt der Besonderheit und Stilisierung zeigt sich ebenfalls in vielen Zwangshandlungen, die in keinerlei inhaltlichem Zusammenhang mit dem Auslöser der Befürchtung stehen, wenn etwa bestimmte Gegenstände oder Körperstellen in einer ganz bestimmten, festgelegten Reihenfolge berührt werden müssen, um eine innere Anspannung reduzieren zu können. Häufig sind alltägliche Handlungsroutinen von mehreren ritualisierten Zwangshandlungen durchsetzt, wenn zum Beispiel das tägliche Duschen einer genauen Reihenfolge unterliegt, einzelne Handlungsabschnitte zusätzlich mit Zählen bis auf bestimmte, will-

kürlich festgelegte Zahlen verbunden sind und durch ebenso willkürlich erscheinende, scheinbar sinnlose Handlungen mehrmals unterbrochen werden. Schließlich finden sich bei vielen Zwangskranken auch rein kognitiv ablaufende Rituale, wobei hier neben dem schon erwähnten Zählen auf bestimmte Zahlen bzw. in bestimmten Zahlenschritten vor allem das gedankliche Aufsagen bestimmter Worte und Sätze, gelegentlich sogar längerer Texte, zu nennen ist. Auch diese gedanklichen Rituale können sehr häufig zusätzlich mit Wiederholungen verbunden sein.

Von den allgemein Ritualen zuerkannten Funktionen erfüllen diese im Rahmen von Zwangserkrankungen insbesondere die Herstellung von Sicherheit, Strukturierung von als chaotisch erlebten äußeren und inneren Zuständen sowie die schon erwähnte Kanalisierung von unangenehmen emotionalen Zuständen (Ciompi 2002).

Rollendruck

▶ Rollenkonflikt

Rollenkonflikt

Dipl. Psych. Eva-Maria Meiser

Synonyme

Dazugehörige Begriffe: Rollendruck; Inter-Rollenkonflikt; Intra-Rollenkonflikt; Person-Rolle-Konflikt

Definition

Zeitweise oder dauernd auftretende widersprüchliche oder konkurrierende Rollenerwartungen an eine Person, die aus der Zugehörigkeit dieser Person zu unterschiedlichen Gruppen resultieren und die ein den einzelnen Rollenerwartungen entsprechendes Verhalten der Person erschweren.

Volltext

Aus den unterschiedlichen Erwartungen, die an den Rollenträger herangetragen werden, kann ein Rollendruck entstehen. Rollenkonflikte können durch widersprüchliche Erwartungen an unterschiedliche Rollen einer Person (**Inter-Rollenkonflikte**) oder durch unterschiedliche Erwartungen der eigenen Person oder anderer Personen an eine bestimmte Rolle (**Intra-Rollenkonflikte**) verursacht werden.

Beim Intra-Rollenkonflikt unterscheidet man zwischen zwei weiteren Arten:

- Intersender-Konflikt: Verschiedene Sender richten widersprüchliche Erwartungen an eine spezifische Rolle des Rollenträgers.
- Intrasender-Konflikt: Ein einzelner Sender hegt widersprüchliche Erwartungen an den Träger einer spezifischen Rolle.

Beim Person-Rolle-Konflikt kann sich die Person nicht mit der ihr auferlegten Rolle identifizieren, da diese Rolle mit wichtigen Einstellungen der Person im Konflikt steht. Vom Rollendruck zu unterscheiden ist der Rollenstress, welcher sich aus dem subjektiven Gefühl der Überforderung des Rollenträgers ergibt.

Konfliktvermeidungsstrategien

Rollenkonflikte können nicht gänzlich vermieden werden. Hilfreich ist die bewusste und flexible Diskussion von Genese und systematischer Bedingtheit von Rollenerwartungen. Durch Rollenhierarchien hat die Gesellschaft Mechanismen geschaffen, die festlegen, welche Rollenerwartungen Vorrang haben. Zum Teil werden gesetzliche und zeitliche Restriktionen eingesetzt, die Rollenkonflikte vermeiden können.

Merton und Goode haben folgende Strategien zur Entlastung bei Rollendruck entwickelt:

- Auswahl des Handelns durch Priorisierung der Rollenverpflichtungen,
- Abschirmung des Handelns im Hinblick auf soziale Sichtbarkeit,
- Delegation oder Abschieben von Rollenverpflichtungen,
- Solidarisierung und gegenseitige Unterstützung von Personen mit ähnlichem Rollendruck,
- Abbruch und Verzicht auf Rollenbeziehungen,
- Hinweis auf Widersprüchlichkeit der Erwartungen, Forderung der Überprüfung der Rollenerwartungen durch den Erwartungssender.

Rollenspiel

Dipl. Psych. Stefan Ruppert

Synonyme

Verhaltensprobe

Definition

Das Rollenspiel gehört mittlerweile zu den Standardmethoden der ► Verhaltenstherapie, hat seine Herkunft jedoch in dem von Moreno entwickelten ► Psychodrama. Durch die Simulation problematischer Alltagssituationen wird dem Klienten die Möglichkeit gegeben, alternative und lösungsorientierte Verhaltensweisen für die spezifische Situation zu entwickeln, ohne den oft negativen Konsequenzen der realen Situation ausgesetzt zu sein. Diesem therapeutischen, auf eine direkte Verhaltensänderung abzielenden Einsatz des Rollenspiels steht die Möglichkeit des diagnostischen Rollenspiels zur Seite, die vor allem im Rahmen der verhaltensanalytischen ► Problemanalyse zum Einsatz kommt und die im Vergleich zum explorativen Vorgehen oft einen deutlichen Informationszugewinn erbringen kann. Schließlich werden Rollenspiele auch zunehmend in der verhaltenstherapeutischen Aus- und Weiterbildung eingesetzt.

Durchführung

Bei der Durchführung von Rollenspielen kommen mehrere Lernmethoden zur

R

Wirkung, insbesondere **operantes Lernen** (durch gezieltes Verstärken adäquater Verhaltensweisen), **Prompting** (durch Hilfestellung und Ermutigung zu neuen Interaktionsmustern), **Shaping** (durch kontinuierliche Anleitung zur Entwicklung komplexerer Verhaltensmuster), **Lernen am Modell** und stellvertretende ► Verstärkung (durch Beobachtung erfolgreicher Bewältigung problematischer Situationen durch andere Personen) und Konfrontation mit angstauslösenden Situationen (wobei einerseits die Situation des Rollenspiels selbst für viele Patienten schon angstauslösend wirkt und andererseits die Inhalte der gespielten Situationen in der Regel aus angstauslösenden Alltagssituationen stammen).

Die Durchführung von Rollenspielen kann sowohl im einzeltherapeutischen Rahmen als auch in einer ► Gruppentherapie erfolgen. In der Einzeltherapie besteht neben der Möglichkeit des therapeutischen Rollenspiels auch der Einsatz von Rollenspielen als diagnostisches Mittel. Das Verhalten des Patienten wird dadurch in seiner Gesamtheit für den Therapeuten direkt beobachtbar. Dadurch werden vor allem für den Patienten sprachlich nur schwer kommunizierbare Sachverhalte wie Mimik, Körpersprache und Emotionalität für den Therapeuten sichtbar und können so zu einem vertieften Verständnis der jeweiligen Problematik des Patienten führen.

Zur Durchführung eines Rollenspiels hat es sich als sinnvoll erwiesen, sich an folgendem Ablauf zu orientieren:

- Beschreibung des Problems,
- Erarbeiten einer spielbaren Situation,
- Herausarbeiten eines erwünschten Ziels,
- Durchführung des Rollenspiels,
- Rückmeldung mit Verstärkung der Verhaltensänderungen und Verbesserungsvorschlägen,
- Wiederholen des Rollenspiels, eventuell mehrmals mit schrittweiser Annäherung an das Zielverhalten,
- Übertragung der Erfahrung aus dem Rollenspiel auf reale Situationen.

Im Rahmen dieses Ablaufschemas ergeben sich in der konkreten Durchführung zahlreiche Möglichkeiten, auf die jeweilige Situation flexibel zu reagieren. So kann man den Patienten zur Rollenübernahme seines Gegenübers bewegen, um so ein besseres Verständnis der Problemsituation zu entwickeln und dadurch eine bessere Problemlösung zu ermöglichen. Im Gruppensetting können andere Gruppenmitglieder die Rolle des Patienten spielen und diesem die Möglichkeit geben, durch Beobachtung seines eigenen Verhaltensrepertoires zu erweitern. Bezüglich der Rückmeldung im Gruppensetting stehen folgende Feedback-Möglichkeiten zur Verfügung:

- **Selbst-Feedback:** Der im Mittelpunkt stehende Patient nimmt selbst zum eigenen Verhalten Stellung und kann Fragen stellen bezüglich möglicher Verbesserungen.
- **Beobachter-Feedback:** Stellungnahme der Gruppenmitglieder, die nicht am Rollenspiel teilgenommen haben.
- **Rollen-Feedback:** Rückmeldung der Gruppenmitglieder, die am Rollenspiel beteiligt waren.
- **Beratungs-Feedback:** bezieht sich auf die im Selbst-Feedback formulierten Fragen des Protagonisten.
- **Identifikations-Feedback:** Rückmeldung von Gruppenmitgliedern, die ähnliche Problemsituationen wie die des Protagonisten aus eigener Erfahrung kennen.

Schließlich sei auch noch auf die Möglichkeit des Einsatzes von Bild- oder Tonaufnahmen hingewiesen, die dem Patienten eine weitere Möglichkeit zur Überprüfung seines eigenen Verhaltens an die Hand geben können.

Volltext

Die Anwendung von Rollenspielen im Verlauf einer Therapie geht zumeist einher mit der Anwendung zahlreicher weiterer therapeutischer Verfahren, kann jedoch bei bestimmten Störungsbildern und Problemen zur wichtigsten und wirksamsten Methode werden. Insbesondere bei der Entwicklung und Verbesserung sozialer Kompetenzen sowie im Rahmen von ▶ Selbstsicherheitstrainings ist das Rollenspiel die Methode der Wahl.

rTMS

▶ Magnetstimulation, transkranielle

Rückenschmerz, chronisch-unspezifischer

Dipl. Psych. Kathrin Bernardy

ICD-10/DSM-IV-TR-Klassifikation

ICD-10: Anhaltende **somatoforme Schmerzstörung** (F45.4) oder psychologische Faktoren und Verhaltensfaktoren bei andernorts klassifizierten Krankheiten, hier Dorsopathie (F54) (ICD 720–724, Dorsopathie); DSM-IV-TR: **Schmerzstörung** in Verbindung mit psychischen Faktoren (307.80) oder in Verbindung mit sowohl psychischen Faktoren sowie einem medizinischen Krankheitsfaktor (307.89), psychische Faktoren, die einen medizinischen Krankheitsfaktor beeinflussen (hier 316: Dorsopathie) (Kröner-Herwig 2000).

Synonyme

Dorsopathie; LWS-Syndrom; Kreuzschmerz; Lumboischialgie; Lumbalgie; Dorsalgie

Englischer Begriff

Chronic back pain; Chronic low back pain; CLBP

Definition

Rückenschmerzen umfassen Nacken-, Rücken-, Lumbal- und Kreuzschmerzen. Die Bezeichnung „Rückenschmerzen" meint im Allgemeinen Schmerzen im Bereich der Lendenwirbelsäule (Schiltenwolf 2003). Man schätzt, dass bei ca. 90 % der wiederkehrenden oder anhaltenden Rückenschmerzen keine kausalen pathologisch-somatischen Befunde zu erheben sind; dieser oft als „unspezifisch" bezeichnete Rückenschmerz hat ein besonders hohes Risiko der Chronifizierung. Rückenschmerzen werden als chronisch bezeichnet, wenn die Beschwerden länger als sechs Monate andauern, mit einer bedeutsamen Beeinträchtigung einhergehen und zu zahlreichen erfolglosen Behandlungsversuchen geführt haben (Kröner-Herwig 2000).

Therapie

Zur Behandlung chronischer Rückenschmerzen ist eine multimodale Therapiestrategie indiziert. Das Behandlungskonzept sollte grundsätzlich auf Widerherstellung der Funktionsfähigkeit auf körperlicher, psychischer und sozialer Ebene ausgerichtet sein. Sinnvoll ist dabei die diagnosegeleitete Kombination aus:

- medikamentöser Schmerztherapie,
- psychologischer Schmerztherapie auf kognitiv-behavioraler Basis,
- Kraft-, Ausdauer- und Koordinationstraining der Muskulatur,
- Training von Arbeits- und Gebrauchsbewegungen (work hardening) sowie
- Information.

(Hildebrandt und Pfingsten 2003)

pharmakologisch

Die medikamentöse Schmerztherapie hat bei Rückenschmerzen eher supportiven Charakter; vor allem chronische unspezifische Rückenschmerzen sollten nicht allein medikamentös behandelt werden. Die medikamentöse Therapie hat zum Ziel, die physiotherapeutischen und verhaltensmedizinischen Maßnahmen zu ermöglichen.

R

Folgende Medikamentengruppen werden eingesetzt:

- Nichtopioidanalgetika: Sie haben in der Therapie akuter Rückenschmerzen einen hohen Stellenwert, bei chronischen unspezifischen Rückenschmerzen sind sie allerdings kaum indiziert.
- Opiodanalgetika: Bei radikulärer oder nicht-radikulär ausstrahlenden Rückenschmerzen oder funktionellen Störungen sind Opioide sehr zurückhaltend einzusetzen, insbesondere bei Patienten mit psychischer Komorbidität. Voraussetzung ist die Einbettung in ein multimodales und interdisziplinäres Behandlungskonzept.
- ▶ Antidepressiva: Die medikamentöse Therapie mit Antidepressiva kann insbesondere dann hilfreich und sinnvoll sein, wenn depressive Symptome auftreten.
- Muskelrelaxantien: Die Dauertherapie mit Muskelrelaxantien aus der Gruppe der Benzodiazepine ist bei chronischen Rückenschmerzen kontraindiziert.

psychotherapeutisch
Eine ▶ Psychotherapie in Form der ▶ kognitiven Verhaltenstherapie ist vor allem deswegen sinnvoll, da zahlreiche Studien gezeigt haben, dass psychosoziale Faktoren – und dabei insbesondere arbeitsbezogene Variablen (wie z. B. Arbeitsunzufriedenheit oder beruflicher Stress) – einen deutlichen Einfluss auf die Chronifizierung haben. Die subjektive Beeinträchtigung durch den Schmerz ist oft nicht wesentlich durch die Schmerzintensität, sondern eher durch die kognitive Bewertung, die emotionale Verarbeitung und die schmerzbezogenen Verhaltensweisen bestimmt. Ziel der psychologischen Schmerztherapie ist somit die Etablierung eines subjektiven ▶ Krankheitsmodells, in dem psychologische Einflüsse auf den Schmerz sowie die Überzeugung der eigenen Einflussnahme integriert sind; vor allem die Autonomie des Patienten soll gefördert werden (Kröner-Herwig 2000).

Zur psychologischen Schmerztherapie auf kognitiv-behavioraler Basis gehören verschiedene Elemente:

- **Edukation**: Vermittlung eines bio-psycho-sozialen Schmerzkonzepts, Anreicherung des oft primär somatischen Krankheitsmodells um psychosoziale Komponenten.
- **Entspannung**: Entspannungstechniken sind inzwischen fester Bestandteil fast aller Schmerztherapien. Die üblichsten Verfahren sind dabei die ▶ progressive Muskelentspannung nach Jacobson, ▶ autogenes Training und ▶ Biofeedback (insbesondere EMG-Biofeedback). Bei chronischen Rückenschmerzen sollte sie immer in ein multimodales Programm integriert sein (Derra 2003).
- ▶ **Verhaltensanalyse** und ▶ **Selbstbeobachtung**: Wichtiger Interventionsbereich ist die Analyse von auslösenden, aufrechterhaltenden und verstärkenden Bedingungen der Schmerzen. Dabei kommt dem Schmerztagebuch eine besondere Rolle zu, da Patient und Therapeut dadurch systematische Zusammenhänge zwischen den Schmerzen und äußeren bzw. inneren Faktoren entdecken können. Das Schmerztagebuch ist auch die Basis für eine aussagekräftige ▶ Verhaltensanalyse. In dieser werden interne und externe Auslöser, körperliche, kognitive, emotionale und verhaltensbezogene Reaktionen sowie kurz- und langfristige Konsequenzen in Zusammenhang gesetzt und analysiert. In der Schmerztherapie ist es besonders wichtig, dass der Patient die Zusammenhänge zwischen Gedanken, Gefühlen, Verhaltensweisen und seinen Schmerzen erkennen kann.

Wirksamkeit
Insbesondere bei chronischen muskuloskelettalen Schmerzsyndromen ist der Stellenwert der körperlichen Rekonditionierung im Rahmen eines multimodalen Therapieansatzes hoch. Van Tulder et al. (2004a) fanden

bei ihrem systematischen Review entsprechender Studien deutliche Hinweise auf die Überlegenheit von Trainingstherapien und Physiotherapie im Vergleich zu inaktiven Behandlungsformen bei der Wiederherstellung der Aktivität und der Arbeitsfähigkeit bei chronischen unspezifischen Rückenschmerzen. Intensive multimodale ► Rehabilitationen nach dem „Functional restoration"-Ansatz zeigten eine deutliche Evidenz für die Verbesserung der Funktionsfähigkeit und der Schmerzen (Guzman et al. 2004), und auch die ► Verhaltenstherapie ist nach Datenlage eine effektive Behandlung für chronische unspezifische Rückenschmerzen (Van Tulder et al. 2004b).

Sofortmaßnahmen
Einleitung des beschriebenen, interdisziplinären und multimodalen Therapieprogramms.

Epidemiologie
Chronische Schmerzen sind in den westlichen Industrieländern zu einem Volksleiden geworden; Schmerz als Symptom gehört zu den häufigsten Anlässen eines Arztbesuchs. Für Deutschland zeigte eine Europäische Schmerzstudie, dass 17 % der erwachsenen Bevölkerung an chronischen Schmerzen leidet; am häufigsten sind dabei Rückenschmerzen. Rückenbeschwerden sind auch die häufigsten Gründe von Arbeitsunfähigkeit (Hildebrandt & Pfingsten 2003).

Rückfall
► Rezidiv

Rückfallprävention
► Phasenprophylaxe

Rückfallprophylaxe
► Phasenprophylaxe

Rückfallverhütung
Dr. med. Anna Forsthoff
Dr. med. Heinz Grunze

Synonyme
Rückfallprävention;   Rezidivprophylaxe;
Rückfallprophylaxe

Definition
Ein ► Rezidiv bedeutet in der Medizin ein „Rückfall" einer Krankheit, im eigentlichen Sinne ihr Wiederauftreten nach völliger Abheilung.
Rückfallverhütung beinhaltet Vorkehrungen zur Verhinderung von Krankheiten, Unfällen etc. einschließlich der individuell veranlassten ärztlichen Maßnahmen, die der Überwachung und Erhaltung der Gesundheit dienen.

Volltext
Die prophylaktische Medizin ist ein Zweig der Heilkunde, der sich mit der Verhütung von Gesundheitsstörungen befasst (Prävention), und umfasst außer „Hygiene" auch die Erforschung und Praxis, Krankheiten im frühestmöglichsten Stadium aufzudecken (Frühdiagnostik, Vorfelddiagnostik, Vorsorgeuntersuchung), deren Häufigkeit (Prävalenz und Inzidenz) in der Bevölkerung und die begünstigenden Umstände (► Risikofaktoren) festzustellen, ferner den Versuch, durch geeignete Maßnahmen (Intervention, z. B. Aufklärung über und Behandlung von Risikofaktoren und Frühstadien) den einzelnen Patienten vor einer Erkrankung zu bewahren (oder zumindest deren Verlauf günstig zu beeinflussen) und damit die Häufigkeit der Krankheit (bzw. deren schwerwiegende Folgen) in der Gesamtbevölkerung zu senken.

R

S

Saisonal abhängige affektive Störung

► Affektive Störung mit saisonalem Muster

Saisonal abhängige Depression

► Affektive Störung mit saisonalem Muster

Salutogenese

Dr. med. Dipl. Psych. Rolf Dieter Trautmann

Synonyme
Resilienz- bzw. Invulnerabilitätsforschung
Engl.: sense of coherence

Definition
Von Aaron **Antonovsky** seit 1979 entwickeltes Konzept, das einen Paradigmenwechsel in der Gesundheitsforschung einleiten sollte. Im Vordergrund steht bei diesem Konzept die Frage, warum Menschen gesund bleiben – teilweise trotz potentiell gesundheitsgefährdender Einflüsse. Das Konzept soll den pathogenetischen Fokus (Frage nach der Ursache von Krankheiten und Risikofaktoren) auf einen salutogenetischen lenken (Frage nach den Wirkfaktoren für die Erhaltung von Gesundheit). Salutogenese ist jedoch nicht einfach das Gegenteil von Pathogenese. Im Gegensatz zum biomedizinischen Modell, in dem dichotom zwischen krank und gesund unterschieden wird, geht das Salutogenesemodell von einem Kontinuum aus: Alle Menschen sind mehr oder weniger krank und gleichzeitig mehr oder weniger gesund. Die entscheidende Frage in der Salutogeneseforschung ist daher: Wie wird ein Mensch mehr gesund und weniger krank?

Volltext
Der salutogenetische Ansatz orientiert sich an den Ressourcen eines Menschen, die ihn widerstandsfähiger machen gegen krankmachende Einflüsse. Als wesentlichster Faktor wurde von Antonovsky das so genannte **Kohärenzgefühl** (sense of coherence, SOC) herausgearbeitet. Darunter versteht er eine grundlegende Lebenseinstellung, die beinhaltet, in welchem Ausmaß jemand ein grundsätzliches Gefühl von Zuversicht hat, dass die Welt bzw. die Umstände vorhersagbar sind und dass eine hohe Wahrscheinlichkeit besteht, dass sich die Dinge so positiv entwickeln werden, wie man es vernünftigerweise erwarten kann. Je ausgeprägter das Kohärenzgefühl ist (messbar mit einem Fragebogen: SOC-Skala), umso gesünder sollte der Betroffene sein oder wieder gesund werden. Diese Grundhaltung, die Welt als kohärent und sinnvoll zu erleben, setzt sich nach Antonovsky aus **drei Komponenten** zusammen:
1. Gefühl von Verstehbarkeit (sense of comprehensibility),

2. Gefühl von Handhabbarkeit bzw. Bewältigbarkeit (sense of manageability) und
3. Gefühl von Sinnhaftigkeit bzw. Bedeutsamkeit (sense of meaningfulness).

Das Konzept zeigt einige Überschneidungen mit anderen psychologischen Konstrukten: internale gesundheitliche Kontrollüberzeugungen (Rotter 1975), self-efficacy (Bandura 1977), Widerstandsfähigkeit (hardiness; Kobasa 1979), dispositioneller Optimismus (Scheier u. Carver 1985).

Störungsaspekt
Die bisher vorliegenden empirischen Studien zeigen, dass das Ausmaß des Kohärenzgefühls mit Maßen der psychischen Gesundheit im Allgemeinen positiv korreliert. Besonders hohe negative Korrelationen finden sich mit dem Ausmaß an Ängstlichkeit und Depressivität. Weniger eindeutig ist der Zusammenhang mit Maßen der körperlichen Gesundheit und gesundheitsförderlichen Verhaltensweisen.

Sammlung

► Meditation

Schädlicher Gebrauch von Alkohol

► Missbrauch, Alkohol

Schädlicher Gebrauch von Medikamenten

► Missbrauch, Medikamente

Schädlicher Gebrauch von nicht-suchterzeugenden Medikamenten

► Missbrauch, von nicht-abhängigkeitserzeugenden Substanzen

Schädlicher Gebrauch von psychotropen Substanzen

► Missbrauch, Drogen

Schädlicher Gebrauch von Substanzen

► Substanzenmissbrauch

Schaulust

► Voyeurismus

Schizoaffektive Psychose

► Schizoaffektive Störung

Schizoaffektive Störung

Prof. Dr. med. Michael Zaudig

ICD-10/DSM-IV-TR-Klassifikation
Die schizoaffektive Störung nach ICD-10 (F25) zeichnet sich durch eine relative „Ba-

lance" zwischen Zahl, Schwere und Dauer schizophrener und affektiver Symptome aus. Mindestens zwei Wochen müssen **simultan** (im Querschnitt) sowohl die Symptome für die ▶ Schizophrenie als auch Symptome für die Diagnose einer ▶ Manie oder ▶ depressiven Episode erfüllt sein. Für die schizomanische Störung (F25.0) müssen die Kriterien einer Manie (F30.1 oder F31.1) und zugleich die Kriterien für eine Schizophrenie erfüllt sein. Für die schizodepressive Störung (F25.1) müssen die Kriterien für eine depressive Episode und für eine Schizophrenie erfüllt sein. Die gemischte schizoaffektive Störung (F25.2) erfüllt die Kriterien für eine gemischte bipolare affektive Störung (F31.6) und die Kriterien einer Schizophrenie. Ähnlich ist die Diagnose einer ▶ schizoaffektiven Störung in DSM-IV-TR definiert (295.70). Nach DSM-IV-TR wird unterschieden in bipolarer Typus (manisch oder affektiv gemischte Episode) zugleich mit ausgeprägter schizophrener Symptomatik oder dem depressiven Typus, falls das Störungsbild nur Episoden einer Major Depression einschließt.

Synonyme
Schizoaffektive Psychose; Mischpsychose; Zwischen-Fälle

Englischer Begriff
Schizoaffective psychosis; Schizoaffective disorder

Definition
Die **Diagnose einer schizoaffektiven Störung** kann nur gestellt werden, wenn neben einer eindeutigen schizophrenen Symptomatik (d. h. die Kriterien für Schizophrenie werden erfüllt) zeitgleich die Symptome einer depressiven Episode oder Manie vorhanden sind. ▶ Schizoaffektive Störungen sind in der Regel polyphasisch; und etwa 60–70 % der Patienten remittieren vollständig (von 30–40 % werden leichte Residualsymptome geschildert). In ICD-10 und DSM-IV-TR wird der Langzeitverlauf

der Störung nicht oder nur andeutungsweise berücksichtigt. Das psychopathologische Querschnittsbild der Störung, d. h. der einzelnen Phase, kann über die Jahre hin sehr unterschiedlich aussehen (polymorph): schizodepressiv, schizomanisch, rein schizophren oder depressiv; longitudinal zeigt sich dadurch oft ein sehr heterogenes Bild (Marneros 1991).

Cave: Die Diagnose einer schizoaffektiven Störung darf keinesfalls eine Verlegenheitsdiagnose sein, nur weil die Entscheidung ▶ Schizophrenie/▶ affektive Störung schwierig ist, sondern die Diagnose muss explizit immer im Querschnitt eine Überlappung von Schizophrenie und affektiver Störung darstellen. Nach ICD-10 und DSM-IV-TR steht die Querschnittsdiagnose im Vordergrund. Die Berücksichtigung des Querschnittsbilds ist allerdings für die Diagnose einer schizoaffektiven Störung nicht ausreichend, da longitudinale Studien gezeigt haben, dass die meisten schizoaffektiven Störungen polyphasisch und polymorph sind.

Begriffsgeschichte
Die Bezeichnung „schizoaffektive Psychose" stammt von dem amerikanischen Psychiater **John Kasanin** aus dem Jahr 1933. Er beschrieb neun Fälle von Patienten mit allgemein guter sozialer Adaption, die akut eine dramatische ▶ Psychose entwickelten, die sowohl aus schizophrenen als auch aus affektiven Symptomen bestand. Die Erkrankung und die Symptomatik bildeten sich innerhalb von wenigen Wochen oder Monaten zurück.

Kasanins Beschreibung einer schizoaffektiven Psychose ähnelt aus heutiger Sicht aber mehr der akuten polymorphen Psychose nach ICD-10 oder den klassischen Krankheitsbildern wie der Bouffée délirante, den reaktiven Psychosen oder den schizophrenieähnlichen Emotionspsychosen, auch den ▶ zykloiden Psychosen nach Leonhard.

S

Das heutige Konzept der schizoaffektiven Störung ähnelt am ehesten der Beschreibung von **Kurt Schneider** (1950), der diese als „Zwischen-Fälle" bezeichnete: „Von wirklichen ,Zwischen-Fällen' möchten wir nur dann reden, wenn sich die Differentialtypologie Schizophrenie oder ▶ Zyklothymie (darunter verstand Kurt Schneider die ▶ bipolare Störung) nicht entscheiden lässt, mit anderen Worten: wenn sich beide Diagnosen mit gleichem Recht verteidigen lassen, wobei man in diesen symptomatischen und charakteristischen Fällen eben auch den Verlauf bewerten wird...".

Auch **Kraepelin** erkannte, dass sein Dichotomiekonzept – Aufteilung der endogenen Psychosen in ▶ Dementia praecox (Schizophrenie) und manisch-depressives Irresein – anders als ursprünglich konzipiert keine starre Grenze hatte. Er musste 1921 zugestehen: „Wir werden uns somit an den Gedanken gewöhnen müssen, dass die von uns bisher verwerteten Krankheitszeichen nicht ausreichen, um uns die zuverlässige Abgrenzung des manisch-depressiven Irreseins von der Schizophrenie unter allen Umständen zu ermöglichen, dass vielmehr auf diesem Gebiet Überschneidungen vorkommen, die auf dem Ursprung der Krankheitserscheinungen ausgegebenen Vorbedingungen beruhen" (Kraepelin 1921). Eugen Bleuler beschrieb die schizoaffektiven Psychosen als Mischpsychosen.

Noch heute ist unklar, ob die schizoaffektiven Psychosen eine Variation der Schizophrenie, eine Variation der affektiven Erkrankungen, eine unabhängige nosologische Entität darstellen oder ein psychotisches Kontinuum zwischen Schizophrenie und affektiven Erkrankungen.

Volltext

Typischerweise sind Patienten mit einer schizoaffektiven Störung im Vergleich zu Patienten mit Schizophrenie beruflich besser integriert, haben häufig Sozialkontakte, residuale Symptome oder ▶ Negativsymptome sind üblicherweise weniger schwer und weniger chronisch als die, die bei Schizophrenie gesehen werden.

Das Erstmanifestationsalter für die schizomanische Störung ist durchschnittlich 26 Jahre, für schizodepressive Patienten 38 Jahre.

Patienten mit einer schizoaffektiven Störung haben verglichen mit der Schizophrenie eine deutlich **günstigere Prognose**: Typischerweise beginnt die Erkrankung akut, d. h. innerhalb von vier Wochen, weist eine affektive Symptomatik auf, die prämorbide Persönlichkeit ist unauffällig, und die Patienten haben in der Regel eine gute psychosoziale Anpassung und berufliche Leistungsfähigkeit. Außerdem besteht im Vergleich zur Schizophrenie wesentlich häufiger eine feste Partnerbeziehung. Bei Verwandten ersten Grades von Patienten mit einer schizoaffektiven Störung werden am häufigsten affektive Störungen gefunden, am zweithäufigsten Schizophrenien und in geringerem Ausmaß schizoaffektive Störungen. Das weibliche Geschlecht überwiegt im Verhältnis 2 : 1.

Differentialdiagnostisch ist besonders die Abgrenzung zu depressiven Episoden mit psychotischen Merkmalen zu unterscheiden: ▶ Wahn und ▶ Halluzinationen bei depressiven Episoden sollten synthym, d. h. stimmungsgemäß, sein und nicht parathym. Im letzteren Fall ist tatsächlich an eine ▶ schizoaffektive Störung zu denken, falls weitere Kriterien einer Schizophrenie vorliegen. Wichtig ist auch die Abgrenzung zur Kategorie der ▶ akuten vorübergehenden psychotischen Störungen, die sich vorwiegend durch einen besonders akuten Beginn und einer sehr ausgeprägten psychotischen Symptomatik (emotional turmoil) auszeichnen. Auch ist es öfter schwierig, eine Schizophrenie mit affektiver Symptomatik von einer entsprechenden schizoaffektiven Störung zu unterscheiden. Hier hilft der Verlauf der Symptomatik häufig zur Differentialdiagnose weiter. Nicht selten kann die Diagnose einer schizoaffektiven Störung erst im Verlauf gestellt werden bzw. muss im Verlauf geändert werden. Es kann sehr wohl im Longitudinalverlauf sein, dass die Krankheit mit einer Schizodepression bzw. schizodepressiven Phase beginnt und später in rein affektive Phasen (Depression, Manie) übergeht; in diesem Fall müsste die Diagnose in eine bipolare Störung geändert werden. Für eine beispielsweise erste schizodepressive Phase, die dann später in eine reine Schizophrenie übergeht, müsste die Diagnose in Schizophrenie geändert werden. Typisch für schizoaffektive Störungen ist aber ein äußerst gemischter phasischer Verlauf, d. h. die Phasen sind über die Jahre hin sehr heterogen, einmal schizodepressiv, dann schizomanisch, auch rein manisch, rein depressiv oder kataton. In diesem Fall würde die Longitudinaldiagnose einer schizoaffektiven Störung zutreffen.

Therapie
Die akute **schizomanische Krankheitsepisode** wird mit ▶ Neuroleptika und/oder Phasenprophylaktika wie Carbamazepin, ▶ Lithium oder ▶ Valproinsäure behandelt. Typischerweise werden bei der Schizomanie hochpotente Neuroleptika (Atypika) appliziert. Falls die manische Symptomatik viel ausgeprägter ist als die schizophrene Symptomatik, sollte eine Kombinationstherapie von Phasenprophylaktika mit einem entsprechenden Neuroleptikum bevorzugt werden. Intention dieser Kombination ist es, die Zeit bis zur vollen antimanischen Wirkung von z. B. Lithium (ca. 8–14 Tage) durch die Neuroleptikagabe zu überbrücken und dann nach Eintreten der antimanischen Wirkung von Lithium bzw. anderer Antikonvulsiva die Dosis der Neuroleptika reduzieren zu können.

Schizodepressive Episoden sind ungleich häufiger als schizomanische Episoden. Die Behandlung der schizodepressiven Krankheitsepisoden ist wesentlich problematischer als die Behandlung schizomanischer Episoden. Grundsätzlich ist eine Kombinationstherapie von Neuroleptika und ▶ Antidepressiva zu bevorzugen, da eine Monotherapie mit Antidepressiva die schizophrene Symptomatik kaum positiv beeinflussen kann. Grundsätzlich sollte in Kombination ein ▶ atypisches Neuroleptikum und ein entsprechendes unter pharmakokinetischen Gesichtspunkten passendes Antidepressivum gegeben werden.

Schizoaffektive Störungen sind **polyphasisch** verlaufende Erkrankungen. Sie weisen wesentlich häufiger Rezidive auf als reine affektive oder schizophrene Psychosen. Am effektivsten scheint die Prophylaxe mit Lithium bzw. mit Antikonvulsiva zu sein, wobei den Antikonvulsiva möglicherweise sogar der Vorzug zu geben ist. Der Einsatz von Neuroleptika als alleiniges Prophylaktikum bei schizoaffektiven Störungen ist umstritten. Eine kombinierte Prophylaxe mit Neuroleptika und Lithium wird ebenfalls empfohlen.

Sofortmaßnahmen
Pharmakologische Sofortmaßnahmen, die zugleich therapeutische Maßnahmen darstellen, sind die Gabe von Neuroleptika (hochpotent) bei Schizomanie und Schizodepression und die kombinierte Gabe von Neuroleptika und Antidepressiva bei Schizodepression. Je nach Erregungszustand kann die Gabe von ▶ Benzodiazepinen nötig werden. Psychotherapeutisch ist in der Regel eine Stützung und ▶ Psychoedukation über die Krankheit und Umgang mit der Krankheit von großem Nutzen.

Epidemiologie
Hinsichtlich der Inzidenz und Prävalenz der schizoaffektiven Störungen gibt es keine exakten Untersuchungen. Schizoaffektive Störungen können in jedem Lebensalter auftreten. Gruppenstatistisch gesehen belegen sie jedoch diesbezüglich eine Position zwischen schizophrenen und affektiven Störungen. Die prämorbide psychosoziale Adaption, gemessen an schulischem und beruflichem Erfolg, an der Fä-

S

higkeit zur sexuellen Dauerbindung und an Persönlichkeitsmerkmalen, ist signifikant besser als die der schizophrenen Patienten.

Verlauf
Die schizoaffektiven Störungen sind phasisch mit in der Regel polyphasischen Verläufen, d. h. also mehr als drei Krankheitsepisoden (Marneros et al. 1991). 60 % der Patienten haben vier oder mehr Episoden. Verläufe mit mehr als 20 Episoden sind nicht selten.
Etwa 60 % der Patienten mit einer schizoaffektiven Störung weisen auch nach einem Verlauf von mehr als 20 Jahren keine anhaltenden psychopathologischen Auffälligkeiten auf; die übrigen Patienten haben nur mäßig ausgeprägte oder leichte residuale Symptome.

Prognose
Die Prognose der schizoaffektiver Störungen ist in allen Bereichen deutlich günstiger als die der schizophrenen Störungen, wobei einschränkend zu erwähnen ist, dass die Suizidrate bei Patienten mit schizoaffektiver Störungen sehr hoch ist (12–17 %).

Schizoide Neurose

▶ Neurose

Schizophrene Störung

▶ Schizophrenie

Schizophrenes Residuum

▶ Schizophrenie, residuale

Schizophrenie

Prof. Dr. med. Michael Zaudig

ICD-10/DSM-IV-TR-Klassifikation
Beide Klassifikationssysteme basieren auf den klassischen Konzepten von E. Bleuler, E. Kraepelin und K. Schneider.
ICD-10
Für die Diagnose einer Schizophrenie nach ICD-10 muss **mindestens ein Symptom** aus der folgenden Gruppe in einem Zeitraum von mindestens vier Wochen vorhanden sein:
- ▶ Gedankenlautwerden, ▶ Gedankeneingebung, ▶ Gedankenentzug oder Gedankenausbreitung;
- Kontrollwahn, Beeinflussungswahn, Gefühl des Gemachten, deutlich bezogen auf Körper- oder Gliederbewegungen oder bestimmte Gedanken, Tätigkeiten oder Empfindungen, Wahrnehmungen;
- kommentierende oder dialogische Stimmen, die über den Patienten reden oder andere Stimmen, die aus einem Teil des Körpers kommen;
- anhaltender, kulturell unangemessener oder bizarrer Wahn;

oder **mindestens zwei Symptome** aus der folgenden Gruppe:
- anhaltende ▶ Halluzination jeglicher Sinnesmodalität, begleitet entweder von flüchtigen oder undeutlich ausgebildeten Wahngedanken ohne deutliche affektive Beteiligung oder begleitet von anhaltenden überwertigen Ideen, täglich, über Wochen oder Monate auftretend;
- ▶ Gedankenabreißen oder Einschiebungen in den Gedankenfluss, was zu ▶ Zerfahrenheit, Danebenreden oder ▶ Neologismen führt;
- katatone Symptome wie Erregung, Haltungsstereotypien oder wechselnde Biegsamkeit, Negativismus, ▶ Mutismus und ▶ Stupor;
- negative Symptome wie auffällige Apathie, Sprachverarmung, verflachter oder

inadäquater Affekt, zumeist mit sozialem Rückzug und verminderter sozialer Leistungsfähigkeit.

Die Symptome müssen fast ständig während eines Monats oder länger deutlich vorhanden sein. Falls die Symptomatik kürzer als ein Monat ist, sollte die Diagnose einer akuten schizophrenieformen psychotischen Störung (F23.2) in Betracht gezogen werden.

DSM-IV-TR
Nach DSM-IV-TR ist Schizophrenie eine Störung, die mindestens sechs Monate dauert und mindestens einen Monat andauernde Symptome der floriden/produktiven/positiven Phase beinhaltet, d. h. mindestens zwei der folgenden Symptome:
- Wahnphänomene,
- Halluzination,
- desorganisierte Sprachäußerungen,
- grob desorganisiertes oder katatones Verhalten,
- negative Symptome, z. B. flacher Affekt, Alogie oder Willensschwäche.

Es reicht auch ein einzelnes Symptom, falls der Wahn bizarr ist oder kommentierende oder dialogische Stimmen (Symptome 1. Ranges nach Kurt Schneider) vorliegen. Darüber hinaus sollten soziale, berufliche Leistungseinbußen vorliegen. ▶ Schizoaffektive Störungen und ▶ affektive Störungen sowie autistische Störungen, Substanzeinfluss und medizinische Krankheitsfaktoren müssen ausgeschlossen werden.

Synonyme
Schizophrene Störung; Spaltungsirresein

Englischer Begriff
Schizophrenia

Definition
Typischerweise kommt es bei der Schizophrenie zu charakteristischen Störungen im Bereich des Denkens und der Sprache, der Affektivität und der Selbst- und Fremdwahrnehmung. Die Wahrnehmung der eigenen Person, der Umwelt und anderer Menschen kann völlig realitätsfern, verzerrt erscheinen, Sinnestäuschungen (Halluzinationen) und Wahn können vorkommen (so genannte floride Symptome/positive Symptome/produktive Symptome). Folge sind schwere Beeinträchtigungen in der Kommunikationsfähigkeit und dem sozialen Verhalten. Halluzinationen können im akustischen (z. B. Stimmen hören), optischen (Trugbilder), aber auch im Bereich der Geruchs- und Geschmackswahrnehmung entstehen. Häufig kommen Verfolgungs-, Größen-, Vergiftungs-, Beeinträchtigungs- oder Beziehungswahn vor (siehe ▶ Größenwahn; ▶ Verfolgungswahn). Dennoch reicht das Auftreten dieser positiven Symptome nicht aus, um die Diagnose einer Schizophrenie zu stellen, da diese Symptome auch bei anderen psychischen Störungen vorkommen können (Möller 2003).

Begriffsgeschichte
Seit dem Altertum ist das Krankheitsbild der Schizophrenie (zumindest die Symptomatik) bekannt. Begriffe wie Verrücktheit, „Verblödung", Geisteskrankheit, Wahnsinn, ▶ Manie oder Irresein wurden dafür verwandt.
Den Begriff der „**Dementia praecox**" prägte der deutsche Psychiater **Emil Kraepelin** 1896, da aus seiner Sicht der typische Verlauf der Erkrankung langfristig immer in Richtung einer intellektuellen Beeinträchtigung („Verblödung") führte (ungünstiger Verlauf). Das von ihm abgegrenzte „manisch depressive Irresein" hatte dagegen einen regelhaft günstigen Verlauf.
Der schweizer Psychiater **Eugen Bleuler** führte 1911 den Begriff der **Schizophrenie** (Spaltungsirresein) für die bis dahin gültige Bezeichnung ▶ Dementia praecox ein. Charakteristisch schien ihm der Mangel an der Einheit der Persönlichkeit, eine Zersplitterung und Aufspaltung des subjektiven Gefühls der Persönlichkeit sowie

S

Beeinträchtigung des Fühlens, des Denkens und des Wollens. Für Bleuler gab es nicht eine Krankheit, sondern die Gruppe der Schizophrenien. Determinierend waren für die Diagnose der Schizophrenie die **Grundsymptome** (die so genannten 4 A's) wie: Störung von **Affekt** (▶ Parathymie), **Assoziationsstörung**/formale Denkstörungen (Zerfahrenheit; siehe ▶ Denkstörungen, formale), ▶ Ambivalenz und Verhaltensauffälligkeiten im Sinn des **Autismus**. **Akzessorische Symptome** waren eher sekundär, können auch bei anderen Diagnosen auftauchen: Wahn, Halluzinationen, katatone Symptome, andere Symptome, die nicht zu den Grundsymptomen gehören. Bleuler lehnte den Begriff der Dementia praecox ab, da dieses Krankheitsbild aus seiner Sicht nicht zwangsläufig zur „Verblödung" führte, sondern auch einen gutartigen Verlauf haben konnte.

Diese Grundannahmen Kraepelins und Bleulers spiegeln sich bis heute in den Klassifikationssystemen ICD-10 und DSM-IV-TR wieder: In DSM-IV-TR taucht die Grundannahme Kraepelins eines chronischen Verlaufs in den Kriterien auf (mindestens sechs Monate muss die Krankheit bestehen), in ICD-10 ist der Grundgedanke Bleulers präsent, in dem primär für die Diagnose nicht der Verlauf, sondern die Querschnittssymptomatik ausschlaggebend ist.

Auch der deutsche Psychiater Kurt Schneider betonte die Querschnittssymptomatik und unterteilte diese in Symptome 1. Ranges und Symptome 2. Ranges.

- **Symptome 1. Ranges** sind dialogische Stimmen, kommentierende Stimmen, Gedankenlautwerden, Ich-Störungen wie Gedankeneingebung, Gedankenentzug, Gedankenausbreitung, Willensbeeinflussung, Leibhalluzinationen im Sinn von leiblichen Beeinflussungserlebnissen und ▶ Wahnwahrnehmung. Bei Vorliegen dieser Symptomatik ist die Diagnose einer Schizophrenie nach Ausschluss organischer Ursachen sehr wahrscheinlich.

- **Symptome 2. Ranges** sind andere akustische Halluzinationen, optische, olfaktorische, gustatorische Halluzinationen und Wahneinfälle und Wahngedanken. Diese sind nicht zwangsläufig typisch für die Schizophrenie und haben daher für die Diagnosestellung nur sekundäre Bedeutung. Die Symptome 1. Ranges nach Kurt Schneider finden sich in den ICD-10-Kriterien für Schizophrenie wieder, partiell auch in den Kriterien der Schizophrenie nach DSM-IV-TR.

Die „**Wernicke-Kleist-Leonhard**"-Systematik wird zwar seltener verwendet, ist aber eine ernstzunehmende genaue psychopathologische Quer- und Längsschnittbeschreibung der einzelnen schizophrenen Untertypen mit dem Anspruch, Verlauf, Genetik und Therapie vorhersagen zu können. Nach **Karl Leonhard** wird die **systematische Schizophrenie** (eine schleichend progredient verlaufende Form der Schizophrenie mit geringer Heredität und häufig kataton, hebephren oder paranoid erscheinend) unterschieden von der **unsystematischen Schizophrenie** (periodische ▶ Katatonie, affektvolle Paraphrenie, Kataphasie), die phasisch verläuft mit hoher genetischer Belastung. Darüber hinaus werden noch die **zykloiden Psychosen** (phasischer Verlauf, prognostisch günstig, geringe Heredität) unterschieden mit den Subtypen der Motilitätspsychose, Verwirrtheitspsychose und Angst-Glück-Psychose. Diese Subtypen sind in ICD-10 unter den ▶ akuten vorübergehenden psychotischen Störungen (F23) amalgamiert

Ätiopathogenese

Bei der Schizophrenie handelt es sich nicht um eine einheitliche Erkrankung, sondern um eine Gruppe von Störungen, deren einzelne Formen voneinander abzugrenzen sind. Die Heterogenität der schizophrenen Psychosen zeigt sich in unterschiedlicher Psychopathologie, unterschiedlichem Verlauf und Ausgang der Erkrankung. Daher verwundert es nicht, dass im Rahmen der Forschung schizophrener Psychosen eine Vielzahl von Hypothesen zur Ätiopathogenese entwickelt wurden, die sich im Rahmen eines multifaktoriellen Erklärungsmodells zusammenfügen lassen.

Dopaminhypothese: Die bestuntersuchte neurochemische pathophysiologische Erklärung für die Schizophrenie ist die Dopaminhypothese, die besagt, dass die Plussymptome (floride Symptomatik) der Schizophrenie in erster Linie auf eine regionale Hyperaktivität des Dopaminsystems im mesolimbischen Bereich zurückzuführen sind. Hypothetisch kann diese auftretende dopaminerge Hyperaktivität eine Reaktion auf eine primäre Hypoaktivität des Dopaminsystems im mesofrontalen Bereich (passend zur Hypofrontalität der Schizophrenien) sein. Hierdurch können die negativen Symptome entstehen. Da es Hinweise auf eine limbische Dopaminüberfunktion sowie eine präfrontale Dopaminunterfunktion gibt, wird in letzter Zeit zusammenfassend von einer Dopamindysfunktionshypothese gesprochen.

Nach der **Glutamathypothese** besteht eine Unterfunktion des hemmenden glutamatergen Systems, aus der sich eine Dopaminüberfunktion ableiten lässt.

Serotoninüberfunktion: Der wichtigste empirische Befund, der diese Hypothese stützt, besteht darin, dass das Halluzinogen LSD als Serotoninagonist schizophrenieähnliche Symptome erzeugt. Außerdem ist bekannt, dass die medikamentöse Blockade von bestimmten Serotoninrezeptoren (5-HT 2) die Therapieeffekte bei Schizophrenie deutlich verbessert

Genetische Befunde: Zahlreiche Familien-, Zwillings- und Adoptionsstudien zeigten, dass das Risiko einer Schizophrenieerkrankung mit dem Grad der Verwandtschaft zunimmt:

- Lebenszeitprävalenz Angehörige ersten Grades: 2–16 %,
- Konkordanzrate bei eineiigen Zwillingen: 45–75 %,
- Konkordanzrate bei zweieiigen Zwillingen: 4–15 % (entspricht dem Risiko von Geschwistern),
- Lebenszeitprävalenz von Kindern zweier erkrankter Eltern: 40–70 %.

Strukturelle Abnormalitäten des Gehirns: Durch den Einsatz moderner bildgebender Verfahren konnten im Vergleich zu gesunden Probanden hirnstrukturelle Abweichungen nachgewiesen werden: z. B. Vergrößerung der Ventrikel, Verlust der grauen Substanz, Reduktion der Zytoarchitektur vor allem in Hippocampus, Amygdalae, Temporallappen und anderen Bereichen des limbischen Systems. Außerhalb des limbischen Systems wurden Veränderungen im Thalamus, Corpus callosum, Pallidum sowie im Locus coeruleus und der Substantia nigra beschrieben. Häufig finden sich diese Auffälligkeiten bei Beginn der Erkrankung.

Psychosoziale Faktoren: Die früher populären Theorien der „schizophrenogenen Mutter" und die Double-bind-Hypothese werden als nicht haltbar angesehen. Theorien zu familiären Kommunikationsstörungen werten ein ausgeprägtes emotionales Familienklima, das durch eine sehr kritische bis hin zu einer feindseligen oder überfürsorglichen Einstellung gegenüber dem Patienten geprägt ist, zwar nicht als ursächlichen Faktor für die Erkrankungen des Patienten, jedoch als möglichen ungünstigen Einfluss auf den weiteren Krankheitsverlauf (high expressed emotion, HEE). Schizophrene Patienten, die nach stationärer Behandlung in ein stark emotionales Familienklima zurückkehren, haben um das Drei- bis Vierfache häufiger einen Rückfall im Vergleich zu Familien mit einem weniger emotionalen Klima (low expressed emotion, LEE).

Vulnerabilität-Stress-Modell: Besondere Aufmerksamkeit hat ein Ätiopathogenesemodell gefunden, das biologische und psychologische Befunde integriert. Dieses so genannte Vulnerabilität-Stress-Modell

S

geht davon aus, dass bei Personen mit einer bestehenden (genetischen) Krankheitsbereitschaft (► Vulnerabilität) eine schizophrene Erkrankung dann manifestiert wird, wenn zusätzliche Faktoren (Stressoren) hinzutreten. Diese latent bestehende Krankheitsbereitschaft kann in einer genetischen Prädisposition, in früh erworbenen Hirnfunktionsstörungen oder in der Störung der psychosozialen Entwicklung begründet sein. Aufgrund der Vulnerabilität entstehen oft schon bei der Bewältigung harmloser ► Stress-Situationen und Reifungsschritten dysfunktionale Abwehr- und Copingmechanismen, wie z. B. Autismus (im Sinn des kompletten psychosozialen Rückzugs), Ich-Störungen und Wahn. Die Manifestation einer Schizophrenie hängt somit von biographischen, entwicklungsbedingten und situativen Faktoren ab. So kann beispielsweise bei einem Jugendlichen mit einer entsprechenden Vulnerabilität die Einnahme von Cannabis sehr wohl zur Auslösung einer Schizophrenie führen. Stark emotionale Beziehungen zu wichtigen Personen in einem kritischen oder emotional überinvolvierten Familienklima (high expressed emotion), eine überstimulierende soziale Umwelt sowie kritische Lebensereignisse können solche Belastungen sein.

Symptomatologie

Positive und negative Symptome: Die Unterteilung der schizophrenen Symptomatik in positive (produktive, floride) und negative Symptome gewann in den letzten Jahren zunehmend an Bedeutung.

Unter ► Negativsymptomen werden vor allem Antriebsverarmung, Kontaktmangel, Apathie, sozialer Rückzug, vermindertes abstraktes Denkvermögen, mangelnde Spontaneität und Gesprächsfähigkeit sowie Stereotypien in Denken und Handeln verstanden. Von diesen primären Negativsymptomen sollten sekundäre Negativsymptome abgegrenzt werden. Zum Beispiel kann es als Konsequenz wahnhafter Symptomatik zu sozialem Rückzug kommen. Dieser ist jedoch Folge der positiven Symptomatik. Auch im Rahmen einer pharmakologischen Behandlung kann es aufgrund stärkerer Sedierung zu Affekteinschränkung oder Antriebsverlust kommen. Hierbei handelt es sich dann um sekundäre Negativsymptomatik.

Unter ► Positivsymptomen werden folgende Symptome verstanden:

- ► formale Denkstörungen;
- ► Wahn, Wahneinfall (Wahn ohne Bezugnahme auf äußere Wahrnehmung), Wahnwahrnehmung (mit Bezugnahme auf äußere reale Wahrnehmung), Erklärungswahn (Deutung des Kranken von für ihn rätselhaften Halluzinationen);
- ► Halluzinationen;
- Ich-Störungen: ► Derealisation, ► Depersonalisation, Gedankenausbreitung, Gedankenentzug, Gedankeneingebung;
- affektive Symptome: Affektarmut, Parathymie, Affektinkontinenz, Affektlabilität (schneller Stimmungswechsel oder starke Ablenkbarkeit der Gefühle), Ambivalenz, ► Ratlosigkeit, ► Gefühl der Gefühllosigkeit, Störung der Vitalgefühle, Depressivität, Hoffnungslosigkeit, Ängstlichkeit, ► Euphorie, Dysphorie, ► Reizbarkeit, klagsam, jammerig, Insuffizienzgefühle, gesteigertes ► Selbstwertgefühl, Schuldgefühle, Affektstarrheit;
- Antrieb und Psychomotorik (katatone Symptome): Antriebsminderung, Antriebshemmung, Mutismus (Patient spricht nur wenige Worte oder überhaupt nicht, dabei häufig innerlich angespannt), Stupor, Katalepsie, Flexibilitas cerea (bei passivem Bewegen der kataleptisch festgestellten Gliedmaßen zäher Widerstand spürbar), Automatismen (Negativismus, Befehlsautomatie, ► Echolalie, ► Echopraxie, Stereotypien, Verbigeration).

Subtypen der Schizophrenie nach ICD-10

Emil Kraepelin (1896), der die beiden Hauptstörungsgruppen Dementia praecox

Schizophrenie. Tab. 1 Subtypen der Schizophrenie nach ICD-10.

paranoide Schizophrenie	F20.0
hebephrene Schizophrenie	F20.1
katatone Schizophrenie	F20.2
undifferenzierte Schizophrenie	F20.3
postschiozophrene Depression	F20.4
residualer Typ	F20.5
Schizophrenia simplex	F20.6

und das manisch-depressive Irresein konzipierte, unterschied und beschrieb drei Untertypen der Dementia praecox: die katatone, die hebephrene und die paranoide Form. Obwohl jeder einzelne Subtyp bereits gut beschrieben war, lag die Leistung Kraepelins darin, diese unterschiedlichen Störungsgruppen zur Dementia praecox (in Abgrenzung zum manisch-depressiven Irresein) zusammen gefasst zu haben. Bleuler fügte später die Schizophrenia simplex als vierte Unterform der Schizophrenie hinzu. Nach ICD-10 werden folgende in Tabelle 1 zusammengefasste Subtypen unterschieden.

Paranoider Typ (ICD-10: F20.0): Halluzination und Wahnphänomene beherrschen das klinische Bild. Affektive Störungen, katatone Symptome oder formale Denkstörung wie Zerfahrenheit stehen nicht im Vordergrund, können aber vorhanden sein.

Hebephrener Typ (ICD-10: F20.1): Hier stehen Affektstörungen (inadäquater Affekt/Parathymie, läppische Grundstimmung, leere Heiterkeit, Gleichgültigkeit) im Vordergrund, darüber hinaus Auffälligkeiten im Sozialverhalten. Formale Denkstörungen gehören ebenso zum Bild. Wahn, Halluzinationen können vorhanden sein, aber eher im Hintergrund (▶ Hebephrenie).

Katatone Schizophrenie (ICD-10: F20.2): Mindestens zwei Wochen soll die katatone Symptomatik das klinische Bild beherrschen. Im Vordergrund stehen ein oder mehrere Symptome wie Stupor, Mutismus, Haltungsstereotypien, Rigidität, Negativismus, Flexibilitas cerea, Befehlsautomatismus, Erregung. Klinisch gesehen gibt es drei Prägnanztypen: Entweder steht die motorische Hemmung im Vordergrund (Stupor) oder die motorische Erregung oder eine Vielfalt katatoner Symptome ohne die Pole Hemmung/Erregung. Leonhard beschrieb auch eine periodische Katatonie, typischerweise entweder vom gehemmten oder erregten Typ. Cave: perniziöser Typ der Katatonie/pernitiöse Katatonie. Diese Form der Katatonie kann zum Tod führen durch Hyperthermie und andere vegetative Entgleisungen und bedarf einer intensivmedizinischen und psychiatrischen Behandlung. Meist steht Stupor oder Erregung im Vordergrund (▶ Katatone Störung).

Undifferenzierte Schizophrenie (ICD-10: F20.3): Die allgemeinen Kriterien für die Diagnose einer Schizophrenie sind erfüllt, aber entweder sind nicht ausreichend Symptome vorhanden, um die Kriterien für einen anderen Subtyp zu erfüllen oder es bestehen so viele Symptome, dass die Kriterien für mehr als eine paranoide, hebephrene oder katatone Unterform erfüllt werden.

Postschizophrene Depression (ICD-10: F20.4): In der Regel handelt es sich um die nach der Akutbehandlung auftretende häufige Depressivität, die die Kriterien einer ▶ depressiven Episode erfüllt und mindestens seit zwei Wochen vorhanden sein muss. Diese Diagnose ist unabhängig von ätiologischen Annahmen (Depressivität aufgrund neuroleptischer Medikation, Reaktion usw.) zu stellen. ▶ Depressive Störungen im Anschluss an eine akute Psychose sind mit einem erhöhten Suizidrisiko anzusehen. Die Diagnose kann nur gestellt werden, wenn der Patient innerhalb der letzten zwölf Monate unter einer Schizophrenie mit entsprechenden Allgemeinkriterien (F20) gelitten hat. Darüber hinaus sollten noch einige schizophrene Symptome vor-

S

handen sein und, wie oben erwähnt, die Kriterien für eine depressive Episode erfüllt sein.

Residualer Typ (ICD-10: F20.5): Der residuale Typ ist gekennzeichnet durch Veränderung in der Persönlichkeit im Sinn von Antriebsarmut, Affektarmut und sozialem Rückzug. Deutliche Affektverflachung, Passivität, Initiativemangel, Verarmung hinsichtlich Menge oder Inhalt des Gesprochenen, geringe nonverbale Kommunikation, verminderte soziale Leistungsfähigkeit und Vernachlässigung der Körperpflege. Für dieses typische Krankheitsbild der Schizophrenie müssen in der Vergangenheit zu irgendeinem Zeitpunkt die Kriterien einer Schizophrenie erfüllt und die oben genannten Symptome (mindestens vier) während der vorangegangenen zwölf Monate vorhanden gewesen sein.

Schizophrenia simplex (ICD-10: F20.6): Es besteht eine schleichende Progredienz der folgenden Merkmale über einen Zeitraum von mindestens einem Jahr:

- Deutliche und anhaltende Veränderung in einigen früheren Persönlichkeitsmerkmalen, was sich in einem Antriebs- und Interessenverlust, in nutz- und ziellosem Verhalten, in Selbstversunkenheit und sozialem Rückzug äußert.
- Allmähliches Auftreten und Verstärkung von Negativsymptomen, wie z. B. Apathie, Sprachverarmung, verminderte Aktivität, Affektverflachung, Initiativemangel usw.
- Deutliche Abnahme der schulischen oder beruflichen Leistungsfähigkeit. Wichtig für die Diagnose der Schizophrenia simplex ist die Forderung, dass zu keinem Zeitpunkt die Kriterien für Schizophrenie oder andere Subtypen erfüllt waren und andere organische psychische Störungen, wie z. B. ▶ Demenz, ausgeschlossen sind.

Unabhängig von der Subtypisierung nach ICD-10 macht es klinisch und auch vom Verlauf her Sinn, ein prodromales Syndrom zu definieren (Marneros et al. 1991).

Das prodromale Syndrom

In der Mehrzahl der Fälle geht der akuten Symptomatik eine Prodromalphase voraus, die einige Monate bis Jahre andauern kann. Das prodromale Stadium ist gekennzeichnet durch weitgehend unspezifische Symptome, die für sich allein genommen die Diagnose einer Psychose nicht rechtfertigen. Typischerweise handelt es sich um verstärkte Lustlosigkeit, Konzentrationsstörungen, Vernachlässigung der Körperhygiene und der Kleidung, ungewohnte Launenhaftigkeit oder Wutausbrüche, sozialer Rückzug mit emotionaler Distanzierung von der Familie; nicht selten wird dies bei jungen Menschen als Adoleszentenkrise bezeichnet. Die häufigsten und im Vordergrund stehenden Symptome des prodromalen Syndroms sind negative Symptome und Störungen im sozialen Umfeld.

Prodromalsymptome sechs Monate vor der Hospitalisierung wegen akuter Schizophrenie (modifiziert nach Marneros et al. 1991):

- Verhaltensänderung und Änderung der bisherigen Lebensgewohnheiten, deutlicher Leistungsabfall (Leistungsknick),
- sozialer Rückzug,
- Konzentrationsstörung,
- emotionale Labilität,
- häufiger Arbeitsplatzwechsel,
- Misstrauen,
- plötzlicher Alkohol- und/oder Drogenmissbrauch,
- ▶ Schlafstörung,
- innere Unruhe,
- diffuse Ängste, Befürchtungen,
- Adynamie, Apathie,
- Licht- oder Geräuschempfindlichkeit,
- abnorme Körpersensationen (▶ Coenästhesien).

Nach Häfner et al. (1992) beginnen 70 % der Schizophrenien mit negativen oder Prodromalsymptomen, 20 % mit negativen und positiven Symptomen und 10 % mit positiven Symptomen.

Differentialdiagnose

Die Differentialdiagnose der Schizophrenie sollte erfolgen gegenüber anderen **psychischen Störungen**, somatischen Erkrankungen und substanzinduzierten Psychosen.

Die Differentialdiagnose gegenüber anderen psychischen Störungen betrifft die anhaltende ► wahnhafte Störung, die akute schizophreniforme psychotische Störung, die schizoaffektive Störung, depressive Episoden mit parathymen Symptomen, die ► Zwangsstörung, die ► Persönlichkeitsstörung und, sehr selten, die ► artifiziellen Störungen oder die ► Simulation.

Bezüglich **somatischer Erkrankungen** ist an Epilepsie (insbesondere Temporallappenepilepsie), Tumor, Schädel-Hirn-Trauma, ZNS-Infektionen wie Neurosyphilis, Herpesenzephalitis, AIDS, Chorea Huntington, Endokrinopathien, metabolische Störungen (z. B. Porphyrie), Autoimmunerkrankung (z. B. Lupus erythematodes disseminatus), Vitaminmangelsyndrom und ► Intoxikationen (z. B. mit Schwermetallen) zu denken. Bei drogeninduzierten Psychosen sind zu erwähnen die ► Alkoholhalluzinose (s. u. Halluzination), die durch chronischen Kokain- und Amphetaminmissbrauch hervorgerufenen und durch ► Wahn und ► Halluzination gekennzeichneten Zustandsbilder, die oft ähnlich einer beginnenden Schizophrenie sind, sowie die unter ► Phencyclidin auftretenden positiven und negativen Symptome. Darüber hinaus ist zu differenzieren die psychotische Symptomatik bei schwerem Alkoholentzug, bei Barbiturat- oder Benzodiazepinentzug und bei Intoxikation bzw. Überdosierung von Anticholinergika und L-Dopa.

Therapie

Die *Conditio sine qua non* der Therapie der Schizophrenie ist die Behandlung mit ► Neuroleptika. Darüber hinaus sind aufgrund der multifaktoriellen Genese dieser Erkrankung ► Psychoedukation, Soziotherapie und ► Verhaltenstherapie notwendig.

pharmakologisch

Die Therapie mit ► Psychopharmaka steht grundsätzlich im Kontext eines biopsychosozialen Therapiekonzepts, das auf psychotherapeutischen Grundüberlegungen und Grundhaltungen aufbaut. Die Verabreichung von Psychopharmaka bei der Schizophrenie sollte immer im Hinblick auf die Schwere der Störung und die Akzeptanz der Medikation vonseiten des Patienten erfolgen. Nebenwirkungen der Medikation sind daher besonders bedeutsam. Wichtig ist immer die Abwägung von Wirksamkeit des Medikaments, Arzneimittelverträglichkeit, Einfachheit des Dosierschemas, aber auch die Verabreichungsform (Tabletten, Tropfen, usw.). Sicherheit (Toxizität und Interaktionsprofil) sowie die Kosten, besonders unter dem Aspekt der Kosteneffektivität.

Grundsätzlich kann bei der Behandlung schizophrener Störungen in folgende **Therapiephasen** unterschieden werden: **Akuttherapie** (einschließlich Notfall- und Intensivtherapie), **Erhaltungstherapie**, **Rezidivprophylaxe** und **Therapie der Prodromalsymptomatik**.

Akuttherapie

Die jeweiligen Dosierungen mit hochpotenten Neuroleptika (z. B. Butyrophenone wie ► Haloperidol oder atypische Neuroleptika wie ► Olanzapin, ► Risperidon, ► Quetiapin, ► Clozapin, Ziprasidon, Amisulprid, Sertindol) müssen individuell eingestellt werden. In der Regel erfolgt der Einstieg im mittleren Dosisbereich unter Beachtung eventueller Nebenwirkungen. Bei Erregungszuständen sind üblicherweise Maximaldosierungen sowie die zusätzliche Gabe von Sedativa aus dem Bereich der Benzodiazepine notwendig.

Initialdosierungen im Rahmen der Akuttherapie schizophrener Psychosen, z. B.:

- 10–15 mg Olanzapin
- oder 2–4 mg Risperidon

S

- oder 80–120 mg Ziprasidon
- oder 3–6 mg Haloperidol.

Diese Werte dienen nur als Richtwerte, sie müssen häufig modifiziert werden.

Bei **Erregungszuständen** empfiehlt sich die zusätzliche Applikation von 10–20 mg Diazepam oder 2,5–5 mg ▸ Lorazepam. Viele der oben genannten Neuroleptika haben einen sofortigen sedierenden und beruhigenden Effekt und führen in der Regel bei der produktiv-psychotischen Symptomatik innerhalb von ein bis zwei Wochen nach Behandlungsbeginn zum Sistieren der positiven Symptomatik. Das Maximum des Therapieerfolgs wird innerhalb der ersten drei bis vier Wochen erreicht. Zeigt sich unter ausreichender Dosierung innerhalb von vier bis sechs Wochen kein ausreichender Behandlungserfolg, ist der Wechsel zu einem anderen Neuroleptikum zu empfehlen. Vor Behandlungsbeginn und während der Akutbehandlung sind regelmäßige Blutdruck- und Blutbilduntersuchungen üblich, dazu die Bestimmung von GOT, GPT, Gamma-GT, Harnstoff, Kreatinin, sowie EKG- und fakultativ EEG-Untersuchungen notwendig.

Ein Hauptproblem bei der Verordnung von Neuroleptika sind die **Nebenwirkungen**: extrapyramidal-motorische Störungen wie Frühdyskinesien, ▸ Parkinsonoid, ▸ Akathisie, Tasikinesie und ▸ Spätdyskinesien, vegetative Nebenwirkungen wie Blutdrucksenkung, Pulsbeschleunigung, Blasenentleerungsstörungen, kardiale Nebenwirkungen wie Verlängerung der QTc-Zeit (erhöhtes Risiko für die Entstehung einer Kammertachykardie), neurologische Nebenwirkungen wie zerebrale Krampfanfälle, ▸ Delir, das maligne neuroleptische Syndrom, Beeinflussung des hämatopoetischen Systems wie das Auftreten einer Agranulozytose (**Cave:** Clozapin), endokrine Nebenwirkungen wie Anstieg der Prolaktinsekretion (Galaktorrhoe, Gynäkomastie), Änderung des Glukosestoffwechsels in Form einer Verminderung der Glukosetoleranz und da-

mit einhergehend Appetitsteigerung und Gewichtszunahme (Ausnahme: Ziprasidon), gelegentliches Auftreten von Thrombosen. Darüber hinaus müssen selbstverständlich die Kontraindikationen der jeweiligen Neuroleptika und deren Interaktionsprofil mit anderen Medikamenten beachtet werden.

Erhaltungstherapie

Nach mehrwöchiger Akutbehandlung und dem Eintreten der Remission kann die Erhaltungstherapie nach einigen Monaten mit bis zu weniger als der Hälfte der Initialdosis fortgeführt werden.

Rückfallprophylaxe

Die Rückfallprophylaxe/Rezidivprophylaxe sollte mit etwa ein Drittel der Initialdosis weiterbestehen (z. B. 1–2 mg Haloperidol oder 1,5–3 mg Olanzapin, 1–2 mg Risperidon). Die Rückfallprophylaxe sollte unbedingt auf die Residualsymptomatik bezogen sein, darüber hinaus sollte die Erhaltung der Compliance Berücksichtigung finden, d. h. strikte Beachtung der Nebenwirkungen wie Akathisie, Gewichtszunahme. Dies weist auf die Bedeutung der Aufklärung von Patienten und Angehörigen über die Natur der Erkrankung und Behandlungsmöglichkeiten hin. Die medikamentöse Langzeitbehandlung schizophrener Erkrankungen sollte immer die psychosozialen Faktoren berücksichtigen, und deshalb ist oft eine umfassende kontinuierliche und individuelle Therapie notwendig.

- **Rückfallprophylaxe bei Ersterkrankungen:** Eine kontinuierliche Weiterbehandlung für die Zeitdauer von ein bis zwei Jahren ist zu empfehlen.
- **Behandlungsdauer nach Auftreten der zweiten Episode:** Es sollte eine Dauerbehandlung über einen Zeitraum von mindestens fünf Jahren durchgeführt werden.
- **Behandlungsdauer nach mehr als zwei Episoden:** Eine kontinuierliche Rezidivprophylaxe ist zeitlebens zu empfehlen.

Therapie der Prodromalphase

Die Therapie ist symptomatisch, da in dieser Phase häufig unklar ist, ob es sich um ein Prodromalstadium einer Schizophrenie handelt. Bei entsprechendem Verdacht kann probatorisch eine niedrig dosierte Neuroleptikabehandlung versucht werden.

psychotherapeutisch

Psychoedukation

Im Rahmen der Psychoedukation werden Manuale genutzt, um typische Problembereiche zu behandeln: Symptome der Psychose, Genese, Behandlung, Rückfallprophylaxe, Frühwarnzeichen, individueller Plan zum Krisenmanagement usw. Üblicherweise werden Informationsgruppen für Patienten und Angehörige (getrennt oder gemeinsam) und Familien- und Angehörigengespräche durchgeführt.

Kognitive Verhaltenstherapie

Ein verhaltenstherapeutisches Ätiogenesemodell im engeren Sinn existiert nicht. Ausgangspunkt für kognitive Verhaltenstherapie (siehe ▶ Verhaltenstherapie, kognitive) ist das Vulnerabilität-Stress-Modell. Mit der kognitiven Verhaltenstherapie werden das Krankheitsmanagement sowie Copingstrategien trainiert, entwickelt und unterstützt. Darüber hinaus wird angestrebt, die Compliance der Patienten zu erhöhen und damit auf die Vulnerabilität einzuwirken. Bei der Schizophrenie liegt der Behandlungsfokus der kognitiven Verhaltenstherapie weniger auf der Störung selbst als vielmehr auf Krankheitsbewältigung und Modifizierung von sekundären Einschränkungen wie Antriebsminderung und Interaktionsproblemen. Die Psychoedukation nimmt dabei einen besonderen Stellenwert ein.

Soziales Kompetenztraining

Die Einübung basaler sozialer Fertigkeiten ist ein wichtiges Element verhaltenstherapeutischer Schizophreniebehandlung, insbesondere bei chronifizierten Verläufen. Soziale und interaktionelle Kompetenzdefizite lassen sich als Ursache wie auch als Folge der länger andauernden Erkrankung finden. Als Methoden haben sich das ▶ Rollenspiel und das Lernen am Modell mit systematischer Rückmeldung und Verstärkung bewährt. So können Patienten ihr soziales Repertoire in relativ kurzer Zeit einüben und auch erweitern. Rollenspiele haben hierbei ein großes Gewicht. Das Training sozialer Fertigkeiten ist auf die Verbesserung von Kommunikation und Fähigkeiten des Alltagslebens ausgerichtet.

Integrierte psychologische Therapieprogramme (IPT)

Typische IPT-Bestandteile sind:
- Aufmerksamkeit und kognitive Differenzierung (z. B. Training der Konzentrations- und Merkfähigkeit),
- soziale Wahrnehmung,
- verbale Kommunikation (z. B. eingehend auf Beiträge anderer Gruppenmitglieder),
- soziale Fertigkeiten (Einübung von Problemlösestrategien, Selbstwahrnehmung, Selbststeuerung).

Unterschiedliche Techniken der Verhaltenstherapie werden angewandt, wie z. B. Rollenspiel, Modelling, Prompting, Rehersal, materielle Verstärker (Token-Programme) und die Aufrechterhaltung der Therapieeffekte.

Angehörigerarbeit

Neben den familienzentrierten Behandlungsansätzen spielen Angehörigengruppen eine wichtige Rolle. Ihre Hauptkomponenten bestehen in der Vermittlung von Wissen und Informationen über die Erkrankung ihres Angehörigen (▶ Krankheitsmodelle, Therapiemöglichkeiten, Möglichkeiten der Selbsthilfe und praktische Unterstützung), in der emotionalen Entlastung und der wechselseitigen Unterstützung, insbesondere im Abbau von Schuld, Scham, Angstgefühlen sowie von Demoralisierung und Resignation, andererseits aber auch im Aufbau von realistischen Hoffnungen und Perspektiven. Hierbei kommt dem Erfahrungsaustausch zwischen den Angehörigen

S

hinsichtlich emotionaler Entlastung und Entwicklung von alternativen Verhaltensmöglichkeiten eine sehr wichtige Bedeutung zu.

Gemeindenahe psychiatrische Versorgung

Die Grundidee, psychische Störungen dort zu behandeln, wo sie entstehen und sichtbar werden, nämlich in der sozialen Umgebung des Patienten, führte zur Entwicklung einer intensivierten gemeindenahen Versorgung mit Deinstitutionalisierung (z. B. Schaffen alternativer Unterstützungsangebote wie teilstationäre Behandlungseinrichtungen oder komplementäre Dienste), Sektorisierung (verstärkte Integrierung des schizophrenen Patienten in die Gemeinde, gemeindenahe Versorgung), stärkerer Orientierung an Patientenbedürfnissen und verbesserter sekundärer und tertiärer Rückfallprävention.

Psychoanalytische und psychodynamische Therapie

Die klassische ▶ Psychoanalyse wird allgemein bei Psychosepatienten für kontraindiziert gehalten. Der psychodynamisch orientierte Therapeut sollte auf praktische Aspekte der Lebensgestaltung und nicht auf die konflikthaften Themen eingehen und es vermeiden, den Patienten durch die Vertiefung der angebotenen zentralen Themen zu gefährden.

Epidemiologie

Die Prävalenz der schizophrenen Psychosen wird in der Größenordnung von 0,5–1 % weltweit angegeben. Die jährliche Inzidenzrate liegt bei 0,05 %. Die Wahrscheinlichkeit, im Verlauf des Lebens an einer Schizophrenie zu erkranken, liegt in der Durchschnittsbevölkerung bei etwa 0,6–1 %. Männer und Frauen sind gleich häufig betroffen.

Das durchschnittliche Ersterkrankungsalter für den Ausbruch der Erkrankung liegt bei Männern im Alter von 21 Jahren, bei Frauen etwa fünf Jahre später (Häfner et al. 1991). Von schizophrenen Männern haben 90 % die Ersterkrankung vor dem 30. Lebensjahr durchgemacht, bei schizophrenen Frauen etwa zwei Drittel. Mehr als die Hälfte der Schizophrenien beginnt zwischen der Pubertät und dem 30. Lebensjahr. Als Spätschizophrenien bezeichnet man Erkrankungen, die jenseits des 40. Lebensjahrs beginnen (eher selten).

Verlauf

Der Verlauf der Schizophrenien gestaltet sich interindividuell höchst unterschiedlich und wurde in einer Reihe wichtiger Langzeit-Katamnesestudien untersucht (Möller u. von Zerssen 1986, 1995; Bleuer 1972; Huber et al. 1979; Marneros et al. 1991; Ciompi u. Müller 1976). Die empirische Verlaufsforschung konnte zeigen, dass das ganze Spektrum von sehr ungünstigen Verläufen mit langjähriger Hospitalisierung auf der einen Seite bis hin zur vollständigen und stabilen Remission auf der anderen Seite reicht. Das Vollbild der Schizophrenie kann akut auftreten oder sich schleichend entwickeln. Vereinfacht lassen sich bestimmte, häufig durchlaufende Stadien unterscheiden:

- Die **Prodromalphase** geht der floriden Phase voraus und variiert zwischen einigen Monaten und fünf Jahren. Typischerweise ist der „Knick" in der Lebenslinie mit Leistungsabfall, sozialem Rückzug, Verhaltensauffälligkeiten zu beobachten.
- Die **floride akut produktiv schizophrene Phase** kann Wochen bis Monate dauern, die Symptomatik kann akut innerhalb von wenigen Tagen bis Wochen beginnen oder sich über mehrere Wochen langsam entwickeln.
- Das **postpsychotische Erschöpfungssyndrom** (Depression) kann, muss aber nicht, nach Abklingen einer akuten Erkrankungsmanifestation auftreten und persistiert über Wochen oder Monate. Differentialdiagnostisch muss ein ▶ Residualsyndrom abgegrenzt werden.
- **Residualphase**: Nach Abklingen der akuten Phase wird das Bild in der Regel durch eine Negativsymptomatik

beherrscht, wobei durchaus noch eine produktiv-psychotische Restsymptomatik vorhanden sein kann.

- **Vollremission**: Die akute Phase kann voll remittieren ohne Restsymptomatik und ohne Übergang in die Residualphase.

„Drittelregel" des Langzeitverlaufs

Der langfristige Ausgang einer schizophrenen Störung ist kein statisches Geschehen, sondern verändert sich dynamisch in Abhängigkeit von der Krankheitsdauer, von therapeutischen und prophylaktischen Faktoren sowie von Umgebungsvariablen.

- In bis zu einem Drittel der Fälle günstiger Langzeitverlauf, d. h. Heilung (Vollremission) bei nur etwa 7–15 % der Fälle oder leichte Residualsymptomatik mit seltenen Rezidiven (Episoden).
- Bei etwa einem Drittel der Erkrankten chronisch episodischer (schubförmiger) Verlauf mit mittelschweren Residuen.
- Bei etwa einem Drittel der Patienten dauerhafte Beeinträchtigung durch schwere Residualzustände, eventuell mit schizophrener Restsymptomatik.

Diese „Drittelregel" stellt allerdings nur ein grobes Raster dar.

Prädiktoren eines günstigen Verlaufs und Ausgangs der Erkrankung sind Ehe, weibliches Geschlecht, gute soziale Kontakte, akuter Krankheitsbeginn, wenige und kurze vorherige Krankheitsepisoden und eine kontinuierliche Neuroleptikatherapie.

Schizophrenie, hebephrene

Dr. med. Ute Siebel-Jürges

ICD-10/DSM-IV-TR-Klassifikation

F20.1 Hebephrene Schizophrenie; 295.10 Schizophrenie, desorganisierter Typus
Bei der ICD-Klassifikation sind neben den allgemeinen Merkmalen der ▶ Schizophre-

nie folgende Kriterien formuliert: ein verflachter oder inadäquater Affekt sowie zielloses und unzusammenhängendes Verhalten oder ▶ Denkstörungen (unzusammenhängend, weitschweifig, zerfahren). In der DSM-IV-TR-Klassifikation sind als Kriterien die desorganisierte Sprechweise, das desorganisierte Verhalten sowie der verflachte oder inadäquate Affekt berücksichtigt.

Synonyme

Desorganisierte Schizophrenie; Hebephrenie

Englischer Begriff

Hebephrenic schizophrenia

Definition

Begriffsgeschichte

Hecker (1871) und Kahlbaum (1874) veröffentlichten Arbeiten zum „Jugendirresein" und prägten den Begriff der ▶ Hebephrenie. Kraepelin nahm diesen Ansatz auf und berücksichtigte die Hebephrenie in seinem Konzept der ▶ Dementia praecox (1896).

Volltext

Das klinische Bild ist gekennzeichnet von Affekt-, Denk- und Antriebsstörungen. Katatone Symptome liegen in der Regel nicht vor. ▶ Halluzinationen und ▶ Wahn sind wenn überhaupt nur in flüchtiger Form oder unvollständig vorhanden. Die typische Störung der Affektivität zeigt sich meist als Verflachung, die Stimmung erscheint oft heiter-läppisch oder unpassend. Das formale Denken ist ungeordnet bis zur ▶ Zerfahrenheit, was sich auch auf Handlungsabläufe bis hin zur Desorganisiertheit auswirkt. Der Antrieb ist häufig gemindert bis zur Apathie, ebenso kann allerdings auch eine Rastlosigkeit bis hin zu ungeniert distanzlosem Verhalten bestehen.

S

Therapie

pharmakologisch

Im Vordergrund der Behandlung schizophrener Patienten steht die neuroleptische Medikation, die in der Regel als Monotherapie durchgeführt wird. Da bei der hebephrenen Schizophrenie die Zielsymptomatik eher durch ► Negativsymptome gekennzeichnet ist, sind ► atypische Neuroleptika Mittel der ersten Wahl. Hier sind ► Risperidon, ► Quetiapin oder ► Olanzapin zu nennen, ► Clozapin ist aufgrund der Nebenwirkungen erst bei unzureichender Wirkung der oben genannten Substanzen einzusetzen. Die Dosierung sollte so gewählt werden, dass eine ausreichende antipsychotische Wirkung und möglichst wenig Nebenwirkungen auftreten. Bei der Auswahl der geeigneten neuroleptischen Substanz ist insbesondere die individuelle Disposition des Patienten zu Nebenwirkungen zu berücksichtigen. Eine Kombination mehrerer ► Neuroleptika kann erforderlich sein, wenn zusätzlich eine Sedierung erwünscht ist. Hierfür sind niederpotente Neuroleptika wie z. B. Phenothiazine geeignet. Alternativ ist aber auch die Sedierung durch Benzodiazepine zu empfehlen.

psychotherapeutisch

Psychotherapeutische Maßnahmen werden in der Regel als supportive psychotherapeutische Behandlungen (siehe ► Psychotherapie, supportive) durchgeführt. Hierbei müssen auf der einen Seite die Gefahr der Überstimulation, die zu Rezidiven führen kann, und auf der anderen Seite die Problematik der Unterstimulation mit Verbleib in der Negativsymptomatik berücksichtigt werden. Bevorzugt angewandt werden verhaltenstherapeutisch orientierte Ansätze (z. B. Integriertes Psychologisches Therapieprogramm, IPT), bei denen die Patienten soziale Fertigkeiten, ► Stressbewältigung und kognitive Fertigkeiten einüben. Außerdem nimmt die ► Psychoedukation mit Aufklärung über Frühsymptome, Behand-lungsmöglichkeiten und Rezidivprophylaxe einen wichtigen Stellenwert ein.

Soziotherapeutische Maßnahmen sind grundsätzlich bei der Behandlung von hebephren erkrankten Patienten zu berücksichtigen, weil nicht selten eine Hospitalisierungsneigung bei anregungsarmer Umgebung besteht und ein beträchtliches Risiko für die Ausbildung eines Residualsyndroms vorliegt. Zur Soziotherapie gehören die Strukturierung des Tagesablaufs, die Gestaltung von Umgebungsfaktoren mit Förderung von sozialen Kontakten, die Arbeits- und Beschäftigungstherapie sowie weitere berufsrehabilitative Maßnahmen. Wichtig ist hierbei das Prinzip der individuell zu gestaltenden stufenweisen Förderung des Patienten unter Einbeziehung der unterschiedlichen Behandlungsbereiche.

Bewertung

Publizierte Cochrane-Reviews zur Neuroleptika-Therapie haben die überlegene Wirksamkeit von Chlorpromazin und ► Haloperidol gegenüber ► Placebo eindeutig bestätigt. Auch die atypischen Antipsychotika sind Placebo eindeutig überlegen (Evidenzstufe 1a).

Durch die Anwendung von Psychoedukation im Rahmen der ► Psychotherapie lassen sich Rückfall- und Rehospitalisierungsraten erwiesenermaßen senken (Evidenzstufe 1a); ebenso ist die Wirksamkeit von sozialen Fertigkeitstrainings und Einbezug der Familien in die Therapie erwiesen.

Sofortmaßnahmen

Neuroleptische Behandlung; am ehesten sind atypische Neuroleptika indiziert. Falls im Akutstadium eine Sedierung erforderlich ist, können niederpotente Neuroleptika oder auch vorübergehend Benzodiazepine eingesetzt werden.

In der Akutsituation sollte eine reizabgeschirmte Atmosphäre geschaffen werden. Unterstützende akzeptierende Gespräche können hilfreich sein; allerdings sollte auch das Bedürfnis des Patienten nach Rückzug in der Akutsituation akzeptiert werden.

Epidemiologie
Die Prävalenz von schizophrenen Erkrankungen liegt nach verschiedenen Untersuchungen in unterschiedlichen Ländern weltweit bei 1,4–3,9/1000 Einwohner. Verlaufsuntersuchungen haben gezeigt, dass die diagnostizierten Subtypen im Verlauf nicht immer stabil sind, was auf eine gewisse Heterogenität der schizophrenen Subtypen hinweist. Bei Ersterkrankten besteht in etwa 11 % der Fälle ein hebephrenes Syndrom.

Verlauf
Die Hebephrenie verläuft häufig chronisch oder in wenigen Schüben. Oft entwickelt sich rasch eine Negativsymptomatik mit Antriebsverlust und ▶ Affektverflachung.

Prognose
Die Prognose ist bei frühem Beginn, schwerer psychopathologischer Störung und sozialer Beeinträchtigung in der Regel ungünstig.

Schizophrenie, katatone

Dr. med. Ute Siebel-Jürges

ICD-10/DSM-IV-TR-Klassifikation
F20.2 Katatone Schizophrenie; 295.20 Schizophrenie, katatoner Typus
In ICD-10 werden neben den allgemeinen Kriterien für eine ▶ Schizophrenie ein oder mehrere katatone Merkmale (▶ Stupor, Erregung, Haltungsstereotypien, Negativismus, kataleptische Starre, wächserne Biegsamkeit, ▶ Befehlsautomatismus) beschrieben, die über mindestens zwei Wochen vorliegen müssen. DSM-IV-TR beschreibt das klinische Bild des katatonen Typus, gekennzeichnet durch mindestens zwei der folgenden katatonen Merkmale: motorische Unbeweglichkeit, übermäßige motorische Aktivität, extremer Negativismus, merkwürdige Willkürbewegungen, ▶ Echolalie und ▶ Echopraxie.

Synonyme
Katatonie; Spannungsirresein

Englischer Begriff
Catatonic schizophrenia

Definition
Begriffsgeschichte
Erstmalig beschrieb Kahlbaum 1874 die ▶ Katatonie als eigenständige Erkrankung. Später ordnete Kraepelin die Katatonie der ▶ Dementia praecox als eine Unterform zu, so dass bei der Einführung des Schizophreniebegriffs 1911 durch E. Bleuler die katatone Schizophrenie als Unterform aufgeführt wurde.

Volltext
Die katatone Schizophrenie ist gekennzeichnet durch eine ausgeprägte Störung der Psychomotorik. Diese kann als motorische Unbeweglichkeit in Form einer Katalepsie (wächserne Biegsamkeit) oder eines ▶ Stupors auftreten. Ebenso kann sie sich als übermäßige motorische Aktivität, als Negativismus, ▶ Mutismus, ▶ Echolalie oder ▶ Echopraxie zeigen. Weitere Merkmale sind Manierismen, Stereotypien oder ▶ Befehlsautomatismus. Die übermäßige motorische Aktivität ist in der Regel nicht zweckgerichtet und durch äußere Reize nicht beeinflusst.
Bei der perniziösen Katatonie treten neben den katatonen Symptomen hohes Fieber (ohne nachweisbare Infektion), Kreislaufstörungen (Tachykardien), Exsikkose, Elektrolytstörungen und Zyanose auf. Dieser schwere potentiell tödliche Verlauf tritt nur noch sehr selten auf.

Therapie
pharmakologisch
Die medikamentöse Behandlung der Katatonie ist von großer Bedeutung nicht zuletzt wegen den gravierenden Konsequenzen bei fehlender Nahrungs- und Flüssigkeitsaufnahme sowie bei immobilitätsbedingten

S

körperlichen Folgen. Darüber hinaus besteht die Gefahr des Auftretens einer perniziösen Katatonie mit Hyperthermie, Exsikkose, Elektrolytentgleisung, Hypertonus und Tachykardie.

Die katatone Schizophrenie wird neuroleptisch behandelt, wobei in der Regel hochpotente ► Neuroleptika, z. B. Butyrophenone, in ausreichend hoher Dosierung eingesetzt werden. Ein langsames Aufdosieren ist aufgrund des Zeitverlusts und der Gefahr einer perniziösen Katatonie nicht zu vertreten. So sollte z. B. mit ► Haloperidol bis 20 mg behandelt werden. Alternativ sind auch Atypika einzusetzen wie ► Risperidon (6–8 mg/Tag), ► Olanzapin (20–30 mg/Tag) oder ► Quetiapin (800–1200 mg/Tag), wobei auch hier eine rasche Aufdosierung bei engmaschiger Überwachung erfolgen muss. Ebenso kann unter Berücksichtigung der Nebenwirkungen ► Clozapin eingesetzt werden, die Dosierung liegt zwischen 200 mg und 600 mg, wobei der Medikamentenspiegel im Blut zu beachten ist. Bei katatonen Erregungszuständen sowie auch stuporösen Zustandsbildern ist eine zusätzliche Gabe von ► Benzodiazepinen, z. B. ► Lorazepam (4–8 mg/Tag), indiziert, alternativ ist die Gabe von sedierenden trizyklischen Neuroleptika möglich. Kommt es auch nach höherer Dosierung und Wechsel des Neuroleptikums nicht zu einer ausreichenden Besserung des Zustandsbildes, sollte die Durchführung einer ► Elektrokrampftherapie angestrebt werden. Insbesondere bei der lebensgefährlichen perniziösen Katatonie stellt die Elektrokrampftherapie aufgrund ihrer raschen Wirksamkeit die Methode der ersten Wahl dar.

psychotherapeutisch
Psychotherapeutische Maßnahmen werden nach Abklingen der akuten Symptomatik in der Regel als supportive psychotherapeutische Behandlungen (siehe ► Psychotherapie, supportive) durchgeführt. Hierbei müssen auf der einen Seite die Gefahr der Überstimulation, die zu Rezidiven führen kann, und auf der anderen Seite die Problematik der Unterstimulation mit Verbleib in der Negativsymptomatik berücksichtigt werden. Bevorzugt angewandt werden verhaltenstherapeutisch orientierte Ansätze (z. B. Integriertes Psychologisches Therapieprogramm, IPT), bei denen die Patienten soziale Fertigkeiten, ► Stressbewältigung und kognitive Fertigkeiten einüben.

Außerdem nimmt die ► Psychoedukation mit Aufklärung über Frühsymptome, Behandlungsmöglichkeiten und Rezidivprophylaxe einen wichtigen Stellenwert ein. Ein weiterer wichtiger psychotherapeutischer Behandlungsansatz ist die Einbeziehung von Angehörigen in die Therapie.

Soziotherapeutische Maßnahmen sind grundsätzlich bei der Behandlung von kataton schizophrenen Patienten zu berücksichtigen. Zur Soziotherapie gehören die Strukturierung des Tagesablaufs, die Gestaltung von Umgebungsfaktoren mit Förderung von sozialen Kontakten, die Arbeits- und Beschäftigungstherapie sowie weitere berufsrehabilitative Maßnahmen. Wichtig ist hierbei das Prinzip der individuell zu gestaltenden stufenweisen Förderung des Patienten unter Einbeziehung der unterschiedlichen Behandlungsbereiche.

Bewertung
Publizierte Cochrane-Reviews haben hinsichtlich der neuroleptischen Therapie die überlegene Wirksamkeit von Chlorpromazin und ► Haloperidol gegenüber ► Placebo eindeutig bestätigt. (Evidenzstufe 1a). Für die Anwendung von Elektrokrampfbehandlungen erbrachte ein Cochrane-Review eine begrenzte Evidenz (Evidenzstufe 1a).

Durch die Anwendung von Psychoedukation im Rahmen der ► Psychotherapie lassen sich Rückfall- und Rehospitalisierungsraten erwiesenermaßen senken (Evidenzstufe 1a); ebenso ist die Wirksamkeit von sozialen Fertigkeitstrainings und Einbezug der Familien in die Therapie erwiesen.

Sofortmaßnahmen

Neuroleptische Behandlung; am ehesten sind hochpotente Neuroleptika indiziert. Falls im Akutstadium eine Sedierung erforderlich ist, können niederpotente Neuroleptika oder auch vorübergehend Benzodiazepine eingesetzt werden.

In der Akutsituation sollte eine reizabgeschirmte Atmosphäre geschaffen werden. Unterstützende akzeptierende Gespräche können hilfreich sein; allerdings sollte auch das Bedürfnis des Patienten nach Rückzug in der Akutsituation akzeptiert werden.

Epidemiologie

Die Prävalenz von schizophrenen Erkrankungen liegt nach verschiedenen Untersuchungen in unterschiedlichen Ländern weltweit bei 1,4–3,9/1000 Einwohner.

Verlauf

Der Verlauf erfolgt in der Regel schubweise, wobei auch eine seltene phasische/periodische Katatonie bekannt ist (Leonhard). Verlaufsuntersuchungen haben gezeigt, dass die diagnostizierten Subtypen im Verlauf nicht immer stabil sind, was auf eine gewisse Heterogenität der schizophrenen Subtypen hinweist. Bei etwa 5 % der ersterkrankten Patienten dominiert ein katatones Syndrom. Das Auftreten der katatonen Verlaufsform der Schizophrenie ist seltener geworden; ob Behandlungsverfahren ursächlich sind, ist noch unklar.

Prognose

Die Prognose ist im Vergleich zu anderen Schizophrenieformen eher günstig einzuschätzen, chronifizierte Verläufe sind jedoch nicht selten.

Schizophrenie, paranoide

▶ Schizophrenie

Schizophrenie, paraphrene

▶ Schizophrenie

Schizophrenie, residuale

Dr. med. Ute Siebel-Jürges

ICD-10/DSM-IV-TR-Klassifikation

F20.5 Schizophrenes Residuum; 295.60 Schizophrenie, residualer Typus
Die ICD-Klassifikation setzt voraus, dass früher die allgemeinen Kriterien für die ▶ Schizophrenie vorlagen, derzeit jedoch nicht nachweisbar sind. Das aktuelle klinische Bild ist durch mehrere der folgenden ▶ Negativsymptome (psychomotorische Verlangsamung, ▶ Affektverflachung, Passivität, Sprachverarmung, geringe nonverbale Kommunikation, verminderte soziale Leistungsfähigkeit) gekennzeichnet.
In DSM-IV-TR wird ein Fehlen von ausgeprägten Wahnsymtomen, ▶ Halluzinationen oder Desorganisation beschrieben, wobei fortbestehend Hinweise für das Störungsbild in Form von Negativsymptomen oder ▶ Positivsymptomen in abgemilderter Form vorliegen müssen.

Synonyme

Residuum; Schizophrenes Residuum; Residualsyndrom

Englischer Begriff

Residual schizophrenia; Residual syndrome

Definition

Begriffsgeschichte

Die Beschreibung eines Residuums bei schizophrenen Patienten erfolgte insbesondere durch Huber, der zwischen dem uncharakteristischen ▶ Residualsyndrom mit reinem Defekt (Defizienzsyndrom) und dem charakteristischen Residualsyndrom mit

S

Weiterbestehen von Symptomen 1. Ranges und Symptomen 2. Ranges unterschied.

Volltext

Eine residuale Schizophrenie wird diagnostiziert, wenn mindestens eine schizophrene Episode in der Vorgeschichte bestand, die aktuelle Symptomatik aber typische ► Positivsymptome (z. B. ► Wahn, ► Halluzinationen oder desorganisiertes Verhalten) nicht oder nur in geringem Ausmaß aufweist. Stattdessen finden sich ► Negativsymptome wie affektive Verflachung, Spracharmut oder Willensschwäche. Möglicherweise bestehen auch abgeschwächte Positivsymptome wie exzentrisches Verhalten oder eine leicht desorganisierte Sprechweise. Die residuale Schizophrenie kann im Übergang von einer ausgeprägten Krankheitsepisode zur vollständige Remission oder aber auch über Jahre anhaltend, mit zum Teil erneuten Exazerbationen auftreten.

Therapie

pharmakologisch

Im Vordergrund der Behandlung schizophrener Patienten mit einem Residualsyndrom steht die neuroleptische Medikation, die in der Regel als Monotherapie durchgeführt wird. Da bei einem Residuum die Zielsymptomatik durch Negativsymptome gekennzeichnet ist, sind ► atypische Neuroleptika Mittel der ersten Wahl. Allerdings ist oft nur schwer einschätzbar, inwieweit atypische Neuroleptika die primäre krankheitsimmanente Negativsymptomatik beeinflussen bzw. ob ausschließlich ein günstiger Effekt hinsichtlich der sekundären Negativsymptomatik (z. B. extrapyramidale Symptome, Depressivität, Auswirkungen der Positivsymptomatik mit z. B. sozialem Rückzug) besteht. Die Dosierung der atypischen Neuroleptika sollte so gewählt werden, dass eine ausreichende antipsychotische Wirkung und möglichst wenig Nebenwirkungen auftreten. Bei der Auswahl der geeigneten neuroleptischen Substanz ist insbesondere die individuelle Disposition des Patienten zu Nebenwirkungen zu berücksichtigen. Bei ► Therapieresistenz sollte unter Abwägung der potentiellen Nebenwirkungen (u. a. Blutbildveränderungen, Gewichtszunahme) eine Behandlung mit ► Clozapin erwogen werden. Eine Kombination mehrerer ► Neuroleptika kann erforderlich sein, wenn neben der reinen Negativsymptomatik zusätzlich eine ausgeprägte Positivsymptomatik besteht. Hinsichtlich der Behandlung eines Residualsyndroms mit ► Antidepressiva gibt es klinische Hinweise für deren Wirksamkeit, insbesondere auch bei den ► SSRI; der beschriebene positive Effekt ließ sich aber in placebokontrollierten Studien häufig nicht nachweisen.

psychotherapeutisch

Psychotherapeutische Maßnahmen werden in der Regel als supportive psychotherapeutische Behandlungen (siehe ► Psychotherapie, supportive) durchgeführt. Hierbei müssen auf der einen Seite die Gefahr der Überstimulation, die zu Rezidiven führen kann, und auf der anderen Seite die Problematik der Unterstimulation mit Verbleib in der Negativsymptomatik berücksichtigt werden. Bevorzugt angewandt werden verhaltenstherapeutisch orientierte Ansätze (z. B. Integriertes Psychologisches Therapieprogramm, IPT), bei denen die Patienten soziale Fertigkeiten, ► Stressbewältigung und kognitive Fertigkeiten einüben. Ein weiterer wichtiger psychotherapeutischer Behandlungsansatz ist die Einbeziehung von Angehörigen in die Therapie, die inbesondere bei einem anhaltenden Residualsyndrom häufig sehr belastet sind.

Soziotherapeutische Maßnahmen stehen bei Patienten mit einem Residuum häufig im Vordergrund der Behandlung. Zur Soziotherapie gehören die Strukturierung des Tagesablaufs, die Gestaltung von Umgebungsfaktoren mit Förderung von sozialen Kontakten, die Arbeits- und Beschäftigungstherapie sowie weitere berufsrehabilitative Maßnahmen. Wichtig ist hierbei das Prinzip der individuell zu gestaltenden stufenweisen Förderung des Patienten unter Einbeziehung der unterschiedlichen Behandlungsbereiche.

Bewertung

Publizierte Cochrane-Reviews haben die überlegene Wirksamkeit von Chlorpromazin und ▶ Haloperidol gegenüber ▶ Placebo eindeutig bestätigt. Auch die atypischen Antipsychotika (Clozapin, ▶ Risperidon, ▶ Olanzapin, Amisulprid, ▶ Quetiapin) sind Placebo eindeutig überlegen (Evidenzstufe 1a). Allerdings ist die Studienlage bezüglich einer Negativsymptomatik unbefriedigend, aus der klinischen Praxis ist aber die Überlegenheit von atypischen Neuroleptika belegt.

Durch die Anwendung von ▶ Psychoedukation im Rahmen der ▶ Psychotherapie lassen sich Rückfall- und Rehospitalisierungsraten erwiesenermaßen senken (Evidenzstufe 1a); ebenso ist die Wirksamkeit von sozialen Fertigkeitstrainings und Einbezug der Familien in die Therapie erwiesen.

Sofortmaßnahmen

Neuroleptische Behandlung; am ehesten sind atypische Neuroleptika indiziert. Falls im Akutstadium eine Sedierung erforderlich ist, können niederpotente Neuroleptika oder auch vorübergehend Benzodiazepine eingesetzt werden.

In der Akutsituation sollte eine reizabgeschirmte Atmosphäre geschaffen werden. Unterstützende akzeptierende Gespräche können hilfreich sein; allerdings sollte auch das Bedürfnis des Patienten nach Rückzug in der Akutsituation akzeptiert werden

Epidemiologie

Die Prävalenz von schizophrenen Erkrankungen liegt nach verschiedenen Untersuchungen in unterschiedlichen Ländern weltweit bei 1,4–3,9/1000 Einwohner.

Verlauf

Der Verlauf einer residualen Schizophrenie kann einen Übergang zur Remission darstellen, häufig handelt es sich aber um eine anhaltende Störung. Durch rehabilitative Maßnahmen können wesentliche Verbesserungen des Funktionsniveaus erreicht werden. Verlaufsuntersuchungen haben gezeigt, dass es bei etwa 43 % der schizophren Erkrankten zu einem uncharakteristischen sowie bei 35 % zu einem charakteristischen Residualsyndrom kommt.

Prognose

Die eher ungünstige Prognose eines Residualsyndroms ist durch rehabilitative Maßnahmen zu verbessern.

Schizophrenie, systematische

▶ Schizophrenie

Schizophrenie, undifferenzierte

▶ Schizophrenie

Schizophrenie, unsystematische

▶ Schizophrenie

Schizophreniforme psychotische Störung, akute

▶ Schizophrenie

Schizotype Störung

Dr. med. Dipl. Psych. Rolf Dieter Trautmann

ICD-10/DSM-IV-TR-Klassifikation

Im Gegensatz zu DSM-IV-TR (301.22) zählt die schizotype Störung in ICD-10 (F21) nicht zu den ▶ Persönlichkeitsstörungen, sondern ist in das Kapitel F2 („Schizophrenie, schizotype und wahnhafte Störungen") eingeordnet.

Synonyme

Schizotypische Persönlichkeitsstörung; Persönlichkeitsstörung, schizotypische

Englischer Begriff

Schizotypal personality disorder

Definition

„Eine Störung mit exzentrischem Verhalten und Anomalien des Denkens und der Stimmung, die schizophren wirken, obwohl nie eindeutige und charakteristische schizophrene Symptome aufgetreten sind." (ICD-10)

Begriffsgeschichte

Bleuler sprach bereits 1911 von der „Gruppe der Schizophrenien" bzw. vom „schizophrenen Formenkreis", um deutlich zu machen, dass es sich bei der ▶ Schizophrenie nicht um eine einheitliche Erkrankung handelt sowohl was die Symptomatik als auch den Verlauf betrifft (im Gegensatz zur Auffassung von Kraepelin). In den USA wurde eine ähnliche Auffassung von Adolf Meyer vertreten. Nach Vorarbeiten von Langfeldt, Zilboorg und Schafer formulierten Hoch und Polatin das Konzept der pseudoneurotischen Schizophrenie. Nach heutiger Auffassung umfasst dieses sowohl Symptome und Merkmale der Borderline-Störung als auch der schizotypen Störung. Erst 1950 benutzte Rado erstmals den Begriff „schizotypisch". Kety et al. sprachen erstmals von einem „schizophrenen Spektrum", innerhalb

dessen es eine „Borderline-Schizophrenie" gebe; die Beschreibung der Symptome dieser Borderline-Schizophrenie ähnelt jedoch wesentlich mehr dem, was man heute unter schizotyper Störung versteht als unter Borderline-Störung. Die Zusammenfassung beider Störungen zeigt sich aber auch heute noch in einigen diagnostischen Verfahren zur Erfassung von Borderline-Störungen (speziell in dem DIB von Gunderson), in dem auch eine Reihe von Symptomen der schizotypen Störung erfasst werden. Erst durch die Arbeiten von Kernberg wurde die Borderline-Störung klar von der schizotypen Störung abgegrenzt.

Klinik

Zahlreiche epidemiologische und neurophysiologische Untersuchungen sprechen für einen engen Zusammenhang zwischen schizotyper Störung und Schizophrenie. Es scheinen ähnliche Basisstörungen vorzuliegen, insbesondere die Unfähigkeit, soziale Interaktionen emotional richtig wahrzunehmen und zu interpretieren und daraus resultierend ein ungeschicktes Sozialverhalten, was zur Konsequenz hat, dass diese Patienten meist nur wenige (freundschaftliche, partnerschaftliche) Beziehungen haben, worunter sie jedoch – im Gegensatz zur schizoiden Störung – leiden. Entsprechend findet man auf der Symptomebene bei diesen Patienten häufig eine ▶ depressive Störung. Aber auch Somatisierungsstörungen (siehe ▶ somatoforme Störung) sind nicht selten.

Therapie

Eine übliche Depressionstherapie zeigt höchstens kurzfristige Effekte bei dieser Störung. Theoretisch sollte die Therapie darauf abzielen, die grundlegenden Basissymptome zu beseitigen, d. h. insbesondere die Störungen in der sozialen Wahrnehmung und den sozialen Interaktionsfertigkeiten. Dies kann am ehesten erfolgen mittels Trainingsprogrammen, wie sie für chronisch schizophrene Patienten entwickelt wurden. Ein Problem ist jedoch auch bei diesen Patienten die mangelnde Fähigkeit, das in diesen Training Erlernte auf den Alltag zu transferieren. An erster Stelle steht daher nach Sicherung der Diagnose die Aufklärung des Patienten (und eventuell seiner Angehörigen) über die Störung und die Einschränkungen, die sie bewirkt. Das wesentliche Ziel der weiteren „Therapie" besteht dann darin, den Patienten und seine Angehörigen dazu zu motivieren, Lebensbedingungen zu schaffen, die auf diese Einschränkungen Rücksicht nehmen. Medikamentös kann man versuchen, die Störung zu beeinflussen mit niedrigen bis mittleren Dosen eines der neueren atypischen ▶ Neuroleptika.

Bewertung

Es liegen nicht allzu viele Studien zur (Pharmako-)Therapie der schizotypen Störung vor. Diese zeigen, dass eine Behandlung mit einem niedrig dosierten Neuroleptikum sinnvoll sein kann. Eine Bewertung nach EBM ist jedoch aufgrund der Studienlage derzeit noch nicht möglich.

Sofortmaßnahmen

Entscheidend ist, die richtige Diagnose zu stellen, was bei dieser Störung aufgrund der schillernden Symptomatik äußerst schwierig ist. Danach ist ein Therapieversuch mit niedrigen Dosen eines neueren Neuroleptikums einer Therapie mit ▶ Antidepressiva oder anderen Psychopharmaka vorzuziehen.

Patient (und Angehörige) sollten über die Diagnose sachlich aufgeklärt werden. Von der Akzeptanz der Diagnose hängt es ab, welche weiteren psychotherapeutischen Schritte eingeleitet werden können.

Epidemiologie

Laut DSM-IV-TR soll die Prävalenz dieser Störung in der Gesamtbevölkerung bei ca. 3 % liegen, wobei diese Angabe vorsichtig bewertet muss, da die Diagnose dieser Störung nicht einfach ist.

Verlauf

Die schizotype Störung muss als chronisch beurteilt werden, deren Verlauf im Wesentlichen davon abhängt, inwieweit es dem Betreffenden gelingt, eine Nische zu finden, in der ihn seine Störung möglichst wenig beeinträchtigt.

Prognose

Nur wenige scheinen mit schizophrenen Symptomen zu dekompensieren.

Schizotypische Persönlichkeitsstörung

▶ Schizotype Störung

Schlafableitung

▶ Polysomnographie

Schlafapnoe

Prof. Dr. med. Dipl. Psych. Michael H. Wiegand

ICD-10/DSM-IV-TR-Klassifikation

ICD-10: G 47.3 (Schlafapnoe); DSM-IV-TR: 780.59 (Atmungsgebundene Schlafstörung)

Synonyme

Schlafapnoesyndrom; Atmungsgebundene Schlafstörung; Schlafbezogene Atmungsstörung

Englischer Begriff

Sleep apnea; Sleep apnea syndrome; Breathing-related sleep disorder; Sleep-related breathing disorder

Definition

Unter „Schlafapnoe" oder „Schlafapnoe-syndrom" versteht man eine pathologische Häufung von Atemstillständen im Schlaf. Der präzisere und etwas umfassendere Begriff für dieses Störungsbild ist „schlafbezogene Atmungsstörung". Entsprechend der Internationalen Klassifikation der Schlaf-störungen (ICSD) werden dabei zwei Formen unterschieden:

das obstruktive Schlafapnoesyndrom mit obstruktiven und/oder gemischten Apnoe- oder Hypopnoephasen (780.53-0) und das zentrale Schlafapnoesyndrom ohne Ob-struktion der oberen Luftwege (780.51-0). Eine dritte Form der schlafbezogenen At-mungsstörung ist das alveoläre Hypoven-tilationssyndrom (780.51-1); bei diesem geht die ventilatorische Beeinträchtigung nicht mit Apnoe- oder Hypopnoephasen einher.

Eine **Apnoephase** liegt definitionsgemäß vor, wenn eine länger als zehn Sekunden andauernde vollständige Unterbrechung des Atemflusses an Mund und Nase be-steht. Eine Hypopnoephase liegt vor, wenn der Atemfluss um mehr als 50 % des Aus-gangswerts reduziert ist und ein Abfall der Sauerstoffsättigung des arteriellen Bluts um mehr als 4% gegenüber dem Ausgangs-wert gemessen werden kann. Als sicher pathologisch gilt das Auftreten von durch-schnittlich mehr als zehn Apnoe- und/oder Hypopnoephasen pro Stunde Schlaf.

Therapie

Verhaltensmodifikation: Unabhängig vom Ausprägungsgrad der Störung sollte der Patient zu Veränderungen in Verhalten und Lebensstil angehalten werden. Basale „schlafhygienische" Regeln sollten kon-sequent eingehalten werden. Dazu gehört insbesondere eine weitgehende oder sogar absolute Alkoholkarenz, vor allem in den Nachmittags- und Abendstunden; es soll-ten auch keine atemdepressorisch wirksa-men Medikamente eingenommen werden, beispielsweise Benzodiazepin-► Hypno-

tika. Eine konsequente Gewichtsreduktion bei adipösen Patienten bewirkt nicht selten schon vor Erreichen des Normalgewichts eine deutliche Besserung. Diesen durch kli-nische Erfahrung gewonnenen Empfehlun-gen fehlt jedoch bislang die Unterstützung durch randomisierte, kontrollierte Studien.

Ventilationstherapie: Die kontinuierliche nasale Ventilationstherapie mittels flow-gesteuerten n-CPAP- oder n-BIPAP-Ge-räten bzw. mittels druckbegrenzten oder volumenkontrollierten Beatmungsgeräten ist das derzeit wirksamste Therapieverfah-ren. Die Ventilationstherapie verhindert den Kollaps der oberen Atemwege während des Schlafs. Der notwendige Druck muss im Schlaflabor unter kontinuierlicher Überwa-chung des Schlafs sowie der Kreislauf- und Atmungsfunktion ermittelt werden. Der er-forderliche Überdruck für die nächtliche Ventilationstherapie wird im Idealfall so eingestellt, dass sämtliche Zeichen der Ob-struktion der oberen Atemwege, d. h. also auch das nächtliche Schnarchen, vollstän-dig verschwinden. Ebenso sollte unter der Ventilationstherapie die Anzahl der nächt-lichen Aufweckreaktionen signifikant re-duziert sein, da nur so ein positiver Effekt auf die Beseitigung der Tagesmüdigkeit zu erwarten ist. Diese Behandlung erfordert eine gute Compliance seitens des Patien-ten. In einigen gut kontrollierten Studien konnte die Wirkung der CPAP-Behandlung auf subjektive und objektive Tagesmüdig-keit bei obstruktiver Schlafapnoe eindeutig nachgewiesen werden. Bislang liegt jedoch noch keine ausreichende Evidenz für die therapeutische Wirksamkeit auf erhöhten Blutdruck oder andere, mit Schlafapnoe in Verbindung gebrachte körperliche Erkran-kungen vor. Bei den eher seltenen Fällen der schlafbezogenen Atmungsstörungen ohne Obstruktion der oberen Atemwege ist oftmals eine rein flow-gesteuerte Ven-tilationstherapie nicht erfolgreich. In die-sen Fällen sollte eine volumenkontrollierte bzw. druckbegrenzte Ventilationstherapie eingeleitet werden.

Medikamentöse Behandlung: Für die Wirksamkeit einer medikamentösen Therapie mit Theophyllin gibt es (bei insgesamt unbefriedigender Datenlage) bislang keine Evidenz (gemäß Cochrane-Review). Neuerdings gibt es einzelne Berichte über die positive Wirksamkeit von ▶ Mirtazapin. Bei Patienten, die auch unter n-CPAP-Behandlung keine ausreichende Reduktion der Tagesmüdigkeit erfahren, kann eine Zusatzmedikation mit Modafinil eine weitere Besserung erbringen.

Operative Therapie: Zu den (eher selten indizierten) operativen Therapieverfahren gehören die Tracheostomie, die Uvulo-palatopharyngoplastik sowie die maxillo-mandibulären Umstellungsosteotomien. Ein entsprechender Cochrane-Review fand jedoch bislang keine überzeugende empirische Evidenz für die Wirksamkeit solcher Maßnahmen.

Sofortmaßnahmen

Als Sofortmaßnahme sollten die oben erwähnten Empfehlungen zur Modifikation von Verhalten und Lebensstil gegeben werden.

Epidemiologie und Verlauf

Die Prävalenz der obstruktiven Schlafapnoe wird auf 2–3 % geschätzt; Männer erkranken achtmal häufiger als Frauen, das bevorzugte Erkrankungsalter liegt zwischen 40 und 60 Jahren. Die zentrale Schlafapnoe ist deutlich seltener.

Wesentliche diagnostische Hinweise geben fremdanamnestische Angaben über lautes Schnarchen und Atempausen. Der Betroffene selber berichtet häufig über Tagesmüdigkeit bis hin zu Einschlafattacken. Betroffene Männer klagen in bis zu 40 % über Libidoverlust und Impotenz. Ein Drittel der Betroffenen klagt über morgendliche Kopfschmerzen und unerholsamen Schlaf. Ein unbehandeltes Schlafapnoesyndrom kann gravierende Folgeerkrankungen vor allem kardiovaskulärer Art nach sich ziehen; die

Mortalität dieser Patienten ist deutlich erhöht.

Schlafapnoesyndrom

▶ Schlafapnoe

Schlafbezogene Atmungsstörung

▶ Schlafapnoe

Schlaf-EEG-Ableitung

▶ Polysomnographie

Schlafentzugsbehandlung

▶ Schlafentzugstherapie

Schlafentzugstherapie

Prof. Dr. med. Michael Zaudig

Synonyme

Schlafentzugsbehandlung; Totaler Schlafentzug; Partieller Schlafentzug

Definition

Viele Untersuchungen konnten zeigen, dass der therapeutische Schlafentzug bei Patienten mit einem depressiven Syndrom unterschiedlicher Genese einen akuten antidepressiven Effekt bewirken kann. Im Gegensatz dazu fühlen sich gesunde Menschen nach einer durchwachten Nacht eher dysphorisch.

Totaler Schlafentzug: Die Behandlung beginnt am Morgen vor der zu durchwachenden Nacht und reicht bis zum Abend nach der durchwachten Nacht, am besten

S

bis zu einem für den Patienten gewohnten Zeitpunkt des Zubettgehens. Dabei ist es wichtig, dass der Patient über diesen gesamten Zeitraum (meist 40 Stunden) nicht schläft.

Partieller Schlafentzug: Etwas weniger belastend für den Patienten und therapeutisch gleich effektiv ist der partielle Schlafentzug der zweiten Nachthälfte, bei dem der Patient angehalten wird, ab 1 Uhr bzw. 2 Uhr morgens bis zum Abend dieses Tages wach zu bleiben.

Phase-advance-Therapie: Vorverschiebung des ▶ Schlaf-Wach-Rhythmus um etwa sechs Stunden, d. h. fortgesetzter partieller Schlafentzug der zweiten Nachthälfte über die Dauer von z. B. 14 Tagen. Dieses Verfahren ist höchst aufwändig und nur in Forschungseinrichtungen durchführbar.

Vorschläge zum praktischen Vorgehen bei Schlafentzugsbehandlung (nach Kasper 1993):

- Der Schlafentzug sollte nicht allein durchgeführt werden.
- Dem Patienten sollten keine zu großen Erwartungen gemacht werden; der Schlafentzug ist immer als Zusatzmaßnahme zur antidepressiven Behandlung darzustellen.
- Der Patient kann allen ihm möglichen und sinnvollen Tätigkeiten nachgehen, auch körperliche Betätigung oder Spaziergang.
- Der Patient darf auf keinen Fall bis zur nächsten Nacht schlafen.
- Den Tag vor und nach Schlafentzug soll der Patient in üblicher Weise verbringen.
- Der Schlafentzug kann bei noch nicht ausreichend behandelter depressiver Symptomatik ein- bis zweimal pro Woche wiederholt werden.
- Mit dem Patienten muss vorab besprochen werden, dass die **Erwartung** einer kompletten Remission der ▶ Depression eher unwahrscheinlich ist, aber am Tag des Schlafentzugs die Möglichkeit einer deutlichen Verbesserung besteht, die eventuell auch anhält. Die kurzfristig

sich einstellende Erfahrung der Besserung kann psychotherapeutisch gut nutzbar sein.
- Der Patient kann seine Medikamente wie gewohnt weiternehmen. Ein sedierendes Psychopharmaka am Abend des Schlafentzugs sollte jedoch weggelassen werden.

Kontraindikation
Bei einer erhöhten Krampfbereitschaft, z. B. nach Suchtmittelentzug oder bei einer Epilepsie, sollte auf Schlafentzugstherapie verzichtet werden.

Indikation
Depressive Syndrome unterschiedlicher Genese sprechen auf den Schlafentzug an. Das Indikationsspektrum schließt daher sowohl uni- als auch bipolare Depressionen in der akuten Phase der Erkrankung und auch in einem chronifizierten oder therapieresistenten Verlaufsstadium mit ein.

Ein positiver Behandlungseffekt ist am ehesten zu erwarten bei Vorliegen von depressiven Vitalstörungen sowie bei typischen Tagesschwankungen mit einer Befindlichkeitsverschlechterung am Morgen und einer Besserung am Abend.

Schlaflosigkeit

▶ Insomnie, nicht-organische

Schlafpolygraphie

▶ Polysomnographie

Schläfrigkeit

▶ Hypersomnie

Schlafstörungen

Prof. Dr. med. Dipl. Psych. Michael H. Wiegand

ICD-10/DSM-IV-TR-Klassifikation
ICD-10: Gruppe F51 „Nicht-organische Schlafstörungen" und Gruppe G47 „Schlafstörungen" DSM-IV-TR: Gruppe „Schlafstörungen"

Englischer Begriff
Sleep disorders

Definition
Der Begriff „Schlafstörungen" ist eine Sammelbezeichnung für eine große und heterogene, nur teilweise dem Bereich der psychischen Störungen zuzuordnende Gruppe von Krankheitsbildern. Die Klassifizierung durch ICD-10 ist gekennzeichnet durch die teilweise wenig plausible Zuordnung entweder zur Gruppe F51 („Nicht-organische Schlafstörungen") oder zur Gruppe G47 („Schlafstörungen" im Rahmen des Kapitels „Krankheiten des Nervensystems"). Klinisch brauchbarer ist die Klassifikation nach DSM-IV-TR, die auch der vorliegenden Darstellung zugrunde liegt. Eine wesentlich differenziertere Klassifikation bietet die ICSD (International Classification of Sleep Disorders), die jedoch in ihrer Detailliertheit in erster Linie für Schlafmedizinische Zentren von Nutzen ist. DSM-IV-TR unterscheidet zunächst zwischen primären Schlafstörungen und sekundären Schlafstörungen; letzteren liegen entweder eine andere psychische Störung (z. B. eine ► Depression), ein medizinischer Krankheitsfaktor oder der Gebrauch einer Droge oder eines Medikaments zugrunde (siehe Tabelle 1).

Schlafstörungen. Tab. 1 Klassifikation der Schlafstörungen nach DSM-IV-TR.

Primäre Schlafstörungen	Dyssomnien:
	Primäre ► Insomnie (307.42)
	Primäre ► Hypersomnie (307.44)
	► Narkolepsie (347)
	Atmungsgebundene Schlafstörung (780.59)
	Schlafstörung mit Störung des zirkadianen Rhythmus (307.45)
	Nicht näher bezeichnete Dyssomnie (307.47)
	Parasomnien:
	Schlafstörung mit Albträumen (307.42)
	Pavor nocturnus (307.46)
	Schlafstörung mit Schlafwandeln (307.46)
	Nicht näher bezeichnete Parasomnien (307.47)
Schlafstörung in Zusammenhang mit einer anderen psychischen Störung	► Insomnie in Zusammenhang mit einer anderen psychischen Störung (307.42)
	Hypersomnie in Zusammenhang mit einer anderen psychischen Störung (307.44)
Andere Schlafstörungen	Schlafstörung aufgrund eines medizinischen Krankheitsfaktors (780.xx)
	Substanzinduzierte Schlafstörung

S

Die folgende Darstellung beschränkt sich auf die primären Schlafstörungen; diese können sich in Form einer Dyssomnie manifestieren, d. h. einer Beeinträchtigung von Dauer, Qualität und zeitlicher Abfolge des Schlafs, oder in Form einer Parasomnie, d. h. durch abnormes Verhalten oder physiologische Ereignisse, die in Zusammenhang mit Schlaf, bestimmten Schlafstadien oder dem Übergang vom Schlaf zum Wachsein auftreten.

Dyssomnien
Primäre Insomnie
Hauptsymptom der primären Insomnie ist die Beschwerde über Ein- und/oder Durchschlafstörungen oder über nichterholsamen Schlaf seit mindestens einem Monat, die in bedeutsamer Weise zu Leiden oder Beeinträchtigungen führen und nicht durch eine Grunderkrankung oder die Wirkung von Medikamenten oder Drogen erklärbar sind. Die primäre Insomnie entwickelt sich oft im Anschluss an eine akute oder chronische Belastung; zu ihrer Chronifizierung tragen unter anderem dysfunktionale Verhaltensweisen und Kognitionen bei. Nicht selten findet sich ein „Circulus vitiosus" von Erwartungsangst und schlechtem Schlaf.

Primäre Hypersomnie
Hauptmerkmal ist eine übermäßige Schläfrigkeit seit mindestens einem Monat, die sich entweder durch verlängerte Schlafepisoden oder durch fast täglich auftretende Episoden von Tagschlaf manifestiert, mit Leiden oder klinisch bedeutsamer Beeinträchtigung in wichtigen Funktionsbereichen als Folge. Auch hier sind Grunderkrankungen und Substanzwirkungen auszuschließen.

Narkolepsie
Die Narkolepsie ist eine durch übermäßige Schläfrigkeit, imperativen Schlafdrang sowie affekt-induzierten Tonusverlust (▸ Kataplexie) gekennzeichnete Erkrankung; weitere Symptome (▸ hypnagoge Halluzinationen, Schlaflähmung, gestörte Schlaf-

kontinuität) können hinzukommen. Charakteristisch und für die Diagnosestellung bedeutsam sind Veränderungen des REM-Schlafs. Neuere Untersuchungen haben gezeigt, dass eine Dysfunktion des Orexin-Hypokretin-Systems eine entscheidende Rolle in der Pathogenese spielt.

Atmungsgebundene Schlafstörung
Hauptmerkmal sind Unregelmäßigkeiten der Atmung im Schlaf, die klinisch entweder zu Hypersomnie (meistens) oder Insomnie (eher selten) führen. Zu unterscheiden sind das obstruktive ▸ Schlafapnoesyndrom mit obstruktiven und/oder gemischten Apnoe- und Hypopnoephasen und das zentrale Schlafapnoesyndrom ohne Obstruktion der oberen Luftwege sowie das alveoläre Hypoventilationssyndrom.

Schlafstörung mit Störung des zirkadianen Rhythmus
Bei diesen Störungen besteht eine Abweichung der zeitlichen Verteilung des Schlafs über den Tag. Der Typus mit verzögerter Schlafphase resultiert aus einem endogenen Schlaf-Wach-Zyklus, der bezüglich der Anforderungen der Gesellschaft verzögert ist („Nachteulen"). Beim Jetlag-Typus ergibt sich das Störungsbild vorübergehend durch Zeitzonenverschiebung. Als Schichtarbeit-Typus bezeichnet man das vielgestaltige Erscheinungsbild von Schlafstörungen, die aus Wechselschichtarbeit resultieren. Unter der Restkategorie des unspezifischen Typus fasst DSM-IV-TR andere Muster, wie z. B. das „vorverlagerte Schlafphasensyndrom" zusammen.

Parasomnien
Schlafstörung mit Albträumen
Diese Parasomnie besteht im gehäuften Auftreten von furchterregenden Träumen, in der Regel im REM-Schlaf, die zum Erwachen führen.

Pavor nocturnus
Der Pavor nocturnus, eine ganz überwiegend bei Kindern auftretende Störung, manifestiert sich in einem plötzlichen Erwachen aus Tiefschlaf mit einem lauten Schrei, begleitet von vegetativen Zeichen und Ver-

haltensmustern, die intensive Furcht anzeigen. Beim Aufwachen besteht, im Gegensatz zum Albtraum, in der Regel keine Traumerinnerung.

Schlafwandeln
Der Schlafwandler zeigt komplexe Verhaltensmuster, die aus dem Tiefschlaf heraus beginnen; nach dem Aufwachen besteht vollständige ▶ Amnesie.

Therapie

Primäre Insomnie
Bei der Behandlung ist angesichts der Bedeutung psychologischer Faktoren für die Chronifizierung und Aufrechterhaltung nicht-medikamentöser Verfahren der Vorzug zu geben. Dazu gehören psychoedukative Verfahren (z. B. Beratung über Schlafhygiene), ▶ Entspannungsverfahren sowie schlafspezifische verhaltenstherapeutische Verfahren, beispielsweise Stimuluskontrolle, Schlafrestriktion oder kognitive Verfahren (paradoxe Intention, Gedankenstopp). Zur kognitiv-verhaltenstherapeutischen Insomniebehandlung liegen drei Metaanalysen (EBM 1a) vor, die eine deutliche Überlegenheit gegenüber Placebointerventionen und einen langfristigen Effekt belegen.
Die medikamentöse Behandlung der primären Insomnie sollte in der Regel zeitlich begrenzt sein und immer im Rahmen eines auch nicht-pharmakologische Methoden umfassenden Gesamtbehandlungsplans stehen. Die in dieser Indikation klassischen **Benzodiazepine** (wirksam entsprechend Evidenzstufe Ia EBM) werden zunehmend abgelöst durch neuere Benzodiazepin-Rezeptoragonisten (Zopiclon, Zolpidem, Zaleplon), die ein günstigeres Nutzen-Risiko-Profil haben (für Zolpidem Gleichwirksamkeit mit Benzodiazepinen nachgewiesen, EBM Ia). Als pharmakologische Alternativen kommen sedierende ▶ Antidepressiva (▶ Mirtazapin in niedriger Dosis, ▶ Trimipramin, ▶ Doxepin) infrage.

Primäre Hypersomnie
Zu diesem (eher seltenen) Störungsbild gibt es bislang keine randomisierten, kontrollierten Therapiestudien. Im Vordergrund sollten psychoedukative und verhaltensmedizinische Maßnahmen stehen wie die Etablierung eines regelmäßigen Tagesablaufs mit konstanten Schlaf- und Wachzeiten sowie die Vermeidung sedierender Substanzen. Ein Therapieversuch mit vigilanzsteigernden Medikamenten wie bei der Narkolepsie kann unternommen werden.

Narkolepsie
Stehen Kataplexien, Schlaflähmung und hypnagoge Halluzinationen im Vordergrund der Symptomatik, sind vor allem REM-Schlaf-unterdrückende Medikamente indiziert (z. B. Clomipramin, ▶ Imipramin, Tranylcypromin, Moclobemid, Selegilin). Bei ausgeprägter Tagesmüdigkeit und/oder Einschlafattacken kommen ▶ Stimulantien infrage. Von den klassischen Substanzen sind in Deutschland nur noch Pemolin und Methylphenidat auf dem Markt. Modafinil, eine neuere Substanz, unterscheidet sich bezüglich des Wirkmechanismus von den klassischen Substanzen und scheint günstiger hinsichtlich Verträglichkeit und Toleranzentwicklung. Für alle erwähnten Substanzen besteht entsprechend einen narrativen Review ausreichende Evidenz aus kontrollierten Studien, um ihren Einsatz bei der Narkolepsie zu rechtfertigen. Neben der medikamentösen Behandlung sind verhaltensmedizinische Methoden essentiell: Tagesplanung mit Einlegen gezielter Tagschlafepisoden, Gewichtsreduktion, Alkoholkarenz etc.

Atmungsgebundene Schlafstörung
Die kontinuierliche nasale Ventilationstherapie mittels flowgesteuerten n-CPAP oder n-BIPAP-Geräten ist das derzeit wirksamste Therapieverfahren (ausreichende Evidenz gemäß Cochrane-Review). Der notwendige Druck sollte im Schlaflabor unter kontinuierlicher Überwachung des Schlafs sowie der Kreislauf- und Atmungs-

S

funktion ermittelt werden. Die Behandlung erfordert eine gute Compliance seitens des Patienten. Daneben sollte der Patient auch zur Einhaltung basaler schlafhygienischer Regeln (z. B. abendliche Alkoholkarenz) angehalten werden. Für die Wirksamkeit einer zusätzlichen Theophyllingabe gibt es bislang keine Evidenz. Über ▶ Mirtazapin und Modafinil liegen vereinzelte Berichte vor.

Schlafstörung mit Störung des zirkadianen Rhythmus

Verzögerter Schlafphasen-Typus: Im Vordergrund sollten verhaltensmedizinische Interventionen, falls möglich, Anpassung der Lebens- und Arbeitsgewohnheiten an den abweichenden endogenen ▶ Schlaf-Wach-Rhythmus stehen. Wenn dies nur unzureichend möglich ist, können eine morgendliche ▶ Lichttherapie (nur für diese liegt bislang eine ausreichende Evidenz gemäß EBM vor) und/oder abendliche ▶ Melatoningabe hilfreich sein. Vorübergehend verabreichtes Melatonin kann auch die Jetlag-Phase abkürzen (EBM 1a). Die aus Schichtarbeit resultierenden Störungsbilder sind derart vielgestaltig, dass eine individuelle Behandlungsplanung unerlässlich ist. In aller Regel wird, insbesondere bei älteren Arbeitnehmern, langfristig nur die Beendigung der Wechselschichtarbeit helfen.

Schlafstörung mit Albträumen

Für die Behandlung von Patienten mit häufigen Albträumen sind psychotherapeutische Verfahren sinnvoll; es gibt einige spezifische Methoden zur Beeinflussung posttraumatischer, wiederkehrender Albträume. Unterstützend können Medikamente eingesetzt werden; als wirksam haben sich REM-Schlaf-supprimierende Antidepressiva und Clonazepam erwiesen.

Pavor nocturnus

Dieses fast ausschließlich bei Kindern vorübergehend auftretende Krankheitsbild bedarf in der Regel wegen der hohen Spontanremissionsquote keiner Behandlung; wichtig ist es, die in der Regel beunruhigten Eltern über die harmlose Natur der Störung aufzuklären. In sehr ausgeprägten Fällen können Medikamente (z. B. ▶ trizyklische Antidepressiva) helfen.

Somnambulismus

Auch diese Störung tritt meist im Kindesalter auf und bedarf in der Regel keiner spezifischen Behandlung; es sollten allerdings vorbeugende Maßnahmen gegen Verletzungsgefahren getroffen werden. Schlafwandeln bei Erwachsenen ist häufig mit weiteren psychopathologischen Auffälligkeiten verbunden und kann Indikation für eine psychotherapeutische Behandlung darstellen; in der Hypnotherapie wurden spezifische Verfahren entwickelt. Hinsichtlich der medikamentösen Behandlung gibt es vielfältige Empfehlungen in der Literatur; am besten belegt ist die Wirkung von Clonazepam.

Sofortmaßnahmen

In Anbetracht der verschiedenartigen und heterogenen Krankheitsbilder, die in diesem Abschnitt erwähnt wurden, können keine allgemeinen Ratschläge für Sofortmaßnahmen gegeben werden. In allen Fällen von akuter, mit starkem Leidensdruck einhergehender Insomnie sind Benzodiazepin-Rezeptoragonisten fraglos die wirksamste und unter Nutzen-Risiko-Aspekt günstigste Therapieoption. In jedem Fall sollte jedoch eine weiter gehende Diagnostik angeschlossen werden, vor allem auch zur Identifikation etwaiger psychiatrischer Grunderkrankungen (z. B. ▶ Depression), zu deren Behandlung ▶ Hypnotika allein nicht ausreichen.

Schlaf-Wach-Rhythmus

Prof. Dr. med. Dipl. Psych. Michael H. Wiegand

Synonyme

Schlaf-Wach-Zyklus; Zirkadianer Schlafrhythmus; Circadianer Schlafrhythmus

Definition

Unter „Schlaf-Wach-Rhythmus" versteht man die rhythmische Abfolge von Schlafen und Wachen. Die Länge eines einzelnen Schlaf-Wach-Zyklus beträgt in der Regel etwa 24 Stunden; dementsprechend wird dieser Rhythmus wie viele andere physiologische Rhythmen den „circadianen" Rhythmen zugerechnet.

Störungsaspekt

Eine Gruppe von ▶ Schlafstörungen ist gekennzeichnet durch eine abweichende Verteilung von Schlafen und Wachen über den Tag; diese werden nach DSM-IV-TR als „Schlafstörungen mit Störung des Schlaf-Wach-Rhythmus" zusammengefasst. Der Typus mit verzögerter Schlafphase resultiert aus einem endogenen Schlaf-Wach-Zyklus, der bezüglich der Anforderungen der Gesellschaft verzögert ist („Nachteulen"). Beim Jetlag-Typus ergibt sich das Störungsbild vorübergehend durch Zeitzonenverschiebung. Als Schichtarbeit-Typus bezeichnet man das vielgestaltige Erscheinungsbild von Schlafstörungen, die aus Wechselschichtarbeit resultieren. Unter der Restkategorie des unspezifischen Typus fasst DSM-IV-TR andere Muster, wie z. B. das „vorverlagerte Schlafphasensyndrom" zusammen. Therapeutisch können bei diesen Störungsbildern, neben verhaltensmedizinischen Maßnahmen, ▶ Melatonin und ▶ Lichttherapie eingesetzt werden.

Volltext

Der Schlaf-Wach-Rhythmus wird beim Menschen durch **endogene Faktoren** erzeugt und durch **Umweltfaktoren** moduliert. Aus Humanexperimenten unter zeitgeberfreien Bedingungen ist bekannt, dass der **„endogene"** Schlaf-Wach-Rhythmus bei den meisten Menschen mit Körpertemperatur und Kortisolrhythmus synchronisiert ist, mit einer Periodenlänge von etwa 25 Stunden. Zu den wichtigsten Zirkadianoszillatoren gehören die Nuclei suprachiasmatici; von diesen Kernen führen u. a.

Bahnen zur Zirbeldrüse, die die Bildung und Ausschüttung des Melatonins steuert. Der so vorgegebene „endogene" Schlaf-Wach-Rhythmus kann durch „exogene" Faktoren weitgehend moduliert werden; zu diesen gehört vor allem der (natürliche oder künstlich erzeugte) Wechsel von Licht und Dunkelheit, aber auch vielfache soziale Einflussfaktoren.

Der Schlaf-Wach-Rhythmus des Erwachsenen verläuft meist monophasisch; in Abhängigkeit vom soziokulturellen Umfeld kann auch ein biphasisches Muster (mit regelmäßigem Mittagsschlaf) vorherrschen. Für den Säugling ist ein polyphasisches Muster typisch. Auch beim älteren Menschen können, vor allem bei Fehlen sozialer Anreize, wieder regelmäßig mehrere Tagschlafepisoden auftreten.

Schlaf-Wach-Zyklus

▶ Schlaf-Wach-Rhythmus

Schlüsselreiz

▶ Auslöser

Schmerzstörung

Dr. med. Wolfgang Gudden

ICD-10/DSM-IV-TR-Klassifikation

In ICD-10 unter F45.4 als „anhaltende somatoforme Schmerzstörung" klassifiziert. In DSM-IV-TR aufgespalten in:
- 307.80: Schmerzstörung in Verbindung mit psychischen Faktoren, die als wichtigste Rolle für Beginn, Schweregrad, Exazerbation oder Aufrechterhaltung von Schmerzen gefordert werden. Medizinische Krankheitsfaktoren spielen keine oder eine zu vernachlässigende

S

Rolle für Auslösung oder Aufrechterhaltung der Schmerzen.

- 307.89: Schmerzstörung in Verbindung mit sowohl psychischen Faktoren wie einem medizinischen Krankheitsfaktor, wenn sowohl psychische Faktoren als auch ein medizinischer Krankheitsfaktor eine wichtige Rolle für Beginn, Schweregrad, Exazerbation oder Aufrechterhaltung der Schmerzen bedeuten. Die anatomische Region entweder der Schmerzen oder des medizinischen Krankheitsfaktors wird auf der Achse III codiert.

Bedeutsam ist die Notwendigkeit in ICD-10, analog zur singulären Codierung 307.89 in DSM-IV-TR, bei einer Schmerzstörung im Kontext eines medizinischen Krankheitsfaktors diese Erkrankung (z. B. ► Migränekopfschmerz G 43 oder ► Fibromyalgie M 79.0) in Verbindung mit „psychischen Faktoren oder Verhaltensweisen bei andernorts klassifizierten Krankheiten" F54 zu benennen.

Synonyme
Anhaltende somatoforme Schmerzstörung; Chronische Schmerzstörung; Psychalgie

Englischer Begriff
Chronic pain; Somatization disorder

Definition
Über Monate hinweg schwere und anhaltende Schmerzen, subjektiv quälend, wobei durch meistens zahlreiche somatische diagnostische Maßnahmen keine ausreichend erklärenden Befunde erhoben werden konnten. Die Schmerzsymptomatik muss über sechs Monate bestehen, und Belastungsfaktoren auf emotionaler und psychosozialer Ebene werden postuliert. Diese sollen ursächlich mit der Entstehung der anhaltenden Schmerzstörung in Zusammenhang stehen und nicht im Laufe der Störung auftreten, was im Einzelfall zu differenzieren, insbesondere bei längeren Verläufen,

außerordentlich schwierig sein kann. Die Betroffenen nehmen im zeitlichen Kontext der Schmerzstörung zunehmend und vielfach Hilfe im persönlichen Umfeld und in Einrichtungen des Gesundheitssystems in Anspruch, ohne (regelhaft) subjektiv ausreichend Linderung zu erfahren.

Durch diese Beschreibung wird deutlich, dass die Diagnose einer **„anhaltenden somatoformen Schmerzstörung"** neben einer Symptomerfassung das subjektive Erklärungsmodell des betroffenen Patienten, die Entstehung, das Anbieten und die Verhaltenskonsequenzen „seiner Schmerzen", darstellt.

Eine außerordentliche Schwierigkeit besteht darin, dass in den beiden von dieser Patientengruppe am meisten aufgesuchten Fachdisziplinen (Orthopädie und Rheumatologie/Innere Medizin) klassifikatorisch der Begriff einer „funktionellen Störung" fest etabliert besteht. Am Beispiel der Fibromyalgie (ICD-10: M79.0) wird dies besonders deutlich. Im Hinblick auf eine sinnvollerweise möglichst früh erfolgende Umattribuierungsmöglichkeit dieser Patientengruppe mit einem bisher wenig förderlichen „Health-belief-Modell" erscheint eine Diagnose, die sich an einem einzelnen Symptom (Schmerz) orientiert, wenig zielführend.

Das exakte Wissen um die zeitliche Entwicklung der Schmerzstörung und der zu Beginn bestehenden Lebensumstände ist Voraussetzung für die Beurteilung eines ursächlichen Zusammenhangs (z. B. Gutachten!). Hierfür ist eine umfangreiche und detailgenaue Rekonstruktion von Lebens- und Lerngeschichte des betroffenen Patienten unabdingbar.

Die Bedeutung von Beziehungsaufbau, Vertrauen des Betroffenen in die Person des Explorierenden und Bereitschaft, vielleicht zum „x-ten Mal" die subjektive Leidensgeschichte zu berichten, können nicht hoch genug eingeschätzt werden. Lebensgeschichtliche Erfahrungen in außerordentlich belastendem Ausmaß bis hin zu (früh-)kindlich und jugendlich erlebter körperlicher Gewalt und ▶ sexuellem Missbrauch spielen bei diesem Störungsbild eine große Rolle. Gerade in der Erfahrung zahlreicher Voruntersucher und bei (zu vermutenden und auf Nachfrage sehr oft bestätigten) vielfachen diagnostischen und therapeutischen Terminen und Maßnahmen war der Fokus der (voruntersuchenden) ärztlichen Aufmerksamkeit sicherlich nicht unbedingt auf Aspekte adäquater Konflikt- und Problemlösungsstrategien bei zugrunde liegenden und von den Betroffenen spontan berichteten Persönlichkeitsmerkmalen gerichtet gewesen. Erschwert wird ein (sinnvoller) psychosomatischer Zugang nicht selten auch dadurch, dass diese Patienten durch das diagnostische „labelling" einer, nach vielleicht zahlreichen und invasiven, erschöpfenden Maßnahmen, erfolgten Zuordnung einer „anhaltenden somatoformen Schmerzstörung" einen subjektiv nur sehr schwer nachzuvollziehenden Paradigmenwechsel erfahren und sich nun plötzlich in die „Psycho-Ecke" gedrängt sehen („Wir haben jetzt alles probiert und Sie sehen ja, dass nichts hilft, also ist es psychisch!"); kann doch aus der Sichtweise des chronisch Schmerzkranken sehr häufig „nur" eine organisch nachgewiesene Krankheit eine „legitime" („Jetzt ist es bewiesen!") sein (Henningsen u. Priebe 1999).

Zusätzlich komplizierend können regelhafte Medikamenteneinnahme bis hin zu schädlichem Gebrauch und Abhängigkeit entstehen. Schon der Schutz dieser Patientengruppe vor diesen Entwicklungen und beispielsweise (weiteren) invasiven oder operativen Eingriffen könnte ein wichtiges Behandlungsziel darstellen.

Im Zusammenwirken der physiologischen Schmerzperzeption einerseits und der emotionalen Wahrnehmung und Bewertung andererseits wird ein Paradigmenwechsel weg von der somatischen Attribution bei chronischen Schmerzpatienten grundsätzlich erheblich verunsichernd und symptomverstärkend wirken. Jeder Betroffene nimmt „seinen chronischen Schmerz" auf der gedanklichen, emotionalen und physiologisch-vegetativen Ebene war, wird umgekehrt auf der Verhaltensebene von seiner Umgebung beobachtet und wahrgenommen.

Die Erhebung der gelegentlich sehr umfangreichen störungsspezifischen Anamnese erfordert im Detail (Beginn; Lokalisation; Ausstrahlung; Abhängigkeit von Bewegung und/oder Belastung; Besserung oder Verschlechterung durch diagnostische und/oder therapeutische Interventionen; qualitative und/oder quantitative Aspekte; Linderung oder Verstärkung durch Veränderungen der Kontextbedingungen im familiären, beruflichen, sozialen Umfeld) zwingend eine von Vertrauen getragene Bereitschaft des Patienten, sich auf eine vermutlich vielfach bekannte und nicht selten gefürchtete und aus seiner Sicht streng störungsspezifisch zu begrenzende Exploration einzulassen. Unterstützend kann die Erhebung von strukturierten Daten durch Fragebögen und Interviews sein (z. B. Rief et al. 1997).

Jede Beeinträchtigung auf der Beziehungsebene schmälert die Chance auf eine störungsreduzierende therapeutische Beeinflussung, was medikamentöse Wirkung (Placebo-Effekt!) und gar invasive Methoden mit einbezieht. Der Bezug zu gestörten Persönlichkeitsstrukturen liegt nahe. Es besteht Übereinstimmung, dass Patienten mit einer anhaltenden somatoformen Schmerzstörung in der Schilderung ihrer Beschwerden die Lokalisation der Schmerzen eher vage als genau angeben, die Intensität eher mit affektiven Begriffen belegen, keine fluktuierenden Intensitäten der Schmerzen in Abhängigkeit von Tagesablauf oder subjektiv belastenden oder entlastenden Ereignissen berichten können. Teilweise erst sehr spät und in starker Abhängigkeit vom Kontext der Anamneseerhebung berichtet ein großer Prozentsatz der Betroffenen von traumatischen Erlebnissen (Gewalt, psychische/physische Übergriffigkeit, sexueller Missbrauch) in lebensgeschichtlich dem Beginn der Störung vorauslaufenden Abschnitten. Der größere Anteil dieser Patienten zeigt neben der Schmerzsymptomatik Anteile von Angst und Depressivität, so dass eine dimensionale Beschreibung des Störungsbildes vorgeschlagen wurde, auf die zu Beginn und im Verlauf des Therapieprozesses Rücksicht genommen werden sollte (Rudolf u. Henningsen 2003).

Therapie

Aus dem oben Gesagten wird deutlich, dass wohl am ehesten in der psychotherapeutischen Zugangsweise eine wirksame und erfolgreiche Beeinflussung einer chronischen Schmerzstörung zu erreichen ist.

In den allgemeinen Handlungsempfehlungen der **Leitlinien „Somatoforme Störungen"** haben sich schulenübergreifende **Zielvorstellungen** formulieren lassen:

- Veränderung der Körperwahrnehmung (Symptom ist nicht Bedrohung, sondern körperliche Reaktion);
- Vermittlung eines psycho-physiologischen Erklärungsmodells anstelle eines somatischen;
- Erkennen von eigenen Belastungsgrenzen, Erschöpfung, Überforderung;
- Entwicklung einer Wahrnehmung eigener Bedürfnisse;
- Erlernen von Schmerzbeeinflussungs- und Schmerzdistanzierungstechniken;
- Erlernen eines adäquaten Umgangs mit Medikamenten und potentiell risikoreichen Therapieverfahren.

Wichtig ist dabei:
- an das Störungsbild denken;
- Empathie und Verständnis für das Störungsbild zeigen;
- Vermittlung von Wissen über mögliche psychosoziale Ursachen der Beschwerden;
- Begleitsymptome (Angst/Depression) erkennen und ansprechen, eventuell Medikation;

- die eigene (ärztliche) Verunsicherung erkennen und reflektieren;
- angemessene (so weit noch nicht geschehen) körperliche Ausschlussdiagnostik;
- Reduktion bzw. Vermeidung von Analgetika und Tranquilizern;
- Befürwortung und Einleitung körperlicher Ertüchtigung;
- therapeutischer Schwerpunkt auf der Symptombewältigung, nicht auf der somatischen Ursachenfindung;
- wirtschaftliche Verunsicherung und Zukunftssorgen des Patienten wahrnehmen;
- strukturierte Termine, unabhängig von den geklagten Beschwerden;
- Kontakt, besser „konzertierte Aktion" mit Mitbehandlern und sozialem Kontext;
- möglichst frühzeitig Beginn einer Psychotherapie bei langer Krankschreibung und fehlender Symptombesserung (drei Monate).

Wirksamkeit

Unter Beachtung typischer interpersoneller und interaktioneller Muster von Betroffenen sind schulenübergreifende Therapiemodelle der ▶ Psychotherapie wirksam.

Sofortmaßnahmen

Sowohl ▶ Antidepressiva als auch ▶ Tranquilizer kommen als Basaltherapie nicht in Frage, können jedoch begleitend zur Psychotherapie unterstützend wirksam und hilfreich sein.

Epidemiologie

Valide Daten für die (chronische) Schmerzstörung sind außerordentlich schwer zu erheben. Gründe liegen u. a. in den restriktiven Kriterien der Klassifikationssysteme DSM-IV-TR und ICD. Bei Betroffenen mit Rückenschmerzen sollen bis zu 30 % der Patienten mit somatoformen Beschwerden vorkommen (Hessel et al. 2002).

Schrecklähmung

▶ Kataplexie

Schreib-Teilleistungsschwäche

▶ Entwicklungsdysgraphie

Schuldwahn

Dr. med. Christian Prüter

Synonyme
Versündigungswahn

Definition
Wahnhafte Überzeugung, Schuld auf sich geladen zu haben, etwas Unverzeihliches getan zu haben, sich versündigt zu haben, indem gegen Gott, die Gebote oder eine höhere sittliche Instanz verstoßen wurde, Vertrauen missbraucht oder in einer anderen Weise Unrecht begangen wurde.

Querverweis Krankheit
Häufiges Vorkommen bei wahnhaften Depressionen (synthymer Wahn)

Schwachsinn

▶ Intelligenzminderung

Schweigepflicht

Dr. med. Elmar Habermeyer

Synonyme
Ärztliche Schweigepflicht
Engl.: obligation to secrecy, confidentiality

Definition
Pflicht des Arztes u. a. in medizinischen Berufen tätiger Personen zur Verschwiegenheit. Betrifft alle medizinischen, aber auch nicht-medizinischen, z. B. familiären oder beruflichen, Informationen, die bei Ausübung des Berufs bekannt werden.

Volltext
Die Schweigepflicht wird in § 203 StGB rechtlich geregelt. Sie schützt das Vertrauensverhältnis zwischen Patient und Arzt. Sie gilt darüber hinaus aber auch für Psychotherapeuten und alle Berufe, die Zugang zu Patienten oder Patientendaten haben. Daher ist der Begriff „ärztliche Schweigepflicht" unpräzise. Die Verletzung der Schweigepflicht ist mit Freiheitsstrafe bis zu einem Jahr oder Geldstrafe strafbar. Besteht Gefahr für Leib, Leben, Eigentum und Freiheit dritter Personen, kann die Schweigepflicht nach Abwägung der widerstreitenden Interessen gebrochen werden (§ 34 StGB „rechtfertigender Notstand"). Weitere Ausnahmeregelungen betreffen die Offenbarungspflicht im Rahmen des Bundesseuchengesetzes, die Auskunftspflicht gegenüber den Sozialversicherungen, Maßnahmen gemäß dem Gesetz zum Schutz von psychisch Kranken und den gutachterlichen Bereich, in dem die Schweigepflicht gegenüber dem Auftraggeber bzw. während der Verhandlung aufgehoben ist. Außerdem kann der Patient seine Behandler von der Schweigepflicht entbinden.

Second rank symptoms

▶ Symptome 2. Ranges

Sedativa/Hypnotika

Dr. med. Peter Zwanzger

Synonyme
Beruhigungsmittel; Schlafmittel

Definition
Bei Sedativa/Hypnotika handelt es sich um Medikamente zur Beruhigung und Schlafförderung.

Volltext
Alle Pharmaka, die zu einer Veränderung des Bewusstseins im Sinne einer Schlafförderung wirken, können als sedativ oder hypnotisch bezeichnet werden. Der Unterschied zwischen sedativer und hypnotischer Wirkung ist kein qualitativer, sondern ein quantitativer. Das Auftreten von sedativen oder hypnotischen Effekten ist demzufolge dosisabhängig. Das Ausmaß der Wirkung hängt zudem vom jeweiligen Erregungszustand ab. Einige Substanzen wirken in hohen Dosen narkotisch. Der Einsatz von Hypnotika und Sedativa erfolgt zur allgemeinen Beruhigung, Dämpfung von Angstzuständen und zur Schlafförderung, zur Prämedikation im Rahmen von Narkosen, zur Hemmung postsynaptischer Reflexe. Verbindungen, die in hohen Dosen narkotisch wirken (Ausfall der Stell- und Haltereflexe), sind z. B. ▶ Barbiturate. Dosisabhängig bewirken diese Substanzen mit zunehmender Steigerung Sedierung, Schlaf, Narkose, Koma, und wirken schließlich tödlich. Verbindungen, die auch in hohen Dosen nicht narkotisch wirken (d. h. Stell- und Haltereflexe bleiben weitgehend erhalten) sind z. B. Benzodiazepine oder Phenothiazine. Chemisch gehören die hypnotisch wirkenden Pharmaka verschiedenen Stoffklassen an und lassen sich im Wesentlichen in aliphatische Verbindungen (Alkohole, halogenierte Kohlenwasserstoffe, Dicarbamate und Monoureide) sowie zyklische Verbindungen (Aldehyde, Barbiturate, Piperidinione, Kilazolone, Benzodiazepine und Phenothiazine) unterscheiden.

Seelenbehandlung
▶ Psychotherapie

Seelische Vernachlässigung
▶ Misshandlung

Sekundärer Krankheitsgewinn
▶ Krankheitsgewinn

Selbstbehauptungstraining
▶ Selbstsicherheitstraining

Selbstbeobachtung
Dr. rer. soz. Dipl. Psych. Sabine Zaudig

Synonyme
Introspektion

Definition
Selbstbeobachtung beinhaltet die Wahrnehmung, Feststellung und Beschreibung (Selbstaufzeichnung, Selbstprotokollierung) von Verhalten auf allen Verhaltensebenen durch die eigene Person.

Kontraindikationen
Grenzen können intellektuelle Fähigkeiten sowie starke Beeinflussung des Verhaltens durch externe Kontingenzen bilden.

Durchführung
Selbstbeobachtung des Problemverhaltens und dessen Bedingungen stellt in allen Techniken der Selbstkontrolle einen ersten Schritt des Veränderungsprozesses dar. Die Selbstbeobachtung und Selbstprotokollierung wird mit folgenden Methoden durchgeführt: Verhaltenstagebuch, Strich-

listen, Stoppuhren und graphische Schemata.

Volltext

In der ▶ Verhaltenstherapie dient die **systematische Selbstbeobachtung** als wichtige Datenquelle für die funktionale ▶ Verhaltensanalyse und Therapieevaluation (▶ therapiebegleitende Diagnostik).

Im Gegensatz zu Selbstbeobachtung im alltagssprachlichen Sinn, erfolgt Selbstbobachtung als verhaltenstherapeutisches Instrument unter verhaltenstheoretischfunktionalen Aspekten. Das heißt eine verhaltensnahe, präzise Beschreibung des Problemverhaltens auf mehreren Ebenen in Abhängigkeit von auslösenden Reizbedingungen und/oder aufrechterhaltenden Bedingungen (Konsequenzen).

Wesentlich ist, dass für die Selbstbeobachtung, Selbstprotokollierung im Rahmen eines therapeutischen Verfahrens Qualitätsanforderungen im Sinne einer Methode zur Gewinnung empirischer Daten nicht im Vordergrund stehen, da Forderungen wie Objektivität, Reliabilität und Validität nur sehr begrenzt einzuhalten sind. Grund hierfür ist in erster Linie der reaktive Effekt der Selbstbeobachtung. Gemeint ist damit, dass Selbstbeobachtung u. U. wegen der erhöhten Aufmerksamkeit und Konfrontation mit unangenehmen Verhaltensweisen/Konsequenzen im Rahmen der Verhaltensmessung bereits zu einer Reduktion des unerwünschten Verhaltens führen kann. Wegen dieser therapeutisch durchaus erwünschten Initialeffekte wird Selbstbeobachtung neben ihrer Funktion als Methode zur Datengewinnung über die Techniken der Selbstkontrolle hinaus bei vielen verhaltenstherapeutischen Interventionen angewandt.

Selbstbeschädigung

▶ Verhalten, selbstverletzendes

Selbstgespräch

▶ Selbstinstruktion

Selbsthypnose

▶ Autogenes Training

Selbstinstruktion

Dipl. Psych. Bernhard Schlehlein

Synonyme

Selbstverbalisation; Selbstgespräch; Innerer Monolog

Definition

Selbstinstruktionen sind ein Hilfsmittel zur kognitiven Verhaltensänderung. Dabei handelt es sich um einen verbalen Mediationsprozess zwischen Außenreiz und Reaktion. Durch so genannte coverants (= covert operants) soll die Reiz-Reaktion-Kette unterbrochen werden und damit eine Verhaltensänderung erzielt werden. Intuitiv zum Einsatz kommt diese Technik, wenn man etwas lernen will, ein Problem zu lösen ist, oder beim Erlernen von Konzepten. Bei schwierigen Aufgaben erfolgt dies häufig automatisch und ohne bewusst zu werden. Unter Anwendung der Prinzipien des operanten Konditionierens entwickelte **Meichenbaum** auf dieser Grundlage ein Selbstinstruktionsprogramm, mit dem er Personen mit unterschiedlichen Verhaltensstörungen erfolgreich behandeln konnte.

Voraussetzung

Zielsetzung des Selbstinstruktionstrainings ist die Vermittlung aufgabenrelevanter Kognitionen und die Bewältigung von Konfliktsituationen bei impulsiven Kindern.

S

Zu beachten ist hierbei, dass durch entsprechende Rahmenbedingungen (spielerischer Einstieg) eine ausreichende motivationale Grundlage geschaffen wird. Der Einsatz des Selbstinstruktionstrainings bei Erwachsenen zielt vorrangig auf die Beschreibung und Modifikation problemrelevanter Selbstinstruktionen (symptomaufrechterhaltende innere Monologe bei ängstlichen oder depressiven, oder aggressiven Patienten).

Kontraindikationen
Explizite Kontraindikationen bestehen nicht; es ist aber zu beachten, dass das Selbstinstruktionstraining nicht den einzigen therapeutischen Zugang bildet, aber eine Komponente in einem umfassenden Therapieprogramm darstellen kann.

Durchführung
In dem für verhaltensauffällige Kinder entwickelten Programm wird die Technik des Selbstinstruktionstrainings von Meichenbaum folgendermaßen beschrieben: Als Erstes erfolgt die Phase des Modell-Lernens, in der ein Erwachsener unter lautem Sprechen eine Aufgabe durchführt. Dann versucht das Kind, dieselbe Aufgabe zu lösen, indem es den lauten Instruktionen des Modells folgt (offene externale Führung). Danach führt nun das Kind die Aufgabe durch, indem es sich selbst die Instruktionen laut erteilt (offene Selbstführung). Im nächsten Schritt wird die Aufgabe durchgeführt, während sich das Kind flüsternd instruiert (ausblendende offene Selbstführung). Schließlich führt das Kind im letzten Schritt die Aufgabe aus und lenkt dabei sein Verhalten durch lautlose Selbstverbalisationen (verdeckte Selbstinstruktionen).
Selbstinstruktion ist ein wirksames Mittel zur kognitiven Verhaltenssteuerung. Aufbauend auf der Grundfrage, ob Schizophrene und andere Patienten mit psychischen Störungen trainiert werden können, zu sich selbst in selbststeuernder Art zu

sprechen, wurde das Verfahren des Selbstinstruktionstrainings von Meichenbaum nach der Entwicklung zunächst an verhaltensauffälligen (impulsiven) Kindern angewandt, später auch an schizophrenen Patienten, um sie für soziale Hinweisreize zu sensibilisieren. Auf der Grundlage der Hypothese, dass auch Emotionen durch Selbstverbalisierungen hervorgerufen werden können, wurde der Anwendungsbereich des Trainings, unter Hinzunahme der Technik der ▶ systematischen Desensibilisierung, ausgeweitet auf den Bereich der unangemessenen Ängste (Sprechangst, Prüfungsangst).

Selbstinstruktionstraining

Dr. med. Dipl. Psych. Rolf Dieter Trautmann

Definition
Von D. Meichenbaum zunächst zur Therapie von impulsiven Kindern entwickeltes Verfahren im Rahmen der kognitiven ▶ Verhaltenstherapie. Mithilfe von inneren Monologen soll der Patient lernen, sein problematisches Verhalten zu kontrollieren.

Voraussetzung
Einbettung in einen Gesamtbehandlungsplan.

Kontraindikationen
Keine

Durchführung
Bei Kindern erfolgt das Selbstinstruktionstraining in fünf Schritten:
- Ein Erwachsener als Modell demonstriert eine Verhaltensweise, die er mit lautem Sprechen kommentiert.
- Das Kind versucht, das gleiche Verhalten zu zeigen, indem es den Instruktionen des Erwachsenen folgt.
- Das Kind gibt sich selbst laut die Selbstinstruktionen.
- Das Kind flüstert die Instruktionen.
- Lautlose Selbstinstruktion.

Volltext

Die Selbstinstruktionen sollen dazu dienen, kontrolliert und geplant an eine bestimmte Aufgabe heranzugehen, z. B. bei Erwachsenen sich bereits im Vorfeld auf eine Angstexposition vorzubereiten („Wenn ich jetzt diese Situation aufsuche, wird wahrscheinlich die Angst wieder kommen. Ich will mich dieser Angst heute stellen."), um dann während der ▶ Exposition das Verhalten zu kontrollieren (z. B. „Jetzt nicht aus der Situation herausgehen, bis die Angst nicht deutlich gesunken ist, sonst wird es beim nächsten Mal bloß schlimmer").

Im Bereich der Erwachsenenpsychotherapie wird das Selbstinstruktionstraining vor allem eingesetzt zur Behandlung von ▶ Angststörungen und von Patienten mit Schwierigkeiten, ihre Aggression zu kontrollieren.

Selbstkontrollverlust

▶ Kontrollverlust

Selbstmanagement-Ansatz

▶ Self-Management-Konzept

Selbstmanagement-Therapie

▶ Self-Management-Konzept

Selbstmodifikation

▶ Selbstinstruktion

Selbstmord

▶ Suizid

Selbstmordgefährdung

▶ Suizidalität

Selbstmordversuch

▶ Suizidversuch

Selbstmutilation

▶ Verhalten, selbstverletzendes

Selbstschädigung

Prof. Dr med. Thomas Bronisch

Synonyme

Selbstverletzung; Selbstverstümmelung

Definition

Unter Selbstschädigung versteht man das Sich-absichtliche-Zufügen von Verletzungen, die zu einer Läsion des Körpergewebes führen. Hierzu gehören: sich mit einem spitzen Gegenstand schneiden, sich Verbrennungen zufügen, sich Substanzen injizieren, die zu einer Entzündung und Eiterung bis hin zu einer Nekrose des betroffenen Gewebes führen können. ▶ Suizidversuche können sich mit Selbstschädigung überschneiden, da Suizidversuche mit einer Schädigung eines Gewebes einhergehen können. Beide müssen und können voneinander unterschieden werden. Ein Suizidversuch setzt immer die Intention sterben zu wollen voraus. Diese Intention kann mehr oder minder stark ausgeprägt sein (siehe parasuizidale Verhaltensweisen bei ▶ Suizidver-

S

such, ▶ Suizidalität, ▶ Suizidgefährdung).
Die Selbstschädigung geht ohne Intention
zu sterben einher, wenn auch die Verletzungen zu schwerwiegenden körperlichen
Folgen und zu einem tödlichen Ausgang
führen können (z. B. durch Verletzungen
von größeren Gefäßen).

Störungsaspekt

Selbstschädigungen finden sich vor allem
bei ▶ Borderline-Persönlichkeitsstörungen,
oft – aber keineswegs immer – in Kombination mit Suizidversuchen. Typisch ist das
Aufritzen und Aufschneiden der Haut an
verschiedenen Stellen des Körpers (z. B.
Arme) mit unterschiedlichen Intentionen.
Häufig ist eine Spannungsreduktion angestrebt, die durch Auftreten des Schmerzes
eintritt. Eine andere Intention ist die Möglichkeit, über ein Sichzufügen des Schmerzes den eigenen Körper wieder spüren zu
können. Hinter dem Mangel an Selbstwahrnehmung werden Angst vor Alleinsein mit
der Angst vor der Auflösung oder Fragmentierung des Selbst vermutet. Schließlich
kann das Bluten als eine szenische Inszenierung einer erlittenen Verletzung, sei es
seelischer oder körperlicher Art, verstanden
werden (Sachsse 1996).
Selbstschädigungen finden sich im Bereich der Kinder- und Jugendpsychiatrie
bei schwer hirngeschädigten und oligo-
phrenen Patienten und bedürfen oftmals
der besonderen Behandlung und Fürsorge
in geschützten Einrichtungen. Auch bei
organisch-dementen Kranken, schizophrenen Patienten und psychotisch Depressiven
kommen Selbstschädigungen vor. Hierbei
wird allerdings eher von Selbstverstümmelung denn von Selbstverletzung gesprochen,
da die Schäden wesentlich gravierender
sind (z. B. Selbstkastration aus wahnhafter
Intention).
Schließlich können Selbstverletzungen und
Selbstverstümmelung bewusst intendiert
werden, um daraus einen direkten Vorteil
zu erlangen (z. B. Gefangene, um aus der

Haft entlassen respektive in eine Klinik
verlegt zu werden).

Selbstsicherheitstraining

Hans Bechtold

Synonyme

Selbstbehauptungstraining; Training sozia-
ler Kompetenz
Engl.: Assertiveness Training Programme;
Social Skills Training

Definition

Das Selbstsicherheitstraining ist eine Me-
thode der ▶ Verhaltenstherapie mit dem
Ziel, soziale Ängste zu reduzieren, soziale
Fähigkeiten (social skills) zu vermehren
und das ▶ Selbstwertgefühl zu verbessern.
Übungsgebiete sind:

- eigene Rechte und berechtigte Interessen
  in Anspruch nehmen und durchsetzen,
  Forderungen stellen und unberechtigte
  Forderungen anderer ablehnen (gegenüber fremden Personen, im Arbeitsbereich etc.);
- Gefühle und Wünsche ansprechen, Umgang mit Lob und Kritik sowie Kompro-
  misse finden (in Beziehungen zu näher
  stehenden Personen);
- Aufbau und Gestaltung von Kontakten (fremde Menschen beiderlei Geschlechts);
- sich öffentlicher Beachtung aussetzen,
  Fehler erlauben.

Indikation:

- Defizite an sozialen Fertigkeiten und Vermeidungsverhalten;
- vor, in oder nach sozialen Situationen unangenehme Emotionen (Angst-, Scham-
  und Schuldgefühle, Enttäuschung, Ärger) und/oder störende Kognitionen
  (Sorgen wegen negativen Konsequenzen, Sorgen nicht erfolgreich zu sein

bzw. Selbstanklagen und Sorgen ob das, was man will, einem auch zusteht);

- ausgeprägte Unentschlossenheit.

Durchführung

Das Trainingsprogramm kann in Einzel- und Gruppensitzungen oder in Kombination von beidem durchgeführt werden. Es lässt sich an zeitliche, räumliche und organisatorische Bedingungen anpassen. Die Trainingsdauer variiert nach Bedarf zwischen sechs Stunden und 25 zweistündigen Sitzungen mit zusätzlichen *In-vivo*-Übungen von zehn Stunden (Klinik Windach). Ambulante Intervention ist möglich, meistens jedoch wird das Training stationär durchgeführt. Ein Gruppensetting wird bevorzugt, um interaktionelle Prozesse und gruppendynamische Faktoren nutzen zu können.

Als Vorbereitung dienen ▶ Verhaltensanalyse, ▶ Bedingungsanalyse und Motivationsanalyse, Aufbau von therapiefähigem Problemverständnis und von Änderungsbereitschaft sowie Festlegung von Änderungsbereichen. Ziele und Ablauf des Trainings werden erklärt.

Verhaltensübungen sind wichtigster Bestandteil. In ▶ Rollenspielen (Probeverhalten) werden mit ▶ Videofeedback konkrete Verhaltensweisen unter Berücksichtigung der Ressourcen von Klienten eingeübt. Mit Hilfe von In-vivo-Übungen, zum Teil als Hausaufgaben oder unter direkter Beobachtung der Trainer, soll der Transfer von neu erworbenen Verhaltensweisen in den Alltag erleichtert und auf Tauglichkeit hin überprüft werden.

Weitere Methoden und Techniken sind u. a.: Modell-Lernen, stellvertretende (vikariierende) und operante Verstärkung, gezielte Hilfestellung (prompting), praktische Anleitung (coaching), sukzessive Ausformung des Zielverhaltens (shaping), und Verkettung einzelner Verhaltenssegmente (chaining).

Neuere Ansätze (Klinik Windach) integrieren Stresstoleranz- und Achtsamkeitsübungen zur Regulation störender affektiver Reaktionen.

Volltext

Den ersten Anstoß zur Entwicklung und Anwendung von therapeutischen Techniken zum Aufbau sozialer Kompetenz gab Salter (1949). Am wichtigsten schien ihm die Fähigkeit, Gefühle frei und spontan zu äußern. Besonderen Wert legte er auf Mimik und Gestik sowie den häufigen Gebrauch des Wortes „Ich".

Lazarus (1968) führte diesen Ansatz auch in Gruppen durch. Auch er betont die Wichtigkeit, verbales und nonverbales Verhalten zu trainieren.

Wolpe (1972) entwickelte die Behandlungsprinzipien von Salter weiter und führte sie als „assertive training" in die Verhaltenstherapie ein. Es setzte sich aus folgenden Prinzipien zusammen:

- Einüben von Redewendungen und Ermutigung, sie in betreffenden Situationen einzusetzen.
- Training selbstsicheren Verhaltens in Rollenspielen.
- Der Klient sollte sich nur selbstsicher verhalten, wenn er dadurch keine Nachteile erlangt. Er sollte aber versuchen, sein Gegenüber in eine ungünstigere Situation zu bringen, allerdings ohne aggressiv zu werden.

Inzwischen haben sich drei Gruppenmodelle entwickelt:

Vollstandardisierte Gruppenkonzepte: Gruppenziele und Trainingsinhalte werden im Vorhinein festgelegt. Zur Verhaltensmodifikation sind Übungssituationen mit steigendem Schwierigkeitsgrad festgelegt. Hierzu gehören das „Assertiveness Training Programme" von Ullrich und Ullrich de Muynck (1973, 1976), das „Social Training" von Falloon et al. (1974), das „Selbstsicherheitstraining" von Wendlandt (1974, 1977), das „Social Skills Training" von Fischer, Ludwig und Schmook (1976)

S

und die Gruppentrainingsprogramme von Hinsch und Pfingsten.

Halbstandardisierte Gruppenkonzepte: Die Gruppenziele sind definiert, die Inhalte werden jedoch durch die individuelle Problematik der Klienten bestimmt. Als Vertreter gelten das „Personal Effectiveness Training" von Liberman et al. (1975), das „Responsible Assertiveness Behavior Programme" von Lange und Jakubowski (1976) und das „Verhaltenstrainingsprogramm zum Aufbau sozialer Kompetenz" von Feldhege und Krauthan (1979).

Offene bzw. interaktionsorientierte Konzepte: Die Ziele und Inhalte sind nicht explizit festgelegt. In Einzelgesprächen wird vorher eine ▶ Problemanalyse erstellt, in der insbesondere die „interaktionellen Pläne" herausgearbeitet werden, dann die Ziele und die Durchführung der Schritte für die anschließende Gruppentherapie festgelegt. Beispiele finden sich bei Fischer et al. (1975) und Dziewas und Grawe (1977).

Selbstverbalisation

▶ Selbstinstruktion

Selbstverletzung

▶ Selbstschädigung

Selbstverstümmelung

▶ Selbstschädigung

Selbstwertgefühl

Prof. Dr. med. Peter Joraschky

Synonyme

Engl.: self esteem, narcissistic vulnerability

Definition

Das Selbstwertgefühl ist die Vorstellung, ein abgegrenztes, auf andere bezogenes Wesen mit individuellen Gefühlen, Empfindungen und Reaktionen zu sein, das bestimmte dauerhafte Eigenschaften hat.

Im Bereich der Persönlichkeitspsychologie wird der Selbstwert als evaluative Komponente des Selbst verstanden. Der Selbstwert kann global und bereichsübergreifend sein, oder er kann eine Bewertung einzelner Selbstbereiche beinhalten. Einzelne zentrale Selbstkomponenten haben entscheidend Einfluss auf den Gesamtselbstwert (Schönheit, Erfolg, Wohlstand, Beliebtheit usw.). Der Selbstwert hängt ab von dem wahrgenommenen Erfolg oder Versagen in den Bereichen, die die Basis der Selbstbewertung der Person darstellen. Selbstwertregulation: Das Streben danach, in zentralen Selbstbereichen Erfolge zu erzielen, bindet die Aufmerksamkeit, fördert Motivationen und wirkt sich auf Emotionen aus.

Entwicklung des Selbstwertgefühls

Im Mittelpunkt der Entwicklung des Selbstwertgefühls steht nach psychoanalytischer Auffassung die Ausbildung der Vorstellung von der eigenen Person vor dem Hintergrund der Beziehungen der ersten Lebensjahre. Die intrapsychische Abgrenzung geschieht in einer angemessenen, befriedigenden und bestätigenden Spiegelung und Wahrnehmung der eigenen Person durch andere. Es kommt zur Herausbildung eines integrierten und kohärenten Selbst. Entwicklungspsychologisch betrachtet können ablehnende und kalte Eltern diese Integration erschweren.

Entwicklungspsychologische Untersuchungen zur Etablierung eines positiven Selbstwerts gründen unter anderem auf der ▶ Bindungstheorie. Kinder mit einer sicheren Bindungsqualität weisen mit sechs Jahren ein realistisches Selbstbild auf, während Kinder mit unsicherer Bindungsqualität sich selbst eher idealisieren. Der Aufbau eines positiven Selbstkonzepts bedeutet, dass man sich als liebenswert und Unterstützung des Selbstwertgefühls als Schutzfaktor erlebt und den anderen als prinzipiell hilfsbereit wahrnimmt.

Störungsaspekt

Niedriger Selbstwert: Personen mit geringem Selbstwert sind empfänglich für Beeinflussungsversuche. Sie verfügen über eine weniger differenzierte Wissensstruktur, was das eigene Selbst und vor allem positive Aspekte des Selbst betrifft. Ihre Einschätzungen über sich selbst sind über die Zeit hin weniger stabil, ihre Konzepte sind weniger kongruent im Hinblick auf Erklärungen für ihr aktuelles oder früheres Verhalten. Schließlich glauben sie weniger, dass andere sie so sehen, wie sie sich selbst sehen. Zusammengefasst beeinflusst der Selbstwert die Differenziertheit, Komplexität und Stabilität der Selbstdefinition. Klinisch finden sich enge Bezüge zur ▶ Vulnerabilität für ▶ depressive Störungen.

Hoher Selbstwert: Lange Zeit galt ein hoher Selbstwert als positiv und erstrebenswert. Besonders im pädagogischen Bereich wurde viel Energie darauf verwendet, Kindern ein hohes Selbstwertgefühl zu vermitteln. Inzwischen liegen viele Untersuchungen zu negativen Auswirkungen von hohem Selbstwert vor. Personen mit unrealistischem Selbstvertrauen sind in ihrer Zielsetzung sehr unflexibel. Die Kombination von hohem und instabilem Selbstwert findet sich bei Personen, die zu impulsiven Gewalttaten neigen. Hier finden sich enge Beziehungen zu narzisstischen Persönlichkeitsstörungen (siehe ▶ Persönlichkeitsstörung, narzisstische) und zur narzisstischen Vulnerabilität.

In der Regel wird das Selbstgefühl vulnerabler Menschen durch narzisstische Kränkungen, durch Gewalt, insbesondere durch Trennungserfahrungen von Personen, die ihr narzisstisches Gleichgewicht ausreichend stabilisieren konnten, retraumatisiert. Vulnerable Menschen entwickeln im Selbstgefühl keine Grundstabilität.

Selbstwertstörung

▶ Selbstwertgefühl

Selbstwirksamkeit

Dr. med. Dipl. Psych. Rolf Dieter Trautmann

Synonyme
Self-efficacy

Definition
Überzeugung, etwas bewirken zu können. Positives Gegengefühl gegenüber Hilflosigkeit. Besteht aus zwei Anteilen:
- Ist das Problem überhaupt lösbar?
- Habe ich die notwendigen Fähigkeiten, um das Problem zu lösen?

Die grundsätzliche Einstellung von self-efficacy scheint bei fast allen psychischen Störungen eine entscheidende Rolle dabei zu spielen, ob die Patienten Hoffnung auf eine mögliche Lösung ihrer Probleme haben.

Von A. Bandura (1977) entwickeltes theoretisches Konstrukt, mit dem zunächst relativ situationsspezifisch erklärt werden sollte, warum sich manche Menschen bei der Lösung ihrer Probleme hilf- und hoffnungsloser fühlen als andere. Verschiedene empirische Untersuchungen haben jedoch gezeigt, dass es sich dabei wahrscheinlich um ein eher überdauerndes Persönlichkeitsmerkmal handelt, das relativ situationsunspezifisch beeinflusst, inwieweit Menschen davon überzeugt sind, dass sie in der Lage sind, mit ihren Problemen effizient umzugehen oder nicht. Möglicherweise ist eine Verbesserung der self-efficacy ein grundsätzlicher Wirkfaktor von ▶ Psychotherapie, der erklären könnte, warum unterschiedlichste therapeutische Vorgehensweisen (z. B. bei der Behandlung von ▶ Depressionen) wirksam sind.

S

Selektive Serotonin-Wiederaufnahmehemmer (SSRI)

Dr. med. Anna Forsthoff
Dr. med. Heinz Grunze

Medikamentengruppe
Antidepressivum

Produktnamen
▶ Citalopram (Cipramil, Sepram); Escitalopram (Cipralex); ▶ Fluoxetin (Fluctin, Fluneurin, Fluox, Fluoxa, Fluoxemerck, Fluoxetin Azu, Fluoxetin beta, fluoxetinbiomo, Fluoxetin heumann, Luoxetin-neuraxpharm, Fluoxetin-ratiopharm, Fluoxetin-RPh, Fluoxetin Stada, Fluoxetin-Teva, fluoxetin von ct, Fluoxgamma, Fluox-puren, Fluxet, Motivone); ▶ Fluvoxamin (Desiflu voxamin, Fevarin, Fluvohexal, Fluvoxadura, Fluvoxamin-neuraxpharm, Fluvoxamin-ratiopharm, Fluvoxamin Stada); Paroxetin (Euplix, Paroxat, paroxedura, Paroxetin Azu, Paroxetin beta, Paroxetin-ratiopharm, paroxetin von ct, Seroxat, Tagonis); ▶ Sertralin (Gladem, Zoloft)

In Deutschland zugelassene Indikationen
- Citalopram, Escitalopram: ▶ depressive Störungen, Panikstörung, soziale Phobie;
- Fluoxetin, Fluvoxamin, Sertralin: depressive Störungen;
- Paroxetin: depressive Störungen, generalisierte ▶ Angststörung.

Sonstige Anwendungsgebiete
▶ Zwangsstörungen, depressive Syndrome im Rahmen von Borderline-Störungen, depressive Syndrome im Rahmen von ▶ Ess-Störungen, prämenstruell-dysphorisches Syndrom (PMDS), posttraumatische Belastungsstörung (siehe ▶ Belastungsstörung, posttraumatische; PTSD), ▶ somatoforme Störungen.
Die Anwendung im Rahmen der oben genannten Erkrankungen ist durch Studien unterschiedlicher Qualität belegt.

Pharmakokinetik
Siehe auch bei den einzelnen Wirksubstanzen.
Die derzeit verfügbaren SSRI unterscheiden sich in ihren pharmakokinetischen Eigenschaften. Sie werden fast vollständig aus dem Magen-Darm-Trakt resorbiert, die Bioverfügbarkeit nach oraler Einnahme liegt bei ca. 50 %.
Hemmung von Cytochrom-P 450-Isoenzymen durch SSRI:
- Aus Citalopram entstehen Desmethylcitalopram und Didesmethylcitalopram. Keine dieser drei Substanzen hemmen in therapeutischen Konzentrationen cytochromale Enzyme.
- **Escitalopram** ist das S-Enantiomer des Citalopram. Abbau über CYP 2C19 und CYP 2D6 mit allerdings nur geringem Interaktionspotential mit anderen Substraten.
- **Fluoxetin** wird unter Beteiligung von CYP 2C9 und CYP 2D6 und in geringem Umfang auch von CYP 2C19 und CYP 3A4 metabolisiert und ist potenter Inhibitor der Isoenzyme CYP 2D6 und CYP 3A4.
- **Fluvoxamin**: In therapeutischen Dosen sind insbesondere die Interaktionen mit CYP 1A2 und CYP 2C19 bedeutsam.
- **Paroxetin** bildet keine pharmakologisch aktiven Metaboliten. Paroxetin ist unter den derzeit verfügbaren Pharmaka der potenteste Inhibitor von CYP 2D6.
- **Sertralin** bildet mithilfe des CYP 2A4 seinen Hauptmetaboliten N-Desmethylsertralin. Das Interaktionspotential der Substanz ist moderat und hat wenig klinische Bedeutung.

Dosierung
Siehe Tabelle 1.

Selektive Serotonin-Wiederaufnahmehemmer (SSRI). Tab. 1 Dosierung, Kontraindikationen und Wechselwirkungen der SSRI.

Produktname	Dosierung/Tag	Kontraindikation	Wechselwirkungen
Citalopram	20–60 mg	schwere Leber- und Nierenerkrankungen	geringes Interaktionspotential
Escitalopram	10–20 mg	schwere Leber- und Nierenerkrankungen, instabile Epilepsie	geringes Interaktionspotential
Fluoxetin	depressive Störungen: 20 mg	schwere Leber- und Nierenerkrankungen	erhöhte Wirkspiegel von Neuroleptika
	Zwangsstörungen: bis 80 mg Höchstdosis		*Cave:* lange Halbwertszeit
Fluvoxamin	100–200 mg	schwere Leber- und Nierenerkrankungen	Anstieg der Serumspiegel von Neuroleptika
Paroxetin	depressive Störungen: 20 mg	schwere Leber- und Nierenerkrankungen	Anstieg der Serumspiegel von Neuroleptika
	Angststörungen: 20–60 mg		
Sertralin	50–200 mg	schwere Leber- und Nierenerkrankungen	geringes Interaktionspotential

Kontraindikationen
Allgemein: Kombination mit ▶ MAO-Hemmern und Tryptophan wegen der Gefahr eines serotonergen Syndroms.
Einzelne Substanzen: siehe Tabelle 1.

Nebenwirkungen
Die häufigsten Nebenwirkungen sind Kreislaufstörungen, Übelkeit, Nausea, gelegentlich Unruhezustände, sexuelle Dysfunktion, Störungen des Magen-Darm Traktes, Mundtrockenheit.

Wechselwirkungen
Siehe Tabelle 1.

Wirkmechanismus
Der intrazelluläre Wirkmechanismus der SSRI ist bislang nicht ausreichend geklärt. Relativ gut bekannt sind die neurobiochemischen Wirkungen, die Veränderungen von Neurotansmittern und Rezeptoren. Angriffspunkt der Antidepressiva ist die Wiederaufnahmehemmung von Serotonin durch die Blockade des präsynaptischen

Serotonintransporters. Die Hemmung der präsynaptischen Wiederaufnahme von Serotonin führt zu adaptiven Veränderungen auf der Ebene der rezeptorgekoppelten Signaltransduktionsmechanismen, wobei für die antidepressive Wirkung offenbar besonders eine Aktivierung postsynaptischer 5-HT 1A-Rezeptoren von Bedeutung zu sein scheint. Es folgt eine Aktivierung der Adenylatzyklase und Phospholipase und setzt somit die Bildung von so genannten second messengern wie cAMP in Gang.

Self-efficacy

▶ Selbstwirksamkeit

Self-management

▶ Self-Management-Konzept

Self-Management-Konzept

Dr. phil. Dipl. Psych. Klaus Hartmann

Synonyme
Self-management; Selbstmanagement-Therapie; Selbstmanagement-Ansatz

Definition
Therapieansatz, der die allgemeine Fähigkeit eines Menschen fördert, sein eigenes Verhalten unter expliziter oder impliziter Nutzung spezieller Strategien zu steuern und zu verändern.

Volltext
Das Konzept der Selbstmanagement-Therapie ist das vorläufige Ergebnis einer seit drei Jahrzehnten fortschreitenden empirischen und theoretischen Weiterentwicklung der früheren ▶ Verhaltenstherapie und ist entscheidend von Frederick H. Kanfer entwickelt und 1990 unter diesem Begriff im deutschen Sprachraum veröffentlicht worden (Kanfer et al. 2000). Die theoretische Orientierung ist eng verknüpft mit Ansätzen der sozialen ▶ Lerntheorie, der Selbstkontrolle und Selbstregulation und der ▶ kognitiven Verhaltenstherapie bzw. mit den Namen Albert Bandura oder Donald Meichenbaum. Philosophisch betrachtet enthält dieser Ansatz die anthropologische Grundannahme, dass in der Natur des Menschen das Bestreben nach (und die Fähigkeit zur) Selbstbestimmung, Selbststeuerung und Selbstverantwortung angelegt ist. Das Grundverständnis für therapeutisches Handeln basiert auf einem „bio-psycho-sozialen Modell", das menschliches Verhalten und menschliche Erkrankung multikausal zu erklären versucht, indem es systematisch die beteiligten psychologischen, biologischen sowie sozialen Bedingungen erfasst und zu der vorliegenden Störung in Beziehung setzt. Damit ergibt sich ein Krankheitsbegriff, der psychische und psychosomatische Probleme nicht einfach als „Krankheit" oder „Verhaltensstörung" individualisiert und etikettiert, sondern sie als eine durch mehrere Faktoren bedingte Störung betrachtet. Der **pragmatische Aspekt** des Selbstmanagementansatzes zielt grundsätzlich darauf ab, dass im Verlauf der Therapie neben konkreten Hilfestellungen für spezielle Probleme (z. B. spezifische Störungsbilder, Beziehungsprobleme) vorrangig allgemeine Strategien (z. B. Entscheiden und Problemlösen, Ziel- und Wertklärung, Selbstregulation, Bewältigungsstrategien für ▶ Stress) vermittelt werden, mit deren Hilfe eine Person in die Lage versetzt wird, mit künftigen Lebenssituationen besser bzw. effizienter umzugehen und um sein Leben auch ohne Unterstützung des Therapeuten leben zu können. Dementsprechend sind inhaltlich auch die einzelnen Schritte der Selbstmanagement-Therapie orientiert:

Allgemeine Aspekte
Autonomie, Selbstverantwortung und Selbstbestimmung sind wesentliche Ziele dieser Therapieform. Um diese Selbstaspekte des Einzelnen zu fördern, werden Patienten darin unterstützt, verhaltensorientiert, lösungsorientiert, positiv, in kleinen Schritten, flexibel und zukunftsorientiert zu denken, d. h.:

- **„Verhaltensorientiert"** bedeutet, dass über aktives Handeln eine Verhaltensänderung bewirkt werden soll, da die Kenntnis der Ursachen von Problemen zwar sehr wichtig ist, jedoch allein noch nichts am Problem verändert.
- **„Lösungsorientiert"** bedeutet, dass für das Erreichen spezieller Ziele die vorhandenen Probleme und Beschwerden mit speziellen Strategien bewältigt werden müssen. Das Erarbeiten solcher Lösungsstrategien ist z. B. ein Schwerpunkt einer Therapie.
- **„Positiv"** bedeutet, dass Aufmerksamkeit von Patient und Therapeut auf der Entwicklung der eigenen Stärken und Fähigkeiten liegt und nicht so sehr im langwierigen Analysieren und Erörtern

von Problemen. Positiv denken bedeutet jedoch keine Leugnung der negativen Seiten des Lebens, sondern soll zu positivem Handeln führen.

- **„In kleinen Schritten"** bedeutet, dass große Ziele über kleine Zwischenziele erreicht werden. Kleine Erfolge stärken die Zuversicht und die ▶ Selbstwirksamkeit (self-efficacy) bezüglich weiterer Fortschritte.
- **„Flexibel"** bedeutet, dass Lösungsvarianten und nicht starre Verhaltensrezepte („was macht man bei...") favorisiert werden, aber auch, dass der Therapieplan rasch geändert wird, wenn ein bestimmter Weg nicht zum gewünschten Ziel führt.
- **„Zukunftsorientiert"** bedeutet, dass die Beschäftigung mit der Vergangenheit auf das notwendige Ausmaß beschränkt wird und das gegenwärtige bzw. zukünftige Leben im Mittelpunkt der Therapie steht.

In der **konkreten therapeutischen Interaktion** hat die **Gesprächsführung** im Selbstmanagement-Ansatz sowohl eine diagnostische als auch therapeutische Bedeutung und betrifft folgende Funktionsbereiche: Informationssammlung (z. B. Anamnese), Beurteilung (diagnostische Bestandsaufnahme, d. h. Bedeutung der Beschwerden, Defizite und Kompetenzen des Patienten etc.), Vermittlung von Informationen (▶ Psychoedukation, plausible Erklärungsmodelle etc.), Anregung für Veränderungen (z. B. Motivierung) sowie Durchführung einer therapeutischen Veränderung (Vereinbarungen und Kontrakte, korrigierende Rückmeldungen, Verstärkung etc.).

Was den **Interaktionsstil** des Therapeuten betrifft, so werden bei diesem Ansatz u. a. folgende Elemente flexibel eingesetzt:

- **„naive Rolle"**, d. h. „naiv" im Hinblick auf die „innere Welt" des Patienten (z. B. „Tja, ich bin jetzt etwas unsicher, Sie wissen natürlich selbst am besten über sich Bescheid. Was meinen Sie, dass Sie tun könnten..."),

- **„Konkretisieren"** (z. B. bei vagen Schilderungen, genau nachfragen), „herausforderndes Klären" (z. B. überspitzte Darstellung bzw. Rückmeldung der Aussagen des Patienten),
- **„leicht provokative Grundhaltung"** (z. B. bei Widerstand, um „paradoxen Effekt" zu erreichen),
- **„empathische Akzeptanz bei gleichzeitiger Betonung von Alternativen"** (z. B. Aufbau positiver Motivation durch Anreiz statt Negativmotivation durch Leidensdruck),
- Technik der **„unvollendeten Sätze"** (z. B. zur Initiierung selbständigen Denkens) und
- **„kontrollierte Informationsverarbeitung"** (z. B. zur Unterbrechung automatisierter Denk- und Gesprächsmuster).

Anders als bei traditionellen Verhaltenstherapiekonzeptionen, die eher die negativen Aspekte der Emotion, z. B. Angst, Aggression, mit dem Ziel der Beseitigung fokussieren, werden die Emotionen beim Selbstmanagement-Ansatz vor einem evolutionsbiologischen Hintergrund prinzipiell als sinnvolle komplexe Kommunikations- und Informationsmuster verstanden, die dem Überleben dienen. Diesbezügliche therapeutische Zielsetzungen sind z. B. Wahrnehmung, Akzeptieren und Ausdruck von Emotionen, Veränderung inadäquater emotionaler Reaktionen oder Modifikation von Emotionen zur Veränderung kognitiver Inhalte. Dagegen stimmen die theoretischen und therapeutischen Sichtweisen hinsichtlich der Kognitionsaspekte und kognitive Interventionen im Wesentlichen mit den entsprechenden Konzeptionen der „kognitiven Verhaltenstherapie" überein.

Das **generelle Ziel** der Selbstmanagement-Therapie, die Vermittlung von grundlegenden Selbstmanagement-Fertigkeiten, setzt voraus, dass der Patient zunächst lernt, die Beziehungen zwischen dem eigenen (problematischen) Verhalten und den vorangegangenen sowie den nachfolgenden Bedingungen zu analysieren und zu verstehen. Somit kommt der ▶ Selbstbeobachtung, d. h. der Fähigkeit, das eigene Verhalten und dessen situationale Bedingungen funktional miteinander in Beziehung zu setzen, eine besondere Bedeutung zu. Dabei hat die ▶ Selbstbeobachtung nicht nur ihre Funktion in der Daten- bzw. Informationsgewinnung (z. B. ▶ Problemanalyse), sondern dient auch dazu, das automatisierte problematische Verhalten zu unterbrechen. Des Weiteren sind die Techniken der Selbstbewertung und Selbstverstärkung wichtige Elemente zur Stabilisierung eines Veränderungsprozesses (z. B. ▶ Verlaufsevaluation) und dienen auch der Korrektur falscher Erwartungen bzw. ursprünglicher Ziele.

Die Verbesserung des Selbstmanagements betrifft zwar vornehmlich die **eigene psychische Funktionsfähigkeit**, aber nicht ausschließlich. Oftmals sind es destruktive **äußere Bedingungen** (z. B. Wohnungs-, Beziehungs-, Arbeitsprobleme), die verändert werden müssen. Die Voraussetzungen für eine entsprechende effektive Intervention müssen häufig in therapeutischen Zwischenschritten (▶ Stressbewältigungs-, ▶ Selbstsicherheitstraining, ▶ Rollenspiele, ▶ Hausaufgaben etc.) erarbeitet werden.

Das **wichtigste diagnostische Prinzip** des Selbstmanagement-Ansatzes bleibt die funktionale Analyse des Verhaltens, d. h. problematische Verhaltensmuster werden zunächst auf verschiedenen Ebenen (kognitiv, physiologisch, emotional, behavioral) konkret beschrieben und dann hinsichtlich relevanter Bedingungen analysiert. Alle daraufhin geplanten und umgesetzten Interventionen zielen auf eine Veränderung der eruierten Bedingungen des Problemverhaltens ab, also nicht auf eine bloße Änderung des „symptomatischen" Verhaltens selbst. Zur Organisation des diesbezüglich sinnvollen Vorgehens kann auf ein siebenphasiges Prozessmodell der Selbstmanagement-Therapie zurückgegriffen werden (siehe ▶ Phasenmodell nach Kanfer/7-Phasen-Modell).

Der Selbstmanagement-Therapieansatz ist als ein übergeordneter Bezugsrahmen zu verstehen, in den unterschiedliche psychologische Theorien sinnvoll eingeordnet werden können, um jeweils optimale verhaltenstherapeutische und verhaltenstherapeutisch kompatible Methoden begründbar abzuleiten.

Semantische Demenz

▶ Demenz, frontotemporale

Semantisches Gedächtnis

▶ Langzeitgedächtnis

Sensitive paranoische Reaktion

▶ Beziehungswahn, sensitiver

Sensitiver Beziehungswahn

▶ Wahnhafte Störung

Sensitivparanoia

▶ Beziehungswahn, sensitiver

Sensorisches Gedächtnis

▶ Kurzzeitgedächtnis

Serotonin-Noradrenalin-Wiederaufnahmehemmer (SNRI)

Dr. med. Anna Forsthoff
Dr. med. Heinz Grunze

Medikamentengruppe
Antidepressivum

Produktnamen
▸ Venlafaxin (Trevilor); Duloxetin (Cymbalta)
Hier mitabgehandelt wird außerdem ▸ Mirtazapin (Remergil, Mirtazapin STADA) , welches einen kombinierten dualen Wirkmechanismus aus Serotoninerhöhung durch vermehrte 5-HT 1-Rezeptorstimulation (über 5-HT 2- und 5-HT 3-Rezeptorblockade) und erhöhte Noradrenalinausschüttung durch präsynaptische Auto- und Hetero-Alpha 2-Rezeptorblockade aufweist.

In Deutschland zugelassene Indikationen
- **Venlafaxin:** ▸ depressive Störungen, generalisierte ▸ Angststörung;
- **Duloxetin:** ▸ depressive Störungen, stressbedingte Inkontinenz bei Frauen mit mittelschwerer bis schwerer Belastungsinkontinenz (Yentreve).

Sonstige Anwendungsgebiete
Mirtazapin wird in geringer Dosis (15 mg) gerne als Einschlafmittel eingesetzt. In der klinischen Praxis werden außer Venlafaxin auch die anderen SNRI bei Angst- und zum Teil bei ▸ Zwangsstörungen verwendet. Weitere Off-label-Anwendungsgebiete sind z. B. die ▸ Fibromyalgie und andere Schmerzsyndrome.

Pharmakokinetik
Zu Details: siehe bei den einzelnen Wirksubstanzen.

Die derzeit verfügbaren SNRI unterscheiden sich in ihren pharmakokinetischen Eigenschaften. Sie werden fast vollständig aus dem Magen-Darm-Trakt resorbiert, die Bioverfügbarkeit nach oraler Einnahme liegt bei ca. 50 %.
Mirtazapin, Venlafaxin und Duloxetin werden hepatisch abgebaut und überwiegend renal eliminiert, daher verzögerte Ausscheidung und Akkumulation bei Leber- und Niereninsuffizienz, die eine Dosisanpassung notwendig machen können.
Weitere Besonderheiten:
- **Venlafaxin:** eventuell hohe Spiegel mit zum Teil kardiotoxischen Nebenwirkungen bei CYP 2D6-poor-metabolizern.
- **Mirtazapin:** beschleunigter Abbau unter gleichzeitiger Carbamazepingabe (Induktion des Cytochrom-P 450-Systems).
- **Duloxetin:** verminderte Spiegel bei Rauchern (Induktion von CYP 1A2), erhöhte Spiegel bei gleichzeitiger Paroxetingabe (Hemmung von CYP 2D6 durch Paroxetin).

Dosierung
Siehe Tabelle 1.

Kontraindikationen
Siehe Tabelle 1.

Nebenwirkungen
Siehe Tabelle 1.

Wechselwirkungen
Siehe Tabelle 1.

Wirkmechanismus
Der intrazelluläre Wirkmechanismus der SNRI ist bislang nicht ausreichend geklärt. Relativ gut bekannt sind die neurobiochemischen Wirkungen, die Veränderungen von Neurotransmittern und Rezeptoren. Angriffspunkte der SNRI sind die Wiederaufnahmehemmung von Serotonin und

S

Serotonin-Noradrenalin-Wiederaufnahmehemmer (SNRI). Tab. 1 Dosierung, Kontraindikationen, Neben- und Wechselwirkungen von Venlafaxin, Duloxetin und Mirtazapin.

Dosierung/Tag	Venlafaxin 75–375 mg	Duloxetin 40–60 mg	Mirtazapin 15–45 mg
Kontraindikationen	Kombination mit MAO-Hemmern, fortgeschrittene Leber- oder Niereninsuffizienz	Kombination mit MAO-Hemmern, fortgeschrittene Leber- oder Niereninsuffizienz	Kombination mit MAO-Hemmern, akute Delirien, Engwinkelglaukom, fortgeschrittene Leber- oder Niereninsuffizienz
Nebenwirkungen	Übelkeit, Magen-Darm-Beschwerden, sexuelle Funktionsstörungen, allergische Hauterscheinungen	Sedierung, Schlafstörungen, Übelkeit, Mundtrockenheit, Verstopfung, sexuelle Funktionsstörungen, Appetitverlust oder -abnahme	Sedierung, orthostatische Beschwerden, Schwindel, Gewichtszunahme
Wechselwirkungen	Haloperidol: Blutspiegel erhöht, Clozapin: Blutspiegel erhöht, Risperidon: Bioverfüg-barkeit erhöht, Warfarin: Blutgerinnungszeit erhöht, Cimetidin: bei Älteren und Patienten mit Leberfunktionsstörungen Wirkungsverstärkung bzw. -verlängerung, Imipramin: Wirkung und Nebenwirkung verändert	bei gleichzeitiger Gabe von Fluvoxamin (CYP 1A2-Inhibitor) deutlicher Blutspiegelanstieg von Duloxetin, Verstärkung der zentral sedierenden Wirkung von Alkohol und Sedativa	Benzodiazepine: eventuell Verstärkung der sedierenden Wirkung durch Remergil; Carbamazepin, Rifampicin, Phenytoin: erhöhte Ausscheidung, gegebenenfalls Dosierung erhöhen
	Für alle drei Medikamente gilt, dass eine Kombination mit irreversiblen MAO-Inhibitoren wegen der Gefahr eines serotonergen Syndroms kontraindiziert ist (siehe oben).		

Noradrenalin durch die Blockade des präsynaptischen Serotonin- bzw. des Noradrenalintransporters. Die Hemmung der präsynaptischen Wiederaufnahme von Serotonin führt zu adaptiven Veränderungen auf der Ebene der rezeptorgekoppelten Signaltransduktionsmechanismen, wobei für die antidepressive Wirkung offenbar besonders eine Aktivierung postsynaptischer 5-HT 1A-Rezeptoren von Bedeutung zu sein scheint. Es folgt eine Aktivierung der Adenylatzyklase und Phospholipase und setzt somit die Bildung von so genannten second messengern wie cAMP in Gang.

Mirtazapin wirkt, wie oben beschrieben, über einen dualen Mechanismus mit Serotoninerhöhung durch vermehrte 5-HT 1-Rezeptorstimulation (über 5-HT 2- und 5-HT 3-Rezeptorblockade) und erhöhte Noradrenalinausschüttung durch präsynaptische Auto- und Hetero-Alpha 2-Rezeptorblockade.

Serotoninsyndrom

Prof. Dr. med. Ulrich Hegerl

Synonyme
Serotoninsyndrom, zentrales

Definition
Mit Serotoninsyndrom wird ein meist akutes, potentiell lebensgefährliches Krankheitsbild bezeichnet, das durch eine Überstimulation des serotonergen Systems bedingt ist. Dieses ist gekennzeichnet durch ▶ Agitiertheit, Erregungszustände, ▶ Ver-

Serotoninsyndrom. Tab. 1 Serotoninsyndrom-Skala.

Agitiertheit (motorische Unruhe, auch Akathisie)
0	Keine Agitiertheit.
1	Leichte und gelegentliche Agitiertheit.
2	Mäßige Agitiertheit (unruhiges Sitzen).
3	Schwere und dauerhafte Agitiertheit, längeres Sitzen ist unmöglich, ständiges Gefühl der Unruhe.

Orientierungsstörungen
0	Gestörte Orientierung zur Zeit, zum Ort, zur eigenen Person und zur Situation. Die jeweils schwerste Ausprägung wird gewertet. Wenn mehr als eine Qualität signifikant gestört ist, sollte das Item insgesamt mit 3 bewertet werden.
1	
2	
3	

Myoklonie (plötzlich auftretende Kontraktion von Muskeln ohne oder mit nur geringem Bewegungseffekt, Bewertung ohne Einschlafmyoklonien)
0	Keine Myoklonie
1	Der Patient berichtet über einzelne kurzandauernde Myoklonien.
2	Der Patient berichtet über Episoden mit wiederholten Myoklonien, isolierte Myoklonien sind sichtbar.
3	Ständige und offensichtliche Myoklonien.

Hyperreflexie
0	Keine Hyperreflexie.
1	Hyperreflexie mit normal großer Reflexzonenbreite.
2	Hyperreflexie mit vergrößerter Reflexzonenbreite, erschöpfbare Kloni.
3	Hyperreflexie mit vergrößerter Reflexzonenbreite, nicht-erschöpfbare Kloni.

Tremor
0	Kein Tremor.
1	Tremor mit kleiner Amplitude, keine Funktionsbeeinträchtigung.
2	Tremor mit deutlich sichtbarer Amplitude, die Funktion (schreiben, Tasse halten, ...) ist manchmal beeinträchtigt.
3	Tremor mit großer Amplitude, fast ständige Funktionsbeeinträchtigung.

Schwindel (subjektives Gefühl)
0	Kein Schwindel.
1	Leichtes Schwindelgefühl, der Patient fühlt sich manchmal wie betrunken.
2	Fast ständiges Trunkenheitsgefühl, keine Funktionsbeeinträchtigung.
3	Ständiges Schwindelgefühl, Funktionen wie „gehen" oder „stehen" sind beeinträchtigt.

Hyperthermie (unter der Zunge)
0	< 37 °C
1	37–37,9 °C
2	38–38,9 °C
3	≥ 39 °C

Schwitzen (in Ruhe mit normaler Temperatur der Umwelt)
0	Kein Schwitzen.
1	Subjektives Gefühl von verstärktem Schwitzen.
2	Feuchte Haut, einige Schweißtropfen sichtbar.
3	Sichtbare Schweißtropfen mit nasser Kleidung oder nassem Bettzeug.

Diarrhoe
0	Keine Diarrhoe.
1	Stuhl mit weicherer Konsistenz, aber normale Häufigkeit.
2	Flüssiger Stuhl und/oder Häufigkeit 1–3 / Tag.
3	Wie 2, aber Häufigkeit von > 3 /Tag.

S

wirrtheit, Myoklonien, Hyperreflexie, vermehrtes Schwitzen, Schüttelfrost, Tremor, Durchfall, Koordinationsstörungen und Fieber. Diese Symptome ergeben sich sowohl aus einer zentralen als auch peripheren serotonergen Überaktivität. Die Ausprägung reicht von milden, subakuten Formen bis zum potentiell letalen Vollbild. Zur Erfassung und Dokumentation eines Serotoninsyndroms steht die in Tabelle 1 aufgeführte Skala zur Verfügung (Hegerl et al. 1998).

Bei einem Score auf der Serotoninsyndrom-Skala von > 6 liegt ein klinisch relevantes Serotoninsyndrom vor.
Hinsichtlich Ursachen und Behandlung siehe Serotoninsyndrom-Störung.
Verursacht wird es meist durch die Kombination mehrerer serotoninagonistischer Medikamente. Insbesondere die Kombination von irreversiblen ▶ MAO-Hemmern

mit serotonergen ▶ Antidepressiva wie ▶ SSRI oder ▶ Clomipramin bergen das Risiko eines schwerwiegenden Serotoninsyndroms. Deshalb sind bei Gabe von irreversiblen MAO-Hemmern in Verbindung mit Clomipramin und SSRI die entsprechenden Sicherheitsabstände einzuhalten. Beim Auftreten eines schweren Serotoninsyndroms ist intensivmedizinische Betreuung nötig.

Serotoninsyndrom, zentrales

Prof. Dr. med. Ulrich Hegerl

Englischer Begriff
Serotonine syndrome

Definition
Das Serotoninsyndrom ist ein potentiell tödlich verlaufendes, durch eine zentrale und periphere serotonerge Überaktivität bedingtes Krankheitsbild, das vor allem bei Kombination von zwei oder mehreren serotoninagonistisch wirkenden Substanzen auftritt. Insbesondere die Kombination von ▶ MAO-Hemmern mit ▶ SSRI oder ▶ Clomipramin kann zu einem akuten Serotoninsyndrom führen. Hinsichtlich der Symptomatologie des Serotoninsyndroms siehe ▶ Serotoninsyndrom (Symptomatologie). Diagnosekriterien sind von Sternbach (1991) aufgestellt worden:
- In Verbindung mit einer Zugabe oder einer Dosiserhöhung einer serotoninagonistischen Substanz kommt es zum Auftreten von mindestens drei der folgenden Symptome:
  - Veränderungen des psychischen Zustandes (z. B. Verwirrtheit, ▶ Hypomanie),
  - ▶ Agitiertheit,
  - Myoklonus,
  - Hyperreflexie,
  - verstärktes Schwitzen,
  - Schüttelfrost,
  - Tremor,

- Durchfall,
- Koordinationsstörungen,
- Fieber (Temperaturerhöhung).
Andere Ursachen sind ausgeschlossen.
- Vor Beginn dieser Symptomatik ist keine Behandlung mit einem ▶ Neuroleptikum gestartet worden oder eine ▶ Neuroleptikadosis erhöht worden. Für die strukturierte Erfassung auch leichterer und subakuter Serotoninsyndrome ist die Serotoninsyndrom-Skala entwickelt worden (siehe Serotoninsyndrom).

Therapie
Sofortiges Absetzen der Serotoninagonisten; in Abhängigkeit von der Schwere des Serotoninsyndroms intensivmedizinische Betreuung.

Wirksamkeit
Systematische Therapiestudien liegen nicht vor.

Serotonin-Wiederaufnahmehemmer

Prof. Dr. med. Ulrich Hegerl

Medikamentengruppe
Serotonin-Wiederaufnahmehemmer sind ▶ Antidepressiva, die ihre Wirkung über eine Hemmung der Serotoninwiederaufnahme aus dem synaptischen Spalt entfalten. Neben den ▶ selektiven Serotonin-Wiederaufnahmehemmern (SSRI) gibt es in der Medikamentengruppe der ▶ trizyklischen Antidepressiva (TZA) Substanzen, die ebenfalls in erster Linie über eine Hemmung der Serotonin-Wiederaufnahme wirken; ein Beispiel ist ▶ Clomipramin (siehe dort). ▶ Venlafaxin wirkt analog den SSRI über eine Hemmung der Serotoninwiederaufnahme, in hohen Dosen kommt eine zusätzliche Hemmung der Noradrenalinwiederaufnahme zum Tragen. Die folgenden Ausführungen beziehen sich auf SSRI.

Serotonin-Wiederaufnahmehemmer. Tab. 1 Selektive Serotonin-Wiederaufnahmehemmer (SSRI).

Generischer Name (in alphabetischer Reihenfolge)	Anfangsdosis (mg/Tag)	Standarddosis (mg/Tag)	Halbwertszeit
Citalopram	20	20–40 (60)	36 h
Escitalopram	10	10–20	ca. 30 h
Fluoxetin	20	20–40 (60)	aktiver Metabolit bis zu 14 Tage
Fluvoxamin	50	100–250	17–22 h
Paroxetin	20	20–40 (60)	12–44 h
Sertralin	50	50–200	26 h

Zwischen den zur Zeit verfügbaren SSRI gibt es keine nennenswerten Unterschiede in der antidepressiven Wirksamkeit, jedoch durchaus in der ▶ Pharmakokinetik und dem Risiko von Medikamentenwechselwirkungen. Dieses ist für ▶ Sertralin, ▶ Citalopram sowie Escitalopram eher gering ausgeprägt. Der große Vorteil der Medikamentengruppe der SSRI gegenüber den TZA ist die große Überdosierungssicherheit, die etwas bessere Verträglichkeit sowie die leichtere Handhabbarkeit. Die große Überdosierungssicherheit ist insbesondere im ambulanten Bereich, bei potentiell suizidalen Patienten bedeutsam, da ▶ Suizidversuche sehr häufig durch Einnahme verschriebener ▶ Psychopharmaka erfolgen.

Produktnamen
Citalopram (z. B. Cipramil), Escitalopram (z. B. Cipralex), Fluvoxamin (z. B. Ferarin), Fluoxetin (z. B. Fluctin), Paroxetin (z. B. Seroxat), Sertralin (z. B. Zoloft)

In Deutschland zugelassene Indikationen
Behandlung ▶ depressiver Störungen, Panikstörungen, Phobien und Zwangsstörung.

Sonstige Anwendungsgebiete
Schmerzbehandlung, Behandlung von generalisierter ▶ Angststörung und Bulimie, posttraumatische Belastungsstörung, prämenstruelles dysphorisches Syndrom, soziale Phobie.

Pharmakokinetik
Die Halbwertszeiten der SSRI unterscheiden sich deutlich zwischen den verschiedenen Substanzen und sind der Tabelle 1 zu entnehmen. Einige SSRI, insbesondere ▶ Fluoxetin und Paroxetin, können über die Hemmung von CYP 2D6 zu Plasmaspiegelerhöhungen anderer (Psycho-)Pharmaka, insbesondere der TZA, führen.

Dosierung
SSRI können bereits initial mit einer therapeutischen Dosierung, meist als morgendliche Gabe, verabreicht werden. Bezüglich näherer Angaben zur Dosierung siehe Tabelle 1.

Kontraindikationen
Die Gabe von SSRI oder Clomipramin gleichzeitig oder in engem zeitlichen Zusammenhang mit irreversiblen ▶ MAO-Hemmern ist wegen der Gefahr der Entwicklung eines ▶ Serotoninsyndroms kontraindiziert.

Nebenwirkungen
Gastrointestinale Nebenwirkungen sind insbesondere initial unter SSRI häufig (Übelkeit, Erbrechen und Diarrhoe). Diese klingen meist innerhalb weniger Tage ab. Eine sorgfältige diesbezügliche Aufklärung der Patienten ist entscheidend für die Compliance. Nicht selten sind zudem eine innere Unruhe und ▶ Agitiertheit, oft verbun

S

mit einer Zunahme der ▶ Schlafstörungen, weiter sexuelle Dysfunktionen mit Anorgasmie und Libidoverminderung bei beiden Geschlechtern, weiter Zunahme von ▶ Migräne und ▶ Spannungskopfschmerzen. Vereinzelt sind auch extrapyramidalmotorische Störungen beschrieben worden. Bei Kombination der SSRI mit anderen Serotoninagonisten kann es zum Auftreten eines Serotoninsyndroms mit Agitiertheit, Diarrhoe, Hyperreflexie, Myoklonie, Blutdrucksteigerungen, Tachykardie und Bewusstseinsstörungen kommen. Bezüglich weiterer Nebenwirkungen siehe Fachinformationen.

Wechselwirkungen
Für die SSRI sind zahlreiche pharmakokinetische Wechselwirkungen über das Cytochrom-P 450-System zu beachten. Das Risiko einer pharmakokinetischen Wechselwirkung ist bei Citalopram und Sertralin etwas geringer. In Verbindung mit anderen Serotoninagonisten, wie z. B. MAO-Hemmern, Sumatriptan oder Tryptophan, besteht die Gefahr eines Serotoninsyndroms.

Wirkmechanismus
Durch eine Hemmung der Wiederaufnahme von Serotonin aus dem synaptischen Spalt wird die Konzentration am Wirkort und damit die serotonerge Neurotransmission erhöht. Zwischen den verschiedenen Serotonin-Wiederaufnahmehemmern bestehen deutliche Unterschiede in der Pharmakokinetik. Wie andere Antidepressiva auch entfalten Serotonin-Wiederaufnahmehemmer ihre antidepressive Wirkung erst nach zwei Wochen und die volle antidepressive Wirkung erst nach vier bis sechs Wochen. Bei der Behandlung von Zwangsstörungen sind noch längere Wirklatenzzeiten möglich. Neben der akut antidepressiven Wirkung haben Serotonin-Wiederaufnahmehemmer auch eine rückfallverhütende Wirkung.

Sertralin

Dr. med. Michael Riedel

Medikamentengruppe
▶ Antidepressivum; ▶ Selektiver Serotonin-Wiederaufnahmehemmer (▶ SSRI)

Produktnamen
Zoloft, Gladem

In Deutschland zugelassene Indikationen
Depressive Störungen

Sonstige Anwendungsgebiete
▶ Zwangsstörung, ▶ Panikstörung, ▶ soziale Phobie, ▶ posttraumatische Belastungsstörung, ▶ prämenstruelles Syndrom.

Pharmakokinetik
Nach einmaliger täglicher oraler Aufnahme von Sertralin werden maximale Plasmaspiegel nach 4,5–8,4 Stunden erreicht. Die mittlere Eliminationshalbwertszeit von Sertralin beträgt rund 26 Stunden. Dementsprechend werden Steady-state-Konzentrationen nach etwa einer Woche bei einmaliger täglicher Einnahme erreicht. Die Absorption nach oraler Gabe beträgt mindestens 70 %. Die Bioverfügbarkeit wird durch den First-pass-Effekt vermindert. Die Plasmaeiweißbindung beträgt rund 98 %. Sertralin unterliegt einer ausgeprägten **hepatischen Metabolisierung**. Der Hauptmetabolit N-Desmethylsertralin ist deutlich weniger aktiv als die Muttersubstanz. Sertralin und Desmethylsertralin werden beide stark metabolisiert, wobei die entstehenden Metaboliten zu gleichen Teilen in Faeces und Urin ausgeschieden werden. Die Metabolisierung von Sertralin erfolgt über CYP 3A4 mit nur geringer Beteiligung von CYP 2D6. In der üblichen Dosierung von 50 mg zeigt Sertralin nur geringfügige Effekte auf die Metabolisierung von Substanzen, die über CYP 2D6 oder CYP 3A4 vermittelt werden. Sertralin und

N-Desmethylsrttralin hemmen in geringer Ausprägung das CYP 2D6 Isoenzym.

Dosierung
Übliche Tagesdosis 50 mg, Tageshöchstdosis 200 mg.

Kontraindikationen
Gleichzeitige Behandlung mit ▶ MAO-Hemmern, Pimozid, serotonergen Substanzen.

Nebenwirkungen
Übelkeit, Diarrhoe, Verstopfung, verstärkter Appetit, ▶ Anorexie, Tremor, Schwindel, Tinnitus, Schlaflosigkeit, ▶ Somnolenz, Mundtrockenheit, ▶ Sexualstörung, Dyspepsie, Schwitzen, Transaminasenerhöhung (reversibel nach Absetzen der Therapie), ▶ Manie, ▶ Hypomanie, Hyponatriämie, Erbrechen, Unwohlsein, Gewichtszu-, -abnahme, abdominelle Schmerzen, Bewegungsstörungen, unwillkürliche Muskelkontraktionen, Krampfanfälle, Menstruationsstörungen, Gynäkomastie, Syndrom der inadäquaten ADH-Sekretion, Hyperprolaktinämie, Galaktorrhoe, Hautausschlag, Pruritus, Lichtempfindlichkeit, Urtikaria, Erythema multiforme, Quincke-Ödem, schwere Hautexfoliation, Alopezie, Pankreatitis, schwere Leberstörung, Parästhesien, Hypästhesie, depressive Symptome, ▶ Halluzinationen, aggressive Reaktion, Gähnen, ▶ Euphorie, Libidoverlust, Albträume, ▶ Agitiertheit, Angst und ▶ Psychose.

In seltenen Fällen: veränderte Funktion der Blutplättchen, abnorme Laborwerte, veränderte Blutungsneigung, Purpura, Asthenie, Hitzewallungen, Fieber, anaphylaktoide Reaktion, allergische Reaktion, Leukopenie, Thrombozytopenie, Hypothyreose, Brustschmerz, Palpitationen, Hypertonie, periorbitale Ödeme, Synkope, Tachykardie, Mydriasis, Priapismus, Kopfschmerzen, ▶ Migräne, Koma, serotonerges Syndrom, Bronchospasmus, erhöhte Serumcholesterinwerte, Gesichtsödem, Harnretention, Harninkontinenz, Arthralgie, Muskelkrämpfe, Sehstörungen.

Wechselwirkungen
Sertralin darf nicht zusammen mit MAO-Hemmer gegeben werden; ein Abstand von mindestens 14 Tagen ist einzuhalten. Ebenso ist die gleichzeitige Gabe von Pimozid kontraindiziert. Bei gleichzeitiger Gabe von Warfarin kann es zu einer geringgradigen Erhöhung der Prothrombinzeit kommen. Bei Kombination mit ▶ Lithium sind pharmakodynamische Wirkungs- und Nebenwirkungsverstärkungen möglich.

Wirkmechanismus
Sertralin hemmt selektiv die neuronale Serotoninwiederaufnahme. Es hat nur sehr schwache Effekte auf die neuronale Noradrenalin- oder Dopaminaufnahme. Es weist keine Affinität zu Muskarin-, Serotonin-, Dopamin-, Histamin-, Benzodiazepin-, GABA- oder adrenergen Rezeptoren auf.

Sexual abuse

▶ Sexueller Missbrauch

Sexualstörungen

Frank Behrmann

ICD-10/DSM-IV-TR-Klassifikation
Die Bezeichnungen beziehen sich – in ICD-10- und DSM-IV-TR – auf die entsprechenden Aspekte und Phänomene bzw. Abfolger und Bedingtheiten im sexuellen Reaktionszyklus von Mann und Frau. In der Begrifflichkeit sind – ideologiekritisch gesehen – einige am männlich-genitalen Primat ausgerichtete Normen bzw. Relationen versteckt. Ebenso ist zu beachten, dass die Heterosexualität als Normalfall der Sexualität, implizit vor Homosexualität oder

S

anderen Varianten der Sexualpräferenz, angesehen wird. Diesbezügliche Bezüge und Relativierungen der sexuellen Störung werden in DSM-IV-TR eher bzw. prägnanter unter dem Aspekt bzw. Abschnitt „Subtypen" (lebenslanger erworbener Typus, generalisierter situativer Typus) aufgrund kombinierter organischer und psychischer Faktoren aufgeführt.

Sexuelle Funktionsstörungen „aufgrund von ..." oder unter Benennung des „medizinischen Krankheitsfaktors" (organische Faktoren) werden dann unter extra aufgeführten DSM-IV-TR- bzw. ICD-10-Nummern aufgeführt (z. B. ICD-10: N48.4, DSM-IV-TR: 608.84; ICD-10: N50.8, DSM-IV-TR: 608.89).

Spezieller und voneinander abzugrenzen sind: Probleme der männlichen bzw. weiblichen Entwicklung, Probleme der homosexuellen Entwicklung, sexuelle Perversion, sexueller Missbrauch, Gewalt und Delinquenz sowie Geschlechtsidentitätsstörungen.

Im engeren Sinne wird der Begriff „Sexuelle Funktionsstörung" (Störung der sexuellen Funktion) in ICD-10 unter „Nichtorganische sexuelle Funktionsstörungen" (F52) bzw. in DSM-IV-TR unter „Sexuelle Funktionsstörungen" (302.7ff., 306.51) codiert.

Synonyme
Sexuelle Störungen

Englischer Begriff
Sexual dysfunctions

Definition
Über die Diagnoseschlüssel und ihr Störungsverständnis hinaus ist der Begriff der sexuellen Störung zu problematisieren: Ständige Veränderungen im Laufe der Jahrhunderte oder unterschiedliche Maßstäbe, abhängig von Bildung, sozialen Normen, Ethnie, Alter, und die naive Vorstellung einer „natürlichen Sexualität" lassen an Eindeutigkeit oder Widerspruchsfreiheit

im Umgang mit dem, was eine sexuelle Störung ist, zweifeln.

Schon bei dem Begriff „sexuelle Funktionsstörung" taucht der Begriffsanteil „Funktion" auf, und so ist es theoretisch nicht einhellig, was unter Funktion oder unter gestörter Funktion zu verstehen ist. Intrapersonelle, interpersonelle, paardynamische Symptomatik und psychodynamisches Denken kennen die sexuelle Störung als Funktion einer gestörten Beziehungs- oder Persönlichkeitsdynamik. Somit folgt die Frage, was gestört und behandlungsbedürftig ist, im Zusammenhang mit Menschenbild, Psychotheorie und Therapieziel sowie Indikation zur Behandlung nicht ideologie- oder wertfrei („Es ist nicht alles ungesund, was gestört ist, oder nicht alles ist gesund, was ungestört ist, je nachdem wie tief man blicken will oder soll.").

Symptomtheoretisch können Ängste in sexuellen Störungen gebunden sein. Diese Ängste sollten nicht die zur Therapiefehlentwicklung beitragen, wenn allzu forsches, funktionell-therapietechnokratisches oder mechanistisches Vorgehen praktiziert wird. Zeitgeist, Leistungsideale (auch naive) und Normen sind das eine, Individualität und eine entsprechende Gesundheit das andere. Deutlich sind ein Gestalt- oder Ausdruckswandel der sexuellen Störung (z. B. Zunahme von Spermatorrhoe im 19. Jahrhundert, Ejaculatio deficiens im 20. Jahrhundert) sowie die Auseinandersetzung mit bestimmten dogmatischen Auffassungen (z. B. klitoral-vaginaler Orgasmus, Gleichzeitigkeitsgebot des Orgasmus bei beiden Partnern).

Grundsätzlich sind die dynamisch-unbewussten Verhältnisse des Patienten dem Therapeuten nicht bzw. nicht von vornherein zugänglich. Sie bedürfen des emphatischen, reflektierten und konsensual entwickelten Verständnisses, damit Therapie das leistet, was therapeutischer Ethik entspricht.

Die Ätiopathogenese variiert situativ und individuell mit dem bio-psycho-sozialen

Koordinatensystem je nach wissenschafts-
theoretischer Sicht und Praxeologie. Der
psychosoziale Anteil ist erheblich, wird
aber heute deutlich geringer eingeschätzt
als noch vor 25–30 Jahren. Generell gilt,
dass der somatische Anteil umso geringer
ist, je wichtiger der psychogene Anteil ist,
und umgekehrt.
Spezieller zu berücksichtigen ist das Thema
„organische (somatische) Faktoren der
sexuellen Dysfunktion" (z. B. Traumata
und andere operative Wirkungen, unerwünschte Arzneimittelwirkungen, körperliche Krankheiten).

Volltext

Als Leitsymptome sexueller Funktionsstörungen gelten Appetenz-, Erregungs-
bzw. Exzitations-, Schmerz-, Orgasmus-,
Ejakulations- und Satisfaktionsstörungen.
Diese Symptome sind etwas willkürlich und
oft schwierig einzuteilen bzw. voneinander
abzugrenzen.

- **Appetenzstörung:** (beim Mann und bei
  der Frau): Früher und auch noch fälschlich wurde diese Störung als „Libidoverlust" bezeichnet. Heute ist auch vielfach
  der Begriff „sexuelle Lustlosigkeit", insbesondere bei der Frau (empirisch nachgewiesen), gebräuchlich. Gemeint sind
  das reduzierte Verlangen, sich sexuell zu
  betätigen, und fehlende Phantasien über
  sexuelle Aktivitäten.
- **Exzitationsstörung:** Hierbei geht es um
  das reduzierte subjektive Gefühl sexueller Anregung und Lust und den folgenden physiologischen und anatomischen
  Veränderungen. Beim Mann: Erektions-
  störung und als Sonderform Priapismus
  (langanhaltende, schmerzhafte Dauere-
  rektion); bei der Frau: Lubrikationsstö-
  rung im Sinne eines Ausbleibens des
  Feuchtwerdens der inneren und äußeren
  Geschlechtsregion sowie das Ausbleiben des Anschwellens der inneren und
  äußeren Genitalien.
- **Schmerzstörung:** Im sexuellen Reaktionszyklus entstehen im Genitalbereich
  Schmerzen, die nicht auf körperlich ausreichend begründbare Störungen zurückzuführen sind. Beim Mann: Algopareunie, Cephalgia sexualis, Glansschmerz,
  Analsphinkterkrämpfe; bei der Frau:
  Algopareunie, Vaginismus, Klitorisschmerz, Pelipathia spastica.
- **Orgasmusstörung:** Anorgasmie (beim
  Mann mit bzw. ohne Ejakulation). Der
  Höhepunkt der sexuellen Lust kann nicht
  erreicht werden.
- **Ejakulationsstörung:** Ejaculatio praecox, Ejaculatio retardata, Ejaculatio deficiens (ausbleibender Samenerguss) mit
  vorhandenem Orgasmus, Ejaculatio re-
  trograda (Spermaturie: Samenflüssigkeit
  fließt in die Blase zurück), Ejaculatio
  spontana diurna (spontane Samenflüs-
  sigkeitsentleerung in die Harnröhre im
  Tagesverlauf).
- **Satisfaktionsstörung** (beim Mann und
  bei der Frau): Entspannung und Wohlbefinden stellen sich nicht ein.

Weiterhin zur Differentialdiagnose und
-therapie leitende Einteilungen erfolgen
nach den verschiedenen Phasen der sexuellen Interaktion bzw. nach dem entsprechenden Reaktionszyklus sowie nach formalen
Kriterien (z. B. Beginn der Störung, Verlauf,
Situation, Praktik, Partnerabhängigkeit, Alter).

Therapie
pharmakologisch
Zum Einsatz kommen Sexualhormone (eigentlich nur bei gesicherten Hormonman-
gelzuständen), Psychopharmaka (vorrangig zur Behandlung der Grunderkrankung),
speziell Sildenafilcitrat (Viagra) und Fol-
gesubstanzen (zur Therapie von Erektions-
mangelzuständen) und ein weites Spektrum von erwiesenermaßen wirksamen und
sehr verschiedenen Stoffgruppen zugehörigen Substanzen (in der Hauptsache auch
Psychopharmaka). Die jeweilige sexuelle
Funktionsstörung verlangt unter individuellen Gesichtspunkten eine Persönlichkeits-

struktur und körperliche Befunde mitberücksichtigende Indikationsstellung. Auf der Grenze der dauerhaften Akzeptanz bzw. Wirksamkeit pharmakologischer Therapie befindet sich die Therapie mit Yohimbin und die Schwellkörperautoinjektionstherapie (SKAT), wobei unter psychotherapeutischem Blickwinkel die Perspektive eröffnet ist, dass bei dem hochgradigen Leidensdruck impotenzbetroffener Patienten letztendlich schon fast alles probiert wurde.

psychotherapeutisch

Therapeutisch sind die sexuellen Funktionsstörungen eine Domäne der ► Verhaltenstherapie und ihrer Abwandlung bzw. Integration mit psychodynamischen Verfahren geworden, wobei auch die ► Paartherapie und das psychodynamische Verfahren, zum Teil mit Blick auf die Beziehungsdynamik, eine wesentliche Rolle spielen.

Entsprechend dem herrschenden medizinischen Menschenbild der einseitig somatisch ausgerichteten Organmedizin, einem modernen Machbarkeitsideal und einem häufigen Reparaturdenken von Patienten, aber auch von Therapeuten, haben heute wie früher Tendenzen, Hoffnungen und Anwendungen der Pharmakologie, leider auch der obsoleten, und Wunderdrogen und -praktiken hohen Kurswert und zu einem entsprechenden Verbrauch geführt. Außer bei Viagra und ähnlichen Substanzen mit ihren spezifischen Indikationen ist es nicht zu gewollten langanhaltenden Erfolgen von Injektionspräparaten, Stimulantien oder Hormonpräparaten gekommen, wenn es um den Gesamtaspekt der Exzitations-, Appetenz- und Potenzstörung geht.

Immer noch gilt, die Grunderkrankung, unerwünschte Arzneimittelwirkungen und psychischen Grundstörungen zu erkennen und zu behandeln – ganz in einem psychosomatischen Krankheits- und Therapieverständnis.

Die Zahlen des Verhältnisses von psychogenen und somatogenen Störungsursachen schwanken von Untersuchung zu Untersuchung und von Jahrzehnt zu Jahrzehnt wobei häufig ein fundiertes somatopsychosomatisches und bio-psycho-soziales Denken und Handeln vermißt wird.

Im Zuge der Operationalisierung von ► Therapiezielen und im Einklang mit dem vielfachen Verschwinden von Individualitätsansprüchen und individueller Genügsamkeit haben sich die übenden und verhaltensmedizinischen Verfahren mehr und mehr durchgesetzt und gute symptombessernde Erfolge gezeigt.

Langjährig entwickelt, verbessert und erprobt zeigen sich kombiniert-integrative Therapieverfahren unter psychodynamisch-verhaltenstherapeutischer Ägide, insbesondere als Paartherapie. Das Spektrum, d. h. der Versuch und die Anwendung mit anderen Verfahren, z. B. hypno-, körpertherapeutischen Verfahren (z. B. ► Biofeedback), ► Entspannungsverfahren, ist recht weit, allerdings nicht immer im qualitätsgesicherten Maßstab.

Sexuelle Appetenz

► Libido

Sexuelle Gewalt

► Sexueller Missbrauch

Sexuelle Störungen

► Sexualstörungen

Sexueller Kindesmissbrauch

► Sexueller Missbrauch

Sexueller Missbrauch

Dr. phil. Dipl. Psych. Klaus Hartmann

Synonyme

Sexuelle Gewalt; Sexueller Kindesmissbrauch; Vergewaltigung; Sexual abuse

Definition

Sexueller Missbrauch bei Kindern

Sexuelle Handlungen mit Körperkontakt (insbesondere Brust- und Genitalbereich; so genannte Hands-on-Taten) sowie das Vorzeigen von pornographischem Material bzw. das Herstellen von pornographischen Fotos, Filmen etc. und der Exhibitionismus (Hands-off-Taten) durch eine wesentlich ältere jugendliche oder erwachsene Person. Besonders zu berücksichtigen sind Handlungen unter Ausnutzung von Abhängigkeitsverhältnissen.

Vergewaltigung, sexuelle Nötigung

Alle sexuelle Handlungen, die mit dem Eindringen in den Körper des Opfers, sei es oral, anal oder vaginal, verbunden sind, und zu denen das Opfer mit Gewalt oder durch Drohung mit einer gegenwärtigen Gefahr für Leib oder Leben oder durch das Ausnutzen einer hilflosen Lage gezwungen wird. Eine sexuelle Nötigung ist jede sexuelle Handlung, zu der die betroffene Person durch Drohungen oder durch Ausnutzen einer hilflosen Lage gezwungen wurde. Beide Tatbestände werden in Deutschland seit 1997 gemeinsam in dem § 177 des Strafgesetzbuchs (StGB) geregelt. Die Vergewaltigung stellt demnach eine besonders schwere Form der sexuellen Nötigung dar.

Querverweis Krankheit

Über „sexuellen Missbrauch" gibt es eine Vielzahl von verschiedenen wissenschaftlichen Untersuchungen, die verschiedene Ergebnisse enthalten, abhängig davon, welche Definition der jeweiligen Untersuchung zugrunde liegt, welche Stichproben in welchem Land erhoben und mit welchem Interesse die Studien durchgeführt wurden.

Zuverlässige **Prävalenzdaten** liegen aus diesen Gründen derzeit nicht vor. In der Literatur ist die Streuung erheblich; so liegt z. B. das Verhältnis von weiblichen zu männlichen Missbrauchsopfern in Australien bei 28 % zu 9 %, in Deutschland bei 10 % zu 4 %, in Irland bei 7 % zu 5 % und in Südafrika bei 34 % zu 29 % (Finkelhor 1988). In Deutschland erfasst die Polizei z. B. nur strafrechtliche Tatbestände (nach § 176 StGB), die angezeigt worden sind. So wurden in der polizeilichen Kriminalstatistik (Bundeskriminalamt 1997) in Deutschland 16.888 Fälle von sexuellem Missbrauch registriert. Nach anderen Untersuchungen haben Dunkelfeldstudien ergeben, dass in Deutschland pro Jahr 300.000 Kinder sexuell missbraucht werden.

Die **Geschlechterverteilung** der Opfer zeigt, dass hauptsächlich Mädchen und Frauen Opfer sexueller Gewalt werden. Nach der polizeilichen Kriminalstatistik sind 75,2 % der Opfer weiblich, 24,8 % männlich. Dabei ist jedoch zu beachten, dass gerade bei Jungen die Dunkelziffer sehr hoch liegt. Die Opfer sexuellen Missbrauchs in der Kindheit verteilen sich auf alle Altersklassen, vom Säugling bis zum Jugendlichen. Am häufigsten werden Kinder zwischen dem 6. und dem 14. Lebensjahr missbraucht (ca. 91 %), der Anteil der Kinder unter sechs Jahren liegt bei ca. 9 % (hohe Dunkelziffer).

Die **durchschnittliche Dauer** von sexuellem Missbrauch liegt bei ca. vier Jahren. In seltenen Fällen werden Kinder nur einmal in ihrem Leben missbraucht, meistens monate- oder jahrelang. Die Übergriffe finden von monatlich bis täglich statt.

Langzeitfolgen, d. h. langfristige und schwerwiegende Beeinträchtigungen bis ins Erwachsenenalter, sind ausgesprochen belastend und komplex und sind als eige-

S

ner Störungskomplex nicht in den derzeitigen ▶ Klassifikationssystemen treffend zuzuordnen (siehe ▶ komplexe Störungen). Die vielschichtigen Langzeitfolgen sexuellen Missbrauchs bilden aber den diagnostisch oft schwer fassbaren symptomatischen Kontext klarer beschreibbarer Störungen, welche dann diagnostisch gefasst werden können, überwiegend bei:

- ▶ depressiven Störungen und ▶ Angststörungen,
- ▶ posttraumatische Belastungsstörung,
- andauernde Persönlichkeitsänderung nach Extrembelastung,
- ▶ Persönlichkeitsstörungen wie ▶ Borderline-Störung,
- Somatisierungsstörungen bzw. somatoforme Störungen,
- ▶ Schlafstörungen, ▶ Ess-Störungen, sexuellen Störungen,
- ▶ dissoziativen Störungen,
- Selbstverletzungen (kommen bei allen oben genannten Diagnosegruppen vor).

Bei diesen Störungsbildern bildet die **Traumatisierung** durch sexuelle Missbraucherfahrung häufig den ätiologischen Hintergrund, wobei analog zur Epidemiologie des sexuellen Missbrauchs auch hier die Prävalenzangaben aus oben genannten Gründen erheblich streuen. So liegen bei Patienten mit Borderline-Persönlichkeitsstörungen nach Gunderson u. Sabo (1993) bei 87 % körperliche und/oder sexuelle Traumatisierungen vor, Frauen mit Somatisierungsstörungen haben in über 80 % der Fälle sexuellen Missbrauch erfahren (Pribor et al. 1993), bei Ess-Störungen schwanken die entsprechenden Angaben zwischen 7 % und 69 % (Lacey 1990). Da die posttraumatische Belastungsstörung (PTBS) nach Art und Schwere des Traumas diagnostisch nicht differenziert werden kann, muss hierzu der Zusammenhang mit sexuellem Missbrauch andersherum dargestellt werden, d. h. von sexuell traumatisierten Menschen – wiederum abhängig vom Alter bei der Traumatisierung, vom Zeitraum der

Traumatisierung etc. – entwickeln ca. 50 % eine PTBS. Bei der multiplen Persönlichkeitsstörung berichten nach einer Studie des „National Institute of Mental Health" 97 % der Betroffenen von schwersten physischen und sexuellen Traumatisierungen in ihrer Kindheit (Fiedler 1999). Die Problematik des sexuellen Missbrauchs im Zusammenhang mit anderen Krankheiten bzw. Störungsbildern liegt darin, dass es viele Varianten des sexuellen Missbrauchs gibt, von einmaligen Übergriffen ohne Gewalt bis zu ritualisierten, systematischen und langzeitlichen, die Persönlichkeit und den Selbstwert zerstörenden sexuellen Gräueltaten.

Des Weiteren ist der sexuelle Missbrauch bzw. die sexuelle Gewalt während der **Kindheit**, vor allem im intrafamiliären Bereich, fast immer mit physischen und emotionalen Traumatisierungen sowie mit Einschüchterungen, Drohungen und dem Druck, anderen gegenüber zu lügen, verwoben. Die für eine gesunde psychische Entwicklung notwendigen „normalen" Eltern- und Rollenmodelle sind nicht gegeben, so dass kaum eine Chance besteht, eine normale Identität und normales Selbstgefühl zu entwickeln. Mit diesem „handicap" durchlaufen die Betroffenen die üblichen sozialen Rahmenbedingungen (Schule, Berufsausbildung etc.). Die „Knebel", die Opfer am Reden hindern und somit Täter schützen, werden in Form von Drohungen schon früh gesetzt und verhindern damit auch eine eigene Auseinandersetzung mit dem Geschehen. So können die Opfer nur lernen, nach außen hin einigermaßen zu funktionieren und die Traumatisierung zu verdrängen – falls nicht schon während der Traumatisierung der überlebenssichernde Mechanismus der ▶ Dissoziation Vorarbeit geleistet hat. Eine Folge von Dissoziation und Verdrängung ist u. a., dass die Opfer oft über viele Jahre nicht wissen, dass sie sexuell missbraucht worden sind und somit keine Erklärung für später auftretende (getriggerte) Symptome haben.

Therapeuten interpretieren aufgrund fehlender Hinweise auf sexuellen Missbrauch Symptome wie z. B. dissoziative Bewegungs- und Empfindungsstörungen, Intrusionen nicht selten als „hysterische Reaktionen". Selbst wenn die Betroffenen ahnen oder zum Teil auch wissen, dass sie sexuell missbraucht worden sind, berichten sie häufig wegen der starken Schuld- und Schamgefühle oder wegen der Drohungen nichts darüber. Auch erleben die Opfer fortwährend die eigene Macht- und Hilflosigkeit, so dass Selbstschutzmöglichkeiten (Gefahrenerkennung, Flucht, sich wehren, Hilfe holen etc.), die nicht-traumatisierte Kinder intuitiv im normalen sozialen Kontext lernen, so gut wie gar nicht erworben werden können, wodurch das Risiko für spätere Reviktimisierungen deutlich erhöht wird. Die Wahrnehmung, Interpretation und Bewertung emotionaler und physiologischer Vorgänge kann ohne äußere Validierung durch Bezugspersonen nicht adäquat erlernt werden, was zur Folge hat, dass häufig das Verhalten in sozialen Beziehungen nicht durch eigene Bedürfnisse oder Wünsche mitgesteuert wird, sondern sich vorwiegend nach dem richtet, was man glaubt, dass andere von einem erwarten. Dies sind nur einige Aspekte, die aufzeigen, wie früher und wiederholter sexueller Missbrauch das Selbst und die Persönlichkeit eines Opfers schädigt und zerstört.

Die traumabedingten und durch vielfältige Trigger (Auslösereize) hervorgerufenen Symptome (Intrusionen, flashbacks, Panikattacken, Schmerzzustände, Depersonalisationsphänomene etc.) können von den Betroffenen manchmal nur durch Selbstverletzungen, die häufig in einem dissoziierten Zustand erfolgen, vorübergehend unterbrochen werden (Sachsse 1997). Die meisten Betroffenen berichten von partieller oder totaler Schmerzunempfindlichkeit während der Verletzungshandlung. So zeigen Untersuchungen, dass nur 10 % der sich selbstverletzenden Frauen starken Schmerz verspürten. Dem selbstschädigenden bzw.

selbstverletzenden Verhalten (die Bandbreite reicht von ungesunder Ernährung, exzessivem Sport über Schnitte in die Haut bis zum Knochenbrechen) kommt insofern eine besondere Bedeutung zu, als es auf der einen Seite eine zum Teil spektakuläre Komponente aufweist, auf der anderen Seite aber Ausdruck einer tiefgreifenden und einer kaum oder nicht verbalisierbaren Traumatisierung ist.

Menschen, die sexuell traumatisiert wurden und Selbstverletzungen ausüben, stoßen zum Teil immer noch auf ein **unzureichendes Verständnis** im sozialen und professionellen Umfeld. Emotionen, die durch die Konfrontation mit sexuellem Missbrauch und/oder selbstverletzendem Verhalten ausgelöst werden können, sind z. B. Ablehnung, Fassungslosigkeit, Hilflosigkeit, Ärger. Hinsichtlich des selbstverletzenden Verhaltens sollte differentialdiagnostisch eine „▶ artifizielle Störung" (ICD-10: F68.1) überprüft werden. Bei der Exploration von sexuellen Missbrauchserlebnissen bei Kindern ist darauf zu achten, dass nicht durch ungewollte suggestive Fragen falsche Erinnerungen (false memory) ausgelöst werden.

Der Einfluss der Medien (Fernsehen, Internet etc.) stellt im Hinblick auf sexuellen Missbrauch und Selbstverletzung einerseits eine Hilfe für die Betroffenen dar (Enttabuisierung, Information etc.), andererseits verleitet diese Art von Veröffentlichungen so genannte „Trittbrettfahrer" zu entsprechenden Falschaussagen.

S

Sich töten wollen

▶ Suizidalität

Sich umbringen wollen

▶ Suizidalität

Simulation

Prof. Dr. med. Michael Zaudig

Synonyme
Engl.: malingering

Definition
Unter **Simulation** versteht man die bewusste Vortäuschung von produzierbaren Krankheitssymptomen oder von Beschwerden, um durch Irreführung des Arztes, der eigenen Umgebung oder der Sozialversicherung in den Genuss der mit der Krankenrolle verbundenen Vorteile zu gelangen (Silomon 1993).

In **DSM-IV-TR** wird Simulation wie folgt definiert: Das Hauptmerkmal der Simulation besteht im absichtlichen Erzeugen falscher oder stark übertriebener körperlicher oder psychischer Symptome und ist durch externe Anreize motiviert. Simulation ist besonders dann zu vermuten, wenn eine Kombination der folgenden Merkmale auftritt:

• Die Symptomdarbietung steht in forensischem Kontext (z. B. wenn die Person von einem Anwalt zur Untersuchung geschickt wird).

• Deutliche Diskrepanz zwischen der von der Person berichteten Belastung oder Behinderung und den objektiven Befunden.

• Mangel an Kooperation bei den diagnostischen Untersuchungen und den verordneten Behandlungsmaßnahmen.

• Das Vorhandensein einer antisozialen Persönlichkeitsstörung.

Allgemein gilt:

• Bei der Simulation werden die Beschwerden präsentiert, aber nicht erlebt. Im Fall einer anderen psychischen Störung werden sie präsentiert **und** erlebt (Henningsen et al. 2002).

Die Feststellung von Simulationstendenzen spielt eine besonders wichtige Rolle im Bereich der medizinischen und psychologischen Begutachtung, wobei die Krankheitsbilder ▶ Fibromyalgie, ▶ Neurasthenie, ▶ Chronic-fatigue-Syndrom, Schädel-Hirn-Traumata (häufig Schleudertrauma der Wirbelsäule), die ▶ multiple chemische Sensibilität die größte Rolle spielen. Beispielsweise ist bei der Feststellung, ob relevante kognitive Defizite vorliegen, eine qualifizierte neuropsychologische Untersuchung unumgänglich. In Tabelle 1 werden

Simulation. Tab. 1 Simulations- bzw. Aggravationsmarker.

Grobe Diskrepanz zwischen Schwere der Krankheit oder Verletzung und angegebenem Ausmaß der Behinderung.
Neuropsychologisch nicht plausible Störungsprofile, Symptome oder Beschwerden.
Anamnestisch gelieferte Angaben widersprechen den aktenkundlichen Informationen.
Widersprüche zwischen Beschwerden und beobachtbarem Verhalten im Rahmen und außerhalb der Untersuchung.
Schilderung von Störungen des Altgedächtnisses.
Ungewöhnlich niedrige Wiedererkennungsleistungen.
Ungewöhnlich hohe Antwortverzögerungen.
Lösung schwieriger, Versagen bei einfachen Aufgaben.
Lösung subtiler, Versagen bei offenkundigen Aufgaben.
Ungewöhnlich niedrige Zahlenspanne.
Bizarre oder grob unlogische Angaben.
Gehäufte Lösungen „knapp daneben".
Grobe Diskrepanzen zwischen verschiedenen Testmaßen, die gleiche oder ähnliche Funktionen messen.
Ungewöhnliche oder widersprüchliche Symptomkonstellationen.

einige wichtige Simulations- bzw. Aggravationsmarker dargestellt (in Anlehnung an Spreen und Strauss 1998).

Nach Bark und Förster (2004) können Hinweise für eine Simulation dann vorliegen, wenn

- das Ausmaß der geschilderten Beschwerden nicht in Übereinstimmung steht mit einer Inanspruchnahme therapeutischer Hilfe,
- das Vorbringen der Klagen sehr appellativ-demonstrativ wirkt, ohne dass beim Gutachter ein Gefühl des Betroffenseins entsteht,
- sich trotz subjektiver schwerer Beeinträchtigung das psychosoziale Funktionsniveau im Alltag als weitgehend intakt darstellt,
- eine auffallende Diskrepanz zwischen subjektiver Beschwerdeschilderung und beobachtbarem Verhalten in der Untersuchungssituation vorliegt,
- die Intensität der Beschwerdeschilderung zur Vagheit der Beschwerden kontrastiert,
- Angaben zum Verlauf der Erkrankung nicht präzisierbar sind,
- sich zwischen den Angaben des Patienten und fremdanamnestischen Informationen erhebliche Abweichungen ergeben.

Sinnestäuschung

▶ Halluzination

SIT

▶ Stressimpfungstraining

Situationsängste

▶ Phobische Störungen

Situationsphobie

▶ Phobie, spezifische

Situative Verhaltensanalyse

▶ Bedingungsanalyse

Sitzunruhe

▶ Akathisie

Skopophilie

▶ Voyeurismus

Skulpturarbeit

▶ Familienskulptur

Social skills

▶ Soziale Kompetenz

Social Skills Training

▶ Selbstsicherheitstraining

Social support

Dr. med. Dipl. Psych. Rolf Dieter Trautmann

Synonyme
Soziale Unterstützung; Soziales Netzwerk

Definition

Menge und Qualität an sozialer Unterstützung, die jemand erfährt, wenn ihm ein schwerwiegendes Lebensereignis (life event) widerfährt.

Für mehrere psychische Störungen wurde empirisch belegt, dass nicht so sehr die Menge oder die Art von kritischen Lebensereignissen bedingt, ob sich eine psychische Störung entwickelt, sondern dass das Ausmaß und die Qualität der sozialen Unterstützung, die jemand in einer solchen Situation erfährt, eine entscheidende kompensierende Variable darstellt.

In den 70er Jahren entwickeltes Konstrukt, das vor allem im Rahmen der so genannten Life-event-Forschung entwickelt wurde. Es konnte bei mehreren Störungen (vor allem ▶ Depression) gezeigt werden, dass die Reaktion auf belastende Lebensereignisse davon beeinflusst wird, ob die Person über entsprechende Bewältigungsressourcen, zu denen der social support zu rechnen ist, verfügt.

Somatisches Syndrom

▶ Vitalstörungen

Somatisierung

▶ Somatoforme Störung

Somatoforme autonome Funktionsstörung

Prof. Dr. med. Volker Köllner

ICD-10/DSM-IV-TR-Klassifikation

In ICD-10 wird innerhalb der somatoformen Störungen eine Gruppe von Störungsbildern unterschieden, bei denen die Hauptsymptomatik auf ein Organsystem konzentriert ist und bei dem eine über das autonome Nervensystem vermittelte Funktionsstörung eine wesentliche Rolle spielt. Diese somatoformen autonomen Funktionsstörungen werden mit F45.3 codiert, die fünfte Stelle bezeichnet das betroffene Organsystem (kardiovaskuläres System, oberer und unterer Gastrointestinaltrakt, respiratorisches und Urogenitalsystem, siehe unten). Nach den diagnostischen Leitlinien müssen die folgenden Kriterien erfüllt sein:

- hartnäckige und störende Symptome der vegetativen Stimulation;
- zusätzliche, auf das jeweilige Organ bezogene Symptome;
- intensive und quälende Beschäftigung mit der Möglichkeit einer ernsthaften organischen Erkrankung trotz Versicherung des Arztes, dass eine solche nicht vorliegt;
- kein Anhalt für eine eindeutige Störung der Struktur oder Funktion des betroffenen Organs.

Für einige somatoforme autonome Funktionsstörungen gibt es zusätzlich überwiegend deckungsgleiche Codierungen in anderen ICD-10-Kapiteln. So entspricht das Reizdarmsyndrom (K58.0, K58.9) weitgehend der somatoformen autonomen Funktionsstörung des unteren Gastrointestinaltraktes (F45.32).

In DSM-IV-TR ist eine solche Unterscheidung nicht vorgesehen. Hier ist eine somatoforme Störung NNB (300.81) zu codieren.

Synonyme

Funktionelle Störung

Englischer Begriff

Somatoform dysfunction

Definition

Patienten mit somatoformen autonomen Störungen suchen nur in Ausnahmefällen primär das psychiatrische oder psychotherapeutische Versorgungssystem auf, sondern stellen sich beim Allgemeinarzt oder bei dem für das jeweilige Organsystem zuständigen Facharzt vor. Dies spiegelt sich u. a. darin wieder, dass diese Störungsbilder im Vergleich zur Somatisierungsstörung (F45.0) in der ärztlichen Praxis um ein Vielfaches häufiger sind, im psychiatrischen Klassifikationssystem DSM-IV-TR aber mit keiner eigenen Codierung vertreten sind. In ICD-10 stößt das Kriterium „Kein Anhalt für eine eindeutige Störung der Struktur oder Funktion des betroffenen Organs" an seine Grenzen, da in dieser Krankheitsgruppe zwar meist keine Strukturläsionen, sehr wohl aber gut nachweisbare Funktionsstörungen des betroffenen Organsystems vorkommen. Hier zeigt sich, dass somatoforme autonome Funktionsstörungen mit einem dualistischen Krankheitskonzept nicht zu verstehen sind, vielmehr handelt es sich hier paradigmatisch um psychosomatische Krankheitsbilder. Von besonderer Bedeutung sind hier Teufelskreise mit dysfunktionalen Annahmen des Patienten und darauf folgenden emotionalen, vegetativen und verhaltensmäßigen Reaktionen. V. Uexküll weist auf die doppelte Bedeutung des Begriffs „Funktionsstörung" hin: Gestört ist die Funktion eines Organsystems und diese Störung hat häufig auch eine Funktion im Bedeutungs- und Lebenszusammenhang des betroffenen Patienten.

Zu beachten ist, dass zu den diagnostischen Kriterien dieser Störungsgruppe die Beziehungsstörung zwischen Arzt und Patient gehört: Beide gehen zunächst von unterschiedlichen Annahmen über die Ätiologie und die Behandlungsmöglichkeiten der Symptome aus.

Therapie

Die Therapie unterscheidet sich je nach betroffenem Organsystem und wird daher getrennt dargestellt. Insgesamt lässt sich sagen, dass in der Regel eine Behandlung im Rahmen der ► psychosomatischen Grundversorgung indiziert ist. Wenn diese nicht ausreicht, ist es wegen der somatischen Komponente des Störungsbildes sinnvoll, ► Psychotherapie mit körperorientierten Verfahren wie Entspannungstraining (siehe ► Entspannungsverfahren), ► Biofeedback, ► Körpertherapie sowie Physio- und Sporttherapie zu kombinieren.

Sofortmaßnahmen

In der Regel nicht erforderlich.

Epidemiologie und Verlauf

Epidemiologie und Verlauf unterscheiden sich beträchtlich zwischen den einzelnen Störungsbildern innerhalb dieser Gruppe und werden daher differenziert dargestellt. Für die somatoforme autonome Funktionsstörung werden Prävalenzen von 4% angegeben. Insgesamt überwiegt ein chronisch rezidivierender Verlauf über viele Jahre und Jahrzehnte mit fluktuierender Symptomatik. Hinsichtlich der gesundheitsbezogenen Lebensqualität fanden sich bei Patienten mit somatoformen autonomen Funktionsstörungen ähnlich starke oder noch stärkere Beeinträchtigungen als bei Patienten mit chronischen somatischen Erkrankungen, z. B. mit ► koronarer Herzkrankheit. Hinzu kommt, dass diese Patienten bei inadäquater Diagnostik und Therapie in hohem Maße direkte und indirekte Gesundheitskosten verursachen.

S

Somatoforme autonome Funktionsstörung des kardiovaskulären Systems

Prof. Dr. med. Volker Köllner

ICD-10/DSM-IV-TR-Klassifikation

Die somatoforme autonome Funktionsstörung des kardiovaskulären Systems wird in

ICD-10 unter F45.30 codiert. Wenn Herzbeschwerden nur im Zusammenhang mit einer ▶ Panikstörung (F41.0) oder einer Phobie auftaten, sollte diese Störung diagnostiziert werden. Wenn die kardialen Symptome gegenüber der Angst, an einer gefährlichen Herzerkrankung zu leiden, im Hintergrund stehen, kann es sich auch um eine ▶ hypochondrische Störung (F45.2) handeln. Parallel zu F45.30 wird in der Inneren Medizin gelegentlich noch die Codierung I51.8 für „sonstige ungenau bezeichnete Herzkrankheiten" verwendet (siehe unten). In DSM-IV-TR gibt es keine entsprechende spezifische Kategorie, hier ist eine somatoforme Störung NNB (300.81) zu codieren.

Synonyme
Herzneurose; Hyperkinetisches Herzsyndrom; Neurozirkulatorische Asthenie; Herzangstsyndrom; DaCosta-Syndrom; Effort-Syndrom

Englischer Begriff
Heart neurosis

Definition
Unter der Kategorie F45.30 sind Krankheitsbilder zusammengefasst, die früher nach anderen Ordnungsprinzipien klassifiziert wurden. Je nach hervorgehobenem Aspekt der Beschwerden (z. B. Angst vs. Herzsymptome) oder Fachgebiet des Untersuchers wurden die oben genannten Bezeichnungen verwendet. Die Definition der somatoformen autonomen Funktionsstörung umfasst sowohl die physiologischen als auch die psychischen Komponenten der Symptomatik und vermittelt ein klares Konzept für Pathogenese und therapeutisches Vorgehen. Zu den diagnostischen Kriterien der Gesamtgruppe F45.3 müssen hier kardiale Beschwerden hinzukommen. Dies sind vor allem Herzschmerzen und/oder Palpitationen. Die Rolle organischer Komponenten als prädisponierende und auslösende Faktoren der Symptomatik ist noch

nicht abschließend geklärt. Bei Thoraxschmerzen wird immer wieder die Rolle von peripheren Koronarstenosen oder Spasmen der Koronararterien diskutiert. Bei Patienten mit Palpitationen finden sich gehäuft Arrhythmien, die allerdings nicht mit einer Erhöhung des kardialen Risikos korreliert sind. Da sich bei Patienten mit solchen Arrhythmien eine gegenüber Patienten mit stabilem Sinusrhythmus verbesserte Herzwahrnehmung bzw. Interozeption nachweisen ließ, liegt ein Teufelskreis aus vermehrten vom Herzen ausgehenden Signalen und einer gesteigerten Interozeption nahe. Die Angst, an einer bedrohlichen Herzkrankheit zu leiden, verstärkt diesen Teufelskreis und führt zu vermehrter Inanspruchnahme des Gesundheitswesens. Bei Patienten mit funktionellen Herzbeschwerden konnte im Vergleich zu Gesunden ebenso wie zu Patienten mit nachgewiesener ▶ koronarer Herzkrankheit (KHK) eine stärkere und löschungsresistentere Herzangst nachgewiesen werden.

Therapie
Die Mehrzahl der Betroffenen kann in der Primärversorgung behandelt werden, wenn eine Qualifikation in psychosomatischer Grundversorgung vorliegt. Wenn dies noch nicht geschehen ist, sollte zunächst eine organische Herzerkrankung ausgeschlossen werden. Hierbei sind Vorbefunde zu erfragen, um Mehrfachuntersuchungen zu vermeiden. Die ausführliche Information über die unauffälligen Befunde und die Ungefährlichkeit der Symptome führt zwar allein nur zu einer kurzfristigen Beruhigung, ist aber notwendige Grundlage, um ein alternatives Erklärungsmodell erarbeiten zu können. Die Anleitung zu genauer Selbstexploration (z. B. Puls fühlen und zählen, wenn Symptome auftreten) ist hilfreich, da die Mehrzahl der Betroffenen die Symptome aus Angst nicht genau beobachtet und deshalb überschätzt. Körperliches Ausdauertraining stellt nicht nur das Selbstvertrauen wieder her, sondern ist auch ein

Expositionstraining hinsichtlich kardialer Sensationen und thorakaler Beschwerden (Seitenstechen). Wenn körperliche Aktivität trotz ärztlichem Rat weiter vermieden wird, ist meist eine weiterführende Therapie notwendig.

pharmakologisch

Evidenzgesicherte Empfehlungen zu Psychopharmaka liegen nicht vor. Wegen der initialen vegetativen Nebenwirkungen von ▶ Antidepressiva ist bei dieser Patientengruppe zudem mit einer schlechten Compliance zu rechnen. Kardial wirksame Medikamente wie Beta-Blocker oder Nitrospray haben in der Regel kurzfristig eine ausgeprägte Placebowirkung, sind aber wegen der hiermit verbundenen verstärkten organischen Fixierung der Patienten obsolet.

psychotherapeutisch

Bei Patienten, die im Rahmen der psychosomatischen Grundversorgung nicht erfolgreich behandelt werden können, ist kognitive Verhaltenstherapie (siehe ▶ Verhaltenstherapie, kognitive) mit dem Ziel einzusetzen, katastrophisierende und hypochondrische Kognitionen zu modifizieren und Vermeidungsverhalten abzubauen. Auch hier ist es von entscheidender Bedeutung, die Patienten zur bisher meist vermiedenen körperlichen Aktivität (Ausdauertraining) zu motivieren.

Wirksamkeit

Kognitive Verhaltenstherapie hat sich sowohl im Einzel- als auch im Gruppensetting als außerordentlich wirksam erwiesen. Mit sechs bis zwölf Therapiesitzungen konnten innerhalb von drei bis sechs Monaten Erfolge erzielt werden, die auch im Follow-up nach zwölf Monaten stabil waren.

Sofortmaßnahmen

Bei Panikzuständen sollte zunächst versucht werden, den Patienten verbal zu beruhigen (talk down) und eine therapeutische Beziehung aufzubauen. Wenn im ärztlichen Notdienst der Einsatz von Benzodiazepin

i. v. doch einmal notwendig wird, sollte der Patient nachträglich unbedingt darüber informiert werden, dass seine Symptomatik so gut auf ein Beruhigungsmittel angesprochen hat und dass kein Herzmedikament verabreicht wurde.

Epidemiologie

Über die Häufigkeit des Krankheitsbildes in der Allgemeinbevölkerung liegen keine zuverlässigen Zahlen vor. Etwa die Hälfte der Patienten, die sich wegen Palpitationen in einer kardiologischen Sprechstunde vorstellen, haben Beschwerden, die nicht kardialer Genese sind. Panikanfälle und die autonome somatoforme Funktionsstörung sind die wichtigsten Differentialdiagnosen zur KHK bei Patienten mit Thoraxschmerzen. Ein gut organisierter psychokardiologischer Konsil- und Liaisondienst kann helfen, diese Patienten nach der somatischen Ausschlussdiagnostik einer psychosomatischen Beratung und gegebenenfalls Therapie zuzuführen, um so eine Chronifizierung zu verhindern.

Verlauf

Zum Verlauf liegen keine zuverlässigen Daten vor, jedoch gibt es Hinweise darauf, dass bei einem höheren Anteil von Patienten mit den oben genannten Maßnahmen längerfristig Beschwerdefreiheit als bei den anderen somatoformen autonomen Funktionsstörungen zu erzielen ist.

S

Somatoforme autonome Funktionsstörung des oberen Gastrointestinaltraktes

Prof. Dr. med. Volker Köllner

ICD-10/DSM-IV-TR-Klassifikation

In ICD-10 unter F45.31 codiert, parallel existiert aber auch eine Codierungsmöglichkeit bei den Krankheiten des Verdauungssystems: Dyspepsie (K30). In DSM-

IV-TR gibt es keine entsprechende spezifische Kategorie, hier ist eine somatoforme Störung NNB (300.81) zu codieren.

Synonyme
Funktionelle Dyspepsie; Nichtulzeröse Dyspepsie; Reizmagen; Globusgefühl; Funktionelle Dysphagie

Englischer Begriff
Functional dyspepsia

Definition
In dieser Gruppe werden unterschiedliche Krankheitsbilder zusammengefasst. Bei der Dyspepsie überwiegen Oberbauchsymptome wie Völlegefühl, Blähungen, Sodbrennen und Übelkeit, während Erbrechen eher selten ist. Die Beschwerden treten bei etwa 1/3 der Bevölkerung einmal pro Jahr auf, bei einer Subgruppe kommt es zu einer Fixierung auf die Beschwerden mit gesteigerter Inanspruchnahme des Gesundheitsverhaltens. Treten die Symptome in psychischen Belastungssituationen in Verbindung mit Appetit- und Gewichtsverlust auf, kann die Abgrenzung zur Anorexie (siehe ▶ Anorexia nervosa) gelegentlich schwierig sein. Pathophysiologische Besonderheiten finden sich ebenso wie bei Patienten mit Globusgefühl nicht. Bei der funktionellen Dysphagie finden sich hingegen häufig spezifische Motilitätsstörungen oder eine vermehrte Dehnungsempfindlichkeit des Ösophagus, die zwar die Symptomatik erklären, aus denen sich aber bisher keine spezifischen Behandlungsstrategien ableiten lassen.

Therapie
Die Mehrzahl der Betroffenen kann in der Primärversorgung behandelt werden, wenn eine Qualifikation in psychosomatischer Grundversorgung vorliegt. Hier sind vor allem Beratung über die gutartige Natur der Symptomatik und die Prävention eines ▶ chronischen Krankheitsverhaltens von Bedeutung. Vor allem dysfunktionale Annahmen und ▶ Krankheitsmodelle, die

den Patienten zu wiederholten diagnostischen oder gar therapeutischen Eingriffen oder unangemessenem Vermeidungs- und Rückzugsverhalten veranlassen, müssen modifiziert werden. ▶ Entspannungsverfahren (AT, PMR oder körpertherapeutische Verfahren wie Funktionelle Entspannung) wirken unterstützend bei der Symptomkontrolle und können die Selbstwirksamkeit der Patienten verbessern.

pharmakologisch
Evidenzbasierte Behandlungsempfehlungen liegen für keines der Krankheitsbilder aus dieser Gruppe vor. Bei der Dsypepsie wurden unter der Vermutung, dass Helicobacter pylori ein aufrechterhaltender Faktor sein könnte, zahlreiche Studien zur Wirksamkeit einer Eradikationsbehandlung durchgeführt, ohne dass ein überzeugender Wirksamkeitsnachweis erbracht werden konnte.

psychotherapeutisch
Entsprechend der Vielzahl von pathophysiologischen und psychopathologischen Veränderungen, die jeweils nur eine Teilpopulation der Patienten betreffen, ist die Situation bezüglich psychotherapeutischer Interventionsstudien unübersichtlich. Fachpsychotherapie ist generell nur bei deutlich ausgeprägten Krankheitsbildern mit psychosozialer Beeinträchtigung oder Komorbidität und bei drohender Chronifizierung indiziert. Grundsätzlich scheint vor allem die kognitive Verhaltenstherapie (siehe ▶ Verhaltenstherapie, kognitive) wirksam zu sein. Bei unbewussten Konflikten als Auslöser der Symptomatik konnte in Kasuistiken auch die Wirksamkeit psychodynamischer Psychotherapie (siehe ▶ Psychotherapie, psychodynamische) gezeigt werden. Bei quälendem Globusgefühl und Dysphagie gibt es vielversprechende Hinweise auf die Wirksamkeit von ▶ Biofeedback. Beim funktionellen Globusgefühl sind Logopädie und Physiotherapie sinnvoll.

Wirksamkeit

Kontrollierte Studien sind wünschenswert, aufgrund der heterogenen Natur der Symptomatik jedoch schwierig zu realisieren.

Epidemiologie

Symptome des oberen Gastrointestinaltraktes sind in der Bevölkerung sehr häufig. Darüber, in welchem Anteil es zu einer relevanten Beeinträchtigung mit dem einer somatoformen Störung entsprechenden Inanspruchnahmeverhalten des Gesundheitswesens kommt, liegen keine zuverlässigen Anhaben vor.

Verlauf und Prognose

Die Erkrankung verläuft chronisch-rezidivierend, die Art der Symptomatik kann im Verlauf wechseln, was es den Patienten schwer macht, die einheitliche Natur des Störungsbildes zu erkennen, und sie immer wieder nach somatischer Abklärung suchen lässt. Die Prognose hängt entscheidend davon ab, ob es in der Primärversorgung gelingt, chronisches Krankheitsverhalten zu verhindern, eine gute Integration in den Alltag zu erhalten und Patienten mit relevanter psychischer Komorbidität zu einer entsprechenden spezifischen Therapie zu motivieren.

Somatoforme autonome Funktionsstörung des respiratorischen Systems

Prof. Dr. med. Volker Köllner

ICD-10/DSM-IV-TR-Klassifikation

In ICD-10 unter F45.33 codiert. Wenn Hyperventilation nur im Zusammenhang mit einer ▶ Panikstörung (F41.0) oder einer Phobie auftritt, sollte diese Störung diagnostiziert werden. Einzelne Zustände von Hyperventilation, bei denen weder psychosoziale Auslöser oder Komorbiditäten noch Befürchtungen vor organischen Erkrankungen vorliegen, sollten in der Rubrik „Symptome und abnorme Befunde, die andernorts nicht zu klassifizieren sind" mit R06.4 codiert werden. In DSM-IV-TR gibt es keine entsprechende spezifische Kategorie, hier ist eine somatoforme Störung NNB (300.81) zu codieren.

Synonyme

Hyperventilationssyndrom; Psychogene Hyperventilation; Hysterische Hyperventilation; Psychogener Singultus

Englischer Begriff

Hyperventilation; Overventilation

Definition

Wichtigstes Störungsbild dieser Gruppe ist die rezidivierende psychogene Hyperventilation. Hyperventilation ist definiert als Atmung, die über die metabolischen Bedürfnisse hinausgeht. Sie ist assoziiert mit einer Reduktion des arteriellen pCO_2, respiratorischer Alkalose und einem breiten Spektrum anderer Symptome. Hierzu gehören u. a.:

- Parästhesien,
- Schwindelgefühl,
- Erschöpfung,
- Engegefühl in der Brust,
- Atemnot und Probleme, tief durchzuatmen,
- kalte Extremitäten,
- Hitzewallungen und Wärmegefühl im Kopf,
- innere Unruhe, Anspannung, Zittern,
- Übelkeit,
- Sehstörungen,
- Schmerzen im Bereich der Thoraxwand.

Diese Symptome treten nicht nur bei Hyperventilationsanfällen, sondern auch dann auf, wenn die Atemtätigkeit nur diskret um etwa 10 % erhöht ist. In diesem Fall ist die Hyperventilation nicht unmittelbar als Ursache der Symptome zu erkennen. Deshalb wird sie im klinischen Alltag häufig übersehen. Wenn die Atemruhelage in Richtung Inspiration verschoben ist, können Beschwerden wie Dyspnoe auch durch vermehrte Anspannung und Belastung der Atemmuskulatur entstehen.

Da Emotionen wie Ängste, unterdrückter Ärger oder Schuldgefühle die Atemregulation beeinflussen, sind sie immer wieder mit Hyperventilationssyndromen in Zusammenhang gebracht worden. Bedeutsam für die Entstehung einer manifesten Störung ist, dass sich die Hyperventilation sehr gut klassisch konditionieren lässt; bereits drei Lerndurchgänge sind hierzu ausreichend. Da die Patienten subjektiv Luftnot erleben, wird die Symptomatik dann über einen Teufelskreis aufrechterhalten; die Patienten sind zunehmend mit der Befürchtung beschäftigt, zu wenig Luft zu bekommen. Hyperventilation spielt auch bei anderen psychischen Störungen (vor allem Panikstörung) eine wichtige Rolle als „Symptomgenerator".

Zur Kategorie F45.33 gehören auch seltenere Syndrome wie psychogener Singultus oder Dyspnoe ohne Zusammenhang mit Hyperventilation.

Therapie

Die Mehrzahl der Betroffenen kann in der Primärversorgung behandelt werden, wenn eine Qualifikation in psychosomatischer Grundversorgung vorliegt. Nach einer Information über die trotz der teilweise ausgeprägten Symptomatik gutartige Natur des Krankheitsbildes ist Atemtherapie von Bedeutung. Ziele sind eine Verlangsamung der Atmung (zugunsten der Expiration) und ein Übergang von der Thoraxatmung zur Bauchatmung. Die Durchführung ist vor allem bei in Atemtherapie erfahrenen Physiotherapeuten sinnvoll. Darüber hinaus kann die Atmung durch regelmäßiges aerobes Training trainiert werden. Sportliche Aktivität fördert zudem das Selbstvertrauen in den Körper.

pharmakologisch

Hierzu liegen keine erfolgversprechenden Ansätze vor.

psychotherapeutisch

Sinnvoll ist ein Behandlungsversuch mit körpertherapeutischen Methoden wie der Funktionellen Entspannung nach M. Fuchs, die den Atemrhythmus auf indirektem Weg beeinflusst und so einer Fixierung auf die Atmung entgegenwirkt. Darüber hinaus sind vor allem bei komorbider Angst und Vermeidungsverhalten kognitiv-verhaltenstherapeutische Ansätze indiziert.

Wirksamkeit

Hierzu liegen keine empirisch gesicherten Befunde vor.

Sofortmaßnahmen

Invasive Maßnahmen wie Kalzium- und Benzodiazepininjektionen sind zwar kurzfristig wirksam, verstärken die Patienten aber längerfristig in einer somatischen Kausalattribution. Erfolgversprechender ist es, den Patienten kurz über die Ungefährlichkeit des Zustandes zu informieren und ihn dann aufzufordern,

- ruhig in den Bauch zu atmen oder
- die Luft anzuhalten oder
- die Bettdecke über den Kopf zu ziehen und drei Minuten unter der Decke weiterzuatmen.

Wichtig sind die Hinweise, dass es notwendig ist, das quälende Gefühl der Luftnot auszuhalten, da das Atemzentrum einige Minuten braucht, um sich wieder zu beruhigen, und dass diese Übungen bei einer Rückkehr der Symptomatik gefahrlos auch allein durchgeführt werden können.

Epidemiologie und Verlauf

Zu Epidemiologie und Verlauf von Hyperventilationssyndromen und anderen funktionellen Störungen des respiratorischen Systems liegen noch keine gesicherten Daten vor.

Somatoforme autonome Funktionsstörung des unteren Gastrointestinaltraktes

Prof. Dr. med. Volker Köllner

ICD-10/DSM-IV-TR-Klassifikation

In ICD-10 unter F45.32 codiert, parallel existiert aber auch eine Codierungsmöglichkeit bei den Krankheiten des Verdauungssystems: Reizdarmsyndrom mit (K58.0) oder ohne Diarrhoe (K58.9). In DSM-IV-TR gibt es keine entsprechende spezifische Kategorie, hier ist eine somatoforme Störung NNB (300.81) zu codieren.

Synonyme

Reizdarmsyndrom; Reizkolon; Colon irritabile; Colon spasticum; Colitis mucosa; Kolonneurose; Funktionelle Obstipation; Funktionelle Diarrhoe; Unspezifische Colitis

Englischer Begriff

Irritable bowel syndrome

Definition

Die Vielzahl der oben genannten Synonyme zeigt, dass das Störungskonzept der somatoformen autonomen Funktionsstörung in der Medizin bisher wenig Verbreitung gefunden hat. Die Vielzahl der verwendeten Begriffe birgt für die Patienten die Gefahr in sich, dass sie in ihrem organmedizinischen Erklärungsmodell verstärkt werden und sich auf immer neue dementsprechende Therapieversuche einlassen, was letztlich die Chronifizierung fördert. In der phänomenologischen Beschreibung dieses Krankheitsbildes in der Gastroenterologie sind die so genannten Rom-Kriterien am weitesten verbreitet:

Mindestens zwölf Wochen pro Jahr bestehende Bauchbeschwerden oder Schmerzen, die mindestens zwei der folgenden Charakteristika zeigen:

- Schmerzabnahme mit dem Stuhlgang,
- Beschwerden assoziiert mit Veränderung der Stuhlfrequenz oder
- der Stuhlkonsistenz.

Häufig bestehen weitere gastrointestinale Symptome wie Dyspepsie, Übelkeit und Erbrechen. Nicht selten ist eine Assoziation mit multilokulären Schmerzen bis hin zur ▶ Fibromyalgie und mit verstärkter Müdigkeit oder Erschöpfungsneigung.

Bei Patienten mit diesem Störungsbild finden sich gehäuft pathophysiologische Auffälligkeiten wie eine erhöhte motorische Aktivität des Darms auf eine Vielzahl von Stimuli oder eine erniedrigte Schmerzschwelle bei Dehnungsreizen im Darm. Diese Auffälligkeiten sind nicht spezifisch genug, um die Symptomatik allein zu erklären, spielen aber eine wesentliche Rolle als prädisponierende oder auslösende Faktoren der Störung. Der Leidensdruck, die Beeinträchtigung der Lebensqualität und das Inanspruchnahmeverhalten des Gesundheitswesens werden hingegen überwiegend durch die psychische Komorbidität (vor allem ▶ Depression, ▶ Angststörungen und andere Somatisierungsstörungen) und durch biographische Risikofaktoren (sexuelle und gewalttätige Misshandlung oder Vernachlässigung in der Kindheit) bestimmt.

Therapie

Die Mehrzahl der Betroffenen kann in der Primärversorgung behandelt werden, wenn eine Qualifikation in psychosomatischer Grundversorgung vorliegt. Hier sind vor allem Beratung über die gutartige Natur des Störungsbildes und die Prävention eines chronischen Krankheitsverhaltens von Bedeutung. Vor allem dysfunktionale Annahmen und ▶ Krankheitsmodelle, die den Patienten zu wiederholten diagnostischen oder gar therapeutischen Eingriffen oder unangemessenem Vermeidungs- und Rückzugsverhalten veranlassen, müssen modifiziert werden. ▶ Entspannungsverfahren (AT, PMR oder körpertherapeutische Verfah-

S

ren wie Funktionelle Entspannung) wirken unterstützend bei der Symptomkontrolle.

Evidenzbasierte Ratschläge zur Diät gibt es nicht; Patienten sollten jedoch dazu motiviert werden, sich bewusst zu ernähren und Nahrungsmittel zu meiden, die wiederholt und reproduzierbar zu einer Symptomverstärkung führen. Ein Teil der Betroffenen profitiert von einer faserreichen Kost. Patienten, die sich selbst eine sehr restriktive, im Alltag zu Einschränkungen führende Diät auferlegt haben, sollte im Sinne eines Expositionsversuchs ermutigt werden, zu überprüfen, ob nicht eine Liberalisierung dieses Regimes möglich ist.

Etwa 25 % der Patienten benötigen eine darüber hinausgehende, fachspezifische Therapie.

pharmakologisch

Bei abdominellen Schmerzen können antispasmolytisch wirkende Substanzen wie Mebeverin und Pinaveriumbromid oder auch Pfefferminzöl eingesetzt werden. Bei Obstipation hat sich die Therapie mit Laxantien nicht bewährt und ist zudem mit der Gefahr eines Laxantienabusus belastet. Hier sollten vor allem eine Beratung über die Variabilität einer gesunden Stuhlfrequenz und gegebenenfalls der Rat zu einer ballaststoffreichen Kost eingesetzt werden. Bewährt haben sich vor allem trizyklische ▶ Antidepressiva (z. B. Amitryptilin, ▶ Imipramin und Doxepin), deren anticholinerge Nebenwirkungen sich günstig auf eine gesteigerte Darmmotorik auswirken. Eine Beruhigung der Darmmotorik und eine Erhöhung der Schmerzschwelle auf Dehnungsreize konnten bereits nach vier bis fünf Tagen und bei niedrigeren Dosierungen nachgewiesen werden, als sie für die Depressionsbehandlung notwendig sind. Die Behandlung sollte mindestens über drei bis vier Wochen und bei mangelndem Effekt bis zur vollen antidepressiven Wirkdosis erprobt und im positiven Fall mindestens drei Monate fortgeführt werden.

psychotherapeutisch

Positive Befunde liegen sowohl für die psychodynamische Kurzzeittherapie als auch die kognitive Verhaltenstherapie (siehe ▶ Verhaltenstherapie, kognitive) vor. ▶ Verhaltenstherapie erwies sich auch im Follow-up nach 2,2 Jahren noch als wirksam, Beschwerden und Vermeidungsverhalten nahmen ab, erfolgreiche Bewältigungsstrategien nahmen zu. Als effektiv erwies sich ebenfalls Hypnotherapie; mit vier bis zwölf Sitzungen zu 20–50 Minuten konnte eine Symptomreduktion erzielt werden, die auch im Langzeit-Follow-up noch nachweisbar war. Als körpertherapeutisches Verfahren wirkt sich die Funktionelle Entspannung nach M. Fuchs positiv auf die Symptombeeinträchtigung aus.

Wirksamkeit

Die Wirksamkeit der oben genannten Behandlungsmethoden wurde zwar in einzelnen Studien nachgewiesen, es fehlen jedoch Metaanalysen und rationale Heuristiken, die die Entscheidung, welche Therapie in welcher Reihenfolge einzusetzen ist, empirisch absichern.

Epidemiologie

In den westlichen Industrieländern haben etwa 15–20 % der Bevölkerung Symptome, die den formalen diagnostischen Kriterien des Reizdarmsyndroms entsprechen (m/w etwa 1/3), allerdings fühlen sich hiervon nur etwa ein Drittel so beeinträchtigt, dass sie medizinische Hilfe aufsuchen. In Allgemeinpraxen wird der Anteil von Patienten mit Reizdarmsyndrom auf 10–15 %, in gastroenterologischen Praxen auf 25–50 % geschätzt.

Verlauf und Prognose

Die Erkrankung verläuft chronisch-rezidivierend, nur etwa die Hälfte der Betroffenen erlebt nach fünf Jahren eine signifikante Abnahme der Beschwerden. Die Art der Symptomatik kann wechseln, was es den Patienten schwer macht, die einheitliche Natur des Störungsbildes zu erkennen, und immer wieder nach somatischer Abklärung suchen lässt. Die Prognose hängt entscheidend davon ab, ob es in der Primärversorgung gelingt, chronisches Krankheitsverhalten zu verhindern, eine gute Integration in den Alltag zu erhalten und Patienten mit relevanter psychischer Komorbidität zu einer entsprechenden spezifischen Therapie zu motivieren.

Somatoforme autonome Funktionsstörung des urogenitalen Systems

Prof. Dr. med. Volker Köllner

ICD-10/DSM-IV-TR-Klassifikation

In ICD-10 unter F45.34 codiert, parallel werden aber auch Codierungsmöglichkeiten bei den Krankheiten des Urogenitalsystems verwendet: Sonstige Urethritis (N34.2) oder Reizblase (N32.8). In DSM-IV-TR gibt es keine entsprechende spezifische Kategorie, hier ist eine somatoforme Störung NNB (300.81) zu codieren.

Synonyme

Genitalneurose; Blasenneurose; Reizblase; Chronisch unspezifische/abakterielle/interstitielle Zystitis; Psychogene Miktionsstörung; Urethralsyndrom

Englischer Begriff

Irritable bladder

Definition

Aufgrund ihrer komplexen vegetativen Innervation sind Blase und Harnröhre anfällig für ▶ somatoforme autonome Funktionsstörungen. Typische psychosomatische Krankheits- und Beschwerdebilder sind nach Günthert und Drossel (2002):

- Reizblasensymptomatik (Leitsymptom: ständiger Harndrang),

- Urethralsyndrom (Leitsymptom: anfallsartige, brennende oder pochende Schmerzen im Harnröhrenausgang und Klitorisbereich),
- chronisch rezidivierende Urethrozystitis,
- psychogene Harninkontinenz und
- psychogener Harnverhalt.

Die beiden letztgenannten Störungen kommen auch bei Männern vor, von den übrigen sind vornehmlich Frauen betroffen.

Bei der chronischen Beckenbodenschmerzen des Mannes (früher auch als „chronisch abakterielle Prostatitis" oder Prostatodynie bezeichnet) fehlt die vegetative Komponente der Symptomatik, so dass diese Störung eher in den Bereich der somatoformen ▶ Schmerzstörung (F45.4) einzuordnen ist. Zur Pathogenese tragen u. a. folgende Faktoren bei:

- körperliche Abwehrspannung als Ausdrucksverhalten für zurückliegende sexuelle Belästigung bzw. Misshandlung,
- Ausdruck unbewusster Konflikte,
- affektbedingte Dyskoordination des Beckenbodens und des Blasenschließmuskels,
- Teufelskreis aus Angst, nicht schnell genug eine Toilette zu erreichen, Sympathikusaktivierung und vermehrter Urinproduktion,
- Teufelskreis aus Angst, nicht schnell genug eine Toilette zu erreichen, Reduktion der Trinkmenge vor außerhäusigen Aktivitäten und vermehrter Anfälligkeit für Harnwegsinfekte bei geringer Urinmenge.

Therapie

Die Mehrzahl der Betroffenen kann vom Hausarzt oder Urologen behandelt werden, wenn eine Qualifikation in psychosomatischer Grundversorgung vorliegt. Hier sind vor allem Beratung über die gutartige Natur des Störungsbildes und die Prävention eines chronischen Krankheitsverhaltens von Bedeutung. Häufig ist es auch im Rahmen

S

der psychosomatischen Grundversorgung erfolgversprechend, mögliche unbewusste Konflikte zu erarbeiten und anzusprechen. Vor allem dysfunktionale Annahmen und ▶ Krankheitsmodelle, die den Patienten zu wiederholten diagnostischen oder gar therapeutischen Eingriffen (in Einzelfällen bis zur Zystektomie) oder unangemessenem Vermeidungs- und Rückzugsverhalten veranlassen, müssen modifiziert werden. ▶ Entspannungsverfahren (AT, PMR oder körpertherapeutische Verfahren wie Funktionelle Entspannung) wirken unterstützend bei der Symptomkontrolle.

pharmakologisch
Evidenzbasierte Behandlungsempfehlungen liegen für keines der Krankheitsbilder aus dieser Gruppe vor.

psychotherapeutisch
Wenn ein Teufelskreis aus Angst, vegetativ ausgelösten Symptomen und Vermeidungsverhalten besteht, ist ▶ Verhaltenstherapie gegebenenfalls in Kombination mit ▶ Biofeedback erfolgversprechend. Wenn eine unbewusste Konfliktdynamik vorherrschend ist, sollte primär an eine psychodynamische Therapie (siehe ▶ Psychotherapie, psychodynamische) gedacht werden.

Wirksamkeit
Therapiestudien liegen bei diesen sehr heterogenen Krankheitsbildern nicht vor.

Epidemiologie
Die Häufigkeit psychosomatischer Störungsbilder in urologischen Praxen bzw. Sprechstunden wird mit 15–50 % angegeben. Darüber hinausgehende epidemiologische Daten liegen nicht vor.

Verlauf und Prognose
Über Verlauf und Prognose der Störungsbilder gibt es keine verlässliche Daten. Für die Prognose ist das Ausmaß der psychischen Komorbidität entscheidend und die Frage, ob es gelingt, zur Chronifizierung führende medizinische Maßnahmen und operative Eingriffe zu vermeiden.

Somatoforme Störung

Dr. med. Wolfgang Gudden

ICD-10/DSM-IV-TR-Klassifikation
In DSM-IV-TR erfolgt die Einteilung im Kapitel „Somatoforme Störungen" einer gut nachvollziehbaren Linie: Nach der „Somatisierungsstörung (300.81)" mit über Jahre bestehenden multiplen körperlichen Symptomen wird als zweite chronische (Zeitkriterium!) Störung die „undifferenzierte somatoforme Störung (300.82)", mindestens sechs Monate bestehend und mit einem oder mehreren körperlichen Symptomen ausgestattet, definiert. Im Anschluss folgen „Konversionsstörung (300.11)" und „▶ Schmerzstörung", unterteilt in eine „in Verbindung mit Psychischen Faktoren (307.80)" und eine „in Verbindung mit sowohl Psychischen Faktoren wie einem Medizinischen Krankheitsfaktor (307.89)", danach die „▶ Hypochondrie (300.7)" und (gleiche Nummer der Codierung!) die „körperdysmorphe Störung (300.7)". Insgesamt vermittelt diese Aufteilung, bis auf die Zusammenfassung der beiden zuletzt genannten Störungsbilder, ein in sich geschlossenes, schlüssiges Konzept.
Im Gegensatz hierzu werden die „Somatoformen Störungen F45" als Untergruppe der „Neurotischen, Belastungs- und somatoformen Störungen (F40)" in ICD-10 in einem zunächst nicht so unmittelbar sich erschließenden Konzept präsentiert: Die Verknüpfung (bisheriger) neurotischer und belastungs(stress)ausgelöster Störungsbilder mit der Betonung einer nicht körperlichen, sondern streng psychischen Ursache einerseits mit bisherigen historisch gewachsenen Konzepten der „funktionellen Störungen" aller medizinischer Fachgebiete andererseits erscheint schwierig. Wohl, um dem Zeitkriterium bezüglich Entstehung und Dauer Rechnung zu tragen, wurden die Konversionsstörungen und ▶ dissoziativen Störungen in eine eigene Gruppe zusam-

mengefasst. Zusätzlich wurde die „somatoforme autonome Funktionsstörung (F45.3)" mit acht Unterteilungsmöglichkeiten nach Organsystemen geschaffen. ICD-10 führt damit, dem Verständnis der somatischen Medizin folgend und der Vorstellung der „funktionellen Beeinträchtigung" Rechnung tragend, eine eigene Gruppe der „Somatoformen autonomen Dysfunktionen" ein.

Englischer Begriff
Somatoform disorders; Somatization

Definition
Bei dieser Störung handelt es sich um das Auftreten einer psychischen Störung mit multiplen, medizinisch nicht oder nicht ausreichend erklärten Symptomen mit der Inanspruchnahme zahlreicher Arztkontakte, in der Konsequenz möglicherweise zahlreicher invasiver Eingriffe. Betroffen sind überwiegend Frauen, eher junges Erwachsenenalter, bis zu 4 % der Allgemeinbevölkerung, Tendenz steigend. In den klinischen Ambulanzen und stationären Einrichtungen deutlich höhere Inzidenzen. Aufgrund der nicht selten assoziierten Persönlichkeitsstrukturen und ▶ Persönlichkeitsstörungen (Chronizität!) häufig psychosoziale Beeinträchtigungen und soziale Folgekosten (Berufs-, Erwerbsunfähigkeit, Berentung). Exazerbationen des Beschwerdebildes im Kontext subjektiver Belastung, insbesondere im individuell wahrgenommenen sozialen Kontextgefüge werden immer wieder berichtet und beobachtet.
In der Entstehung des Störungsbildes werden Abwehrmechanismen psychologischer Wirkzusammenhänge, die Uminterpretation körperlicher Funktionszeichen (Symptome) als dysfunktionale oder pathologische Hinweise und subjektive „Beweise", erlerntes abnormales Krankheitsverhalten, reduzierte Stressresistenz oder erhöhte Stresswahrnehmung und mangelnde Fähigkeit einer adäquaten Emotionsäußerung diskutiert. Gesellschaftliche Aspekte spielen eine außerordentliche Rolle in medizinischer und wirtschaftlicher Hinsicht (Verursachung, Aufrechterhaltung, Verstärkung).
In der Breite dieser Störungsbilder können alle Organsysteme betroffen sein, per definitionem müssen jedoch mindestens zwei Organsysteme des gastrointestinalen, kardiovaskulären, urogenitalen oder kutanen Systems benannt werden (auch Schmerz in Gliedern oder Gelenken ist möglich). Diese sind durch feststellbare körperliche Erkrankungen nicht ausreichend erklärbar, bestehen über mindestens zwei Jahre und Zeichen einer vegetativen Erregung sollen nicht das Hauptmerkmal darstellen. Als besonders erschwerend stellt sich die Weigerung der Patienten dar, dass für die Symptome keine ausreichende körperliche Ursache vorliegt.

Therapie
Therapie der Wahl ist eindeutig die ▶ Psychotherapie, wobei die meisten Autoren einen schulen-übergreifenden Ansatz befürworten. Medikamente werden von den Patienten nicht selten häufig und nachdrücklich eingefordert, stellen somit schon einen eigenständigen wichtigen Therapieschwerpunkt dar. Weitere wären:
- Vermittlung eines psychophysiologischen Erklärungsmodells,
- Symptomreduktion,
- Reduktion des psychosozialen Stresses,
- Verhinderung einer (weiteren) psychosozialen Invalidierung,
- Eindämmung fortgesetzter unangemessener Inanspruchnahme medizinischer Institutionen.

Bewertung
Es liegen bislang keine einheitlichen Bewertungserfahrungen vor.

Epidemiologie
Bedingt durch die uneinheitliche diagnostische Kategorisierung werden Präzisierungen von epidemiologischen Daten erschwert. Allein die Zuordnung von geschil-

S

Somatoforme Störung. Tab. 1 Prävalenz der somatoformen Störungen nach ICD-10 (WHO 1999).

Somatisierungsstörung	1 %
Undifferenzierte somatoforme Störung	7 %
Hypochondrische Störung	1 %
Somatoforme autonome Funktionsstörung	4 %
Anhaltende somatoforme Schmerzstörung	15 %

24 % der Patienten erfüllen die Kriterien von mehr als einer somatoformen Störung.

derten körperlichen Symptomen zu somatischen Krankheitsbildern führen zu erheblichen Fehlschätzungen der Zahlenverhältnisse. Erstaunlich bleibt die geschätzte Häufigkeit von bis zu 12 % der in Krankenhausambulanzen internistischer und chirurgischer Fachabteilungen gesehenen Patienten. Daten epidemiologischer Untersuchungen sind daher mit oben genannten Unsicherheiten behaftet. Nach WHO ergeben sich folgende in Tabelle 1 genannten Häufigkeiten.

Prognose
Es handelt sich am ehesten um chronisch-rezidivierende Störungen mit immer wieder auftretenden Intensivierungen, meist im Zusammenhang subjektiv wahrgenommener Belastungen im sozialen Kontextgefüge, bei der entscheidend der möglichst frühe psychotherapeutische Zugang wäre. Je länger eine somatische Attribution mit nachfolgenden medizinischen Konsequenzen besteht, umso schwieriger ist die Behandlung.

Somnolenz

PD Dr. med. habil. Ronald Bottlender

Synonyme
Benommenheit

Definition
Somnolenz bezeichnet eine in leichter Ausprägung vorliegende quantitative Bewusstseinsstörung (pathologisch reduzierte Wachheit), die durch eine abnorme Schläfrigkeit bei erhaltener Erweckbarkeit des Betroffenen charakterisiert ist. Die Somnolenz ist in der Regel Ausdruck eines hirnorganischen Prozesses oder einer ▶ Intoxikation und bei rein psychiatrischen Erkrankungen in der Regel nicht feststellbar. Stärkere Ausprägungen der quantitativen Bewusstseinsstörung werden als ▶ Sopor (Der Patient befindet sich in einem schlafähnlichen Zustand und kann nicht aufgeweckt werden.) und Koma (Schwerste Form der Bewusstseinsstörung, der Patient kann aus seinem schlafähnlichen Zustand nicht mehr erweckt werden und zeigt keine Reaktionen auf Schmerzreize.) bezeichnet.

Querverweis Krankheit
Intoxikationen; Hirnorganische Erkrankungen

Sopor

Dr. med. Christine Norra

Synonyme
Engl.: stupor

Definition
Schlafähnlicher Zustand, wobei es sich jedoch um eine hirnorganisch bedingte Bewusstseinstrübung im Sinne einer quantitativen Bewusstseinsstörung handelt, in dem der Patient auf starke Schmerzreize nur noch kurzzeitig mit ungeordneten Abwehrbewegungen reagiert, aber nicht mehr erweckbar ist (vergleiche ▶ Somnolenz, Koma).

Querverweis Krankheit
Organisch bedingte Hirnfunktionsstörungen, sowohl primäre (tumorös, vaskulär,

entzündlich, degenerativ, ▶ Epilepsie) als auch sekundäre Hirnerkrankungen (▶ Enzephalopathie, z. B. metabolisch, toxisch, vaskulär, hypoxisch, endokrin, Mangelenzephalopathie Wernicke-Syndrom).

Sorglose Heiterkeit

▶ Hypomanie

Soziale Ängstlichkeit

▶ Phobie, soziale

Soziale Fertigkeiten

▶ Soziale Kompetenz

Soziale Handlungskompetenz

▶ Soziale Kompetenz

Soziale Intelligenz

▶ Soziale Kompetenz

Soziale Kompetenz

Hans Bechtold

Synonyme
Soziale Fertigkeiten; Soziale Intelligenz; Interpersonale Kompetenz; Soziale Handlungskompetenz; Social skills

Definition
Soziale Kompetenz ist ein Konstrukt aus den Potentialen eines Individuums (Wissen, Empathie, Sensibilität, Durchsetzungsfähigkeit usw.) und dem in spezifischen sozialen Situationen beobachtbarem Verhalten (social skills). Soziale Kompetenz ist abhängig von den jeweiligen Menschen- und Gesellschaftsbildern (Wertesysteme) und somit auch als Anpassung zu verstehen.
Bisher ist es nicht gelungen, eine allgemein akzeptierte Definition für „soziale Kompetenz" zu geben.

Volltext
Die umfangreichste Literatur zur sozialen Kompetenz stammt aus der Klinischen Psychologie. Zur Behandlung von sozialen Ängsten hat die ▶ Verhaltenstherapie zahlreiche Konzepte entwickelt (vergleiche ▶ Selbstsicherheitstraining). Die soziale Ängstlichkeit besteht z. B. darin, dass sich Betroffene nicht trauen, „nein" zu sagen, über wenig Durchsetzungspotential verfügen, Furcht vor öffentlicher Beachtung haben, kaum Kontakt aufnehmen, beibehalten und beenden können. Im Zentrum steht hierbei ein Mangel an Fähigkeiten, sich erfolgreich für eigene Bedürfnisse im sozialen Kontext einsetzen zu können. Von diesem Standpunkt gesehen ist soziale Kompetenz die „Verfügbarkeit und Anwendung von kognitiven, emotionalen und motorischen Verhaltensweisen, die in bestimmten sozialen Situationen zu einem langfristig günstigen Verhältnis von positiven und negativen Konsequenzen für den Handelnden führen (Hinsch u. Pfingsten 2002)."
Da eine Maximierung positiver Konsequenzen und eine Minimierung negativer auch abhängig von den gegebenen Wertesystemen ist, ist soziale Kompetenz auch eine Anpassung des Individuums an die Umwelt, wie in entwicklungspsychologischen Ansätzen betont wird.
Zusammenfassend kann man soziale Kompetenz in zwei sich ergänzende Kategorien einteilen (Kanning 2003):

S

- **„Sozial kompetentes Verhalten:** Das Verhalten einer Person, das in einer spezifischen Situation dazu beiträgt, die eigenen Ziele zu verwirklichen, wobei gleichzeitig die soziale Akzeptanz des Verhaltens gewahrt bleibt, und in
- **Soziale Kompetenz:** Die Gesamtheit des Wissens, der Fähigkeiten und Fertigkeiten einer Person, welche die Qualität eigenen Sozialverhaltens – im Sinne der Definition sozial kompetenten Verhaltens – fördert."

Soziale Lerntheorie

Dipl. Psych. Stefan Ruppert

Synonyme
Sozial-kognitive Lerntheorie

Definition
Der Begriff „Soziale Lerntheorie" wird gebraucht für eine Reihe von Theorien, die sich in der Folge behavioristischer und neobehavioristischer Lerntheorien um ein umfassenderes Erklärungsmodell der menschlichen Persönlichkeit und menschlichen Verhaltens bemühten. Diese Theorien sind an einem dialektischen Modell des Menschen orientiert, in Abgrenzung zu mechanistischen und organismischen Modellen. Es werden sowohl Aktivität des menschlichen Organismus als auch die Einflüsse determinierender Umweltvariablen berücksichtigt. Umwelt und Individuum verändern sich wechselseitig. Die wichtigsten Faktoren einer sozial-kognitiven lerntheoretischen Betrachtungsweise sind (Mischel 1973):

- **Konstruktive Fähigkeiten des Individuums:** Die Umwelt wird vom Individuum aktiv wahrgenommen und organisiert. Stabile kognitive Fähigkeiten und Verhaltensfähigkeiten dienen der Interaktion mit der Umwelt und werden vom Individuum aktiv konstruiert oder erzeugt.

- **Fähigkeit zur Informationsverarbeitung:** Informationen werden wahrgenommen, gespeichert, verarbeitet und zu sinnvollen Einheiten zusammengesetzt. Diese Informationen bilden eine wichtige Grundlage jeden Handelns.
- **Fähigkeit zur Bildung von Erwartungen:** Unterschieden werden dabei Verhaltens-Ergebnis-Erwartungen (postulieren die „Wenn-dann-Beziehung" zwischen Verhaltensalternativen und wahrscheinlichen Ergebnissen) und Reiz-Ergebnis-Erwartungen, die sich darauf beziehen, dass Individuen lernen, dass bestimmte Ereignisse bestimmte andere Ereignisse vorhersagen.
- **Subjektive Bewertung von Situationen:** Individuen mit unterschiedlicher Lerngeschichte kommen zu unterschiedlichen Bewertungen der gleichen Situation. Subjektive Situationsbewertungen spielen auch eine Rolle für die Qualität der in der Situation erlebten Emotion.
- **Selbstregulation und planvolles Handeln:** Hier ist die Fähigkeit gemeint, das eigene Verhalten gezielt zu steuern, was die Grundlage zu jeglicher Form der Selbstregulation bildet. Planvolles Handeln impliziert dabei die Möglichkeit, sich allgemeine und langfristige Ziele zu setzen und diese Ziele durch strategische Handeln zu erreichen.
- **Interaktion zwischen Verhalten und Situationen:** Neben der Bedeutung des Umwelteinflusses auf menschliches Verhalten wird auch der Einfluss des Menschen auf seine Umwelt beachtet. Der Mensch ist Umwelteinflüssen nicht passiv und hilflos ausgeliefert, sondern kann diese zielgerichtet beeinflussen.

Volltext
Die beiden auch heute noch einflussreichsten Vertreter der sozialen Lerntheorie sind Julian B. Rotter und Albert Bandura. Im Folgenden soll kurz deren theoretische Entwicklungen skizziert werden.

Soziale Lerntheorie der Persönlichkeit von J. B. Rotter (Rotter et al. 1972, Rotter u. Hochreich 1979, Rotter 1982): Zur Erklärung konkreter Verhaltensweisen unterscheidet Rotter drei zentrale Konstrukte:

- **Verhaltenspotential (VP):** die Wahrscheinlichkeit, dass ein bestimmtes Verhalten in einer bestimmten Situation auftritt.
- **Erwartung (E):** die vom Individuum vermutete Wahrscheinlichkeit, dass ein bestimmtes Verhalten in einer bestimmten Situation zu einer gegebenen Verstärkung führt.
- **Verstärkungswert (VW):** Grad der Präferenz für eine von mehreren Verstärkungen, wenn für alle die gleiche Auftretenswahrscheinlichkeit besteht.

Diese Konzepte werden in einer Formel zusammengefasst: $VP = f(E + VW)$, d. h. das Potential, dass sich ein bestimmtes Verhalten in einer bestimmten Situation einstellt, ist eine Funktion des Zusammenspiels von subjektiver Erwartung und Verstärkungswert. Sowohl Erwartung und Verstärkerwert werden dabei als subjektive Einschätzungen der betroffenen Person angesehen, die sich aufgrund vorhergegangener Lernerfahrungen in sozialen Kontexten gebildet haben. Inwieweit diese mit den tatsächlichen realen Gegebenheiten übereinstimmen, ist für die Erklärung von Verhaltensweisen dabei zweitrangig. Die genannte Formel wurde in mehreren Schritten differenziert und ergänzt, wobei vor allem die Unterscheidung zwischen spezifischen Erwartungen und generalisierten Erwartungen zu nennen ist. Die spezifische Erwartung einer Person entsteht aus vergangenen Erfahrungen der Person mit der gleichen bzw. mit sehr vergleichbaren Situationen. Generalisierte Erwartungen beziehen sich auf Erfahrungen in anderen Situationen, die der gegebenen Situation nicht direkt vergleichbar sind. Dennoch können auch solche Erwartungen in die Handlungsplanung miteinbezogen werden, insbesondere in dem Fall, dass aufgrund mangelnder Erfahrungen für die gegebene Situation noch keine spezifischer Erwartungen gebildet wurden. In dem Maße, in dem spezifische Erwartungen gebildet werden, sinkt der Einfluss der allgemeinen Erwartung.

Schließlich werden noch völlig situationsunabhängige so genannte problemlösende generalisierte Erwartungen als bedeutsam angenommen. Rotter unterscheidet dabei inhaltlich drei Konstrukte:

a) **Suche nach alternativen Lösungen**: Sie impliziert ein aktives Vorgehen einer Person auch unter ungünstigen Erfolgsbedingungen. Dieses Konstrukt kann den Charakter einer eigenständigen Persönlichkeitsdisposition annehmen, wobei charakteristisch die Nachhaltigkeit oder Persistenz bei der Zielverfolgung ist.

b) **Internale versus externale Kontrollüberzeugung (locus of control):** Dieses Konstrukt bezieht sich auf die Erwartung einer Person, auf die Folgen ihres Handelns (Verstärker) einen Einfluss zu haben. Dabei bedeutet internale Kontrolle die Überzeugung, dass man sich selbst als Verursacher verhaltensabhängiger Verstärker sieht, während externale Kontrolle diese Verursachung eher bei anderen Personen oder nicht beeinflussbaren Gegebenheiten sieht.

c) **Zwischenmenschliches Vertrauen:** Damit bezeichnet Rotter in sozialen Kontexten die Erwartung, dass man sich auf das Wort, das Versprechen eines anderen Individuums oder einer Gruppe verlassen kann.

Die soziale Lerntheorie von Albert Bandura (Bandura 1976, 1977, 1979): Der Beitrag von Bandura zum Bereich der sozialen Lerntheorien lässt sich in zwei Themenkomplexe unterscheiden, zum einen die Theorie des Modell-Lernens, zum anderen seine Arbeiten zur Selbstwirksamkeit.

Die Theorie des Modell-Lernens geht von der durch die klassischen Lerntheorien nicht erklärbaren Beobachtung aus, dass Personen in der Lage sind, völlig neue Verhaltensweisen zu zeigen, die bisher nicht in ihrem Verhaltensrepertoire vorhanden waren. Solche neuen Verhaltensweisen sollen das Ergebnis eines Lernens durch Beobachtung sein. Ein Individuum beobachtet eine Modellperson bei der Ausübung eines für sie selbst unbekannten Verhaltens und kann dies danach auch selbst zeigen. Zur Erklärung solcher Lernprozesse greift Bandura auf vier Kategorien intern vermittelnder Prozesse zurück:

- **Aufmerksamkeitsprozesse:** Das Ausmaß der Aufmerksamkeit, ohne die ein Lernen nicht möglich wäre, ist abhängig von Eigenschaften des modellierten Verhaltens sowie von stabilen und zeitlich veränderlichen Eigenschaften des Beobachters.
- **Gedächtnisprozesse:** Sie bilden die Grundlage einer inneren Repräsentation des beobachteten Verhaltens, was wiederum die Voraussetzung einer erfolgreichen Imitation des Verhaltens bildet.
- **Motorische Reproduktionsprozesse:** Körperliche Fähigkeiten, Verfügbarkeit von Teilreaktionen, Selbstbeobachtung bei Reproduktionen unterstützen die Wahrscheinlichkeit einer möglichst präzisen Reproduktion des beobachteten Verhaltens.
- **Motivationsprozesse:** Hier unterscheidet Bandura drei Prozesse: Die externe Verstärkung entspricht der Verstärkung beim operanten Konditionieren, d. h. die lernende Person wird bei erfolgreicher Ausführung des neuen Verhaltens belohnt. Die stellvertretende Verstärkung bezieht sich darauf, dass die lernende Person positive oder negative Konsequenzen bei der Modellperson beobachtet und vermittelt über diese Beobachtung Verstärkungserwartungen für das eigene Verhaltens ausbildet. Die Selbstverstärkung bezieht ihre Wirkung nur aus internen Prozessen der lernenden Person. Auf der Grundlage von ► Selbstbeobachtung und Selbstüberwachung findet bei erfolgreichem Verhalten eine emotio-

nale Selbstbelohnung statt, die zu mehr Unabhängigkeit von externen Verstärkerquellen führt.

Die Qualität des Beobachtungslernens ist, abgesehen von der jeweils spezifischen Art der genannten vermittelnden Prozesse darüber hinaus auch noch abhängig von Merkmalen der lernenden Person, von Merkmalen des Modells, von der Qualität der Beziehung zwischen lernender und Modellperson sowie von äußeren Merkmalen der Lernsituation.

Banduras Arbeiten zur ► Selbstwirksamkeit (Bandura 1977, 1982) beschäftigen sich mit der Frage, ob sich eine Person die Ausführung eines bestimmten Verhaltens zutraut oder nicht. Unterschieden werden dabei Ergebniserwartungen, d. h. die Erwartung, dass ein gegebenes Verhalten zu einem bestimmten Ergebnis führt, und Wirksamkeitserwartungen, d. h. die Erwartung ob man selbst das erfolgversprechende Verhalten auch durchführen kann. Selbst bei hoher Ergebniserwartung wird sich eine Person ohne vorhandene Selbstwirksamkeitserwartung eher passiv verhalten.

Bandura nennt vier Quellen hoher Selbstwirksamkeitserwartungen:

a) **Konkrete Leistungen:** Erfolgreiches Handeln führt zur Stärkung, Misserfolge führen zur Schwächung von Wirksamkeitserwartungen.

b) **Stellvertretende Erfahrungen:** Damit sind im Wesentlichen die vom Modell-Lernen bekannten Prozesse gemeint. Günstig auf die Entwicklung hoher Selbstwirksamkeit wirken sich dabei vor allem die Modellierung der Vorhersagbarkeit und der Kontrollierbarkeit von Ereignissen aus. Auch das Vorgehen der teilnehmenden Modellierung, bei der sich unmittelbar an die Demonstration des effektiven Verhaltens durch die Modellperson die Einübung durch die lernende Person anschließt, hat sich als besonders günstig für die Entwicklung hoher Selbstwirksamkeit erwiesen.

c) **Verbale Überredung:** Sie wird jedoch von Bandura als eher wenig wirksam angesehen.

d) **Ausmaß emotionaler Erregung:** Die subjektive Bewertung interner Erregungszustände kann sich je nach Qualität der Bewertung fördernd oder hinderlich auf die Selbstwirksamkeit auswirken.

Die Bedeutung der sozialen Lerntheorien insbesondere für die ► Verhaltenstherapie liegt in ihrer Berücksichtigung verhaltenssteuernder Konzepte, die in den klassischen Lerntheorien und den daraus abgeleiteten therapeutischen Interventionen keine Beachtung fanden. Das Paradigma des Modell-Lernens lässt sich in nahezu jeder therapeutischen Situation anwenden, bzw. bei Beachtung dieser Prozesse lassen sich therapeutische Effekte deutlich verbessern. Die Berücksichtigung von kognitiven Konzepten wie Verstärkererwartungen und Selbstwirksamkeitserwartungen des Patienten kann dessen bisheriges Verhalten besser verständlich machen und gleichzeitig eine gezieltere Planung therapeutischen Handelns ermöglichen.

Soziale Unterstützung

► Social support

Sozialer Alkoholkonsum

► Trinken, soziales

Soziales Netzwerk

► Social support

Sozial-kognitive Lerntheorie

► Soziale Lerntheorie

Sozial-konvivialer Alkoholkonsum

► Trinken, soziales

Sozialrechtliches Gutachten

► Gutachten, sozialgerichtliche

Sozialtherapie

► Milieutherapie

Sozialverhaltensstörungen

Dr. phil. Dipl. Psych. Erwin Lemche

Synonyme
Verhaltensstörung; Beziehungsstörung

Englischer Begriff
Conduct disorder; Relationship disorder

Definition
Oberbegriff über Störungen der Impulskontrolle (siehe ► Impulskontrollstörung) **bei Kindern** und **Jugendlichen**, die zur Verunmöglichung der Aufrechterhaltung sozialer Beziehungen führen können bzw. diese schwer beeinträchtigen oder schädigen. Hierzu zählen insgesamt disruptives, oppositionelles, dismissives, oder überkontrollierendes Verhalten. In der frühen Kindheit werden Sozialverhaltensstörungen in der Regel mit Eintritt in das Vorschulalter, in dem die intrapsychische Emotionsregulation erworben werden, manifest. Diese werden in Form defizienter Hemmfunktionen motorischer und emotionaler Art im Sozialkontext deutlich. Ein weiterer wesentlicher Altersabschnitt liegt in der frühen Adoleszenz, wobei provokative,

risikosuchende, delinquente und antisoziale Tendenzen zum Vorschein kommen können. Ohne korrigierende Maßnahmen drohen meist Bildungsabbruch und delinquente Karrieren. Bezüglich der Ursachen werden Störungen der Differenzierungsvorgänge in den orbitofrontalen und dorsolateralen Präfrontalkortices angenommen: Erstere sind wesentlich für die Regulation von emotionaler Erregungsstärke, Letztere sind in emotionale und motorische Hemmfunktionen sowie Arbeitsgedächtnis involviert. In den erwähnten frühen Entwicklungsperioden werden bei Einsatz der Myelination in den präfrontalen Regionen die interpersonalen Emotionsregulationsfunktionen nicht hinreichend integriert, während in der adoleszenten Periode während regionaler Parzellierungsvorgänge, die normalerweise zu einem historischen Selbsterleben führen, bei entsprechend malignem Kontext die Grundlage sozialer Entgleisung bilden. Von den Sozialverhaltensstörungen sind temperamentsbedingte Aktivitätseigenheiten sowie das Aufmerksamkeitsdefizit- und Hyperaktivitätssyndrom (siehe ▶ Aufmerksamkeitsdefizit-Hyperaktivitätsssstörung) abzugrenzen.

Epidemiologie
Zuverlässige epidemiologische Daten liegen nicht vor.

Prognose
Die Prognose ist insgesamt als mäßig einzuschätzen.

Soziopathie

▶ Persönlichkeitsstörung, dissoziale

Soziotherapie

▶ Milieutherapie

Spaltungsirresein

▶ Schizophrenie

„Spannen"

▶ Voyeurismus

Spannungsirresein

▶ Katatone Störung

Spannungskopfschmerz

Dipl. Psych. Eva-Maria Meiser

ICD-10/DSM-IV-TR-Klassifikation
ICD-10: G44.2

Synonyme
Kopfschmerz vom Spannungstyp

Englischer Begriff
Tension headache; Chronic tension-type headache

Definition
Primäres Kopfschmerzsyndrom mit frontaler, frontotemporaler, okzipitaler, nuchaler oder holozephaler Lokalisation, meist bilateral diffus oder bandförmig mit akuter, episodischer oder chronischer Verlaufsform.

Volltext
Episodischer Spannungskopfschmerz: Der episodische Spannungskopfschmerz ist ein drückender bis ziehender, nicht pulsierender, bei nicht nachhaltig behinderter Tagesaktivität beidseitiger Kopfschmerz von der Dauer von 30 Minuten bis zu sieben, höchstens 15 Tagen pro Monat. Keine

steigende Intensität durch körperliche Aktivität. Begleitsymptome können Lichtüberempfindlichkeit und Lärmüberempfindlichkeit sein. Übelkeit und Erbrechen kommen nicht vor.

Chronischer Spannungskopfschmerz: Der chronische Spannungskopfschmerz zeigt die gleiche Symptomatik wie der episodische Spannungskopfschmerz mit einer Auftretenshäufigkeit von 15 Tagen pro Monat seit mindestens sechs Monaten. Hier kann Übelkeit als Begleitsymptom hinzukommen.

Differentialdiagnostisch sollten ▶ Migräne (nicht selten Kombinationskopfschmerz), intrakranielle Raumforderung, Sinusitis und zervikogener Kopfschmerz ausgeschlossen werden. Ein medikamenteninduzierter Kopfschmerz tritt nicht selten als komorbide Störung oder Folgekomplikation auf.

Warnsymptome, die eine weitergehende neurologische Diagnostik erfordern, sind das Auftreten fokal-neurologischer Symptome, Änderung der bisherigen Kopfschmerzsymptomatik, heftiger bisher nicht bekannter Kopfschmerz, Persönlichkeitsveränderungen, epileptische Anfälle oder Synkopen, Fieber und Nackensteifigkeit.

Therapie

Grundsätzlich sollte zu Beginn der Therapie und später zur Therapiekontrolle in Abständen für etwa zwei Wochen ein Kopfschmerztagebuch geführt werden. Attackenauslösende Faktoren sollten erforscht und vermieden werden; die medikamentöse Therapie stellt nur einen Teil der Behandlung dar.

pharmakologisch
Episodischer Spannungskopfschmerz:
- ASS (Aspirin) oder Paracetamol (Benuron) in Einzeldosen von 500–1000 mg, höchstens 1500 mg/Tag oder
- Ibuprofen (Tabalon), 400–600 mg/Tag; Naproxen (Proxen), 250–500 mg/Tag (max.imal 1000 mg/Tag); Einmalfrequenz auf maximal zehn pro Monat begrenzen.

Topische Behandlung:
- Pfefferminzöl auf beide Schläfen.

Chronischer Spannungskopfschmerz:
- Bei einer Kopfschmerzhäufigkeit von mehr als zehn Tage pro Monat, mehr als zwölf Stunden am Tag und länger als drei Monaten, wenn Verhaltensänderungen oder Entspannungsmethoden nicht ausreichen (keine regelmäßige Analgetikaeinnahme): Amitriptylin (Saroten) bzw. Amitriptylinoxid (Equilibrin, off-label use).

Bei Nichtwirksamkeit nach frühestens acht Wochen oder Kontraindikation:
- Doxepin (Aponal), 25–150 mg/Tag,
- Clomipramin (Anafranil),
- Mianserin (Tolvin), 30–60 mg/Tag,
- Maprotilin (Ludomil), 75 mg/Tag.

Cave: Um die Auslösung eines medikamenteninduzierten Dauerkopfschmerzes zu vermeiden, dürfen nur maximal an zehn Tagen im Monat Schmerzmedikamente eingenommen werden.

psychotherapeutisch
Therapie der 1. Wahl ist das Vermitteln eines ▶ Entspannungsverfahrens (beste empirische Absicherung für ▶ progressive Muskelentspannung). Hierbei muss darauf geachtet werden, dass dem Patienten der Transfer in den Alltag gelingt. Gegebenenfalls kann ▶ Biofeedback eingesetzt werden, um ein psychophysiologisches Krankheitsverständnis zu erarbeiten und so ▶ Therapiemotivation zu schaffen. Wenn ein Entspannungsverfahren allein nicht ausreicht, ist eine genaue Analyse und Bewusstwerdung der pathogenetischen Faktoren erforderlich. In verhaltensmedizinischen Behandlungsprogrammen kommen je nach Indikation folgende zusätzlichen Bausteine zum Einsatz: ▶ Psychoedu-

kation und Beratung bezüglich dysfunktionaler Verhaltensmuster (Termindruck, hohe Leistungsanforderungen, schädigende Körperhaltung, Bewegungs- und Schlafmangel), ▶ Stressbewältigungstraining, EMG-Biofeedback, Aufmerksamkeitslenkung, imaginative Therapie, Schmerzfokussierung, ▶ Problemlösetraining, Training der ▶ sozialen Kompetenz.

Sofortmaßnahmen

Beim akuten Spannungskopfschmerz empfiehlt sich neben Entspannungsübungen die Vergabe von Nichtopioidanalgetika (Flupirtin, Paracetamol, Acetylsalicylsäure, Ibuprofen).

Epidemiologie

Die **Lebenszeitprävalenz** des Spannungskopfschmerzes beträgt beim episodischen Typ 20–30 %, beim chronischen Typ 3 % der Bevölkerung mit einer Geschlechtsverteilung von 1,5 : 1 (Männer : Frauen).

Die **Erstmanifestation** zeigt sich meistens ab dem 20.–30. Lebensjahr. Die Prävalenz beim episodischen Typ ist gleich in allen Altersgruppen, beim chronischen Typ nimmt sie im Alter zu.

Genetisch besteht ein dreifach erhöhtes Risiko für chronischen Kopfschmerz vom Spannungstyp bei Verwandten ersten Grades.

Disponierende Faktoren sind ▶ Depression, ▶ Angststörung, muskuläre Überlastung, Funktionsstörung des Kauapparats, psychosozialer Stress, Schlafdefizit und ▶ Medikamentenmissbrauch.

Spätdyskinesien

Dr. med. Stefan Teipel

ICD-10/DSM-IV-TR-Klassifikation

Bisher nur im Rahmen der Forschungskriterien klassifizierbar.

Synonyme

Tardive Dyskinesien

Englischer Begriff

Tardive dyskinesia

Definition

Spädyskinesien sind Spätfolgen einer ▶ Neuroleptika-Behandlung: In der Regel treten sie frühestens sechs Monate nach einer Behandlung auf. Die Störung zeigt sich in abnormen unwillkürlichen, oft stereotypen Bewegungen, vorwiegend im Bereich der Zungen-, Mund- und Gesichtsmuskulatur. Aber auch die Muskulatur von Rumpf und Gliedmaßen kann in Form athetotischer, dystoner und ballistischer Bewegungen mitbetroffen sein. Die Symptome können sich unter affektiver Anspannung verstärken, unter Sedierung und Entspannung abschwächen. Spätdyskinesien verschwinden im Schlaf. Erste Zeichen der Störung sind häufig im Bereich der Zunge oder der Finger zu sehen. Beim Herausstrecken wird die Zunge unwillkürlich vor- und zurückbewegt oder seitlich verzogen, oder die Zunge kann nach Aufforderung nur mühsam oder für mehrere Sekunden gar nicht herausgestreckt werden. Im Bereich der Finger zeigen sich unwillkürliche Flexions- und Extensionsbewegungen, besonders des Zeigefingers. Als Frühsymptome können zudem Tics der Gesichtsmuskulatur, Schaukelbewegungen des Körpers und Bewegungsunruhe der Extremitäten imponieren.

Von einigen Autoren werden die Spätdyskinesien aufgrund der Phänomenologie der Bewegungsstörung in verschiedene **Subtypen** unterteilt (Adityanjee et al. 1999):

- Tardive Dyskinesie i. e. S.: oral, buccal, lingual, fazial; Stamm; Extremitäten; Mischform.
- Tardive ▶ Akathisie.
- Tardive Dystonie.
- Tardive Tics und ▶ Tourette-Syndrom.
- Tardiver Myoklonus.

- Tardiver Tremor.
- Tardives ▶ Parkinsonoid.

Bisher ist allerdings nicht klar, ob diese Subtypisierung auch einer unterschiedlichen Pathogenese, unterschiedlichen ▶ Neuroleptikaprofilen, Risikofaktoren oder Behandlungsergebnissen entspricht.

Die **Diagnose** kann nach den **DSM-IV-TR-Forschungskriterien** gestellt werden:

- Unwillkürliche Bewegungen der Zunge, des Mundes, der Gliedmaßen oder Extremitäten im Zusammenhang mit neuroleptischer Medikation.
- Die Bewegungsstörung besteht seit mindestens vier Wochen und entspricht einem der folgenden Muster: choreatiform, athetoid, rhythmisch.
- Die Bewegungsstörungen entwickeln sich während einer Neuroleptika-Exposition oder innerhalb von vier Wochen nach Absetzen oraler Neuroleptika bzw. acht Wochen bei Depotneuroleptika.
- Neuroleptika-Exposition mindestens drei Monate (ein Monat bei Patienten älter als 60 Jahre).
- Die Symptome sind nicht auf einen anderen neurologischen oder medizinischen Krankheitsfaktor, schlecht sitzende Zahnprothesen oder andere Medikation zurückzuführen.
- Die Symptome sind nicht auf eine akute Bewegungsstörung zurückzuführen.

Weit verbreitet sind zudem die **Kriterien von Schooler und Kane** (1982):

- Mindestens drei Monate durchgängige Behandlung mit Neuroleptika.
- Mindestens mäßig ausgeprägte, abnorme unwillkürliche Bewegungen in einer oder mehreren Körperregionen oder leicht ausgeprägte, abnorme unwillkürliche Bewegungen in zwei oder mehr Körperregionen.
- Keine anderen Ursachen für die unwillkürlichen hyperkinetischen Dyskinesien bekannt.

Die **neuroleptikainduzierten Spätdyskinesien** sind von folgenden Bewegungsstörungen abzugrenzen:

- Akute neuroleptikainduzierte Dyskinesien, die dosisabhängig auftreten, unter Dosisreduktion bzw. Absetzen remittieren und auf anticholinerge Behandlung ansprechen. Eine Sonderform ist das subakut auftretende ▶ Rabbit-Syndrom (Tremor der Lippen und des Mundbereichs), das gut auf anticholinerge Medikation anspricht.
- Dyskinesien aufgrund anderer Medikamente, u. a. bei ▶ Antiepileptika, oralen Kontrazeptiva, ▶ Lithium, ▶ trizykischen Antidepressiva, Dopaminagonisten.
- Dyskinesien aufgrund anderer neurologischer oder systemischer Krankheitsfaktoren; abzugrenzen sind Chorea Huntington, ▶ Tourette-Syndrom, Chorea Sydenham, systemischer Lupus erythematodes und Hypoparathyreoidismus.

Spontane Dyskinesien; diese haben eine Prävalenz von 2 % bis 4 % in der Bevölkerung über 60 Jahre.

Dyskinesien bei der ▶ Schizophrenie. Bereits Emil Kraepelin beschrieb choreatiforme Bewegungsstörungen bei Patienten mit ▶ Dementia praecox. Die berichteten Prävalenzzahlen spontaner Dyskinesien bei unbehandelten Schizophrenen variieren sehr stark zwischen 1 % und 50 %. Die Häufigkeit steigt mit dem Alter.

Die **Pathophysiologie** der Spätdyskinesien ist noch nicht ausreichend geklärt. Ein Erklärungsmodell, das in den 80er Jahren sehr stark diskutiert wurde, ist die Dopamin-Hypersensitivitätshypothese, nach der die chronische Gabe von Dopaminantagonisten zu einer Hypersensibilisierung der postsynaptischen Dopaminrezeptoren führt. Diese Hypothese beruht im Wesentlichen auf Studien am Tiermodell. Sie erklärt nicht das späte Einsetzen der Dyskinesien, da Dopaminantagonisten im Tiermodell zu einer raschen Hypersensibilisierung der Rezeptoren führt, die nach Absetzen ebenso rasch re-

versibel ist. Spätdyskinsieähnliche Phänomene im Tiermodell überdauern zudem die
Hypersensibilität der Dopaminrezeptoren.
Die Dopamin-Hypersensitivitätshypothese
erklärt damit nur Teilaspekte der Spätdyskinesien. Eine andere Hypothese postuliert
eine Minderaktivität GABA-erger Neurone
im Striatum. Schließlich wurde postuliert,
dass Neuroleptika zu einer Degeneration
GABA-erger Neurone des Globus palli-
dus führen (durch Bildung freier Radikale
und verminderte Hemmung exzitatorischer
Neurotransmitter). Auch diese Hypothesen erklären nur einen Teil der Befunde, so
dass eine Synthese der einzelnen Aspekte
notwendig erscheint. Diese ist aber bisher noch nicht ausreichend mit Daten belegt.

Therapie

**Eine etablierte Standardtherapie exis-
tiert nicht**; die Behandlung ist schwierig
und erfordert oft monatelange Geduld. Anticholinerge ▶ Anti-Parkinson-Mittel haben
keine Wirkung, können die Symptome eher
verschlechtern. Das Absetzen einer anticholinergen Begleitmedikation bei einem
Patienten mit Spätdyskinesien kann eine
Symptombesserung bewirken. Ist bei einem
Patienten das Absetzen oder die Reduktion
der Neuroleptika-Behandlung vertretbar,
können diese sehr langsam über Wochen
und Monate reduziert werden. Dies führt
bei einem Teil der Patienten zur Symptombesserung. Kann eine Reduktion nicht vorgenommen werden, kann vorsichtig auf
ein Neuroleptikum einer anderen struktur-
chemischen Reihe umgesetzt werden, auch
eine Umstellung auf ▶ Clozapin kann versucht werden. Weitere Möglichkeiten sind
die Gabe eines sedierenden, niederpoten-
ten Neuroleptikums, z. B. ▶ Thioridazin.
Eine Erhöhung der Neuroleptikadosis kann
Spätdyskinesien in einigen Fällen vorübergehend mildern, kann aber nur empfohlen
werden, falls es im Zuge einer zu raschen
Dosisreduktion zu einem Auftreten oder einer Zunahme der Bewegungsstörung kam,

so dass im Anschluss langsamer ausgeschlichen werden kann.

Aufgrund der schweren Beherrschbarkeit
der Symptomatik werden zunehmend Strategien erforscht, um dem Auftreten von
Spätdyskinesien vorzubeugen. Ein wesentlicher Baustein der Prävention ist die
strenge Indikationsstellung der Behandlung mit Neuroleptika mit Einschränkung
auf die primären Indikationsgebiete und,
wenn möglich, Ausweichen auf Alternativen. Insbesondere ist Vorsicht geboten
bei der Anwendung von Neuroleptika zur
Behandlung von Unruhezuständen, ▶ Persönlichkeitsstörungen, ▶ Angststörungen,
▶ Schlafstörungen und bei der langfristigen
Anwendung bei ▶ affektiven Störungen. Bei
der Behandlung mit Neuroleptika sollte mit
möglichst niedriger Dosis über möglichst
kurze Zeit behandelt werden, um die kumu-
lierte Exposition zu minimieren. Dem steht
allerdings das Rezidivrisiko und die Sym-
ptombeherrschung der ▶ Psychose gegenüber. Gegenwärtig wird zudem ein primärer
Einsatz von atypischen Neuroleptika diskutiert, für die ein geringeres Risiko für das
Auslösen von Spätdyskinesien beschrieben
ist. Wichtig ist in jedem Fall einer lang-
dauernden Neuroleptikamedikation eine
regelmäßige (etwa alle drei Monate) Kontrolle auf Frühzeichen von Spätdyskinesien. Unter forensischen Gesichtspunkten,
aber auch zur Sicherung der Compliance
und der Arzt-Patient-Beziehung ist eine regelmäßige Aufklärung des Patienten und
gegebenenfalls seiner gesetzlichen Vertreter über den Nutzen und das Risiko der
Neuroleptika-Behandlung notwendig.

Bewertung

Es liegen Cochrane-Reviews zu zahlreichen
Substanzklassen vor:
GABA-Agonisten (Baclofen, ▶ Valproinsäure etc.): Klarer Effekt nicht nachweisbar,
wahrscheinlich überwiegen die Nebenwirkungen, insbesondere die starke Sedierung.
Kalziumkanalblocker (Diltiazem, Ni-
fedipine, Nimodipin, Verapamil): Keine

von 14 Studien erfüllte die Kriterien des Cochrane-Konsortiums (keine Randomisierung, ungenügende Daten), so dass eine Bewertung der Wirksamkeit derzeit aussteht.

Vitamin E: Kleinere Studien mit teilweise ungenügender Randomisierung legen nahe, dass die Gabe von Vitamin E einer Verschlechterung der Symptome einer Spätdyskinesie entgegenwirken kann, aber keine Symptomverbesserung erreicht.

Absetzen bzw. Dosisreduktion von Neuroleptika: Dem Fehlen eines Nachweises für die Wirksamkeit des Absetzens von Neuroleptika aus kontrollierten klinischen Studien steht das erhöhte Risiko eines Psychoserezidivs gegenüber. Zwei Studien legen nahe, dass eine Dosisreduktion der Neuroleptika eine Symptomverbesserung erbringt.

Atypische Neuroleptika: Kontrollierte klinische Studien zur Wirksamkeit eines Umstellens auf atypische Neuroleptika bei Patienten mit Spätdyskinesien liegen nicht vor.

Benzodiazepine: Es gibt keinen klaren Anhalt für die Wirksamkeit; größere Studien stehen noch aus.

Zentrale cholinerge Substanzen (Physiostigmin, Tacrin, Rivastigmin, Galantamin, Donepezil): Effekte älterer cholinerger Substanzen sind nicht klar nachweisbar, die bisherigen Studien sind zu klein. Zu den Cholinesteraseinhibitoren der zweiten Generation liegen noch keine kontrollierten klinischen Studien zur Anwendung bei Spätdyskinesien vor.

Anticholinerge Substanzen: Verwertbare klinische Studien, die einen positiven Effekt des Absetzens anticholinerger Substanzen belegen, stehen aus.

Schlussfolgerung: Die Behandlung der Spätdyskinesien kann gegenwärtig nicht nach EBM-Kriterien erfolgen.

Wirksamkeit

In vielen Fällen ist eine zufriedenstellende Behandlung der Spätdyskinesien nicht möglich, so dass der Prävention dieser Störungen in den letzten Jahren zunehmend Aufmerksamkeit gewidmet wurde.

Sofortmaßnahmen

Positive Effekte einer raschen pharmakologischen Intervention (Absetzen oder Ansetzen eines Medikaments) sind nicht zu erwarten, insbesondere kann ein zu rasches Absetzen der Neuroleptikamedikation zu einer Verschlimmerung der Symptome führen.

Eine direkte Wirkung einer psychotherapeutischen Intervention auf die Ausprägung der Bewegungsstörung ist nicht belegt, wobei Strategien zur Stressvermeidung und Entspannung die Ausprägung der Symptome indirekt verbessern könnten. So zeigten Biofeedback-Verfahren bei 22 Patienten eine verbesserte Symptomkontrolle bei orolingualen Bewegungsstörungen (Fudge et al. 1991).

Epidemiologie

Die Prävalenzraten differieren nach Diagnosekriterien. Nach DSM-IV-TR-Kriterien treten Spätdyskinesien bei ca. 30 % der langjährig mit klassischen Neuroleptika behandelten Patienten auf (Janno et al. 2004), und finden sich innerhalb eines Zeitraums von zwölf Monaten immerhin bei 12 % der Patienten mit Erstmanifestation einer Schizophrenie, die erstmals mit klassischen Neuroleptika in niedriger Dosis behandelt wurden (Oosthuizen et al. 2003). Werden nur sehr schwere Symptome bewertet, liegt die mittlere Prävalenz bei 2,5 %, unter Berücksichtigung auch sehr leichter Ausprägungen bei bis zu 70 %.

Der am besten etablierte Risikofaktor für das Auftreten von Spätdyskinesien ist das Alter. Spätdyskinesien sind häufiger und schwerer ausgeprägt bei älteren Patienten und treten bereits nach kürzerer Behandlungsdauer auf. Orofaziale Manifestationen finden sich häufiger bei älteren Patienten. Ein Überwiegen des weiblichen Geschlechts konnte nicht konsistent gezeigt werden, möglicherweise handelt es sich bei dem Überwiegen weiblicher Pati-

S

enten in älteren Studien um eine Interaktion zwischen Geschlecht und Alter. Einige Studien legen ein höheres Risiko für Patienten mit zerebraler Vorschädigung nahe, aber die Datenlage ist noch nicht ausreichend konsistent. Einige Studien zeigten zudem ein höheres Risiko für Spätdyskinesien bei Patienten mit Nikotin- oder Alkoholabusus und bei Diabetikern (Sachdev 2000). In longitudinalen Studien steigt das Risiko von Spätdyskinesien mit höherer kumulierter Neuroleptikadosis. Dabei scheint der Zusammenhang besonders deutlich für die ersten fünf Behandlungsjahre, danach ergibt sich ein Plateau. Innerhalb der Gruppe der klassischen Neuroleptika konnte kein klarer Unterschied des Risikos von Spätdyskinesien zwischen den Substanzen gefunden werden. Das Risiko erscheint geringer für atypische Neuroleptika, wobei auch unter ▶ Risperidon und ▶ Olanzapin Spätdyskinesien beschrieben sind. Die Auftretenswahrscheinlichkeit von Spätdyskinesien unter hohen Dosen von Risperidon nach einem Jahr lag bei 0,3 % (Gutierrez-Esteinou u. Grebb 1997). Nach sieben Monaten Behandlung mit Olanzapin lag die Inzidenz von Spätdyskinesien bei 1 %, unter Haldol bei 5 % (Tollefson et al. 1997). Für Clozapin-Monotherapie gibt es bisher keinen sicheren Nachweis für das Auftreten von Spätdyskinesien, so dass Clozapin das bezüglich dieser Nebenwirkung sicherste Neuroleptikum zu sein scheint.

Verlauf
Chronisch, mit Tendenz zur Verschlechterung. Unter Behandlung kann häufig eine Verschlechterung verhindert, eine Verbesserung aber nur bei einem Teil der Patienten erreicht werden. Daher hat die Prävention dieser Störungen eine besondere Bedeutung.

Prognose
Die Patienten empfinden sich subjektiv häufig von den Bewegungsstörungen nur wenig belastet. Dem steht gegenüber, dass Spät-

dyskinesien gerade bei älteren Patienten häufig eine schwere Ausprägung annehmen können, die die Patienten auch in ihren Alltagsverrichtungen und im sozialen Kontakt stark beeinträchtigt, selbst wenn dies von den Patienten häufig selbst nicht so deutlich wahrgenommen wird. Bei bis zu 5 % der Patienten führen die Spätdyskinesien zu massiven Beeinträchtigungen, z. B. zu Schwierigkeiten bei der Nahrungsaufnahme mit der Konsequenz von Gewichtsabnahme (orofaziale Dyskinesien) oder zur Beeinträchtigung des Gehens (Dyskinesien der Extermitäten).

Späte Paraphrenie

▶ Wahnhafte Störung

Spezifische verhaltenstherapeutische Anamnese

▶ Lerngeschichte

Stages of change

▶ Veränderungsprozessmodell

Stammzelltransplantation

▶ Organtransplantation

State-Marker

▶ Marker, biologische

Stationäre Psychosomatik

▶ Psychotherapie, stationäre

Stegreifspiel

▶ Psychodrama

Stehlen ohne Bereicherungstendenz

▶ Kleptomanie

Stehlen, pathologisches

▶ Kleptomanie

Stehlsucht

▶ Kleptomanie

Stenosierende Koronarsklerose

▶ Koronare Herzkrankheit (KHK)

Stigmatisation

▶ Stigmatisierung

Stigmatisierung

PD Dr. Dipl. Psych. Dieter Wälte
Dipl. Psych. Miriam Stein

Synonyme
Stigmatisation
Engl.: stigmatization

Definition
Zuschreibung eines Stigmas, Kategorisierung einer Person oder Gruppe durch sozial diskreditierende Eigenschaften sowie daraus abgeleitete diskriminierende Verhaltensweisen der Umwelt.

In der Antike war das Stigma ein in den Körper gebranntes Zeichen, das der Kennzeichnung zu meidender Personen galt; heute steht der Begriff allgemein für eine diskreditierende Eigenschaft, die zum zentralen Merkmal wird. Die allen Stigmatisierungsprozessen zugrunde liegende Kategorie ist die Abweichung von der Normalität in physischer, psychischer oder sozialer Hinsicht. In der Regel werden den Merkmalsträgern weitere negative Eigenschaften zugeschrieben, die unabhängig vom primären Stigma sind. Beispiele für soziale Stigmen sind körperliche oder geistige Behinderungen, psychische Störungen oder auch die Zugehörigkeit zu einer bestimmten Nationalität. Der Labeling-Ansatz beschäftigt sich mit den Folgen von Stigmatisierung hinsichtlich des Beginns und der Aufrechterhaltung abweichenden Verhaltens.

Querverweis Krankheit
Besonders bei an ▶ Schizophrenie erkrankten Menschen ist lange bekannt, dass diese an gesellschaftlichen Vorurteilen, Diffamierungen und Schuldzuweisungen leiden bzw. ausgesetzt sind. Der Schizophrene wird von der Umwelt als Träger eines Stigmas gesehen und behandelt und erleidet hierdurch quasi eine zweite Krankheit. Nicht selten ist daher die Stigmabewältigung Bestandteil einer Psychosentherapie.

Stimmungskongruent

▶ Synthym

Stimulantien

PD Dr. med. Dan Rujescu

Medikamentengruppe
Substanzen mit anregender und euphorisierender Wirkung. Vertreter sind ▶ Kokain und ▶ Amphetamine.

Produktnamen
Ritalin

In Deutschland zugelassene Indikationen
Amphetamin und verwandte Substanzen (Methamphetamin, Methyphenidat, Fentyllin, Amfetaminil) sind Abkömmlinge des Phenylethylamin und somit mit den Monoaminen verwandt. Therapeutisch werden sie bei Kindern mit hyperkinetischem Syndrom und bei ▶ Narkolepsie eingesetzt. Bei den meisten Amphetaminen handelt sich jedoch um nicht-verschreibungs- und -verkehrsfähige Betäubungsmittel nach dem Betäubungsmittelgesetz (BtMG).

Sonstige Anwendungsgebiete
Psychostimulantien

Pharmakokinetik
Unterschiedlich je nach Stoff.

Dosierung
Unterschiedlich je nach Stoff.

Kontraindikationen
Unterschiedlich je nach Stoff.

Nebenwirkungen
Unterschiedlich je nach Stoff. Leichte Überdosierung äußert sich u. a. in ▶ Agitiertheit, Angst, ▶ Halluzinationen, Tremor, Mydriasis, Hypertonie, Tachykardie und Tachypnoe. Bei schwerem Verlauf können zusätzlich Hyperthermie, ▶ Delir, Krämpfe, Arrhythmien, Koma, Azidose, Rhabdomyolyse, Myoglobinurie, akutes Nierenversagen (Exsikkose), Lungenödem etc. auftreten.

Wechselwirkungen
Unterschiedlich je nach Stoff.

Wirkmechanismus
Niedrig dosiert führen Psychostimulantien u. a. zu ▶ Euphorie, Antriebssteigerung, Rededrang und gesteigertem Selbstvertrauen. Die Konzentrations- und Leistungsfähigkeit werden erhöht, während gleichzeitig Müdigkeit und Schlafbedürfnis wie auch Appetit und Hungergefühl unterdrückt werden. Zu den körperlichen Wirkungen gehören eine Erweiterung der Bronchien sowie ein Anstieg von Pulsfrequenz, Blutdruck und Körpertemperatur.

Stimulus

▶ Auslöser

Störung der Impulskontrolle

▶ Impulskontrollstörung

Störung der Vitalgefühle

▶ Vitalstörungen

Störung des Leibempfindens

▶ Coenästhesien

Störung mit Essanfällen

▶ Binge eating disorder

Störungen durch Substanzkonsum mit psychotroper Wirkung

▶ Verhaltensstörung, psychische und durch psychotrope Substanzen

Störungsbewusstsein

▶ Krankheitseinsicht

Störungsmodell

▶ Ätiologiemodelle

Stress

Dipl. Psych. Bernhard Schlehlein

Synonyme
Anspannung; Druck

Definition
Stress ist gekennzeichnet durch eine erhöhte Aktivierung des Organismus. Allgemein betrachtet soll dadurch eine Anpassung an veränderte Anforderungsbedingungen erreicht werden. Im evolutionären Sinn ist Stress eine dem Überleben dienende Reaktion auf alternierende Umweltbedingungen. Von H. Selye wurden die Begriffe **Eustress** und **Distress** geprägt. Eustress bezeichnet eine der Leistungssteigerung dienende positive Aktivierung des Organismus, dem Distress dagegen liegt ein nicht zu bewältigendes und daher negativ zu betrachtendes Übermaß an Anforderungen zugrunde. Stress kommt auf verschiedenen Organismusebenen zum Ausdruck: physiologisch in Form von z. B. Schweißausbrüchen und Herzklopfen, behavioral als Aggressionen und Unruhe, kognitiv durch veränderte Bewertungsmuster der eigenen Situation.

Störungsaspekt
Stress als natürliche, biologische Reaktion stellt in Gefahrensituationen ein Energiepotential bereit, welches es dem Körper ermöglicht, sehr schnell zu reagieren. Dieser Vorgang findet allerdings auch statt, wenn die Beteiligung am Geschehen nur emotional ist, ein tatsächliches „Abarbeiten" der bereitgestellten Energie also nicht stattfindet. Dies kann dann zu einer Vielzahl von Gesundheitsschädigungen, insbesondere auch klassischen psychosomatischen Störungen, führen. Von der Weltgesundheitsorganisation WHO wurde Stress zur größten Gesundheitsgefahr des 21. Jahrhunderts erklärt. Stress kann sich in den unterschiedlichsten Lebensbereichen sowie in allen Altersstufen manifestieren. Sowohl subjektives Stresserleben als auch die zum Einsatz kommenden ▶ Bewältigungsstrategien variieren individuell in hohem Maß. Es gilt als erwiesen, dass lang anhaltender Stress zu ▶ Depressionen führen kann. In umgekehrter Richtung wird von einem Zusammenhang zwischen Stress und Persönlichkeit ausgegangen. So scheinen Menschen mit hoch ausgeprägter Ängstlichkeit anfälliger für Stress zu sein und ungünstigere Bewältigungsstrategien zu entwickeln. In der Psychologie entwickelte Verfahren basieren auf Methoden zur Veränderung der Bewertung stressauslösender Ereignisse und auf der Aktivierung geeigneter Bewältigungsressourcen. Bei dem häufig unternommenen Versuch, Entspannung oder Entlastung mit Hilfe von Alkohol, Drogen oder Medikamenten zu erreichen, ist das stark erhöhte Suchtrisiko zu beachten.

Volltext
Situationsspezifische Konzepte der Stressforschung konzentrieren sich auf die auslösenden Reizsituationen. Unterschieden werden äußere Stressoren (Überflutung mit Sinnesreizen, Schmerzreize, Gefahrensituationen), Verhinderung der Befriedigung primärer Bedürfnisse (Wasser, Nahrung, Schlaf), Leistungsstressoren (Über- oder

S

Unterforderung, Versagensangst, Angst vor Kritik), soziale Stressoren (Isolation) und psychische Stressoren (Konflikte, Ungewissheit, Kontrollverlustängste).

In **biopsychologischen Stresskonzeptionen** werden drei aufeinanderfolgende Phasen unterschieden:

Die **Alarmreaktionsphase**, auch Schockstadium genannt: Hier versucht der Organismus durch eine Aktivierung des Sympathikus, der Störung des inneren Gleichgewichts entgegenzuwirken.

Die **Widerstandsphase**: Der Organismus versucht, sich an die veränderten Bedingungen anzupassen und eine erhöhte Widerstandskraft bereitzustellen.

Die **Erschöpfungsphase**: Sie tritt ein, wenn die stressauslösenden Faktoren bestehen bleiben oder deren Einwirkung sich sogar verstärkt. In diesem Stadium kommt es zum Ausbruch von körperlichen Erkrankungen (Hypertonie, Herz-, Kreislauf- und Nierenerkrankungen, Stoffwechselstörungen, Allergien u. a.). Zentrale Rolle spielt hierbei das Wechselspiel und Gleichgewicht unterschiedlicher Hormone im Körper (CRH, Kortisol, Adrenalin, Noradrenalin).

In interaktionistischen und transaktionalen Stresskonzeptionen schließlich wird das Ungleichgewicht zwischen den Anforderungen der Umwelt und den Reaktionsmöglichkeiten des Individuums als Auslöser für Stress in Betracht gezogen. Zwei Aspekte sind hierbei zu unterscheiden: Die Bedeutsamkeit eines Ereignisses für das subjektive Wohlbefinden und die Einschätzung der Fähigkeiten und Möglichkeiten, diese Situation zu bewältigen.

Stressbewältigungstraining

Prof. Dr. med. Volker Köllner

Synonyme
Stressmanagementtraining; abzugrenzen: Stressimpfungstraining

Definition
Als Stressbewältigungstraining werden kognitiv-verhaltenstherapeutische Interventionen bezeichnet, die eine Verbesserung der individuellen Stressbewältigung zum Ziel haben. Einsatzfelder sind Gesundheitsförderung und Primärprävention sowie Sekundärprävention und ▶ Rehabilitation vor allem bei kardiovaskulären Erkrankungen, arterieller Hypertonie und ▶ Spannungskopfschmerz.

Kontraindikationen
Akute endogene ▶ Psychosen, insbesondere aus dem schizophrenen Formenkreis, und ausgeprägte Zwangssymptomatik; mangelnde Selbstreflexions- und Gruppenfähigkeit. Wenn Probleme bei der Stressbewältigung vor allem als Folge einer psychischen Störung auftreten, sollte primär diese mit den hierfür evidenzbasierten Therapieverfahren behandelt werden.

Durchführung
Stressbewältigungstrainings werden meist anhand evaluierter Manuale (z. B. Kaluza 2004) im Gruppensetting durchgeführt. Prinzipiell ist auch die Anwendung in der Einzeltherapie möglich, dies ist aber weniger ökonomisch und möglicherweise auch weniger effektiv. Die Durchführung erfolgt häufig als Element einer stationären psychosomatischen oder kardiologischen Rehabilitation.

Volltext
Ausgangspunkt sind Befunde der biomedizinischen Stressforschung, die zeigen, dass neuroendokrine und vegetative Stressreaktionen insbesondere dann, wenn sie länger andauern, eine Gefährdung der physischen und psychischen Gesundheit darstellen. Grundlage ist das transaktionale Stressmodell, wonach ▶ Stress weniger durch die jeweiligen situativen Anforderungen als vielmehr durch deren subjektive Interpretation und die eingesetzten Bewältigungsstile determiniert wird.

In **multimodalen Trainingsprogrammen** kommen vor allem folgende Techniken zur Anwendung:
- ▸ Psychoedukation,
- Entspannungstechniken (meist PMR; siehe ▸ Muskelentspannung, progressive, nach Jacobson),
- Training der Körperwahrnehmung,
- kognitives Umstrukturieren bzw. Erkennen und Modifizierenlernen dysfunktionaler Bewertungsmuster,
- Problemlösetraining,
- Genusstraining.

Abzugrenzen ist das ▸ Stressimpfungstraining (Meichenbaum 1979), das eine spezifische kognitive Intervention zur besseren Bewältigung negativer Emotionen (Angst, Ärger, Schmerz) darstellt und somit ebenfalls zur Stressbewältigung eingesetzt werden kann. Die Effektivität des multimodalen Stressbewältigungstrainings hinsichtlich einer Reduzierung körperlicher Beschwerden, Ängstlichkeit, Depressivität sowie von Ärger- und Feindseligkeitsreaktionen konnte metaanalytisch ebenso belegt werden wie seine Wirksamkeit in der Behandlung der arteriellen Hypertonie und der Rehabilitation der ▸ koronaren Herzkrankheit.
Für das Stressimpfungstraining konnte eine Effektivität mittels Selbsteinschätzung, psychophysiologischer Messungen und Verhaltensbeobachtung bei der Therapie von Ängsten, chronischem Schmerz und Ärgerreaktionen nachgewiesen werden.

Stressimpfungstraining

▸ Stressbewältigungstraining

Stressmanagementtraining

▸ Stressbewältigungstraining

„Stück-für-Stück"-Meditation

▸ Bodyscan

Stupor

Dr. rer. nat. Hanns-Jürgen Kunert

Synonyme
Katatone Symptome

Definition
Ein Zustand des Nichtreagierens mit motorischer Starre (oft angespannt, bewegungslos) und Mutismus.
Der Stupor gehört zu den katatonen Symptomen. Der Patient bewegt sich kaum, ist gegebenenfalls extrem gesperrt und jegliche Äußerung ist blockiert, d. h. er spricht nicht (▸ Mutismus). In der Regel zeigt er sich bewusstseinsklar und wach, nimmt alles wahr und ist äußeren Einflüssen gegenüber ausgesprochen empfindlich, obwohl er sich an den Umweltereignissen nicht beteiligen kann. Das Gesicht bleibt starr und die Mimik lässt keine emotionale Regung erkennen. Die Grunderkrankung ist häufig eine ▸ Schizophrenie, gelegentlich auch eine affektive oder ▸ dissoziative Störung. Stuporöse Zustände sind auch bei Suchterkrankungen festzustellen (z. B. im Rahmen einer Inhalantienintoxikation oder eines ▸ Medikamentenmissbrauchs). Gelegentlich liegt eine Enzephalitis vor. In stuporösen Zuständen können Angstzustände, ▸ Wahn und ▸ Halluzinationen als besonders quälend erlebt werden. Je nach Grunderkrankung werden verschiedene Stuporzustände unterschieden.

Querverweis Krankheit
Schizophrenie; Affektive Störungen; Dissoziative Störungen; Enzephalitis; Suchterkrankungen

S

Stütztherapie

▶ Psychotherapie, supportive

Submanie

▶ Hypomanie

Substanzabhängigkeit

▶ Abhängigkeitssyndrom

Substanzenmissbrauch

Dr. med. Götz Berberich

ICD-10/DSM-IV-TR-Klassifikation

Der missbräuchliche Konsum von psychotropen Substanzen wird in ICD-10 im Kapitel F1 „Psychische und Verhaltensstörungen durch psychotrope Substanzen" an vierter Stelle (F1x.1) codiert, während der Missbrauch von nicht-abhängigkeitserzeugenden Substanzen im Kapitel F55 beschrieben wird. DSM-IV-TR beschreibt den Substanzenmissbrauch unter 305.x0.

In ICD-10 ist der Begriff „Missbrauch" durch „schädlichen Gebrauch" ersetzt worden (F1x.1), während DSM-IV-TR (wie auch ICD-10 in F55) weiterhin von Substanzenmissbrauch spricht (305.x0). Mit der Leerstelle wird jeweils die konsumierte Substanz bezeichnet. Die Kriterien in ICD-10 fordern:

- einen deutlichen Nachweis, dass der Substanzengebrauch für körperliche oder psychische Probleme mit daraus „eventuell" resultierenden Behinderungen oder zwischenmenschlichen Schwierigkeiten verantwortlich ist,
- die klare Bezeichnung der Art der Schädigung,

- einen übermäßigen Substanzengebrauch von mindestens einem Monat oder **wiederholt** in den letzten zwölf Monaten,
- eine andere psychische Störung oder ▶ Verhaltensstörung, außer einer akuten Intoxikation, durch die gleiche Substanz liegt nicht vor.

Synonyme
Schädlicher Gebrauch von Substanzen

Englischer Begriff
Substance abuse

Definition
In ICD-10 (F1x.1) ist mit dem „schädlichen Gebrauch" ein Konsummuster mit tatsächlich eingetretener Schädigung der psychischen oder physischen Gesundheit durch den Substanzenkonsum über einen Zeitraum von einem Monat oder mehrfach während zwölf Monaten gemeint. Die Art der möglichen Schädigungen ist dabei von der konsumierten Substanz abhängig (siehe ▶ Missbrauch, Alkohol; ▶ Missbrauch, Drogen; ▶ Missbrauch, Medikamente). Das Vorliegen einer Substanenzabhängigkeit muss ausgeschlossen sein.

Therapie
Nach exakter diagnostischer Erfassung erfolgt die Aufklärung des Patienten über den Missbrauch der Substanz und deren schädliche Folgewirkungen. Dabei müssen ein anklagender Ton vermieden und vielmehr lösungsorientierte Strategien verfolgt werden. Die Komorbidität und der Zusammenhang zum Substanzenmissbrauch müssen erfasst werden. Neben einem klar definierten Plan zur Beendigung des Missbrauchs werden insbesondere andere, möglicherweise auch zugrunde liegende, psychische Erkrankungen einer qualifizierten Behandlung zugeführt.

Sofortmaßnahmen
Je nach missbräuchlich konsumierter Substanz können sich zahlreiche physische oder

psychische Komplikationen ergeben, die eventuell eine sofortige pharmakologische Therapie erforderlich machen.

Die Therapie somatischer Komplikationen hat meist Vorrang, danach kann die ▶ Psychotherapie des Missbrauchs und der begleitenden oder zugrunde liegenden Erkrankungen geplant werden.

Epidemiologie
Aufgrund der Vielzahl der missbräuchlich konsumierten Substanzen ist die Prävalenz kaum ermittelbar und mit einer großen Dunkelziffer zu rechnen.

Verlauf
Unbehandelt zeigt der Missbrauch einen höchst variablen Verlauf mit spontaner Beendigung des Konsums, Chronifizierung, intermittierendem Missbrauch und Wechsel der konsumierten Substanz.

Prognose
Behandelt ist die Prognose zum einen von der Einsichtsfähigkeit des Patienten, zum anderen von der zugrunde liegenden Erkrankung abhängig. Ohne spezifische Therapie richtet sich die Prognose auch nach der Art der konsumierten Substanz mit den jeweils möglichen schädlichen Folgewirkungen, der Peergroup und der sonstigen sozialen Einbindung.

Substanzinduziertes Delir

▶ Syndrom, zentrales anticholinerges

Substitution

Dr. med. Götz Berberich

Synonyme
Drogenersatztherapie

Definition
Bei Drogenabhängigkeit kann das Suchtmittel durch Medikamente wie Methadon ersetzt („▶ Methadonsubstitution") werden, um hierdurch die Folgewirkungen der Drogenabhängigkeit, z. B. kriminelle Akte oder Gesundheitsschäden, zu reduzieren. Die Drogenabhängigkeit als solche wird dadurch zwar nicht behandelt, dennoch kann die Substitution als niederschwellige Vorbereitung einer ▶ Suchttherapie wirken.

Voraussetzung
Ein Arzt darf das Substitutionsmedikament nur unter der Voraussetzung verschreiben, dass „die Substitution im Rahmen eines darüber hinausgehenden Behandlungskonzepts erfolgt, das erforderliche begleitende psychiatrische, psychotherapeutische oder psychosoziale Behandlungs- und Betreuungsmaßnahmen mit einbezieht" (§ 5 BTMVV). Der durchführende Arzt hat eine fachliche Befähigung nachzuweisen und muss jede Substitutionsmaßnahme als Kassenleistung bei der Kassenärztlichen Vereinigung beantragen und von ihr genehmigen lassen.

Kontraindikationen
Eine Substitution darf nicht im Anfangsstadium einer Opiatabhängigkeit (weniger als zwei Jahre) durchgeführt werden. Ein schwerwiegender Konsum von Alkohol, Benzodiazepinen u. a. muss vorher behandelt werden.

Durchführung
In den „Richtlinien über die Bewertung ärztlicher Untersuchungs- und Behandlungsmethoden" (Bundesausschuss der Ärzte und Krankenkassen) ist ein Indikationskatalog dargelegt, welche Personen einer Substitution als Leistung der Krankenversicherung zugeführt werden können. Darüber hinaus werden aber oft auch weitere Drogenabhängige mit Substituten (z. B. Kodeinpräparaten) behandelt, was durch den Begriff der „grauer Substitution" beschrieben wird.

S

Volltext

Drogenabhängigen ist mit der ausschließlichen Verschreibung eines Substituts nicht (ausreichend) geholfen, sondern sie benötigen weiterführende Hilfe im Sinne einer Suchttherapie, um ein drogenfreies Leben zu erreichen. Daher und wegen der Kritik einer „Sucht auf Krankenschein" ist die Substitutionsbehandlung immer noch politisch umstritten. Dennoch kann diese Maßnahme, lege artis durchgeführt, ein erster Schritt in Richtung auf eine notwendige Behandlung mit dem Ziel der dauerhaften Abstinenz sein.

Sucht

Dr. med. Götz Berberich

ICD-10/DSM-IV-TR-Klassifikation

ICD-10: F1x.2; DSM-IV-TR: 303.xx ff.

Synonyme

Abhängigkeit; Abhängigkeitssyndrom

Englischer Begriff

Addiction; Dependency

Definition

Begriffsgeschichte

Das Wort Sucht hängt etymologisch mit dem Ausdruck „siech" zusammen und bezeichnet zum einen eine Krankheit (z. B. in „Gelbsucht"), zum anderen ein Laster (z. B. die „Habsucht"). Der Suchtbegriff ist in der Allgemeinheit wie in der wissenschaftlichen Literatur fest verwurzelt, wurde aber in ICD-10 wie in DSM-IV-TR, einer Forderung der WHO aus dem Jahr 1964 folgend, aufgegeben. Stattdessen finden sich im Kapitel „Störungen durch psychotrope Substanzen" die Begriffe „Abhängigkeit" (F1x.2 bzw. 303.xx ff.) sowie „schädlicher Gebrauch" (F1x.1) bzw. „Missbrauch" (304.xx ff.), welche exakter definiert sind.

Volltext

Im psychiatrischen Sinn ist unter Sucht ein psychopathologisches Phänomen zu verstehen, in dem der Begriff der Abhängigkeit einen zentralen Stellenwert einnimmt (siehe ► Abhängigkeitssyndrom). Der Suchtbegriff wird meist auf den Konsum legaler und illegaler Suchtmittel bezogen, vor allem psychoaktiver Substanzen wie Tabak, Alkohol und Medikamente einerseits und ► Cannabinoide, ► Amphetamine, ► Kokain und Opioide andererseits. Die so genannten nicht-stoffgebundenen oder „Tätigkeitssüchte", wie ► Ess- und ► Zwangsstörungen, pathologisches Spiel- und Kaufverhalten, manche spezifische ► Sexualstörungen etc., werden trotz ihrer phänomenologischen und zum Teil auch ätiologischen Nähe meist davon abgegrenzt.

Therapie und Sofortmaßnahmen

Siehe ► Suchttherapie.

Epidemiologie, Verlauf und Prognose

Siehe ► Abhängigkeitssyndrom.

Suchtdruck

► Craving

Suchtmittelverlangen

► Craving

Suchttherapie

Dr. med. Götz Berberich

Synonyme

Therapie des Abhängigkeitssyndroms

Definition

Im Rahmen eines bio-psycho-sozialen Therapiekonzepts der Suchterkrankungen haben sich neben medizinischen, psychopharmakologischen und soziotherapeutischen Ansätzen auch ambulante, teil- oder vollstationäre Psychotherapiemaßnahmen etabliert. Mehr als bei anderen Erkrankungen spielen die Förderung eigener Ressourcen, die Verantwortungsübernahme für die Zukunft und supportive Techniken eine bedeutsame Rolle. Die Behandlungsstrategien sind insbesondere in der Initialphase substanzenspezifisch ausgerichtet.

Voraussetzung

Der Patient muss über ausreichende Einsicht, Leidensdruck und Motivation zur ► Psychotherapie sowie Introspektionsfähigkeit verfügen.

Kontraindikationen

Die chronifizierten, vor allem organischen Folgeerkrankungen der Sucht sollten bei einer Psychotherapie der Suchterkrankung nicht im Vordergrund stehen.

Durchführung

Das Modell der „therapeutischen Kette" umschließt eine Kontakt- und Motivations-, eine Entgiftungs-, Entwöhnungs- und Nachsorgephase (Küfner u. Feuerlein 1980).

Nach Kontaktaufnahme steht neben der Diagnostik bereits die Motivation zu einer spezifischen Suchttherapie im Vordergrund. Es wird ein Behandlungsplan erstellt, in dem Dauer, Intensität und Ziele der stationären und ambulanten Behandlungsphasen definiert werden. Ziel ist die Abstinenz vom Suchtmittel, was im stationären Setting leichter kontrolliert werden kann.

Die ► Entgiftung, in der die Entzugssymptomatik (siehe ► Entzug) nach Beendigung des Substanzenkonsums kontrolliert und überwunden wird, kann ambulant durchgeführt werden; häufig empfiehlt sich jedoch der geschützte stationäre Rahmen.

Die nachfolgende Entwöhnungstherapie kann stationär, teilstationär oder ambulant durchgeführt werden und mündet in die Nachsorgephase mit längerfristiger, oft supportiver Behandlung. Dabei erscheint die Teilnahme an einer Selbsthilfegruppe äußerst hilfreich. Auch Ansätze zur medikamentösen Rückfallprophylaxe werden propagiert (z. B. Acamprosat).

Volltext

In der Initialphase der Therapie stehen Klärung, Unterstützung und Motivation zur Abstinenz im Vordergrund, während in den folgenden Phasen Problem- bzw. Konfliktlösungsstrategien erarbeitet werden. Die Entwöhnungstherapie entspricht meist einem multimodalen Behandlungsangebot. Im Rahmen von tiefenpsychologischen, verhaltens- oder gestalttherapeutischen Ansätzen werden neben der Bearbeitung der psychischen Abhängigkeit auch aktuelle und überdauernde psychosoziale Konflikte und der Umgang mit Rückfällen („Rückfallmanagement") thematisiert. Daneben haben sich psychoedukative, soziotherapeutische, körpertherapeutische und systemische Verfahren, Beschäftigungs- und Arbeitstherapie etabliert.

Da das Modell der therapeutischen Kette nur einen Bruchteil der betroffenen Patienten erreicht, findet zunehmend eine Flexibilisierung mit Anwendung spezifischer Therapiemaßnahmen statt, die sich an den jeweils vorrangigen Teiltherapiezielen orientieren (siehe auch ► Entzug, qualifizierter). Dazu gehören auch niedrigschwellige Hilfsangebote, die Überlebenshilfe und primäre Gesundheitsfürsorge bieten, den Zugang zu intensiveren Behandlungsangeboten erleichtern und noch nicht eine Motivation zur Abstinenz voraussetzen. Die bei der Therapie der Opiatabhängigkeit zugelassene Substitutionsbehandlung z. B. mit Methadon (siehe ► Substitution), um den Betroffenen den „Ausstieg" aus der Drogensucht zu erleichtern, ist weiterhin politisch umstritten.

S

Aufgrund der Komplexität und der Gefahr der Chronifizierung einer Suchterkrankung ist eine Mitbehandlung durch den Facharzt empfehlenswert.

Suggestion und suggestive Verfahren

Dr. med. Thomas Simmich

Synonyme
Teilweise übereinstimmend: Manipulation; Beeinflussung; Überredung

Definition
Unter Suggestion wird in der ▶ Psychotherapie eine Einflussnahme unter Ausschaltung der Widerstände und deren Affekte verstanden, die es ermöglicht, therapeutische Ziele prinzipiell auch gegen den Willen von Patienten durchzusetzen. Mit dem Begriff suggestive Verfahren werden verschiedene Entspannungstechniken zusammengefasst.

Volltext
Während Freud zunächst gemeinsam mit Breuer bei hysterisch erkrankten Patientinnen die ▶ Hypnosebehandlung anwandte und sich auch im Rahmen seiner „kathartischen Methode" der Suggestion bediente, gelang es ihm, mithilfe der psychoanalytischen Behandlungstechnik auf Suggestion zu verzichten und Widerstände seiner Patienten in den Dienst des Behandlungserfolgs zu stellen. Da er bemüht war, die ▶ Psychoanalyse von autoritärer Indoktrination freizuhalten, grenzte er die Psychoanalyse fortan scharf gegen jede Form der Suggestion (im Sinne einer missbräuchlichen Einflussnahme) in der Psychotherapie ab. Von Kritikern wurde der Suggestionsvorwurf aber auch in den Zusammenhang der Kontroversen um eine aktive therapeutische Haltung in der Psychotherapie gestellt und das Fehlen einer allgemeinen Theorie der Einflussnahme in der Psychotherapie angemahnt (Pohlen und Bautz-Holzherr 2001).

Obwohl die Begriffsgeschichte damit die Suggestion teilweise negativ konnotiert erscheinen lässt, haben sich in der Psychotherapie Behandlungstechniken im Dienst der Entspannung unter dem Begriff suggestive Verfahren bewährt. Diese gebrauchen einen Suggestionsbegriff, der eine Beeinflussung im hypnotischen oder wachen Zustand kennzeichnet und sich die Tiefenentspannung in Wach-Schlaf-Zuständen (Trance) therapeutisch nutzbar macht. So können Widerstände umgangen werden, die ansonsten der therapeutischen Aufdeckung unbewusster Verständniszusammenhänge entgegengebracht würden. Während die ▶ Hypnose mit der Entwicklung der ▶ Tiefenpsychologie an Bedeutung verloren hatte, fanden aktiv autohypnoide Verfahren große Verbreitung. Besonders das von J. H. Schultz (1933) entwickelte ▶ autogene Training als eine Form konzentrativer Selbstentspannung durch Autosuggestion und die progressive Muskelrelaxation nach E. Jacobson (1929) stellen begleitende Therapieverfahren mit klar begrenzter Zielstellung und niedrigschwelligem Zugang bei einer Vielzahl psychosomatischer Symptombildungen dar. Durch die Arbeiten von M. Erickson (1967) wurde eine Entwicklung eingeleitet, die auch der Hypnose zu neuer Anerkennung verhalf und ihr als „indirekte Suggestion" neue psychotherapeutische Anwendungsfelder erschloss.

Suizid

Prof. Dr med. Thomas Bronisch

Synonyme
Selbstmord; Freitod

Definition

Ein Suizid beinhaltet letztlich einen zum Tode führenden Suizidversuch (Definition siehe ▶ Suizidversuch).

Störungsaspekt

Der Suizid ist die häufigste Komplikation einer psychischen Störung. Nahezu ausnahmslos sind alle wesentlichen psychischen Störungen von der „Komplikation" eines Suizids bedroht. Der Suizid gehört zu den zehn häufigsten Todesursachen in der Welt und ist die zweithäufigste Todesursache bei Männern und Frauen in der Altersstufe zwischen 15 und 35 Jahren in westlichen Gesellschaften. In den letzten drei Jahrzehnten kam es zu einem deutlichen Anstieg der Suizidraten bei vornehmlich männlichen Jugendlichen. Jeder zweite Suizid einer Frau erfolgt in Deutschland nach dem 60. Lebensjahr. Suizide sind in Deutschland wie in den meisten westlichen Gesellschaften etwa doppelt so häufige Todesursachen wie Verkehrsunfälle.

Suizidalität

Prof. Dr med. Thomas Bronisch

Synonyme

Selbstmordgefährdung;   Suizidversuch; Suizidideen;   Suizidgefährdung;   Todessehnsucht; Sich töten wollen; Sich umbringen wollen; Todeswunsch

Definition

Drei Begriffe sind zu definieren, die Formen suizidalen Erlebens und Verhaltens beinhalten und die unter dem Begriff der Suizidalität zusammengefasst sind:

- Suizididee
- ▶ Suizidversuch,
- Suizid als Konsequenz der Suizidalität.

Suizidideen können bedeuten: Nachdenken über den Tod im Allgemeinen und den eigenen Tod, Todeswünsche und suizidale Ideen im engeren Sinne. Hierbei handelt es sich um direkte Vorstellungen von der Suizidhandlung, d. h. „ich möchte mich umbringen" und „wie kann ich mich umbringen".

Die heute generell anerkannte Definition von Suizidversuch, im Englischen auch als Parasuizid bezeichnet, stammt von der Arbeitsgruppe der WHO von 1989 (Platt et al. 1992) und wurde zunächst in Englisch publiziert. Die autorisierte deutsche Version lautet wie folgt:

„Eine Handlung mit nicht tödlichem Ausgang, bei der ein Individuum absichtlich ein nicht habituelles Verhalten beginnt, das ohne Intervention von dritter Seite eine ▶ Selbstschädigung bewirken würde, oder absichtlich eine Substanz in einer Dosis einnimmt, die über die verschriebene oder im Allgemeinen als therapeutisch angesehene Dosis hinausgeht und die zum Ziel hat, durch die aktuellen oder erwarteten Konsequenzen Veränderungen zu bewirken."

Diese Definition beinhaltet einerseits eine aktive Intention, sich selbst zu schädigen, aber nicht unbedingt sich zu töten. Der Todeswunsch war von Kreitman als nichtnotwendig erachtet worden (1986). Andererseits schließt diese Definition eine aktive Handlung mit dem Ziel der Veränderung äußerer Gegebenheiten ein. Sie berücksichtigt aber nicht eine Gruppe von selbstschädigenden Verhaltensweisen, die von einigen Autoren, wie z. B. Karl Menninger (1938), als verzögerte Selbsttötung beschrieben werden: Alkohol-, ▶ Medikamenten- und Drogenabhängigkeit, Magersucht oder u. U. auch riskante sportliche Aktivitäten mit einem hohen Risiko für Leib und Leben des Betroffenen (riskante Formen von Bergsteigen, Drachenfliegen, Skifahren, Autofahren etc.). Bei diesen Verhaltensweisen nimmt Karl Menninger einen dem Betroffenen nicht bewussten Todeswunsch an. Jedoch fehlen hier die aktive oder die aktive, bewusste Intention zu sterben sowie die auf einen kurzen Zeitraum begrenzte absichtliche Selbstschädigung. Schließlich vermisst

S

man in der WHO-Definition die Frage nach dem Motiv der Suizidhandlung.
Ein Suizid beinhaltet letztlich einen zum Tode führenden Suizidversuch.

Einschätzung der Ernsthaftigkeit eines Suizidversuchs

Neben der Ernsthaftigkeit der Suizidintention, wie oben beschrieben, sind Suizidarrangement und Gefährlichkeit der Suizidmethode von Bedeutung. Das Arrangement gibt Auskunft darüber, inwieweit der Suizident ein (rasches) Auffinden seiner Person nach erfolgtem Suizidversuch möglich oder unmöglich macht. Die Methode gibt u. U. Hinweise darauf, mit welcher Endgültigkeit der Betroffene seinen Suizid in die Wege leitet. Hierbei spielen so genannte „harte Methoden" eine besondere Rolle. Dazu zählen alle Methoden, die nicht durch Einnahme von Drogen oder Medikamenten erfolgen, wie etwa Erhängen, Erschießen, vor einen Zug springen, sich ertränken, sich aus einem hohen Gebäude stürzen, sich die Pulsadern aufschneiden oder sich eine todbringende Substanz spritzen oder infundieren (z. B. Insulin).
Dennoch gelten diese Charakteristika für ernsthafte Suizidversuche nicht uneingeschränkt, was an einem Beispiel erläutert wird: Eine Patientin unternimmt eines Abends einen Suizidversuch mit Einnahme von 20 Schlaftabletten, die sie im Medikamentenschrank vorgefunden hat („weiche Methode"). Sie legt sich ins gemeinsame Ehebett (Arrangement ermöglicht ein rasches Auffinden). Ihr Wunsch ist einfach, nach den vielen Streitigkeiten mal völlig abzuschalten (parasuizidale Pause). Die Patientin verstirbt noch in derselben Nacht: Bei den Tabletten handelte es sich um barbiturathaltige Schlafmittel, welche zu einer Lähmung des Atemzentrums führten. Der Ehemann ging erst spät ins Bett, hatte auf die nicht eindeutigen Suizidäußerungen seiner Frau nicht reagiert. Er fand sie schlafend vor, die Medikamentenschachtel war vom Nachttisch gefallen und lag für

den Ehemann nicht direkt sichtbar auf dem Boden. Am nächsten Morgen konnte der herbeigerufene Notarzt nur noch den Tod der Patientin feststellen.

Indikatoren für Suizidalität

Die wichtigsten Indikatoren für eine akute suizidale Gefährdung sind:
Personale Faktoren:
- Patient distanziert sich nicht von Suizidideen/Suizidversuch, auch nicht nach einem ausführlichen Gespräch.
- Patient erlebt drängende Suizidgedanken.
- Patient wirkt ausgesprochen hoffnungslos.
- Patient hat keine Zukunftsperspektive.
- Patient ist sozial isoliert, hat sich in letzter Zeit zunehmend zurückgezogen.
- Patient hat Konflikt, der zu Suizidideen/Suizidversuch führte, nicht gelöst.
- Patient reagiert ausgesprochen gereizt/ aggressiv oder ist agitiert, ein tragfähiger Gesprächsrapport kommt nicht zustande.
- Patient hat schwere depressive Verstimmung, eventuell. mit depressiven Wahnideen.

Anamnestische Aspekte:
- Patient hat eine Suchterkrankung.
- Patient befindet sich in einer akuten psychotischen Episode.
- Patient hat einen oder mehrere Suizidversuche in der Vorgeschichte.
- Patient hat ein Suizidarrangement getroffen, das eine Auffindung schwierig oder unmöglich macht.
- Patient unternahm bereits einen Suizidversuch mit harter Methode oder hat Suizidgedanken mit harter Methode.
- Patient hat positive Familienanamnese mit Suiziden und/oder Suizidversuchen.
- Patient zeigt mangelnde Impulskontrolle, z. B. bei akuter Alkoholintoxikation und im Alkoholentzug.

Von besonderer Wichtigkeit ist das Vorliegen einer depressiven Verstimmung. Nahezu jeder Suizidgefährdete hat eine zumindest leichte depressive Verstimmung. Daher empfiehlt es sich, bei Verdacht auf Suizidalität zunächst nach den entsprechenden Symptomen zu fragen, wie depressive Verstimmung, Schlafstörung, Appetit- und Libidostörungen, Konzentrationsstörungen, Apathie, Müdigkeit, Freud- und Lustlosigkeit, Selbstabwertung, Schuldgefühle, Hoffnungslosigkeit.

Hervorzuheben ist auch eine Familienanamnese mit Suiziden und Suizidversuchen, da dadurch das Risiko des Betroffenen deutlich erhöht ist.

Einschätzung des Risikos eines erneuten Suizidversuchs

Die Gefahr eines erneuten Suizidversuchs ist umso geringer, je konkreter der Patient darstellen kann, warum er zum jetzigen Zeitpunkt nicht mehr suizidal ist, d. h. was sich in seiner Einstellung zum Leben (Tode) und in seiner sozialen Situation so grundlegend geändert hat, dass ein Suizidversuch nicht mehr sinnvoll und notwendig erscheint.

Hat der Therapeut Zweifel an der Aufrichtigkeit der Antworten seines Patienten, sollten möglichst viele Fremdinformationen eingeholt werden.

Auch die Einstellung des Patienten zu seinem Suizidversuch lässt Rückschlüsse auf ein zukünftiges Risiko zu. Ein weniger ausgeprägtes Suizidrisiko haben Patienten, die froh sind, den Suizidversuch überlebt zu haben, die Suizidideen und suizidales Verhalten unannehmbar und schrecklich finden oder die um Hilfe bitten.

Ein Patient dagegen, der unwirsch, trotzig, schweigsam, unkooperativ oder teilnahmslos, sogar feindselig ist, hat möglicherweise einen anhaltenden Todeswunsch. Deshalb muss mit einem weiterhin bestehenden beträchtlichen Suizidrisiko gerechnet werden, wenn der Patient sich nicht offen und direkt äußert.

Ein Patient, der die Gefährlichkeit seines Suizidversuchs herunterspielt oder leugnet, ist schwer einzuschätzen. Er wird möglicherweise versuchen, den Arzt davon zu überzeugen, dass sein selbstzerstörerisches Verhalten unbeabsichtigt war (häufig bei Drogen- und Alkoholabhängigen). Dies lässt ebenfalls auf ein fortbestehendes hohes Suizidrisiko schließen.

Große Wachsamkeit ist angezeigt, wenn sich ein Patient nach einer Tablettenintoxikation, dem Aufwachen aus dem Koma oder nach Rettung aus anderen lebensbedrohlichen Situationen wie „neugeboren" fühlt. Solch ein Patient ist vielleicht euphorisch und behauptet, dass die beinahe tödliche Episode seine „unglückliche Vergangenheit ausgelöscht" habe. Diese gehobene Stimmung ist in der Regel jedoch nur kurzlebig, und es kann dann wieder zu einer suizidalen Gefährdung kommen, wenn der Patient ins reale Leben mit all seinen Enttäuschungen und Widrigkeiten zurückkehrt.

Besonders zu beachten ist die gedankliche Einengung des suizidalen Menschen auf seine Innenwelt, d. h. die ausschließliche Beschäftigung mit dem extrem negativ geprägten Erleben (Ringel 1953).

Vorsicht ist besonders dann geboten, wenn der Patient nach Suizidandeutungen und ausgeprägter depressiver Verstimmung ganz plötzlich, ohne dass sich Wesentliches in seinem Leben geändert hat, eine „unheimliche" Ruhe ausstrahlt oder in einen ausgesprochen agitierten Zustand gerät.

Weiterhin sind suizidale Zwangsgedanken, die oftmals im Rahmen einer schweren ▶ Depression auftreten, alarmierend.

Risikofaktoren für Suizidalität

Aus den epidemiologischen Studien ergeben sich schon viele Hinweise auf Risikofaktoren für Suizidalität. Für Suizide und Suizidversuche sind es höheres Alter, der Familienstand geschieden, ledig, verwitwet, Arbeitslosigkeit; für Suizid das männlichen Geschlecht, für Suizidversuche das weibliche Geschlecht und untere soziale Schicht.

Für Suizide ist der bedeutendste Risikofaktor allerdings ein vorangegangener Suizidversuch, und zwar: Je mehr Suizidversuche in der Vorgeschichte erfolgt sind, desto größer wird die Wahrscheinlichkeit eines Suizids.

Risikofaktoren von erheblicher klinischer Bedeutung sind auch psychische Erkrankungen, vor allem Suchterkrankungen und Depressionen. Es gibt Hinweise dafür, dass ca. 15 % der stationär behandelten Depressiven und Suchtkranken sich suizidieren. Weiterhin finden sich gehäuft Suizide und Suizidversuche bei Schizophrenen und Patienten mit ► Panikstörungen, ► organischen Psychosyndromen sowie bei Patienten mit ► Persönlichkeitsstörungen. Auch bei konsumierenden körperlichen Erkrankungen, wie z. B. Krebs oder Aids, sind – leicht – erhöhte Suizidraten festzustellen.

Es muss jedoch darauf hingewiesen werden, dass mit diesen „Prädiktoren" ein Suizid nur unzureichend vorausgesagt werden kann.

Motive und Bedeutungsmöglichkeiten von Suizidalität

Eine Reihe von Motiven und Bedeutungsmöglichkeiten für Suizidversuche lässt sich grundsätzlich voneinander unterscheiden:

- Erlösung von seelischem (Depression, Angst, ► Psychose) und körperlichem Leid (Krebs, Aids, Diabetes, Niereninsuffizienz).
- Wunsch nach einem Gottesurteil bezüglich des eigenen Weiterlebens, d. h. weder leben noch sterben können.
- Suche nach Ruhe und Geborgenheit.
- Hilferuf und Hilfsappell.
- Entlastung von Schuldgefühlen.
- Wendung der Aggression gegen das eigene Ich, da Aggression nicht gegen den Partner gerichtet werden darf.
- Primäre Aggressivität gegen das eigene Ich.
- Identifikation mit einer Idolfigur (so genannter Werther-Effekt).
- Erpressung, Wunsch, die soziale Umwelt zu kontrollieren, zu manipulieren.

- Racheakt im Sinne einer Bestrafung eines Partners.
- Kränkung aufgrund eines mangelhaft entwickelten ► Selbstwertgefühls (narzisstische Kränkung).
- Einzige Möglichkeit, das Selbstwertgefühl noch zu retten (Suizidversuch als „narzisstische Plombe").
- Appell an menschliche Bindung bzw. Aufkündigung aller menschlichen Bindungen.
- Aktive und freie Handlung eines Menschen (so genannter Bilanzselbstmord).
- Spannungsabfuhr: kein Suizidversuch im engeren Sinne.

Meistens ist keine dieser Bedeutungsmöglichkeiten und Motive allein zutreffend. Grundsätzlich sind narzisstische Motive, vor allem aber der Appell an die menschliche Bindung, als die wesentlichen Motive für Suizidalität anzusehen. Motive geben Auskunft über therapeutische Eingriffsmöglichkeiten, bestimmen aber auch in Verbindung mit der auslösenden Lebenssituation das Ausmaß der weiterbestehenden Suizidgefährdung.

Die geschilderten Bedeutungsmöglichkeiten und Motive suggerieren in jedem Fall eine gewisse Abwägung, Entscheidung und Reflexion des Suizidenten. Dies entspricht jedoch nicht der klinischen Realität: Suizidversuche und Suizide sind zumeist Impulshandlungen, wobei der momentane seelische Schmerz nicht ausgehalten werden kann. Allerdings kann der Impuls zunächst überspielt sein durch eintretende Ruhe, nachdem erst einmal der Entschluss sich umzubringen gefasst worden ist. Eine ausgeprägte depressive Verstimmung mit Antriebshemmung kann ebenfalls den Suizidimpuls unterdrücken.

Suizidgefährdung

► Suizidalität

Suizidideen

▶ Suizidalität

Suizidprävention

Prof. Dr med. Thomas Bronisch

Synonyme
Suizidvorbeugung; Suizidprophylaxe

Definition
In der **Suizidprophylaxe** als klinischer Arbeit ist es weitgehender Konsens, dass das „Vorbeugen" von Suiziden die zentrale Aufgabe ist. Die Begründung liegt in der klinischen Erfahrung, dass ▶ Suizidalität eine psychische Notsituation für den Betreffenden darstellt, und dass es sich um ein prinzipiell reversibles Phänomen handelt. Institutionen, Vereine, auch Zeitschriften – so auch der Titel der wichtigsten deutschsprachigen Zeitschrift „Suizidprophylaxe" – tragen häufig den Anhang -prävention oder -prophylaxe in ihrem Namen. Allerdings fließt hier, anders als in anderen Disziplinen, immer auch die eigene Haltung zum Suizid in die Haltung zur Prävention im Allgemeinen mit ein. Und auch die emotionale Reaktion auf die suizidale Gefährdung eines anderen Menschen wird ihren Niederschlag finden.

Prävention ist in der Medizin ein allgemein anerkanntes und als erstrebenswert angesehenes Konzept. Im Bereich der Suizidprävention gibt es jedoch Gegenstimmen, von denen hier nur zwei erwähnt werden sollen. Einerseits wird immer wieder die Frage erörtert, ob denn Suizidhandlungen tatsächlich verhütet werden sollen. Hier kann auf den Spannungsbogen zwischen den Konnotationen „Frei-Tod" und „Selbst-Mord" nur hingewiesen werden. Im Zusammenhang mit der heftig geführten Debatte um Sterbehilfe wurde von einigen Seiten die rationale Seite von Suizidhandlungen verstärkt betont und in diesem Zusammenhang auch die Rechtmäßigkeit von Präventionsstrategien hinterfragt. So gab es auch in der International Association for Suicide Prevention (IASP), dem internationalen Zusammenschluss von Forschern wie Praktikern, vor ein paar Jahren Diskussionen darüber, ob „prevention" weiter im Namen enthalten sein soll oder nicht durch „preventability" ersetzt werden müsste (Etzersdorfer 2002).

Es lassen sich einige **Grundzüge für präventive Maßnahmen** formulieren, die unterschiedlich allgemein gehalten sind, je nachdem, ob die unmittelbare Suizidgefahr im Blickpunkt steht oder Suizidprävention eher global betrachtet wird. Wenn man anerkennt, dass ein suizidaler Mensch sich in einem ambivalenten Zustand befindet, muss jede (unmittelbare) präventive Aktivität folgende Schritte beinhalten:

- Alles zu unternehmen, um den Tod oder bleibende Schädigung (psychisch oder physisch) zu verhüten, notfalls mittels Zwangsmaßnahmen.
- Unmittelbare Behandlung für Suizidgefährdete oder Menschen nach ▶ Suizidversuchen.
- Die Aktivierung aller möglichen Ressourcen für kurz- und langfristige Unterstützung suizidaler Menschen. Diese Haltung drückt sich auch in den Richtlinien aus, die mittlerweile von der IASP für die Suizidprävention formuliert wurden (IASP Executive Commitee 1999).

Die Weltgesundheitsorganisation (WHO) hat **sechs Stufen für die Suizidprävention** formuliert, die auch von der IASP übernommen werden, und die allgemeine Ansatzpunkte festschreiben:

- Die Behandlung psychischer Krankheiten.

S

- Kontrolle des Waffenbesitzes.
- Detoxifizierung von Haushaltsgasen.
- Detoxifizierung von Kraftfahrzeugabgasen.
- Kontrolle verfügbarer toxischer Substanzen.
- Die Beeinflussung von Medienberichten

Die Relevanz der sechs Bereiche ist in einzelnen Ländern und Regionen sehr unterschiedlich. Sie hängt z. B. von den jeweiligen nationalen Waffengesetzen, der Verfügbarkeit von Kraftfahrzeugen und dem Stand der psychiatrischen Versorgung ab (IASP Executive Commitee 1999).

Volltext
Im Bereich der Suizidprävention gibt es eine Vielzahl von Strategien und Ansatzpunkten. Neben der erwähnten Unterteilung in Primär-, Sekundär- und Tertiärprävention sind daher auch andere denkbar. Eine Unterscheidung kann in strukturelle und kommunikative Maßnahmen erfolgen. **Strukturelle Maßnahmen** zielen auf das Eindämmen suizidfördernder Tendenzen (z. B. durch Verschärfen von Waffengesetzen), kommunikative Maßnahmen sollen die Kräfte des Einzelnen, die suizidpräventiv wirken, stärken (z. B. durch Aufklärung der Bevölkerung oder das Vermitteln von Wissen an Berufsgruppen, die häufig in Kontakt mit suizidalen Menschen kommen). Eine andere Unterscheidung wäre die nach dem „Ansatzpunkt": Danach könnte eine individuelle (klinische) Suizidprävention von einer Suizidprävention durch Arbeit mit gate-keepern (z. B. Schulung von praktischen Ärzten oder Lehrern) oder auch einer indirekten (z. B. durch Beeinflussung von Medienberichten) unterschieden werden. Eine weitere Unterteilung kann nach dem „Ort" der Intervention vorgenommen werden: Danach können Strategien in der allgemeinmedizinischen Praxis von der Suizidprävention in der Schule, in der ► Psychotherapie, in der psychiatrischen Praxis

unterschieden werden, und diese wieder von der Suizidprävention im psychiatrischen Krankenhaus, im Gefängnis, beim Militär usw.

Viele Präventionsstrategien konzentrieren sich auf das Identifizieren von **Risikogruppen**. Bereits in der Frühzeit der Suizidprävention konzentrierten sich viele Anstrengungen auf die Früherkennung und adäquate Behandlung. Zu den bekannten Risikogruppen zählen schizophrene und depressive Menschen, Alkohol- und Drogenabhängige, Personen nach einem Suizidversuch (insbesondere in den ersten sechs Monaten), Menschen, die Suiziddrohungen oder -ankündigungen äußern, Hinterbliebene nach Suiziden, alte Menschen, Migranten, Insassen von Gefängnissen, Personen mit schwerer physischer Krankheit.

Aufgaben der Suizidprävention
In der Geschichte der Suizidprävention ist eine Ausweitung zu beobachten. Von der traditionellen Konzentration auf die Sekundärprävention, dem Erkennen von Suizidalität und dem geeigneten Umgang damit, erweiterte sich der Blickwinkel einerseits zur Primärprävention, also hin zu Überlegungen, wie das Auftreten von Suizidalität verhütet werden kann (mit entsprechend generalisierenden Tendenzen), wie auch hin zur Postvention (z. B. dem Umgang mit Hinterbliebenen von Suizidenten). Ebenso ist eine Verlagerung von singulären Maßnahmen (mit globalem oder spezifischem Ansatz) zu einem Zusammenspiel weit gefächerter Strategien zu beobachten, wie sie z. B. im Rahmen vieler nationaler Präventionsprogramme umgesetzt werden (Etzersdorfer 1999).

Suizidprophylaxe

► Suizidprävention

Suizidversuch

Prof. Dr med. Thomas Bronisch

Synonyme
Selbstmordversuch

Definition
Drei Begriffe sind zu definieren, die Formen suizidalen Erlebens und Verhaltens beinhalten und die unter dem Begriff der Suizidalität zusammengefasst sind:

- Suizididee,
- ▶ Suizidversuch,
- Suizid als Konsequenz der Suizidalität.

Störungsaspekt
Ein Suizidversuch ist der beste Prädiktor für einen Suizid. Suizidversuche sind etwa 10- bis 15-mal häufiger als Suizide. Dennoch lässt sich auch aus einem Suizdversuch keine klinisch relevante Risikoabschätzung für einen späteren Suizid machen. Auch andere Prädiktoren wie psychische Störungen, soziodemographische, individuelle wie etwa neurobiologische oder genetische Charakteristika lassen keine präzise Vorhersage eines Suizids zu. Daher muss jeder Suizidversuch ernst genommen werden, auch wenn das Vorgehen bei einem Suizidversuch wie z. B. weiche Methode, leichte Auffindbarkeit, keine Intention sterben zu wollen, ein geringeres Gefährdungspotential – fäschlicherweise – vermuten lässt.

Einteilung von Suizidversuchen
Bei der Beschreibung von suizidalen Verhaltensweisen/Suizidversuchen hat es sich als klinisch brauchbar erwiesen, eine Unterteilung zu treffen, die sich nach den Motiven des Suizidenten richtet (Feuerlein 1971):

- **Parasuizidale Pause:** Der Wunsch nach einer Zäsur steht im Vordergrund. Hierbei handelt es sich um Patienten, die z. B. mit Tabletten einfach einmal „abschalten wollen".
- **Parasuizidale Geste:** Der Appell an den Mitmenschen steht im Vordergrund.

Hierbei handelt es sich um Patienten, die einen Suizidversuch oftmals in Anwesenheit eines Partners unternehmen oder leicht auffindbar sind und keine „harte" Suizidversuchsmethode anwenden. Ziel ist es, auf ihre Not aufmerksam machen.
- **Parasuizidale Handlung:** Hier steht die Autoaggression im Vordergrund im Sinne eines mißglückten Suizids.

Suizidvorbeugung

▶ Suizidprävention

Supervision

PD Dr. Dipl. Psych. Dieter Wälte
Dipl. Psych. Miriam Stein

Definition
Der Begriff „Supervision" kommt aus der englischen Sprache und lässt sich mit Überwachung und Beaufsichtigung übersetzen. Er bedeutet im therapeutischen Bereich eine beratende Aufsicht über die Arbeit von einzelnen Therapeuten oder therapeutischen Teams.

Volltext
In den Fachgebieten der Psychiatrie, ▶ Psychosomatik und ▶ Psychotherapie lassen sich im Wesentlichen drei Aufgabenbereiche der Supervision unterscheiden:

- als Teil der Ausbildung,
- als Reflexion der therapeutischen Arbeit und
- als Methode zur Optimierung der Zusammenarbeit im Team.

Supervision ist mittlerweile zum Standard in den Ausbildungscurricula der Psychiatrie, Psychosomatik und Psychotherapie geworden. Der Supervisand hat im Lauf seiner Ausbildung eine definierte Anzahl von Patienten dem Supervisor in regelmäßigen

S

Abständen vorzustellen und durchzusprechen. So ist z. B. in der Ausbildungs- und Prüfungsverordnung für Psychologische Psychotherapeuten (PsychThG-APrV) geregelt, dass der Ausbildungskandidat mindestens 600 Behandlungsstunden mit 150 Supervisionsstunden zu absolvieren hat. Hier dient die Supervision der kritischen Reflexion der praktischen Arbeit mit Patienten. Die Aufgabe des Supervisors besteht darin, den Supervisanden zu beraten und den Prozess seiner Arbeit zu kontrollieren. Dabei gibt er dem Supervisanden Hilfestellungen aus seinem Fachgebiet zur Optimierung des therapeutischen Prozesses.

Auch nach **Abschluss der Ausbildung** wird es in therapeutischen Berufen für wichtig gehalten, die Arbeit an Patienten von einem Außenstehenden regelmäßig zu begleiten. In diesem Kontext steht die Reflexion der therapeutischen Arbeit im Mittelpunkt der Aufgabe des Supervisors. Der Supervisand stellt dem Supervisor schwierige Fälle vor und formuliert konkrete Fragen, die dann in dem Supervisionsprozess einer Lösung zugeführt werden. Die gemeinsam erarbeiteten Lösungen werden dann in die Therapie von dem Supervisanden eingebracht. Damit leistet die Supervision auch einen wesentlichen Beitrag für die Qualitätssicherung therapeutischer Versorgung.

Schließlich kann Supervision auch zur **Optimierung** der Zusammenarbeit therapeutischer Teams eingesetzt werden. Dabei steht die Reflexion der Arbeit therapeutischer Teams im Mittelpunkt. Der Supervisor bearbeitet mögliche Konflikte und Reibungspunkte der einzelnen Teammitglieder und des Teams als ganze Gruppe. Darüber hinaus werden die Aufgaben und Vorhaben des Teams im Kontext des Arbeitsplatzes und der Besonderheiten der Klientel beleuchtet und Lösungsansätze erarbeitet.

Für die genannten Aufgaben muss der **Supervisor** eine besondere Qualifikation mitbringen. In der Regel werden langjährige Berufserfahrungen und eine spezielle Supervisionsausbildung erwartet.

An die Rolle des Supervisors sind ganz bestimmte Erwartungen geknüpft: Er gewährleistet Datenschutz, agiert nicht stellvertretend für den Supervisanden außerhalb des Supervisionsgesprächs, interagiert authentisch und empathisch mit dem Supervisanden, leitet die Supervisionssitzung, vermittelt sein Fachwissen, gibt korrigierende Rückmeldung und bemüht sich um Allparteilichkeit.

An dem Kriterium des Supervisanden lassen sich im Wesentlichen **drei Settings** unterscheiden: Einzelsupervision, Gruppensupervision und Teamsupervision. In der Einzelsupervision arbeitet der Supervisor mit einem einzelnen Supervisanden. An der Gruppensupervision nehmen Supervisanden teil, die nicht in der gleichen Institution arbeiten, jedoch ähnliche Aufgaben oder Patienten haben. Demgegenüber wird die Teamsupervision von Supervisanden besucht, die in einer Institution eng miteinander zusammenarbeiten, wie etwa das Team einer Station.

Von der Supervision ist die **Intervision** zu unterscheiden. Diese bedeutet eine Art von Supervision ohne Supervisor, indem sich die Supervisanden gegenseitig supervidieren.

Supervision, Ausbildung

▶ Supervision

Supervision, psychotherapeutische

▶ Supervision

Supportive therapy

▶ Psychotherapie, supportive

SVV

► Verhalten, selbstverletzendes

Symbiontischer Wahn

► Folie à deux

Symboldrama

► Katathymes Bilderleben

Symbolisierung

► Psychosomatik, psychosomatische Krankheit

Symptome 1. Ranges nach Kurt Schneider

Prof. Dr. med. Ralf Erkwoh

Synonyme
First rank symptoms

Definition
Die Heraushebung von Symptomen 1. Ranges sagt nur etwas aus über die Bedeutung dieser Symptome für die Diagnosestellung der ► Schizophrenie. Sie haben hierfür ein besonders hohes Gewicht. Das heißt nicht, dass diese Symptome bei allen Schizophrenen vorkommen müssen, im Gegenteil, vieles ist schizophren, was nicht Symptom 1. Ranges ist. Kurt Schneider rechnete zu diesem Symptomverband bestimmte akustische ► Halluzinationen, nämlich dialogische und kommentierende Stimmen und das ► Gedankenlautwerden (Gerd Huber zählt auch die imperativen Stimmen dazu), die leiblichen Beeinflussungserlebnisse, die ► Gedankeneingebung, den ► Gedankenentzug, die ► Gedankenausbreitung, die Willensbeeinflussung und die ► Wahnwahrnehmung. Symptome 2. Ranges sind von geringerem Gewicht für die Schizophreniediagnose, weil sie auch vielfach bei anderen seelischen Störungen, z. B. ► organischen Psychosyndromen und ► Depressionen vorkommen.

Querverweis Krankheit
Schizophrenie

Symptome 2. Ranges nach Kurt Schneider

Prof. Dr. med. Ralf Erkwoh

Synonyme
Second rank symptoms

Definition
Im Gegensatz zu den Symptomen 1. Ranges haben sie für die Diagnose der ► Schizophrenie, nach Kurt Schneider insbesondere für die Differentialtypologie zwischen Schizophrenie und ► Zyklothymie, ein geringeres Gewicht. Es gehören hierzu alle anderen, nicht als ► Symptome 1. Ranges geltenden akustischen ► Halluzinationen, etwa die ► Akoasmen, aber auch die optischen, olfaktorischen und gustatorischen Halluzinationen, der Wahneinfall, die einfachen Eigenbeziehungen sowie die ► Coenästhesien. Kurt Schneider führte außerdem die ► Ratlosigkeit, die depressive und die frohe Verstimmung sowie die erlebte Gefühlsverarmung (► Affektverflachung) hinzu.

Querverweis Krankheit
Schizophrenie

Syndrom der unruhigen Beine

► Restless legs

S

Syndrom, neuroleptisches

▶ Malignes neuroleptisches Syndrom

Syndrom, prämenstruelles (PMS)

Prof. Dr. med. Michael Zaudig
Andrea Bauer

ICD-10/DSM-IV-TR-Klassifikation
In ICD-10 kann das prämenstruelle Syndrom unter N94.3 codiert werden, eine Beschreibung des Krankheitsbilds liegt nicht vor. In DSM-IV-TR werden Forschungskriterien für die schwerere Form der ▶ prämenstruellen dysphorischen Störung vorgelegt, nicht jedoch für das prämenstruelle Syndrom.

Synonyme
Prämenstruelle Beschwerden; Prämenstruelle Empfindsamkeit; Prämenstruelle psychovegetative Störung

Englischer Begriff
Premenstrual disease

Definition
Begriffsgeschichte
Bei vielen Patientinnen und insbesondere ihrer Ungebung sind die „Tage vor den Tagen" wegen zahlreicher psychischer und somatischer Beschwerden gefürchtet. Das prämenstruelle Syndrom wurde erstmals von Frank (1931) beschrieben.
Es wird innerhalb des gynäkologischen Fachgebiets definiert mit prämenstruellen Beschwerden während der gesamten Lutealphase (zwischen Eisprung und Menstruationsblutung), die mit verstärkter Ödemeinlagerung und Spannungsgefühl in den Brüsten sowie Störungen der seelischen Befindlichkeit einhergehen, und als psychoendokrine Dysfunktion umschrieben

Syndrom, prämenstruelles (PMS). Tab. 1 Typische Symptome des prämenstruellen Syndroms (PMS).

Somatische Beschwerden	Mastodynie
	abdomineller Meteorismus
	Völlegefühl (Bloating)
	Ödeme
	Kopfschmerzen (Migräne)
Psychische Beschwerden	Aggression
	Angstzustände
	Hoffnungslosigkeit
	Schlaflosigkeit
	Konzentrationsschwäche
	leichte Ermüdbarkeit
	veränderte Libido
	verändertes Essverhalten

werden kann. Insbesondere in der Woche vor Beginn der Menstruationsblutung erfahren über 70 % aller Frauen Beschwerden, die in Tabelle 1 aufgelistet sind.
Die Symptome erstrecken sich über Mastodynie, abdominelle Beschwerden (Völlegefühl, Übelkeit), Ödeme, Kopfschmerzen, depressive oder dysphorische Stimmung, Aggressivität, Angst, Konzentrationsstörungen, Libidoverlust, um nur einige zu nennen. Die Symptome können wechselnd sein und zu mehr oder weniger starker Beeinträchtigung führen. Abzugrenzen ist das in DSM-IV-TR beschriebene **prämenstruelle dysphorische Syndrom**, das wesentlich seltener auftritt und zu stärkerer Symptomatik und ausgeprägterer Beeinträchtigung im Alltag führt.

Klinik
Die häufigsten somatischen Symptome (siehe Tabelle 1) sind das prämenstruelle Brustspannen (Mastodynie) sowie das Gefühl der Aufgeblähtheit (Bloating). Für die prämenstruelle Mastodynie ist eine latente Hyperprolaktinämie verantwortlich gemacht worden, während das Gefühl der Aufgeblähtheit durch vermehrte Wasserretention erklärbar ist. Bei Frauen mit prämenstrueller Symptomatik, insbesondere der prämenstruellen Mastodynie, sind die

Prolaktinimpulse prämenstruell besonders hoch, außerdem wird unter Stressbedingungen sehr viel Prolaktin ausgeschüttet. Das führt zu Stimulation des tubuloalveolären Wachstums der Mammae und damit, ähnlich wie in der Frühschwangerschaft, zur Mastodynie. Die somatischen und psychischen Beschwerden treten nicht unbedingt in jedem Zyklus auf, auch können die Beschwerden unterschiedlich aussehen. Während der Lutealphase (prämenstruellen Phase) können sich andere vorbestehende Erkrankungen verschlimmern (z. B. ▶ Migräne, Asthma, Allergien, Anfallsleiden usw.). Prämenstruelle Stimmungsschwankungen gelten üblicherweise nicht als Krankheit und werden von Frauen meist als etwas Normales akzeptiert und auch in den Alltag integriert, d. h. sie sind in der Regel beherrschbar. Erst wenn die Beschwerden massiv sind, wird der Gynäkologe aufgesucht.

Differentialdiagnostisch ist die ▶ prämenstruelle dysphorische Störung (nach DSM-IV-TR) abzugrenzen, ferner Anfallsleiden, andere endokrine Störungen, Tumor, systematischer Lupus erythematodes, Anämien, Endometriosen und verschiedene Infektionen.

Therapie

pharmakologisch

Die „erste Anlaufstelle" für die Beschwerden ist in der Regel der Gynäkologe, der auch die Therapie durchführt.

Für die Therapie der psychischen Symptome der prämenstruellen Symptomatik haben sich in doppelblinden, placebokontrollierten Studien nur Serotonin-Wiederaufnahmehemmer sowie niedrig dosierte Dopaminagonisten als wirksam erwiesen (z. B. Pravidel, Dopergin, kirim). Die prämenstruelle Mastodynie kann durch niedrig dosierte Dopaminagonisten erfolgreich therapiert werden. Besonders bewährt hat sich ein pflanzliches Produkt, der Extrakt aus der Frucht des Keuschlamms (z. B. Agnucaston, Agnolyt), in dem dopamin-

agonistisch wirkende Substanzen nachgewiesen wurden. In einigen wenigen Studien waren auch orale Kontrazeptiva in der Lage, die prämenstruelle Symptomatik zu reduzieren. In jüngster Zeit ist hier besonders die Kombination von Ethinylestradiol mit einem antimineralkortikoid wirksamen Gestagen erfolgreich bei der Therapie der Wassereinlagerungen gewesen.

psychotherapeutisch

Eine supportive Psychotherapie, insbesondere zum Erlernen eines besseren Umgangs mit den genannten Körpersymptomen und die Erarbeitung von „Notfall"-Strategien zum Umgang mit der depressiven Symptomatik sind sinnvoll.

Epidemiologie

Über 70 % aller Frauen weisen ein prämenstruelles Syndrom auf.

Verlauf

Die Symptomatik besteht in jedem Zyklus, kann in der Symptomatik sehr variabel zwischen leicht und stark ausgeprägt sein und führt nur bei besonders ausgeprägter Symptomatik zur Inanspruchnahme des Gynäkologen. Bei ausgeprägteren Fällen wird eine ▶ Psychotherapie empfohlen.

Syndrom, somatisches

S

Dr. med. Dipl. Psych. Rolf Dieter Trautmann

Synonyme

Major Depression mit melancholischen Merkmalen

Definition

Nach ICD-10 ist ein somatisches Syndrom bei einer ▶ depressiven Episode (siehe dort ausführlich) dann zu diagnostizieren, wenn von den folgenden acht Symptomen mindestens vier eindeutig feststellbar sind:

1. deutlicher Interessenverlust oder Verlust der Freude an normalerweise angenehmen Aktivitäten;
2. mangelnde Fähigkeit, auf eine freundliche Umgebung oder freudige Ereignisse emotional zu reagieren;
3. frühmorgendliches Erwachen, zwei oder mehr Stunden vor der gewohnten Zeit;
4. Morgentief;
5. der objektive Befund einer psychomotorischen Hemmung oder ▶ Agitiertheit;
6. deutlicher Appetitverlust;
7. Gewichtsabnahme, häufig mehr als 5 % des Körpergewichts im vergangenen Monat;
8. deutlicher Libidoverlust.

Querverweis Krankheit
▶ Depressive Episode; ▶ Rezidivierende depressive Störung

Syndrom, zentrales anticholinerges

Dr. med. Stefan Teipel

ICD-10/DSM-IV-TR-Klassifikation
ICD-10: F05, DSM-IV-TR: 293 und zusätzlich Codierung des induzierenden Medikaments, z. B. E939.0 ▶ Antidepressiva

Synonyme
Substanzinduziertes Delir

Englischer Begriff
Central anticholinergic syndrome

Definition
Vergiftungen mit anticholinergen Substanzen (z. B. (S)-Hyoscyamin aus Atropa belladonna, siehe Abbildungen 1 und 2) sind bereits aus dem Altertum bekannt. Aufgrund der Prämedikation mit Atropin oder Scopolamin spielte das zentrale anticholinerge Syndrom eine Rolle in der Anästhesie bei komplizierten Narkoseverläufen, hat aber durch geänderte Narkoseregimes

in den letzten Jahren an Bedeutung eingebüßt. Unterschätzt wurde die Bedeutung dieses Syndroms dagegen bisher in der Psychopharmakotherapie insbesondere älterer Patienten.

Volltext
Potentiell lebensbedrohliche Folge einer Überdosierung von anticholinerg wirksamen Pharmaka (z. B. ▶ Clozapin, ▶ trizyklische Antidepressiva, Phenothiazine) oder der additiven Wirkung einer Kombination solcher Pharmaka mit deliranter Symptomatik: Desorientiertheit, Verwirrung, optische und z. T. akustische ▶ Halluzinationen, motorische Unruhe, Agitation, Dysarthrie, zerebrale Krampfanfälle. Auch apathische Verlaufsformen mit ▶ Somnolenz und Koma sind beschrieben. Häufig begleitet von peripheren anticholinergen

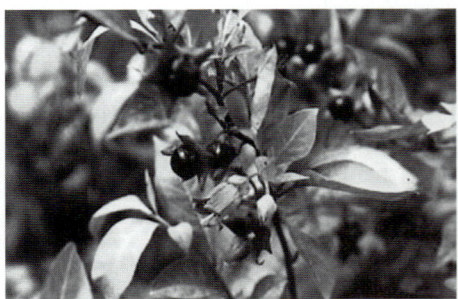

Syndrom, zentrales anticholinerges. Abb. 1 Tollkirsche (*Atropa belladonna*).

(S)-Hyoscyamin

Syndrom, zentrales anticholinerges. Abb. 2 Strukturformel des (*S*)-Hyoscyamin, ein von der Tollkirsche gebildetes Alkaloid. Atropin ist ein Racemat aus gleichen Teilen des toxischen (*S*)-Hyoscyamin und des nicht-toxischen (*R*)-Hyoscyamin.

Symptomen wie Trockenheit von Haut und Schleimhäuten, Hyperthermie, Mydriasis, Harnverhalt, Obstipation, Tachykardie. Das zentrale anticholinerge Syndrom beruht auf der Blockade muskarinischer Azetylcholinrezeptoren.

Therapie
Absetzen der auslösenden Substanzen. Bei Persistenz oder schwerer Ausprägung Gabe von Physostigmin 2–4 mg i. m. oder langsam i. v. unter intensivmedizinischen Bedingungen mit Kreislaufmonitoring und Möglichkeit der assistierten Beatmung. Symptomatische Therapie bei Hypotonie, Elektrolytentgleisungen, Herzrhythmusstörungen, Krampfanfällen, Hyperthermie.

Bewertung
Zur Behandlung des zentralen anticholinergen Syndroms mit Physostigmin liegen bisher keine systematischen Übersichtsarbeiten vor.

Wirksamkeit
Die Wirksamkeit der Akutbehandlung mit Physostigmin, so sie rechtzeitig beginnt, wird als gut eingeschätzt.

Epidemiologie
Genaue Daten zum Vorkommen des zentralen anticholinergen Syndroms als Folge einer Medikamentenüberdosierung liegen nicht vor; allerdings ist zu vermuten, dass das Syndrom häufig nicht erkannt wird. Gerade im Alter ist mit einer nicht unerheblichen Prävalenz besonders bei Patienten mit einer Vielzahl an unterschiedlichen Medikamenten auszugehen.

Verlauf
Akut

Prognose
Die Prognose bei rechtzeitiger Behandlung ist gut; zu spät erkannt kann das zentrale anticholinerge Syndrom zum Tod führen.

Syndromdiagnose

▶ Diagnostik, Klassifikation

Synthym

Dr. med. Christine Norra

Synonyme
Synton (Bleuler); Stimmungskongruent

Definition
In der Stimmung ausgeglichen bzw. zur Stimmungslage des Kranken passend. Die Wahnthematik entspricht der Grundstimmung (H. W. Maier) von seiten des Inhaltes und der Ableitbarkeit, z. B. Schuld-, Versündigungs- oder Verarmungswahn bei schwerer depressiver Episode mit psychotischen Symptomen. Orientiert man sich an Jaspers, sind bei der Vorstufe des Wahns, den „primären Gefühlen" (psychologisch nicht mehr ableitbare Überzeugungen) wie primären Schuld- oder Insuffizienzgefühlen die Hauptkriterien des Wahns – Unmöglichkeit, Unkorrigierbarkeit, Apriori-Evidenz – nicht erfüllt. Beide Ausprägungen, synthymer melancholischer Wahn und primäre Gefühle, besitzen hohe diagnostische Valenz und gelten als Zeichen der Schwere der Erkrankung.

Querverweis Krankheit
Siehe ▶ nihilistischer Wahn der ▶ Melancholie, schwere ▶ depressive Episode mit psychotischen Symptomen, ▶ Größenwahn bei ▶ Manie. Vergleiche: katathyme oder parathyme (stimmungsinkongruente) Wahninhalte (siehe ▶ Wahn).

Synton

▶ Synthym

Systemische Beratung

► Psychotherapie, systemische

Systemische Therapie

► Familientherapie

Systemische Psychotherapie

► Familientherapie

Systemisches Fragen

► Zirkuläres Fragen

Tagtraumtechnik

▶ Katathymes Bilderleben

Tardive Dyskinesien

▶ Spätdyskinesien

Target

▶ Änderungsbereiche

Tasikinesie

▶ Akathisie

Täterprofil

Dr. med. Elmar Habermeyer

Synonyme
Profiling

Definition
Das Studium krimineller Verhaltensweisen mit dem Ziel, daraus Rückschlüsse auf den Täter und dessen weiteres Vorgehen ziehen zu können. Das Täterprofil soll zur Aufklärung einer Straftat beitragen.

Störungsaspekt
Ein spezifischer Störungsaspekt ist nicht gegeben: Die Methode wurde zwar initial im Kontext von Sexualmorden entwickelt, ist aber nicht auf diese Delikte und insbesondere nicht auf die Delikte psychisch gestörter Personen beschränkt.

Volltext
Täterprofile werden von verschiedenen Berufsgruppen (Kriminologen, Soziologen, Polizeibeamten bzw. Psychologen) unter unterschiedlichen Bedingungen (konkrete Ermittlungsarbeit, wissenschaftliche Studie) erstellt. Auch die eingesetzten Methoden variieren erheblich; sie reichen von psychoanalytischen Ansätzen zu empirisch fundierten Profilen mit statistischer Normierung. Täterprofile fußen auf individuellen Fallanalysen und/oder auf statistischen Methoden. Seit dem Ende der 70er Jahre des letzten Jahrhunderts wurden zunächst in den USA, dann aber auch in Europa Untersuchungen zum Verhalten bestimmter Tätergruppen (in Deutschland durch die Kriminalistisch-Kriminologische Forschungsgruppe des BKA über Entführer, Erpresser) durchgeführt. Es entstanden verschiedene Tätertypologien, deren Bedeutung für die Aufklärung von Straftaten jedoch nicht überschätzt werden sollte. Sie können jedoch wertvolle Hinweise für die Ermittlungsarbeit liefern.

Team, psychotherapeutisches

Prof. Dr. med. Volker Köllner

Synonyme
Therapeutisches Team

Definition
Multiprofessionelles, meist aus Ärzten, Psychologen, Physiotherapeuten, Ergotherapeuten, Pflegepersonal und Sozialarbeitern bestehendes Behandlungsteam im Rahmen der stationären oder teilstationären ► Psychotherapie (Psychiatrie, Psychosomatik).

Volltext
Das therapeutische Team hat insbesondere in der stationären und teilstationären Psychotherapie Bedeutung. Hierbei handelt es sich meist um multiprofessionelle Teams, die aus Ärzten, Psychologen, Physiotherapeuten, Ergotherapeuten, Pflegepersonal, Sozialarbeitern etc. bestehen. Von einem **psychodynamischen Ansatz** ausgehend bietet das therapeutische Team neben den Mitpatienten eine wesentliche Bühne, auf der sich Übertragungs- und Gegenübertragungsprozesse abspielen. Damit diese therapeutisch nutzbar gemacht werden können, sind regelmäßige Teambesprechungen und ► Supervision notwendig. Andernfalls besteht die Gefahr, dass es zu einer negativen Auswirkung auf das Team selbst kommen kann, was sich z. B. in einer unbefriedigenden Arbeitsatmosphäre, Burn-out bei einzelnen Mitgliedern des Teams oder einem erhöhten Krankenstand zeigen kann. Auch im Bereich der stationären kognitiven ► Verhaltenstherapie wird die Bedeutung des therapeutischen Teams als zentral im Rahmen eines multimodalen „settings" gesehen. Typische Elemente sind Teambesprechungen, Abstimmungsprozesse, Einzel- und Teamsupervision und Fallbesprechungen. So ist die Kooperation von Einzel- und Gruppentherapeuten z. B. integraler Bestandteil der dialektisch-behavioralen Therapie der Borderline-Persönlichkeitsstörung (siehe ► Persönlichkeitsstörung, Borderline-Störung).

Teilleistungsstörung

► Minimale zerebrale Dysfunktion (MZD)

Telepathie

► Gedankenlesen

Temperatursteigerung bei Psychopharmakatherapie

Dr. med. Stefan Teipel

Synonyme
Hyperthermie

Englischer Begriff
Hyperthermia

Definition
Temperatursteigerungen, z. T. mit vitaler Gefährdung des Patienten, spielen in der Psychiatrie und Psychosomatik eine Rolle vor allem in folgenden Zusammenhängen:
- Steigerung der Körpertemparatur aufgrund verminderter Schweißsekretion bei der **Überdosierung von anticholinerg wirksamen Medikamenten** (v. a. ► trizyklische Antidepressiva). Das Vollbild der anticholinergen Intoxikation ist im Stichwort „► zentrales anticholinerges Syndrom" beschrieben.
- Steigerung der Körpertemperatur aufgrund einer **Überdosierung serotonerger Substanzen** (zentrales ► Serotoninsyndrom). Die am weitesten verbreiteten diagnostischen Kriterien (Bodner et al. 1995) fordern das Auftreten von drei der folgenden Kennzeichen: Agitation, delirante psychopathologische

Symptome (Bewusstseinsstörung, Aufmerksamkeitsstörungen, formale und inhaltliche ▸ Denkstörungen, psychomotorische Erregung, (optische) ▸ Halluzinationen), neuromuskuläre Symptome (Hyperrigidität, Hyperreflexie, Myokloni, Tremor, Ataxie), Hyperthermie oder Diarrhö. Zusätzlich wird ein enger zeitlicher Zusammenhang zu einer Dosiserhöhung oder neuen Gabe serotonerger Substanzen ohne Gabe oder Dosisänderungen dopaminerger Substanzen sowie der Ausschluss anderer Ursachen, z. B. Infektionen, metabolische Störungen, Substanzmissbrauch oder -entzug, gefordert. Kennzeichnend ist die Trias aus Fieber, deliranten psychopathologischen und neuromuskulären Symptomen, meist als Folge einer Kombination von ▸ MAO-Hemmern mit ▸ SSRI oder serotonergen Trizyklika.

- Als Symptom der generalisierten Hyperexzitation beim ▸ malignen neuroleptischen Syndrom (MNS):
  – Extrapyramidale Störungen: Rigor, ▸ Akinese, eventuell Dys- und Hyperkinesien.
  – Fluktuierende Bewusstseinsstörungen bis zum Koma.
  – Autonome Funktionsstörungen: Tachykardie, Hypertonus, Hyperthermie, Tachy- bzw. Dyspnoe, Hautblässe oder -rötung, Hypersalivation, Hyperhidrosis, Harninkontinenz.
  – Labor: erhöhte CK-Werte, oft auch Transaminasenanstieg, Leukozytose, metabolische Azidose.

Komplikationen: Rhabdomyolyse mit Myoglobinämie bzw. -urie und Gefahr des Nierenversagens.
Die Diagnose des ▸ malignen neuroleptischen Syndroms (MNS) sollte gestellt werden bei der Kombination von Fieber, Rigor und CK-Erhöhung oder von mindestens zwei dieser Symptome und vier Zeichen aus Tachykardie, labiler Hypo- oder Hypertonie, Tachy- oder Dyspnoe, Hautblässe

oder -rötung, vermehrtem Speichelfluss, Schwitzen und Urininkontinenz sowie einem klaren zeitlichen Zusammenhang mit der Gabe von ▸ Neuroleptika. Die Häufigkeit ist höher bei Männern und bei Personen unter 40 Jahren.

Cave: Die Differentialdiagnose zwischen MNS und perniziöser ▸ Katatonie kann schwierig sein:

- als Ausdruck einer febrilen Reaktion aufgrund einer schweren Infektion im Rahmen einer toxischen oder allergischen Agranulozytose (insbesondere ▸ Clozapin, ▸ Mirtazapin),
- als Ausdruck der generalisierten vegetativen Entgleisung bei der perniziösen Katatonie.

Therapie
Die Behandlungsmaßnahmen bei Hyperthermie infolge anticholinerger oder serotonerger Überdosierung oder eines malignen neuroleptischen Syndroms ist bisher nicht in kontrollierten klinischen Studien überprüft oder in Form von systematischen Übersichten analysiert.

Sofortmaßnahmen
Die medikamentösen Maßnahmen unterscheiden sich nach der Ursache der Hyperthermie:

- Mittel der Wahl zur Behandlung des **zentralen anticholinergen Syndroms** ist **Physostigmin**, 2–4 mg langsam i. v., gegebenenfalls wiederholen. In weniger stark ausgeprägten Fällen kann das Absetzen der Medikation ausreichen.
- ▸ Serotoninsyndrom: **Absetzen der Medikation**. Die Behandlung ist im Wesentlichen symptomatisch. In schwereren Fällen Intensivbehandlung mit Kreislaufmonitoring und parenteraler Flüssigkeitszufuhr. Kasuistisch beschrieben ist die Gabe von Benzodiazepinen zur Senkung des Myotonus und der Muskelrigidität, aber auch bei Agitation und zerebraler Krampfneigung. Beta-Blocker

T

mit zusätzlicher antagonistischer Wirkung am 5-HT1A-Rezeptor, z. B. Propranolol und Pindolol, kommen insbesondere zur Behandlung von Tachykardien und/oder Hypertonie in Betracht. Zudem gibt es kasuistische Berichte über die Anwendung von unspezifischen 5-HT2-Blockern, z. B. Cyproheptadin (*Cave:* in dieser Indikation nicht zugelassen!). Eine Metaanalyse zeigte zudem die Wirksamkeit von Chlorpromazin (Gillman 1999), möglicherweise aufgrund eines 5-HT2-antagonistischen Effekts der Phenothiazine zusätzlich zu ihrer dopaminantagonistischen Wirkung.

- ► Malignes neuroleptisches Syndrom: **Intensivmedizinische Behandlung**! Absetzen der Neuroleptika, Kühlung, parenterale Flüssigkeitsgabe. Bei schwerer Ausprägung Dantrolen 2,5 mg/kg KG i. v. als Schnellinfusion, Erhaltungstherapie mit einer Tagesdosis von 10 mg/kg KG i. v. Ergänzend Bromocriptin und Amantadin kasuistisch beschrieben.
- **Agranulozytose**: Absetzen der Medikation, Blutkultur, Breitspektrumantibiotika (nach Blutkultur!), gegebenenfalls Umstellung nach Antibiogramm. Die zusätzliche Gabe von Granulozyten- und Granulozyten/Makrophagen-Koloniestimulierenden Faktoren (G-CSF, GM-CSF) konnte in neueren Studien die Mortalität und Krankheitsdauer signifikant senken. Wichtig ist die Prophylaxe dieser Komplikation durch regelmäßige Blutbildkontrollen (bei Clozapin wöchentlich in den ersten sechs Behandlungsmonaten, danach monatlich (USA zweiwöchentlich).
- **Perniziöse** ► Katatonie: ► Lorazepam, Neuroleptika, bei Wirkungslosigkeit ► Elektrokrampftherapie.

Epidemiologie
Systematische epidemiologische Studien zu Prävalenz und Inzidenz der Hyperthermie bei psychopharmakabehandelten Pati-

enten liegen nicht vor. Die wahrscheinlich häufigste Ursache ist das anticholinerge oder serotonerge Syndrom, MNS und Agranulozytose (ca. 1 % unter Clozapin) sind demgegenüber seltener. Das zentrale anticholinerge Syndrom wird gerade bei älteren Patienten häufig übersehen.

Verlauf
- **Anticholinerges Syndrom**: In der Regel tritt eine rasche Besserung durch Absetzen der Medikation ein. Zu spät erkannt und behandelt kann das zentrale anticholinerge Syndrom allerdings letal enden.
- **Serotoninsyndrom**: 70 % der Patienten erholen sich innerhalb von 24 Stunden, 40 % der Patienten werden intensivpflichtig und 25 % intubationspflichtig (Mills 1995).
- **MNS**: Die Letalität liegt bei 20 %.
- **Agranulozytose** ist in bis zu 1 % der mit Clozapin behandelten Patienten beschrieben und hat eine Mortalität von 3–4 %.

Temporallappenepilepsie

► Epilepsie, limbische

Tertiärer Krankheitsgewinn

► Krankheitsgewinn

Testpsychologie

Dipl. Psych. Bernhard Schlehlein

Definition
Die Testpsychologie ist derjenige Teilbereich der Psychologie, welcher sich mit den

theoretischen und praktischen Fragen der Konstruktion und Anwendung von psychometrischen ► Messverfahren beschäftigt. Dabei wird ein Test als ein wissenschaftliches Routineverfahren zur Untersuchung eines oder mehrerer empirisch abgrenzbarer Persönlichkeitsmerkmale mit dem Ziel einer möglichst quantitativen Aussage über den relativen Grad der individuellen Merkmalsausprägung definiert (Lienert 1994, in Anlehnung an Warren 1934).

Störungsaspekt

Für zahlreiche klinische Störungsbilder stehen standardisierte und normierte psychologische Testverfahren zur Verfügung (► Messverfahren). Diese kommen im klinischen Bereich entweder im Rahmen der Diagnosestellung oder als Verlaufskontrolle, auch zur Überprüfung der Effizienz einer Behandlungsmaßnahme, zum Einsatz.

Grundlagen

Psychologische Tests werden in folgenden unterschiedlichen Bereichen eingesetzt (Lienert 1994):

- **Querschnittsdiagnose:** Stellung eines Einzelindividuums innerhalb einer Gruppe hinsichtlich einer bestimmten Merkmalsausprägung; Unterschiede hinsichtlich der Merkmalsausprägung zwischen verschiedenen Individuen oder Gruppen; Entscheidung über das Vorliegen einer Bedingung (Auslese); Feststellung individueller Merkmalskombinationen (Persönlichkeits- oder Leistungsprofil),
- **Längsschnittdiagnose:** Überprüfung der Merkmalsveränderungen bei Einzelpersonen oder bei Gruppen.
- **Forschungsbereich:** Persönlichkeitsforschung (Typen-, Cluster- und Faktorenanalysen); allgemeinpsychologische Forschung (Messung von Merkmalsveränderungen unter kontrollierter Variation der Bedingungen).

Kommt ein Test im wissenschaftlichen Bereich zum Einsatz, muss er **Gütekriterien** erfüllen. Hierbei werden nach Lienert (1994) drei Haupt- und vier Nebengütekriterien unterschieden:

Hauptgütekriterien:

- Objektivität: Unabhängigkeit der Ergebnisse vom Untersucher; Unterschieden werden Durchführungs-, Auswertungs- und Interpretationsobjektivität.
- Reliabilität: Die Genauigkeit, mit der ein Test ein bestimmtes Merkmal misst, gleichgültig, ob es der Anspruch des Tests ist, dieses Merkmal zu messen.
- Validität: Die Genauigkeit, mit der ein Test tatsächlich das Merkmal misst, das er zu messen beabsichtigt.

Nebengütekriterien:

- Normierung: Existenz eines Bezugssystems, welches die Vergleichbarkeit der Ergebnisse verschiedener Tests ermöglicht.
- Vergleichbarkeit: Vorhandensein einer Paralleltestform oder Verfügbarkeit ähnlicher Tests.
- Ökonomie: Kurze Durchführungszeit, wenig Materialverbrauch, einfache Handhabung, als Gruppentest durchführbar, schnell und bequem auszuwerten.
- Nützlichkeit: Für die Untersuchung des Zielmerkmals besteht ein praktisches Bedürfnis.

Theoretische Grundlage der Testkonstruktion sind die Axiome der Testtheorie und die daraus abgeleiteten Verfahrensvorschriften. Unterschieden werden die klassische Testtheorie und die probabilistische Testtheorie (Rasch-Modell).

THC

► Cannabinoide

Theories of behavior

► Lerntheorie

Therapeutische Beurlaubung

► Intervalltherapie

Therapeutischer Prozess

► Therapieprozess

Therapeutisches Team

► Team, psychotherapeutisches

Therapie des Abhängigkeitssyndroms

► Suchttherapie

Therapie, systemische

► Psychotherapie, systemische

Therapieantrag Psychotherapie

Dr. rer. soz. Dipl. Psych. Sabine Zaudig

Definition

Die Feststellung der Leistungspflicht für ► Psychotherapie erfolgt durch die Kran-kenkasse auf Antrag des Versicherten. Zu diesem Antrag teilt der Therapeut vor Be-ginn der Behandlung der Krankenkasse die Diagnose mit, begründet die Indikation und beschreibt Art, Umfang und Behand-lungsfrequenz der geplanten Therapie. In den Psychotherapierichtlinien werden Be-grenzungen des Behandlungsumfangs fest-gelegt, in dem in der Regel ein Behand-lungserfolg erwartet werden kann. Vor der Antragstellung sind in der probatorischen Phase in der ► Verhaltenstherapie bis fünf, in der analytischen Psychotherapie bis zu acht Sitzungen möglich.

Volltext

Beantragt werden kann in der **Verhaltens-therapie** – nach maximal fünf probatori-schen Sitzungen – ein Behandlungsum-fang im Rahmen einer Probetherapie von 15 Stunden, einer **Kurzzeittherapie** von 25 Stunden (als Einzel- oder Gruppenthe-rapie) oder einer **Langzeittherapie** (als Einzel- oder Gruppentherapie) von 45 in zwei weiteren Fortsetzungsanträgen bis zur Höchstgrenze von 80 Stunden bei Erwach-senen (bei der Behandlung von Kindern und Jugendlichen können zusätzliche Be-handlungsstunden für die Einbeziehung von Bezugspersonen im Verhältnis 1 : 4 beantragt werden). Eine Überführung einer Kurzzeittherapie in eine Langzeittherapie muss bis zur 20. Sitzung beantragt wer-den und zugleich das Gutachterverfahren von der für den Versicherten zuständigen Krankenkasse eingeleitet werden.

Der maximale Behandlungsumfang in der **analytischen Psychotherapie** beträgt bei Erwachsenen 300 Stunden, in der **tiefen-psychologisch fundierten Psychothera-pie** 100 Stunden.

Auf der Basis der in den probatorischen Sitzungen gewonnenen psychotherapeuti-schen Informationen ist dann ein nach vor-gegebenen Kriterien abzufassender Fallbe-richt an den Gutachter zu erstellen. Dieser Bericht, im Fall der Therapiedurchführung durch einen psychologischen Psychotherapeuten, ergänzt durch einen vertragsärztlichen Konsiliarbericht, soll dem Gutachter die Beurteilung der Indikation, Zweckmäßigkeit und Wirtschaftlichkeit der beantragten Therapie ermöglichen.

Der Antragsprozess benötigt in der Regel mehrere Wochen.

Therapieergebnisdokumentation

▶ Basisdokumentation

Therapiemodell

▶ Phasenmodell nach Kanfer/7-Phasen-Modell

Therapiemotivation

▶ Änderungsmotivation

Therapie-Nonresponse

▶ Therapieresistenz

Therapieprozess

Dipl. Psych. Eva-Maria Meiser

Synonyme
Therapieverlauf; Therapeutischer Prozess; Psychotherapieverlauf

Definition
Der Therapieprozess beschreibt eine Sequenz von Prozessen, während und zwischen den therapeutischen Sitzungen, welche anhand verschiedener Prozessvariablen beschrieben werden können. Der Prozess beschreibt ein beobachtbares aufeinander bezogenes Geschehen innerhalb und außerhalb der Therapie (Verhalten, Erfahrungen und Beziehung von Patient, Therapeut und anderen beteiligten Personen).

Volltext
Mit der Intention, Wirkmechanismen und Veränderungsmechanismen des therapeutischen Prozesses herauszuarbeiten, identifizierten Orlinsky, Grawe und Parks (1994) aus einer Menge an empirischen Forschungsbefunden fünf Prozessvariablen, welche in Beziehung zu einem positiven Therapieverlauf stehen:
- Qualität der therapeutischen Beziehung,
- Kompetenz des Therapeuten,
- Kooperation des Patienten,
- Offenheit des Patienten für Veränderungen,
- Behandlungsdauer.

In seinem Modell der **Allgemeinen Psychotherapie** extrahiert Grawe (1995, 1998) aus einer Auswahl empirischer Forschungsbefunde folgende Wirkfaktoren des therapeutischen Prozesses:
- Ressourcenaktivierung,
- Problemaktualisierung,
- Therapiebeziehung,
- Interventionsformen: Problembewältigung und motivationale Klärung.

Therapieresistenz

PD Dr. med. habil. Ronald Bottlender

Synonyme
Therapie-Nonresponse

Definition

Der Begriff Therapieresistenz wird unterschiedlich definiert. Allgemein kann unter Therapieresistenz ein partielles oder vollständiges Ausbleiben einer angestrebten therapeutischen Response auf in der Regel mehrere suffizient durchgeführte Behandlungsversuche verstanden werden. Andere Ursachen für das Ausbleiben der angestrebten therapeutischen Response wie beispielsweise Incompliance des Patienten oder unzureichende Plasmaspiegel der verabreichten Medikation sollten hierbei in der Regel ausgeschlossen sein.

Volltext

Streng genommen kann jede krankheitsbedingte Symptomatik, die durch mehrere suffizient durchgeführte Behandlungsversuche nicht zur Vollremission (im Sinne einer Restitutio ad integrum oder vollkommenen Gesundung) gebracht werden kann, als therapieresistent bezeichnet werden. Da das therapeutische Ansprechen (Response) auf eine Therapie jedoch meistens nicht nach dem Alles-oder-nichts-Gesetz sondern graduell erfolgt, existiert zwischen dem Ausgangszustand einer Erkrankung und dem therapeutisch angestrebten Endzustand im Sinne einer Vollremission ein Kontinuum an Zwischenzuständen. Darüber hinaus ist zu berücksichtigen, dass der Begriff Vollremission streng genommen nicht nur auf einen einzelnen Symptombereich sondern auf sämtliche mit einer Erkrankung einhergehende Symptome, Krankheitszeichen und Beeinträchtigungen bezogen werden muss. Die Problematik der Definition von Therapieresistenz, die sich in der Vielzahl der unterschiedlichen Definitionen dieses Begriffs widerspiegelt, ergibt sich vor diesem Hintergrund daraus, dass hier ein Begriff, der ein im Prinzip vieldimensionales und kontinuierliches Phänomen abbildet, aus Gründen der praktischen Anwendbarkeit auf eine kategoriale und zumeist eindimensionale Betrachtungsweise reduziert werden muss. Diese Einschränkungen

müssen bedacht werden, wenn Begriffe wie beispielsweise Vollremission als das Erreichen eines Scores auf der Hamilton-Depressions-Skala von unter 10 (bzw. 7) oder Nonresponse als das Nichterreichen einer mindestens 50-prozentigen Reduktion des Ausgangswerts der Subskala für die Positivsympomatik der PANSS (Positiv-and-Negative-Symptoms-Scale) operational definiert werden. Eine ähnliche Problematik ergibt sich hinsichtlich des Terminus technicus „suffizient durchgeführte Behandlungsversuche", der einen weiten Interpretationsspielraum besitzt, und insofern in der Praxis auch sehr unterschiedlich konzeptualisiert wird.

Therapieunterbrechung

▶ Intervalltherapie

Therapieverlauf

▶ Therapieprozess

Therapieziele

PD Dr. med. habil. Ronald Bottlender

Definition

Therapieziele bezeichnen mentale Antizipationen zukünftiger Endzustände, die mit therapeutischen Mitteln im Verlauf einer Behandlung angestrebt bzw. erreicht werden sollen.

Volltext

Therapieziele unterscheiden sich im Grad ihrer Konkretheit und sind eingebunden in ein hierarchisch strukturiertes Zielsystem, bei welchem untergeordnete Ziele jeweils

Mittel für das Erreichen übergeordneter Ziele darstellen können. Allgemein gesprochen geben Therapieziele eine Richtung vor, in welche sich der Gesundheitszustand eines Patienten verändern soll. Damit stellen die Therapieziele einen wichtigen Ausgangspunkt für die Therapieplanung dar. Neben den Behandlungszielen des Therapeuten (z. B. Erreichen von Symptomfreiheit) sollten bei der Planung bzw. Festlegung von Therapiezielen immer auch die individuellen Behandlungserwartungen und Therapieziele des Patienten berücksichtigt werden. Übergeordnetes Ziel der Festlegung von Therapiezielen ist es, den Therapieerfolg möglichst effektiv zu fördern und auch anhand der a priori festgelegten Zielkriterien evaluieren zu können. Das Maß des Erreichens der Therapieziele kann dabei als ein zentraler Indikator für den Therapieerfolg angesehen werden. Therapieziele haben darüber hinaus eine Bindegliedfunktion zwischen verschiedenen therapeutischen Maßnahmen und können beispielsweise die Kontinuität des ▸ Therapieprozesses beim Wechsel von der stationären in eine sich anschließende teilstationäre oder ambulante Therapie fördern.

Thioridazin

Dr. med. Michael Riedel

Medikamentengruppe

Trizyklisches Antipsychotikum, Phenothiazin mit Piperidylseitenkette
Thioridazin gehört zur Gruppe der klassischen ▸ Antipsychotika. Hinsichtlicher der Einteilung bezüglich der neuroleptischen Potenz mit dem Chlorpromazin als Mittelpunkt wird Thioridazin zu den mittelpotenten Antipsychotika gerechnet.

Produktnamen

Melleril, Thioridazin-neuraxpharm

In Deutschland zugelassene Indikationen

Akut und Langzeitbehandlung schizophrener Psychosen, bei denen u. a. eine Sedierung gewünscht wird; psychomotorische Unruhe, Erregungszustände.

Pharmakokinetik

Die höchste Serumkonzentration (T_{max}) wird etwa zwei Stunden nach oraler Gabe erreicht. Die Eliminationshalbwertszeit ($t_{1/2}$) liegt zwischen 7 und 14 Stunden. Die Bioverfügbarkeit beträgt wegen eines ausgeprägten First-pass-Effekts 25–35 %.

Dosierung

Einschleichend beginnen mit 3×25 mg/Tag bis ambulant 200 mg/Tag (stationär 600 mg/Tag); in den ersten 24 Stunden nicht mehr als 500 mg. Es gibt eine retardierte Form.

Kontraindikationen

Thioridazin ist kontraindiziert bei gleichzeitiger Verabreichung von CYP 2D6-Inhibitoren, z. B. Cimetidin, ▸ SSRI, Moclobemid, Propranolol, Pindolol, Bupropion, und von Substanzen, welche das QTc-Intervall verlängern. Weitere absolute Kontraindikationen sind ein früher mit dem gleichen Medikament aufgetretenes ▸ malignes neuroleptisches Syndrom sowie frühere Überempfindlichkeitsreaktionen. Relative Gegenanzeigen sind Intoxikationen mit anderen ZNS-dämpfenden Pharmaka oder Alkohol, kardiale Vorschädigung, Prostatahypertrophie, Engwinkelglaukom, eine gestörte Leberfunktion, Stammgangliernerkrankungen (Morbus Parkinson), Epilepsie, prolaktinabhängige Tumoren und Erkrankungen des hämatopoetischen Systems.

Nebenwirkungen

Sedierung und Schläfrigkeit, Verwirrtheit, ▸ Halluzinationen, extrapyramidalmotorische Störungen, paralytischer Ileus, EKG-Veränderungen wie Verlängerung des QTc-Intervalls, Herzrhythmusstörungen, Torsade de pointes, sudden death, Galaktorrhoe, Erektions- und Ejakulationsstörungen.

T

Wechselwirkungen

Durch die Inhibition des Cytochrom-P 450-Isoenzyms CYP 2D6 kann es zu einer Erhöhung der Thioridazinserumkonzentration bei gleichzeitiger Einnahme von z. B. ▶ Fluoxetin, Paroxetin, Fluvoxamin, Pindolol und Propanolol kommen. Bei zusätzlicher Einnahme von Antikoagulantien kommt es zur Senkung der Prothrombinzeit. ▶ MAO-Hemmer führen zu einer gegenseitigen Verstärkung und Verlängerung der Wirkung.

Wirkmechanismus

Thioridazin besitzt eine hohe Affinität zu den Serotonin- und Alpha 1-Adrenorezeptoren und eine mittelgradige Affinität zu den Histamin-H 1-, Dopamin-D 2- und -D 3- und Azetylcholinrezeptoren.

Thought disorder

▶ Denkstörung

Thought getting aloud

▶ Gedankenlautwerden

Thought insertion

▶ Gedankeneingebung

Thought withdrawal

▶ Gedankenentzug

Tiaprid

Dr. med. Michael Riedel

Medikamentengruppe

Benzamide

Tiaprid stellt einen Dopamin-D 2-Rezeptorantagonisten ohne antipsychotische Wirksamkeit zur Behandlung von Bewegungsstörungen dar.

Produktnamen

Tiapridex

In Deutschland zugelassene Indikationen

- ▶ Ticstörungen, ▶ Gilles-de-la-Tourette-Syndrom
- Dyskinesien und Bewegungsanomalien (Chorea Huntington, Früh- und ▶ Spätdyskinesien)

Pharmakokinetik

Die Halbwertszeit von Tiaprid liegt bei etwa drei Stunden; es wird renal eliminiert.

Dosierung

Bei choreatischen Hyperkinesien 300–1000 mg/Tag, bei Ticstörungen und Gilles-de-la-Tourette-Syndrom 300–900 mg/Tag, bei Ticerkrankungen von Kindern 150–300 mg/Tag. Dosisanpassung bei stark eingeschränkter Nierenfunktion notwendig.

Kontraindikationen

Absolute Kontraindikationen sind Herzrhythmusstörungen, schwere Leberfunktionsstörungen, Blutbildveränderungen, prolaktinabhängige Tumoren, Phäochromozytom, gleichzeitige Behandlung mit L-Dopa. Als relative Kontraindikationen gilt Morbus Parkinson und eine eingeschränkte Nierenfunktion. Das Reaktionsvermögen kann beeinträchtigt werden.

Nebenwirkungen

An Nebenwirkungen wurden Vigilanzminderung, Hyperprolaktinämie und Amenorrhoe, die Entwicklung eines neuroleptischen ▶ Parkinsonoids und selten dermatologische Nebenwirkungen beschrieben. Es wurde auch von einzelnen Fällen eines ▶ malignen neuroleptischen Syndroms berichtet.

Wechselwirkungen

Verstärkung der Wirkung anderer zentral-dämpfender Substanzen, wie z. B.: Morphinderivate, Barbiturate, Benzodiazepine, H 1-► Antihistaminika, und zentralwirksame Antihypertensiva wie Clonidin. Ferner kann die Wirkung von ► Antipsychotika verstärkt werden. Eine Verminderung der Wirksamkeit von Tiaprid kann durch ► Anticholinergika wie Biperiden (Akineton) verursacht werden. Die Wirkungen von Tiaprid und L-Dopa können sich gegenseitig aufheben.

Wirkmechanismus

Tiaprid ist durch eine ausgeprägte Affinität zu den zentralen dopaminergen Rezeptoren gekennzeichnet. Die Substanz hat durch die bevorzugte Wirkung auf die D 2-Rezeptoren ein spezifisches antidyskinetisches Potential. Im Gegensatz zu klassischen ► Neuroleptika besitzt Tiaprid kaum eine kataleptische Wirkung.

Ticstörungen

Dipl. Psych. Walter Hauke

ICD-10/DSM-IV-TR-Klassifikation

Tics sind akut einsetzende, unwillkürliche, schnelle, nicht-rhythmische Bewegungen der Willkürmuskulatur, u. a. auch in Form von Lautäußerungen. ICD-10 und DSM-IV-TR unterscheiden übereinstimmend zwischen chronischen Ticstörungen, vorübergehenden Ticstörungen und dem ► Tourette-Syndrom. Beide Systeme unterscheiden zwischen einfachen und komplexen Ticformen; in ICD-10 werden diese Symptombilder unter der Nummer F95 und in DSM-IV-TR unter der Nummer 307 beschrieben.

Synonyme

Chronische Ticstörung; Vorübergehende Ticstörung

Englischer Begriff

Chronic tic disorder; Transient tic disorder

Definition

Begriffsgeschichte

Ticstörungen sind seit vorchristlicher Zeit ein bekanntes Phänomen und wurden vom Hippokrates-Schüler Aretios zuerst beschrieben.

Epidemiologie

Chronische Ticerkrankungen sind mit einer **Prävalenz** von 0,03–0,6 % abzugrenzen von den häufigeren, zeitlich begrenzt imponierenden Ticstörungen des Kindesalters (transient tic disorder) mit einer Häufigkeit bis zu ca. 10 %, wobei bei diesen die zeitliche Erstreckung zwischen einem Monat und maximal zwölf Monaten liegt.

Klinik

Die Variationsbreite von Ticstörungen ist groß: Sie reicht bei den **einfachen motorischen Tics** von eher unauffälligen Phänomenen wie gelegentlichem Blinzeln über Zuckungen des Nackens und Halses, plötzlichem Verreißen der Extremitäten bis zum Grimassieren; bei den **komplexen Formen** findet man z. B. Springbewegungen, wiederholtes Anschlagen der Extremitäten an Gegenstände, maniert wirkende Gesten etc. Entsprechend existieren **einfache vokale Tics** wie Stöhnen, Grunzen, Ausstoßen kurzer Schreie, Pfeifen, aber auch entsprechend **komplexe Formen** wie Ausstoßen von Worten oder Sätzen, zwanghaft anmutendes Wiederholen der eigenen Geräusche oder Worte (Palilalie) oder Wiederholen der letzten von anderen Personen gehörten Geräusche oder Worte (► Echolalie). Ein Spezialfall des komplexen vokalen Tics ist die so genannte **Koprolalie**, die plötzliche und unangemessene Äußerung eines gesellschaftlich tabuisierten Begriffs. Tics sind per se ein singuläres Phänomen; multiple Tics, d. h. die Kombination von motorischen und mindestens einem vokalen Tic, bilden eine eigene diagnostische Kategorie, das Tourette-Syndrom.

Ticerkrankungen sind abzugrenzen von Bewegungsstörungen, welche bei neurologischen Erkrankungen auftreten (z. B. Morbus Parkinson), von substanzbedingten Nebenwirkungen (z. B. bei neuroleptischer Medikation) und von auf eine bestimmte Muskelgruppe beschränkten Störungen (so genannte „fokale Dystonien" wie z. B. Torticollis). Tics können üblicherweise eine zeitlang willentlich unterdrückt werden und nach der Abreaktion herrscht üblicherweise ein Gefühl der Erleichterung.

Die **Ätiologie der Ticstörung** ist bislang ungeklärt. Genau wie beim ▶ Tourette-Syndrom ist bislang insbesondere durch Zwillingsuntersuchungen gesichert, dass es eine erbliche Komponente geben muss, da in folgenden Generationen eine erhöhte Belastung gegeben ist. Jungen sind insgesamt dreimal so häufig betroffen wie Mädchen. Die Hypothesen gehen von einer Abnormität im Bereich der Basalganglien aus; zu berücksichtigen ist aber, dass diese neurobiologische Grundlage nochmals durch akute Belastungsmomente psychisch überformt werden kann, was auf die Symptomintensität Einfluss hat.

Therapie

pharmakologisch
Primär kommen ▶ atypische Neuroleptika und/oder ▶ Tiaprid zum Einsatz.

psychotherapeutisch
Wegen der erwähnten psychischen Überformung können psychotherapeutische Interventionen erfolgversprechend sein; insbesondere verhaltenstherapeutische Verfahren erweisen sich als wirksam für eine Symptomabschwächung (insbesondere paradoxe Intervention, Reaktionsumkehr und Training der sensorischen Wahrnehmung).

Sofortmaßnahmen
Siehe Therapie.

Tiefenmuskelentspannung

▶ Muskelentspannung, progressive, nach Jacobson

Tiefenpsychologie

Dipl. Psych. Dr. phil. Hermann Böttcher

Synonyme
Tiefenpsychologisch fundierte Psychotherapie; Psychoanalyse; Analytische Psychologie; Individualpsychologie

Definition
Seit etwa 1930 gebräuchlicher Sammelbegriff für eine Richtung der Psychologie, die das Konstrukt des Unbewussten postuliert, das Erleben und Verhalten des Menschen nicht nur als rationales Geschehen betrachtet, sondern wesentlich mitbedingt von Trieben, Antrieben, Affekten, Emotionen, Wünschen, Phantasien, Erinnerungen, und das Zusammenwirken der seelischen Kräfte als Wechselspiel von bewussten und unbewussten psychischen Inhalten mit dem Begriff Psychodynamik beschribt.

Volltext
Als therapeutische Konsequenz folgt aus diesem Menschenbild, mithilfe spezieller psychotherapeutischer Techniken die unbewussten Inhalte dem Bewusstsein des Patienten zugänglich zu machen und damit seiner freien Entscheidung in Selbstverantwortung zur Verfügung zu stellen.

Die drei großen tiefenpsychologischen Richtungen sind die Psychoanalyse von Sigmund Freud (1856–1939), die Analytische oder Komplexe Psychologie von Carl Gustav Jung (1875–1961) und die Individualpsychologie von Alfred Adler (1870–1937).

Ausgangspunkt für die Entwicklung aller drei Theorien war die Absicht, psychische Erkrankungen nach neuen Erkenntnissen mit neuen therapeutischen Strategien zu behandeln; durch zahlreiche produktive Mitstreiter in der ersten Generation wie Wilhelm Stekel, Karl Abraham, Otto Rank, Sandor Ferenczi, Theodor Reik, Anna Freud, Helene Deutsch, Wilhelm Reich differenzierten sich die tiefenpsychologischen Richtungen in Psychotherapie, Wissenschaft und Weltanschauung.

Sigmund Freud hat nach den ersten Entdeckungen psychischer Funktionen im Krankheitsbild der ▶ Hysterie sein gesamtes therapeutisches und wissenschaftliches Wirken der Entwicklung und Ausdifferenzierung der Psychoanalyse gewidmet und das herkömmliche Menschenbild revolutioniert. Psychische Strukturmerkmale der Persönlichkeit, im hierarchischen Schichtmodell als Es, Ich und Über-Ich beschrieben, gehören zum geistigen Allgemeingut der Menschen des 20. Jahrhunderts.

Tiefenpsychologisch fundierte Psychotherapie

▶ Psychotherapie, psychodynamische

Tinnitus

Dipl. Psych. Markus-Maria Langenbahn

ICD-10/DSM-IV-TR-Klassifikation

Die Störung „chronisch komplexer Tinnitus" ist in den gängigen Klassifikationssystemen DSM-IV-TR und ICD-10 nicht als eigenständige Diagnose verschlüsselt. In ICD-10 lässt sich Tinnitus im Unterkapitel „Degenerative Erkrankungen des Innenohrs" (H93) finden und wird verschlüsselt unter H93.1. Für psychische Einflüsse auf das Krankheitserleben, wie z. B. dysfunktionales Krankheitsverhalten, wird zusätzlich die Kategorie F54 „Psychische Faktoren oder Verhaltensfaktoren bei

anderorts klassifizierten Erkrankungen" codiert. Analog hierzu die Codierung in DSM-IV-TR 316 „Psychologischer Faktor, der einen Medizinischen Krankheitsfaktor beeinflusst."

Synonyme
Ohrgeräusche

Englischer Begriff
Tinnitus

Definition
Das lateinische Wort „**tinnire**" (klingeln), von dem der Begriff Tinnitus abgeleitet ist, beschreibt den Inhalt der Störung: Der Betroffene hat Hörwahrnehmungen einer besonderen Art; er hört z. B. ein Klingeln, das nicht auf akustischen Reizen aus der Umgebung beruht. Die Ohrgeräusche sind also nicht exogener Natur, sondern endogenen Ursprungs. Tinnitus wird auch als „Phantomwahrnehmung" beschrieben in Anlehnung an die von Patienten beschriebenen Empfindungen in nicht mehr vorhandenen amputierten Gliedern.

Tinnitus ist per se keine Krankheit, sondern ein Symptom, das in seiner Komplexität und seinen Auswirkungen in Teilaspekten mit dem chronischen Schmerzsyndrom vergleichbar ist.

Tinnitus zählt heute zu der häufigsten Störung, die in der HNO-ärztlichen Praxis vorgestellt wird.

Unterschieden wird zwischen dem **akuten** (z. B. nach Knalltrauma) und dem **chronischen** Tinnitus. Von chronisch spricht man erst ab einem Zeitintervall von sechs bis zwölf Monaten. Weiterhin unterscheidet man hier den chronisch unkomplizierten (häufig und gutartig) und den komplexen Tinnitus (seltener und behandlungsbedürftig). Diese Unterscheidung erweist sich als klinisch relevant, da der Tinnitus subjektiv variiert.

Faktoren, die zu einem Übergang vom akuten zum chronisch komplexen Tinnitus beitragen sind noch nicht bekannt.

T

Beim chronischen Tinnitus sind **morphologische und funktionelle Defekte** der mechanoelektrischen Schallumwandlung im Bereich der äußeren Haarzellen des Innenohrs vorhanden. Außerdem scheint eine Stoffwechselveränderung bedeutsam zu sein. Dieses Modell kann Tinnitus nicht umfassend beschreiben, da sich weder die Chronifizierung noch der Prozess der Dekompensierung und Manifestation als chronisch komplexen Tinnitus schlüssig und abschließend erklären lassen. Offensichtlich ist es einem Menschen mit einem länger anhaltenden Ohrgeräusch in der Regel möglich, sich so zu adaptieren, dass das Geräusch nicht mehr oder nur noch in seltenen Situationen als belastend empfunden wird. Lerntheoretisch wird dieser Vorgang als ▶ Habituation beschrieben. Bei der Mehrzahl der von einem Ohrgeräusch Betroffenen gelingt die Habituation an den internen akustischen Reiz ebenso wie die Habituation an externe Reize. Eine Störung dieses Prozesses kann zum chronisch komplexen Tinnitus führen.

Aus **otologischer Sicht** besteht Einigkeit darüber, dass die Tinnituscharakteristik (Frequenz, Lautstärke) die Habituation nicht beeinflusst. In der Vergangenheit untersuchte die psychosomatische Forschung immer wieder Persönlichkeitsstrukturen als Faktor einer Erkrankung. Die Mehrzahl der Autoren fand jedoch keine Auffälligkeiten im Persönlichkeitsprofil ihrer Patienten.

1981 wurde auf der Consensus-Konferenz des Ciba-Foundation-Symposiums für Tinnitus in London vorgeschlagen, sich auf folgenden Tinnitusbegriff zu verständigen: „Tinnitus ist definiert als eine Tonempfindung, die nicht hervorgerufen ist durch ein simultanes mechanoakustisches oder elektrisches Signal".

Therapie

Es gibt heute sehr viele Methoden der Tinnitusbehandlung. Diese Vielzahl spiegelt allerdings auch den Mangel an gesicherten evaluierten Methoden wider. Es werden im Allgemeinen zwei Arten der Behandlung unterschieden: die somatischen und die psychologischen Therapieansätze.

Zu den **somatischen Therapieansätzen** gehören die Behandlung mit:
1. Medikamenten,
2. apparativer Geräuschstimulation,
3. Krankengymnastik,
4. Akupunktur,
5. Elektrostimulation,
6. Chirurgie und
7. Orthopädie.

Zu den **psychologischen Therapieansätzen** gehören:
1. kognitive Therapie,
2. ▶ Verhaltenstherapie,
3. ▶ Gestalttherapie,
4. ▶ Psychodrama,
5. Hypnotherapie,
6. ▶ Entspannungsverfahren,
7. ▶ Stressbewältigungstraining,
8. Tinnitusbewältigungstherapie (TBT) z. B. nach Kröner-Herwig und
9. Tinnitus-Retraining-Therapie (TRT) nach Jastreboff.

Sofortmaßnahmen

Beim akuten Tinnitus ist die **Infusionsbehandlung**, die zur Durchblutungsförderung und damit zur besseren Sauerstoffversorgung im peripheren Hörsystem führen soll, das Mittel der Wahl. Das Einatmen von reinem Sauerstoff bei Überdruck (hyperbare Sauerstofftherapie) soll eine ähnliche Funktion haben.

Obwohl diese Interventionen zur Routinebehandlung gehören, kann keine der beiden Maßnahmen als empirisch abgesichert gelten, d. h. ihre Effektivität konnte im Vergleich zu Kontrollbedingungen bzw. zum Spontanverlauf ohne Behandlung nicht nachgewiesen werden.

Epidemiologie

Nach einer repräsentativen Erhebung der Deutschen Tinnitus-Liga (DTL) sind in Deutschland ca. drei Millionen Erwachsene

(4 % der Bevölkerung) von chronischem Tinnitus betroffen, von denen zum Befragungszeitpunkt weit über zwei Drittel den Tinnitus seit über zwei Jahren wahrnehmen. Männer sind dabei häufiger betroffen und die meisten Betroffenen sind über 60 Jahre alt. Tinnitus kommt aber auch bei Kindern und Jugendlichen vor.

Die Neuerkrankungsrate liegt in Deutschland jährlich bei ca. 10 Millionen Menschen, bei ca. 340.000 geht sie in eine chronische Form über. Der chronische Tinnitus wird von 37 % nur bei Stille wahrgenommen, bei 44 % lässt sich der Tinnitus durch Umgebungsgeräusche überdecken, während er sich in 17 % der Fälle selbst durch starken Lärm nicht übertönen lässt. 9 % der chronisch Betroffenen machen sich beträchtliche Sorgen wegen des Tinnitus und 37 % fühlen sich im persönlichen Bereich beeinträchtigt.

In über der Hälfte der Fälle werden die Ohrgeräusche als hohe Töne beschrieben und sind in über zwei Drittel der Fälle Dauergeräusche. Die Analyse soziodemographischer Risikofaktoren scheint Tinnitus bei Frauen häufiger mit Schwindel und bei Männern häufiger mit Konzentrationsstörungen und Hyperakusis einherzugehen. Bestand eine ausgeprägte Schwindelsymptomatik, so war dies wiederum mit einer negativeren Grundstimmung sowie vermehrten Kopfschmerzen verbunden.

Eine Häufung einer bestimmten sozialen Schichtzugehörigkeit besteht nicht.

Verlauf

Wie sich die Tinnitussymptomatik im Längsschnitt entwickelt, wurde in einer repräsentativen prospektiven Befragung unter 70-jährigen Einwohnern Göteborgs untersucht. In einer deutschen retrospektiven Untersuchung, gaben 29 % von 137 Patienten mit chronischem Tinnitus nach fünf bis zehn Jahren an, keinen Tinnitus mehr zu haben, 31 % fanden ihn deutlich abgeschwächt, 72 % gaben einen deutlichen Gewöhnungseffekt an.

TMS

▶ Magnetstimulation, transkranielle

Todessehnsucht

▶ Suizidalität

Todeswunsch

▶ Suizidalität

Toleranz

Dr. med. Götz Berberich

Definition

Unter der Entwicklung einer Toleranz im suchtmedizinischen Sinn versteht man die Abnahme der Wirkung des Suchtmittels bei chronischer Zufuhr. Toleranz kann auf verschiedenen Ebenen begründet sein: dispositionelle Toleranz entsteht durch veränderte Resorptionskinetik, Verbreitung im Körper oder beschleunigten Metabolismus, z. B. nach Enzyminduktion; der funktionellen Toleranz liegen Adaptationsvorgänge im Zielgewebe, z. B. eine veränderte Freisetzung von Neurotransmittern zugrunde. Daneben spielen auch Lerneffekte bei der Toleranzentwicklung eine Rolle. Dem Wirkungsverlust wird häufig durch Erhöhung der konsumierten Menge entgegengesteuert.

Das Auftreten von Toleranz für eine Substanz trägt wesentlich zu deren Missbrauchs- und Abhängigkeitspotential bei. Die Entwicklung von Toleranz und von Entzugserscheinungen bei Beendigung des Suchtmittelgebrauchs sind häufig miteinander verbunden, aber nicht identisch.

T

Querverweis Krankheit
▶ Abhängigkeitssyndrom; ▶ Sucht; ▶ Alkoholabhängigkeit

Tonusverlustsyndrom

▶ Kataplexie

Totaler Schlafentzug

▶ Schlafentzugstherapie

Tourette-Störung

▶ Tourette-Syndrom, Gilles de la

Tourette-Syndrom, Gilles de la

Dipl. Psych. Walter Hauke

ICD-10/DSM-IV-TR-Klassifikation
Bei diesem Störungsbild handelt es sich um das kombinierte Auftreten von üblicherweise mehreren motorischen Tics und (mindestens einem) fokalen Tic (siehe ▶ Ticstörung). Das Tourette-Syndrom wird in ICD-10 unter F95.2 bzw. in DSM-IV-TR unter der Nummer 307.23 beschrieben. Beide Systeme stimmen in der Darstellung weitgehend überein; DSM-IV-TR weist noch darauf hin, dass speziell das Vorliegen einer Koprolalie nicht zwingend notwendig für die Diagnosevergabe ist (insgesamt nur bei 10 % der Betroffenen auffindbar).

Synonyme
Tourette-Störung

Englischer Begriff
Tourette's Syndrome

Definition

Begriffsgeschichte
Tourette-Phänomene wurden bereits im Mittelalter in Protokollen der Inquisition festgehalten und als Besessenheit gedeutet. Im 19. Jahrhundert beschrieb der französische Neurologe Georges Gilles de la Tourette zum ersten Mal das nach ihm benannte Syndrom ausführlich bei einer französischen Adeligen.

Klinik
Die Tourette-Störung weist eine Prävalenz von 0,025 % auf und beginnt üblicherweise bereits im Vorschulalter bzw. frühen Schulalter. Sie zeichnet sich neben dem kombinierten Auftreten meist mehrerer motorischer und vokaler Tics auch dadurch aus, dass einzelne Tics zeitlich variieren – also nicht durchgängig das ganze Leben bestehen – und wesentlich komplexer aufgebaut sein können als bei der einfachen Ticstörung. So kommt es z. B. zur ▶ Echopraxie (Imitieren der Handlungen anderer Personen), Palilalie (Wiederholen selbstgesprochener Wörter), Kopropraxie (Ausführungen von Bewegungen, welche in einer Kultur als anstößig gelten) und schließlich als auffälligstes Symptom zur Koprolalie (Ausstoßen von Worten, welche in einer Kultur als aggressiv oder obszön empfunden werden). Vor allem dieses letzte Einzelsymptom wird von der Umgebung der Betroffenen oft als ausgesprochen provokant empfunden. Darüber hinaus ist das Tourette-Syndrom häufig mit einzelnen Zwangssymptomen kombiniert (siehe ▶ Zwangsstörung).
Ätiologisch werden wie bei den Ticerkrankungen Basalganglienanomalien diskutiert (Verdacht einer Störung der Balance von Dopamin und Serotonin).

Therapie

pharmakologisch
Therapie der Wahl sind ▶ Neuroleptika klassischer Art, allerdings weit unterhalb der üblichen psychiatrischen Wirkschwelle: z. B.

▶ Haloperidol von 0,25 bis zu 4 mg pro Tag.
▶ Atypische Neuroleptika können ebenfalls wirksam sein, ebenso ▶ Tiaprid.

psychotherapeutisch
Zentralnervös beruhigende Techniken wie ▶ Entspannungsverfahren und ▶ Biofeedback können teilweise wirksam sein; bemerkenswert ist, dass Tourette-Patienten bei intensiver Befassung mit einer von ihnen geschätzten Tätigkeit (z. B. mehrere Stunden lang dauerndes Spielen eines Instruments) keinerlei Symptome aufweisen, ohne dass dies einer aktiven Anstrengung zur Symptomunterdrückung bedürfte.

Sofortmaßnahmen
Siehe Therapie.

Toxikophobie

▶ Multiple chemische Sensibilität (MCS)

Toxikopiebedingte Erkrankung

▶ Multiple chemische Sensibilität (MCS)

Toxische Überdosierung

▶ Intoxikation

Training sozialer Kompetenz

▶ Selbstsicherheitstraining

Trainingsaufgaben

▶ Hausaufgaben, therapeutische

Trait-Marker

▶ Marker, biologische

Trance

▶ Hypnose

Tranquilizer

Dr. med. Peter Zwanzger

Synonyme
Anxiolytika; Beruhigungsmittel

Definition
Unter dem Begriff Tranquilizer werden Substanzen mit anxiolytischen und sedierenden Wirkkomponenten subsumiert. Viele Tranquilizer weisen auch eine schlafinduzierende Wirkung auf.

Volltext
1946 wurde mit dem Carbaminsäurederivat Meprobamat der erste Tranquilizer entwickelt. Ursprünglich war man damals auf der Suche nach einem möglichst langfristig wirkenden Muskelrelaxans gewesen. Erst viel später wurde die angstlösende und sedative Wirkung von Meprobamat als therapeutische Eigenschaft entdeckt. Heute ist die Substanz wegen ihres hohen Abhängigkeitspotentials obsolet.

Die heute am weitesten verbreitete und am häufigsten eingesetzte Substanzgruppe der Tranquilizer sind die Benzodiazepine. Klassischerweise werden Benzodiazepine unter Berücksichtigung der Halbwertszeit in unterschiedliche Gruppen eingeteilt:

- Benzodiazepine mit **langer Halbwertszeit** und lang wirksamen aktiven Metaboliten wie z. B. Diazepam (z. B. Valium), Chlordiazepoxid (z. B. Librium),

T

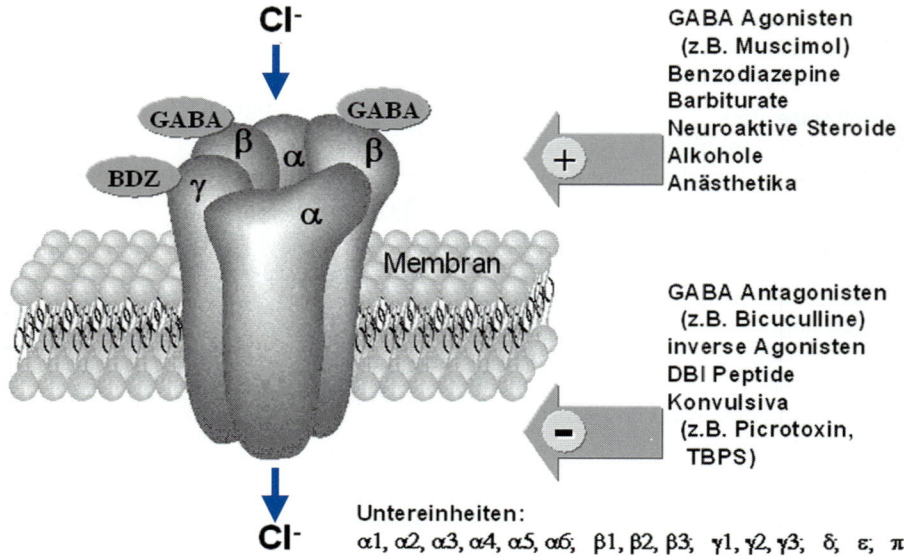

Tranquilizer. Abb. 1 Pharmakologie des GABA$_A$-/Benzodiazepinrezeptors.

Dikaliumclorazepat (z. B. Tranxilium), Prazepam (z. B. Demetrin), Lormetazepam (z. B. Noctamid);

- Benzodiazepine mit **mittlerer bis kurzer Halbwertszeit und aktiven Metaboliten**: Alprazolam (z. B. Tafil), Bromazepam (z. B. Normoc), Clotiazepam (z. B. Trecalmo);
- Benzodiazepine mit **mittlerer bis kurzer Halbwertszeit ohne aktive Metaboliten**: ▶ Lorazepam (z. B. Tavor), Oxazepam (z. B. Adumbran);
- Benzodiazepine mit **ultrakurzer Halbwertszeit**: Triazolam (z. B. Halcion).

Darüber hinaus wurden in den letzten Jahren zunehmend neue Substanzen entwickelt wie z. B. das Cyclopyrrholon Zopiclon (z. B. Ximovan) und das Imidazopyridin Zolpidem (Stilnox). Obwohl beide Substanzen keine Benzodiazepine sind, binden auch sie am GABA$_A$-/Benzodiazepinrezeptorkomplex.

Beide Substanzen werden nur als ▶ Hypnotika eingesetzt.

Des Weiteren werden folgende Substanzen als Tranquilizer eingesetzt: Diphenylmethanderivate (wie z. B. Hydroxizin), ▶ Antidepressiva und ▶ Neuroleptika. Die ▶ Barbiturate, die in niedriger Dosierung ebenfalls angslösend und beruhigend wirken, sind im Alltag obsolet geworden.

In den vergangenen Jahren ist die Substanzgruppe der Tranquilizer teilweise zu Unrecht in die Kritik geraten und wird häufig als Synonym für abhängig machende Beruhigungsmittel mit fraglicher therapeutischer Relevanz gebraucht. Diese Einschätzung resultiert im Wesentlichen aus dem zu Recht in die Kritik geratenen unkritischen Einsatz von Benzodiazepinen ohne oder mit nur fraglicher Indikation und ohne zeitliche Begrenzung. Wichtig für den Einsatz von Tranquilizern ist daher eine genaue Indikationsstellung, kontinuierliche ärztliche Betreuung sowie eine klare zeitliche Begrenzung, unter deren Berücksichtigung das Auftreten von Missbrauch und Abhängigkeit als begrenzt angesehen werden kann.

Transference

▶ Übertragung

Transfert

▶ Übertragung

Transplantationsmedizin

▶ Organtransplantation

Transsexualismus

▶ Transsexualität

Transsexualität

PD Dr. Dipl. Psych. Dieter Wälte
Dipl. Psych. Miriam Stein

ICD-10/DSM-IV-TR-Klassifikation
ICD-10: F64.0; DSM-IV-TR: 302.85.

Synonyme
Geschlechtsidentitätsstörung; Transsexualismus

Englischer Begriff
Transsexualism; Gender identity disorder (GID)

Definition
Aus der fehlenden Übereinstimmung zwischen Geschlechtsidentität und biologischem Geschlecht resultierender Wunsch als Angehöriger des Gegengeschlechts zu leben.

Transsexualität zeichnet sich aus durch die konstante und vollständige Identifikation mit dem anderen Geschlecht und die Ablehnung gegenüber den eigenen geschlechtsspezifischen biologischen Merkmalen. Hieraus resultieren der Wunsch nach einem dauerhaften Geschlechtswechsel, d. h. nach hormonellen und chirurgischen geschlechtstransformierenden Maßnahmen, und einer Namens- und Personenstandsänderung, um so die volle soziale und juristische Anerkennung im Gegengeschlecht zu erlangen. Die Betroffenen tragen Kleidung des anderen Geschlechts, im Gegensatz zum Transvestitismus jedoch ohne sexuelle Motivation.

Die Prävalenz wird bei Mann-zu-Frau-Transsexuellen auf 1 : 40000, bei Frau-zu-Mann-Transsexuellen auf 1 : 100.000 geschätzt. Die sexuelle Orientierung ist bei Mann-zu-Frau-Transsexuellen meist auf Männer, bei Frau-zu-Mann-Transsexuellen auf Frauen gerichtet, daneben existieren auch Personen mit als „homosexuell" erlebter Partnerorientierung sowie asexuelle Transsexuelle. Die Diagnose des Transsexualismus kann erst in der späten Adoleszenz gestellt werden, da die Geschlechtsidentitätsbildung in der Pubertät häufig noch nicht abgeschlossen ist.

Therapie
Das transsexuelle Syndrom ist psychotherapeutischen Interventionen nur in den seltensten Fällen zugänglich, so dass in der Regel eine mehrere Jahre dauernde Anpassung an das Gegengeschlecht als Therapievorgehen indiziert ist. Diese Anpassung

T

umfasst im ersten Schritt eine gegenüber dem Wunsch nach Geschlechtsumwandlung neutrale ▶ Psychotherapie sowie eine einjährige Phase der Betreuung und Beobachtung. Ziel ist hierbei die Überprüfung, inwieweit der transsexuelle Wunsch konstant bleibt. Der „Alltagstest" als zweiter Schritt erfordert vom Betroffenen, mindestens ein Jahr in der Rolle des erlebten Geschlechts seinen Alltag zu bewältigen. Im dritten Schritt kann mit der Hormonmedikation begonnen werden, die als weitere Voraussetzung für den letzten Schritt, die irreversible Transformationsoperation gilt. Eine Weiterbetreuung auch nach dem chirurgischen Eingriff hat sich als wichtig erwiesen.

In Katamneseuntersuchungen geben über 75 % der Betroffenen an, die Behandlung habe zu einer Linderung von Leiden und einer Verbesserung der Zufriedenheit geführt (The Wessex Institute 1998, Evidenzstufe 1a, EBM).

Nach dem 1980 verabschiedeten Transsexuellen-Gesetz (TSG; BGBl 1: 1654) können Transsexuelle beim zuständigen Amtsgericht eine Namens- und Personenstandsänderung beantragen. Voraussetzungen hierfür sind zwei voneinander unabhängig erstellte ärztliche Gutachten; der Patient darf nicht verheiratet sein und muss sich bereits einer die äußeren Geschlechtsmerkmale verändernden Operation unterzogen haben.

Sofortmaßnahmen

Sofortmaßnahmen sind in der Regel nicht anzuwenden. Vielmehr muss sich der Therapeut auf eine langfristige Begleitung des Patienten einstellen.

Transtheoretisches Modell des Veränderungsprozesses

▶ Veränderungsprozessmodell

Trauerreaktion

▶ Anpassungsstörung

Trauerreaktion, pathologische

Dr. med. Christine Norra

Synonyme

Abnorme, atypische oder komplizierte Trauerreaktion

Definition

Von der normal erlebten (Jaspers 1913) kulturspezifischen Trauerbewältigung (ICD-10: Z63.4 Tod eines Partners oder Ehegatten) abweichende Reaktion bezüglich Dauer, Intensität und Quantität der Symptome mit Beeinträchtigung der sozialen Funktionen und Interferenz von somatischen und psychischen Symptomen.

Störungsaspekt

„▶ Anpassungsstörung" gemäß ICD-10 (F43.22–F43.25) oder „Längere depressive Reaktion" bei heftiger und über sechs Monaten anhaltender Trauerreaktion (ICD-10: F43.21).

Volltext

Als Trauer wird ein Syndrom bezeichnet, das durch den Tod einer nahe stehenden Person oder eines emotional besetzten Objekts (z. B. auch Verlust von Besitz, Position oder Selbstbild) ausgelöst wird. Im Gegensatz zur unmittelbaren unkomplizierten Trauerreaktion (Stadien des Schocks, Beschäftigung mit Verlust, Resolution, nach Brown u. Stoudemire 1983) wird die pathologische oder komplizierte Trauerreaktion jeglicher Dauer als eine durch ein life event ausgelöste depressive Reaktion bei zunehmender abnormer Überidentifizierung und Ambivalenz mit dem Verstorbenen, Schuldvorwürfen, Gereiztheit, Ablehnung von Beistand angesehen.

Trauma

Dr. phil. Dipl. Psych. Klaus Hartmann

Synonyme
Traumatisches Erleben; Traumatisches Ereignis; Traumatisierung; Psychisches Trauma

Definition
Allgemein: Eine Gewalteinwirkung auf den Körper, welche eine Verletzung verursacht, oder eine durch Vernachlässigung oder äußere Gewalteinflüsse verursachte psychische Erschütterung, die sich negativ auf das psychische Befinden und die weitere psychosoziale Entwicklung der Person auswirkt.

Im Rahmen einer ▶ posttraumatischen Belastungsstörung (PTBS): Ein beobachtetes oder erlebtes objektiv schweres Ereignis, das den tatsächlichen oder drohenden Tod oder eine ernsthafte Verletzung oder eine Gefahr der körperlichen Unversehrtheit der eigenen Person oder anderer Personen beinhaltet und eine tiefgreifende verstörende, psychisch nicht zu integrierende Erfahrung hinterlässt.

Störungsaspekt
Eine intensiv erlebte oder beobachtete Situation (traumatisches Ereignis), welche die individuellen ▶ Bewältigungsstrategien der betroffenen Person deutlich überfordert, ist häufig die Grundlage einer emotionalen Störung, die eine ▶ akute Belastungsreaktion oder eine posttraumatische Belastungsstörung (PTBS) zur Folge haben kann. Dabei ist die PTBS nur eine der möglichen Folgereaktionen auf z. B. ▶ sexuellen Missbrauch, Vergewaltigung, Kriege, Katastrophen aller Art, Diagnosen von Krankheiten oder andere außergewöhnliche Gewalt- oder ▶ Stress-Situationen. Weit häufiger treten jedoch andere psychische Störungen und Probleme einzeln oder in Kombination auf, z. B. ▶ Depressionen, ▶ Angststörungen, Partnerprobleme, ▶ Substanzenmissbrauch, ▶ sexuelle Störungen, ▶ somatoforme Störungen.

Volltext
Historisch gesehen wurde der vorwiegend in der Chirurgie verwendete Begriff „Trauma" (Wunde, Verletzung) in Frankreich ab Mitte des 19. Jahrhunderts im Rahmen der ▶ Psychotherapie bzw. Psychopathologie verwendet, in dem bestimmte hysterische Symptome auf vorangegangene psychische Traumata zurückgeführt wurden. Dieser Zusammenhang wurde von Jean-Martin Charcot (1887), der die traumatische Vorgeschichte einer Patientin als Ursache für ihre hysterischen Symptome bezeichnete, zum ersten Mal systematisch untersucht. Sein Schüler Pierre Janet beschrieb in seiner Arbeit „L'automatisme psychologique" (1889) die Auswirkung von Traumata auf die Gedächtnisleistung und bezeichnete hysterische Symptome als vom Bewusstsein dissoziierte Fragmente einer traumatischen Erinnerung, welche der sprachlichen Erinnerung nicht zugänglich seien, sich aber durch somatische Symptome und Reinszenierung im Verhalten ausdrücken. In Deutschland führte Hermann Oppenheim 1889 den Begriff „traumatische Neurose" in die Psychiatrie ein und vertrat damit die Auffassung, dass Schreck- und Schockerlebnisse im Rahmen von Unfällen molekulare Störungen im ZNS verursachen können, die dann zu „traumatischen Neurosen" führen. Während des Ersten Weltkriegs entbrannte ein Expertenstreit darüber, ob traumabedingte Störungen als Krankheit, Charakterschwäche oder Simulation bewertet werden oder nicht. Eine Reihe von prominenten Psychiatern – sowohl englische wie deutsche – sprachen vor allem den „Kriegsneurosen" die traumatische Ursache ab und stempelten die Betroffenen als Nervenschwächlinge oder Psychopathen (z. B. Gaupp, Nonne, Stier, Seelert, Yealland), oder sie unterstellten den „Ren-

T

tenneurotikern" ausschließlich eine asoziale oder ethisch minderwertige Herkunft (z. B. Bonhoeffer, His, Panse). Selbst Oppenheim revidierte vorübergehend seine Doktrin, um sie dann aufgrund umfangreicher Erfahrungen mit Kriegsopfern wieder aufzunehmen. Trotz heftigster Anstrengungen konnte Oppenheim seine Auffassung nicht durchsetzen, seine Kritiker schafften es, die „traumatische Neurose" quasi zu liquidieren und stattdessen die Traumaopfer als „Hysteriker" (männliche ▶ Hysterie) zu etikettieren.

Im Wesentlichen führten die Auseinandersetzungen zu zwei theoretischen Grundpositionen, die bis heute konkurrieren:

- Traumabedingte Störungen gelten als eigenständige Krankheiten und sind damit entschädigungswürdig (Unfallversicherungen, Kriegsrente, Wiedergutmachungszahlungen).
- Traumabedingte Störungen bilden sich von allein zurück, falls nicht, fallen sie eher in den Bereich der ▶ Hysterie, der ▶ Psychopathie oder sind durch zu erwartenden ▶ Krankheitsgewinn motiviert.

Trotz dieser historisch nachweisbaren Spur der Störungen, die wir heute mit der Diagnose „Posttraumatische Belastungsstörung" versehen, kam erst in den 60er Jahren eine Entwicklung in Gang, die zunehmend eine Akzeptanz des Krankheitswerts dieser Störungskategorie vorbereitete. Die maßgeblichen Impulse hierfür lieferten eine Reihe von Konferenzen und Symposien zu den Traumafolgen z. B. des Holocaust, der Folterungen von Kriegsgefangenen während des Koreakriegs und des Atombombenabwurfs auf Hiroshima sowie die zahlreichen Untersuchungen zu den Traumafolgen bei Vietnamveteranen in den 70er Jahren.

Zunächst waren es die besonders extremen und eindrucksvollen Ereignisse, die als Ursache für Folgestörungen untersucht und akzeptiert wurden, wobei die privaten und weniger spektakulären Traumata als

verantwortliche Krankheitsursache lange Zeit unterbewertet blieben. Erst Anfang der 70er Jahre, als Krystal und Niederland die weitaus häufiger anzutreffenden Traumasituationen – die traumatisierenden Bedingungen innerhalb der Familie während der Kindheit – in das Blickfeld der moderneren Psychiatrie und Psychotherapie rückten, löste sich die strenge Fokussierung auf extreme Traumata auf. Der weitere Fortschritt der Traumageschichte bedurfte erst einer gesellschaftlichen Neuorientierung, um von Forschung und Wissenschaft ernst genommen zu werden: Ab Mitte der 70er Jahre befassten sich die immer stärker werdenden Frauenbewegungen mit den Folgen der innergesellschaftlichen Gewalt gegen Frauen und entzogen damit diesem Problemfeld der innerfamiliären Gewalt den privaten Schleier. In den anschließenden 80er Jahren wurde schließlich die Inzestproblematik Gegenstand der Forschung, und durch die wegweisende Prävalenzstudie von Diana Russel (1986) konnte auch der sexuelle Kindesmissbrauch in der Gesellschaft in das Zentrum der Aufmerksamkeit gerückt werden. Allerdings dauerte es bis zum Erscheinen des DSM-III-R (1987), bis dieser Gesichtspunkt in die Diagnostikmanuale integriert wurde. Damit war die Vorstellung, dass ein bestimmtes Ereignis eine Traumatisierung der Psyche bewirkt und damit für die Folgeerkrankungen verantwortlich ist und nicht etwa eine vorherige psychische Störung oder Eigenart des Betroffenen, wieder in die Psychotherapie zurückgekehrt.

Trotz aller Forschung ist bis heute nicht ausreichend geklärt, warum nicht alle Betroffenen, die ein gleiches oder vergleichbares belastendes Erlebnis hatten, eine posttraumatische Belastungsstörung ausbilden, die Mehrzahl sogar „nur" vorübergehende psychische Störungen wie beispielsweise ▶ Depressionen, ▶ Anpassungsstörungen, verschiedene Arten von Angststörungen.

Die Prävalenzangaben sind je nach Studie und Population unterschiedlich und weisen eine zum Teil erhebliche Streuung auf, siehe Tabelle 1.

Übereinstimmung besteht weitgehend darin, dass psychische Traumatisierung durch bestimmte Ereignisse bewirkt werden können, wobei zwischen Traumatisierungen, die durch Menschen erfolgt sind (**manmade disasters**) und solchen, die durch technische oder natürliche Katastrophen hervorgerufen wurden (**natural disasters**), unterschieden wird (Tabelle 2).

Eine weitere Einteilung traumatischer Ereignisse orientiert sich an zeitlichen Kriterien; so unterscheidet z. B. Terr (1989) **Traumata vom Typ I** (meist akute Lebensgefahr, Plötzlichkeit und Überraschung) von **Traumata vom Typ II** (z. B. Serien verschiedener traumatischer Einzelereignisse, geringe Vorhersagbarkeit der weiteren Traumatisierungen) (Tabelle 3).

Hinsichtlich der verschiedenen Arten von Traumatisierungen und der unterschiedlichen Dauer bzw. Wiederholungen (Retraumatisierungen) hat sich gezeigt, dass einerseits die willentlich durch Menschen verursachten Traumatisierungen und andererseits die zeitlich länger dauernden Typ-II-Traumata in vielen Fällen zu stärker beeinträchtigenden und chronischen psychischen Folgestörungen führen können als die anderen Formen. Des Weiteren haben Traumatisierungen im Kindes- und Jugendalter in weit stärkerem Maß als bei Erwachsenen negative Auswirkungen auf die Persönlichkeitsentwicklung. So ließen sich

Trauma. Tab. 1 Prävalenz traumatisierender Ereignisse.

Art der traumatisierenden Ereignisse	Lebenszeitprävalenz nach Trauma in %
Vergewaltigung	50
Sexueller Missbrauch in der Kindheit	30
Andere Gewaltverbrechen	25
Kriegsopfer	20
Verkehrsunfälle	10–20
Zeuge von Unfällen, Gewalt	2–3
Körperliche Gewalt	1–2
Allgemeinbevölkerung	1–7

Trauma. Tab. 2 Übersicht psychische Traumata und technische/natürliche Katastrophen.

Durch Menschen bedingte Traumatisierung, z. B.:	Technische oder natürliche traumatische Ereignisse, z. B.:
sexuelle Gewalt, Vergewaltigung	Naturkatastrophen (z. B. Erdbeben, Überschwemmungen)
sexueller Missbrauch in der Kindheit	technische Katastrophen (z. B. Chemieunfälle)
andere Gewaltverbrechen	Arbeitsunfälle (z. B. Grubenunglücke)
Gefangenschaft, Geiselhaft, Folter	Verkehrsunfälle (z. B. Zugunglücke, Massenkarambolagen)
traumatischer Verlust	berufsbedingte Extrembelastungen (z. B. Militär, Polizei, Feuerwehr)
Zeuge von Unfällen, Gewalt	bedrohliche Krankheiten

Trauma. Tab. 3 Übersicht Typ I Trauma und Typ II Trauma.

Kurz dauernde traumatische Ereignisse (Typ-I-Traumata), z. B.:	Länger dauernde, wiederholte traumatische Ereignisse (Typ-II-Traumata), z. B.:
Naturkatastrophen (z. B. Erdbeben, Überschwemmungen)	Geiselhaft, Kriegsgefangenschaft
Unfälle (Arbeitsunfälle, Verkehrsunfälle)	wiederholte Folter
kriminelle Gewalt (Überfälle, Schusswechsel, Vergewaltigung)	wiederholte sexuelle oder körperliche Gewalt (Kindesmissbrauch), wiederholte Vergewaltigungen

T

beispielsweise bei ▶ Borderline-Störungen in über 70 % der Fälle körperliche und/oder sexualisierte Gewalt in den Vorgeschichten nachweisen.

Traumatische Ereignisse können zwischenmenschliche Beziehungen und die Bindungen an Familie, Freunde, Partner und Nachbarn nachhaltig schädigen und das Selbstbild sowie das Wertesystem, das der menschlichen Erfahrung Sinn verleiht, anhaltend erschüttern. In der Umgangssprache wird ein Ereignis häufig vorschnell als „traumatisierend" bezeichnet, und dieser Begriff wird vielfach nicht richtig angewendet: Ein psychisches Trauma ist in der Fachsprache der Psychologie ein tiefgreifendes Erlebnis, das den Rahmen der persönlichen Erfahrung des Betroffenen sprengt und die psychischen und biologischen Bewältigungsmechanismen des Menschen überfordert. Traumatische Ereignisse bedrohen das Leben oder die körperliche Unversehrtheit und versetzen den Betroffenen in extreme Hilflosigkeit und Angst.

Traumatische Ereignisse gelten als außergewöhnliche Vorkommnisse und sind nicht deshalb außergewöhnlich, weil sie selten sind, sondern weil sie die normalen Anpassungsstrategien des Menschen überfordern.

Traumatisches Ereignis

▶ Trauma

Traumatisches Erleben

▶ Trauma

Traumatisierung

▶ Trauma

Trichoklastie

▶ Trichotillomanie

Trichomanie

▶ Trichotillomanie

Trichotillomanie

Dipl. Psych. Walter Hauke

IDC-10/DSM-IV-TR-Klassifikation
Trichotillomanie ist das zwanghafte Ausreißen von Körperhaaren und wird unter die ▶ Impulskontrollstörungen eingereiht. Dieses Störungsbild findet sich in ICD-10 unter F63.3 bzw. in DSM-IV-TR unter der Nummer 312.39. DSM-IV-TR betont den Unterschied von Trichotillomanie (Reaktion auf eher diffuse Befindlichkeitsstörung) und ▶ Zwangsstörung (Reaktion auf als belastend empfundene ▶ Zwangsgedanken bzw. rigide zu befolgende Regeln); außerdem hebt es den oftmals gegebenen phasischen Verlauf dieses Symptombilds hervor.

Synonyme
Haarrupfsucht; Haarausreißen; Trichoklastie; Trichomanie

Englischer Begriff
Trichotillomania

Definition
Begriffsgeschichte
Antike Quellen (Homer, Altes Testament) legen bereits das Ausreißen von Haaren als Antwort auf emotionale Belastung nahe; geprägt wurde der Begriff von Hallopeau (1894) nach der Beschreibung eines psychisch erkrankten jungen Mannes, der sich alle Körperhaare ausgerissen hatte.

Klinik

Von Trichotillomanie betroffene Personen reagieren auf emotionale Spannungszustände mit dem Ausreißen einzelner Haare oder ganzer Haarbüschel, so dass sichtbarer Haarverlust entsteht bis hin zum Extrem der völligen Kahlheit. Die Art der emotionalen Auslöser ist variabel und reicht von klar bewussten Missemotionen wie Wut oder Trauer bis hin zu Langeweile; übereinstimmend wird beschrieben, dass sich nach dem Ausreißen des Haars Erleichterung und Beruhigung einstellt. Die Betroffenen behaupten überwiegend, beim Haareausreißen keine Schmerzen zu empfinden, sondern im Gegenteil eher angenehme Sensationen. Die Patienten berichten, dass ihre Störung die Reaktion auf situativ variierende Spannung darstellt; es liegt also keine Daueranspannung wie z. B. bei ▸ Borderline-Störungen vor. Viele, aber nicht alle der Betroffenen versuchen, die Folgen ihrer Störung mit verschiedenen Manövern zu verdecken, z. B. Tragen von Mützen, Zusammenbinden der Haare, Tragen von Perücken etc. Der Störungsbeginn liegt übereinstimmend beim Eintreten der Pubertät. Trichotillomanie wird als eine Variation von Impulskontrollstörung begriffen, zusammen mit Störungsbildern wie etwa Nägelbeißen etc.

Therapie

pharmakologisch

Es gibt Erfahrungen (kasuistisch), dass sich wie bei anderen Störungen der Impulskontrolle neben ▸ trizyklischen Antidepressiva auch ▸ Lithium, Carbamazepin und ▸ Serotonin-Wiederaufnahmehemmer als effektiv erweisen. Insgesamt gilt die Wirksamkeit einer solchen Behandlung als umso größer, je ausgeprägter die Komorbidität mit klinischen Syndromen wie Angst und ▸ Depression ist.

psychotherapeutisch

Von den verschiedenen verhaltenstherapeutischen Behandlungsmöglichkeiten scheint sich das Training von unvereinbaren Alternativreaktionen („habit reversal") zu bewähren; im Rahmen von multimodalen Verhaltenstherapieansätzen (stationär) kommt in neuester Zeit eine Kombination von Maßnahmen zur Wahrnehmungsförderung und anschließend Durchführung von Expositionsmaßnahmen (ähnlich wie bei Zwangsstörungen) zum Einsatz. Die Effektivität dieser Ansätze ist aber noch nicht hinreichend untersucht.

Bewertung und Wirksamkeit

Trotz unbefriedigender Datenlage scheinen kognitiv-behaviorale Therapie und/oder Pharmakotherapie (▸ Clomipramin und ▸ SSRI) wirksam zu sein.

Triebhaftes Stehlen

▸ Kleptomanie

Trigger

▸ Auslöser

Trimipramin

Dr. med. Peter Zwanzger

Medikamentengruppe

Trizyklisches Antidepressivum

Produktnamen

Herphonal,   Trimipramin-neuraxpharm, Stangyl

In Deutschland zugelassene Indikationen

Depressive Syndrome, ▸ Schlafstörungen, chronische Schmerzsyndrome.

T

Pharmakokinetik

Die Halbwertszeit beträgt 20–23 Stunden, maximale Plasmakonzentrationen werden nach zwei bis drei Stunden erreicht. Die Bioverfügbarkeit liegt bei 40 %, die Plasmaproteinbindung bei 95 %. Die Ausscheidung erfolgt überwiegend renal.

Dosierung

Bei depressiven Verstimmungen 25–150 mg täglich, bei schweren depressiven Zuständen bis 400 mg täglich möglich; Therapie des chronischen Schmerzes beginnend mit 50 mg täglich bis auf eine mittlere Tagesdosis von 150 mg; bei älteren Patienten geringere Dosis; Infusionen und i. m.-Injektionen sind möglich.

Kontraindikationen

Akute Alkohol-, Schlafmittel-, Analgetika- und Psychopharmakaintoxikationen, Harnverhalt, Engwinkelglaukom, akutes ▶ Delir, schwere Überleitungsstörungen.
Anwendungsbeschränkung bei Prostatahypertrophie, schwere Leber- und Nierenschäden, erhöhte Krampfbereitschaft, kardiale Vorschädigung, Kombination mit ▶ MAO-Hemmern, Prostatahyperplasie ohne Restharnbildung, Rückbildungsstörungen. Strenge Indikationsstellung in Schwangerschaft und Stillzeit.

Nebenwirkungen

Besonders zu Beginn der Behandlung Mundtrockenheit, Müdigkeit, Tachykardien, Akkomodationsstörungen, Benommenheit, Schwindel und Obstipation, zudem Unruhe, ▶ Schlafstörungen, Harnverhalt, Blutdrucksenkung, Stimmungsschwankungen, Verwirrtheitszustände insbesondere bei älteren Patienten, Reizleitungsstörungen, Blutbildveränderungen, in Einzelfällen Syndrom der inadäquaten ADH-Sekretion.

Wechselwirkungen

Guanetidin und Clonidin (blutdrucksenkende Wirkung abgeschwächt), Katecholamine (sympathomimetische Wirkung verstärkt), ▶ Anticholinergika (anticholinerge Wirkung verstärkt), Alkohol (zentraldämpfende Wirkung verstärkt), ▶ Neuroleptika (erhöhte Plasmakonzentration des ▶ Antidepressivums, verstärkte Sedierung), Antiarrhythmika vom Chinidin-Typ (verstärkte Erregungsleitungsstörungen), Cimetidin (erhöhte Plasmakonzentration des Antidepressivums), bei gleichzeitiger oder vorausgegangener Anwendung von ▶ Serotonin-Wiederaufnahmehemmern Anstieg der Plasmakonzentration von Trimipramin möglich.

Wirkmechanismus

Trimipramin beeinflusst nur unwesentlich die Noradrenalin- und Serotoninwiederaufnahme. Es bestehen anticholinerge und Alpha 1-antagonistische Effekte. Darüber hinaus besteht eine histaminantagonistische Wirkkomponente, zudem wurden schwache dopaminantagonistische Effekte beschrieben.
Trimipramin hat aufgrund seiner Histaminrezeptorblockade eine stark sedierende Wirkung. Insgesamt ähnelt Trimipramin dem Wirkspektrum anderer ▶ trizyklischer Antidepressiva; es wird jedoch ein geringeres anticholinerges Nebenwirkungsprofil vermutet. Trimipramin gehört zu den wenigen ▶ Antidepressiva, unter denen es nicht zu einer ▶ REM-Schlaf-Reduktion kommt.

Trinken, kontrolliertes

Dr. med. Götz Berberich

Synonyme

Kontrollierter Alkoholkonsum

Definition

Neben der Kontrolle der Menge des Alkoholkonsums bei nicht-abhängigen Personen wird unter kontrolliertem Trinken im suchttherapeutischen Sinn ein ▶ Therapieziel verstanden. Der Patient mit einem missbräuchlichen oder abhängigen Konsumverhalten soll danach lernen, auch ohne Abstinenzforderung seinen Alkoholkonsum in gesundheitlich unbedenklichen Grenzen zu halten.

Störungsaspekt

Bei der ▶ Alkoholabhängigkeit motiviert weniger der soziale Druck zum Trinken; es wird vielmehr die Wirkung des Alkohols gesucht (Spannungsreduktion, Rausch, Vermeidung von Entzugssymptomen etc.). Daher erscheint das kontrollierte Trinken, bei dem diese Wirkung definitionsgemäß nicht eintritt, bei der Therapie der Alkoholabhängigkeit von vornherein weniger erfolgversprechend als bei der Behandlung des Alkoholmissbrauchs (schädlicher Gebrauch).

Volltext

Alkoholabstinenz wird als notwendige, wenngleich selbstverständlich nicht hinreichende Bedingung bei der Therapie der Alkoholabhängigkeit gesehen (siehe auch ▶ Suchttherapie). Nicht zuletzt die ▶ Verhaltenstherapie postulierte die Möglichkeit des „Verlernens" des missbräuchlichen Umgangs mit Alkohol im Sinne einer Verhaltensmodifikation mit dem Ziel der Kontrolle über einen begrenzten Konsum. Vor allem Patienten mit Alkoholmissbrauch scheinen von dieser Therapiestrategie zu profitieren, zumal man bei diesen auch eher von der Fähigkeit zur Unterbrechung von Alkoholexzessen, ausreichender sozialer Kompetenz und Verstärkung ausgehen kann. Bei abhängigen Trinkern dagegen ist das Ziel der völligen Abstinenz im Allgemeinen leichter zu erreichen, während der Versuch des kontrollierten Trinkens meist entweder doch in Abstinenz oder in einen Rückfall in die Abhängigkeit mündet.

Trinken, soziales

Dr. med. Götz Berberich

Synonyme

Sozialer Alkoholkonsum; Sozial-konvivialer Alkoholkonsum

Definition

Unter sozialem Trinken versteht man den Konsum von Alkohol im gesellschaftlichen Rahmen mit unterschiedlich starr festgelegten Trinkregeln und unter einer mehr oder weniger ausgeprägten sozialen Kontrolle.

Störungsaspekt

In zahlreichen Studien wurde eine Korrelation zwischen soziokulturellen Faktoren und der Prävalenz von ▶ Alkoholabhängigkeit beschrieben. Dabei spielen nicht zuletzt Lernprozesse, wie ▶ Habituation oder Modell-Lernen eine Rolle. Allerdings erklären soziokulturelle Faktoren allgemein und das soziale Trinken im Besonderen beim Einzelnen nicht die Entwicklung von ▶ Alkoholmissbrauch oder -abhängigkeit, sondern stellen hierfür nur die Rahmenbedingungen dar.

Volltext

Soziales Trinken kann mehrere Funktionen erfüllen: Beim rituellen Konsum wird Alkohol als Teil eines sakralen Ritus oder einer säkularen Zeremonie zu sich genommen, etwa um einen Erfolg oder ein Jubiläum zu „begießen" oder im Rahmen eines Trinkspruchs. Das sozial-konviviale Trinken unterliegt keinem strengen Zeremoniell und damit auch einer geringeren, aber noch gegebenen sozialen Kontrolle. Dieses Gesellschaftstrinken folgt zum Teil tradierten Trinksitten, aber auch ohne diese kann sich der Einzelne einem sozialen Druck zum Alkoholkonsum ausgesetzt fühlen. Etwa ein Fünftel der Bevölkerung konsumieren Alkohol nur unter gesellschaftlichem Druck, während sie ansonsten abstinent leben.

T

Trisomaler dysmorpher Schwachsinn

▶ Down-Syndrom

Trisomie 21

▶ Down-Syndrom

„Trockenheit"

Dr. med. Götz Berberich

Synonyme
Alkoholabstinenz

Definition
Gelingt es einem Alkoholkranken nach therapeutischen Maßnahmen oder spontan den Alkoholkonsum zu beenden und die Abstinenz aufrechtzuerhalten, spricht man von „Trockenheit". Ein „trockener Alkoholiker" bleibt im Prinzip lebenslang rückfallgefährdet. Oft kann die „Trockenheit" nur unter schützenden Bedingungen aufrechterhalten werden, was sich in ICD-10 abbilden lässt: So kann ein Alkoholkranker (vorerst) nur in beschützender Umgebung (Krankenhaus, Fachklinik, Gefängnis) „trocken" bleiben (F10.21) oder während der Behandlung mit Medikamenten (z. B. ▶ Acamprosat) gegen die Abhängigkeitserkrankung (F10.22).

Querverweis Krankheit
▶ Alkoholabhängigkeit; ▶ Entzug

Trugwahrnehmung

▶ Halluzination

Tryptaminderivate

▶ Intoxikation, LSD

Tryptophan als Schlafmittel

Dr. med. Peter Zwanzger

Synonyme
L-5-Hydroxytryptophan (Oxytryptan)

Definition
Bei L-Tryptophan sowie L-5-Hydroxytryptophan (Oxytryptan) handelt es sich um so genannte Aminpräkursoren, die im Aminosäurenmetabolismus die Vorstufen von Dopamin darstellen. Die therapeutische Strategie bei der Verabreichung von solchen Präkursoren liegt in der Behebung des vermuteten Monoamindefizits. Da Serotonin selbst nicht in der Lage ist, die Blut-Hirn-Schranke zu durchdringen, wurde zur Steigerung der zentralnervösen Serotoninsynthese die Gabe von L-Tryptophan als sinnvoll erachtet. Man versprach sich dadurch in früheren Studien antidepressive Effekte. Diese Effekte konnten aber bislang nicht reproduziert werden. Auch wurde L-Tryptophan eine mögliche Wirkung in der Behandlung von hypnotikaresistenten Insomnien zugeschrieben. **Die Behandlung mit L-Tryptophanhaltigen Arzneimitteln gilt aber heute als obsolet.** Die Substanz wurde mittlerweile **aus dem Handel genommen**. Grund hierfür war das so genannte Eosinophilie-Myalgie-Syndrom, welches erstmals 1989 in Zusammenhang mit der Einnahme von L-Tryptophan beschrieben wurde. Nach Einnahme von L-Tryptophan-haltigen Präparaten traten bei den Patienten generalisierte Muskel- und Gelenkschmerzen mit Ödemen an den Extremitäten sowie Fieber, verbunden mit einer exzessiven Vermeh-

rung der eosinophilen Granulozyten, auf. Bis jetzt ist nicht eindeutig geklärt, ob diese schwerwiegenden Nebenwirkungen auf die Einnahme von L-Tryptophan zurückzuführen sind oder ob für die Effekte eine möglicherweise noch unbekannte toxische Verunreinigung der Präparate verantwortlich war. Weltweit wurden inzwischen mehr als 1000 Fälle von Eosinophilie-Myalgie-Syndrom beschrieben. In mehreren Fällen führte die Krankheit zum Tod. Lediglich Oxytryptan ist für einige nicht-psychiatrische Indikationen noch zugelassen.

Typ-A-Verhalten

Dipl. Psych. Eva-Maria Meiser

Synonyme
Typ-A-Verhaltensmuster

Definition
Ein bereits in den 60er Jahren von Friedman und Roseman (1974) bei Herzpatienten beobachtetes Verhaltensmuster, welches durch folgende Merkmale gekennzeichnet ist:
- starkes Streben nach Anerkennung in Verbindung mit Angst vor Kritik;
- Wettbewerbshaltung, Unabhängigkeitsstreben in Leistungssituationen;
- Perfektionsstreben, hohes Planungsbedürfnis, Genauigkeit;
- latente Feindseligkeit gegenüber anderen;
- Zeitdruck, Termindruck, Ungeduld, Hetze;
- Bereitschaft zur Verausgabung, Verdrängung von Entspannungsbedürfnissen.

Volltext
Ältere Studien belegten, dass das Typ-A-Verhaltensmuster durch die beständige psychophysische Aktivierung insbesondere der Sympathikus-Nebennierenmark-Achse langfristig zu arteriosklerotischen Gefäßveränderungen beiträgt und somit das Risiko für eine ▶ koronare Herzkrankheit (KHK) erhöht. Die Ergebnisse insbesondere der Framingham-Studie waren so überzeugend, dass die zuständige Sektion der amerikanischen Gesundheitsbehörde das Typ-A-Verhaltensmuster als einen eigenständigen Risikofaktor neben traditionellen Faktoren (Rauchen, Bluthochdruck, hoher Cholesterinwert) anerkannt hat. Die pathogene Bedeutung eines psychosozialen Faktors war somit zum ersten Mal von offizieller medizinischer Seite anerkannt worden.

Allerdings ließen spätere Untersuchungen Zweifel an der generellen Gültigkeit des Typ-A-Konzepts aufkommen, was dazu führte, dass es heute nicht mehr als unabhängiger Risikofaktor gilt. So war z. B. die Mortalitätsrate bei anderen Herzinfarktpatienten höher als bei Typ-A-Personen. Man ging davon aus, dass gerade das Typ-A-Verhalten sich in der Postinfarktphase günstig auf die Bewältigung und Einhaltung der indizierten Verhaltensänderungen auswirkte. Später wurden besonders gesundheitsschädigende Aspekte aus dem Typ-A-Verhalten herausgefiltert, welche die eigentlichen pathogenen Faktoren darstellten. So konnte festgestellt werden, dass besonders feindseliges Verhalten (hostility), Reizbarkeit und Verausgabungsbereitschaft pathogene Wirkung haben. Neuere Untersuchungen zeigen insbesondere die negativen Auswirkungen erhöhter Depressivität auf den Verlauf einer KHK, so dass das Interesse am Typ-A-Verhaltensmuster geringer wurde. Postuliert wird eine ungünstige Interaktion zwischen erhöhter Depressivität und Feindseligkeit (so genannte Typ-D-Persönlichkeit).

Typ-A-Verhaltensmuster

▶ Typ-A-Verhalten

Typ-D-Persönlichkeit

Prof. Dr. med. Volker Köllner

Definition

Die Typ-D-Persönlichkeit (D = distressed) ist gekennzeichnet durch die Kombination der Persönlichkeitsmerkmale „ausgeprägte negative Affektivität" und „soziale Hemmung".

Störungsaspekt

Das Typ-D-Muster gilt als möglicher Risikocluster für die Prognose von Patienten mit ▶ koronarer Herzkrankheit.

Volltext

In neueren Studien konnte das Typ-A-Verhaltensmuster (siehe ▶ Typ-A-Verhalten) nicht mehr als unabhängiger Risikofaktor der koronaren Herzkrankheit bestätigt werden; der Einfluss des Persönlichkeitsmerkmals „Feindseligkeit" ist nur statistisch signifikant. Nachgewiesen werden konnte ein ausgeprägter negativer Einfluss erhöhter Depressivität auf Verlauf und Mortalität der koronaren Herzkrankheit. Hierbei ließ sich jedoch nur schwer zwischen Depressivität und allgemeiner negativer Affektivität trennen. Vor dem Hintergrund dieser Befunde wurde die Kombination aus negativer Affektivität und der Hemmung insbesondere des Ausdrucks negativer Gefühle als Risikocluster für den Verlauf der koronaren Herzkrankheit postuliert. Erste empirische Befunde stützen diese Hypothese. Ein ökonomisches und valides Screeningverfahren liegt mit dem DS-14-Fragebogen vor. Weitere Untersuchungen zur prognostischen Bedeutung und zur Möglichkeit der Modifikation dieses Persönlichkeitsmerkmals sind notwendig. Angesichts der hohen klinischen Bedeutung der koronaren Herzkrankheit und entsprechender psychosozialer Risikofaktoren erscheint es jedoch gerechtfertigt, neben der ▶ Depression verstärkt auf das Merkmal der Hemmung des emotionalen Ausdrucks zu achten und dies in psychotherapeutischen Interventionen zu berücksichtigen.

Typus melancholicus

▶ Persönlichkeitsstörung, anankastische

Übergewicht

Dr. phil. Dipl. Psych. Wolfgang Lennerts

Synonyme
Adipositas (in eingeschränktem Sinne synonym, da diese ein erhebliches Übergewicht bezeichnet; s. u.)

Definition
Übergewicht beginnt nach der Klassifikation der Deutschen Adipositas-Gesellschaft (1996) wie auch der WHO (1998) ab einem ▶ Body-Mass-Index (BMI) von 25. Ab einem Übergewicht von BMI > 30 wird von ▶ Adipositas im engeren Sinne gesprochen (WHO 1998; Bray 1987). Ab einem BMI von über 40 spricht man von extremer Adipositas.

Querverweis Krankheit
Neueste Untersuchungen deuten auf ein kontinuierlich ansteigendes Morbiditäts- und Mortalitätsrisiko mit steigendem ▶ BMI hin, wobei insbesondere auch das Fettverteilungsmuster von entscheidender Bedeutung ist. So besteht bei Übergewicht und einem abdominalen Fettverteilungsmuster eine höheres Morbiditäts- und Mortalitätsrisiko als bei einem gynoiden Fettverteilungsmuster (Deutsche Adipositas-Gesellschaft 1996).
Mit Übergewicht sind zahlreiche **Morbiditätsrisiken** verbunden (Munsch 2002). Die häufigsten sind: Diabetes mellitus Typ-2, Hypertonie, koronare Herzkrankheiten und Cholelithiasis. Aus dem Bereich der Tumorerkrankungen sind Uterus-, Mamma- und Kolonkarzinome zu nennen. Im Weiteren leiden Menschen mit Übergewicht neben den häufigen körperlichen Beschwerden (Schmerzen, Einschränkungen der Mobilität) unter erheblichen psychosozialen und psychischen Folgeproblemen, die sich zumeist aus der gewichtsabhängigen negativen gesellschaftlichen Stigmatisierung und Diskriminierung ergeben. So leiden übergewichtige Personen häufig unter einer Minderung der Lebensqualität, Beeinträchtigungen der Arbeitsfähigkeit, die häufig zu vorzeitigen Berentungen führt, Problemen in der Partnerfindung sowie insgesamt unter einer erheblichen Selbstwertproblematik. Soziologisch ist eine inverse Beziehung zwischen Adipositas und Schichtzugehörigkeit für Frauen nachgewiesen worden. **Gesundheitspolitisch** führen die mit Übergewicht und Adipositas verbundenen medizinischen, psychischen und sozialen Folgeprobleme zu erheblichen Kosten. Diese wurden in Deutschland 1995 auf etwa 20,7 Milliarden DM oder 5,4 % der Gesundheitsgesamtkosten geschätzt (Bundesministerium für Gesundheit 1998, zitiert nach Munsch 2002).

Überredung

▶ Suggestion und suggestive Verfahren

Übertragung

Dipl. Psych. Dr. phil. Hermann Böttcher

Synonyme
Transference; Transfert

Definition
Von der ▶ Psychoanalyse konzeptualisierte
überwiegend unbewusste Wiederholung
früherer, meist kindlicher Beziehungserfahrungen, die intrapsychisch in Form von
inneren Bildern gespeichert sind (Imagi-
nes, Objekte, Objektbeziehungen), und ihre
Projektion auf den Therapeuten in der psychotherapeutischen Behandlung.

Volltext
Vom Patienten werden Übertragungen als
realistische Reaktionen auf das Verhalten
des Therapeuten erlebt. Sie müssen zum
Bewusstwerden in der psychoanalytischen
Psychotherapie der therapeutischen Bearbeitung in Form der Übertragungs- und Widerstandsanalyse zugänglich gemacht werden. Die Übertragungsanalyse vermittelt
dem Patienten, dass seine Übertragungsge-
fühle dem Therapeuten gegenüber unrealistisch sind, auf Phantasien beruhen, deren
Wurzeln in seiner biographischen Vergangenheit liegen.
Die Übertragung findet in der therapeutischen Beziehung statt; damit ist sie kein
intrapsychischer Prozess im Patienten, sondern ein interpersonelles Geschehen zwischen Patient und Therapeut. Auch der Therapeut überträgt seine Beziehungserfahrungen auf den Patienten (▶ Gegenübertragung). Das Bewusstwerden der Bedingungen für dieses Wechselspiel von Übertragung und Gegenübertragung und das Wechselspiel selbst sind das eigentliche Medium
der psychoanalytischen Therapie, wobei
auch dem Therapeuten bestimmte Aspekte
des Geschehens unbewusst bleiben können. Das Reflektieren und Analysieren der

Gegenübertragung ist für den Therapeuten
eine unabdingbare Notwendigkeit.
Die Übertragung tritt als positive und negative Übertragung in Erscheinung. Gefühle von Vertrauen, Zuneigung, Respekt,
auch von Sehnsucht, Bemutterung, Zärtlichkeit mit der Neigung zur Idealisierung
des Therapeuten kennzeichnen die positive
Übertragung des Patienten und sollten vom
Therapeuten ebenso bewusst-kritisch angenommen werden wie Zweifel, Misstrauen,
Hass, Wut und Verachtung, die als negative
Übertragung auftreten können, wenn entsprechende Beziehungserfahrungen aus der
Kindheit mit Eltern, Großeltern, Geschwistern in der Therapie reaktiviert werden.
Das Wiedererleben von Feindseligkeit und
Hass gegen Personen der Kindheit kann ein
höchst produktives Geschehen in der psychoanalytischen Behandlung sein, wenn
ein Arbeitsbündnis zwischen Patient und
Therapeut entstanden ist, das es Patient und
Therapeut ermöglicht, aktualisierte Ge-
fühlserinnerungen als z. B. zu den Eltern
gehörig zu erkennen und von der realen
Beziehung im Hier und Jetzt zu unterscheiden.
Das Verständnis von Übertragung und Gegenübertragung hat in der Psychoanalyse
eine lange Entwicklung durchlaufen mit
entscheidenden konzeptionellen Veränderungen. Die moderne Psychoanalyse vertritt die Auffassung von einer Bifokalität
der Übertragung, d. h. die Wahrnehmungen
des Patienten vom Therapeuten sind nicht
nur intrapsychisch beim Patienten verankert, gleichsam als Wirken eines blinden
Wiederholungszwangs, sondern wesentlich davon mitbedingt, wie der Patient den
Therapeuten aktuell wahrnimmt hinsichtlich der charakterlichen Besonderheiten,
seiner therapeutischen Haltung und Einstellung, seiner Ansichten über das Denken
und Fühlen seines Patienten, aber auch hinsichtlich seiner Grenzen und menschlichen
Schwächen (Thomä 2001).
Die Unterscheidung von Übertragung und
Realbeziehung ist aus dieser Sicht eine stän-

dige Herausforderung für Therapeut und Patient für das Bewusstwerden der eigenen unbewussten Konflikte, die im psychoanalytischen Prozess in beiden Partnern reaktiviert werden.

Das Übertragungsverhalten des Patienten ist vom weitgehend unbewussten Wunsch bestimmt, mit dem Therapeuten eine neue, andersartige Beziehung zu erfahren und bisher verhaltensbestimmende pathogene Überzeugungen zu korrigieren (Weiss 1994).

Übertragungsneurose

▶ Übertragung

Ultrakurzzeitgedächtnis

▶ Kurzzeitgedächtnis

Umattribution

▶ Kognitives Umstrukturieren

Umdeutung

▶ Reframing

Uminterpretation

▶ Kognitives Umstrukturieren

Umweltassoziierte Erkrankungen

Prof. Dr. med. Michael Zaudig

Synonyme

Umweltbezogene Körperbeschwerden; Idiopathische Umweltintoleranz
Engl.: idiopathic environmental intolerance

Definition

Umweltassoziierte Erkrankungen wie ▶ multiple chemische Sensibilität (MCS), Sick-building-Syndrom (s. MCS), Amalgamsyndrom (s. MCS), Elektrosmogsyndrom (s. MCS), Elektrosensibilitätssyndrom, Ozonsyndrom, Intoxikation durch organische Lösungsmittel sind klinisch von wachsender Bedeutung; sie sind derzeit aber noch nicht Bestandteil der offiziellen Klassifikationssysteme ICD-10 und DSM-IV-TR.

Umweltbezogene Körperbeschwerden oder **umweltassoziierte Erkrankungen** liegen dann vor, wenn mindestens drei Kriterien erfüllt sind (Henningsen et al. 2002):

● Der Betroffene klagt über körperlich attribuierte Beschwerden spezifischer (z. B. Schleimhautirritation) oder unspezifischer Art (z. B. Müdigkeit, Erschöpfung).

● Er sieht die **Ursache** dieser Beschwerden in der **Umwelt** (z. B. Überempfindlichkeit gegen Chemikalien, Holzschutzmittel, Quecksilber, Klimaanlagen, Strahlung usw.). Psychogene Hintergründe oder Entstehungsbedingungen werden in der Regel heftig abgelehnt.

● Der Betroffene wendet sich wiederholt an Ärzte. Die klinische, umweltmedizinische, laborchemische Untersuchung bringt keinen Nachweis überschwelliger Exposition und/oder organisch begründbarer Erkrankungen, welche die Beschwerden ausreichend erklären können (z. B. Allergie).

U

Es gibt eine starke Überlappung mit den Symptomen der somatoformen Störungen und der ▶ Neurasthenie. Nicht selten liegen ▶ Persönlichkeitsstörungen vor.
Identisch mit den somatoformen Störungen sind (Henningsen et al 2002):

- stark überlappendes Beschwerdespektrum, das viele Körperregionen betrifft;
- keine ausreichende organische Erklärung der Beschwerden mit wissenschaftlich akzeptierten Methoden;
- organische Ursachenüberzeugung und Ablehnung möglicher psychischer Ursachen der Beschwerden durch den Betroffenen;
- häufige psychische Komorbidität, insbesondere mit▶ depressiven Störungen und ▶ Angststörungen;
- intensives Inanspruchnahmeverhalten sowohl der Schulmedizin, als auch so genannter alternativer Heilverfahren;
- häufige soziale Beeinträchtigung bis hin zur Invalidität.

Im **Unterschied zu den somatoformen Störungen** wird häufiger über neuropsychologische Beschwerden wie Gedächtnis- oder Konzentrationsstörungen geklagt und vermehrt über Müdigkeit oder Erschöpfung, dagegen werden Schmerzen seltener beklagt. Anders als bei den somatoformen Störungen ist die Ursachenattribution nicht im Körper, sondern in der Umwelt, und kann so gut wie nie wissenschaftlich objektiviert werden. Dies führt häufig nahezu zu einem Glaubenskrieg, da nicht nur Heilpraktiker bzw. klinische Ökologen, Umwelt- und Umweltverbände, Medien, sondern auch einige Wissenschaftler diese Ursachenattribution „Umwelt" konzeptionell unterstützen. Es formierten sich Selbsthilfegruppen, die für eine Anerkennung der organischen Ursachenattribution kämpfen.

Volltext

Die umweltassoziierten Erkrankungen sind in den letzten Jahrzehnten verstärkt in das Bewusstsein der Öffentlichkeit und insbe-

sondere der Medien getreten und führten zu einer enormen Aufwertung der **Umweltmedizin**. Die Zahl der Menschen, die Umwelteinflüsse als Ursache von Befindlichkeitsstörungen geltend machen und daraus eine rentenrelevante Leistungsminderung ableiten, ist in den letzten Jahren sprunghaft angestiegen. Die Diskrepanz zwischen der subjektiven Bewertung der Beschwerden und den objektiven Befunden ist erheblich, ebenso die unterschiedliche Einschätzung von umweltmedizinisch-somatisch orientierten und sozialmedizinisch, psychiatrisch und psychosomatisch tätigen Ärzten (Hausotter 2005). Die Beziehung zu Menschen, die an umweltbedingten Gesundheitsstörungen zu leiden glauben, ist besonders problematisch, da die meisten mit einer festgefügten Krankheitsvorstellung kommen und einer sachlichen Diskussion nicht zugänglich sind. Der leiseste Hinweis auf eine mögliche psychogene Ätiologie wird heftig abgelehnt; Ärzte, die die gleiche (unwissenschaftlich begründete) Position der Betroffenen wählen, sind die „Heilsbringer". Diese Spaltung wird besonders gern von den Medien aufgegriffen. Erscheinen in Massenmedien immer neue Meldungen über Giftnachweise in der sonst vertrauten alltäglichen Umgebung, wachsen die irreale Angst und die Verunsicherung bei vielen Menschen ins Uferlose.
Die subjektive Bewertung von Umwelteinflüssen unterliegt zum einem dem Einfluss der Medien, zum anderen der Persönlichkeitsstruktur und den persönlichen Bewältigungsstrategien.

Grundlagen der Umweltmedizin
„Die **Umweltmedizin** umfasst die medizinische Betreuung von Einzelpersonen mit gesundheitlichen Beschwerden oder auffälligen Untersuchungsbefunden, die von ihnen selbst oder ärztlicherseits mit Umweltfaktoren in Zusammenhang gebracht werden" (Weiterbildungsordnung für Ärzte 1996).

Besonders bemerkenswert ist in dieser Definition, dass die von den Einzelpersonen selbst mit Umweltfaktoren in Verbindung gebrachten Beschwerden in den Vordergrund gestellt werden und nicht ausschließlich das ärztliche Urteil.

Die Umweltmedizin versteht sich als interdisziplinäres und ganzheitlich orientiertes Fach der Medizin, wobei allerdings ein Spannungsfeld zwischen den hochgesteckten Erwartungen der Öffentlichkeit und der subjektiv Betroffenen und einer nur schmalen Basis gesicherter wissenschaftlicher Erkenntnis besteht.

Postuliert wird, dass kleinste Stoffmengen – weit unterhalb der maximalen Arbeitsplatzkonzentration (MAK), wie sie in der Arbeitsmedizin definiert ist – bei bestimmten Personen Krankheitserscheinungen hervorrufen, die insgesamt unspezifisch und wenig fassbar sind. Üblicherweise fühlen sich die Umweltmediziner einem somatischen Krankheitskonzept verpflichtet und stehen einem biopsychosozialen ► Krankheitsmodell eher ablehnend oder skeptisch gegenüber. Aus toxikologischer Sicht gilt die Erkenntnis, dass nicht allein das Vorhandensein einer Chemikalie zu einem Schaden führt, sondern dass es entscheidend von der Substratkonzentration und der Expositionsdauer abhängt, ob ein Schaden eintritt.

Umweltbezogene Körperbeschwerden

► Umweltassoziierte Erkrankungen

Umweltphobie

► Multiple chemische Sensibilität (MCS)

Unipolare Depression

► Depressive Störung

Unipolare Störung

► Depressive Störung

Unmittelbares Gedächtnis

► Kurzzeitgedächtnis

Unspezifische Colitis

► Somatoforme autonome Funktionsstörung des unteren Gastrointestinaltraktes

Untypischer Autismus

► Autismus, atypischer

Unwirklichkeitsgefühl

► Derealisation

Urethralsyndrom

► Somatoforme autonome Funktionsstörung des urogenitalen Systems

Ursachenzuschreibung

► Attribution

Urteilsfähigkeitsverminderung

► Urteilsschwäche

U

Urteilsschwäche

Dr. med. Elmar Habermeyer

Synonyme
Urteilsfähigkeitsverminderung; Urteilsstörung; Kritikschwäche; Engl.: Impaired judgement

Definition
Beeinträchtigte Fähigkeit, den gedanklichen Prozess der Urteilsbildung zielgerichtet durchzuführen oder zu vollenden. Die Urteilsstörung kann zu Fehlinterpretationen der Realität und zu unangemessenen Handlungen führen.

Störungsaspekt
In genauer Auslegung bezeichnet man als Urteilsschwäche entsprechende Einbußen bei ► Demenz oder geistiger Behinderung. Es geht hierbei vorwiegend um den Aspekt der nachlassenden bzw. nur schwach ausgebildeten kognitiven Fähigkeiten. Demgegenüber berührt der Begriff der Urteilsstörung den Bereich der ► Denkstörungen bei z. B. endogenen oder exogenen Psychosen und umschreibt damit Störungen der Intentionalität bzw. der durch ► Wahn oder ► Halluzination gestörten inhaltlichen Ausrichtung der Denkvorgänge.

Volltext
Schwächen oder Störungen der Urteilsbildung können das Resultat kognitiver Leistungsdefizite sein, aber auch von psychotischen Phänomenen hervorgerufen werden. Wenn die eigenen Angelegenheiten nicht mehr eigenständig erledigt werden können, kann die Urteilsschwäche bzw. -störung psychisch kranker bzw. geistig behinderter Menschen die Bestellung eines Betreuers (Betreuungsgesetz) erforderlich machen. Auch das Ausbleiben einer ► Krankheitseinsicht kann Folge der verminderten Urteilsfähigkeit sein. Die erheblich gestörte Urteilsfähigkeit kann zu strafrechtlich relevanten Einbußen der Einsichtsfähigkeit oder zur Aufhebung der ► Geschäftsfähigkeit führen.

Urteilsstörung

► Urteilsschwäche

Vaginismus, nicht-organischer

Frank Behrmann

Definition

Diese sexuelle Funktionsstörung (DSM-IV-TR: Vaginismus 306.51; ICD-10: F32.5 nicht-organischer Vaginismus) ist durch die Verkrampfung der Muskulatur, besonders am Scheideneingang und um die Scheide, aber auch am Beckenboden und sogar an den Oberschenkeln gekennzeichnet. Darauf ist eine Penetration des Penis nicht oder allenfalls teilweise möglich und oft mit Schmerzen verbunden. In der Einteilung der sexuellen Funktionsstörungen wird diese Symptomatik in neuerer Sicht als Schmerzstörung in Abgrenzung von Algo- und Dyspareunie, Klitorisschmerz und Pelipathia spastica eingeschätzt.

Volltext

Vor allem psychodynamisch wird als Ätiopathogenese Angst, Angst vor Unterwerfung, vor der eigenen zerstörerischen Phantasie angenommen, einer Angst, die im Symptom gebunden ist. In der Paardynamik finden sich oft Aggressivität und Kontrolle nach den Geschlechterklischees aufgeteilt. Lern- und kognitionspsychologisch handelt es sich um eine Störung des klassischen oder operanten Modell-Lernens oder des kognitiven Lernens, ergänzt um Wissen, Bewertung und Selbstregulation des Verhaltens. Auslösung und Aufrechterhaltung des Vaginismus verstärken und chronifizieren das Symptom (auch im Sinne eines selbstverstärkenden Teufelskreises analog dem Teufelskreis der Angst – siehe ► Verhaltenstherapie). ► Paartherapie, Verhaltenstherapie und auf oft komplizierte Störungen in der Paarbeziehung und Individualpersönlichkeit gerichtete psychodynamische und systemische Verfahren werden angewandt. Grundlegend waren die Therapieverfahren nach Masters und Johnson sowie Kaplan aus den USA. Medikamentös bieten sich bezüglich des gesamten Störungsbilds als Behelf Sedativa, ► Anxiolytika und Lokalanästhetika an.

Vagolytika

► Anticholinergika

Vagusnervstimulation

PD Dr. med. Frank Padberg

Synonyme

Vagusstimulation; VNS

Definition

Bei der Vagusnervstimulation (VNS) handelt es sich um ein neues nicht-pharmakologisches Behandlungsverfahren, bei dem eine Dauerstimulation des linken Vagusnerven (N. vagus) mittels eines implantierten Stimulators erfolgt. Die Methode wird seit

Mitte der 90er Jahre sowohl in Europa als auch in den USA routinemäßig zur **Behandlung therapieresistenter Epilepsien** eingesetzt und wird gegenwärtig auf ihre Wirksamkeit in der Behandlung depressiver Störungen untersucht.

Voraussetzung

Seit den späten 30er Jahren wurden verschiedene Stimulationsmöglichkeiten des N. vagus im Hinblick auf die möglichen Effekte auf höhere Gehirnfunktionen erforscht. Ende der 80er und Anfang der 90er Jahre wurde zunächst in Tiermodellen, später in klinischen Studien vor allem die antikonvulsive Wirkung der VNS näher untersucht. Aufgrund der bei Epilepsiepatienten beobachteten Stimmungsverbesserungen und funktionell anatomischer Überlegungen, die auf den bekannten Afferenzen des N. vagus zu zentralen, für affektive Erkrankungen bedeutsamen Hirnstrukturen beruhen, wurde die **Hypothese einer antidepressiven Wirksamkeit** der VNS formuliert.

Die sensorischen afferenten Fasern des N. vagus werden im Nucleus tractus solitarius verschaltet und projizieren von dort unter anderem zum Nucleus parabrachialis und Locus coeruleus sowie zu limbischen und paralimbischen Regionen und kortikalen Arealen, die für die Entstehung und Verarbeitung von Affekten und emotionalen Reaktionen relevant sind (u. a. Hypothalamus, Amygdala, Hippocampus sowie präfrontaler Kortex). Mittels funktionell bildgebender Verfahren konnten bei Epilepsiepatienten und depressiven Patienten in diesen Regionen Aktivitätsveränderungen unter VNS beobachtet werden, die eine wesentliche Grundlage für die mögliche antidepressive Wirkung der VNS sein könnten. Darüber hinaus wurden in tierexperimentellen Modellen zur VNS vergleichbare Verhaltensänderungen und Effekte auf Transmitterebene wie bei etablierten antidepressiven Behandlungsverfahren gefunden (Krahl et al. 2004).

Kontraindikationen

Zum Beispiel: Vagotomie (absolute Kontraindikation), Herzrhythmusstörungen, Rekurrensparese.

Durchführung

Die Stimulation des N. vagus erfolgt durch einen implantierten programmierbaren Pulsgenerator (Neurocybernetic Prothesis [NCP] Systems, Cyberonics, Houston, TX) von der Größe einer Taschenuhr, der subkutan in die linke Brustwand implantiert wird (siehe Abbildung 1). Über ein subkutan verlaufendes bipolares Kabel ist der Pulsgenerator über Spiralelektroden mit dem linken N. vagus im Halsbereich verbunden. Die Implantation, die ambulant durchgeführt werden kann, dauert in der Regel etwa eine Stunde. Die Programmierung erfolgt telemetrisch ähnlich wie bei einem Herzschrittmacher mittels PC. In der Behandlung depressiver Störungen wird üblicherweise eine Stimulation mit 30-Sekunden-Sequenzen bei einer Stimulationsfrequenz von 40 Hz eingesetzt, der ein fünfminütiges stimulationsfreies Intervall folgt.

Volltext

Aufgrund der genannten Hypothesen wurde zunächst eine offene Studie zur VNS bei Depressionen in den USA mit insgesamt 60 Patienten durchgeführt (Sackeim et al. 2001). Hierbei wurden Patienten mit therapieresistenter depressiver Episode ohne psychotische Symptome behandelt, die auf mindestens zwei adäquate medikamentöse Therapieversuche nicht angesprochen hatten. Nach zweiwöchigem stimulationsfreiem Intervall nach Implantation folgte eine Anpassung der Stimulationsparameter an die individuelle Toleranzgrenze über zwei Wochen mit anschließend konstanter VNS über acht Wochen. Insgesamt zeigte sich bei 30,5 % der Patienten ein klinisches Ansprechen auf die VNS (definiert als mindestens 50 %ige Verbesserung der Ausgangsdepressionswerte). In der an-

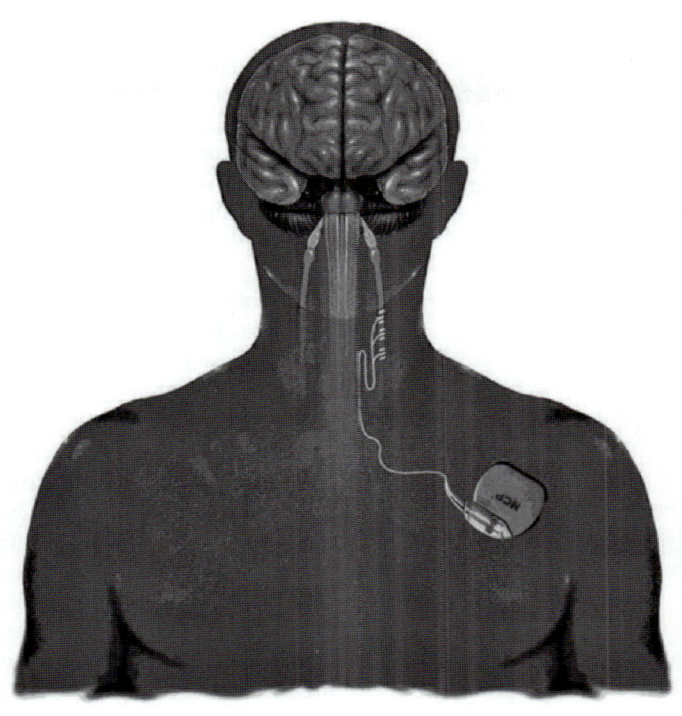

Vagusnervstimulation. Abb. 1 In die Thoraxwand implantiertes VNS-Gerät (Neurocybernetic Prothesis [NCP] Systems, Cyberonics, Houston, TX) mit Spiralelektroden am linken N. vagus.

schließenden Langzeitbeobachtung konnte der Effekt der Akutstudie bei allerdings individuell flexibler weiterer Behandlung im Wesentlichen aufrechterhalten werden (Marangell et al. 2002).

Mittlerweile wurde eine multizentrische placebokontrollierte Studie zur VNS in den USA durchgeführt, deren Ergebnisse jedoch noch nicht publiziert sind.

Zur VNS liegen umfangreiche Sicherheitsdaten aus der Anwendung bei mittlerweile weit über 20.000 Patienten mit therapieresistenten Epilepsien vor. Als Hauptnebenwirkungen sind Heiserkeit, Hustenreiz, Dyspnoe und Missempfindungen am Stimulationsort anzusehen, die besonders zu Beginn der Stimulation häufig sind und

nach individueller Anpassung der Stimulationsparameter und Gewöhnung der Patienten an die Stimulation im weiteren Verlauf über mehrere Monate abnehmen. Aus den Untersuchungen bei Epilepsiepatienten liegen mittlerweile Langzeiterfahrungen über mehr als zehn Jahre vor, wobei keine wesentlichen über die genannten Nebenwirkungen hinausgehenden unerwünschten Effekte beobachtet wurden.

Die aktuellen Datenlage zur VNS lässt bislang noch keine sichere Beurteilung des Stellenwerts der Methode in der antidepressiven Behandlungspraxis zu. Auch die optimalen Behandlungsparameter sind vermutlich noch nicht identifiziert (Mu et al. 2004). Da es sich bei der VNS um eine

V

Langzeitanwendung handelt, wäre die Methode sicherlich besonders bei Patienten mit hohen Episodenfrequenzen (z. B. bei so genannter brief-recurrent depression oder bei bipolaren Erkrankungen mit rapid cycling) von Interesse. Zu diesen speziellen Indikationen liegen bislang jedoch noch keine veröffentlichten Ergebnisse vor.

Vagusstimulation

▶ Vagusnervstimulation

Valproinsäure

Dr. med. Anna Forsthoff
Dr. med. Heinz Grunze

Medikamentengruppe
Antikonvulsivum

Produktnamen
Convulex, Convulsofin, Ergenyl, espavalept, Leptilan, Orfiril, Valproat, Valpro beta, valprodura, Valproflux, valproinsäure, Valprolept, Valpro

In Deutschland zugelassene Indikationen
Generalisierte Anfälle in Form von ▶ Absencen, myoklonische und tonisch-klonische Anfälle, fokale und sekundär-generalisierte Anfälle. Zur Kombinationsbehandlung bei anderen Anfallsformen, z. B. fokalen Anfällen mit einfacher und komplexer Symptomatologie sowie bei fokalen Anfällen mit sekundärer Generalisation, wenn diese Anfallsformen auf die übliche antiepileptische Behandlung nicht ansprechen.

Sonstige Anwendungsgebiete
Klinische Anwendung (bisher ohne formale Zulassung in Deutschland) zur Behandlung von akuter (Hypo)▶ Manie bei Bipolar I- und Bipolar II-Störung, ▶ schizoaffektiver Störung, dysphorische Manie, ▶ rapid cycling, Mischzustände sowie in der ▶ Phasenprophylaxe ▶ bipolarer Störungen.

Pharmakokinetik
70–95 % des Valproats werden nach der Resorption an Plasmaproteine, überwiegend an Albumin, gebunden.
Die Halbwertszeit von Valproat beträgt bei Monotherapie etwa 12–16 Stunden und halbiert sich bei gleichzeitiger Gabe von Enzyminduktoren wie Carbamazepin, Phenytoin oder Phenobarbital. Valproat wird zu etwa 60 % durch Konjugation zu Valproat-Glukuronid inaktiviert oder über eine Vielzahl von Metaboliten abgebaut, die ihrerseits sowohl antikonvulsive, aber auch toxische Effekte haben können. Alternativ kann Valproat über den mikrosomalen Cytochrom-P 450-Metabolisierungsweg abgebaut werden. Dabei ist Valproat hauptsächlich Substrat des Cytochrom-P 450-2D6, hat aber auch enzyminhibitorische Effekte am Cytochrom-P 450-2B1 und -2B2. In der Psychiatrie, insbesondere bei Kombination mit anderen Stimmungsstabilisierern wie Carbamazepin und ▶ Lamotrigin, kann der Abbau über Cytochrom-P 450-2D6 klinisch relevante Bedeutung bekommen. Bei gleichzeitiger Gabe von P 450-Induktoren, wie zum Beispiel Carbamazepin, wird Valproat bevorzugt über diesen Weg abgebaut. Dies führt zu einem Anstieg der Metaboliten 4-en- und 2,4-en-Valproat, die für toxische Nebenwirkungen des Valproats verantwortlich gemacht werden. Umgekehrt steigen auch die Spiegel anderer ▶ Antiepileptika, welche das Cytochrom-P 450-2D6 als Substrat haben, wie Carbamazepin, Phenytoin, Phenobarbital und Ethosuximid, wobei bei letzteren Substanzen dies mehr in der Epileptologie von Bedeutung ist.

Zusätzlich werden weniger als 3 % des Valproats mit Urin und Stuhl unmetabolisiert ausgeschieden. Bezüglich der Wechselwirkungen sei hier schon kurz erwähnt, dass Valproat den freien Carnitinserumspiegel reduziert. Dies kann eine Hyperammoniämie und damit eine Enzephalopathie begünstigen.

Dosierung
Bipolare Störungen:
- Rasche Aufdosierung von Valproat in der Manie: 20 mg/kg Körpergewicht als Tagesdosis. Der für die Manie-Behandlung als suffizient angesehene Serumspiegel liegt zwischen 50 und 120 mg/l und wird so meist bereits am zweiten Tag der Therapie erreicht
- Langsameres Vorgehen in der Prophylaxe: Bei ▶ Zyklothymia und leichteren Verlaufsformen sind unter Umständen auch Spiegel unter 50 mg/l effektiv; dies ist aber noch nicht hinreichend abgesichert

Kontraindikationen
Lebererkrankungen in der Anamnese und/oder manifeste schwerwiegende Leber- und Pankreasfunktionsstörungen; Leberfunktionsstörungen mit tödlichem Ausgang während einer Valproinsäure-Therapie bei Geschwistern; Porphyrie.

Nebenwirkungen
Insbesondere während der Aufdosierung von Valproat kann es zu stärkerer Schläfrigkeit, Tremor, gastrointestinalen Beschwerden, passagerem Haarausfall sowie reversiblen Blutbildveränderungen, vor allem einer Thrombopenie, kommen. Als seltene, aber gefährliche Nebenwirkungen sind Gerinnungsstörungen, eine Valproat-Enzephalopathie sowie eine akute hämorrhagische Pankreatitis beschrieben. Es gibt Einzelfälle eines valproatinduzierten Lupus erythematosus. Das in der Kinderepileptologie beschriebene, fulminant tödlich

verlaufende Leberversagen tritt nach heutigem Kenntnisstand im Erwachsenenalter nicht auf. Selbstverständlich muss bei einem Hinweis auf eine dieser schweren Nebenwirkungen die Valproat-Therapie unverzüglich beendet werden. Die therapeutische Breite von Valproat ist ansonsten sehr hoch; nur in seltenen Fällen treten Intoxikationen auf. Diese sind in erster Linie durch Benommenheit, ein delirantes Syndrom sowie Kreislaufdepression und Hypotonie der Muskulatur gekennzeichnet. Bei langfristigem Fortbestehen kann es zu Hypernatriämie, Hirnödem, metabolischer Azidose und letztlich zum Leberversagen kommen.

Wechselwirkungen
Enzyminduzierende Antiepileptika (Phenobarbital, Carbamazepin, Phenytoin) erniedrigen den Valproinsäurespiegel (Dosisanpassung und sorgfältige Überwachung insbesondere bei Kindern und in den ersten 15 Tagen einer Kombinationstherapie). Zentraldämpfende Wirkungsverstärkung wird auch in der Kombination mit ▶ Neuroleptika und ▶ Antidepressiva beschrieben; dabei interferiert Valproat allerdings nicht mit dem ▶ Haloperidolplasmaspiegel. Lamotrigin und Valproat hemmen sich gegenseitig in ihrem Metabolismus, weswegen es zur Erhöhung der Plasmaspiegel beider Substanzen kommt. Dies ist primär in der Epilepsiebehandlung relevant, kann aber auch in der Phasenprophylaxe ▶ affektiver Störungen von Bedeutung sein.

Wirkmechanismus
Valproat moduliert mehrere Neurotransmitter (GABA, Glutamat, Serotonin, Dopamin) und Ionenkanäle. Hinsichtlich bipolarer Störungen werden alle vier genannten Neurotransmitter als potentiell pathophysiologisch bedeutend angesehen. Auch der Kalziumantagonismus und die Modulation von Kaliumströmen kann hier Grundlage der Wirksamkeit von Valproat sein Durch Veränderung GABA-erger und

V

glutamaterger Systeme und seine Ca^{2+}-antagonistische Wirkung unterdrückt Valproat Kindling im Tierexperiment, was als ein experimentelles Krankheitsmodell bipolarer Störungen angesehen wird. Intrazellulär beeinflusst Valproat den Inositol-Phospholipid-Stoffwechsel, unter anderem durch Herabregulierung der Aktivität des myo-Inositoltransporters. Ferner reduziert Valproat die Proteinkinase-C-Aktivität und damit letztendlich die Synthese von Proteinen, die für Zellumbaumechanismen mitverantwortlich erscheinen, wie zum Beispiel der so genannten MARCKS.

Die Wirkung von Valproat auf psychotische Symptome im Rahmen einer Manie lässt sich möglicherweise über die Hemmung des Dopaminumsatzes erklären, die ebenfalls beobachteten milden antidepressiven Effekte über die valproatinduzierte Syntheseverstärkung des Serotonins.

Vegetative Depression

▶ Depression, larvierte

Venlafaxin

Dr. med. Peter Zwanzger

Medikamentengruppe
Antidepressivum mit dualem Wirkprinzip der Serotonin- und Noradrenalin-Wiederaufnahmehemmung

Produktnamen
Trevilor

In Deutschland zugelassene Indikationen
Depressive Erkrankungen einschließlich ▶ Depressionen mit begleitenden Angstzuständen, Erhaltungstherapie und Rezidivprophylaxe depressiver Erkrankungen, generalisierte Angststörung.

Pharmakokinetik
Die Substanz wird rasch resorbiert, es besteht ein ausgeprägter First-pass-Metabolismus. Die Halbwertszeit beträgt fünf Stunden, die maximale Konzentration wird nach zwei bis vier Stunden erreicht. Die Plasmaproteinbindung beträgt 30 %, die Elimination erfolgt überwiegend renal.

Dosierung
Initial 2 × 37,5 mg täglich, danach Dosisanpassung nach Bedarf bis auf 150 mg/Tag; bei Nichtansprechen sukzessive Erhöhung der Tagesdosis um ca. 50–75 mg alle zwei bis drei Tage bis zu maximal 375 mg/Tag; Erhaltungsdosis abhängig vom therapeutischen Ansprechen und der Verträglichkeit; bei niereninsuffizienten Patienten Dosis um 25–50 % senken; bei leberinsuffizienten Patienten ebenfalls halbe Dosis; bei Therapieende schrittweises Absetzen dringend empfohlen.

Kontraindikationen
Kombination mit ▶ MAO-Hemmern, empfohlen wird Nachbehandlung mit Venlafaxin im Abstand von einer Woche zur Verordnung eines MAO-Hemmers. Nach Absetzen von Tranylzypromin muss eine Karenzzeit von zwei Wochen eingehalten werden, bevor mit Venlafaxin begonnen werden kann. Nach Absetzen von Moclobemid ist ein Wechsel auf Venlafaxin am übernächsten Tag möglich. Zudem Alkohol-, Schlaf-, Analgetika- und Psychopharmakainteraktionen.
Relative Kontraindikation bei ▶ Suizidalität, schwere Leber- und Nierenfunktionsstörungen, erhöhte Krampfbereitschaft.

Nebenwirkungen
Insbesondere anfangs werden häufig beschrieben: Unruhe, Zittern, Appetitlosigkeit, Übelkeit, Erbrechen und Diarrhoe, ▶ Schlafstörungen, Kopfschmerzen und Zwangsgähnen, zum Teil sexuelle Funktionsstörungen, allergische Hauterscheinungen, geringfügige Blutdruckanstiege,

sehr selten Syndrom der inadäquaten ADH-Sekretion (SIADH) (vor allem bei älteren Patienten), leichte Gewichtszunahme bei Langzeitmedikation.

Wechselwirkungen

Wechselwirkungen bestehen u. a. mit MAO-Hemmern (siehe oben), ▶ Clozapin (Erhöhung der Bioverfügbarkeit), Warfarin (Erhöhung der Blutgerinnungszeit), Cimetidin (bei älteren Patienten und bei Patienten mit Leberfunktionsstörungen Wirkungsverstärkung oder -verlängerung).

Wirkmechanismus

Venlafaxin wirkt gleichermaßen über eine Noradrenalin- und Serotonin-Wiederaufnahmehemmung. Außerdem besteht eine schwache Dopamin-Wiederaufnahmehemmung. Vermutlich wirkt Venlafaxin in niedrigen Dosisbereichen eher auf die Serotonin-Wiederaufnahmehemmung, in höheren Dosen zusätzlich auf die Noradrenalin-Wiederaufnahmehemmung. Keine Affinität besteht zu Azetylcholin-, Histamin- oder Alpha 1-adrenergen Rezeptoren.

Die Substanz wirkt antidepressiv und anxiolytisch über eine Hemmung der Wiederaufnahme von Serotonin und Noradrenalin. Die Substanz wirkt psychomotorisch aktivierend, keine sedierende Komponente.

Veraltete Bezeichnung für die Schizophrenie

▶ Dementia praecox

Veränderungsprozessmodell

Prof. Dr. med. Volker Köllner

Synonyme

Transtheoretisches Modell des Veränderungsprozesses; Stages of change

Definition

Das Veränderungsprozessmodell beschreibt einen typischen Ablauf, in dem Veränderungsprozesse ablaufen. Nach einem „Stadium der Sorglosigkeit" muss zunächst Problembewusstsein entstehen, aus dem sich dann eine Änderungsmotivation und schließlich eine tatsächliche Verhaltensänderung entwickeln. Das Modell lässt sowohl die Vorhersage des Therapieerfolgs als auch eine Differentialindikation oder -kontraindikation therapeutischer Interventionen in unterschiedlichen Stadien des Veränderungsprozesses zu.

Störungsaspekt

Ursprünglich für Patienten mit Abhängigkeitserkrankungen entwickelt, liegen inzwischen Modifikationen für zahlreiche andere psychische und psychosomatische Krankheitsbilder vor.

Volltext

Prochaska und DiClemente fanden 1983 bei der Untersuchung von Rauchern, die versuchten, mit dem Rauchen aufzuhören, ein bestimmtes Muster, nach dem dieser Veränderungsprozess ablief, unabhängig davon, ob professionelle Hilfe in Anspruch genommen wurde oder nicht. Sie beschrieben in ihrem „transtheoretischen Modell" der Verhaltensänderung einen sechsstufigen Ablauf. Nach einem Rückfall kann der Patient auf jeder der vorangegangenen Stufen neu beginnen (siehe Tabelle 1).

Diese Phasen stellen keine diskreten Ereignisse, sondern Teile eines kontinuierlich ablaufenden Veränderungsprozesses dar. Innerhalb der verschiedenen Stadien ist die Anwendung unterschiedlicher kognitiver und verhaltensbezogener Strategien sinnvoll. Dementsprechend sind auch therapeutische Techniken nur in bestimmten Stadien erfolgversprechend. Ein verhaltensbezogenes Nichtrauchertraining wäre z. B. in der Phase Preparation oder Action ein Angebot, das der Patient sinnvoll nutzen könnte; in der Precontemplation-Phase

V

Veränderungsprozessmodell. Tab. 1 Veränderungsprozessmodell von Prochaska und DiClemente.

Phase (engl. Bezeichnung)	deutsche Übersetzung
Precontemplation	Vorstadium des Nachdenkens
Contemplation	Stadium des Nachdenkens
Preparation	Vorbereitungsstadium
Action	Handlungsstadium
Maintenance	Durchhaltestadium
Relapse	Rückfall

hingegen würde er den Sinn eines solchen Programms für sich nicht sehen können und an ihm allenfalls aus äußerem Zwang teilnehmen. Das transtheoretische Modell kann also helfen, Patienten individuell therapeutische Strategien zuzuordnen, die bei ihnen gerade besonders erfolgversprechend sind. Ursprünglich für Patienten mit Abhängigkeitserkrankungen entwickelt, liegen inzwischen Modifikationen für andere Störungsbilder (z. B. ▶ Angststörungen, somatoforme Schmerzstörung) vor, wobei der Vorhersagewert für die Prognose therapeutischer Interventionen empirisch abgesichert ist.

Verarmungswahn

Dr. med. Christian Prüter

Definition
Wahnhafte Überzeugung, dass Lebensunterhalt und materielle Existenz bedroht sind. Der Betroffene ist überzeugt, nicht genug finanzielle Mittel zu haben, die Behandlung zu bezahlen, alles gehe verloren, die Familie sei ruiniert, man müsse verhungern.

Querverweis Krankheit
Vorkommen hauptsächlich bei der wahnhaften Depression, selten bei der ▶ Schizophrenie.

Verfolgungswahn

Dr. med. Christian Prüter

Synonyme
Beeinträchtigungswahn

Definition
Der Patient erlebt sich als Ziel von Feindseligkeiten und ist überzeugt, von der Umwelt bedroht, gekränkt, beleidigt, verspottet oder verhöhnt zu werden. Er geht davon aus, dass die Umwelt, bestimmte Personen oder Gruppierungen ihm nach der Gesundheit oder seinem Leben trachten.

Querverweis Krankheit
Vorkommen hauptsächlich bei der ▶ Schizophrenie, aber auch bei der ▶ anhaltenden wahnhaften Störung.

Vergewaltigung

▶ Sexueller Missbrauch

Vergiftung

▶ Intoxikation

Vergiftung, 3,4-Methylendioxymethamphetamin

▶ Intoxikation, Ecstasy

Vergiftung, Antipsychotika

▶ Intoxikation, Neuroleptika

Vergiftung, Eve (MDE)

▶ Intoxikation, „Eve"

Vergiftung, Koffein (Kaffee; Tee)

▶ Intoxikation, Koffein

Vergiftung, Lithium (Lithiumacetat; Lithiumaspartat)

▶ Intoxikation, Lithium

Vergiftung, Lysergsäurediäthylamid

▶ Intoxikation, LSD

Vergiftung, Nikotin (Tabak)

▶ Intoxikation, Nikotin

Vergiftung, Opiate (Opioide)

▶ Intoxikation, Opiate

Vergiftung, Psychedelika

▶ Intoxikation, Halluzinogene

Vergiftung, Sedativa

▶ Intoxikation, Benzodiazepine

Verhalten, selbstverletzendes

PD Dr. Dipl. Psych. Dieter Wälte
Dipl. Psych. Miriam Stein

Synonyme
Autoaggression; Autoaggressives Verhalten; Automutilation; Selbstbeschädigung; Selbstmutilation; Selbstverletzung; SVV; parasuizidales Verhalten
Engl.: Automutilation; Autolesion; Parasuicide; Self-harm; Self-inflicted-violence; Self-injury; Self-mutilation

Definition
Zufügen einer Verletzung am eigenen Körper mit Gewebeschäden ohne bewusste suizidale Absicht.
In zahlreichen Kulturen kommen selbstverletzende Handlungen vor, etwa aus religiösen Motiven, als Trauerverarbeitung oder als Kennzeichnung einer Gruppenzugehörigkeit. Seit 100 Jahren ist das Phänomen selbstverletzenden Verhaltens in der Psychiatrie bekannt, besonders im Rahmen von ▶ Schizophrenien. Leichtere Formen werden seit etwa 30 Jahren zunehmend beobachtet.
Stereotype Selbstverletzungen treten bei geistig behinderten Kindern und Jugendlichen auf, bei autistischen und generell bei hirnorganischen Störungen und schweren Stoffwechselstörungen.
Seit den 1970er Jahren ist die **dissoziative Automutilation**, d. h. leichtere Formen wie oberflächliche Hautverletzungen, zunehmend in den Fokus wissenschaftlichen Interesses gerückt. Hierbei wird die zwanghafte Form (Nägelbeißen, ▶ Trichotillomanie und Hautkratzen) unterschieden von episodischen und repetitiven Formen wie Hautschnitte, Verbrennungen, das Aufkratzen von Wunden und das Herbeiführen von Knochenbrüchen. Gehäuft zu beobachten sind selbstverletzende Handlungen bei Patienten mit ▶ Persönlichkeitsstörungen, insbesondere bei der Borderline-

V

Persönlichkeitsstörung (siehe ▶ Persönlichkeitsstörung, ▶ Borderline-Störung). Charakteristisch für die selbstschädigende Handlung ist hier ein Spannungsanstieg, häufig in Folge einer Belastungssituation, auf dessen Höhepunkt die Gewebeschädigung ausgeführt wird, die häufig von Analgesie begleitet ist. Die Selbstverletzung führt zu einem schnellen Spannungsabfall und zu Erleichterung, was im Sinn einer negativen Verstärkung zur Chronifizierung beiträgt.

Die **Jahresprävalenz** selbstverletzender Handlungen liegt bei bis zu 1 %, bei psychiatrischen Patienten wird der Anteil auf ca. 4 % geschätzt, bei Patienten mit Borderline-Persönlichkeitsstörung sind es 13 %, bei Patienten mit ▶ Ess-Störungen sogar 25–40 % (Herpertz u. Saß 1994). Das Geschlechterverhältnis variiert je nach Untersuchung bis hin zu 9 : 1 für weibliche Patienten.

Querverweis Krankheit

▶ Borderline-Persönlichkeitsstörung; Organische Psychosen; ▶ Schizophrene Störung; Suizidalität; Autismus; ▶ Hospitalismus; Trichotillomanie
Besonders schwere Formen selbstverletzenden Verhaltens finden sich bei organischen ▶ Psychosen, schizophrenen Störungen, affektiven, mit ▶ Suizidalität verbundenen Erkrankungen sowie bei drogeninduzierten Psychosen. So wurden bei schizophrenen Erkrankungen Automutilationen wie Kastrationen und Amputationen berichtet.

Verhaltensanalyse

Dr. phil. Dipl. Psych. Klaus Hartmann

Synonyme

Problemanalyse; Situative Verhaltensanalyse; Kontextuelle Verhaltensanalyse; Behavioral analysis

Definition

Strukturierte Methode zur Untersuchung des derzeitigen problematischen Verhaltens oder ausgewählter Verhaltensaspekte auf mehreren Beobachtungs- bzw. ▶ Verhaltensebenen einschließlich der funktionalen Zusammenhänge mit vorangehenden, parallellaufenden und nachfolgenden Bedingungen.

Voraussetzung

Ausführliche und genaue Beschreibung des problematischen Verhaltens auf mehreren Ebenen (kognitiv, emotional, physiologisch, behavioral, situativ) sowie Häufigkeit, Verlauf und Intensität.

Volltext

Historisch hat sich die Verhaltensanalyse aus den frühen ▶ Lerntheorien entwickelt: Den aus Laborexperimenten abgeleiteten theoretischen Hintergrund bilden zum einen das Prinzip der so genannten „klassischen oder respondenten Konditionierung", d. h. ein Stimulus „S" löst eine Reaktion „R" bzw. ein Verhalten aus (formelhaft: S → R), zum anderen das Prinzip der „operanten oder instrumentellen Konditionierung", d. h. eine der Reaktion „R" folgende Konsequenz „K" wirkt in verstärkender oder abschwächender Weise auf „R" zurück (formelhaft: R ← K).

Bis in die 60er Jahre wurden zu untersuchende Verhaltensweisen oder Reaktionsmuster mit Hilfe dieser so genannten „S-R-K"-Theorien erklärt, z. B. ein bestimmter (diskriminativer) Stimulus löst eine bestimmte Reaktion aus, die dann stärker ausgebildet oder aufrechterhalten wird, wenn ihr eine bestimmte, letztlich positive Konsequenz nachfolgt.

Im Laufe zunehmender Anwendung **lerntheoretischer Konzepte** bei der Behandlung psychischer Störungen (z. B. ▶ Phobien) tauchte ab Mitte der 50er Jahre die Bezeichnung „▶ Verhaltenstherapie" in England, Südafrika und den Vereinigten Staaten unabhängig voneinander auf und wurde spätestens ab den 60er Jahren zu einem festen Begriff. Allerdings konzentrierte sich die frühe behavioristisch beeinflusste Verhaltenstherapie zunächst fast ausschließlich auf beobachtbares Verhalten und schloss so genannte innere Prozesse (Kognitionen, Emotionen etc.) eben aus diesen Gründen aus. Entsprechend waren die damaligen Verhaltensanalysen bzw. Erklärungsmodelle im Wesentlichen auf die „S-R-K"-Komponenten und eher auf spezifische auslösende Stimuli und die verstärkenden Konsequenzen hin orientiert.

Neben anderen kritisierten **Kanfer und Saslow** diese „Black-box"-Philosophie und führten 1965 eine sogenannte „O-Variable" (Organismusvariable) ein, die zunächst nur die biologischen und physiologischen Einflussfaktoren (Veranlagungen, Krankheiten, Erregungszustände etc.) berücksichtigten. Kurz danach wurden, beeinflusst durch kognitive Theorie- und Therapieansätze, auch psychologische Einflussfaktoren (Kognitionen, Lernerfahrungen, Schemata etc.) mit in die O-Variable aufgenommen, die seitdem sowohl physiologische als auch psychologische „Verhaltensdeterminanten" beinhaltet; zeitgleich fanden auch die Forschungsergebnisse der sozialen Lerntheorien (u. a. Einfluss der Lebensbedingungen hinsichtlich störungsauslösender bzw. -aufrechterhaltender Funktion) ihre Berücksichtigung in der ▶ Verhaltensdiagnostik. Dieser Entwicklung wurde in der Verhaltensanalyse insofern Rechnung getragen, als die störungsrelevanten Faktoren schematisch erfasst und in Form von Verhaltensdeterminanten bzw. -variablen (Kanfer 1971, 1977) in das **„S-O-R-K"-Schema** als „Alpha-, Beta- und Gamma-Variablen" integriert wurden:

- **Alpha-Variablen** sind alle Einwirkungen der externen physikalischen und psychosozialen Umgebung, d. h. auch Verhaltensreaktionen anderer Personen.
- **Beta-Variablen** sind Prozesse, die vorwiegend von oder in der Person ausgelöst oder aufrechterhalten werden (z. B. Denken, Pläne, Ziele, Erinnerungen, sozialisationsbedingte Erfahrungen etc.).
- **Gamma-Variablen** beinhalten alle Einflüsse des genetischen und biologischen Systems (z. B. hormonelle Prozesse, Erregung, Wirkung von Medikamenten, Drogen etc.).

Diese Variablen sind zwar formal getrennt aufgeführt, beeinflussen sich aber gegenseitig (z. B. Medikamentenwirkung verändert das Denken, die Emotionalität etc.). Die heute, vor allem in der Selbstmanagement-Therapie verwendete Verhaltensanalyse (sowohl die situative als auch die kontextuelle) enthält diese Variablen formal als Indizes (α, β, γ) und lässt sich in Symbolen darstellen (siehe Abbildung 1).

Da praktizierende Therapeuten schon lange die verhaltenssteuernde Wirkung von **Emotionen** in ihren Therapien berücksichtigen und in neuerer Zeit durch die Emotionsforschung (LeDoux 1998, 2001) diese Wirkung auch eindrucksvoll nachgewiesen wurde, ist eine explizite Ergänzung der Verhaltensdeterminanten durch das Hinzufügen einer vierten Emotionsvariablen überfällig, außerdem kann auf einer so genannten „emotionalen Ebene" ein emotionaler Verhaltens- bzw. Symptomaspekt ebenso „gleichwertig" beschrieben werden wie etwa ein kognitiver auf der „kognitiven Ebene" (siehe ▶ Verhaltensebenen).

Der Vorteil dieses formelhaft dargestellten Modells der Verhaltensanalyse liegt nicht nur im Einbezug von Umweltvariablen in die Diagnostik, sondern vornehmlich in ihrem Therapie- oder Interventionsbezug. Die Verhaltensanalyse zielt von vornherein auf die Erfassung der Bedingungen, die das Problemverhalten auslösen und aufrechterhalten. Damit werden genau die Bereiche analysiert und festgelegt, an denen die Interventionen ansetzen müssen. Da sich problematisches Verhalten nur selten ausschließlich in der Person selbst abspielt, sondern sowohl hinsichtlich der Entstehung als auch unter Aufrechterhaltungsaspekten

Situation   Organismus   problematisches   Konsequenz
                                  Verhalten

α = externe Variable
β = psychologische Person-Variable
γ = biologisch-physiologische Variable

Verhaltensanalyse. Abb. 1 Verhaltensanalyse in Symbolen (nach Kanter FH, Reinecker H, Schmelzer D (1996) Selbstmanagement-Therapie. Ein Lehrbuch für die klinische Praxis. 2. Aufl. Springer, Heidelberg).

in Wechselwirkung mit der damals und jetzt gegebenen psychosozialen Umwelt steht, gibt es grundsätzlich zwei Betrachtungsebenen des Problems:

„Mikroperspektive"

Die „Mikroperspektive" umfasst eine detaillierte Analyse des Problems (Schwere, Dauer, Häufigkeit, Verlauf etc.) und des problematischen Patientenverhaltens in ganz spezifischen Situationen (z. B. wie reagiert ein agoraphober Patient im Kaufhaus oder wie reagiert er auf die physiologischen Begleitreaktionen seiner Angst etc.). Mittels einer „situativen Verhaltensanalyse" werden die ermittelten Informationen hinsichtlich ihre funktionalen Beziehungen zueinander analysiert.

Beispiel: Bei einem Patienten mit ▶ Agoraphobie ergibt sich aus der Mikroperspektive für eine bestimmte Angstsituation und ein für ihn typisches Reaktionsmuster eine situative Verhaltensanalyse etwa in der Form:

- „S": Auslösesituation: Kaufhaus mit vielen Menschen;
- „O": physiologische Ebene: Beklemmung und Herzklopfen;
- kognitive Ebene: fast zeitgleich „Hoffentlich kein Herzinfarkt";
- emotionale Ebene: heftige Angst bis Panik;
- kognitive Ebene: nichts wie raus hier;

- „R": behaviorale Ebene: Flucht ins Freie;
- „K": physiologische Ebenen: Beklemmung und Herzrasen sinken;
- emotionale Ebene: Nachlassen der Angst.

Die (situative) Verhaltensanalyse (im eigentlichen Sinne, d. h. Verhalten in bestimmten Situationen) untersucht zunächst das problematische bzw. symptomatische Verhalten möglichst genau auf mehreren Ebenen (z. B. auf der kognitiven, emotionalen, physiologischen und behavioralen). Um diese Verhaltensmuster besser interpretieren (warum diese Symptomatik, wann ist sie entstanden, wie wird sie aufrechterhalten etc.) zu können, müssen auch die früheren und jetzigen Kontextbedingungen (sozialisationsbedingte Einstellungen, Lernerfahrungen, aktuelle Lebensumstände etc.) – berücksichtigt werden.

„Makroperspektive"

Die „Makroperspektive" kennzeichnet eine eher groborientierende Analyse der Wechselwirkungen mit psychosozialen Außenbedingungen (z. B. wie reagiert die Familie, wie die Kollegen, droht Arbeitsplatzverlust etc.) und der übergeordneten Einstellungen (z. B. Werthaltung, kulturelle Normen). Diese Kontextbedingungen werden mit der „kontextuellen Verhaltensanalyse" bezüglich ihrer Funktionalität zu nachfolgenden und vorausgehenden Bedingungen überprüft.

Beispiel: Interessieren bei einem Patienten die dem spezifischen Verhalten (agoraphobes Vermeiden) übergeordneten Zusammenhänge zwischen der „▶ Angststörung" an sich und der Lebenssituation, dann kann mithilfe des „S-O-R-K"-Schemas die Funktionalität der Angststörung schnell ermittelt und therapieführend analysiert werden. Ergibt z. B. die Untersuchung der aktuellen Lebenssituation, dass der Patient noch bei seinem dominierenden Vater und seiner ängstlichen Mutter wohnt, der Vater ihm eine Stelle in der Firma des Onkels vermittelt hat etc., dann könnte ein – hier stark vereinfacht – „S-O-R-K"-Schema aus der Makroperspektive folgendermaßen aussehen:

- „S": Verbleiben im „Dunstkreis" der Eltern;
- „O": „gelernte Hilflosigkeit" (Einstellung);
- „R": „Ängstlichkeit, Unsicherheit" (manifestiert in Agoraphobie);
- „K": Entlastung (z. B. Vermeidung der Auseinandersetzung mit Eltern, Onkel etc.).

Die daraus folgende verhaltenstherapeutische Intervention wäre in diesem Falle z. B. zusätzlich zur Angstexposition ein ▶ Selbstsicherheits- und Ablösungstraining und nicht etwa die bloße Anwendung einer anxiolytischen Medikation oder eines isolierten Expositionstrainings. Wenn, wie in diesem Beispiel, die Kontextbedingungen eine bedeutsame Rolle spielen, wird diese Analyseform häufig als „kontextuelle Verhaltensanalyse" bezeichnet, wobei die formale Struktur die gleiche ist wie bei der situativen Variante.

Interpretation
Um in beiden Analyseformen (situativ, kontextuell) die kognitiven Aspekte der „O-Variablen" eines Patienten (z. B. das kogni-

tive Bewertungsmuster) weitgehend richtig interpretieren zu können, muss dessen Lern- und Erfahrungsgeschichte (z. B. Normen, Einstellungen, so genannte life events etc.) ausreichend exploriert sein. Für die Analyse der eher übergeordneten Kognitionen wird heute die Bezeichnung „vertikale Verhaltensanalyse" oder „Plananalyse" verwendet (Grawe u. Caspar 1984).

Kritisiert wird, dass die vielfältigen Analysevarianten (▶ Bedingungsanalyse, Verhaltensanalyse, ▶ Problemanalyse, situative und kontextuelle Verhaltensanalyse, vertikale und horizontale Verhaltensanalyse, ▶ Mikroanalyse etc.) von vielen Autoren unterschiedlich betont bzw. über- oder untergeordnet verwendet werden, wodurch sich vor allem für Nichtspezialisten erhebliche Orientierungsschwierigkeiten ergeben. So reduzieren viele die Verhaltensanalyse auf das „S-O-R-K"- oder das „S-R-K"-Modell und setzen sie damit gleich. Ein gewisse Übersicht, die weitgehend alle hier genannten Aspekte beinhaltet, bietet das so genannte „M-U-L-P"-Schema (siehe ▶ Bedingungsanalyse).

Verhaltensänderung

Dr. phil. Dipl. Psych. Klaus Hartmann

Synonyme
Verhaltensmodifikation; Behavioral change

Definition
Veränderung problematischer Verhaltensweisen, die in relevanter Weise mit einer psychischen Störung zusammenhängen und der betreffenden Person oder bei anderen Personen Leidensdruck erzeugen. Die Veränderungen können auf verschiedenen Manifestationsebenen (kognitiv, emotional, physiologisch oder behavioral) angestrebt werden.

Voraussetzung
Einsicht und Motivation des Patienten.

V

Volltext

Der Begriff „Verhaltensänderung" hat in der ▶ Verhaltenstherapie eine zentrale Bedeutung und entspricht zum einen dem verhaltenstherapeutischen Störungsverständnis, welches im Gegensatz zum medizinischen und nicht allein die Störung bzw. die bestehenden Symptome zum primären ▶ Therapieziel hat, sondern bestimmte Aspekte des Verhaltens, welche letztlich die Störung bzw. die Symptomatik auslösen, aufrechterhalten oder verstärken. Zum andern impliziert der Begriff auch eine über das allgemeine Verständnis hinausgehende Interpretation von „Verhalten", die in den verschiedenen ▶ Verhaltensebenen (kognitiv, emotional, physiologisch und behavioral) zum Ausdruck kommt. Problem- oder störungsbezogene Verhaltensweisen werden mittels der ▶ Verhaltensanalyse auf den verschiedenen Ebenen identifiziert und im Rahmen der Therapie durch entsprechende Interventionsmaßnahmen modifiziert.

Historischer Hintergrund ist die lerntheoretische Annahme, dass fast jedes Verhalten erworben bzw. erlernt wird, auch das sogenannte Problem- oder Störungsverhalten, und somit auch wieder „verlernt" werden kann. Unter dem früheren eher behavioristischen Ansatz wurden allerdings die entsprechenden „Lerngesetze", d. h. respondente und operante Konditionierung, überbetont. Heute wird die Ansicht, dass jedes Störungsverhalten erlernt wurde, nicht mehr in dieser Ausschließlichkeit vertreten, sondern es werden Veranlagungen, Dispositionen, Modell-Lernen und weitere Bedingungsfaktoren hinsichtlich der Entstehung und Ausprägung einer Störung mit berücksichtigt. Entsprechend hat sich auch der „Veränderungsansatz" gewandelt und konzentriert sich nicht nur auf die Person direkt, sondern auch indirekt auf die Veränderung äußerer störungsauslösender und -aufrechterhaltender Bedingungen. So kann ein Therapieziel z. B. auch in der Veränderung äußerer Bedingungen liegen (z. B.

Wechsel eines sozialen Milieus bei Suchterkrankungen oder traumatisierten Patienten), wobei zu überprüfen ist, ob der Patient auch über die dafür notwendigen Fertigkeiten verfügt. Falls nicht, sind diesbezügliche „Verhaltensänderungen" (z. B. Training sozialer Kompetenzen, Umgang mit Schuld- oder Schamgefühlen) ein therapeutisches Ziel.

Ein weiterer Aspekt betrifft die Veränderung durch **erfahrungsorientiertes Lernen**. Damit ist u. a. gemeint, dass Patienten häufig bei Verhaltensmustern bleiben, die früher einmal funktional waren, heute aber dysfunktional und inzwischen automatisiert ablaufen. Beispielsweise könnte eine gewisse Hilf- und Reaktionslosigkeit früher günstig gewesen sein, um die Aggressionen eines tyrannischen Vaters gering zu halten. Heute könnte sich dieses Verhalten einem „normalen" Vorgesetzten gegenüber nachteilig auswirken, weil man uninteressiert oder zu passiv erscheint. Ein schrittweises Einüben von konstruktiv kritischem Interaktionsverhalten einschließlich der Erfahrung, dass nichts Schlimmes passiert, ist wirkungsvoller, als jemandem zu sagen, er solle sich mehr engagieren.

Manches symptomkonservierende Schonverhalten beruht auf einem falschen „▶ Health-Belief-Modell", d. h. auf falschen Vorstellungen von der Störung. Hier wäre eine „kognitive Verhaltensänderung" in Form eines plausiblen Erklärungsmodells für ein therapiefähiges Problemverständnis angezeigt, anstatt nur anzuordnen, dieses oder jenes zu tun. Die Betonung der Verhaltensänderung in der Verhaltenstherapie fördert auch die Eigenverantwortung und verringert eine Symptomfixierung bei den Patienten.

Verhaltensbedingungen

▶ Bedingungen, von Verhalten

Verhaltensdiagnostik

Dr. phil. Dipl. Psych. Klaus Hartmann

Synonyme
Diagnostischer Prozess; Verhaltensanalyse; Bedingungsanalyse; Problemanalyse

Definition
Verhaltenstherapeutisches Verfahren, bei dem alle Diagnostikmaßnahmen auf möglichst konkretem Verhaltensniveau vollzogen werden, um möglichst viele störungs- und therapierelevante Bedingungen zu erfassen. Die Verhaltensdiagnostik orientiert sich an dem Ziel, funktionale Beziehungen zwischen einzelnen Verhaltensbereichen und relevante Wechselwirkungen mit Kontextvariablen zu überprüfen, um interventionsvorbereitende, therapiebegleitende und therapiekontrollierende Aufgaben zu erfüllen. Damit stellt die Verhaltensdiagnostik einen Prozess und keine einmalige kriteriendefinierte kategoriale Zuordnung zu einem Störungsbild dar; sie unterscheidet sich somit von der so genannten „traditionellen Diagnostik" (Zuordnung bestimmter Merkmale zu einer Diagnose anhand festgelegter Kriterien einer Störungskategorie) und dem so genannten „medizinischen ▶ Krankheitsmodell".

Volltext
Historisch hat sich eine eigenständige „verhaltenstherapeutische Diagnostik" seit den 60er Jahren u. a. in Abgrenzung zur „psychiatrischen Diagnostik" und „Eigenschaftsdiagnostik" bzw. quantitativ orientierten „Persönlichkeitsdiagnostik" entwickelt. So wurde z. B. der psychiatrischen Diagnostik vorgehalten, die Klassifikation psychischer Krankheiten sei für die Therapie irrelevant; das Eigenschaftsmodell der Persönlichkeitspsychologie wurde wegen seines fehlenden Bezugs zu beobachtbarem Verhalten und wegen seiner Unbrauchbarkeit für Verhaltensänderungen kritisiert.

Die anfängliche im behavioristischen Sinne konzipierte verhaltenstherapeutische Diagnostik sollte die psychiatrischen Diagnosekategorien entbehrlich machen und durch eine „theoriefreie" Beschreibung problematischer Verhaltensweisen bzw. Reaktionen einschließlich ihrer auslösenden und verstärkenden bzw. aufrechterhaltenden Bedingungen ersetzen. Im Gegensatz zur psychiatrischen Diagnostik sollte die Verhaltensdiagnostik in Form der ▶ Verhaltensanalyse konsequent für die Therapieplanung und therapiebegleitende Diagnostik eingesetzt werden können.

Im Rahmen der so genannten „**kognitiven Wende**" wurden „innere Prozesse" (z. B. Motive, Einstellungen, Gedanken, Erwartungen und Pläne) mit in das Konzept der Verhaltensanalyse aufgenommen. Damit rückte auch zunehmend die Art und Weise, wie der Patient seine Probleme in welchem sozialen Kontext erworben hat und sich in seiner aktuellen Umwelt verhält, in das Blickfeld der Verhaltensanalyse. Schließlich wird unter handlungstheoretischer Perspektive Verhalten als zielgerichtetes Handeln im Sinne übergeordneter Ziele, Normen und Werte der Person analysiert.

Die Verhaltensdiagnostik beginnt mit einer umfassenden **Informationserhebung**, u. a. über verhaltensanalytische Interviews, Fragebögen und Testverfahren, mit dem Ziel der Identifizierung und Hypothesengewinnung hinsichtlich änderungsrelevanter Erlebnis- und Verhaltensweisen, der Klärung der Rahmenbedingen für die Entstehung und Aufrechterhaltung der Störung und der Auswahl möglicher Interventionsmethoden. Die erhobenen Informationen und Daten werden mit verschiedenen verhaltensanalytischen Verfahren (▶ Bedingungsanalyse, Verhaltensanalyse, Triggeranalyse etc.) nach chronologischen, thematischen und funktionalen Ordnungs- und Gesichtspunkten strukturiert und dann in einem hypothetischen Bedingungsmodell (Funktionsmodell) therapieführend zusammengefasst.

V

Nach Abschluss der Verhaltensdiagnostik wird, ebenso wie in der traditionellen Diagnostik, für das vorliegende Störungsbild anhand der meist gut operationalisierten Beschreibungs- und Zuordnungskriterien der gegenwärtigen Klassifikationsmanuale die entsprechende formale Diagnose gestellt. Der kritische Unterschied zwischen kategorieller Diagnostik und der Verhaltensdiagnostik liegt darin, dass Erstere die ätiologischen Aspekte nur in geringem Umfang berücksichtigt, während die Verhaltensdiagnostik gerade die verursachenden Entstehungs- und Aufrechterhaltungsbedingungen fokussiert.

Bei jeder Therapie sollen im Rahmen der Verhaltensdiagnostik folgende **Fragenbereiche** geklärt werden:

- Welche speziellen Verhaltensmuster sollen hinsichtlich Auftrittshäufigkeit, Intensität, Dauer und Auftretensbedingungen verändert werden?
- Welches sind die relevanten Bedingungen, unter denen dieses Verhalten erworben wurde, und welches sind die aufrechterhaltenden Faktoren?
- Welches sind die erfolgversprechenden Methoden, um die erwünschten Veränderungen (z. B. Umgebung, Verhalten, Einstellungen) bei dem Betroffenen zu erzielen?

Im **Selbstmanagementansatz** (Kanfer et al. 1996) werden beispielsweise **sieben Grundsätze** für den diagnostischen Prozess vorgeschlagen:

1. **Notwendigkeit einer individuellen Problemanalyse**: Die individuelle Analyse der Beschwerden eines Betroffenen ist deshalb bedeutsam, da selbst phänomenologisch ähnliche Zustandsbilder keine generellen Annahmen über die Entstehung, den Verlauf und die Aufrechterhaltung von Problemen und Symptomen erlauben.
2. **Funktionale Betrachtungsweise**: Es ist zu klären, von welchen Bedingungen ein problematisches bzw. symptomati-

sches Verhalten abhängt, ob und welche kovariierende Variablen mit aufrechterhaltend wirken. Hierbei werden nicht nur die dem problematischen Verhalten vorangehenden und nachfolgenden Reizbedingungen untersucht (so genannte horizontale Verhaltensanalyse), sondern auch die verhaltenssteuernden Einstellungen, Erwartungen oder Pläne (so genannte vertikale Verhaltensanalyse).

3. **Inhaltliche Nähe von Diagnostik und Intervention**: Die diagnostischen Maßnahmen stellen ebenso wenig einen Selbstzweck (z. B. um eine formale Diagnose zu stellen) dar wie die Interventionen (z. B. was macht man bei der Diagnose „mittelgradig depressive Episode"?), sondern dienen immer der optimalen Auswahl von Interventionsmöglichkeiten. So kann beispielsweise bei einem Patienten eine Änderung des dichotomen Denkens anstehen, bei einem anderen dagegen die Loslösung vom dominierenden Vater.
4. **Diagnostik als zeitlicher Verlaufsprozess**: In der Verhaltensdiagnostik sind die diagnostischen Bemühungen nicht mit der Zuordnung des Patienten zu einer diagnostischen Kategorie abgeschlossen, sondern verlaufen kontinuierlich und dynamisch in einem Rückkopplungsprozess, d. h. Veränderung von Bedingungsannahmen aufgrund empirischer Einzelfallprüfungen oder neuer Befunde.
5. **Aktive Rolle des Patienten im Diagnostikprozess**: Der Patient wird unter Anleitung des Therapeuten sowohl an der ▶ Problemanalyse als auch an der Zielbestimmung aktiv beteiligt. Damit wird neben einer Verbesserung seines bisherigen Problemverständnisses auch seine Eigenverantwortung und Therapiemotivation (compliance) aktiv gefördert.
6. **Ökonomie der Informationssammlung**: Die Strukturierung der verhaltensdiagnostischen Instrumente erleich-

tert das Herausfiltern therapierelevanter Daten aus der oft unstrukturierten anekdotenhaften Informationsmenge, die der Patient häufig automatisiert äußert; er schränkt aus persönlicher Neugier motiviertes Fragen des Therapeuten ein.

7. **Hypothesenleitung und ergebnisorientiertes Optimieren**: Hypothesenleitung meint, dass sich der Therapeut ständig aufgrund der vorliegenden Informationen und seiner therapeutischen Kompetenz Hypothesen bildet und sie nachfolgend zu verifizieren oder zu falsifizieren sucht, indem er die Hypothesen an konkreten Kriterien überprüft. Der zweite Aspekt sagt aus, dass die jeweiligen Überprüfungsergebnisse wieder sofortige Rückwirkungen auf die vorher formulierten Hypothesen haben, so dass eine ständige Grob- und Feinregelung des Therapieverlaufs möglich wird.

Verhaltensebene, emotionale

Dr. phil. Dipl. Psych. Klaus Hartmann

Synonyme
Emotionsvariable; Emotionale Ebene

Definition
Beschreibungen von problematischen emotionalen Reaktionen oder emotionalen Verhaltensaspekten einer strukturierten Verhaltensbeobachtung im Rahmen einer ▶ Verhaltensanalyse.

Volltext
Begriffsgeschichtlich wurde bis vor kurzem die „emotionale Verhaltensebene" in den meisten Lehrbüchern der ▶ Verhaltenstherapie explizit nicht im Kanon der traditionellen drei ▶ Verhaltensebenen (kognitiv, physiologisch, motorisch) bzw.

Beobachtungsebenen aufgeführt, da nach Meinung vieler Verhaltenstheoretiker emotionale Reaktionen quasi ein „integrales Produkt") von kognitiven, physiologischen und motorischen Reaktionen sind. Diese Sichtweise, die u. a. auf Forschungsarbeiten der 60er Jahre zurückgeht, wird heute aufgrund neuerer Ergebnisse der Emotionsforschung (z. B. Greenberg u. Safran 1990; LeDoux 1998) zunehmend weniger vertreten.

Für eine **Verhaltensanalyse** ist die „emotionale Ebene" besonders bedeutsam, da bei vielen psychischen Störungsbildern der individuelle Leidensdruck überwiegend aus emotionalen Qualitäten (z. B. Angst, ▶ Panik, Verzweiflung, Scham etc.) besteht und weniger aus kognitiven oder motorischen. Auch werden Emotionen und emotionale Prozesse in der Regel schneller „getriggert" und lösen schneller und häufiger automatisierte Reaktionsmuster aus (z. B. im Rahmen einer ▶ posttraumatischen Belastungsstörung) als z. B. kognitive Prozesse. Analysiert und interpretiert man „Verhalten" oder einen bestimmten „Verhaltensaspekt" auf der Basis der integrierten Informationen aus der „kognitiven", „physiologischen", „behavioralen" und der „emotionalen" Verhaltensebene, dann besteht kein Nachteil im Vergleich zur diesbezüglichen traditionellen Gliederung. Die Wechselwirkung von allen vier Ebenen, d. h. welche löst die andere aus oder verstärkt sie etc., kann über ein Matrixmodell (siehe ▶ Verhaltensebenen) eher eingeschätzt werden.

Aus **therapeutischer Sicht** ist die „emotionale Verhaltensebene" auch deshalb zu erheben, weil seit längerem im Konzept der heutigen ▶ Verhaltenstherapie eine Reihe von Interventionstechniken integriert sind, die direkt oder indirekt zur Förderung der emotionalen Wahrnehmung und des emotionaler Ausdrucks (z. B. konzentrative Bewegungstherapie, Elemente der ▶ Gestaltungstherapie etc.) sowie zur Emotionskontrolle (z. B. bei Borderline-Patienten) eingesetzt werden.

Verhaltensebene, kognitive

Dr. phil. Dipl. Psych. Klaus Hartmann

Synonyme
Kognitive Variable; Kognitive Ebene

Definition
Beschreibungen von verhaltenssteuernden kognitiven Reaktionen, Prozessen oder Inhalten einer strukturierten Verhaltensbeobachtung im Rahmen einer ▶ Verhaltensanalyse.

Volltext
In der angewandten ▶ Verhaltenstherapie spielen kognitive Aspekte, spätestens seit der so genannten „kognitiven Wende" in den 60er Jahren, im Hinblick auf die Erklärung und Modifikation störungsbezogenen Verhaltens eine entscheidende Rolle, obgleich psychologische Theorien (z. B. „kognitive Dissonanztheorie" von Festinger 1957) und nicht-verhaltenstherapeutische Therapieansätze (z. B. „Rational-emotive Therapie" von Albert Ellis 1955) sich schon früher mit Kognitionen befassten. Im Rahmen der so genannten „▶ kognitiven Verhaltenstherapie" sind neben den Methoden zur Identifikation störungsauslösender und aufrechterhaltender Kognitionen auch verschiedene „kognitive Therapieverfahren" zur Korrektur dysfunktionaler Kognitionen entwickelt worden. Diese **störungsrelevanten Kognitionen** können im Rahmen der Verhaltensanalyse auf der „kognitiven Verhaltensebene" unter zwei Aspekten erfasst werden:
- die aktuell in der problematischen Situation auftretenden Kognitionen, d. h. Gedanken, Vorstellungen, Selbstverbalisationen etc., die direkt oder zeitnah mit dem jeweiligen Verhalten einhergehen;
- die generellen oder übergeordneten Kognitionen, z. B. Denk- und Bewertungsmuster, Grundhaltungen, verinnerlichte „Verhaltensregeln", Erwartungen und gedankliche Problemlösestrategien, religiöse oder ideologische Einstellungen oder Normen.

Der zweitgenannte Aspekt enthält auch die Informationen, die in der so genannten „vertikalen Verhaltensanalyse" oder „Plananalyse" berücksichtigt werden. Erst nach einer funktionalen Zusammenschau aller Verhaltensebenen wird im Rahmen der Zielklärung und Therapieplanung überlegt, welche der identifizierten dysfunktionalen kognitiven Aspekte wann und mit welcher Interventionstechnik modifiziert werden.

Verhaltensebene, motorische

Dr. phil. Dipl. Psych. Klaus Hartmann

Synonyme
Motorische Ebene

Definition
Beschreibungen von problematischem Verhalten und störungs- oder symptombezogenen Verhaltensmustern; Teil einer strukturierten Verhaltensbeobachtung im Rahmen einer ▶ Verhaltensanalyse.

Volltext
Die Bezeichnung „motorische Ebene" wird bis heute im Rahmen der ▶ Verhaltensdiagnostik, dort speziell bei den Beobachtungsebenen, verwendet; obgleich das Adjektiv „motorisch", das aus der Ära der behavioristisch und lerntheoretisch orientierten Konditionierungsexperimente stammt, nicht mehr das bezeichnet, was heute auf dieser Ebene abgebildet wird. Erfasst werden nämlich alle therapie- bzw. störungsrelevanten Verhaltensweisen, die beobachtet oder exploriert werden können und nicht nur spezielle motorische Teilaspekte des Verhaltens. Insofern ist diese Ebene zutreffender charakterisiert, wenn „motorisch"

durch „verhaltensmäßig" oder „behavioral" ersetzt wird.

Abhängig von der Art des Problems können die therapierelevanten Verhaltensaspekte in unterschiedlicher Weise auffällig sein. Beispielsweise können auf dieser Beobachtungsebene ein mimisches Ausdrucksverhalten, das nicht zum verbal vermittelten Inhalt passt, ebenso registriert werden wie Zwangsrituale oder ein bestimmtes oder generelles Vermeidungsverhalten. Da prinzipiell „alle" problematischen Verhaltensweisen auf dieser Ebene erfasst werden sollen, wird auch der Auflösungsgrad bezüglich der zu erfassenden Verhaltensaspekte unterschiedlich sein. Von der jeweiligen verhaltensanalytischen Fragestellung hängt es nun wiederum ab, welche der erfassten Verhaltensaspekte aus der „behavioralen Verhaltensebene" ausgewählt und mit den dazugehörigen emotionalen, physiologischen oder kognitiven Aspekten der anderen Beobachtungseben in Beziehung gebracht werden, beispielsweise im „S-O-R-K"-Modell.

Verhaltensebene, physiologische

Dr. phil. Dipl. Psych. Klaus Hartmann

Synonyme
Physiologische Ebene; Biologisch-physiologische Ebene

Definition
Beschreibungen des somatisch-physiologischen Geschehens, das in einem relevanten Zusammenhang mit problematischem Verhalten oder einzelnen Verhaltensmustern steht. Diese Ebene ist Teil einer strukturierten Verhaltensbeobachtung im Rahmen einer ▶ Verhaltensanalyse.

Volltext
Die Bezeichnung „physiologische Ebene" wird seit den 60er Jahren in dem von Peter Lang vorgeschlagenen Sinne verwendet; sie wird gelegentlich durch die Adjektive „somatisch", „biologisch" oder „physioendokrinologisch" erweitert. Heute werden im Rahmen der ▶ Verhaltensdiagnostik auf dieser Beobachtungsebene nicht nur messbare physiologische Reaktionen im engeren Sinne erfasst, sondern alle beobachtbaren, technisch nachweisbaren und subjektiv berichteten, automatisch ablaufenden körperlichen Reaktionen (z. B. stressbedingte körperliche Aktivierung und Veränderung der Herz-Kreislauf-Parameter, körperliche Begleitreaktionen bei Angst- und Panikzuständen, hormonelle Veränderungen bei körperlichen Erkrankungen, subjektive Schmerzzustände, muskuläre Verspannungen und Wirkungen sowie Nebenwirkungen von Medikamenten oder Suchtmitteln sowie Zustände nach körperlichen Erkrankungen, Operationen und Verletzungen), die im direkten und indirekten Zusammenhang mit der Störung stehen.

Abhängig von der Art der Störung und individuellen Wahrnehmungs- und Mitteilungsfähigkeit ist die **Erhebung** relevanter Daten auf dieser Ebene teilweise schwierig. Beispielsweise macht es einen Unterschied, ob ein Patient zusätzlich zu seiner „Achse I-Diagnose" noch „hypochondrische Persönlichkeitszüge" aufweist oder an einer „▶ dissoziativen Störung der Bewegung und Sinnesempfindung" leidet; Patienten mit „somatoformen Störungen" sind anders zu explorieren als Patientinnen mit sexuellen Missbrauchserfahrungen etc. Die **Bewertung und Interpretation** der Daten sind aus mehreren Gründen schwierig: Zum einen können die erfragten körperlichen Symptome oder Reaktionen vom Patienten subjektiv übertrieben geschildert werden, oder sie werden verneint, entweder weil sie gar nicht wahrgenommen oder schamhaft bzw. angstmotiviert verschwiegen werden. Zum anderen sind einzelne kör-

V

perliche bzw. physiologische oder hormonelle Reaktionen in ihrem zeitlichen Verlauf und in ihrer Intensität so unterschiedlich, dass ein Zusammenhang mit einer anderen Beobachtungsebene oder einer Auslösesituation nicht ohne weiteres hergestellt oder ausgeschlossen werden kann. In vielen Fällen reichen eine einmalige standardisierte Eingangsuntersuchung und eine einmalige routinemäßige Abfrage der „physiologischen Ebene" nicht aus, um zuverlässige Daten zu erhalten. Grundsätzlich müssen zuerst eine vertrauensvolle Beziehung zwischen Patient und Therapeut und ein therapiefähiges Problemverständnis beim Patienten hergestellt sein; außerdem muss auch aus medizinisch-rechtlichen Gründen gerade diese „Beobachtungsebene" über den ▶ Therapieverlauf hinweg immer wieder überprüft werden.

Verhaltensebenen

Dr. phil. Dipl. Psych. Klaus Hartmann

Synonyme
Beobachtungsebenen; Mehrebenendarstellung

Definition
Strukturierungshilfe zur Beschreibungen problematischen Verhaltens, das sich auf einer subjektiv-kognitiven, emotionalen, physiologischen und verhaltensmäßigen Ebene manifestiert bzw. beobachten oder explorieren lässt.

Volltext
Der Begriff „Verhaltensebene" – d. h. die Verwendungsintention des Wortes „Ebene" – geht historisch auf Peter Langs Forschung bezüglich psychophysiologischer Aspekte von Emotionen zurück. Nach seiner Auffassung können Emotionen auf der „verbal-kognitiven" Ebene, der Ebene beobachtbaren „motorischen Verhaltens" und

der „autonom-physiologischen" Ebene unterschieden werden. Emotionen sind demnach ein integrales Produkt dieser drei Reaktionsebenen. Diese „Integrationsidee" wurde für die Beschreibung des Verhaltens übernommen, das ebenfalls nicht nur durch eine Komponente allein (z. B. nur durch eine Kognition oder nur durch eine physiologische Reaktion etc.) gesteuert wird.

Früher wurden **drei Verhaltensebenen** im Sinne von Lang benannt: die „kognitive", die „physiologische" und die „motorische" Ebene. Die „emotionale" Ebene wurde als eine sich daraus ergebende verstanden. Heute wird bereits vielfach die „emotionale" Ebene explizit aufgeführt und das Adjektiv „motorische" – das noch aus der Zeit der Konditionierungsexperimente stammt – zutreffender durch „verhaltensmäßig" bzw. „behavioral" ersetzt.

Die eventuell „künstlich" wirkende Unterscheidung in die **vier Manifestationsebenen** ist therapeutisch durchaus sinnvoll, da bei vielen Störungsbildern asynchrone Verläufe dieser Bereiche vorliegen. Für die genaue Beschreibung eines Problemverhaltens und für eine möglichst therapieführende ▶ Verhaltenanalyse hat sich die Mehrebenendarstellung des Verhaltens als sinnvoll erwiesen.

Eine weitere Anwendung der Verhaltensebenen ergibt sich im Zusammenhang mit der Verhaltensanalyse, speziell mit der Struktur des **„S-O-R-K"-Schemas**, wobei im nachfolgenden Beispiel die einzelnen Felder in so genannten „S-R-Ketten" dargestellt werden, d. h. das erste Feld fungiert quasi als Auslöser bzw. Stimulus (S) für das folgende, welches einerseits eine Reaktion (R) darstellt und gleichzeitig Auslöser (S) für das nach folgende Feld ist, etc. (Abbildung 1).

Nach dem früheren horizontalen „S-R-K"-Modell hätte man das zu therapierende Vermeidungsverhalten (Flucht ins Freie bzw. „R") mit der auslösenden Situation (Menschenansammlung bzw. „S") und der verstärkenden Konsequenz (Angstreduk-

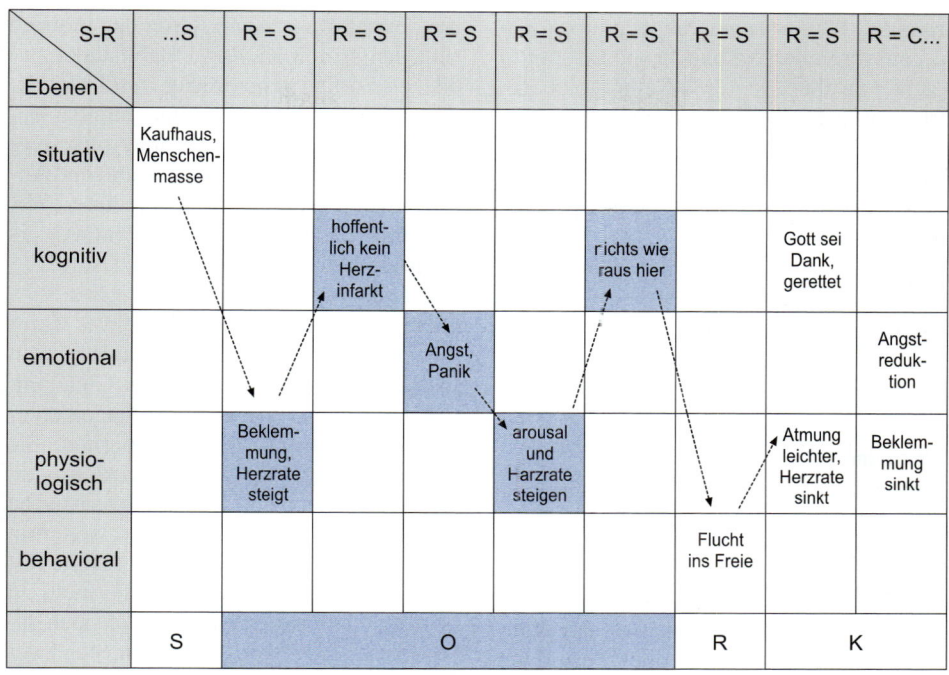

Verhaltensebenen. Abb. 1 Beispiel für eine (situative) Verhaltensanalyse mit Hilfe einer Mehrebenendarstellung und dem „S-O-R-K"-Schema bei einem agoraphoben Vermeidungsverhalten

tion bzw. „K") in Verbindung gebracht und entsprechend eine Reaktionsverhinderung (Nichtvermeiden bzw. in der Situation bleiben) durchgeführt und dabei die „O-Variable" einschließlich der kognitiven, emotionalen und physiologischen Ebenen nicht berücksichtigt (siehe unterste Zeile). Mit dem **zweidimensionalen Schema** (Verhaltensebenen und „S-O-R-K") kann differenzierter der Zusammenhang von Reiz-Reaktions-Beziehungen auf verschiedenen Ebenen (kognitive, emotionale, behaviorale etc.) dargestellt werden. Im gegebenen Beispiel: Die Konfrontation mit einer Menschenansammlung triggert eine Beklemmungsempfindung verbunden mit Herzklopfen (physiologische Ebene); die Wahrnehmung dieser körperlichen Reaktion löst die Befürchtung eines Herzinfarkts aus (kognitive Ebene), die zu einem heftigen Angstanfall bzw. Panikgefühl (emotionale

Ebene) führt, worauf ein Fluchtgedanke (kognitive Ebene) erfolgt, der schließlich die Fluchtreaktion bzw. das Vermeidungsverhalten (behaviorale Ebene) startet. Daraufhin wird der Rückgang der Beklemmung, der Angst und des Herzrasens als Erleichterung (Konsequenz) erlebt, welche wiederum im Sinne einer operanten „negativen Verstärkung" rückwirkend das Vermeidungsverhalten quasi als erfolgreichen Lösungsversuch verstärkt.

Diese **Matrixdarstellung** (Abbildung 1) kann insofern therapieführend sein, als die kausale Abfolge der einzelnen Reaktionen auf den jeweiligen Ebenen eher erkannt werden kann. Somit können auch die entsprechenden Interventionen (z. B. ▶ Biofeedback zur Kontrolle physiologischer und emotionaler Reaktionen, plausibles Erklärungsmodell zur Korrektur falscher Befürchtungen bzw. Kognitionen, Atemtraining, körperorientierte Therapie, Reaktionsverhinderung bzw. Exposition etc.) leichter in die „richtige" Reihenfolge gebracht werden, z. B. zuerst Veränderungen in der „O-Variablen" und, wenn hier Fortschritte zu verzeichnen sind, anschließend die ▶ Exposition bzw. die Reaktionsverhinderung in vivo.

Verhaltensformel

Dr. phil. Dipl. Psych. Klaus Hartmann

Synonyme
Verhaltensgleichung

Definition
Mit Abkürzungssymbolen und in mathematischer oder schematischer Form dargestellter Zusammenhang verschiedener Variablen, die Verhalten oder bestimmte Verhaltensaspekte als die abhängige Variable definieren, und als unabhängige Variablen, je nach theoretischem Hintergrund, psychische Eigenschaften oder spezielle erfassbare Verhaltens- oder Eigenschaftsaspekte festlegen.

Volltext
Historisch gesehen wurde schon in früheren Jahrhunderten versucht, menschliches Verhalten mit mehr oder weniger wissenschaftlichen Modellen und Methoden vorherzusagen (z. B. menschliches Verhalten bzw. Schicksal in Abhängigkeit von der Konstellation der Sterne oder menschliches Verhalten in Form von Charaktereigenschaften in Abhängigkeit von Körpertypen etc.).
Mathematisch formulierte Modelle, Verhalten oder Teilbereiche des Verhaltens als „Formel" darzustellen, wurden vor allem im Rahmen der ▶ Lerntheorien mithilfe von Tierexperimenten in den 40er und 60er Jahren durchgeführt. So ermittelten beispielsweise C. L. Hull und K. W. Spence das Verhaltens- bzw. Reaktionspotentials (E)

für gelerntes Verhalten durch den Antrieb (D), den Anreiz (K) und Habitstärke (H) oder als Formel ausgedrückt: $E = D \times H \times K$, d. h. ein bestimmtes Verhalten (hier das Potential zu reagieren) ist ein multiplikatives Zusammenwirken von Trieb, Habit und Anreiz. Spence modifizierte später diese „Verhaltensformel", indem er Trieb und Anreiz additiv miteinander verknüpfte, also:
Verhalten = (Trieb + Anreiz) × Habit.
Diese und ähnliche Versuche, etwas Komplexes wie Verhalten oder Teilaspekte davon in mathematische Formeln oder Gleichungen zu bringen, verleiten zur Illusion einer der Exaktheit und Vorhersagbarkeit, die sich so in der Praxis nicht wiederfindet; sie haben jedoch eine gewisse heuristische Funktion. Auch heute besteht weiterhin das Bestreben, komplexe und vernetzte Zusammenhänge auf „einfache" Formeln zu bringen; man bediente und bedient sich dabei immer am jeweils aktuellen Stand der Technik, beispielsweise in den 60er Jahren an den Blockschaltbildern oder Flussdiagrammdarstellungen der aufkommenden Informatik, etwa die so genannte „TOTE" – Einheit (test – operate – test – exit) von G. A. Miller und Mitarbeitern. Heute sind es vor allem Computermetapher und Netzwerkmodelle, die modern sind.
Die älteren Verhaltensformeln der Lerntheorien sind heute weitgehend in Vergessenheit geraten, und im Rahmen der ▶ Verhaltenstherapie meint man derzeit mit der „Verhaltensformel" das mit Symbolen abgekürzte Strukturierungs- und Funktionsmodell der ▶ Verhaltensanalyse von F. Kanfer, das „S-O-R-K-Modell".
Das Wort **Formel** hat im Wesentlichen zwei Bedeutungs- bzw. Anwendungsaspekte, einen mathematischen und einen strukturellen. Mathematisch betrachtet ist diese Bezeichnung „Verhaltensformel" falsch, da kein Gleichheitszeichen gegeben ist und die Variablen formal falsch angeordnet sind. Auch der häufig synonym verwendete Begriff „Verhaltensgleichung", z. B. $V = f (S, O, K)$ oder $V = (vorher/nachher)$

und ähnliche Varianten, sind keine Gleichungen im mathematischen Sinn, da bei den Variablen keine Dimensionen festgelegt sind. Im strukturellen Sinn, d. h. als kurze treffende Begriffsbestimmung oder als Vorschrift bzw. Ordnungsschema, hat sich quasi „fachumgangssprachlich" die Bezeichnung „Verhaltensformel" eingebürgert und Verhaltenstherapeuten wissen in der Regel im Anwendungsfall auch über den symbolischen bzw. metaphorischen Gebrauch von „Gleichung" oder „Formel".

Verhaltensgleichung

► Verhaltensformel

Verhaltensmedizin

Dr. med. Götz Berberich

Synonyme
Engl.: behavioral medicine

Definition
Die Verhaltensmedizin wendet das Wissen und die Techniken der Verhaltenswissenschaften und insbesondere der ► Verhaltenstherapie auf das Feld physischer Gesundheit und Krankheit an. Sie ist in Forschung und praktischer Anwendung mit der Erklärung, Prävention, Diagnostik, Therapie und ► Rehabilitation körperlicher und psychosomatischer Erkrankungen beschäftigt.

Störungsaspekt
Psychische Erkrankungen im engeren Sinne sind nicht Gegenstand der Verhaltensmedizin, allenfalls aufgrund der dadurch bedingten körperlichen Erkrankungen. Es gibt jedoch wohl keine körperliche Krankheit, bei der Verhaltensaspekte (einschließlich kognitiv-emotionaler Prozesse) nicht eine Rolle bei der Krankheitsvorbeugung, -entstehung, -bewältigung oder -verarbeitung spielen.

Volltext
Seit den späten 60er und frühen 70er Jahren des letzten Jahrhunderts wird versucht, das Wissen und die Techniken der Verhaltenstherapie systematisch auf Prävention und Therapie körperlicher Erkrankungen anzuwenden. Der Begriff **„Behavioral Medicine"** wurde erstmals von Birk veröffentlicht (Birk 1973), wobei er ihn noch weitgehend mit der erfolgreichen ► Biofeedback-Therapie gleichsetzte. Später erfuhr der Begriff eine Ausweitung seiner Bedeutung: Menschliches Verhalten wird in einem bio-psycho-sozialen Modell beschrieben. Gesundheit und Krankheiten entsteht nach diesem Modell aus einer Interaktion von physiologischen, biologischen, biochemischen, kognitiv-emotionalen und behavioralen Prozessen. Mit der Anwendung dieses Prinzips auf die Beschäftigung mit (psycho-)somatischen Krankheiten ist auch eine Abkehr von einem rein medizinischen ► Krankheitsmodell verbunden, in dem ein überwiegend lineares Kausalitätsverständnis vorherrscht und der Patient oft zum Objekt ärztlichen Handelns wird. In der Verhaltensmedizin wird die Entstehung von Krankheiten eher mit sich zirkulär verstärkenden Bedingungsfaktoren im Sinne eines Circulus vitiosus erklärt. Das therapeutische Eingreifen an möglichst vielen dieser Bedingungen impliziert aber eine deutlich höhere Eigenaktivität des Patienten, der damit seine Selbstwirksamkeit bei der Bewältigung einer Krankheit erfährt.
Ein besonderes Kennzeichen der Verhaltensmedizin ist die Anwendung psychophysiologischer Methoden, wie z. B. des ► Biofeedbacks.
Die Verhaltensmedizin konnte sich in der wissenschaftlichen Diskussion bald etablieren: 1978 wurde die Fachzeitschrift „Journal of Behavioral Medicine" gegründet, 1979 erschien das englischsprachige Lehrbuch „Behavioral Medicine. Theory and Practice" von Pomerleau und Brady, 1986 das erste deutsche Lehrbuch „Verhaltensmedizin" von Miltner, Birbaumer

V

und Gerber. Trotzdem finden die Erkenntnisse der Verhaltenmedizin nur zögerlich Eingang in die Regelversorgung körperlicher Erkrankungen und sind weiterhin eine Domäne der ambulanten und stationären Verhaltenstherapie.

Verhaltensmodifikation

▶ Verhaltensänderung

Verhaltensprobe

▶ Rollenspiel

Verhaltensstörung

▶ Sozialverhaltensstörungen

Verhaltensstörung, psychische und durch psychotrope Substanzen

Dr. med. Götz Berberich

ICD-10/DSM-IV-TR-Klassifikation

ICD-10 fasst unter F1 „psychische und Verhaltensstörungen durch psychotrope Substanzen" Störungen zusammen, die auf den Gebrauch psychotroper Substanzen zurückzuführen sind. In DSM-IV-TR entspricht dem der Abschnitt „Störungen in Zusammenhang mit Psychotropen Substanzen" (303 ff.).
Die verursachende Substanz wird durch die dritte Stelle, die klinischen Erscheinungsbilder durch die vierte und fünfte Stelle gekennzeichnet.

Sie werden in ICD-10 in folgende Unterkategorien eingeteilt:
● F1x.0 akute Intoxikation,
● F1x.1 schädlicher Gebrauch,
● F1x.2 Abhängigkeitssyndrom,
● F1x.3 Entzugssyndrom,
● F1x.4 Entzugssyndrom mit Delir,
● F1x.5 psychotische Störung,
● F1x.6 amnestisches Syndrom,
● F1x.7 Restzustand und verzögert auftretende psychotische Störung (z. B. F1x.70 Nachhallzustände; F1x.73 Demenz),
● F1x.8, F1x.9 bezeichnen Restkategorien.

In DSM-IV-TR sind die „Störungen im Zusammenhang mit Psychotropen Substanzen" in zwei Gruppen aufgeteilt:
● Störungen durch Substanzkonsum: Substanzabhängigkeit und Substanzmissbrauch (303.90–305.xx);
● Substanzinduzierte Störungen: Substanzintoxikation, Substanzentzug, Substanzinduziertes Delir, Persistierende Substanzinduzierte Demenz, Persistierende Substanzinduzierte Amnestische Störung, Substanzinduzierte Psychotische Störung, Substanzinduzierte Affektive Störung, Substanzinduzierte Angststörung, Substanzinduzierte Sexuelle Funktionsstörung, Substanzinduzierte Schlafstörung (291.xx–292.xx, 303.00).

Synonyme
Störungen durch Substanzkonsum mit psychotroper Wirkung

Englischer Begriff
Disorders in relation to psychotropic substances

Definition
Der Abschnitt F1 in ICD-10 beinhaltet ein breites Spektrum von psychischen Störungen, Verhaltensstörungen und einigen körperlichen, vor allem zerebralen Folgeerscheinungen, welche auf dem Konsum einer oder mehrerer Substanzen mit Wirkung auf

das zentrale Nervensystem beruhen. Ihr Schweregrad reicht von der unkomplizierten Intoxikation oder dem schädlichen Gebrauch bis hin zu psychotischen Störungen und einer ▶ Demenz.

Einige Substanzen können frei verkäuflich oder sogar ärztlich verordnet sein; häufig handelt es sich jedoch um illegale Drogen. Viele Konsumenten nehmen mehrere Substanzen zu sich. Die Diagnose soll aber nach der wichtigsten bzw. der die aktuelle Störung verursachenden Substanz gestellt werden.

Die Stoffe sollten aufgrund der Angaben des Patienten oder der Fremdanamnese, objektiver Nachweismethoden in Körperproben (Urin, Blut etc.), des Besitzes oder der klinischen Symptomatik bestimmt werden.

Nicht erfasst sind viele, vor allem nicht-zerebrale organische Folgeerkrankungen des Gebrauchs dieser Substanzen. Der Gebrauch von nicht-psychotropen Substanzen wie Laxantien oder nicht-steroidalen Antirheumatika wird nicht unter F1, sondern F55 codiert (siehe ▶ Missbrauch von nicht-abhängigkeitserzeugenden Substanzen).

Siehe bei den jeweiligen Störungsbildern und Substanzen.

Verhaltenstherapie

Dr. rer. soz. Dipl. Psych. Sabine Zaudig

Synonyme

Kognitive Verhaltenstherapie; Lerntheoretisch orientierte Psychotherapie

Definition

Verhaltenstherapie ist eine auf der empirischen Psychologie basierende psychotherapeutische Grundorientierung. Die auf hinreichend überprüftem Störungs- und Änderungswissen beruhenden Therapieverfahren verfolgen konkrete und operationalisierbare Ziele auf verschiedenen Ebenen des Verhaltens, leiten sich aus einem verhaltenstheoretischen Störungsmodell ab und setzen an den prädisponierenden, auslösenden und aufrechterhaltenden Problembedingungen an. Die in ständiger Weiterentwicklung befindliche Verhaltenstherapie verfolgt eine empirische Absicherung ihrer Effektivität.

Volltext

Verhaltenstherapie nahm ihren Ausgang vor etwa 100 Jahren von lernpsychologischen Experimenten zu konditionierten Reflexen und konditioniertem Vermeidungsverhalten (Bechterew 1912; Pawlow 1927). Diese lerntheoretischen Grundlagenexperimente wurden dann erstmals von Watson (1913) mit der berühmten Konditionierung einer Tierphobie (Fall des kleinen Albert) auf klinische Phänomene angewandt. Wolpe (1958) entwickelte daraus ▶ die systematische Desensibilisierung als eine Behandlungsmethode, was im engeren Sinne als Beginn der Verhaltenstherapie betrachtet werden kann. Die Weiterentwicklung der klassischen Verhaltenstherapie in den vergangenen 50 Jahren durch eine Integration kognitiver (▶ kognitive Verhaltenstherapie), sozialpsychologischer und emotionspsychologischer Ansätze ermöglicht ihre Anwendung bei allen psychischen Störungen und bei einer Großzahl körperlicher Erkrankungen. Anwendungsformen können Einzel- oder Gruppentherapie, ▶ Paar- oder ▶ Familientherapie in (teil-)stationärer und ambulanter Versorgung sein. Insbesondere in der ambulanten Versorgung ist ein erheblicher Zuwachs an Verhaltenstherapeuten in den vergangenen Jahren zu verzeichnen. Im Jahr 2001 wurden in Deutschland 200.000 Patienten verhaltenstherapeutisch ambulant behandelt. Die Krankenkassen geben dafür etwa eine halbe Milliarde Euro pro Jahr aus.

V

Verhaltenstherapie, dialektische

Dr. med. Dipl. Psych. Rolf Dieter Trautmann

Synonyme
Dialectical behavior therapy (DBT)

Definition
Die dialektische Verhaltenstherapie wurde von Marsha M. Linehan Anfang der 80er Jahre in den USA zur Behandlung von Borderline-Störungen bzw. genauer von Frauen mit chronischer ▶ Suizidalität, die die Kriterien für eine Borderline-Störung erfüllen, entwickelt. Mittlerweile wurde dieses Behandlungskonzept auch evaluiert für männliche Patienten mit zusätzlichen Achse-I-Diagnosen (Syndromdiagnosen nach DSM-IV-TR) wie Drogen- oder sonstige Abhängigkeitserkrankungen auf der Grundlage einer Borderline-Störung.

Wesentliches Element dieser Therapieform ist die Forderung, dass ein Behandlungsteam die grundsätzliche Philosophie der dialektischen Therapie teilen muss, weiterhin dass die Behandlung parallel als Einzeltherapie stattfindet, in der die individuellen Probleme (Krisen) der Patienten bearbeitet werden können, zusätzlich zu einer regelmäßigen Gruppentherapie, in der konkrete Fähigkeiten (skills training) mit diesen Patienten eingeübt werden; die Fähigkeiten sollen die Patienten dazu befähigen, besser mit emotionalen Belastungen und zwischenmenschlichen Problemsituationen umzugehen.

Voraussetzung
Die Diagnose einer Borderline-Störung sollte einwandfrei gestellt sein und die Patienten sollten darüber aufgeklärt sein, was diese Diagnose genau bedeutet. Gemeinsam mit dem Patienten muss dann ein Gesamtbehandlungsplan erstellt werden, in dem die Gruppen- mit der Einzeltherapie koordiniert wird. Hierfür müssen Therapeuten zur Verfügung stehen, die in dialektischer Verhaltenstherapie ausgebildet sind. Günstig ist es, wenn die Therapeuten in einem lokalen Netzwerk zusammenarbeiten, so dass sie abwechselnd die Gruppentherapie durchführen können und gleichzeitig nicht zu viele Borderline-Patienten in Einzeltherapie betreuen müssen.

Kontraindikationen
Akute Suizidalität, im Vordergrund stehende Suchtproblematik sowie (extrem) instabile soziale Situation.

Durchführung
Die dialektische Verhaltenstherapie kann ambulant oder stationär durchgeführt werden. Bevorzugt wird das ambulante Setting, da die gesamte Therapiemaßnahme mindestens ein Jahr in Anspruch nimmt. In dieser Zeit sollten die Patienten neben der wöchentlichen Einzeltherapie an einer kontinuierlichen Gruppentherapie teilnehmen, in der manualisiert bestimmte Fertigkeiten zur Emotionsregulation trainiert werden. Auch für die Einzeltherapie sind die ▶ Therapieziele hierarchisiert: Priorität hat immer das Thema Suizidalität, dann selbstverletzendes Verhalten und therapieschädigendes Verhalten.

Volltext
Es liegen eine Reihe von kontrollierten Studien vor, die zeigen, dass durch diese Therapieform einige der wesentlichen Symptome einer Borderline-Störung (z. B. chronische Suizidalität, selbstverletzendes Verhalten, Therapieabbrüche) in ihrer Häufigkeit oder in ihrem Ausmaß reduziert werden können. Die Studien konnten jedoch bisher nicht belegen, dass sich am Ausmaß der Depressivität und insgesamt an der Lebensqualität dieser Patienten wesentlich etwas ändert (was aber damit zusammenhängen könnte, dass der Beobachtungszeitraum in diesen Studien meist zu kurz ist, d. h. meist nur

ein Jahr, um bei solchen Patienten mit einer oft langen Anamnese und vielfältigen Schwierigkeiten in mehreren Lebensbereichen positive Effekte beobachten zu können).

Verhaltenstherapie, kognitive

Dr. phil. Dipl. Psych. Klaus Hartmann

Synonyme
Verhaltenstherapie; Kognitive Therapie; Cognitive behavior therapy; CBT

Definition
Bezeichnung der heute praktizierten Verhaltenstherapie, die – in Abhebung von der früheren behavioristisch-lerntheoretisch orientierten Verhaltenstherapie – sowohl hinsichtlich der theoretischen Modelle psychischer Störungen als auch der angewandten Therapiekonzepte den kognitiven Prinzipien und den Prozessen der menschlichen Informationsverarbeitung eine zentrale Bedeutung beimisst.

Störungsaspekt
Das kognitiv-verhaltenstherapeutische Verständnis psychischer Störungen beinhaltet die Annahme, dass Beschwerden und Auffälligkeiten eines Patienten die Folge verschiedener prädisponierender, auslösender und aufrechterhaltender Bedingungen sind, wobei nicht nur äußere bedingende Faktoren gemeint sind, sondern auch innere (z. B. Bewertungen, Einstellungen, Denkmuster etc.). Hinsichtlich des ▶ Krankheitsmodells vertritt die kognitive Verhaltenstherapie, im Gegensatz zu eigenschafts- bzw. symptomorientierten oder psychiatrischen Therapieansätzen, eine „Kontinuitätsannahme" bezüglich „normalen" und „pathologischen" Verhaltens, d. h. ein beobachtetes Verhalten an sich kann erst dann als gestört oder nicht gestört beurteilt werden, wenn eine ausführliche Analyse der Häufigkeit und Intensität des Verhaltens sowie der inneren und äußeren Umstände, unter denen es auftritt, erfolgt ist. Somit wird erworbenes bzw. erlerntes Störungsverhalten nicht mehr ausschließlich über respondente und operante Konditionierungen erklärt, sondern im Zusammenhang mit genetischen, biologischen, lebensgeschichtlichen und kontextbezogenen Wechselwirkungen auf dem Hintergrund der verschiedenen kognitiven Theorien interpretiert.

Praktisch und wissenschaftlich-evaluativ haben sich kognitiv-verhaltenstherapeutische Behandlungsansätze bewährt, u. a. bei der Therapie von ▶ Depressionen (z. B. „Kognitive Therapie" nach A. Beck), sozialen ▶ Phobien, ▶ Agoraphobien, ▶ Panikstörungen (z. B. „Angstkreis" von J. Margraf), ▶ Borderline-Störungen (z. B. „Dialektische Therapie bzw. DBT" nach M. Linehan), ▶ posttraumatischen Belastungsstörungen (z. B. „Exposition *in sensu*", E. B. Foa, A. Ehlers), chronischen Schmerzen (z. B. „Gate-Control-Theorie" von R. Melzack u. D. C. Wall), ▶ Zwangsstörungen („Reaktionsverhinderung und Einstellungsänderung", I. Hand, W. Hauke) sowie bei ▶ Ess-Störungen und somatoformen Störungen (Überblick in z. B. Hautzinger 2000).

Volltext
Die „kognitive Verhaltenstherapie" entwickelte sich als Reaktion auf die behavioristisch orientierte Verhaltenstherapie, die mit ihren lerntheoretischen Modellen des stimulus- oder konsequenzgesteuerten Verhaltens bis Mitte des 20. Jahrhunderts sowohl die Forschungsprogramme der wissenschaftlichen Psychologie als auch die frühen lerntheoretisch fundierten Behandlungskonzepte dominierte. Allerdings konzentrierte sich die frühe behavioristisch beeinflusste Verhaltenstherapie zunächst fast ausschließlich auf beobachtbares Verhalten und schloss so genannte innere Prozesse (Kognitionen, Emotionen etc.) eben aus diesen Gründen aus. Bereits in den 60er, vor allem aber in den 70er Jahren führte

V

gerade das Ausklammern mentaler und kognitiver Phänomene zu heftiger Kritik in den eigenen Reihen (z. B. Mahoney 1972, 1977; Lazarus 1971; Kanfer u. Grimm 1976) und zu einer fast zwingenden Neuorientierung der bisherigen Verhaltenstherapie. Die vielfältigen Einflussfaktoren, die letztendlich zu dem führten, was mit „kognitiver Verhaltenstherapie" bezeichnet wird, können zum einen auf eher theoretische und zum anderen auf eher therapeutische Entwicklungen zurückgeführt werden:

Informationstheoretische Ansätze

In den 50er und 60er Jahren bereiteten dann einige wichtige Neuerungen in den Naturwissenschaften (z. B. N. Wieners Arbeiten zur „Kybernetik", Shannons „Informationstheorie" oder Simons und Newells Arbeiten über „Simulationen kognitiver Prozesse") den Boden für eine „kognitive Wende" in der theoretischen Psychologie. Aufgrund dieser mathematischen oder technischen Ansätze wurden menschliches Denken und Erkennen sowie intentionales Handeln zum ersten Mal naturwissenschaftlich konzipierbar und erforschbar.

Publikationen

Einen weiteren entscheidenden Anstoß zur „kognitiven Wende" gaben einige wichtige Publikationen, u. a. „Plans and the Structure of Behavior" der Psychologen G. A. Miller, E. Galanter und K. Pribram, die damit 1960 die konzeptuellen Grundlagen sowohl für eine empirisch ausgerichtete kognitivistische Handlungstheorie und -forschung als auch für viele kognitivistische Konstrukte wie „Selbstbild und Selbstkonzept", „Einstellung" oder „Motiv" gelegt haben. Etwas später, 1967, nahm U. Neisser im ersten Lehrbuch der „Kognitiven Psychologie" eine Neudefinition für den Begriff „Kognition" vor, der nun

1. alle Prozesse, durch die der sensorische Input verarbeitet wird,
2. Vorstellungen und ► Halluzinationen, die ohne äußere Stimulation verlaufen, und

3. auch Empfindung, Wahrnehmung, Behalten, Erinnerung, Problemlösen und Denken

miteinschließt.

Selbst Emotionen wurden u. a. aufgrund der Experimente von Schachter (1962) und Valins (1966) im Wesentlichen durch informationsverarbeitende Prozesse erklärt, woraus sich schließlich einflussreiche Theorien entwickelten, z. B. die von Lazarus (1968), in der angenommen wird, dass die Entstehung von Emotionen überwiegend von der kognitiven Bewertung bestimmter Person-Umwelt-Bezüge abhängig ist.

Einflüsse aus der Sozial- und Persönlichkeitspsychologie

In den 60er und 70er Jahren wurde auch die Sozialpsychologie aus der kognitivistischen Perspektive neu orientiert und im Sinne einer „sozialen Informationsverarbeitung" (social cognition) aufgefasst. Kognitivistische Sozialpsychologen befassten sich bevorzugt mit Meinungen, Einstellungen, Stereotypen, Bewertungen, Attributionen und der Wirkung von Informationen auf persönliche Überzeugungen. Ähnliches gilt für die „Einstellungsforschung" dieser Zeit, die quasi kognitiv redividiert, den „Informationsverarbeitungsteil" vom „Verhaltensteil" trennte und sich mit der Möglichkeit befasste, Einstellungen mehr oder weniger systematisch über einen informationsverarbeitenden Prozess zu beeinflussen.

Nachdem auch die Persönlichkeitspsychologie ihre Theorien kognitivistisch überarbeitet hatte, konzentrierte sich das Forschungsinteresse auf die persönlichkeitsspezifischen Prozesse der Informationsverarbeitung, d. h. auf den informationsgesteuerten Umgang mit sich selbst, mit anderen Personen, mit sozialen Situationen und mit wichtigen Lebensaufgaben, z. B. die Verarbeitung von Umgebungsinformationen oder die Verarbeitung von selbstbezogenen Informationen (z. B. interne Selbstmodelle, Selbstkonzept, Selbstschemata).

Kognitive Therapien

Die im Rahmen der **„kognitiven Wende"** entstandenen weitreichenden theoretischen und konzeptuellen Veränderungen bzw. Erweiterungen psychologischer Theorien beeinflussten auch die psychoanalytischen und lerntheoretischen Therapiekonzepte der damaligen Psychotherapieschulen und führten zu eigenen „kognitiven Therapieansätzen". Zu den Protagonisten der ersten bedeutenden ▶ kognitiven Therapien zählen vormals psychoanalytisch orientierte Therapeuten und Forscher wie z. B. V. Frankl (Logotherapie; paradoxe Intention), A. Ellis (rational-emotive Therapie „RET"; irrationale Ideen) und A. Beck (kognitive Therapie bei Depressionen; dysfunktionale Einstellungen). Im zeitlichen Kontext und in Abhebung zum früheren Behaviorismus entwickelten sich auch übergreifende Therapieorientierungen wie die so genannte „humanistische Therapie" (u. a. A. Maslow), die sich ihrerseits aus einer Anzahl einzelner Therapieansätze zusammensetzt, z. B. der „client-centered therapy" (Gesprächstherapie) von C. Rogers, der „Gestalttherapie" von F. Perls oder der „Transaktionsanalyse" von E. Berne. Auch kritische lerntheoretisch orientierte Forscher bezogen zunehmend kognitive Theorien und kognitive Therapieelemente in ihre bisherigen Ansätze mit ein und lösten damit die ideologiebedingte Einseitigkeit der „frühen" Verhaltenstherapie auf. Wegweisend für diese Erweiterung sind z. B. die Arbeiten von D. Meichenbaum über kognitive Verhaltensmodifikation (▶ Selbstinstruktionen, ▶ Stressimpfungstraining), M. Seligmans Konzept der ▶ Depression (gelernte Hilflosigkeit), M. Mahoneys und F. Kanfers Publikationen zu Selbstmanagementansätzen und nicht zuletzt die Erweiterung der lerntheoretischen S-R-Modelle um die „Organismusvariable" (für physiologische und kognitive Bedingungen) von F. Kanfer und G. Saslow.

Die „kognitive Wende" in der theoretischen Psychologie besteht somit darin, dass eine Vielzahl „mentalistischer" Phänomene (z. B. Wahrnehmung und Denken, aber auch Emotion, Motivation und intentionales Handeln) als „Informationsverarbeitungsprozesse" interpretiert und mit objektiven Methoden erforscht werden können; für die Psychotherapie bedeutet die Folge der „kognitiven Wende" vor allem, dass die engen Schulzuordnungen aufgegeben und verschiedene überprüfbare Behandlungsansätze (z. B. bei Depressionen, Borderline-Störungen, posttraumatischen Belastungsstörungen) und Interventionstechniken in übergeordnete Therapieorientierungen (z. B. ▶ Selbstmanagement-Therapie) integriert werden können.

Die „kognitive Verhaltenstherapie" ist bei genauerer Betrachtung keine eigene oder neue Therapierichtung, selbst wenn in der Literatur immer wieder zu lesen ist, dass A. Beck, H. Eysenck, A. Lazarus, D. Meichenbaum, J. Wolpe, A. Ellis oder F. Kanfer in den 60er bzw. 70er Jahren die „kognitive Verhaltenstherapie" begründet hätten. Die „kognitive Verhaltenstherapie" hat sich allmählich entwickelt und ist nicht von der „Breitbandspektrum-Verhaltenstherapie" zu trennen, d. h. sie ist eine natürliche Weiterentwicklung einer Therapieorientierung, die ihre theoretischen und therapeutischen Konzepte laufend an Fortschritten anderer Nachbardisziplinen überprüft und gegebenenfalls anpasst, zumal sie eine pragmatisch orientierte Therapieform ist, die aus einer Vielzahl von unterschiedlichen Behandlungsmethoden im Behandlungsfall einen individuell abgestimmten Therapieplan erstellt. So gibt es auch kein klares Kriterium oder Datum für das Ende der „traditionellen" und für den Beginn der „kognitiven" Verhaltenstherapie. Kritisiert werden kann die Nützlichkeit des Begriffs „kognitive Verhaltenstherapie" u. a. aus folgenden Gründen:

- Das Adjektiv „kognitiv" ist in seiner unterscheidenden Funktion insofern problematisch, als es suggeriert, es gäbe eine davon zu unterscheidende „emotionale"

V

oder „physiologische" oder sonstige Verhaltenstherapie.

- Als Eysenck, Rachman, Wolpe und Lazarus den Begriff „Verhaltenstherapie" Mitte der 60er Jahre eingeführt hatten, enthielt die „Verhaltenstherapie" bereits genügend „kognitive" Elemente sowohl in ihren theoretischen Konzepten als auch in ihren therapeutischen Techniken (z. B. „T-O-T-E"-Einheit von Miller et al 1960; S-O-R-K-Modell von Kanfer u. Saslow 1965; oder die „verdeckte Sensibilisierung" von Cautela 1966). Als in den 70er und 80er Jahren die Bezeichnung „kognitive Verhaltenstherapie" im therapeutischen Bereich geradezu populär wurde, waren kognitive Methoden bereits Standard; außerdem wendet seit mindestens 30 Jahren kein Verhaltenstherapeut die reinen behavioristischen Techniken ausschließlich an.

- Die häufig zitierte Definition von Kognition von U. Neisser ist so weit gefasst, dass im Grunde alle Eigenschaften und Phänomene darin enthalten sind, die normalerweise den Begriff „Psyche" bzw. „psychisch" definieren, d. h. es ist schwierig, den kritischen Unterschied zwischen „psychisch" und „kognitiv" zu erkennen. Die eher an therapeutisch-praktischen Gesichtspunkten orientierte Definition von A. Beck (1970) beschränkt sich wiederum nicht auf die Verhaltenstherapie, sondern auf „kognitive Therapien" an sich, wenn er diese dadurch charakterisiert, dass sie in erster Linie auf die Veränderung der verbalen oder bildhaften Kognitionen der Patienten abzielen, sowie auf Prämissen, Annahmen und Einstellungen, die diesen Kognitionen zugrunde liegen.

- Bislang sind Emotionen im Begriff „Kognition" im Sinne von Neisser und anderen enthalten. Die neuere Emotionsforschung (z. B. LeDoux 1998), vor allem aber die Therapiepraxis zeigen, dass Emotionen anders therapeutisch angegangen werden als nur über den kognitiven Weg; demnach müsste eine „emotionale" bzw. eine „neuropsychologische" Wende (z. B. Grawe 2004) der „kognitiven" folgen.

Verhaltenstherapie, rational-emotive

Dr. med. Dipl. Psych. Rolf Dieter Trautmann

Synonyme
Rational-emotive therapy (RET); Kognitive Verhaltenstherapie

Definition
Wurde ab Ende der 50er Jahre in den USA von A. Ellis entwickelt. Grundidee ist, dass durch eine Veränderung von irrationalen Einstellungen eine Veränderung von problematischen Gefühlen und Verhaltensweisen möglich ist. Die Techniken dieser Therapierichtung wurden in der kognitiven ▶ Verhaltenstherapie übernommen.

Voraussetzung
Normale Intelligenz.

Kontraindikationen
Vorsicht bei ▶ Persönlichkeitsstörungen, da diese durch das teilweise aggressive Attackieren gegen bisher (scheinbar) bewährte Einstellungen destabilisiert werden können.

Durchführung
Üblicherweise wird den Patienten die A-B-C-„Theorie" erklärt. Danach entstehen problematische emotionale und/oder Verhaltenskonsequenzen (C) nicht, wie die meisten Menschen glauben, aufgrund bestimmter auslösender Situationsbedingungen (A), sondern weil die Menschen über diese Situationen auf eine bestimmte irrationale Weise denken und sie übermäßig bewerten (B). Ziel der Therapie ist es, die Bewertungen (beliefs) zu verändern mit der

Konsequenz, dass die Patienten dadurch in der Lage sind, sich anders zu fühlen und sich entsprechend anders zu verhalten. Typische Methoden, um dieses Ziel zu erreichen, sind der sokratische Dialog, die rational-emotive Imagination und Verhaltensexperimente (risk-taking exercises, shame-attacking exercises).

Volltext
Es liegen eine Reihe von empirischen Untersuchungen vor, die zeigen, dass diese Methode bei einigen psychischen Störungen (z. B. ► Depression, ► Angststörungen, insbesondere soziale Ängste) wirksam ist.

Verhaltensübungen

► Hausaufgaben, therapeutische

Verkennung, illusionäre

Dr. rer. nat. Hanns-Jürgen Kunert

Synonyme
Illusionen

Definition
Illusionäre Verkennungen gehören zu den Wahrnehmungsstörungen. Sie sind korrigierbare flüchtige verfälschte Wahrnehmungen oder Fehldeutungen realer Objekte. Sie treten bevorzugt in normalen Ermüdungszuständen sowie bei getrübtem Bewusstsein auf, vor allem aber unter dem Einfluss starker Affekte (Affektillusionen). Abzugrenzen sind illusionäre Verkennungen von ► Halluzinationen und ► Wahnwahrnehmungen. Halluzinationen sind unkorrigierbare Fehlwahrnehmungen. Wahnwahrnehmungen zeichnen sich dadurch aus, dass die Wahrnehmung zwar richtig ist (real), aber wahnhaft interpretiert wird. Illusionäre Verkennungen können sich auch bei substanzinduzierten akuten

Intoxikationszuständen, z. B. nach Konsum von ► Cannabis- oder ► Halluzinogenen, in auditiver, visueller oder taktiler Form einstellen.

Querverweis Krankheit
Affektstörungen; Capgras-Syndrom; Substanzmissbrauch; Wahnhafte Störung.

Verkümmerungssyndrom

► Hospitalismus

Verlassenheitssyndrom

► Hospitalismus

Verlauf psychischer Erkrankungen

Prof. Dr. med. Michael Zaudig

Definition
Der Verlauf einer psychischen Störung beinhaltet alle Phänomene und Symptome, die während der Gesamtlebenszeit des Patienten, also nach Ausbruch der Erkrankung, auftreten. Häufig wird „Verlauf" (course) gleichgesetzt mit „Ausgang" (outcome) und umgekehrt. Richtigerweise ist der „Ausgang" einer Störung nur eines von mehreren Merkmalen des Verlaufs (Marneros 2004). Der Begriff „Prognose" stellt einen umfassenderen Begriff dar, der sowohl den Verlauf als auch den Ausgang der Erkrankung mitbeinhaltet.
Elemente des Verlaufs psychischer Störungen sind:
* **Erkrankungsbeginn:** Art des Ausbruchs (prodromale Symptomatik, Akuität), Erstmanifestationsalter, auslösende Faktoren.

V

- **Episoden:** Art der jeweiligen Episode, Anzahl, Häufigkeit, Dauer, Symptome.
- **Intervalle:** Dauer und Art der Intervallsymptomatik.
- **„Aktivität der Erkrankung":** d. h., ob bei einem untersuchten Verlauf die Erkrankung noch klinisch aktiv ist (Dynamik).
- **„Inaktivität der Erkrankung":** d. h., ob bei einem untersuchten Verlauf die Erkrankung seit einem längeren Zeitraum nicht mehr aktiv ist.
- **Ausgang:** endgültiger oder stabiler psychopathologischer und krankheitsbedingter psychosozialer Status (Vorhandensein von persistierenden Symptomen, von Veränderungen der Persönlichkeit, Beeinträchtigung der Leistungsfähigkeit, der Befindlichkeit, der sozialen und beruflichen Mobilität und des Status der Autarkie usw.).
- **Partielle Remission und Ansprechbarkeit auf Therapie:** Als partielle Remission wird eine Zeitperiode definiert, während der der Patient nicht mehr die vollen symptomatologischen Kriterien der Störung erfüllt, jedoch mehr als nur die minimalen Symptome.
- **Vollremission:** Als Vollremission wird der Zustand definiert, ab dem der Patient keine Kriterien mehr für die Störung erfüllt.
- **Rezidiv:** Als Rezidiv ist die Wiederkehr von Symptomen definiert, die in der Lage sind, die vollen Kriterien einer Episode zu erfüllen.
- **Episode:** Nach Marneros (2004) soll als Beginn einer Episode das Auftreten von Symptomen angesehen werden, die zu einer Unterbrechung der gewohnten Tätigkeit und der üblichen Pflichten sowie zu einer stationären oder einer ambulanten Behandlung geführt haben. Das Ende einer Episode (mit oder ohne Therapie) ist der Zustand, in dem der kriteriologisch geprüfte Status des Patienten nicht mehr die von anerkannten diagnostischen Systemen verlangten de-

finierten Kriterien erfüllt. Die genaue Länge einer Krankheitsepisode (Beginn und Ende) ist nur in Ausnahmefällen exakt erfassbar. Der Beginn der Episoden ist häufig ungenau, die symptomatologischen Konstellationen entwickeln sich erst allmählich zu einer kriteriologisch erfassbaren Form, Gleiches gilt für das Ende einer Krankheitsepisode.

Verlaufsbeurteilung

▶ Verlaufsevaluation

Verlaufsdiagnostik, psychiatrisch

PD Dr. med. habil. Ronald Bottlender

Synonyme
Längsschnittdiagnostik;   Prozessdiagnostik

Definition
Die Verlaufsdiagnostik bezeichnet die Evaluation intraindividueller Veränderungen über die Zeit (Longitudinalverlauf).

Volltext
Die Verlaufsdiagnostik dient beispielsweise der Evaluierung von Behandlungsmethoden im Sinne der Veränderungsmessung (z. B. Veränderung psychopathologischer Syndrome über die Zeit während einer therapeutischen Intervention). Vor dem Hintergrund, dass für die psychiatrische Diagnosestellung nicht nur das aktuelle psychopathologische Querschnittsbild, sondern auch der bisherige und zukünftige Krankheitsverlauf und Ausgang von Bedeutung sind (psychiatrische Erkrankungen können als Zustands-Verlaufs-Einheiten konzeptualisiert werden), wird in der Psychiatrie unter Verlaufsdiagnostik im weiteren Sinne auch die Diagnosestellung in Abhängigkeit von

dem bei einer Erkrankung vorliegenden Verlaufstyp (z. B. schubförmiger oder phasenhafter Verlauf) verstanden.

Verlaufsdiagnostik, psychologisch

Dr. phil. Dipl. Psych. Jürgen Konermann

Synonyme
Verlaufsmessung; Verlaufskontrolle; Prozessdiagnostik

Definition
Eine Verlaufsdiagnostik umfasst zahlreiche Aspekte. Übergreifend könnte darunter gefasst werden: a) die wiederholte Erhebung mindestens eines im weitesten Sinne diagnostischen Verfahrens im Laufe einer Behandlung zu mehr als zwei Erhebungszeitpunkten oder b) die retrospektive Erfassung definierter Aspekte des Therapieverlaufs am Ende einer Behandlung. Die Hauptzielsetzung ist die Erfassung der Veränderung eines qualitativen oder quantitativen den Untersucher interessierenden Aspekts der Behandlung.

Volltext
Die Messung von Veränderungen von Merkmalen einer Person hat in der Psychologie eine lange Tradition. In der ▶ Psychotherapie gewinnt sie besondere Relevanz, da die Behandlung die Veränderung von als psychopathologisch definierten Merkmalen des Patienten zum Ziel hat. Innerhalb der ▶ Verhaltenstherapie wurde die Veränderungsmessung quasi von Beginn an betrieben, aber auch bei Vertretern der psychoanalytischen Behandlung ist die Erhebung von Veränderungen seit mehr als 40 Jahren von Interesse. Gesundheitspolitische Entwicklungen und infolgedessen das zunehmende Interesse nach Effektivitätsnachweisen von Behandlungen, die in der aktuellen Forderung nach Qualitätssicherungs- und Qualitätsmanagementmaßnahmen gipfeln, hat endgültig zur Etablierung der Veränderungsdokumentation beigetragen. Die Verlaufsdiagnostik fokussiert die Veränderungen von Merkmalen einer Person während einer laufenden Therapie. Sie ist aufgrund methodischer und inhaltlicher Überschneidungen jedoch nur definitorisch und kaum praktisch von der Ergebnis- und damit Effektivitätsmessung zu trennen. Um übergreifende Kommunizierbarkeit zu erreichen, werden die Veränderungen quantifizierbar, also in Form von Zahlen, dargestellt. Die Quantifizierung von Verlaufs- und Ergebnismessungen ist seit ihrem Bestehen Gegenstand intensiver methodologischer Diskussionen, wobei herausgestellt gehört, dass die diesbezüglichen Probleme weiterhin die Aussagekraft einschränken. Fragen nach der Bedeutsamkeit des Ausmaßes einer Veränderung, nach der Abhängigkeit vom Ausgangsniveau und der Lösung des Reliabilitäts- Validitäts-Dilemmas der klassischen Testtheorie haben nichts an Aktualität verloren.

Die Verlaufsdiagnostik im Sinne einer **Verlaufsmessung** kann in zwei Aspekte unterteilt werden: zum einen die Erhebung von Veränderungen der als psychopathologisch oder problematisch definierten Merkmale des Patienten (z. B. die Symptomatik, das Problemverhalten im weitesten Sinne) und zum zweiten die Erhebung von Therapieprozessmerkmalen. Beide Erhebungen sollten nicht Selbstzweck sein, sondern als Hilfsmittel zur Kontrolle des Therapiefortschritts dienen. Die Zielsetzung ist eine unmittelbare Entscheidungs- und Behandlungsoptimierung durch Informationsgewinn.

Aufgrund forschungspolitischer Entwicklungen sind **Erhebungsinstrumente** zur Therapieprozessmessung erst seit ca. 20 Jahren von größerem Interesse. Die Anzahl veröffentlichter deutschsprachiger Inventare, meist in Form von Fragebögen für Patienten und/oder Therapeuten, ist noch übersichtlich und beläuft sich auf ca. ein

V

Dutzend. Nur beispielhaft und in relativ willkürlicher Auswahl genannt seien der Patienten- und Therapeutenstundenbogen von Grave und Braun oder der Stundenbogen für die allgemeine und differentielle Einzelpsychotherapie von Krampen (Literaturangaben, Übersicht und weiterführende Literatur: Schumacher u. Brähler 2003).

Die mit der Therapieergebnisevaluation in enger inhaltlicher Verbindung stehende Verlaufsdiagnostik problematischer und insofern therapeutisch zu modifizierender Patientenmerkmale lässt sich strukturieren in die **direkte Veränderungsmessung**, die **indirekte Veränderungsmessung** und die **Therapiezielerreichungseinschätzung**.

Eine andere Strukturierungsebene unterteilt die Erhebungen in Selbsteinschätzungen und Fremdeinschätzungen.

Bei der **direkten Veränderungsmessung** wird explizit nach einer Veränderung im Sinne einer Verbesserung oder auch Verschlechterung interessierender Merkmale gefragt. Wieder nur beispielhaft genannt seien der Veränderungsfragebogen des Erlebens und Verhaltens von Zielke und Kopf-Mehnert oder auch der Veränderungsbogen für Lebensbereiche von Grave und Mitarbeitern (weiterführend: Schumacher u. Brähler 2003).

Bei der **indirekten Veränderungsmessung** werden dieselben Selbst- oder Fremdeinschätzungsinventare zu mehreren Messzeitpunkten gegeben, insofern ist der Differenzwert die interessierende Größe. Diese Art der Verlaufsdiagnostik ist die mit Abstand am weitesten verbreitete, was ihre ernst zunehmenden methodischen Probleme allerdings nicht reduziert. Es existiert eine Vielzahl von Instrumenten störungsübergreifender und störungsspezifischer Art. Der Inhalt der störungsübergreifenden Inventare richtet sich auf Symptome, allgemeine Beschwerden und Befindlichkeiten, problematische Einstellungen oder Verhaltensweisen und Probleme in verschiedenen Lebensbereichen (Beruf, Familie).

Die störungsspezifischen Inventare sind in der Regel an der Symptomatik der interessierenden Störungen ausgerichtet. Das Angebot deckt inzwischen die diagnostischen Hauptkategorien ab (Übersichten in Schuhmacher u. Brähler 2003, Stieglitz et. al. 2001 und Brähler et. al. 2002).

Eine **Therapiezielerreichungsskalierung** findet sich trotz vorhandener Empfehlungen in der Praxis eher selten. Dies ist unverständlich, da gerade der Einsatz z. B. der Goal Attainment Scaling (GAS, Kordy u. Hannöver 1999) individuumzentriert und einzelfallbezogen ist und somit die Merkmale aufweist, deren Abwesenheit den Verfahren, die auf der klassischen Testtheorie beruhen, vorgeworfen wird.

Verlaufsdokumentation

▶ Basisdokumentation

Verlaufsevaluation

PD Dr. med. habil. Ronald Bottlender

Synonyme
Verlaufsbeurteilung

Definition
Unter Verlaufsevaluation kann allgemein die im zeitlichen Verlauf vorgenommene prospektive Erhebung, Analyse und Bewertung eines bestimmten Sachverhalts im Hinblick auf die damit verbundenen Zielvorstellungen verstanden werden.

Volltext
Der Begriff Evaluation wird sehr unterschiedlich verwendet und definiert. Allgemein dient die Evaluation der Überprüfung eines bestimmten Verfahrens im Hinblick auf die damit verbundenen Zielvorstellungen. Unter Verlaufsevaluation im engeren Sinn kann in der Psychiatrie beispielsweise die Überprüfung der Validität bestimmter

nosologischer Konzepte oder der Effekte bestimmter therapeutischer Interventionen anhand festgelegter Kriterien im Längsschnittverlauf verstanden werden (empirische Verlaufsforschung). Für die Evaluation werden Daten methodisch organisiert erhoben und systematisch dokumentiert. Zweck dieser Vorgehensweise ist es, die Untersuchung, das methodische Vorgehen und die Ergebnisse nachvollziehbar und überprüfbar zu machen, wobei bestimmte Gütekriterien erfüllt sein sollen (z. B. standardisierte Vorgehensweise, Reliabilität, Validität). Die Bewertung erfolgt durch den Vergleich der ermittelten Ist-Werte mit den a priori explizit festgelegten und begründeten Soll-Werten (operationalisierte Zielformulierung) anhand nachvollziehbar festgelegter Indikatoren (hypothesengeleitete Forschung).

Verlaufskontrolle

▶ Verlaufsdiagnostik, psychologisch

Verlaufsmessung

▶ Verlaufsdiagnostik, psychologisch

Verletzlichkeit

▶ Vulnerabilität

Verleugnung

Prof. Dr. med. Peter Joraschky

Synonyme
Engl.: denial of illness

Definition
Mit „Verleugnung" wird ein psychologischer Schutzmechanismus bezeichnet, der wie andere psychische Abwehr- und Anpassungsmechanismen weitgehend unbewusst abläuft. Verleugnung richtet sich gegen eine bewusste Wahrnehmung äußerer Gefahren, gegen die Wahrnehmung der möglichen oder tatsächlichen Folgen solcher Bedrohungen (etwa körperliche oder seelische Verletzungen) sowie gegen die bewusste Wahrnehmung der mit diesen Folgen einhergehenden Emotionen (Kränkung oder Trauer nach Verletzungen oder Verlusten). **Ziel** der Verleugnung ist eine Verminderung von Angst: Hierdurch soll die Funktionsfähigkeit für die Aufgaben der Realitätsbewältigung aufrechterhalten bzw. nach einer initialen Schockphase eine Auseinandersetzung mit der Bedrohung wiederhergestellt werden. Verleugnung kann nicht generell als eine unangemessene Verarbeitungsstrategie angesehen werden, sondern ist in der Schockphase adaptiv; durch Verleugnung kann das psychophysische Erregungsniveau gesenkt werden. Der Mensch wird hierdurch handlungsfähig. Tritt Verleugnung jedoch zu einem späteren Zeitpunkt der Krankheitsverarbeitung ein, in der bestimmte Aspekte des Lebensstils angepasst werden müssen, kann dies negative Konsequenzen für die weitere Prognose haben. Zusammengefasst korreliert der Grad der Verleugnung zwar häufig mit besserem emotionalen Befinden, gleichzeitig aber auch z. B. mit einer erhöhten Sterblichkeitsrate bei Herzinfarkt. Patienten mit wenig Verleugnung zeigen signifikant mehr Angst und ▶ Depression sowie allgemeine psychische Probleme.

Störungsaspekt
Paradigmatisch wird die Verleugnung als psychologischer Schutzmechanismus bei **Herzinfarktkranken** untersucht. Verleugnungsvorgänge verzögern in der Akutphase, wenn der Patient die Entscheidung fällt, fachkompetente Hilfe beim Herzin-

V

farkt in Anspruch zu nehmen. Diese „Entscheidungszeit" wird im Wesentlichen von Verleugnungsvorgängen und nicht durch einen Mangel an Informiertheit bestimmt. Verleugnung oder Abwehr betrifft auch die Krankheitsfolgen, insbesondere die Schmerzen. Hierdurch wird die Indikation und Dosierung von Analgetika und Sedativa erschwert. Schließlich führt verleugnende Abwehr zu Interaktionsproblemen, typisch bei Infarktkranken, von denen die Verordnung der Bettruhe nicht eingehalten wird. Die Abwehr der tiefen Verletzung des ▶ Selbstwertgefühls mittels Verleugnung trägt dazu bei, dass Patienten die Rollenverteilung zwischen Arzt und Patient infrage stellen oder umzukehren versuchen.

Verlust der Selbst-Impulssteuerung

▶ Kontrollverlust

Vermeidend-selbstunsichere Persönlichkeitsstörung

▶ Persönlichkeitsstörung, ängstlich-vermeidende

Versenkung

▶ Meditation

Versorgungsstrukturen

Dr. rer. nat. Hanns-Jürgen Kunert

Synonyme
Hilfesysteme

Definition
Der Begriff der Versorgungsstrukturen bezieht sich auf die Prinzipien der Organisation und Koordination professioneller und nichtprofessioneller Hilfesysteme im Bereich der Versorgung psychisch Kranker.

Störungsaspekt
▶ Schizophrenie, ▶ affektive Störungen, organisch bedingte psychische Störungen, ▶ Demenzen, Substanzmittelabhängigkeit.

Volltext
Das System der Betreuung und Behandlung psychisch Kranker umfasst neben den professionell-institutionellen Versorgungsstrukturen, wie z. B. den ambulanten, stationären und teilstationären Einrichtungen, auch nicht-professionelle Hilfesysteme, beispielsweise im Rahmen von Nachbarschaftshilfen oder Selbsthilfegruppen. Hausärzte, niedergelassene Nervenärzte, Psychotherapeuten, Krankenhäuser und Fachabteilungen, sozialpsychiatrische Einrichtungen sowie Tagesstätten und Wohnheime stellen in diesem Sinn die Kerneinrichtungen des Versorgungs- und Betreuungsnetzes psychisch Kranker dar. Im Mittelpunkt stehen dabei sowohl die Koordination als auch die bedarfsgerechte Weiterentwicklung eines gemeindenahen Versorgungssystems zur Gleichstellung körperlich und seelisch Kranker, u. z. in rechtlicher, finanzieller und sozialer Hinsicht. Die wichtigsten in den letzten Jahrzehnten international vollzogenen Reformbewegungen gründen auf einheitliche Versorgungsgrundsätze, die schon im Jahr 1950 von der WHO formuliert und in den folgenden Jahren immer weiter präzisiert wurden. Die für Deutschland bedeutsamen Reformziele finden sich in dem Enquetebericht aus dem Jahr 1975.
Im Rahmen der Versorgung psychisch Kranker sind neben medizinischen und administrativen auch gesellschaftliche (z. B. Vorurteile oder ▶ Stigmatisierungen) und (sozial)rechtliche Faktoren von besonderer

Bedeutung. Ein solcher umfassender Ansatz überschreitet verständlicherweise das traditionelle Krankheitsverständnis in der Medizin.

Im Rahmen der Überlegungen, welche Einrichtungen für eine bedarfsgerechte Versorgung psychisch Kranker benötigt werden, wird derzeit einem personenzentrierten Ansatz Vorrang eingeräumt. Allerdings ist hier von Bedeutung, genügend Erkenntnisse über den Versorgungsbedarf bestimmter Patientengruppen in bestimmten Versorgungsgebieten zu haben. Untrennbar mit der bedarfsgerechten personenzentrierten Versorgung ist ein gemeindenahes Versorgungssystem verbunden. Psychisch Kranke und Behinderte haben einen Anspruch darauf, die ihnen zustehenden Hilfen in Anspruch nehmen zu können, ohne dabei ihre gewohnte Lebenswelt aufgeben zu müssen. Als hinreichend gemeindenah wurden lange Zeit Einrichtungen angesehen, die mit öffentlichen Verkehrsmitteln innerhalb einer Stunde erreichbar sind oder in einer Entfernung von maximal 25 Kilometern liegen. Allerdings konnte aufgrund verschiedener Untersuchungen festgestellt werden, dass für ambulante und stationäre Einrichtungen die Inanspruchnahmerate bereits ab einer halben Stunde Anreisezeit deutlich abnimmt.

Im Zusammenhang mit der Erreichbarkeit von Versorgungseinrichtungen hat auch die Aufteilung der Versorgungsangebote auf kleine und leicht erreichbare Einrichtungen, z. B. im Sinn spezieller Dienste, eine besondere Bedeutung erlangt. Allerdings führte die Aufsplittung der Versorgungseinrichtungen nachgewiesenermaßen zu Unter-, Fehl- und Doppelbetreuungen, was dann schließlich verstärkt das Augenmerk auf die Koordination dieser Hilfeeinrichtungen legte. Eine besondere Bedeutung erlangte dann in diesem Zusammenhang das Konzept der Einzelfallbetreuung (case management, bzw. clinical care management). So soll für die Versorgung chronisch psychisch Kranker eine Bezugsperson in einem sozialpsychiatrischen Dienst zur Verfügung stehen. Diese soll alle Aspekte der medizinischen, psychiatrischen, berufsbezogenen und sozialen ▶ Rehabilitation koordinieren und einrichtungsübergreifend die Kontinuität der Behandlung und Versorgung gewährleisten. Allerdings wird unterschiedlich beurteilt, ob sich mit diesem Betreuungsmodell die Versorgung effizienter, z. B. im Sinn einer Abnahme stationärer Aufenthalte, gestalten lässt.

Trotz dieser zahlreichen Bemühungen ist festzustellen, dass sich die Versorgungsstrukturen in der Psychiatrie immer noch im Umbruch befinden. Stationäre Aufenthalte in psychiatrischen Kliniken können verhindert oder verkürzt werden, wenn das Netz der ambulant-komplementären Hilfen leistungsfähig und engmaschig ausgebaut wird. Die Bemühungen zielen dabei insbesondere auf die Versorgung chronisch psychisch Kranker ab. Sie sollen ein möglichst eigenständiges und selbstverantwortliches Leben in einem überschaubaren und vertrauten Lebensraum führen können.

Verstärker

Dr. rer. soz. Dipl. Psych. Sabine Zaudig

Synonyme
Positive Verhaltenskonsequenz (bezeichnet mit C+), Wegfall/Nichtauftreten einer negativen Verhaltenskonsequenz (bezeichnet mit ∉-)

Definition
Ein Reiz (Konsequenz) ist dann ein Verstärker, wenn er die Auftretenswahrscheinlichkeit eines (vorausgegangenen) Verhaltens erhöht. Ein Verstärker wird also durch seine Auswirkung definiert.

Volltext
Definitionsgemäß erhöht ein positiver Verstärker die Auftretenswahrscheinlichkeit des vorausgegangenen Verhaltens; dies gilt

auch für so genannte „negative Verstärker" (Wegfall aversiver Verhaltenskonsequenzen). Unterschieden wird zwischen verschiedenen Arten von Verstärkern: Primäre Verstärker sind solche Konsequenzen eines Verhaltens, die ohne Lernprozess verstärkend wirken; dies sind in erster Linie Reize, die biologische Grundbedürfnisse befriedigen. Sekundäre Verstärker sind solche Konsequenzen, die ursprünglich nicht verstärkend wirkten, sondern erst durch ihr wiederholtes gemeinsames Auftreten (assoziatives Lernen/klassische Konditionierung) mit primären Verstärkern selbst zu Verstärkern wurden.

Weiter können differenziert werden: materielle Verstärker, soziale Verstärker, Aktivitätsverstärker, informative Verstärker (teilen die Erreichung eines Ziels mit, z. B. die richtige Lösung einer Mathematikaufgabe).

Durchführung

Der Vorteil von sekundären Verstärkern liegt darin, dass nicht so schnell eine Sättigung eintritt wie bei primären Verstärkern. Beispiel: Geld ist für viele Menschen immer wieder ein Verstärker, während man Schokolade bald nicht mehr mag.

Verstärkung

Dr. rer. soz. Dipl. Psych. Sabine Zaudig

Synonyme

Bekräftigung; Belohnung

Definition

Darbietung eines positiven bzw. Entzug eines negativen Verstärkers als Verhaltenskonsequenz.

Durchführung

Die Verstärkung ist eine wesentliche Voraussetzung zum Erlernen von Verhaltensweisen und deren Verfestigung. Diese Form

der instrumentellen (operanten) Konditionierung ist grundlegender Bestandteil der ▶ Verhaltenstherapie zum Aufbau erwünschten Verhaltens. Der Abbau von Fehlverhalten hingegen wird mittels der Darbietung von negativen Verhaltenskonsequenzen wie Bestrafung und Löschung erreicht.

Volltext

Unterschieden werden **positive Verstärkung** und **negative Verstärkung**, während Bestrafung (negative Konsequenz auf ein Verhalten/Strafreiz) und Löschung (Wegfall einer positiven Verhaltenskonsequenz) definitionsgemäß der Verstärkung entgegengesetzt sind, da sie die Auftretenshäufigkeit des vorausgegangenen Verhaltens senken.

Belohnung und Bestrafung werden über zentralnervöse Strukturen im limbischen und extrapyramidalen System (Verstärkerzentren) und entsprechende Neurotransmittersysteme vermittelt.

Versündigungswahn

▶ Schuldwahn

Vertragspsychotherapeuten

Dr. rer. soz. Dipl. Psych. Sabine Zaudig

Synonyme

Richtlinien-Psychotherapeut; Ärztlicher Psychotherapeut; Psychologischer Psychotherapeut; Kinder- und Jugendlichen-Psychotherapeut

Definition

Arzt oder Diplompsychologe, der die in den Psychotherapie-Vereinbarungen* festgelegte fachliche Befähigung zur Durchführung und Abrechnung von tiefenpsychologisch fundierter, analytischer ▶ Psychotherapie oder ▶ Verhaltenstherapie bei

Erwachsenen bzw. Kindern und Jugendlichen gegenüber der Kassenärztlichen Vereinigung nachgewiesen hat.

*Vereinbarung zwischen der Kassenärztlichen Bundesvereinigung und der Spitzenverbände der Krankenkassen über die Anwendung von Psychotherapie in der vertragsärztlichen Versorgung (1998, zuletzt geändert 2000).

Volltext
Durch das Psychotherapeutengesetz (PTG) werden seit dem 1.1.1999 Voraussetzungen und berufsständische Rechte für den Beruf des **psychologischen Psychotherapeuten** verbindlich formuliert. Als Voraussetzung für die Kassenzulassung gilt eine postgraduale Weiterbildung mit Nachweis praktischer Tätigkeit und theoretischer Ausbildung in einem von drei Therapieverfahren (tiefenpsychologisch fundierte Psychotherapie, analytische Psychotherapie oder Verhaltenstherapie).

Die fachliche Befähigung der **ärztlichen Psychotherapeuten**, welche durch das Führen der Gebietsbezeichnung Psychiatrie und Psychotherapie oder Psychosomatische Medizin und ► Psychotherapie oder die Zusatzbezeichnung Psychotherapie nachgewiesen ist, wird in der fachärztlichen Weiterbildungsordnung der Bundes- bzw. Landesärztekammern geregelt.

Gemäß **Psychotherapie-Richtlinien** (Richtlinien des Bundesausschusses der Ärzte und der Krankenkassen) über die Durchführung von Psychotherapie in der vertragsärztlichen Versorgung (in Kraft seit 1.1.2000) sind nur die tiefenpsychologisch fundierte Psychotherapie, die analytische Psychotherapie und die Verhaltenstherapie anerkannte Verfahren der Psychotherapie (Richtlinienverfahren). Andere Verfahren können ebenfalls in der vertragsärztlichen Versorgung Anwendung finden, wenn sie die in den Psychotherapie-Richtlinien festgelegten Voraussetzungen erfüllen. Dazu zählt neben anderen Voraussetzungen der durch das PTG festgelegte

Nachweis der wissenschaftlichen Anerkennung des Verfahrens durch den wissenschaftlichen Beirat. Im Jahr 2001 waren 22.500 Richtlinien-Psychotherapeuten, davon etwa 13.000 psychologische Psychotherapeuten (davon ca. die Hälfte Verhaltenstherapeuten), im Rahmen der kassenärztlichen Versorgung tätig. Ohne Berücksichtigung der Psychotherapeuten in den etwa 10 000 Beratungsstellen lag die Zahl der Behandlungsfälle bei 200.000.

Verwirrtheit

Dr. rer. nat. Hanns-Jürgen Kunert

Synonyme
Delirantes Syndrom

Definition
Verwirrtheit bezeichnet eine Störung des Zusammenhangs der Vorstellungen und geht mit der Unfähigkeit zu geordnetem, zielsicherem Denken (► Zerfahrenheit) sowie einem Verlust der Orientierung in der Umwelt einher. Bei einem Verwirrtheitssyndrom stehen im Vordergrund: ► Denkstörungen, wechselnde ► Desorientierung, Unruhe und Affektlabilität. Das Bewusstsein ist häufig nur leicht getrübt. Nachfolgend kann sich auch eine ► Amnesie ausbilden. Das Verwirrtheitssyndrom ist Leitsyndrom für hirnorganisch bedingte psychische Störungen.

Querverweis Krankheit
Akute Psychosen; Delir; Demenzen; Organisches Psychosyndrom; Substanzenmissbrauch

Verworrenheit

► Inkohärenz

Verwundbarkeit

▶ Vulnerabilität

Videoaufzeichnung

▶ Videofeedback

Videofeedback

Dr. phil. Dipl. Psych. Klaus Hartmann

Synonyme
Videorückmeldung; Videoaufzeichnung

Definition
Ein durch Videotechnik unterstütztes Verfahren, das zur Förderung der Wahrnehmung, zur Veränderung bzw. Steuerung von bestimmten Verhaltensweisen im Rahmen einer geplanten Verhaltensmodifikation eingesetzt wird.

Voraussetzung
Aufklärung über Zweck der geplanten Videoaufzeichnungen und Einwilligung der betreffenden Person; außerdem sollte die Zielperson darauf vorbereitet werden, dass bei Konfrontation mit Bild- und Tonaufzeichnungen der eigenen Person zunächst aversive Reaktionen und Irritationen hinsichtlich der Selbstwahrnehmung (Aussehen, Verhalten, Stimme etc.) auftreten können.

Volltext
Seit dem Bestehen einer komfortablen Videotechnik ab Ende der 70er Jahre wird diese technische Errungenschaft zunehmend im therapeutischen Alltag eingesetzt. Für Videoaufzeichnungen ergeben sich vielfältige Anwendungsmöglichkeiten, zum einen für die Therapie mit dem Patienten, zum anderen für bestimmte Aspekte im Rahmen der Therapeutenausbildung.

Videofeedback bei Patienten
Im Rahmen der Einzeltherapie können einzelne Therapie- und Interaktionsausschnitte aufgezeichnet und mit dem Patienten anschließend durchgesprochen werden, um beispielsweise einem Patienten sein automatisiertes und somit für ihn selbst nur schwer wahrnehmbares Interaktions- bzw. Kommunikationsmuster (z. B. bei bestimmten ▶ Persönlichkeitsstörungen) rückzumelden. Wiederholte Videoaufzeichnungen werden u. a. zur Veränderungskontrolle oder zur Verstärkung im Sinne einer Erfolgsrückmeldung verwendet. Einen weiteren Anwendungsbereich bieten die verschiedenen Gruppentherapien, z. B. ▶ Selbstsicherheitstraining oder Angstbewältigungstraining (hier vor allem bei Außen- oder Konfrontationsübungen, bei denen sich der Patient aufgrund seiner hohen Anspannung in der Situation selbst kaum wahrnehmen kann).

Videofeedback bei Therapeuten
Im Rahmen der Therapeutenausbildung sind Videoaufzeichnungen fast unverzichtbar, z. B. im Rahmen der Supervision zur Beurteilung des therapeutischen Interaktionsverhaltens, der Therapieverlaufskontrolle oder bei der Klärung diagnostischer Fragen. Videoaufzeichnungen können sich auch als hilfreich bei der kritischen Reflexion der eigenen therapeutischen Arbeit bei besonders schwierigen Fällen erweisen, z. B. bei der Diskussion mit Fachkollegen. Ein weiterer Anwendungsaspekt liegt in der Aus- und Weiterbildung, hier vor allem in Form von Demonstrationen bestimmter Störungsbilder oder Interventionstechniken.

Videorückmeldung

▶ Videofeedback

Vielfache Chemikalien-Unverträglichkeit (VCU)

▶ Multiple chemische Sensibilität (MCS)

Vigilanzstörungen

Dr. rer. nat. Hanns-Jürgen Kunert

Synonyme
Minderung der Wachsamkeit; Quantitative Bewusstseinsstörungen

Definition
Vigilanz ist der Zustand oder der Grad der Bereitschaft, kleine (verhaltens)relevante Veränderungen, die in der Umwelt in zufallsverteilten Zeitintervallen auftreten, zu erkennen und auf sie angemessen zu reagieren. Sie kann somit als eine Beobachtungsleistung in länger dauernden Beobachtungssituationen aufgefasst werden. Die anatomische Basis dieser Leistung wird folgenden Strukturen zugeordnet: Substantia reticularis, Hypothalamus, Thalamus und frontaler Kortex.

Zu unterscheiden ist zwischen Vigilanz und **Daueraufmerksamkeit**. Im Gegensatz zur Vigilanz, welche als ein aufmerksames Beobachten, das eher selten ein Reagieren erfordert, verstanden wird, stellt Daueraufmerksamkeit ein aufmerksames Beobachten dar, das ein häufigeres Reagieren notwendig macht. Vigilanz ist kein gleichmäßiger Zustand sondern unterliegt Schwankungen (Vigilanzgrade).

Da die Vigilanz von der emotionalen Befindlichkeit abhängt (z. B. Angst, Schreck, Freude), zeigen sich entsprechende Einschränkungen auch bei psychischen Störungen, insbesondere bei denjenigen mit einem organischen Korrelat (z. B. Intoxikationszustände). Bei der ▶ generalisierten Angststörung oder bei einer ▶ histrionischen Persönlichkeitsstörung kann sich die Vigilanz sogar auffallend erhöht zeigen. Einzelne ▶ Psychopharmaka können demgegenüber zu Einschränkungen der Vigilanzleistungen führen (z. B. Hangover-Effekte von ▶ Benzodiazepinen).

Vigilanzstörungen können im Rahmen der ▶ Selbstbeobachtung erfahren werden, zeigen sich aber im Rahmen der klinischen Untersuchung vor allem aus der Verhaltensbeobachtung. Vigilanzleistungen können auch mittels neuropsychologischer Untersuchungsverfahren quantitativ geprüft werden.

Klinisch werden Vigilanzstörungen den quantitativen Bewusstseinsstörungen zugeordnet. Unterschieden wird hier zwischen folgenden Ausprägungsgraden: Benommenheit (Einschränkungen in der Informationsaufnahme und -verarbeitung, Teilnahmslosigkeit und allgemeine Verlangsamung), ▶ Somnolenz (Apathie und Schläfrigkeit), ▶ Sopor (Der Patient ist durch starke Außenreize für kurze Zeit erweckbar.) und Koma (Bewusstlosigkeit, der Patient ist nicht mehr weckbar.). Diese quantitativen Bewusstseinsstörungen verweisen nahezu immer auf eine organische Ätiologie.

Querverweis Krankheit
Organisches Psychosyndrom; Substanzmittelmissbrauch; Demenz; Enzephalitis

Vipassana-Meditation

▶ Bodyscan

Visualisierung

▶ Imaginative Verfahren

Vitale Depression

▶ Depression, endogene

V

Vitalstörungen

Dr. med. Ute Siebel-Jürges

ICD-10/DSM-IV-TR-Klassifikation
F32.X1: Depressive Episode mit somatischem Syndrom
296.X: Major Depression mit melancholischen Merkmalen

Synonyme
Vitale Depression; Somatisches Syndrom; Störung der Vitalgefühle

Englischer Begriff
Vital depression; Somatic syndrome

Definition
Begriffsgeschichte
Vitalstörungen stellen einen typischen krankhaften Wechsel der Vitalgfühle dar, die nach Kurt Schneider (1887–1967) charakteristisch für eine körpernahe ▶ Melancholie sind.

Klinik
Vitalstörungen werden im Zusammenhang mit ▶ depressiven Störungen als somatisches Syndrom beschrieben. Wichtige Merkmale sind Früherwachen, Morgentief der Stimmung, psychomotorische Hemmung oder ▶ Agitiertheit, Appetit- und Gewichtsverlust sowie ein Libidoverlust. Als Störung der Vitalgefühle bezeichnet man auch die Herabsetzung des Gefühls von Kraft und Lebendigkeit, der körperlichen und seelischen Frische und Ungestörtheit, der Patient fühlt sich kraftlos, matt und energielos.

Therapie
pharmakologisch
Die Behandlung erfolgt primär durch eine **antidepressive Medikation**. Hierbei können ▶ Serotonin-Wiederaufnahmehemmer, ▶ trizyklische Antidepressiva, ▶ Serotonin-Noradrenalin-Wiederaufnahmehemmer, serotonerg und noradrenerg wirksame ▶ Antidepressiva oder auch ▶ MAO-Hemmer eingesetzt werden. Bei der Auswahl der Substanz sollte eine möglichst nebenwirkungsarme Medikation bevorzugt werden, um nicht durch zusätzliche somatische Begleiterscheinungen von Antidepressiva das Beschwerdebild zu verstärken.

psychotherapeutisch
Im Rahmen der Behandlung einer depressiven Störung sind Vitalstörungen auch psychotherapeutisch zu behandeln. Hier empfiehlt sich die interpersonelle Therapie (IPT) mit einem manualisierten Vorgehen oder auch verhaltenstherapeutische Ansätze wie die kognitive Depressionsbehandlung. Ebenso wirksam ist eine psychodynamische Kurztherapie bei leichten bis mittelschweren Depressionen. Bei Vorliegen von Vitalstörungen sollten auch zusätzliche körpernahe Ansätze berücksichtigt werden wie körperliche Aktivierung durch leichte sportliche Aktivitäten (z. B. Spaziergänge, Joggen, Gymnastik) oder Einsatz von ▶ Entspannungsverfahren.

Bewertung
Durch eine antidepressive Behandlung lässt sich eine depressive Symptomatik wirksamer reduzieren als durch Placebo (Evidenzstufe 1a); die Wirksamkeit von ▶ SSRI, SSNRI, ▶ SNRI entspricht der Wirksamkeit klassischer Antidepressiva (Evidenzstufe 1a).
Bei leichten bis mittelschweren ▶ depressiven Episoden kann die Symptomatik durch kognitive Therapie wie auch psychodynamische Kurztherapie wirksam reduziert werden (Evidenzstufe 1a). Die Wirksamkeit der IPT ist durch zahlreiche Studien belegt.

Sofortmaßnahmen
Zunächst sollte der Patient in seiner Krankenrolle akzeptiert und zu einer Behandlung ermutigt werden. Hierbei sind beruhigende, annehmende und Zuversicht vermittelnde Interventionen zu empfehlen.

Eine antidepressive Medikation mit Serotonin-Wiederaufnahmehemmern, trizyklischen Antidepressiva, atypischen Antidepressiva oder MAO-Hemmern ist indiziert.

VNS

▶ Vagusnervstimulation

Vorbeireden/Danebenreden

Prof. Dr. med. Ralf Erkwoh

Definition
Bei den leichteren Graden der formalen ▶ Denkstörung kommt es im Interview zu unpassenden Antworten, die eine sinnvolle und verständliche Beziehung zur Frage vermissen lassen. Bei längeren Antworten kann kognitives Gleiten (Süllwold) in einem tangentialen Antwortstil ausmünden. Gesteuert und bewusst eingesetzt wird systematisches Vorbeireden in Situationen vorgetäuschter psychischer Störungen selbst bei einfachen Fragen („zwei und zwei sind fünf"), dem früher so genannten ▶ Ganser-Syndrom.

Querverweis Krankheit
Variante formaler Denkstörungen im Rahmen der Schizophrenie, auch bei vorgetäuschter Störung mit psychischen Symptomen.

Vorbeugung

▶ Prophylaxe

Vorgetäuschte Störung

▶ Münchhausen-Syndrom

Vormundschaft

▶ Betreuungsrecht

Vorstellungsübungen

▶ Imagination

Vorzeitiger Versagenszustand im Alter

▶ Leichte kognitive Beeinträchtigung im Alter

Voyeurismus

PD Dr. Dipl. Psych. Dieter Wälte
Dipl. Psych. Miriam Stein

ICD-10/DSM-IV-TR-Klassifikation
ICD-10: F65.3; DSM-IV-TR: 302.82.
Nach ICD-10 müssen für die Diagnose des Voyeurismus die Grundkriterien für die Störungen der Sexualpräferenz (F65) erfüllt sein, d. h. wiederholt auftretende intensive sexuelle Impulse und Phantasien, die sich auf ungewöhnliche Gegenstände oder Aktivitäten beziehen; der Betroffene handelt entsprechend den Impulsen oder fühlt sich durch diese deutlich beeinträchtigt, und die Präferenz für die Störung besteht seit mindestens sechs Monaten.
Die Kriterien für Voyeurismus (F65.3) sind im Einzelnen:
- wiederholte oder andauernde Neigung, anderen Menschen bei sexuellen oder intimen Tätigkeiten, wie z. B. beim Entkleiden, mit sexueller Erregung und Masturbation zuzuschauen;
- es besteht nicht der Wunsch, die eigene Anwesenheit zu offenbaren;

V

- es besteht nicht der Wunsch, mit den Beobachteten eine sexuelle Beziehung einzugehen.

Nach DSM-IV-TR liegt eine ähnliche Definition vor.

Synonyme
Voyeurtum; Schaulust; Skopophilie; „Spannen"

Englischer Begriff
Voyeurism; Scopophilia

Definition
Sexuelle Erregung durch das heimliche Beobachten anderer nackter oder sexuell aktiver Personen.

Volltext
Der Voyeurismus gehört zu den **Paraphilien** (sexuellen Deviationen) und wird diagnostiziert, wenn über einen Zeitraum von mindestens sechs Monaten für die sexuelle Erregung oder zur sexuellen Befriedigung das Zuschauen zur bevorzugten oder ausschließlichen Variante wird. Häufig kommt es dabei zur Masturbation, ein sexueller Kontakt mit den beobachteten Personen wird in der Regel nicht gesucht. Betroffen sind meist junge, sozial zurückgezogen lebende Männer.

Therapie
Zur Behandlung des Voyeurismus liegen bisher nur wenige Studien vor. Die Therapie sexueller Deviationen allgemein besteht in erster Linie – neben beratenden Gesprächen, die häufig bereits als Intervention ausreichen, – in integrativen Psychotherapieprogrammen mit psychodynamischen und verhaltenstherapeutischen Konzepten (siehe ▶ Psychotherapie, psychodynamische; ▶ Verhaltenstherapie).
Im Mittelpunkt der **verhaltenstherapeutischen Behandlung** des Voyeurismus stehen im Wesentlichen drei Interventionsebenen: Methoden zur Reduktion oder Kontrolle des Voyeurismus wie verdeckte Sensibilisierung, Selbstkontrollmethoden, masturbatorische Sättigung und Stimuluskontrollmethoden; Methoden zur Verbesserung bzw. zum Aufbau üblichen sexuellen Verhaltens durch Verbesserung der sozialen Fertigkeiten und interpersonellen Kommunikation; kognitive Umstrukturierung verzerrter Wahrnehmungen und Einstellungen zur Sexualität.

Sofortmaßnahmen
Sofortmaßnahmen sind in der Regel nicht notwendig. Falls der Betroffene allerdings mit dem Gesetz in Konflikt gerät, kann es zu dekompensierten Reaktionen kommen. Dann sind psychoedukative Interventionen (siehe ▶ Psychoedukation) und entlastende Gespräche indiziert.

Voyeurtum

▶ Voyeurismus

Vulnerabilität

PD Dr. Dipl. Psych. Dieter Wälte
Dipl. Psych. Miriam Stein

Synonyme
Verletzlichkeit; Verwundbarkeit
Engl.: vulnerability

Definition
Konstellation, die eine Person gegenüber negativen Umweltbedingungen besonders empfindlich werden lässt, so dass bei ungünstigen Bedingungen, z. B. besonderen Stressfaktoren, die Wahrscheinlichkeit für einen negativen Verlauf stark zunimmt.

Volltext

Die Vulnerabilität (siehe auch ▶ Schizophrenie) ist eine durch genetische, psychische und soziale bzw. lebensgeschichtliche Faktoren bedingte individuelle Verletzlichkeit. Das Vulnerabilität-Stress-Modell (Diathese-Stress-Modell) als Metamodell geht dabei davon aus, dass psychische Erkrankungen aus einem Zusammenwirken dieser Vulnerabilität und biologischer und/oder psychosozialer Risikofaktoren in der Umwelt entstehen (siehe auch ▶ Schizophrenie).

Vulnerabilitätsmarker

▶ Marker, biologische

V

Wachtraumverfahren

▶ Imaginative Verfahren

Wahn

Prof. Dr. med. Michael Zaudig

Synonyme
Engl.: delusion

Definition
Das Wort Wahn erscheint erst zum Ende des 18. Jahrhunderts im psychiatrischen Sprachschatz, nachdem es im Lauf der Zeit eine deutliche Sinnesänderung erfahren hat. Ursprünglich bedeutete Wahn „Verlangen" oder „Erwartung", dann Verdacht gegen jemanden und „falsche Annahme", später Trugbild und Sinnestäuschung. Die deutschen Psychiater Hofbauer (1807) und insbesondere Ideler (1838) versuchten noch, einen natürlichen Wahn, den sie Dichtern und Künstler zuschrieben, von dem krankhaften Wahn oder dem der „Irren" abzugrenzen.

Der deutsche Psychiater Karl Jaspers (1913) formulierte drei für Wahnideen charakteristische Kriterien:

- Die unvergleichliche subjektive Gewissheit.
- Die Unbeeinflussbarkeit durch Erfahrung und zwingende Schlüsse.
- Die Unmöglichkeit des Inhalts.

Jaspers selbst weist jedoch schon darauf hin, dass diese Kriterien nur eine vage und für exakte Grenzziehungen ungeeignete Begriffsbestimmung enthalten.

Nach Scharfetter (2002) ist Wahn eine private und lebensbestimmende Überzeugung eines Menschen von sich und seiner Welt.

- Wahn ist nur eine persönlich gültige, starre Überzeugung von der eigenen Lebenswirklichkeit.
- Wahn ist für den Kranken evidente Wirklichkeit. Er wird als gewiss, keines Beweises und keiner Begründung bedürftig erfahren. Die bisherige Erfahrung und zwingende Gegenargumente erschüttern die Wahngewissheit nicht. Zweifel wird nicht zugelassen. Eine Änderung des Standpunkts, eine Relativierung der Überzeugung sind nicht möglich.
- Wahn ist eine lebensbestimmende Wirklichkeit. Das Erleben und das Verhalten eines Menschen werden von seinem Wahn bestimmt.
- Wahn ist eine private Wirklichkeitsüberzeugung. Nicht der Inhalt, seine Richtigkeit oder Falschheit können zum allgemeinen Wahnkriterium gemacht werden. Der Inhalt kann vom Standpunkt des Gesunden unzutreffend falsch ganz unmöglich sein, ist aber grundsätzlich nicht beweisfähig.

Die wahnhafte Überzeugung kann plötzlich da sein – **Wahneinfall** oder sich allmählich entwickelnd. Meist entsteht ein inhaltlich ausgestalteter Wahn aus einer ▶ Wahnstimmung heraus: Alarmstimmung, „es ist etwas Besonderes in der Luft", Betroffenheit, Gefühl der Unheimlichkeit der Veränderung des Selbst oder der Umgebung, Anmutung einer Bedrohung, einer angstvollen Erwartung, Gefühl der Ratlosigkeit, der Verunsicherung. Der **Wahn** kann **systematisiert** auf verschiedene Problembereiche bezogen sein, kann systematisiert sein im Sinne eines speziellen Denkgebäudes. Bei deutlichem Ausbau einer zusammenhängenden, in sich geschlossenen Struktur spricht man von **Wahnsystem**. Aus der erlebnismäßigen und handlungsbestimmenden Bewegtheit und Affektivität des Wahnkranken schließt man auf die Wahndynamik.

Typische Wahnformen sind:
- Beeinträchtigungswahn,
- Beziehungswahn,
- ▶ Verfolgungswahn,
- Eifersuchtswahn,
- Querulantenwahn,
- ▶ Liebeswahn,
- Abstammungswahn,
- ▶ Größenwahn,
- hypochondrischer Wahn,
- ▶ nihilistischer Wahn,
- Untergangswahn,
- Fremdbeeinflussungswahn,
- ▶ Verarmungswahn,
- Krankheitswahn,
- ▶ Schuldwahn,
- Dermatozoenwahn (in Zusammenhang mit Leibhalluzinationen).

Querverweis Krankheit

Die Wahnformen sind per se nosologisch unspezifisch, tauchen gehäuft auf bei ▶ Schizophrenie, schweren ▶ Depressionen, bei organisch bedingten Störungen (z. B. Demenz), ▶ Manie, chronischer ▶ Alkoholabhängigkeit, im Rahmen von Intoxikationen oder Entzugssyndromen (Alkohol, Drogen, Medikamentennebenwirkungen). Die Wahnstörung (Paranoia) gilt als eigentliche Wahnkrankheit.

Wahn, Abgrenzung zu Zwangsgedanken

PD Dr. med. habil. Ronald Bottlender

Definition

Wahn bezeichnet eine inhaltliche ▶ Denkstörung. Prinzipiell wird unter ▶ Wahn eine meist objektiv falsche, mit der Realität nicht vereinbare, sich mit unmittelbarer, erfahrungsunabhängiger Evidenz aufdrängende Überzeugung verstanden, die im Unterschied zu einem Irrtum, vernünftigen Gegenargumenten oder gegenläufigen Erfahrungen nicht zugänglich ist und an der folglich unkorrigierbar, mit absoluter subjektiver Gewissheit festgehalten wird. Die Grenzen zwischen „noch normalen" und wahnhaften Überzeugungen können fließend sein. Auch die Abgrenzung wahnhaften Denkens von ▶ Zwangsgedanken kann schwierig sein. Zwangsgedanken bezeichnen sich gegen den Willen des Betroffenen aufdrängende Gedanken oder Vorstellungen, die im Unterschied zum Wahn als unsinnig oder übertrieben und dem eigenen Ich nicht zugehörig erlebt werden. Diese Distanz zu den eigenen Zwangsgedanken kann im Verlauf einer ▶ Zwangsstörung verloren gehen; und es gibt eine Reihe von Zwangskranken, deren Symptomatik fließende Übergänge zu wahnhaftem Erleben zeigt. Übergänge von Zwangsstörungen/-symptomen in ▶ Schizophrenien (10–20 %) oder das zusätzliche Auftreten von Zwangssymptomen bei Schizophrenen werden beobachtet (studienabhängig: 5–45 %).

Querverweis Krankheit

Zwangsstörung; Schizophrenie

Wahn, induzierter

Dr. med. Christian Prüter

Synonyme
Folie à deux; Folie à trois etc.

Definition
Andere Bezeichnung für folie à deux; wird ergänzend aber auch gebraucht für induzierte Wahnphänomene, die mehr als zwei Personen umfassen (F24 nach ICD-10). Hier wird der Wahn von einer einzelnen Person einer ganzen Gruppe vermittelt. Wahnthemen sind religiöse Offenbarung, Auserwähltheit, prophetische Gaben u. ä.

Wahndynamik

Dr. med. Christian Prüter

Definition
Gehört zu den formalen Wahnkriterien und meint den Grad der emotionalen Anteilnahme am ▶ Wahn, die Kraft des Antriebs und die Stärke der Affekte, die im Zusammenhang mit dem wahnhaften Erleben wirksam werden. Aus der handlungsbestimmenden Bewegtheit des Kranken kann man auf die Wahndynamik schließen. Die Dynamik zeigt dabei eine Spannbreite von einem starken affektiven Mitschwingen in Phasen akut produktiv psychotischer Symptomatik und einem eher affektarmen bis -leeren Beteiligtsein bei chronifiziertem Wahn.

Querverweis Krankheit
Siehe ▶ Wahn, ▶ wahnhafte Störung, ▶ Schizophrenien.

Wahnhafte Störung

Dr. med. Christian Prüter

ICD-10/DSM-IV-TR-Klassifikation
ICD-10: F 22.0; DSM-IV-TR: 297.1

Synonyme
Paranoia; Sensitiver Beziehungswahn; Späte Paraphrenie

Englischer Begriff
Delusional disorder

Definition
Begriffsgeschichte
Nach K. L. Kahlbaum (1863) die psychischen Erkrankungen, die einen langen, psychopathologisch unveränderten, nichtfluktuierenden Verlauf haben und bei denen ▶ Wahn das einzige psychopathologische Merkmal ist und bleibt. E. Kraepelin definierte ▶ Paranoia als eigenständige Krankheitsform in Abgrenzung zur ▶ Schizophrenie (unerschütterliches Wahnsystem bei sonstiger Ungestörtheit). Als eigenständige Krankheitsform umstritten; K. Schneider und E. Bleuler ordneten die Erkrankung eher als Untergruppe der Schizophrenie zu. E. Kretschmer (1918) postulierte in seinem Buch über den ▶ sensitiven Beziehungswahn einen Zusammenhang zwischen Persönlichkeit und Wahnentwicklung. Am bekanntesten ist der berühmte, von Gaupp beschriebene und über Jahre verfolgte Fall des Hauptlehrers Wagner („Paranoia Gaupp"). Die heutigen Klassifikationen beruhen im Wesentlichen auf Kraepelins Definition.

Klinik
Klinisch psychopathologisch ist diese eher seltene Störung durch die sich über lange Zeit hinziehende Entwicklung einer einzelnen Wahnidee oder mehrerer aufeinander bezogener Wahninhalte gekennzeichnet. Die häufigsten Themen sind Verfolgung

W

und Eifersucht (z. B. ▶ Verfolgungswahn), Liebe und Sexualität (z. B. ▶ Liebeswahn), Größe, ▶ Hypochondrie und Querulanz. Die Wahnideen sind im Gegensatz zu denen schizophrener Patienten nicht bizarr, bleiben oft einfühlsam, stehen mit der Lebenssituation des Patienten in Beziehung und sind meist das einzige psychopathologische Charakteristikum. Abgesehen von passageren depressiven Verstimmungen bestehen in der Regel keine weiteren Symptome, insbesondere keine Wahrnehmungsstörungen oder ▶ formale Denkstörungen. Lediglich olfaktorische oder taktile ▶ Halluzinationen sind bei thematischem Zusammenhang mit den Wahninhalten mit der Diagnose vereinbar (z. B. Dermatozoenwahn). Differentialdiagnostisch sind schizophrene und affektive Erkrankungen sowie organische psychische Störungen abzugrenzen, die ebenfalls mit einer wahnhaften Symptomatik einhergehen können.

Therapie

pharmakologisch

Eine antipsychotische Medikation mit hochpotenten oder ▶ atypischen Neuroleptika kann zu einer Reduktion von Angst und Unruhe führen und zu einer Entdynamisierung des Wahns beitragen. Depressive Verstimmungen sollten entsprechend mit einem ▶ Antidepressivum behandelt werden.

psychotherapeutisch

Wesentliche Vorraussetzung für eine Therapie der zumeist misstrauischen Patienten, die das Vorliegen einer psychischen Erkrankung negieren und zumeist nicht freiwillig zur Behandlung kommen, ist eine gute Arzt-Patient-Beziehung. Zu Beginn dürfen die Wahninhalte durch den Therapeuten nicht infrage gestellt werden; dieser sollte zunächst versuchen, Wärme und Sympathie zu vermitteln. Aufdeckend orientierte psychotherapeutische Verfahren sind kontraindiziert, die Kombination supportiver psychotherapeutischer und kognitiv-verhaltenstherapeutischer Verfahren (siehe ▶ Psychotherapie, supportive, und ▶ Verhaltenstherapie, kognitive) hingegen kann erfolgversprechend sein. Dabei sollte zunächst auf die Nebenaspekte der Erkrankung, wie depressive Verstimmung, Angst, soziale Isolation und Ablehnung durch die Umwelt, fokussiert werden. Ebenso sollte die Familie in die Therapie (siehe ▶ Familientherapie) eingebunden und über die Erkrankung aufgeklärt werden, um Ablehnung und Konflikte im familiären Umfeld zu mindern, die zu einer weiteren Verfestigung des paranoiden Erlebens führen können. Hat sich ein Vertrauensverhältnis zwischen Arzt und Patient entwickelt, kann versucht werden, dem Patienten Alternativinterpretationen zu seinen Wahnideen anzubieten und eine kognitive Umstrukturierung durchzuführen. Eine Hospitalisierung ist nur bei Eigen- oder ▶ Fremdgefährdung notwendig, ein Großteil der Patienten kann ambulant behandelt werden.

Bewertung

Zu allen genannten Therapieverfahren liegen keine kontrollierten wissenschaftlichen Untersuchungen vor. Dies kann zum einen mit dem seltenen Vorkommen dieser Störung insgesamt und zum anderen mit der Tatsache, dass diese Patientengruppe fast nie Kliniken oder Fachärzte aufsucht, zusammenhängen.

Wirksamkeit

Insgesamt ist die Behandlung schwierig aufgrund der mangelnden Compliance und der fehlenden ▶ Krankheitseinsicht der Betroffenen. Akute Wahnsyndrome sprechen gut auf eine Pharmakotherapie oder eine Kombination von Pharmako- und ▶ Psychotherapie an. Je chronifizierter die Symptomatik ist, umso therapieresistenter zeigt sie sich. Zumeist können aber, wenn auch die Wahninhalte unverändert bleiben, Dynamik und Innovation des Wahns, Ängstlichkeit, Gefährdung und Gefährlichkeit beeinflusst werden, und hierzu kann eine Kombination von pharmako-, sozio- und psychotherapeutischen Maßnahmen beitragen. Ein Therapieerfolg läst sich am ehesten an einer gelungenen sozialen Wiedereingliederung messen.

Sofortmaßnahmen
Zumeist kann auf eine Akutmedikation verzichtet werden. Bei psychomotorisch unruhigen, erregten, ängstlichen oder fremdaggressiven Patienten kann die akute parenterale Applikation eines hochpotenten Antipsychotikums, gegebenenfalls kombiniert mit der intramuskulären Gabe eines niedrigpotenten Neuroleptikums lindernd wirken. Bei kooperativen Patienten kann auch die orale Gabe eines ▶ atypischen Neuroleptikums versucht werden.

In der Akutsituation kann eine beruhigende, verstehende Gesprächsführung die Behandlungsmotivation fördern; hier sollten supportive psychotherapeutische Methoden angewandt werden.

Epidemiologie
Die Störung ist eher selten; genaue Angaben zur Häufigkeit finden sich aber nicht, was wiederum mit der Tatsache zusammenhängen kann, dass diese Patientengruppe nur selten den Psychiater aufsucht. In den psychiatrischen Kliniken stellen sie etwa 1–2 % der Patienten.

Verlauf
Die Erkrankung hat einen langjährigen Verlauf mit Zu- und Abnahme von Aktualität, Dynamik und Innovation des Wahns.

Prognose
Die Prognose ist eher ungünstig mit einer starken Tendenz zur Chronifizierung.

Wahnhafter Nihilismus

▶ Nihilistischer Wahn

Wahnstimmung

Dr. med. Christian Prüter

Definition
Formales Wahnkriterium; beschreibt die erlebte Atmosphäre des Betroffenseins, der Erwartungsspannung und des bedeutungsvollen Angemutetwerdens in einer als verändert erlebten Welt oder auch durch ein verändert erlebtes Ich-Bewusstsein. Diese Veränderungen werden zumeist bedrohlich oder unheimlich empfunden. Diese Stimmung ist charakterisiert durch das Beimessen von Bedeutungen, das In-Beziehung-Setzen von Ereignissen, ein Meinen, Vermuten und Erwarten, das vom Gesunden nicht nachvollzogen werden kann. Sie ist in der Regel diffus; eine Thematisierung von Wahninhalten erfolgt zumeist nicht.

Querverweis Krankheit
▶ Wahn, ▶ Wahnhafte Störung, ▶ Schizophrenie

Wahnwahrnehmung

Dr. med. Christian Prüter

Definition
Wahnwahrnehmungen gehören zu den formalen Wahnmerkmalen. Hier erhalten korrekte Sinneswahrnehmungen eine abnorme Bedeutung, zumeist im Sinne der Eigenbeziehung. Es handelt sich um die wahnhafte Fehlinterpretation einer an sich richtigen Wahrnehmung. K. Schneider betont die „Zweigliedrigkeit" des Symptoms: Im ersten Schritt erfolgt die korrekte Sinneswahrnehmung, der im zweiten Schritt eine abnorme Bedeutung zugemessen wird.

Querverweis Krankheit
▶ Wahn, wahnhafte Störung, Schizophrenie

W

Wahrnehmungstraining

Dipl. Biologe Norbert Wildgruber

Synonyme

Achtsamkeitstraining;   Gefühlswahrnehmung

Definition

Das Wahrnehmungstraining wurde in der
Psychosomatischen Klinik Windach entwickelt, um innerhalb eines stationären Grup-
penkonzepts die Behandlung von Zwangserkrankungen zu unterstützen.
Im Zentrum der Übungen steht das „Nicht-
bewertende Wahrnehmen und Beschreiben"

- des äußeren Umfelds,
- der inneren Gefühlswelt.

Durch bewusstes Erleben gestellter, ver-
einfachter Alltagssituationen unter Einbeziehung aller Sinne wird systematisch erarbeitet, wie grundlegende Emotionen auf
körperlicher Ebene zu spüren und einzuordnen sind. Dies gibt wichtige und deutliche
Hinweise für situationsangemessenes Verhalten.

Voraussetzung

- Motivation, an der Veränderung eigener
  ungünstiger Verhaltensweisen zu arbeiten,
- Grundkenntnisse über die Zusammenhänge, inwiefern Defizite in der Eigen-
  und Fremdwahrnehmung zur Entstehung der eigenen psychischen Probleme
  beitragen,
- mindestens durchschnittliche Intelligenz
  und Reflexionsvermögen,
- keine   gravierenden   Konzentrationsschwierigkeiten.

Kontraindikationen

Akute ▶ Psychosen.

Durchführung

Das Training kann in Einzelsitzungen oder
vorzugsweise in Gruppensitzungen (maximal acht Teilnehmer) innerhalb von vier
Wochen in acht bis neun Doppelstunden
abgehalten werden.
Am Anfang stehen:

- Abklären der Gruppenregeln, wobei
  vor allem neue Umgangsweisen mit
  Zuspät-Kommen bereits einen wichtigen Übungsaspekt beim Wahrnehmen
  von Schuld- und Schamgefühlen darstellen,
- Erarbeiten eines vereinfachten Emoti-
  onsmodells als Motivationshilfe für das
  Training,
- Erklärung und Üben des „▶ Bodyscan"
  am Beginn aller Gruppentermine für ca.
  25 Minuten.

In den nächsten Terminen folgen Übungen der Außenwahrnehmung mit Fokus auf
„Nicht-bewertendes Beschreiben" versus
Interpretation. Es werden dazu „Hausaufgaben" (siehe ▶ Hausaufgaben, therapeutische) gegeben.
Im weiteren Verlauf wird anhand eigener Erfahrungen der Teilnehmer (zum Teil durch
Gruppenübungen) eine Systematik inklusive des dazugehörigen Begriffssystems
über „unangenehme" und „angenehme"
emotionale und körperlich spürbare Gefühle erarbeitet. In mehreren intensiv angeleiteten Erlebnisübungen (z. B. „eine Ro-
sine langsam essen"; „Blindenführung";
„Nähe-Distanz-Übung") wird der Zusammenhang, wie und in welchen Körper-
bereichen bestimmte Emotionen spürbar
sind, schrittweise deutlicher und bewusster.
Wichtig sind Nachbesprechen und Erklärungen zu den Übungen und „Hausaufgaben" (zum Teil schriftlich auf Arbeitsblät-
tern) vor allem zum „Bodyscan", um die
Teilnehmer zu motivieren, Gefühle realistisch zu erleben und nicht zu erdenken oder
zu verdrängen. Durch wiederholtes Üben
im Sinn eines Trainings können sich nach

einiger Zeit mehr Sicherheit und Kompetenz im Umgang mit den eigenen Gefühlen einstellen.

Vor allem bei Patienten mit Zwangserkrankungen hat es sich im stationären Setting als effektiv erwiesen, als Vorbereitung zum „Flooding" ein vierwöchiges Gruppenwahrnehmungstraining zu installieren. Der generelle Mechanismus, dass die „Hauptfunktion" der Zwänge das Verdrängen von Gefühlen ist, kann so wirkungsvoll und relativ schnell verdeutlicht und vor allem tief greifend verändert werden.

Die Hauptanregungen zur Gestaltung des Trainings kamen aus dem MBSR-Konzept (Mindfulness Based Stress Reduktion) nach J. Kabat-Zinn (1990) und dem Skills-Training für Borderline-Persönlichkeitsstörungen nach M. Linehan (1996) (siehe ▶ Persönlichkeitsstörung, Borderline-Störung).

Ein ca. sechswöchiges Einzelwahrnehmungstraining hat sich beim Stabilisieren von Patienten mit Borderline-Persönlichkeitsstörungen bewährt.

Warnsymptom

▶ Aura

Wegfall/Nichtauftreten einer negativen Verhaltenskonsequenz

▶ Verstärker

Wernicke-Korsakow-Syndrom

▶ Korsakow-Syndrom/amnestisches Syndrom

Widerstand

Dr. med. Thomas Simmich

Synonyme
Engl.: resistance

Definition
Psychische Kraft, die der Patient den Beeinflussungsversuchen des Psychoanalytikers, die auf das Bewusstwerden pathogener Vorstellungen abzielen, entgegenbringt, und die dieser auflösen muss, will er ein heilendes Erinnern in Gang setzen.

Volltext
So lange sich Freud als „biographischer Archäologe" auf der Suche nach dem Vergessen anheimgefallener pathogener Kindheitserfahrungen ansah, verstand die ▶ Psychoanalyse unter Widerstand eine besondere **Unfähigkeit zum Erinnern** im Dienst von Ängsten vor der Wiederbelebung schmerzlicher Affekte. Die Behandlung zielte auf eine Überwindung des Widerstands, um verdrängte Erinnerungen ins Bewusstsein zu heben.

Seitdem sich Psychoanalyse vor allem den **Kontextbedingungen der Verdrängung** zuwandte und sich mit der Aufgabe der Verführungstheorie als erste ätiologische Theorie zum Verständnis der Neurosen nicht länger als eine deterministische Triebabfuhr- und Traumalehre definierte, änderte sich auch das Verständnis des Widerstands. Psychoanalyse hatte fortan nicht mehr primär das Ziel, biographische Konstruktionen über die Mythen der eigenen Kindheit als falsch zu entlarven, sondern wollte helfen, diese aus ihren Notwendigkeiten heraus zu verstehen, um einen emanzipatorischen Akt der Sinnsetzung und Neuaneignung der eigenen Biographie anzustoßen.

Weiterentwicklungen richteten sich auf eine **Systematisierung der Widerstände** (Freud 1926), die Quellen der Widerstände und den therapeutischen Umgang mit Widerständen. Der (objektive) Widerstand

W

wird subjektiv als Abwehr erlebt und unbewusst in unterscheidbaren Abwehrformen (Abwehrmechanismen) organisiert (A. Freud 1936). Den Widerständen des Patienten steht ein Gegenübertragungswiderstand aufseiten des Analytikers gegenüber (Little 1951). Neben der Analyse der ▶ Übertragung wurde die Analyse der Widerstände zu einem Kernstück der psychoanalytischen Behandlungsmethode (Greenson 1967).

Auch innerhalb jeder anderen psychotherapeutischen Behandlung kann Verhalten unbewusst funktionalisiert und zu einem Widerstand werden, der sich gegen die Aufdeckung aller bisher einer bewussten Wahrnehmung entzogenen Erlebnisinhalte, Beziehungsphantasien, Haltungen, Einstellungen oder Verhaltensweisen, noch allgemeiner gegen das Erreichen eines Behandlungsziels richtet (Caspar u. Grawe 1981). Damit wird Widerstand – begrifflich etwas unscharf – zu einem nahezu ubiquitären Phänomen im Dienst der psychischen Abwehr, dessen Quelle der Wunsch nach Vermeidung jener Unlust ist, die die Bewusstwerdung des Abgewehrten und die Überwindung althergebrachter Denk- und Verhaltensmuster mit sich bringt.

Wiederholungszwang

Dr. med. Thomas Simmich

Synonyme
Engl.: repetition compulsion; compulsion to repeat

Definition
Unbewusste dranghafte Tendenz, ehemals traumatisierende, unangenehme oder angstmachende Erfahrungen entweder aktiv wieder herbeiführen und wiederholen oder in symbolischer Form passiv wieder durchleben zu müssen, ohne sich an die ursprüngliche Situation erinnern zu können.

Volltext
Von S. Freud 1905 eingeführter Begriff im Zusammenhang mit der Frage nach den triebökonomischen Quellen der Beibehaltung neurotischen Konfliktverhaltens über längere Zeiträume. Während Freud zunächst als Triebquelle von einem besonderen Chemismus der erogenen Zonen ausgegangen war, stellte er diesem nun das (narzisstische) Prinzip einer Unlustvermeidung gegen die Aufdeckung des Verdrängten zur Seite. Erst mit der Einführung des Lebenstrieb-Todestrieb-Antagonismus (1920) wird diese beschreibende Kennzeichnung zum Bestandteil eines erklärenden Prinzips, nach dem sich der im Wiederholungszwang äußernde, metaphorisch dem Entropiebegriff der Thermodynamik nahestehende psychische Drang zur Wiederherstellung eines früheren (statischen) Zustandes und die explorative Lust nach dem Neuen, Nicht-Festgelegten, Offenen, Lebendigen gegenüberstehen. Da ein sich im neurotischen Konfliktverhalten äußernder Zwang zum Wiederholen-Müssen offenkundig aus anderen Motiven als der Aufrechterhaltung eines lustvollen Befindens gespeist wird, lokalisierte Freud die Quelle der triebhaften Wiederholungsvorgänge jenseits des Lustprinzips in einer von ihm Todestrieb genannten psychischen Kraft.

Die Todestriebhypothese blieb umstritten. Kritiker machten geltend, dass mit dem Lustprinzip durchaus vereinbare Triebregungen im Wiederholungszwang auch dann intendiert werden, wenn die Bedürfnisbefriedigung durch Mobilisierung unbewusster Abwehrmanöver scheitert und dadurch eine Wiederholung der schmerzhaften Erfahrung, Angst und eine an szenische Auslösereize gebundene Suche nach Ersatzbefriedigungen in Form von Reiz-Reaktion-Schemata mobilisiert wird (Fenichel 1945; Lorenzer 1970). Diese Aufklärung des Wiederholungszwangs als Folge und Erscheinungsform einer primär sozial hergestellten Bedürfnisfrustration („Trieb"-Frustration) verweist die Freud'schen Annahmen einer

wie ein Naturgesetz sich durchsetzenden
triebhaften Wesensstruktur des Menschen
in den Bereich einer spekulativen biologis-
tischen Mystifikation (Zepf 2000), die einer
Übersetzungsarbeit des im Wiederholungszwang mental Reprasentierten bedarf.

Willensschwäche

▶ Abulie

Withdrawalsyndrome

▶ Entzugssyndrom

Wittmaack-Ekbom-Syndrom

▶ Restless legs

Wochenbettpsychose

▶ Postpartumpsychose

Wochenbettpsychose (Laktationspsychose)

▶ Postpartumpsychose

Wortneubildung

▶ Neologismus

Wortneuschöpfung

▶ Neologismus

W

Zerfahrenheit

Prof. Dr. med. Michael Zaudig

Synonyme

Inkohärenz; Lockerung der Assoziation
Engl.: incoherence

Definition

Zerfahrenes oder inkohärentes Denken zeichnet sich durch den Verlust des logischen Zusammenhangs der Denkinhalte aus, das Denken und damit das Sprechen des Kranken haben keinen logischen oder gefühlsmäßig verständlichen Zusammenhang mehr, ist zerrissen bis in einzelne, scheinbar zufällig durcheinandergewürfelte Gedankenbruchstücke. Der Satzbau kann zerrissen sein (Paragrammatismus, Parasyntax) bis zum unverständlichen Wort- und Silbengemisch (Schizophasie). Weitere häufig mit Zerfahrenheit assoziierte Phänomene sind (AMDP 1995):

- Kontamination (Verschmelzung heterogener Sachverhalte),
- Verdichtung (Zusammenziehen von mehreren, nicht unbedingt widersprüchlichen Ideen in einer),
- Entgleisung des Denkens (Abgleiten von der Hauptgedankenreihe auf Nebengedanken, die sich ungeordnet in die Hauptreihe hineindrängen),
- sprunghaftes und verschrobenes Denken.

Die Zerfahrenheit oder Inkohärenz wird vom Patienten selbst meist als Durcheinanderkommen, Verschwimmen, Entgleiten oder Abreißen der Gedanken, als Verlust der Kontrolle über diese oder einfach nur als Konzentrationsstörung geschildert.
Es gibt unterschiedliche **Schweregrade** der Zerfahrenheit, beispielsweise kann das Denken des Patienten nur kurzfristig oder unter Anspannung zerfahren sein, dann wieder unauffällig, ohne dass dies zu einer wesentlichen Beeinträchtigung und Verstehen des Gesprochenen führt. Schwerste Formen sind Schizophasie, d. h. Zerfall der Sprache. Es werden nur noch Buchstaben oder Silben kommuniziert. Abzugrenzen ist Ideenflucht, Umständlichkeit, Weitschweifigkeit.

Querverweis Krankheit

Typischerweise sind formale Denkstörungen (siehe ▶ Denkstörungen, formale) wie Zerfahrenheit in akuten Phasen einer ▶ Schizophrenie häufig zu sehen, andererseits auch bei organisch bedingten Störungen wie der ▶ Demenz. In der älteren Psychopathologie wurde der Begriff Zerfahrenheit nur im Rahmen der Schizophrenie verwandt und der Begriff Inkohärenz für organisch bedingte psychische Störungen. Diese Unterscheidung ist heute obsolet. Begriffe wie Lockerung der Assoziation bedeuten im Fachchargon leichte Formen von Zerfahrenheit.

Ziele

▶ Änderungsbereiche

Zirkadianer Schlafrhythmus

▶ Schlaf-Wach-Rhythmus

Zirkuläres Fragen

Dr. med. Igor Tominschek

Synonyme
Systemisches Fragen

Definition
Durch zirkuläres Fragen wird der kommunikative Aspekt von Verhalten berücksichtigt: Wird ein Verhalten (oder ein Symptom) präsentiert, so wird beim zirkulären Fragen nicht danach gefragt, woher es kommt (Ätiologie), sondern was es für alle Beteiligten bedeutet. Dadurch lässt sich herausfinden, wie die einzelnen Systemmitglieder (z. B. einer Familie) in Beziehung zueinander stehen. Bei allen Beteiligten werden durch zirkuläres Fragen Informationen generiert und dadurch neue Sichtweisen und Denkprozesse angeregt.

Voraussetzung
Voraussetzung ist die innere Haltung des Therapeuten, dass die präsentierten Probleme (bzw. Symptome) nicht in einer Person liegen, sondern in ihrem System. Die Probleme sind somit das Ergebnis der Kommunikation untereinander und der sich daraus ergebenden Bewertung (als Problem bzw. Symptom).

Volltext
Zirkuläres Fragen wird vor allem in der ▶ systemischen Psychotherapie und Beratung durchgeführt. Es wird versucht, Unterschiede zwischen den Mitgliedern eines Systems herauszuarbeiten: Es wird nach unterschiedlichen Erwartungen, Bedürfnissen, Einstellungen und Verhaltensweisen gefragt. Hierzu dienen Klassifikationsfragen („Wer leidet unter Ihrem Problem am meisten, wer am wenigsten?") und Prozentfragen („Zu wie viel Prozent wollen Sie sich zur Zeit trennen und zu wie viel Prozent halten Sie an Ihrer Beziehung fest?"). Übereinstimmungsfragen versuchen herauszufinden, wer sich mit wem verbündet hat („Sehen Sie das genauso wie Ihr Mann oder vielleicht ganz anders?"). Dritte können gefragt werden, wie sie die Beziehung zwischen zwei Systemmitgliedern einschätzen, wodurch Subsysteme miteinander verglichen werden („Wie sehen Sie das als Sohn und Bruder: Versteht sich Ihr Vater in letzter Zeit mit Ihrer Mutter oder mit Ihrer Schwester besser?"). Dadurch können u. a. Missverständnisse übereinander aufgedeckt werden. Fragen zur Wirklichkeitskonstruktion versuchen herauszufinden, wie die einzelnen Mitglieder eines Systems ihre aktuellen Beziehungsmuster sehen. Damit verbunden ist die Frage nach dem Auftrag („Wer will was von wem?") und Fragen zum Kontext des präsentierten Problems („Wer hat das Problem zuerst als Problem erkannt?").

Zoenästhesien

▶ Coenästhesien

Zwang, psychodynamische Sicht

Dr. med. Thomas Simmich

ICD-10/DSM-IV-TR-Klassifikation

Während ICD-10 dem Zwang als ▶ Zwangsstörung (siehe dort ausführlich) ein eigenes Kapitel zuweist und nach ▶ Zwangsgedanken oder ▶ Zwangshandlungen unterscheidet, sind Zwangsstörungen in DSM-IV-TR als Obsessive-Compulsive Disorder den Anxiety Disorders zugeordnet worden. Für die zwanghafte Persönlichkeitsstörung sehen beide deskriptiven ▶ Klassifikationssysteme eigene Unterkapitel der ▶ Persönlichkeitsstörungen vor.

Synonyme

Anankasmus; Obsession; Zwangsvorstellung (Zwang im Sinn eines sich wiederholenden Zwangsverhaltens)

Englischer Begriff

Obsession; Compulsion

Definition

Zwang ist ein psychischer Vorgang, der durch das Beherrschtwerden eines Menschen von Vorstellungen und Gedanken und/oder Handlungsimpulsen bzw. Handlungen gekennzeichnet ist. Diese werden zwar zur eigenen Person gehörig, aber dennoch als fremdartig, gegen die eigene Person sich aufdrängend und nicht vollständig der willentlichen Beeinflussung unterworfen erlebt. Ihre Beendigung erfordert, obwohl sie als unsinnig erlebt werden, ein forciertes Bemühen, löst Angst und gelingt nur vorübergehend oder gar nicht (ausführlich siehe Stichwort ▶ Zwangsstörung).

Begriffsgeschichte

Aus psychodynamischer Sicht werden Zwänge im Rahmen der Zwangsstörung als das Zentralsymptom einer Zwangsneurose verstanden. Dabei ordnete die frühe ▶ Psychoanalyse die **Zwangsneurose** neben der ▶ Hysterie und der Phobie den Psychoneurosen zu, unterschied aber noch nicht zwischen einer Symptomzwangsneurose und einer zwangsneurotischen Charakterneurose (Freud 1896). In Abgrenzung zur Aktualneurose wurde beim Zwang ein primär psychischer Ursprung der Symptombildung angenommen, wobei die weitere Theorienprogression der Psychoanalyse vor allem dem Verständnis der psychischen Repräsentanz verdrängter unbewusster Motive im Hintergrund des Zwangs galt.

Volltext

Obwohl Zwänge ätiologisch unspezifisch sind, prinzipiell auch im Verlauf anderer psychiatrischer Erkrankungen auftreten und diese begleiten können (z. B. ▶ Schizophrenie. ▶ Depression, organische Psychosyndrome), sind sie vor allem das Leitsymptom der **neurotischen Zwangsstörung**. Es gibt darüber hinaus ein Spektrum von weiteren psychischen Störungsbildern, die teilweise Zwangscharakter haben oder neben anderen Symptomen auch durch Zwangssymptome gekennzeichnet sein können (▶ Ess-Störungen, Perversionen, ▶ Süchte, ▶ artifizielle Störungen, ▶ Trichotillomanie, körperdysmorphe Störungen). Einige somatoforme Störungsbilder kommen besonders häufig vor bei Patienten mit einer Zwangspersönlichkeit.

Das von der **Psychoanalyse** erarbeitete „klassische" psychodynamische Verständnis des Zwangs geht von einem aktualisierten, infantilen Trieb-Abwehr-Konflikt auf ödipalem Strukturniveau der Persönlichkeit aus. Dabei wird der späte Ausbruch von Zwangssymptomen als unbewusste Kompromissbildung infolge einer Labilisierung der psychischen Abwehr verstanden, während eine zwangsneurotische Charakterstruktur bei prinzipiell gleichartigen Konfliktmustern eine ich-synton gewordene langjährige Reaktionsbildung in Form einer Charakteranpassung darstellt.

Z

Die zunächst angenommene **Abwehr** andrängender lustvoller kindlicher Sexualstrebungen (Trieb) im Fokus des verdrängten Konflikts wurde von Freud selbst mit der Entwicklung seiner Theorie zur psychischen Struktur erweitert zugunsten präziserer Modelle, die eine Verknüpfung von konflikttheoretischen und strukturtheoretischen Annahmen erlauben. So steht ein Ich, das keine ausreichende Strukturierung durch reifere Ich-Funktionen erfahren hat, in einem fortwährenden Spannungsfeld zwischen unreifen, antisozialen, anal-sadistischen und anal-erotischen Triebregungen und einem diese besonders rigide zurückweisenden Über-Ich. Die weitere Entwicklung ist dann gekennzeichnet durch eine Fixierung an bestimmte Abwehrformationen, die als Kompromissbildung dem bedrohten Ich die Abwehr gegen die Bewusstwerdung erlauben und entweder eine Fortsetzungen und Sublimierung der analen Triebregungen (Ordentlichkeit, Sparsamkeit, Eigenständigkeit) oder eine Reaktionsbildung gegen diese sind (Affektverschiebung und Affektisolierung, Intellektualisierung, paranoides Ungeschehen-Machen) (Freud 1908). Der Ausbruch der Zwangssymptomneurose wird als Folge eines Beziehungskonflikts verstanden mit regressiver Wiederbelebung der Beziehungsphantasien der analen psychosexuellen Entwicklungsphase gegen die Ansprüche des Ödipuskomplexes.

Die **Revision der triebtheoretischen Grundlagen** der Psychoanalyse und objektbeziehungstheoretische Erweiterungen mit stärkerer Fokussierung auf eine primär soziale Bedingtheit gestörter psychischer Repräsentanzen lösten auch eine Kritik an der klassischen Auffassung der Psychoanalyse zum Zwang aus. Dabei wird auch ein direkter psychischer Ursprung des Zwangs auf der Ebene mentaler Repräsentation von Beziehungserfahrungen der so genannten analen Phase elaboriert, ohne immer eine Regression ausgehend von einem primär ödipalen Konfliktmuster anzunehmen.

Der Ausbruch der Zwangssymptomatik wird etwa als symptomatischer Bewältigungsversuch eines Konflikts verstanden zwischen Autonomiebedürfnissen, die auf eine im Über-Ich repräsentierte Beziehungserfahrung erlebter Unterwerfungsforderungen stoßen. Damit erwächst jeder Verselbständigungsimpuls einer vermeintlich antisozialen Tendenz mit der Folge einer Ich-Störung bis hin zur Unfähigkeit zu einer sich selbst begründenden Handlungsführung. In Übereinstimmung mit Deutungen der anthropologischen Psychiatrie, nach der ein Zwang der gesuchten und gefürchteten Einigung mit den Elementen des Chaos, der Auflösung, der Bindungs- und Uferlosigkeit, der Verwahrlosung und Verwesung entgegensteht, wird die Funktion des Zwangs nicht nur in der Abwehr, sondern auch in einer ritualisierten, strukturbegründenden Integration lebensnotwendiger Impulse gesucht. Nach dieser modifizierten Auffassung tritt ein Zwang autoprotektiv in den Dienst der Selbsterhaltung und narzisstischen Regulation und erfüllt vor allem das fundamentale Sicherungs- und Strukturierungsbedürfnis des Menschen gegen eine Überschwemmung durch chaotische, nicht-kontrollierbare (präödipale) Impulse.

Therapie

pharmakologisch

Obwohl ein spezifisch auf die Zwangssymptomatik gerichteter psychopharmakologischer Effekt nicht belegbar ist, können Antidepressiva (teilweise auch in kombinierter Anwendung mit Neuroleptika) die Psychotherapie von Zwangsstörungen unterstützen. In schweren Verläufen einer sog. malignen Zwangskrankheit kann eine Psychopharmakotherapie auch ganz in den Vordergrund rücken.

psychotherapeutisch

Für die Wirksamkeit einer **Verhaltenstherapie** (einschließlich kognitiver Verfahren) und in zweiter Linie antidepressiver Pharmakotherapie liegen gute Evidenzen vor (Ia, Ib).

Verhaltenstherapie siehe ▶ Zwangsstörung. Da für die Behandlung von Zwangsstörungen mit psychodynamischer Psychotherapie bisher kein störungsspezifischer **Wirksamkeitsnachweis** in einem experimentellen Studiendesign (sog. RCT-Studien) vorgelegt wurde, konnte diese nicht in dem vom Wissenschaftlichen Beirat 2005 anerkannten Identifikationsbereich für psychodynamische Psychotherapieverfahren Berücksichtigung finden. Dennoch ist die erfolgreiche Behandelbarkeit von Zwangsstörungen durch psychodynamisch begründete Therapie in zahllosen Einzelfällen beschrieben und in Wirksamkeitsstudien mit gemischten Stichproben belegt worden.

Eine **psychodynamisch orientierte Psychotherapie** hat das Ziel, den basalen Konflikt abzumildern zwischen einem Ich, das andrängende Es-Impulse (anal-sadistisch oder anal-erotisch) durch Ich-Einschränkung und Rigidität zurückzudrängen versucht bzw. einem nach Autonomie strebenden Ich, das auf die Strafandrohung eines zur Unterwerfung zwingenden Über-Ichs trifft („Zwei-Fronten-Krieg"). Dabei spielt sich dieses Konfliktgeschehen auf der Bühne abgeleiteter Konflikte zwischen Heteronomie und Autonomie, Unterordnung und Aufsässigkeit, Gehorsam und Sich-Auflehnen ab. Psychotherapeuten haben eine Gratwanderung zu leisten zwischen Abstinenz (keine Gratifikation, sich nicht vom verführerischen Charme des Zwangsneurotikers einwickeln zu lassen und unsozialen Forderungen nachzugeben) und Verzicht auf erneute Einlösung der sadistisch-strafenden ▶ Gegenübertragung, die mit dem Über-Ich der Patienten korrespondiert.

Dies ermöglicht Zwangspatienten erstmals die Erfahrung, dass auch **hoch tabuisierte Vorstellungen** etwa aggressiver oder sexueller Art zur Sprache gebracht werden können, ohne sofort auf jene Ablehnung zu stoßen, die das Über-Ich der Patienten suggeriert. Im psychotherapeutischen Verständnis der Beziehungsmuster von Zwangspatienten als unbewusster Inszenierung einer Rebellion können die bisher gehemmten Impulse des Sich-Auflehnens in den Fokus der Psychotherapie rücken. So ist die korrigierende Erfahrung einer integren (ödipalen) Beziehung möglich, dass ein mitmenschlicher Bezug zu einem Beziehungsobjekt elterlicher ▶ Übertragung möglich ist, ohne von irritierenden Schuldgefühlen oder provozierenden inzestuösen Sexualisierungen überflutet zu werden. Im Durcharbeiten negativer Übertragungsphantasien innerhalb einer potentiell konflikthaften therapeutischen Auseinandersetzung, in der Anerkennung von Gegenseitigkeit auf der Basis einer symmetrischen Beziehung (mutuelle Therapie) kann echte Emanzipation zustande kommen und die gehemmte Rebellion schließlich aufgegeben werden.

Oft gelingt dies gut im psychodynamisch reflektierten Mehrpersoneninteraktionsprozess der stationären Psychotherapie, der in der Regel anschließend noch längere Zeit als psychodynamisch fundierte Einzelpsychotherapie fortgeführt werden muss.

Epidemiologie

Schamvolle Verheimlichung auf Seiten der Betroffenen und therapeutischer Nihilismus haben lange Zeit zu einer Unterschätzung der Häufigkeit von Zwangsstörungen beigetragen. Tatsächlich liegt die Prävalenz für Zwangsstörungen lebenslang bei 2–3 %, eine 6-Monatsprävalenz im Bereich von 1–2 %. Wird das komorbide Auftreten bei anderen psychischen Störungen einbezogen, ist die Prävalenzrate höher. Auffallend ist die mit rund 15 bis 40 % hohe Rückfallrate bei psychotherapeutisch behandelten Zwangsstörungen. Bei rein medikamentöser Behandlung von Zwängen liegt die Rückfallquote nach Absetzen der Medikation bei 80–100 %.

Z

Prognose
Siehe Tabelle 1

Zwang, psychodynamische Sicht. Tab. 1 Prognostische Faktoren für die Behandlung von Zwangsstörungen (nach Senf und Broda, 2000).

Prognose gut	für Prognose irrelevant	Prognose schlecht
Motivation	Alter	Dauer
episodischer Verlauf	Geschlecht	überwertige Ideen
prämorbider Verlauf	Intelligenz	reine kognitive Zwänge
kurze Dauer	Kindheit (umstritten)	Partnerschaft (umstritten)
Life Events (umstritten)	Medikation (umstritten)	

Zwanghafte Persönlichkeit(sstörung)

▶ Persönlichkeitsstörung, anankastische

Zwangserkrankung

▶ Neurose

Zwangsgedanken

Dipl. Psych. Walter Hauke

Synonyme
Gedankenzwänge

Definition
Gedankenzwänge oder Zwangsgedanken stellen eine Sonderform der ▶ Zwangshandlung dar. Von ihrem Anschein her werden sie oft fälschlich den ▶ Zwangsimpulsen zugerechnet, da sie auf gedanklicher Ebene stattfinden; ihrem Charakter nach aber handelt es sich um Zwangshandlungen, die lediglich in Gedanken ausgeführt werden, die also ebenso wie offen beobachtbare ▶ Rituale dazu dienen, Angst und Anspannung zu neutralisieren (Ein Betroffener muss z. B. auf den Zwangsimpuls, ein naher Verwandter könne sterben, zur Neutralisierung dreimal gedanklich eine glücksbringende Zahlenreihe wiederholen.).
Bevorzugte Themen dieser Zwangsart sind zwanghaftes Durchgehen irgendwelcher Sachverhalte bezüglich Symmetrie und Genauigkeit (z. B. genauer Verlauf der Diagonalen eines eben betretenen Raums), zwanghaftes ▶ Grübeln über oftmals nicht entscheidbare Sachverhalte (z. B. vor langer Zeit eventuell vom Ehepartner betrogen worden zu sein), zwanghaftes Zählen in Gedanken und Entscheidungszwänge (z. B. ob bei Tisch Messer oder Gabel zuerst berührt werden sollen). Die häufigsten Zwangsgedanken (thematisch) sind in Tabelle 1 dargestellt (nach Zaudig et al 2002).

Querverweis Krankheit
▶ Zwangsstörung

Zwangsgedanken. Tab. 1 Häufige Themen bei Zwangsgedanken.

Häufige Themen bei Zwangsgedanken
Kontamination, Schmutz (z. B.: Ich habe mich auf der Toilette mit Kot beschmutzt.)
Kontrolle (z. B.: Ich habe den Herd brennen lassen.)
Krankheit (z. B.: Ich könnte mich mit AIDS infiziert haben.)
Streben nach Symmetrie, Ordnung, Zählen
Aggression (z. B.: Ich könnte mein Kind töten.)
Sexualität (z. B.: Ich könnte in der Öffentlichkeit masturbieren.)
Religion (z. B.: Ich habe schlecht über Gott gedacht, ich habe mich versündigt.)
Magie

Zwangshandlungen

Dipl. Psych. Walter Hauke

Synonyme
Zwangsrituale; Compulsions

Definition
Zwangshandlungen sind ritualisierte, stereotyp anmutende Handlungen (z. B. vielfaches Händewaschen, mehrfaches Kontrollieren von Elektrogeräten), die ausgeführt werden, um das subjektiv unangenehme Arousal (Spannung, Angst) nach einem ▶ Zwangsimpuls oder aber die Angst nach Konfrontation mit einem als bedrohlich eingeschätzten äußeren Stimulus zu reduzieren bzw. zu beseitigen (z. B. Verschmutzung – Waschen).
Zwangshandlungen werden genauso wie Zwangsimpulse und ▶ Zwangsgedanken letztlich als **unsinnig** erlebt (ich-dyston), müssen aber dennoch ausgeführt werden, da der Betroffene in der Lerngeschichte eine Konditionierung erfahren hat, wonach gerade das fragliche Zwangsritual bzw. die fragliche Zwangshandlung eine spezifische Möglichkeit zur Reduktion von unangenehmen emotionalen Impulsen, Ängsten bzw. Spannungen bieten. Zwangshandlungen kommen meistens als Wasch- oder als Kontrollzwänge vor, wobei letztere zahlenmäßig überwiegen.
An Erscheinungsformen finden sich insbesondere **Reinigungs- und Waschrituale** (z. B. des eigenen Körpers, der unmittelbaren Umgebung oder des Haushalts), **Kontrollrituale** (z. B. technische Geräte, Sicherung der Umgebung zur Vermeidung von Schäden bei sich und anderen), **Wiederholungszwänge** (z. B. bezüglich Routinetätigkeiten des Alltags, beim Lesen und/oder Schreiben), **Zählzwänge** (betreffend reale Gegenstände oder abstrakte Sachverhalte wie z. B. Zahlen), **Ordnungszwänge** (bezogen auf die Umgebung oder das eigene Äußere), **Sammel- und Aufbewahrungszwänge** (in der Regel von unnützen Gegenständen) sowie seltene Variationen zwanghaften Verhaltens wie Redezwang, Beichtzwang etc.

Querverweis Krankheit
Zwangshandlungen stellen die häufigere der beiden Erscheinungsformen der ▶ Zwangsstörung dar. Zwangshandlungen verfestigen sich tendenziell im Lauf der Zeit immer mehr durch die permanente Wiederholung und können teilweise extreme Ausprägungsgrade annehmen, so dass der Betroffene alltagsunfähig wird, da er nur noch mit seinen Ritualen beschäftigt ist. Extrem sind teilweise auch die Konsequenzen, z. B. stark mazerierte Hände bei Personen mit massivem Waschzwang, hochgradige körperliche Erschöpfung wegen der aufwendigen Kontrollrituale (z. B. im Rahmen von beruflichen Überstunden), Mangelernährungszustände wegen schädlichen Diäten aufgrund von Krankheitsbefürchtungen etc. Bei der Therapie von Zwangshandlungen ist die Reizkonfrontation (exposure) mit Reaktionsverhinderung (response prevention) das Mittel der Wahl. Zwangshandlungen können durch die hohe Wiederholungshäufigkeit so automatisiert sein, dass im Lauf der Zeit der Zusammenhang zwischen Zwangshandlung und den ihr vorausgehenden Zwangsgedanken bzw. Zwangsängsten verloren geht (ich-synton).

Zwangsimpulse

Dipl. Psych. Walter Hauke

Synonyme
Obsessionen

Definition
Unter Zwangsimpulsen versteht man aufdringliche, in der Regel schnell einschießende irrationale Gedanken, bildhafte Vorstellungen oder dranghafte Handlungsim-

Z

pulse, wobei diese nicht selten aggressiven oder sexuellen Charakter haben. Personen, die solche Impulse erleben, betrachten sie als angstauslösend, abstoßend und nicht unterdrückbar. Versuche der Betroffenen, diese Regungen wegzudrängen, gelingen in der Regel nicht, und verstärken im Gegenteil nur die angstauslösende Qualität. Zwangsimpulse führen oft zu ► Zwangsgedanken und/oder ► Zwangshandlungen. Typische Inhalte von Zwangsimpulsen nach dem gebräuchlichen Ratingverfahren für ► Zwangsstörungen, der Yale-Brown Obsessive-Compulsive Scale (Y-BOCS) sind: Impulse aggressiver Natur; Impulse, die sich auf Verschmutzung beziehen; Impulse, die sich auf sexuelle Inhalte beziehen; Impulse, die sich auf das Sammeln und Aufbewahren von Gegenständen beziehen; Impulse, die religiöse Inhalte haben; Impulse, die sich auf Symmetrie und Genauigkeit beziehen und schließlich Impulse in Bezug auf die eigene Körperlichkeit.

Querverweis Krankheit

Zwangsimpulse sind die seltenere Form der ► Zwangsstörung. Der quälende Charakter der Zwangsimpulse führt dazu, dass sich irgendwann ein ritualisiertes Neutralisierungsverhalten entwickelt (z. B. in Form von vielfachem Händewaschen nach dem Impuls, man könnte sich kontaminiert haben), so dass das mit den Ängsten verbundene Arousal wenigstens für kurze Zeit zum Verschwinden gebracht wird (siehe auch ► Zwangshandlungen). In verhaltenstherapeutischen Behandlungsansätzen gilt auch bei Zwangsimpulsen das Prinzip der Reizüberflutung als Mittel der Wahl; es erfolgt hier oftmals in der Form eines Implosionstrainings (d. h. massivste *In-sensu*-Konfrontation mit den problematischen gedanklichen Vorstellungen).

Zwangskrankheit

► Zwangsstörung

Zwangsneurose

► Zwangsstörung

Zwangsrituale

► Zwangshandlungen

Zwangsstörung

Prof. Dr. med. Michael Zaudig

ICD-10/DSM-IV-TR-Klassifikation

Eine Zwangsstörung nach ICD-10 und DSM-IV-TR fordert das Vorliegen von ► Zwangsgedanken und/oder ► Zwangshandlungen, die sich dauernd wiederholen, als unangenehm empfunden werden und dem Betroffenen als übertrieben oder unsinnig erscheinen. Die Betroffenen versuchen, Widerstand zu leisten, die Ausführung eines Zwangsgedankens oder einer Zwangshandlung wird als unangenehm erlebt. Die Zwangsgedanken und -handlungen werden als eigene Gedanken/Handlungen angesehen und nicht als von anderen Personen oder Einflüssen eingegeben. Zur Diagnose einer Zwangsstörung müssen andere psychische Erkrankungen und organische Erkrankungen ausgeschlossen werden. Die Konsequenz einer Zwangsstörung ist die erhebliche psychosoziale Beeinträchtigung und Funktionseinschränkung sowohl in Beruf, familiär als auch in den üblichen sozialen Aktivitäten. In den Zeitkriterien unterscheiden sich ICD-10 und DSM-IV-TR: Nach ICD-10 müssen wenigstens zwei Wochen lang an den meisten Tagen Zwangsgedanken/-handlungen oder beides nachweisbar sein, nach DSM-IV-TR müssen die Zwangsgedanken/-handlungen mindestens eine Stunde pro Tag in Anspruch nehmen.

Synonyme
Zwangskrankheit, Zwangsneurose

Englischer Begriff
Obsessive-compulsive disorder (OCD)

Definition
Bereits 1838 beschrieb Esquirol Zwangsphänomene, in der deutschen Psychiatrie ist der Ausdruck Zwangsvorstellung 1867 von Krafft-Ebing gebraucht worden, 1877 definierte der Psychiater Westphal diese Erkrankung erstmals in einer bis heute gültigen Form. Weitere ausführliche Beschreibungen der Zwangskrankheit erfolgten durch Jaspers 1913 und E. Bleuler 1972. 1980 wurde die Zwangsstörung erstmals operational im Rahmen des DSM-III definiert. Wesentliche Kennzeichen der Zwangsstörung sind wiederkehrende Zwangsgedanken und/oder Zwangshandlungen, die schwer genug sind, um zeitaufwendig zu sein oder ausgeprägtes Leiden oder deutliche Beeinträchtigung zu verursachen. Besonders betont werden muss der Leidensdruck der zwangsgestörten Patienten; sie sind häufig nicht mehr in der Lage, ihrem Beruf nachzugehen; Rituale diktieren und beeinträchtigen das Leben der Patienten selbst und/oder von deren Angehörigen. Aufgrund der häufig sehr irrationalen Symptomatik verheimlichen die Betroffenen die Störung vor der Umwelt, um nicht für verrückt gehalten zu werden; die Krankheit wird daher auch als „heimliche Erkrankung" bezeichnet. Konsequenterweise kommen diese Patienten daher erst nach vielen Jahren in Therapie (durchschnittlich nach sieben bis acht Jahren).
Typische Inhalte der **Zwangsgedanken** kreisen um die Themen Aggression, Verschmutzung, Sexualität, Sammeln, Aufbewahren, religiöse oder philosophische Themen, Symmetrie oder Genauigkeit, Krankheiten.
Typische **Zwangshandlungen** sind Händewaschen, Ordnen, Prüfen, Kontrollieren, Beten, Zählen, Worte oder Sätze wiederholen, Sammeln, Putzen. In der Regel sind Zwangshandlungen die Konsequenzen der Zwangsgedanken; z. B. führt der Zwangsgedanke, sich verschmutzt zu haben, sehr oft zur Zwangshandlung Waschen. Differentialdiagnostisch müssen ausgeschlossen werden: z. B. ► Schizophrenie, ► Depression (► affektive Störung), andere ► Angststörungen (► Phobien), ► Ticstörungen, ► Ess-Störungen, ► anankastische Persönlichkeitsstörung.

Therapie
Therapie erster Wahl ist die ► Verhaltenstherapie sowie nachrangig oder in Kombination die medikamentöse Therapie mit ► Serotonin-Wiederaufnahmehemmern und anderen neuen ► Antidepressiva.
Bei der Verhaltenstherapie ist der Nutzen durch mehrere Metaanalysen belegt (EBM-Evidenzgrad Ia). Gleiches gilt, wenn auch durch weniger Studien belegt, für die medikamentöse Therapie mit ► Serotonin-Wiederaufnahmehemmern. Die Symptomreduktion durch die Verhaltenstherapie liegt deutlich über der der Pharmakotherapie. Rein kognitive Therapieansätze scheinen eine vergleichbar gute klinische Wirksamkeit mit der Verhaltenstherapie zu zeigen, wobei nur eine Studie vom EBM-Evidenzgrad Ia vorliegt.

psychotherapeutisch
Das Kernelement der Verhaltenstherapie ist die Exposition mit Reaktionsverhinderung. Bewährt hat sich die Kombination mit kognitiven Elementen wie Selbstmanagement und Bearbeitung dysfunktionaler Annahmen. Wichtig ist auch die Bearbeitung aufrechterhaltender Bedingungen (Angehörigengespräche, Training sozialer Kompetenz, berufliche Re-Integration) (Zaudig et al 2002). Es ist eine Symptomreduktion um 50–30 % zu erwarten.

pharmakologisch
Behandlung mit Serotonin-Wiederaufnahmehemmern: Mittel der Wahl sind die selektiven Serotonin-Wiederaufnahmehemmer

Z

▶ (SSRI) sowie der Noradrenalin- und 5-HT-Wiederaufnahmehemmer ▶ Clomipramin. Zu beachten ist, dass sich in den meisten Studien unter Clomipramin mehr Nebenwirkungen fanden als mit den SSRI. Im Unterschied zum Einsatz als Antidepressiva müssen die SSRI und Clomipramin bei der Behandlung der Zwangsstörung höher dosiert werden. Die Dosierung erfolgt einschleichend und zur Beurteilung der Wirksamkeit ist eine mindestens zehn bis zwölf Wochen dauernde Behandlung notwendig. Bei ausschließlich medikamentöser Therapie ist nach Absetzen der SSRI/des Clomipramins von einer sehr hohen Rückfallquote (80–90 %) auszugehen. Die Indikation für eine ausschließliche Pharmakotherapie ist bei fehlenden Verhaltenstherapieressourcen oder entsprechend langen Wartezeiten oder mangelnder Motivation des Patienten für Verhaltenstherapie gegeben. Primär sollte immer eine Verhaltenstherapie angestrebt werden.

Die zusätzliche Gabe eines ▶ Neuroleptikums ist bei komorbider Ticstörung oder ▶ Tourette-Syndrom, überwertigen Ideen, zu denen der Patient wenig Distanz hat, indiziert. Atypische Neuroleptika wie z. B. ▶ Risperidon, Ziprasidon, ▶ Olanzapin sind vorzuziehen.

Sofortmaßnahmen

pharmakologisch

Wie bei anderen psychischen Störungen auch kann die Zwangssymptomatik unter massiver Anspannung und Ängsten erlebt werden, so dass die kurzfristige Gabe von ▶ Benzodiazepinen oder atypischen Neuroleptika indiziert ist.

psychotherapeutisch

In besonderen akuten Krisen oder Exazerbation der Symptomatik ist es Ziel, den Patienten durch ein plausibles ▶ Krankheitsmodell zu beruhigen, ihm Perspektiven aufzuzeigen (mögliche Verhaltenstherapie und/oder Pharmakotherapie), ihm aufgrund des Krankheitsmodells aufzuzeigen, dass

es sich nicht um eine besonders schlimme oder sonstige Erkrankung handelt, dass es gute Therapieerfolge geben kann (Hinweis auf Symptomverbesserungen von 30–80 % innerhalb von zwölf Wochen). Nicht selten ist es bei schwer ausgeprägter Symptomatik (stundenlanges Duschen, Waschen) nötig, den Patienten zu einem stationären Aufenthalt zu motivieren. Einbezug von Vertrauten oder Angehörigen ist anzuraten.

Epidemiologie

Die Lebenszeitprävalenz der Zwangsstörung liegt bei 2–3 %, die Punktprävalenz bei 1–2 %. Damit gehört die Zwangsstörung zu den häufigsten psychischen Erkrankungen. Männer und Frauen sind etwa gleich häufig betroffen. Der Erkrankungsbeginn liegt meist im Jugend- oder frühen Erwachsenenalter. Je nach Studie ist der Erkrankungsbeginn vor dem 18. Lebensalter zwischen 30 % und 60 %. In der Regel entwickelt sich die Erkrankung langsam progredient. Früher Erkrankungsbeginn (Kindheit, Jugend) korreliert mit Ticstörungen und genetischer Belastung.

Verlauf

Die Zwangserkrankung verläuft in der Regel chronisch. Es gibt aber auch episodische Verläufe, d. h. die Erkrankung tritt in einer bestimmten Lebensphase auf und remittiert komplett. Auch intermittierende Verläufe (phasisch) sind bekannt; die Zwangsstörung tritt intermittierend zu verschiedenen Zeiten auf mit jeweiliger Teil- oder Vollremission. Eine prospektive Langzeitstudie zeigte, dass sich die Symptomatik unbehandelt über 47 Jahre hinweg deutlich verbessert. Prognostisch ist grundsätzlich von einem chronischen Krankheitsverlauf auszugehen, jedoch mit Besserungstendenz; unter Therapie können deutliche Erfolge und auch längere Remissionen erfolgen.

Zwangsvorstellung

▶ Zwang, psychodynamische Sicht

Zwischen-Fälle

▶ Schizoaffektive Störung

Zykloide Psychosen

▶ Psychotische Störungen, akute vorübergehende

Zyklothyme Depression

▶ Depression, endogene

Zyklothyme Störung

▶ Zyklothymia

Zyklothymia

Andrea Bauer

ICD-10/DSM-IV-TR-Klassifikation

ICD-10: F34.0; DSM-IV-TR: 301.13
Nach ICD-10 Stimmungsinstabilität über mindestens zwei Jahre mit mehreren Perioden von leichter ▶ Depression und leicht gehobener Stimmung, wobei im Intervall auch „normale Stimmungen" auftreten können. Keine der aufgetretenen Stimmungsschwankungen darf so schwer oder so anhaltend gewesen sein, dass sie die Kriterien einer ▶ depressiven Episode oder einer ▶ manischen Episode erfüllte (ICD-10-Kriterien). Im Gegensatz zu DSM-IV-TR kann in ICD-10 ein früher Beginn der Störung codiert werden. Nach DSM-IV-TR

darf keine der aufgetretenen Perioden die Kriterien einer Major Depression, manischen oder gemischten Episode erfüllen. Das Auftreten leichter depressiver Episoden nach DSM-IV-TR erlaubt dennoch die Stellung der Diagnose ▶ Cyclothymia. Bei beiden ▶ Klassifikationssystemen muss eine andere Diagnose gestellt werden, wenn eine der Perioden die genannten Grenzkriterien überschreitet. In ICD-10 sollten einige der depressiven Perioden durch mindestens drei der folgenden Symptome gekennzeichnet sein: verminderter Antrieb, Schlaflosigkeit, Verlust des Selbstvertrauens, Konzentrationsschwierigkeiten, sozialer Rückzug, sexueller Interessensverlust, verminderte Gesprächigkeit, Pessimismus bzw. ▶ Grübeln über die Vergangenheit. Während einiger Perioden mit gehobener Stimmung sollten ebenfalls drei der nachfolgenden Symptome vorhanden sein: vermehrter Antrieb, herabgesetztes Schlafbedürfnis, Selbstgefühl überhöht, ungewöhnlich geschärftes oder kreatives Denken, mehr Geselligkeit und mehr Gesprächigkeit als sonst, Übertreibung früherer Erfolge. Der Begriff Zyklothymia darf nicht verwechselt werden mit dem älteren Begriff der heute als bipolare Störung angesehen würde.

Synonyme
Zyklothyme Störung

Englischer Begriff
Cyclothymia

Definition

Begriffsgeschichte
Der bereits von Kraepelin 1913 erwähnte Begriff umfasst sowohl manische Verstimmungen im Sinne von „konstitutioneller Veranlagung" als auch andere Formen des „manisch-depressiven Irreseins", also ein breites Spektrum der ▶ bipolaren Störungen.

Z

Klinik

Diese Menschen erleben eine anhaltende Stimmungsinstabilität mit vielen Phasen leicht gehobener oder leicht depressiver Stimmung. Die Symptomatik steht nicht in Bezug zu positiven oder negativen Lebensereignissen; aufgrund des geringen Schweregrads wird häufig kein Arzt/ Psychotherapeut aufgesucht. Es handelt sich um eine sehr seltene Störung, die in der Normalbevölkerung vermutlich bei unter 0,5 % liegt. Die Störung beginnt häufig in der Adoleszenz, ein weiterer Gipfel wird zwischen dem 30. und 50. Lebensjahr beschrieben, häufig nach einer affektiven Psychose. Insgesamt liegen kaum Daten zu Verlauf und Prognose vor; es wird jedoch vermutet, dass ein relativ großer Anteil der Zyklothymiapatienten innerhalb von weniger als zwei Jahren eine bipolare Störung entwickelt.

Therapie

pharmakologisch

Die einzelnen Phasen leichter depressiver oder leichter manischer Episoden bedürfen meist nicht einer speziellen medikamentösen Therapie; bei Auftreten einer manifesten Manie oder mittelgradigen bis schweren Episode sollte jedoch eine entsprechende medikamentöse Intervention erfolgen. Unabhängig von den einzelnen Perioden können nen zur Stimmungsstabilisierung z. B. Carbamazepin, ► Lithium, ► Valproinsäure oder ► MAO-Hemmer als „mood stabilizer" versucht werden.

psychotherapeutisch

Psychotherapeutisch werden strukturierte Verfahren wie z. B ► Verhaltenstherapie empfohlen. Stützende Gespräche im Sinne einer ► supportiven Psychotherapie zur Verbesserung der Compliance (Medikamenteneinnahme) und Einbeziehung der Angehörigen/Bezugspersonen (Aufklärung über die Störung) können vor allem für die langfristige Prognose sinnvoll sein.

Sofortmaßnahmen

Die leichten depressiven oder leichten manischen Perioden der Zyklothymia bedürfen meist keiner sofortigen medikamentösen Behandlung.

Anhang

Wirkstoffe und gebräuchliche Fertigarzneimittel

Wirkstoff	Gebräuchliche Fertigarzneimittel
Acamprosat	Campral
Acetylsalicylsäure	Acesal, Alka-Selzer, Aspirin, Aspro, ASS, Godamed, HerzASS, Miniasal, Santasal, Togal
Adrenalin Epinephrin	Adrenalin JENAPHARM, Fastjekt Infectokrupp, Suprarenin
Amantadin	Adekin, Amanta, Amantadin, Amantagamma, Amixx, InfectoFlu, PK-Merz, tregor
Amitriptylin	Amineurin, Novoprotect, Saroten
Amitriptylinoxid	Amioxid-neuraxpharm, Equilibrin
Amisulprid	Amisulprid, Solian
Azathioprin	Azafalk, Azamedac, Aza-Q, azathiodura, Azathioprin, Colinsan, Imurek, Zytrim
Baclofen	Baclofen, LEBIC, Lioresal,
Benperidol	Benperidol, Glianimon
Bromocriptin	Bromocriptin, kirim, Pravidel
Buspiron	Bespar, Zyban
Cabergolin	Cabaseril, Dostinex
Carbamazepin	Carba, Carbabeta, Carbadura, Carbaflux, Carbagamma, Carbamazepin, Carbium, espa-lepsin, Finlepsin, Fokalepsin, Sirtal, Tegretal, Timonil
Chloralhydrat	Chloraldurat
Ciclosporin	Cicloral, Ciclosporin, Immunosporin, Sandimmun,
Citalopram	Cipramil, citadura, Citalopram, Citalo-Q, Serital, Sepram
Clomethiazol	Distraneurin
Clomipramin	Anafranil, Clomipramin
Clozapin	Clozapin, Elcrit, Leponex
Cyproteron	Androcur, Cyproteronacetat-GRY, Virilit,
Desipramin	Petylyl, Petrofran
Diazepam	Diazep, Diazepam, diazep, Faustan, Lamra, Stesolid, Valiquid, Valium, Valocordin
Dibenzepin	Noveril
Disulfiram	Antabus
Doneepezil	Aricept
Dosulepin	Idom
Doxepin	Aponal, Doneurin, Doxepia, Doxepin, Doxe TAD, espadox, Mareen, Sinquan
Duloxetin	Cymbalta
Escitalopram	Cipralex
Flumazenil	Anexate
Fluoxetin	Fluctin, Fluneurin, Fluox, FLUOX BASICS, FluoxeLich, Fluoxemerck, Fluoxe-Q, Fluoxetin, Fluoxgamma, FLUOX-PUREN, Fluxet
Fluvoxamin	Fevarin, FluvoHEXAL, Fluvoxadura, Fluvoxamin

Wirkstoff	Gebräuchliche Fertigarzneimittel
Gabapentin	GabaLich, Gabapentin, Gabax, Neurontin
Galantamin	Reminyl
Haloperidol	Haldol, haloper, Haloperidol, Haloneural, Buteridol
Hydroxybuttersäure	Somsanit
Ibuprofen	Aktren, Analgin, Contraneural, Dismenol, Dolgit, Dolodoc, DOLO-Puren, Dolormin, Esprenit, Eudorlin, Gyno-Neuralgin, Ibu, Ibu-acis, Ibu-Attritin, Imbun, Jenaprofen, Kontagripp, MENOSOTON, Migränin, Nurofen, Optalidon, Opturem, Parasal, Pfeil Zahn-Schmerztabletten, Schmerz-Dolgit, Tabalon, Tispol, Togal, Trauma-Dolgit, Urem
Imipramin	Imipramin-neuraxpharm, Pryleugan, Tofranil
Johanniskraut (*Hypericum perforatum*)	Jarsin, Hyperforat, Hypericum-Stada, Hyperimerck, Neuroplant
Lamotrigin	Lamictal, elmendos
Levodopa	Dopaflex
Lithium	Quilonum, Quilonum retard, Hypnorex retard
Lofepramin	Gamonil
Lorazepam	duralozam, Laubeel, Lorazepam, Somagerol, Tavor, Tolid
Memantin	Axura, Ebixa
Mesalazin	Asacolitin, Claversal, Pentasa, Salofalk,
Metamizol	Analgin, Berlosin, Metamizol, Nopain, Novalgin, Novaminsulfon
Methylphenidat	CONCERTA, Equasym, Medikinet, Ritalin
Metoprolol	Beloc, Jeprolol, Jutabloc, Meprolol, Meto, Metobeta, Metodoc, metodura, Meto-Henning, MetoHEXAL, Meto-ISIS, Metok AbZ, Metomerck, Metoprogamma, Metoprolol, METO-Puren, Meto-Tablinen, Prelis
Mercaptopurin	Puri-Nethol
Mianserin	Mianeurin, Mianserin, Prisma, Tolvin
Mirtazapin	MirtaLich, Mirta TAD, Remergil
Moclobemid	Aurorix, Moclobemid, Moclobeta, moclodura, Moclonorm
Modafinil	Vigil
Naloxon	Narcanti, Naloxon
Naltrexon	Nemexin
Naproxen	Alacatan NNA, Aleve, Dolormin, Dysmenalgit, Naproxen, Proxen
Nifedipin	Adalat, Aprical, Cordicant, Corinfar, duranifin, Jedipin, Jutadilat, nife, Nifeclair, Nifecor, Nifedipin, NifeHEXAL, Nifelat, Nife-Wolff, Nifical, Pidilat
Nimodipin	Nimodipin HEXAL, Nimodipin-ISIS, Nimotop
Nortriptylin	Nortrilen
Olanzapin	Zyprexa
Oxycodon	OXYGESIC
Paroxetin	Euplix, ParoLich, Paroxat, paroxedura, Paroxetin, Seroxat, Tagonis
Physostigmin	Anticholium
Pemolin	Tradon
Pracetamol	Ben-u-ron, Captin, Contac, Enelfa, Fensum, Grippostad, Mono Praecimed, Paedialgon, Paracetamol, PCM-Hemopharm, Perfalgan, Sinpro, Togal Paracetamol
Perazin	Perazin, Taxilan
Pergolid	Parkotil, Pergolid
Prednisolon	Alferm, Decortin, Dermosolon, duraprednisolon, hefasolon, Infectocortikrupp, Inflanefran, Klismacort, Linola, Lygal, Prednabene, Predni, Prednigalen, PredniHEXAL, Predni H Tablinen, Predni-Ophtal, Predni-POS, Prednisolon, Predni-Solut, Solu-Decortin, Ultracortenol

Wirkstoff	Gebräuchliche Fertigarzneimittel
Promethazin	Atosil, Closin, Proneurin, Prothazin
Propranolol	Beta-Tablinen, Doctiton, Elbrol, Obsidan, Prophylux, propra, Propranolol, Propranur, Propra-ratiopharm
Quetiapin	Seroquel
Reboxetin	Edronax, Solvex
Reserpin	Bendigon, Briserin, Darebon, Modenol, Tririton
Rivastigmin	Exelon
Risperidon	Risperdal, Risperdal consta
Selegilin	Antiparkin, Jutagilin, MAOtil, Movergan, Selegam, selegilin, Selemerck, Selepark, Selgimed, Xilopar
Sertralin	Zoloft, Gladem
Sildenafilcitrat	Viagra
Sulprid	Arminol, Dogmatil, Meresa, neogama, Sulpirid, Sulpivert, Vertigo-Meresa, vertigo-neogama
Theophyllin	Aerobin, Afonilum, afpred, Bronchoparat, Bronchoretard, Contiphyllin, duraphyllin, Euphylong, Pulmo-Timelets, Solosir, theo, Theophyllin, Unilair, Uniphyllin
Thioridazin	Melleril, Thioridazin
Tiaprid	Tiapridex
Trazodon	Thombran, Trazodon
Tramadol	Amadol, Jutadol, Tial, T-long, TRADOL-PUREN, Trama, Tramabeta, Tramadoc, Tramdol, Tramadura, Tramagit, Trama KD, Tramal, Tramundin
Tranylcypromin	Jatrosom
Trimipramin	Herphonal, Trimipramin, Stangyl
Topiramat	Topamax
Valproinsäure	Convulex, Convulsofin, Ergenyl, espa-valept Leptilan, Orfiril, Valproat, Valpro beta, valprodura, Valproflux, valproinsäure, Valprolept, Valpro
Viloxazin	Vivalan
Venlafaxin	Trevilor
Zaleplon	Sonata
Ziprasidon	Zeldox
Zolpidem	Bikalm, Stilnox, Zoldem, Zolpidem, Zolpinox, Zolpi-Q
Zopiclon	espa-dorm, Optidorm, Somnosan, Ximovan, Zodurat, Zop, Zopicalm, zopiclodura, Zopiclon, ZOPI-Puren
Zuclopenthixol	Ciatyl-Z

Gebräuchliche Fertigarzneimittel und Wirkstoffe

Gebräuchliche Fertigarzneimittel	Wirkstoff
Acesal	Acetylsalicylsäure
Adalat	Nifedipin
Adekin	Amantadin
Adrenalin JENAPHARM	Adrenalin Epinephrin
Aerobin	Theophyllin
Afonilum	Theophyllin
afpred	Theophyllin
Aktren	Ibuprofen
Alacatan NNA	Naproxen
Aleve	Naproxen
Alferm	Prednisolon
Alka-Selzer	Acetylsalicylsäure
Amadol	Tramadol
Amanta	Amantadin
Amantadin	Amantadin
Amantagamma	Amantadin
Amineurin	Amitriptylin
Amioxid-neuraxpharm	Amitriptylinoxid
Amisulprid	Amisulprid
Amixx	Amantadin
Anafranil	Clomipramin
Analgin	Metamizol
Analgin	Ibuprofen
Androcur	Cyproteron
Anexate	Flumazenil
Antabus	Disulfiram
Anticholium	Physostigmin
Antiparkin	Selegilin
Aponal	Doxepin
Aprical	Nifedipin
Aricept	Doneepezil
Arminol	Sulprid
Asacolitin	Mesalazin
Aspirin	Acetylsalicylsäure

Gebräuchliche Fertigarzneimittel	Wirkstoff
Aspro	Acetylsalicylsäure
ASS	Acetylsalicylsäure
Atosil	Promethazin
Auroix	Moclobemid
Axura	Memantin
Azafalk	Azathioprin
Azamedac	Azathioprin
Aza-Q	Azathioprin
azathiocura	Azathioprin
Azathioprin	Azathioprin
Baclofen	Baclofen
Beloc	Metoprolol
Bendigon	Reserpin
Benperidol	Benperidol
Ben-u-ron	Pracetamol
Berlosin	Metamizol
Bespar	Buspiron
Beta-Tablinen	Propranolol
Bikalm	Zolpidem
Briserin	Reserpin
Bromocriptin	Bromocriptin
Bronchoparat	Theophyllin
Bronchoretard	Theophyllin
Buteridol	Haloperidol
Cabaseril	Cabergolin
Campral	Acamprosat
Captin	Pracetamol
Carba	Carbamazepin
Carbabeta	Carbamazepin
Carbadura	Carbamazepin
Carbaflux	Carbamazepin
Carbagamma	Carbamazepin
Carbamazepin	Carbamazepin
Carbium	Carbamazepin

Gebräuchliche Fertigarzneimittel	Wirkstoff
Chloraldurat	Chloralhydrat
Ciatyl-Z	Zuclopenthixol
Cicloral	Ciclosporin
Ciclosporin	Ciclosporin
Cipralex	Escitalopram
Cipramil	Citalopram
citadura	Citalopram
Citalopram	Citalopram
Citalo-Q	Citalopram
Claversal	Mesalazin
Clomipramin	Clomethiazol
Closin	Promethazin
Clozapin	Clozapin
Colinsan	Azathioprin
CONCERTA	Methylphenidat
Contac	Pracetamol
Contiphyllin	Theophyllin
Contraneural	Ibuprofen
Convulex	Valproinsäure
Convulsofin	Valproinsäure
Cordicant	Nifedipin
Corinfar	Nifedipin
Cyproteronacetat-GRY	Cyproteron
Darebon	Reserpin
Decortin	Prednisolon
Dermosolon	Prednisolon
diazep	Diazepam
Diazep	Diazepam
Diazepam	Diazepam
Dismenol	Ibuprofen
Distraneurin	Clomethiazol
Doctiton	Propranolol
Dogmatil	Sulprid
Dolgit	Ibuprofen
Dolodoc	Ibuprofen
DOLO-Puren	Ibuprofen
Dolormin	Ibuprofen, Naproxen
Doneurin	Doxepin
Dopaflex	Levodopa
Dostinex	Cabergolin
Doxepia	Doxepin
Doxepin	Doxepin
Doxe TAD	Doxepin
duralozam	Lorazepam
duranifin	Nifedipin

Gebräuchliche Fertigarzneimittel	Wirkstoff
duraphyllin	Theophyllin
duraprednisolon	Prednisolon
Dysmenalgit	Naproxen
Ebixa	Memantin
Edronax	Reboxetin
Elbrol	Propranolol
Elcrit	Clozapin
elmendos	Lamotrigin
Enelfa	Pracetamol
Equasym	Methylphenidat
Equilibrin	Amitriptylinoxid
Ergenyl	Valproinsäure
espa-dorm	Zopiclon
espadox	Doxepin
espa-lepsin	Carbamazepin
espa-valept	Valproinsäure
Esprenit	Ibuprofen
Eudorlin	Ibuprofen
Euphylong	Theophyllin
Euplix	Paroxetin
Exelon	Rivastigmin
Fastjekt	Adrenalin Epinephrin
Faustan	Diazepam
Fensum	Pracetamol
Fevarin	Fluvoxamin
Finlepsin	Carbamazepin
Fluctin	Fluoxetin
Fluneurin	Fluoxetin
Fluox	Fluoxetin
FLUOX BASICS	Fluoxetin
FluoxeLich	Fluoxetin
Fluoxemerck	Fluoxetin
Fluoxe-Q	Fluoxetin
Fluoxetin	Fluoxetin
Fluoxgamma	Fluoxetin
FLUOX-PUREN	Fluoxetin
FluvoHEXAL	Fluvoxamin
Fluvoxadura	Fluvoxamin
Fluvoxamin	Fluvoxamin
Fluxet	Fluoxetin
Fokalepsin	Carbamazepin
GabaLich	Gabapentin
Gabapentin	Gabapentin
Gabax	Gabapentin
Gamonil	Lofepramin

Gebräuchliche Fertigarzneimittel	Wirkstoff
Gladem	Sertralin
Glianimon	Benperidol
Godamed	Acetylsalicylsäure
Grippostad	Pracetamol
Gyno-Neuralgin	Ibuprofen
Haldol	Haloperidol
Haloneural	Haloperidol
haloper	Haloperidol
Haloperidol	Haloperidol
hefasolon	Prednisolon
Herphonal	Trimipramin
HerzASS	Acetylsalicylsäure
Hyperforat	Johanniskraut (*Hypericum perforatum*)
Hypericum-Stada	Johanniskraut (*Hypericum perforatum*)
Hyperimerck	Johanniskraut (*Hypericum perforatum*)
Hypnorex retard	Lithium
Ibu	Ibuprofen
Ibu-acis	Ibuprofen
Ibu-Attritin	Ibuprofen
Idom	Dosulepin
Imbun	Ibuprofen
Imipramin-neuraxpharm	Imipramin
Immunosporin	Ciclosporin
Imurek	Azathioprin
Infectocortikrupp	Prednisolon
InfectoFlu	Amantadin
Infectokrupp	Adrenalin Epinephrin
Inflanefran	Prednisolon
Jarsin	Johanniskraut (*Hypericum perforatum*)
Jatrosom	Tranylcypromin
Jedipin	Nifedipin
Jenaprofen	Ibuprofen
Jeprolol	Metoprolol
Jutabloc	Metoprolol
Jutadilat	Nifedipin
Jutadol	Tramadol
Jutagilin	Selegilin
kirim	Bromocriptin
Klismacort	Prednisolon
Kontagripp	Ibuprofen
Lamictal	Lamotrigin

Gebräuchliche Fertigarzneimittel	Wirkstoff
Lamra	Diazepam
Laubee	Lorazepam
LEBIC	Baclofen
Leponex	Clozapin
Leptilan	Valproinsäure
Linola	Prednisolon
Lioresal	Baclofen
Lorazepam	Lorazepam
Lygal	Prednisolon
MAOtil	Selegilin
Mareen	Doxepin
Medikinet	Methylphenidat
Melleril	Thioridazin
MENOSOTON	Ibuprofen
Meprolo	Metoprolol
Meresa	Sulprid
Metamizol	Metamizol
Meto	Metoprolol
Metobeta	Metoprolol
Metodoc	Metoprolol
metodura	Metoprolol
Meto-Henning	Metoprolol
MetoHEXAL	Metoprolol
Meto-ISIS	Metoprolol
Metok AbZ	Metoprolol
Metomerck	Metoprolol
Metoprogamma	Metoprolol
Metoprolol	Metoprolol
METO-Puren	Metoprolol
Meto-Tablinen	Metoprolol
Mianeurin	Mianserin
Mianserin	Mianserin
Migränin	Ibuprofen
Miniasal	Acetylsalicylsäure
MirtaLich	Mirtazapin
Mirta TAD	Mirtazapin
Moclobemid	Moclobemid
Moclobeta	Moclobemid
moclodura	Moclobemid
Moclonorm	Moclobemid
Modenol	Reserpin
Mono Praecimed	Pracetamol
Movergar	Selegilin
Naloxon	Naloxon
Naproxen	Naproxen

Gebräuchliche Fertigarzneimittel	Wirkstoff
Narcanti	Naloxon
Nemexin	Naltrexon
neogama	Sulprid
Neurontin	Gabapentin
Neuroplant	Johanniskraut (*Hypericum perforatum*)
nife	Nifedipin
Nifeclair	Nifedipin
Nifecor	Nifedipin
Nifedipin	Nifedipin
NifeHEXAL	Nifedipin
Nifelat	Nifedipin
Nife-Wolff	Nifedipin
Nifical	Nifedipin
Nimodipin HEXAL	Nimodipin
Nimodipin-ISIS	Nimodipin
Nimotop	Nimodipin
Nopain	Metamizol
Nortrilen	Nortriptylin
Novalgin	Metamizol
Novaminsulfon	Metamizol
Noveril	Dibenzepin
Novoprotect	Amitriptylin
Nurofen	Ibuprofen
Obsidan	Propranolol
Optalidon	Ibuprofen
Optidorm	Zopiclon
Opturem	Ibuprofen
Orfiril	Valproinsäure
OXYGESIC	Oxycodon
Paedialgon	Pracetamol
Paracetamol	Pracetamol
Parasal	Ibuprofen
Parkotil	Pergolid
ParoLich	Paroxetin
Paroxat	Paroxetin
paroxedura	Paroxetin
Paroxetin	Paroxetin
PCM-Hemopharm	Pracetamol
Pentasa	Mesalazin
Perazin	Perazin
Perfalgan	Pracetamol
Pergolid	Pergolid
Petylyl	Desipramin
Pfeil Zahn-Schmerzta-bletten	Ibuprofen

Gebräuchliche Fertigarzneimittel	Wirkstoff
Pidilat	Nifedipin
PK-Merz	Amantadin
Pravidel	Bromocriptin
Prednabene	Prednisolon
Predni	Prednisolon
Prednigalen	Prednisolon
PredniHEXAL	Prednisolon
Predni H Tablinen	Prednisolon
Predni-Ophtal	Prednisolon
Predni-POS	Prednisolon
Prednisolon	Prednisolon
Predni-Solut	Prednisolon
Prelis	Metoprolol
Prisma	Mianserin
Proneurin	Promethazin
Prophylux	Propranolol
propra	Propranolol
Propranolol	Propranolol
Propranur	Propranolol
Propra-ratiopharm	Propranolol
Prothazin	Promethazin
Proxen	Naproxen
Pryleugan	Imipramin
Pulmo-Timelets	Theophyllin
Puri-Nethol	Mercaptopurin
Quilonum	Lithium
Quilonum retard	Lithium
Remergil	Mirtazapin
Reminyl	Galantamin
Risperdal	Risperidon
Risperdal consta	Risperidon
Ritalin	Methylphenidat
Salofalk	Mesalazin
Sandimmun	Ciclosporin
Santasal	Acetylsalicylsäure
Saroten	Amitriptylin
Schmerz-Dolgit	Ibuprofen
Selegam	Selegilin
selegilin	Selegilin
Selemerck	Selegilin
Selepark	Selegilin
Selgimed	Selegilin
Sepram	Citalopram
Serital	Citalopram
Seroquel	Quetiapin

Gebräuchliche Fertigarzneimittel	Wirkstoff
Seroxat	Paroxetin
Sinpro	Pracetamol
Sinquan	Doxepin
Sirtal	Carbamazepin
Solian	Amisulprid
Solosin	Theophyllin
Solu-Decortin	Prednisolon
Solvex	Reboxetin
Somagerol	Lorazepam
Somnosan	Zopiclon
Somsanit	Hydroxybuttersäure
Sonata	Zaleplon
Stangyl	Trimipramin
Stesolid	Diazepam
Stilnox	Zolpidem
Sulpirid	Sulprid
Sulpivert	Sulprid
Suprarenin	Adrenalin Epinephrin
Tabalon	Ibuprofen
Tagonis	Paroxetin
Tavor	Lorazepam
Taxilan	Perazin
Tegretal	Carbamazepin
theo	Theophyllin
Theophyllin	Theophyllin
Thioridazin	Thioridazin
Thombran	Trazodon
Tial	Tramadol
Tiapridex	Tiaprid
Timonil	Carbamazepin
Tispol	Ibuprofen
T-long	Tramadol
Tofranil	Imipramin
Togal	Ibuprofen, Acetylsalicylsäure
Togal Paracetamol	Pracetamol
Tolid	Lorazepam
Tolvin	Mianserin
Topamax	Topiramat
TRADOL-PUREN	Tramadol
Tradon	Pemolin
Trama	Tramadol
Tramabeta	Tramadol
Tramadoc	Tramadol
Tramadura	Tramadol
Tramagit	Tramadol

Gebräuchliche Fertigarzneimittel	Wirkstoff
Trama KD	Tramadol
Tramal	Tramadol
Tramdo	Tramadol
Tramundin	Tramadol
Trauma-Dolgit	Ibuprofen
Trazodon	Trazodon
tregor	Amantadin
Trevilor	Venlafaxin
Trimipramin	Trimipramin
Triniton	Reserpin
Ultracortenol	Prednisolon
Unilair	Theophyllin
Uniphyllin	Theophyllin
Urem	Ibuprofen
Valiquid	Diazepam
Valium	Diazepam
Valocord n	Diazepam
Valpro	Valproinsäure
Valproat	Valproinsäure
Valpro beta	Valproinsäure
valprodura	Valproinsäure
Valproflux	Valproinsäure
valproinsäure	Valproinsäure
Valprolept	Valproinsäure
Vertigo-Meresa	Sulprid
vertigo-neogama	Sulprid
Viagra	Sildenafilcitrat
Vigil	Modafinil
Virilit	Cyproteron
Vivalan	Viloxazin
Xilopar	Selegilin
Ximovan	Zopiclon
Zeldox	Ziprasidon
Zodurat	Zopiclon
Zoldem	Zolpidem
Zoloft	Sertralin
Zolpidem	Zolpidem
Zolpinox	Zolpidem
Zolpi-Q	Zolpidem
Zop	Zopiclon
Zopicalm	Zopiclon
zopiclodura	Zopiclon
ZOPI-Puren	Zopiclon
Zyban	Buspiron
Zyprexa	Olanzapin
Zytrim	Azathioprin

Literatur

Ahrens S, Schneider W (2002) Lehrbuch der Psychotherapie und Psychosomatischen Medizin. 2. aktualisierte und erweiterte Aufl. Schattauer, Stuttgart New York

AMDP (Arbeitsgemeinschaft für Methodik und Dokumentation in der Psychiatrie) (1995) Das AMDP-System: Manual zur Dokumentation psychiatrischer Befunde, 5. Aufl. Hogrefe, Göttingen Bern Toronto Seattle

American Psychiatric Association (APA) (1980) Diagnostic and Statistical Manual of Mental Disorders. 3. Edition – DSM-III. Washington DC: American Psychiatric Association

American Psychiatric Association (APA) (1987) Diagnostic and Statistical Manual of Mental Disorders. 3. Edition Revised – DSM-III-R. Washington DC: American Psychiatric Association

American Psychiatric Association (APA) (1994) Diagnostic and Statistical Manual of Mental Disorders. 4. Edition – DSM-IV. Washington DC: American Psychiatric Association

American Psychiatric Association (APA) (2000) Diagnostic and Statistical Manual of Mental Disorders. 4. Edition text revision – DSM-IV-TR. Washington DC: American Psychiatric Association

AWMF online – Leitlinien Psychiatrie Psychotherapie Nervenheilkunde: Akutbehandlung alkoholbezogener Störungen. http: www.uni-duesseldorf.de AWMF

Bandelow B (2001) Panik und Agoraphobie. Springer, Wien New York

Bandura A (1976) Lernen am Modell. Klett-Cotta, Stuttgart

Bandura A (1977) Social learning theory. Prentice Hall, New York

Bandura A (1979) Sozial-kognitive Lerntheorie. Klett-Cotta, Stuttgart

Bandura A (1982) The self and mechanisms of agency. American Psychologist, 37:122–147

Baumann U, Perrez M (Hrsg) (1998) Lehrbuch Klinische Psychologie – Psychotherapie. 2., vollst. Überarb. Aufl. Huber, Bern Göttingen Toronto Seattle

Baumann U, Freyberger HJ, Stieglitz RD (Hrsg) (2001) Psychodiagnostik in Klinischer Psychologie. Psychiatrie und Psychotherapie. Thieme, Stuttgart

Becker ES, Margraf J (Hrsg) (2002) Generalisierte Angststörungen. Ein Therapieprogramm. Beltz, Weinheim

Benkert O, Hippius H (Hrsg) (2003) Kompendium der Psychiatrischen Pharmakotherapie. 4. Aufl. Springer, Berlin Heidelberg

Bergener M, Hampel H, Möller HJ, Zaudig M (2005) Gerontopsychiatrie. Grundlagen Klinik Praxis. Wissenschaftliche Verlagsgesellschaft MBH, Stuttgart

Berger M (2004) Psychische Erkrankungen. Klinik und Therapie. 2. Aufl. Urban und Fischer Elsevier, München Jena

Bernstein DA, Borkovec TD (2002) Entspannungstraining. Handbuch der progressiven Muskelentspannung. Pfeiffer bei Klett-Cotta, München

Binder H, Binder K (1998) Autogenes Training – Basispsychotherapeutikum. Deutscher Ärzteverlag, Köln

Birbaumer N, Gerber WD, Miltner W (1986) Verhaltensmedizin. Springer, Berlin

Birbaumer N, Schmidt RF (2003) Biologische Psychologie. 5. Aufl. Springer, Berlin Heidelberg New York Hongkong London Mailand Paris Tokio

Bleuler E (1972) Lehrbuch der Psychiatrie. 12. Aufl. Neubearbeitet von Manfred Bleuler. Springer, Berlin Heidelberg New York

Bohus M, Bronisch T, Dose M (2002) Krisenintervention bei Persönlichkeitsstörungen. Grundsätzliches zur psychotherapeutischen Krisenintervention. 2. unveränderte Aufl. Pfeiffer bei Klett-Cotta, München, S 26–36

Brähler E, Schuhmacher J, Strauß B (2002) Diagnostische Verfahren in der Psychotherapie. Hogrefe, Göttingen

Brähler E, Schuhmacher J (2003) Testdiagnostik in der Psychotherapie. In: Senf W, Broda M, Praxis der Psychotherapie. Thieme, Stuttgart

Brockington IF (1996) Motherhood and metal health. Oxford University Press, Oxford

Bronisch T (2002) Der Suizid. Ursachen, Warnsignale, Prävention. 4. unveränderte Aufl. CH Beck, München

Deutsche Adipositas-Gesellschaft (1996) Richtlinien zur Therapie der Adipositas. Deutsches Ärzteblatt. S 1751–1753

Deutsche Gesellschaft für Kinder- und Jugendpsychiatrie und Psychotherapie (Hrsg) (2003) Leitlinien zur Diagnostik und Therapie von psychischen Störungen im Säuglings-, Kindes- und Jugendalter. 2. überarbeitete Aufl. Deutscher Ärzte Verlag

Dilling H, Mombour W, Schmidt MH (Hrsg) (1993) Internationale Klassifikation psychischer Störungen. ICD-10, Kapitel V (F), Klinisch-diagnostische Leitlinien. Huber, Bern

Dilling H, Mombour W, Schmidt MH, Schulte-Markword E (1994) Weltgesundheitsorganisation. Internationale Klassifikation Psychischer Störungen. ICD-10, Kapitel V (F), Forschungskriterien. Huber, Bern Göttingen Toronto Seattle

Ebert D, Loew TH (2001) Psychiatrie systematisch. 4. Aufl.

Ergotherapie Arbeitstherapie: Informationsschriften des Deutschen Verbandes der Ergotherapeuten e.V., Postfach 2208, 76303 Karlsbad

Evidenzbasierten Therapie-Leitlinien (2002) Arzneimittelkommission der Deutschen Ärzteschaft, Köln

Faber R, Haarstrick R (2003) Kommentar Psychotherapie – Richtlinien. Neubearbeitet von Rüger U, Dahm A, Kallinke D. 6. Aufl. Urban und Fischer, München Jena

Fliegel S (1989) Verhaltenstherapeutische Standardmethoden: Ein Übungsbuch. Psychologie Verlags Union, München

Förstl H (2001) Demenzen in Theorie und Praxis. Springer, Berlin Heidelberg New York

Förstl H (2001) Therapie neuro-psychiatrischer Erkrankungen im Alter. Urban und Fischer, München Jena

Freud S (1896) Weitere Bemerkungen über die Abwehr-Neuropsychosen

Freud S (1908) Charakter und Analerotik

Frieboes RM, Zaudig M, Nosper M (2005) Rehabilitation bei psychischen Störungen. Urban und Fischer Elsevier, München Jena

Fydrich T, Stangier U (Hrsg) (2002) Soziale Phobie und soziale Angststörung. Hogrefe, Göttingen

Grawe K, Orlinsky DE, Parks R (1994) Process and outcome in psychotherapy. Wiley, London

Grawe K (1998) Psychologische Therapie. Hogrefe, Göttingen

Hamm A (2000) Progressive Muskelentspannung. In: Vaitl D, Petermann F (Hrsg) Handbuch der Entspannung. Bd 1: Grundlagen und Methoden. Psychologie Verlags Union, Weinheim, S 305–336

Hausotter W (2004) Begutachtung somatoformer und funktioneller Störungen. 2. Aufl. Urban und Fischer Elsevier, München Jena

Hegerl U, Zaudig M, Möller HJ (2001) Depression und Demenz im Alter. Abgrenzung, Wechselwirkungen, Diagnose, Therapie. Springer, Wien New York

Henningsen P, Hartkamp N, Loew TH, Sack M, Scheidt CE, Rudolf G (2002) Somatoforme Störungen. Leitlinien und Quellentexte

Heuft G, Senf W (1998) Materialien zur Qualitätssicherung. Psy-BaDo. Thieme, Stuttgart

Heuser J, Hiller W, Rief W (1997) SOMS – Das Screening für Somatoforme Störungen, Bern

Hoffmann B (2004) Handbuch Autogenes Training. Deutscher Taschenbuch Verlag, München

Hoffmann SO, Hochapfel G (1995) Neurosenlehre, Psychotherapeutische und Psychosomatische Medizin. Compact-Lehrbuch, Schattauer, Stuttgart

Huber G (1994) Psychiatrie. 5. Aufl. Schattauer, Stuttgart

Hüther G (2004) Die Macht der inneren Bilder. Vandenhoeck u. Ruprecht, Göttingen

ICD-10 (Internationale statistische Klassifikation der Krankheiten und verwandter Gesundheitsprobleme). 10. Revision – German modification (2005) – ICD-10 GM Version 2005 systematisches Verzeichnis. Herausgegeben vom Deutschen Institut für Medizinische Dokumentation und Information, DIMDI, im Auftrag des Bundesministeriums für Gesundheit und soziale Sicherung

International Association of Suicide Prevention (IASP) (1999) Executive Committee. IASP guidelines for suicide prevention. Crisis 20:155–163

Jacobson E (1934) You must relax. Whittlesey House, McGraw-Hill Book Company, Inc, New York London

Jacobson E (2002) Entspannung als Therapie. Progressive Relaxation in Theorie und Praxis. Pfeiffer, München

Kanfer FH, Reinecker H, Schmelzer D (2000). 3. Aufl. Selbstmanagementtherapie. Springer

Kapfhammer HP, Gündel H (2001) Psychotherapie der Somatisierungsstörungen. Krankheitsmodelle und Therapiepraxis – störungsspezifisch und schulenübergreifend. Thieme, Stuttgart

Kendell RE (1978) Die Diagnose in der Psychiatrie. Enke, Stuttgart

Kraepelin E (1913) Psychiatrie. Ein Lehrbuch für Studierende und Ärzte. 3. Bd. Klin. Psychiatrie. 2. Teil, 8. vollständige umgearbeitete Aufl. Johann Ambrosius Barth, Leipzig

Kretschmer E (1921) Körperbau und Charakter. Springer, Berlin

Laessle RG, Lehrke S, Pirke KM (2001) Adipositas im Kindes und Jugendalter. Basiswissen und Therapie. Springer

Lautenbacher S, Gauggel S (2004) Neuropsychologie psychischer Störungen. Springer, Berlin Heidelberg New York

Leonhard K (1957) Aufteilung der endogenen Psychosen. Akademie, Berlin

Leonhard K (1995) Aufteilung der endogene Psychosen und ihre differenzierte Ätiologie. Beckmann H, Hrsg. 7. neubearbeitete und ergänzte Aufl. Thieme, Stuttgart New York

Leuner H (1994) Katathym-imaginative Psychotherapie (K.I.P.). Thieme, Stuttgart New York

Lienert GA (1994) Testaufbau und Testanalyse. 5. völlig neubearb. und erw. Aufl. Beltz, Psychologie-Verlags-Union, Weinheim

Margraf J, Schneider S (1998) Agoraphobie und Panikstörungen. Hogrefe, Göttingen

Marneros A (2004) Das neue Handbuch der bipolaren und depressiven Erkrankungen. Thieme, Stuttgart New York

Meichenbaum D (1977) Cognitive-behavior modification. Plenum Press, New York

Menninger K (1938, 1989) Man against himself. Deutsch: Selbstzerstörung. Psychoanalyse des Selbstmords. 3. Aufl. Suhrkamp, Frankfurt Main

Menzen KH (2001) Kunsttherapie Gestaltungstherapie: Grundlagen der Kunsttherapie. Ernst Reinhardt, München

Möller HJ (2000) Therapie psychiatrischer Erkrankungen. 2. Aufl. Thieme, Stuttgart

Möller HJ, Laux G, Kapfhammer HP (2003) Psychiatrie und Psychotherapie. 2. Aufl. Springer, Berlin Heidelberg New York. S 1720–1725

Müller CH (1986) Lexikon der Psychiatrie. Gesammelte Abhandlungen der gebräuchlichsten psychiatrischen Begriffe. 2. neubearbeitete und erweiterte Aufl. Springer, Berlin Heidelberg New York London Paris Tokio

Reddemann L (2003) Imagination als heilsame Kraft. Pfeiffer bei Klett-Cotta, Stuttgart

Reinecker H (1999) Lehrbuch der Verhaltenstherapie. DGVT, Tübingen

Ringel E (1953) Der Selbstmord. Abschluss einer krankhaften psychischen Entwicklung. Maudrich, Wien

Rudolf G (2000) Psychotherapeutische Medizin und Psychodynamik: ein einführendes Lehrbuch auf psychodynamischer Grundlage. 4. überarb. und erw. Aufl. Thieme, Stuttgart New York

Sachsse U (1996) Selbstverletzendes Verhalten. Psychodynamik Psychotherapie. Das Trauma, die Dissoziation und ihre Behandlung. 3. Aufl. Vandenhoek & Ruprecht, Göttingen

Sachsse R (1997) Persönlichkeitsstörung. Psychotherapie dysfunktionaler Interaktionsstile. Hogrefe, Göttingen Bern Toronto Seattle

Saß H, Wittchen H. U., Zaudig, M (1996) Diagnostisches und statistisches Manual psychischer Störungen – DSM IV, Deutsche Bearbeitung und Ein-

führung der 4. Auflage der Amerikanischen Originalpublikation der American Psychiatric Association. Hogrefe, Göttingen-Bern-Toronto-Seattle

Saß H, Wittchen HU, Zaudig M, Houben I (2003) Diagnostisches und Statistisches Manual psychischer Störungen – Textrevision – DSM-IV-TR, Deutsche Bearbeitung und Einführung nach der Textrevision der amerikanischen Originalpublikation der American Psychiatric Association. Hogrefe, Göttingen Bern Toronto Seattle

Scharfetter C (2002) Allgemeine Psychopathologie. Eine Einführung. 5. neubearbeitete Aufl. Thieme, Stuttgart New York

Schiepek G (1999) Die Grundlagen der Systemischen Therapie: Theorie, Praxis, Forschung. Vandenhoeck & Ruprecht, Göttingen

Schneider K (1923) Die psychopathischen Persönlichkeiten. Franz Deutike, Leipzig

Schneider K (1992) Klinische Psychopathologie. 14. unveränderte Aufl. Thieme, Stuttgart New York

Schölmerich J (Hrsg) (2003) Medizinische Therapie in Klinik und Praxis. Springer, Berlin Heidelberg New York

Schultz, IH (1932) Das autogene Training – Konzentrative Selbstentspannung. Thieme, Stuttgart

Schweiger U, Peters A, Sipos V (2003) Essstörungen. Thieme

Senf W, Broda M (2005) Praxis der Psychotherapie. 3. Aufl. Thieme, Stuttgart New York

Stieglitz RD (2000) Diagnostik und Klassifikation psychischer Störungen. Hogrefe, Göttingen Bern Toronto Seattle

Sturm J, Zielke M (Hrsg) (1994) Handbuch stationäre Verhaltenstherapie. Mit einem Geleitwort von Rolf Meermann. Psychologie Verlag Union, Weinheim

Thomasius R (Hrsg) (2000) Psychotherapie der Suchterkrankungen: Krankheitsmodelle und Therapiepraxis – störungsspezifisch und schulenübergreifend. Thieme, Stuttgart

Trautmann R D (2004) Verhaltenstherapie bei Persönlichkeitsstörungen und problematischen Persönlichkeitsstilen. Pfeiffer bei Klett-Cotta, Stuttgart

Vaitl D (2000) Imagination und Entspannung. In: Vaitl D, Petermann F (Hrsg) Handbuch der Entspannungsverfahren. Bd 1: Grundlagen und Methoden. Psychologie Verlags Union, Weinheim, S. 77–100

Vaitl D (2000) Psychophysiologie der Entspannung. In: Vaitl D, Petermann F (Hrsg) Handbuch der Entspannungsverfahren. Bd 1: Grundlagen und Methoden. Psychologie Verlags Union, Weinheim S 25–63

Vollmoeller W (Hrsg) (2004) Grenzwertige psychische Störungen. Diagnostik und Therapie in Schwellenbereichen. Thieme, Stuttgart New York

von Uexküll T (2003) Psychosomatische Medizin. Modelle ärztlichen Denkens und Handelns. Herausgegeben von Adler RH, Herrmann JM,

Köhle K, Langewitz W, Schonecke OW, von Uex-
  küll T, Wesiak W. 6. Aufl. Urban und Fischer,
  München Jena
Weiner B (1986) An attributional theory of motivation
  and emotion. Springer, New York
World Health Organization (WHO) (1992) ICD-10.
  Chapter V. Mental and Behavioral Disorders.
  Diagnostic Guidelines. Geneva
World Health Organization (WHO) (1993) ICD-10.
  Chapter V. Mental and Behavioral Disorders.
  Diagnostic Criteria for Resurge. Geneva
World Health Organisation (WHO) (1998) Obesity;
  Preventing and managing the global epidemic.
  WHO, Genf

Zaudig M (1995) Demenz und Leichte Kognitive Be-
  einträchtigung im Alter. Diagnostik, Früherken-
  nung und Therapie. Huber, Bern Göttingen To-
  ronto Seattle
Zaudig M, Wittchen HU, Saß H (2000) DSM IV und
  ICD-10 Fallbuch. Hogrefe, Göttingen Bern To-
  ronto Seattle
Zaudig M, Berberich G (2001) Demenzen im Alter.
  Aktuelle Diagnostik und Therapie für die Praxis.
  UNI-MED, Bremen London Boston
Zaudig M, Hauke W, Hegerl U (2002) Die Zwangs-
  störung. 2. Aufl. Schattauer, Stuttgart

Druck: Krips bv, Meppel
Verarbeitung: Stürtz, Würzburg